JN278007

Clinical Cardiology
臨床心臓病学

● 編　集

松﨑益徳　山口大学大学院医学系研究科器官病態内科学
吉川純一　大阪掖済会病院

● 執　筆 (執筆順)

山科　章	東京医科大学第二内科	笠岡俊志	山口大学医学部附属病院先進救急医療センター
羽田勝征	榊原記念クリニック循環器内科	前川剛志	山口大学医学部附属病院先進救急医療センター
室生　卓	大阪市立大学大学院医学研究科循環器病態内科学	大倉宏之	川崎医科大学循環器内科
吉川純一	大阪掖済会病院	江原省一	大阪市立大学大学院医学研究科循環器病態内科学
田中伸明	山口大学医学部附属病院検査部	上田真喜子	大阪市立大学大学院医学研究科病理病態学
松﨑益徳	山口大学大学院医学系研究科器官病態内科学	竹本恭彦	大阪市立大学大学院医学研究科循環器病態内科学
中村安真	光市立光総合病院循環器内科	島田健永	大阪掖済会病院心臓血管内科
廣　高史	山口大学大学院医学系研究科器官病態内科学	葭山　稔	大阪市立大学大学院医学研究科循環器病態内科学
三浦俊郎	山口大学大学院医学系研究科器官病態内科学	土師一夫	大阪市立総合医療センター循環器内科
村田和也	山口大学大学院医学系研究科器官病態内科学	那須通寛	神戸市立中央市民病院心臓血管外科
小林茂樹	山口大学大学院医学系研究科器官病態内科学	岡田行功	神戸市立中央市民病院心臓血管外科
矢野雅文	山口大学大学院医学系研究科器官病態内科学	穂積健之	大阪市立大学大学院医学研究科循環器病態内科学
大草知子	山口大学大学院医学系研究科器官病態内科学	福田祥大	大阪市立大学大学院医学研究科循環器病態内科学
清水昭彦	山口大学大学院医学系研究科保健学領域	酢谷保夫	朝日大学歯学部附属村上記念病院循環器内科
江里正弘	山口大学大学院医学系研究科器官病態内科学	岩坂壽二	関西医科大学第二内科心臓血管病センター
池田義之	鹿児島大学大学院医歯学総合研究科循環器・呼吸器・代謝内科学	中川義久	京都大学大学院医学研究科循環器内科学
		木村　剛	京都大学大学院医学研究科循環器内科学
宮田昌明	鹿児島大学大学院医歯学総合研究科循環器・呼吸器・代謝内科学	藤本和輝	国立病院機構熊本医療センター心臓血管センター内科
		小川久雄	熊本大学大学院医学薬学研究部循環器病態学
鄭　忠和	鹿児島大学大学院医歯学総合研究科循環器・呼吸器・代謝内科学	山浦泰子	兵庫県予防医学協会循環器内科
		赤阪隆史	和歌山県立医科大学循環器内科
中谷武嗣	国立循環器病センター臓器移植部	吉田　清	川崎医科大学循環器内科
伊東博史	山口大学大学院医学系研究科器官病態外科学	池田奈保子	自治医科大学附属大宮医療センター循環器科
濱野公一	山口大学大学院医学系研究科器官病態外科学	齋藤宗靖	自治医科大学附属大宮医療センター循環器科
藤井崇史	山口大学大学院医学系研究科器官病態外科学	齋藤　穎	日本大学医学部先端医学講座
麻野井英次	射水市民病院	高山忠輝	日本大学医学部内科学講座循環器内科部門
廣岡良隆	九州大学大学院医学研究院循環器内科学	猿谷忠弘	日本大学医学部内科学講座循環器内科部門
砂川賢二	九州大学大学院医学研究院循環器内科学	木村一雄	横浜市立大学附属市民総合医療センター心臓血管センター
光山勝慶	熊本大学大学院医学薬学研究部生体機能薬理学	辰巳哲也	京都府立医科大学大学院医学研究科循環器病態制御学
松森　昭	京都大学大学院医学研究科循環器内科学	松原弘明	京都府立医科大学大学院医学研究科循環器病態制御学
山本　健	山口大学大学院医学系研究科器官病態内科学	皆越眞一	国立病院機構九州循環器病センター循環器科
筒井裕之	北海道大学大学院医学研究科循環病態内科学	渡辺弘之	榊原記念病院循環器内科
井澤英夫	名古屋大学大学院医学系研究科循環器内科学	尾辻　豊	鹿児島大学大学院医歯学総合研究科循環器・呼吸器・代謝内科学
永田浩三	名古屋大学医学部保健学科		
室原豊明	名古屋大学大学院医学系研究科循環器内科学	中谷　敏	国立循環器病センター心臓血管内科

柴田利彦	大阪市立大学大学院医学研究科循環器外科学	奥村　謙	弘前大学循環器・呼吸器・腎臓内科
杉岡憲一	大阪市立大学大学院医学研究科循環器病態内科学	草野研吾	岡山大学大学院医歯薬学総合研究科循環器内科
岡田健次	神戸大学大学院医学系研究科呼吸循環器外科学	大江　透	岡山大学大学院医歯学総合研究科循環器内科
大北　裕	神戸大学大学院医学系研究科呼吸循環器外科学	相澤義房	新潟大学大学院医歯学総合研究科循環器学分野
小野史朗	済生会山口総合病院循環器内科	堀江　稔	滋賀医科大学呼吸循環器内科
三神大世	北海道大学医学部保健学科検査技術科学専攻	島本和明	札幌医科大学医学部内科学第二講座
中村浩士	山口大学大学院医学系研究科器官病態内科学	大蔵隆文	愛媛大学医学部第二内科
古賀義則	久留米大学医学部附属医療センター循環器科	檜垣實男	愛媛大学医学部第二内科
大川真理	高知大学医学部老年病科・循環器科	福岡富和	愛媛大学医学部第二内科
土居義典	高知大学医学部老年病科・循環器科	上山　剛	山口大学大学院医学研究科器官病態内科学
久保　亨	高知大学医学部老年病科・循環器科	梅本誠治	山口大学医学部附属病院臨床試験支援センター
竹中俊宏	鹿児島大学大学院医歯学総合研究科循環器・呼吸器・代謝内科学	湊谷謙司	神戸大学大学院医学系研究科呼吸循環器外科学
		氏野経士	富永病院心臓病センター循環器科
河合祥雄	順天堂大学医学部循環器内科	辻　義彦	神戸大学大学院医学系研究科呼吸循環器外科学
林　輝美	獨協医科大学越谷病院循環器内科	浅川雅子	JR東京総合病院循環器内科
大槻眞嗣	藤田保健衛生大学医学部循環器内科	山下輝夫	神戸大学大学院医学系研究科呼吸循環器外科学
森本紳一郎	藤田保健衛生大学医学部循環器内科	古谷　彰	山口大学大学院医学系研究科器官病態外科学
横山光宏	神戸大学大学院医学系研究科循環呼吸器病態学	秋山紀雄	山口大学大学院医学系研究科器官病態外科学
上山知己	京都大学医学部附属病院探索医療センター探索医療開発部	吉村耕一	山口大学医学部分子脈管病態学講座
井上一郎	広島市立広島市民病院循環器科	谷澤幸生	山口大学大学院医学系研究科分子病態解析学
栗栖　智	広島市立広島市民病院循環器科	深谷　隆	西神戸医療センター小児科
市田蕗子	富山大学医学部小児科	松村嘉起	大阪市立大学大学院医学研究科循環器病態内科学
海老原　文	東京大学医学部附属病院検査部	赤木禎治	岡山大学医学部歯学部附属病院循環器疾患治療部
竹中　克	東京大学医学部附属病院検査部	飯田陽子	東京大学医学部附属病院循環器内科
新沼廣幸	岩手医科大学附属循環器医療センター	大塚　亮	大阪市立大学大学院医学研究科循環器病態内科学
川副浩平	岩手医科大学附属循環器医療センター	谷口泰代	国立循環器病センター心臓血管内科
久米輝善	川崎医科大学循環器内科	山岸広幸	大野記念病院内科
別府慎太郎	大阪大学大学院医学系研究科保健学専攻機能診断科学講座	里見元義	長野県立こども病院循環器科
品川弥人	北里大学医学部循環器内科学	山田典一	三重大学大学院医学系研究科病態制御医学講座循環器内科学
和泉　徹	北里大学医学部循環器内科学	中野　赳	三重大学大学院医学系研究科病態制御医学講座循環器内科学
藤井善蔵	山口大学大学院医学系研究科器官病態内科学	伊達洋至	岡山大学大学院医歯薬学総合研究科腫瘍・胸部外科
村田光繁	慶應義塾大学医学部中央臨床検査部	山崎　力	東京大学大学院医学系研究科クリニカルバイオインフォマティクス研究ユニット
小川　聡	慶應義塾大学医学部呼吸循環器内科		

序　文

「実践臨床心臓病学」を出版してから約10年が経過した．当時，このテキストを出版する一番の目的としては，「教育の現場で学生や研修医に"これを読んでおきなさい"と手軽に渡せる本を出版したい」との思いであった．編集者の心意気が通じたのか，当時，臨床の第一線で活躍中の多くの優秀な執筆者の協力が得られ，満足するテキストが出版され，多くの循環器病学を修学される学生や医師にご愛読頂いた．編集者にとって大きな喜びである．しかし，この10年間での診断学や診断法，また治療法の進歩や病態の理解の変遷は著しく，多くの不変的な事象の中にも改訂や追加をしなければならないことが多く生じてきた．また，10年前と比べ，医学，医療を取り巻く社会情勢も大きく変化してきた．特に卒後研修の必修化は，研修医の大学病院離れ，都市部集中化だけでなく，日本の医療界全体にわたり大きな変化を生じさせている．"渡り鳥"のような研修生活を強いられている研修医や，"自動車教習所の教官"のような，ほとんど真の意味での師弟関係のない状況での研修医指導を強いられている指導医師を見ていると，現状のこの状態が正常な卒後医学教育とは考え難い．

今回，このような状況下で新しいテキストを作成することを計画したが，10年前以上に"これを読んでおきなさい．そうすれば循環器内科の知識は十分につくでしょう"という内容でなければ意味がないとの意識を深くして，本書の企画を行った．このような思いを各々の領域を専門とする執筆者へ伝え，その執筆をお願いした．幸いにもほとんどすべての執筆者から熱のこもった原稿を頂き，"臨床心臓病学"に適した内容のテキストを作成することができた．

この10年間での循環器疾患の病態理解の変化や，急速に進歩した診断法（超高速CT，心エコー・ドプラ法など），治療法（カテーテルアブレーション，両心室ペーシング，植込み型除細動器，重症心不全の外科治療など）および循環器領域における再生療法の可能性についても日本を代表する専門家に執筆して頂いた．また，各疾患における最新の治療薬の進歩についても述べて頂いた．もちろん，基本的なこと，不変的なことについては例外なく網羅したつもりである．

このテキストが多くの循環器病学を学ぶ人に読まれ，日本の臨床心臓病診療の発展に少しでも貢献できれば，編集者にとって望外の喜びである．

2006年3月吉日

松﨑益德

吉川純一

臨床心臓病学

目次

☆= Progress

I. 主要症状　1

1. 呼吸困難 — 2
　1) 原因・病態　2
　2) アプローチ　2
　3) 病歴　3
　4) 身体診察　3
　5) 検査　3
　6) 除外診断としてのパニック障害　4

2. 胸痛・胸部圧迫感 — 4
　1) 原因・病態　4
　2) アプローチ　5
　3) 身体診察　6
　4) 検査　6

3. 動悸・心悸亢進 — 6
　1) 原因・病態　6
　2) アプローチ　6
　3) 病歴　7
　4) 身体診察　7
　5) 検査　7

4. 失神 — 8
　1) 原因・病態　8
　2) アプローチ　8
　3) 病歴　8
　4) 身体診察　8
　5) 検査　9

5. その他の症状 — 10
　1) 胃腸症状　10
　2) 呼吸器症状　10
　3) 泌尿器症状　10

II. 主要徴候　11

1. 脈拍異常 — 12
2. 貧血・黄疸 — 13
3. 表情・皮膚の観察 — 14
4. 浮腫 — 15
5. チアノーゼ — 16
6. 腹部所見 — 16
7. 胸部・頸部の視診，触診 — 18
　1) 心尖拍動　18
　2) 傍胸骨拍動　21
　3) その他の胸壁拍動　22
　　　a) 肺動脈拍動および胸壁拍動　b) 左房拍動
　4) 頸動脈拍動　24
　5) 頸静脈怒張の観察と波形の分析　26
　　　a) ABT　b) Kussmaul徴候　c) Friedreich徴候
　　　d) 収縮期陽性波

8. 打診の問題点 — 29

9. 聴診の異常 — 30
　1) 心臓の聴診法　30
　2) 心音の異常と過剰心音　31
　　　a) 駆出音　b) 僧帽弁(三尖弁)開放音　c) III音
　　　d) IV音(心房音)　e) クリック　f) 心膜摩擦音
　　　g) ノック音　h) その他
　3) 心雑音　33
　　　a) 駆出性雑音　b) 全収縮期雑音　c) 拡張期
　　　雑音　d) 連続性雑音
　4) 心臓以外の聴診　34
　　　a) 肺野聴診　b) 頭部聴診　c) 頸部聴診
　　　d) 腹部聴診　e) 末梢聴診

III. 心不全　37

1. 心不全の病態概念 — 38
　1) はじめに　38
　2) 収縮不全　38
　　　a) 心筋細胞レベルでの収縮機能障害　b) 心
　　　室レベルでの収縮不全心の理解　c) 収縮機
　　　能障害による心不全と代償機序　d) 収縮機
　　　能障害におけるFrank-Starling機序とその破綻
　　　e) 神経体液性因子の活性化　f) リモデリング
　3) 拡張不全　41
　　　a) 拡張機能と拡張不全　b) 拡張不全の病態
　　　生理　c) 心室の弛緩と充満　d) 心室壁の硬
　　　さ(スティッフネス)　e) 僧帽弁血流波形

2. 急性心不全 — 44
　1) 病因・病態生理　44

　　　　a) 急性心不全の定義　b) 病態生理　c) 急性心不全の原因別病態
　2) 診断　48
　　　　a) 症状　b) 身体所見　c) 胸部X線　d) 心電図　e) 心エコー図　f) 心臓カテーテル
　3) 治療　54
　　　　a) 基本的考え方　b) 一般療法　c) 薬物療法　d) 非薬物療法
3. 慢性心不全 ─────────── 59
　1) 病因　59
　2) 病態生理　59
　　　　a) 拡張不全　b) 慢性心不全の発症，進展に関与するカテコラミンの作用　c) レニン−アンジオテンシン−アルドステロン系の関与
　3) 診断　62

　　　　a) 症状　b) 身体所見　c) 胸部X線　d) 心電図　e) 血液検査　f) 心エコー図　g) 心臓カテーテル　h) 診断基準
　4) 治療　78
　　　　a) 薬物療法　b) 慢性心不全の生活管理　c) ペーシング療法　d) 温熱療法　e) 左心補助人工心臓 (LVAS)　f) 重症心不全に対する外科治療　g) 心移植　h) 心不全治療のメガトライアル
☆慢性心不全と運動耐容能　110
☆慢性心不全と交感神経系　113
☆慢性心不全とレニン-アンジオテンシン-アルドステロン系　116
☆慢性心不全とサイトカイン　118
☆慢性心不全と心筋内 Ca^{2+} ホメオスターシス　121
☆慢性心不全と酸化ストレス　123
☆慢性心不全に対する再生療法　125

IV．ショック　127

1. はじめに ─────────── 128
　1) 概念　128
　2) 重症度評価　129
　3) 緊急処置　129
2. 心原性ショック ─────────── 131
　1) 病因・症状・身体所見　131
　2) 診断　131
　3) 治療　131
3. 出血性ショック ─────────── 132
　1) 病因・症状・身体所見　132
　2) 診断　132

　3) 治療　133
4. 敗血症性ショック ─────────── 133
　1) 病因・症状・身体所見　133
　2) 診断　134
　3) 治療　134
5. アナフィラキシーショック ─────────── 135
　1) 病因・症状・身体所見　135
　2) 診断　135
　3) 治療　136
☆ビタミン欠乏によるショック　137

V．冠動脈疾患　139

1. 狭心症 ─────────── 140
　1) 成因・病理・病態　140
　　　　a) 狭心症の病因　b) 心筋虚血によって何が起こるか　c) 狭心症の分類
　2) 診断　146
　　　　a) 病歴　b) 心電図　c) 心エコー図　d) 血液生化学検査　e) 核医学検査　f) 心臓カテーテル　g) 血管内超音波法 (IVUS)　h) 鑑別診断　i) 負荷心電図・負荷心エコー図・負荷心筋シンチグラム　j) MRI・CT
　3) 治療　161
　　　　a) 生活面での指導　b) 薬物療法　c) インターベンション治療　d) 冠動脈バイパス術
☆狭心症：心エコー図法の果たす役割　182

2. 心筋梗塞 ─────────── 184
　1) 成因・病理・病態　184
　　　　a) 急性心筋梗塞の冠動脈病変　b) 急性心筋梗塞の心筋病変
　2) 診断　188
　　　　a) 病歴　b) 心電図　c) 心筋マーカー　d) 画像診断
　3) 治療　194
　　　　a) 急性期薬物療法　b) 血栓溶解療法　c) インターベンション治療　d) 慢性期薬物治療　e) 心筋梗塞治療のメガトライアル
　4) 合併症の診断と治療　214
　　　　a) 心原性ショックをきたす合併症　b) 不整脈　c) その他の合併症
　5) リハビリテーション　224

　　　　a) 急性期リハビリテーション　b) 回復期〜維
　　　　持期リハビリテーション
☆血管内エコーからみた心筋梗塞の成因と血管病態　227
☆心筋梗塞診療のガイドライン　232
☆初期治療は血栓溶解療法か形成術か　234
☆心筋梗塞：再生治療の実際　237

VI. 弁膜疾患　241

1. 僧帽弁狭窄──────242
　1) 概念　242
　2) 病理　242
　3) 病態生理　242
　4) 症状　243
　5) 診断　243
　　　a) 身体所見　b) 胸部X線　c) 心電図　d) 心
　　　エコー図　e) 心臓カテーテル　f) 合併症
　6) 治療　249
　　　a) 経皮的僧帽弁形成術（PTMC）

2. 僧帽弁閉鎖不全──────256
　1) 概念　256
　2) 病態生理　256
　3) 病理　256
　4) 自覚症状　257
　5) 診断　257
　　　a) 身体所見　b) 心電図　c) 胸部X線　d) 心
　　　エコー図　e) 心臓カテーテル　f) 鑑別診断
　　　g) 合併症　h) 逆流量と心機能の定量的評価
　6) 治療　268
　　　a) 内科治療　b) 外科治療
☆虚血性僧帽弁逆流　276
☆僧帽弁形成術の至適時期　278

3. 大動脈弁狭窄──────281
　1) 概念　281
　2) 病態生理　282
　3) 病理　282
　4) 症状　283
　5) 診断　284
　　　a) 身体所見　b) 心電図　c) 胸部X線　d) 心
　　　エコー図　e) 心臓カテーテル　f) 狭窄弁口の
　　　定量的評価法
　6) 治療　293
　　　a) 内科治療　b) 外科治療
☆大動脈弁狭窄：スタチン療法　301
☆大動脈弁狭窄：インターベンション治療　304
☆大動脈弁狭窄：左心機能と冠循環　306

4. 大動脈弁閉鎖不全──────309
　1) 概念　309
　2) 病態生理　310

　3) 症状　311
　4) 診断　311
　　　a) 触診・視診　b) 末梢動脈所見　c) 聴診
　　　d) 胸部X線　e) 心電図　f) 心エコー図
　　　g) 心臓カテーテル　h) 診断のプロセス　i) 逆
　　　流量の定量的評価
　5) 治療　322
　　　a) 内科治療と手術適応　b) 外科治療
☆大動脈弁閉鎖不全：左心機能と冠循環　328
☆大動脈弁閉鎖不全：弁形成術　330

5. 三尖弁閉鎖不全──────333
　1) 概念　333
　2) 病態生理　333
　3) 症状　333
　4) 診断　333
　　　a) 身体所見　b) 胸部X線　c) 心電図　d) 心
　　　エコー図　e) 心臓カテーテル
　5) 治療　336

6. 三尖弁狭窄──────337
　1) 概念　337
　2) 診断　337
　　　a) 症状・身体所見　b) 心電図　c) 心エコー
　　　図　d) 心臓カテーテル
　3) 治療・予後　338

7. 肺動脈弁狭窄──────339
　1) 概念　339
　2) 血行動態　339
　3) 症状　339
　4) 診断　339
　　　a) 身体所見　b) 心電図　c) 胸部X線　d) 心
　　　エコー図　e) その他の検査法
　5) 治療　341

8. 肺動脈弁閉鎖不全──────342
　1) 概念　342
　2) 血行動態　342
　3) 症状　342
　4) 診断　342
　　　a) 身体所見　b) 心電図　c) 胸部X線　d) 心
　　　エコー図
　5) 治療　344

VII. 心筋疾患

はじめに 346

A. 特発性心筋症 347

1. 拡張型心筋症 ——— 347
1) 概念 347
2) 自然歴 348
3) 予後 348
4) 病理 348
5) 病因 349
6) 症状 349
7) 診断 349
   a) 身体所見　b) 胸部X線　c) 心電図　d) 心エコー図　e) 核医学検査・心臓カテーテル　f) 診断のプロセス
8) 治療 352
   a) 薬物療法　b) 非薬物療法

2. 肥大型心筋症 ——— 355
1) 概念 355
2) 成因・疫学 355
   a) 成因　b) 有病率　c) 予後
3) 病態生理 356
4) 診断 356
   a) 症状　b) 身体所見　c) 心電図　d) 心エコー図　e) 心臓カテーテル　f) 核医学検査・CT・MRI　g) 診断のプロセス
5) 治療 363
   a) 日常生活の管理　b) 薬物療法　c) 非薬物療法

☆心尖部肥大型心筋症 365

3. 拘束型心筋症 ——— 368
1) 概念 368
2) 病態生理 368
3) 症状 368
4) 診断 368
   a) 身体所見　b) 胸部X線　c) 心電図　d) 心エコー図　e) 核医学検査　f) 心臓カテーテル・心筋組織所見　g) 鑑別疾患
5) 治療 369
6) 予後 369

B. 続発性心筋症 370

1. 虚血性心筋症 ——— 370
1) 成因・病態・予後 370
   a) ハイバネーション　b) 心室リモデリング
   c) 予後
2) 診断 371
   a) 心不全の診断　b) 心不全の成因診断
   c) 心筋バイアビリティの診断
3) 治療 372
   a) 内科治療　b) 外科治療

2. 内分泌・代謝異常による心筋疾患 ——— 375
a. 甲状腺機能亢進症 375
b. 甲状腺機能低下症 375
c. 褐色細胞腫 376
d. 末端肥大症 376
e. 心アミロイドーシス 376
f. ヘモクロマトーシス 378

3. 遺伝性代謝障害 ——— 378
a. Fabry病 378
b. 糖原病 380
c. ムコ多糖症 381
d. 中性脂肪蓄積症 381

4. 全身疾患による心筋疾患 ——— 382
a. 心サルコイドーシス 382
b. 自己免疫疾患 383
c. 白血病・悪性リンパ腫 384

5. 栄養障害による心筋疾患 ——— 385
a. アルコール性心筋疾患 385
b. 脚気心 387

6. 神経・筋疾患による心筋障害 ——— 389
a. Duchenne型およびBecker型筋ジストロフィー 389
b. 肢体型筋ジストロフィー 389
c. Emery-Dreifuss筋ジストロフィー 391
d. 筋強直性ジストロフィー 391
e. Friedreich失調症 391
f. ミトコンドリア病（脳筋症） 392

7. 薬物による心筋障害 ——— 392
a. 抗癌薬による心筋障害 392
b. アントラサイクリン系抗生物質による心筋障害 392
c. その他の抗癌薬による心筋障害 394
d. 向精神薬による心筋障害 395

☆たこつぼ型心筋症 396
☆拡張相肥大型心筋症 399
☆左室心筋緻密化障害 402

VIII. 感染性心内膜炎　405

感染性心内膜炎 ─── 406
- 1) 概念　406
- 2) 成因・病態・病原菌　406
  - a) 成因　b) 病態　c) 病原菌
- 3) 症状・身体所見　408
- 4) 診断　408
  - a) 血液培養　b) 心エコー図　c) 診断基準
- 5) 治療　409
  - a) 効果判定　b) 外科治療
- 6) 予防　412
- 7) 予後　412

☆感染性心内膜炎：心エコー図法の果たす役割　413
☆感染性心内膜炎：外科治療の適応時期　416

IX. 心膜・心筋炎　419

1. 急性心膜炎 ─── 420
- 1) 概念　420
- 2) 病因・病態　420
- 3) 症状・診断　420
  - a) 症状　b) 身体所見　c) 心電図　d) 胸部X線　e) 心エコー図　f) 血液生化学的検査　g) 心膜穿刺　h) 診断のプロセス
- 4) 治療　423

2. 心タンポナーデ ─── 424
- 1) 病因・病態　424
- 2) 症状・診断　425
  - a) 症状・身体所見　b) 胸部X線　c) 心電図　d) 心エコー図　e) 心膜液と胸水の鑑別　f) 心臓カテーテル
- 3) 治療　428

☆奇脈の病態生理　429
☆electromechanical dissociation　430

3. 慢性心膜炎 ─── 431
- a. 収縮性心膜炎　431
- 1) 概念・病因　431
- 2) 病態生理　431
  - a) 拡張期心内圧の上昇とその変化　b) 胸腔内圧と心内圧の解離　c) 拡張期流入における過剰な左右両心室の相互関与
- 3) 症状・診断　432
  - a) 症状　b) 身体所見　c) 心電図　d) 胸部X線　e) 心エコー図　f) CT・MRI　g) 心臓カテーテル
- 4) 治療　434
- b. 滲出性収縮性心膜炎　435
- 1) 病因　435
- 2) 症状・診断　435
- 3) 治療　436

☆コアグラ・タンポナーデ　437
☆先天性心膜欠損　439

4. 心筋炎 ─── 442
- a. 急性心筋炎　442
- 1) 病因　442
- 2) 症状　442
  - a) 症状　b) 身体所見　c) 胸部X線　d) 心電図　e) 血液検査　f) 心エコー図　g) 核医学検査　h) 心臓カテーテル・心筋生検　i) ウイルス検索　j) 診断のプロセス
- 3) 治療　445
  - a) 治療概念　b) 具体的治療方針
- b. 慢性心筋炎　446
- 1) 概念・病因　446
- 2) 診断　447
  - a) 症状・身体所見　b) 検査所見
- 3) 治療　448

☆劇症型心筋炎　449
☆好酸球性心筋炎　452
☆慢性心筋炎と心筋症　454

X. リウマチ熱　457

リウマチ熱 ─── 458
- 1) 概念　458
- 2) 病因・原因菌・心臓病理　458
- 3) 症状・診断基準　458
  - a) 主症状　b) 副症状
- 4) 溶血性レンサ球菌感染の検査　460
- 5) 治療　460
- 6) 予後　461

XI. 不整脈 — 463

1. 不整脈の成因機序 — 464
1) 刺激伝導系　464
2) 発生機序　464
   a) 異常自動能　b) 撃発活動　c) リエントリー
3) 治療　465
   a) Sicilian Gambit による薬剤選択　b) 不整脈の成因による薬剤選択の概念

2. 徐脈性不整脈 — 468
1) 成因・分類・症状・診断　468
   a. 洞機能不全　468
   b. 房室ブロック　470
   c. 脚ブロック　472
   d. 徐脈性心房細動　473
   e. 迷走神経反射に伴う一過性の洞性徐脈・房室ブロック　473
   f. 徐脈誘発性の心室性不整脈　473
   g. 補充収縮・補充調律　474
2) 治療　474
   a) 治療の必要性の判断　b) 薬物治療　c) 一時ペーシング　d) 恒久的ペースメーカーの植込み

3. 頻脈性不整脈 — 477
1) 成因・分類・診断　477
   a) 頻脈性不整脈の分類と定義　b) 心電図診断のポイント　c) 診断のプロセス
   正常QRS幅の頻脈性不整脈　479
   a. 心房期外収縮と上室性期外収縮　479
   b. 心房頻拍　480
   c. 発作性上室性頻拍　480
   d. 心房粗動　481
   e. 心房細動　482
   幅広いQRSの頻脈性不整脈　483
   f. 心室期外収縮　483
   g. 心室頻拍　484
   h. 心室細動　485
   i. WPW症候群に伴う頻脈性不整脈　486
2) 治療　486
   a) 薬物療法　b) カテーテルアブレーション治療　c) 植込み型除細動器 (ICD)　d) 不整脈治療のメガトライアル
☆ QT延長症候群と遺伝子異常　509
☆ Brugada症候群と遺伝子異常　511

XII. 高血圧 — 513

1. 本態性高血圧 — 514
1) 概念・定義　514
2) 診断・判定基準　515
3) 治療　516
   a) 高血圧治療の基本　b) 心血管病・合併症を有する高血圧の治療

2. 二次性高血圧 — 519
a. 腎実質性高血圧　519
1) 概念　519
2) 病態生理　519
3) 診断　519
4) 治療　519
b. 腎血管性高血圧　519
1) 概念　519
2) 病態生理　520
3) 症状　520
4) 診断　520
5) 治療　521
c. 原発性アルドステロン症　522
1) 概念　522
2) 病態生理　522
3) 症状　522
4) 診断　522
5) 治療　523
d. 褐色細胞腫　524
1) 概念　524
2) 病態生理　524
3) 症状　524
4) 診断　524
5) 治療　525

3. 悪性高血圧 — 526
1) 概念・定義　526
2) 成因・進展機序　527
3) 診断　527
   a) 病歴　b) 主訴・症状　c) 身体所見・臨床検査
4) 治療　528
   a) 静注降圧薬　b) 経口降圧薬

4. 低血圧 — 529
1) 概念・定義　529

2) 分類　529
　　a) 本態性低血圧　b) 二次性低血圧　c) 起立性低血圧
3) 診断・検査　531
4) 治療　531
　　a) 原因・誘因の除去　b) 非薬物療法　c) 薬物療法

XIII. 大動脈疾患　533

1. 大動脈解離　534
1) 概念・定義　534
2) 原因・病理　534
3) 病態生理　535
4) 分類　535
5) 診断　536
　　a) 自覚症状　b) 身体所見　c) 心電図　d) 胸部X線　e) 血液検査　f) 心エコー図　g) CT・MRI　h) 大動脈造影　i) 診断方法の選択
6) 治療　539
　　a) 内科治療　b) 外科治療

2. 大動脈瘤　544
1) 概念・定義　544
2) 分類　544
3) 原因・病因　545
　　a) 動脈硬化　b) 炎症疾患　c) 細菌・感染性　d) 外傷性　e) 先天性疾患
4) 診断　546
　　a) 症状　b) 身体所見　c) 単純X線　d) 超音波検査　e) CT　f) MRI　g) 血管造影　h) 内科的評価
5) 治療　549
　　a) インターベンション治療　b) 外科治療

3. 大動脈弁輪拡張症　558
1) 概念・定義　558
2) 原因・病理　558
3) 病態生理　558
4) 診断　558
　　a) 症状　b) 身体所見　c) 胸部X線　d) 心エコー図　e) CT・MRI　f) 心臓カテーテル
5) 治療　561
　　a) 内科治療　b) 外科治療

4. 大動脈炎症候群　565
1) 概念・病因　565
2) 病態生理　565
3) 診断　565
4) 治療　566
　　a) 内科治療　b) 外科治療

XIV. 末梢血管疾患　575

1. 閉塞性動脈硬化症と閉塞性血栓血管炎　576
1) 成因・病因　576
2) 診断　576
　　a) 症状　b) 身体所見　c) 足関節上腕血圧比 (ABPI)　d) duplex scan　e) MRA・CTA・DSA
3) 治療　577
　　a) 疾患別特徴　b) 病態による治療方針　c) 治療法

2. 急性動脈閉塞症　579
1) 成因・病因　579
2) 診断　579
　　a) 症状・身体所見　b) 足関節上腕血圧比 (ABPI)　c) 血管超音波検査　d) 動脈造影　e) CT　f) 心電図　g) 心エコー図
3) 治療　581
　　a) 内科療法　b) 外科療法

3. 下肢静脈瘤　582
1) 成因・病因　582
2) 診断　582
　　a) 症状・身体所見　b) 診断のプロセス　c) 超音波ドプラ法　d) 空気容積脈波法　e) 超音波検査　f) 静脈造影検査
3) 治療　583

4. 血栓性静脈炎・深部静脈血栓症　585
1) 成因・病因　585
2) 診断　585
　　a) 症状・身体所見　b) 超音波検査　c) 空気容積脈波法　d) 静脈造影検査　e) 血液検査
3) 治療　586

☆慢性静脈不全症　589
☆糖尿病と末梢血管障害　590
☆下肢虚血部への血管再生療法　592

XV. 先天性心疾患

1. 先天性心疾患総論 ——— 596
   1) 原因（遺伝子異常） 596
   2) 先天性心疾患の頻度 596
   3) 先天性心疾患再現の危険性 596
   4) 主要症状 596
      a) 心不全　b) 不整脈　c) その他
   5) 区分診断法 597
      a) 内臓と心房　b) 心室　c) 大血管　d) 心房心室関係　e) 心室大血管関係
   6) 治療 598
   7) 妊娠 599
   8) 胎児心臓病学について 599

2. 心房中隔欠損 ——— 600
   1) 概念 600
   2) 病態生理 600
   3) 診断 601
      a) 身体所見　b) 心電図　c) 胸部X線　d) 心エコー図　e) 心臓カテーテル
   4) 臨床経過・予後 604
   5) 治療 605
   ☆心房中隔欠損：インターベンション治療 606

3. 房室中隔欠損（心内膜床欠損）——— 608
   1) 概念 608
   2) 病態生理 608
   3) 診断 608
   4) 臨床経過・予後 608
   5) 治療 609

4. 心室中隔欠損 ——— 612
   1) 概念 612
   2) 病態生理 612
   3) 診断 613
      a) 身体所見　b) 心電図　c) 胸部X線　d) 心エコー図　e) 心臓カテーテル
   4) 臨床経過・予後 614
   5) 治療 615
      a) 内科的治療　b) 外科的治療　c) 感染性心内膜炎の予防および治療

5. 大動脈二尖弁 ——— 617
   1) 概念 617
   2) 病態生理 617
   3) 診断 617
   4) 臨床経過・予後 618
   5) 治療 619

6. 大動脈弁狭窄・弁上狭窄・弁下狭窄 ——— 621
   a. 先天性大動脈弁狭窄 621
      1) 分類 621
      2) 病態 621
      3) 症状 622
      4) 自然歴 622
      5) 治療 623
   b. 大動脈弁上狭窄 623
      1) 分類 623
      2) 病態 624
      3) 遺伝子診断 624
      4) 症状 625
      5) 自然歴 625
      6) 治療 625
   c. 大動脈弁下狭窄 625
      1) 分類 625
      2) 病態 625
      3) 症状 625
      4) 治療 625

7. 動脈管開存 ——— 626
   1) 概念 626
   2) 病態生理 627
   3) 診断 627
   4) 治療 628

8. 冠動脈瘻 ——— 630
   1) 概念・分類 630
   2) 病態生理 630
   3) 診断 632
   4) 予後 633
   5) 治療 633

9. Valsalva洞動脈瘤破裂 ——— 634
   1) 概念 634
   2) 病態生理 634
   3) 診断 635
   4) 治療 636

10. Ebstein病 ——— 637
    1) 概念 637
    2) 病態生理 637
    3) 診断 638
    4) 治療 640

11. 肺動脈弁狭窄 ——— 640
    a. 右室低形成を伴った純型肺動脈弁狭窄 640
       1) 概念 640

- 2) 病態生理　640
- 3) 診断　641
- 4) 臨床経過・予後　641
- 5) 治療　642
- b. 右室低形成を伴わない純型肺動脈弁狭窄　642
- 1) 概念　642
- 2) 病態生理　643
- 3) 診断　643
- 4) 臨床経過　643
- 5) 治療　643
- 6) 予後　644

12. Eisenmenger 症候群　645
- 1) 概念　645
- 2) 病態生理　645
- 3) 診断　645
- 4) 臨床経過　645
- 5) 治療　647

13. 複雑な先天性心疾患　647
心室からの流出路の異常　647
- a. Fallot 四徴　647
- b. 両大血管右室起始　649
- c. 完全大血管転位　650
- d. 修正大血管転位　651
- e. 総動脈幹遺残　652

肺静脈の異常　653
- f. 総肺静脈還流異常　653

大動脈弓の異常　654
- g. 大動脈縮窄複合　654

単心室類似疾患　655
- h. 単心室　655
- i. 三尖弁閉鎖　656
- j. 純型肺動脈閉鎖　657
- k. 左心低形成症候群　658
- l. Fontan 手術後　659

XVI. 肺動脈疾患　661

1. 肺塞栓症　662
- 1) 成因・病態　662
- 2) 診断　663
  - a) 症状・身体所見　b) スクリーニング検査　c) 超音波検査　d) 肺シンチグラフィー (換気・血流)　e) 造影 CT　f) MRI　g) 肺動脈造影
- 3) 治療　666
  - a) 呼吸循環管理　b) 薬物的治療　c) カテーテル的治療　d) 下大静脈フィルター　e) 経皮的心肺補助装置 (PCPS)　f) 外科的治療

2. 原発性肺高血圧症　673
- 1) 概念・成因・病態　673
- 2) 診断　674
  - a) 症状・身体所見　b) 胸部 X 線　c) 心電図　d) 心エコー図　e) 肺血流シンチグラフィー　f) 心臓カテーテル　g) CT・MRI　h) 血液検査　i) 動脈血ガス分析　j) 肺生検　k) 診断のプロセス
- 3) 治療　678

☆原発性肺高血圧症と肺移植　679
☆慢性肺血栓塞栓症　681

XVII. EBM をどう理解するか　685

EBM をどう理解するか　686
- 1) EBM とは　686
- 2) エビデンスを正しく活用するために　686
  - a) 内的妥当性と外的妥当性　b) 相対リスクと絶対リスク　c) 評価項目 (エンドポイント)　d) 生命予後と QOL

索引　691

I. 主要症状

1. 呼吸困難

ほとんどの患者は何らかの症状があって受診するが、いずれの症状においても、受診の状況は、その対応において最も重要な要素であり、
・救急車で来院
・救急外来（時間外）を受診
・一般外来に受診
のいずれであるかを把握したうえで診療する。

救急車を呼ぶ基準は人によって異なるが、基本的に救急車による来院患者は重症と心得て対応する。時間外に受診する場合も同様である。たとえ、来院時の所見が軽くても、きっかけとなった発症時の症状は重篤な可能性があり、甘くみてはならない。一般外来に徒歩で来院する患者の多くは軽症であるが、主要症状に取り上げられているものは重篤な疾患も多いので慎重に対応しなければならない。

呼吸困難dyspneaとは呼吸に際して不快感、苦痛を自覚することであり、患者は、「息苦しい」、「息が切れる」、「呼吸ができない」、「酸素（空気）が足りない」、といった症状を訴える。健常者が感ずる急な運動をしたときの息切れは呼吸困難には含まず、安静時あるいは予測レベル以下の軽い労作で生じる呼吸にかかわる症状に限っている。疾患によって発生機序が異なるため呼吸困難の表現も微妙に異なる。例えば、気管支喘息は「閉塞感」、間質性肺炎では「呼吸促迫」、心不全では「吸気・呼気両相の呼吸困難」、デコンディショニング（寝たきりなどの不活動状態）では「速く深い」、神経筋疾患では「呼吸が浅く速く、空気が足りない」、など表現されることが多い（表1）。

1）原因・病態

呼吸困難を主訴に受診する患者は全受診の約4％を占めるといわれており、呼吸困難をきたす疾患

[表1] 呼吸困難をきたす代表的疾患にみられる呼吸困難の症状

呼吸困難の症状	心不全	肺血管性疾患	閉塞性肺疾患	気管支喘息	間質性肺炎	神経筋・胸郭疾患
呼吸が速く感じる	○	○				
十分に息が吐けない				○		
浅い呼吸				○		○
呼吸に努力がいる			○	○	○	○
息が詰まる感じがする	○	○				
空気飢餓感、不足感	○	○				○
胸が締めつけられる				○		
空気が重い感じがする				○		

(Manning, HL : N Engl J Med 333 : 1547-1553, 1995より引用改変)

や病態は多岐にわたる。心疾患と呼吸器疾患のほかに、貧血などの血液疾患、重症筋無力症、筋萎縮性側索硬化症などの神経筋疾患、高地などの環境、一酸化炭素中毒などの中毒、パニック障害などの心因性疾患などがある。原因となる病態は多いが、実際に遭遇するものは限られており、呼吸器疾患と心疾患がその85％を占める。心疾患に関連する呼吸困難の多くは肺うっ血による。肺静脈圧上昇に基づく間質および肺胞浮腫は肺を機能的に硬くさせ、肺のJ受容体を活性化して換気を促すため呼吸促迫状態となる。

2）アプローチ

呼吸困難を訴える患者を診るときに重要なことは、まず緊急を要する病態かどうかを判断することである。すなわち、①急性左心不全、②肺塞栓症、③重症肺炎、④緊張性気胸、⑤異物誤嚥による窒息、⑥アナフィラキシー・血管浮腫、⑦成人呼吸窮迫症候群 adult respiratory distress syndrome（ARDS）、などを鑑別することであり、そのためには重症例では病歴聴取と同時進行で、要領よく全身状態および鍵となる身体所見（バイタルサイン／心音／呼吸音など）を把握しなければならない。こういった緊急疾患が除外できれば、

呼吸困難をきたすよくある疾患（common disease）を念頭におきながら体系的に簡便かつ負担の少ない方法から診断を進めればよい．

病歴，身体診察，胸部X線写真，パルスオキシメーター（SpO₂）により，呼吸困難を訴える患者の70％が診断できるといわれているが，特に病歴は原因の検索および重症度評価において重要である．

3）病歴

発現様式あるいは経過によって，急性呼吸困難と慢性呼吸困難，あるいは発作性と反復性などに，また，症状の起こり方によって安静時呼吸困難と労作時呼吸困難に分けることができる．心疾患や呼吸器疾患の既往歴や薬剤服用歴，誘因，時間帯，起こりやすい状況，あるいは，胸痛，動悸，咳，痰，喘鳴，などの胸部随伴症状，発熱，全身倦怠感，などの全身随伴症状などを含めて詳細に情報収集すれば鑑別診断は困難でなく，その重症度も判断できる．

急性呼吸困難は前述のごとく緊急を要する疾患や病態によるものが多い．徐々に起こる慢性の呼吸困難には慢性心不全や慢性肺疾患によることが多く，そのほかに肥満，両側胸水，心膜液貯留などもある．労作性呼吸困難は器質的疾患，例えば慢性閉塞性肺疾患，慢性左心不全によることが多いが，労作性狭心症も労作時の呼吸困難として訴えられることがある．

心不全が進行して肺うっ血が増強すると安静時にも呼吸困難（安静時呼吸困難）を自覚するようになるが，息苦しさのために平らに眠れなくなり，上半身を起こして寝るようになる．上体を起こすと静脈還流が減少し肺うっ血がとれ症状が軽減するからである．さらに重篤になると，起坐位をとるようになり起坐呼吸orthopneaと呼ばれる．また，就寝後数時間で突然に呼吸困難発作を生じる発作性夜間呼吸困難paroxysmal nocturnal dyspneaも重症心不全にみられる症状である．病態は肺水腫であり，臥位による静脈還流量増加による肺循環血液量の増加，間質からの体液の移動，合併する中枢性睡眠時無呼吸，睡眠に伴う交感神経低下に

[表2] 米国胸部学会（ATS）による呼吸困難重症度

症状	グレード	程度
平地や軽い坂であれば急ぎ足でも息切れがない	0	なし
平地や軽い坂を急ぎ足でいくと息切れがする	1	軽症
平地でも同年齢の健康人と比べて息切れのためゆっくりしか歩けない・自分のペースで歩いても呼吸のため立ち止まる	2	中等度
平地を約90mないし数分歩くだけで呼吸のために立ち止まる	3	重症
息切れのため外出できない／着替えでも息切れする	4	最重症

（文献1）より引用）

よる左心機能低下などが原因と考えられている．

呼吸困難の重症度分類にはいくつかあるが，いずれも自覚症状に基づいている．呼吸器疾患ではHugh-Jones分類，循環器疾患ではNYHA分類（62頁の表2参照），運動負荷試験などではBorg scale（225頁の表27参照）が使われている．NYHA分類は最も普及しているが，日常動作の内容がきわめてあいまいであり，class ⅡとⅢの間の幅が広いこと，客観性に欠けることが問題点となっている．それを補うためBraunwald's Textbook of Cardiologyでは，米国胸部学会American Thoracic Society（ATS）分類（表2）を紹介している．この分類の方がより具体的かつ段階的であり，重症度評価あるいは経過を追ううえで優れている．

4）身体診察

バイタルサインを確認した後，呼吸器疾患と循環器疾患を主体に診察を進める．呼吸器系では，肺音（呼吸音，副雑音），胸郭の変形や異常な運動を確認すると同時に，鼻，咽頭，頸部も確認する．循環系の診察においては心拡大，心雑音，過剰心音，頸静脈怒張，下腿浮腫などが重要である．筋力低下や筋萎縮，などの神経筋疾患の有無についても確認しておく．

5）検査

心電図，胸部X線写真，心エコー図などにより呼吸困難を伴う心疾患の診断はまず可能であるが，救急受診した患者などでは心疾患と呼吸器疾患の

鑑別に苦慮することもまれでない．収縮能の保たれた心不全（拡張期性心不全）が心不全の40％あるといわれているように心エコー図にしても必ずしも診断がつかないことがある．そういったことから，脳性ナトリウム利尿ペプチド brain natriuretic peptide (BNP) 迅速診断キットが利用できる米国ではBNPガイドの鑑別診断が勧められている．

6) 除外診断としてのパニック障害

突然起こり，しばしば発作を繰り返す．呼吸困難などの呼吸器症状を主に訴えるが，胸痛，動悸，胸部不快などの心症状を伴うことが多く，しかも患者は「死の恐怖」を伴うと訴えるため循環器科に受診することが多い．虚血性心疾患のリスクファクターのない若年層に多く，心疾患や呼吸器疾患などの器質的疾患を除外して診断される．救急診療では，症状がそれらしいからといって積極的に本症と診断せず，器質的疾患を除外したうえでの診断と認識しなければならない．

2. 胸痛・胸部圧迫感

胸痛 chest pain，胸部圧迫感 chest oppression とは胸部に感じる痛みの総称であり，さまざまな病態および疾患によって生ずる．胸壁由来の体性痛であれば痛みと感じられることが多いが，深部臓器由来の内臓痛であれば圧迫感や不快として感じられることが多い．

1) 原因・病態

発生源により胸壁由来の体性痛と深部臓器由来の内臓痛に分けることができる．前者は胸壁の外傷，炎症，筋肉痛，神経痛などによるもので，痛みの部位も神経分布で説明され限定されているのに対し，後者は心大血管，肺および胸膜，縦隔，食道などの内臓由来のものであり，場所も一点で示されることはなく漠然としており，実際には痛みというより，圧迫感，絞扼感，違和感などとして表現されることが多く，しばしば放散痛を伴う．胸部の臓器以外にも，胆嚢などの胆道系，胃などの消化管，脾臓など胸腔外臓器によっても胸痛として訴えられることがある．分類にはいくつかの方法があるが，循環器の立場から臨床的重要性を考えて，下記のように虚血性心疾患かどうかの二つに分けて考える方が診断を進めやすい．

1) 虚血性心疾患 (心筋梗塞／狭心症など)
2) 虚血性心疾患以外
①非虚血性心血管疾患 (急性大動脈解離，心膜炎など)
②呼吸器疾患 (肺塞栓症，気胸，胸膜炎，肺炎など)
③消化器疾患 (食道，胃，胆道系，膵臓など)
④胸壁 (筋肉痛，帯状疱疹，肋間神経痛など)
⑤精神的 (パニック障害，うつなど)

胸痛を主訴とする基礎疾患の頻度は施設によって異なり，プライマリケアと救急センターでは大きく異なっている．前者では胸壁由来や消化管疾

患由来のものが多く，心血管疾患に由来するものは少なく2割以下であり，後者では虚血性心疾患が多く，急性冠症候群が4割を超えるといわれている．

2) アプローチ

胸痛・胸部不快感を訴える患者は多彩であり，しかも急性心筋梗塞，急性大動脈解離，肺塞栓症，緊張性気胸など致死的疾患も含まれるため，下記のことを念頭において迅速かつ要領の良い病歴聴取が必要である．

1) バイタルサインの異常，呼吸困難，冷や汗，吐き気などの随伴症状を伴うときは緊急を要する重篤な病態であり，病歴聴取と身体診察，検査，処置を同時進行で進める．

2) 胸痛に関する症状を系統的にもれなく聴取する．米国のポケットガイドなどに紹介されているPQRST(表1)は参考になる．

3) 患者は症状(胸痛)を的確に表現しているとは限らない．社会的背景，教育レベル，性格，精神状態，などを考慮する．

4) 虚血性心疾患の既往，心血管危険因子も診断に重要である．年齢，男性，糖尿病，高血圧，高脂血症，喫煙，家族歴が危険因子として重要で，数が増すほど虚血性心疾患の可能性が高くなる．

5) 重症患者では，来院後すぐに意識レベルの低下や苦痛によって病歴が取れなくなることもあり，初期の要領よい病歴聴取が重要である．

◆急性発症の場合

緊急を要する疾患(急性冠症候群，急性大動脈解離，肺塞栓症，緊張性気胸など)を鑑別する．そのためには，全身状態，バイタルサイン(血圧，脈拍，呼吸，体温，意識)を確認しながら病歴(情報)を集める．疑わしければ身体所見を素早くとりながら，経皮酸素飽和度，心電図をとり，酸素投与，静脈ライン確保などの処置を行い，緊急血液検査，胸部X線などと診断を進める．おのおのの疾患の症状の特徴については各疾患の項を参照のこと．

◆急性発症でない場合

ポイントは虚血性心疾患らしいかどうかを病歴

[表1] 胸痛のPQRST

P (provoke誘因/point部位)：誘因は何か(労作，自発的，ストレス，食後など)，どうすれば悪くなるか(深呼吸，体動など)/部位はどこか

Q (quality性状)：鈍痛，ちくちく痛む，鋭い痛み，圧迫される，深部，浅い

R (radiation放散/relief改善)：のど，顎，背部や肩に放散するか．どうすればよくなるか(体位，安静，ニトログリセリン)

S (severity強さ/s/s：signs and symptom徴候と症状)：10/10スケールで表現してもらう．合併する症状として，めまい，嚥下痛，貧血，呼吸困難，バイタルサイン異常など

T (timing：時刻，起こりかた)：出現した時刻，持続的か間歇的か，持続時間，突然か徐々か，食後か．頻度，回数は？

[表2] 症候および危険因子からみた冠動脈疾患有病確率

年齢(歳)	非狭心症性胸痛		非定型的狭心症		典型的狭心症	
	男性	女性	男性	女性	男性	女性
35	3~35	1~19	8~59	2~39	30~88	10~78
45	9~47	2~22	21~70	5~43	51~92	20~79
55	23~59	4~25	45~79	10~47	80~95	38~82
65	49~69	9~29	71~86	20~51	93~97	56~84

表の中の左の値は糖尿病，喫煙，高脂血症のない低リスク患者，右の値は糖尿病，喫煙，高脂血症のある患者の冠動脈疾患のある確率．
(Williams, SV et al：Ann Intern Med 135：530-547, 2001 より引用)

から判断することである．指先で示せるほどの狭い範囲の痛み，呼吸や咳で出現する鋭い痛み，体動や上肢の動きに伴って変化する痛み，数日にわたって続く痛み，数秒程度の瞬間的な痛み，押すと痛む，などの場合は，虚血性心疾患を否定でき，その他の疾患と考えて診断を進める．そうでない場合は虚血性心疾患を考慮したうえで，胸痛の特徴と冠危険因子から虚血性心疾患の有病率を推定する．表2は膨大な患者数の病歴に基づいて作成された冠動脈疾患有病率を症候および危険因子から推定するチャートである．胸痛の特徴を単純化して，①胸骨後部に手のひらで押されたような圧迫感，重苦しさが，②労作に伴って出現し，③安静によりおさまる，の3項目とし，三つ揃えば典型的労作性狭心症，一つ欠けると非定型的狭心症，二つ欠けると非狭心症性胸痛と分類し，これに年齢，性，糖尿病，喫煙，高脂血症などの危険因子を加えて虚血性心疾患有病率を推定する方法である．こうして推定された事前確率に基づいて次の診断ステップを考え，その結果から事後確率を推定し，診断ストラテジーを立てることが重

要である．

　虚血性心疾患を疑わせる胸痛患者を診るときに，もう一つ重要な点は急性冠症候群かどうかを判断することである．新たな症状の出現，症状の変化（持続時間，痛みの強さ，誘因，ニトログリセリンの効き，など）は不安定狭心症の可能性を高くする．さらに胸痛とともに出現する冷汗やめまい，気分不快，呼吸困難，嘔気などは重症狭心症あるいは心筋梗塞の徴候であり要注意である．

3) 身体診察

　バイタルサインを確認した後，心不全，胸痛をきたす疾患，動脈硬化性疾患を示唆する焦点を絞った診察，すなわち，血圧左右差，四肢の脈拍触知，心音（心雑音，過剰心音），呼吸音（湿性ラ音），腹部動脈雑音，アキレス腱の肥厚，下腿浮腫，などが重要である．

4) 検査

　胸痛のある致死的疾患を疑ったら，まず心電図，胸部X線，動脈血液ガス（経皮酸素飽和度でまずスクリーニングする），採血（血算，生化学）に加えてTrop-test（トロポニンT）など迅速に行う．致死的疾患および虚血性心疾患が除外できたら，症状および身体診察から最も疑われる病態を考え効率よいアプローチを行う．

3. 動悸・心悸亢進

　動悸palpitationとは自分の心臓の鼓動を意識するか不快に感ずることと定義されるが，主観的な表現であり，プライマリケアでも循環器専門医でも最も遭遇する訴えの一つである．必ずしも不整脈や心疾患によらず，器質的心疾患によることは20％以下といわれており，全人的アプローチが必要である．

1) 原因・病態

　大きく分けて，心臓性と非心臓性に分けると理解しやすい．心臓性には不整脈による場合とそうでない場合に分けることができ，非心臓性は心因性と貧血や発熱などはっきりとした原因による二次性のものとがある．10-Minute Diagnosis Manual[3]によれば，動悸の原因の鑑別をE-PACEDすなわち[E (electrolyte：電解質)，P (psychiatric：精神的)，A (anemia：貧血)，C (cardiac：心臓性)，E (endocrine：内分泌)，D (drug：薬物)]を提案しており，これを覚えておくと便利である．

2) アプローチ

　まず重要なことは，動悸を生じさせる致死的な疾患がないかを確認することである．さもなければあわてる必要はなく，動悸症状を上手に聞き出し，診察，検査を進め，正しい診断，治療へと導くことが大切である．ただし，現在，症状があれば，身体所見と心電図記録を直ちにとることが必要である．動悸を訴えている患者を診るときの原則は，① 緊急性はないか，② 基礎心疾患はあるか，③ 原因は何か，④ 不整脈によるものか，⑤ 非循環器疾患を見落としていないか，⑥ 治療は必要か，⑦ 治療が必要なら最適な治療は何か，の順に追って診ていくことであり，これらを念頭におきながら病歴，身体診察，心電図検査を行い，必要に応じて，胸部X線写真，Holter心電図記録を行う．

3) 病歴

1. 緊急性を要するか：血行動態の異常（気分不快，嘔気，めまい，失神）を伴う．
2. 基礎心疾患があるか：虚血性心疾患（心筋梗塞），心筋症，心不全，失神の既往．
3. 治療中の疾患および服薬中の薬剤：循環薬のみならず，もらさず聞く（気管支拡張薬，向精神薬，抗うつ薬，抗生物質，抗アレルギー薬，から総合感冒薬まで重要である）．
4. 嗜好品：アルコール，タバコ，コーヒー，ドリンク剤など．
5. 家族歴：突然死，不整脈疾患の有無（Brugada症候群，肥大型心筋症など）
6. 動悸に関連して
①初めてか，前徴がなかったか．
②突然はじまり，突然おさまるか．
③いつからか，どれくらい続いたか．
④繰り返すのか．
⑤伴う他の症状は．
⑥症状があるとき脈を触れてみたか（脈拍数，規則的か，不規則か，できるだけ具体的に）．
⑦どういうときに起こるのか（労作時か，安静時か，食後か，夜間睡眠中か……）．
⑧どうするとおさまるのか（深呼吸，息止め，運動など）．

などが病歴聴取のポイントになる．これらを適切に聴取できれば原因がほぼ推定できる．患者自身が脈を触れたことがないときは，動悸のするときに脈を触れて脈拍数やリズムに異常があるかどうか確認できるように指導し，次回受診時に説明できるようにする．

4) 身体診察

来院時にすでに動悸などの症状がない場合，異常を認めないことも多いが，重篤な疾患を見落とさないためには以下の項目を確認しておくことが重要である．

1. 全身状態
バイタルサイン：意識，血圧，脈拍，呼吸，体温

顔を見て，いくつかの会話をしながら，脈を触れながら，全身を眺めれば重篤かどうかは，ほぼ判断できる．脈拍は原因を推定するのに特に重要であり，頻脈か/徐脈か，脈の不整の有無，緊張はどうか，体位変換（立位・臥位）で変動はないか，などを確認する．

全身所見として貧血，チアノーゼ，頸静脈怒張，甲状腺腫，振戦，発汗，下腿浮腫を確認する．

2. 胸部所見：心尖拍動，心音，過剰心音，心雑音，呼吸音
3. パルスオキシメーター（SpO_2）

これらによっても動悸や心悸亢進の原因が推定できないときには検査を進める．

5) 検査

1. 心電図は最も重要な検査であり，以下のポイントに注意しながら記録し判読する．
①頻拍発作中であれば可能な限り標準十二誘導心電図をとる（正確な診断，不整脈起源推定に必須）
②長めに記録する（P波が明瞭にみえる誘導で：不整脈診断，発生機序推定に有用）
③不整脈の診断をする
④基礎心疾患の診断をする
2. 血液（血算，生化学），動脈血液ガスにより，貧血，電解質異常，血糖，低酸素血症，甲状腺機能，の有無などを確認する．
3. Holter心電図：ここまでの検査などで動悸の原因が診断できないときはHolter心電図を行う．動悸の頻度が少なくHolter心電図記録中に症状がないときには発作時に記録ができる携帯心電計などを貸与して診断をつける．
4. 除外診断としての精神的疾患

十分検査をしても異常を認めず器質的な疾患がはっきりしない動悸では，精神的疾患を疑わなければならない．憂うつ感，抑うつ感，周囲への関心の低下などがあればうつ病を疑う．うつ病の症状がしばしば動悸のこともあり，希死念慮を持っていることもあるので，その場合は精神科医に相談する．パニック障害も動悸がしばしば主訴となる．

4. 失神

失神syncopeとは，脳への血流の低下ないし神経学的障害による脳の一過性機能障害により，虚脱を伴って意識を一時的に消失することをいう．

1) 原因・病態

表1にあげる原因があり，最も多いのは神経調節障害，ついで心臓性であるが，50％は診断がつかないといわれている．心臓性失神の原因には，① 重症不整脈，② 虚血性心疾患，③ 肺塞栓症，④ 急性心タンポナーデがあるが，いずれも致命的のことが多い．

2) アプローチ

失神患者のほとんどは受診時には意識はほぼ正常に回復しており，診断は必ずしも容易でない．しかしながら，再発率は年間20％と高く，しかも致死的な場合もあるので，病歴，身体所見，検査などにより正確な診断をつけなければならない．特に上述の心臓性失神は致命的なことが多く，まず鑑別をしておかなければならない．いずれにしても，診断への鍵は，病歴と身体診察，そして心電図である．これだけで約45％の診断はつくが，必要に応じて心エコー図，Holter心電図，ヘッドアップチルト試験，神経学的検索などを行う．いずれの検査にても異常なく器質的心疾患のない場合には精神医学的評価も必要である．

3) 病歴

失神の診断には正確な病歴が重要であり，本人だけでなく，家族，特に目撃者から，直前，直後，および意識消失中の様子など，できる限りの情報を得ることが必要である．排便や排尿後の状況性失神も病歴によって疑われる．失神と関連した前駆症状では，めまい，動悸，気分不快，冷汗など，環境因子では高温，脱水，アルコールは重要である．基礎となる疾患の確認も重要であり，明らかな心疾患の既往，特に心不全，心筋症などでは不整脈による可能性が高くなる．精神科的疾患も重要であり，うつ，不安障害，パニック障害も重要な病歴である．薬物も重要であり，降圧薬，鎮痛薬，鎮静薬も確認しておくが，QT延長をきたす薬剤の確認は重要である．高齢者では降圧薬による起立性低血圧もまれでない．

4) 身体診察

全身状態（意識レベル，不穏などの精神状態，脱水，蒼白，など）のほかバイタルサインは必須である．頻脈，徐脈，不整脈の有無，血圧左右差，四肢の脈触知の確認は必須である．心雑音も大動脈弁狭窄，急性大動脈解離による大動脈弁閉鎖不全の確認に重要である．頸動脈の血管雑音，眼底所見，脳神経，四肢の運動，小脳失調を含めて，神経学的診察も重要である．

[表1] 失神の原因別分類

1. 心臓性失神
    - ① 不整脈
        1. 洞不全症候群
        2. 心室頻拍・心室細動
        3. 頻脈性心房細動
        4. 房室ブロック
    - ② 虚血性心疾患
    - ③ 肺塞栓症
    - ④ 急性心タンポナーデ
2. 神経性失神
    - ① 痙攣性疾患
    - ② 一過性脳虚血または脳血管障害
    - ③ 鎖骨下動脈スチール症候群
3. 神経反射性失神
    - ① 神経調節性失神（血管迷走神経反射）
    - ② 頸動脈洞過敏
    - ③ 起立性低血圧
    - ④ 自律神経障害
    - ⑤ 状況性（排尿，咳，そのほか）
4. その他
    - ① 薬物
    - ② アルコール
    - ③ 心因性
    - ④ 低血糖
    - ⑤ 妊娠
    - ⑥ 低酸素血症，脱水，そのほか

5) 検査

■①心電図

　何といっても心電図が診断への第一ステップの検査である．心電図検査にて重篤な不整脈や心筋梗塞などの所見を認めれば心臓性失神の可能性が高くなるが，意識消失から回復した受診時の心電図には所見が乏しいことが多い．それでも，わずかな所見に診断への重要な鍵が隠されている場合もあり，注意深く心電図を判読しなければならない．虚血性心疾患，肺塞栓症，大動脈解離による急性心タンポナーデでは，受診時の心電図に，病態と関連した異常を残すことが多いが，失神の原因として最も多い不整脈発作については，非発作時に診断することは容易でない．不整脈による失神，すなわち Adams-Stokes 症候群をきたす主なものには，心室頻拍，心室細動，発作性頻脈性上室性不整脈（特に発作性心房細動），Brugada 症候群，QT 延長症候群，などによる頻脈性不整脈と発作性房室ブロックや洞不全症候群などの徐脈性不整脈がある．こういった失神をきたす基礎心疾患および不整脈の存在を示唆する所見を非発作時の標準十二誘導心電図から推定するポイントを**表2**にまとめた．

■②心エコー図

　病歴，身体所見から心原性失神が疑われたときに行う．心筋梗塞（壁運動異常），大動脈弁狭窄，心タンポナーデ，大動脈解離，肺塞栓症（急性右心負荷），などは容易に診断される．

■③Holter 心電図

　来院時に症状がない場合，日常生活中の心電図を記録することにより，不整脈および虚血が評価できる．記録中に症状および異常所見が出現すれば診断的意義はあるが，症状や異常所見が出現しないことも多い．

[表2] 非発作時の標準十二誘導心電図から失神をきたす不整脈の存在を推定するポイント

1. 期外収縮を認めないか（心房期外収縮 APC，心室期外収縮 PVC）．APC の多発，連発は発作性心房細動を疑わせる．PVC の多発，連発，特に連結期の短いものは心室頻拍を生じやすい
2. P 波に異常はないか．幅広く，Ⅱ誘導で二峰性が目立ちマクドナルドの m に類似した P 波は発作性心房細動を生じやすい
3. 心房細動ではないか．発作性心房細動では発症時に著しい頻拍（200/分以上）となって失神することがある．あるいは心房細動が停止するときの洞（心）停止，すなわち徐脈頻脈症候群の可能性もある
4. PQ 間隔が延長していないか．高度（0.28 秒以上）に延長しているときは，自律神経の状況によって高度房室ブロックを生ずることがある
5. 2：1 伝導するⅡ度房室ブロックはないか．心房レートが速いと伝導されない P 波が T 波に重なり見落とすことがある
6. QRS 幅の異常延長あるいは著しい軸偏位はないか．3束ブロックによる完全房室ブロックに移行し，心停止を合併しうる
7. QT 時間の延長はないか（QT 時間 0.5 秒以上は torsades de pointes の可能性を疑わせる）．特に，PVC や APC のあとの pause（先行 RR の延長）のあとにみられる QT 時間の延長は要注意
8. 低カリウム血症を示唆する心電図所見（ST 低下，QT 延長，巨大 U 波）はないか
9. PQ 短縮，デルタ波はないか．WPW 症候群の存在は発作性上室頻拍（房室回帰頻拍）あるいは心房細動（偽性心室頻拍）が失神の原因となる
10. Brugada 様（不完全右脚ブロック型，右側胸部誘導の ST 上昇）心電図所見はないか．Brugada 症候群が疑われたら，1 肋間上（第 3-4 肋間）で胸部誘導を記録する．$_3V_1$，$_3V_2$ 右側胸部誘導で典型的な ST 上昇（coved type）をみることがある
11. 基礎心疾患を示す所見はないか（心筋梗塞，心筋虚血，左室肥大，肥大型心筋症，急性右心負荷，肺性心など）

■④ヘッドアップチルト試験

　不整脈や器質的心疾患が除外され，神経調節性失神が疑われる場合に適応がある．原因不明の再発性失神にも適応がある．

■⑤電気生理検査

　不整脈が原因と推定される場合，誘発あるいは機序解明，さらには治療を目的として行う．

■⑥脳波，頭部 CT，頭部 MRI

　てんかんが疑われる失神および器質的神経疾患の除外を目的として行うが，神経学的異常所見のない失神では診断的意義は少ない．

5. その他の症状

1) 胃腸症状

　消化器症状を伴う循環器疾患はまれでない．嚥下困難は拡張した左房や大動脈瘤による食道の圧迫により生じることもある．心窩部痛あるいは心窩部不快感は心不全や心筋梗塞でしばしば認められ，急性心筋梗塞ではしばしば嘔気を伴う．強い心窩部痛は腹部大動脈瘤の切迫破裂によることもある．右季肋部痛も心筋梗塞，特に下壁梗塞でみられ，ときに胆石発作と診断を誤られる．循環器系薬剤の副作用に胃腸症状は多く，抗コリン作用のある抗不整脈薬やCa拮抗薬による便秘には注意をしておく必要がある．

2) 呼吸器症状

　うっ血性心不全による肺うっ血ではしばしば咳を伴い，咳が初発症状のこともある．喘鳴が聴かれるようになることもあり，喘息と見誤ることもある．左房や肺動脈の拡張，大動脈瘤によって反回神経が圧迫され麻痺を生じると嗄声を生じる．アンジオテンシン変換酵素阻害薬の副作用として咳があり20％以上にみられ，特に女性に多い．不整脈（期外収縮）に伴って咳をしたくなる感じを訴えることもある．

3) 泌尿器症状

　軽症の心不全では日中の尿量減少と逆に夜間多尿，頻尿になることが多い．さらに心不全が重症になると乏尿になる．循環系薬剤の副作用としての泌尿器症状も多いので注意が必要である．利尿薬だけでなく，Ca拮抗薬にも利尿作用があり，服薬後の頻尿も多くみられる．発作性の上室性頻拍や心房細動ではANPが分泌され一過性の多尿，頻尿がみられることもある．排尿障害は抗コリン作用のある抗不整脈薬でみられる．降圧薬，特にβ遮断薬と利尿薬には勃起障害が多い．

文献
1) Schmit, BP et al : The diagnostic usefulness of the history of the patient with dyspnea. J Gen Intern Med 1 : 386-396, 1986
2) The 10-Minute Diagnosis Manual, Taylor, RB ed, Lippincott Williamas and Wilkins, Philadelphia, USA, 138-140, 2000

〈山科　章〉

II.主要徴候

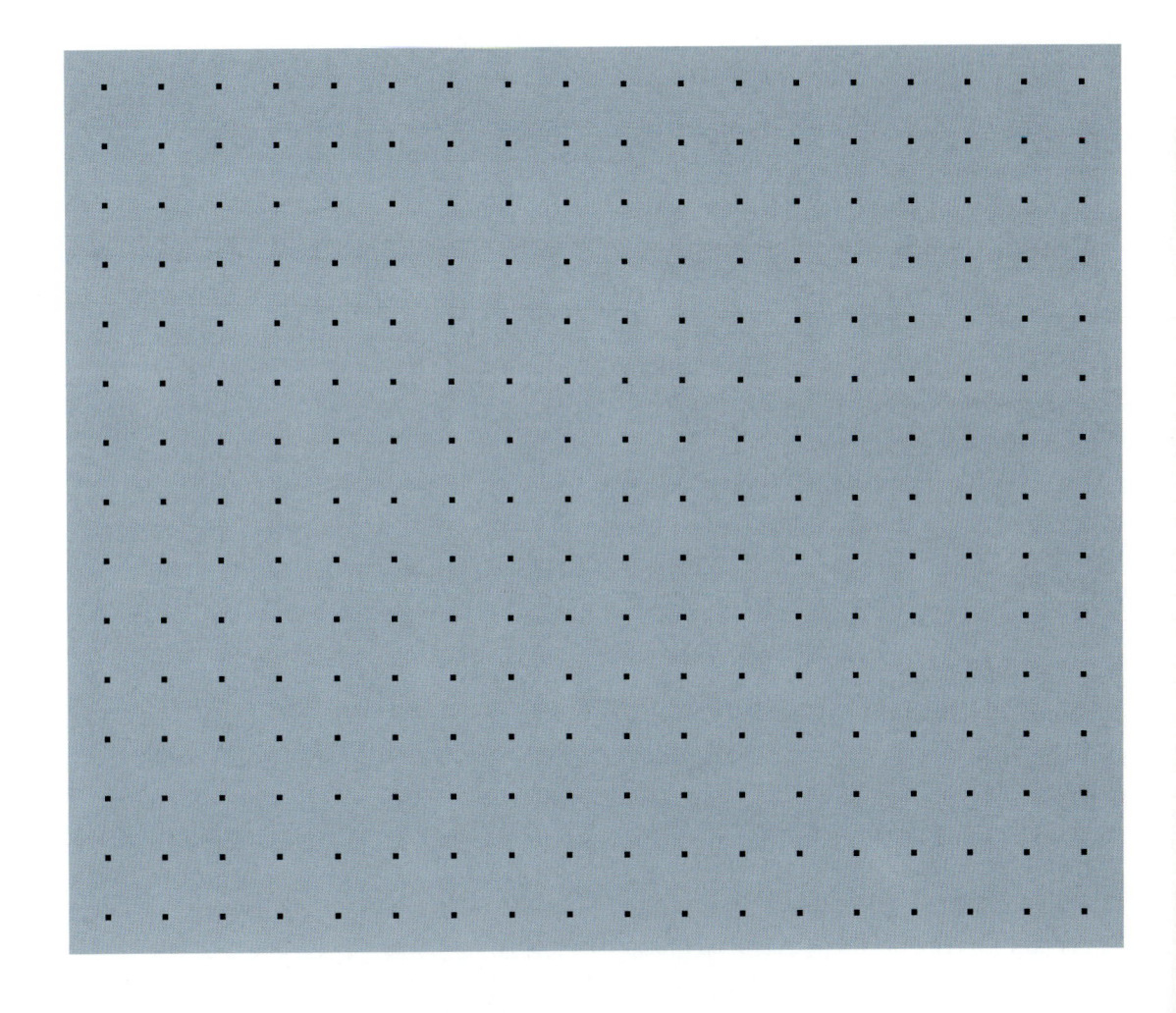

1. 脈拍異常

体表から触知できる末梢動脈には頸動脈，腋窩動脈，上腕動脈，橈骨動脈，大腿動脈，膝窩動脈，後脛骨動脈，足背動脈がある．このうち，脈拍は橈骨動脈が簡便でよく用いられる．しかし，ショック心では橈骨動脈が触れず，頸動脈でかろうじて触知できることがある．触知してわかるのは脈拍数，不整の有無，硬さ，緊張度，である．これらの表在動脈は肥満者では触れにくく，痩せた人では評価しやすい．すべての初診患者での左右の橈骨動脈，高齢者初診での頸部と足背動脈，心臓カテーテル検査前後の橈骨・大腿動脈触知は不可欠であり，陰性ならその旨を記載しておくべきである．大動脈炎症候群などの二次性高血圧や大動脈解離，閉塞性動脈硬化症，医原性動静脈瘻や閉塞，などの発見の糸口となることがある．

①脈拍数：1分間で表す．看護師の記載する橈骨動脈の脈拍と心拍数は同一でない．しかも，1分間の測定ではなく，20秒か30秒の測定にて換算することがあるので測定誤差は十分，留意しておく．その意味では自動血圧計の数値の方が正確であろう．最近は心電図やモニタリングが簡単なので心拍数のほうがよく用いられる．

②不整の有無：不整は触診よりも血圧測定時や聴診のほうがわかりやすい．頻脈，低血圧，あるいは肥満ではわかりにくい．RR の変動幅が大きいほど不整は感じやすいのは当然である．心房細動や期外収縮ではすべての心拍は末梢には伝わらず，徐脈と誤認されやすい．

③脈拍欠損 pulse deficit：心臓の拍動は脈波として末梢に伝わるはずであるが，不整脈や頻脈で拍動の弱い心拍は触知できないことがある．この心拍数と脈拍数の差が脈拍欠損である．特に，心室期外収縮時の拍動と心房細動における短縮した先行 RR 後の拍動は一回拍出量が低下して橈骨動脈では感知できない．心不全例では期外収縮が頻発することと，心拍が速くなることもあり，脈拍欠損は多くなる．かつて循環器内科病棟の温度板では心拍数と脈拍数が同時に記載されており，この不一致がなくなることが心不全の軽快を示す指標であった．

④動脈の硬さ：動脈硬化の強い例ではコロコロ硬く触れるので参考になる．

⑤緊張度：血圧の高さ，特に脈圧に規定されるが，立ち上がり速度も関与する．頸動脈で評価する．緊張がよいのは血圧が保たれている証左で，弱い，微弱と表現するときは低血圧でかつ，脈圧が低いことを意識した語である．心原性ショックでは，脈拍は当然，速く，触れ難くなる．狭窄が強いときは雑音のほかに振戦 thrill を触れる．

頸動脈で立ち上がり速度が速くて，よく触れるときは brisk とか jerky と表現される．立ち上がりが速く，急速に大きくなって急速に低下する拍動は大動脈弁逆流でみられる速脈 pulsus celer で，逆に立ち上がりが遅く，ピークが後方にある拍動は大動脈弁狭窄に特徴的で，遅脈 pulsus tardus といわれる．その他に奇脈 paradoxical pulse，交互脈 pulsus alternans，重複波 dicrotic wave（収縮期と拡張期の二峰性脈波で dicrotism ともいわれる）がある．奇脈は吸気で静脈還流が増加して右心は拡張するが，左室圧排と肺血管床のプーリングにより左心流入血が減少するために起こる．橈骨動脈を触れつつ，静かに呼吸させると吸気で脈が弱くなるのがわかる．水銀柱で収縮期圧 10mmHg 以内は正常なので触診では認識できないが，観察できたときは 10mmHg 以上で奇脈という．収縮性心膜炎やタンポナーデでみられるものである．交互脈は一拍ごとに大小の脈が出現するもので，心不全でみられる．心タンポナーデの一部では心電図上の QRS 波が一拍ごとに変化して電気的交互脈となる．頸動脈の触診や脈波の記録で観察される．触診による頸動脈の重複波検出はむずかしい．

なお，高齢者の頸動脈触診は狭窄と迷走神経反射に注意する．前者では血流低下，後者では頸動脈洞圧迫により徐脈となり，一過性の意識障害や失神発作を引き起こすことがある．

II. 主要徴候

2. 貧血・黄疸

　貧血の循環動態に及ぼす影響は大きい．頻脈，血流速度の増加，高心拍出量状態が基本病態である．心不全の発症だけでなく，ないし増悪因子となる．高度な貧血だけでも，むかし，Myomaherzといわれたように子宮筋腫（不正出血）による高心拍性心不全も存在したほどである．定期的に血液検査を施行していれば問題はないはずであるが，忘れがちな所見である．特に日頃から眼球結膜をみる習慣がないと見落としがちである．この意味では血液生化学検査以上に大切である．初診時，経過観察中の息切れの鑑別診断には必ず，チェックすべき項目である．弁膜症や虚血性心疾患が基礎にあると，心不全や狭心症発症の契機となり，コントロールも困難となる．心臓手術前検査で胃癌や大腸癌による貧血がみつかり，輸血で息切れが改善することがある．また，鉄剤投与にて狭心症発作が消失することもある．特に高齢者の上行結腸癌は消化器症状に乏しく，貧血による息切れが主訴となることを知っておくべきである．

　人工弁置換後例は乳酸脱水素酵素 lactate dehydrogenase（LDH）が軽度高値であることからもわかるようにわずかな溶血性貧血は存在するものである．結膜にて貧血がわかる前に定期的な血液検査は必須である．

　腎不全や血液透析患者に貧血は必発する．合併する高血圧や虚血性心疾患に貧血の与える影響は大きい．高齢化社会を迎えて血液透析が増加する昨今，腎不全患者の診療には常にヘモグロビン値を念頭においておかなければならない．急性腎不全患者の主訴は息切れであるが，これは過水による肺うっ血と貧血によるものである．

　粘稠度低下と高流速は駆出性雑音の音源にもなることを忘れてはならない．聴診が誤認の原因になり，心エコードプラ法による計測が大動脈弁狭窄の程度を過大評価することがある．

　心臓疾患による黄疸は右心不全による肝障害が主因で，慢性であれば僧帽弁疾患，陳旧性梗塞，あるいは心筋症による右心不全の増悪である．急性であれば急性心不全，激症心筋炎，急性心膜炎，ショック肝，最近は少なくなったが心臓手術後肝炎がある．黄疸をきたす僧帽弁膜症はかなり進んだ状態で手術のタイミングを逸した状態ともいえる．心臓悪液質 cardiac cachexia の一部ではるい痩のほか，直接ビリルビン値のわずかな上昇をみる例が多い．

　心臓疾患に限らないが，黄疸をみたときは薬剤（抗不整脈薬，降圧薬，高脂血症治療薬など）による肝障害も念頭においておかなければならない．

　最近は心エコー図検査が普及してすべての心疾患で施行されるが，その評価の際に貧血の存在を忘れてはならない．高心拍出量性心不全に至らなくても，左室内腔の拡大と壁の過運動が観察されることがあり，基礎疾患の所見に影響を及ぼすからである．

3. 表情・皮膚の観察

　診察の際は改めてというよりも入室時から無意識に体型と併せて観察している事項である。末端肥大症、Marfan症候群、Down症候群、糖原病、筋ジストロフィーなどは風貌から診断に至る病気である。病歴を聞き出しながら、生活環境、社会的地位、理解力を評価しなければならない。表情は客観的指標にはならないが、人間の目はコンピューターを凌駕するすばらしい観察能力を有している。同じ息切れや胸痛を訴える患者の表情から重症感の有無が判定できるので表情は大切な情報である。ショックの顔貌は末梢血管の収縮による冷たい、浸潤した青白い皮膚となり、微弱な脈拍と併せて急を要する病態であることが読み取れる。逆に青白くて、血圧が低くとも、手足が暖かければあわてることはない。たとえ症状を強く訴えていても病歴で再現性だけでなく、苦悶感がないなどの印象は鑑別診断を進めていくうえではきわめて大切な情報である。

　一方、神経循環無力症 neurocirculatory asthenia (NCA)、過換気症候群、パニック障害では訴えるわりに重症感は乏しい。なお、中年女性のNCAや更年期障害は症状がないときは何の生活制限もなく、また、重症感も欠如するが、ときに異型狭心症との鑑別がきわめてむずかしくなる。

　皮膚からは以下の情報を得る。多くはないが、陽性所見は診断の方向づけに有用である。

　①色調、硬さ、その他：貧血による青白い皮膚、長期にわたる右心不全の結果としての下肢静脈瘤と浅黒い色調、肝うっ血による黄疸、肺高血圧を伴った僧帽弁狭窄症の赤ら顔 (mitral face)、発熱や多血症による顔面紅潮、指と口唇のチアノーゼ (チアノーゼ疾患)、指趾のチアノーゼと壊死 (閉塞性動脈硬化症、塞栓症)、蝶形紅斑 (全身性エリテマトーデス systemic lupus erythematosus：SLE)、皮膚の萎縮硬化 (進行性全身性硬化症 progressive systemic sclerosis：PSS)、アキレス腱と眼瞼の黄色腫 (高コレステロール血症)、皮膚・関節の過伸展 (Ehlers-Danlos症候群) などがある。

　心疾患合併をみることのある脱毛 (粘液水腫、筋緊張性ジストロフィーなど) や多毛 (Cushing症候群) もチェックすべきである。

　②母斑症、発疹、出血：色素斑 (ほくろ、線維腫、黒色腫、café-au-lait斑)、血管腫などは心筋症に合併することがある。最近はまれとなったが、経過の長い感染性心内膜炎ではJaneway紅斑、Osler結節、Splinter出血、などが出現する。皮下の出血斑、点状出血はワルファリン、抗血小板薬の過量や副作用のことがある。

　③湿潤度：甲状腺機能亢進症の浸潤 (発汗)、ショック心での冷汗、甲状腺機能低下症の乾燥は診断の契機となる。

　④皮膚温と熱感：炎症や感染症、ショック心、閉塞性動脈硬化症、Raynaud症候群などの下肢皮膚温は診断と治療効果判定には重要な情報となる。

　⑤その他：筋肉の萎縮が起こる神経・筋疾患 (ジストロフィー、ミオトニー、Friedreich失調症、など)、骨・関節疾患 (Marfan症候群、強直性脊椎炎、関節リウマチ) には心疾患を合併することがあるので幅広い知識も必要である。

II. 主要徴候

4. 浮腫

浮腫とは皮下組織にみられる水分貯留で，静水圧の上昇，浸透圧低下，毛細血管透過性亢進，リンパ還流障害，およびこれらの組み合わせにて起こるものである．表1のようなものがある．

心臓性のものは末梢静脈圧上昇により血管内から間質に漏出したものである．浮腫には心拍出量低下による腎灌流圧の低下と水分の再吸収増加，レニン-アンジオテンシン系，交感神経系の賦活による Na 貯留も関与している．心臓であれば両心不全か右心不全による．心性浮腫は静脈血の右心への還流障害が基本病態で，右房圧上昇の反映でもある．僧帽弁疾患，心筋梗塞，拡張型心筋症，心房中隔欠損，収縮性心膜炎に多く，大動脈弁疾患ではきわめてまれとなる．心臓性浮腫の初期は静脈圧が高くなりやすい足背，脛骨前面にみられるが，進行すると大腿上部から腹部，顔面にも広がり，頸静脈怒張，肝腫大は必発となる．右心不全のみはまれなので息切れがあれば両心不全を考える．息切れを伴わない浮腫は腎性，局所性，右心不全のいずれかである．

心臓性では浮腫のほか，体重増加，尿量の減少もみられるので病歴聴取も忘れてはならない．

腎性浮腫は急性腎不全と慢性腎不全がある．いずれも体液貯留の一徴候であり，顔にも出現しやすいのが心臓性とは異なっている．

末梢性の多くは静脈還流障害に伴うもので長期

[表1] 浮腫の分類

1. 心臓性
    両心不全：僧帽弁疾患，陳旧性心筋梗塞，拡張型心筋症その他
    右心不全：肺性，心房中隔欠損，収縮性心膜炎，その他
2. 腎性
    急性腎炎，ネフローゼ症候群，腎不全
3. 肝臓性
    肝硬変
4. 内分泌性
    甲状腺機能低下
5. 低栄養
    低蛋白血症
6. 局所性
    静脈還流障害，リンパ管炎，炎症，外傷性
7. その他，特発性，薬剤性，など

の坐位，立位を強いられると出現してくる．車椅子生活者や長期旅行者の一部，肥満者で観察されるものである．下肢静脈瘤の存在や下肢筋肉の収縮低下も関与している．朝に目立たず，夕方出現するタイプもおそらくこの範疇に属するものである．左右差がなく，日内変動があるものはまず，器質的なものではない．

左右不均一な浮腫には静脈瘤，その他局所的要因（冠動脈バイパス手術時の静脈切除後，リンパ節圧迫など）が働くものである．外傷による炎症に伴うものもある．肝硬変やネフローゼ症候群の一部には低蛋白血症による低浸透圧が関与している．圧痕の生じない皮膚の突っ張り感も浮腫として訴える者がいるが，まず病的なものではない．

その他としてアンジオテンシン交換酵素 angiotensin converting enzyme (ACE) 阻害薬，Ca 遮断薬による浮腫，原因不明の特発性浮腫 (Quincke 浮腫) がある．

II. 主要徴候

5. チアノーゼ

　口唇，頰部，耳介，および指先の皮膚・粘膜が青紫色になる病態をいう．動脈，ないし毛細血管内の酸素をもたない還元ヘモグロビン濃度が5g/dl以上になると出現する．貧血では現れにくく，多血症では認めやすい．原因には中枢性，肺性，および末梢性がある．中枢性は右左短絡疾患で起こるもので，Fallot四徴，大血管転位，Eisenmenger症候群などの先天性心疾患による．肺性は肺うっ血，肺動静脈瘻，呼吸器疾患，による．運動により増強するのが特徴である，末梢性は寒冷被曝，ショック，あるいは動脈閉塞による循環障害（塞栓症か閉塞性動脈硬化症）によって起こる．冷たい指趾にみられるのが特徴である．慢性のチアノーゼはほとんど右左の短絡疾患によるもので，指趾に太鼓バチ指をみるが，最近は小児期に手術が行われるために観察される例はきわめて少なくなった．一方，末梢性チアノーゼは一過性か，短期間なので太鼓バチ指は出現しない．

　なお，きわめてまれであるが異常ヘモグロビン血症によって起こるチアノーゼもある．

（羽田勝征）

6. 腹部所見

　心疾患では，腹部所見も重要である．特に重要なのは肝腫大，腫瘍，血管雑音である（**図1**）．

◆ポイント：肝を触れ

　心不全の際触れる肝は表面平滑でやわらかく（末期には硬くなる），辺縁が鈍である．また，通常，右季肋部より正中線上で触れやすい．高度の三尖弁逆流を認める場合には，収縮期に逆流血が下大静脈，肝静脈まで伝わり，肝拍動 liver pulsationとして触知される．さらに腹水の有無，脾腫の有無をチェックし，その他腫瘍の有無の検索も大切である．

◆ポイント：肝臓腫瘍を探しにいけ

　肝臓の触知には，心不全の身体所見の意義も大きいが，肝臓腫瘍をチェックするという意義もある．もし，硬い肝臓を触知すれば，直ちに超音波検査を施行する．肝臓腫瘍は少なくない疾患であるため，心臓病患者にたまたま合併していても何の不思議もない．

◆ポイント：腹部大動脈瘤を見逃すな

　高齢化社会を迎えて増加してきているのが，腹部大動脈瘤 abdominal aortic aneurysm（AAA）である．腹部大動脈瘤（**図2**）は人口の1～2％にみられるが加齢や他の危険因子とともに増加し，65歳以上の男性では腹部大動脈瘤の破裂は全死亡の2％を占めるといわれる．また，いったん瘤が破裂すると，約半数しか生きて病院に搬送できず，緊急手術ができても致死率は30～60％ときわめて高いことが明らかになっている．一方では待機的な手術の危険性は2～6％程度であり，早期発見がきわめて重要な疾患である．

　大動脈は腹部に入るとほぼ剣状突起と臍部の中間で腎動脈を分枝し，臍部で左右の腸骨動脈に分かれる（**図3**）．したがって，剣状突起─臍部間の腹部の触診で拍動を呈する腫瘍（**図4**）が触れるかどうかを検索することが重要である．特に，臍部周辺から上部4～5cmの腹部の触診が大切である．それは最も多い腹部大動脈瘤が腎動脈下の動脈瘤であるからである（**図4**）．また腫瘍が触知されたら，

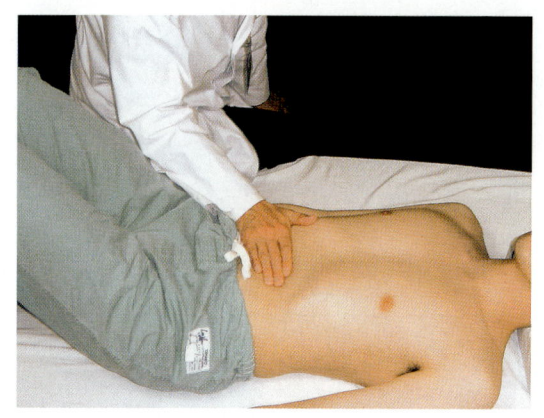

[図1] 腹部の触診
腹部の触診に際しては両膝を立て，リラックスした状態で行う．

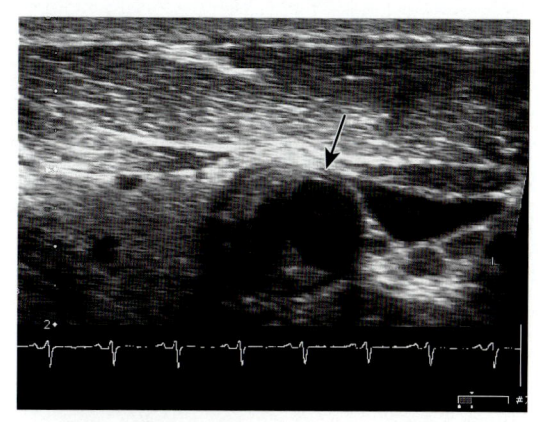

[図2] 腹部大動脈瘤のエコー図
腹部に拍動性の腫瘤を触れたらまず，腹部大動脈瘤を疑って超音波検査を施行すべきである．

腸骨動脈にも認められないかどうかを検索するため，臍部より下方の腹部の触診も必要である．また，腫瘤が触知されたら，血管雑音がないかどうかを確かめておくべきである．

◆ポイント：腹部の聴診も怠るな

高齢者はもちろんのこと，高血圧患者では，腹部の聴診は必須のものである．高齢者では，腹部血管や腸骨動脈の異常がある場合，血管雑音が出現しうる．また，高血圧で二次性のもの（特に腎血管性のもの）では血管雑音が診断の鍵を握ることが多い．大動脈炎症候群では，腹部の聴診は不可欠のものである．

◆ポイント：若年者の肝腫大では，腹部を聴診せよ

肝硬変を含め，連続性コマ音を聴取したならば，Cruveilhier-Baumgauten症候群を疑う．本症候群は，生後臍静脈が残存し，その結果生じた静脈還流の短絡のため，二次的な肝硬変が生じた状態である．門脈系と下大静脈とを連絡する側副血行により臍の上方ないしその周辺で連続性コマ音が聴取されるようになる．本症候群は，聴診しなければ見逃されることになる．

文献
1) Collin, J : Screening for abdominal aortic aneurysm. Br J Surg 80 : 1363-1364, 1993
2) Kniemeyer, HW et al : Treatment of ruptured abdominal aortic aneurysm, a permanent challenge or a waste of resources? Prediction of outcome using a multi-organ-dysfunction score. Eur J Vasc Surg 19 : 190-196, 2000
3) Wilmink, TB et al : The influence of screening on the incidence of ruptured abdominal aortic aneurysms. J Vasc Surg 30 : 203-208, 1999
4) 吉川純一：循環器フィジカル・イグザミネーションの実際，文光堂，2005

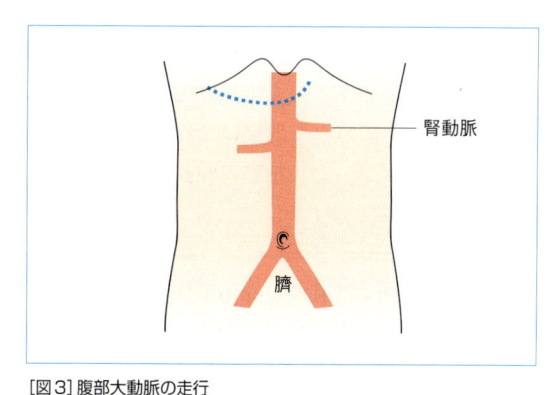

[図3] 腹部大動脈の走行
大動脈は腹部に入るとほぼ剣状突起と臍部の中間で腎動脈を分枝し，臍部で左右の腸骨動脈に分かれる．

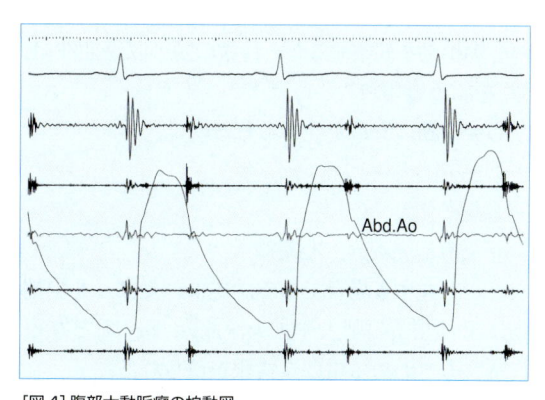

[図4] 腹部大動脈瘤の拍動図
腹部大動脈瘤は腹部の拍動性の腫瘤として触れる．

（室生　卓・吉川純一）

Ⅱ. 主要徴候

7. 胸部・頸部の視診，触診

胸壁，頸部の視診，触診は，
① 原則として「可聴域以下の低周波の振動の観察であること」
② 常に視診，触診を心がけていなければ，習得できない

技法である．

1）心尖拍動

心尖拍動 apex beat を診る場合，患者の体位は基本的に仰臥位である．心尖拍動の性状をよりよく知りたいときのみ，左側臥位で行う．

成人健常者では，心尖拍動は左鎖骨中線より内側で，第5肋間でわずかに触れるか，または全く触れない．「左鎖骨中線」という線を同定しにくい場合は，男性では乳頭 nipple で代用できる．健常成人の場合，心尖拍動が触知されたとしても，収縮期のごく短い拍動で，手を打つような感じ（tapping）の拍動である（図1）．心尖拍動を記録したものを心尖拍動図と呼ぶが，胸壁の拍動を客観化する手段として有用である．心尖拍動図で正常の心尖拍動を観察すると，持続の短い収縮期波（E波）を認める（図1）．

心尖拍動に異常が認められるのは，
① 左室肥大
② 左室拡大
③ 左室 asynergy，心室瘤

などが存在する場合である．逆にいえば，心尖拍動により左室の肥大や拡大，asynergy など左室に関するきわめて重要な情報が得られる．

左室拡大を伴わない左室肥大は，求心性肥大 concentric hypertrophy と呼ばれ，この場合，心尖拍動の位置は通常の位置にとどまる（図2）．しかし，触診すると正常とは明らかに異なり，撐起（たいき）性（heaved または sustained）に触れる（図3）．すなわち，収縮期波が手指ないし手掌を長く

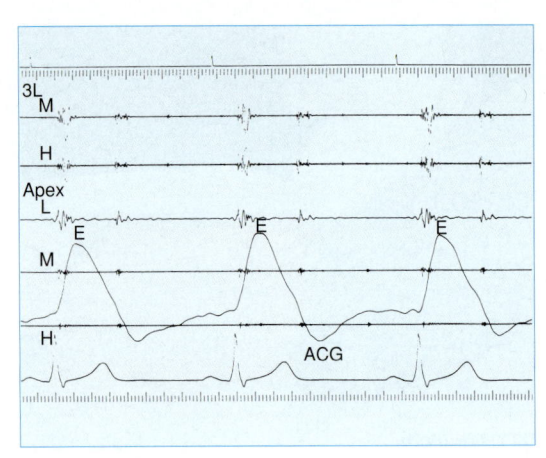

[図1] 健常者の心尖拍動図

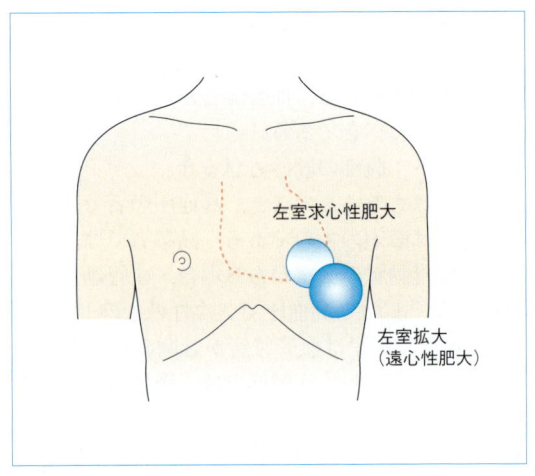

[図2] 左室肥大，拡大の場合の心尖拍動の触れる位置

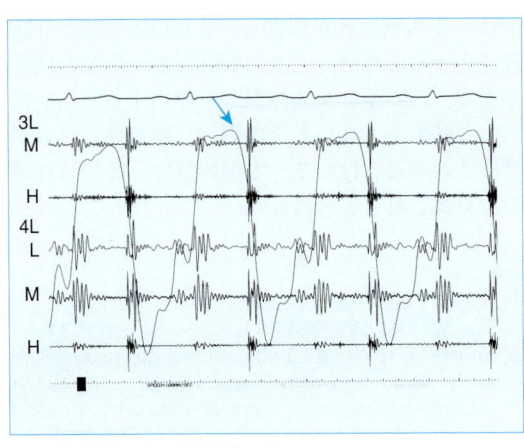

[図3] 左室肥大の心尖拍動図（ACG）
「力強く持ち上がり，より長く手に触れる拍動」がこの心尖拍動図から読める．

持ち上げ，かつその性状は力強く感じる．心尖拍動図では図3に示すごとく，収縮期の波形が全体として平坦となる（＝収縮期成分の持続が長い）．

触診を行う前に，心尖拍動をよく観察することも重要である（視診）．しっかりとした撥起性の拍動であれば，視診でも「力強く持続の長い拍動」として同定できることが多い．

左室肥大がある場合，収縮期波の前に心房性隆起（A波）が存在し，二峰性心尖拍動 double apical impulse を呈することがある（図4）．この二峰性心尖拍動が臥位で判定しにくい場合，左側臥位にすると明瞭になることが多い．心房性隆起の存在は，左室コンプライアンスの低下による左房負荷を反映しており，この二峰性心尖拍動を触れた場合，左室拡張末期圧の上昇をきたす．

　①肥大型心筋症
　②進行した大動脈弁狭窄
　③中等度以上の左室肥大を合併した高血圧性心疾患

などを疑うことができる．

左室拡大の場合，その程度に応じて心尖拍動の位置が左下方へ移動する．触診の前に左胸壁上での心尖拍動の部位や範囲を目で観察しておくべきである（視診）．触診すれば，拍動は力強く手に触れる（図5）．心尖拍動図に記録すれば，撥起性ないし収縮後期波 late systolic bulge として認められる．撥起性となるのは，拡大心では多少とも肥大をきたしているからである（図5）．一方，収縮後期陽性波となるのは拡張型心筋症ないし左脚ブロックに限られ，左室心筋の広範な変化を示唆しているものと思われる（図6）．いずれにしても，このような左下方へ移動し力強く触れる心尖拍動は，左室拡大を示すきわめて有力な所見となる．ただし，僧帽弁狭窄では，左室拡大がなくても左房拡大により左室が偏位するため，心尖拍動は左下方へ移動することに注意が必要である．

心筋梗塞や左室壁運動異常 asynergy を有する症例では，下壁梗塞例を省けば，70〜80％に異常胸壁拍動が存在する．小さな前壁梗塞では認めにくいが，一定以上の大きさの前壁梗塞では，ほぼ全例に初期から異常拍動が触れる（図7）．この

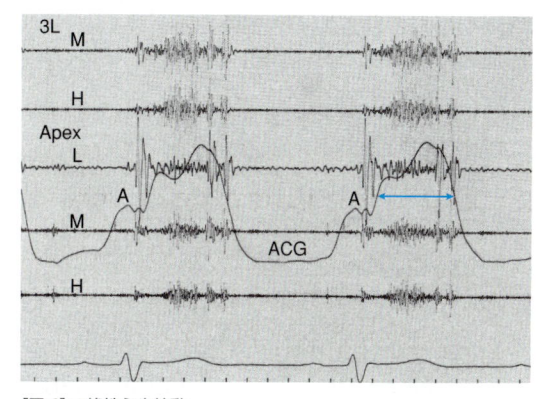

[図4] 二峰性心尖拍動
　大きなA波と撥起性の収縮期波が心尖拍動図（ACG）で認められる．

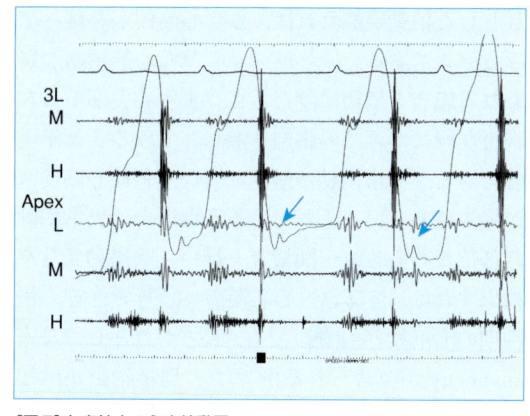

[図5] 左室拡大の心尖拍動図
　この心尖拍動図（ACG）は僧帽弁逆流例から得られたものである．撥起性の拍動と拡張早期流入波 rapid filling wave（RFW）が認められる．

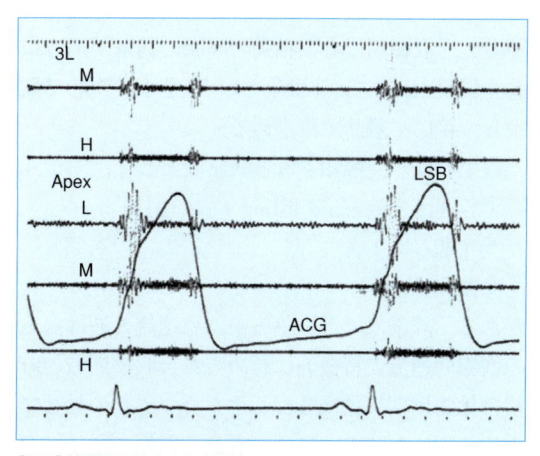

[図6] 拡張型心筋症の心尖拍動
　心尖拍動図（ACG）にて収縮後期陽性波（LSB）が認められる．

拍動の場所はasynergyの部位により異なり，心尖部から胸骨左縁下位肋間にかけての広い領域で認められうる．典型的な例では，図8に示すように心室瘤拍動図aneurysmogramと呼ばれ，

①late systolic bulge
②A波の不明瞭化
③diastolic plateau

などの所見が認められる．図9は以上の所見を揃えている．しかし，心筋梗塞例では，このようなaneurysmogramないしasynergyに由来する拍動と他の正常心筋の拍動が混在して，収縮期と拡張期のパターン（特に拡張期）は多彩である（図10）．すなわち，拍動のパターンそのものが重要なのではなく，左室肥大や拡大のない例でしっかりとした拍動が触れれば，まず心筋梗塞を疑ってみるべきである．したがって，急性心筋梗塞が疑われる患者を最初に診たとき，まず心尖部から左胸骨左縁にかけての胸壁を触診してみることが重要である．異常拍動が触れた場合，急性心筋梗塞が最も疑わしい．それでも不安な場合は異常拍動の部位から心エコー図検査を行い，壁運動異常を検出すれば，ほぼ急性心筋梗塞と診断できる．慢性期の心筋梗塞（前壁）でも，しっかりとした左室asynergyが認められる例では，異常拍動が触知される．

収縮性心膜炎では，収縮期に内方運動systolic retractionを呈し，拡張期に外方に動く心尖拍動が得られることがある．このような拍動を認知するためには，触診より視診の方が勝っている場合が多く，収縮期に心尖拍動の周囲の胸壁が内方に動く現象（Broadbent現象という）をまず視診で観察し，続いて触診で確かめる．

以上のほか，触知される異常波として，
①急速流入波rapid filling wave（図5）
②亢進したⅠ音
③振戦thrill

がある．詳細は成書に譲るが，急速流入波は高度の僧帽弁逆流で特徴的に認められ，収縮期波の直後の拡張早期に認める軽く手を打つ感じの動きである．これを触知すれば，有意な僧帽弁逆流が存在すると診断できる．

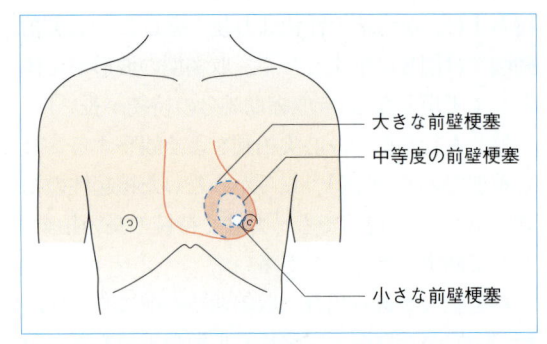

[図7] 前壁心筋梗塞で異常拍動の認められる部位
心筋梗塞が大きければ大きいほど，広く触知される．

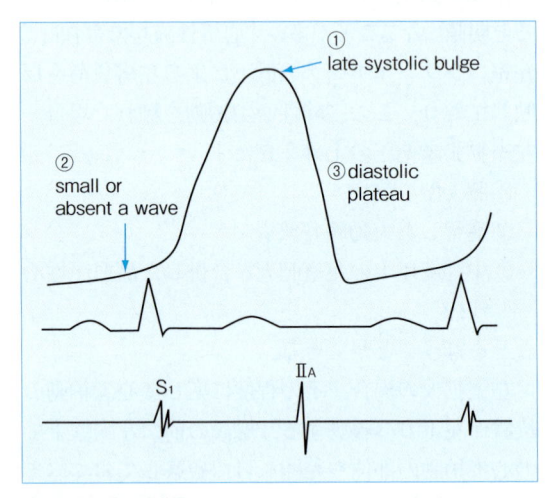

[図8] 心室瘤の拍動図 aneurysmogram

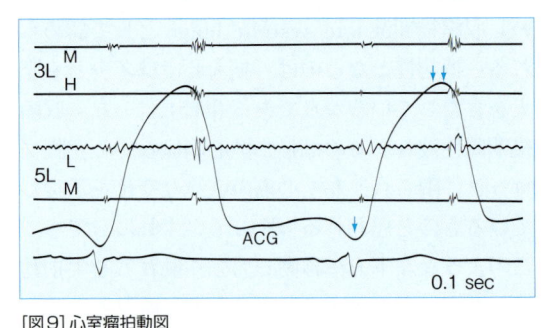

[図9] 心室瘤拍動図
A波の不明瞭化（↓），late systolic bulge（↓↓），diastolic plateauが認められる．

収縮期波の立ち上がりに鋭く手を打つような動きを触れれば，亢進したⅠ音が存在すると判断できる．したがって，この場合，僧帽弁狭窄の存在を疑うべきである．ただし，亢進したⅠ音は左房粘液腫や心房中隔欠損などでも認められることが

あることに注意が必要である.
　雑音の強さが Levine Ⅳ度以上に達し，雑音に低周波成分が多く含まれれば，この雑音を振戦として触知可能である．低周波成分に富む僧帽弁狭窄症の拡張期ランブルでは，雑音の強さが比較的弱くても，振戦がよく触知される．この振戦は，印象的であるためにとかく重視されがちであるが，「そこに低周波成分に富む雑音が存在する」以外の情報はない．
◆ポイント：左室の情報は心尖拍動から得よ.
　左室の変化を学ぶ最大の身体所見は心尖拍動である．心臓の打診からは何も得られない（別項参照）．胸部X線からも左室の情報は得にくい．心胸郭比は左室の変化を反映するものではない．
◆ポイント：心筋梗塞の診断にも心尖拍動は有用である.
　胸痛の患者で，異常心尖拍動ないし異常胸壁拍動を触れたならば，直ちに心電図と心エコー図を行うべきである．心電図で前胸部のST-T変化と心エコー図で心尖部，前壁，心室中隔のasynergyを認めたならば，その時点で急性心筋梗塞との診断が成立する．血液検査の結果を待つ必要はない．
◆ポイント：心尖拍動は雑音のない肥大型心筋症を発見するきっかけとなる.
　肥大型非閉塞性心筋症では，心房音は存在するが派手な駆出性収縮期雑音は認められず，外来で見逃されることがしばしばである．この場合，心尖拍動の触知が鍵を握る．

2) 傍胸骨拍動

　傍胸骨拍動 prasternal impulse は右室の負荷を検索するための重要な身体所見である．健常成人では，第3-5肋間の胸骨左縁に有意な拍動は検出されない．しかし，右室負荷が加わると，この領域に明瞭な拍動が感知されるようになる．
　右室負荷は，
　①圧負荷 pressure overload
　②容量負荷 volume overload
に大別される．胸骨左縁での傍胸骨拍動の性状は，この右室負荷のパターンによって異なる（図11）．右室の圧負荷では，右室の圧上昇と右室心

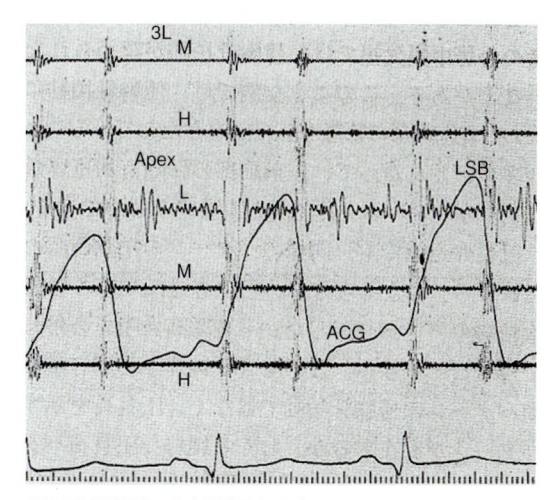

[図10] 前壁梗塞の心尖拍動図（ACG）
　late systolic bulge (LSB)は認められるが，拡張期のパターンは正常に近い.

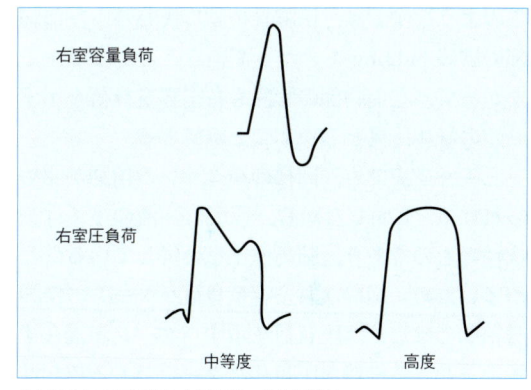

[図11] 右室圧負荷と容量負荷の傍胸骨拍動

筋の肥大を反映して，明瞭な拍動が認められる．この拍動の性状は，右室圧の上昇が強ければ強いほど撓起性となる（図12）．すなわち，右室収縮期圧が50～70mmHgを超える場合，収縮期の大部分で拍動が手に触れ，かつ拍動も力強くなる（sustained impulse）．さらに，触知される場所も胸骨左縁を離れて左側へと移動し鎖骨中線に近づく．これは高度の右室負荷が存在すると，心臓が時計方向に回転し，それに伴って右室も左側へと移動するためである．このような拍動部位の移動は，特にFallot四徴で認められやすい．右室収縮期圧が50mmHg以下では，傍胸骨拍動はしっかりと触れても撓起性とならない．

傍胸骨拍動による右室圧負荷の推定は，心疾患にとどまらず肺疾患や自己免疫疾患，腎疾患などでの右室負荷の推定にも有用であり，すべての患者の診察に際して，心尖拍動，続いて傍胸骨拍動を検索する「くせ」をつける必要がある．

右室容量負荷疾患，すなわち心房中隔欠損や三尖弁逆流でも傍胸骨拍動が認められるが，その性状は圧負荷のそれと大きく異なる．容量負荷疾患では持続が短く，急峻な拍動が手に触れる．この拍動を記録すると，先鋭な収縮期陽性波が記録され，持続が短いパターンとして認められる．すなわち，この拍動は急峻に立ち上がり，急峻に消失するhyperkineticな拍動である．

しかしながら，中，高齢者や肥満者の心房中隔欠損では，傍胸骨拍動が認められないことがある．このような例では，傍胸骨拍動に代わり，左前胸部の膨隆bulgingをきたしていることが多い．したがって，左前胸部の膨隆も右室容量負荷を示す一つの身体所見とみなすことができる．

三尖弁逆流でも，同様のパターンの拍動が認められうる．しかしながら，三尖弁逆流の多くは二次性のものであり，肺高血圧を合併していることが多いため，純粋な右室容量負荷パターンの傍胸骨拍動ではなく，圧負荷を示すパターンが混在するか，むしろ純粋な圧負荷パターンである撞起性の拍動が認められることも多い．

◆ポイント：右室の情報は傍胸骨拍動から得よ

打診は右室の情報を全く与えない．傍胸骨拍動の存在が，右室負荷の存在を得る最も優れた身体所見である．

◆ポイント：肺高血圧，右室負荷は心臓病や肺疾患のみならず，種々の自己免疫疾患や腎臓病などでもきたす．これら多彩な疾患での右室圧負荷所見を検索するのに，傍胸骨拍動は不可欠である．

3) その他の胸壁拍動

a) 肺動脈拍動および胸壁拍動

解剖学的には，肺動脈は上行大動脈より前方に位置し，胸壁の直下に存在する．したがって，肺動脈拍動は容易に触れるように思えるが，成人で

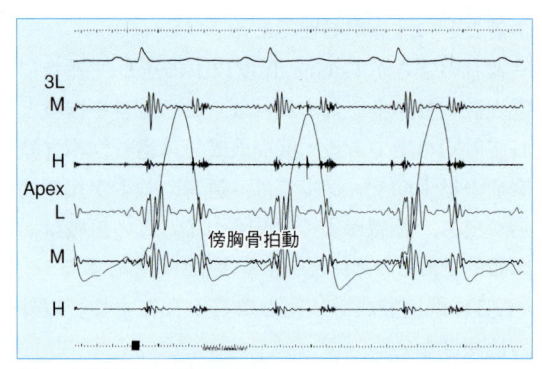

[図12] 撞起性の傍胸骨拍動(RV)

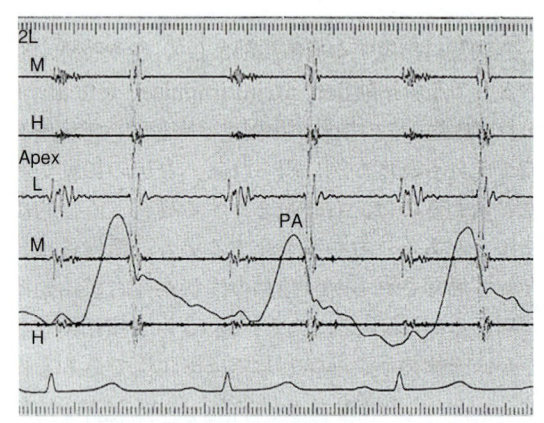

[図13] 肺高血圧の存在を示す肺動脈拍動(PA)

は，通常，触知不能である．この拍動は病的な条件下でのみで触知可能である．これは正常の肺動脈が低圧系に属するからである．

肺動脈拍動が出現する最も重要な条件は，肺高血圧の存在，すなわち，肺動脈圧が高圧系に変換していることである．この拍動が触知される部位は第2肋間胸骨左縁の左方である．一方，肺動脈圧の上昇が高度で肺動脈の拡大が認められる例では，肺動脈の左方への移動が顕著となり，拍動も第2-3肋間で鎖骨中線に近づく．拍動の性状は他の動脈系の拍動と同じであり，手に急峻に触れ，持続は短い．この拍動を記録すると，頸動脈拍動と類似の動脈圧パターンとして認められる(図13)．この肺動脈拍動図をindirect pulmonary artery pulse tracingと呼んでいる．肺高血圧ではⅡpが亢進しており，亢進したⅡpは胸壁上の振動として触知される．したがって，肺高血圧では

肺動脈拍動と亢進したⅡpの振動の両者を触れることが多い．この肺動脈拍動を記録すると，そのdicrotic notch（重複切痕）はⅡpと一致するが，頸動脈拍動のdicrotic notchはⅡaと一致しない（図14）．これは，頸動脈拍動では脈波伝播時間があるためⅡaよりdicrotic notchの出現が遅れるが，肺動脈拍動では胸壁からの記録であり，脈波伝播時間を無視できるからである．いずれにしても，前述した胸壁に異常拍動と亢進したⅡpを触れた場合には，肺高血圧の診断は強まる．

右室容量負荷疾患，特に心房中隔欠損で類似の肺動脈拍動を触れる場合がある．しかし，この場合は亢進したⅡpを伴っていない．

大動脈拍動 aortic pulse は，大動脈の解剖学的な位置関係からみて，通常胸壁から触知されない．しかし，上行大動脈や大動脈弓部に大動脈瘤や著明な大動脈拡大が存在する場合，大動脈が胸壁に近づき，その拍動を触れる場合がある．拍動が出現する部位は，右第1-3肋間や左第1-3肋間で，胸骨縁から離れた胸壁であることが多い．特に，左胸壁の場合，左鎖骨中線くらいの位置を丹念に視診，触診する必要がある．この大動脈拍動を記録すると，立ち上がりの悪い，動脈圧曲線を呈し，そのdicrotic notch はほぼⅡ音大動脈成分に一致する．

◆ポイント：肺高血圧が疑われる例では，肺動脈拍動を捜せ

右室拍動や聴診で肺高血圧が疑われる症例で，胸骨左縁第2肋間左方に肺動脈拍動を触知すれば，その時点で肺高血圧の診断が確定的となる．とにかく，右室負荷や肺動脈の情報は左胸にあると理解すべし．

b）左房拍動

左胸壁に出現する異常拍動として，やや特殊なものとして左房拍動 left atrial impulse, left atrial lift がある．この拍動が出現する疾患は，僧帽弁逆流でそれも高度な例に限られる．左房の拍動が胸壁に伝わるのは，右心系を介する場合と直接的な伝搬とがある．右心系を介する場合，傍胸骨拍動として触知されるが，拍動の性状から右

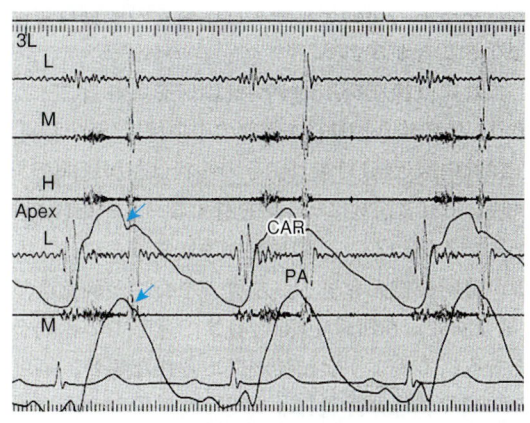

[図14] 肺高血圧例での肺動脈拍動（PA）と頸動脈拍動（CAR）

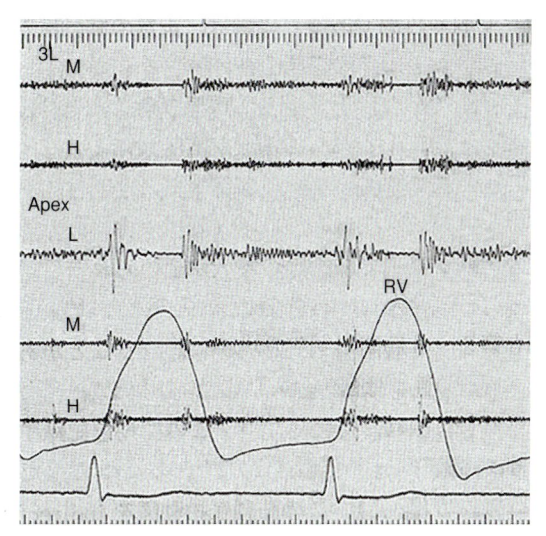

[図15] 左房拍動と類似する右室拍動（RV）

室拍動と鑑別することは困難である．図15は右室拍動であるが，全体のパターンとしては撹起性であるもののlate systolic bulgeを呈する．図16は左房拍動であるが，これもlate systolic bulgeを呈する．しかし，よく観察すると左房拍動ではlate systolic bulgeの頂点がⅡ音と近接している．すなわち，このlate systolic bulgeは左房圧のv波に相当する．したがって，拍動を記録すれば両者の鑑別は可能となることが多い．

まれに直接左房拍動が胸壁に伝達されることがあり，その場合拍動は左胸部の中央付近（第3肋間左鎖骨中線近傍）で触れ，その性状は左房圧曲

線を反映してⅡ音前後にピークを有するパターン(v波)を呈する(図17).この拍動が触知されるのは,左房が著明な拡大を呈し,左房,左心耳が胸壁直下(第3肋間,左鎖骨中線近傍)にまで達している場合である.このような拍動が捉えられた場合,高度の僧帽弁逆流が存在し,著明な左房拡大が存在すると判断できる.また,この拍動を記録すれば,図17に示すごとく,高度僧帽弁逆流の左房圧曲線に一致するv波が記録される.

4) 頸動脈拍動

頸動脈は頸部の比較的深い部位を走行するため,その性状の判定は視診よりも触診で行う.触診の方法は,下顎を上方に引かせることによって頸部を伸展させ,胸鎖乳突筋の前方でなるべく頸部の上方を,第2および3指,ないしは拇指で触知し,拍動がみつかれば軽く圧迫し性状を観察する.

健常者の頸動脈拍動 carotid pulse は,指にポンと当たるような tapping な拍動として触れる.その拍動(頸動脈波曲線)を記録してみると,パターンは大動脈内圧曲線に類似している(図18).この頸動脈波曲線は,主に駆出により形成される上向きの陽性波からなる.この陽性波は衝撃波 percussion wave と呼ばれ,触診ではこの衝撃波を触っている.収縮期の終了に一致して切れ込みができ,これを dicrotic notch と呼ぶ.この dicrotic notch に続き明瞭な陽性波が認められたならば,重複波 dicrotic wave と呼ぶ.頸動脈拍動の触診は,

  ①大動脈弁狭窄
  ②肥大型閉塞性心筋症
  ③大動脈弁逆流
  ④心不全,心タンポナーデ

などの疾患において威力を発揮する.特に,駆出性収縮期雑音を聴取したならば,頸動脈拍動を必ず触知すべきである.もし,anacrotic pulse with shudder(立ち上がりが遅く,拍動の強さが弱く,長く触知しうる拍動上に細かな振動を触知する)を認めたならば,確実に大動脈弁狭窄の存在を知りうるからである(図19).その拍動を記録してみると,ゆっくりと立ち上がり,その上行脚に細か

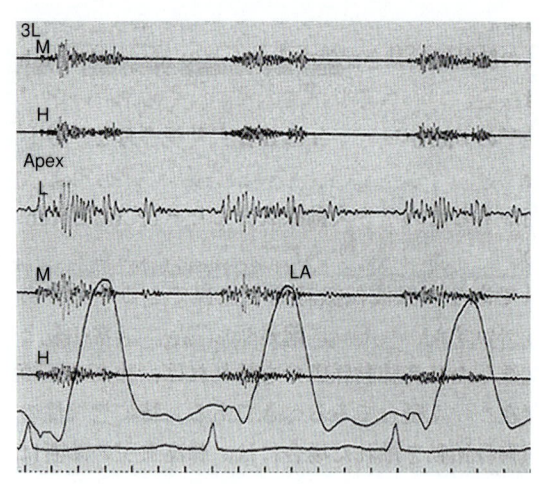

[図16] 僧帽弁逆流例の左房拍動(LA)

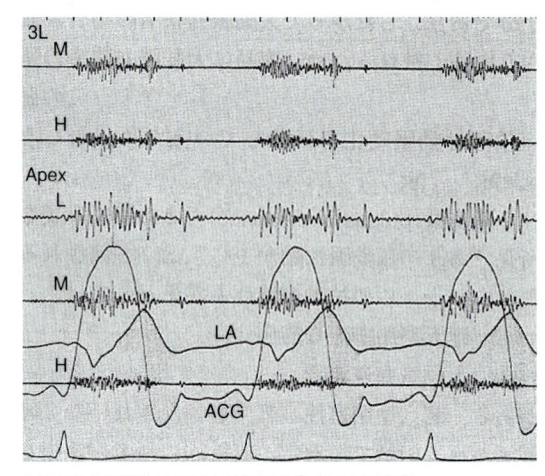

[図17] 心尖拍動(ACG)と左房拍動(LA)の同時記録

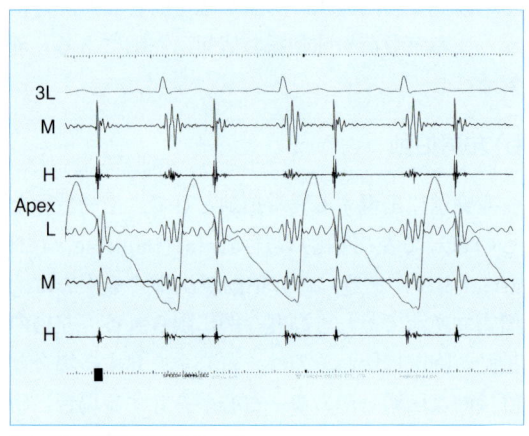

[図18] 正常頸動脈拍動(CAR)

な振動が認められ，しばしば鶏冠状を呈する（図20）．

◆ポイント：頸動脈拍動の持つ意義（1）

　Levine Ⅲ度以上のしっかりとした駆出性収縮期雑音を聞き，anacrotic pulse with shudder を触れたならば，大動脈弁レベルで圧較差が60mmHg以上の有意な大動脈弁狭窄が存在すると診断できる．すなわち，身体所見のみから大動脈弁狭窄としての診断とある程度の重症度を判断できることになる．したがって，頸動脈拍動を触る手指は，まさに gold finger となる．この頸動脈拍動は，遅く立ち上がりビリビリと手に触るきわめて印象的な拍動であり，一度経験すれば二度と忘れることはない．この感激を一度も経験せずに内科医として働いている人は誠に可哀想としかいいようがない．

◆ポイント：頸動脈拍動の持つ意義（2）

　さらに，頸動脈拍動の重要性を強調すれば，胸壁に収縮期雑音があった場合，必ずしも大動脈弁狭窄の駆出性収縮期雑音と全収縮期雑音を鑑別することは容易でないことがあげられる．心尖部に駆出性収縮期雑音が聴こえると，しばしば僧帽弁逆流と誤認されている．また，胸骨左縁第3肋間に大きな駆出性収縮期雑音が聴こえた場合，心室中隔欠損と誤認されていることもある．このような例は枚挙にいとまがない．この場合，頸動脈拍動さえ触れれば，直ちに大動脈弁狭窄と診断できる．

◆ポイント：頸動脈拍動の左右差

　なお，shudder を伴った立ち上がりの悪い拍動は，大動脈弁上狭窄および discrete 型大動脈弁下狭窄でも認められる．大動脈弁上狭窄では，左右の頸動脈で拍動のパターンに差が認められ，右頸動脈でのみ典型的な anacrotic pulse with shudder を認める．したがって，右頸動脈の触診を日ごろから心がけていれば，本症を見逃すことはない．

　触診上，大動脈弁狭窄の拍動と紛らわしいものに，高齢者に認められる立ち上がりの悪い拍動がある．立ち上がりが悪いことのみに観点をおけば，anacrotic pulse といえるが，高齢者の場合，脈圧が十分であり，したがって大動脈弁狭窄の場合と

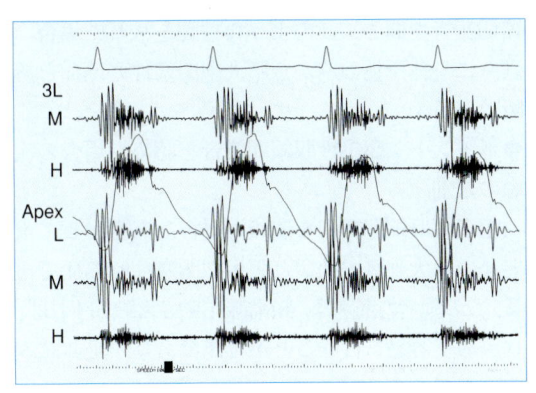

[図19] 大動脈弁狭窄の頸動脈拍動（CAR）

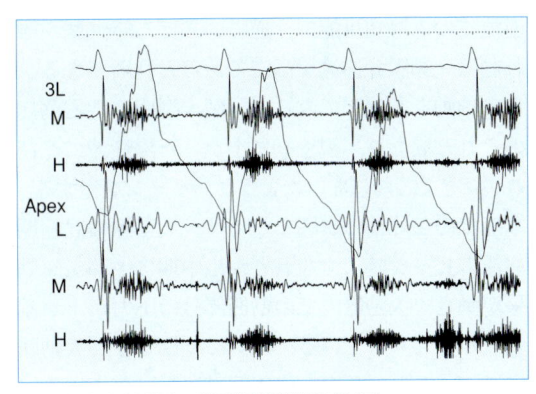

[図20] 大動脈弁狭窄の鶏冠状頸動脈拍動（CAR）

異なり力強く触れるため，容易に大動脈弁狭窄の頸動脈拍動と鑑別できる．高齢者の立ち上がりの悪い拍動は動脈硬化を反映しているため，むしろ sclerotic pulse と呼ばれる．

　二峰性脈 pulsus bisferience は頸動脈拍動が1心収縮で2回触れることをいい，これもきわめて重要な所見である．二峰性頸動脈拍動を呈する疾患としては，

　①肥大型閉塞性心筋症
　②大動脈弁逆流

がある．肥大型閉塞性心筋症では，きれいな二峰性脈が多くの例で触れる．収縮期に手指を2度，ピコピコと打つ．この拍動もきわめて印象的であり，一度触れれば生涯忘れることはない．記録してみると，最初の陽性波が鋭く，次の陽性波がドーム状を呈するパターン（dart and dome pattern）が認められる（図21）．したがって，胸部に駆出性収

縮期雑音を聞き，このような拍動を触れた場合，直ちに身体所見のみから肥大型閉塞性心筋症と診断できる．

◆ポイント：駆出性収縮期雑音を認めた場合の疾患の鑑別

駆出性収縮期雑音を認めた場合，疾患として重要なのは大動脈弁狭窄と肥大型閉塞性心筋症である．この両者の鑑別は，頸動脈拍動さえ触知すれば，きわめて容易に行うことが可能であり，是非試みるべきである．

二峰性を呈するもう一つの疾患は大動脈弁逆流である．ただし，この二峰性脈は高度の大動脈弁逆流でのみ触知可能で，逆にいえば二峰性脈を触れれば大動脈弁逆流が高度であると判断できる．この拍動を記録してみると，肥大型閉塞性心筋症のそれと異なり，鋭く立ち上がった陽性波にくびれができて二峰になったようなパターンを呈する．本症での二峰性の成因としては，大動脈の収縮期血流のピーク時，すなわち駆出中期にVenturi効果が働き，大動脈内での壁側部分の圧力が下がる現象が考えられている．いずれにしても，大動脈弁逆流，しかも高度の逆流例では脈圧が大きく，拍動は力強くかつ鋭く立ち上がりトコトコと手指を打った後，急峻に消失する．もちろん，大動脈弁狭窄が合併すると，立ち上がりの速度が鈍ったりshudderが出現するなど，混合パターンが認められる．

以上のほか低心機能時に1拍ごとに脈の大きさが大，小，大，小，と規則的に変化する交互脈pulsus alternansが認められることがある（図22）．この交互脈は橈骨動脈などの末梢動脈より，心臓に近い頸動脈で感知しやすい．この交互脈は心不全の全例で認められるわけでなく，筆者の経験では大動脈弁障害＋高度の左心機能低下例ないしその術後や拡張型心筋症の末期で認められやすい．

心拍出量が低下した心不全や心タンポナーデで重複波が認められることがある（図23）．この重複波が認められる場合，収縮期陽性波と，拡張期陽性波，すなわち重複波の二つを二峰性脈として理論上触知できる．もちろん，この場合の二峰性脈

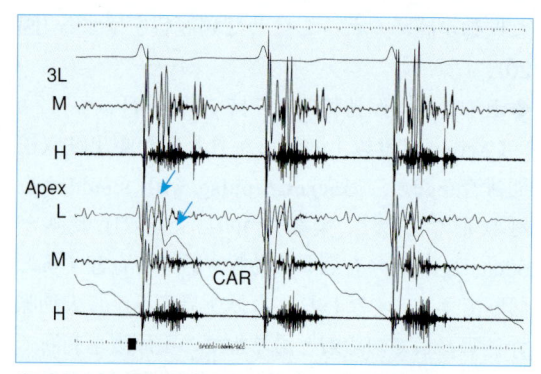

[図21] 肥大型閉塞性心筋症でみられる二峰性頸動脈拍動（CAR）

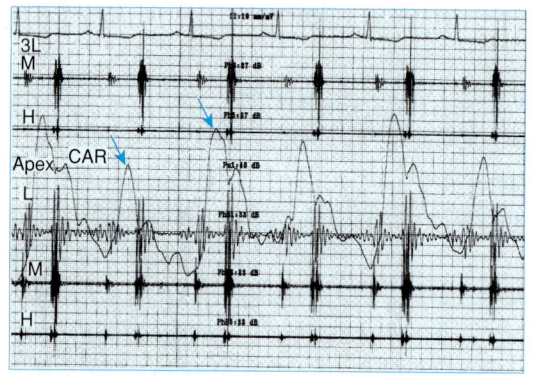

[図22] 交互脈
交互脈pulsus alternansは1拍ごとに脈の大きさが大，小，大，小（矢印），と規則的に変化する脈で，大動脈弁障害＋高度の左心機能低下例ないしその術後や拡張型心筋症の末期で認められやすい．

は前述した収縮期二峰性脈と基本的に異なる．実際臨床上，このような脈の同定はある程度意識的にしないと困難であり，全く臨床情報がない場合にこの所見から診断に至ることは少ない．頸動脈波形を記録すれば，重複波は短い駆出時間を有する収縮期陽性波とdicrotic notchに続く拡張期陽性波から構成される．

5）頸静脈怒張の観察と波形の分析

頸静脈拍動を観察する最大の利点は全く非観血的に右房圧ないし静脈圧を推定しうることである．内頸静脈は静脈弁を有さず，上大静脈と直接的関係にあるため，内頸静脈の拍動部位の高さを半坐位45°で測定し，その高さが胸骨角より4.5cmを越える場合は右房圧ないし静脈圧の上昇があると

判断できるとしている教科書もある．この方法は右房圧を推定するよい指標になりうるが，内頸静脈の同定には相当の経験を必要とすること，45°を正確に起こすのは意外とむずかしいこと，などから，実際の日常臨床でこの方法を行っている医師は少ない．

これに代わる方法の一つとして外頸静脈の観察がある．もちろん，外頸静脈は静脈弁を有し，上大静脈と直接的な関係にはないため圧力計として用いるのには一定の制限が存在する．しかしながら，外頸静脈の視診はきわめて容易であり（**図24**），多少の不正確さはあっても，外頸静脈はきわめて臨床的に使いやすく，確実に頸静脈怒張を捉えうる．

いずれにしても右房の中心に対する静脈拍動の上端の位置は右房圧を反映し，血液の比重がおよそ1.05であることを勘案すれば，その高さはほぼ右房圧（cmH$_2$O）と考えて差し支えない．目安としては，仰臥位で頸静脈が頸部の1/2の高さより下顎部に近い場合，特に2/3の高さより下顎に近づいた場合，まず間違いなく「頸静脈怒張あり」，すなわち静脈圧の上昇があると判断できる．頸静脈怒張が下顎部に達すると，多くの場合（特に前額部）舌下の頸静脈怒張も認められる．この場合は，確実に高度の静脈圧の上昇が存在する．また，坐位で頸静脈拍動が観察できる場合は右房からの距離は15cm以上となり，間違いなく右房圧の上昇があると判断できる．

頸静脈拍動に関連して，次に示すいくつかの古典的に重要な所見が存在する．これらの所見は頸静脈を観察する習慣のない現代の多くの臨床医には無視されている．しかしながら，頸静脈拍動からきわめて重要な所見が得られることもまれでなく，常に観察する「くせ」をつけておけば，役立つことが少なくない．

a) ABT

これは，かつて肝頸静脈逆流 hepato-jugular reflux と呼ばれたものに類似する．

ABT（abdominal compression test）は腹部全体を圧迫して，頸静脈怒張の明確な増大ないし内頸

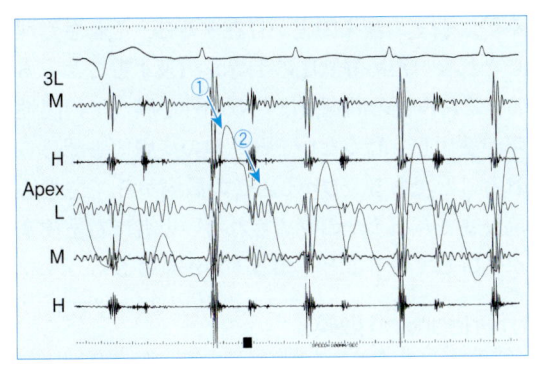

[図23] 重複脈
心拍出量が低下した心不全や心タンポナーデでは短い駆出時間の収縮期陽性波①と，dicrotic notch に続く拡張期陽性波②（重複波）から構成される重複脈を触れることがある．

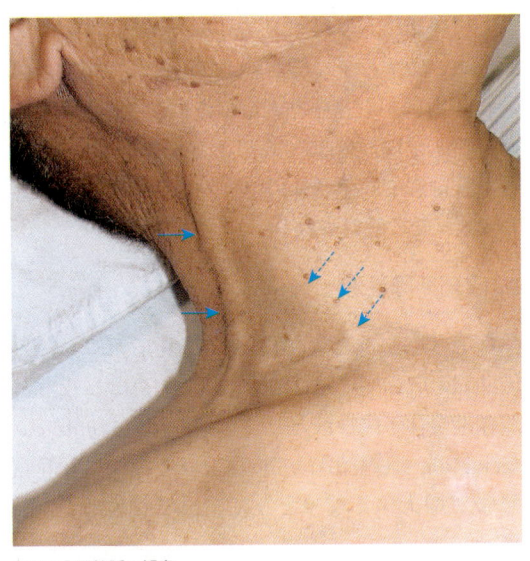

[図24] 頸静脈の観察
外頸静脈は観察が簡単である（実線矢印）が，内頸静脈の視認は経験を要する（点線矢印）．

静脈拍動の1cm以上の上昇を認めた場合に「ABT陽性」と判断する．この所見は右心系への流入障害をきたす心タンポナーデ，収縮性心膜炎などで陽性を示すほか，慢性の左心不全における左房圧の上昇を検出できる方法としても有用である．

b) Kussmaul徴候

吸気時に頸静脈怒張ないし拍動レベルの上昇が認められる現象をいう．この所見は収縮性心膜炎の重要な身体所見として知られている．Kussmaul徴候の発生機序は，吸気に血液が右心系に流入す

るが，右室の流入障害が存在すると，それを処理しきれないため静脈圧の上昇を招来することである．この所見の問題点は，収縮性心膜炎での陽性率が必ずしも高くないこと，他の疾患でも認められることである．しかし，この徴候から，急性心筋梗塞で左室不全の認められない患者に右室梗塞が合併していることを知る手がかりとなる．

c）Friedreich徴候

怒張した頸静脈が拡張早期に急速に陥凹する現象をいう（**図 25**）．すなわち拡張期虚脱 diastolic collapse を意味する．この所見も収縮性心膜炎の際に出現する重要な身体所見として知られている．右室拡張障害を反映する頸静脈波曲線の急峻な y 下降に一致する所見である．収縮性心膜炎では頸静脈，右房，右室圧曲線が平方根の形を示す．これは拡張早期のくぼみ（dip）台地（plateau）に由来し，頸静脈では急激な鋭い上昇とその後の増大した y 谷として観察される．

d）収縮期陽性波

中等度以上の三尖弁逆流が存在すると，頸静脈波曲線の収縮期に陽性波が出現し，高度になると収縮期全体が陽性波として観察される（ventricularization：心室化）．この所見は収縮期に頸静脈怒張が増大する現象として視診で捉えうる（**図 26**）．

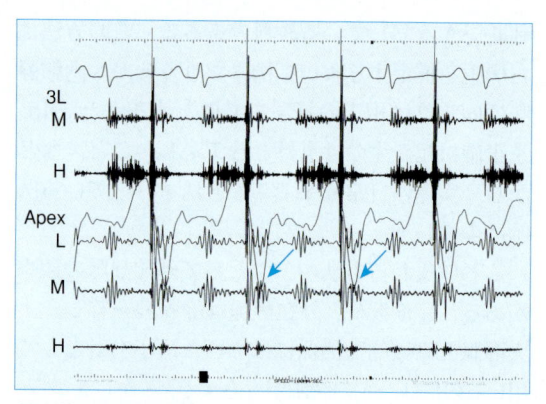

[図25] Friedreich徴候
頸静脈波曲線（JUG）で拡張期に急峻な下降ないし萎縮（y 下降）が認められる（矢印）．

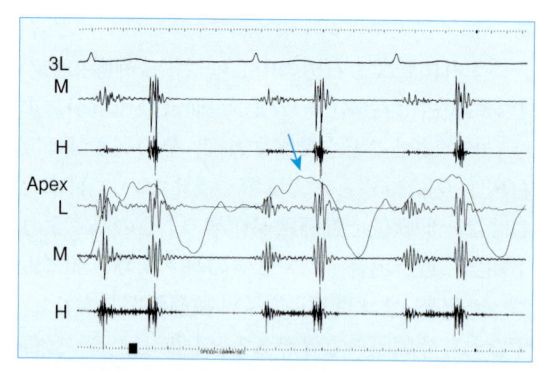

[図26] 頸静脈波曲線（JUG）の心室化（矢印）

文献

1) Butman, SM et al : Bedside cardiovascular examination in patients with severe chronic heart failure : Importance of rest or inducible jugular venous distension, J Am Coll Cardiol 22 : 968-974, 1993
2) Constant, J : Bedside Cardiology, 5th ed, Little, Brown and Co, 1994
3) 吉川純一：循環器フィジカル・イグザミネーションの実際，文光堂，2005

（室生　卓・吉川純一）

Ⅱ．主要徴候

8. 打診の問題点

　打診法の開発は聴診の発明よりは新しく，1866年といわれている．胸部X線写真が簡単に撮影できなかった時代には心臓の大きさを推定する方法として盛んに用いられ，昔の診断学の本には必ず記載されていた診察法である．筆者は学生時代に診断学を教わり，医師になって聴診のみでなく，打診も習得しようと勉強したが，反射音の音調がきわめて不明瞭であることから心尖拍動の触知以上の情報はないと，あきらめた経緯がある．

　今日，打診を行っている心臓専門医はみかけない．打診をみたのは昔，ポリクリにて非心臓医が診察しているときと，テレビに出てくる医師の診察風景くらいである．比較的最近でも有用とする文献がないわけではないが，今日の教科書には記載がほとんどないことからわかるように，その評価法には限界がある．筆者が習った方法は胸壁に左第3指を乗せ，右手第3指でその上を叩いて返ってくる反射音から直下に心臓があるかどうかを判定するものであった．打診の下方に空気があれば澄んだ鼓音，直下に空気を含まない臓器があれば鈍い濁音となる（図1）．横隔膜の高さや胸水貯留の高さを決定するのには今でも利用価値はあろう．この反射音の差は胸骨上と腹部を叩いてみれば歴然とわかる．胸壁と心臓の間に肺が介在する領域は相対的濁音界，心臓が直接，前胸壁に接する部分は絶対濁音界として区別されていた．すなわち，反射音の音調は介在する胸壁の厚みと肺臓の厚み（深さ）に起因する．肺気腫や肥満例では当然，心臓左縁の同定がむずかしくなることは理解されよう．

　図2は心臓の最大横径をとらえた健常な2例のCT像である．打診にて鼓音から濁音に変化する領域の同定がどの程度の確かさであるか理解されよう．大きい心臓がぴったり胸壁の内側に接触していれば，濁音領域が広がることは理解されるが，

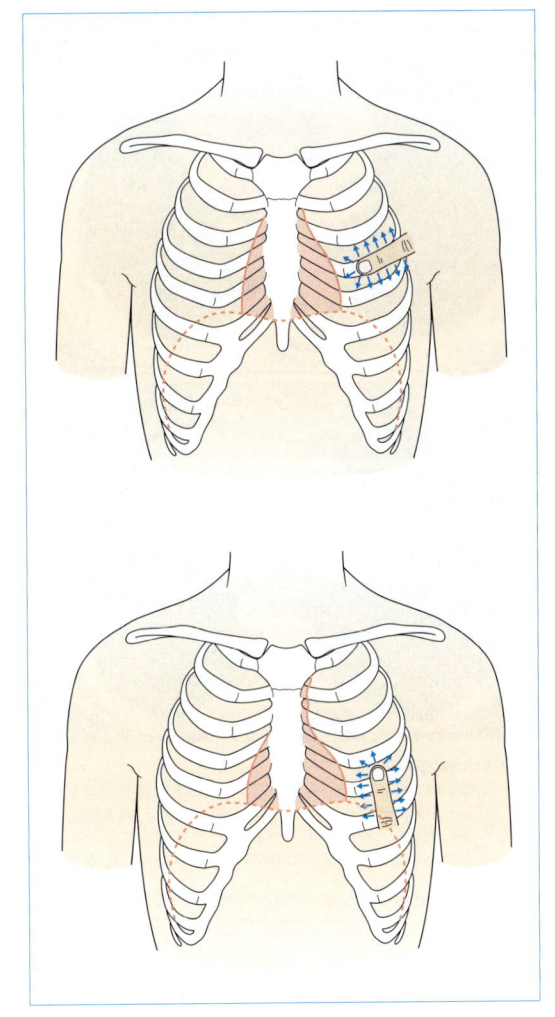

[図1] 打診による心濁音界の判定（文献3）より引用）

それとても心尖拍動の左方変位の方が確実な所見であろう．打診を行っている者が心尖拍動を無視しているとは思えない．心尖拍動の内側に心臓の左縁を同定することはあり得ないからである．

　1969年発行のMajorの診断学（総頁数356）では3頁強を割いて心拡大の判定法に触れているが，同年発行のPaul Woodの教科書（1,164頁）ではわずか半ページ強の記載で，打診について懐疑的に記載しているのみである．Woodは絶対濁音と相対濁音の識別にも疑問を投げかけており，胸部X線写真が得られるなら打診は無益pointlessであると断定している．しかし，肺気腫，心膜液貯留，大動脈瘤の診断には有用かもしれないと述べてい

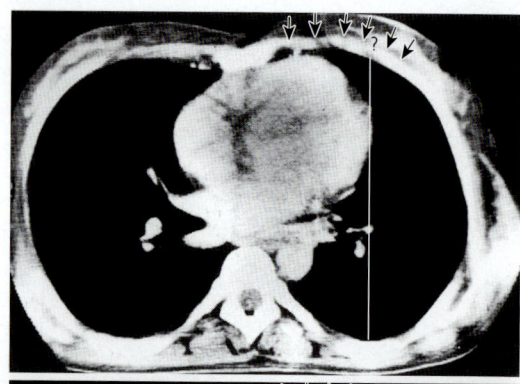

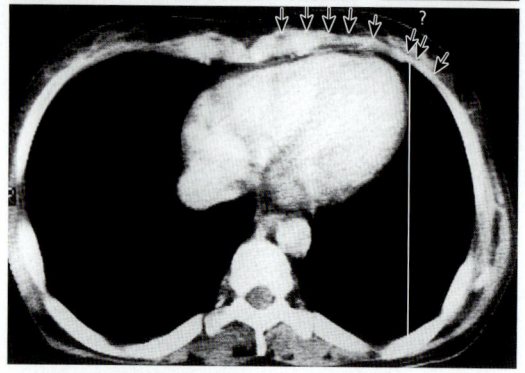

[図2] 健常者2例のCT像
心臓の最大横径での断層像である．矢印は打診部位を示す．これで心臓左縁（白線）がわかるのであろうか？ 直下の肺の厚みに規定される反射音で心臓の大きさを判定するには限界があることがわかる．上図の例ではよりむずかしそうである．

る．Constantは彼の教科書では打診について全く触れていない．Mayoグループは打診で拡大心はわかるかもしれないが，触診，視診のほうが有用である，肝臓の大きさと胸水貯留の判定には利用価値がある，と数行書いているのみである．Braunwaldの教科書では身体所見の項35頁のうち，打診についてはわずか14行の解説で，位置づけはMayoと類似している．

以上，打診による心拡大の判定には大きい限界があるといわざるを得ない．むしろ，視診，触診，聴診に習熟すべきである．

9. 聴診の異常

1) 心臓の聴診法

今日における聴診の意義は初診時の診断の方向性と検査の進め方を知るためのスクリーニング，および診断後の経過観察である．

習熟すれば数分もかからない診断行為であり，得られる情報量は多い．外来では坐位が基本であるが，疑わしければ臥位，あるいは側臥位にて聴診する．衣服の接触によるノイズを避けるには上半身裸が理想的である．心臓の聴診は呼吸性変動にも留意し，軽い呼気止めで行うと聞き取りやすい．左心由来の雑音は広範囲に聞かれ，右心性は限局する傾向にある．図1が聴診領域である．

心臓聴診の際は，1) 過剰心音の有無，2) 雑音の時相，3) 最強点，4) 音量，5) 放散方向，6) 音調を決定する．

最強点の同定は疾患を考えるうえで重要な情報である．心エコードプラ法普及による診断法が確立した今日，昔ほどの意義はないが，初診時の方向づけには参考となる．例えば，動脈硬化性雑音は胸骨左縁から心尖部内側を中心とし，僧帽弁後尖の腱索断裂や逸脱では逆流性雑音が胸骨左縁に放散しやすい．一方，大動脈弁狭窄性雑音は胸骨右縁から心尖部までいずれの領域でも最強点になる．その他，肺動脈弁狭窄は胸骨左縁第2肋間で，漏斗部狭窄は第3肋間で強くなりやすい．

聴診の際は以下のことにも留意する．

1. 臥位でリラックスさせた方が筋肉の緊張が取れ，聞きやすくなる．

2. 大動脈弁逆流性雑音は坐位，Ⅲ音や僧帽弁狭窄のランブル rumble，僧帽弁逆流性雑音の一部は側臥位で聞きやすくなる．また，弱いⅢ音やランブルは安静臥床のみで小さくなるか消失する．

3. Ⅱ音分裂間隔と右心性雑音の音量は吸気で増強する（後者はRivero Carvallo徴候といわれ

る）．呼気止めのつもりがValsalva負荷になっていることもあるので，呼吸性変化か否かの見極めは胸壁の動きも参考にする．

4．心膜摩擦音は胸骨下縁で強く，呼吸や体位により出没して変動しやすい．

各弁の狭窄や逆流性雑音の聴取領域は図3を参考とする．

左心の駆出性雑音：広範囲であるが，最強点は参考となる．大動脈弁狭窄，弁上狭窄は胸骨右縁で強く，弁下狭窄（肥大型閉塞性心筋症）や左室中部閉塞型では右縁には伝達しにくい傾向にある．

いずれの雑音も僧帽弁逆流より持続は短い．

音量はLevine分類が用いられる（**表1**）．

2) 心音の異常と過剰心音

心音の音量と音調には個人差が大きく，また主観的でこれのみで異常というのには限界がある．あくまでも所見として留めるべきである．Ⅰ音の大きさは左室圧の立ち上がり速度や僧帽弁，三尖弁の性状や動態とも関係するが，PQの長さにも依存するので臨床的意義は低い．

健常者では心尖部ではⅠ音が，心基部ではⅡ音が相対的に大きくかつⅡ音分裂をみる，胸骨下縁ではⅠ音が分裂する，というくらいの認識で十分であろう．完全房室ブロック（PQ短縮時のcannon sound），僧帽弁狭窄や左房粘液腫，あるいはEbstein奇形で大きいⅠ音が聴取される．また，高血圧や動脈硬化のある例ではⅡ音の大動脈成分が大きく，ときに亢進して有響性となることがある．

異常心音，心雑音（**図2**）には以下のものがある．

a) 駆出音

大動脈性と肺動脈性がある．弁狭窄で出現する．適度に肥厚し，かつ運動の保たれた弁で発生する．弁狭窄の存在しない駆出音 ejection sound は大血管の拡張による伸展音と考えられる．Ⅰ音（僧帽弁閉鎖に由来する）より30msec以上離れて弁開放に一致して出現する．大動脈二尖弁診断の契機となる聴診所見でもある．高度な弁狭窄になると運動性が低下して駆出音は消失する．肺動脈弁領域

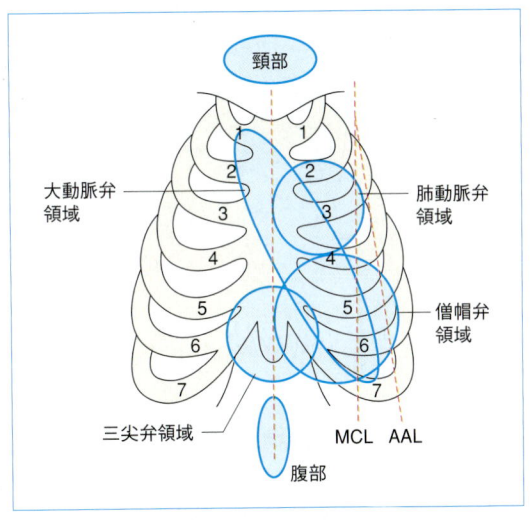

[図1] 頸・胸・腹部の聴診領域

左心の駆出性雑音には大動脈弁上狭窄，弁狭窄，discrete typeの弁下狭窄，肥大型閉塞性心筋症，S字状中隔，左室中部閉塞型心筋症がある．最強点と放散方向は疾患により異なるが，範囲は広い．右心の駆出性雑音は肺動脈弁狭窄と漏斗部狭窄である．弁狭窄は左上方に伝達しやすい．Erbの領域は胸骨左縁の第三肋間であり，心室中隔欠損をはじめ，種々の雑音が聴取される部位である．
MCL：鎖骨中線 midclavicular line，AAL：前腋窩線 anterior axillary line

[表1] Levine分類による雑音の音量

| Levine Ⅰ：数心拍して聴かれるきわめて小さい雑音 |
| Levine Ⅱ：弱い雑音 |
| Levine Ⅲ：よく聞こえる中等度の雑音 |
| Levine Ⅳ：強く，thrillを伴う雑音 |
| Levine Ⅴ：強大な雑音 |
| Levine Ⅵ：聴診器を離しても聴かれる雑音 |

での限局した駆出音は漏斗部狭窄よりも肺動脈弁狭窄を考える．

b) 僧帽弁（三尖弁）開放音

僧帽弁狭窄では弁が硬くなり，急激に開放するので出現しやすい．胸骨左縁—心尖部にて聴取する．Ⅱ音—開放音 opening snap 間隔は左房圧を反映して高くなるほど短縮するので一応の参考にはなるが，完全に並行するものではない．石灰化の強い重症狭窄では出現しにくい．

三尖弁性の開放音は三尖弁狭窄のほか，短絡血流量の多い心房中隔欠損でランブルと同時に聴かれることがある．

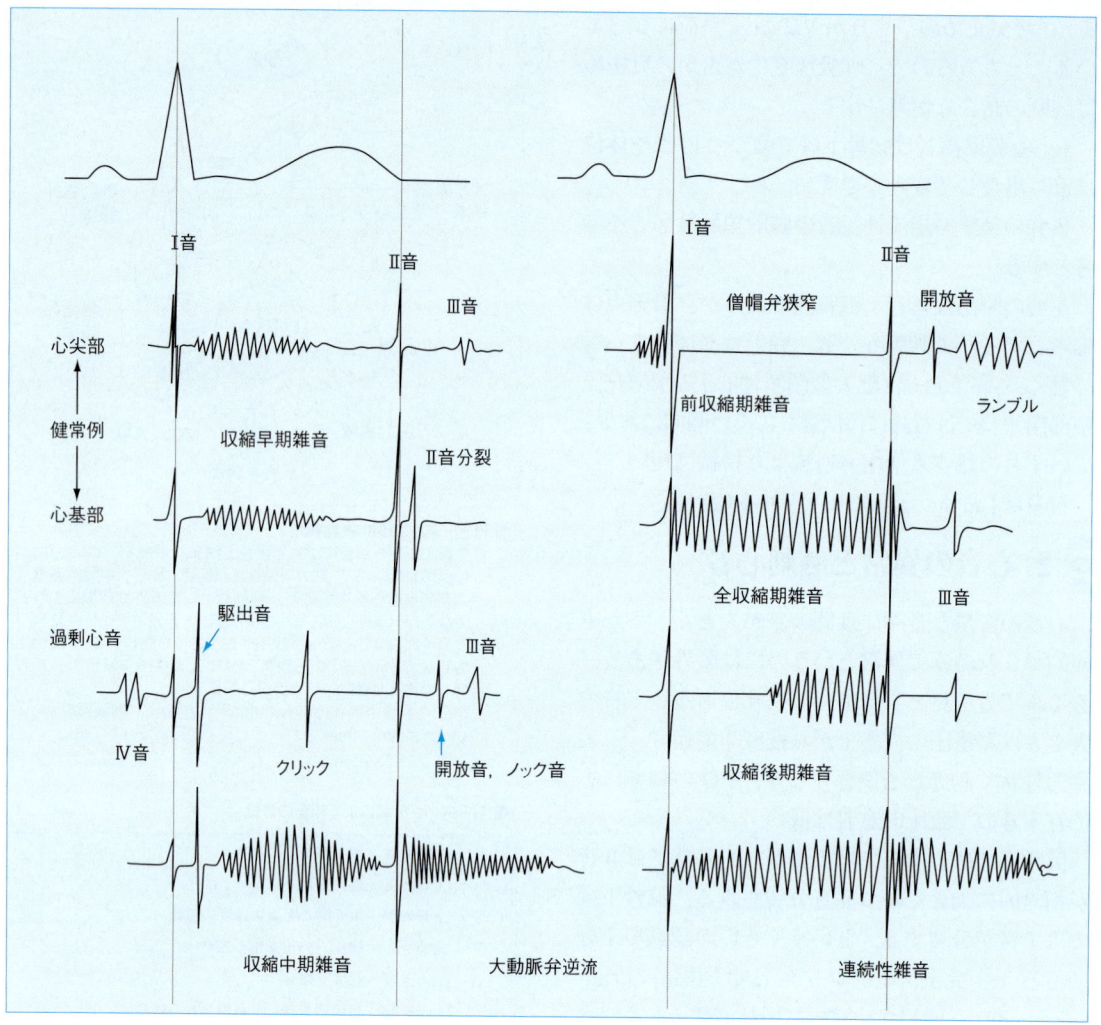

[図2] 正常心音, 過剰心音, および種々の心雑音の模式図

c) Ⅲ音

　拡張早期の急速流入期に出現する心音で左室壁のコンプライアンスと流入血流量が関与する. 20歳代以下の若年者では生理的なものであるが, 30歳代以上では異常である. 収縮不全のほか, 僧帽弁逆流, 貧血心, 高心拍出量状態でも聴取される. 収縮不全のⅢ音は感度としては低いが特異度は高い. 心不全評価のPhillip分類にもあるごとく, 心不全の推移をみるには不可欠な所見である.

d) Ⅳ音（心房音）

　高齢とともに出現しやすくなるが, 聞こえれば異常とする. 左室壁の低下した伸展性を代償するために心房収縮が増強することの反映である. 左室流入血ドプラにてE/Aが逆転する病態と同じ現象である. 高血圧, 肥大型心筋症, 肥厚心で出現しやすい. 一般には拡張障害を意味し, 左房の拡張を示唆する所見でもある. 健常若年者では聴取されない.
　PQ延長例や完全房室ブロックではⅣ音は拡張障害がなくても出現し, また聞き取りやすくなる. Ⅲ音と同時に聞かれるときは四部調律, 頻脈にて

分離できないときは重合奔馬調律といわれている．ほとんど収縮不全で聴かれるものである．

e) クリック

収縮中期，後期が多い．高調な過剰心音で僧帽弁・腱索の緊張によるもので，ほとんどは逸脱による．逸脱は必ずしも全例で証明されないが，広い意味での僧帽弁逸脱症候群の一所見となる．通常は1個である．その他，人工弁音で閉鎖と開放に一致して聴かれる場合は，それぞれ，closing click, opening click といわれる．その他に恒常性に乏しく，毎心拍でないクリックは心外性の可能性がある．

なお，駆出音を ejection click と表現することもある．

f) 心膜摩擦音

急性心膜炎では胸骨下部を中心に心膜摩擦音 pericardial friction rub が聴取される．体位や呼吸で変動しやすく，急性期のある時期に出現し，慢性期は消失する．前収縮期，収縮期，拡張中期の3相で聴取するが，一部の時相に限局する場合もある．

g) ノック音

収縮性心膜炎では拡張早期にノック音 pericardial knock sound が聴取されることがある．僧帽弁より低調，Ⅲ音より高調，かつ，僧帽弁開放音より遅く，Ⅲ音より早期に起こるのが特徴である．本症でみられる心エコードプラ所見は多彩であり，すべてが揃うことはない．また，心膜肥厚を伴わない収縮性心膜炎もあり画像診断には限界があるが，この心音の聴取には診断的意味がある．

h) その他

tumor plop は左房粘液腫や右室粘液腫で聴取することがある．逸脱した腫瘍が前者では左房へ，後者では右室に戻るときに聴かれる過剰心音である．Mモード心エコー図記録との同時記録で明瞭となる．

その他，音源不明な過剰心音もまれに存在する．

3) 心雑音

心雑音の発生には流速と血流量の存在が前提である．高流速ほど，また多量ほど雑音は発生しやすい．雑音のエネルギーとしては流速の関与がより大きい．流速は圧較差に依存し，通過部が狭いほど大きくなりやすい．しかし，生体にあっては流速が無限に大きくなることはなく，心不全に陥れば流速は逆に低下してくる．

流速が速いほど雑音の音調は高調であり，流量は多いほど低調となるのは経験的事実である．生体ではそのほかに弁や血管，心室壁の組織性状や胸壁の伝搬性（介在する肺組織，脂肪など），減衰，血流の方向なども関与している．

心雑音は時相，音量，音調，あるいは疾患別で分類が可能である（図4）．しかし，音調は多分に主観的であり，指標にはなり難い．音量はLevine分類にて評価する．

拡張期雑音と連続性雑音はすべて異常であるが，収縮性駆出性雑音には正常と異常とがある．Levine Ⅰ～Ⅱ/Ⅵ度はまず正常とする．Ⅲ/Ⅵ度以上は病的である．駆出性雑音か全収縮期性かの鑑別が必須である．後者なら音量にかかわらず病的であるからである．

a) 駆出性雑音

非病的雑音（大動脈弁硬化性，機能性を含めた無害性）：左心，右心の駆出に伴って出現する雑音で一回拍出量増加によるもの，大動脈弁硬化由来，および音源不明の3種類がある．増加によるものでも圧較差は存在する．前二者は心房中隔欠損による肺動脈血流の増加，貧血や甲状腺機能亢進，動静脈瘻，などの高心拍出量状態で発生する．多くは大動脈弁硬化による硬化性雑音 sclerotic murmur といわれるものである．大動脈弁硬化は加齢による弁の開放制限が主因であり，収縮早期性である．弁狭窄との違いは程度の差である．通常，弁口部1.5 m/sec 前後になると聴かれるようになる．多くは60歳以上である．学童期の vibratory murmur，健康若年者の肺動脈弁領域の収縮期駆出性雑音の一部は原因不明である．音量

はLevine Ⅱ/Ⅵ度以下である．健常な収縮期雑音の特徴は表2に記す．

駆出性には収縮早期と収縮中期がある．前者には中等度以下の大動脈弁狭窄，後者には肺動脈弁・弁下部狭窄，肥大型閉塞性・左室中部閉塞型心筋症，高度大動脈弁狭窄がある．

b) 全収縮期雑音

Ⅰ音からⅡ音を越えて持続する雑音で駆出性よりも持続は長く，一般に高調である．僧帽弁・三尖弁閉鎖不全，および心室中隔欠損がある．

逆流性雑音ではあるが，収縮早期，収縮後期に雑音が生じることもある．前者は僧帽弁が収縮中期に完全に閉鎖する漸減性雑音で，後者は収縮中期に逸脱する収縮後期雑音である．前者はしたがって軽症例に多いが，特殊な例では重症の急性僧帽弁逆流の一部で収縮末期に左房圧が上昇して逆流量が減少する収縮早期性がある．

時相と音調の違いは図3に示す．

c) 拡張期雑音

音量にかかわらずすべてが異常である．以下のものがある．

大動脈弁逆流はⅡ音から続く高調な灌水様雑音 blowing murmur で，僧帽弁狭窄のランブル rumble，あるいは高度大動脈弁逆流の Austin Flint 雑音はⅡ音から離れて聴かれる低調なゴロゴロした（輪転様）雑音である．肺動脈弁逆流雑音には肺高血圧に合併してⅡ音から始まる高調な雑音と先天性心疾患でみられるⅡ音から遅れた低調な雑音の2種がある．また，洞調律の僧帽弁狭窄ではランブルのほかにⅠ音の直前に前収縮期雑音が出現する．

d) 連続性雑音

動脈管開存，Valsalva 洞破裂，冠動脈瘻，透析患者の短絡手術後，その他，多い．

4) 心臓以外の聴診

心臓以外で重要な聴診領域は肺と頭部，頸部，腹部大動脈，および末梢血管である．

[表2] 健常と考える収縮期雑音の特徴

1. Levine Ⅱ度以下の収縮（早）期駆出性雑音
2. 決して高調ではない
3. 胸骨左縁を中心に聴かれる
4. 心尖部が最強点にはなりにくい
5. 過剰心音や拡張期雑音を伴わない
   あるいは，
6. 学童で聴かれる vibratory murmur（Still 雑音）
   あるいは，
7. 若年者の肺動脈弁領域に限局した弱い駆出性雑音

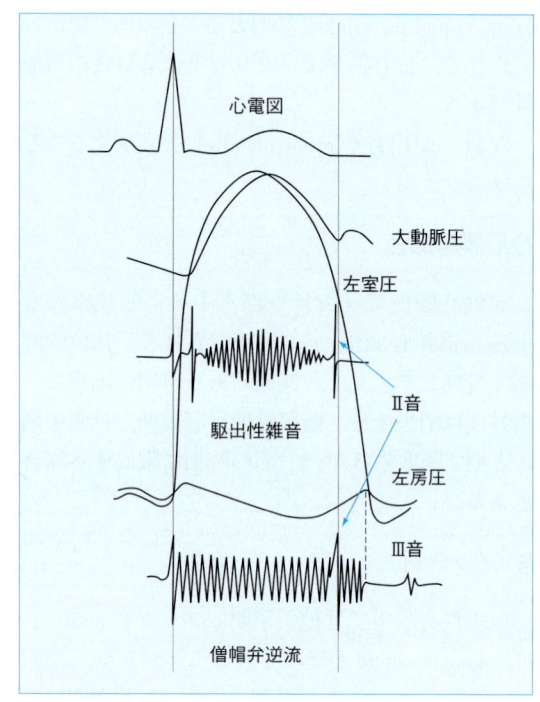

[図3] 駆出性雑音と僧帽弁逆流の時相と音調
駆出性雑音は流量が多く，圧較差が小さいので音調は高調ではない．一方，僧帽弁逆流雑音は流量が小さく，圧較差（流速を規定する）が大きいので音調は高調となる．この図から僧帽弁逆流性雑音の持続はより長く，Ⅱ音を超えることが理解されよう．

a) 肺野聴診

肺野の聴診は末梢の気管支レベルでの呼吸に伴って出入りする空気の流れを聞くものであり，うっ血による肺浮腫，炎症（肺炎，気管支炎）や気管支喘息などで出現する気管支狭窄の有無をみるのに意味がある．特に左右差の有無も大切である．

うっ血では吸気末に聞こえる湿性ラ音 (crackle) が特徴であり, 痙攣による狭窄が伴うと乾性ラ音 (bronchi, wheezing) が生じてくる. このほか肺気腫や肺線維症の velcro 雑音がある. 肺うっ血の有無は胸部 X 線写真で判定する. 心不全の診断と経過観察には肺の聴診は不可欠である.

肺動静脈瘻, 肺動脈分枝狭窄, 大動脈縮窄などの血管雑音も背部で聴取される.

b) 頭部聴診

耳介後部や眼窩部で頭蓋内の動脈狭窄, 動静脈瘻, 海綿静脈洞由来の雑音が聴かれる.

また, 僧帽弁前尖障害例では逆流が左房後方, 脊柱に伝わり頭部に放散することもある.

c) 頸部聴診

今日, 頸動脈は全身の動脈硬化を反映する血管として超音波検査の対象となっているが, 心疾患では触診と併せて聴診すべき箇所である. 血管雑音 bruit は動脈硬化による狭窄を示唆する所見である. 大動脈弁狭窄や大動脈弁上狭窄では雑音が伝達することもあるので高齢者ではその識別も重要である. 甲状腺機能亢進症における thyroid bruit, 貧血における静脈コマ音 venous hum にも注意する. 前者は収縮期に強いが, 後者は拡張期に強い連続性雑音で頸静脈の圧迫にて容易に消失するのが特徴である.

d) 腹部聴診

腹部大動脈, 腸骨動脈, 大腿動脈および腎動脈領域の狭窄性雑音がある. きわめてまれなものは医原性 (開腹手術後の) 動静脈瘻, および肝臓癌の hepatic bruit である. 最近は画像診断が発達して早期診断と治療がなされ, 肝癌による血管雑音を聞く機会はなくなった.

e) 末梢聴診

血液透析患者の動静脈短絡手術例では日頃より聴診して, 耳の訓練に励むべきである. シャントの閉塞は聴診にて診断するものである. 心臓カテーテル穿刺による医原性動静脈瘻, 偽性動脈瘤, および外傷性動静脈瘻の診断に聴診は不可欠である.

大動脈弁逆流の pistol shot sound は有名である.

乳房雑音 mammary souffle は妊婦の乳房で聴取するもので, 低調な連続性雑音である.

文献
1) Braunwald, E : Heart Disease, 6th, WB Saunders Co, 57, 2001
2) Constant, J : Bedside Cardiology, 5th, Lippincott Williams & Wilkins, 1999
3) Delp, MH et al : Major's Physical Diagnosis, WB Saunders Co, 128-132, 1968
4) Evans, Jr TC et al : Physical examination in Mayo Clinic Practice of Cardiology, Moby, 12, 2001
5) Heckering, PS et al : Accuracy of percussion in detecting cardiomegaly. Am J Med 91 : 328-334, 1991
6) Wood, P : Diseases of the Heart and Circulation. Eyre & Spottiswoode, 65, 1968
7) 坂本二哉 : 打診の問題点. 実践臨床心臓病学, 文光堂, 25-27, 1997

(羽田勝征)

III.心不全

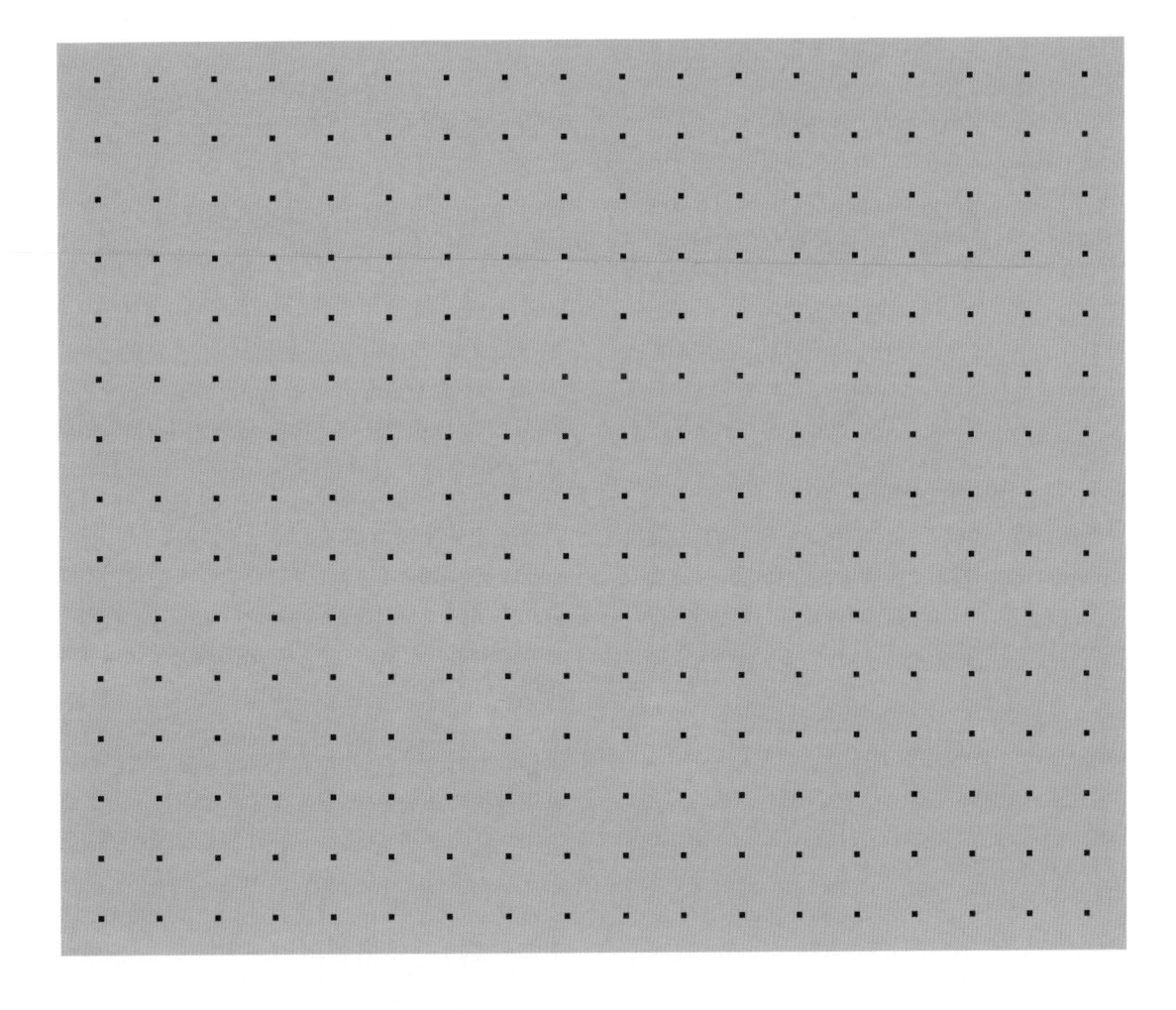

1. 心不全の病態概念

1) はじめに

①心不全 heart failure とは

2000年に発表された本邦の慢性心不全治療ガイドラインによると、狭義の心不全の定義は「心筋障害により心臓のポンプ機能が低下し、末梢主要臓器の酸素需要量に見合うだけの血液量を絶対的に、または相対的に拍出できない状態であり、肺または体静脈系にうっ血をきたし、生活機能に障害を生じた病態」である。つまり、心臓が主要臓器を含めて体全体が必要とする血液量を送り出せないことにより、肺をはじめ各臓器や末梢組織にうっ血を生じ、臓器機能や日常生活に支障をきたした状態のことである。

心不全の診断のために、通常は主訴・症状など病歴を聴取し、診察により身体所見を確認するほか、心電図、胸部X線、心エコー図、および血液検査（全身状態や基礎疾患の把握のための一般検査やBNP測定など）が行われる。そして、必要に応じて心臓カテーテル検査や電気生理学的検査が行われ、原因を含めた心不全の診断と治療の方向性が決められることとなるが、これらのステップをスムーズに進めるためにも心不全の病態生理を理解しておくことが必要である。

②心不全の生理学的理解

循環器病の領域でも、近年の分子生物学的知見の集積と発展には目をみはるものがある。しかし、いくら分子生物学が発展しても、日常臨床上の心機能評価や治療はやはり心室レベルの機能を中心に取り扱われる。したがって、心室レベルでの生理学は現在でもよく理解されなければならない重要なテーマである。

心不全の病態を心室レベルで理解するときには、収縮機能の障害である収縮不全と拡張機能の障害である拡張不全に分けて考えることが多い。その場合、うっ血性心不全患者の約1/3は収縮不全が主体の心不全、約1/3は収縮機能が正常かほぼ正常の拡張不全、残り約1/3は収縮不全と拡張不全の混合とされている。しかし、拡張不全が主原因とされる心不全の多くにも収縮不全を伴っていることが多い。

2) 収縮不全

a) 心筋細胞レベルでの収縮機能障害

種々の原因による心筋障害により、心筋細胞のレベルでは収縮単位の相対的あるいは絶対的減少、心筋虚血によるエネルギー代謝障害（ミトコンドリア機能異常、酸素供給の障害、エネルギー利用障害など）、収縮蛋白の異常（ミオシンATPaseの減少、ミオシンisoformの転換、興奮収縮連関の異常など）を生じる。また、同時に全身および局所的な神経体液性因子による調節（交感神経緊張、レニン-アンジオテンシン-アルドステロン renin-angiotensin-aldosterone (RAA) 系の活性化、アルギニン-バソプレシン arginige vasopressin (AVP) 系分泌など）の結果として心筋$β_1$受容体密度の減少（ダウンレギュレーション）なども生じる。

b) 心室レベルでの収縮不全心の理解

心室レベルではこれら心筋細胞レベルでの障害が統合されたものとして、心室機能障害を生じる。心室レベルでの収縮機能評価は、心筋が発生する力（応力や張力）、その結果生じた心室内圧やその発生速度（+dP/dt）、また、心室収縮の結果拍出される血液量（一回拍出量やこれに心拍数をかけた心拍出量）や駆出分画、心室の仕事量、あるいは収縮末期圧容積関係 end-systolic pressure-volume relationship (ESPVR) の傾きや収縮末期の圧容積点と unstressed volume を結んだ直線の傾き (Emax) など、心臓のポンプ機能や収縮性の指標が目的に応じて用いられる。

心室レベルでの収縮機能を圧容積図面や心機能曲線の上で理解することは心不全の病態理解のうえで有用である。左室を時変可変弾性体モデル time-varying elastance model として圧容積図面上で考えると、1心周期の左室圧-容積ループは反時計方向に回転し、その左上の点が収縮末期にあたる（図1）。収縮末期の圧容積点では心収縮性

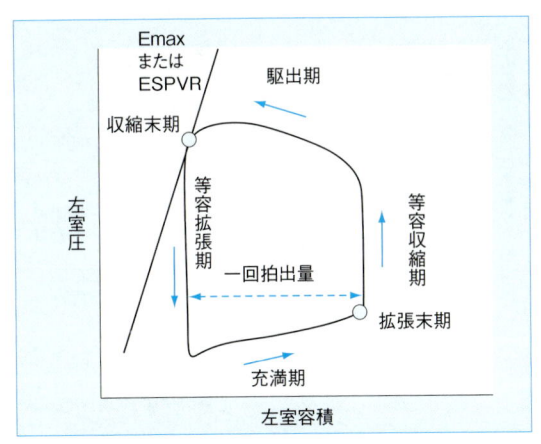

[図1] 左室圧容積図面
　左室圧を縦軸，左室容積を横軸にとり，1心周期の圧-容積点の軌跡を描くと反時計方向に回るループが得られる．収縮期は右下の拡張末期から等容収縮期を経て駆出期となり，ループ左上の収縮末期の点に達する．続く拡張期は等容拡張期，左室充満期を経て，拡張末期に至る．収縮末期では左室ポンプの弾性（圧/容積比）が最大となり（Emax），負荷条件を変えて得られる収縮末期圧容積関係（ESPVR）の傾きはEmaxと同様に左室ポンプの収縮性を示す（傾きが大きいほど収縮性は高い）．一方，拡張期圧容積関係曲線は左室拡張能を反映する．

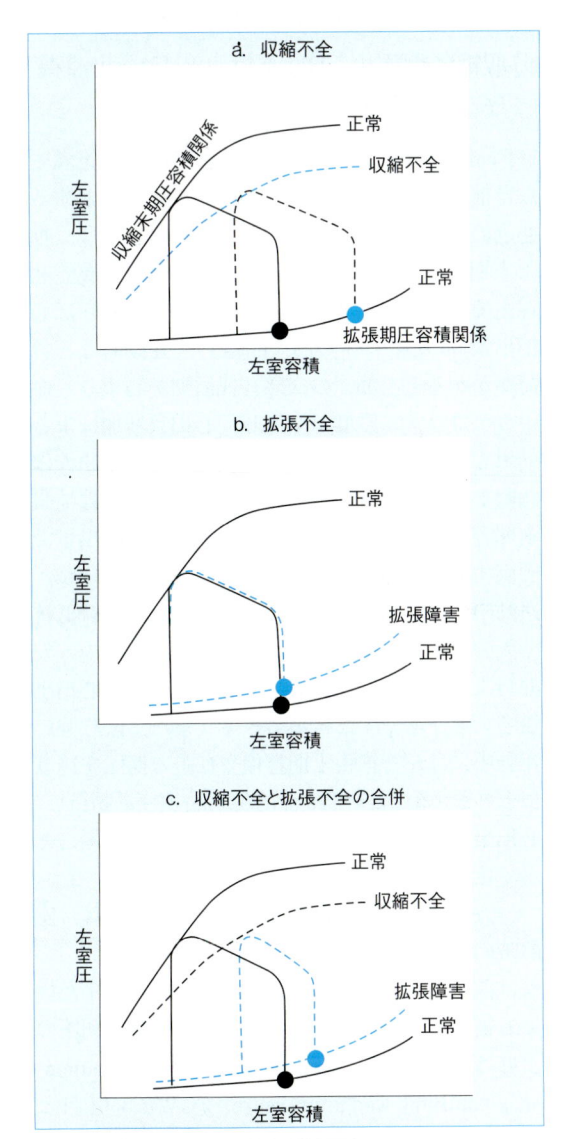

[図2] 圧容積図面上での収縮不全と拡張不全
　収縮不全は収縮末期圧容積関係の傾きの低下で示され（a），拡張不全は拡張期圧容積関係の上方偏位で示される（b）．両者が混在するとa＋bの変化がみられる（c）．実線は正常の圧-容積ループ，収縮末期圧容積関係，および拡張期圧容積関係であり，破線は心不全のそれを示す．

を反映する心室ポンプの弾性（圧/容積比）が最大となり，この点とunstressed volumeを結んだ直線の傾きEmax，あるいは心室の負荷条件を変えて得られるESPVRは，前負荷・後負荷の影響を受けない心収縮性の指標である．EmaxまたはESPVRの傾きが大きくなることは心収縮性の亢進を意味し，逆に傾きが小さくなることは心収縮性の低下を意味する．

　また，この圧容積図面上で拡張期圧容積関係曲線は心室拡張能を反映するので，収縮不全と拡張不全，およびその組み合わせが図式的に表示可能である（図2）．さらに圧容積図面上での面積はエネルギーの単位に変換可能で，例えば1心周期の左室圧-容積ループの面積は左室の外的仕事量に相当し，心臓エネルギー学的なアプローチにも有用である．

c）収縮機能障害による心不全と代償機序

　慢性心不全における収縮機能障害の原因疾患は，虚血性心疾患や拡張型心筋症，高血圧症，心筋炎，心臓弁膜症，先天性心疾患などである．そして，これらの疾患において収縮機能障害が顕在化した時期にはすでに拡張機能障害も存在していると考えられる．

　収縮機能障害すなわち相対的または絶対的な低心拍出による心不全状態にあっては，これを代償するための生体の反応として，(1) Frank-Starling機序（図3），(2) 神経体液性因子の活性化（特に心臓交感神経系とRAA系の活性化が重要であり，これらに加えてAVPやエンドセリンの分泌も刺激される．図4），および(3) 心筋リモデリングがある．

d) 収縮機能障害におけるFrank-Starling機序とその破綻

　Frank-Starling機序は拡張末期容積や充満圧など前負荷増大によって心拍出量を保とうとする心筋の基本的特性である（図3）．正常心では，拡張末期容積（前負荷）が増大するとその心機能曲線上で作動点が右上へ移動して心機能（例えば心拍出量）は亢進する（図3，曲線1）．運動時など負荷がかかると心筋への交感神経活動が高まり，血中カテコラミン濃度が増加し，心拍数増加による効果も加わって心筋収縮性が亢進（心機能曲線は曲線1⇒曲線2）する．この状況（曲線2）では拡張末期容積や圧があまり変化しなくても心拍出量で評価する心機能は亢進する（図3，A点⇒B点）．運動中には筋肉内の血管は拡張し，末梢血管抵抗や大動脈インピーダンスは低下しているので，安静時よりわずかに高い血圧でも運動中には心拍出量を大きく増やすことができる．また，より強い運動中には左室拡張末期容積や拡張末期圧を適度に上昇させることでFrank-Starling機序を動員し，心拍出量をほぼ最大レベルにまで増加させることができる（B点⇒C点）．

　一方，中等度に障害された収縮不全心では，安静時の心拍出量は正常範囲内であり（曲線3），これは前負荷増大によるFrank-Starling機序だけでも維持可能である．しかし，左室拡張末期圧の上昇は左房圧や肺毛細管圧（肺動脈楔入圧 pulmonary capillary wedge pressure；PCWP）の上昇と関連深く，心不全患者での安静時呼吸困難を生じる原因ともなる（D点）．

　心不全では全身の交感神経系亢進と副交感神経系抑制により心筋収縮性亢進，頻脈，ナトリウム保持，レニン分泌，そして全身の血管収縮反応を生じている．また，心筋内のノルアドレナリンの貯蔵低下と心筋β_1交感神経受容体密度の低下のために，心臓交感神経刺激によって得られる変力作用は減弱しており，交感神経系を介してのみでは心機能曲線を正常のレベルに引き上げることはできないし，運動中の収縮性亢進の程度も減弱する（図3，曲線3⇒3'）．

　不全心においても運動中はFrank-Starling機序によって心機能を高めようとする．しかし，そ

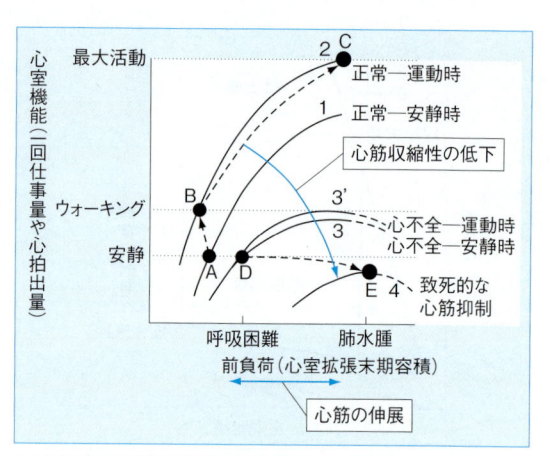

[図3] 正常および心不全時の心機能曲線とFrank-Starling機序
説明は本文参照．(Braunwald, E : Pathophysiology of heart failure. Heart Disease, 4th ed, Braunwald, E ed, WB Saunders, Philadelphia, 1992, Figure 14-25 (p413)より引用改変)

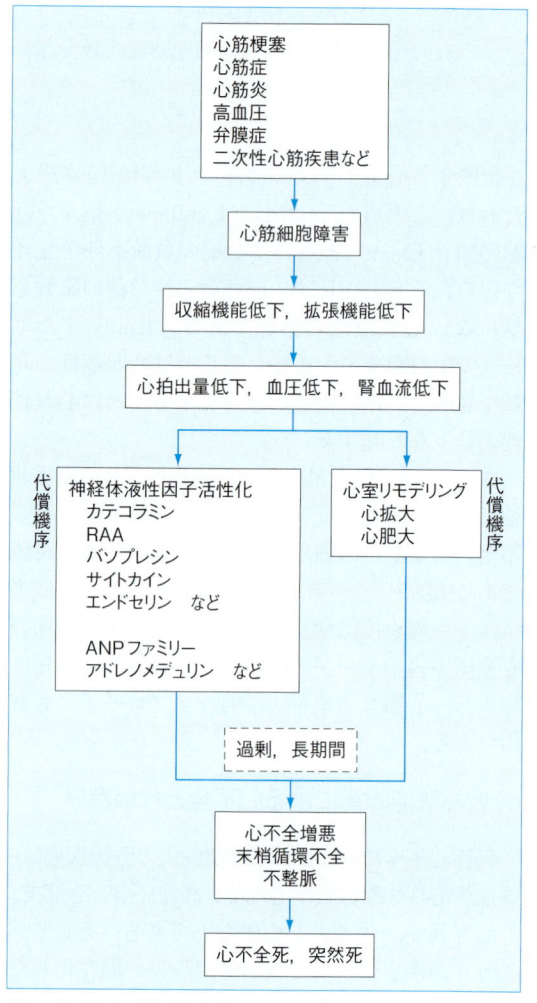

[図4] 心不全の病態と代償機序

のときには拡張末期容積・圧の異常な上昇に加え左房圧，PCWPも上昇をきたし，呼吸困難が増強して，結局は運動耐容能を制限することになる．やがて左室の心機能が低下し，いよいよ安静時にも末梢組織が必要とする心拍出量を供給できなくなるか，左室拡張末期圧（またはPCWP）が肺水腫を起こすレベルに達するか，あるいはこの両者（E点）が生じると（曲線4）生体は致命的な状況に陥ることになる．

e) 神経体液性因子の活性化

心不全の代償機序としての交感神経系活性化は，心収縮性の増強および全身の血管収縮反応による主要臓器への血液配分と心拍数増加をもたらす．RAA系の活性化は血管収縮と主要臓器への血液のシフト，また，ナトリウム保持，前負荷増大などの機序によって心不全を代償しようとする．

交感神経系活性化やRAA系の活性化は代償機序とはいえ，過剰な血行動態負荷に直面したときにはこれらの機序だけで対応可能な範囲には限界がある．それにもかかわらず，これらの機序によって慢性的に心機能を維持しようとするならば，臓器うっ血や浮腫，後負荷不整合，弱った心筋を鞭打つことによる心筋収縮機能障害の進行などにより，やがては代償不能な状態に陥ることとなる．

一方，ナトリウム利尿ホルモン（心房性ナトリウム利尿ペプチド atrial natriuretic peptide；ANPや脳性ナトリウム利尿ペプチド brain natriuretic peptide；BNP）は過剰なナトリウムや水の排泄作用と血管拡張作用を有するホルモンであり，心臓への負荷状態によりANP，BNPはそれぞれ主に心房および心室から分泌されるが，上述のような代償機序によって生じる不都合を軽減する方向に作用するものであると理解されている（図4）．

f) リモデリング

より長期的な代償機序としては週〜月の単位で生じる心筋リモデリング（心室レベルでは心拡大の進展）がある．心筋および心室のリモデリングを起こす刺激として，壁応力やサイトカイン，神経体液性因子，酸化ストレスなどがあるが，ここでもRAA系が関与していることが知られている．リモデリング（心拡大）によって一回拍出量を保

[表1] 収縮能が保たれた心不全患者における鑑別診断

1. 心不全の診断自体が間違い（心不全ではない）
2. 左室駆出率の計測が正確でない（本当は収縮能が低下している）
3. 心不全の主原因が弁膜症である
4. 拘束型（浸潤性）心筋症
   アミロイドーシス，サルコイドーシス，ヘモクロマトーシスなど
5. 心膜による緊縛
6. 発作性または可逆性の左室収縮機能不全
   発作性の重症高血圧症，心筋虚血
7. 代謝需要亢進に伴う心不全（高心拍出状態）
   貧血，甲状腺中毒症，動静脈瘻
8. 右心不全を合併した慢性呼吸器疾患
9. 肺血管の異常による肺高血圧症
10. 心房粘液腫
11. 原因不明の拡張期性心不全

（文献3）Table 4より引用，一部改変）

とうとする効果が期待されるのであるが，リモデリングの進行は最終的には不良な予後に結びつくことが知られており，早期からリモデリングを進展させない治療，あるいはリモデリングを改善させるような治療が望まれる．

● 3) 拡張不全

a) 拡張機能と拡張不全

拡張（期性心）不全の概念もすでに広く理解されるようになっているところである．拡張不全の診断は，臨床的に心不全の診断があり，その原因となる弁膜症などが存在せず，左室駆出率に代表される収縮機能は正常であるが拡張機能が異常である場合，その心不全は多くの場合，拡張機能の異常により生じたと考えられる．拡張不全で生じる症状や徴候は収縮機能低下による心不全と同様で，労作時呼吸困難，夜間発作性呼吸困難，起坐呼吸，頸静脈怒張，ラ音，心拡大，III音，IV音，浮腫などの症状や徴候の頻度に差はないが，診断にあたっては同様の状況を生じる他の原因（**表1**）を除外することが必要である．

b) 拡張不全の病態生理

心室の拡張期特性には弛緩relaxationと心室（壁）の硬さ（スティッフネス：stiffness）という二つの要素がある．その拡張期特性の検討のためには，現在ではまず心エコー図法による僧帽弁血流

パターンが検討されることが多い．しかし，拡張機能の詳細な評価のためには，直接的に心腔内圧の情報を得ることができる心臓カテーテル検査も有用である．実際，心エコー図法の発達以前には，心臓カテーテル検査により拡張機能に関して多くの血行動態的検討が行われた．また，左室充満様式の研究は主に左室容積の情報が得られる左室造影法や心臓核医学的検査（心プールシンチグラフィー）によって行われてきた．拡張機能に影響を及ぼすいくつかの要因を表2に示す．

c）心室の弛緩と充満

拡張期特性の要因の一つである弛緩は収縮の不活性化であり，心室の心周期でいえば等容弛緩期から急速充満期にかけての事象である．心筋の弛緩速度は主には筋小胞体のカルシウム取り込みによって決定されるが，この過程はエネルギーを消費する過程で，虚血によるATP（アデノシン三リン酸）の欠乏は，心筋の弛緩速度を遅延させる．一方，交感神経β受容体の刺激は筋小胞体のカルシウム取り込みを促進し，弛緩機能を改善する．

心室の急速充満期には正常心筋は速やかに均等に伸長する．局所的な弛緩の遅れはその一部の異常により左室全体の弛緩が障害されることとなる．この状況は拡張期壁運動異常 diastolic asynergy とか，非同期的運動 asynchrony と呼ばれ，図5aに示すような弛緩異常を生じる．心臓カテーテル検査や心臓生理学研究では，心室の弛緩特性の評価に左室圧の一次微分の最小値 peak $(-)$ dP/dt や，左室圧下降部分の時定数（τ）が用いられてきた．τ は peak $(-)$ dP/dt の時点の左室圧が 1/e （e：自然対数の底）になるまでの時間（msec）である．弛緩が障害された病的心では，弛緩速度が低下して左室圧下降速度 peak $(-)$ dP/dt の絶対値が小さくなり，τ は延長する．

d）心室壁の硬さ（スティッフネス）

観血的な血行動態検査である心臓カテーテル検査では，拡張期特性のもう一つの要因である心室のスティッフネス（壁弾性 wall stiffness；$\Delta P / \Delta V$，「心室の硬さ，伸展されにくさ」の指標）または，コンプライアンス（スティッフネスの逆数 $\Delta V / \Delta P$，「心室の伸展されやすさ」の指標）が

[表2] 左室拡張機能に影響を与える要因

Ⅰ．左室自体の要因
　A．左室壁の受動的弾性（の増加）
　　（心筋が完全弛緩したときのスティッフネスの増大 [＝コンプライアンスの低下]）
　　1．左室壁厚増大：圧負荷肥大心や肥大型心筋症
　　2．左室壁の構成の変化：心筋や結合織の量・質・分布の変化，浮腫，アミロイドやヘモジデリンの沈着，拘束型心筋症，心内膜心筋疾患，拡張型心筋症など
　B．左室壁の能動的弾性（の増加）
　　（拡張期全体または一部でのクロス・ブリッジ活性の残存）
　　1．弛緩速度の低下（拡張早期に影響）：肥大心，虚血性心疾患
　　2．不完全な弛緩（拡張期全体に影響）：頻脈時，狭心症の発作時
　　3．拡張期の張力，硬直性増大：組織低酸素状態
　C．弾性反跳 elastic recoil（の低下）
　　収縮能の低下による：拡張型心筋症など
　D．急性の左室容量負荷：急性大動脈弁閉鎖不全や急性僧帽弁閉鎖不全

Ⅱ．左室以外の要因
　A．心膜の拘束：収縮性心膜炎，心タンポナーデなど
　B．右室負荷：右室の拡大，右室梗塞
　C．冠血管の緊満（erectile effect）：狭心症発作時など
　D．腫瘍，胸腔内圧上昇などによる左室の外からの圧迫
　E．房室弁の狭窄による心室への流入の制限：僧帽弁狭窄症など

（文献1）Table 17.3.より改変）

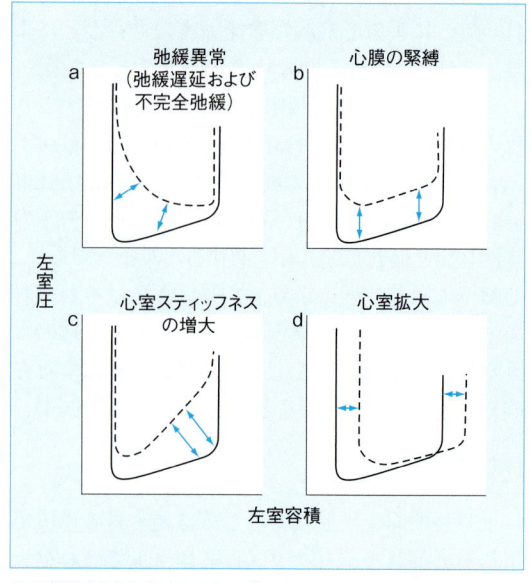

[図5] 拡張不全を生じるメカニズム
　a～d の図はいずれも左室圧‐容積ループの下半分を表示している．実線は正常な状態で，破線はおのおのの拡張不全の状態を示す．本文参照．（Caroll, JD et al：The differential effect of positive inotropic and vasodilator therapy on diastolic properties in patients with congestive cardiomyopathy. Circulation 74：815-825, 1986, Figure 8より引用）

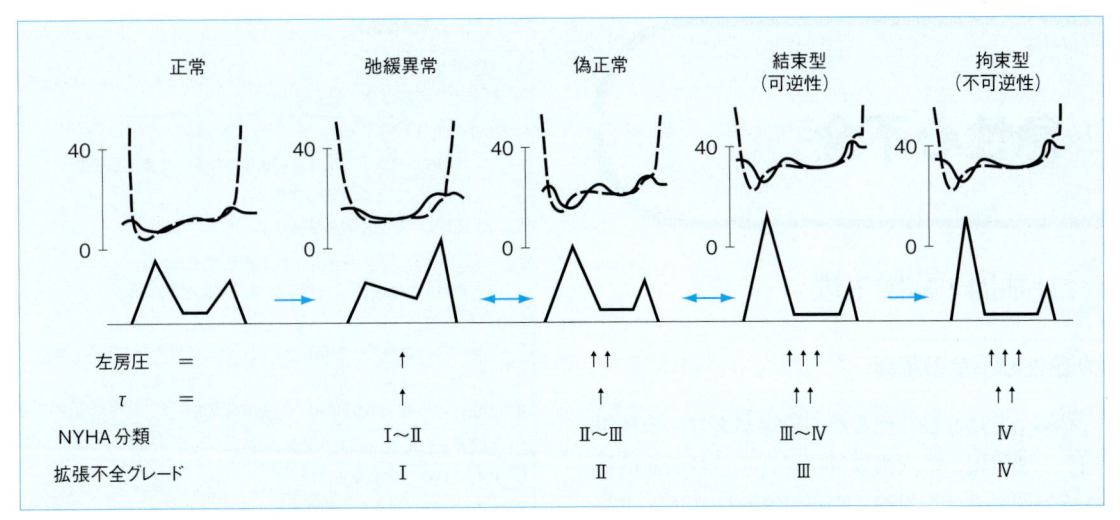

[図6] 僧帽弁血流波形による拡張機能評価の分類
上段には左室圧（破線）および左房圧（実線）が示されている．中段には各状態に応じた僧帽弁血流波形が，下段には平均左房圧，左室圧下降脚の時定数（τ），相当するであろうNYHA分類と拡張不全の程度が示されている．（文献5）より引用）

算出可能である．拡張期圧容積関係曲線では，その接線の傾き（dP/dV）がその容積におけるスティッフネスであるが，充満容積（つまり一回拍出量でもある）をΔV，拡張末期圧と拡張早期圧の差をΔPとして簡略的なスティッフネスが求められることもある．スティッフネスは，1）急性弁逆流などの容量負荷や心筋炎による急性左心不全などでみられる左室充満圧の上昇（図5d），2）心肥大などによる拡張期圧容積関係の急峻化（図5c），3）心膜の炎症や心嚢液など心室の外からの緊縛による拡張期圧容積関係の上方偏位（図5b）などにより増大する．図5に示されている拡張末期圧容積曲線の変化は以上述べた病態生理学的な拡張障害のパターンを示している．

e）僧帽弁血流波形

心エコードプラ法で容易に得られる僧帽弁血流波形 transmitral flow velocity（TMF）は左室充満の状況を反映し，左室拡張能の評価に有用である．Nishimuraらにより示されたTMFパターンによる拡張機能の重症度分類を図6に示す．心不全の病状の進行は正常から弛緩異常（または弛緩遅延），ついで偽正常化から可逆的な拘束型，最終的には不可逆的な拘束型へと進行する．

臨床上しばしば問題となるのは，正常パターンと偽正常化および拘束パターンとの判別である．多くの場合，その患者の状況から容易に鑑別可能と考えられるが，ときに判別が困難な症例があり，そのような場合には肺静脈血流パターンや組織ドプラ法，左室流入血の左室内伝播速度，またE/E'（またはE/Ea）なども参考にして判定されている．

文献
1) Grossman, W : Evaluation of systolic and diastolic function of the ventricles and myocardium. Grossman's Cardiac Catheterization, Angiography and Intervention, 6th ed, Bain, DS, et al eds, Philadelphia, Lippincott Williams & Wilkins, 367-390, 2000
2) Hunter, JJ et al : Signaling pathways for cardiac hypertrophy and failure. N Engl J Med 341 : 1276-1283, 1999
3) Hunt, SA et al : ACC/AHA guidelines for the evaluation and management of chronic heart failure in the adult : A report of the ACC/AHA Task Force on Practice Guidelines 2001. http://www.acc.org/clinical/guidelines/failure/hf_index.htm
4) 松崎益徳（班長）：循環器病の診断と治療に関するガイドライン（1998-1999年度合同研究班報告）：慢性心不全治療ガイドライン．Jpn Circ J 64（suppl Ⅳ）：1023-1079, 2000
5) Nishimura, RA et al : Evaluation of diastolic filling of left ventricle in health and disease : Doppler echocardiography is the clinician's Rosetta Stone. J Am Coll Cardiol 30 : 8-18, 1997
6) Zile, MR et al : New concepts in diastolic dysfunction and diastolic heart failure : part I. Circulation 105 : 1387-1393, 2002

〈田中伸明・松崎益徳〉

2. 急性心不全

1) 病因・病態生理

a) 急性心不全の定義

心不全とは心臓に何らかの障害があり，末梢組織・主要臓器の酸素需要量に見合うだけの血液量を絶対的または相対的に拍出できない状態と定義される．

急性心不全では心臓の機能的あるいは構造的異常が急激に発症し，その代償機転が十分でないときに招来される病態である．急性心不全には心原性肺水腫，心原性ショック，慢性左室機能不全の急性増悪，あるいは急性肺血栓塞栓症による急性右心不全など種々の病態がある．

急性心不全と慢性心不全では，その原因や，心機能低下に対する代償機転などが異なり，診断へのアプローチや治療方針もそれぞれ異なる．

急性心不全の原因疾患を表1に示す．

b) 病態生理

■①代償機転からみた病態生理

急性心不全では必要な心拍出量を維持しようと，大きく二つの代償機転が働く．

その1：前負荷増大によるFrank-Starling機序（後述）の動員．

その2：神経体液性調節．

生体は進化の過程において特に出血に対しての十分な代償機転を獲得した．このため生体は体液の喪失に対しきわめて鋭敏に反応する．体内の血管系の至る所にセンサー（高圧系容量受容体）が張り巡らされており，これらが，低心拍出を体液の喪失と誤認し（動脈系血液充満度不足あるいは有効動脈血液容量の減少），以下のような代償機序のスイッチが入る．

1) 交感神経活性の賦活化（心収縮力↑，心拍数↑，末梢血管抵抗↑），2) 液性因子の賦活化：レニン－アンジオテンシン－アルドステロン renin-angiotensin-aldosterone（RAA）系（末梢血管抵抗↑，循環血液量↑），アルギニン－バソプレシン arginine vasopressin（AVP）系の賦活化（循環血液量↑）．

1) は即座に反応し，少し遅れて2)が反応する．

これらが過度に働くと，一種の悪循環を形成する（図1）．

■②血行動態からみた病態生理

心不全は臨床的に，1) 心室拡張末期圧の上昇（backward failure）と，2) 心拍出量の低下（forward failure），の二つの病態がある．

心ポンプ機能は収縮性，前負荷，後負荷，心拍数の4因子によって規定される（図2）．臨床的にはさらに拡張能を併せて考える必要がある．

ⓐ収縮性—Frank-Starling機序と細胞内カルシウム動態—

前負荷にあたる心室拡張末期容積（収縮開始直前の心室の容積）が増えると心拍出量が増えるが，これをFrank-Starling機序という．この関係を図化したものがFrank-Starlingの心機能曲線（心室拡張末期圧—心拍出量関係）（図3）である．

一方，個々の心筋細胞の収縮性を決定する因子として，収縮期における細胞内カルシウム濃度と収縮蛋白のカルシウム反応性があげられる．収縮期の細胞内カルシウム濃度は心筋収縮性の直接的

[表1] 急性心不全の原因

1. 心筋疾患
   (1) 虚血：心筋梗塞，虚血性心筋症など
   (2) 心筋変性
      1) 特発性：拡張型心筋症，肥大型心筋症，拘束型心筋症
      2) 続発性：アルコール心筋症など
      3) 過負荷：高血圧性心疾患など
      4) 炎症：心筋炎，感染性心内膜炎など
      5) 薬物：β遮断薬，抗不整脈薬，抗炎症薬，アドリアマイシンなど
2. 弁膜疾患：僧帽弁，大動脈弁，三尖弁などの狭窄，閉鎖不全
3. 不整脈：心室頻拍，頻脈性心房細動，高度徐脈など
4. 先天性心疾患：Fallot四徴，心室中隔欠損など
5. 心膜疾患：心タンポナーデなど
6. 血栓塞栓症：肺血栓塞栓症など
7. その他：甲状腺疾患，高度貧血など

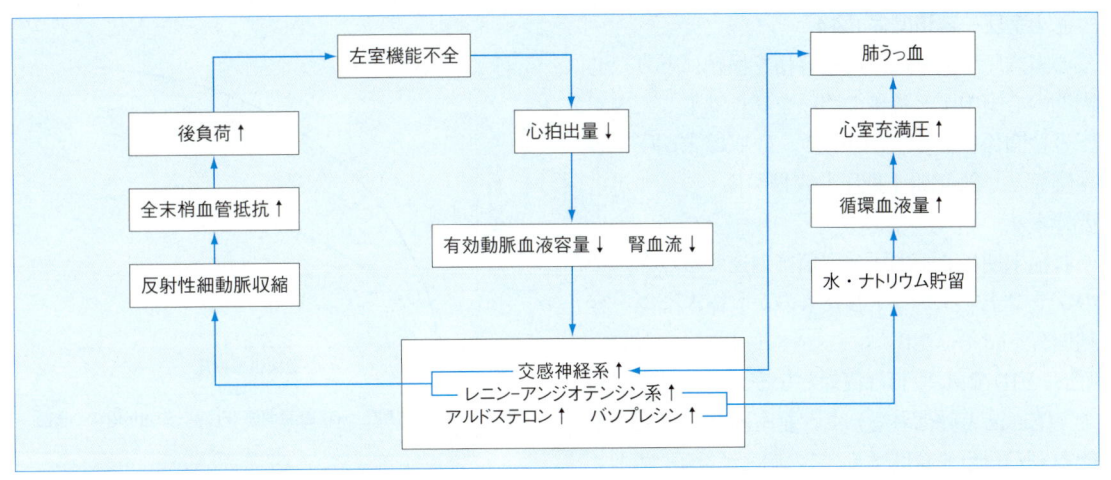

[図1] 急性心不全の悪循環

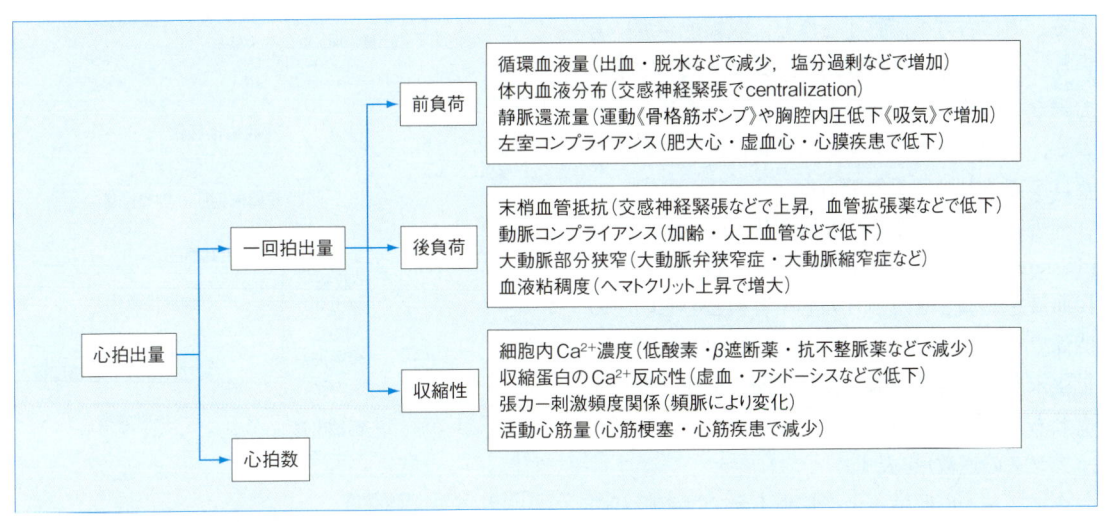

```
左室機能不全 → 肺うっ血
         ↓        ↑
後負荷↑   心拍出量↓    心室充満圧↑
 ↑                  ↑
全末梢血管抵抗↑          循環血液量↑
 ↑     有効動脈血液容量↓  腎血流↓  ↑
反射性細動脈収縮              水・ナトリウム貯留
         ↓              ↑
      交感神経系↑ ←――――――
      レニン-アンジオテンシン系↑
      アルドステロン↑ バソプレシン↑
```

[図1] 急性心不全の悪循環

[図2] 心拍出量の規定因子と関連病態

心拍出量
├─ 一回拍出量
│   ├─ 前負荷
│   │   - 循環血液量(出血・脱水などで減少，塩分過剰などで増加)
│   │   - 体内血液分布(交感神経緊張でcentralization)
│   │   - 静脈還流量(運動《骨格筋ポンプ》や胸腔内圧低下《吸気》で増加)
│   │   - 左室コンプライアンス(肥大心・虚血心・心膜疾患で低下)
│   ├─ 後負荷
│   │   - 末梢血管抵抗(交感神経緊張などで上昇，血管拡張薬などで低下)
│   │   - 動脈コンプライアンス(加齢・人工血管などで低下)
│   │   - 大動脈部分狭窄(大動脈弁狭窄症・大動脈縮窄症など)
│   │   - 血液粘稠度(ヘマトクリット上昇で増大)
│   └─ 収縮性
│   - 細胞内Ca^{2+}濃度(低酸素・β遮断薬・抗不整脈薬などで減少)
│   - 収縮蛋白のCa^{2+}反応性(虚血・アシドーシスなどで低下)
│   - 張力—刺激頻度関係(頻脈により変化)
│   - 活動心筋量(心筋梗塞・心筋疾患で減少)
└─ 心拍数

[図2] 心拍出量の規定因子と関連病態

な決定因子であり(収縮期細胞内カルシウム濃度↑⇒心筋収縮↑)，β遮断薬や低酸素で低下し，カテコラミンやジギタリス投与で上昇する．また収縮蛋白のカルシウム反応性は虚血やアシドーシスで低下する．

ⓑ 前負荷

心臓をバネにたとえると，拡張末期にどのくらい引っ張られているかに相当し，心室拡張末期圧と同義である．前負荷が増すことにより，心拍出量は増加するが，一方で心房圧を上昇させうっ血を引き起こす．

ⓒ 後負荷

一回拍出量を駆出するのに要する心室壁応力(σ)と定義される．内圧(P)が高ければ高いほど，また左室内径(R)が大きければ大きいほどσは大きくなり，壁厚(h)が厚くなるとσは小さくなる．この関係をLaplaceの法則という($\sigma = PR/2h$)．血圧値は臨床的に重要な因子となる．

ⓓ 拡張能

心室拡張能は，等容性弛緩期特性(relaxation 弛緩性)と血液流入時の伸展性(distensibility)またはスティッフネス stiffnessに分けられる．弛緩性は，急速流入期の効率を規定している．一方伸展性は，心室の広がりやすさを示し，その低下した心室では前負荷動員の際，拡張末期圧の異常上昇をきたすことになる．

ⓔ心室圧―容積関係（図4）

心室内圧を縦軸に，心室容積を横軸にとり，心周期の心室内圧と容積の関係をプロットしたのが圧容積関係である．その中で，1) 収縮末期圧―容積関係と，2) 拡張末期圧―容積関係，の二つが重要である．

収縮末期に心室内圧と容積が到達する点を，このグラフ上でプロットしたものが収縮末期圧―容積関係 end-systolic pressure-volume relation (ESPVR) であり，ほぼ直線となる．この直線の"傾き"（Emaxと呼ばれる）は，左室固有の収縮する能力（収縮能）を意味する．この傾きが急峻になり，左方へ移動すると，収縮能が高くなることを意味する．逆に右方へ偏移するほど，収縮能が悪いということになる．その最大の特徴は，同じ性能の心臓なら前負荷・後負荷がどのように変化しようとも，その到達点は必ずこの直線の上で移動するだけであるということである．

一方，拡張末期圧―容積関係 end-diastolic pressure-volume relation (EDPVR) は心室に徐々に血液を充満させたときの心室容積と心室内圧の関係である．この関係は一般に下に凸の曲線となる．拡張末期圧―容積関係は拡張後期心室伸展性，すなわち心室壁の硬さ（スティッフネス＝コンプライアンスの逆数）を表す．

さて，左室の収縮不全や拡張不全では実際どのような変化が起こるのであろうか（図5）．

収縮不全においては左室収縮（Emax）が低下するため，前負荷（拡張末期容積）および後負荷（収縮末期圧）が一定とすると収縮末期容量が増加し，その結果一回拍出量が減少する（図5，①→②）．一回拍出量の減少を Frank-Starling 機序で代償し拡張末期容積が増加すると，拡張末期圧が上昇し肺うっ血をきたすことになる（②→③）．

一方，拡張不全においては，左室スティッフネスが増大し拡張末期圧―容量関係が左上方へ移動するため，収縮能および後負荷が一定とすると拡張末期容積が減少し，その結果一回拍出量の減少が生じる（①→②）．これを代償するため拡張末期容積が増加すると，やはり拡張末期圧が上昇し肺うっ血をきたすことになる（②→③）．

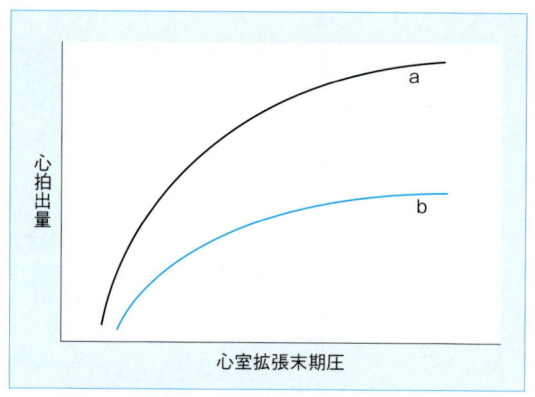

[図3] 心室拡張末期圧―心拍出量関係（Frank-Starling の心機能曲線）
左室拡張末期圧が高くなると心拍出量が増加するという右上がりの曲線となる．
a：正常の心臓
b：心機能の低下した心臓　左室拡張末期圧の増加の割合に比して心拍出量の増加が少なくなる．

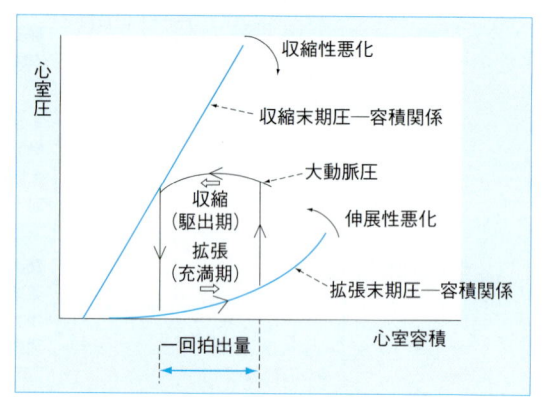

[図4] 心室圧―容積関係
1 心周期（等容積収縮期・駆出期・等容積弛緩期・充満期）は収縮末期圧―容積関係，拡張末期圧―容積関係により規定された（挟まれた）反時計方向に回転するループとして表現される．

c) 急性心不全の原因別病態

■①急性心筋梗塞に伴う急性心不全の場合

急性心筋梗塞の場合，活動可能な心筋量の絶対数が減少することにより，心臓全体としての，収縮性・弛緩性が"突然に"低下する．この突然の心拍出量の減少に対し，生体は動脈血充満不足を感知し，交感神経は著しく緊張する．その結果，頻脈となり前負荷は増大傾向となる一方，梗塞部位以外の心筋は過収縮し，心拍出量を代償しようとするが，一方で末梢血管抵抗は上昇して梗塞巣が拡大しさらなる心機能の低下と，また体液貯留も

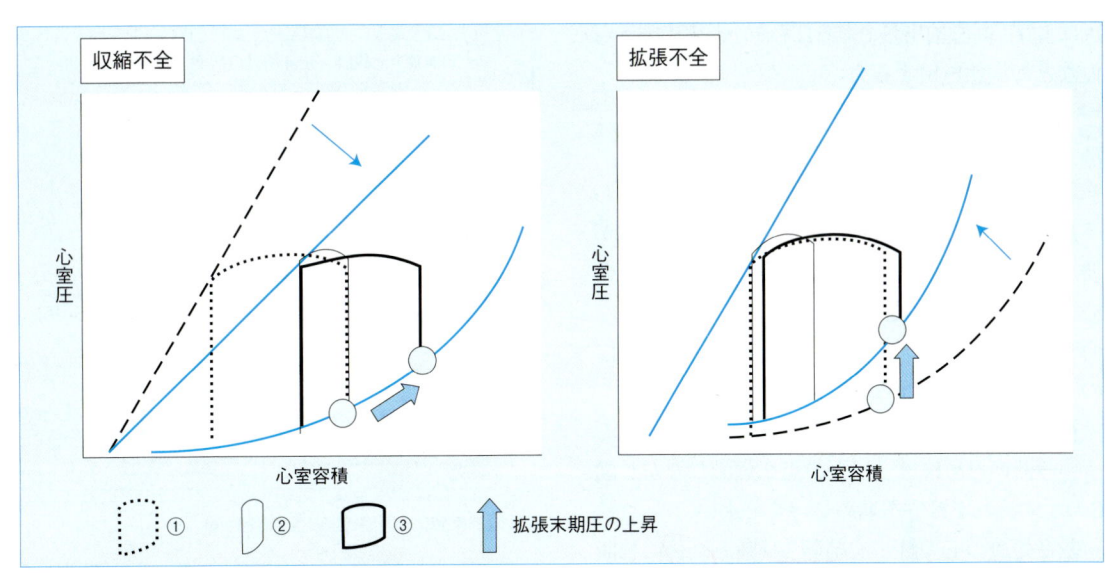

[図5] 心室圧—容積関係からみた収縮不全と拡張不全（本文参照）

加わることにより，心不全の悪循環に陥っていく．

また急性心筋梗塞などの急激に左心機能の悪化を呈する疾患では，急性肺水腫を呈することがある．これは左心機能の低下時にも初期は右心機能が保たれる結果，また交感神経の著しい緊張が体静脈容量を減少させる結果，全身の体液量増加なくごく短時間に，体血管床から肺血管床に血液が移動（中心血液量の増加— centralization —）することにより，肺水腫を呈するのである．

■ ②慢性心不全の急性増悪による心不全の場合

基本的に慢性心不全では，代償期においても，体液バランスや組織灌流は小さな増悪・寛解を繰り返しており，そこに何らかの誘因が加わって急性増悪することが多い．

例えば，拡張型心筋症（基礎疾患）＋感冒（誘因）という状況では，発熱などで基礎代謝の上昇が起こり末梢組織の酸素需要や交感神経活性が高まるが著しく低下した心機能では心拍出量を増加させるのにかなりの前負荷上昇が必要となるため，容易に肺うっ血に陥るのである．

また，高血圧性心臓病＋頻脈性発作性心房細動という例では，左室肥大により拡張不全があり，そのうえに頻脈と心房収縮の欠如が重なり，有効な心拍出量が得られなくなり，神経体液性因子の賦活化につながる．

したがって，このように慢性心不全の急性増悪といっても基礎疾患と誘因を十分に把握し病態を見極める必要がある．

■ ③心タンポナーデに伴う急性心不全の場合

心タンポナーデは，心膜腔の二次的な液体貯留により，心膜腔内圧上昇→心室拡張期充満の障害→一回拍出量と心拍出量の減少，が起こる．心膜腔内圧が急激に上昇すると静脈還流が障害され，さらに右室の拡張障害が生じ右室拡張末期圧は上昇する．さらに右室の拡張は心室中隔を介して左室を圧排し左室容量の減少をもたらして一回拍出量の低下をきたす．

■ ④高心拍出性心不全による急性心不全の場合

高心拍出性心不全は心臓の収縮および拡張機能が保たれ心拍出量は増加しているにもかかわらず，心不全兆候を呈する病態である．原因疾患として代表的なものに，甲状腺機能亢進症・貧血・脚気・動静脈瘻・敗血症などがある．いずれにせよこの病態では末梢血管抵抗が減少するため，生体は機械的受容体を介して動脈系の充満不足を感知し，低心拍出と同様に，交感神経活性の賦活化，RAA系の活性亢進，AVP系の非浸透圧性放出亢進が引き起こされる．その結果，腎における水・ナトリウムの排泄低下が起こり，循環血液量の増加とFrank-Starling機序による左室前負荷の増

大により，高心拍出量であるにもかかわらず肺うっ血などの病態を呈する．

2) 診断

急性心不全は，初期治療を誤ると生命にかかわる病態であるため，診断の迅速性および正確性が要求される．そのポイントは，①心血行動態を中心とした心不全の重症度を把握することと，②心不全を引き起こしている原因疾患や誘因の検索，の二つに大きく分けられる．

初療室における，重症度の迅速な判定・効率のよい診断のためには，以下の点を意識しながら図6の示す流れで診療を進めていくとよい．

・救命処置の必要性・心肺蘇生（搬入直後に判断可）
・心原性ショックの有無（搬入後数分以内に判断可）
・急性心筋梗塞か否か（搬入後10分以内に判断可）
・肺うっ血の有無（搬入後10分以内に判断可）

次に，基礎疾患の検索に移っていく．
慢性心不全の急性増悪なのか新規発症急性心不全かも早い段階で鑑別すべきである（表2）．

a) 症状

◆呼吸困難

心不全では肺毛細管圧の上昇により，肺のコンプライアンスが低下し，呼吸仕事量が増加する．また呼吸筋への血流低下とも相まって呼吸筋の疲労が起こることにより，呼吸困難を自覚する．そのため心不全では浅く速い呼吸様式となる．

◆起坐呼吸

仰臥位では，横隔膜の上方への移動が起こることと，肺内血液量が増して肺毛細管圧が上昇するためしばしば起坐呼吸となる．

◆発作性夜間呼吸困難

心不全では，夜間床についた後，数時間すると，急に発作的に呼吸困難をきたすことがある．これを発作性夜間呼吸困難 paroxysmal nocturnal dyspnea と呼ぶ．仰臥位による機序に加え，呼吸中枢の低酸素血症に対する反応性が鈍くなっているため発作的な症状の出現が起こるといわれる．

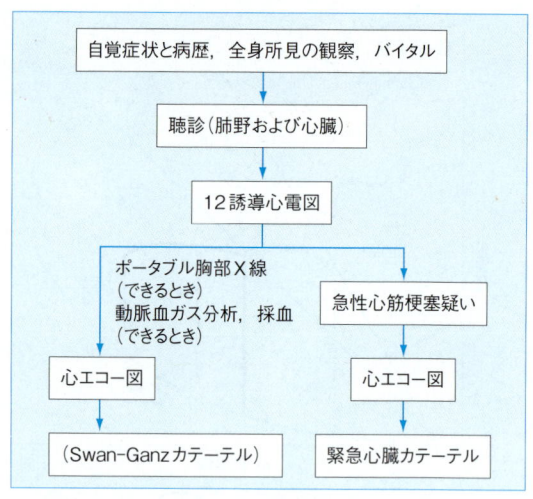

[図6] 初療室における急性心不全の診療手順

[表2] 慢性心不全の急性増悪と新規発症急性心不全の違い

	慢性心不全の急性増悪	新規発症急性心不全
末梢浮腫	あり	まれ
体重増加	あり	なし
体液量	著明増加	不変あるいは軽度増加
心拡大	あり	ときに
左室収縮	低下	低下／不変／亢進
基礎心疾患の可逆性	ときに	しばしば

◆咳・ピンクの泡沫状痰

肺水腫では，肺胞内にまで水成分が漏出し，その刺激により咳反射が起こる．痰は空気・血液も混ざり，ピンクの泡沫状となる．

◆精神神経症状（不穏）ならびに身の置き所のない感覚

全身の循環不全を反映した症状であり，重度の低心拍出状態といえる．

b) 身体所見

◆表情・顔貌

蒼白，冷汗，チアノーゼなどにより重篤感が感じられることが多い．

◆胸部所見

胸郭では，努力様呼吸（補助筋を使用）をみる．
心拡大（心尖拍動，打診から）．
心音では，gallop rhythm を呈する．また基礎心疾患により種々の心雑音を聴取する．

肺野の聴診では，肺ラ音聴取域から重症度を評価したKillipの分類がある（**表3**）．

間質の浮腫は気道狭窄をもたらしその結果喘鳴を聴取（心臓喘息）し，肺胞水腫が存在するとラ音を聴取する．

◆脈拍・血圧

通常頻脈となるが，徐脈性不整脈などによる心不全では徐脈を呈する．

小脈や遅脈：低心拍出で脈は小さく弱い．また立ち上がりもなだらかになる．

交互脈：高度の心筋障害による．

◆体静脈うっ血

浮腫，胸水，腹水，頸静脈怒張などを認める．

◆腹部所見

肝腫大，肝の圧痛（腫大した肝に被膜が伸展されることによる）など．

◆四肢冷感

心不全では交感神経が緊張し，四肢の血管は収縮して手足が冷たくなり，冷汗を認め，湿潤している．重症の場合はチアノーゼもみられる．

◆尿所見

濃縮尿を呈する．

◆動脈血ガス分析

低酸素血症を認める．P_{CO_2}は初期には過換気により低下することが多いが，末期には著しい肺うっ血のため上昇することもある．末梢循環不全が重度となると代謝性アシドーシスも呈する．

◆体重

特に慢性心不全の増悪は体重が増えていることがほとんどであり，重要な指標となる．

c）胸部X線

①左心不全の所見（図7）

心陰影は多くの場合拡大しているが，急性左心不全では拡大が著明でないことがある．左心不全により肺静脈性post-capillaryの圧上昇をきたすとリンパ管のうっ滞と相まって，ついには肺水腫を生じる．肺静脈圧がそれほど高値でなければ上葉肺静脈の拡大がみられるのみであるが，25 mmHgを超えると間質性の水腫を生じ，30～35 mmHgを超えると肺胞性の水腫をきたすといわれ

[表3] Killipの重症度分類

class Ⅰ	心不全なし
class Ⅱ	湿性ラ音が両肺野の50％以下の領域に聴取され，Ⅲ音の聴取，静脈圧の上昇を認めるなど軽度から中等度の心不全
class Ⅲ	湿性ラ音が両肺野の50％以上に聴取され，肺水腫を呈する重症心不全
class Ⅳ	心原性ショック

① hilar haze　③ peribronchial cuffing
② Kerley A　④ Kerley B

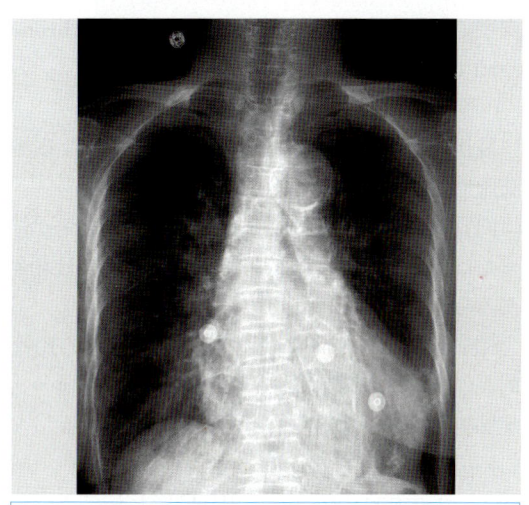

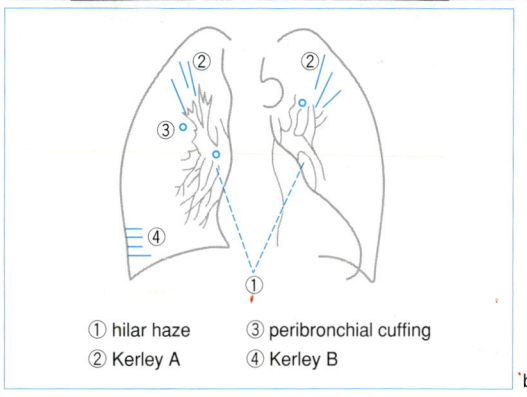

[図7] 左心不全の胸部X線像（間質性肺水腫）

ている．したがって，肺うっ血の程度を胸部X線所見から評価する場合，大まかに1）肺静脈うっ血，2）間質性肺水腫，3）肺胞性肺水腫の所見という重症度分類が可能である．

ⓐ上葉肺静脈の拡大

立位では肺血流は通常下肺優位であり下肺静脈径は上葉肺静脈径の2～3倍であるが，肺静脈圧の上昇とともに血流の再分布が生じ上葉肺静脈が下葉肺静脈よりも拡大してくる．これは肺静脈性

肺高血圧の最も早期に現れる徴候である.
　ⓑ血管,気管周囲の水腫
　肺門陰影輪郭は不鮮明となる (hilar haze). また右肺門部と心陰影との間の透亮部が消失する. 肺野は全体的にすりガラス様陰影に覆われる. 血管や気管の正切方向でとらえられた場合には, 肺血管陰影が不鮮明となり (vascular cuffing), 気管支壁の肥厚によりドーナツ状輪状陰影 peribronchial cuffing を呈する.
　ⓒ肺水腫
　最初は間質性の肺水腫がみられ, 高度になると肺胞性の肺水腫を生じる.
　間質性肺水腫の所見として, リンパ管のうっ滞または肺小葉間隙の浮腫を表す Kerley A, B line がみられる.
　Kerley A：幅 1 mm, 長さ 5〜10 cm 程度の比較的長い線状陰影が肺門から放射状に末梢に向かう. 上肺野に多い. 急性左心不全によくみられる.
　Kerley B：主に右下葉末梢で幅 1 mm 以下, 長さ 1〜3 cm 程度の併走する線状陰影として認められる. 枝分かれせず末梢は胸膜近くにまで達する. 急性左心不全にみられるが, 慢性心不全でも認められる.
　肺胞性肺水腫の所見としては, 5〜10 mm 程度の大きさの細葉性陰影が融合して斑状, 雲状陰影としてみられる. 典型的には肺陰影の内側 2/3 に顕著であり蝶形陰影 butterfly shadow と呼ばれる. 左より右, 下肺野より上肺野に強い.
■②右心不全の所見
　右第 2 弓 (右心房) の突出, 上縦隔陰影 (上大静脈) の拡大や奇静脈の拡大がみられる.
■③両心不全としての所見
　両心不全では上記に加えて, しばしば胸水, 葉間胸水, ときに心囊液の貯留を認める. 胸水は左心, 右心不全のいずれにおいてもみられるが, 胸膜の静脈は大静脈と肺静脈の両方に流れ込むので両者の圧が高い状態, すなわち両心不全で最もよくみられる. 胸水は立位では横隔膜上の均等陰影として認められ, 外側は上方に凹な曲線 (meniscus) を示す. 少量の際にはまず肋骨横隔膜部に meniscus を生じる. 葉間に入ると葉間裂の幅を増す (葉間胸水). 肋膜に癒着性変化があると生じた胸水は移動できず, 卵円形の陰影が葉間に一致した部位に認められる. これはしばしば治療により短期間に消失することから vanishing tumor と呼ばれる. 胸水は右側により貯留することが多い.

d) 心電図

　12 誘導心電図検査は, 急性心不全患者すべてに行い心不全の基礎心疾患としての除外診断を行う. また心電図モニタリングは救急室入室時より状態安定時まで継続して必要である.

e) 心エコー図

①心不全をきたす基礎疾患の評価
　心室径, 壁厚と壁運動異常, 弁膜症・シャント疾患, 心囊液, 緊急手術対象疾患の有無などを検索する.
②血行動態からみた心不全の病態評価
　駆出率 ejection fraction (EF), 左室拡張末期圧, 右房圧, 心拍出量の評価などに有用である.

■①心不全をきたす基礎疾患の評価
・心室径
　一般的に心不全では左室は拡大していることが多い. ただし急性心筋梗塞では左室拡大は著明ではない. 拡張機能障害 (収縮性心膜炎, 拘束型心筋症, 肥大心など) や左室流入障害 (僧帽弁狭窄症など) では左室拡大がみられず, また収縮が一見正常に観察される. 右室拡大はシャント疾患などの容量負荷疾患, 急性肺血栓塞栓症, 不整脈源性右室心筋症 arrhythmogenic right ventricular cardiomyopathy (ARVC) などで認められる.
・壁厚と壁運動異常
　虚血性心疾患, 高血圧性心疾患, 心筋疾患などの鑑別を行う.
・弁膜症・シャント疾患
　程度などを評価する (詳細は他章を参照).
・心囊液
　心囊液貯留をみたらタンポナーデの血行動態はないかの評価を行う.

■ ②血行動態からみた心不全の病態評価
　ⓐ EFの評価

　Teichholtzの式を用いて算出するが，急性心不全の初期診療においては，その緊急性からおよその値(visual EF)で算出することが多い．

　ⓑ 中心静脈圧の評価

　下大静脈 inferior vena cava (IVC)の径と呼吸性変動で評価する．径が15mm以下であれば右房圧は10mmHg以下，径が15mm以上で呼吸性変動が50％以下であれば右房圧は10mmHgを超えるとされる．

　ⓒ 左室拡張末期圧の評価

　―左室流入波形―

　ドプラ法による左室流入波形のE/A (E：拡張早期の波，a：心房収縮期の波)のパターンから肺動脈楔入圧 pulmonary capillary wedge pressure (PCWP)の上昇の有無を推測できる(図8)．また，E波の減衰時間 deceleration time (DcT)とPCWPには良好な負の相関があるとされる．DcT ≦ 140 msecのときはPCWP ≧ 18mmHgと考えることができる(図8)．ただし血管内脱水，僧帽弁狭窄，著しい左室拡大(70mm以上)や拡張障害の高度なもの，ではPCWPは過大評価される傾向にある．また，パルス組織ドプラ法を用い僧帽弁輪部の運動速度を計測する方法も，PCWPの推定に有用である．心尖部四腔断層像から僧帽弁輪の中隔側あるいは側壁側にサンプルボリュームを置き記録すると，拡張期には拡張早期波(e')と心房収縮期波(a')が得られる．左室弛緩障害をきたすとe'は減高し，A'は増大する．左室流入波形のE波とe'を組み合わせたE/e'がe'のみよりも左室拡張末期圧と良好な相関を示すとされ，E/e'が15以上では左室拡張末期圧の上昇が示唆される(図9)．

　―三尖弁逆流波からの肺動脈圧の推測―

　血管内 volumeが増加しており，肺動脈圧が上昇している例では，三尖弁逆流を認めることも多い．このことを利用して，ドプラ法で肺動脈圧を推定することが可能である．三尖弁血流速度に簡易Bernoulli式 ($P = 4V^2$, P：圧較差, V：血流速)を適用すれば収縮期の右室―右房間の圧較差がわかる．これに推定される右房圧(＝中心静脈圧

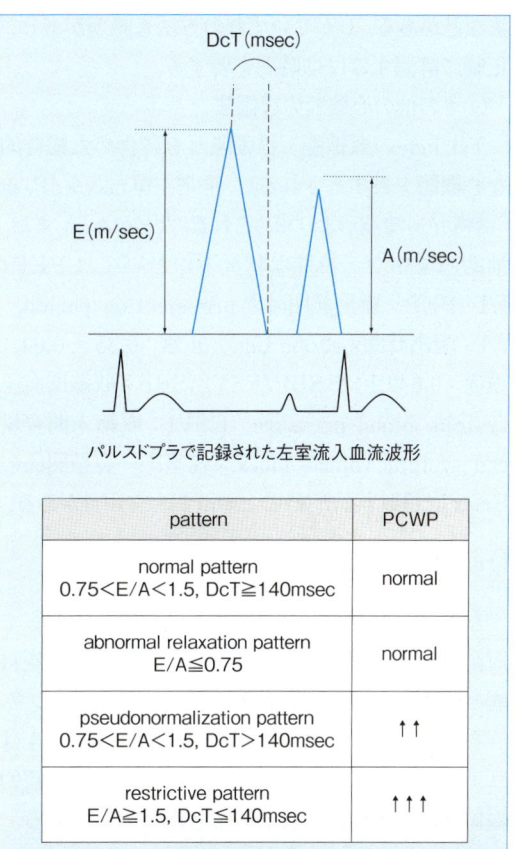

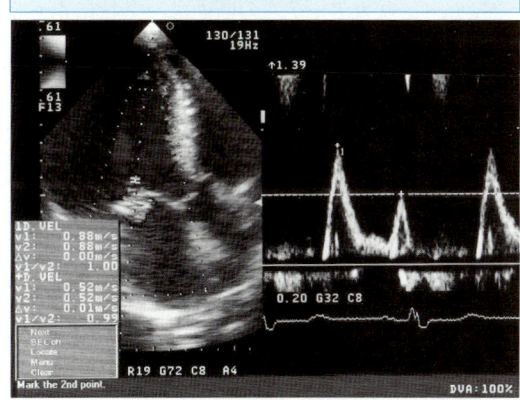

パルスドプラで記録された左室流入血流波形

pattern	PCWP
normal pattern 0.75<E/A<1.5, DcT≧140msec	normal
abnormal relaxation pattern E/A≦0.75	normal
pseudonormalization pattern 0.75<E/A<1.5, DcT>140msec	↑↑
restrictive pattern E/A≧1.5, DcT≦140msec	↑↑↑

[図8]心エコードプラ法による左室拡張末期圧の評価

central venous pressure；CVP)を加えれば右室収縮期圧(＝肺動脈収縮期圧)である(図10)．

　ⓓ 心拍出量の評価

　左室拡張末期・収縮末期容積から一回拍出量を求める方法(area-length法やSimpson法など)や，ドプラ法を用いて左室流出路断面積と左室駆出血流の流速積分値の積により一回拍出量を求める方

法などがある．しかしいずれの方法も誤差があり，正確に計測するには時間を要する．

ⓔその他の心機能の評価法

Tei index（収縮能・拡張能ともに含めた総合的な心機能を表すとされる），推定左室max+dP/dt（僧帽弁逆流波形より求められる）などがある．また，補助循環中など特殊な状況下においてはPEP/ET（PEP：駆出前期時間 pre-ejection period，ET：駆出時間ejection time，正常：0.35±0.04，重症：0.6以上）やSBP/ESVI（SBP：収縮期血圧 systolic blood pressure，ESVI：収縮末期容量 end-systolic volume index，左室圧―容積関係のEmaxに類似する所見）などの計測も有用性がある．

f）心臓カテーテル

左心カテーテルは，急性心不全の際，主として冠動脈疾患に起因すると考えられた場合の治療目的として施行される（冠動脈インターベンション）．

右心カテーテル法（Swan-Ganzカテーテル）はリアルタイムにかつ連続的に心血行動態を客観的数値として表現するきわめて有用な方法である．

Swan-Ganzカテーテルの断面はハス状に4～6腔に分かれており，後述の諸量を計測できる．先端孔からは通常時肺動脈圧がモニターされるが，先端のバルーンをインフレートするとカテーテルは血流にのって肺動脈末梢に楔入wedgeし，肺動脈楔入圧が得られる．また先端より近位部30 cmのところに開口する側孔は後述の熱希釈法による心拍出量測定の際の氷冷水注入に用いられるが，それ以外に右房圧のモニターに用いる．また高カロリー輸液も可能である（図11，12）．

■①右房圧

平均右房圧の正常値は2～7mmHgであり，正常では吸気で下降して呼気・怒責で上昇する．正常の右房圧曲線はa波（右房収縮）・c波（三尖弁膨隆）・v波（右房充満）の三つの陽性波と，x谷（右房弛緩）・y谷（三尖弁開放）の二つの陰性波から構成される．右室不全や心嚢液貯留などで右室拡張末期圧が上昇しているときは平均右房圧の上昇が著明で，特にa波が増大する．三尖弁逆流があると，v波が大きくなりx谷をのみ込む形になる．

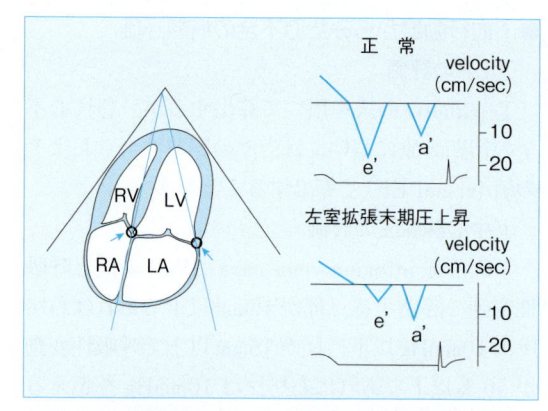

[図9] パルス組織ドプラ法を用いた僧帽弁弁輪部運動速度による左室拡張末期圧の評価

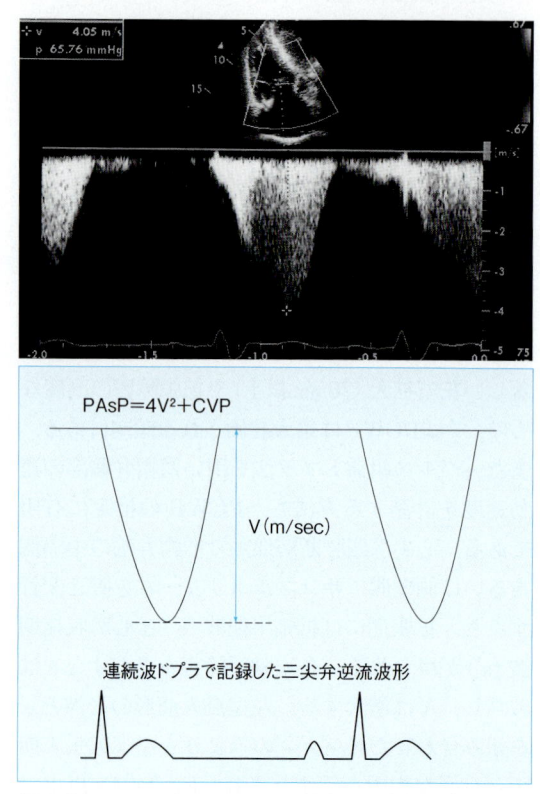

[図10] 心エコードプラ法による肺動脈収縮圧（PAsP）の推定

■②右室圧

正常の右室収縮期圧は，15～35mmHg，拡張期圧は0～5mmHgの範囲にある．肺高血圧がある場合には収縮期圧は上昇する．右室梗塞，心タンポナーデなどでは，dip and plateau型（0以下の拡張期下降から急峻に立ち上がり，収縮期圧の3分の1を超える拡張期プラトー圧に至る）の波形

を呈する.
■ ③肺動脈圧
　正常の肺動脈圧は収縮期15〜35mmHg，拡張期8〜12mmHg，平均20〜25mmHgである．平均動脈圧の上昇は肺血流量の増加，肺血管抵抗の増大，左心不全による左室拡張末期圧の上昇などでみられる．肺動脈圧拡張期圧は，通常，肺動脈楔入圧にほぼ一致するので，Swan-Ganzカテーテル先端を楔入できない際には代用できる．
■ ④肺動脈楔入圧
　肺動脈楔入圧は肺動脈末梢に血管抵抗を増加させる病変がない限り，肺毛細血管床を通して左房圧を反映する．したがって僧帽弁狭窄症がなければ，肺動脈楔入圧を測定することにより左室拡張末期圧をほぼ推測することができる．右房圧に類似してa波・v波の陽性波，x谷・y谷の陰性波からなる．正常の平均肺動脈楔入圧は5〜13mmHgであり，左心不全で上昇する．僧帽弁閉鎖不全症ではv波が増高し，重症度評価に診断的である．
■ ⑤心拍出量
　氷冷生理食塩水を右房内にbolus注入すると，肺動脈内にあるサーミスターによって肺動脈血温度変化がコンピューター内で記録され，心拍出量が計算され表示される（熱希釈法）．正常値は4〜8l/min（2.5〜4l/min/m^2）である．ただしシャント疾患や三尖弁閉鎖不全では評価が困難となる．このような場合はFick法により心拍出量を計算する．最近では心拍出量を連続測定できるcontinuous

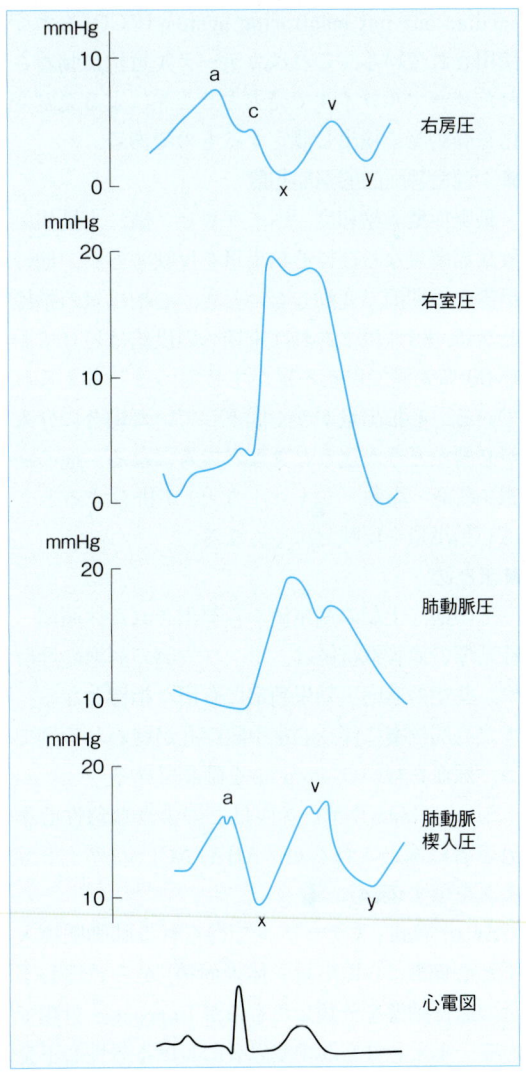

[図11] Swan-Ganzカテーテルの圧波形

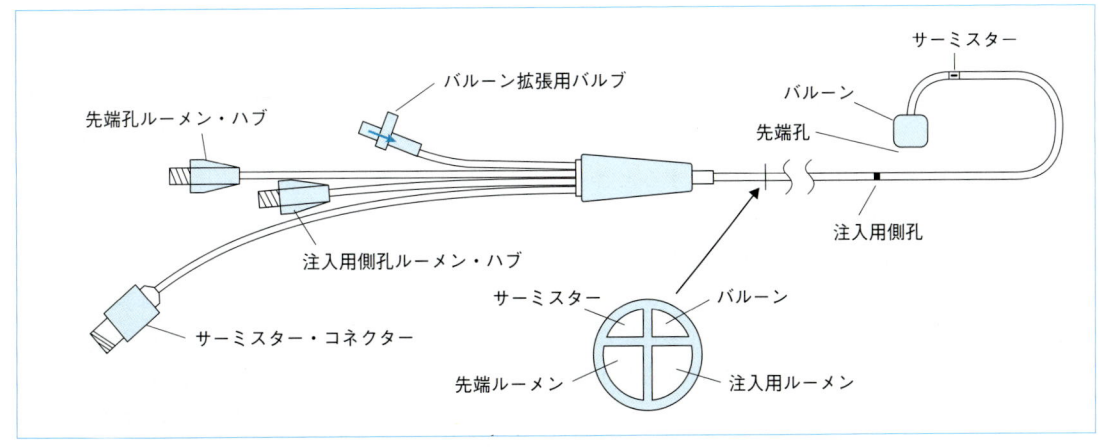

[図12] Swan-Ganzカテーテル

cardiac out-put monitoring system (CCO) もよく使用されている．これはカテーテル近位に装着されたサーマルコイルで発生させた熱による温度変化を肺動脈で検出し測定するものである．

■ ⑥混合静脈血酸素飽和度

動脈血酸素飽和度，ヘモグロビン値，末梢組織酸素需要量ならびに心拍出量を反映するが，他の指標が短期間で変動しないとき，心拍出量の指標となる．66％以上あれば末梢への供給は足りており60％未満で供給不足が生じていると考えられている．心拍出量がやや低下していた場合に介入が必要かどうか迷うときなど参考になる．他の病態（感染・高熱・シャントなど）が併存するときは心拍出量を反映しにくくなる．

■ まとめ

その他，上記の測定値から算出される体循環・肺循環の血管抵抗値は，ポンプ失調の病態の理解や，薬剤の適応・効果判定に有用な指標となる．また心筋梗塞に伴う心室中隔穿孔が疑われる例では，採血を行い O_2 step up を確認できる．

Swan-Ganz カテーテルはどのような急性心不全患者に適応されるか，AHA/ACC のガイドラインを示す（表4）．

Swan-Ganz カテーテルで得られる肺動脈楔入圧と心係数（心拍出量÷体表面積）から急性心不全の血行動態を分類したものが Forrester 分類である．本来急性心筋梗塞患者における急性心不全の分類法であったが，今日では原因によらず一般的な心不全重症度評価に用いられており，治療方針の基準となっている（図13）（ただし，Swan-Ganz カテーテルから得られた血行動態データには，心臓の収縮性に関する指標がないという欠点もある）．

Swan-Ganz カテーテルなしで治療をするときにも，心エコー図や身体所見から，心拍出量，PCWP，血管内 volume，および末梢血管抵抗についての推測に基づいて治療することになる．「wet or dry? warm or cold?」という考え方は参考になる（図14）．その際，治療はより緩徐に行う必要がある．

[表4] Swan-Ganzカテーテルの適応ガイドライン

クラスⅠ（適応）
1. 適切な輸液に速やかに反応しない心原性ショック
2. 適切な治療手段に反応しない，または低血圧かニアーショックを合併する肺水腫
3. 肺水腫が心原性か非心原性かが不確かな場合，それを解決する診断法として

クラスⅡ（容認されるが異論もあり）
1. 非代償性の慢性心不全が通常の治療に反応しない患者において，血管内容量，心室充満圧，全体的心機能を評価するために
2. 非代償性の慢性肺疾患患者における全体的な心血行動態の評価または左心不全の除外のために
3. 急性心不全において新たに発生した収縮期雑音の原因，臨床的・血行動態的意義を評価する診断法として

クラスⅢ（一般に適応とならない）
心不全の評価，診断，治療に対するルーチンのアプローチとして

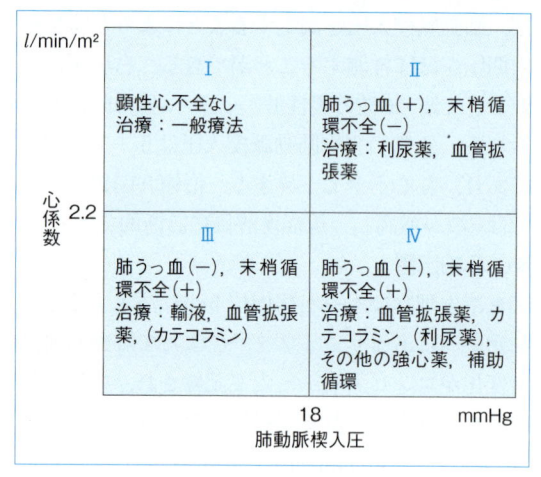

$l/min/m^2$		
	Ⅰ 顕性心不全なし 治療：一般療法	Ⅱ 肺うっ血（+），末梢循環不全（−） 治療：利尿薬，血管拡張薬
心係数 2.2	Ⅲ 肺うっ血（−），末梢循環不全（+） 治療：輸液，血管拡張薬，（カテコラミン）	Ⅳ 肺うっ血（+），末梢循環不全（+） 治療：血管拡張薬，カテコラミン，（利尿薬），その他の強心薬，補助循環
	18 肺動脈楔入圧	mmHg

[図13] Forresterの血行動態分類と治療指針

3) 治療

a) 基本的考え方

急性心不全の臨床上の出現様式は，呼吸苦が出現するのみのものから心原性ショックとなり発症するものまで幅広い．特に心原性ショックの死亡率は高く，その予後には急性期の治療が大きく影響する．原因となる心疾患に対する根本的な治療を必要とするが，急性心不全の場合は救命がまず第一である．急激に破綻をきたした循環動態を改善し，できるだけ速やかに代償期に移行させなければならない．誘因（感染，飲水・塩分摂取過多，内服中断，過労，新たな不整脈，虚血）の除去も

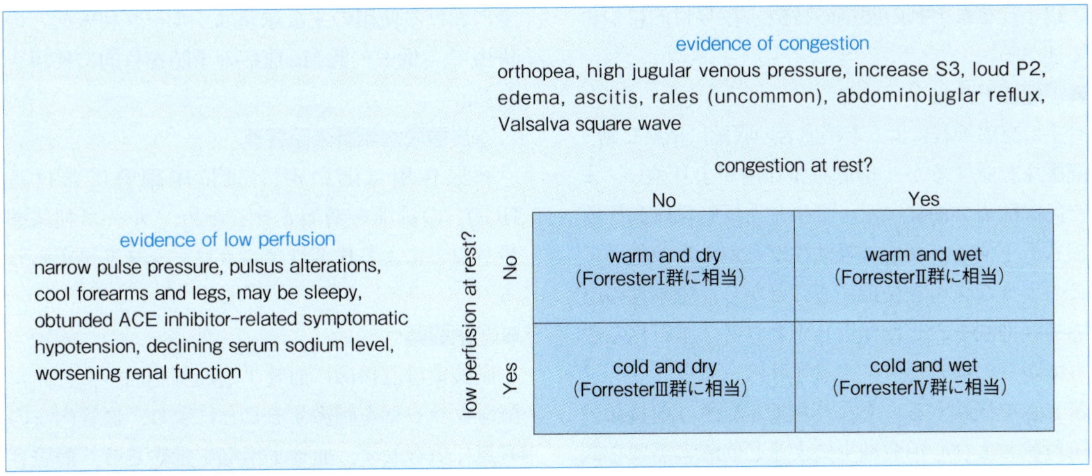

```
                              evidence of congestion
                   orthopea, high jugular venous pressure, increase S3, loud P2,
                   edema, ascitis, rales (uncommon), abdominojuglar reflux,
                   Valsalva square wave

                                       congestion at rest?
                                       No              Yes
  evidence of low perfusion         warm and dry    warm and wet
narrow pulse pressure, pulsus alterations,   No  (ForresterI群に相当)  (ForresterII群に相当)
cool forearms and legs, may be sleepy,
obtunded ACE inhibitor-related symptomatic
hypotension, declining serum sodium level,  Yes  cold and dry    cold and wet
worsening renal function                      (ForresterIII群に相当) (ForresterIV群に相当)
```

[図14] 急性心不全の非侵襲的血行動態評価

重要である．治療の中心は薬物療法であるが，薬物抵抗性の難治性心不全に対しては機械的補助循環療法を積極的に行うことにより治療成績は向上し死亡率を減少させることも可能になってきている．

急性心不全は，種々の病態が混在しているため病態を的確に分析し治療戦略に生かすことが肝要である．①Forrester 分類のどこに位置しているか，②心収縮性，③拡張性，④血管内 volume・血管抵抗，⑤基礎疾患，⑥誘因や悪化因子，などを常に意識しながら目標となるポイントを目指して輸液・利尿薬・血管拡張薬・強心薬などの投与を行う．

b) 一般療法

■①体位

原則として Fowler 位を保つ．ただし静脈還流の低下が病態に悪影響を及ぼす心タンポナーデなどでは注意を要する．

■②酸素投与

全例で酸素投与を行う．症例によっては，肺毛細管圧の低下や，交感神経活性の低下が得られ，酸素投与のみで病態が好転する可能性もある．また，最近では鼻マスクもしくはフェイスマスクを密着し，リザーバーバッグと水バルブにより 3～10cmH$_2$O の呼気終末陽圧呼吸 positive end-expiratory pressure (PEEP) を加えた非挿管式

[表5] 急性心不全治療薬の使用用量

薬剤	用法・用量
塩酸モルヒネ	2.5mg を静注．必要に応じて反復投与
フロセミド	1回 20～120 mg を静注．点滴静注 2～5 mg/h
ドパミン	0.5～10μg/kg/min で点滴静注
ドブタミン	1～5μg/kg/min で点滴静注
ノルエピネフリン	0.5～5μg/kg/min で点滴静注
アムリノン	5～15μg/kg/min で点滴静注
ミルリノン	0.25～0.75μg/kg/min で点滴静注
塩酸オルプリノン	0.1～0.3μg/kg/min で点滴静注
ニトロプルシッド	初回投与量 10μg/min，最大投与量 40～75μg/min 程度
ニトログリセリン	10～200μg/min
カルペリチド	0.05μg/kg/min 以下を初期投与量として，血行動態を観察しながら，0.2μg/kg/min まで増量可

CPAP もしばしば行われている．

■③輸液管理

水・電解質・酸塩基平衡を厳密にコントロールすることは必須である．循環血液量を急いで増加させたい際には，細胞間質液もしくは膠質液を 50～100ml 単位で投与し，反応をみるべきである．維持輸液では急速に血管外，細胞内に拡散するため，目的とした血管内 volume が得られないことがある．

c) 薬物療法

急性心不全の治療に用いる薬剤の実際の投与法，投与量を表5に示す．

以下，それぞれの薬剤の特徴，投与目的について述べる．

■ ①塩酸モルヒネ

主に交感神経による末梢血管の収縮に拮抗し動・静脈を拡張するが，静脈拡張作用がより強い．また高炭酸ガス血症によって生じた反射性細動脈収縮も低下する．交感神経活性が亢進した条件下でこのような作用を発揮することから，中枢性の交感神経抑制を介した作用と思われる．また化学受容体からの換気反射による頻呼吸を減弱させ，息苦しさを軽減する．すなわちモルヒネは前負荷・後負荷および心拍数減少による心筋酸素需要を低下させるのみならず，呼吸仕事量の抑制による酸素需要も減少させる．さらには作用発現も速い．ただし，呼吸抑制作用があるため，特に高齢者には慎重に投与する．気管支喘息患者には禁忌である．

■ ②利尿薬

ⓐループ利尿薬

急性心不全の治療に最も一般的に用いられる利尿薬である．Henle上行脚のNaClの再吸収を抑制し，用量依存性に利尿効果を発揮する．腎機能障害例にも使用でき，軽度の静脈拡張作用もある．副作用としては，低Na血症，低K血症，低Mg血症などの電解質異常がある．静注から投与を開始するが，頻回に使用しなければならない状況では持続点滴も検討される．

ⓑサイアザイド系利尿薬

本剤はループ利尿薬に比し，①利尿効果が緩徐，②作用時間が長い，③腎機能低下例でほとんど効果がない，④静注薬がない，などの違いがある．このため急性心不全に使用されるケースはあまりないが，ループ利尿薬とは尿細管での作用部位が異なるため，併用により相乗効果が期待できることもある．

ⓒ抗アルドステロン薬

アルドステロン拮抗作用により，遠位尿細管や皮質部集合管においてNa^+-K^+，Na^+-H^+交換性Na^+再吸収作用に特異的に拮抗し，K^+H^+保持性Na利尿作用を示す．しかし，単独で利尿作用は弱く，作用発現は緩徐で，持続は長い．急性心不全における使用の主な意義は，ループ利尿薬との併用で，低K・低Mg血症の予防を目的に使用される．

ⓓ炭酸脱水素酵素阻害薬

利尿作用は弱いが，近位尿細管におけるHCO_3^-の排泄を増加させるため，ループ利尿薬投与などによる代謝性アルカローシスを是正しうる．

■ ③硝酸薬

硝酸薬は直接的に血管平滑筋細胞内のグアニル酸シクラーゼを刺激することにより，血管内皮の有無に依存せず，血管平滑筋を弛緩させ，静脈容量血管と動脈抵抗血管を拡張する．低用量では主に静脈系を拡張し，高用量で動脈にも拡張効果を及ぼす．即効性があり半減期も短いので，急性心不全の初期治療に用いられることが多い．長期使用時の薬剤耐性が指摘されている．

■ ④ジギタリス製剤

かつては強心薬として急性心不全に用いられてきたが，その効果は少ないとされ，最近は主として頻脈性心房細動に対する心拍数コントロールのために用いられる．

■ ⑤カテコラミン

ⓐドブタミンとドパミン

塩酸ドブタミンは合成カテコラミンで，主にβ_1受容体を介し，心臓への陽性変力作用（収縮力の増強）をもたらす．臨床的な特徴としては，血圧の上昇や心拍数の上昇が軽微であるため，心筋酸素消費量をあまり増加させないことがあげられる．そのため虚血性心疾患に伴う心不全にはよい適応となる．

一方，塩酸ドパミンはノルエピネフリンの前駆物質で，神経末端に貯留されているノルエピネフリンを放出することで，αおよびβ受容体を刺激する．また直接的なドパミン受容体（DA_1）刺激は，腎・腸間膜動脈を拡張し，DA_2受容体刺激はノルエピネフリンの放出抑制として作用する．ドパミンはその投与量により薬理作用が異なるのが特徴である．低用量（$<3\mu g/kg/min$）では，DA_1およびDA_2受容体を刺激し，主として腎血管などの末梢血管を拡張させ利尿効果がある．中等量（3

〜7μg/kg/min）では，β_1受容体を刺激し心筋収縮力，心拍数の上昇が起こる．さらに増量すると（>7μg/kg/min）α受容体刺激作用も加わり，末梢血管収縮も著明となる結果，心筋酸素摂取量は増加する．重症の心不全の際などは，低用量のドパミンと中用量のドブタミンの両者を併用すると，末梢血管収縮作用や心拍数の増加を抑えながら，心収縮力の増加と利尿効果が期待できる．

　ⓑノルエピネフリン

　αおよびβ_1受容体刺激により強力な末梢血管収縮作用ならびに心収縮力増加作用を有する．一方，β_2刺激作用は少なく，よって血圧上昇作用は強い．後負荷を増大させるが，臓器の循環不全を回避するために血圧が必要な状況においては使用すべきである．

　ⓒエピネフリン

　すべての受容体刺激作用（特にβ_1）をもつ強力なカテコラミンで，頻脈・不整脈誘発をきたしうるため急性心不全治療薬としてはほとんど使用されることはなく，心肺蘇生時などの緊急時に使用されることが多い．

■⑥カテコラミン世代以降の急性心不全治療薬

　ⓐニトロプルシド

　血管拡張の機序は硝酸薬と同じであるが，動脈拡張作用は強力で，用量依存性である．afterload mismatch を著しくきたしている例や，急性大動脈弁逆流・急性僧帽弁逆流時には効果的と思われる．

　ⓑカルペリチド

　わが国で臨床使用可能な心房性ナトリウム利尿ペプチド atrial natriuretic peptide（ANP）で，動・静脈を拡張させ，かつ利尿作用を有する．動脈側の血管拡張作用は硝酸薬より強力である．しかし硝酸薬などの従来の血管拡張薬と大きく異なる点は，血管拡張作用や利尿作用によって惹起される交感神経系およびレニン-アンジオテンシン系の賦活化を抑制できることである．急性肺水腫にANPを投与すると，肺毛細管圧および体血圧を減ずることでわずかに心拍出量を増加させるが，心拍数は増加しない．これはANPによる交感神経抑制と関連すると思われる．高用量投与で過度

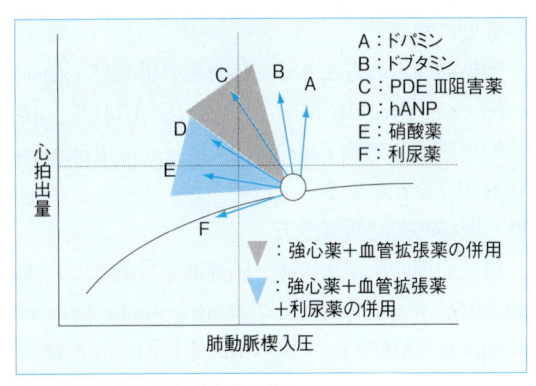

[図15] 静注心不全薬の血行動態効果

A：ドパミン
B：ドブタミン
C：PDE Ⅲ阻害薬
D：hANP
E：硝酸薬
F：利尿薬

■：強心薬+血管拡張薬の併用
■：強心薬+血管拡張薬＋利尿薬の併用

な血圧低下をきたすことがある．

■⑦ホスホジエステラーゼⅢ阻害薬

　強心作用と血管拡張作用を併せ持つ心不全治療薬で，直接心筋や血管平滑筋のホスホジエステラーゼ phosphodiesterase（PDE）Ⅲを阻害し，cAMPの分解を抑制する．その結果，心筋に対しては細胞内cAMP濃度と細胞内Ca^{2+}濃度を上昇させることにより陽性変力作用を示し，血管平滑筋に対しては細胞内cAMP濃度の上昇による筋小胞体のCa^{2+}取り込みを促進させ，細胞内Ca^{2+}濃度を低下させることにより血管拡張作用を示す．また，薬剤耐性が起こりにくい．したがって，PDE Ⅲ阻害薬は血管内容量負荷を呈する低心拍出状態，左心不全に伴う肺高血圧の強い症例や，カテコラミン抵抗性例，またはβ遮断薬療法中の慢性心不全患者の増悪例，に適している．血管拡張作用は比較的強いので，低血圧に気をつける．

　図15に静注心不全治療薬の血行動態効果を示す．

　以上のほか，BNP（脳性ナトリウム利尿ペプチド brain natriuretic peptide）製剤，バソプレシン（V2）受容体拮抗薬，カルシウム感受性増強剤，などが今後の心不全治療薬として期待されている．

d）非薬物療法

■①透析療法

　急性心不全に対し，過剰な体液を除去するためにはまず，利尿薬をはじめとした薬物療法が試みられるが，奏効しない場合，体外循環による除水

が必要になる.

機械的除水の方法として体外限外濾過法 extra-corporeal ultrafiltration method（ECUM）や，持続的血液濾過透析 continuous hemodiafiltration（CHDF）などがある.

■ ②機械的補助循環療法

機械的補助循環法には，圧補助を目的とした大動脈内バルーンパンピング法 intra-aortic balloon pumping（IABP）と，流量補助を目的とした経皮的心肺補助循環法 percutaneous cardiopulmonary support（PCPS）さらには補助人工心臓がある.

■ ③補助循環療法の目的・開始基準

補助循環の開始基準は，急性重症心不全において可能な限りの薬物療法を行っても十分な反応が得られない高度難治性肺水腫（や慢性左心機能不全の急性増悪），あるいは適切な輸液および十分なカテコラミンの投与を行っても持続する心原性ショックで，かつ原疾患の回復の可能性がある場合もしくは将来的に心移植を考慮している場合である．すなわち補助循環は血行動態の維持が最終目標ではなく，循環不全をきたした原因が解除される最終治療までのブリッジとして使用される．最近では，補助循環療法の簡便さ・安全性が増し，適応基準が拡大しつある.

■ ④大動脈内バルーンパンピング法（IABP）

大動脈内にバルーンを挿入・留置し，拡張期に膨張させ，収縮期に収縮させる．大動脈弁開放の瞬間，バルーンの収縮により，大動脈拡張末期圧が低下し，後負荷を減少させる（systolic unloading）．拡張期にはバルーンの膨張により拡張期圧が上昇し冠動脈血流が増加する（diastolic augmentation）（図16）．圧補助であるため，流量補助効果は最大でも20％程度で，自己心拍出による血圧が維持できない場合の効果は期待できない．

基本的にはカテコラミン使用下でも収縮期血圧80mmHg以下，心係数2.0l/min以下，肺動脈楔入圧20mmHg以上が適応の目安となるが，虚血性心疾患ではより積極的に考慮する．一方，中等度以上の大動脈弁逆流（逆流率を増加させる），大動脈解離，大動脈瘤，大動脈の著明な石灰化や粥状硬化，閉塞性動脈硬化症（IABP挿入側）を有す

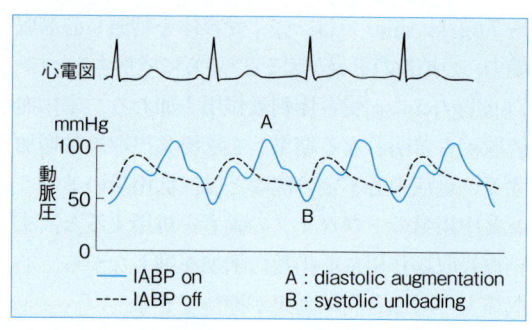

[図16] IABP時の大動脈圧波形

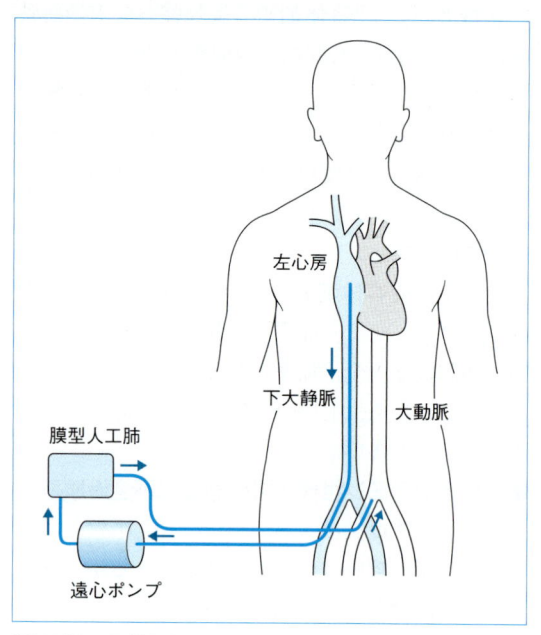

[図17] PCPS挿入図

る症例などは禁忌となる．

合併症としては，下肢虚血，動脈損傷（動脈解離含む），神経障害，バルーン損傷による gas emboli，バルーンによる破砕が関係する溶血・血小板減少や，アテローム塞栓などによる腹部内臓虚血症状などがある．

■ ⑤経皮的心肺補助循環法（PCPS）

PCPSは大腿静脈経由で右心房までカニューレを挿入し，遠心ポンプを用いて脱血した血液を人工肺で酸素化し大腿動脈から送血する補助循環法（V-Aバイパス）で，両心補助効果を有する（図17）．酸素化された血液が強制送血され組織灌流が維持されるが，冠血流補助効果がないため直接的な心筋虚血の改善は得られず，むしろ左心室に

対して後負荷増大により心筋酸素需要を増加させてしまう恐れもある．また遠心ポンプを使用するため循環は定常流の補助であり，臓器保護の点から考えても，IABPとの併用がより生理的である．PCPSのその他の利点として，前負荷軽減作用がある．

適応には，1) IABPを用いても循環補助が不十分な心原性ショック，2) 難治性・反復性の心室細動，3) 重症右心不全，4) 急性肺血栓塞栓症，5) 劇症型心筋炎，6) 肺や気管支手術における補助手段，7) 高リスク冠動脈インターベンション（高度左心機能低下例，左主幹部病変，残存心筋を唯一灌流している冠動脈へのインターベンション），8) 開心術後体外循環離脱困難症・低心拍症候群，などがある．なお，7)，8)にはまずIABPが考慮され，次にPCPSが選択される．

合併症として，溶血（2～3日後に必発），下肢阻血などがある．

■おわりに

IABPやPCPSまで駆使した治療にも抵抗性を示す難治性心不全（で離脱の可能性があり）の症例に対しては，補助人工心臓 ventricular assist system (VAS) による循環補助が必要となる．

文献
1) 循環器病の診断と治療に関するガイドライン（1998-1999年度合同研究班報告）：急性重症心不全治療ガイドライン．Jpn Circ J 64 (suppl IV): 1129-1165, 2000
2) 北村惣一郎ほか：重症心不全—診断・治療・病理の最前線，医学書院，東京，2003
3) Nagueh, SF et al : Doppler tissue imaging : a noninvasive technique for evaluation of left ventricular relaxation and estimation of filling pressures. J Am Coll Cardiol 30 : 1527-1533, 1997
4) Nohria, A et al : Medical management of advanced heart failure. JAMA 287 : 628-640, 2002
5) Redfield, MM et al : Burden of systolic and diastolic ventricular dysfunction in the community : Appreciating the scope of the heart failure epidemic. JAMA 289 : 194-202, 2003
6) Williams, JF et al : Guidelines for the evaluation and management of heart failure. Report of the American College of Cardiology/American Heart Association Task Force on Practice Guidelines Committee on Evaluation and Management of Heart Failure. Circulation 92 : 2764-2784, 1995

（中村安真・廣　高史・松﨑益德）

III．心不全

3. 慢性心不全

1) 病因

慢性心不全はあらゆる心疾患の終末像であり，種々の原因で起こる．欧米の統計データでは，心筋梗塞後（54％），高血圧性（24％），弁膜症（16％）と虚血性の割合が多い．本邦の統計データはまだ少ないが，小規模な統計では，心筋梗塞後（35％），弁膜症（28％），高血圧性（20％）となっており，弁膜症の割合がまだ多い．特発性拡張型心筋症や肥大型心筋症の拡張相によるものは，心不全の19％を占める．まれな原因として，心アミロイドーシスや心サルコイドーシス，筋ジストロフィーに合併した心筋症などがあげられる．慢性心不全は主として収縮機能の低下と考えられてきたが，慢性心不全の病態と予後を規定する因子として，1) 心機能低下，2) 運動耐容能の低下，3) 不整脈，特に致死的不整脈の発生があげられ，それらが種々の割合で組み合わさって病態を形成している（図1）．運動耐容能の低下は拡張機能に依存していることが知られている．予後を規定する因子として，致死的不整脈の発生が重要であり，強心薬で心機能を改善しても必ずしも予後を改善しないことがある．

2) 病態生理

慢性心不全では，正常心筋の喪失により正常な心筋量が減少することにより，残存している心筋に過剰な代償機転が働く．その典型例が心筋梗塞後の慢性心不全である．心筋梗塞によって壊死した心筋の機能を代償するために，健常部の心筋にカテコラミンやアンジオテンシン，アルドステロン，エンドセリンといった神経体液性因子が過剰に作用することにより心肥大，および心拡大をきたす（表1）．これを左室のリモデリングと呼ぶ．リモデリングを起こした心筋は細胞の肥大，間質

の線維化などの質的変化を起こし，心筋収縮性や拡張性が障害されている．そのため左室の拡張末期圧が上昇し，水分過剰摂取，運動，感染症を引き金として，肺うっ血を生じてくる．また，心不全状態では活性酸素の発生が増加しており，ミトコンドリア機能や，カルシウム調節蛋白に異常を起こし，心不全の発症や進展に関与していると考えられる．また，種々のサイトカイン（interleukin（IL）-1，interleukin（IL）-6，tumor necrosis factor（TNF）-α）が心不全の進行に伴って増加し，心不全の進展に関与していると考えられる．一方，特発性拡張型心筋症では，すべての心筋が何らかの機能障害により，細胞機能が低下している．この場合，局所的な心筋機能異常ではなく全体的な機能低下であり，結果として神経体液性因子の活性化が起こることは心筋梗塞後の場合と共通している．この代償機序が過剰になると，心不全の進行を促進し，心不全の悪循環を形成するため，この悪循環を断ち切ることが治療上重要になる（図2）．

a）拡張不全

収縮機能は比較的保たれているにもかかわらず，心不全を発症する場合がある．これは拡張能の障害に起因すると考えられ，拡張不全 diastolic heart failureと呼ばれている．拡張不全の基礎疾患の約8割が高血圧症を合併し，心肥大が関与すると考えられる．また，高齢者や女性に多いとされている．拡張障害があると，運動時，頻拍時，発熱時，感染症を起こした場合などに，左室拡張末期圧の上昇を起こしやすく，左房圧の上昇，肺静脈圧の上昇をきたし，肺うっ血を起こす．

b）慢性心不全の発症，進展に関与するカテコラミンの作用

慢性心不全において，交感神経系の過度の亢進が持続し，血中ノルエピネフリン濃度が増加していることは，以前よりCohnらにより報告され，心不全の重症度に相関していると考えられてきた．ノルエピネフリンは交感神経α受容体とβ受容体に結合する．β受容体の刺激はGs蛋白を介し

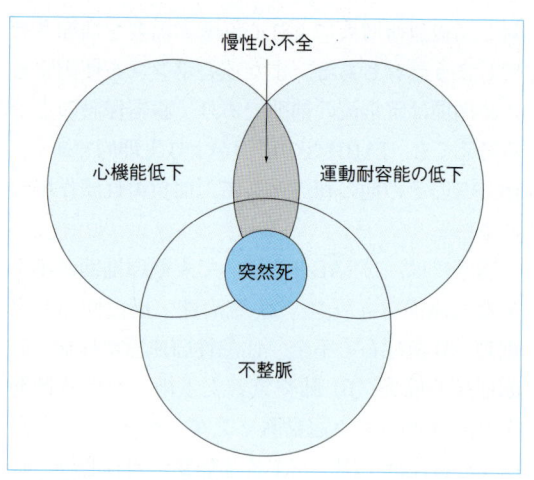

[図1] 慢性心不全の3要素
心機能低下，運動耐容能の低下，不整脈の3要素が種々組み合わさり，心不全の病態を形成する．

[表1] 慢性心不全時に増加する神経体液性因子

A) 心不全増悪に作用	主な作用
1) アンジオテンシンⅡ	血管収縮，心筋線維化，活性酸素産生，アルドステロン分泌刺激
2) アルドステロン	体液貯留，尿量減少，心筋線維化，活性酸素産生
3) ノルエピネフリン	血管収縮，頻脈，細胞内カルシウム過負荷
4) バソプレシン	血管収縮，尿量減少
5) エンドセリン	血管収縮
B) 心不全改善に作用	
1) ANP，BNP	血管拡張，利尿，RAA系の抑制，交感神経系の抑制

ANP：心房性ナトリウム利尿ペプチド，BNP：脳性ナトリウム利尿ペプチド，RAA：レニン-アンジオテンシン-アルドステロン

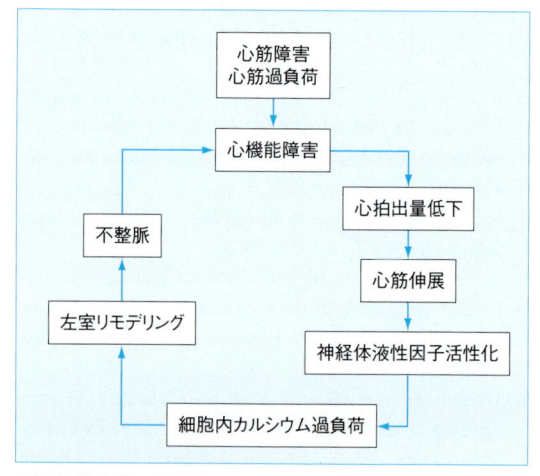

[図2] 慢性心不全の悪性サイクル
心機能の低下が神経体液性因子を活性化し，そのため，左室リモデリングが進行しさらに心機能低下を起こす．この過程で致死的不整脈が発生する．

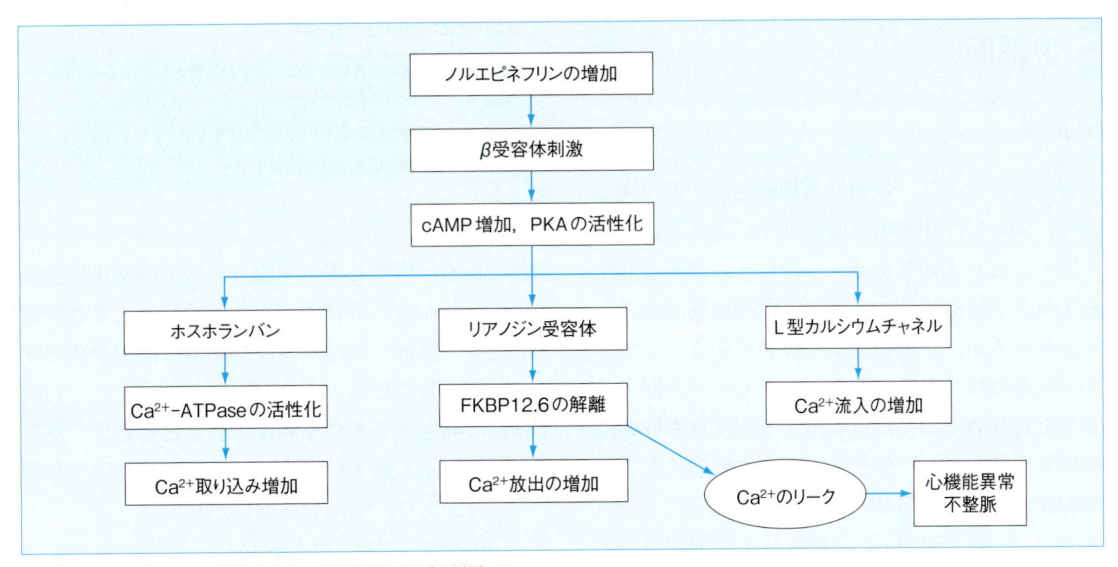

[図3] ノルエピネフリンの細胞内カルシウム動態に及ぼす影響
心不全時にはリアノジン受容体の過リン酸化により，異常なカルシウムのリークが起こる．

adenylcyclase の活性化をきたし，cyclic AMP を増加させ，プロテインキナーゼA protein kinase A（PKA）を活性化させる．PKAは，細胞膜上のL型カルシウムチャネル，筋小胞体へのカルシウム取り込みポンプ（Ca^{2+}-ATPase）を抑制するホスホランバン，筋小胞体のカルシウム放出チャネルであるリアノジン受容体などカルシウム制御蛋白の多くをリン酸化し調節を行っている（図3）．持続的なノルエピネフリンによる過剰な刺激は，リアノジン受容体の過リン酸化を起こし，リアノジン受容体に結合している蛋白（FKBP 12.6）を解離させ，リアノジン受容体からの持続的な Ca^{2+} のリークを起こす．そのため，筋小胞体内の Ca^{2+} 濃度は低下し，心筋収縮期に放出される Ca^{2+} が減少し，逆に，拡張期の細胞内 Ca^{2+} 濃度が増加する．その結果，心筋収縮性の低下，拡張能の低下，不整脈の誘発を引き起こし，慢性心不全の病態を示してくる．β遮断薬はノルエピネフリンの心筋に対するこれらの悪影響を抑制し，心機能の改善と不整脈死の減少をもたらすと考えられ，一連の大規模臨床試験の結果と一致する．

c）レニン-アンジオテンシン-アルドステロン系の関与

アンジオテンシンⅡはアルドステロンの産生を増加させることによって，水分貯留に関与するのみでなく，血管収縮作用，活性酸素の産生増加を介して，心筋肥大，アポトーシスの誘導などの作用を有し，重要な心不全発症および進展因子の一つであることが判明した．さらに，血中のアンジオテンシンⅡの増加のみでなく，心不全時には，心筋組織内のレニン-アンジオテンシン-アルドステロン系が活性化され，心不全の進展に関与している．アンジオテンシン変換酵素阻害薬やアンジオテンシン受容体拮抗薬を用いて，レニン-アンジオテンシン系を抑制することが心不全の治療に有効であることが多くの大規模臨床試験により証明されている．一方，アルドステロンはアンジオテンシンⅡによって分泌が促進されるが，それ以外に，カリウム濃度などによっても分泌が制御されている．アルドステロンは水分貯留作用以外に，心筋の線維化や活性酸素の産生を増加させる作用により心不全を悪化させると考えられ，その抑制薬は心不全の予後を改善することが示されている．

3) 診断

a) 症状

慢性心不全では，最初に運動耐容能が低下するので，問診で，運動耐容能の低下があるかどうかを聞くことが大切である．どの程度の運動をしても平気か具体的に聞いてみる．階段は何階までなら上がれるか，普通の速度で歩いてもきつくなるか，安静時にも息苦しいことがあるか，夜間息苦しくて目覚めることがあるか，坐位よりも仰臥位のほうが苦しいか，などである．自覚症状からのおおまかな重症度分類として，New York Heart Association（NYHA）の心機能分類が現在でもよく用いられている（表2）．さらに定量的に運動耐容能を評価する方法として，運動負荷試験中の呼気ガス分析による嫌気性代謝閾値や最大酸素摂取量を求める方法があるが煩雑である．より簡便な評価法として，6分間歩行テストがよく用いられている．これは6分間に歩ける距離を定量評価する方法で治療効果を評価するうえでも有用である．心不全の初期に夜間発作性呼吸困難 paroxysmal nocturnal dyspnea を呈することがある．これは，夜間，就寝数時間後に突然起こる呼吸困難である．その機序には静脈還流の増加に加えて，交感神経系の活動が低下し副交感神経系が優位になるため，心筋収縮性が低下することなどが関与している．また，起坐呼吸 orthopnea は重症例でみられ，診察中に仰向けになっている数分間でも呼吸困難を起こすことがあり，坐位になると改善する．これは，臥位により心臓への静脈還流が増加し，心機能の低下した状態ではわずかな静脈還流の増加によっても，左室拡張末期圧の上昇を起こすためと考えられ，重症心不全の徴候である．静脈圧の上昇はうっ血肝を起こし，肝臓が腫大する．触診や打診によって確認できる．肝腫大により，上腹部に圧迫感を訴えることがある．また，腸管のうっ血は，食欲低下の原因になることがある．問診では，不整脈の有無についての情報を得ることも大切である．動悸を感じることはなかったか，失神したことはないか，急に脈が乱れることはなかったかな

どである．慢性心不全では，心機能の悪化による死亡と並んで，不整脈による突然死が大きな問題である．最近，植込み型除細動器の使用が突然死の予防に有効であることが示された．また，心房細動の発生は心不全を悪化させるとともに，左房内血栓による脳塞栓症により重篤な機能障害を招くことがあり，治療の必要性が高い．

[表2] NYHA心機能重症度分類

class I	心機能障害はあるが，通常の運動をしても症状が出ない
class II	通常の運動により息切れなどの症状が出現する
class III	軽度の日常労作で症状が出現するが，安静では出現しない
class IV	安静時にも症状が出現する

b) 身体所見

左心不全では，左室拡大がみられることが多い．これは視診および触診によって，心尖拍動が，鎖骨中線より，外側にみられることで診断できる．聴診では，Ⅲ音を聴取するかどうかが重要である．若年者では正常でもⅢ音が聞こえるが，40歳以上の成人では通常Ⅲ音を聴取することはなく，明らかなⅢ音が聴取される場合は心不全を強く疑う．頻脈を伴うと，Ⅲ音ギャロップとなる．心拡大に伴って，僧帽弁逆流や三尖弁逆流が悪化し，逆流性収縮期雑音を聴取する場合がある．肺うっ血をきたすと，呼吸音では，湿性ラ音 moist rale, fine crackle を聴取するようになる．初期には側胸部や下肺野でよく聴取できる．肺うっ血が進行すると肺野全体で聴取されるようになる．肺水腫をきたすと喘鳴 wheeze をきたし，coarse crackle（水泡音）を聴取し，喘息との鑑別が必要である．

c) 胸部X線

通常，立位正面（背腹方向）と左側面で撮影する．立位になれない場合も，ベッド上坐位で撮るよう努める．

慢性心不全では心陰影が拡大し，心胸比 cardio-thoracic ratio（CTR）が増加する（正常50％以下）．急性肺うっ血では肺門陰影が増強し，重症例では蝶が羽を広げたような butterfly shadow を呈する．胸水の貯留は立位では，肋骨横隔膜角

costophrenic angle（C-P angle）の鈍化によって診断できるが，この所見は胸膜炎後の胸膜癒着でもみられる．肺うっ血を示す所見には種々のものがある．Kerley A line は肺野を斜めに走る長さ3〜4cm，太さ1mm以下の線であり，Kerley B line は肺野の外縁，特に下肺野によくみられる長さ1cm程度の細い線である．これは小葉間のうっ血によって生じる．心不全以外の肺疾患でもみられるので鑑別が必要である．葉間の胸水貯留は，major fissure，minor fissure の陰影増強としてみられる．これがさらに増強すると腫瘤状の陰影（vanishing tumor）となる．肺動脈や気管支の分枝が短軸方向に撮像され円形に映るが，この辺縁がうっ血によりぼやけてくる所見（perivascular cuffing, peribronchial cuffing）も肺うっ血を示す所見である．CTR が増加している場合，左室の拡大か右室の拡大かを区別する必要がある．そのためには，側面像が有用である．下大静脈陰影よりも心陰影が後方に拡大している場合，左室の拡大と考えられる．胸骨下腔が狭小化している場合，右室拡大と考えられる．正常の肺血流分布は下肺野の血流のほうが上肺野より多いが，心不全ではこれが逆転し，上肺野の血流が増加する．重症例では仰臥位でポータブル撮影をすることが多いが，その場合，以下の点に注意する必要がある．腹背方向になり，心陰影が通常の立位よりも拡大してみえる．胸水貯留は C-P angle の鈍化では判定できない．胸水貯留により，肺野の透過性が低下してみえる．胸水貯留を診断するには側臥位で撮影するとよい（図4）．

d) 心電図

基礎疾患の病態により，種々の心電図を呈する．心筋梗塞後の心不全では，前壁中隔梗塞など広範囲心筋梗塞を示すことが多い．心室瘤を示す慢性のST上昇を認める場合もある．高血圧性や肥大型心筋症の拡張相では，左室肥大の所見が特徴的である．胸部誘導の高電位や，左右非対称のT波の陰性化（ストレインパターン strain pattern）を認める．拡張型心筋症では特徴的所見がないことが多いが，$V_{5,6}$ でT波の陰性化（心筋肥大）を示す

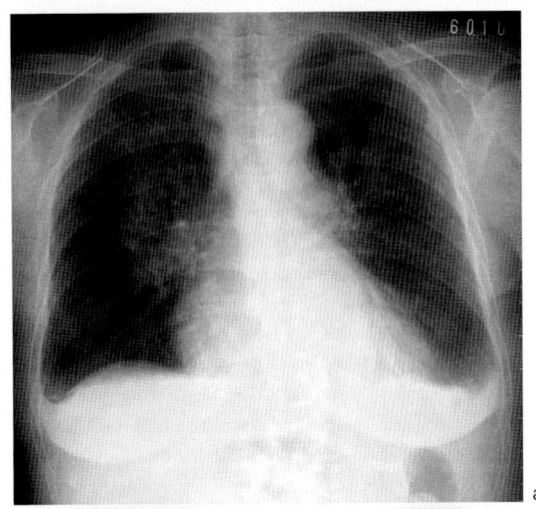

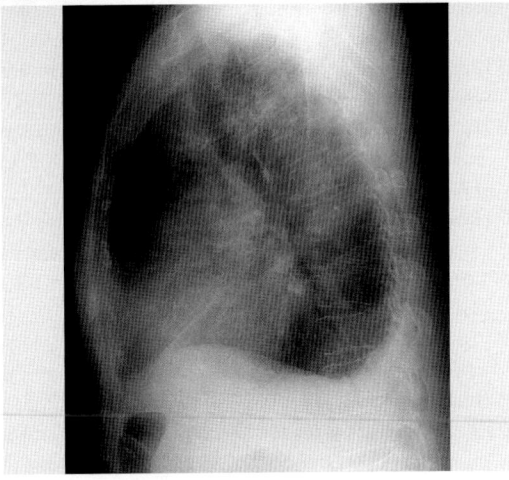

[図4] 慢性心不全の増悪時
a 胸部X線立位正面．心拡大（CTRの増加），胸水の貯留（C-P angle の鈍化），肺門陰影の増強がみられる．
b 胸部X線立位側面．左室の拡大，左房の拡大（心陰影の後方への拡大），major fissure の陰影増強（葉間胸水貯留），胸水の貯留（C-P angle の鈍化）がみられる．

場合がある．左房負荷が強い場合，V_1 のP波の陰性部の増強がみられる（左房性P）．心房細動を合併することも多い．

e) 血液検査

心不全の重症度とよく相関する血液検査の指標として，脳性ナトリウム利尿ペプチド brain natriuretic peptide（BNP）の測定がしばしば行われる．BNP は左室拡張末期圧の上昇により，左室が伸展されることにより，主として心室から分泌されるため，左室拡張末期圧の上昇を反映する

が，例外として肥大型心筋症や腎機能低下例では心機能低下に比例しない増加を示すので，注意する必要がある．

文献
1) Cohn, JN : Current therapy of the failing heart. Circulation 78 : 1099-1107, 1988
2) Cohn, JN et al : Plasma norepinephrine as a guide to prognosis in patients with chronic congestive heart failure. N Engl J Med 311 : 819-823 1984
3) Doi, M et al : Propranolol prevents the development of heart failure by restoring FKBP12.6-mediated stabilization of ryanodine receptor. Circulation 105 : 1374-1379, 2002
4) Marx, SO et al : PKA phosphorylation dissociates FKBP12.6 from the calcium release channel (ryanodine receptor): defective regulation in failing hearts. Cell 101 : 365-376, 2000
5) Packer, M et al : Effect of carvedilol on survival in severe chronic heart failure. N Engl J Med 344 : 1651-1658, 2001
6) Pitt, B et al : The effect of spironolactone on morbidity and mortality in patients with severe heart failure. N Engl J Med 341 : 709-717, 1999
7) Reiken, S et al : β-Adrenergic receptor blockers restore cardiac calcium release channel (ryanodine receptor) structure and function in heart failure. Circulation 104 : 2843-2848, 2001
8) Tuchihashi, M et al : Clinical characteristics and prognosis of hospitalized patients with congestive heart failure— a study in Fukuoka, Japan. Circ J 64 : 953-959,2000
9) Waagstein, F et al for the Metoprolol in Dilated Cardiomyopathy (MDC) Trial Study Group : Beneficial effects of metoprolol in idiopathic dilated cardiomyopathy. Lancet 342 : 1441-1446, 1993
10) Zile, MR et al : Diastolic heart failure— abnormality in active relaxation and passive stiffness of the left ventricle. N Engl J Med 350 : 1953-1959, 2004

〈三浦俊郎・松﨑益德〉

f）心エコー図

■①左室収縮機能の評価
ⓐ左室駆出分画の算出

心エコー図法による左室駆出分画 left ventricular ejection fraction (LVEF) の評価は，Mモード心エコー図で得られた左室拡張末期径 (LVDd)・収縮末期径 (LVDs) より左室拡張末期容積・収縮末期容積を求め，Teichholz 法，Pombo 法などを用いて算出する場合が多い．しかし，慢性心不全の状態にある心臓ではしばしば左室壁運動異常を伴っているか心拡大により左室が球形を呈しており，Mモード心エコー図による計測は適用困難な場合が多く，断層心エコー図による計測が推奨される．断層心エコー図では心尖部二腔断面・四腔断面を記録し，modified Simpson 法より左室拡張末期容積・収縮末期容積を得，LVEF を算出する．本法では左室の長軸を通常 20 断面に等分し，長軸に直交する短軸の断面を楕円と仮定して左室を 20 枚の楕円形の disk の積み重ねとみなし，おのおのの disk の容積の和から左室容積を算出する（図 5）．実際には心尖二腔断層像と四腔断層像の心内膜をトレースすることにより，左室の容積 (V) は，

$$V = \frac{\pi}{4} \sum_{i=1}^{20} a_i b_i \frac{L}{20}$$

として算出される．左室内径短縮率（%FS =（LVDd − LVDs）/LVDd × 100）も左室収縮機能の指標として用いる．

ⓑ低心拍出状態の心エコー図所見

左室 M モード心エコー図のみならず大動脈・僧帽弁 M モード心エコー図でも心機能低下時には特徴的な所見がみられ，以下のような所見は左室の低心拍出状態を示唆する．大動脈の M モード心エコー図では大動脈の振幅は低下し，1 心周期での前後方向への動きが乏しくなるとともに左室駆出時間の短縮を反映して大動脈弁の開放時間

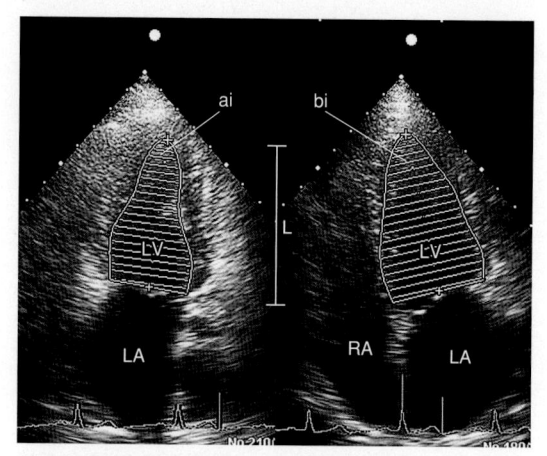

[図5] modified Simpson 法による左室容積の算出
心尖部二腔断面像・四腔断面像の心内膜をトレースして算出する．
L：長径，LA：左房，RA：右房，LV：左室

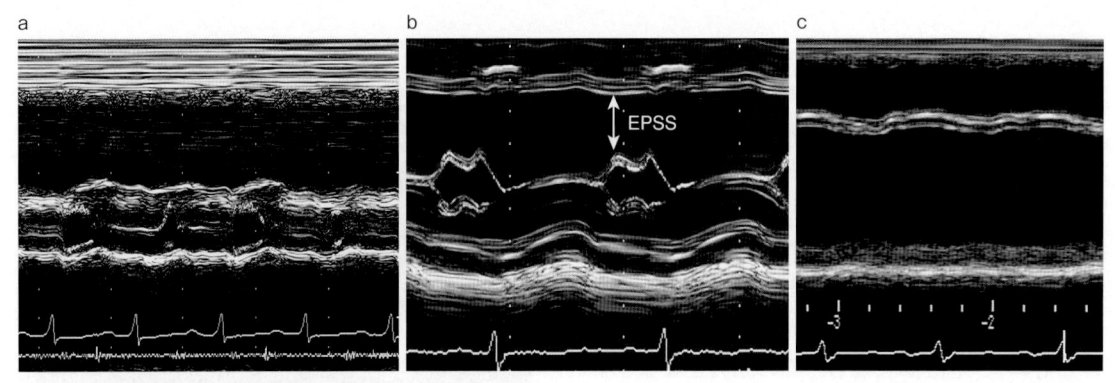

[図6] 左室収縮機能低下例での大動脈と僧帽弁Mモード心エコー図
　a　大動脈弁の開放時間は長短を交互に繰り返している.
　b　僧帽弁の前尖, 後尖の振幅は低下し, EPSSは開大している.
　c　左室拡張末期径, 収縮末期径とも拡大する.

の短縮をきたす. さらに末梢動脈で交互脈 pulsus alternans を触知する例では, 大動脈弁は1心拍ごとに交互に開放時間の長・短を繰り返している (図6a). 僧帽弁のMモード心エコー図では, 左心機能低下時には僧帽弁輪の動きが低下するために拡張期に振幅の低下した僧帽弁前尖と後尖が同時に描出され, いわゆるクリスマスツリーパターンを呈する. 著明な心拡大を呈した例ではE点と心室中隔との距離 E-point septal separation (EPSS) は開大する (図6b). 左室コンプライアンスの低下例や左室拡張末期圧が上昇した例では僧帽弁後退速度 (DDR) は低下する. 左室は収縮機能の低下した低心拍出性心不全では一回拍出量低下を代償するため左室は拡大, 拡張末期容積は増大している (図6c).

パルスドプラ法により得られる左室流出路の血流速パターンは, 交互脈のみられる例では最高流速が交互に増減を繰り返す (図7). 流速のピークは正常例では前半1/3にみられるが, 心不全時にはピークの時相は遅延する (図8).

ⓒ僧帽弁逆流シグナルを用いた左室 + dP/dt max の推定

心不全患者においては左室拡大に伴う弁輪拡大などにより, 多くの例においてある程度の僧帽弁逆流を伴っている. 等容収縮期には逆流による左房圧の上昇は比較的少ないため, 僧帽弁逆流血流速波形は左室の圧波形を反映すると考えられる. この僧帽弁逆流シグナルを連続波ドプラ法により

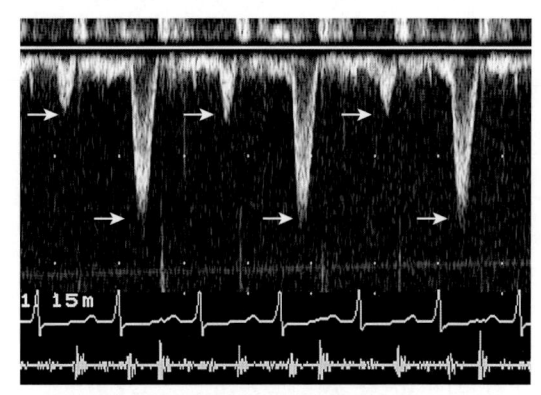

[図7] 左室収縮機能低下例での左室流出路血流速波形
　最大流速は交互に増減を繰り返している.

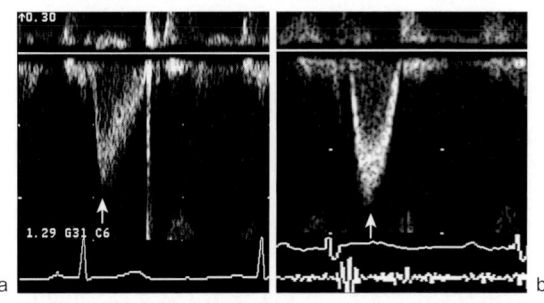

[図8] 低心拍出時の左室流出路血流速のピークの時相は健常者 (a) に比較して遅延する (b)

記録し, 逆流波形上2点での圧較差を Bernoulli の簡易式から推定し, その2点間の時間で除せば, + dP/dt max を簡易的に求めることができる. 通常は計測の簡便さから僧帽弁逆流血流速度が 1m/sec と 3m/sec の時相間の時間 t を計測し,

Bernoulliの簡易式より+dP/dt max＝$(4\times3^2-4\times1^2)$/t＝32/tとして算出することができる．図9の症例ではt＝40msecであり+dP/dt maxは800mmHg/secと推定される．

■②左室拡張機能の評価

心不全は"左室拡張末期圧，左房圧の上昇に伴い肺うっ血がみられる状態"と定義されるため，症状が心不全に起因しているか否かを判断するには，心エコー図法にて肺うっ血の原因となる左室拡張末期圧・左房圧上昇の所見を捉える必要がある．

ⓐ拡張不全

心不全患者のなかには左室収縮機能障害が軽度であるにもかかわらず心不全症状を呈する症例が少なからず存在し，その原因として左室拡張機能障害が関与していることが明らかとなってきた．心不全患者の約25〜40％には拡張機能障害が心不全症状発現の主原因であるとする報告もある．したがって心不全症状を呈する患者を診るときには収縮性のみならず，拡張性の評価を十分に行う必要がある．

ⓑ左室拡張末期圧・左房圧上昇の診断

ⅰ）僧帽弁Mモード心エコー図

僧帽弁Mモード心エコー図にてデルタ波（図10a）は左室急速流入よりも心房収縮が著明になり等容拡張時間が延長した所見であり，左心不全時にしばしばみられる．B-B' step（図10b）は，左室拡張末期圧の上昇を強く示唆する所見である．

ⅱ）左室流入血流・肺静脈血流パターンによる拡張機能の評価

パルスドプラ法による拡張機能評価は左室拡張末期圧の上昇を推定するうえで簡便に実施できる有用な方法である．この左室流入パターンの変化により左室拡張機能障害は図11のように分類される．左室流入血流速波形は正常洞調律では，急速流入期波（E波）と心房収縮期波（A波）から構成される（図11a上段）．左室流入血流速波形による左室拡張機能の評価では，E波の減速時間 deceleration time（DcT），E波とA波の最大速度比（E/A比），等容拡張時間 isovolumetric relaxation time（IRT）を計測指標とする．左室拡張障

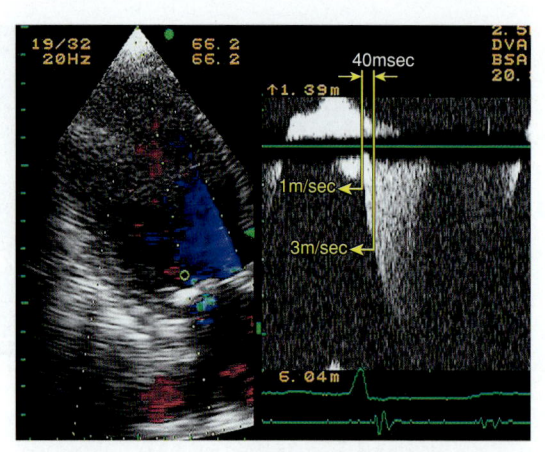

[図9]連続波ドプラ法による僧帽弁逆流血流速波形からdP/dt maxを推定

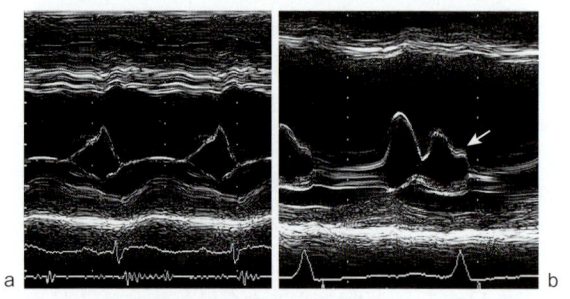

[図10]左室拡張末期圧上昇例での僧帽弁Mモード心エコー図
a　デルタ波，b　B-B' step

害早期においては左室弛緩が障害され，IRTは延長，E波最大速の低下，DcTの延長がみられ，心房収縮を反映するA波は増高しE/A比は1以下となる（abnormal relaxation pattern，図11b上段）．この時期には左室拡張末期圧の上昇は軽度である．さらに拡張障害が進行するとE波の最大速は増加しA波は減高（E/A比＞1），DcTは短縮し（150〜200msec），偽正常化パターン pseudonormal pattern（図11c上段）を呈するようになる．左室流入血流速波形の偽正常化は左房圧が上昇し僧帽弁を通過する driving pressure が増加した状態であり，心筋スティフネスの異常や前負荷増加の存在を強く疑う所見である．さらに障害が進むとIRTの短縮（＜60msec），E/A比の増加（＞2），DcTの短縮（＜150msec）は顕著となり，左室拡張末期圧の著明な上昇を示唆する所見である．拘束性パターン restrictive pattern（図11d上段）を

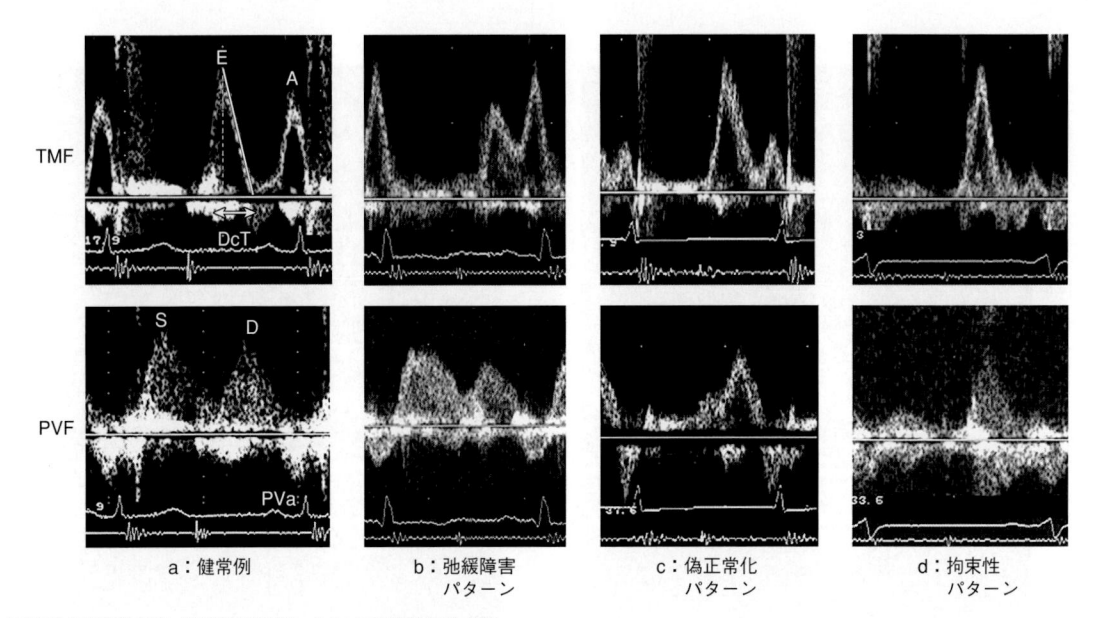

[図11] 左室流入血流・肺静脈血流パターンによる拡張障害の分類
TMF：左室流入血流，PVF：肺静脈血流，E：急速流入期波，A：心房収縮期波，DcT：拡張早期波減速時間，S：肺静脈収縮期波，D：肺静脈拡張期波，PVa：肺静脈心房収縮期逆転波

呈するようになる．左心不全症状があり，左室流入血流パターンが偽正常化・拘束性パターンの場合は左室拡張末期圧，左房圧の上昇している状態と推測され，初期治療として利尿薬と血管拡張薬の投与を選択する必要がある．

左室流入血流速波形の偽正常化をみたときに，ときに正常か偽正常化か判断に窮する場合には，左室流入血流パターン解析に肺静脈血流パターン解析を加えることにより正常と偽正常化を判別可能である．肺静脈血流パターンは図11下段のように収縮期波（S波），拡張期波（D波），心房収縮期逆転波（PVa波）により構成される．若年健常例においてはS波とD波の比（S/D）は1以下であるが，成人以降ではS/D＞1となる．左室拡張末期圧が著明に上昇した場合（偽正常化）では，左房圧の上昇，左房コンプライアンスの低下により，S波は平坦化し，D波は増高する（S/D＜1）．また，心房収縮期には左室拡張末期圧の上昇のために左房から左室への流入は障害を受け，肺静脈への逆流が増す結果，PVaの持続時間は左室流入血流速波形A波の持続時間より長くなり，速度も亢進する．図12に夜間発作性呼吸困難を訴え受診した症例での治療前後の左室流入血流速波形・

肺静脈血流速波形を示す．治療前に偽正常化を呈していた左室流入血流速波形は利尿薬投与によりabnormal relaxation patternに変化し，肺静脈血流速波形もS波優位に変化した．

また，肺静脈血流速波形が記録困難な例においても，組織ドプラ法による僧帽弁輪速度の記録は左室流入血流速波形の正常，偽正常化の鑑別に有用である．すなわち，組織ドプラ法を用いて僧帽弁輪速度を記録すると，僧帽弁輪速度はパルスドプラ法での左室流入血流速波形のように拡張早期（E'），拡張後期（A'）の二峰性の速度成分として記録される（図13）．正常例ではE'/A'＞1であるが，左室流入血流速波形が偽正常化を呈する症例や拘束性障害を呈する例においてはE'/A'＜1となることが知られており，正常，偽正常化を容易に鑑別可能であるとともに，肺動脈楔入圧の推定にも応用されている．

さらに，拡張不全の概念が確立されるにつれ，心不全患者の拡張能は患者の運動耐容能や予後と密接にかかわっていることが報告されている．特に左室流入血流速波形が拘束性パターンを呈する例の予後は不良であり，心不全治療にかかわらず拘束性パターンが持続する例では，非拘束性パ

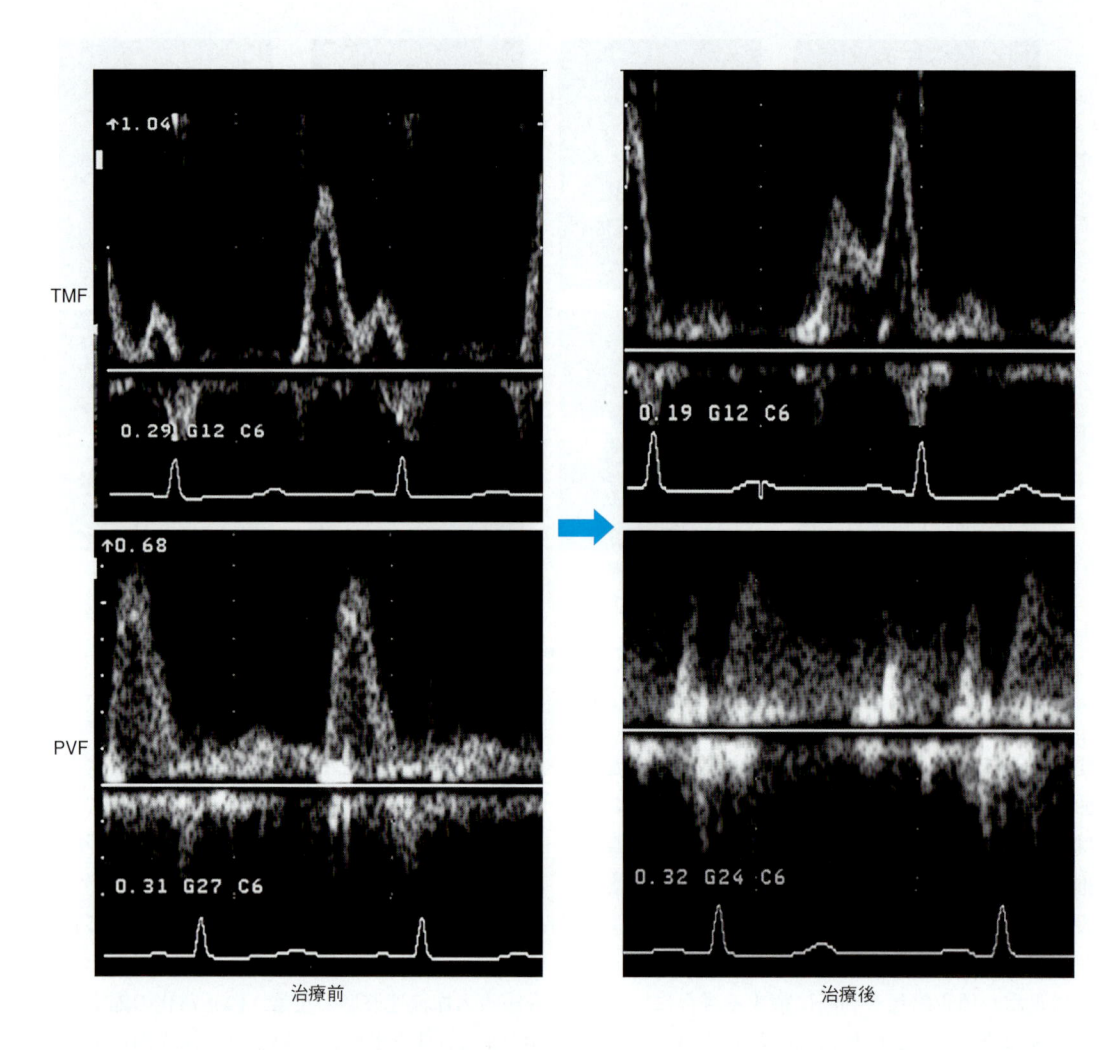

[図12] 治療前後における左室流入血流（TMF），肺静脈血流（PVF）の変化
　　　治療前に偽正常化を呈していた左室流入血流速波形はabnormal relaxation patternに変化し，肺静脈血流速波形もS波優位となった．

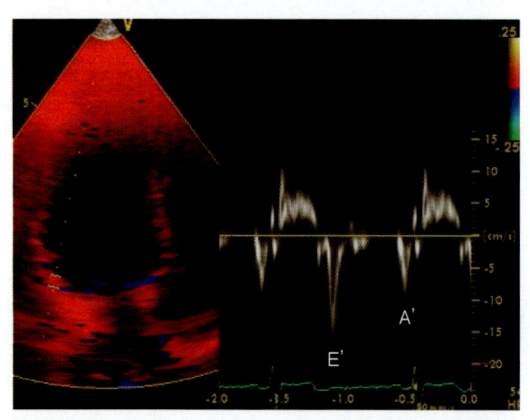

[図13] 組織ドプラ法により計測した僧帽弁輪速度を用いた拡張機
　　　能評価

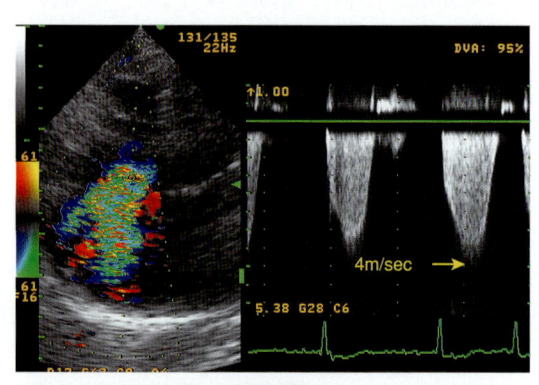

[図14] 三尖弁逆流からの肺動脈圧の推定
　　　三尖弁逆流最高速度は4m/secであり，右室―右房間に
　　　は64mmHgの圧較差が存在する．

ターンに改善する例に比べ予後が不良であることが明らかとなっている．

iii) 肺動脈圧の推定

左心不全では左室拡張末期圧上昇により後毛細管性肺高血圧をきたし，肺動脈圧・右室圧は上昇する．これを知る手段として，連続波ドプラ法より得られた三尖弁逆流最高速度からBernoulliの簡易式を用いて右室─右房間の圧較差を求め，右室収縮期圧・肺動脈圧の推定が可能である．図14の例では三尖弁逆流最高速度が4m/secであり右室─右房間に64mmHgの圧較差の存在が推定できる．右房圧を10mmHgと仮定すると右室収縮期圧は74mmHgと推定される．

◆Tei index

total ejection isovolume index (Tei index)は等容収縮時間 isovolumic contraction time (ICT)，等容拡張時間 isovolumic relaxation time (IRT)，駆出時間 (ET) を用いて (ICT＋IRT) /ETとして算出され（図15），収縮機能と拡張機能を総合的に評価可能な指標である．本指標は比較的簡便に記録可能であり，左心不全時には等容収縮時間，等容拡張時間の延長，駆出時間の短縮により Tei index は増大する．

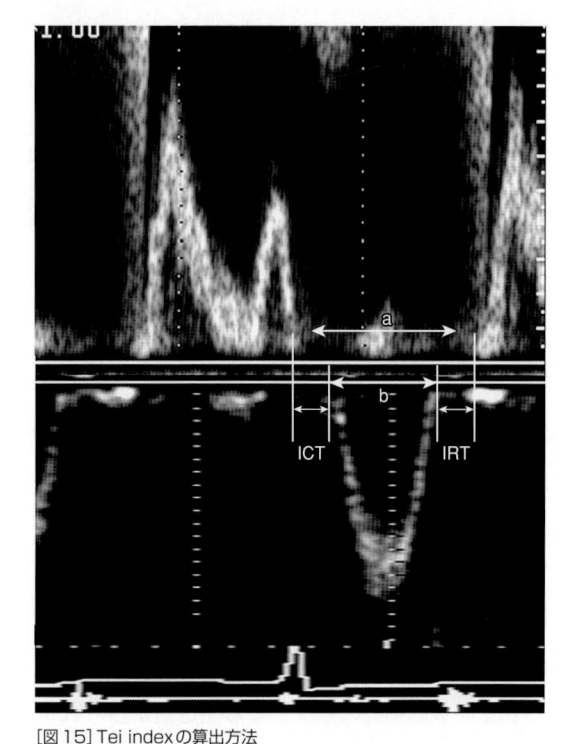

[図15] Tei indexの算出方法
ICT：等容収縮時間，IRT：等容拡張時間，b：駆出時間，TEI indexは(a－b)/bとして算出される．

文献

1) Bargigga, GS et al : A new method for estimating left ventricular dP/dt by continuous wave Doppler echocardiography. Circulation 80 : 1287, 1989
2) Cohen, GI et al : A practical guide to assessment of ventricular diastolic function using Doppler echocardiography. J Am Coll Cardiol 27 : 1753-1760, 1996
3) Garcia, MJ et al : An index of early left ventricular filling that combined with pulsed Doppler peak E velocity may estimate capillary wedge pressure. J Am Coll Cardiol 29 : 448-454, 1997
4) Giannuzzi, P et al : Doppler-derived mitral deceleration time of early filling as a strong predictor of pulmonary capillary wedge pressure in postinfarction patients with left ventricular systolic dysfunction. J Am Coll Cardiol 23 : 1630-1637, 1994
5) Nagueh, SF et al : Doppler estimation of left ventricular filling pressure in sinus tachycardia. A new application of tissue Doppler imaging. Circulation 98 : 1644-1650, 1998
6) Nishimura, R et al : Evaluation of diastolic filling of left ventricle in health and disease : Doppler echocardiography is the clinician's Rosetta stone. J Am Coll Cardiol 30 : 8-18, 1997
7) Pai, RG et al : Doppler-derived rate of left ventricular pressure rise. Its correlation with the post operative left ventricular function in mitral regurgitation. Circulation 82 : 514, 1990
8) Pinamonti, B et al : Persistence of restrictive left ventricular filling pattern in dilated cardiomyopathy. J Am Coll Cardiol 29 : 604-612, 1997
9) Tei, C et al : New index of combined systolic and diastolic myocardial performance : a simple and reproducible measure of cardiac function—a study in normals and diastolic cardiomyopathy. J Cardiol 26 : 357-366, 1995
10) Xie, GY et al : Prognostic value of Doppler transmitral flow patterns in patients with congestive heart failure. J Am Coll Cardiol 24 : 132-139, 1994
11) Yamamoto, K et al : Determination of left ventricular filling pressure by Doppler echocardiography in patients with coronary artery disease : Critical role of left ventricular systolic function. J Am Coll Cardiol 30 : 1819-1826, 1997

（村田和也・松﨑益德）

g）心臓カテーテル

心不全とは，心臓の収縮，拡張不全を基盤とする症候群であるため治療に関しては，心収縮能，拡張能を心臓の負荷条件と関連づけて正確に把握する必要がある．心臓カテーテル検査は，侵襲的であるが，左室拡張末期圧や肺動脈楔入圧の上昇を直接測定できることから，心不全の診断のための最も鋭敏な検査といえる．また，重症心不全であるほど，治療のために心臓カテーテル検査による正確な心機能評価が必要となる．本稿では，収縮不全・拡張不全の診断および治療に必要な心臓カテーテル所見と心機能評価法について述べる．

①心臓カテーテルから得られる血行動態的指標とその解釈について

心臓カテーテル法は，侵襲的な検査であるが，心エコー図法やその他の非侵襲的検査によって得られる心機能指標の基準となる測定値が得られる（表3）．心内圧，心拍出量，心室容積，駆出率などの測定により心機能を評価することができる．左室収縮能，弛緩能および負荷条件は，互いに密接に関係しているため，心臓カテーテル検査で得られる心機能指標の意味を十分に理解しておくことが必要である．

ⓐ左室収縮能を規定する因子

左室収縮能は，1）前負荷，2）後負荷，3）心筋収縮性，4）心拍数により規定されている．これら4大因子と心臓カテーテル検査から得られる心機能指標について解説する．

ⅰ）前負荷

前負荷は心室壁にかかる張力を意味し，この張力は拡張末期で最大となる．前負荷により，心筋サルコメア長が規定され，Frank-Starlingの機序により，収縮特性に影響を与える．前負荷が大きすぎると容量過負荷となり心不全を増悪させる．前負荷を反映する指標としては，左室拡張末期圧，左室拡張末期容積，肺動脈楔入圧，肺動脈圧，右房圧などがある．一般的に，左室収縮能が低下した心不全（収縮不全）においては，心拍出量を維持する代償機構が働いて，左室拡張末期容積は増大する．一方，左室収縮能は正常であるが，拡張

[表3] 心臓カテーテル検査から得られる心機能指標

心内圧および血管抵抗の正常値

右房圧：	（1～5）mmHg
右室圧：	15～30/1～7mmHg
肺動脈圧：	15～30/4～12（9～19）mmHg
肺動脈楔入圧：	（4～12）mmHg
左室拡張末期圧：	5～12mmHg
全身血管抵抗：	700～1,600dyn・sec・cm^{-5}
肺血管抵抗：	20～130dyn・sec・cm^{-5}

収縮機能指標正常値

心係数（CI）	2.6～4.2l/min/m^2
左室駆出率	＞55％
左室最大（＋）dP/dt	＞1,200mmHg/sec

拡張機能指標正常値

左室最大（－）dP/dt	1,825±261mmHg/sec
時定数	33±8msec（対数法）
左室最大充満速度	3.3±0.6EDV/sec

（文献4）より引用）

障害を伴う心不全（拡張不全）では，左室拡張末期容積は大きくならないことが多い．

ⅱ）後負荷

後負荷は，左室駆出期に左室壁にかかる力で，後負荷増大に伴い左室短縮速度は減少する．正常心では十分な前負荷予備能があるために，後負荷増大に対して，Frank-Starling機序を介して前負荷が増大し心拍出量を維持できる．しかし不全心では前負荷予備能はすでに限界に達しているために後負荷増大に対して前方への駆出を維持できなくなる（図16）．後負荷を表す指標としては，最大左室収縮期圧，左室収縮末期圧，最大大動脈圧，平均大動脈圧，全身血管抵抗が重要である．

ⅲ）左室収縮性

左室収縮性は，特定の心拍数および時相における心筋が生み出す内因性の力と定義される．左室収縮性の指標としては，左室最大（＋）dP/dtや収縮末期圧—容量関係（Emax）が有用である（左室内圧曲線からみた心収縮性および弛緩特性の評価の項を参照）．

ⅳ）心拍数

左室の収縮回数をペーシングで増加させると，正常心筋では，心拍数が約120/分までは，心拍数の増加にしたがって，心筋収縮性は増大するが

(positive staircase），不全心筋では，増大しない
か逆に低下する（negative staircase）．心不全時
には，頻脈によって，収縮性が増大しないばかり
か，左室充満も障害されるので，心不全治療上，
心拍数のコントロールがきわめて重要となる．

ⓑ左室拡張能を規定する因子

左室拡張能は，拡張期における左房から左室へ
の血液の流入動態を規定する機能の総称であり，
ⅰ）左室弛緩（relaxation），ⅱ）左室充満，ⅲ）左室
固有の硬さ（左室スティフネス）の三つが重要である．

ⅰ）左室弛緩

左室弛緩は大動脈弁が閉じてから，僧帽弁が開
くまでの左室等容弛緩期に収縮期に増加した細胞
内カルシウムが，エネルギー依存性に筋小胞体な
どの細胞内カルシウム貯蔵庫に取り込まれる過程
である．この左室弛緩の障害は左室圧下降速度の
低下を招き，そのために流入血液の駆動圧である
左房―左室圧較差を減少させ，僧帽弁開放後の急
速流入期における左室流入障害を招く．したがっ
て，カルシウムハンドリングに支障をきたすよう
な病態，例えば，心筋虚血や心筋肥大などにおい
ては左室の弛緩が障害される．心外要素により，
拡張が障害される収縮性心外膜炎では影響を受け
ない．左室弛緩の指標としては左室圧の一次微分
により得られる最大（－）dP/dtと時定数 τ が有
用である（左室内圧曲線からみた心収縮性および
弛緩特性の評価の項を参照）．

ⅱ）左室充満

僧帽弁が開放し左室が左房からの血液流入によっ
て拡張される流入期（左室充満期）は，3つの時相
に分類できる．すなわち，急速流入期，緩徐流入
期，心房収縮期である．心臓カテーテル検査では，
左室造影上の1フレームごとの解析やコンダクタ
ンスカテーテルを用いることにより，急速流入期
の指標として，最大充満速度 peak filling rate
（PFR），最大充満速度到達時間 time to peak fill-
ing rate（TPFR）を計測することができる．実際
には，これらの指標は，RI 心プールシンチグラム
の方が簡便で，非侵襲的に測定できるため，心臓
カテーテル検査で測定されることは少ない．また，
左室流入障害の診断には，心エコー図法による左

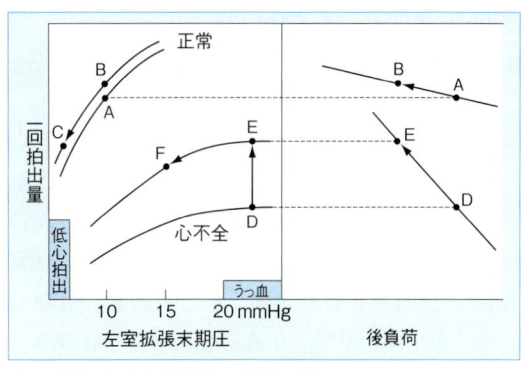

[図16] 正常心および不全心の心機能曲線
縦軸に一回拍出量，横軸に左室拡張末期圧をプロットして
得られる関係は，心機能曲線（Frank-Starling 曲線）とし
て知られ，左室前負荷増大時の心拍出量増加の程度を示し
心ポンプ機能の評価に有用である．正常心においては一回
拍出量は前負荷に依存し，後負荷の影響はあまり受けない（A
→B）．不全心では，心機能曲線は，右下方に偏位する．
不全心の心拍出量は大きく後負荷の影響を受け，後負荷の
軽減とともに心拍出量は増大する（D→E）．静脈系に作用
する血管拡張薬により，正常心では，作動点は，B→Cに，
不全心では，E→Fに移動する．

室流入血流速波形の方が，その低侵襲性・簡便性
から広く用いられている．

ⅲ）左室固有の硬さ（左室スティフネス）

急速流入期中期から心房収縮期にかけて左室流
入動態に影響を与える大きな要素は，左室固有の
硬さ（左室スティフネス）である．拡張期の左室圧
と容積を同時記録することにより，左室固有の硬
さの指標である左室スティフネス定数を計測する
ことができる．左室壁の受動的弾性が増加するよ
うな疾患においては，一定の血液量が左室に流入
する際に左室内圧の上昇が大きくなる．このよう
な左室拡張障害に基づく流入障害を代償し心拍出
量を維持するためには，流入血液の駆動圧を上げ
て流入量を維持する必要が生じ，二次的に左房圧
が上昇する．この時期の心室の特性は，拡張期左
室圧―容積関係より求めた左室スティフネスつま
り，圧の変化と容積の変化の比（$\Delta P/\Delta V$）で与
えられる（**図17**）．圧負荷肥大心や肥大型心筋症
では，左室スティフネスは増大する．この拡張期
左室圧―容積関係は指数関数 $P = \alpha e^{\beta V} + C$（P：
左室圧，V：左室容積，β：左室スティフネス定
数，C：定数）に近似できる．この式により，受動
的拡張期の指標としての左室スティフネス定数を

②左室内圧曲線からみた心収縮性および弛緩特性の評価

ⓐ (＋) dP/dt

等容性収縮期における圧上昇速度の最大値，すなわち左室圧の最大一次微分値 (最大 (＋) dP/dt) は，心収縮性の簡便な指標として有用であるが (図18a)，前負荷依存性が強くまた大動脈拡張期圧が低く駆出開始が早くなると心収縮性とは無関係に低下することになり注意を要する．

ⓑ (－) dP/dt, 時定数 τ

等容性拡張期における圧降下速度は，心筋の弛緩速度の指標として用いられる．圧降下速度の最大値 (最大 (－) dP/dt) は収縮末期圧とともに変動するため，通常は圧降下の時定数 τ の方が弛緩特性の評価に用いられる (図18a)．左室圧下降時の時定数は，最大 (－) dP/dt に一致する左室圧が $1/e$ (e は自然対数の底) の値まで降下する時間 (msec) で表され，この値により正常心と病的心は臨床的に判別できる．実際には，等容弛緩期の左室圧 (P) は

$$P = e^{At+B} \quad (A, B は定数)$$

なる指数関数に近似できる．この式の両辺の対数をとると

$$\ln P = At + B$$

となる．すなわち等容弛緩期の自然対数 lnP を縦軸に，等容弛緩期の開始時刻からの時間 t を横軸にとってプロットすると両者の関係は直線で表現され，この直線の傾きの逆数 $-1/A$ が時定数 τ となる．

ⓒ (－) dP/dt 上行脚波形の意味

急性心筋虚血あるいは拡張型心筋症などの病的心では，左室圧降下の指数性が失われることがあり，指数性を前提条件とする時定数 τ の適応には限界がある．この点 (－) dP/dt 上行脚波形はわずかな弛緩障害をも敏感に反映するため，日常臨床上弛緩特性を評価するうえで有用な指標である．正常心では上に凸の指数曲線となるのに対し，病的心では，下に凸の指数性を失った曲線となり，特に拡張型心筋症では著明な下に凸の波形となる (図18b)．

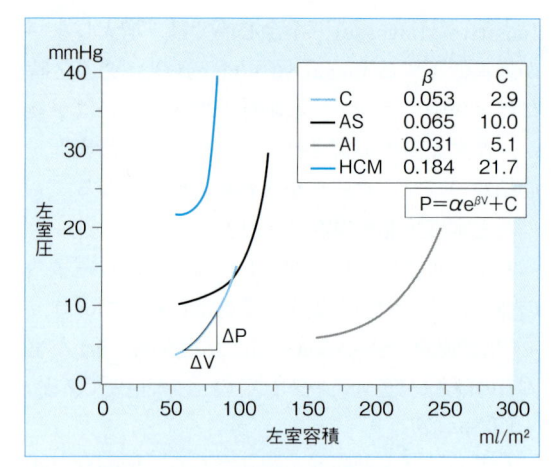

[図17] 拡張期左室圧—容積関係と左室スティフネス
拡張期左室圧—容積関係は正常群 (C) と比較して肥大型心筋症 (HCM) や大動脈弁狭窄症 (AS) の症例は，上方に偏位し，大動脈閉鎖不全 (AI) の症例では，右に偏位している．(文献7) より引用改変)

③左室圧—容積関係からみた心収縮能

心機能曲線は，心不全治療の際に有用ではあるが，後負荷による修飾を受けるために，心拍出量低下の原因として，心収縮性低下あるいは後負荷増大のいずれの影響が強いかを判別するのは困難である．その点，左室圧—容積関係では，左室収縮性，後負荷，および前負荷の相互関係を同一圧—容積座標上で定量的に表すことができる．

収縮末期圧—容積関係 (Emax) は，負荷依存性のない収縮性の指標として知られており，収縮末期圧——回拍出量関係の傾き (Ea, 動脈系実効エラスタンス：主に末梢血管抵抗を反映) と組み合わせることにより，心不全時の血行動態の理解が容易となる (図19)．

心機能曲線の考え方に基づき心拍出量と肺動脈楔入圧の値により血行動態を4つの病型に分類したものがForrester分類であり，本来は急性心筋梗塞の重症度と予後推定に用いられたが，原因を問わず急性心不全あるいは慢性心不全の急性増悪においても病態の把握や治療方針の選択に重要な示唆を与える．このForrester分類を左室圧—容積関係より分析すると次のようになる (図20)．急性に心収縮性が低下すると一回拍出量 stroke volume (SV) は低下するが，通常前負荷が動員さ

3. 慢性心不全

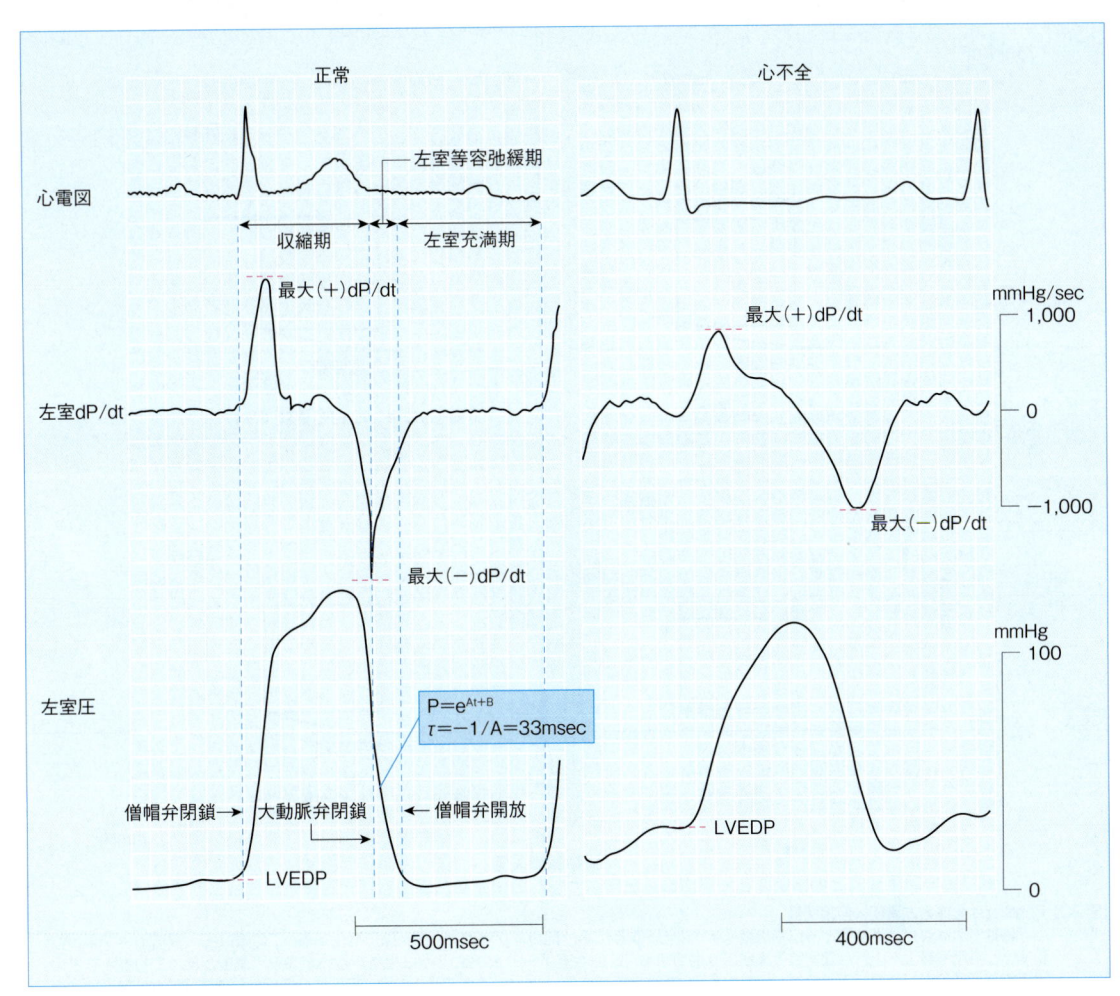

[図18a] 正常例と心不全例での左室圧と左室圧微分の比較
　左室拡張末期圧（LVEDP）は，正常例では8mmHgと正常であるが，心不全例では，LVEDPは28mmHgと上昇している．また，心不全例の左室圧波形は釣り鐘状の波形となり，収縮能および弛緩能の低下が示唆される．最大（＋）dP/dtは，正常例では1,400mmHg/secと正常であるが，心不全例では850mmHg/secと低下している．また，最大（－）dP/dtは，正常例では1,750mmHg/secと正常であるが，心不全例では1,000mmHg/secと低下している．左室等容弛緩の指標τは，正常例では33msecであるが，心不全例では48msecと延長している．

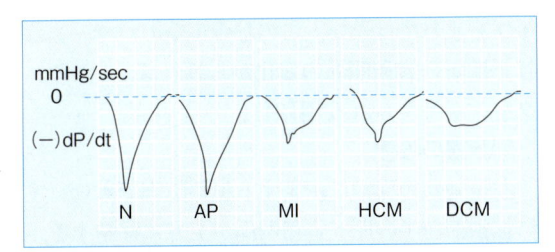

[図18b] 健常者および種々の心疾患患者における（－）dP/dtの上行脚波形の比較
　（－）dP/dt波形はわずかな弛緩障害をも鋭敏に反映するため，日常臨床上弛緩特性を評価するうえで有用な指標である．（－）dP/dtの上行脚波形は，正常心では上に凸の指数曲線となるのに対し，病的心では，下に凸の指数性を失った曲線となり，特に拡張型心筋症では著明な下に凸の波形となる．（文献6）より引用）
N：正常，AP：狭心症，MI：心筋梗塞，HCM：肥大型心筋症，DCM：拡張型心筋症

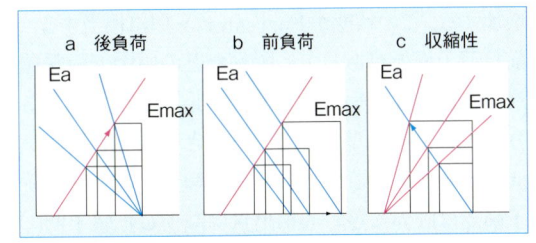

[図19] 後負荷，前負荷，収縮性の変動と一回拍出量の関係（文献8）より引用）
a　一回拍出量（SV）は収縮性（Emax）と後負荷（Ea）によって決定される．前負荷とEmaxが一定でEaが矢印のように増加すると，EmaxとEaの交点（収縮末期）は右上方に移動しSVは減少する．
b　EmaxとEaが一定で前負荷が矢印のように増加するとEmaxとEaの交点は右上方に移動しSVは増加する．
c　前負荷とEaが一定でEmaxが矢印のように増加するとEmaxとEaの交点は左上方に移動しSVは増加する．

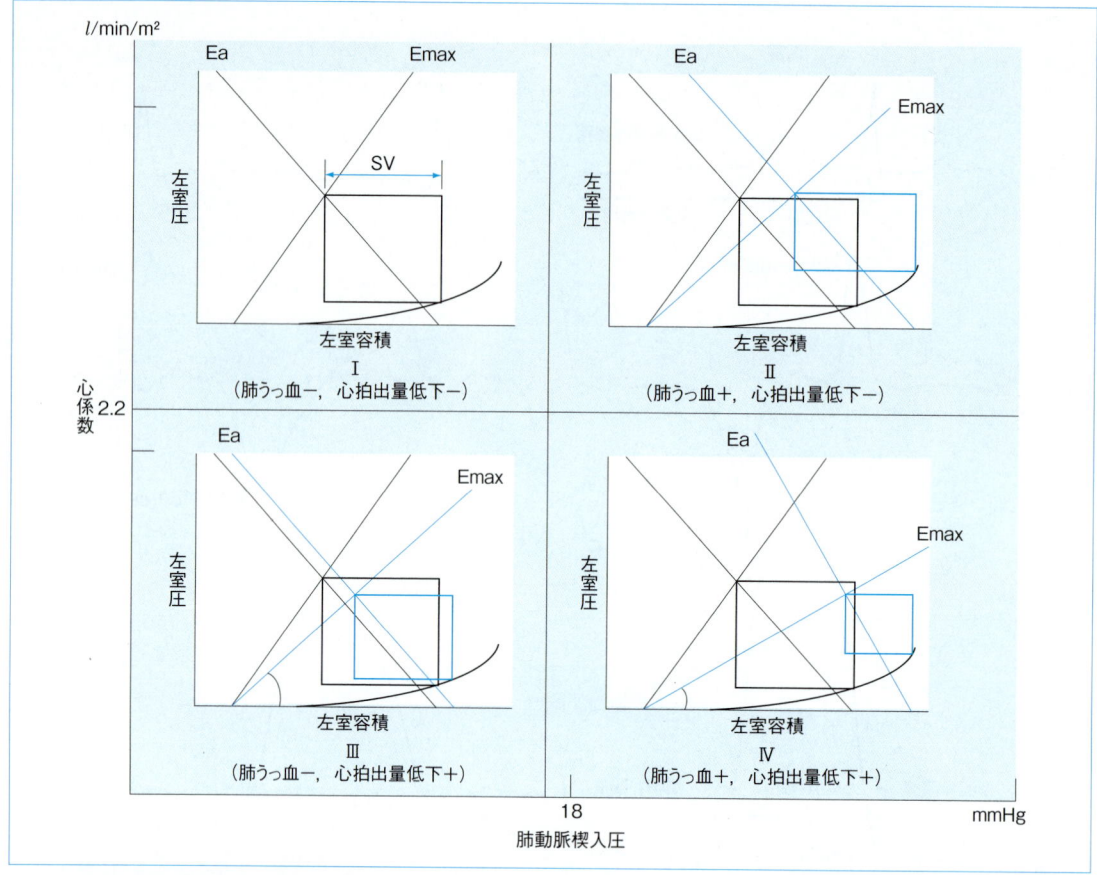

[図20] Forrester分類と左室圧―容積関係
　心収縮性（Emax）が低下すると一回拍出量（SV）は低下するため，前負荷が動員されSVは正常化する．この際，圧―容積ループは，拡張期圧―容積曲線上を上行し左室拡張末期圧は増加する．この状態がForrester Ⅱ型に相当する．前負荷予備能があっても脱水などの原因で静脈還流量が減少していれば，SVは低下したままでありForrester Ⅲ型相当となる．さらに心収縮性が低下するか，あるいは後負荷（Ea）が増大すると前負荷予備能は限界に達し心拍出量は減少し拡張末期圧は上昇する（後負荷整合）．この状態は，Forrester Ⅳ型に相当する．

れSVは正常化する．この際，圧―容積ループは，拡張期圧―容積曲線上を上行し左室拡張末期圧は増加する．この状態がForrester Ⅱ型に相当する．前負荷予備能があっても脱水などの原因で静脈還流量が減少していれば，SVは低下したままでありForrester Ⅲ型相当となる．さらに心収縮性が低下するか，あるいは後負荷が増大すると前負荷予備能は限界に達し心拍出量は減少し拡張末期圧は上昇する（後負荷整合）．この状態はForrester Ⅳ型に相当する．

■ ④左室圧―容積関係からみた心拡張能
　心不全患者の多くは，収縮能低下に加えて拡張能も障害されるが，一方，収縮能は，正常に保たれているにもかかわらず拡張期充満動態の障害により高度の拡張期圧の上昇から左房圧，肺動脈圧の上昇が惹起され肺うっ血を生じる拡張不全のタイプもまれではない．この拡張不全のパターンは拡張期圧―容積関係の変化からみれば，4つのパターンが考えられる（図21）．

　ⓐ弛緩の障害
　左室弛緩の異常に由来する拡張障害であり，主に拡張期前半の圧―容積関係が上方に移動する．主に虚血や細胞内カルシウム過負荷により，心筋の弛緩が遅延することによって生じる．原因疾患として虚血や左室肥大を伴う疾患があるが，これらの疾患は，心室スティフネスの増加も伴っていることが多い．

ⓑ拘束性障害

拘束性障害を示し，拡張期圧―容積関係は全体に上方へ移動する．心膜の炎症・肥厚・癒着により，心室への血液充満が障害され，前方への血液駆出の減少と後方への静脈圧上昇がもたらされる．原疾患としては，収縮性心膜炎が多い．

ⓒ心室スティフネスの増加

心室スティフネスの増加は受動的コンプライアンスの低下を示し，拡張期後半の圧―容積関係が上方に移動する．心室スティフネスが上昇すると，左房―左室圧較差が急速に低下し左室流入の駆動圧の低下をきたすため，左室流入障害を招く．これは，心拍出量の低下をもたらすため，心拍出量を維持するために流入血液の駆動圧を上げて流入量を維持する必要があり，二次的に左房圧が上昇する．さらに，肺うっ血により心拍数の上昇，それに伴う冠血流量の低下を招き，心機能障害を助長する．原因疾患として，虚血性心疾患，高血圧性心疾患，弁膜疾患（大動脈弁狭窄，大動脈弁閉鎖不全），肥大型心筋症，拘束型心筋症，アミロイドーシス，サルコイドーシス，さらに糖尿病などの内分泌代謝異常，全身疾患による心筋疾患などが考えられる．また正常の加齢過程の一部として心室スティフネス増大も寄与する．

ⓓ心室の拡張

心室の拡大により，拡張期圧―容積関係は右に偏位する．大動脈弁閉鎖不全，僧帽弁閉鎖不全，拡張型心筋症，虚血性心疾患などの左室の拡張をきたした症例においてみられることがある．

■まとめ

心臓カテーテル検査は，収縮不全および拡張不全の診断のための最も信頼できる検査である．心不全における収縮能および拡張能障害は，心臓の負荷条件に伴いさまざまな血行動態的形態を呈する．心臓カテーテル検査により正確に心機能を評価することは，心不全の診断だけでなく，心不全治療にとって大変重要である．

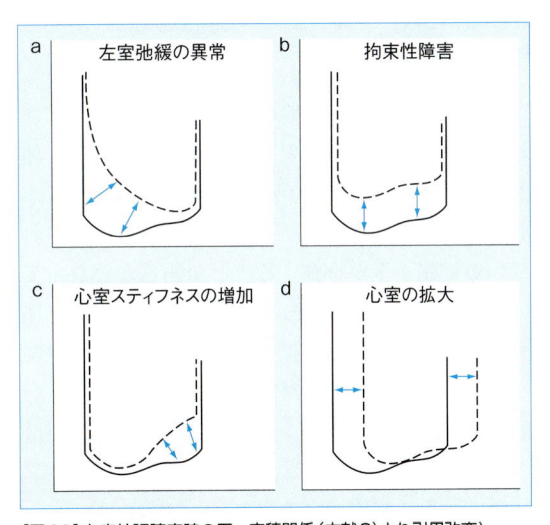

[図21] 左室拡張障害時の圧―容積関係（文献2）より引用改変）
 a は左室弛緩の異常に由来する拡張障害（abnormal relaxation）であり，主に拡張期前半の圧―容積関係が上方に移動するが心拍数が著明に増加すれば不完全弛緩が，拡張末期にまで及び拡張末期圧も上昇する．
 b は拘束性障害を示し，拡張期圧―容積関係は全体上方へ移動する．
 c は心室スティフネスの増加は受動的コンプライアンスの低下を示し，拡張期後半の圧―容積関係が上方に移動する．
 d は心室の拡大を示し，拡張期圧―容積関係は右に偏位する．

文献

1) Brownwald, E : Heart Disease. A Textbook of Cardiovascular Medicine, 6th ed, WB Saunders Co, Philadelphia, PA, 491-507, 2005
2) Carroll, JD et al : The defferential effects of positive inotropic and vasodilator therapy on diastolic properties in patients with congestive cardiomyopathy. Circulation 74 : 815-825, 1986
3) Gaash, WH et al : Loading conditions and left ventricular relaxation. Diastolic Relaxation of Heart, Grossman, W et al eds, Martinus Nijhoff, Boston, 133-142, 1988
4) Grossman, W : Evaluation of systolic and diastolic function of myocardium. Cardiac Catheterization, Angiography and Intervention, 5th ed, Baim, DS et al eds, Williams & Wilkins, Baltimore, 333-358, 1996
5) Kumada, T et al : Usefulness of negative dP/dt upstoroke pattern for assessment of left ventricular relaxation in coronary artery disease. Am J Physiol 63 : 60E-64E, 1989
6) 松﨑益德ほか：心室の弛緩特性．心臓の適応と制御，菅弘之ほか編，朝倉書店，東京，66-84, 1992
7) Mondinov, L et al : Diastolic heart failure. Cardiovasc Res 45 : 814, 2000
8) Sunagawa, K et al : Ventricular interaction with the vascular system in terms of pressure-volume relationships. Ventricular/Vascular Coupling, Yin, FCP ed, Splinger-Verlag, New York, 210-239, 1987

h) 診断基準

　従来は，心不全は心臓のポンプ機能の低下すなわち左室収縮能の低下とそれに基づくうっ血・体液貯留と考えられていたが（収縮不全），最近では，心不全症例の約40％に，左室駆出率は保持されている拡張不全が存在することが明らかとなっている．したがって診断のためには，臨床所見に加えて左室収縮能および拡張能の客観的心機能評価が重要である．また，慢性心不全の病態には，交感神経系，レニン–アンジオテンシン–アルドステロン系，サイトカイン，エンドセリン，血中脳性ナトリウム利尿ペプチド brain natriuretic peptide（BNP）などの神経体液性因子が大きくかかわっている．特に，BNPは心不全の重症度と予後とよく相関しているだけでなく，心不全診断のための鋭敏な内分泌学的検査として重要である．

■①慢性心不全とは

　慢性心不全の定義は，慢性の心筋障害により心臓のポンプ機能が低下し，末梢主要臓器の酸素需要量に見合うだけの血液量を絶対的にまた相対的に拍出できない状態であり，肺または体循環系にうっ血をきたし生活機能に障害を生じた病態とされる．労作時呼吸困難，息切れ，尿量減少，四肢の浮腫，肝腫大などの症状出現により生活の質的低下（QOLの低下）が生じ，日常生活が著しく障害される．また致死的不整脈の出現も高頻度にみられ，突然死の頻度も高い．つまり，慢性心不全はすべての心疾患の終末的な病態でありその生命予後はきわめて悪い．従来は急性心不全と同様に血行動態的諸指標や肺うっ血の有無により診断，評価されていた．しかし，近年の病態解析の進歩により，慢性心不全では交感神経系やレニン–アンジオテンシン–アルドステロン系に代表される神経内分泌系因子が著しく亢進し，その病態を悪化させていることがわかってきた．また心内圧の上昇は，ナトリウム利尿ホルモンやアドレノメデュリンなどの血管拡張因子の分泌を促す．このように慢性心不全は心機能の障害を基盤に神経体液性因子が複雑に関連しあった一つの症候群と考えられている．

[表4] Framingham基準での心不全診断

大基準
- 発作性夜間呼吸困難ないし起坐呼吸
- 頸静脈怒張
- ラ音
- 心拡大
- Ⅲ音奔馬調律
- 肺うっ血・肺水腫
- 中心静脈圧≧16cmH$_2$O
- 肝・頸静脈逆流
- 循環時間延長≧25秒
- 体重減少：治療に反応して，5日間で4.5kg以上の体重減少

小基準
- 下肢の浮腫
- 夜間咳嗽
- 労作時呼吸困難
- 肝腫大
- 胸水貯留
- 肺活量の低下（最大の1/3以下）
- 脈拍≧120bpm

診断は，大基準2項目，あるいは大基準1項目＋小基準2項目

（文献5）より引用）

[表5] ヨーロッパ心臓病学会の心不全診断基準

a) 安静時ないし労作時の心不全症状
b) 心機能障害の客観的証拠
　　心不全症の診断はa），b）を満たすこと．ただし疑わしい場合には
c) 心不全治療に対して反応する，を考慮に入れる

（文献6）より引用）

　心不全の診断基準には，Framingham基準（**表4**）が広く用いられている．一般に，心不全の発症，増悪に伴って体液貯留を生じ体重は増加する．この際，利尿薬などを用いた心不全治療により急激な体重減少がみられる．この点が診断基準の大基準に組み込まれている．ただし，Framingham基準を満たす症例は，中等度以上の患者であり，軽度の心不全症例では，労作時息切れしか認めないことも少なくない．

　そのような場合には，ヨーロッパ心臓病学会の心不全診断基準（**表5**）に盛り込まれているように，胸部X線，心エコー図法，核医学，心臓カテーテル法，BNPなどの検査データを含めて総合的に診断する．心臓由来のホルモンであるBNPは呼

吸困難を訴えた患者の基礎疾患が，心不全なのか，あるいは心不全以外の疾患（特に呼吸器疾患）なのかをスクリーニングするのに有用である．

■ ②収縮不全と拡張不全

心不全というと多くは，左室収縮能不全に基づく心不全（収縮不全）であるが，最近，心筋収縮性は比較的保たれているにもかかわらず，心筋拡張性の低下により心不全症状が出現する，いわゆる拡張不全も少なからず存在する．一般に収縮不全といわれるものは，低心拍出量と左房圧・肺静脈圧上昇が主病態であり，一方，ポンプ機能が保たれた拡張不全は，通常の左室充満圧では，前方拍出が維持できないために充満圧を高めて心拍出量を保とうとする病態である．ともに，左房圧・肺静脈圧が上昇して肺うっ血をきたすため，自覚症状での鑑別は困難である．収縮不全の症例では，左室の拡大と左室収縮能の低下が顕著であるが，左室ポンプ機能正常の拡張不全は左室の拡大は認めず，左室肥大を伴うことが多い．拡張不全では，著明な高血圧（収縮期血圧＞160mmHg あるいは拡張期血圧＞100mmHg）や頻脈が心不全の原因となっていることが多い．高齢者の女性が多いことも特徴である．収縮不全あるいは，拡張不全の診断のためには，心エコー図法，心臓カテーテル検査による左室収縮能・拡張能の評価が不可欠である．

■ ③心不全診断の実際

心機能障害の主因が収縮機能障害か，拡張機能障害かによって治療戦略は大きく異なるため，これらを的確に診断することが重要である．**図22**に心不全診断のアルゴリズムを示す．

心不全の自他覚所見が認められる場合には，心不全の確定診断と，その原疾患の精査を目的として，まず，心エコー図検査を行う．収縮不全であれば，左室拡大や左室駆出率低下を認める．弁膜症であれば，中等度以上の弁逆流や弁狭窄所見が得られる．収縮不全，弁膜症のいずれの所見もない場合に，鑑別を要するのが，拡張不全である．左室肥大の存在は，拡張不全を疑わせる一つの所見であるが特異的ではない．心エコー図法による左室流入血流速波形（拡張早期波と心房収縮期波

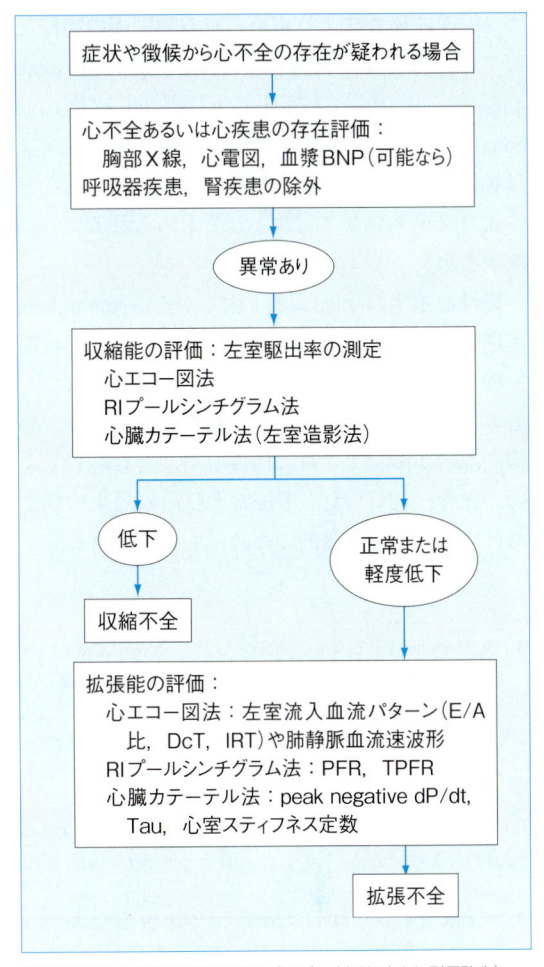

[図22] 慢性心不全の診断のアルゴリズム（文献3）より引用改変）

の比：E/A比，E波の減速時間：DcT，等容拡張時間：IRT）や肺静脈血流速波形が左室拡張障害を評価するうえできわめて有用である．RI心プールシンチグラム法も，左室急速流入期の最大流入速度を示す最大充満速度 peak filling rate（PFR），弛緩持続時間を表す最大充満速度到達時間 time to peak filling rate（TPFR）の計測により，拡張能を評価することができる．心臓カテーテル法は，侵襲的であるが，心エコー図法やその他の非侵襲的検査によって得られる指標の基準となる測定値が得られる．すなわち，心内圧，心拍出量，心室容積，駆出率などの測定により心機能を正確に評価できる．左室拡張末期圧により拡張機能障害による左室内圧の上昇を直接的に評価できる．心臓

カテーテル検査により求められる弛緩能の指標としては，左室圧下行脚の一次微分の最大値（peak negative dP/dt）や左室圧の下行脚の時定数 time constant（Tau）がある．また，左室スティフネスは拡張期圧—容積関係を指数関数に近似することによりスティフネス定数として求められる．

■まとめ

慢性心不全の診断には，古くからFramingham基準に取り上げられているような臨床所見や胸部X線による肺うっ血所見が大切である．さらに，心エコー図，心臓カテーテル検査などにより，心機能障害が確認できれば慢性心不全と診断してよい．また，BNPは，予後および治療効果の判定だけでなく心不全診断のためにも有用である．

文献
1) Brownwald, E : Heart Disease. A Textbook of Cardiovascular Medicine, 7th ed, WB Saunders Co, Philadelphia, PA, 539-568, 2005
2) Hunt, SA et al : ACC/AHA 2005 guideline for the diagnosis and management of chronic heart failure in the adult. Circulation 112 : 1825-1852, 2005
3) 循環器病の診断と治療に関するガイドライン（1998-1999年度合同研究班報告）．Jpn Circ J 64 (suppl Ⅳ) : 1023-1079, 2000
4) Maeda, K et al : Plasma brain natriuretic peptide as a biochemical maker of high left ventricular end-diastolic pressure in patients with symptomatic left ventricular dysfunction. Am Heart J 135 : 825-832, 1998
5) McKee, PA et al : The natural history of congestive heart failure : Framingham study. N Engl J Med 285 : 1441-1446, 1971
6) Swedberg, K et al : Guidelines for the diagnosis and treatment of chronic heart failure : executive summary (update 2005). Task Force for the Diagnosis and Treatment of Chronic Heart Failure of the European Society of Cardiology. Eur Heart J 26 : 1115-1140, 2005
7) Vasan, RS et al : Defining diastolic heart failure : A call for standardized diagnostic criteria. Circulation 101 : 2118-2121, 2000

〈小林茂樹・矢野雅文・松﨑益德〉

4) 治療

a) 薬物療法

心不全の大半は左室収縮機能不全に基づく心不全であり，その原因としては虚血性心疾患と非虚血性の心筋疾患とに大別できる．これらの疾患においては交感神経系，レニン-アンジオテンシン系が賦活化され，左室の進行性の拡大と収縮の低下，すなわちリモデリングが起き，死亡や心不全悪化などのイベントにつながると考えられている．慢性心不全治療では，神経内分泌系を阻害することにより左室リモデリングを抑制し心不全の予後を改善することが最近の治療の中心となっている．

以下に主な慢性心不全治療薬について最近の大規模試験の結果に基づいて述べる．

【慢性心不全治療薬】
■①ジギタリス

洞調律の左室収縮機能不全患者においてジギタリス中止によって心不全の増悪をきたすことは報告されていたが，生命予後を改善するかどうかは長年議論の対象となっていた．1995年に大規模試験（DIG）の結果が発表され，洞調律の心不全患者の心不全入院を減らすことが明らかとなったが，心不全全体の予後は改善しないという結果であった．一方，心房細動を伴う心不全患者においては，心室レートをコントロールし十分な左室充満時間を得るためにジギタリスが用いられる．これは臨床症状の改善を目的とするものであり，心房細動を伴う左室収縮機能不全患者においてジギタリスが予後を改善するかどうかについてはやはり不明である．

■②利尿薬

心不全患者のうっ血に基づく労作時呼吸困難，浮腫などの症状を軽減するために最も有効な薬剤である．ループ利尿薬が基本で，わが国ではフロセミド，エタクリン酸，ブメタニド，ピレタニド，アゾセミドが用いられる．軽症例ではサイアザイド系利尿薬も用いられ，またループ利尿薬で十分な利尿が得られない場合にはサイアザイド系利尿

薬との併用を試みる．ただしこれらの利尿薬は低カリウム血症，低マグネシウム血症をきたしやすく，ジギタリス中毒を誘発しやすいばかりでなく，重症心室性不整脈を誘発することも危惧される．したがってこれらの利尿薬の使用時には血清カリウムおよびマグネシウムの保持を心がける必要がある．最近，NYHA Ⅲ度以上の左室収縮機能不全に基づく重症心不全患者を対象とした大規模試験（RALES）ではスピロノラクトンの併用が前死亡率，心不全死亡率，突然死のいずれをも減少させることが明らかとなった．また，EPHESUSでは，心筋梗塞後の左室機能不全および心不全患者において，選択的アルドステロン遮断薬エプレレノンにより，全死亡率および心血管系が原因の死亡率が約15％低下したと報告された．

■③アンジオテンシン変換酵素阻害薬

このクラスの薬剤の左心機能不全に基づく心不全患者，あるいは心筋梗塞後の患者の生命予後および種々の臨床事故に対する効果は，いくつかの大規模臨床試験（CONSENSUS，SOLVD）などにより確立されている．無症候の左室収縮機能不全についても高用量でより効果が得られるとのATLASの結果もあるので，患者が耐えうる限り（咳嗽の有無，血圧，血清クレアチニン値，血清カリウムのチェック）欧米の大規模臨床試験で用いられた用量を目標投与量として用いる．

■④アンジオテンシンⅡ受容体拮抗薬

より確実にアンジオテンシンⅡの効果をブロックするアンジオテンシンⅡ受容体拮抗薬が心不全治療に試みられている．高齢者の心不全患者で，ロサルタンの死亡率に対する有効性をアンジオテンシン変換酵素阻害薬カプトリルと比較した臨床試験ELITE Ⅱでは，忍容性においてはアンジオテンシン変換酵素阻害薬より優れていたものの，死亡率改善効果において有意差は得られなかった．アンジオテンシン変換酵素阻害薬が投与されている患者に対するアンジオテンシンⅡ受容体拮抗薬バルサルタンの上乗せ効果を検討した試験（Val-HeFT）では，バルサルタンを追加することにより，総死亡率を含めた心血管イベントを13.3％低下させた．VALIANTでは，急性心筋梗塞後の左室機能不全および心不全患者を対象に，バルサルタンの単独，またはアンジオテンシン変換酵素阻害薬カプトリルとの併用が，すでに立証されているカプトリル療法による死亡率改善効果を上回る成績をもたらすか否か検討した．その結果，心血管疾患死，心筋梗塞再発，または心不全による入院率は各群でほぼ同等であった．また，CHARMでは，左室駆出率が40％以下でアンジオテンシン変換酵素阻害薬の併用あり，またはなしの患者，左室駆出率が40％を超える患者の3集団を対象としてカンデサルタンの心不全予後改善効果を検討した．その結果，左室駆出率や治療薬併用の有無に関係なく，カンデサルタンの忍容性は良好で，心血管疾患死および心不全による入院を有意に抑制した．今後は心不全治療としてアンジオテンシン変換酵素阻害薬に加えてアンジオテンシンⅡ受容体拮抗薬が併用される可能性がある．

■⑤β遮断薬

有症状の心不全患者のすべてにアンジオテンシン変換酵素阻害薬を用いたうえでできるだけβ遮断薬導入を試みることが勧められる．ここ数年間の間にβ遮断薬の心不全予後改善効果を支持する大規模試験の結果が相次いで発表され，CIBIS-Ⅱにおいてはビソプロロール，COPERNICUS，CAPRICORN，およびわが国におけるMUCHAでは，カルベジロールの有意な生命予後および心不全悪化防止効果が明らかにされた．無症状の心不全患者についてもおそらく有益であるとは予想されるが，まだ，明らかなエビデンスは得られていない．これらの薬剤の心不全予後改善効果はβ_1選択性，非選択性を問わずβ遮断薬のclass effectであると考えられる．しかし，内因性交感神経刺激作用についてはむしろ有益でないと考えられる．本邦でもカルベジロールが初めて心不全治療薬として承認された．β遮断薬の投与の実際についてはNYHA Ⅲ度以上の心不全患者については原則として入院とし，ごく少量より時間をかけて増量していくことが望ましい．増量に際しては自覚症状，脈拍，血圧，心胸比などを参考にする．β遮断薬の効果を予測する指標として，血漿BNPが有用である．

⑥経口強心薬

1980年代から行われた予後を一次エンドポイントとした種々の経口強心薬の大規模臨床試験はことごとく否定的な結果に終わり，米国では経口強心薬について否定的な見方がなされている．しかしながら生命予後の改善効果のみが慢性心不全治療の最終目的ではないとの見解に立てば，経口強心薬の臨床的有用性についても再考慮すべきであろう．特に生活の質の改善，非経口強心薬からの離脱，β遮断薬導入などについては強心薬の有用性がさらに検討される必要がある．わが国ではピモベンダン，デノパミン，ドカルパミン，ベスナリノンが認可されている．最近，日本で中等度慢性心不全患者を対象としたピモベンダンの長期投与試験が行われ，1年間の実薬投与群ではプラセボ群に比し，死亡率，心不全の悪化による入院，生活活動能力を併せた評価で有意な改善が認められた．しかし，経口強心薬の投与は，催不整脈作用もあり，その投与には細心の注意を払い，少量投与から行うことが望まれる．

【慢性心不全の治療の実際】

心不全の重症度からみた治療指針を図23に示す．無症候性（NYHA Ⅰ度）では，まずアンジオテンシン変換酵素阻害薬が適応となる．心房細動による頻脈を伴う症例ではジギタリスを用いる．軽症（NYHA Ⅱ度）では，アンジオテンシン変換酵素阻害薬に加えて肺うっ血所見や全身浮腫など体液貯留による症状が明らかである場合にはループ利尿薬，サイアザイド系利尿薬を用いる．中等症～重症（NYHA Ⅲ度）では，アンジオテンシン変換酵素阻害薬に加えて，体液貯留による症状が明らかである場合にはループ利尿薬，サイアザイド系利尿薬を用いる．カリウム保持性利尿薬，スピロノラクトンを併用する．また，入院させβ遮断薬導入を試みる．難治性（NYHA Ⅳ度）では入院とし，カテコラミン，ホスホジエステラーゼ阻害薬，利尿薬などの非経口投与を行い状態の安定化を図る．状態の安定化が得られたらアンジオテンシン変換酵素阻害薬，スピロノラクトンを含む利尿薬，ジギタリスなどの経口心不全治療薬への切り替え

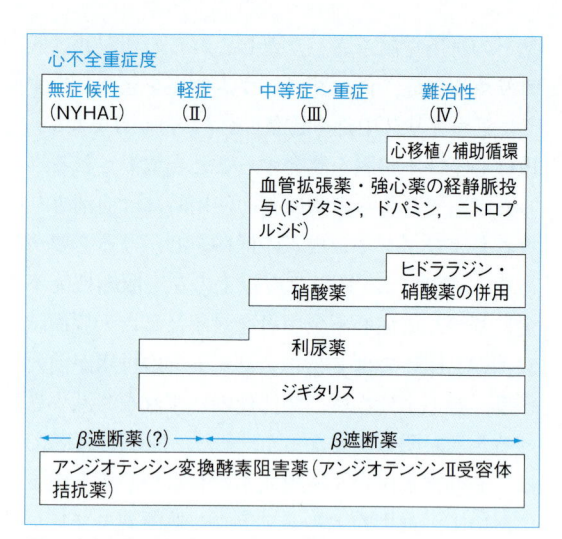

[図23] 心不全の重症度からみた治療指針
（文献1）より改変）

心不全重症度			
無症候性（NYHA Ⅰ）	軽症（Ⅱ）	中等症～重症（Ⅲ）	難治性（Ⅳ）

- 心移植／補助循環
- 血管拡張薬・強心薬の経静脈投与（ドブタミン，ドパミン，ニトロプルシド）
- 硝酸薬 ／ ヒドララジン・硝酸薬の併用
- 利尿薬
- ジギタリス
- ←β遮断薬（?）→ ←―β遮断薬―→
- アンジオテンシン変換酵素阻害薬（アンジオテンシンⅡ受容体拮抗薬）

[表6] 経口心不全治療薬の選択

class Ⅰ（通常適応され，常に容認される）
- 禁忌を除き，すべての患者に対するアンジオテンシン変換酵素阻害薬（無症状の患者も含む）
- 頻脈性心房細動を有する患者に，レートコントロールを目的としたジゴキシン投与
- 有症状の患者に対し，予後の改善を目的としたβ遮断薬の導入
- うっ血に基づく症状を有する患者に対するループ利尿薬，サイアザイド利尿薬
- ループ利尿薬，アンジオテンシン変換酵素阻害薬がすでに投与されているNYHAⅢ度以上の重症患者に対する抗アルドステロン薬
- 重症心室性不整脈とそれに基づく心停止の既往のある患者におけるアミオダロン投与

class Ⅱ（容認されるが，有用性はまだ不確実で，異論もありうる）
- 洞調律の患者に対するジギタリス投与
- アンジオテンシンⅡ受容体拮抗薬：アンジオテンシン変換酵素阻害薬の代用として，あるいはアンジオテンシン変換酵素阻害薬との併用投与
- β遮断薬導入の際の経口強心薬併用
- 生活の質の改善，経静脈的強心薬からの離脱を目的とした経口強心薬短期投与
- 非経口強心薬の間歇投与
- 非虚血性心筋症に基づく心不全患者に対するアムロジピンの投与
- 硝酸イソソルビドとヒドララジンの両者の投与
- ループ利尿薬，サイアザイド利尿薬，抗アルドステロン薬以外の利尿薬
- 無症状の患者におけるβ遮断薬の導入

class Ⅲ（一般的に適応とならない，または禁忌である）
- 無症状の患者に対する経口強心薬の長期投与
- 狭心症，高血圧を合併していない患者に対するカルシウム拮抗薬
- class Ⅰ抗不整脈薬長期経口投与

を行い，さらにβ遮断薬導入を試みる．難治性重症例では補助循環装置や心臓移植治療も考慮する．

また，経口心不全治療薬の選択を表6にまとめる．心不全治療薬の使用用量については，専門書参照のこと．

【治療薬を使用する際の注意】

実際の使用にあたっての治療薬の注意点を以下に述べる．

■①ジギタリス

・ジギタリスは体内に蓄積しやすいために，過去の服用歴に注意する．
・ジギタリス中毒の誘因のチェック：過剰投与，高齢者や新生児への投与，腎障害，肝障害，電解質異常（低カリウム血症，低マグネシウム血症，高カルシウム血症），アシドーシス，低酸素血症，低蛋白血症，甲状腺機能低下症は中毒の誘因となるので注意する．
・血中濃度に影響を与えるような相互作用を有する薬剤の併用に注意する．
・不整脈の合併の有無を心電図にてチェックする．

■②利尿薬

・脱水，血液濃縮をきたす病態（経口摂取不良，下痢・嘔吐，発熱など）の有無をチェックする．
・電解質異常のないことをチェックする．低カリウム血症，低マグネシウム血症の増悪による致死性不整脈の合併に注意する．
・尿酸値，脂質・糖代謝異常のチェックをする．
・腎機能に注意する．サイアザイド系およびその類似薬は糸球体濾過率 glomerular filtration rate (GFR) 50ml/min 以下，特に30ml/min 以下では，その利尿効果は期待しがたく，GFR低下を助長するので注意を要する．

■③アンジオテンシン変換酵素阻害薬

・血清クレアチニンが 3mg/dl 以上の高度の腎機能障害患者では，急激な腎機能低下や高カリウム血症を生じることがある．腎機能障害の増悪を避けるため，血清クレアチニン測定を行い，1ヵ月以内に30％以上，または3ヵ月以内に1mg/dl 以上の上昇が続く場合は中止とする．
・妊娠中に投与すると腎臓などに重篤な奇形を生じるので，妊婦には禁忌である．
・腎血管性高血圧例では糸球体灌流圧がレニン－アンジオテンシン系に依存しているので，急激な腎機能障害を生じる．
・デキストラン硫酸セルロースによるLDL (low density lipoprotein) アフェレーシスやAN69膜を使用した血液透析患者では重篤なアレルギー反応を生じることがある．
・利尿薬併用患者，強い塩分制限中，脱水患者では，急激な血圧低下を生じることがある．
・投与後2～3週間以内に空咳が生じることがあり，十数％～数十％の頻度で生じる．薬剤を中止することで消失する．

■④アンジオテンシンⅡ受容体拮抗薬

・重篤な肝障害患者，腎機能障害患者（血清クレアチニンが2.5mg/dl 以上では慎重投与），妊娠，両側性腎動脈狭窄症や片腎患者は，禁忌あるいは慎重投与する．
・高齢者においては，少量から投与開始する．
・血管浮腫，肝機能障害，腎不全，血圧低下，高カリウム血症などの副作用に注意する．

■⑤β遮断薬

・ごく少量より投与を開始し，合併症の有無を確認しつつ時間をかけて増量する．
・収縮期血圧 90mmHg 未満，洞不全症候群，房室ブロック，気管支喘息などの慢性閉塞性肺疾患患者，閉塞性動脈硬化症，Raynaud症状を有する症例への投与は避ける．
・開始後は，心不全の悪化，徐脈，血圧低下などの合併症に注意する．

■⑥経口強心薬

・血圧低下，不整脈，動悸などの副作用に注意する．

文献
1) Braunwald, E et al : Heart Disease, Philadelphia, WB Saunders, 493, 1997
2) 循環器病の診断と治療に関するガイドライン（1998-1999年度合同研究班報告）．Jpn Circ J 64 (suppl Ⅳ) : 1023-1079, 2000

（大草知子・松﨑益德）

b) 慢性心不全の生活管理

　欧米では1990年代半ばから慢性心不全患者を対象として患者管理の予後に対する有効性を検証する介入試験が行われてきた．その結果，患者教育，治療コンプライアンスの向上，訪問や電話などによる患者モニタリング，治療薬の調節，看護師による管理などの患者管理が慢性心不全患者の予後の改善に有効であることが報告されている．わが国の慢性心不全患者も心不全増悪による再入院率が高く，その誘因を検討すると，塩分・水分制限の不徹底が最も多く，過労，治療薬服用の不徹底，精神的または身体的ストレスなどの予防可能な因子が上位を占め，感染症・不整脈・心筋虚血・高血圧などの医学的要因よりむしろ多かった．

　慢性心不全患者の患者管理の要点は，多職種医師・看護師・薬剤師・栄養士などの多職種によるチーム医療，退院時指導，フォローアップ計画（病診連携），ガイドラインに沿った薬物治療，十分な患者教育・カウンセリング，患者モニタリングによる心不全増悪の早期発見などがあげられる．なかでも患者教育はきわめて重要で，患者・家族およびその他の介護者に慢性心不全の特徴，心不全増悪時の症候とその対処方法，薬物治療に関しての十分な説明を行うとともに，食塩・水分制限，活動制限や禁煙の指導を行う．毎日の体重測定，規則的な服薬など自己管理の重要性と責任を明確にすることは重要である．

■①カウンセリング：一般的知識と症状のモニタリング

　患者・家族あるいは介護者に，心不全の病態をわかりやすく説明する．患者にとって，心不全の病態はきわめて複雑であるが，治療内容を理解し，コンプライアンスを向上させるために欠かせない知識である．息切れやむくみなど心不全の主要症候，特に急性増悪時の症状とその対処方法については十分な説明が必要である．労作時息切れおよび易疲労感の増強や安静時呼吸困難，下腿浮腫の出現のみならず食思不振や悪心，腹部膨満感，体重増加などが心不全増悪の症候でありうることについて患者の十分な理解が必要である．すべての慢性心不全患者は毎日の体重測定（毎朝，排尿後）による自己モニタリングが必要であり，短期間での体重増加は体液貯留の指標として重要である．日の単位で体重が2kg以上増加するような場合は慢性心不全急性増悪を強く示唆する．これらの症候により慢性心不全の増悪が疑われた場合には自ら活動制限，食塩制限を厳しくするとともに速やかに受診すべきであることを指導する．高齢患者では，浮腫などの症状に気づきにくいため，家族あるいは介護者によるモニタリングが重要である．

■②社会的活動性と仕事

　慢性心不全の生活に及ぼす影響は身体機能の低下のみならず心理的適応にも依存しており，患者が社会的あるいは精神的に隔離されないように注意しなければならない．活動能力に応じた社会的活動は勧めるべきであり，可能であれば運動能力に応じた仕事を続けるべきである．

■③食事

　全細胞外液量は体内ナトリウム量により規定されており慢性心不全においては減塩によるナトリウム制限が最も重要である．重症心不全では1日の食塩量3g以下の厳格な塩分制限が必要である．食事指導によりパンやうどんなどの加工食品自体にも相当量の食塩が含有されていることを教育する．軽症心不全では厳格な塩分制限は不要であり1日およそ7g以下程度の減塩食とする．高齢者においては過度の食塩制限が食欲を低下させ栄養不良となりうるため味つけには適宜調節が必要である．軽症の慢性心不全では自由水の排泄は損なわれておらず水分制限は不要であるが，口渇により過剰な水分摂取をしていることがあるので注意を要する．重症心不全で希釈性低ナトリウム血症をきたした場合には水分制限が必要となる．

　肥満を合併している場合には減量のためのカロリー制限が必要である．その他の食事制限は明らかな適応（高脂血症，糖尿病など）がない限り勧めない．

■④旅行

　飛行機旅行，高地あるいは高温多湿な地域への旅行では注意が必要である．一般的には短時間の飛行機旅行は他の交通機関による旅行よりも好ま

しい．しかし長時間の飛行機旅行は，NYHA Ⅲ度およびⅣ度の重症心不全患者では脱水，下肢の浮腫，静脈血栓などの問題が生ずるため勧められない．どうしても飛行機旅行が必要な場合には，飲水量の調節，利尿薬の適宜使用，機内での軽い体操が必要である．またすべての心不全患者が旅行時の食事内容や食事時間の変化，これに伴う消化不良，高温多湿な気候が水バランスを変化させることを認識しておかなければならない．

◾ ⑤ワクチン接種

すべての心不全患者，特に重症患者では，病因によらずインフルエンザに対するワクチンを受けることが望ましい．慢性心不全患者におけるワクチンの真の利益に関しては十分な臨床データがないが，少なくともインフルエンザの重症合併症を防ぐ効果が期待できる．

◾ ⑥喫煙

喫煙はすべての患者で禁止すべきである．

◾ ⑦アルコール

アルコール性心筋症が疑われる場合，禁酒が不可欠である．他のすべての慢性心不全患者においても原則として飲酒は禁止すべきである．

◾ ⑧安静と運動

浮腫を有する非代償性心不全，慢性心不全急性増悪時には運動は禁忌であり活動制限と安静が必要である．しかし薬物治療あるいは外科的治療がなされて状態の安定した慢性心不全においては，安静によるデコンディショニングは運動耐容能の低下を助長し，労作時の症状を悪化させる要因となる．逆に適度な運動あるいは運動トレーニングは，運動耐容能を増して日常生活中の症状を改善し生活の質を高めることが明らかとなっている．適切な運動療法を行った場合には，心筋収縮性の改善は明らかではないものの少なくとも左室のリモデリングを増悪せず，呼吸筋・骨格筋機能，および血管拡張反応を改善し運動耐容能を増す．また圧受容体反射感受性の低下や交感神経系優位の自律神経の不均衡を是正する．しかし運動強度，運動量が過度となれば心不全の増悪をきたすので，その実践にあたっては個々の症例の病態と運動負荷試験から得られた情報に基づいた運動処方が必要である．

運動療法の適応となるのは一般に最大酸素摂取量10ml/kg/分以上の運動耐容能を有する患者である．嫌気性代謝閾値以下の運動強度では，呼吸・循環動態は速やかに定常状態に至り長時間運動を継続することが可能であり，およそ嫌気性代謝閾値近傍の運動強度が処方される．運動の種類としては歩行やサイクリングのような低強度の律動的好気的運動が勧められる．強い等尺性運動は避けるべきである．通常歩行速度の酸素摂取量がおよそ10ml/kg/分であることから歩行運動では速度を変えることにより運動強度を調節し，重症度の異なる患者に対応することが可能である．具体的には30分程度の持続的運動を週3～5回行う．嫌気性代謝閾値近傍の運動強度を設定し，軽い強度からはじめて経過を観察しつつ徐々に運動強度を上げていく．1回の運動には準備体操，整理体操が必須であり，特別な運動トレーニングを行う場合には患者の運動能力に応じて計画し，監視下に行うべきである．

◾ ⑨入浴

入浴は慢性心不全患者において禁忌ではなく，適切な入浴法を用いればむしろ負荷軽減効果により臨床症状の改善をもたらすことが示されている．熱い湯は交感神経緊張をもたらすこと，深く湯につかると静水圧により静脈環流量が増して心内圧を上昇させることから，温度は41℃，鎖骨下までの深さの半坐位浴で時間は10分程度がよいとされる．また，低温サウナも重症慢性心不全患者の治療に有効であるとする報告がある．

◾ ⑩避妊

NYHA Ⅱ度からⅣ度の慢性心不全を有する妊婦では死亡率，罹病率が高く，正常の妊娠，分娩は困難である．したがってこれらの患者では妊娠を避けるべきである．より軽症の慢性心不全でも妊娠が予後を悪化させることを説明する．

◾ ⑪性生活

慢性心不全患者において性交渉時の血行動態を測定した報告は皆無であるが，健常人および陳旧性心筋梗塞患者における検討では絶頂期の心拍数，血圧は両群で差がなく，心臓二重積（心拍数×血

圧)はおよそ3倍に達するとされる．運動強度でいうとおよそsingleのMaster二階段試験に相当することから，single Masterが不整脈の誘発，負荷後の過度の息切れ，疲労感なしに行いうれば性交渉は可能と考えられる．しかし心拍数，血圧の反応は年齢や重症度よりもむしろ個体差や性行為時の状況によるところが大きいとされ，特に婚外交渉では過大な反応をきたしうることに注意が必要である．

■ ⑫精神症状

抑うつや不安などの精神症状の出現にも注意を要する．最近，抑うつ症状が心不全患者のQOLばかりでなく予後にも影響を及ぼすことが報告されている．したがって，心不全患者に対する支援には精神的支援も含む必要がある．さらに，症状によっては，心療内科医による診断・治療や臨床心理士によるカウンセリングも考慮すべきである．

文献
1) 循環器病の診断と治療に関するガイドライン（1998-1999年度合同研究班報告）. Jpn Circ J 64 (suppl Ⅳ): 1023-1079, 2000

（大草知子）

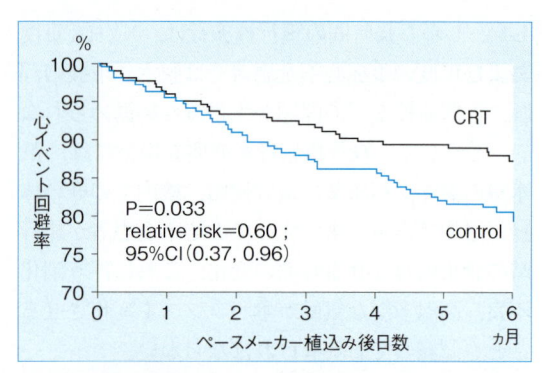

[図24] 心臓再同期療法（CRT）の長期的効果
死亡と心不全入院をイベントとしている．両心室ペーシング（CRT）は非ペーシング群（control）に比し，その危険を40％減少させた．（文献1）より引用）

c) ペーシング療法

慢性心不全は種々の器質的心疾患の終末像で，その治療は現在でも難治である．40～50年前には生活管理，ジギタリス製剤，利尿薬程度の治療しかなかったが，新しい強心薬あるいは血管拡張薬が登場し，アンジオテンシン変換酵素阻害薬 angiotensin converting enzyme (ACE) inhibitor, アンジオテンシン受容体拮抗薬 angiotensin receptor blocker (ARB)，β遮断薬も慢性心不全の予後を改善させることが判明した．しかし，薬剤による治療に限界があることも周知の事実で，同時に心移植あるいは心移植を前提とした補助人工心肺などの非薬物療法も進歩してきたが，これらの治療は高額であったり治療対象となる症例が限られていた．そこで，より安価で，手術も容易に行える非薬物療法として，左室にペーシングリードを留置して両心室ペーシングを行う心臓再同期治療 cardiac resynchronization therapy (CRT) と植込み型除細動器 implantable cardioverter defibrillator (ICD) が注目されている．本稿では，これら慢性心不全治療の新しい非薬物療法であるCRTとICD治療に関して概説する．

■ ①心臓再同期治療

ⓐ概念・歴史・機序

心不全患者の15％，中程度から重症心不全患者の約30％はQRS幅が拡大して心室内刺激伝導障害を有し，QRS幅の拡大と心不全の予後が相関することが知られている．従来，心室内伝導障害は広範な心筋障害の結果であると考えられてきたが，伝導障害自体が血行動態に悪影響を及ぼすことも知られてきた．そこで，その伝導障害に伴う心収縮の時間的ズレ（非同期）を，右室・左室の両心室にリードを留置してペーシングすることで，改善させて心機能の改善を図るのがCRTである．

1990年，Hochleitnerらは，低心機能薬剤抵抗性の心不全症例に房室伝導時間を短縮させたDDDペーシング行うと血行動態を改善する可能性を最初に報告，1994年Backerらは開胸手術により左室心外膜にリードを固定して右室と左室の両心室ペーシングを行うと著明に心機能が改善したこと報告した．さらに，1996年Cazeauらは心内膜下リードを使って左室ペーシングを行う，現在行われている両心室ペーシングのシステムを考案した．その後，InSync試験，PATH-CHF試

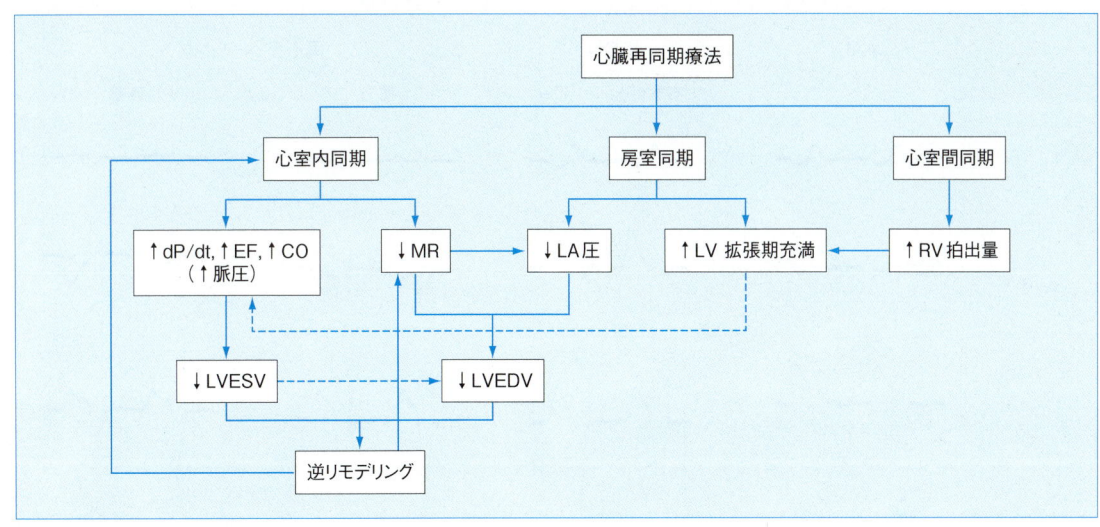

[図25] 心臓再同期療法（CRT）の機序
詳細は本文中を参照．（文献6）より引用）

験，MUSTIC 試験，MIRACLE 試験（図24），CONTAK CD 試験，COMPANION 試験などの多くの大規模臨床試験が施行され，両心室ペーシングの有効性が示されてきた．

　両心室ペーシングによる心機能改善の機序としては，左室内での非同期 intraventricular dyssynchrony，心房・心室間（特に左室側）での非同期 atrioventricular dyssynchrony，右室と左室間での非同期 interventricular dyssynchrony を両心室ペーシングすることで改善することと考えられている（図25）．これにより，短期的に心室収縮の同期性が失われることにより生じた駆出エネルギーの低下，左室最大 dP/dt，血圧，心拍出量の低下を改善し，左室乳頭筋の収縮の同期性の欠如によって生じた僧帽弁逆流を減少させ，左房・左室時間の遅れを適正化して，左房圧の低下や左室拡張期流入量を増加させる．また，両心室収縮を同期させて右室駆出量を増大させる．さらに，各要因の改善が相互に影響し合い，最終的には左室収縮あるいは拡張末期容量を減少させる．さらに，長期的に左室の再リモデリングによって左室収縮能が改善する（図25）．

　ⓑ適応

　CRT の適応に関しては，2002年秋に改訂された ACC/AHA/NASPE の「ペースメーカー植え込みに関するガイドライン」では，虚血性，非虚血性を問わず，①薬物療法によっても NYHA Ⅲ度または Ⅳ度から改善しない重症心不全，② QRS 幅 ≧ 130msec の心室内伝導障害を有する，③ 左室駆出率 ≦ 35 %，④ 左室拡張期径 ≧ 55mm，の症例を両心室ペーシングの適応としている（クラスⅡa）．本邦においてもこの①〜③項に属する患者を対象とする．しかし，この条件に該当する症例のすべての心不全が CRT によって改善するわけではない．心臓再同期が治療の目的であることから，左室の dyssynchrony がより強く，心不全の病態に dyssynchrony の関与が大きい例ほど CRT の効果が期待できるが，その評価法が重要となってくる．今まで，心電図での QRS 幅，心エコーでの左室 B モードでの視覚的評価，M モードでの左室中隔と後壁・側壁の収縮ピークの時間的ずれ，心エコーの組織ドプラ法による評価，RI による評価，など種々の方法が報告されているが，ここでは心電図 QRS 幅と心エコーの組織ドプラ法を紹介する．

　心電図 QRS 幅：心室収縮の dyssynchrony を反映する最も簡便な指標と考えられる（図26）．当初は，QRS 幅が広いほど，CRT により左室 dP/dt および脈圧が増大し，その有効性が高いと報告されていた．しかし，QRS 幅が広くても dyssyn-

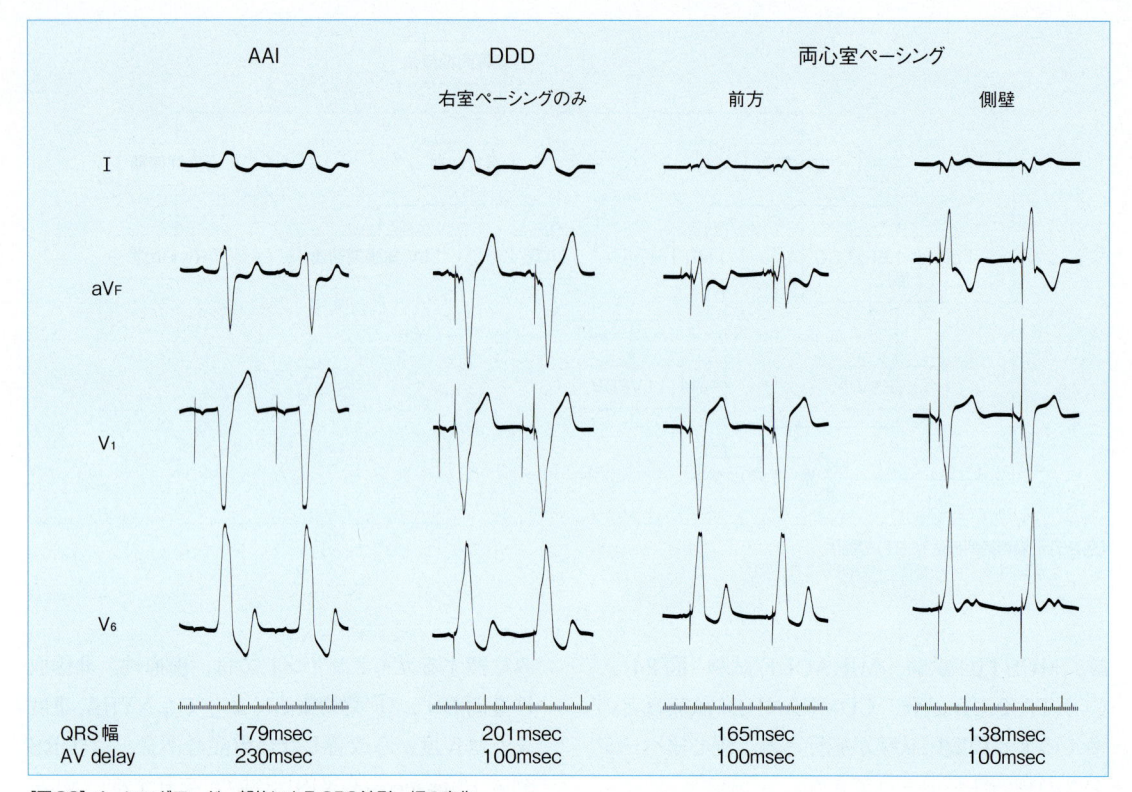

[図26] ペーシングモード，部位によるQRS波形，幅の変化
　　　心房ペーシング (AAI：左端)，DDDモードのペーシングで心室ペーシングは右室心尖部より行われている (左側中央より)，両心室ペーシングで左室リードが左室前壁 (左側中央) と側壁 (右側) からのペーシング．心房心室時間 (AV delay) はAAIでは230msecであった．DDD，両心室ペーシングでは100msecに設定してある．QRS幅は，両心室ペーシングで左室リードが左室側壁に留置 (右端) されているものが最も狭い．

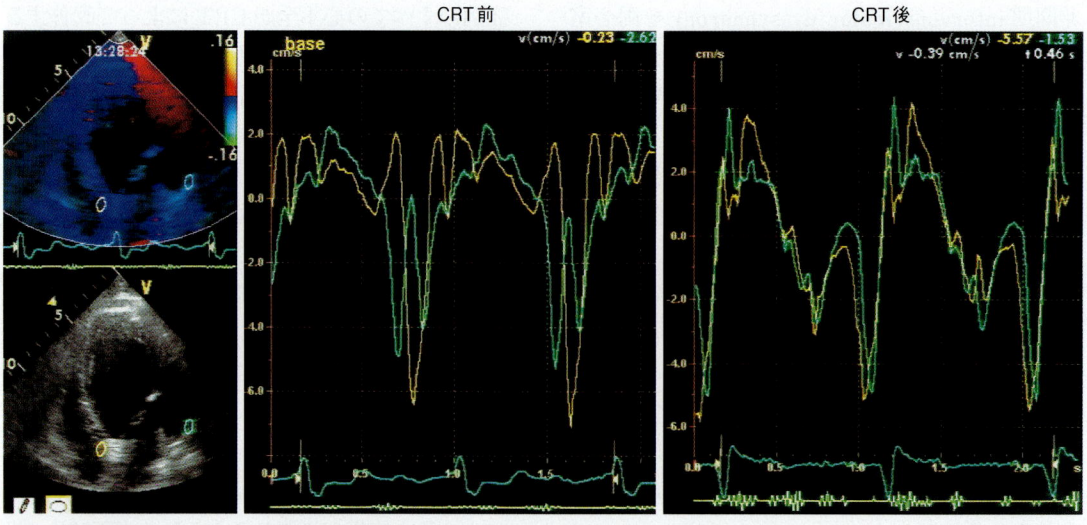

[図27] 組織ドプラエコーを用いた左室非同期性の評価
　　　左側：心室壁に任意に設定した関心領域 (ROI：図中左の○印) の位置
　　　中央：両心室ペーシング前の心筋速度情報を時間—速度曲線として描出したもの．心室中隔と側壁で収縮期ピーク速度のずれがみられる．
　　　右側：両心室ペーシングを行うことにより，心室中隔と側壁で収縮期ピーク速度のタイミングが一致している．

chrony を認めない症例がある一方で，QRS 幅がそれほど広くなくても高度の dyssynchrony を有する例があり，QRS 幅からのみで有効性を予測することは困難であることが MIRACLE 試験で報告された．

組織ドプラ法による左室同期不全の評価：組織ドプラ法の一つの手法である tissue velocity imaging 法は，心室壁に任意に設定した関心領域 region-of-interest（ROI）の心筋速度情報を時間─速度曲線として描出可能である（図 27）．ROI を複数設定することにより，各 ROI 間の時間─速度曲線の収縮期のピーク速度のタイミングのずれから左室 dyssynchrony の程度を計測できる．心臓自体の動き translation や回転 rotation の影響を受けやすい欠点があるものの，B モード画像上で ROI を設定するのみで心筋速度情報を得られるため非常に簡便で，再現性にも優れている．

以上，CRT が有効な症例（responder）とそうでない症例（non-responder）の鑑別の一つに心エコーによる tissue velocity imaging 法が有望視されているが，responder と non-responder との鑑別に関しては，さらなる検討が今後も必要である．また，CRT により左室の再リモデリングが期待できるのであれば，心不全の程度が現在の適応より軽い NYHA Ⅱ度の症例でも長期的にみれば予後を改善できるのではないかと推測される．この問題に関する臨床治験も現在進行中である．

ⓒ CRT 用ペースメーカの植込み

2001 年に米国 FDA（Food and Drug Administration）に認可された本治療は本邦でも 2004 年 4 月に保険償還され，2004 年 10 月現在，300 例以上の患者がその治療を受けている．左室リードの留置は，外科的開胸術による方法と経静脈的に冠静脈洞から冠静脈分枝にアプローチして心外膜側に左室リードを留置する方法があるが，基本的には現在後者のアプローチがとられている．実際の植込み手技に関しては，紙面の関係から割愛するが目標とする左室リードの留置部位は，これまでの検討より，posterolateral cardiac vein または lateral cardiac vein となる．至適部位での留置により各リードからの局所心室電位の間隔が広く記録される（図 28）．冠静脈の走行は個人差が大きく，至適とされる部位に静脈がなかったり，静脈が蛇行したり，細かったり，あるいは横隔膜刺激により，必ずしも目標とする静脈に留置が困難な場合もあるが，8〜9 割程度の症例に至適部位でのペーシングが可能である．術者の経験，さらなる器具の改良，欧米で使用されているガイドワイヤーにて左室リードを誘導できる方式などによりさらに成功率が高くなると思われる．一方，至適部位でない部位に留置せざる得なかった場合，血行動態がむしろ悪化することがあるので，術後の管理に十分注意する必要がある．なお，左室リードの留置には，1〜3 時間程度かかり，合併症としても冠静脈穿孔，冠静脈本幹閉塞，本幹解離，横隔膜刺激（twitching）などがある．最も重篤な冠静脈穿孔の頻度は 0.5〜数％といわれており，冠静脈洞へのシースの留置，リード挿入時には注意を要する．

右室リードの留置場所に関しては，右室心尖部（図 28）が一般的であるが，右室中隔あるいは右室流出路に行われる場合もある．どの部位が至適なのかは，今後も検討されるべき問題である．

心房心室伝導時間の適正化：心房心室伝導時間が不適切であると拡張流入量の減少を起こす．このため，房室伝導時間の設定は重要で心エコーから得られる左室流入パターンから房室間隔を適切化する方法が推奨される．しかし，至適房室伝導時間は心拍数により変動するため，房室時間が 125 ± 49 msec の範囲内（一般的には 100〜120 msec）であれば，ペーシング部位による左室機能の変化ほどには左室機能に与える影響は少ないようである．

ⓓ 効果

すでに述べたように，多くの臨床試験が行われ，本治療法の有効性が報告されている．最近報告された MIRACLE 試験では，NYHA Ⅲ/Ⅳ度，QRS 幅 ≧ 130 msec，左室駆出率 ≦ 35 ％の重症心不全患者 453 例を対象としている．患者群を両心室ペーシング群と非ペーシング群に無作為に割り付けた後，6 分間歩行距離，NYHA 心機能分類，QOL スコア，死亡・心不全悪化による入院に関

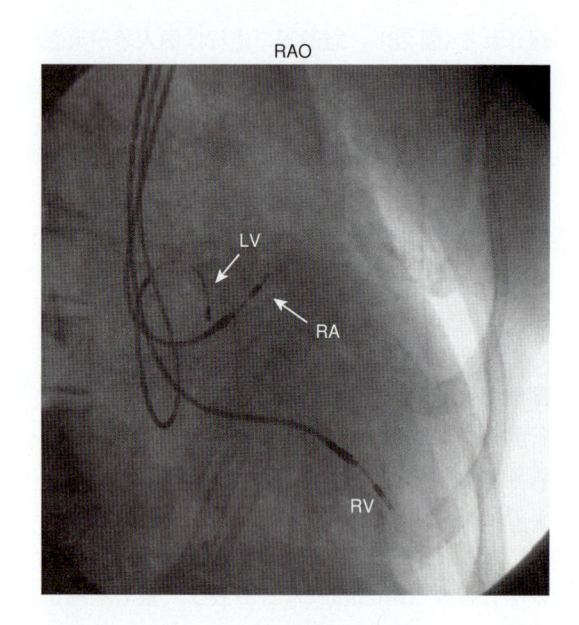

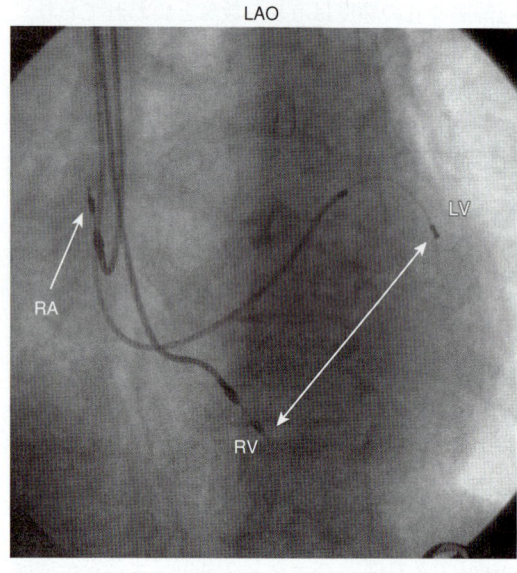

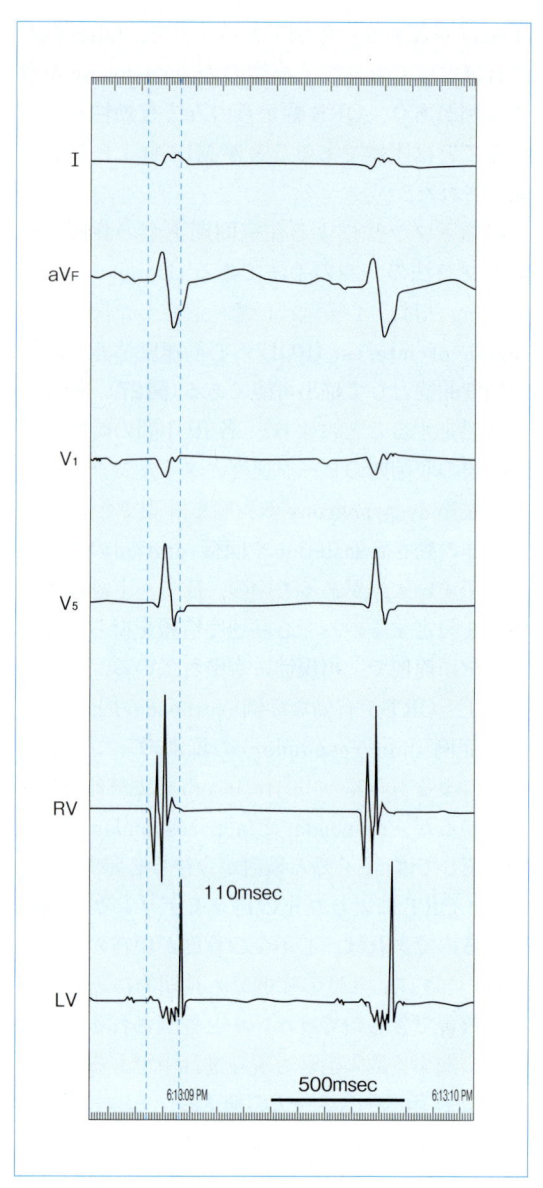

[図28] CRTの実例での胸部X線のRAO（左側上段）とLAO（左側下段）と各心室リードでの体表面心電図と心腔内電位（右側）
　左室リードは左側側壁へ，右室リードは右室心尖部に留置されている（左側）．右室（RV）リードと左室（LV）リードでの心腔内電位間隔は110 msecである．

して検討を行った．それによると6ヵ月間の経過観察期間内では，ペーシング群の68％がNYHA心機能分類の1度以上の改善を示した．さらに死亡と心不全入院を心イベントとした場合，両心室ペーシングはその危険を40％減少させた．このようにCRTが心不全患者の治療を行ううえで，急性のみならず慢性的にも良好な効果が得られることが立証された．筆者らも，カテコラミンを使用しても安静時に呼吸困難を有していたNYHA Ⅳ度の症例が，CRT治療後に自歩行にて退院された症例を数例経験している．

■②ICD

ⓐ概念・歴史・機序

ICDは致死性不整脈である心室頻拍 ventricular tachycardia（VT）・細動 ventricular fibrillation（VF）を自動認識し，それに対して抗頻拍ペー

シング anti-tachycardia pacing（ATP）あるいは除細動治療を行う植込み型の装置である．1980年に Mirowski らが初めて体内への植え込みに成功し，1985年には米国FDA認可を受け世界に普及し始めた．当初外科的に植え込まれていたものが，本体の小型化・軽量化が進み，現在では通常のペースメーカー同様に胸部植込みが可能となった．さらにDDDまたはDDDRモードでの生理的ペーシングが可能となり，5世代ICDからは心房リード植込みにより上室性不整脈との鑑別も可能となった．

ICDは本体とリードシステムからなる．リードは心内電位を検知するセンシングリードと除細動を行うリードおよびペーシングを行うリードから構成される（図29）．ICDは常に心内電位をモニターし，VF発生時には診断後に自動的にコンデンサーに充電し除細動用のリードシステムを介して直流通電を行い除細動を行う（図30上段）．VT発生時にはVT周期よりも短い周期で抗頻拍ペーシングを行ったり（図30下段），直流通電による治療が行われる．徐脈に対しては通常のペースメーカーと同様，設定された周期によるペーシングが行われる．

現在の主な問題点は，除細動治療の場合の通電による疼痛や不快感である．症例によってはこのため精神的ショックを受けうつ状態になったり，自殺する場合も報告されている．また，価格も高額であること，第5世代になっても依然として誤作動を生じる場合があることなどである．さらなる小型化と電池寿命の延長も望まれる．その適応には十分な考慮が必要となる．

　ⓑ適応と効果

1991年には米国心臓病学会（ACC/AHA），1995年には本邦でICDの適応基準が公表されたが，大規模試験の結果を受けて適応基準も変遷してきた．現在では1998年4月にACC/AHAが公表した適応基準，本邦では2001年に日本循環器学会が公表した適応基準が使われている．ICDの開発当初は，VT/VFによる心停止蘇生の既往を有する例を対象とする二次予防を目的としていたが，現在ではVT/VFの既往のない一次予防に対する

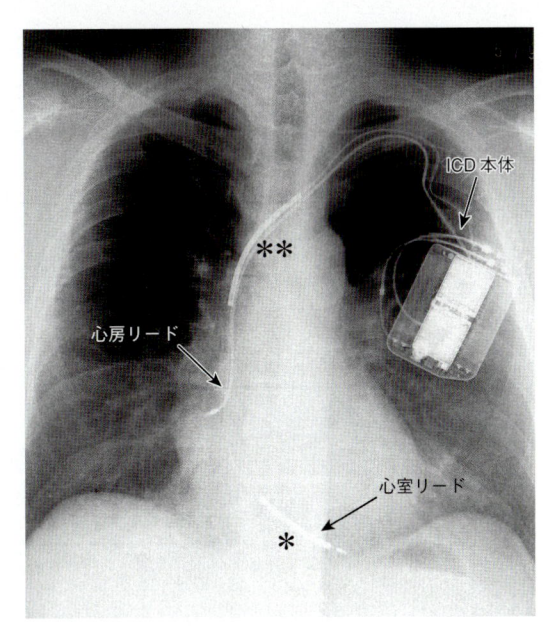

[図29] 第5世代ICD植込み例の胸部X線
除細動は右室電極（＊）と上大静脈電極（＊＊），ならびにICD本体との間での通電により行われる．心房リードも留置されている．

適応が議論となっている（表7）．

一次予防の効果を報告した大規模試験としては，虚血性心疾患を対象としたMADIT-Ⅰ，Ⅱ，MUSTT，などがあげられる．これら三つの大規模試験結果ではいずれもICD群が非ICD群（薬物療法群）に比し，総死亡率を有意に低下させた．さらに，DEFINITE，SCD-HeFT（表7）などの大規模試験では拡張型心筋症を含めた非虚血性心疾患患者も対象とされている．SCD-HeFTにおいてはNYHA Ⅱの軽症心不全例においても生命予後が改善される結果が示された．しかし，欧米での虚血性心疾患患者の予後をそのまま本邦の治療方針に組み込むのは問題があることは周知で，現にMADIT-Ⅱの登録基準に合致する患者の突然死率はきわめて低いとの報告があり，本邦での一次予防の適応に関しては，本邦での大規模試験によるエビデンスが必要である．

■ ③optimizing pharmacotherapy；CRTとICDの併用

MIRACLE試験では，死亡率と心不全目的の入院をイベントとした予後改善効果は対照に比し有意に良好であったが（図24），死亡率のみでの

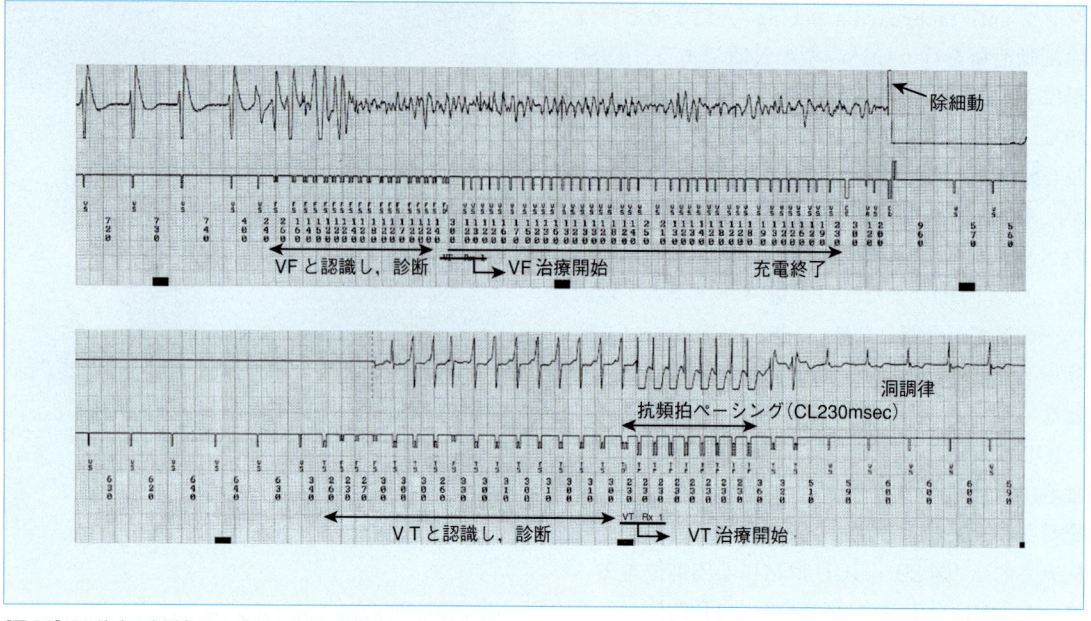

[図30] ICD治療の実例（ICDからのイベント記録）
　上：心室細動（VF）に対する除細動：除細動20Jにて洞調律に復している．
　下：心室頻拍（VT）に対する抗頻拍ペーシング治療（ATP）：ペーシングにより心室頻拍は停止している．

[表7] ICDによる大規模臨床試験

	MADIT-I	MADIT-II	MUSTT	DEFINITE	SCD-HeFT
登録基準					
基礎心疾患	CAD	CAD	CAD	DCM	CAD+DCM
NSVT	+	−	+	+	−
VT/VF誘発性	+	−	+	+	−
LVEF	<35%	≦30%	<40%	≦35%	≦35%
患者背景					
登録患者数	196	1,232	767	458	1,676
基礎心疾患[CAD/DCM(%)]	100/0	100/0	100/0	0/100	53/47
平均LVEF(%)	26.0	23.5	29.5	21.4	21.4
NYHA(%)					
I	34.7	36.6	36.5	21.6	0
II		34.7	38.5	57.4	69.2
III	65.3	15.7	24.5	21.0	30.8
IV	0	4.6	0	0	0
平均追跡期間	27ヵ月	20ヵ月	39ヵ月	29ヵ月	不明
非ICD群のAAD	Amio 85%	Amio 12.3%	Amio 10%	Amio 5.2%	
	Sotal 15%	class I 2.6%	Sotal 9%		
			class I 26%		
結果					
ICD群による死亡率改善度（ICD vs コントロール）	54%	31%	50%	35%	23%

NSVT：非持続性心室頻拍，LVEF：左室駆出率，CAD：冠動脈疾患，DCM：拡張型心筋症，NYHA：New York Heart Association心機能分類，Amio：アミオダロン，Sotal：ソタロール，class I：クラスI群抗不整脈薬

検討では対照群と統計的に有意差はなく，CRTはQOLを改善させるが，生命予後をも改善するのか否かは明らかでなかった．実際，CRTにより心室性不整脈が減少するとの報告がある一方で，InSync試験では植込み1年後の死亡例21例中，10例が突然死であった．そこで，心不全患者における生命予後を改善させるには，心不全死のみならず突然死をも予防することが必須と考えられている．COMPANION試験では，NYHA Ⅲ〜Ⅳ度，QRS幅≧120msec，左室駆出率≦35％，左室拡張末期径≧60mmの難治性重症心不全を呈する患者1,520例を，至適薬物療法群（optimizing pharmacotherapy；OPT），CRT群（CRT-P），CRTにICDを併用した群（CRT-D）の3群に無作為に割り付け，植込み装置を植え込んだ患者群と薬物のみで加療を行った患者を比較した．12ヵ月間における有害事象の発生率は，OPT群68％，CRT-P群18.6％，CRT-D群19.3％であった．さらに，すべての原因による死亡率の比較でも，OPT群の死亡率減少19％に比べて，CRT-P群では24％，CRT-D群では43％の減少率であった．重症心不全患者の予後を改善させるうえでのCRTの有用性，さらにCRTとICDの併用の有用性が示された．

■おわりに

慢性心不全の新しい治療としてのCRTとICDについて概説した．これらの非薬物療法は，解決すべき点は多いものの，重症心不全治療の有力な手段として今後積極的に導入されると考えられる．

文献
1) Abraham, WT et al : Cardiac resynchronization in chronic heart failure. N Engl J Med 346 : 1845-1853, 2002
2) Bristow, MR et al : Cardiac resynchronization therapy with or without implantable defibrillator in advanced chronic heart failure. N Engl J Med 350 : 2140-2150, 2004
3) Yu, C-M et al : Tissue Doppler echocardiographic evidence of reverse remodeling and improved synchronicity by simultaneously delaying regional contraction after biventricular pacing therapy in heart failure. Circulation 105 : 438-445, 2002
4) Kadish, A et al : Defibrillators in non-ischemic cardiomyopathy treatment evaluation (DEFINITE) investigators. Prophylactic defibrillator implantation in patients with non-ischemic dilated cardiomyopathy. N Engl J Med 350 : 2151-2158, 2004
5) Moss, AJ et al : The multicenter autonomic defibrillator implantation trial II investigators : Prophylactic implantation of a defibrillator in patients with myocardial infarction and reduced ejection fraction. N Engl J Med 346 : 877-883, 2002

（清水昭彦・江里正弘）

d) 温熱療法

■ ①慢性心不全治療の背景

慢性心不全に対する以前の治療は，心ポンプ機能低下の改善が主であった．近年，内皮依存性血管拡張反応の低下や，自律神経系・神経体液性因子の異常が慢性心不全の臨床症状を増悪させていることが判明し，慢性心不全に対する治療として，これらの異常を包括的に改善させることが重要となった．

以下に「慢性心不全に対する包括的非薬物療法」である温熱療法について概説する．

■ ②温熱療法の方法

温熱療法の方法は，乾式遠赤外線サウナを用いた60℃の低温サウナ浴を15分間施行した後，出浴後30分間の安静保温を行う．サウナ浴は温水浴と異なり，静水圧の影響がないため心負荷が少ない．この方法で患者の深部体温は約1℃上昇し，体温上昇が約30分間維持されるが，その間心拍数や体血圧の変化はほとんどなく，酸素消費量の変化はわずか0.3METs程度である．またサウナ浴前後に体重を測定し，その発汗量に見合った量（約200ml程度）の飲水をしてもらい，脱水の予防に努める．

■ ③血行動態・臨床症状に及ぼす効果

図31に1回の温熱療法により得られる血行動態の急性変化を示す．1回の温熱療法により血管は拡張し，肺動脈楔入圧・右心房圧・全身血管抵抗・肺血管抵抗が低下することから心臓の前・後負荷が軽減され，心係数・一回心拍出量係数が増加する．

さらにこの温熱療法を1日1回4週間施行することで，NYHA分類上の自覚症状改善，左室駆出率の増加，左室拡張末期径や心拡大の縮小，さらには心不全時の機能性僧帽弁逆流の改善などの慢性効果が得られる（図32）．

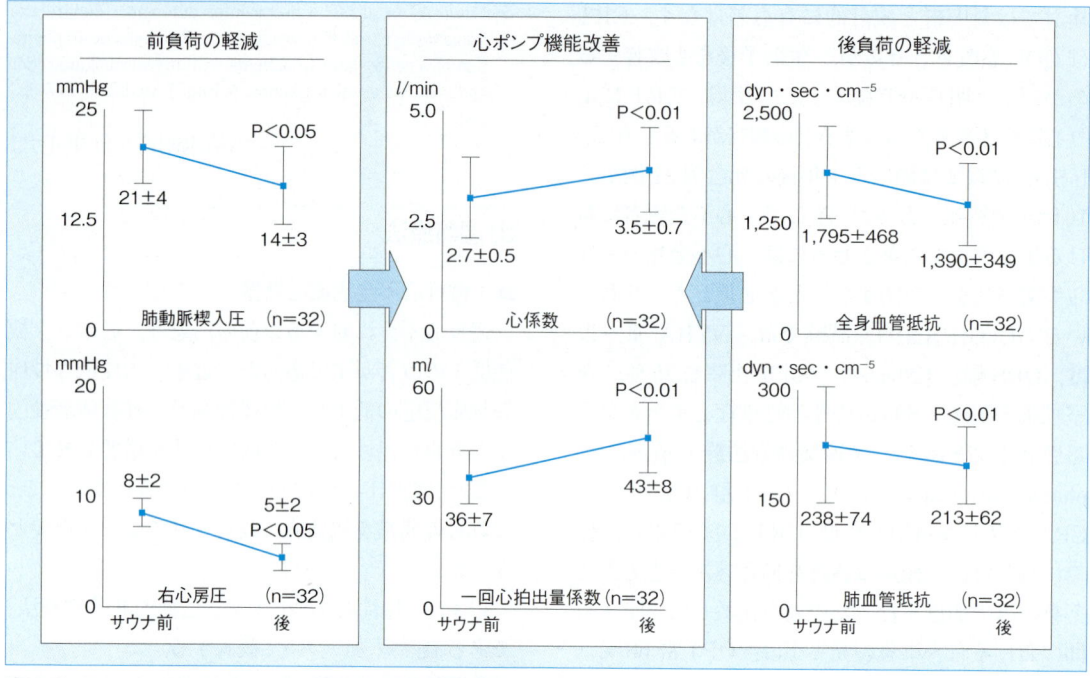

[図31] 1回のサウナ浴にて得られる血行動態変化(温熱療法の急性効果)(文献4)より)

■④血管内皮機能に及ぼす影響

慢性心不全では血管内皮機能の低下から血管抵抗が上昇し，運動時の血流再分布作用が減弱するために，運動耐容能低下などの臨床症状増悪をきたしている．

温熱療法の血管内皮機能に及ぼす効果を，血管内皮機能を反映する内皮依存性血管拡張反応 % flow-mediated dilatation (% FMD) を用いて検討したところ，慢性心不全患者では健常人と比較して % FMD が低下しており，この心不全患者に1日1回2週間の温熱療法を施行することで，心不全により低下している血管内皮機能(% FMD)が改善した(図32)．

慢性心不全における血管内皮機能低下の機序として，内皮由来血管拡張物質である一酸化窒素(NO)の産生およびその合成にかかわる血管内皮型一酸化窒素合成酵素(eNOS)の発現低下が報告されている．1日1回連日4週間温熱療法を施行すると，eNOS 発現および NO 産生が亢進することが動物実験で見出された．血管内皮細胞における eNOS 発現やその活性化に重要な役割を果たす因子としてずり応力 shear stress がある．温熱療法は一回心拍出量や末梢血管における血流増加をもたらすことから，血流増加により増加したずり応力が，温熱療法における eNOS 発現・活性化に寄与していると考えられる．

■⑤温熱療法の神経体液性因子に及ぼす効果

心不全の重症度や生命予後は神経体液性因子異常と相関し，血漿ノルエピネフリン・血漿レニン・脳性ナトリウム利尿ペプチド brain natriuretic peptide (BNP)・血漿エンドセリン(ET-1)・血漿 IL-6 などがその指標として臨床上用いられている．なかでも BNP は日常診療の場でよく用いられている神経体液性因子であり，心不全の予後規定因子としても重要な指標である．図32に示すように，温熱療法は心不全患者における BNP レベルを有意に低下させる．さらに BNP と同じく心不全時に異常高値を示す心房性ナトリウム利尿ペプチド atrial natriuretic peptide (ANP) も温熱療法は低下させる．

■⑥温熱療法の不整脈改善効果

心不全における不整脈の出現は，血行動態の悪

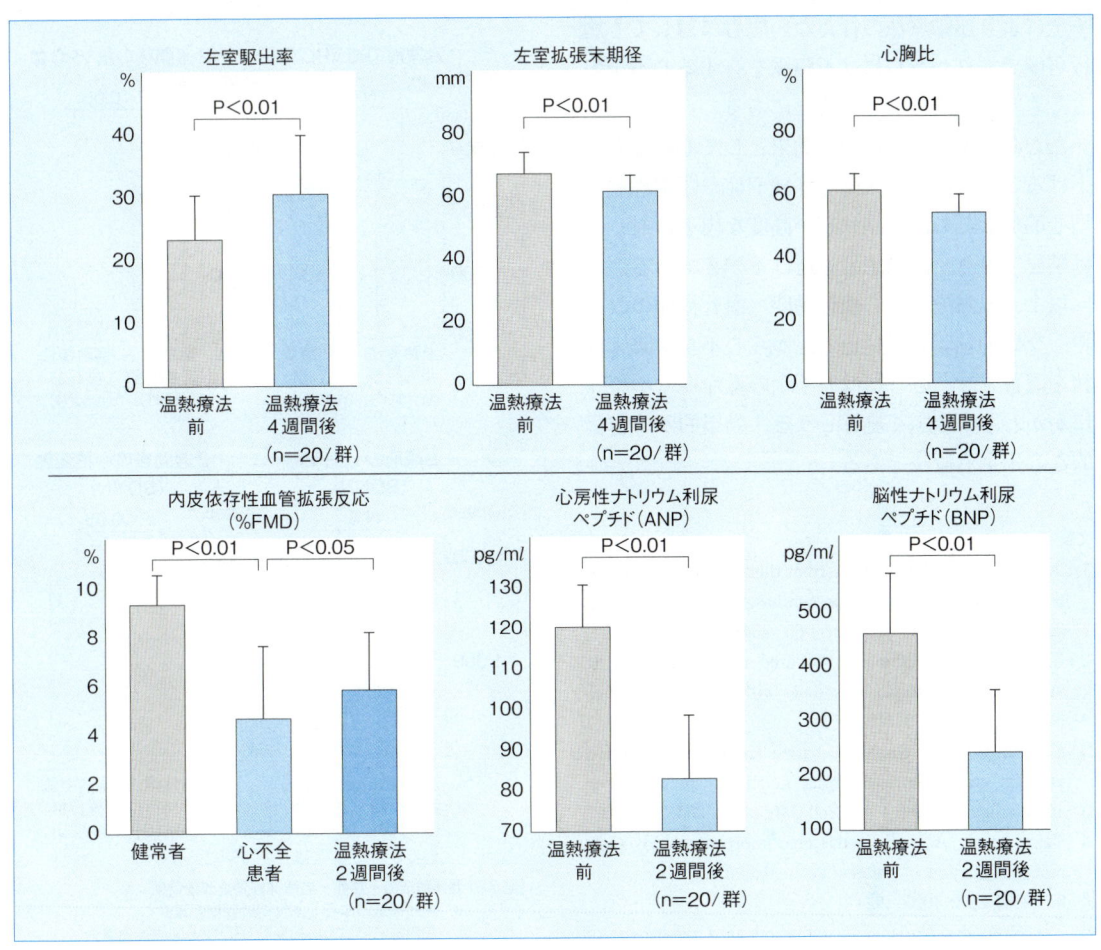

[図32] 温熱療法により得られる慢性効果（文献3）より）

化から心不全を増悪させる重要な因子であり，心臓突然死の原因にもなりうることから，慢性心不全患者における不整脈管理はきわめて重要である．温熱療法は心不全に伴う不整脈を軽減させる．

アンジオテンシン変換酵素 angiotensin converting enzyme（ACE）阻害薬・β遮断薬・抗不整脈薬などの内服加療はすでに施行してあり，4週間以上内服変更がされていない，心室性不整脈を有する心不全患者を，温熱療法施行群と温熱療法非施行群とに分け，2週間後に両群を比較検討した．その結果，温熱療法施行群において，心拍数に影響なく心室性期外収縮総数が有意に減少し，連発性心室性期外収縮や心室頻拍に関しても，治療前と比較し約80％その出現が軽減した（図33）．

■⑦自律神経異常改善効果

心不全では交感神経活動が持続的に亢進し心筋障害の一因となっている．

自律神経機能の指標であり副交感神経活動亢進の際に増加する心拍変動解析（SDNN）を評価したところ，温熱療法施行群で有意なSDNNの増加を認めた（図33）．温熱療法は心不全によって異常亢進をきたした交感神経活性を抑制し，自律神経バランスを改善させる効果を有している．

■⑧温熱療法の適応

温熱療法の適応としては，a）心筋障害による心不全（拡張型心筋症，虚血性心筋症，二次性心筋症など）やb）機能性弁逆流症（僧帽弁閉鎖不全症，三尖弁閉鎖不全症など）が積極的適応といえる．温熱療法の利点は，神経筋骨格障害や重症心

不全により運動療法の行えない患者に対しても施行可能であり，さらには不整脈を有する心不全患者でも安全に施行できることにある．

ただし，温熱療法は急性効果として心収縮力を上げることから重症大動脈弁狭窄症や閉塞性肥大型心筋症などの流出路狭窄が高度な患者に対しては禁忌であり，高熱患者も避けるべきである．

以上，温熱療法は心血行動態・血管機能の改善や，交感神経緊張の是正効果から心不全の臨床症状を改善させ，さらには心不全の重症度や不整脈にかかわらず幅広く施行しうる，効果的かつ包括的な心不全治療法である．

文献
1) Ikeda, Y et al : Repeated thermal therapy upregulates arterial endothelial nitric oxide synthase expression in Syrian golden hamsters. Jpn Circ J 65 : 434-438, 2001
2) Kihara, T et al : Effects of repeated sauna treatment on ventricular arrhythmia in patients with chronic heart failure. Circ J 68 : 1146-1151, 2004
3) Kihara, T et al : Repeated sauna treatment improves vascular endothelial and cardiac function in patients with chronic heart failure. J Am Coll Cardiol 39 : 754-759, 2002
4) Tei, C et al : Acute hemodynamic improvement by thermal vasodilation in congestive heart failure. Circulation 91 : 2582-2590, 1995
5) Tei, C et al : Thermal vasodilation as a treatment of congestive heart failure : a novel approach. J Cardiol 27 : 29-30, 1996

（池田義之・宮田昌明・鄭　忠和）

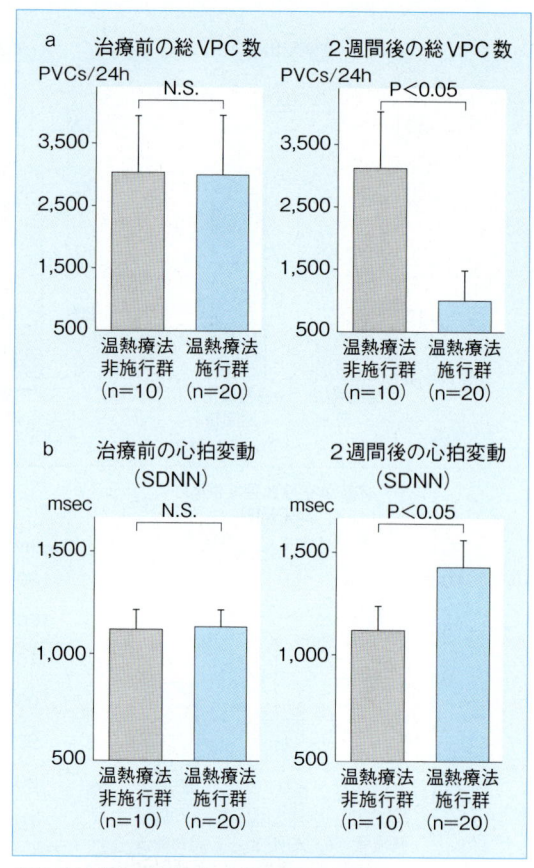

[図33] 温熱療法の不整脈・自律神経異常改善効果
　a　温熱療法による心室性期外収縮の減少
　b　温熱療法による心拍変動（SDNN）の改善効果
（文献2）より）

e) 左心補助人工心臓（LVAS）

高度な心筋障害を伴った重症心不全に対する心臓ポンプ機能の機械的代行手段として，左心補助人工心臓（left ventricular assist system（device）: LVAS（LVAD））があり，慢性心不全急性増悪例に対しても，積極的に適用されるようになってきた．

■①現在用いられるLVAS[1]

LVASは自己心臓を温存し自己心の近傍に設置されるが，血液ポンプの設置場所により体外型と植込み型がある．

ⓐ体外設置型LVAS

東洋紡製国立循環器病センター（国循）型LVAS（図34）の血液ポンプ（図34b）は，セグメント化ポリウレタン製空気圧駆動ダイアフラム型で，一回拍出量70 ml，最大拍出量7 l/minである．制御駆動装置VCT-50（図34c）により固有レートあるいは心電図同期による駆動が可能で，内蔵バッテリーと空圧ポンプにより病院内移動が可能である．装着法は，現在では主に左室の直接減圧が可能で左室内血栓形成の危険性も減少する左室心尖脱血方式が用いられる（図34a）．右心補助（RVAS）は，右房脱血－主肺動脈送血で行われる．送・脱血管は上腹部で体外へ出し，血液ポンプに接続される．また，最近米国製の1〜2週程度の使用を想定したチューブ型のAbiomed製BVS-5000も

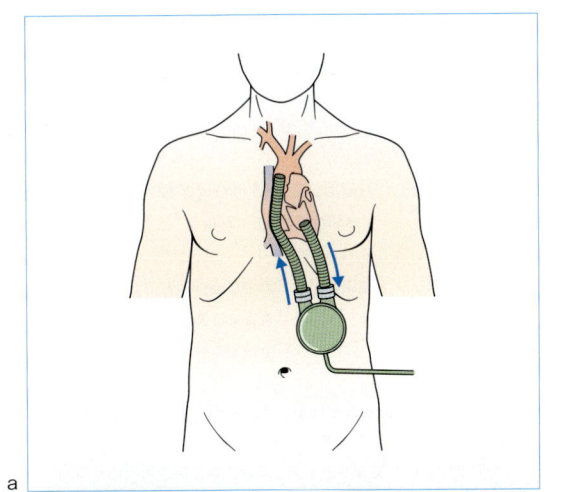

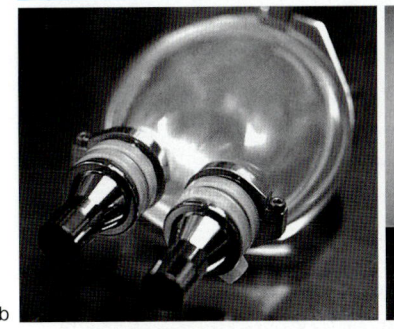

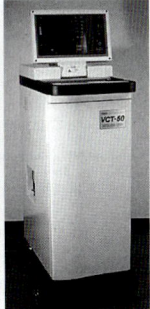

[図34] 東洋紡製国立循環器病センター型体外設置型左心補助人工心臓
　a　左室脱血方式装着図
　b　血液ポンプ
　c　制御駆動装置（VCT-50）

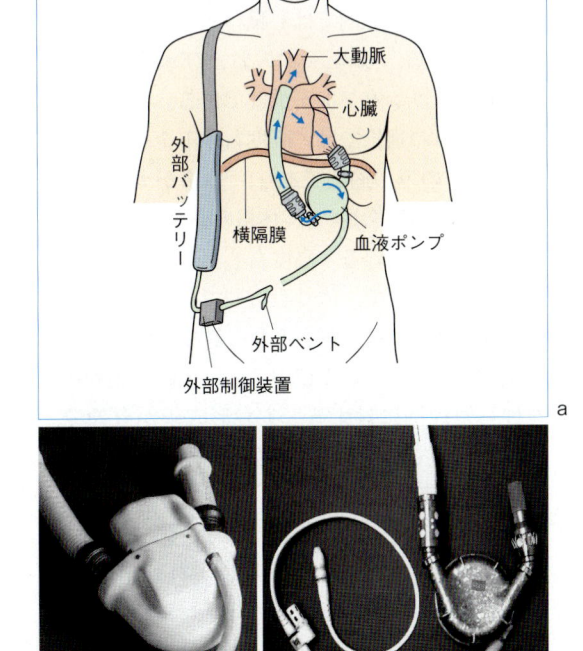

[図35] 体内植込み型左心補助人工心臓
　a　装着図
　b　Worldheart社製Novacor LVAS
　c　Thoratec社製HeartMate Vented Electric（VE）LVAS

用いられるが，これは血液ポンプを体から離れて設置するため，ベッド上管理が必要である．

　ⓑ植込み型LVAS

　米国で開発されたNovacor LVAS（図35b）およびThoratec社製HeartMate-VE（Vented Electric）LVAD（図35c）があり，前者は電磁力駆動プッシャープレート型で耐久性に優れ，後者はモーター駆動プッシャープレート型で血液接触面を粗面構造としており抗血栓性に優れている．装着は両者とも，左室心尖脱血－上行大動脈送血で，血液ポンプを左腹壁内あるいは腹腔内に植込み，制御およびエネルギー供給用のチューブを右側腹部により体外に出し，制御装置およびエネルギー源と接続する．小型制御装置およびバッテリーを体側に装着することで，良好な活動性が得られ，退院が可能である（図35a）．この2種は体重70〜80 kg前後の成人男性を想定して開発されており，血液ポンプサイズが大きいため，体表面積1.5m^{2}以上の患者が対象であり，体格の小さい人への適応は困難である．なお，Novacorは，2004年4月に心臓移植へのブリッジ用として，限定された条件で健康保険で認められた．また，HeartMate-VEは製造承認申請中である．

■②LVASの適応とシステムの選択[2)]

　VAS適応基準を表8に示すが，大動脈内バルーンパンピングintraaortic balloon pumping（IABP）を含む治療限界の心不全が適応であり，血行動態指標のみならず重要臓器など全身状態の評価が重要で，不可逆性の腎・肝障害，敗血症，中枢神経疾患，高度の出血傾向があれば，適応とならない．また，IABPや経皮的人工心肺循環補助percutaneous cardiopulmonary support（PCPS）の補助

能力の限界を越えていると判断される場合には，直接LVASの適応を考慮する．さらに，心機能回復が期待し難い症例では心臓移植の適応も検討する必要がある．また，本人および家族へのインフォームドコンセントが重要である．

システムの選択では，高度右心不全がない症例はLVASのみの適応であり，体格が大きい場合は植え込み型を考慮する．体格の小さい症例では，体外設置型を用いる．高度右心不全例に対しては両心補助が必要で，体外設置型で左心および右心補助を行う．なお，右心不全に対しては，一酸化窒素（NO）ガス，および中等度以上の三尖弁逆流を伴った症例に対する三尖弁形成術が有効で，LVASのみで対応できる症例が多くなっている．

■③VAS装着後の管理[3, 4]

LVAS装着後は，全身循環の安定化を図る．循環動態安定後は，早期の抜管，経口摂取開始，種々のラインの抜去を試みる．また，早期からリハビリテーションを開始し，ベッド上での受動運動から筋力に応じて運動量を増し，徐々に自転車こぎや病棟内歩行などを加え，全身状態の改善を図る．LVAS駆動は，固有レートか完全充満－完全駆出モードで行う．IABPで用いられるカウンタパルゼイション法は，不整脈が頻発するLVAS装着例では不整脈時にポンプが停止し十分な補助量が得られず，血栓形成の危険性も増す．また，常時安定した心電図を得ることは困難であり，東洋紡製では固定レートでの駆動を行う．

循環動態安定後は，アンジオテンシン変換酵素 angiotensin converting peptide（ACE）阻害薬やβ遮断薬などの内科的心不全治療を再開する．心エコー図法や脳性ナトリウム利尿ペプチド brain natriuretic peptide（BNP）測定により自己心機能を観察し，自己心機能の回復があれば，積極的に補助量の減量や，運動量の増大などを図り，LVASからの離脱を試みる．

注意すべき合併症に，血栓塞栓症と感染症がある．抗血栓療法は，外科的出血コントロール後に開始し，経口摂取が可能であればワルファリンを用いる．PT-INRは当初2を目標とし，その後3〜4前後で維持する．早期にワルファリンを開始

[表8]慢性重症心不全急性増悪例に対する補助人工心臓の適応基準

1）左心補助人工心臓
内科的治療および／あるいはIABPに反応しない心不全
 1）血行動態　PCWP≧20 mmHg
 および
 収縮期血圧≦80 mmHgあるいは心係数≦2.0
 2）副徴　1時間排尿≦0.5 ml/kg
 　　　SvO_2≦60%
 臨床経過　急激な血行動態の変化
 　　　　進行する腎機能障害*
 　　　　進行する肝機能障害**

2）右心補助人工心臓
左心補助人工心臓駆動下において内科的治療およびNO（一酸化窒素）吸入に反応しない右心不全
（中等度以上の三尖弁逆流を伴う場合には三尖弁形成術を併用）
CVP＜18 mmHgでは，収縮期血圧≦80 mmHgあるいは心係数≦2.0

3）適用除外
 1）回復不能な腎機能障害
 2）回復不能な肝機能障害
 3）呼吸不全（循環不全に伴うものは除く）
 4）高度な血液障害（出血傾向など）
 5）重症感染症
 6）インフォームドコンセントがとれない場合

*進行する腎機能障害の指標
　BUN≧40 mg/dlおよび／あるいはクレアチニン≧2mg/dl
　1時間排尿≦0.5 ml/kg（利尿薬の使用下）
**進行する肝機能障害の指標
　総ビリルビン≧2.0 mg/dlおよび／あるいはSGOT≧200 U/l

できない場合や，PT-INRのコントロールに難渋するときにはヘパリン（通常低分子ヘパリン）を併用する．また，抗血小板療法として，アスピリン81かバイアスピリンを1錠/日投与し，血小板機能により投与量を調整する．感染症に対しては，予防および適正な治療が重要である．特に，体外設置型での送・脱血管や，体内植込み型でのチューブや植込まれた血液ポンプに注意する．さらに，長期補助例では精神状態へも配慮し，精神神医を含めた医療チームにより対応する．

■④わが国での臨床応用の現状

日本臨床補助人工心臓研究会の2004年度のレジストリーによると，心筋症への適応は219例に達している．平均施行日数は，228（最長1,245）日で，1年以上の補助例が33例であった．移植された症例は28例（国内15例，渡航13例）で，34

例は心機能の改善を認め離脱した．

これまでに28例の心臓移植例が，わが国で行われたが，うち20例がLVAS装着例であった[5]．システムは，体外設置型の東洋紡製が14例，植込み型が Novacor LVAS, HeartMate-IP, HeartMate-VE おのおの2例であった．補助期間は平均623日に及び，1年以上の補助が13例あり，最長は当施設における東洋紡製左室脱血型での1,227日であった．

■ ⑤今後の展望

米国では，HeartMate-VE が心臓移植の適応とならない末期心不全患者に対する destination therapy として健康保険に認められるようになった[6]．また，小型化が可能な無拍動流ポンプを用いた各種のLVASの開発および臨床応用が開始されており，長期の使用に有利と考えられる遠心ポンプによるLVASはわが国でも開発が進められ，Terumo社はヨーロッパで，SunMedical社は東京女子医科大学と当センターでおのおの臨床治験が開始されている．

■ おわりに

LVASによる長期補助例およびLVASからの離脱例や心臓移植例が報告され，重症心不全への治療選択としてLVASが受け入れられるようになってきた．また，米国ではLVASによるdestination therapyも開始されており，わが国においても検討すべき課題である．今後QOLが良好なLVASの臨床への導入が望まれる．

文献
1) 中谷武嗣：治療の進歩：補助人工心臓．日本内科学会雑誌，94：111-118, 2005
2) 慢性心不全治療ガイドライン．Jpn Circ J 64 (suppl 4)：1023-1079, 2000
3) 中谷武嗣ほか：重症心不全の治療：補助人工心臓．ICU と CCU 29：265-273, 2005
4) 中谷武嗣ほか：重症心不全の抗凝固，抗血栓療法（補助循環を含む）．ICUとCCU 28：909-913, 2004
5) 中谷武嗣：日本における心臓移植の現況．今日の移植 18：287-293, 2005
6) Rose, EA et al：Long-term use of a left ventricular assist device for end-stage heart failure. N Engl J Med 345：1435-1443, 2001

（中谷武嗣）

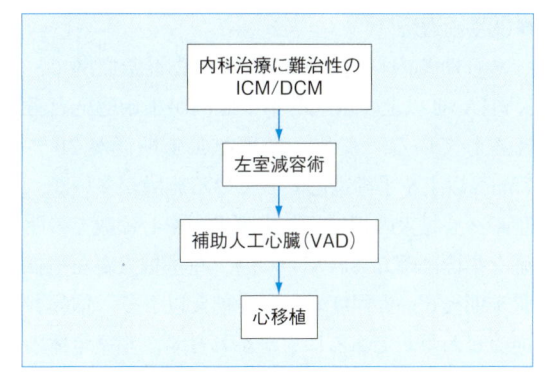

[図36] 重症末期心不全の治療方法
内科治療に難治性の ICM/DCM に対してまず左室減容術が試みられる．

f) 重症心不全に対する外科治療

心不全に対しては当初は内科治療が行われるが，内科治療に抵抗する末期的重症心不全に対しては，従来心移植が唯一の治療法であった．しかしながら，世界的に不足しているドナーや日本での心臓移植がなかなか進まない状況下において，左室減容術は新たな重症末期心不全の治療方法として確立してきた（図36）．

■ ①原理

左室減容術は左室の容積と径を縮小することにより収縮能を改善させることが目標となる．この機序として考えられるのが，左室壁張力の減少と僧帽弁逆流 mitral regurgitation (MR) の改善であると考えられている．

Laplaceの定理によると，壁張力は内圧と内径の積に比例するため，心拡大をきたすと心筋酸素消費量が増大し，左室収縮能を障害する．これにより心不全症状の増悪をきたすようになるため，ある程度以上に拡大した左室径を縮小することは壁張力を減少し，心筋酸素消費量を減少させることは心不全を改善すると考えられる．一方で，MRは虚血性心筋症 ischemic cardiomyopathy (ICM) にしろ拡張型心筋症 dilated cardiomyopathy (DCM) にしろ高度に拡張した左室に生じてくるため，MRの修復は心不全の治療に必須の事項である．

■ ②手術適応

あらゆる内科的治療が無効な心不全症例で，NYHA Ⅲ以上の重症心不全症例が手術適応と考えられている．また，左室拡張末期径が70～75mm以上を手術適応としている施設が多いが，年齢，心拡大の程度，左室駆出率や心係数での明確な指標は確立されていない．左室拡大が左室拡張末期径65mm程度の中等度拡大以下で，僧帽弁逆流がわずかであるにもかかわらず，左室全体の収縮力が高度に低下し肺高血圧をきたしているような症例では心筋の線維化が広範囲にわたっていると考えられ，左室減容術の適応にはならないであろう．また，左室拡大が左室拡張末期径65mm程度の中等度でMRは認められるものの，心筋の障害が認められないような症例に対しては，僧帽弁形成術または置換術のみで対処可能であることも多い．

■ ③手術時期

左室減容術の適応となる患者は，術前長期間にわたって心不全状態におかれている．長期間のカテコラミンの投与によりその感受性は低下しており，循環不全に伴う各種臓器障害をきたしていることが多いと考えられる．しかしながら，ショック状態や多臓器不全の状態となってしまってからの手術成功率はきわめて低い．したがって，末期の心不全ではあるが未だ他の臓器の機能は十分に保たれている時期に手術を行うことが左室減容術を成功に導くためには必要である．須磨は，安定した状態で待機手術を行った症例（n＝59）では5年生存率が60.2％と良好であったのに対し，緊急手術を要した症例（n＝17）では2年生存率が29.4％と不良であったと述べている．また，術前にカテコラミンの点滴を要さなかった症例（n＝47）での5年生存率は58.8％であったのに対し，術前にカテコラミンの点滴を要した症例（n＝29）では5年生存率が33.7％であったと述べており，安定した状態で，カテコラミンの点滴を要する以前に手術を行うことが予後改善に重要であると考えられる．

■ ④術式

ⓐ Dor手術（図37）

1984年にDorらは心筋梗塞後の左室瘤に対して，左室瘤を切開しパッチで左室を形成するendo-ventricular circular patch plasty（EVCPP）を開発した．その後，左室瘤を形成せず広範囲に及ぶ梗塞領域を有する低左心機能をきたしたICMに対しても適応を拡大し臨床症状と心機能の改善が得られるようになったと報告している．この術式は，左室の前壁中隔側をパッチでexclusionするため，左前下行枝の病変による左室前壁から中隔にかけての病変を有するICMに適しているといえる．その後，左前下行枝領域の虚血がICMの原因となっている場合が多いため，左前下行枝への冠動脈バイパス術coronary artery bypass graft（CABG）も併用するようになっている．

Menicantiらは，年齢とは無関係に，① 前壁中隔梗塞で左室拡張末期容積係数が$100ml/m^2$以上，② 低心機能（20％以下），③ 35％以上の左室壁にasynergy，dyskinesisやakinesisがあり，④ 狭心症，心不全，不整脈を有する，⑤ 無症状の患者では負荷試験で虚血が誘発されるものが左室減容手術の適応となると提唱している．一方で，① 重度の僧帽弁逆流がなく肺動脈収縮期圧が60mmHgを超える，② 重症な右心不全をきたしている，③ 左室拡大をきたしていないasynergyを呈している症例は手術適応からはずれるとしている．

ⓑ Batista手術（図38）

1996年にBatistaらによって報告された，拡張型心筋症に対する，異常拡張した左室の後側壁切除により左室減容量を行う手術である．この術式は，Laplaceの定理（心筋の壁張力＝内圧×心室径／2×壁厚）に従い，心室径を縮小することで心筋壁張力が低下し収縮力を改善させるものであると考えられ，当初は手術死亡率が22％で術後著明に心不全が改善したと良好な結果が報告されたために諸外国で施行されるようになった．しかしながら，MaCarthyらはBatista手術の遠隔期成績が術後3年生存率が53％，心不全回避率が42％と不良であったと報告した．これらは画一的

に DCM に対して Batista 手術を適応した結果であると考えられる．須磨，磯村らは Batista 手術後に残存した心室中隔側が重要な役割を果たすため，中隔の病変が高度な症例では本術式により心機能が悪化する可能性があることに着目し Batista 手術の適応となる症例を選択して行うようにした．術前に心エコー図検査，左室造影，CT，MRI，心筋シンチ，心プールスキャンなどを行い，また，術中に体外循環を用いて行う volume reduction test により左室の収縮力の残存領域を調べる．病変が後側壁に認められ，中隔側に収縮力が残っている場合には Batista 手術のよい適応となると思われる．

ⓒ SAVE 手術（図39）

2001 年に須磨らによって報告された．Batista 手術では左室の収縮力が心室中隔に残存している症例に対して有効であったが，septal anterior ventricular exclusion（SAVE）手術は心室中隔に病変があり，左室後側壁に収縮力の残存している症例に対して有効である．これは，viability の残っていない前壁中隔を心室内パッチで exclusion し左室減容量を行う手術であるからである．重症心不全患者に対して volume reduction test を行うことで Batista 手術か，SAVE 手術かの適応を十分検討したうえで両術式を使い分けることにより，画一的に Batista を行っていた時期（24例）の院内死亡率は 33 ％であったのが volume reduction test 後（46例）には 15.2 ％へ改善したと報告している．

ⓓ overlapping 手術（図40）

Batista 手術は viability のない左室を切除し，左室容量を減少させることで左室にかかる圧を軽減するということで行われたが，viability を予測するのは困難で，仮に切除する左室内に viability のある心筋が含まれていれば，術後の心機能は術前よりも悪くなってしまう．松居らは心筋を切除することなく，また回旋枝を切ることなく，心筋の viability を温存したまま形成を行うことができる overlapping cardiac volume reduction （OLCVR）を開発した．形態的に元来楕円形をしている左室は ICM や DCM の進行とともに心

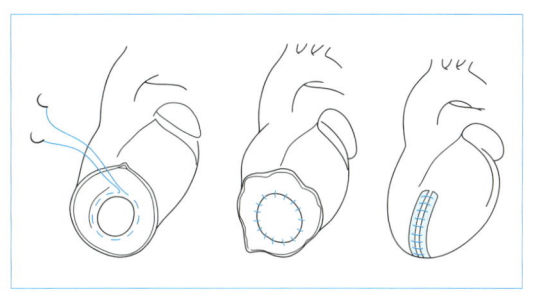

[図37] Dor 手術
心尖部，左室前壁〜中隔の病変部をパッチで exclusion する．

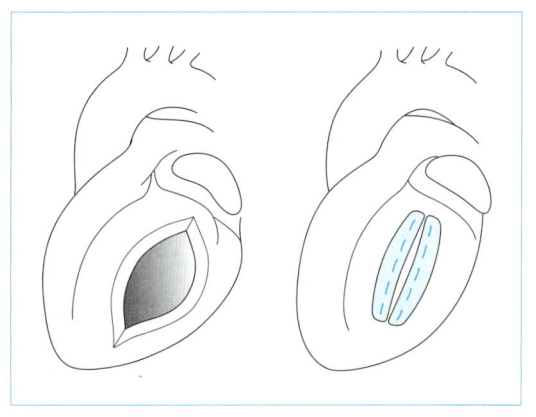

[図38] Batista 手術
左室後側壁に病変部がある場合，同部位を切除する．

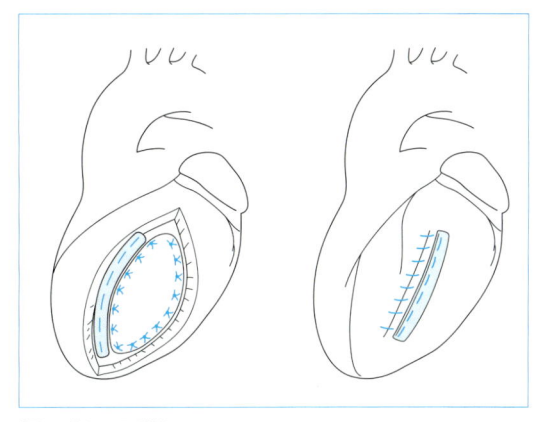

[図39] SAVE 手術
心室中隔に病変部がある場合，同部位を心室内パッチで exclusion する．

尖部が拡大し，また心室壁は薄くなっていく．OLCVR は，薄くなった心室壁を overlapping することで厚くするとともに，短軸方向に拡大していった左室を楕円形に修正することで元の形態に

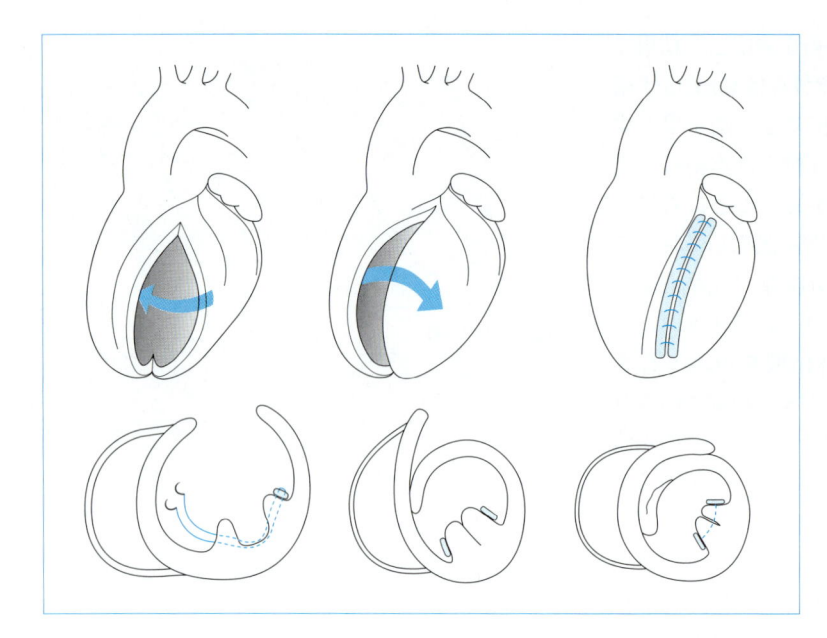

[図40] overlapping手術
拡張し薄くなった心筋壁を切除することなく，overlapさせることで心室壁を厚くするとともに，短軸方向に拡張していった左室の形態を元の楕円形に戻すように形成する．

近づけることができる．もちろんこの手技のみでは心基部の拡大に伴う前後乳頭筋間の開大によるMRは修復できない．また，多くのICMやDCMに伴ったMRはtetheringを伴っているために，弁輪形成術のみではMRは不完全となるか，術後の左室拡大に伴うさらなるtetheringにより再びMRをきたしてしまう．そのために，近年では乳頭筋間を短縮する形成術を同時に施行され，良好な結果が得られている．

■まとめ

末期重症心不全患者に対する左室減容手術は，術前の心筋障害部位と残存部位，またMRの程度を正確に評価し，それに対する適切な術式を選択することにより今後成績はさらに向上するものと考えられる．しかしながら，術前の全身状態やカテコラミン依存度も術後の成績に大きく影響を与えているために，術前の全身状態の悪化する前に行われる必要があると考えられる．

左室減容手術の長期成績は今後慎重に経過を追われなければならないが，さらなる成績の向上のためには，現在研究中である再生医療での心筋・骨格筋前駆細胞の移植や幹細胞移植などの併用や，補助人工心臓との組み合わせなどにより今後さらなる成績の向上が期待される．

文献

1) Batista, RJ et al : Partial left ventriculectomy to treat end-stage heart disease. Ann Thorac Surg 64 : 634-638, 1997
2) Dor, V et al : Efficacy of endoventricular patch plasty in large postinfarction akinetic scar and severe left ventricular dysfunction : comparison with a series of large dyskinetic scars. J Thorac Cardiovasc Surg 116 : 50-59, 1998
3) Dor, V et al : Interest of physiological closure (circumferential plasty on contractive areas) of left ventricle after resection and endocardiectomy for aneurysm or akinetic zone. Comparison with classical techique about a series of 209 left ventricular resection. J Cardiovasc Surg 26 : 1985
4) Dor, V et al : Left ventricular aneurysm : a new surgical approach. Thorac Cardiovasc Surg 37 : 11-19, 1989
5) Isomura, T et al : Left ventricle restoration in patients with non-ischemic dilated cardiomyopathy : risk factors and predictors of outcome and change of mid-term ventricular function. Eur J Cardiothorac Surg 19 : 684-689, 2001
6) Matsui, Y et al : Integrated overlapping ventriculoplasty combined with papillary muscle plication for severely dilated heart failure. J Thorac Cardiovasc Surg 127 : 1221-1223, 2004
7) Matsui, Y et al : Overlapping cardiac volume reduction operation. J Thorac Cardiovasc Surg 124 : 395-397, 2002
8) McCarthy, PM et al : Early results with partial left ventriculectomy. J Thorac Cardiovasc Surg 114 : 755-763, 1997
9) Menicanti, L et al : The Dor procedure : what has changed after fifteen years of clinical practice? J Thorac Cardiovasc Surg 124 : 886-890, 2002
10) Nair, RU et al : Left ventricular volume reduction without

ventriculectomy. Ann Thorac Surg 71 : 2046-2049, 2001
11) 須磨久喜：左室減容術：外科．新・心臓病診療プラクティス，心疾患の手術適応と至適時期，文光堂，東京，338-341, 2004
12) Suma, H et al : Left ventriculoplasty for ischemic cardiomyopathy. Eur J Cardiothorac Surg 20 : 319-323, 2001
13) Suma, H et al : Left ventriculoplasty for non-ischemic cardiomyopathy with severe heart failure in 70 patients. J Cardiol 37 : 1-10, 2001

（伊東博史・濱野公一）

g) 心移植

心臓移植は従来の治療限界となった重症心不全が対象で，これまでに66,000例以上に施行されている[1]．わが国では1997年10月「臓器の移植に関する法律」が施行されてから28例に行われ，2001年5月からは拡張型心筋症および拡張相肥大型心筋症に対する心臓移植手術が高度先進医療として承認された．

■①適応

表9に心臓移植の適応を示す．拡張型心筋症 dilated cardiomyopathy（DCM）および拡張相肥大型心筋症 dilated phase hypertrophic cardiomyopathy（dHCM）と虚血性心疾患が主な対象疾患で，DCMとdHCMの診断確定には心筋生検が必須である．適応検討では，表9の2，3に示す適応条件および除外条件に加え，免疫抑制療法を一生涯続ける必要があることより，移植以外の治療手段，予測される余命，移植後の治療に対するコンプライアンスなど慎重に評価する．

■②適応決定と待機

適応決定は，当面各施設内検討会と日本循環器学会心臓移植適応検討小委員会の2段階審査で行われる．適応とされれば，各移植施設で本人および家族へのインフォームドコンセントの後，諸手続きを経て日本臓器移植ネットワークに登録し，移植待機となる．なお，わが国での心臓移植は現在7施設に限定されている．待機中はいつでも移植できるように患者管理を続ける．心機能改善，感染，臓器障害などで適応外となる症例があるため，再検討を6ヵ月ごとに行う．心不全が進行し，諸臓器障害を伴う症例では，左心補助人工心臓 left ventricular assist system（LVAS）の適応を

[表9] 心臓移植におけるレシピエント適応基準

1. 適応となる疾患
心臓移植の適応となる疾患は従来の治療法では救命ないし延命の期待がもてない以下の重症心疾患とする
　1）拡張型心筋症，および拡張相の肥大型心筋症
　2）虚血性心疾患
　3）その他（日本循環器学会および日本小児循環器学会の心臓移植適応検討会で承認する心臓疾患）

2. 適応条件
　1）不治の末期的状態にあり，以下のいずれかの条件を満たす場合
　　a）長期間または繰り返し入院治療を必要とする心不全
　　b）β遮断薬およびACE（angiotensin converting enzyme）阻害薬を含む従来の治療法ではNYHA 3度ないし4度から改善しない心不全
　　c）現存するいかなる治療法でも無効な致死的重症不整脈を有する症例
　2）年齢は60歳未満が望ましい
　3）本人および家族の心臓移植に対する十分な理解と協力が得られること

3. 除外条件
A）絶対的除外条件
　1）肝臓，腎臓の不可逆的機能障害
　2）活動性感染症（サイトメガロウイルス感染症を含む）
　3）肺高血圧症（肺血管抵抗が血管拡張薬を使用しても6 wood単位以上）
　4）薬物依存症（アルコール性心疾患を含む）
　5）悪性腫瘍
　6）HIV（human immunodeficiency virus）抗体陽性
B）相対的除外条件
　1）腎機能障害，肝機能障害
　2）活動性消化性潰瘍
　3）インスリン依存性糖尿病
　4）精神神経症（自分の病気，病態に対する不安を取り除く努力をしても，何ら改善がみられない場合に除外条件となることがある）
　5）肺梗塞症の既往，肺血管閉塞病変
　6）膠原病などの全身性疾患

考慮する．現時点では，体外設置型の東洋紡製国立循環器病センター型（国循型）と植込み型のNovacor LVASがある[2]．

■③ドナー心の評価とレシピエント候補の決定

心臓移植のドナーとして以下は適さない；全身性の活動性感染症がある場合，HIV（human immunodeficiency virus）抗体，HTLV-1（human T-cell leukemia virus-1）抗体，HBs（hepatitis B surface）抗原，HCV（hepatitis C virus）抗体などの陽性者，Creutzfeldt-Jakob病およびその疑い，

悪性腫瘍がある場合，心疾患，心臓外傷，開心術の既往がある場合．

年齢は60歳以下が対象となるが，男性45歳，女性50歳以上では冠動脈硬化性病変に注意する．また，ドパミン10μg/kg/min相当以上の強心薬を必要とする場合は慎重な評価が必要である．ドナー心としての最終判定は，開胸下に触診および視診により冠動脈病変を含め心臓に異常がないことを確認して行う．

ドナーに対するレシピエント候補選定は，まず適合条件として，血液型の一致あるいは適合，サイズの適合（体重差－20～＋30％が望ましい），前感作抗体がないこと（リンパ球・クロスマッチを実施）が検討される．候補者が複数存在する場合の優先順位は，虚血許容時間（4時間以内に血流再開ができること），医学的緊急度（status 1を優先：**表10**），ABO式血液型および待機期間により決定する．血液型は一致が優先され，一致者がいなければ適合者に配分される．以上の選定で同一条件の候補が複数いる場合は待機期間の長い者から優先される．

■④移植手術および移植後管理[3]

手術法には，心房位で吻合するLower-Shumway法と，上・下大静脈で吻合するbicaval法がある．われわれはレシピエントの右房後壁の一部を温存して上・下大静脈で吻合するmodified bicaval法を採用している[4]．

移植手術において重要なことはドナー心の虚血時間を短縮することで，レシピエント手術は，ドナー心摘出手術の進行および搬送状況を把握して進め，ドナー心が到着した時点でレシピエントの心臓摘出および吻合が行えるよう調整する．

移植手術後早期の注意点は，免疫抑制と感染対策である．免疫抑制療法には，一般的にシクロスポリン（ネオーラル）あるいはタクロリムス（プログラフ），ミコフェノール酸モフェチル（セルセプト），ステロイド（プレドニン）の3者併用療法で行われる．腎機能障害を認める症例などでは，免疫抑制の導入においてCD3に対するモノクローナル抗体（OKT3）あるいはポリクローナル抗体である抗ヒト胸腺細胞ウマ免疫グロブリン（リン

[表10] わが国における心臓移植希望者（レシピエント）選択基準 医学的緊急度

Status 1：次の（ア）〜（エ）までの状態のいずれかに該当すること 　（ア）補助人工心臓を必要とする状態 　（イ）大動脈内バルーンパンピング（IABP）を必要とする状態 　（ウ）人工呼吸を必要とする状態 　（エ）ICU，CCUなどの重症室に収容され，かつ，カテコラミンなどの強心薬の持続的な点滴投与が必要な状態
Status 2：待機中の患者で，上記以外の状態
Status 3：Status 1，Status 2で待機中，除外条件（感染症など）を有する状態のため一時的に待機リストから削除された状態

フォグロブリン：HATG）が用いられる．急性拒絶反応は，移植後1年以内に発生する頻度が高く，また明らかな臨床症状を伴うことが少ないため，心内膜心筋生検を定期的に行う．治療を要する拒絶反応（国際心臓肺移植学会グレード3a以上）を認める場合には，ステロイドパルス療法を行う[5]．感染対策においては，細菌感染症のみならずサイトメガロウイルスcytomegalovirus（CMV）や単純ヘルペスウイルスなどの日和見感染への配慮が重要である．慢性期に注意すべきものとして，移植心冠動脈病変や悪性リンパ腫（post transplant lymphoproliferative disorder；PTLD）などの悪性腫瘍がある．

■⑤わが国の心臓移植の現状[6,7]

2005年8月31日現在で，延べ216人が日本臓器移植ネットワークに登録され，そのうち27例はわが国で心臓移植を受けた．また，23例は海外渡航移植を受け，11例は心機能回復例も含む登録取消し例で，73例が待機中に死亡し，82例が移植待機中で，その50％以上はstatus 1であった．

その後，1例の心臓移植が行われ，現在のわが国での移植例は28例である（**表11**）．年齢は平均37歳で，男性21例，女性7例であった．原疾患は拡張型心筋症18例，拡張相肥大型心筋症5例など大部分は非虚血性の心筋症で，虚血性および非虚血性心筋症がほぼ同数の国際レジストリーと異なる[1]．実施施設は，国立循環器病センター14例，大阪大学9例，東京女子医科大学2例，埼玉医大，九州大および東北大が各1例である．

[表11] わが国における心臓移植症例

移植症例数	28例
年齢	8〜61（平均37）歳
性別	男性：21例，女性：7例
原疾患	拡張型心筋症：19例，拡張相肥大型心筋症：5例
	薬剤性心筋症：1例，虚血性心疾患：1例
	心筋炎後心筋症：1例，先天性心疾患：1例
待機状況	Status 1：全例
	補助人工心臓装着：20例
	強心薬持続投与：8例
待機期間 (status 1)	29〜1,304（平均619）日【21例】
補助人工心臓補助期間	21〜1,227（平均651）日【14例】
	（最長例：東洋紡-左室型）
	東洋紡-左房型：1例
	東洋紡-左室型：13例【9例】
	Novacor：2例【1例】
	HeartMate-IP：2例【2例】
	HeartMate-VE：2例【2例】
実施施設	国立循環器病センター：14例
	大阪大：9例
	東京女子医大：2例
	埼玉医大：1例
	九州大：1例
	東北大：1例

【 】：1年以上例

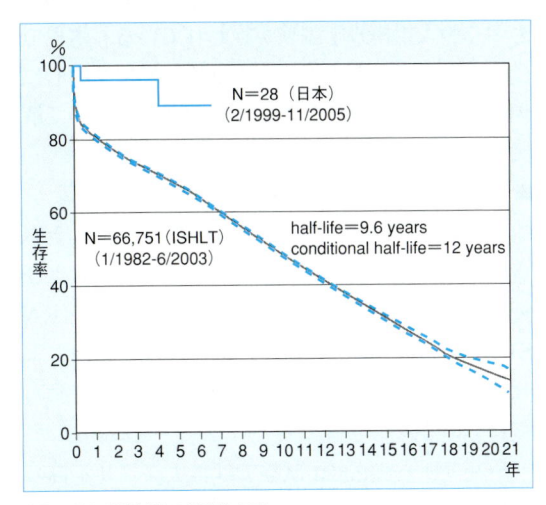

[図41] 心臓移植後の累積生存率

待機状況は全例status 1で，うち20例がLVAS装着例であった．待機期間 (status 1) は，平均669日で，最長は1,304日に及び，1年以上の待機例は21例であった．LVAS補助期間は平均651日で，1年以上の補助例が14例で，最長例は東洋紡左室脱血型で1,227日であった．死亡はこれまで2例（移植5ヵ月後および4年2ヵ月後：共に感染症）であるが，他の26例の経過は良好で，最長6年9ヵ月に及んでいる．わが国の累積生存率を国際レジストリーと比較すると，施行数は少ないものの成績は良好である（図41）．

■ まとめ

わが国での心臓移植施行例は少なく，さらに重症例のみが長い待機期間後に行われているが，移植後の成績は良好であり，心臓移植が末期心不全に対する治療選択の一つとして定着することが望まれる．

文献

1) Taylor, DO et al : The registry of the International Society for heart and Lung Transplantation : Twentieth-second official adult heart transplant report-2005. J Heart Lung Transplant 24 : 945-955, 2004
2) 中谷武嗣：治療の進歩：補助人工心臓．日本内科学会雑誌 94 : 111-118, 2005
3) 中谷武嗣ほか：心臓移植療法のパラダイムシフト．治療 86 : 2147-2155, 2004
4) Kitamura, S et al : Modification of bicaval anastomosis technique for orthotopic heart transplantation. Ann Thorac Surg 72 : 1405-1406, 2001
5) 植田初江ほか：臓器移植の病理：心臓移植．移植 38 : 8-13, 2003
6) 日本臓器移植ネットワークHP. http://www.jotnw.or.jp/
7) 中谷武嗣：日本における心臓移植の現況．今日の移植 18 : 287-293, 2005

〈中谷武嗣〉

h) 心不全治療のメガトライアル

心不全は心疾患による死亡あるいは入院の原因となる病態の主たるものであり，その治療戦略の確立が望まれている．これまでにアンジオテンシン変換酵素angiotensin converting enzyme（ACE）阻害薬やβ遮断薬などの予後改善効果は多くの大規模臨床試験により明らかとなり，米国および欧州の心臓病学会における心不全治療ガイドラインにおいてはこれらの薬剤の投与が禁忌となる症例以外には全例に投与することが推奨されている．しかし，これらの薬剤の予後改善効果は未だに十分とはいい難く，さらなる予後改善に向け，現在

も多くの大規模臨床試験が行われている．本稿では最近発表された大規模臨床試験の結果を中心に現在の心不全治療の概要と今後の展望について解説する．

■ ①アンジオテンシン変換酵素（ACE）阻害薬

ACE阻害薬の左心機能不全に基づく心不全患者，あるいは心筋梗塞後の患者の生命予後および種々の心血管事故に対する効果はCONSENSUS[19]，SOLVD[20,21]などの大規模臨床試験により確立され，心不全治療の第一選択薬として勧められている．

SOLVD treatment試験ではエナラプリル群の全死亡は452例（35.2％）で，プラセボ群の510例（39.7％）に対し死亡リスクは16％低下した．さらに，エナラプリル群の心血管死は399例（31.1％）で，プラセボ群461例（35.9％）に比し心血管死のリスクを18％低下させ（図42），心不全にACE阻害薬が有効であることが証明された．しかし，種々の統計をみても実際に心不全に対するACE阻害薬の使用頻度はまだ少なく，大規模臨床試験の成績が日常の診療に十分還元されていないのが現状である．さらに実際の使用量をみると，多くの医師が大規模臨床試験で用いられている用量よりも少ない量しか用いていない．そこで，ACE阻害薬の低用量と高用量でその効果に差異があるか否かを検討したのが，ATLAS試験[9]である．NYHA Ⅱ～Ⅳ度の症例を対象とし，リシノプリル低用量投与群（2.5～5mg/日）と高用量投与群（32.5～35mg/日）を比較したところ，死亡および入院リスクの低下は高用量群において有意であり，副作用による投与中止症例数には差異がみられなかった（表12）．日本人に，ここまでの高用量の投与が必要か否かについては今後の検討が必要であるが，少なくとも，ACE阻害薬投与は低用量で維持するのではなく，薬剤の認容性がある限り，可能な範囲内で投与量の増加を図るべきである．

■ ②β遮断薬

ここ数年の間にβ遮断薬の心不全に対する予後改善効果を示す大規模臨床試験の結果が相次いで発表された．US Carvedilol study[10]においてはカ

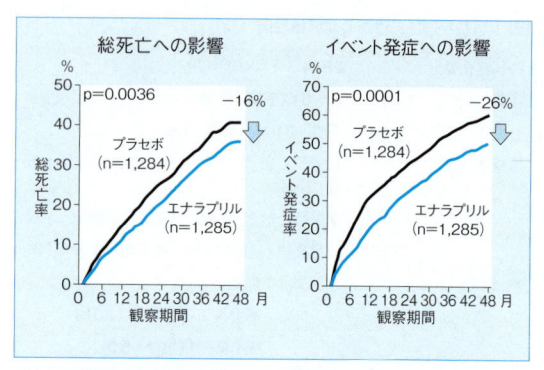

[図42] 慢性心不全に対するACE阻害薬の効果 SOLVD treatment
SOLVD(Studies of Left Ventricular Dysfunction)は，NYHA Ⅱ～Ⅲ度を対象にACE阻害薬の予後を検討した試験である．
エナラプリル群では，プラセボ群と比較して総死亡率が16％減少し，死亡あるいは心不全の悪化による入院などすべてのイベント発症率は26％減少した．
対象：NYHA Ⅱ～Ⅲ度，EF＜35％の2,569例
方法：標準的な心不全治療を継続しながら，エナラプリル2.5～20mg/日（n＝1,285）もしくはプラセボを平均41.4ヵ月投与した．（文献21）より引用）

ルベジロール，CIBIS Ⅱ[18]においてはビソプロロール，MERIT-HF[3]ではメトプロロールの有意な生命予後および心不全悪化防止効果が明らかにされた．このことから有症状の心不全患者にはACE阻害薬を用いたうえでできるだけβ遮断薬の導入を試みることが勧められている．無症状の心不全患者においてもおそらく有益であることは予想されるが，今のところ，明らかなエビデンスは得られていない．これらの薬剤の心不全予後改善効果は$β_1$選択性，非選択性を問わずβ遮断薬のclass effectであると考えられている．しかし，内因性交感神経刺激作用 intrinsic sympathetic activity (ISA)の存在についてはむしろ有害であるとされている．1999年にアメリカ心不全学会より示された左室収縮不全（左室駆出率低下）を伴う心不全症例に対する治療指針では，β遮断薬は臨床的に安定している心不全症例には全例に投与すべきであるとしている[4]．β遮断薬の投与法としてはNYHA Ⅲ度以上の心不全患者については原則として入院とし，ごく少量より時間をかけて増量していくことが望ましい．増量に際しては自覚症状，脈拍，血圧，心胸比，および心エコー図による心内腔の大きさなどを参考にする．ACE

[表12] ACE阻害薬の低用量群と高用量群の比較 ATRAS試験

	低用量群	高用量群	危険率（95％信頼区間）	p値
全死亡率	717 (44.9)	666 (42.5)	0.92 (0.82〜1.03)	0.128
心血管系死亡率	641 (40.2)	583 (37.2)	0.90 (0.81〜1.01)	0.073
全死亡率＋全入院率	1,338 (83.8)	1,250 (79.7)	0.88 (0.82〜0.96)	0.002
全死亡率＋心血管系入院率	1,182 (74.1)	1,115 (71.1)	0.92 (084〜0.99)	0.036
全死亡率＋心不全系入院率*	964 (60.4)	864 (55.1)	0.85 (0.78〜0.93)	<0.001
心血管系死亡率＋心血管系入院率	1,161 (72.7)	1,088 (69.4)	0.91 (0.84〜0.99)	0.027
心筋梗塞発症率＋不安定狭心症入院率	224 (14.0)	207 (13.2)	0.92 (0.76〜1.11)	0.374

（　）内は％または範囲を示す．p値はlog-rank検定による．危険率の（　）内は，96.1％信頼区間で示した全死亡率を除き95％信頼区間を表す．
*遮蔽解除前のプロトコルには特記していない解析

阻害薬と同様，欧米の臨床試験での目標用量とわが国の常用量との間にかなりの開きがあり，薬剤認容性をみながらできるだけ増量すべきとの意見もあるが，用量依存性についての明確な結論は出ていない．β遮断薬の効果を予測する指標として，血漿BNP（脳性ナトリウム利尿ペプチド brain natriuretic peptide）が有用である．一方，NYHA IV度の重症心不全症例に対する投与については未だ議論のあるところではあるが，NYHA IV度の重症心不全患者2,289例を対象としてカルベジロールの有効性を検討したCOPERNICUS試験の結果では，虚血性，非虚血性かにかかわらず，カルベジロールは死亡リスクを低下させた．さらにカルベジロール服薬群の方が有害事象も少ないことが明らかとされた[11]（図43）．この結果は，心不全重症例においても積極的にβ遮断薬を用いるべきであることを示唆しているが，従来のβ遮断薬を用いた臨床試験において，このような重症心不全症例における有効性が必ずしも示されていない．このことから，このような効果はβ遮断薬に共通するものではなく，カルベジロールに特有のものである可能性もあり，今後の検討が必要である．

■③アンジオテンシンII受容体拮抗薬

アンジオテンシンIからIIへの変換に際し，その一部分はACE系ではなくキマーゼが関与していると考えられている．したがって，より確実にアンジオテンシンIIの効果をブロックするためにはACE阻害薬よりアンジオテンシンII受容体拮抗薬 antiotensin II receptor blocker（ARB）の方

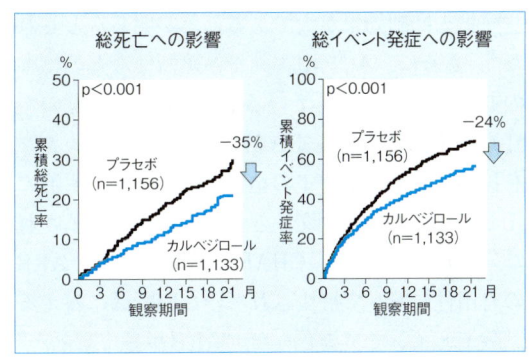

[図43] 重症慢性心不全に対するβ遮断薬の効果 COPERNICUS

重症心不全患者を対象にしたCOPERNICUS（Calvedilol Prospective Randomized Cumulative Survival Study）試験では，カルベジロール群で死亡率が35％（p＝0.0014），死亡と入院などのイベント発症率を24％（p＜0.001）減少した．
対象：利尿薬，レニン-アンジオテンシン系抑制薬治療を施行してもなお安静時もしくは最小運動時において2ヵ月以上の心不全症状を有するLVEF＜25％の2,289例
方法：標準的な心不全治療を継続しながら，カルベジロール6.25〜25mg/日・分2およびプラセボを平均10.4ヵ月投与した．すべての患者はACE阻害薬と利尿薬（適正循環体液量になるまで増量：体液貯留あるいは浮腫がある場合のβ遮断薬の投与は，心不全を悪化させるリスクがあるため）を2ヵ月以上投与している．
（文献10）より引用改変）

がより有効であることが予想され，心不全治療薬としての有用性が試みられている．1997年にARBのロサルタンがACE阻害薬であるカプトプリルに比し死亡率を低下させることが発表された（ELITE試験）[13]．ELITE試験[14]は安全性を一次ポイントとして行われたことから，有用性を確認するためにELITE II試験が行われた．高齢者の心不全患者でロサルタンの死亡率に対する有効性をカプトプリルと比較した臨床試験ELITE IIでは，ロサルタン投与群の方が咳嗽などの副作用

による脱落が有意に少なく，認容性においてACE阻害薬より優れていたものの死亡率改善効果には有意差はみられなかった（図44）．一方，ARBの左室リモデリング抑制効果は副次的に増加するブラジキニンに負うところが大きいとする考え方もあり，ACE阻害薬とARBの併用には，相加的な効果が期待された．ARBであるカンデサルタンとACE阻害薬であるエナラプリルのおのおのの単独ないしは併用した際の効果を検討したRESOLVD pilot studyでは，ARB単独療法に比し，ARBおよびACE阻害薬併用療法において左室拡大抑制効果が大であることが明らかとされた[7]．さらに，ACE阻害薬やβ遮断薬などの標準の心不全治療を受けているNYHA II〜IV度の慢性心不全患者に対してARBであるバルサルタンを投与したVal-HeFTの結果では，プラセボ群に比し予後とQOLの改善をもたらすことが示された（図45）[2]．一方，CHARM試験は従来，ARBの有用性に対して解決されていない疑問に答える試験デザインで実施された．"ARB単独で有効か"の疑問に対しては，ACE阻害薬不耐性の症例を対象にACE阻害薬の代わりにカンデサルタンが投与され，ARB単独投与でも心不全の治療に有効であることが確認された（CHARM-Alternative試験）（図46）．一方，ACE阻害薬とARBの併用で心不全の予後は改善するのか，またはACE阻害薬，β遮断薬，ARBの三者併用でむしろ予後を悪化させないかについて検討した．CHARM-Added試験ではACE阻害薬とARBの併用で心不全の悪化による入院の減少はもちろんのこと，予後の改善効果も明瞭に示された．また，ACE阻害薬＋β遮断薬＋ARBの三者併用で予後の改善が認められたことはこれまでの疑問に明確な回答を示したものと考えられる．CHARM-Preserved試験は拡張不全による心不全に対するはじめての大規模試験であり，その結果にも大きな期待が寄せられていたが，明らかな予後の改善効果はみられなかった[12]．

■ ④抗アルドステロン薬

心不全においてレニン-アンジオテンシン系が賦活化されると，アルドステロンの産生が亢進さ

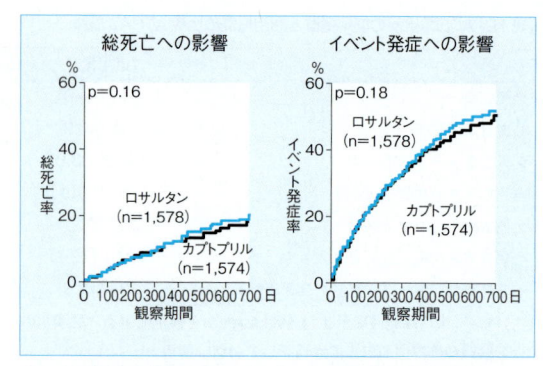

[図44] 慢性心不全に対するARBとACE阻害薬との比較 ELITE II
ELITE II（Evaluation of Losartan in the Elderly Study II）は，慢性心不全者を対象にARBロサルタンとACE阻害薬カプトプリルの予後改善効果を比較した大規模臨床試験である．しかし，両群間の予後改善効果に差はみられなかった．
対象：NYHA II〜IV度，EF≦40％の3,152例
方法：ロサルタン50mg（1日1回）（n＝1,578）もしくはカプトプリル（n＝1,574）50mg（1日3回）を平均555日間投与した．（文献13）より改変引用）

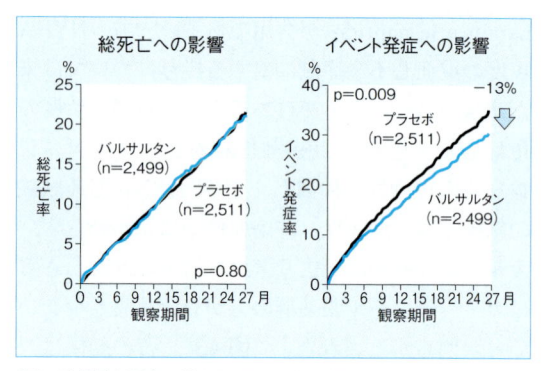

[図45] 慢性心不全に対するARBの併用効果 Val-HeFT
Val-HeFT（Valsartan Heart Failure Trial）は，ACE阻害薬やβ遮断薬など，標準的な治療を受けている心不全患者にARBバルサルタンを上乗せした場合の効果を検討した試験である．ACE阻害薬は，93％の患者に基礎薬として使用されていたことから，ARBとACE阻害薬の併用効果を類推することができる．
慢性心不全の標準的治療にバルサルタンを併用しても，総死亡率では有意な差がみられなかった．
しかし，死亡および心不全の悪化による入院などを含むイベント発症率はバルサルタン群で13％減少した（p＝0.009）．
対象：NYHA II〜IV度，EF＜40％の5,010例
方法：標準的な治療に，バルサルタン40〜160mg（1日2回）（n＝2,499）もしくはプラセボ（n＝2,511）を約2年間投与した．（文献2）より引用改変）

れ，心不全の病態形成に重要な役割を担っている．ACE阻害薬によるアルドステロンの抑制効果は一過性であるため，心不全時のアルドステロンの

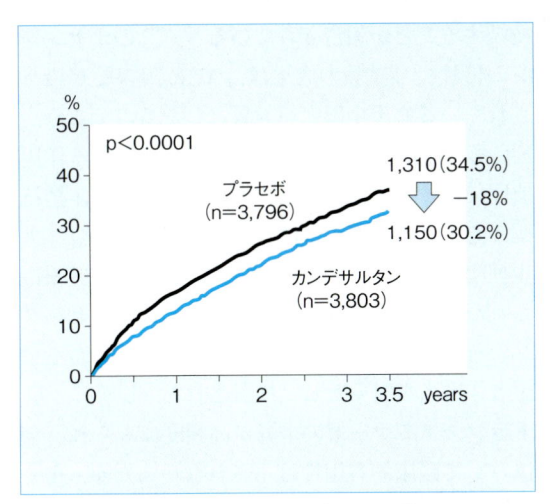

[図46] CHARM 心血管死＋心不全の悪化による入院
慢性心不全患者に対しカンデサルタンを投与することで，心血管死もしくは，心不全の悪化による入院リスクが18％低下することが示された．（文献12）より引用）

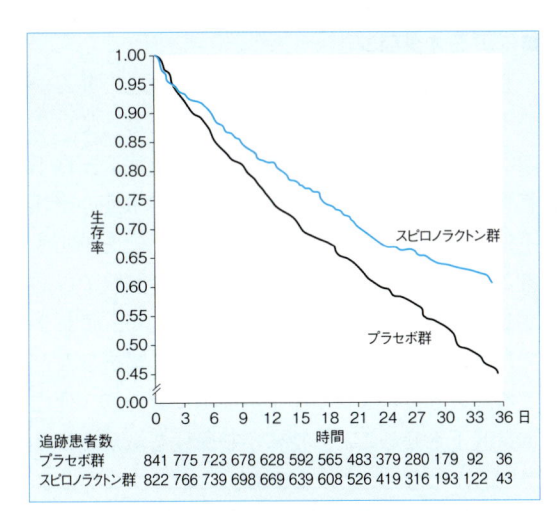

[図47] 重症心不全に対するアルドステロン拮抗薬の効果 RALES 試験
年齢や心不全の原因，ACE 阻害薬，β遮断薬の併用の有無によらずスピロノラクトンは心不全の予後を改善する効果があった．（文献15）より引用）

[表13] 重症慢性心不全に対する各種薬剤の効果

	CONSENSUS (1987年)		RALES (1999年)		COPERNICUS (2001年)		PRAISE II (2001年)	
NYHA	IV		IV		IV		IV	
薬剤	エナラプリル	プラセボ	スピロノラクトン	プラセボ	カルベジロール	プラセボ	アムロジピン	プラセボ
総死亡率	39％	54％	35％	46％	11％	17％	39％	42％
risk reduction	－27％		－30％		－35％		n.s.	
併用状況								
ACE阻害薬			94％	95％	97％	97％	99％	99％
利尿薬	98％	98％			99％	99％	100％	100％
β遮断薬	4％	2％	10％	11％				
ジギタリス	92％	94％	75％	72％	67％	65％	99％	99％

重症の慢性心不全患者を対象に行われた各種降圧薬の大規模臨床試験の総死亡率ならびにリスク低下率を一覧にした．CONSENSUS（エナラプリル）は，プラセボを対照としてACE阻害薬の有用性を明らかにした．RALES（スピロノラクトン），COPERNICUS（カルベジロール），PRAISE II（アムロジピン）なども報告されている．ただし，Ca拮抗薬を用いたPRAISE IIではプラセボ群との間に有意な差が認められなかった．

（文献10, 16, 19）より引用）

抑制効果としては不十分である．そこで抗アルドステロン薬であるスピロノラクトンの心不全患者への有用性を検討したRALES試験が行われた．その結果，標準的な心不全治療に加えスピロノラクトンを追加投与すると，心事故発生率，死亡のリスクが減少することが明らかとなった（図47）[15]．このことから抗アルドステロン薬も，レニン-アンジオテンシン阻害薬やβ遮断薬につぐ，有用な心不全治療薬となる可能性が考えられた（表13）．EPHESUS試験は，より選択性の高い鉱質コルチコイド拮抗薬エプレレノンの効果をみた試験である．本試験によりスピロノラクトンの副作用である女性化乳房や男性の性機能低下がエプレレノンを用いることで解消されることが示された．また急性心筋梗塞後の左室機能不全患者に3〜14日（平均7日）投与するだけで，遠隔死亡や再入院を減少させたことはきわめて注目される点である．また，死亡率減少が突然死の抑制による効果が大きいのはRALES試験とも共通するが，ACE阻害薬とβ遮断薬（投与率75％）が投与されているうえに，エプレレノンを加えて更なる予後改善効果がみられたことの意義は大きい[16]．

⑤アミオダロン

心臓突然死は心不全の増悪による死亡と並んで心不全の二大死因であり，その基礎となっているのは心室頻拍および心室細動などの重症心室性不整脈である．アミオダロンはこれらの重症心室性不整脈を抑え心不全患者における突然死を予防することが期待される．いくつかの臨床試験では必ずしも一貫した結果が得られていないが，これまでに行われた13の臨床試験の結果を解析したところ，心筋梗塞ないし心不全症例において，死亡率を低下させること，特に不整脈死を減ずることが明らかとなった[1]．しかし，このメタアナリシスの結果ではアミオダロンは非不整脈死に対する減少効果は示すことができなかった．一方で，アミオダロンには交感神経活性の抑制効果があることが示されており，β遮断薬が心不全の予後改善効果が認められていることと同様に，心不全における不整脈死の予防以外の効果についても検討されている[8]．ただし，使用に際しては特異的な副作用の早期発見のために定期的な甲状腺機能検査や肺機能検査，眼科受診が必要である．

⑥エンドセリン拮抗薬

エンドセリン endothelin (ET) は，血管内皮由来の強力な血管収縮ペプチドとして1988年に同定され，その後の研究により，血管内皮細胞だけでなく心筋細胞や腎糸球体メサンギウム細胞などさまざまな細胞で産生され，血管収縮のみならず，種々の臓器で広範な生理活性を発揮することが明らかとなった．急性心筋梗塞による心不全あるいは慢性心不全患者においてET-1の血中濃度が上昇していることが報告され，血中のET-1濃度が高い心不全ほど，予後が不良であるとされている[5]．ラットの圧負荷による心不全モデルでは，心不全の病態形成，左室機能不全の進行にET-1が関与し，ET受容体拮抗薬の投与により予後が改善することが示された[6]．心不全患者に非選択的ETA/ETB受容体拮抗薬ボセンタンを投与しその急性効果を検討した報告では，心拍数変化や交感神経系の賦活化を伴うことなく，全身および肺血管抵抗の低下，心拍出量の増加が認められ，2週間の慢性経口投与においても，同様の効果が持続することが報告されている[17]．このボセンタンの慢性投与試験の成果は，ACE阻害薬が投与されている心不全患者を対象としたものであり，ET受容体拮抗薬がACE阻害薬とは異なる作用機序で働くことを示唆している．ET受容体拮抗薬の心不全の長期予後に及ぼす影響を検討した大規模臨床試験の結果が，1998年，AHAにて報告された．ETA/ETB受容体拮抗薬であるボセンタンの有効性が，NYHA Ⅲbあるいは Ⅳ度の心不全患者370名を対象として検討された．しかし，肝トランスアミナーゼの上昇が高頻度にみられ，全体として臨床的有用性は示されなかったが，6ヵ月間ボセンタンを投与した群では有意に臨床症状の改善がみられ，心不全の悪化率も有意に低下した．臨床的有用性の評価にはさらに検討が必要であるが，将来，その価値が確立される可能性がある．

おわりに

心不全治療薬のこれまでのメガトライアルの結果について概略を述べてきたが，現在も新たな治療薬としてアルギニン・バソプレシン (AVP) 受容体拮抗薬，ニュートラルエンドペプチダーゼ阻害薬，抗サイトカイン療法などが開発されている．一部では大規模臨床試験が進行しており，新たな心不全治療薬として，確立される可能性もある．これらのメガトライアルの結果はエビデンスとしていずれガイドラインに取り上げられ，新たなガイドラインの決定において重要な資料となる．しかし，これらのすべてが欧米で行われた試験であり，試験にリクルートされた患者は均一ではないことから，死亡率や予後に関する総体的な効果がすべての患者に当てはまるとはとても考えづらい．ましてや欧米のエビデンスをそのまま日本人に当てはめることは大きな問題がある．したがって，これらのメガトライアルの結果は個々の患者の病態や治療法を考えるうえであくまで参考として，日常診療においては最終的には個々の患者の背景や重症度，合併症の有無などの詳細なる病態の解明に基づいた治療法を選択すべきであると考えられる．

文献

1) Amiodarone Trials Meta-Analysis Investigators : Effect of prophylactic amiodarone on mortality after acute myocardial infarction and in congestive heart failure : meta-analysis of individual data from 6500 patients in randomized trials. Lancet 350 : 1417-1424, 1997
2) Cohn, JN et al for the valsartan heart failure trial investigators : A randomized trial of the angiotensin-receptor blockes valsartan in chronic heart faiure. N Engl J Med 345 : 1667-1675, 2001
3) Effect of metoprolol CR/XL in chronic heart failure : Metoprolol CR/XL Randomised Intervention Trial in Congestive Heart Failure (MERIT-HF). Lancet 353 : 2001-2007, 1999
4) Heart Failure Society of America : HFSA guidelines for management of patients with heart failure caused by left ventricular systolic dysfunction ? pharmacological approaches. J Card Fail 5 : 357-382, 1999
5) Isnard, F et al : Prognostic value of plasma endothelin-1 in chronic heart failure. Circulation 94 (suppl I) : I-494, 1996
6) Iwanaga, Y et al : Cardiac endothelin-1 plays a critical role in the functional deterioration of left ventricles during the transition from compensatory hypertrophy to congestive heart failure in salt-sensitive hypertensive rats. Circulation 98 : 2065-2073, 1998
7) Kaye, DM et al : Antiadrenergic effect of chronic amiodarone therapy in human heart disease. J Am Coll Cardiol 33 : 1553-1559, 1999
8) McKelvie, RS et al : Comparison of candesartan, enalapril, and their combination in congestive heart failure : Randomized Evaluation of Strategies for Left Ventricular Dysfunction (RESOLVD) pilot study. Circulation 100 : 1056-1064, 1999
9) Packer, M et al : Comparative effects of low and high doses of the angiotensin-converting enzyme inhibitor, lisinopril, on morbidity and mortality in chronic heart failure. Circulation 100 : 2312-2318, 1999
10) Packer, M et al for the carvedilol prospective randomized cumulative survival study group : Effect of carvedilol on survival in severe chronic heart failure. N Engl J Med 344 : 1651-1658, 2001
11) Packer, M et al : The effect of carvedilol on morbidity and mortality in patients with chronic heart failure. N Engl J Med 334 : 1349-1355, 1996
12) Pfeffer, MA et al for the CHARM Investigators and Committees : Effects of candesartan on mortality and morbidity in patients with chronic heart failure ; the CHARM-Overall programme. Lancet 362 : 759-766, 2003
13) Pitt, B et al : Effect of losartan compared with captopril on mortality in patients with symptomatic heart failure : randamized trial—the Losartan Heart Failure Survival Study ELITE II. Lancet 355 ; 1582-1587, 2000
14) Pitt, B et al for the eplerenone post-acute myocardial infarction heart failure efficacy and survival study investigators : Eplerenone, a selective aldosterone blocker, in patients with left ventricular dysfunction after myocardial infarction. N Engl J Med 348 : 1309-1321, 2003
15) Pitt, B et al on behalf of ELITE study investigators : Randomised trial of losartan versus captopril in patients over 65 with heart failure ; evaluation of losartan in the elderly study, ELITE. Lancet 349 : 747-752, 1997
16) Pitt, B et al : The effect of spironolactone on morbidity and mortality in patients with severe heart failure. N Engl J Med 341 : 709-717, 1999
17) Sutsch, G et al : Short-term oral endothelin-receptor antagonist therapy in conventionally treated patients with symptomatic severe chronic heart failure. Circulation 98 : 2262-2268, 1998
18) The Cardiac Insufficiency Bisoprolol Study II (CIBIS-II) : A randomised trial. Lancet 353 : 9-13, 1999
19) The CONSENSUS Trial Study Group : Effects of enalapril on mortality in severe congestive heart failure. Results of the Cooperative North Scandinavian Enalapril Survival Study (CONSENSUS). N Engl J Med 316 : 1429-1435, 1987
20) The SOLVD Investigators : Effect of enalapril on mortality and the development of heart failure in asymptomatic patients with reduced left ventricular ejection fractions. N Engl J Med 327 : 685-691, 1992
21) The SOLVD Investigators : Effect of enalapril on survival inpatients with reduced left ventricular ejection fractions and congestive heart failure. N Engl J Med 325 : 293-302, 1991

〔藤井崇史〕

慢性心不全と運動耐容能

■はじめに

慢性心不全の身体活動は主に息切れと疲労感により制限される．これらの自覚症状は急性心不全では肺うっ血と低心拍出状態に起因するが，適切な治療を受けて安定した慢性心不全では，その要因は単純ではない．これは，血行動態の異常に対する適応として種々の生体反応が起こり自覚症状の発生要因がより複雑になるためである．すなわち下肢の疲労には心臓からの送血能の障害だけでなく，運動筋における構造的・機能的異常の関与が大きくなる．また循環調節系も運動筋血流を犠牲にしても全身血圧を維持することを優先する方向に変化する．運動制限のもう一つの要因である息切れにおいても，肺の構造的・機能的異常が換気様式を変化させ，さらに二酸化炭素や酸素に対する化学反射の亢進が運動時の換気亢進と息切れを助長している（図1）．

■下肢疲労

慢性心不全患者の運動制限要因である下肢疲労は，運動筋への酸素供給量（図中の式1：CO，Hb）と運動筋における酸素利用能（図中の式1：SaO_2-SvO_2）のバランスにより決定され，前者は心拍予備力（心拍増加予備力，一回拍出予備力，血管拡張能）とヘモグロビン濃度により，後者は運動筋の量と有酸素性代謝能に依存する．運動時の下肢疲労の要因は心不全重症度により異なり，軽症例では下肢の最大運動が最大酸素供給能に一致し，下肢疲労が心拍出量予備力の限界により生ずる．一方重症例では，下肢の最大運動においても心拍出予備力が残っており，心予備力よりも下肢の血管拡張能や運動筋酸素利用能などの末梢機能の限界により下肢疲労が生じる[1]．

1. 運動筋血流と循環調節の役割

一般に代謝性刺激により運動筋血管は拡張し，運動筋血流は単位筋肉当たり最大 2.5l/min/kg まで増加することができる[2]．しかし実際にこのような血管拡張が両下肢に起こると健常者でさえ心拍出予備力を最大に動員しても血圧を維持することができない．運動強度が増すと central command による動脈圧反射の高圧系へのリセッティングと運動筋 metaboreflex を介して交感神経系は亢進し，この影響は運動筋血管にも及ぶようになる．その結果，代謝性血管拡張が制限され運動筋血流の増加が頭打ちとなり，運動を続けることができなくなる．身体活動の制限は代謝性血管拡張により運動筋血流が増加する機会を奪う．このような運動筋の低灌流状態は血管内皮細胞のずり応力を弱め，長期的にはNOの産生障害などの異常を引き起こし，運動筋の低灌流状態をさらに促進するという悪循環を形成する．慢性心不全患者にみられる正常より高い運動筋の血管抵抗は，運動筋血流を犠牲にしても設定した血圧を維持しようとする生体の代償機序の表れと解釈することができる．

2. 運動筋 deconditioning の重要性

心不全患者の運動筋において，slow twitch fiber の萎縮や減少，好気的代謝能の低下，筋グリコーゲン含量の減少など，組織学的，生化学的異常が指摘されている．心不全患者では運動筋血流量が同程度であっても，筋肉内のクレアチニンリン酸の減少やアシドーシスが運動早期より出現する．これは，心不全患者が自然に息切れなどが生じないように活動を制限し deconditioning の状態に陥るためである．実際，心不全患者の下肢筋肉量は無症候性心機能障害患者より少なく，下肢筋肉量が最高酸素摂取量や anaerobic threshold の低下と密接に関連している[3]．

以上，運動筋の低灌流と deconditioning は相互に影響しつつ，末梢血管と運動筋の機能を変え心機能とは独立して運動耐容能を制限するようになる．

■息切れ

慢性心不全患者の息切れや疲労感が，左房圧の上昇や肺うっ血による低酸素血症，あるいは低心拍出状態に直接起因するものでないことは，以下の成績から明らかである．1) 安静および運動時の肺動脈楔入圧と症候限界性の最大運動能との間には相関がない[4]．また，運動耐容能や自覚症状は心機能と独立した予後規定因子である．2) 安定した慢性心不全患者の動脈血酸素分圧はほぼ正常範囲にあり，運動時の息切れを生じているときでも低下することはない．3) 硝酸薬や血管拡張薬あるいは強心薬により，肺動脈楔入圧や心拍出量を急性に改善させても，運動耐容能はすぐに増加しない[5]．逆に，4) 運動耐容能の改善が必ずしも循環動態の改善を伴っていない．さらに，5) 同一患者が運動した場合，負荷の漸増が急速であれば息切れで運動が中

$$\dot{V}O_2 = CO \times 1.34 \times Hb \times (Sa_{O_2} - Sv_{O_2}) \quad (1)$$

運動筋機能
筋肉量の減少
有酸素代謝能の低下
運動筋血管拡張能低下

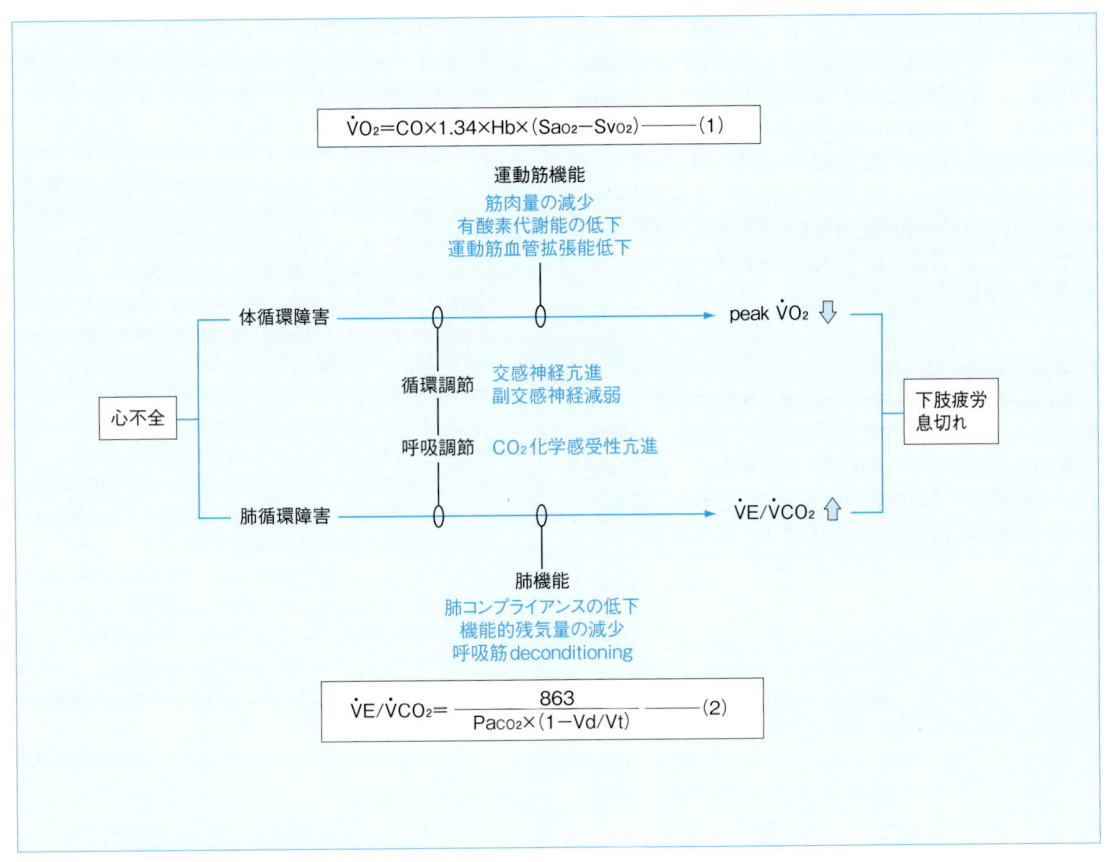

体循環障害 → peak $\dot{V}O_2$ ↓

循環調節　交感神経亢進
　　　　　副交感神経減弱

心不全

呼吸調節　CO_2化学感受性亢進

下肢疲労
息切れ

肺循環障害 → $\dot{V}E/\dot{V}CO_2$ ↑

肺機能
肺コンプライアンスの低下
機能的残気量の減少
呼吸筋 deconditioning

$$\dot{V}E/\dot{V}CO_2 = \frac{863}{Pa_{CO_2} \times (1 - Vd/Vt)} \quad (2)$$

[図1] 慢性心不全における運動耐容能の規定因子
VO_2：酸素摂取量，VE：分時換気量，VCO_2：二酸化炭素排泄量，Hb：ヘモグロビン濃度，Sa_{O_2}/Sv_{O_2}：動脈/静脈血酸素飽和度，Pa_{CO_2}：動脈血二酸化炭素分圧，Vd/Vt：死腔率

止され，遅ければ下肢疲労で中止される．このときの肺動脈楔入圧には両者で差が認められない[4]．

1. 肺の構造異常

息切れは呼吸の症状であることから，何らかの肺の変化に起因する可能性が考えられる．慢性心不全患者では，運動時の二酸化炭素の排泄（VCO_2）に対する分時換気量（VE）が大きく過換気を呈する特徴がある．肺胞換気式（図中の式2）からこの過換気は死腔率の増加と二酸化炭素化学反射の亢進のいずれかに起因することが想定される．慢性心不全では，長期の肺うっ血による肺血管床の構造的変化と低心拍出状態が肺換気血流不均等を生じ，その結果，生理学的死腔が増加し

ている．また肺血管床や間質の弾性特性の変化は，呼吸を浅く速い様式へ変え解剖学的死腔率の増大を招く[6]．このような死腔換気の増大による呼吸筋仕事量の増加と，低心拍出状態による呼吸筋への血液供給の障害が呼吸筋を容易に疲労させ，息切れを生じさせている可能性がある[7]．慢性心不全患者では運動筋のみならず呼吸筋においても deconditioning が起こっており，呼吸筋の萎縮や有酸素性代謝異常も呼吸筋の易疲労性の原因となっている．

2. 化学反射感受性の亢進

最近の研究により，二酸化炭素や酸素に対する化学感受性の亢進が心不全患者の過剰換気の重要な要因で

あることがわかってきた[8, 9]．また急性肺うっ血や化学刺激に反応する気管支や肺胞壁のJ受容体や運動筋の代謝受容器も換気応答の亢進にかかわっている可能性がある．化学反射は低酸素血症，運動，交感神経緊張により亢進するが，化学反射の亢進が逆に交感神経活動を賦活することが知られている[10]．さらに心不全患者において化学反射感受性は圧反射機能と逆相関を示すことから，神経性循環調節と呼吸調節系は体・肺循環系と同様に相互に密接に関連している[9]．

■おわりに

慢性心不全患者において心機能と運動耐容能とが乖離することは周知の事実である．この原因は，心機能と運動能とに介在する運動筋と肺の構造的・機能的変化と循環調節と呼吸調節系の異常が，心不全の経過とともに運動耐容能に深くかかわるようになるためである．

文献

1) Jondeau, G et al : Active skeletal muscle mass and cardiopulmonary reserve : failure to attain peak aerobic capacity during maximal bicycle exercise in patients with severe congestive heart failure. Circulation 86 : 1351, 1992
2) Andersen, P et al : Maximal perfusion of skeletal muscle in man. J Physiol 366 : 233, 1985
3) Miyagi, K et al : Importance of total leg muscle mass for exercise intolerance in chronic heart failure. Jpn Heart J 35 : 15, 1994
4) Lipkin, DP et al : Factors determining symptoms in heart failure : comparison of fast and slow exercise tests. Br Heart J 55 : 439, 1986
5) Lipkin, DP et al : Treatment of chronic heart failrue : A review of recent trials. Br Med J 291 : 993, 1985
6) Wada, O et al : Importance of abnormal lung perfusion in excessive exercise ventilation in chronic heart failure. Am Heart J 125 : 790, 1992
7) Mancini, DM et al : Respiratory muscle function and dyspnea in patients with chronic congestive heart failure. Circulation 86 : 909, 1992
8) Chua, TP et al : Relation between chemosensitivity and the ventilatory response to exercise in chronic heart failure. J Am Coll Cardiol 27 : 650, 1996
9) Ueno, H et al : Attenuated respiratory modulation of chemoreflex-mediated sympathoexcitation in patients with chronic heart failure. J Cardiac Fail 10 : 236, 2004
10) Yamada, K et al : Role of sympathoexcitation in enhanced hypercapnic chemosensitivity in patients with heart failure. Am Heart J 148 : 964, 2004

〈麻野井英次〉

慢性心不全と交感神経系

■ 心不全における交感神経系の活性化の意義

　心不全における交感神経系の活性化はレニン–アンジオテンシン系の活性化とともにその病態を決定づける特徴である(図1)．心不全患者では，安静時血漿ノルエピネフリン濃度は健常者に比べて，通常，2〜3倍に増加している．症状のない心機能が低下した慢性心不全患者においても血漿ノルエピネフリン濃度が上昇していることもある．このおおまかな交感神経系活性化の指標である血漿ノルエピネフリン濃度は心不全患者の予後を規定する因子であると考えられている．また，心不全患者では健常者に比べて，同程度の運動を行った際の血漿ノルエピネフリン濃度の増加が大きいことも知られている．すなわち，運動時の交感神経系の活性化の程度が心不全患者では大きいと考えられる．血漿ノルエピネフリン濃度のみならず，ヒトでの筋交感神経活動の記録や，放射性同位元素を用いてノルエピネフリン・スピルオーバーを測定することによって，より直接的に交感神経活動を定量化した報告によっても心不全患者における交感神経活動亢進は確認されている(図2)．心不全における交感神経活動亢進は，低下した心収縮機能を高めると同時に末梢血管抵抗を増加させ血圧を維持し重要臓器への血流を保とうとする代償機構であると考えられてきた．しかし，長期的にみると後負荷の増加，心筋酸素消費量の増加など心臓を疲弊させることになり，リモデリング，予後の悪化につながる．また，長期にわたる交感神経活動亢進はその効果器である心臓のβ受容体のダウン・レギュレーションを生じ，効果器側の反応性が悪くなることも念頭におかなければならない．近年の大規模臨床試験の結果の蓄積から従来，禁忌といわれていたβ遮断薬の心不全における有用性が確立し，比較的早期から使用されるようになってきた．

■ 心不全における交感神経系活性化の機序(図3)

　心不全における交感神経系活性化の機序において，従来，動脈受容器反射，心肺圧受容器反射機能の低下が考えられてきた．特に，その末梢受容器側の異常がその成因として重要であると考えられてきた．また，心不全では，動脈化学受容器反射の異常や骨格筋における代謝受容器からの刺激が増加していることも交感神経系の活性化に関与している．しかし，最近の研究

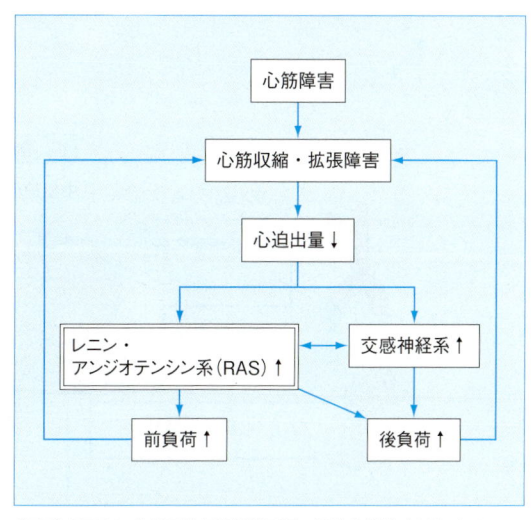

[図1] 心不全における神経体液性因子の活性化機構(文献2)より改変)

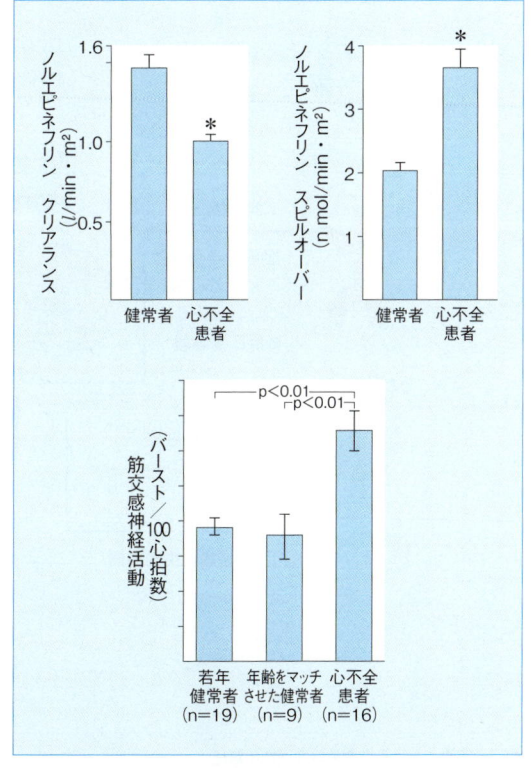

[図2] 心不全患者における交感神経系の活性化(文献2)より改変

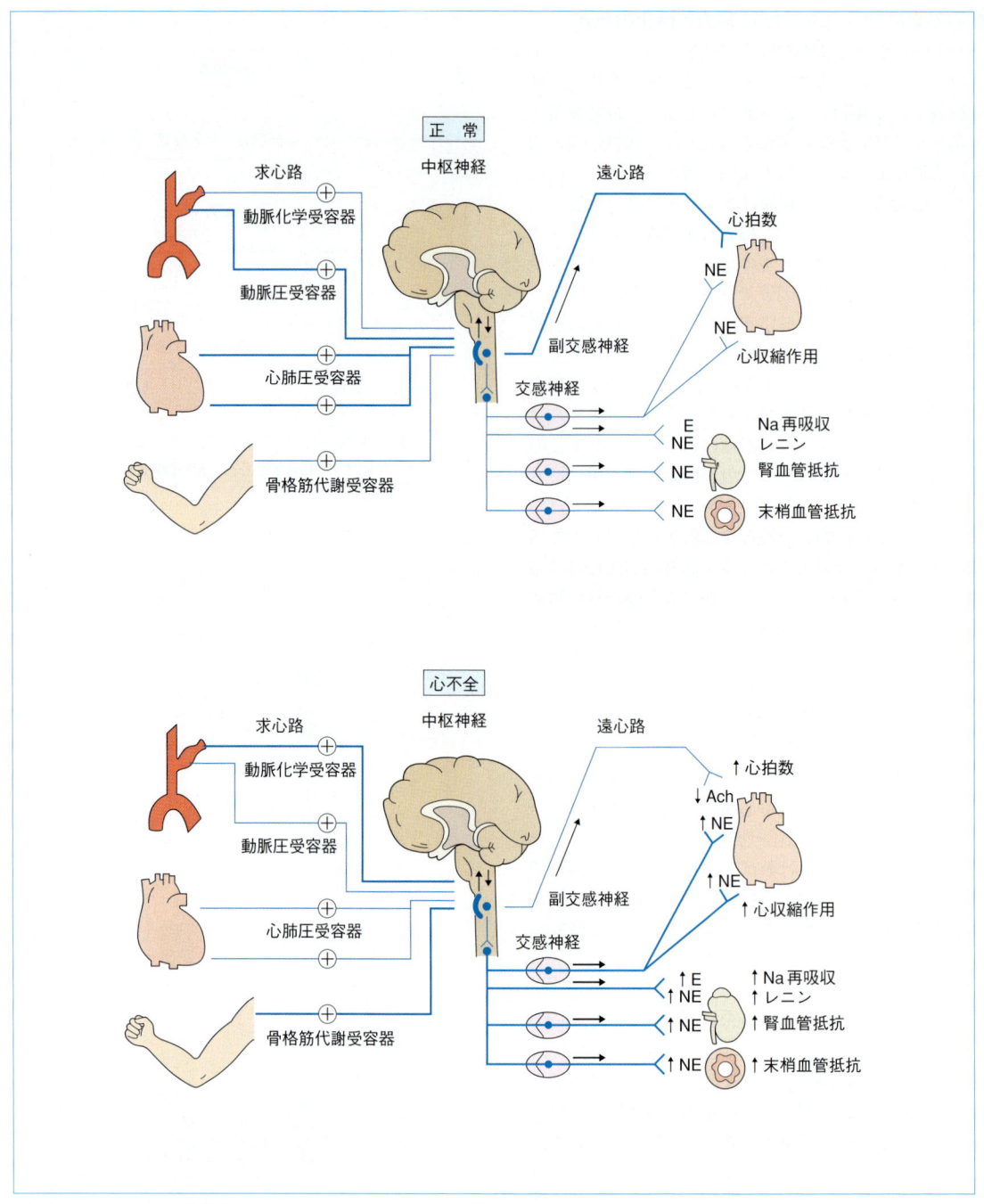

[図3] 心不全における交感神経系活性化機構
　　　NE：ノルエピネフリン，E：エピネフリン，Ach：アセチルコリン（文献2）より改変）

により交感神経活動を規定する中枢神経系に異常が生じることが注目されている．すなわち，心不全では，交感神経活動を規定する脳幹部やその活動を調節する視床下部における神経活動が亢進していると考えられている．その機序としては，脳内レニン-アンジオテンシン系の活性化，一酸化窒素の低下，活性酸素の増加が示唆されている．すなわち，心不全において心臓や血管においていわれている機序が脳内でも生じており，これらの変化は交感神経系の活性化につながることが示されており，心不全モデルにおける脳内のこれらの異常の改善によって過剰な交感神経活動亢進の抑制および生存率の改善が実験レベルで報告されている．また，心不全におけるレニン-アンジオテンシン系抑制薬の有用性は確立しているがその作用部位としての脳の重要性も示唆されている．つまり，末梢に投与したレニン-アンジオテンシン系抑制薬が中枢性に作用し，交感神経活動を抑制する作用が認められている．以上，脳をターゲットとした自律神経系の治療につながる研究は今後の発展が非常に期待される分野である．

■心不全における交感神経抑制薬や自律神経制御による治療

過剰な交感神経活動亢進が心不全における悪循環を形成するならば，その抑制は理論的には有用なはずである．しかし，臨床実地上，ことは簡単ではない．なぜならば，交感神経系は生命の維持において必須の役割を果たしており，ある適切なレベルが必要であるからであろう．先に述べたように，β遮断薬による治療は確立している．薬剤としてはカルベジロール，メトプロロール，ビソプロロールの有用性が認められている．しかし，その投与法や投与量については注意を要する．一方，α遮断薬の有用性は認められていない．確かにα遮断薬単独では危険性があるかも知れないが，他の薬剤との併用や適切な量の投与によっては効果がある可能性はある．中枢性交感神経抑制薬についても，その有用性を示唆する報告もあるが，モキソニジンを用いた臨床試験で特に治療開始初期のイベント発生率が高かったため途中で中止された．モキソニジンは比較的新しい中枢性交感神経抑制薬であり，以前より用いられているクロニジンなどに比べ精神神経系への副作用が少ないとされているため，この試験は非常に期待された．つまり，交感神経系は過剰な亢進は良くないが，適切なレベルの維持は必要であると考えられる．今後，現在の治療よりより良い効果を得るために，心不全治療における適正な交感神経系のレベルはどこか，どのタイミングでどの薬剤を使用することが有用か，など研究の発展が期待される．

非薬物療法として，従来は安静を強いられてきた心不全患者に対する運動療法の有用性も報告されている．これは，骨格筋のdeconditioningを防ぐ目的もあるが，交感神経活動抑制も重要な機序である．つまり，運動自体は交感神経活動亢進を伴うが，適度なレベルの運動を行うことによって安静時交感神経活動の抑制および刺激に対する過剰な反応が抑制されうることを意味する．

心不全においては，副交感神経系の異常も指摘されている．最近，心不全モデルにおいて迷走神経刺激が劇的に生存率を改善することが報告された．薬物を使わない自律神経系の制御による治療法についてもヒトへの応用を念頭において研究が進められている．

文献

1) Colucci, WS et al : Pathophysiology of heart failure. Braunwald's Heart Disease : A Text Book of Cardiovascular Medicine, Zipes, DP et al eds, 509-538, 2004
2) 廣岡良隆ほか：慢性心不全と神経体液性因子．綜合臨牀 51：668-679，2002
3) 廣岡良隆ほか：心不全例における血圧調節機構．呼吸と循環 48：333-338，2000
4) 廣岡良隆ほか：心不全の病態と交感神経系．心不全と神経体液性因子，泰江弘文編，医学書院，17-26，1999
5) 廣岡良隆ほか：交感神経抑制薬の展望．臨床分子内分泌学2 —心血管内分泌代謝系（下）—，日本臨牀社，2005，(印刷中)
6) Sato, T et al : Bionic technology revitalizes native baroreflex function in rats with baroreflex failure. Circulation 106 : 730-734, 2002
7) Li, M et al : Vagal nerve stimulation markedly improves long-term survival after chronic heart failure in rats. Circulation 109 : 120-124, 2004

（廣岡良隆・砂川賢二）

慢性心不全とレニン-アンジオテンシン-アルドステロン系

■はじめに

　慢性心不全の病態にはさまざまな神経内分泌因子の活性亢進が関与しているが，その中でも特にレニン-アンジオテンシン-アルドステロン（RAA）系が中心的な役割を演じている．本稿では，レニン-アンジオテンシン系（RA系）阻害薬と抗アルドステロン薬の現状と問題点について述べる．

■心不全でのACE阻害薬とARBの位置づけ

　ACE阻害薬とAT$_1$受容体ブロッカー（ARB）は，同じRA系阻害薬であるが，薬理学的に作用点は異なる（図1，表1）．ACE阻害薬はキマーゼによるアンジオテンシンⅡ産生を阻害できないために，AT$_1$受容体の抑制効果はARBより弱い．しかしながら，ブラジキニンの分解を抑制することによるブラジキニン蓄積作用があり，それを介してNO遊離，血管拡張，臓器保護作用を有する．このブラジキニンを介した付加的な作用がACE阻害薬の降圧作用や臓器保護に関与している．一方，ARBは前述のようにACE阻害薬よりもAT$_1$受容体抑制効果が強い．また，ARB投与により血中へのレニン分泌が増加するのでアンジオテンシンⅡ濃度増加を介したAT$_2$受容体刺激作用を有する．AT$_2$受容体はAT$_1$受容体と拮抗的に作用し（図1），血圧降下や心保護作用に関与することが示唆されている．

　臨床においては，ACE阻害薬はCONSENSUS，SOLVD，ATLASなどの多くの大規模臨床試験の結果から軽症，重症を問わず心不全の予後の改善，心筋梗塞後の心不全予後の改善，心不全に合併した不整脈の抑制効果などを有することが知られている．一方，ARBは歴史が浅いためにACE阻害薬に比べるとエビデンスは少ないが，Val-HeFT試験，CHARM試験，VALIANT試験で，心不全や急性心筋梗塞での有効性はすでに証明されている．ACE阻害薬とARBの比較試験がいくつか報告されている（表2）．心不全対象のELITE Ⅱ試験，急性心筋梗塞対象のOPTIMAAL試験やVALIANT試験での結果はACE阻害薬とARB間で有意な差はみられず，両薬剤の心不全治療での優劣，使い分けについては，臨床では未だ不明である．しかし，ARBは，ACE阻害薬と違って咳の副作用がなく，忍容性の点ではACE阻害薬よりも優れている．

■ARBとACE阻害薬の併用療法

　ACE阻害薬とARBの併用が注目されている．Val-HeFT試験，CHARM試験で，慢性心不全患者にACE阻害薬を含む標準治療にARBを追加投与することにより予後が改善することが証明され，心不全での両薬剤併用の有用性が証明された．しかし一方で，VALIANT試験では，急性心筋梗塞患者において

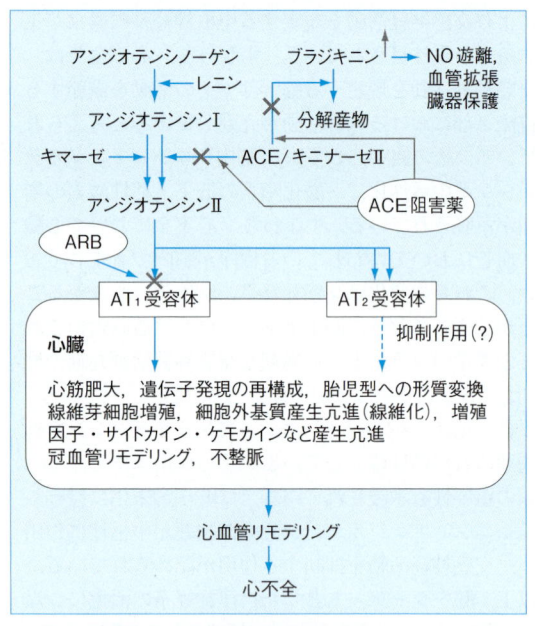

[図1] ACE阻害薬とARBの薬理作用の違い

[表1] ACE阻害薬，ARBおよび両薬剤併用の薬理学的特徴の比較

	ACE阻害薬	ARB	両薬剤併用
ACE活性	阻害する	阻害しない	阻害する
ブラジキニン	増加する	？	増加する
キマーゼ由来のAⅡ作用	抑制できない	抑制できる	抑制できる
AT$_1$受容体	抑制(+)	抑制(++)	抑制(+++)
血中AⅡ濃度	低下か正常	増加	正常(？)
AT$_2$受容体	抑制(？)	刺激	影響なし(？)
アルドステロンエスケープ	あり	あり	少ない(？)
咳の副作用	あり	なし	あり

AⅡ：アンジオテンシンⅡ

ARBとACE阻害薬の併用は，それぞれの単独治療と効果に差はみられなかった．このようにACE阻害薬とARBの併用は，病態によってその有用性に違いがあると考えられる．また，RA系をより完全にブロックすることによる過度の血圧低下や腎機能低下に注意する必要がある．

■アルドステロンブレイクスルーと抗アルドステロン薬

　RA系を介さない，アルドステロン産生系の心不全

[表2] ARBと抗アルドステロン薬の大規模臨床試験成績

	対象	薬剤	結果
ELITE II	心不全	ロサルタンとカプトプリルの比較	ロサルタン群とカプトプリル群で生存率に有意差はなかった
Val-HeFT	心不全	バルサルタン	ACE阻害薬を中心とした標準治療にバルサルタンを追加すると心血管イベントが有意に減少した
CHARM	心不全	カンデサルタン	カンデサルタンが単独投与，ACE阻害薬との併用投与のどちらでも有効であり，また，収縮機能を保持している心不全患者で入院率を改善した
OPTIMAAL	急性心筋梗塞	ロサルタンとカプトプリルの比較	全死亡率はロサルタン群と比べてカプトプリル群の方が低かったが両群間で有意差はなかった
VALIANT	急性心筋梗塞	バルサルタンとカプトプリルの比較	複合心血管イベントにおいて，バルサルタンはカプトプリルと同等であった
RALES	重症心不全	スピロノラクトン	ACE阻害薬を含む従来治療にスピロノラクトンを追加投与することにより，死亡率が30％減少した
EPHESUS	急性心筋梗塞	エプレレノン	従来治療にエプレレノンを追加すると，心血管系イベントおよび死亡リスクが低下した

での役割が注目されている(図2)．すなわち，アルドステロンはアンジオテンシンⅡのみならず，カリウム，ACTH，ノルエピネフリン，エンドセリン，セロトニンなどによっても分泌促進を受ける．実際にACE阻害薬やARBを長期投与すると，血中のアルドステロン濃度は治療前値にまで戻る，いわゆるアルドステロンブレイクスルーが生じる．このアルドステロンは心血管組織のミネラルコルチコイド受容体(MR)に結合し，血圧上昇，体液貯留，心血管障害，炎症などを引き起こして心不全を助長すると考えられる．RALES試験において，ACE阻害薬を含む標準治療を受けている重症心不全患者にスピロノラクトンを追加投与すると心不全の予後が著明に改善すること，また，EPHESUSにおいて標準治療を受けている急性心筋梗塞患者にエプレレノンを投与しても同様な予後改善がみられることから，アルドステロンブレイクスルーが心不全の病態悪化に重要であることは臨床的に明らかである．抗アルドステロン薬の心保護効果は，単に腎臓での利尿作用や血圧低下に由来するのではなく，直接的な心肥大の抑制，抗炎症作用が関与していることが話題になっている．

■おわりに

ARBや新たな抗アルドステロン薬の登場によりRAA系阻害による心不全治療に期待が集まっている．しかし，ARBが心不全の治療薬としてACE阻害薬とどのような点が異なるのか．あるいはACE阻害薬とARBの併用は今後心不全治療にどのような位置づけを占めるのかは不明である．また，抗アルドステロン薬の心不全治療における今後の位置づけ，特にACE阻害薬やARBとの併用療法の位置づけについても解明する必要がある．

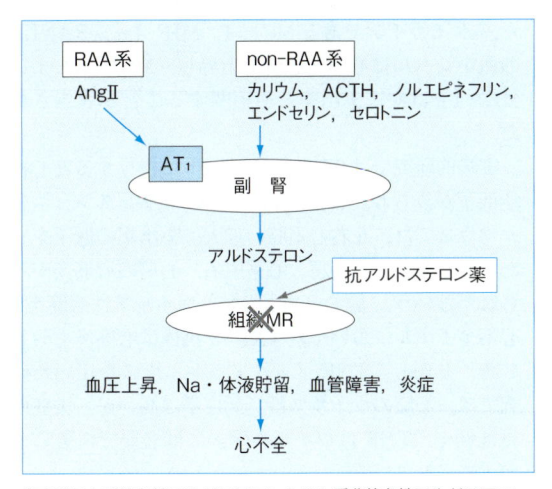

[図2] RA系依存性アルドステロンとRA系非依存性アルドステロン

文献
1) Cohn, JN et al : A randomized trial of the angiotensin receptor blocker valsartan in chronic heart failure. N Engl J Med 345 (23) : 1667-1675, 2001
2) Kim, S et al : Molecular and cellular mechanisms of angiotensin II-mediated cardiovascular and renal diseases. Pharmacol Rev 52 (1) : 11-34, 2000
3) Pfeffer, MA et al : Effects of candesartan on mortality and morbidity in patients with chronic heart failure : the CHARM-Overall programme. Lancet 362 (9386) : 759-766, 2003
4) Pfeffer, MA et al : Valsartan, captopril, or both in myocardial infarction complicated by heart failure, left ventricular dysfunction, or both. N Engl J Med 349 (20) : 1893-1906, 2003
5) Pitt, B et al : The effect of spironolactone on morbidity and mortality in patients with severe heart failure. Randomized Aldactone Evaluation Study Investigators. N Engl J Med 341 (10) : 709-717, 1999

(光山勝慶)

慢性心不全とサイトカイン

■ 心不全におけるサイトカイン

　心不全とサイトカインに関しては慢性心不全患者血中のTNF-αが増加し，心筋炎や心筋症で血中サイトカインが高値を示す症例が多く，これらのサイトカインが心筋障害の病因と重要な関係をもつことが強く示唆された．また，心不全で血中のIL-6，IL-10，IL-18，カルジオトロフィン-1，TNF-α受容体，IL-2受容体，IL-6受容体，gp130，IL-1受容体アンタゴニストなどが上昇することも報告されている．また，ケモカインであるMCP-1，MIP-1α，RANESの血中レベルは心不全患者で上昇し，MCP-1およびMIP-1αは左室駆出率と逆相関することが報告された．

　実験的研究ではTNF-αをラットに投与すると心機能低下がみられ，また，TNF-αのトランスジェニックマウスでは，左右心室腔の拡大，駆出率の低下をきたし，左心室，右心室，心室中隔，心房の心筋炎がみられたという．脳心筋炎(EMC)ウイルス性心筋炎/心不全モデルにおいて抗TNF-α抗体は心筋炎を改善した．しかし，TNFノックアウトマウスを用いた研究では，心臓のウイルス価，死亡率は高いが，炎症所見は軽く，TNFはウイルス除去には必要であることが示唆されている．

　また，MCP-1のトランスジェニックマウスでは心筋にマクロファージの浸潤が増加し，慢性期には心肥大，心拡大をきたし心機能の低下がみられることが報告された．

　一方，ヒトリコンビナントIL-1βを結合したマイクロスフェアをイヌ冠動脈に注入し心機能の評価が行われたが，IL-1βにより心機能低下が持続し，iNOS阻害薬で心機能低下は防御できた．しかし，急性心筋梗塞モデルでは抗IL-1β抗体を投与し，内因性のIL-1βを中和すると心破裂が増加し，梗塞初期にはIL-1βは治療過程において必要なサイトカインであることが示唆されている．

■ 心不全モデルにおけるサイトカイン

　筆者らの開発したEMCウイルスによる心筋炎から心不全を発症するマウスモデルでは血中TNF-αが上昇し，心筋内のIL-1β，IL-2，TNF-α，インターフェロンγのメッセンジャーRNA (mRNA)は早期より発現が増加し，TNF-αは慢性期にも発現の亢進が持続した．また，抑制系のサイトカインであるIL-4，IL-10の発現も同様に亢進し，サイトカインネットワーク全体が活性化されていることが明らかとなっている．このような心筋炎の慢性期におけるサイトカイン発現の亢進は，心筋炎から拡張型心筋症への進展との関連が示唆された．

　心不全を発症するダール食塩感受性高血圧ラットの心臓においては，マクロファージの浸潤が著明であり，これらのマクロファージから炎症性サイトカインが産生されることが示された．また，このラットにおいては，マクロファージを遊走し，活性化するMCP-1の心臓での産生が増加した．さらに内皮細胞を周期的に伸展するとMCP-1の産生が増加することから，機械的なストレスにより，MCP-1産生，マクロファージの遊走・活性化という図式が考えられる．

　また，ラット心筋梗塞モデルにおいて，慢性期の非梗塞部では，梗塞部に比し有意に強いTNF-α，IL-1β，IL-6の発現を認め，非梗塞部の血管内皮細胞，マクロファージを含む間質の細胞が免疫染色でTNF-α，IL-1βが陽性であった．

■ アンジオテンシンIIとサイトカイン

　アンジオテンシンII (AII)は種々の転写因子STAT，AP-1，NF-κBなどを活性化することが知られているが，サイトカイン，ケモカイン，接着分子，シクロオキシゲナーゼ2，一酸化窒素合成酵素の誘導に重要な役割を果たすNF-κBが特に注目されている．

　AIIはAT$_1$受容体を介して血管の炎症や炎症細胞を遊走することが報告され，心臓由来の線維芽細胞からIL-6やTNFを産生させる．また，マウスにおいてリボ多糖で刺激したときの血中のTNF-α産生は，ACE阻害薬により抑制されることも報告されている．

　われわれの研究では，EMCウイルスによるマウス心筋炎/心不全モデルにおいて心不全を発症する以前で，炎症のごく初期にすでに血中のAIIは高値を示し，発現のパターンは炎症性サイトカインと類似していた．また，AT$_1$受容体拮抗薬を投与すると炎症が著明に抑制された．さらにAT$_1$受容体欠損マウスに，このウイルスを接種すると対照マウスでは著明なNF-κBの活性化がみられるのに比べNF-κBの活性化，

IL-6, TNF-αの発現が抑制され，心筋炎は軽度であったことから，AⅡによるNF-κB活性化によるサイトカイン発現の亢進が心筋炎の発症に重要であることが示唆されている（図1）．

■ 心不全とマスト細胞・SCF・c-kit

マスト細胞（肥満細胞）はアレルギー性炎症に主要な細胞であり，細胞質の顆粒には，サイトカイン，ヒスタミン，プロテアーゼ，ロイコトリエンなど種々の炎症惹起性分子を含んでいる．そして，各種の刺激により直ちに反応し顆粒中の分子を放出することにより炎症，血管新生，線維化に重要な役割を果たし，種々の病態に関連する．また，マスト細胞は，心不全や虚血心の心臓内で増加し，心筋のリモデリング（再構築）に重要であることが示唆されている．

われわれの研究により，マスト細胞由来のキマーゼが培養心筋細胞のアポトーシスをきたすことが明らかとなった．さらに，幹細胞因子（SCF）受容体であるc-kit遺伝子変異のためマスト細胞を欠如するW/W^{v}マウスでは，ウイルスは増加するにもかかわらず，心筋炎は軽減し，EMCウイルス性心筋炎の発症におけるマスト細胞の重要性が示唆されている．また，マウスの大動脈を結紮し心肥大を惹起し，数ヵ月後に心不全を発症して死亡する圧負荷心不全モデルでは，マスト細胞欠損マウスでは，心機能の低下は認めず心不全は発症しなかった．そして，マスト細胞の脱顆粒の抑制により心不全の発症が阻止できるかを検討するため，マスト細胞安定化作用のある抗アレルギー薬トラニラストを投与したところ，心不全への移行の阻止が認められた．この結果は，抗アレルギー薬のなかに，心不全治療薬として有用なものが存在することを示唆している．

■ 心不全の治療とサイトカイン

最近，Ca感受性を高めるPDE阻害薬ピモベンダンは慢性心不全の複合心事故発生を減少させることが明らかとなったが，このピモベンダンはEMCウイルス性心筋炎モデルの生存率を改善し，その作用機序として心筋内のIL-1β，IL-6，TNF-αやNO産生低下作用との関連が示唆されている．そして，ピモベンダンのサイトカインNO産生抑制作用は転写因子NF-κB活性化を抑制することが明らかとなった．

さらに，新しく合成されたNF-κB阻害薬はサイトカインを抑制し，心筋炎による心不全を軽減することから，NF-κBをターゲットとした心不全の新たな治療戦略が考えられる（図2）．また，多くの心不全治療にはサイトカイン産生を修飾する作用のあることが明らかとなっており，心不全の長期予後改善効果との関連が示唆されている．

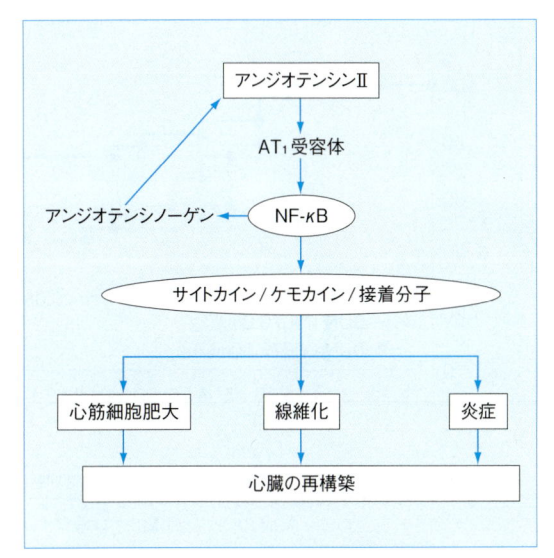

[図1] アンジオテンシンⅡによるNF-κB活性化とリモデリング
アンジオテンシンⅡはAT$_1$受容体を介しNF-κBを活性化し，NF-κBの活性化は肝臓でのアンジオテンシノーゲンの産生を亢進しポジティブフィードバックを形成する．また，NF-κBの活性化はサイトカイン産生などを介して，炎症，線維化，心筋細胞肥大をきたし，心臓の再構築（リモデリング）に重要な役割を果たすと考えられる．

■ 抗サイトカイン療法

抗サイトカイン療法とは心不全を炎症・免疫性疾患ととらえ，抗炎症性サイトカインの不均衡の是正により改善を目指す心不全の新しい治療法である．

1. 抗炎症性サイトカインによる治療法

IL-10は種々のサイトカイン産生を抑制することから，IL-10による抗炎症作用が期待できる．筆者らはウイルス性心筋炎モデルにおいて，IL-10はTNF-αやIL-2などのサイトカインやiNOSによるNOの産生

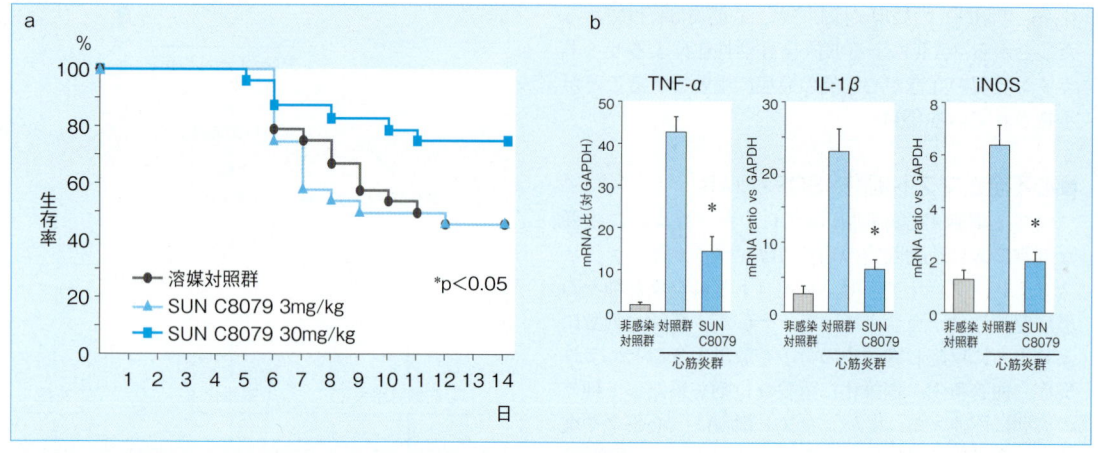

[図2] 新しく開発されたNF-κB阻害薬はサイトカイン産生を抑制し心不全を改善する
　a　EMCウイルス性心筋炎による心不全モデルにおいてNF-κB阻害薬SUN C8079はマウスの生存率を改善する．*p＜0.05
　b　同モデルにおいて，SUN C8079は心臓におけるTNF-α，IL-1β，iNOSのメッセンジャRNAの発現を抑制する．*p＜0.05

を抑制することによって，心筋障害を軽減することを明らかにした．IL-10は他のサイトカインと異なり副作用が少なく，臨床応用が期待されている．

2. サイトカイン遺伝子治療

近年開発された $in\ vivo$ 電気穿孔法は，プラスミド筋注法と電気穿孔法を組み合わせ，強力な発現力をもつCAGプロモーターを用いることにより高度かつ長時間の発現を可能とした．筆者らは，本法を用いてウイルス性心筋炎/心不全モデルにおける抑制系サイトカインであるウイルスIL-10 (vIL-10) およびIL-1ra遺伝子導入が有効であることを報告した．さらに，免疫グロブリンのFc部分とvIL-10の融合蛋白を発現させることによって，vIL-10の血中濃度を約100倍上昇させることができることが明らかとなり，Fc-サイトカインの融合蛋白の発現は，サイトカイン遺伝子治療の臨床的有用性をさらに高める方法として期待される．

心不全の病態におけるサイトカインの解析が進めば，ターゲットとすべきサイトカインがさらに明らかになると思われる．今後，利尿薬，ACE阻害薬，β遮断薬につぐ治療法として心不全の抗サイトカイン療法の臨床応用は大きく発展することが期待されるが，サイトカインはネットワークを形成していることから，$in\ vitro$ の研究のみでは不十分で $in\ vivo$ の病態モデルを用いた研究が重要であると考えられる．

文献

1) Hara, M et al : Evidence for a role of mast cells in the evolution to congestive heart failure. J Exp Med 195 : 375-381, 2002
2) Matsumori, A : Cytokines in myocarditis and cardiomyopathies. Curr Opin Cardiol 11 : 302-309, 1996
3) Matsumori, A : Introductory chapter. Cardiomyopathies and Heart Faiure. Biomolecular, Infectious and Immune Mechanisms, Matsumori, A ed, Kluwer Academic Publisher, Boston, 1-15, 2003
4) Matsumori, A et al : Suppression of cytokines and nitric oxide production, and protection against lethal endotoxemia and viral myocarditis by a new NF-κB inhibitor. Eur J Heart Fail 6 : 137-144, 2004
5) Matsumori, A : Anti-inflammatory therapy for heart failure. Curr Opin Pharmacol 4 : 171-176, 2004

（松森　昭）

慢性心不全と心筋内 Ca^{2+} ホメオスターシス

■ はじめに

最近の心不全の細胞レベル，分子レベルの研究から心不全時の心機能異常は細胞内 Ca^{2+} ハンドリング，特に Ca^{2+} 放出チャネルであるリアノジン受容体 (RyR)，Ca^{2+} ポンプである Ca^{2+} ATPase (SERCA)，そして Na^+-Ca^{2+} exchanger (NCX) の機能異常による細胞内 Ca^{2+} 過負荷に起因することが明らかになりつつある．

■ 心不全における SERCA・ホスホランバンの発現，機能異常

SERCA は筋小胞体 (SR) 上に多数存在し，RyR から放出された Ca^{2+} を SR に汲み上げる Ca^{2+} ポンプの働きをしている．ヒト，動物の不全心ともに SERCA の mRNA 発現レベルの低下を示す報告は多いが，蛋白発現レベルは低下あるいは不変と一定していない[1]．また SERCA の結合蛋白であり Ca^{2+} 取り込み能を調節するホスホランバンの蛋白発現は不全心では不変とする報告が多い．ホスホランバンは SERCA に結合し Ca^{2+} 取り込みを抑制しているが，cAMP 依存性蛋白キナーゼによるリン酸化を受けると SERCA から解離し SERCA に対する抑制がとれて Ca^{2+} 取り込みを促進する．心不全時にたとえ SR Ca^{2+}-ATPase 蛋白レベルの低下がなくとも活性が低下する原因は，心不全時には cAMP 低下に伴いホスホランバンのリン酸化レベルが低下し SERCA の抑制が起こることによると考えられている．

■ SERCA・ホスホランバンをターゲットとした心不全治療

SERCA の機能は心機能とある程度よく相関することから，SERCA やホスホランバンをターゲットとした心不全治療が試みられている．SERCA2 自体の発現を増やす方法や，ホスホランバンのリン酸化を促進することで，ホスホランバンの SERCA に対する抑制をとる方法，ホスホランバンの発現を抑える方法などが試みられている[3]．特にホスホランバンは発現が心臓特異的であり，アイソフォームがなく，比較的低分子の蛋白であることなど，治療ターゲットとしては非常に有望である．

■ 心不全時における RyR 複合体の構造的，機能的異常

FKBP (calstabin) は現在最も注目されている RyR 結合蛋白の一つである．FKBP は免疫抑制薬である FK506 に結合する蛋白質の一つであり，一つの RyR (4量体) に4つの FKBP が結合している．

FKBP12/FKBP12.6 は静止時 (拡張期) のように細胞内 Ca^{2+} が低濃度であるとき，RyR チャネル活性が亢進しすぎないように，RyR を安定化させる働きがある．FKBP は RyR に結合することで，RyR を安定化させ，また周辺のいくつかの RyR が同期してチャネルの開け閉めをすることに役立っていると考えられている．

心不全時には FKBP が RyR から解離し，RyR のチャネルの不安定化を生じることが明らかとなった．この心不全時の RyR からの FKBP の解離の原因として現在最も有力なのは RyR の過リン酸化である．すなわち不全心筋では，β 刺激により PKA を介した RyR の過リン酸化が生じており，この過リン酸化によって FKBP12.6 の約 60％以上は RyR から解離し，RyR の Ca^{2+} に対する感受性が亢進している．この不安定化により RyR は拡張期に Ca^{2+} leak を生じる．Ca^{2+} leak は細胞質では Ca^{2+} overload を引き起こし，SR 内では Ca^{2+} store の低下をもたらし，収縮期の Ca^{2+} 放出能まで障害される (図1)．

■ RyR をターゲットとした心不全治療

われわれは 2003 年，ビーグル犬を用いた高頻度ペーシング誘発心不全モデルにおいて，JTV519 が Ca^{2+} leak を予防することによって心不全の進行をほぼ完全に予防することができることを示した[4]．その後，コロンビア大学の A. Marks らのグループも心筋型 RyR の突然変異による運動誘発突然死をマウスを使ったモデルで再現し JTV519 がこの運動誘発突然死に著効することを示した[5]．さてこの JTV519 の作用メカニズムについては未だ不透明な部分も多いが，おそらく直接 RyR，あるいは RyR の macromolecular complex に作用し，SR からの Ca^{2+} leak を抑制する効果があると考えられる．

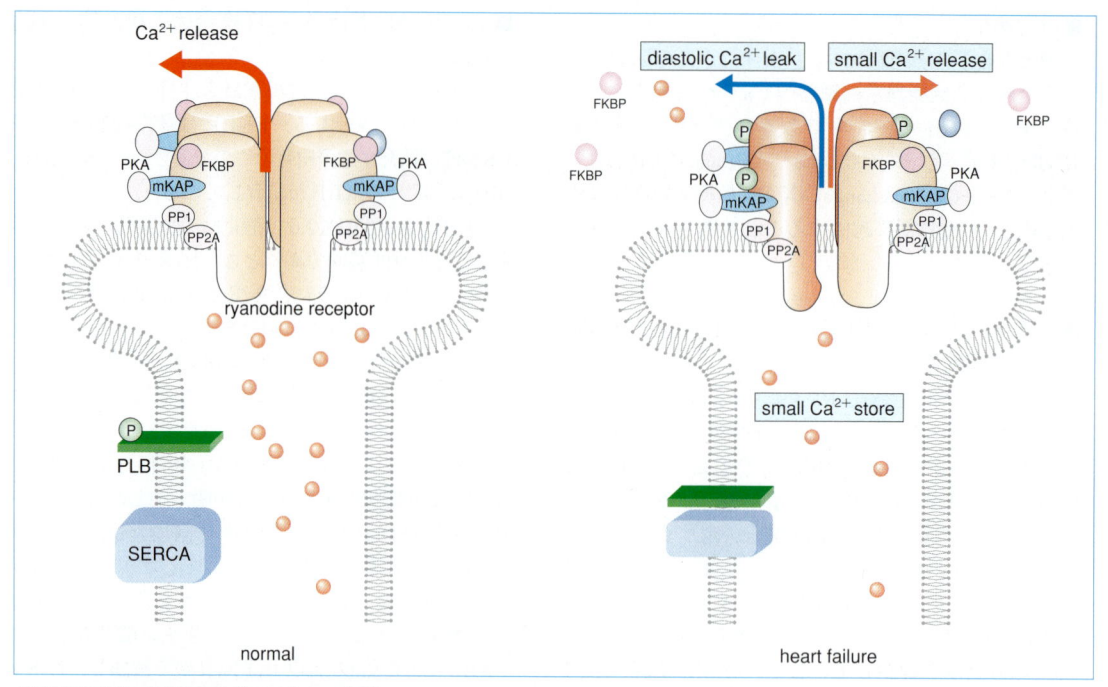

[図1] 心不全時の筋小胞体Ca^{2+}ハンドリング異常
　心不全時RyRは過リン酸化され，FKBP12.6が解離している．FKBP12.6の解離に伴いRyRは構造変化を起こし，拡張期のCa^{2+} leakを生じる．拡張期のCa^{2+} leakおよびホスホランバンの結合によるSERCAの活性低下などによって筋小胞体内のCa^{2+} storeは減少し，収縮期のCa^{2+} releaseも減少する．

■おわりに

　今後の全治療の展望として，"RyR stabilization"という治療概念の確立が必要であると考えられる．RyR stabilizerは心筋の収縮期特性だけでなく，拡張期特性，特に拡張早期の拡張能の改善作用が期待される．RyRの安定化作用をもつ薬剤の使用では心筋酸素消費量の増大もなく，催不整脈作用も認められないことが推測され，夢のある慢性心不全の治療薬となる可能性が考えられる．

文献
1) Hasenfuss, G : Atterations of calcium-regulatory proteins in heart failure (review). Cardiovasc Res 37 : 279-289, 1998
2) Hoshijima, M et al : Chronic suppression of heart-failure progression by a pseudophosphorylated mutant of phospholamban via in vivo cardiac rAAV gene delivery. Nat Med 8(8) : 864-871, 2002
3) Yano, M et al : Altered stoichiometry of FKBP12.6 versus ryanodine receptor as a cause of abnormal Ca^{2+} leak through ryanodine receptor in heart failure. Circulation 102 : 2131-2136, 2000
4) Yano, M et al : FKBP12.6-mediated stabilization of calcium-release channel (ryanodine receptor) as a novel therapeutic strategy against heart failure. Circulation 107 : 477-484, 2003
5) Wehrens, XH et al : Protection from cardiac arrhythmia through ryanodine receptor-stabilizing protein calstabin 2. Science 304 : 292-296, 2004

（山本　健・矢野雅文）

慢性心不全と酸化ストレス

■はじめに

　慢性心不全は，心筋梗塞，高血圧，弁膜症，心筋症などすべての器質的心疾患の末期像である．高血圧，糖尿病，高脂血症などのリスクファクターから心疾患を発症し，心不全から最終的には死に至る．心不全に陥った心筋では，リモデリングと呼ばれる心筋の構築・機能変化が認められるが，その形成・進展には交感神経系やレニン-アンジオテンシン系などの神経体液性因子の活性化が重要な役割を担っている．さらにTNF-αなどのサイトカインも密接に関与している．近年，不全心筋においてスーパーオキサイド（・O_2^-）やヒドロキシラジカル（・OH）などの活性酸素種（ROS）が増加することが明らかにされ，心筋リモデリング・心不全の形成・進展メカニズムとして注目されている．本稿では，慢性心不全における酸化ストレスの役割について概説する．

■不全心筋ではROSの産生が亢進する

　ROSは・O_2^-や・OHなどの総称であるが，心不全においては，心筋におけるROSの産生が亢進する．スピントラップ剤であるDMPOによって・O_2^-を捕捉し，電子スピン共鳴（ESR）法を用いてそのシグナルを検出することにより，・O_2^-を直接定量することが可能である．この方法を用いると，不全心筋ミトコンドリアでは・O_2^-産生が有意に増加している．一方，ミクロソーム分画での・O_2^-産生には差がなく，細胞質分画では・O_2^-は検出されない．したがって，不全心におけるROSの主要な産生源はミトコンドリア電子伝達系であり，NADPHオキシダーゼ，キサンチンオキシダーゼの関与は小さいと考えられる．ミトコンドリア由来の・O_2^-は，SODにより過酸化水素に還元され，・O_2^-と過酸化水素からHarber-Weiss反応やFenton反応を介して・OHが生成される[1, 2]．

■ROSはミトコンドリアを傷害する

　ミトコンドリアで産生されたROSは，心筋細胞のミトコンドリア自身，特にミトコンドリアDNA（mtDNA）をターゲットとして，その損傷を引き起こす可能性がある．mtDNAは，二つのrRNA遺伝子，22個のtRNA遺伝子，および電子伝達系を構成するサブユニットのうち13個の蛋白質遺伝子をコードしている．mtDNAは，16kbという小さな環状2本鎖DNAで，個々のミトコンドリア内に数コピー存在している

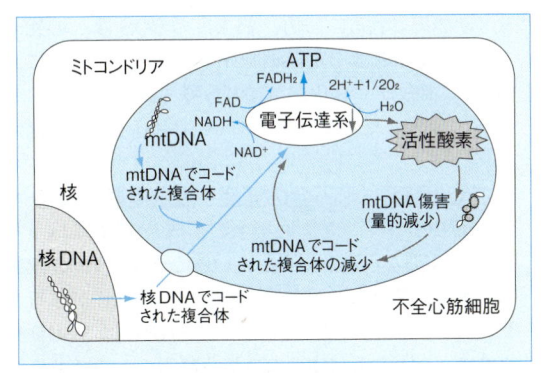

[図1] ミトコンドリアにおける活性酸素種産生とmtDNA・機能障害の関係を示す模式図
（文献3）より改変引用）

が，1個の細胞にミトコンドリアは1,000個くらい存在するため，1個の個体には膨大なmtDNAのコピーが存在している．mtDNAは，電子伝達系というROSの生成場所の近くに存在しており，ヒストン構造を欠くため酸化損傷を受けやすい．

　不全心筋ではmtDNAコピー数は減少しており，さらにmtDNAでコードされている電子伝達系複合体サブユニットのmRNAの低下，および複合体酵素活性の低下を認める．複合体酵素の活性低下は，電子の伝達障害をきたし，さらなるROSの産生をもたらすため，悪循環を形成し，ミトコンドリアでの酸化ストレスをさらに亢進させると予想される（図1）[3]．

　不全心筋で増加するサイトカインの一つであるTNF-αは，複合体の酵素活性を低下させることが知られており，ROSの産生を増加させる可能性がある．培養心筋細胞に，TNF-αを添加すると，心筋細胞内でミトコンドリア由来のROSが増加し，直接心筋細胞のmtDNAのコピー数を減少させる．したがって，ミトコンドリアを舞台にしたROSとサイトカインのクロストークが，酸化ストレスの亢進に重要な役割を果たしていると考えられる[4]．

■ROSは心筋リモデリング・心不全を引き起こす

　ROSは，心筋収縮機能を低下させるとともに，心筋細胞死をもたらす．心筋細胞でSODを抑制しROSをわずかに増加させると，心筋細胞の肥大とアポトー

シスが誘導される．一方，高濃度のROSは，壊死やアポトーシスにより心筋細胞死をもたらす．さらに，ROSは細胞外マトリックスの分解・修飾に関与するマトリックスメタロプロテアーゼ（MMP）を活性化する[5]．

■ 抗酸化酵素は心不全の発症・進展を防止する

心筋リモデリング・心不全の形成・進展においてROSが重要な役割を果たしていることよりROS産生の抑制は，新たな心不全治療法となる可能性がある．グルタチオンペルオキシダーゼ（GSHPx）は，SODやカタラーゼとともに主要な抗酸化酵素の一つであり，過酸化水素とヒドロペルオキシドを消去するが，細胞質ばかりでなくミトコンドリアに局在することから，SODやカタラーゼに比し酸化傷害に対する保護作用が強いことが知られている．実際に，GSHPx遺伝子過剰発現マウスに心筋梗塞を作成すると，梗塞サイズや血圧や心拍数などの血行動態には影響せずに，梗塞後リモデリング・心不全が抑制され，生存率が改善した[6]．同時に，GSHPx遺伝子過剰発現マウスでは心筋細胞肥大や間質線維化，アポトーシス，MMP活性化が抑制された．したがって，酸化ストレスが，心筋リモデリング・心不全の形成・進展において重要な役割を果たすことが確認された（図2）．

1987年以降，大規模臨床試験によって，ACE阻害薬やβ遮断薬は心不全患者の症状・運動耐容能を改善するばかりでなく生命予後の改善に有効であることが明らかにされてきた．これらの予後改善効果は，急性心筋梗塞後の患者においても認められる．しかしながら，重症心不全患者の予後は，なお不良であり，現在の治療で十分とはいえず，酸化ストレスなどの新たなターゲットに対する新たな治療法の開発が待たれている．

ただし，現在まで，心不全患者に酸化ストレス抑制療法が有効かどうか検討した臨床試験はない．また，われわれがヒトに投与可能な抗酸化薬はきわめて限られるうえ，投与する抗酸化薬の種類・量・期間・併用薬の選択など酸化ストレスの有効な制御法は確立していない．現在用いられている心血管病薬のなかでは，カルベジロールやアミオダロンは抗酸化作用を有しており，心不全における有効性に関与している可能性がある．しかしながら，薬剤そのものの有している抗酸化作用が，その臨床的有効性にどの程度寄与しているかは不明であり，今後の重要な検討課題である．

■ おわりに

酸化ストレスが心不全における心筋機能障害の形成・進展に重要な役割を果たすことは，広く認められるところとなった．今後，ミトコンドリアにおける酸化ストレスの分子機構の解明がさらに進展し，mtDNAをターゲットとした新たな心不全の治療法が開発されることが期待される．

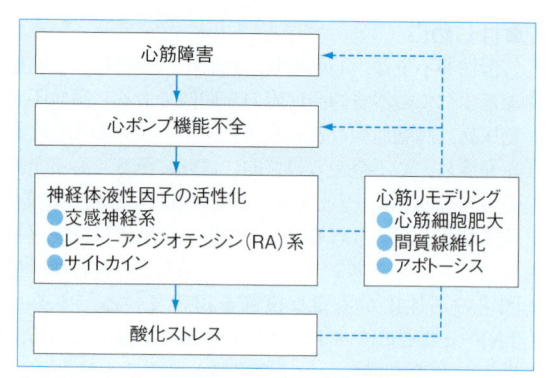

[図2] 心不全の形成・進展における酸化ストレスの役割

文献
1) Ide, T et al : Mitochondrial electron transport complex I is a potential source of oxygen free radicals in the failing myocardium. Circ Res 85 : 357-363, 1999
2) Ide, T et al : Direct evidence for increased hydroxyl radicals originating from superoxide in the failing myocardium. Circ Res 86 : 152-157, 2000
3) Ide, T et al : Mitochondrial DNA damage and dysfunction associated with oxidative stress in failing hearts following myocardial infarction. Circ Res 88 : 529-535, 2001
4) Suematsu, N et al : Oxidative stress mediates tumor necrosis factor-α induced mitochondrial DNA damage and dysfunction in cardiac myocytes. Circulation 107 : 1418-1423, 2003
5) Kinugawa, S et al : Treatment with dimethylthiourea prevents left ventricular remodeling and failure after experimental myocardial infarction in mice. Role of oxidative stress. Circ Res 87 : 392-398, 2000
6) Shiomi, T et al : Overexpression of glutathione peroxidase prevents left ventricular remodeling and failure after myocardial infarction in mice. Circulation 109 : 544-549, 2004

〔筒井裕之〕

慢性心不全に対する再生療法

■はじめに

慢性心不全に対する治療は，低下している心機能を改善し生命予後を延長することが究極の目標である．この目標を達成するために，慢性心不全に対してβ遮断薬やACE阻害薬などの薬物療法や左室形成術などの外科的手術が行われ，治療抵抗性の重症例には心臓移植が行われている．しかし，ドナー不足は特に本邦では深刻な問題で，国内での心臓移植は1997年の臓器移植法施行後7年間で20例が行われたにすぎない．このような現状のもと，慢性心不全に対する再生療法は非常に大きな期待を持って注目されている．慢性心不全に対する再生療法は血管新生と心筋再生の二つに大きく分けられる．

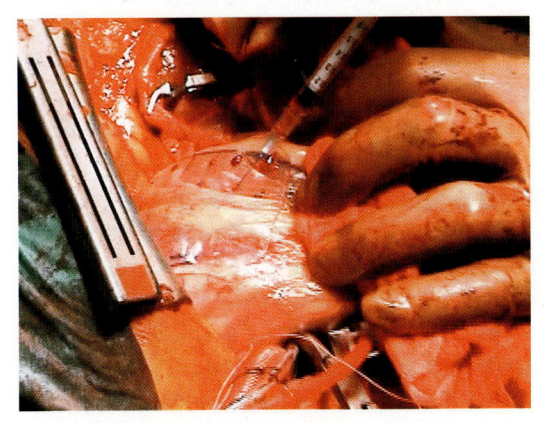

[図1] 虚血心筋領域への骨髄単核球細胞の筋肉内投与

■慢性心不全に対する血管新生療法

虚血性心筋症は冠動脈硬化症が原因となり心筋への血流障害が生じた結果，心筋が障害を受けることにより引き起こされる．心筋への血行再建の方法としてはカテーテルによる血管内治療（PCI）や冠動脈バイパス手術（CABG）が行われている．しかし，度重なるPCIやCABGの結果，あるいは高度に進行した冠動脈硬化のために，血行再建が不可能な重症冠動脈病変は増加の一途をたどっている．このようないわゆるno-option重症虚血性心疾患に対する血行再建は，現在までのところ薬物療法を含め有効な方法はなく，新たな治療法が待ち望まれている．近年，no-option重症虚血性心疾患に対し，サイトカインや自己骨髄細胞を用いてバイパス血管（冠動脈側副血行路）を増やして，心筋虚血を改善し心機能の回復を図ろうとする血管新生療法の試みがなされるようになってきた．

1994年にIsnerらが閉塞性動脈硬化症の症例に対し内皮細胞増殖因子（VEGF）を用いた遺伝子治療により有意な側副血行の改善を認めたとの報告をして以来，多くの施設においてVEGFファミリー，線維芽細胞増殖因子（FGF）ファミリー，肝細胞増殖因子（HGF）などの増殖因子を用いた血管再生治療が下肢末梢性動脈疾患に対し臨床応用され有益な効果を上げている．一方，骨髄単核球細胞の虚血下肢への筋肉内投与が虚血下肢への有効な血流増加を誘導することが本邦で行われた臨床試験で初めて証明された（TACT trial）．その後，多くの施設でもその有効性が確認されたことから，下肢末梢性動脈疾患に対する骨髄単核球移植による血管再生治療の有効性はほぼ確立されたといえる．

冠動脈を結紮した虚血心筋動物モデルにおいて，VEGFファミリーやFGFファミリーなどの増殖因子の心筋内投与や冠動脈内投与は，下肢末梢動脈への効果と同様に，虚血心筋への有効な血流増加を誘導し心収縮機能を改善することが，従来，数多く報告されてきた．しかし，米国で狭心症の患者を対象に行われた大規模な二重盲検試験の結果では，これら増殖因子単独の心筋内投与や冠動脈内投与は虚血心筋に対して有効性がないと結論づけられた．一方，骨髄単核球細胞の心筋内投与や冠動脈内投与も臨床応用されている．骨髄単核球細胞の心筋内投与は，CABGと併用してあるいは単独で開胸して心外膜側から心筋内に投与する方法（図1）のほかに，NOGA mapping systemを用いてカテーテルにより心内膜側から投与する方法がある．どちらの方法も虚血心筋領域の血流や心収縮機能の改善（図2），狭心症の発作頻度や運動耐容能の改善などの有効性が報告され，また重大な副作用の出現も認めていない．現在，ヨーロッパで大規模な臨床試験が行われており，no-option重症虚血性心疾患に対する治療法として確立されるためにはその結果が非常に期待される．骨髄単核球細胞の冠動脈内投与も有効性が報告されている一方で，冠動脈硬化を促進させたり，冠動脈ステント移植後の症例ではステント内の内膜肥厚を増加し再狭窄を起こしやすくするとの警鐘的な報告もされている．以上のように，骨髄単核球細胞移植

による心臓の血管再生治療は投与経路のほかにも，最近では骨髄細胞の血管への分化自体にも疑問が投げられており，今後解決すべき問題点は多い．しかし，今後，最も期待される治療法の一つであり，問題点を解決しつつ慎重に臨床へ応用していくべきと考えられる．また，骨髄単核球投与により複数の増殖性サイトカインが誘導された結果，臨床的有効性が認められるのではないかとの考え方から，造血性サイトカインであるG-CSFの冠動脈疾患に対する臨床試験も実施されている．

■ 慢性心不全に対する心筋再生療法

心筋の再生療法は，心筋梗塞や心筋症などにより脱落した心筋細胞を新たに補充することにより心機能の改善を図ることを目標にしている．

骨髄に存在する造血幹細胞は *in vitro* の実験では心筋細胞に分化することは数多く報告されている．しかし，心筋梗塞領域に移植した骨髄細胞が心筋に分化するかどうかは，以前から議論されてきた問題ではあるが，最近は，移植した骨髄細胞のきわめてごく一部の細胞のみが心筋に分化し，ほとんどの細胞は脱落しているという考えが受け入れられつつある．骨髄細胞移植により梗塞後の心機能が改善する理由は，心機能を改善するのに十分な心筋群が再生したからではなく，サイトカインにより前述の血管再生が誘導され虚血が改善することに加え，梗塞後の修復機転が促進されたためにリモデリングが抑制されたと考える方が合理的と思われる．

胚性幹細胞（ES細胞）はあらゆる臓器に分化可能であると考えられている．実際，*in vitro* の実験ではヒトES細胞から心筋細胞が誘導可能である．このヒトES細胞由来心筋細胞の心臓への移植の有用性が期待されるが，その実現には倫理的な問題を克服する必要がある．また，奇形腫などの悪性腫瘍が発生する危険性も考えられ臨床への応用にはまだ時間がかかると思われるが，再生療法の発展のためには非常に魅力的な方法である．

骨格筋芽細胞を骨格筋から分離培養して増やすことが可能である．多くの骨格筋芽細胞は心筋細胞に分化することはできないが，ごく一部の骨格筋中の幹細胞は多能性を有し，心筋細胞への分化も可能であろう．自己骨格筋から培養した骨格筋芽細胞をCABGの際に併用して心筋へ移植する治療が行われたが，移植した骨格筋は心筋細胞と同期せず，再分極時間が延長しリエントリー回路が形成されるための催不整脈作用が臨床応用を進めていくうえでの解決すべき最大の問題点となっている．しかし，自己の骨格筋を利用するこ

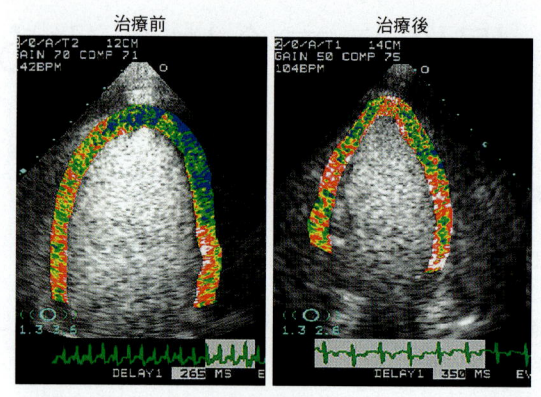

[図2] コントラストエコー（二腔断面）
左室後壁への骨髄単核球投与1ヵ月後．左室の拡張は改善し，エルゴメーター運動負荷試験最大運動時の心筋内血流も改善した．前壁は左冠動脈前下行枝へのバイパス手術により血流が改善した．

とから拒絶反応の心配はなく，倫理面での問題もないなど利点も多い．

■ 慢性心不全の将来展望

現時点では慢性心不全に対する再生療法は確立された治療法ではない．今後，左室形成術や心臓移植などの外科的治療に取って代わるためには，再生療法が心機能を改善するメカニズムや，再生療法の際に併用する薬剤の組み合わせの問題，細胞移植療法と増殖性サイトカインとの併用療法の効果の検討，など多くの問題を解決していかなければならない．また，従来は動物モデルも臨床応用も，心筋梗塞などの虚血性心疾患を治療対象としてきたが，今後は特発性拡張型心筋症などの非虚血性心不全についても再生療法の効果を検討する必要がある．さらに，長期予後を明らかにし，慢性心不全に対する再生療法の有用性と安全性を検討する必要がある．

文献

1) Isner, JM et al : Clinical evidence of angiogenesis after arterial gene transfer of phVEGF165 in patient with ischaemic limb. Lancet 348 : 370-374, 1996
2) Kang, HJ et al : Effects of intracoronary infusion of peripheral blood stem-cells mobilized with granulocyte-colony stimulating factor on left ventricular systolic function and restenosis after coronary stenting in myocardial infarction : the MAGIC cell randomized clinical trial. Lancet 363 : 751-756, 2004
3) Tateishi-Yuyama, E et al : Therapeutic angiogenesis for patients with limb ischemia by autologous transplantation of bone marrow cells : a pilot study and a randomized controlled trial. Lancet 360 : 427, 2002

〈井澤英夫・永田浩三・室原豊明〉

IV. ショック

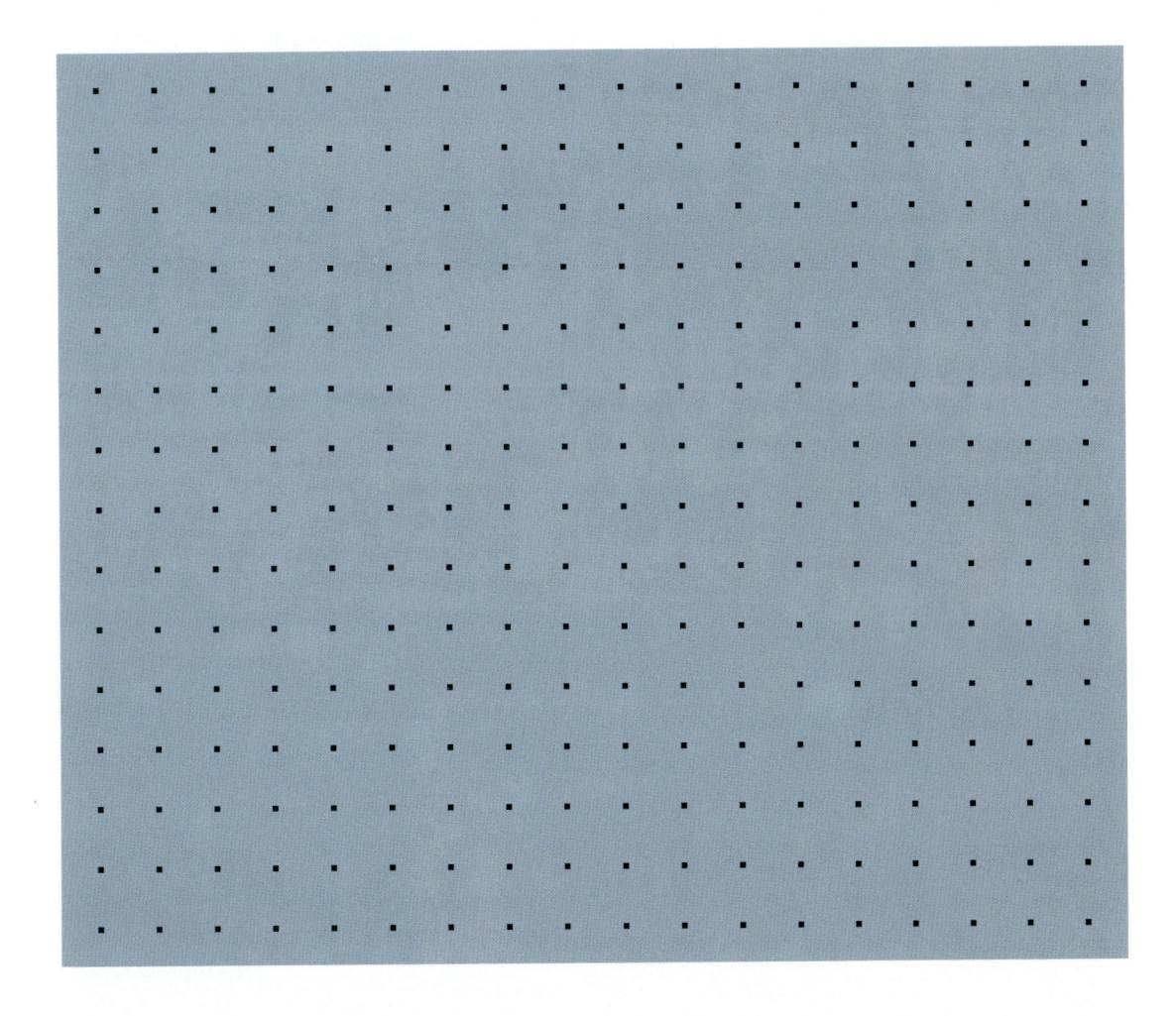

IV. ショック

1. はじめに

1) 概念

ショックとは「急性全身性循環障害で，重要臓器や細胞の機能を維持するに十分な酸素と栄養素を供給するための血液循環が得られない結果発生する種々の異常を伴った状態」と定義される症候群である．血液循環は心臓のポンプ作用により拍出された血液が全身の臓器・組織を灌流し心臓に戻る現象であり，① 心臓，② 血液，③ 血管（動脈および静脈），の3要素により構成される．心臓はポンプ作用，血液は量と性状（循環血液量，粘稠度など），血管は血管抵抗と血管床の容量が血液循環を規定する因子となり，この3要素のいずれかの異常，あるいは異常の組み合わせによりショックが発生する（図1）．ショックの分類には表1に示すような原因による分類が従来用いられてきたが，近年，ショックの病態に着目した新たな分類（表2）が提唱され広く用いられつつある．

ショックをきたす原因はさまざまであるが，共通する病態は重要臓器や組織機能を維持するのに必要十分な循環が得られないことであり，結果として細胞の酸素代謝が障害される．そのためショックで認められる臨床症状として，① 蒼白pallor，② 虚脱prostration，③ 冷汗perspiration，④ 脈拍触知不能pulselessness，⑤ 呼吸不全pulmonary insufficiencyの5徴候（5P's）がよく知られている．なお，頸動脈が触知可能であれば収縮期血圧は60mmHg以上，橈骨動脈が触知可能であれば収縮期血圧は80mmHgと推定される．ショックの診断基準を表3に示すが，敗血症性ショックでは血圧低下が顕著でなくても末梢循環不全による臓器障害が発生することがあり，すべてのショックに適用できる単一の診断基準は存在しない．

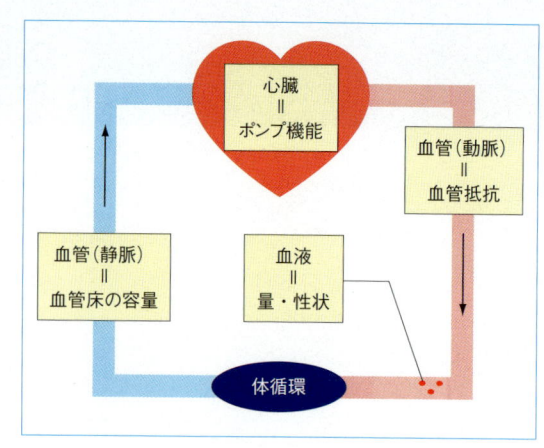

[図1] 循環を規定する3要素

[表1] 原因によるショックの分類

① 心原性ショック
② 出血性ショック
③ 敗血症性ショック
④ アナフィラキシーショック
⑤ 神経原性ショック

[表2] 循環障害の発生要因によるショックの分類と主要原因

I．血液分布異常性ショック distributive shock
A．感染性ショック septic shock
B．アナフィラキシーショック anaphylactic shock
C．神経原性ショック neurogenic shock
II．循環血液量減少性ショック oligemic shock
A．出血性ショック hemorrhagic shock
B．体液喪失 fluid depletion
III．心原性ショック cardiogenic shock
A．心筋性 myopathic
1．心筋梗塞 myocardial infarction
2．拡張型心筋症 dilated cardiomyopathy
B．機械性 mechanical
1．僧帽弁閉鎖不全（逆流）mitral regurgitation
2．心室瘤 ventricular aneurysm
3．心室中隔欠損 ventricular septal defect
4．大動脈弁狭窄 aortic stenosis
C．不整脈 arrhythmia
IV．心外閉塞・拘束性ショック extracardiac obstructive shock
A．心タンポナーデ pericardiac tamponade
B．収縮性心膜炎 constrictive pericarditis
C．重症肺塞栓症 massive pulmonary embolism
D．緊張性気胸 tension pneumothorax

（相川直樹：ショック．標準救急医学，日本救急医学会監修，医学書院，183-199, 2001より引用改変）

[表3] ショックの診断基準

血圧低下＋小項目3項目以上の場合をショックとする
1. 血圧低下 ①収縮期血圧 90mmHg 以下 ②平時の収縮期血圧が 150mmHg 以上の場合：平時より 60mmHg 以上の血圧低下 ③平時の収縮期血圧が 150mmHg 以下の場合：平時より 20mmHg 以上の血圧低下
2. 小項目 ①心拍数 100bpm 以上 ②微弱な脈拍 ③爪床の毛細血管の refilling 遅延（圧迫解除後2秒以上） ④意識障害（Japan coma scale 2桁以上または Glasgow coma scale 10点以下）、または不穏・興奮状態 ⑤乏尿・無尿（0.5ml/kg/hr 以下） ⑥皮膚蒼白と冷汗、または 39℃ 以上の発熱（感染性ショックの場合）

（相川直樹：ショック．標準救急医学，日本救急医学会監修，医学書院，183-199，2001より引用改変）

2) 重症度評価

1) ショック指数 shock index

脈拍数を収縮期血圧で除した数値で，正常値は 0.5 前後である．主に循環血液量減少性ショックで適用され，表4のように大まかな出血量を判断できる．

2) ショックスコア (表5)

小川らが報告したショックの重症度スコアで5項目の合計点数で判定する．5点以上でショックと診断し，11点以上では重症と考える．

3) 緊急処置

臨床症状および身体所見よりショックが疑われる患者では直ちに初期治療を開始する (表6)．ショック患者に対する緊急処置として，酸素投与 oxygen，モニター装着 monitor，静脈ルート確保 (IV route) をまず行う．高流量の酸素投与（マスク 5～10l/分）を行っても呼吸状態が改善しなければ，バッグ・バルブ・マスク (BVM) で用手的換気を行った後，気管挿管し人工呼吸を開始する．薬物療法として，カテコラミンなどの心血管作動薬の投与 (表7) や，炭酸水素ナトリウムの投与によるアシドーシスの補正を行う．初期治療によりバイタルサインの安定化を図り，さらにショックの原因に対する根本的な治療を考慮する．ショッ

[表4] ショック指数 shock index

ショック指数 (脈拍数/収縮期血圧)	0.5	1.0	1.5	2.0
脈拍数 (bpm)	70	100	120	140
収縮期血圧 (mmHg)	140	100	80	70
出血量 (%)	0	10～30	30～50	50～70

（桝井良裕ほか：ショック．救急医学 27：1336-1343，2003より引用）

[表5] 小川のショックスコア

スコア 項目	0	1	2	3
収縮期血圧 (BP) (mmHg)	100≦BP	80≦BP<100	60≦BP<80	BP<60
脈拍数 (PR) (bpm)	PR≦100	100<PR≦120	120<PR≦140	140<PR
base excess (BE) (mEq/l)	−5≦BE≦+5	±5<BE≦±10	±10<BE≦±15	±15<BE
尿量 (UV) (ml/hr)	50≦UV	25≦UV<50	0<UV<25	0
意識状態	清明	興奮から軽度の応答の遅延	著明な応答の遅延	昏睡

5項目のスコアの合計点で判定する．5点以上でショックと診断し，11点以上は重症と考える．
（相川直樹：ショック．標準救急医学，日本救急医学会監修，医学書院，183-199，2001より引用）

[表6] ショックに対する緊急処置

1) バイタルサイン (血圧，脈拍，呼吸，体温)・意識状態の評価 2) モニター装着，動脈血ガス分析 3) 気道確保・酸素投与 4) 静脈ルート確保・輸液 5) 気管挿管・人工呼吸 6) 体位の調節：ショック体位 7) 薬物療法：心血管作動薬，アシドーシス補正 8) 原因に対する緊急処置：心嚢ドレナージ，胸腔ドレナージ，電気的除細動

クの原因に対する緊急処置のうち初療室でも行うことのできる重要な処置としては，重症不整脈に対する電気的除細動，心タンポナーデに対する心嚢ドレナージ，緊張性気胸に対する胸腔ドレナージなどがあげられる．

ショックの鑑別診断には病歴聴取・身体診察とともに，種々の臨床検査 (表8) が必要であるが，特に心電図，胸部X線および心エコー図は必須である．またショック患者の全身管理には種々のモ

[表7] カテコラミン製剤の作用と投与法

薬剤＼受容体(作用)	β_1 心収縮力増大	β_1 心拍数増加	β_2 血管拡張	α 血管収縮	DA_1 腎血流増加	投 与 法
エピネフリン	+++	+++	++	+	−	0.3～0.5mgを皮下注 または0.02～0.2μg/kg/分で持続静注 心肺停止には1回1mgを静注
ノルエピネフリン	+	+	−	+++	−	0.02～0.2μg/kg/分で持続静注
ドパミン	++	+	+	−～++	+	1～20μg/kg/分で持続静注
ドブタミン	+++	+	+	−	−	1～20μg/kg/分で持続静注
イソプロテレノール	++++	++++	++++	−	−	0.01～0.2μg/kg/分で持続静注

[表8] ショックの鑑別診断に有用な緊急検査
①標準12誘導心電図
②超音波検査(心臓, 腹部)
③単純X線撮影(胸部, 腹部)
④血液・生化学検査(血算, 心筋障害マーカー, CRP, Dダイマーなど)
⑤CT(造影を含む)

[表9] ショック患者の全身管理に有用なモニター
①心電図
②動脈圧(できれば直接圧)
③時間尿量
④体温(中枢温, 末梢温)
⑤経皮的酸素飽和度(Spo_2)
⑥動脈血ガス分析(Pao_2, $Paco_2$, pH, HCO_3^-, BE)
⑦中心静脈圧：中心静脈カテーテルにて測定
⑧Swan-Ganzカテーテルによる循環動態・心機能の評価
　(心拍出量, 肺動脈楔入圧, 肺動脈圧, 右房圧, 混合静脈血酸素飽和度)

[表10] 代表的なショックの症状および循環動態の変化

徴候・検査所見	感染性ショック①	アナフィラキシーショック	神経原性ショック	循環血液量減少性ショック	心原性ショック 心外閉塞・拘束性ショック
意識	↓	↓	↓	↓	↓
呼吸数	↑	↑, 呼吸困難	↑ or ↓	↑	↑
尿量	↓	↓	↓	↓	↓
皮膚所見	温, 紅潮, 乾燥	温, 紅潮	温, 乾燥	冷, 蒼白, 冷汗	冷, 蒼白, 冷汗
血圧	↓ or →	↓	↓	↓	↓
心拍数	↑	↑	↓	↑	↑ or ↓, 不整
中心静脈圧	→	↓	↓	↓	↑
肺動脈圧	↑	↓	↓	↓	↑
肺動脈楔入圧	→	↓	↓	↓	↑
心拍出量	↑	↓	↓	↓	↓
全身血管抵抗	↓	↓	↓	↑	↑
ヘマトクリット②	→	→	→	↓ or ↑	→

①hyperdynamic stateの場合
②循環血液量減少性ショックのうち, 出血では低下し, 体液喪失(熱傷, 脱水など)では増加する.

(相川直樹：ショック. 標準救急医学, 日本救急医学会監修, 医学書院, 183-199, 2001より改変)

ニターが必要であり主なものを**表9**に示す. 特に初期治療にて十分な改善の得られない重症ショック患者では, Swan-Ganzカテーテルによる循環動態の評価を行うべきである.

ショックの初期治療にはいわゆる二次救命処置(ACLS)が必要である. アメリカ心臓協会(AHA)は2000年夏に「心肺蘇生と緊急心血管治療のための国際ガイドライン(AHAガイドライン2000)」を発表したが, わが国においてもACLSのトレーニングコースが開催され, ACLSの知識と技術の普及が図られている.

以下, 主要な原因のショックについて詳述する. また, **表10**に代表的なショックの症状と循環動態の変化を示す.

IV. ショック

2. 心原性ショック

1) 病因・症状・身体所見

心臓に一次的な原因があり心ポンプ機能の障害により心拍出量が低下して生じるショックである．心筋梗塞，心筋炎，心筋症などの心筋自体に異常があって生じる心筋性（左室心筋の40％以上の障害），弁膜症や先天性心疾患，心外傷など機械的な原因で生じる機械性，不整脈によって生じる不整脈性の三つに大別される．心タンポナーデ，緊張性気胸および肺塞栓症も心拍出量低下のためショックとなるが，圧迫や閉塞による胸郭内の循環回路の異常であり，128頁の表2に示したショックの新しい分類では心外閉塞・拘束性ショックとして別に扱われている．

主な症状または身体所見としては，血圧低下，脈圧減少，心拍数増加，冷汗，顔面蒼白，末梢冷感，呼吸困難，意識障害，頸静脈の怒張（特に心タンポナーデのとき）などがあげられる．胸部の聴診で心雑音を聴取したり，肺野に喘鳴や湿性ラ音を聴取することもある．さらに爪床の毛細血管のrefillingが遅延する．

2) 診断

129頁の表3に示したショックの診断基準のほか，米国 National Heart and Lung Institute of Myocardial Infarction Research Unit (MIRU) における診断基準が広く用いられている（表1）．臨床症状や身体所見より心原性ショックの診断は比較的容易であるが，さらに重要なことは原因となった心疾患を早期に診断することである．そのためには，標準12誘導心電図，胸部X線撮影および心エコー図は必須の検査である．さらに急性冠症候群が疑われる患者では，採血をして心筋障害マーカー（CK，CK-MB，ミオグロビン，心筋トロポニンT，心筋トロポニンI，心臓由来脂肪酸結合蛋白（H-FABP）など）の測定を行う．心原性ショックの原因としては急性心筋梗塞が代表的で頻度も高く，その早期診断が重要である．

[表1] 心原性ショックの診断基準

1. 収縮期血圧：90mmHg未満，または平時より30mmHg以上の低下
2. 血流低下による以下の症候をすべて認める
   (1) 時間尿量20ml未満（Na濃度低下があることが望ましい）
   (2) 意識障害
   (3) 末梢血管収縮（冷たく湿潤した皮膚）
   以下による血圧低下を除外：
   疼痛による血管迷走神経反射，重症不整脈*，薬物反応，循環血液量減少

*ただし，今日の考え方では重症不整脈も含まれる．

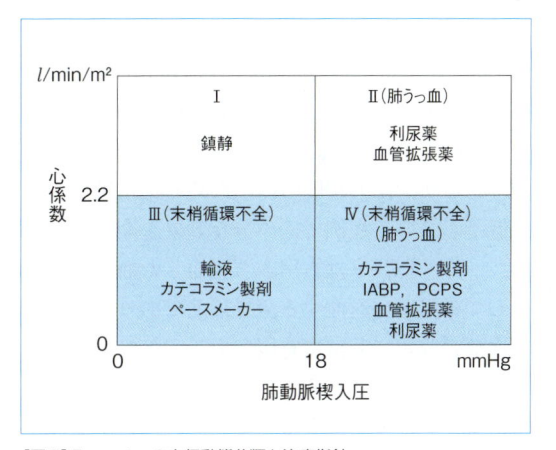

[図1] Forresterの血行動態分類と治療指針
　　　心原性ショックは，ⅢまたはⅣに含まれる．

3) 治療

バイタルサインを評価しつつ，前述した初期治療（129頁の表6）にて循環動態の安定化を図る．その際，心電図や動脈圧モニターとともに，Swan-Ganzカテーテルによる血行動態モニターを行うことができれば，重症度評価や治療方針の決定に有用である（図1）．循環血液量の減少を伴っている場合には輸液や輸血で補正し，肺動脈楔入圧を15～18mmHg程度に維持する．心原性ショックに対してはカテコラミンの投与が不可欠であり，主な製剤の作用と投与法を130頁の表7に示す．通常，副作用の比較的少ないドパミンやドブタミンを第一選択として使用するが，効果不十分の場合には，さらに強力な製剤であるノルエピネフリ

[表2] 心原性ショックに対する機械的補助循環療法の適応

カテコラミン使用下で，以下の条件を満たす場合
1) 収縮期血圧＜90mmHg
2) 心拍出量＜2.2l/min/m²
3) 左房圧または肺動脈楔入圧＞18mmHg

ンやエピネフリンの投与を行う．カテコラミンの持続静注にて循環動態が改善しない場合には機械的補助循環を考慮する（表2）．緊急時に使用される補助循環法には，大動脈内バルーンパンピング法 intraaortic balloon pumping（IABP）と経皮的心肺補助法 percutaneous cardiopulmonary support（PCPS）がある．IABPは心筋虚血の改善にも有用であるが，圧力補助のみのため心拍出量が著しく低下している症例では十分な効果を期待できない．一方，PCPSは右房から脱血した血液を酸素化して動脈系へ返血する流量補助であり全身の組織血流の改善に非常に有用である．ただし，左室の後負荷を増加させるためIABPの併用が不可欠である．ショックによる重要臓器の障害が進行する前に補助循環を開始することが重要である．心原性ショックを伴う急性心筋梗塞の救命率を改善するためには，原因に対する治療，すなわち冠動脈の血行再建が不可欠である．再灌流療法として，経皮的冠動脈インターベンション percutaneous coronary intervention（PCI）または冠動脈バイパス術 coronary artery bypass grafting（CABG）が施行される．近年，手技の向上や器具の改良などから早期に確実な血行再建が可能となったPCIが第一選択とされている．1999年に改訂された急性心筋梗塞患者の管理に関するACC/AHAガイドラインによれば，心原性ショックが発生した，ST上昇/Q波または新たな左脚ブロック出現を伴う急性心筋梗塞発生後36時間以内の患者で，ショック発生後18時間以内に血行再建術が施行できる75歳未満の患者に対しては，primary PTCAが推奨されている（クラスI）．その他，弁膜症に対する手術療法など，心原性ショックの原因疾患に対する専門的な治療を行う．

3. 出血性ショック

1) 病因・症状・身体所見

　出血性ショックは，出血による循環血液量の減少のため血液循環が障害されて発生する．出血の原因としては，消化管出血（食道静脈瘤，胃十二指腸潰瘍，大腸憩室炎），肝臓癌破裂，大動脈瘤破裂，子宮外妊娠，外傷（骨折，血胸，腹腔内出血，後腹膜腔内出血）など多岐にわたる．出血により循環血液量が減少すると，心臓への静脈還流が減少（左室前負荷の低下）し心拍出量が低下する．出血が少量であれば心拍出量の減少は循環調節機序（交感神経系の機能亢進や内因性カテコラミンの分泌亢進など）による末梢血管抵抗の増大によって代償されるため血圧は低下しない．一方，出血が循環血液量の15％（約750ml）を超えると血圧は徐々に低下し，頻脈，脈圧減少，不穏，皮膚蒼白，冷汗，尿量減少が出現する．さらに循環血液量の30〜40％が失われると収縮期血圧は70〜60mmHg前後に低下し，40％以上の出血では血圧は著明に低下し昏睡状態となる（表1）．

2) 診断

　出血源が明らかで，129頁の表3の診断基準を満たせば出血性ショックと診断される．出血性ショックにおいても心拍出量の低下を認めるが，中心静脈圧や肺動脈楔入圧の上昇に伴う症状（肺うっ血，肺水腫，頸静脈怒張，肝腫大など）を認めない点で心原性ショックとは鑑別される（130頁の表10）．また，大量出血であっても血管外水分の移動や輸液による血液希釈が行われるまで，ヘモグロビンやヘマトクリット値の明らかな低下を認めないため注意が必要である．出血源の検索は根治的治療を行ううえで重要であり，単純X線撮影や超音波検査に加え，CTや内視鏡検査，血管造影などを必要に応じて実施する．

[表1] 出血の程度と生体反応

分類	I	II	III	IV
出血量*	15%まで	15〜30%	30〜40%	40%以上
血圧	不変	不変〜軽度低下	低下	著明低下
脈拍	不変	>100	>120	>140
脈圧	正常	減少	減少	著明減少
呼吸数	正常	>20	>30	>40
尿量	正常	減少	乏尿	無尿
意識	不安	不穏	混乱	昏迷，昏睡

*出血量は%推定循環血液量を表す．推定循環血液量＝体重（kg）× 70ml（桝井良裕ほか：ショック．救急医学 27：1336-1343, 2003より引用）

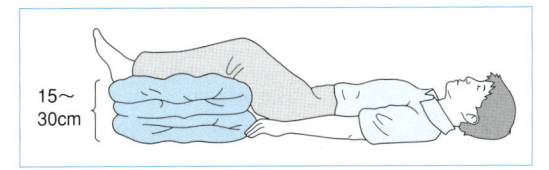

[図1] ショック体位

3) 治療

　前述したショックに対する緊急処置（表6）を速やかに実施する．外出血に対しては直ちに圧迫止血を行い，静脈還流を促進するため両下肢を挙上したショック体位（図1）とする．大量輸液が可能な静脈ルート（18G以上）を2箇所以上で確保して，乳酸リンゲル液または酢酸リンゲル液の急速輸液（40〜50ml/kg/hr）を開始する．等張電解質液の総投与量が60ml/kgを超えてもショックが改善しないときには膠質液（ヒト血清アルブミンや加熱ヒト血漿蛋白など）を追加する．輸血の適応は，出血量15ml/kg以上，またはヘマトクリット20%未満あるいはヘモグロビン7g/dl未満である．輸液や輸血によって循環血液量が補正されるまで心血管作動薬の使用をできるだけ控える．なお，大量輸液・輸血では低体温（34℃以下）とアシドーシス（pH 7.2以下）が起こりやすく出血傾向が助長される．低体温を防止するために輸液や輸血の加温を行い，またアシドーシスは炭酸水素ナトリウムの投与にて補正する．出血傾向が生じるか凝固因子や血小板の減少（$3×10^4/\mu l$以下）が顕著な場合には，新鮮凍結血漿や血小板を輸血する．緊急処置とともに出血源を検索し，必要に応じて外科的治療，経皮的カテーテル治療（interventional radiology：IVR），内視鏡などにより止血を行う．

IV．ショック

4. 敗血症性ショック

1) 病因・症状・身体所見

　感染症，外傷，熱傷，急性膵炎などの侵襲に対する生体防御反応である炎症性サイトカインによる全身反応に関して「全身性炎症反応症候群 systemic inflammatory response syndrome（SIRS）」という概念が提唱され，表1に示す項目のうち2項目以上を満たす場合と定義された．この定義によれば，敗血症 sepsis は感染による SIRS，すなわち重篤な全身症状を伴う感染症であり，菌血症の有無は問わない．敗血症のうち，臓器機能障害・循環不全（乳酸アシドーシス，乏尿，急性意識障害など）あるいは低血圧（収縮期血圧＜90mmHg または平時の収縮期血圧より40mmHg以上の血圧低下）を合併する場合を重症敗血症 severe sepsis とする．さらに重症敗血症のうち，適切な補液でも低血圧（収縮期血圧＜90mmHg または平時の収縮期血圧より40mmHg以上の血圧低下）が持続する状態，あるいは心血管作動薬の使用により血圧が維持されている場合でも臓器機能障害・循環不全（乳酸アシドーシス，乏尿，急性意識障害など）を認める場合を敗血症性ショック septic shock とする．

　敗血症の原因となる感染症は表2のように多岐にわたる．敗血症では単球やマクロファージなどの免疫系細胞から炎症性サイトカインが誘導され，細胞障害性のある好中球エラスターゼや活性酸素，一酸化窒素（NO）の産生・放出が促進される．特にNOは活性化された好中球や血管内皮細胞より放出され血管拡張作用があり敗血症性ショックの原因となる．サイトカイン産生は生体防御反応の一つであるが，その過剰は SIRS を引き起こし，肺をはじめとする重要臓器を障害して多臓器不全（MOF）の原因となる．敗血症性ショックの初期には，末梢血管抵抗の減少と代償性の心拍出量の

増加により血圧の著明な低下を認めないこともあるが，すでに末梢組織での酸素利用能が障害されている．高心拍出量と末梢血管拡張のため皮膚は温かく warm shock と呼ばれる（hyperdynamic state）．病態が悪化すると心拍出量の低下に伴い血圧も低下し cold shock と呼ばれる状態となり致命的である（hypodynamic state）．

2）診断

敗血症性ショックの診断は，①感染症，②SIRS の診断基準を満たす全身症状（表1），③循環不全の徴候（乳酸アシドーシス，乏尿，意識障害など）を認めることで行われる．感染症の診断は，発熱（敗血症では弛張熱）および炎症反応（白血球数増加，CRP 上昇，赤沈亢進など）の出現とともに，原発感染巣を同定することで行われる．原発感染巣の診断においては，単純 X 線撮影，CT，超音波検査などの画像診断とともに，喀痰，胸水，尿，膿瘍などの検体を採取して微生物学的検査を行い起炎菌を同定することが必要である．さらに，抗菌薬を投与する前の血液培養も必須であり，悪寒・戦慄を自覚する時期の陽性率が高いが，菌血症を認めないこともある．また，起炎菌としてグラム陰性桿菌が疑われる場合には，エンドトキシンの測定を行う．血行動態的に hyperdynamic state の敗血症性ショックでは，心拍出量の増加と末梢血管抵抗の減少により皮膚は湿潤で温かいことが特徴的ある（warm shock）．

3）治療

前述したショックに対する一般的な緊急処置（129 頁の表 6）とともに，循環不全を含めた多臓器不全に対する全身管理および感染症に対する治療が重要である．

■①循環管理

Swan-Ganz カテーテルにより循環動態のモニターを行いながら，中心静脈圧 8～12mmHg または肺動脈楔入圧 15～18mmHg を目標に大量輸液を行う．輸液によって前負荷を適正に維持しても，高心拍出量性の低血圧（warm shock）が持続する場合には，血管収縮薬としてドパミンまたはノルエピネフリンの持続静注を開始する．また，心機能低下により心拍出量の低下を認める場合には強心薬としてドブタミンの持続静注を行う．輸液負荷と高用量の血管収縮薬の投与に反応しない warm shock に対しては，バソプレシンの持続静注（0.01～0.04 単位 / 分）を考慮する．循環管理の目標は，治療開始 6 時間以内に以下の①～④のすべてを達成することである（early goal-directed therapy）．

①中心静脈圧：8～12mmHg
②平均動脈圧≧65mmHg
③尿量≧0.5ml/kg/hr
④上大静脈または混合静脈血酸素飽和度≧70％

■②臓器不全に対する治療

敗血症では，呼吸不全，腎不全，肝不全，播種性血管内凝固症候群 disseminated intravascular coagulation（DIC）など多数の臓器の障害が発生しやすい．そのため，薬物療法（蛋白分解酵素阻害薬，血液製剤など）とともに，機械による人工補助療法がしばしば必要となる．急性呼吸窮迫症候群 acute respiratory distress syndrome（ARDS）に対する人工呼吸や，腎不全に対する血液浄化療法（特に持続血液濾過透析 continuous hemodiafiltration：CHDF）が代表的な人工補助療

[表1] 全身性炎症反応症候群（SIRS）の診断基準

侵襲に対する全身性炎症反応で，以下の 2 項目以上が該当するとき SIRS と診断する
1）体温＞38℃または＜36℃
2）心拍数＞90/分
3）呼吸数＞20/分または Pa_{CO_2}＜32torr
4）白血球数＞12,000/mm^3 または＜4,000/mm^3 あるいは未熟顆粒球＞10％

[表2] 敗血症の原因となる主な感染症

部位	感染症
心臓	心内膜炎
呼吸器	市中肺炎，嚥下性肺炎，術後肺炎，膿胸など
消化器	急性胆嚢炎，化膿性胆管炎，肝膿瘍，腹膜炎など
泌尿器	腎盂腎炎
婦人科	骨盤腹膜炎，骨盤内膿瘍
皮膚・軟部組織	熱傷創感染症，蜂窩織炎，感染性褥瘡
医原性	カテーテル感染症

法である．薬物療法に反応し難い循環不全に対してはエンドトキシン吸着療法（PMX-DHP）を考慮する．また，副腎の予備能が低下している患者では（ACTH刺激試験で判定），ステロイドホルモンの少量長期投与（ヒドロコルチゾン200〜300mg/dayを7日間）が推奨されている．

■ ③感染症に対する治療

　感染症に対する治療の原則は，感染巣の除去と適切な化学療法薬の使用である．感染巣は外科的処置あるいはドレナージを行ってできるだけ取り除く．また中心静脈カテーテルや尿路カテーテルの留置が感染の原因と考えられる場合には，抜去または交換を行う．

　起炎菌を同定し感受性の高い薬剤を投与するのが抗菌薬療法の原則であるが，敗血症のような重症感染症では起炎菌を推定し直ちに治療を開始する（empiric therapy）．その際，予想される感染部位から可能性の高い菌種を推定し，それらを十分カバーする広域スペクトラムの抗生物質を十分量投与することが重要である．

IV．ショック

5. アナフィラキシーショック

1）病因・症状・身体所見

　アナフィラキシー反応とは特定のアレルゲン（特異抗原）に感作された患者が，再度アレルゲンに曝露されることにより発現する即時型過敏症反応（I型アレルギー）である．特異抗原が肥満細胞上のIgE抗体に結合すると，ヒスタミン，セロトニンなどのケミカルメディエータが放出される．一方，抗原抗体反応によらず，薬物などが直接的にあるいは補体系・線溶系を介して間接的に，肥満細胞や好塩基球を刺激する病態をアナフィラキシー様反応と呼ぶ．いずれの場合も，放出されたケミカルメディエータによる血管拡張，毛細血管透過性亢進のため全身症状が引き起こされる．初期症状として，皮膚の痒み，口唇や手足のしびれ感，四肢の冷感，心悸亢進，喉頭違和感，悪心，腹痛などを認め，進展すると，顔面蒼白，喘鳴，呼吸困難，意識消失，血圧低下などをきたしてショックとなる．循環動態としては末梢血管抵抗が減少し，相対的または絶対的に循環血液量が減少するショックとなる（130頁の表10）．アナフィラキシーの主な原因物質を**表1**に示す．

2）診断

　原因物質が体内に侵入して短時間で，皮膚の紅潮，顔面浮腫，全身の膨疹とともに，上気道浮腫による呼吸困難や，頻脈・低血圧などの循環不全の徴候が出現することで診断される．血液検査では血管内脱水によるヘマトクリット値の上昇を認め，また特異的IgE（RAST）抗体やヒスタミンの上昇を認める．ただし，IgE抗体やケミカルメディエータの測定には時間を要するため，初期診断には役に立たない．

3) 治療

　前述したショックに対する一般的な緊急処置(129頁の表6)を速やかに実施する．静脈還流を促進するため両下肢を挙上したショック体位(133頁の図1)とするとともに，静脈ルートを確保して乳酸リンゲル液または酢酸リンゲル液の急速輸液を行う．また上気道浮腫が進行する前に気管挿管を行うことが重要である．もし気管挿管が困難の場合，輪状甲状靱帯切開または緊急気管切開を行って気道を確保する．アナフィラキシーショックに対する第一選択薬として，昇圧・強心作用のほか，気管支拡張作用やヒスタミン放出抑制作用を持つエピネフリンの投与を行う．エピネフリンは1回0.3～0.5mgを皮下注または筋注するか，生理食塩水で10倍希釈(0.1mg/ml)して1回0.1～0.5mgを緩徐に静注する．最近，ハチ毒によるアナフィラキシーショックに対して患者自身がエピネフリンを自己注射できる製剤(エピペン®)が開発され臨床使用が可能となっている．また，気管支攣縮による呼吸不全に対しては，β_2刺激薬の吸入やアミノフィリンの点滴静注を行う．さらに速効性ではないが，エピネフリンの反応性増強やケミカルメディエータの合成・遊離抑制の目的でステロイド(ヒドロコルチゾンやメチルプレドニゾロン)の大量投与を行う．

● ショック診療の流れ

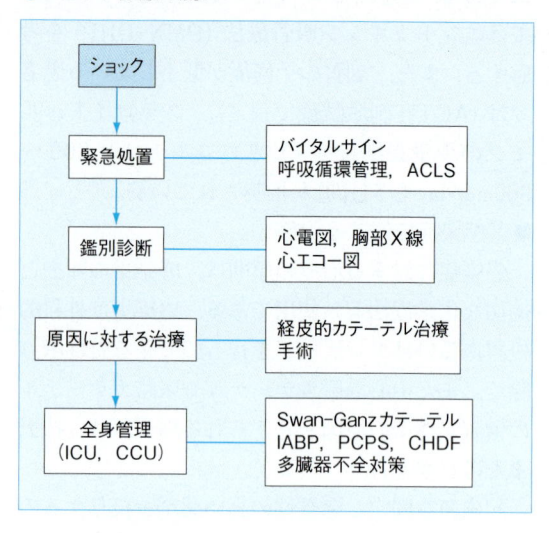

[表1] アナフィラキシーの主な原因物質

分類	原因物質
医薬品	抗生物質，非ステロイド性抗炎症薬，造影剤，局所麻酔薬など
血液製剤	抗毒素，輸血，グロブリン製剤など
食品	蕎麦，牛乳，卵，エビ，カニ，ピーナッツなど
自然毒	ハチ毒，ヘビ毒，クラゲ毒など

文献

1) 1999 Update : ACC/AHA Guidelines for the Management of Patients with Acute Myocardial Infarction : Executive Summary and Recommendations. A report of the American College of Cardiology/American Heart Association Task Force on Practice Guidelines (Committee on Management of Acute Myocardial Infarction). Circulation 100 : 1016-1030, 1999

2) AHA with ILCOR : Guidelines 2000 for Cardiopulmonary Resuscitation and Emergency Cardiovascular Care. Circulation 102 : I-1-I-384, 2000

3) Dellinger, RP et al : Surviving sepsis campaign guidelines for management of severe sepsis and septic shock. Crit Care Med 32 : 858-873, 2004

4) 循環器病の診断と治療に関するガイドライン(1998-1999年度合同研究班報告)：急性重症心不全治療ガイドライン．Jpn Circ J 64 (suppl Ⅳ) : 1129-1165, 2000

5) Rivers, E et al : Early goal-directed therapy in the treatment of severe sepsis and septic shock. N Engl J Med 345 : 1368-1377, 2001

〈笠岡俊志・前川剛志〉

ビタミン欠乏によるショック

 ショック状態となった患者を前にして今一つ原因がはっきりしない場合がある．とりあえず補液やカテコラミン投与といった処置を行ってショック状態からの改善を図るがなかなかよくならない．出血はなさそうだし，検査データ上も貧血はない．熱も出ておらず採血上，炎症所見も認められない．アナフィラキシーを思わせる経過もない．頸静脈が拡張しており末梢に浮腫も認めるので，心原性かと思って心エコー図検査を行ってみても心臓は元気に動いており，心嚢液もたまっていない．さてどうしたものか？こんなとき思い出しておきたいのがビタミン B_1（以下，サイアミン）欠乏によるショックすなわち，脚気心である．

 脚気心は，高心拍出性心不全をきたす疾患群の一つに分類される．他に甲状腺機能亢進症，重症貧血や動静脈瘻でも同様の高心拍出性心不全となる．脚気心では，サイアミン欠乏により末梢動脈が拡張し，左室の後負荷が減少するため，左室の壁運動は見かけ上過大となり，心拍出量は増加する．静脈の拡張とともに浮腫がみられる．心臓以外ではニューロパチーが特徴的な所見であるので，四肢のしびれや腱反射の消失といった所見がみられる．

 かつては日本人の国民病であり，かつ原因不明の難病であった脚気であるが，その原因がサイアミン欠乏であることが明らかにされた．精白米によるサイアミンの摂取量不足とともに，高炭水化物食によるサイアミンの消費の両者があいまって体内での欠乏を招いているものと考えられた．その後，一時はほぼ脚気は消滅したのであるが，1970年代後半には再び脚気が報告されはじめた．患者は比較的若年例が多く，その原因はインスタント食品や清涼飲料水の多飲であったとされている．その後，清涼飲料水やインスタント食品にビタミンが添加されるなどして脚気は再び減少したが，現在でも，極端な偏食によると思われる脚気例が散見される．また，脚気は院内発症することも忘れてはならない．高カロリー輸液中の患者がショック状態になった場合，もし，サイアミンが十分補給されていなかったならば，脚気の可能性を疑う必要がある．著明な代謝性アシドーシスを伴うのが特徴とされる．これは，脚気心の中でも劇症型である衝心脚気の特徴にほかならない．

 衝心脚気は脚気心の中でも劇症型と呼ばれるもので脚気心全体の約5％を占めるといわれている．代謝性アシドーシスを伴う急激なショック状態を特徴とする．代謝性アシドーシスの原因は，サイアミン欠乏により解糖系でのピルビン酸脱水素酵素が働かず，ピルビン酸からアセチルCoAへの変換が妨げられ，ピルビン酸，さらには嫌気性回路経由で乳酸が蓄積することによる．カテコラミン投与などには反応せず，サイアミンの静脈内投与が唯一効果のある治療法である．

 脚気心を診断するコツは？とにかく疑うことである．原因不明のショック例で心エコー図検査を行ってみても心臓はよく動いている．そのとき，動きすぎていないかどうかを確認することが必要である．心拍出量は心エコードプラ法で簡単に計測可能である．そこで，心拍出量が高値であったなら，高心拍出性心不全の可能性大である．他の疾患との鑑別は必要であるが，診断的治療として直ちにサイアミン静注を行うとよい．速やかに効果が現れ，ショックから離脱できるはずである．

文献
1）島薗順次郎：脚気．日内会誌 7：237，1919
2）Wolf, PL et al：Shoshin beriberi. N Engl J Med 262：1302-1306, 1960
3）Kawai, C et al：Reappearance of beriberi heart disease in Japan. Am J Med 69：383-386, 1980
4）Akbarian, M et al：Hemodynamic studies in beriberi heart disease. Am J Med 41：197-212, 1966
5）Okura, H et al：High-output heart failure as a cause of pulmonary hypertension. Intern Med 33：363-365, 1994
6）大倉宏之ほか：心エコー・ドプラ法により収縮及び拡張動態を経過観察しえた衝心脚気の1例．J Med Ultrasonics 24：1845-1849, 1997
7）大倉宏之ほか：脚気心の的確な診断と治療．心臓病診療プラクティス16．心不全を癒す．306-307，1998
8）大倉宏之：脚気心．心臓病診療プラクティス19．エマージェンシーを乗り切る．188-189，1998

（大倉宏之）

V.冠動脈疾患

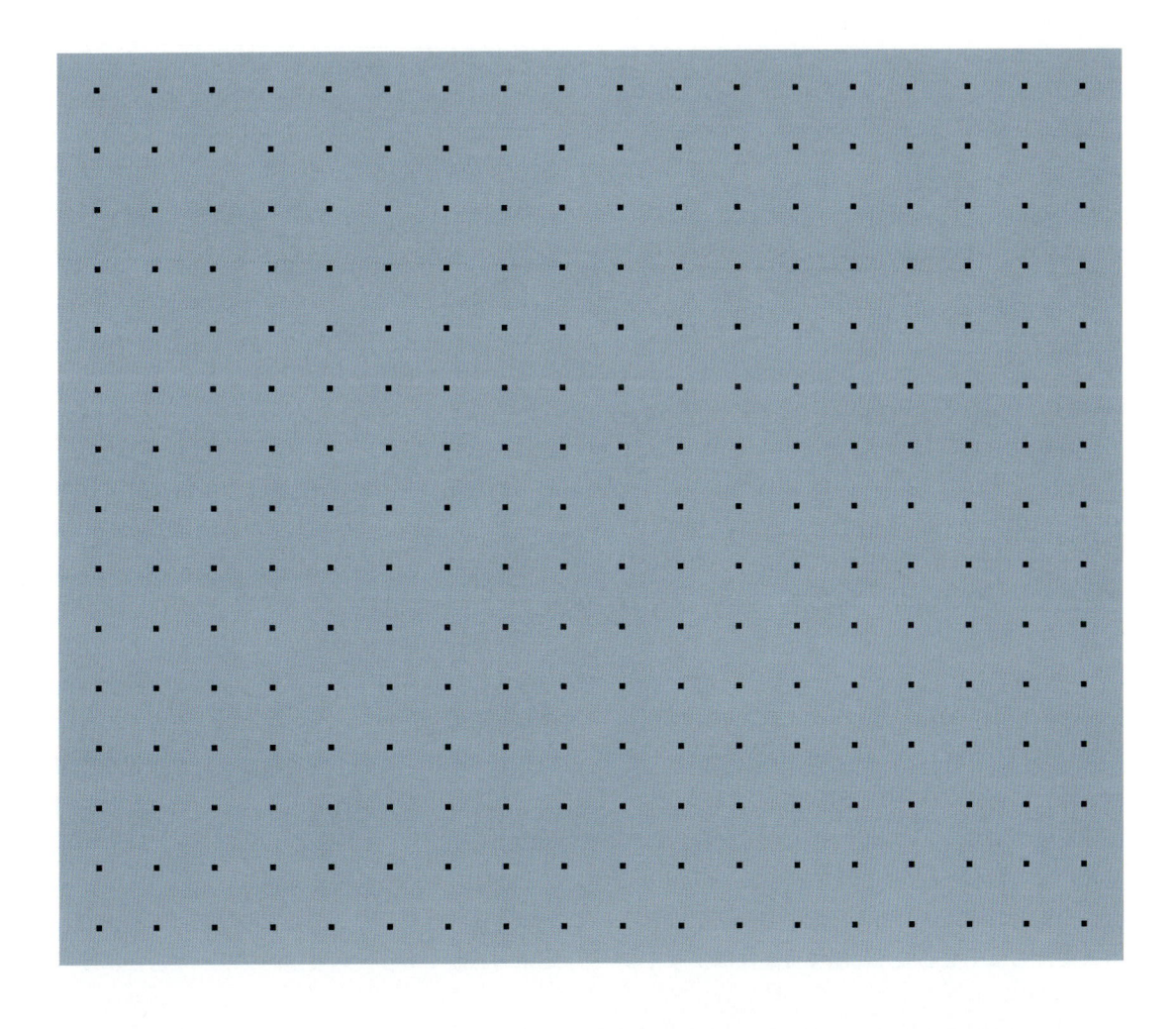

V. 冠動脈疾患

1. 狭心症

1) 成因・病理・病態

狭心症 angina pectoris (AP) は心筋酸素需要量が心筋酸素供給量を凌駕することにより、心筋に一過性の虚血を生じ、その結果として胸痛（狭心痛）を生じる疾患である。

a) 狭心症の病因

■①心筋酸素供給量の減少

狭心症の主因は冠動脈硬化による器質的狭窄、または冠攣縮 (spasm) などによる機能的狭窄、両者の合併などにより、心筋への酸素供給量が心筋の酸素需要量を満たせず、絶対的または相対的な血流不足に陥り、その結果狭心痛を生じる病態と理解されている（図1）。

ヒト冠動脈硬化では経年的にプラークと呼ばれる内膜の肥厚性病変が形成されるが、その形成・進展メカニズムについては未だ不明な点も多い。現段階では、血管内皮細胞の機能障害や傷害から始まると考えられている。内皮細胞の障害/傷害によって中膜の平滑筋細胞が内膜へ遊走・増殖して内膜肥厚を起こし、また血液中のLDLコレステロールなどのリポ蛋白の内膜への蓄積が増加し、そこで酸化され、酸化LDLが形成される。この酸化LDLはマクロファージの集積や泡沫化を引き起こし、次第に粥腫が形成され、血管内腔が狭小化して、冠血流障害が生じる（図2）。

プラーク自体の成長による内腔の狭小化は単に心筋虚血を生じさせるのみで、心筋壊死を伴う心筋梗塞症には移行しにくいと考えられている。なぜなら、単なるプラークの量的増加には多くの時間が必要であり、この間持続的に虚血に曝された心筋には、生体反応として側副血行路が発達する。これが十分に形成されたあと仮に完全閉塞に至ろうとも、もはや心筋壊死に陥る可能性は少なくな

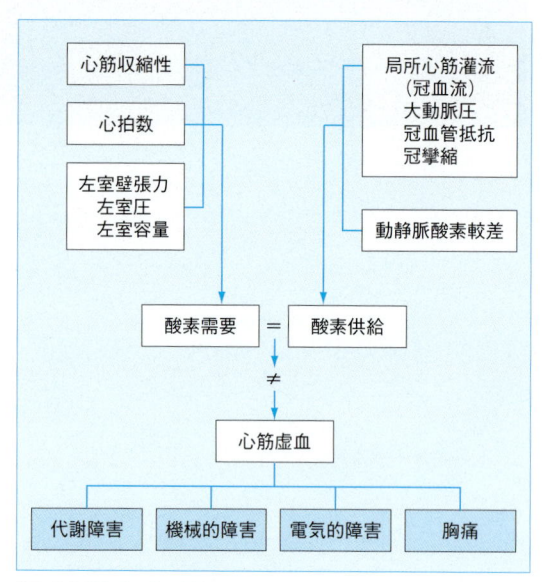

[図1] 心筋虚血の発生機序

るからである。労作狭心症は通常このタイプのプラークの進展である。近年、プラークの破綻と、それに続く血栓形成による急速な冠動脈内腔の閉塞が不安定狭心症、急性心筋梗塞症、冠動脈突然死の病因であるとし、これらの病態を急性冠症候群 acute coronary syndrome として一元的に包含する見解が支配的である。安定狭心症のプラークと異なり、急速な内腔狭窄の進展により、心筋壊死を生じる可能性のあるプラークは一体どのようなものであろうか？

ヒト冠動脈プラークの構成成分は多様であり、平滑筋細胞を主体とし線維成分に富む線維性プラーク fibrous plaque（図3）から、脂質成分に富み線維成分に乏しい lipid-rich プラーク（図4）まで、さまざまな性状を示すプラークが存在している。これまでの病理学的研究から、局所的に菲薄化した線維性被膜を有する lipid-rich プラークは、ときに「不安定状態」へと変貌することが知られている。つまり、この不安定なプラークに起こる破裂と、それに続く血栓形成による急速な冠動脈内腔の閉塞が、急性冠症候群の病態発生に関与することが明らかにされてきている。

安定狭心症や不安定狭心症の診断はあくまでも臨床的診断であり、病理学的プラーク分類に基づ

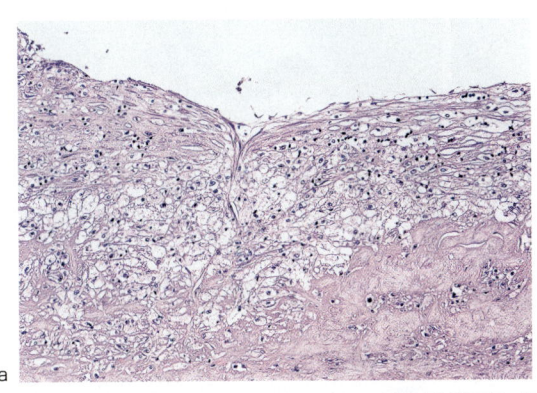

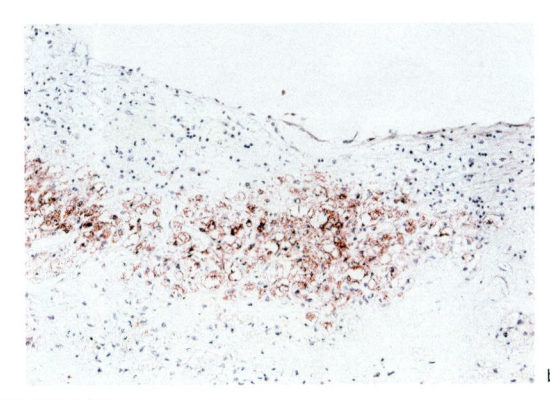

[図2] ヒト冠動脈硬化性プラークのマクロファージ由来泡沫細胞における酸化LDLの局在
　a 動脈硬化性プラーク内には泡沫細胞が多数認められる．HE染色．
　b これら泡沫細胞には，酸化LDLが局在している．抗酸化LDL抗体を用いた免疫単染色．

くものではない．しかしながら，安定・不安定狭心症の冠動脈責任病変のプラーク性状は大きく異なっており，基本的には安定狭心症には安定プラークと呼ばれる線維性プラークが多く，また不安定狭心症には不安定プラークと呼ばれる破裂を起こしやすいlipid-richプラークが特徴的である．不安定プラークには，プラークびらんという概念も存在し，この部位では，脂質コアは存在しないか，あるいは存在していた場合にもそれが小さいため脂質コアへの直接的亀裂像は認められず，むしろ内皮細胞やプラーク表層部の傷害が主体である．プラーク破裂とプラークびらんの両病変部位では，脂質コアの量などに関して大きな違いがあるものの，いずれも内皮細胞の高度な機能障害や傷害が局所的にもたらされ，マクロファージやTリンパ球などの炎症細胞のプラーク内浸潤が増大し，さらに血小板血栓の形成が重要な役割を担っているものと考えられる．

　冠攣縮性狭心症における攣縮の詳細な病因は不明であるが，冠動脈の内皮細胞障害/傷害が強く関与している．冠攣縮性狭心症患者にアセチルコリンを直接冠動脈に注入することにより，冠攣縮を誘発しうる(図5)が，若年者で冠動脈が正常な例では冠動脈を拡張させる．一方，中高年者や明らかな冠動脈硬化のある症例では逆に冠動脈を収縮させる．その理由として，アセチルコリンは血管が正常であれば内皮から一酸化窒素(NO)を放出させることにより血管を拡張させるが，内皮細

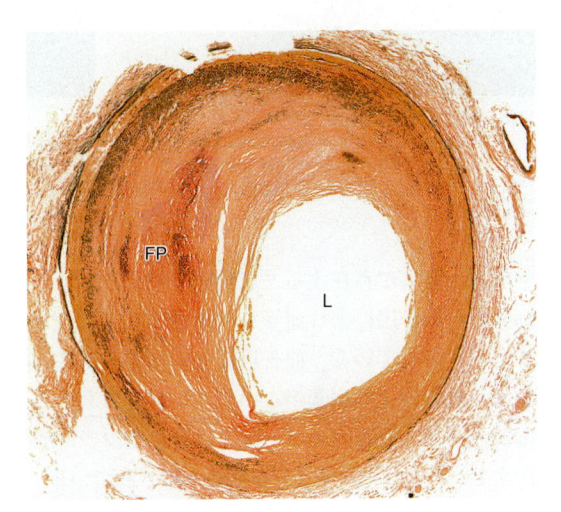

[図3] 線維性プラーク
血管内腔(L)の周囲に偏心性に，脂質成分のほとんどみられない線維性プラーク(FP)が認められる．elastica van Gieson染色．

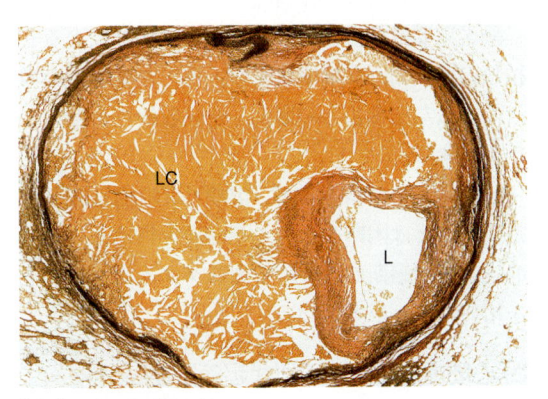

[図4] lipid-richプラーク
血管内腔(L)の周囲に偏心性に，大きな脂質コア(LC)を有するlipid-richプラークが認められる．elastica van Gieson染色．

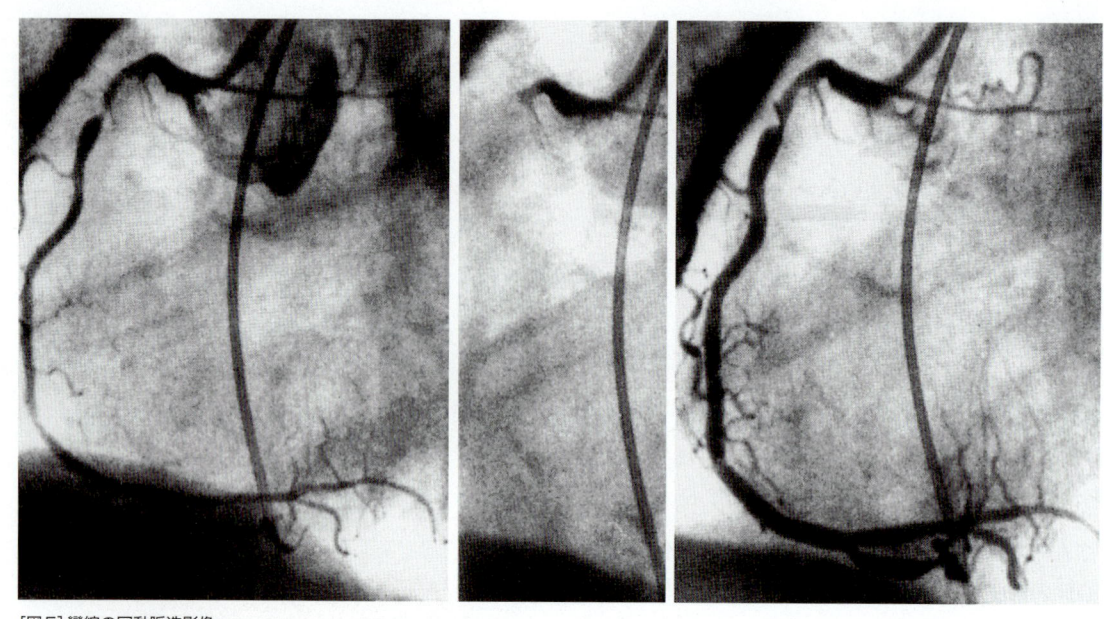

[図5] 攣縮の冠動脈造影像
冠攣縮性狭心症にみられる典型的な攣縮の冠動脈造影像である．右冠動脈の対照造影では，全体的にトーヌスが亢進するとともに近位部は90％狭窄である（左）．過呼吸後に造影上，最も狭小化している部位よりもその近位部に攣縮が発生して完全閉塞となった（中央）．ニトログリセリン舌下服用後，攣縮とトーヌスの亢進は消失し，近位部は65％狭窄であった（右）

胞障害／傷害が存在すると冠動脈平滑筋に対する直接の収縮作用により血管を収縮させるためであると考えられている．血管造影上の攣縮の発生部位は，動脈硬化性病変がないように見受けられる例が多いが，血管内エコー図では軽度のプラークがすでに存在していることが明らかにされている．
●貧血に注意：血色素の減少も酸素供給の減少要因で，高度の貧血例では器質的狭窄度が進行しなくても，虚血発生閾値が低下する．

■②心筋酸素需要量の増加

酸素需要量は労作，情動ストレスなどによる心拍数の増加や，収縮期血圧の上昇，左室容量の増大による左室壁張力の増大，心筋収縮性の増大と正相関する．

臨床的に心筋酸素消費（需要）量の絶対値を測定することは困難なため，その推定指標として，心拍数と収縮期血圧の積であるダブルプロダクトを用いることが多い．

b）心筋虚血によって何が起こるか

心筋が虚血に陥ると心筋細胞の機能が低下または消失し，臨床的には心筋細胞の集合としての虚

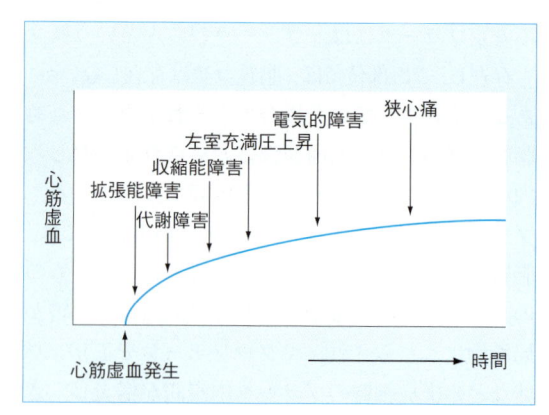

[図6] 粥腫の崩壊と不安定狭心症の発症

血心筋の異常所見となって検出される．虚血責任動脈の灌流域の心筋にはまず収縮・拡張障害（機械的障害）が生じ，その後心電図変化（電気的障害）が現れ，最後に胸痛が出現する（図6）．

■①機械的障害

これは心筋虚血によって起こる左室の収縮能・拡張能の低下である．臨床における狭心症例の心筋虚血時には局所収縮能の低下が心エコー図や左室造影などで観察されることがある．しかしながら，心筋虚血時には収縮能障害よりも拡張能障害がよ

り鋭敏であるといわれている．つまり，心筋は虚血時には非虚血時に比してより硬くなっており，拡張末期圧が上昇することも知られている．近年，拡張能の指標が心エコー図の分野を中心に多く研究されており，今後，さらに詳細な虚血心における拡張機能障害の解析が発展していくものと考えられる．

● 気絶心筋 stunned myocardium と冬眠心筋 hibernating myocardium

15分以上持続する重症の虚血発作の後は収縮低下が数週間遷延することがある．冠血流が心筋虚血発生前の状態まで回復した後にも収縮低下が遷延する状態を気絶心筋という．

心筋虚血発作は一過性であるが，冠血流の高度の低下が長期間に及ぶと虚血も慢性化する．このため，灌流域の収縮障害も長期間持続する場合がある．この収縮低下を冬眠心筋という．この障害は心筋壊死に起因する不可逆性障害ではなく，生存心筋が存在している．あらかじめ positron emission tomography（PET）やドブタミン負荷心エコー図検査などで生存心筋を確認することは可能であるが，生存心筋が存在する場合にも，冠血行再建後に全例で収縮能が改善するわけではなく，実際に可逆性と判明するのは，冠血行再建術後に収縮能の改善が確認された時点である（図7）．

■ ②電気的障害

機械的障害に引き続いて発生する．虚血責任動脈の灌流域の刺激伝導系を含む心筋細胞の脱・再分極過程が障害され，心電図では主に ST 偏位として発現し，虚血部位の血流が部分的に維持されていれば ST 低下，完全途絶時には ST 上昇となる．また，種々の虚血性不整脈が出現する．

■ ③代謝性障害

虚血が遷延すると心筋細胞内の ATP 活性が低下し，糖代謝は好気的解糖から嫌気的解糖へ移行するとともに乳酸の産生が高まる．虚血が改善されなければ心筋細胞は虚血性壊死に陥る．虚血心筋細胞の代謝性障害のために機械的障害や電気的障害が出現すると考えられている．

c）狭心症の分類

前述したように，狭心症は心筋虚血を本態とする疾患であるが，発症機序の違いや重症度の幅が広く，病型によって治療法や予後に大きな違いがある．したがって，日常臨床上，病名から診断手順や治療が即応できるような適切な分類が必要である．発作の誘因から労作狭心症と安静狭心症，臨床経過の重症度から安定狭心症と不安定狭心症などと分類されている（表1）．

■ ①労作狭心症 effort angina と安静狭心症 angina at rest

両者は胸痛発作の誘因または発作が起こる状況から区別された最も古典的な狭心症の分類である．

労作狭心症は冠動脈硬化による器質狭窄を主因としていることが多いが，一部には冠攣縮が関与している例も存在する．早朝の労作時にのみ労作狭心症が出現し，昼以降同じ負荷をかけても症状が出現しないという病歴をよく耳にする．このような患者ではある程度の動脈硬化性器質狭窄が存在し，その上に朝の冠動脈トーヌスの亢進が加わり，労作の閾値が低下していることがある．また，運動誘発性冠攣縮性狭心症も頻度は少ないものの存在する．労作狭心症の重症度評価にはカナダ心臓病学会の基準が繁用されている（表2）．

安静狭心症は心筋酸素需要量の高度の増加なく狭心症が出現する．つまり，血栓や攣縮などの関与により，冠動脈が完全閉塞に近い状況に陥っている可能性がある．安静狭心症は決して重症例ばかりではないが，器質狭窄の程度，血栓，攣縮の関与もさまざまであり，不安定狭心症として厳重に管理・治療する必要がある．

以上のごとく，本分類は病因を示す用語とはいえないが，診断に病歴聴取が最も重要である狭心症においては簡便で，理解しやすい分類であり，今日でもよく用いられている．

■ ②安定狭心症 stable angina と不安定狭心症 unstable angina

本分類は狭心症の重症度，特に心筋梗塞発症の危険性の高低の見地に立脚する．しかし，不安定狭心症の多くは自然経過または治療によって安定

144　V．冠動脈疾患

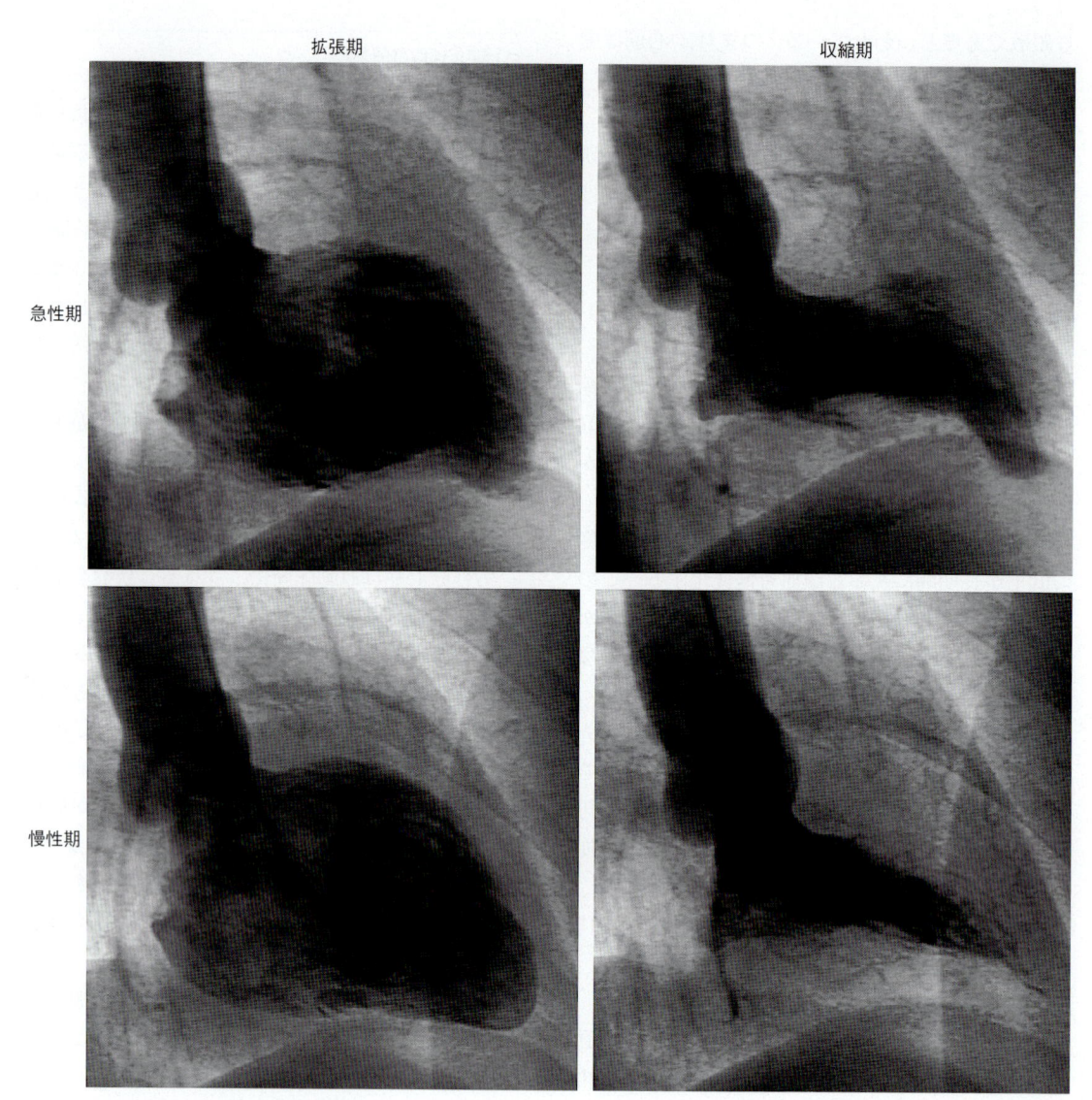

　　　　　　　　　拡張期　　　　　　　　　　　　　　収縮期

急性期

慢性期

[図7] 冠血行再建術後，壁運動が改善した症例

[表1] 狭心症の分類

1. 誘因・発生状況
    労作狭心症
    安静狭心症
2. 重症度
    安定狭心症
    不安定狭心症
    切迫心筋梗塞
3. 発症機序
    一次性狭心症
    冠攣縮性狭心症
    異型狭心症
    二次性狭心症
4. 心筋梗塞との関連
    梗塞前狭心症
    梗塞後狭心症：早期，晩期

[表2] 労作狭心症の重症度分類―カナダ心臓病学会―

Ⅰ度：日常の身体活動では狭心症発作が起こらない．強いまたは持続した労作では発作が起こる

Ⅱ度：日常の身体活動が軽度に制限される．早い昇段，登坂，食後・寒気・向かい風での歩行や昇段では発作が起こる

Ⅲ度：日常の身体活動が高度に制限される．通常の状態・ペースでの2区画以下の平地歩行や2階までの昇段でも発作が起こる

Ⅳ度：どのような身体活動でも，ときには安静時にも発作が起こる

化し，安定狭心症も少なからず不安定化する．両者は独立した疾患単位ではなく，狭心症の全経過の一時期を表す病型である．

不安定狭心症の診断基準はこれまで数多く提唱されてきたが，1989年にBraunwaldによって提唱された分類（表3）が本邦をはじめ世界共通の認識として用いられることが多い．この分類は，狭心症発作の臨床症状からⅠ型，Ⅱ型，Ⅲ型に分け，さらにその狭心症状の出現に心外性因子が関与しているか否か，あるいは心筋梗塞発症後2週間以内に出現した梗塞後狭心症かどうかによりA，B，Cに細分されている．さらには，その治療状況も考慮されている．分類が詳細すぎてやや煩雑であるが，重症度や予後をよく反映しハイリスクグループの選別に有用であるとする報告が多い．また，2000年にACC/AHAから発表された不安定狭心症・非ST上昇型心筋梗塞診療ガイドラインでは，急性冠症候群をST上昇型・非ST上昇型に分類し，さらに非ST上昇型を不安定狭心症と非ST上昇型心筋梗塞に細分している．

この中で，初期評価として重要なことは，①冠動脈閉塞へ進展する急性冠症候群はどのような症例であるか，②死亡や非致死性心筋梗塞症に至る危険がある急性冠症候群はどのような症例であるか，を既往歴，病歴，身体所見，心電図，血液生化学検査から分類している．さらにこのガイドラインでは死亡や非致死的心筋梗塞に至るリスクを3型に分け，20分以上持続する安静時胸痛・肺水腫・発作時に出現したか増悪した僧帽弁逆流雑音・Ⅲ音やラ音を聴取するもの・低血圧，徐脈，頻脈を伴う狭心発作・ST偏位度が0.5mm以上の安静狭心症・新たに出現した脚ブロック，心室頻拍・トロポニンTやIの0.1ng/mℓ以上の上昇を伴うものをハイリスク群としている．

不安定狭心症は安定狭心症から急性心筋梗塞の間を埋めるようなきわめて重症度の幅の広いものであり，本症のすべてが危険であるというわけではない．今後，重症度や予後，さらには病態まである程度層別化できる分類が提唱されてくるであろう．

[表3] Braunwaldの不安定狭心症分類（1989）

重症度	A	B	C
Ⅰ．発症後2ヵ月未満の重症労作狭心症（3回／日以上の発作）または労作狭心症の増悪 安静時の胸痛発作なし	ⅠA	ⅠB	ⅠC
Ⅱ．発症後1ヵ月以内の安静狭心症で48時間以内に発作なし（亜急性）	ⅡA	ⅡB	ⅡC
Ⅲ．48時間以内に発症した安静狭心症（急性）	ⅢA	ⅢB	ⅢC

A：二次性狭心症：貧血，頻脈性不整脈，過大な情動ストレスなどの心外性因子による心筋虚血の増悪
B：一次性狭心症：心外性因子のない心筋虚血の増悪
C：梗塞後狭心症：急性心筋梗塞発症後2週以内に出現した狭心症
重症度：治療の有無と密度によって細分
 1：未治療または不十分な治療中に発症した不安定狭心症
 2：適切な治療中に発症した不安定狭心症
 3：ニトログリセリン持続点滴を含む最大限の薬物治療中に発症した不安定狭心症

③梗塞前狭心症 pre-infarction angina と梗塞後狭心症 post-infarction angina

両者は狭心症の分類ではなく，心筋梗塞との関連から命名された病名で，心筋梗塞発症前の狭心症は一括して梗塞前狭心症という．梗塞前狭心症は心筋梗塞の前駆症状であり，心筋梗塞発症前にどれだけ虚血にさらされていたかということである．これはプレコンディショニング preconditioning と呼ばれ，比較的以前から胸痛発作を自覚しているようなら，心筋自体も虚血の状態にさらされていたことになり，側副血行路の発達など心筋保護がある程度働いている可能性がある．プレコンディショニングのない初回の持続性胸痛発作の場合には心筋保護的作用は少なく，虚血による心筋のダメージは大きいと考えられる．

梗塞後狭心症は急性心筋梗塞後の合併症として位置づけられている病型で，一般には不安定狭心症の一型として扱われている．本症は心筋梗塞発症後いったん消失した胸痛が再び24時間以降から2週間以内に出現する梗塞後早期狭心症と2週間以降1ヵ月以内に出現する梗塞後晩期狭心症に細分される．梗塞後早期狭心症は，主に梗塞責任冠動脈枝の残存血栓や複雑病変，さらに冠攣縮などにより発症する梗塞部の虚血と考えられている．一方，梗塞後晩期狭心症は多枝病変例に多く，梗

塞責任冠動脈枝の残存狭窄病変による梗塞部の虚血のほか，非梗塞責任冠動脈枝の器質狭窄病変による非梗塞部の虚血も少なくないと考えられている．

●無症候性心筋虚血 silent myocardial ischemia

無症候性心筋虚血は典型的な狭心痛はないものの，タリウム心筋シンチグラフィーなどで心筋虚血が証明されたものを表している．心電図異常や心不全の原因検索，糖尿病患者の虚血性心疾患除外のためのスクリーニング検査などで，心筋虚血が証明されることが多い．糖尿病患者以外に，高齢者や脳梗塞後患者などでしばしば認められ，冠動脈病変も多枝にわたることが多い．無症候性心筋虚血はいわゆる狭心症状がないため，軽視されがちであるが，狭心症に比べて予後がよいわけでない．

（江原省一・上田真喜子）

2) 診断

狭心症の診断において最も重要なことは注意深い病歴の聴取であり，診断の大略はこれにより決まるといっても過言ではない．さらに狭心症を疑った場合，その病歴から重症度を評価し，安定狭心症と不安定狭心症に大別する．狭心症は従来よりさまざまな観点から分類されてきたが，実際の臨床の場では，"危険な狭心症"を見分けることが重要である．近年，プラークの破綻とそれに引き続く血栓形成が不安定狭心症，急性心筋梗塞症，冠動脈突然死の要因であるとし，これらの病態を急性冠症候群 acute coronary syndrome として一元的に包含して考えられている．このことから，不安定狭心症は心筋梗塞への進展の可能性が高い"危険な狭心症"であり，基本的には入院管理が必要となる．

狭心症の検査所見は発作時のみが診断的で，非発作時の検査からは診断確定できないので，種々の負荷検査で虚血発作を誘発して診断するのが原則である．

a) 病歴

狭心症は胸痛発作が日常生活中に出現することが疾患の前提であり，胸痛病歴を詳細に聴取することによって本症の約70％が暫定的に診断される．詳細な病歴の構築には患者の訴えだけの集約に加え，主訴から想定される疾患の診断と重症度の評価のための意図的な質問が必要であろう．ただし，問診の結果は患者の真意に沿った内容でなければならない．

問診の手順として，自覚症状の①出現時刻，②出現状況（発作誘発の原因），③性質，④発現部位，⑤強度，⑥持続時間，⑦出現頻度を聴取する．これにより，狭心症を強く疑わせるかどうか判断し，また狭心症を疑う場合，安定狭心症か不安定狭心症かを厳密に見極めることが重要である．

安定労作狭心症の典型的な胸痛発作は一定の労作時に胸部の中央から左側にかけて比較的広い範囲に生じ，患者は部位を特定できない場合が多い．胸痛の性状は圧迫されるような，または締めつけられるような比較的鈍い深部痛で，持続は長くても10分以内である．ときに咽頭部，下顎の絞扼感，歯肉部痛，左肩から左腕にかけての鈍痛・しびれなどの放散痛を伴い，放散痛が主徴のこともある．また，上腹部痛を主訴とする場合もある．安静により発作は通常数分以内に軽快する．不安定狭心症の診断基準もやはり症状から成り立っている．本邦で繁用されているBraunwaldの不安定狭心症の診断基準では発症後2ヵ月未満の新規労作狭心症や，労作狭心症の出現閾値，強度，持続時間，頻度などの増悪，あるいは1ヵ月以内に安静時狭心症発作がある症例が含まれている（表3）．

狭心症の胸痛のもう一つの特徴はニトログリセリンの舌下服用が奏効し，通常，それが溶解する5分以内に症状が軽快する点にある．また胸痛出現状況は，安静時，家の中での日常生活労作，平地歩行，坂道や階段昇降時など詳細に聞く必要がある．出現頻度に関しては，年，月，週，日単位で何度くらいあるかを聞き出す．労作狭心症の場合は，患者自身がどの程度労作をすれば発作が出現するかを認識し，労作を自己制限している場合があるので，安易に頻度が減少していると判断してはいけない．

高齢者や発作時に心不全を合併する例は胸痛よりも呼吸困難・息切れを主訴とする場合もある．また，冠攣縮性狭心症では夜間から早朝にかけての安静時狭心痛で，ときに発作時に心室頻拍を合併し，失神することもある．
　「チクチク」するような鋭く刺すような痛み，指で指し示すことができる狭い範囲の痛み，深吸気，体動で変化する痛み，圧痛や叩打痛を伴う痛み，あるいは1時間以上持続し，心電図変化を伴わない痛みなどは非典型的で，狭心症とは考えにくい．しかし，背後に狭心症が存在する場合もあり，画一的に否定するのではなく，外来での経過観察も考慮すべきである．

●冠危険因子：多くの疫学的調査から，冠動脈疾患と関連のある因子として，高血圧症，糖尿病，高脂血症，喫煙，肥満，虚血性心疾患の家族歴があげられる．これらの冠危険因子が動脈硬化の進展に関与する過程の詳細は解明されたわけではない．しかし，これらの因子の改善により冠動脈疾患の発症率が有意に低下することはこれまでの大規模臨床試験から明らかである．病歴聴取の際，冠危険因子をもたない患者が胸痛を訴える場合と，いくつもの危険因子をもつ患者が胸痛を訴える場合とでは虚血性心疾患を疑う程度は明らかに異なるからである．

b) 心電図

■①標準12誘導心電図

　非発作時には重症発作直後以外は標準12誘導心電図で心筋虚血の所見は得られないが，発作時との比較対照として，基本となる心電図をとる意義は大きい．
　狭心症の初期診断として，胸痛発作時の標準12誘導心電図が最も基本的かつ重要である．発作時にはST低下またはST上昇が認められ，ST上昇時には鏡面形成として対側誘導のSTが低下することが多い．ST低下は水平形，S波からT波への下向き形（図8）が多い．ST偏位が強いほど，心筋障害も高度である．左回旋枝や対角枝などに起因する心筋虚血では，標準12誘導心電図記録上，ST偏位が検出できないこともある．一

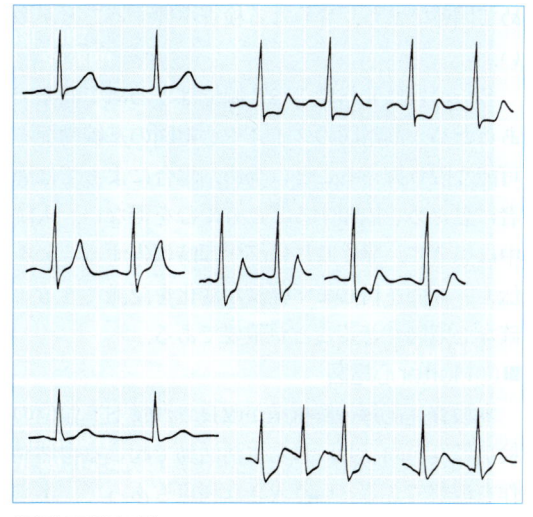

[図8] ST低下の形
いずれもV_5誘導の運動負荷心電図で，左は負荷前，中央は運動終点または胸痛出現時，右は回復期を示す．上段は水平形，中段の回復期は下向き形，下段は上向き形である．

方，ST上昇は心筋虚血に特異的なことが多く，ST上昇の誘導部位によって虚血発生血管の同定もできる．ここで銘記すべき2点をあげる．まず第一に，ST低下の誘導部位は虚血発生血管の部位とは一致せず，どの血管であろうともⅡ，Ⅲ，aV_F，V_5，V_6誘導に低下を認める場合が多い．二つめは，ST上昇の鏡面形成として対側誘導のSTが低下する場合はあるが，ST低下の鏡面形成として対側誘導のSTが上昇することは決してないということである．ST上昇が存在するにもかかわらず，ST低下がきわめて強い場合にそちらに目がいき，心筋梗塞の疑いをもたないおろかなことは絶対に避けるべきである．
　ST偏位が高度または遷延時にはT波が陰転し，数分から数週間持続する．左前下行領域の高度虚血に起因する前胸部誘導の陰性U波のほか，T波の尖鋭化・平低化，陰性T波の陽転，なども虚血性変化である．
　高血圧症・肥大型心筋症・大動脈弁狭窄などの左室肥大を有する疾患は，もともと盆状型（ストレイン型）のST低下を示しているものが多く，狭心痛時の付加的なST低下の判断は循環器専門医でもきわめて困難である．さらに，完全左脚ブロック，WPW症候群でもST偏位の判定はきわ

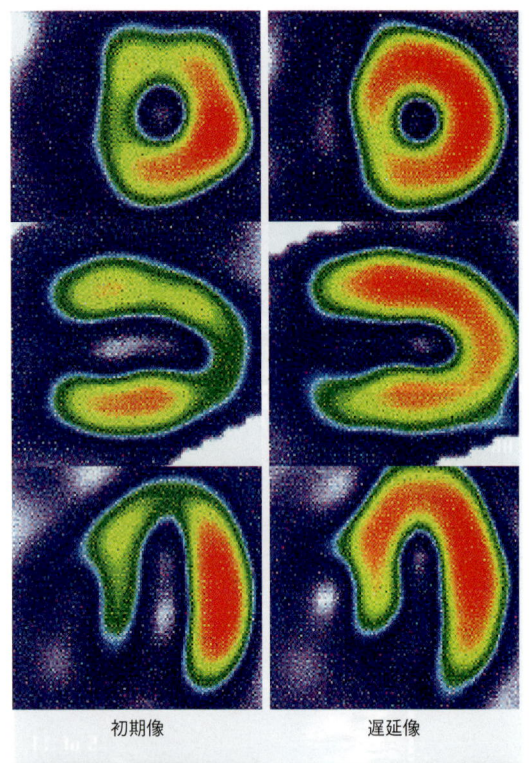

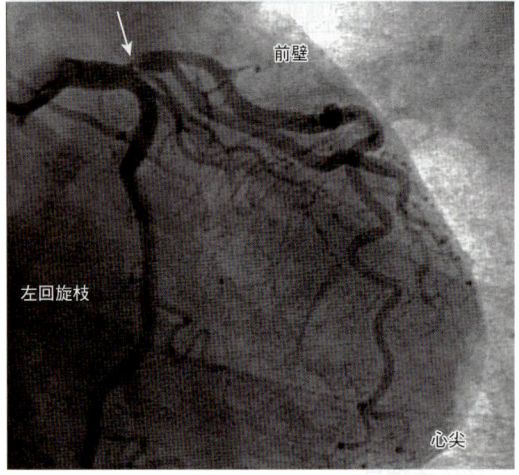

[図10] **狭心症患者の運動負荷タリウム心筋シンチグラフィー**
運動負荷試験直後の初期像では，左前下行枝領域の前壁中隔から心尖部にかけての陰影欠損が認められる．4時間後の遅延像では陰影欠損が認められず，再分布している．冠動脈造影では，タリウム心筋シンチグラフィーの陰影欠損の領域に一致した左前下行枝に90％狭窄が認められた．

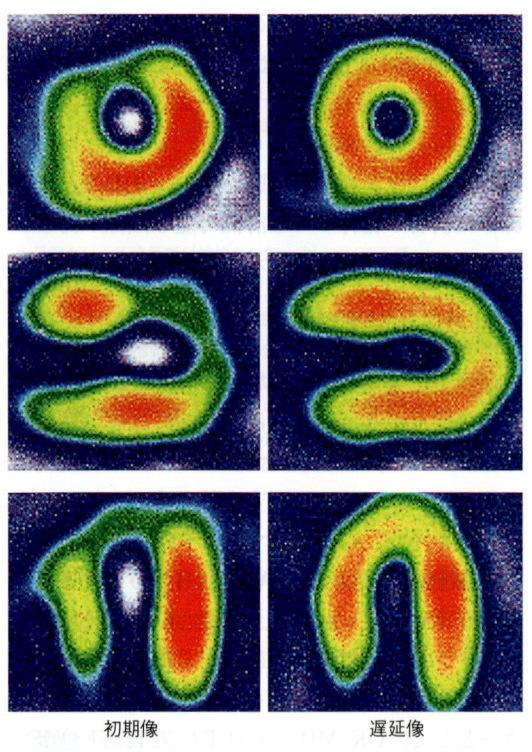

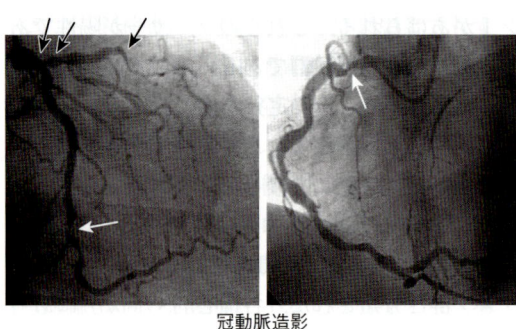

[図11] **タリウム心筋シンチグラフィーにおける多枝病変例の問題点**
タリウム心筋シンチグラフィーの初期像では左前下行枝領域の前壁中隔から心尖部にかけての陰影欠損が認められるのみであった．遅延像では欠損部の再分布を認め，左前下行枝の虚血のみが疑われた．しかしながら，冠動脈造影では左前下行枝の完全閉塞のみならず，左回旋枝，右冠動脈にも有意狭窄が認められた．

初期像では欠損像として描出されるが，タリウムのwash outは健常部に比し遅く，その結果，遅延像では両者の区別ができなくなる．この現象は再分布と呼ばれ，虚血心筋を示す所見である（図10）．

運動負荷が不十分と予測される症例では，薬物負荷が行われる．ジピリダモール負荷はその代表的なものであり，0.56mg/kgをゆっくりと静注し，その直後にタリウムを静注する．ジピリダモールはアデノシンの血中濃度を上げ，強力な冠動脈拡張作用をもつが，正常部の冠血流増加に比べ，狭窄部心筋の血流増加はより軽度か逆に減少する（冠動脈スチール現象）．したがって，虚血心筋では，

運動負荷と同様な所見が得られる．しかし，本法の感度80～95％，特異度80～95％であり，偽陽性，偽陰性がみられる．特に，タリウムの集積の相対評価であるため，多枝病変では最も虚血の強い領域のみが陽性となり，他領域が偽陰性を示すこともしばしばみられる（図11）．

f）心臓カテーテル

心臓カテーテル検査には，Swan-Ganzカテーテルを用いて，血行動態を測定する右心カテーテル検査と冠動脈や左室を造影する左心カテーテル検査が含まれる．

虚血発作時には胸痛に先行して血行動態諸指標が変化する．左室拡張末期圧，肺動脈拡張期圧，肺動脈楔入圧が上昇し，ときに左室収縮期圧が低下する．しかし，Swan-Ganzカテーテル挿入は侵襲的であり，心不全を合併している症例には必要となる場合もあるが，狭心症の診断として用いることはない．

左室造影では，重症の虚血発作のあとに一過性の虚血部の収縮能の低下（気絶心筋 stunned myocardium）や高度器質狭窄例では持続性の収縮能低下（冬眠心筋 hibernating myocardium）が検出されることがある．しかし，心エコー図検査が十分発達した現在，狭心症の診断には必須ではない．

冠動脈造影は現時点では，虚血性心疾患の最終的診断法のゴールドスタンダードであり，冠動脈の解剖学的情報を知るうえで最も重要な検査である．本法から，冠動脈の内径・石灰化・屈曲・蛇行度・分枝状態・灌流域の広さ，および器質的狭窄の程度・長さ・形態・血栓・潰瘍形成などの病変性状，側副血行路または新生血管，攣縮，先天性異常の有無，バイパス血管の性状などの情報が得られる．

労作狭心症では器質的狭窄度の評価と虚血発生血管の同定，冠攣縮性狭心症では攣縮の有無が診断に必要である．

しかしながら，冠動脈造影はあくまでも内腔のみを映し出す影絵であり，実際の血管壁の情報は得られない．通常，最も狭窄の厳しい病変の近傍の，造影上「正常」と思われる部位を対照とする相対的狭窄度が一般的に用いられている．この場合，対照部位にすでに存在する動脈硬化を考慮に入れていないために過小評価となりがちである．

不安定狭心症急性期の造影所見では，辺縁不整な偏心性狭窄または潰瘍性陰影，血栓像と考えられている突然途絶型の完全閉塞，造影剤が周囲を囲む陰影欠損など複雑な病変が特徴的であるが，検出率は25～50％である．冠動脈造影が血管の内腔のみを示しており血管壁情報に乏しいこと，不安定狭心症は臨床背景がより心筋梗塞症に近いものから，安定狭心症に近いものまで広範囲に及ぶこと，また急性心筋梗塞症のように症状発生から冠動脈造影施行までの時間が明確でなく，すでに病変の血栓などが消失していることなどが，不安定狭心症でもその典型例をしばしば観察できない原因である．

発作時の胸痛の性状とST低下が狭心症に典型的でありながら有意狭窄がなく，攣縮も誘発されない例をシンドロームXという．本症候群は，微小血管性狭心症 microvascular angina として，狭心症の亜型と考えられている．

●攣縮の誘発：狭心症を疑わせる病歴，特に夜間から早朝にかけての安静時狭心痛が存在し，心筋虚血の客観的所見が未確認で，有意狭窄（≧70％）がない例では，攣縮の確認が必要となる．方法は12誘導心電図を適時に記録しながら，造影中に自然発作が偶発した例を除き，アセチルコリン（オビソート®）を冠注する．エルゴノビン（エルゴメトリン®）を用いる施設もある．アセチルコリンを用いる場合は，右冠動脈には25μg，50μg，100μg，左冠動脈には50μg，100μg，150μgを完全または亜完全閉塞が出現するまで造影を繰り返しながら，順に冠注する．左右冠動脈に冠注すると，両血管に攣縮が生じる場合があるが，誘発発作が自然発作と同一とは限らない．攣縮発作時，自覚症状と12誘導心電図変化から自然発作と同じであることを確認する必要がある．アセチルコリンは薬効時間が短いが，一過性の洞停止や完全房室ブロックを起こすので，右室ペーシングによる調律補助が必要である．

アセチルコリンは血管内皮細胞が正常であれば

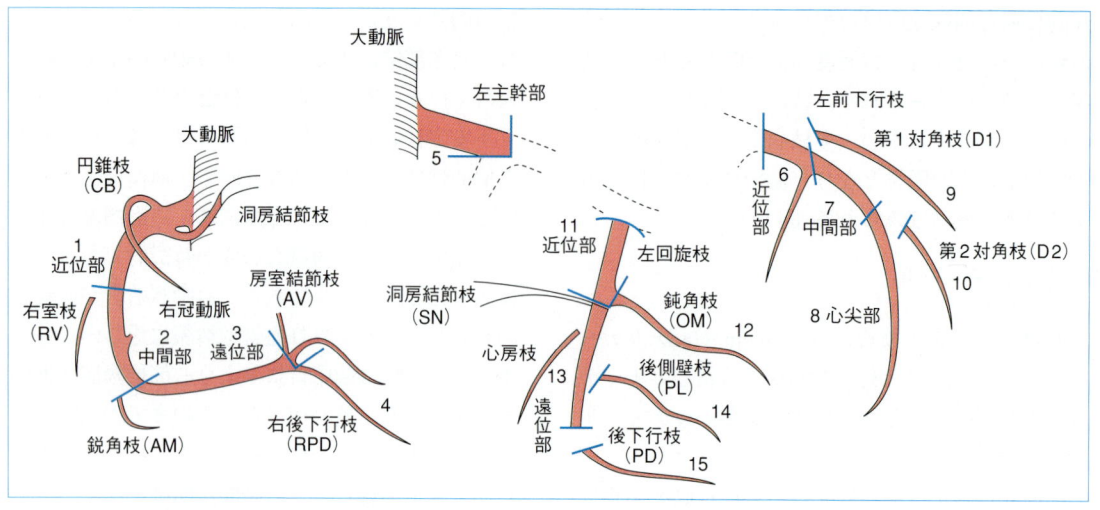

[図12] AHAによる冠動脈部位名称
AM：acute marginal branch, AV：atrioventricular node branch, CB：conus branch, D1：first diagonal branch, D2：second diagonal branch, OM：obtuse marginal branch, PD：posterior descending branch, PL：posterolateral branch, RPD：right posterior descending branch, SN：sinus node branch, RV：right ventricle branch
1〜4：右冠動脈，5：左主幹部，6〜10：左前下行枝，11〜15：回旋枝

内皮由来の一酸化窒素（NO）を介して血管を拡張させるが，内皮細胞傷害があると，NOの分泌が障害され血管を収縮する作用がある．したがって，冠動脈造影上，器質的有意狭窄がなく，一見正常にみえる冠動脈でも，アセチルコリンで収縮するものは内皮細胞傷害がすでに存在すると考えられる．

●冠動脈造影所見の記載法：本邦では造影所見の記載法としてAmerican Heart Association（AHA）が作成したレポート様式（図12）が汎用されている．本様式は冠動脈の部位を15箇所に細別して番号づけするとともに，狭窄度，主要血管の大小と有無，側副血管の母血管，バイパスのグラフト吻合の可能性の適否などを記載する．実践的には便利でわかりやすい記載法である．しかし，狭窄度の評価は例えば51〜75％狭窄が75％狭窄と記載されるので，実際よりも狭窄度が強めに表現されるという問題がある．冠動脈造影上，正確な狭窄度の判定はコンピュータでの定量的冠動脈解析法quantitative coronary angiography（QCA）により実測値で評価されるのが一般的であるが，前述したように冠動脈造影はあくまでも影絵であり，対照血管にすでに動脈硬化が存在する場合には，狭窄度を評価することはむずかしく，現在では血管造影上のあまり詳細な解析は行われていないのが実情である．そのため，現在でも日常臨床ではAHAの記載法が頻繁に使用されている．

g）血管内超音波法（IVUS）

以前は，虚血性心疾患における冠動脈責任プラークの情報は剖検例からしか得られなかったが，近年の血管内超音波 intravascular ultrasound（IVUS）や血管内視鏡などの開発により，生体でまさに，今起こっている実態を把握できるようになった．このことは，虚血性心疾患の治療上，大きな武器となるばかりでなく，虚血性心疾患に関する病態の理解を急速に発展させた．

IVUSは，血管壁構造上二つの重要な境界面を示す．血液と血管との境界面と外弾性板である．この二つの計測によりよ正確な血管面積，内腔面積，プラーク面積を知ることができる（図13）．またIVUSは石灰化病変（図14）や冠動脈解離などの描出にも優れている．血管内腔の影絵で，病変近傍の正常と思われる対照部との相対的狭窄度を評価していた冠動脈造影検査と違い，IVUSは病変部，対照部の絶対的面積を知ることができる（図15）．そのため，IVUSはカテーテルインターベンション治療時のデバイスの選択やそのサイズの

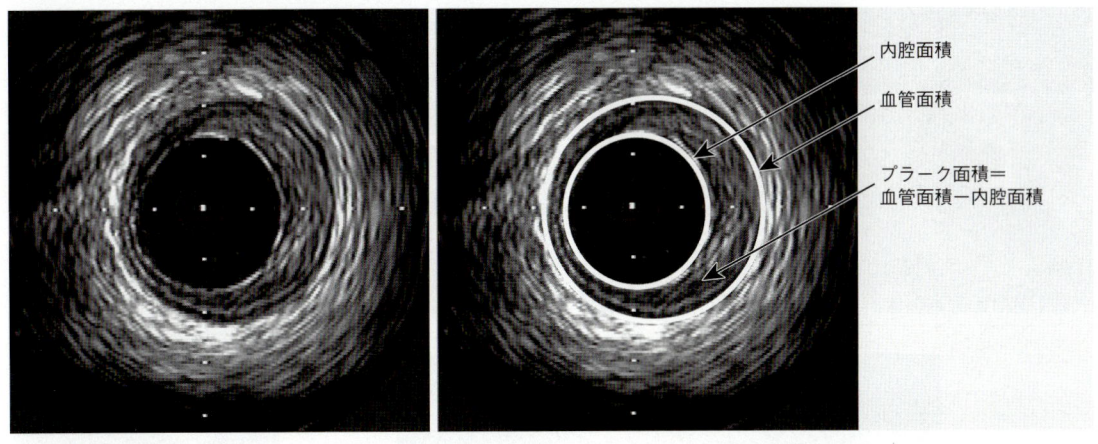

[図13] 血管内超音波像
　　　内腔面積，血管面積，さらにプラーク面積を知ることが可能である．

決定に使用されるだけでなく，インターベンションのエンドポイントの決定にも有用であると考えられている．

h) 鑑別診断

全胸部臓器と一部の腹部臓器の疾患，心因性疾患が狭心症との鑑別診断の対象となるが，鑑別を要する最も多い疾患は肋間神経痛，不整脈，急性心筋梗塞症，胸痛症候群を含む不安神経症である．

■①肋間神経痛

狭心症と好発年代が同じで，胸痛の性状も類似することがあるために問診上の鑑別がしばしば難である．しかし，肋間神経痛は表在性で，きわめて限局的で指で指し示すことができる狭い範囲の痛みを有し，持続時間が比較的長く，圧痛や叩打痛を伴うこともあるので，詳細な問診で大部分が鑑別できる．

■②不整脈

期外収縮や発作性心房細動などの不整脈出現時には，動悸だけではなく前胸部不快感，圧迫感を主訴とすることがしばしばある．これらの不整脈は特定の好発年代および出現誘因がなく，自覚症状は安静時に多発する．発作時の脈拍欠損の確認やHolter心電図記録が決め手になることが多い．しかし，心筋虚血のために不整脈が出現している可能性もあり，一概に不整脈を捉えたからといって，狭心症を除外することはむずかしい．鑑別で

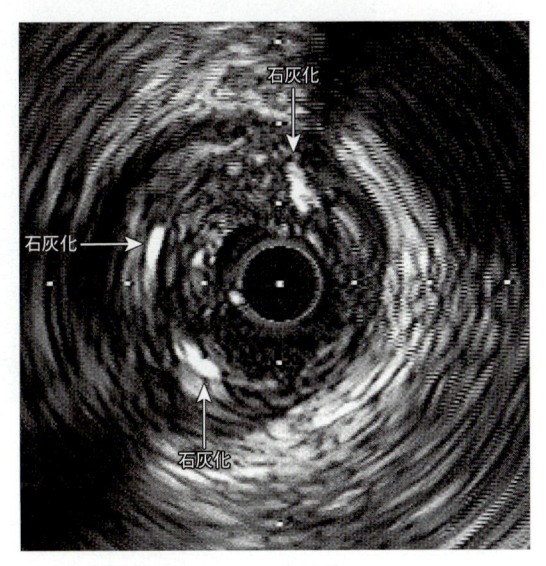

[図14] 血管内超音波における石灰化の同定
　　　高輝度で音響陰影 acoustic shadow を伴うものは石灰化と同定できる．

きない場合はタリウム運動負荷シンチグラフィーなど更なる検査が必要である．

■③急性心筋梗塞症

胸痛の持続時間が比較的短く，心電図上，ST低下あるいはT波の陰性化を示すような場合，急性心筋梗塞症か不安定狭心症かを鑑別することはむずかしい．いずれにせよ，入院時に心電図変化を伴う場合は，入院後心筋逸脱酵素を少なくとも最終発作から12時間程度は追いかける必要がある．心筋逸脱酵素の上昇が認められる場合には，たと

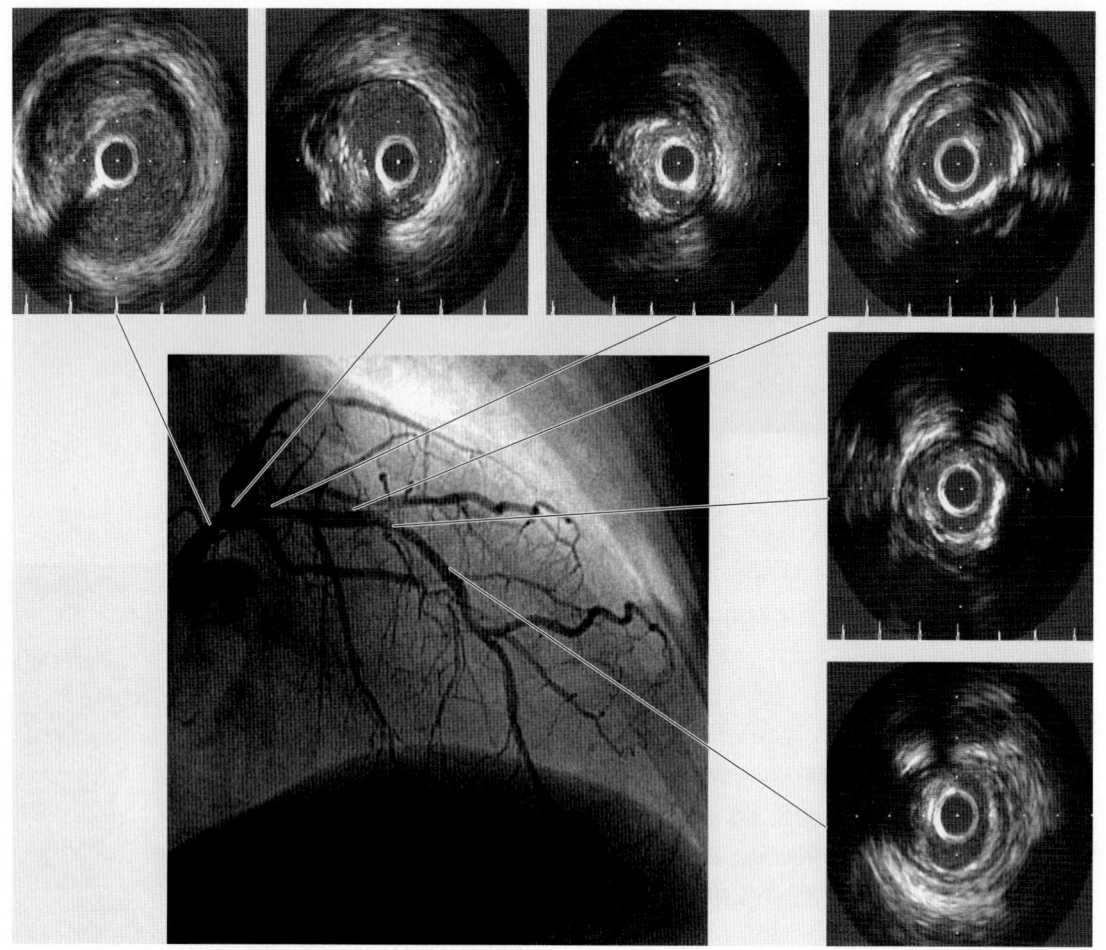

[図15] 血管全長における血管内超音波像
　冠動脈造影検査と違い，血管内超音波では病変部，対照部の絶対的面積を知ることができる．

えその時点で正常値の2倍以上が確認されていなくとも，急性心筋梗塞症と同様に扱い，治療にあたるべきである．最終的に心筋逸脱酵素が2倍以上に上昇せず，不安定狭心症と診断されることもあるが，これは患者に与える危険性の面からは，不安定狭心症を急性心筋梗塞症と誤診する方が無難である．

■④心因性疾患
　不安神経症，胸痛症候群，過呼吸症候群などの心因性疾患は閉経前後の中年女性に好発する．問診上，狭心症との鑑別が困難な場合もあるが，主訴が多彩で，動悸，息苦しさを伴うことが多い．

■⑤消化器疾患
　心窩部痛，左悸肋部痛を主訴とする患者は消化器疾患を疑われることが多いが，狭心症や心筋梗塞の場合もあり注意が必要である．救急外来にて，冷汗を伴う心窩部痛を主訴とする患者に対しては，積極的に心電図検査をすべきである．

文献
1) A report of the American College of Cardiology/American Heart Association Task Force on Practice Guidelines. ACC/AHA guidelines for the management of patients with unstable angina and non-ST-segment elevation myocardial infarction. J Am Coll Cardiol 36：970-1062, 2000
2) 循環器病の診断と治療に関するガイドライン（1998-1999年度合同研究班報告）：慢性虚血性心疾患の診断と病態把握のための検査法の選択基準に関するガイドライン．Jpn Circ J 65(suppl)：913-920, 2001

〈江原省一・吉川純一〉

i) 負荷心電図・負荷心エコー図・負荷心筋シンチグラム

狭心症を客観的証拠に基づき診断するための最も基本的な方法は，胸痛発作時に標準12誘導心電図を記録し，心電図変化，特にST偏位を検出することである．しかしながら，自然発作の胸痛時に心電図記録を行うことは，入院中でもない限り通常困難である．そこで，負荷試験を行うことで心筋虚血を誘発し，その客観的証拠を得て狭心症の診断を行うことが一般に行われている．心筋虚血の客観的証拠を得る手法として，心電図，心筋シンチグラム，心エコー図が用いられる．

■①運動負荷方法

運動負荷方法には，単一定量負荷法と症候限界性多段階負荷法がある．症候限界性は何らかの自覚症状が出現するまで運動を続けることであり，多段階負荷法とは2〜3分ごとに負荷量を増加させていく方法のことである．

ⓐ単一定量負荷法

単一定量負荷法の代表はマスター2階段負荷法である．マスター2階段負荷法は，決められた高さの2段式階段を，年齢・性・体重に応じて決められた速度で昇降する負荷法である．施行方法が簡単であること，設備費が安価であることなどが利点であるが，患者にかける負荷量が一定で患者の状態に応じた調節ができず，負荷量不足あるいは負荷量過多になってしまうことが欠点である．

ⓑ症候限界性多段階負荷法

症候限界性多段階負荷法の代表はトレッドミル負荷あるいはエルゴメータ負荷法である．

トレッドミル負荷法は，ベルトの上を歩行するというきわめて生理的な運動負荷を用いる方法である．ベルトのスピードと傾斜を自由に変更することができるため，低い負荷量から最大負荷量まで負荷量を調節でき，大変便利な負荷法である．

エルゴメータ負荷法は，固定された自転車に座ってペダルを踏む負荷法である．ペダルの重さを自由に変更することができ負荷量を調節できるので，トレッドミル負荷法と同様に大変便利であり，固定された自転車を利用し場所をとらないと

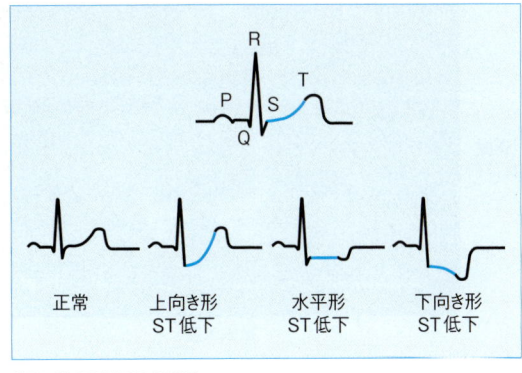

[図16] ST低下の心電図
ST低下のタイプは，上向き形低下，水平形低下，下向き形低下，の三つに分けられる．

[表5] 負荷心電図にて偽陽性所見を起こしうる病態および疾患
1) ジギタリス内服
2) 低カリウム血症
3) 貧血
4) 安静時心電図におけるST下降
5) WPW症候群
6) 心室内伝導障害（左脚ブロックなど）
7) 自律神経障害
8) 女性

いう点ではトレッドミルより有利である．しかしながら，大腿の筋力を多く使うため筋力による差が出やすく，また下肢疲労が運動終点になり目標心拍数に達しないケースが生じやすいことが欠点である．

■②負荷心電図

一般には標準12誘導心電図を記録しながら運動負荷を行い，誘発された心筋虚血の客観的証拠として心電図変化，特にST偏位が捉えられるか否かを検討する方法である．

運動負荷により心筋虚血が誘発され，それに伴い生じる心電図変化は，一般にST低下である．ST低下のタイプは，上向き形低下，水平形低下，下向き形低下，の三つに分けられる．症候限界性多段階負荷法においては，ST接合部分（J点）から80msに位置するST部分の1mm以上の水平形または下向き形低下，あるいは2mm以上の上向き形低下をもって虚血陽性の判定基準とする（図16）．

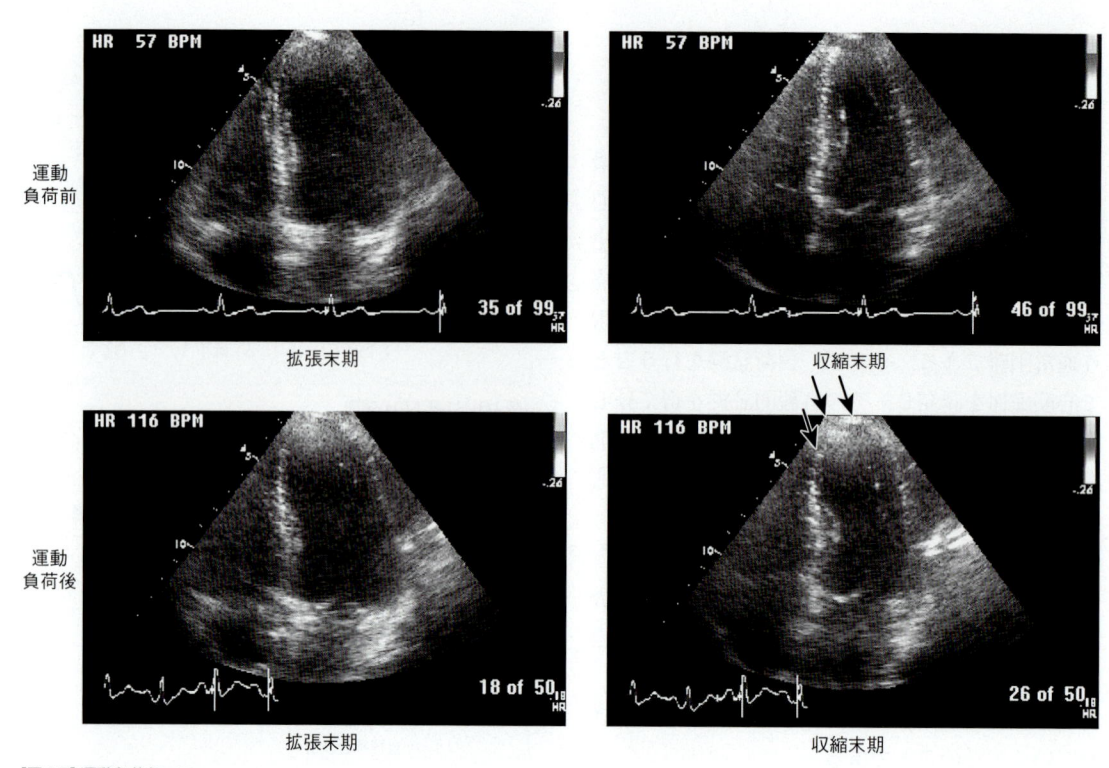

[図17] 運動負荷心エコー
　運動負荷前には壁運動異常の出現を認めないが，運動負荷後に壁運動異常の出現を認める（矢印）．

　狭心症診断において負荷心電図を施行するにあたり知っておくべきことは，狭心症診断に対する感度が約60〜70％，特異度も約60〜70％にとどまることである．表5に示すような病態や疾患では，偽陽性所見が起こりうることを理解しておくべきである．

■③負荷心エコー

　負荷がかかると心臓の酸素需要が増加するが，冠動脈に狭窄がなければ心筋灌流血流量が需要に見合うように増加し，心室壁運動は増加する．しかしながら，冠動脈に狭窄があると，需要に見合うように灌流血流量は増加せず心筋虚血が生じ，心室壁運動の低下が出現する．壁運動異常を判定する方法として心エコー図法はきわめて有用であるので，負荷で誘発された虚血による心室壁運動の低下を心エコー図法でとらえることで狭心症診断を行おうとする方法が負荷心エコーである．負荷方法には薬物負荷と運動負荷があり，薬物負荷心エコー法としてはドブタミン負荷心エコー法が，

[表6] 運動負荷中止基準

1) 狭心症症状の出現（中等度以上）
2) 異常Q波のない誘導での1mm以上のST上昇 　　2mm以上のST水平型または下降型のST低下
3) 中枢神経系症状の出現（失神，運動失調など）
4) 循環不全症状の出現（チアノーゼなど）
5) 危険な不整脈の出現（持続性心室頻拍，多源性心室期外収縮，房室ブロックなど）
6) 収縮期血圧の低下（安静時より10mmHg以上の低下）
7) 高血圧反応（負荷時収縮期血圧250mmHg以上，拡張期血圧115mmHg以上）
8) 被検者による中止要請（下肢疲労あるいは息切れなど）

運動負荷心エコー法としてはトレッドミル運動負荷心エコー法が一般的である．

ⓐトレッドミル運動負荷心エコー法

　負荷開始前にベッド上で左側臥位にて安静時心エコー図を記録したあと，トレッドミル運動負荷を開始する．負荷終了後直ちにベッド上に負荷開始前と同じ体勢になってもらい，負荷後の心エコー

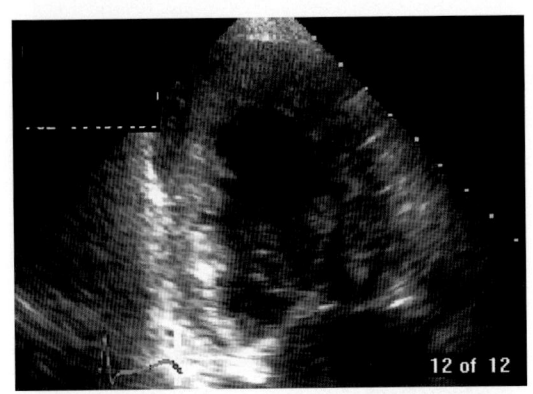

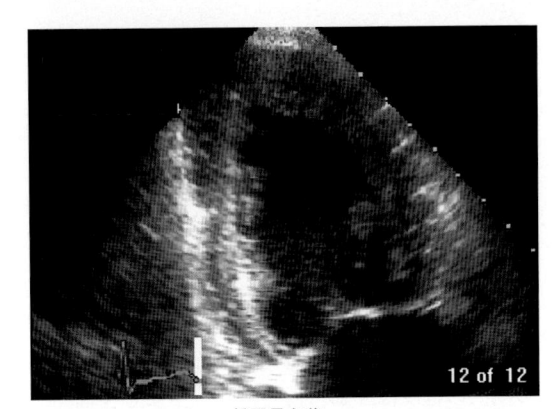

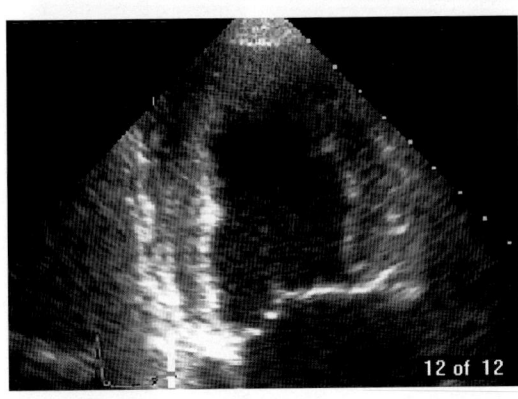

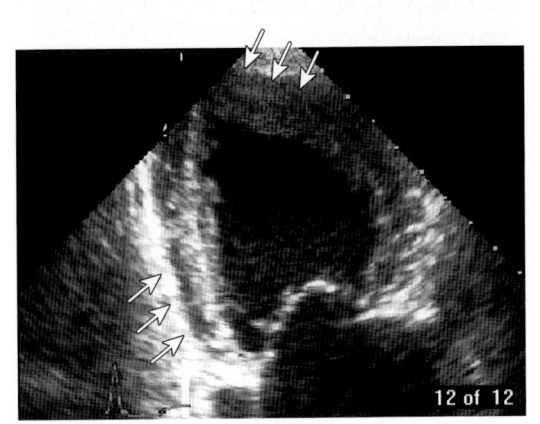

| 負荷前 | 低用量負荷 |
| 中等度用量負荷 | 最大用量負荷 |

[図18] ドブタミン負荷心エコー
　　左上；負荷前収縮末期像，右上；低用量負荷収縮末期像，左下；中等度用量負荷収縮末期像，右下；最大用量負荷収縮末期像
　　ドブタミン負荷前（左上），低用量負荷（右上）では，どの領域もほぼ均等に収縮が生じており，明らかな壁運動異常を認めない．最大用量負荷（右下）においては，下壁（上向き矢印部分）と前壁から心尖部（下向き矢印部分）において壁運動異常の出現を認める．

図を記録する．負荷前の心エコー図と比べ，負荷後に新たな壁運動異常が出現していないかどうかを比較検討する（図17）．

トレッドミル運動負荷は生理的な負荷であるため，患者にとって受け入れやすく施行しやすい方法である．また，負荷量の設定が容易で最大負荷まで到達しやすく，心筋虚血の誘発も行いやすい．運動負荷中止基準（表6）を熟知し，安全に施行することが大切である．負荷終了後心拍数，血圧ともに急速に低下し，負荷により誘発された壁運動低下も急速に消失してしまうため，90秒以内に負荷直後の心エコー図記録を終了する必要がある．また運動負荷直後は，体動，呼吸の影響から心エコー図の画質が低下する点は否めない．心筋虚血診断における感度は70～90％，特異度は70～90％である．

ⓑ ドブタミン負荷心エコー法

患者の右腕に留置用カテーテルを挿入し輸液ラインとドブタミン溶解液を接続し，ドブタミン負荷開始前の心エコー図を記録したあとドブタミン負荷を開始する．ドブタミン負荷心エコー法では，負荷前安静時，低用量負荷時，最大負荷時の心エコー図を記録し，負荷に伴う壁運動異常の出現の有無を検討する（図18）．

ドブタミンは，主としてβ_1受容体刺激作用を持ち，投与量が増加するとα受容体刺激作用が加わり心筋収縮力，心拍数，血圧の増大を生じる．不整脈誘発作用はあるが重篤な副作用は少なく，

比較的安全な薬剤として負荷試験に適している．しかしながら，運動負荷と同様であるが，ドブタミン負荷中止基準（**表7**）を常に頭におき，安全な施行を心がけるべきである．下肢筋力低下などが原因で運動負荷を行えない場合でも施行でき，画像取得時に時間的余裕があることや呼吸に伴う肺の影響などが少ないことなどから，良好な画質の心エコー図を得やすい．しかしながら，薬物負荷であるため非生理的であり，また心筋酸素消費量の増大の程度は運動負荷心エコー法より少ない．心筋虚血診断における感度は70～90％，特異度は70～90％である．

  ⓒ トレッドミル運動負荷心エコー法かドブタミン負荷心エコー法かの選択

閉塞性動脈硬化症や脳梗塞後遺症などのため十分な運動負荷が行えない例では，ドブタミン負荷心エコー法を選択せざるを得ない．運動負荷を行うことが可能な十分な運動能力を有する例においては，どちらがよりよいか，個々の例に応じて決定する．

■ ④負荷心筋シンチグラム

心筋シンチグラムは虚血性心疾患の診断に欠くことのできない診断法である．なかでもタリウムを核種として使用するタリウム心筋シンチグラムは，タリウムが心筋を陽性像として描出し心筋の局所血流量および細胞活性を反映することが報告されて以来広く用いられており，現在も最も一般的に虚血性心疾患の診断に用いられている．

タリウムは心筋細胞膜に存在するイオン交換ポンプによりエネルギーを使って心筋細胞内に取り込まれる．また，タリウムは静注したときの心筋血流分布に応じて心筋組織に取り込まれ，そこからガンマ線を放出するので，ガンマ線の放出が多い部位は血流量が多いためタリウムが心筋組織に多く取り込まれ集積していると判定でき，ガンマ線の放出が少ない部位は血流量が少ないためタリウムが心筋組織に取り込まれる量が少なく集積が低下していると診断できる．このように，心筋部位間でのガンマ線の放出程度の差異を捉え，タリウム集積低下部位を心筋血流不足部位として画像化する．

[表7] ドブタミン負荷中止基準

1) 目標心拍数到達
2) 検査の完遂（負荷プロトコールの終了）
3) 新たな壁運動異常の出現
4) 危険な不整脈の出現（心室頻拍の出現）
5) 収縮期血圧低下（負荷前より20mmHg以上低下）
6) 血圧上昇（収縮期血圧220mmHg以上）
7) 被検者による中止要請（気分不良あるいは吐き気など）

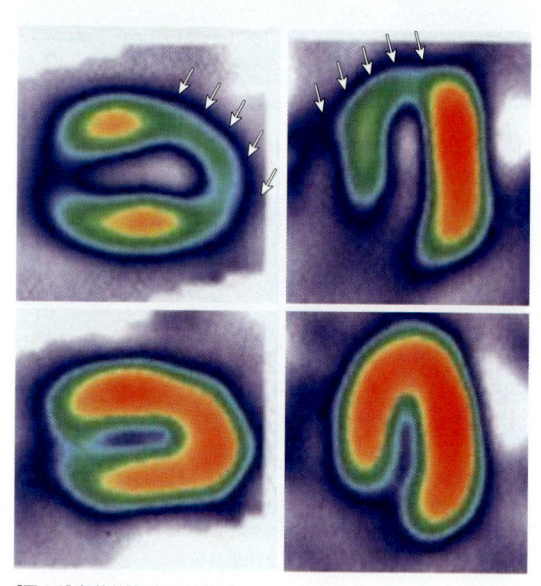

[図19] 負荷心筋シンチグラム
運動負荷直後（上段）にはタリウム集積低下が生じている（矢印）が，運動負荷3時間後（下段）にはタリウムの再分布現象によりタリウム集積低下部位が消失している．

しかしながら，安静時タリウム心筋シンチグラムでは，高度な冠動脈狭窄でなければタリウム集積低下が生じないため，負荷タリウム心筋シンチグラムが必要である（**図19**）．負荷時にタリウムが多く取り込まれた健常心筋では，負荷後血中タリウム濃度の減少に従い心筋細胞から血液中へのタリウムの洗い出しが起こり，組織内タリウム集積濃度は低下する．一方タリウムの取り込みの少なかった虚血心筋では，能動輸送により血中から心筋細胞内へのタリウムの取り込みが行われ，3～4時間後には健常心筋と虚血心筋のタリウム集積に差がなくなり，負荷直後に生じていたタリウム集積低下部位，すなわち心筋虚血部位が消失する．これをタリウムの再分布現象といい，この再分布現象があれば心筋虚血ありと診断することが

できる．心筋虚血診断における感度は80〜90％，特異度は70〜90％である．負荷心筋シンチグラムの負荷方法には，運動負荷と薬物負荷があり，薬物負荷において使用される薬物には，ジピリダモール，アデノシン，ドブタミンなどがある．閉塞性動脈硬化症や脳梗塞後遺症などのため十分な運動負荷が行えない例を除いては，一般には運動負荷心筋シンチグラムが選択される．

文献
1) Cheitlin, MD et al : ACC/AHA/ASE 2003 guideline update or the clinical application of echocardiography : Summary article. J Am Soc Echocardiogr 16 : 1091-1110, 2003
2) Gianrossi, R et al : Exercise-induced ST depression in the diagnosis of coronary artery disease. A meta-analysis. Circulation 80 : 87-98, 1989
3) Pohost, GM et al : Differentiation of transientry ischemic from infracted myocardium by serial imaging after a single dose of thallium-201. Circulation 55 : 294-302, 1977
4) Strauss, HW et al : Thallium-201 for myocardial imaging. Circulation 51 : 641-645, 1975

〈竹本恭彦・吉川純一〉

j) MRI・CT

狭心症（冠動脈粥状硬化）の診断は，従来から狭窄の程度を直接診る解剖学的な診断と心筋虚血の程度で判断する機能的な方法とがある．前者の代表が冠動脈造影であり，後者の方法にはドプラワイヤーや経胸壁心エコー図を用いた冠予備能の計測がある．冠動脈疾患の増加に伴いより非侵襲的に感度が高い検査方法が望まれるようになってきた．ここ数年のCT，MRIの進歩はめざましいものがあり，包括医療が進む現状においては，費用と時間を考えると狭心症診断の中心的役割を果たす可能性がきわめて高いと考えられる．

■①マルチスライスCTによる冠動脈の描出

マルチスライスCTによる冠動脈イメージングは1999年に4列マルチスライスCTが登場してから，2003年から16列が，2004年には64列が登場し，急速な進歩を遂げている．16列CTの有意狭窄の診断は冠動脈造影との比較では感度92％，特異度95％，陰性的中率98％と，もはや冠動脈造影とあまり変わらないことが報告されて

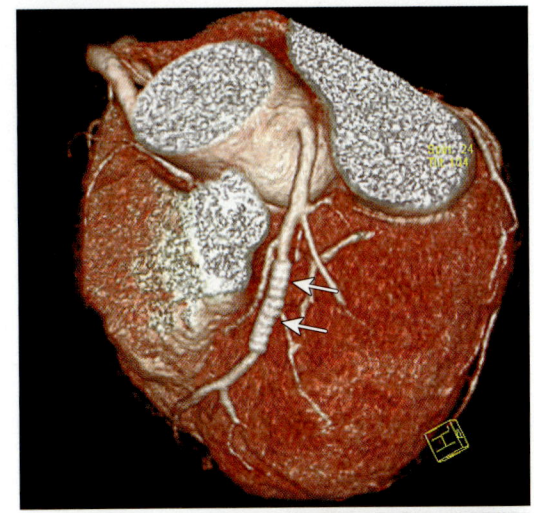

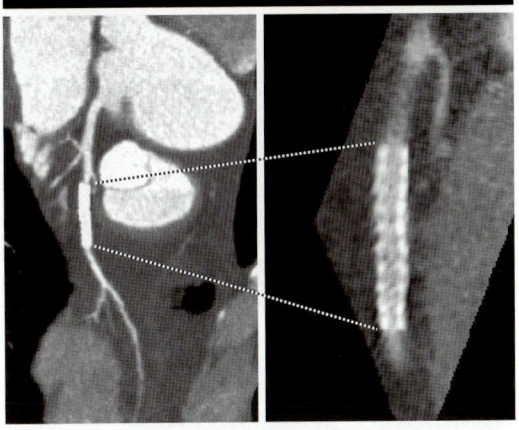

[図20] ステント留置後6ヵ月の冠動脈CT像
　a volume rendering 像，b curved MPR 像，c ステント部分のスライス．ステント内腔は開存している．

いる．マルチスライスCTの特徴は，1回の呼吸停止時間（約15秒）で心臓全体の高分解能の3D画像データが得られることである．末梢静脈より造影剤の投与80〜100mlを必要とするがほぼ非侵襲的である．画像構築に20〜30分必要であるが，最近ではほぼ自動化され5分程度で可能である．冠動脈だけではなく心筋の性状，CT値によるプラークの質的診断も可能である．ステント留置後の再狭窄の診断にも有用で外来診療のみで対応が可能である（図20, 21）．問題点としては，1) 放射線被曝，2) ヨード造影剤が必要，3) プラークの石灰化が高度であると判定が困難（図22），4) 心拍変動に弱い（心房細動は不可），5) 頻脈（90/分以上）での画像の質の低下などがあげられる．

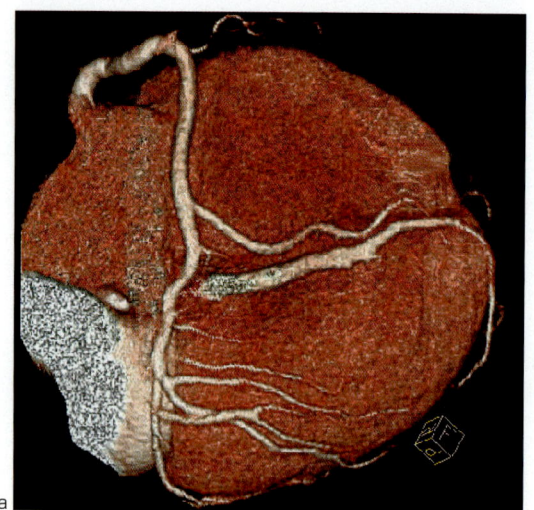

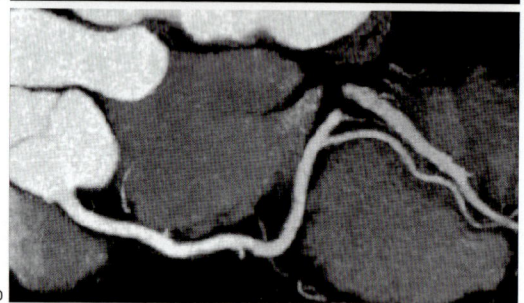

[図21] 右冠動脈のCT像
　a　volume rendering像，b　curved MIP像
　右冠動脈に狭窄は認められない．

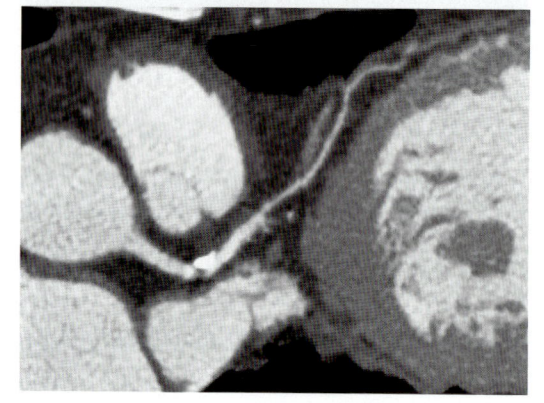

[図22] 冠動脈の石灰化像
　左前下行枝近位部に高度な石灰化と狭窄像が認められるが，冠動脈造影では有意狭窄は認められなかった．

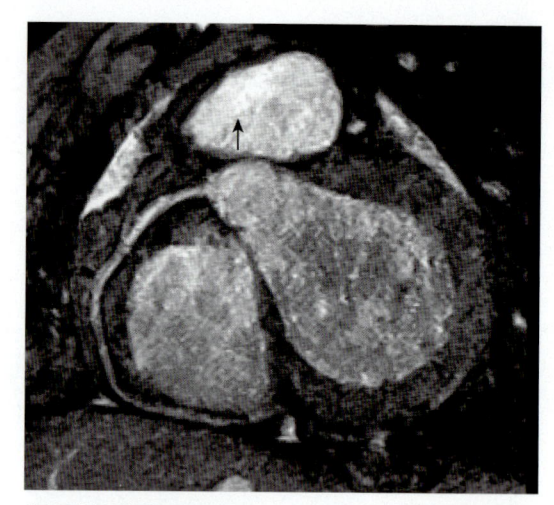

[図23] 右冠動脈のMRA像

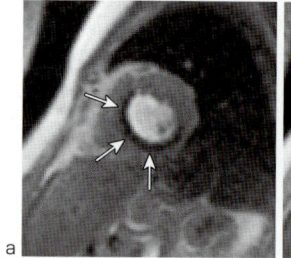

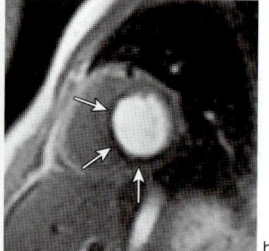

[図24] 心筋パーフュージョンMRI像
　MRI造影剤を注入後に矢印の左室後壁心内膜側に造影剤の流入遅延を認める．左室後壁領域の高度狭窄が疑われる．
　a　収縮期，b　拡張期

である．ただ，撮影の時間と手間，空間分解能の関係で幅広く臨床に用いられることはなかった（図23）．最近の機種ではかなりこの問題点が改善され，冠動脈狭窄の診断能はCTに迫りつつある．また，造影剤と薬物負荷を利用して心内膜下の虚血を証明する方法も今後多用されると予測される（図24）．組織特異性MR造影剤を利用して，不安定プラークの同定なども今後期待されるMRIの役割である．

■②MRI・MRAによる虚血診断

　冠動脈MR angiography（MRA）の最大の利点は，1）放射線被曝がない，2）造影剤が不必要，3）プラークの石灰化が高度でも影響を受けない，など

文献
1) Kim, WY et al : Coronary magnetic resonance angiography for the detection of coronary stenosis. N Eng J Med 345 : 1863-1869, 2001
2) Mollet, NR et al : Multislice spiral computed tomography coronary angiography in patients with stable angina pectoris. J Am Coll Cardiol 43 : 2265-2270, 2004

3) Ruehm, SG : Magnetic resonance imaging of atherosclerotic plaque with ultrasmall superparamagnetic particles of iron oxide in hyperlipidemia rabbits. Circulation 103 : 415-422, 2001

（島田健永・吉川純一）

3）治療

a）生活面での指導

■ ①生活習慣と冠動脈疾患

動脈硬化性疾患患者の増大は生活習慣の変化（栄養過摂取，運動不足）が大きな原因と考えられている．2005年の日本肥満学会，日本高血圧学会などの8学会合同の報告では，この生活習慣がもたらす内臓肥満（腹囲が男性で85cm以上，女性で90cm以上）に加えて，1）高血圧：収縮期血圧130mmHg以上または拡張期血圧85mmHg以上，2）空腹時血糖値：110mg/d*l* 以上，3）高脂血症：中性脂肪150mg/d*l* 以上，あるいはHDL-C 40mg/d*l* 未満のうち2つ以上の条件に当てはまる場合メタボリックシンドローム metabolic syndromeと診断するとしており，このような患者では血中アディポネクチン濃度が低下しているので，さらに冠動脈疾患の発生が増加すると考えられている（図25）．冠動脈疾患の二次予防には生活習慣の改善が基本的であり最も重要なことである．

■ ②運動療法

運動療法の予後改善効果に関するメタアナリシスでは，虚血性心疾患患者の死亡率を20～25％低下させることが明らかになっている．この効果の機序としては，1）自律神経機能の改善，2）血管内皮機能の改善，3）動脈硬化危険因子（血圧，血糖値，コレステロール値，尿酸値など）の改善，などが考えられている．

歩行が最も実行しやすく手軽な運動療法であり，1ヵ月間の適度な歩行が表層の冠動脈のみならず微小血管の内皮機能も改善すると報告されている．具体的には，1回30分以上，1週間に3回以上を最低限の目安にして，患者の重症度，年齢を考慮して指導しており，脈拍数が120/分を超えないようにしている．また，運動療法の効果は，肥満

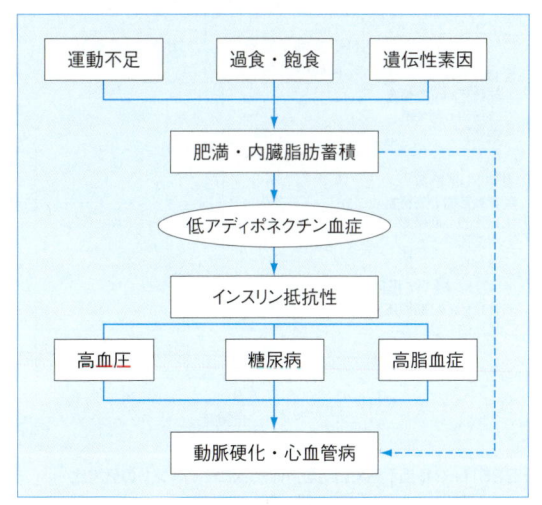

[図25] メタボリックシンドロームの病態とアディポネクチンの関係

の程度，年齢などとは関係なく全員に得られることも報告されている．

■ ③食事療法

狭心症の患者において，食塩は高血圧や心不全を悪化させる原因であり厳密なコントロールを必要とする．肥満を伴うメタボリックシンドロームの改善のためには適正なカロリーコントロールも求められる．一般には標準体重1kg当たり25～30kcalで設定することが多い．食事指導を行う場合に大切なことは，患者がどのような生活を望んでいるのかを知り，例えばみそ汁1杯は食塩約1gという具体的な例をあげて指導することが効果的である．

1971年に，イヌイット族に急性心筋梗塞の発症が少なく，出血傾向の認められることよりその食生活に注目が集まった．彼らの血清コレステロールエステルにN-3多価不飽和脂肪酸としてのエイコサペンタエン酸（EPA），ドコサヘキサエン酸（DHA）が多く含まれており，主に魚油から摂取されていた．図26は冠動脈疾患患者のN-3多価不飽和脂肪酸摂取に対するメタアナリシスの結果であるが，致死性心筋梗塞，突然死は有意に抑制されている．また，フライでない魚の摂取は心房細動の発生も抑制する（図27）．少なくとも，1週間に3回以上の魚介類摂取は奨めるべきであろう．

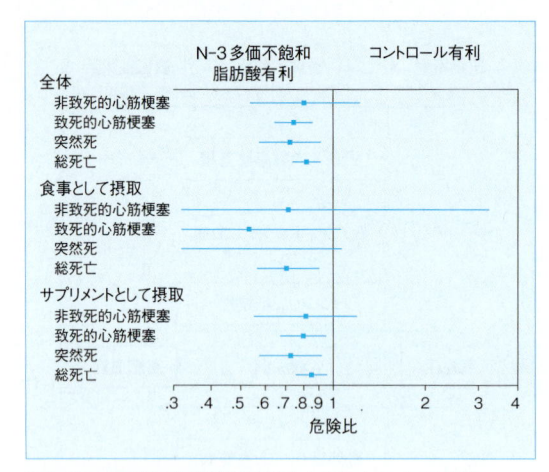

[図26] N-3多価不飽和脂肪酸摂取と心血管イベントの危険比
（文献1）より改変引用）

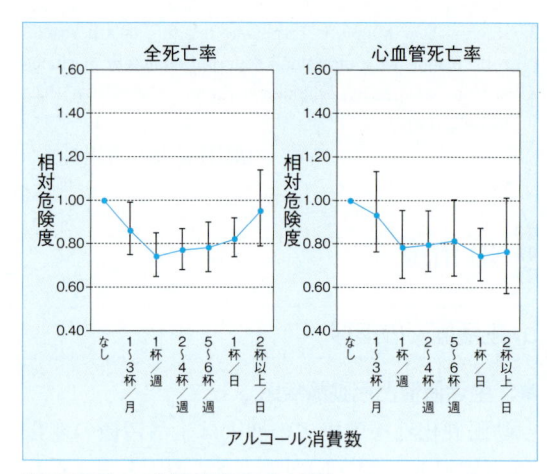

[図28] アルコール摂取量と死亡率の関係
（文献2）を改変引用）

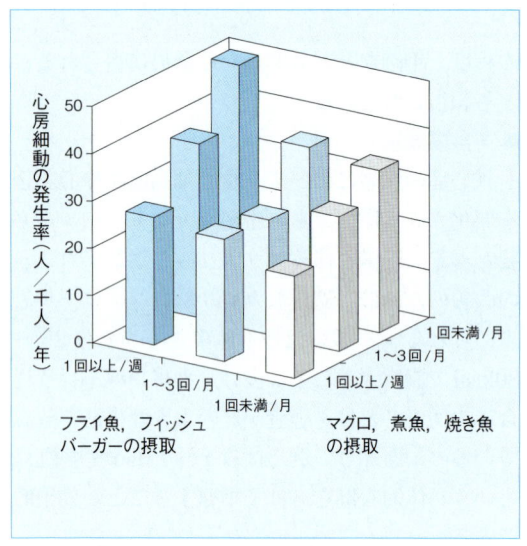

[図27] 魚摂取に対する心房細動の発生率
マグロその他の焼き魚，煮魚の摂取が増えると心房細動の発生は減少し，フライ魚，フィッシュバーガーの摂取が増えると心房細動の発生は増加する．

[表8] 補完・代替医療の種類

民族療法などの体系的医療	漢方，鍼灸，アーユルヴェーダ，チベット医学，ユナニー，その他各国の民族療法，ホメオパシー，自然療法，人智医学
食事・ハーブ療法	栄養補助食品，メガビタミン療法，絶食療法，花療法，ハーブ療法，長寿食，菜食主義，マクロビオティック
心を落ち着かせ，体力を回復させる療法	バイオフィードバック，催眠療法，瞑想療法，リラクセーション，イメージ療法，漸進的筋弛緩療法
体を動かして痛みを取り除く療法	太極拳，ヨガ，運動療法，ダンスセラピー
動物や植物を育てることで安楽を得る方法	アニマルセラピー，イルカ療法，園芸療法
感覚をとおして，より健康になる療法	アロマセラピー，芸術療法，絵画療法，ユーモアセラピー，光療法，音楽療法
物理的刺激を利用した方法	温泉療法，刺激療法，電磁療法
外からの力で健康を回復させる治療法	指圧，カイロプラクティック，マッサージ，オステオパシー，リフレクソロジー，頭蓋骨調整療法，セラピューティックタッチ
宗教的治療法	クリスタル療法，信仰療法

（日本医師会雑誌132(9), 2004より引用）

■ ④飲酒

過度な飲酒は心臓病のみならず健康を害することはもちろんであるが，飲酒と冠動脈疾患発生率の間には負の相関関係があり，全くアルコールを摂取しない人と比べて適度な飲酒（グラス1～2杯/日）は明らかに心臓病の死亡率と発生率を減少させる．このような関係はJ型またはU型カーブとして以前よりよく知られている（図28）．このメカニズムとしてLDLコレステロールの低下とHDLコレステロールの上昇，凝固，血小板凝集能の抑制，線溶系活性の上昇も重要な因子である．心血管イベントを発生する患者のCRP濃度が高いことがより注目されるようになってきた．このCRPにおいても適度な飲酒群が最も低くJカーブであり，さらに重要なことは，一次予防のみならず心筋梗塞発症後の二次予防にも同様の結果が示されている点である．適度な飲酒者に絶対禁酒を勧める必要はない．

⑤補完・代替医療

近年，米国における補完・代替医療complementary and alternative medicine (CAM)を利用した人の割合は60％を越えているという．わが国では，それ以上の人が利用していると考えられている．しかしながら，わが国ではCAMに理解を示す医師はほとんどないに等しいのが現状である．聞く耳を持たないから患者も医師に正直にいわないのであろう．**表8**に現在の主なCAMを列挙する．われわれ西洋医学を勉強した医師は証明されていない（いわゆる西洋的エビデンスがない）ことは間違いであるという認識を持ちがちである．例えばわれわれの研究では，ウーロン茶の摂取はメタボリックシンドロームの中心であるアディポネクチン濃度を上昇させることがわかった（**図29**）．お茶摂取が心血管イベント抑制につながることは昔からよくいわれていることである．現代西洋医学では力の及ばない領域はたくさんあり，そこをCAMで補完する統合医療の必要性は今後ますます重要になってくる．CAMには間違っている治療や，逆に悪影響を及ぼしかねないものもたくさん存在する．だからこそわれわれ医師は，謙虚にこれらの事柄を勉強し患者の言葉に耳を傾けるべきである．

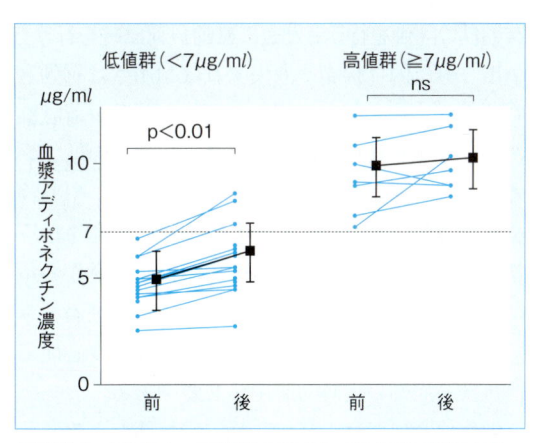

[図29]ウーロン茶1ヵ月摂取によるアディポネクチン濃度上昇効果（文献6）より引用）

文献

1) Bucher, HC et al : N-3 polyunsaturated fatty acids in coronary heart disease : A meta-analysis of randomized controlled trials. Am J Med 112 : 298-304, 2002
2) Gaziano, JM et al : Light-to-moderate alcohol consumption and mortality in the physian's health study enrollment cohort. J Am Coll Cardiol 35 : 96-105, 1999
3) Hambrecht R et al : Effect of exercise on coronary endothelial function in patients with coronary artery disease. N Engl J Med 342 : 454-460, 2000
4) Kumada, M et al : Association hypoadiponectinemia with coronary artery disease in men. Arterioscler Thromb Vasc Biol 23 : 85- 89, 2003
5) Mozaffarian, D et al : Fish intake and risk incident arterial fibrillation. Circulation 110 : 368-373, 2004
6) Shimada, K et al : Oolong tea increases plasma adiponectin levels and low-density lipoprotein particle size in patients with coronary artery disease. Diab Res Clin Pract 65 : 227-234, 2004

（島田健永・吉川純一）

b) 薬物療法

冠動脈疾患は安定狭心症の含まれる慢性冠動脈疾患と不安定狭心症に含まれる急性冠動脈疾患に分けられる（**表9**）．症状，検査により診断するがこれらの治療上の特色は，胸痛という患者を苦しませる症状と心筋梗塞の発症という危険性があることを考えて治療を行うことである．歴史的にはニトログリセリンに代表される硝酸薬が狭心症の代表的薬剤であったが，その後β遮断薬，カルシウム拮抗薬そして長時間作用型硝酸薬と薬が処方されるようになった（**図30**）．特に冠攣縮spasmによる狭心症ではカルシウム拮抗薬が第一選択薬となる．本稿では安定狭心症の治療と発症早期に心事故（死亡や急性心筋梗塞）が生じる危険性の高い救急疾患である不安定狭心症の薬物治療に分けて述べる．症状のない冠動脈疾患は基本的にはメタボリックシンドロームの治療などの生活習慣病の治療となる．また，急性心筋梗塞の薬物治療は別項に譲る．

①安定狭心症

狭心症の機序は冠動脈硬化による器質的狭窄と冠攣縮による一過性の機能的な狭窄とがある（**図31**）．狭心症の治療は冠動脈血流を増加させることと心筋組織の酸素消費量を低下させる治療になる．図30に代表的な薬剤の歴史を記載している．胸痛発作に対する速効性硝酸薬の舌下・噴霧剤の

有効性の評価を行うとともに運動負荷試験を行う．頓用5分以内に胸痛が消失すれば頓用薬は有効と判断され，狭心症の可能性が高い．運動負荷試験としては運動負荷心電図の感度・特異度の低さを考えると，運動負荷心筋シンチグラフィーや薬物や運動負荷心エコーによる心筋虚血の確認を行うことが望ましい．心筋虚血所見が軽く，発作が年に数回程度の軽症型では硝酸薬の頓用で経過をみてもよい．1ヵ月に複数回の発作がある狭心症では抗狭心症薬の定時的服用が必要である．

労作狭心症では，経口・経皮硝酸薬とβ遮断薬またはCa拮抗薬やK$^+$チャネル開口薬を併用する．運動負荷試験が陰性の冠攣縮性狭心症ではCa拮抗薬が第一選択である．安定狭心症では服用回数が少ない持効性薬剤の服用が適切である．

運動負荷試験陽性例，定時薬必要例，患者が病状の改善を希望する場合は入院して冠動脈造影を行い，冠動脈病変度を把握する必要がある．最近は，非侵襲的に心臓CTやMRAで冠動脈が評価できるようになってきた．左主幹部以外の有意病変例では，β遮断薬を中心に薬物を追加増量して負荷試験を再検し，日常・社会生活復帰に必要な運動耐容能が獲得できるか否かを検討する．胸痛と心筋虚血所見が消失すれば，薬物治療の継続である．左主幹部病変，必要な運動耐容能が得られない例が経皮的冠動脈インターベンションpercutaneous coronary intervention（PCI）や冠動脈バイパス術coronary artery bypass grafting（CABG）の適応である．

専門病院で精査後，薬物治療の継続となった例では，1～2年は当初の薬種・薬量を継続し，虚血発作の発現状況を観察しながら薬物量を漸減する．有意狭窄のない冠攣縮性狭心症では，薬物治療開始後の2年間に発作がなければ，治療を中断してもよい．高度狭窄性病変のある重症例でも，併存疾患などのために侵襲的治療法が非適応の場合は，健康保険の規定範囲内で多種類の薬物を用いなければならない．一方，侵襲的完全冠血行再建例では薬物治療を中止してもよい場合がある．

ⓐ硝酸薬

硝酸薬は血管平滑筋に作用し，冠動脈を拡張す

[表9] 冠動脈疾患の分類と診断

	慢性冠動脈疾患		急性冠症候群	
心電図ST変化			非ST上昇型	ST上昇型
冠動脈疾患	動脈硬化	安定狭心症	不安定狭心症　心筋梗塞	心筋梗塞
臨床所見	症状なし	労作性胸痛	安静胸痛，梗塞後	進行中の胸痛
心電図	陰性		ST・T変化	ST上昇
心エコー図	陰性		陽性	
血清マーカー	陰性			陽性
リスク評価	虚血の可能性低い	低リスク	中等度・高リスク	ST上昇梗塞

冠動脈疾患は安定狭心症の含まれる慢性冠動脈疾患と不安定狭心症に含まれる急性冠動脈疾患に分けられる．これらは，症状，心電図，心エコー図や血液検査にて診断される．症状において胸痛は痛みというよりは，胸部圧迫感である．

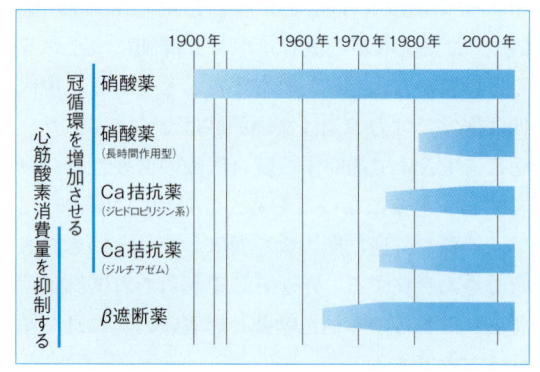

[図30] 狭心症薬の歴史
歴史的には，硝酸薬が狭心症薬の歴史では最も長い．その後β遮断薬，カルシウム拮抗薬，長時間作用型硝酸薬と薬剤の開発がつながる．

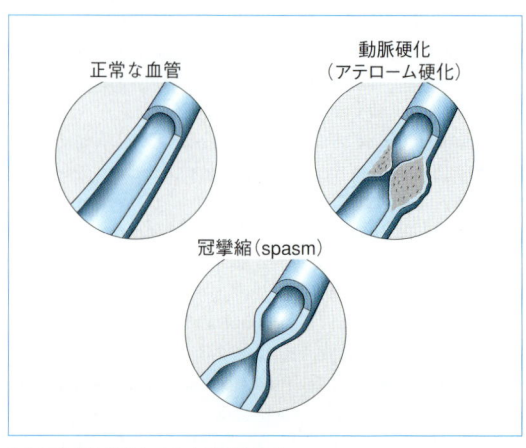

[図31] 労作性狭心症と安静時狭心症
安定狭心症においてその狭心症の機序は冠動脈硬化による狭窄と冠攣縮によるものに分けられる．不安定狭心症においては，血栓の関与が重要である．

るとともに，末梢静脈を拡張させることで前負荷を軽減し，心筋酸素需要を抑制することで心筋虚血を改善する．硝酸薬は比較的特異な例を除いて，あらゆるタイプの狭心症に適応があるが，長期間にわたって用いると耐性が出現することもある．米国のFDAが行った臨床治験ではパッチ製剤は運動耐容能を指標とすると貼付後24時間で効果は失われるが，日常の狭心症発作回数でみると8週まで有効であった．これらのことより，硝酸薬の投与は狭心症発作の発作時間帯を考え，できるだけ1日1～2回の投与が望ましい．Rapapportは心筋梗塞後の症例についてISDNの長期効果を検討し，平均11ヵ月の観察期間中の死亡率は10％で，非投与例の25.6％に比し有意に低下させたと報告し，ISDNの長期投与の有効性を示した．

ⓑ β遮断薬

β遮断薬は主として器質的冠動脈狭窄のある労作狭心症に適応がある．β遮断薬が虚血性心疾患患者の死亡率，心筋梗塞再発率を減少させることは1981年から1983年にかけて発表されたβ blocker Heart Attack Trial, Norwegian Timolol Trial, Goeteborg Metoprolol Trialで示された．これまでの臨床試験のメタアナリシスの結果ではβ遮断薬は死亡率を22％，心筋梗塞再発率を27％減少させる効果が認められた．なお，β_1，β_2の選択性に関しては両者の治療効果に差はないとされているが，内因性交感神経刺激作用 intrinsic sympathomimetic activity (ISA) のある薬剤は，ないものに比してその効果は劣るといわれている．

ⓒ カルシウム拮抗薬

カルシウム拮抗薬は冠攣縮抑制作用により心筋虚血の発生を予防する．したがって，冠攣縮が原因で発生する狭心症例に良い適応がある．ニフェジピンに代表されるジヒドロピリジン系は最も強い血管拡張作用を有するが，それゆえ血圧の低下作用も強く，反射性頻拍により，むしろ心筋の酸素消費量を増すことがある．一方，ジルチアゼムは軽度の洞機能，房室伝導抑制作用を持つことから，頻脈傾向を有する狭心症例で良い適応となる．

ⓓ ニコランジル

ニコランジル（シグマート®）はK_{ATP}チャネル開口作用を有し，冠動脈を拡張させると同時に，Ca^{2+}の細胞内流入抑制作用による虚血心筋保護作用もある．ニコランジルは太い冠動脈のみならず，末梢の細動脈の拡張作用もあることから，microvascular anginaにも有効であるといわれている．また，冠動脈の拡張作用に比べて，末梢血管拡張作用は弱く，血圧や心拍数にほとんど影響がみられない点がこの薬剤の最大の利点となっている．

■ ② 不安定狭心症

不安定狭心症における症状の悪化の成因としては大きく5つの要素に分けられる．すなわち冠動脈病変自体の原因としては，1) 粥腫の破裂やびらんとそれに続いて生じる非閉塞性血栓や血栓の末梢側への塞栓が主たるものであり，このほかに2) 冠攣縮，3) 再狭窄や動脈硬化による器質的狭窄の進展，4) 炎症や感染があげられる．一方，冠動脈病変の変化とは別のいわゆる二次性不安定狭心症の原因としては，5) 心筋酸素需要増加をきたす発熱，頻脈，甲状腺機能亢進症などが，酸素供給を減少させる貧血，低血圧，低酸素血症などがある．これらが互いに関与することで心筋酸素需要と供給のアンバランスが生じる．上記のことを踏まえて不安定狭心症の治療が行われる．

粥腫の破綻やびらんによる血栓形成という不安定狭心症の主たる発症機序が明らかになった現在においても薬物療法はこの疾病の第一選択であり，抗虚血薬と抗血小板・凝固薬を病態に応じて使用することになる．一方，薬物治療抵抗を示す症例も少なからずみられ，時期を逸せずPCIやCABGを施行することも重要である．

ⓐ 硝酸薬

持続点滴静注時には薬剤が吸着しないチューブを用い，当初0.2μg/kg/分から投与，血圧などの変動に注意しながら1～2μg/kg/分を目標に増量する．低血圧に注意が必要であり，投与前正常血圧例では110mmHg以下に，また高血圧例では投与前より25％以上血圧が低下した場合には減量を考慮する．高濃度で24時間以上持続投与し場合には血行動態に対する効果は減弱するとされるが（耐性），実際，抗狭心症効果が耐性により減弱

したと認識することは臨床上むずかしい．しかし，狭心発作が24時間以上消失した場合には速やかにニトログリセリン投与量を減量するか，経口薬や経皮薬に変更することが望まれる．一方，発作は消失しても責任病変自体は未だ不安定な状況にあると推察され，他剤に変更することなく急速な減量，中止はリバウンド現象により発作が増悪する可能性があり注意が必要である．

ⓑ β遮断薬

副作用には特に注意が必要で房室ブロック，喘息既往，不全重症左心機能，徐脈（50/分以下），低血圧（90mmHg以下）例では使用すべきではない．欧米では特に心筋梗塞に移行しやすいと考えられるハイリスク例において速やかなβ遮断薬の静注が推奨されるが，本邦では不安定化の原因として冠攣縮の関与が考えられる例も多く，経口薬においても心機能や禁忌の有無が明らかでない時点では第一選択の薬剤となることは少ない．一方，この薬剤は頻脈傾向にあり発作が頻回に繰り返す場合には著効することが多く，治療目標としては安静時心拍数を60/分前後とする．

ⓒ カルシウム拮抗薬

冠攣縮の合併が多い本邦においては欧米と比べCa拮抗薬の使用頻度は高いが短時間作用型dihydropyridine系薬剤や心機能低下例でのphenylalkylamine系やbenzothiazepine系薬剤の使用はむしろ予後を悪くする．低心機能例では長時間作用型のdihydropyridine系薬剤が，一方，正常心機能で徐脈傾向でない場合にはphenylalkylamine系やbenzothiazepine系が望ましく，特にβ遮断薬が禁忌で使用できない場合には代用薬になりうる．

ⓓ ニコランジル

用法・用量：本剤を生理食塩液または5％ブドウ糖注射液で溶解して，0.01〜0.03％溶液とする．通常，成人には，ニコランジルとして1時間当たり2mgの点滴静注から投与を開始する．投与量は患者の病態に応じて適宜増減するが，最高用量は1時間当たり6mgまでとする．

ⓔ 抗血小板・抗凝固療法

ⅰ）アスピリン

血小板のcyclooxygenase-1を抑制することで血小板凝集を軽減し粥腫破裂後の血栓形成を減少させる．アスピリン使用により不安定狭心症例での心事故を平均50％減少させることが報告されておりその有効性は確立している．

ⅱ）アデノシン二リン酸受容体遮断薬

thienopyrine系としてチクロピジンと本邦で発売されていないクロピドグレルがある．血小板凝集抑制効果は不可逆性でアスピリンと作用部位が異なるため併用することで相乗効果が期待されるが，効果発現には数日を要する．両薬剤ともアスピリンと同等かそれ以上の効果を有するとされている．チクロピジンにはまれではあるが致死的な副作用（肝障害，血栓形成性血小板減少症，好中球減少症）があるため，投与最初の3ヵ月間は2週間に一度血液検査する必要がある．クロピドグレルはチクロピジンと比べると安全で作用までの時間も早い．ACC/AHAガイドライン（2002年）ではクロピドグレルのルーチン投与を推奨している．

ⅲ）未分画ヘパリン，低分子ヘパリン

ヘパリンはアンチトロンビンⅢ（ATⅢ）を介して抗凝固活性を示す．このうち未分画ヘパリンでは抗凝固効果に個人差が大きいため活性化部分トロンボプラスチン時間activated partial thromboplastin time（aPTT）を健常人の1.5〜2倍を目標として6時間ごとに投与量を調整することが望ましい．メタ解析では急性期アスピリンとの併用により心事故は50％以上減少するが長期にわたった場合にアスピリン単独を上回る効果はみられていない．低分子ヘパリンはaPTTのモニタリングが不要なこと，血小板活性化作用が弱いこと，HIT発生率が低いことが特徴である．不安定狭心症例において未分画ヘパリンと少なくとも同等かそれ以上の心事故予防効果を有するとされている．

ⅳ）GpⅡb/Ⅲa受容体拮抗薬

活性化した血小板ではGpⅡb/Ⅲa受容体とフィブリノーゲンが結合することで最終的に血小板凝集が生じるため，この結合を阻害することで強力な抗血小板凝集作用を有する薬剤である．代表的

なものとしてモノクローナル抗体であるabciximabのほか，特異的拮抗作用を有する低分子のtirofibanやepifibatideがある．数多くの欧米の試験結果からはこれらの薬剤の有効性は不安定狭心症でPCIを行う例では普遍的に認められる．

狭心症の予防と再発作防止のための薬物療法においては個々の症例ごとに残存虚血の有無，左室機能，合併症などを十分に評価して，一律の処方で対処することなく，患者個々の特質に合わせた治療の個別化が重要である．また，冠動脈疾患患者の基盤となる冠動脈硬化を進行させるのは，リスクファクターであることより，各症例でリスクファクターを詳細に検索し，可能な限りの治療を行うことが最も重要な治療である．

文献

1) Abernethy, DR et al : Calcium-antagonist drugs. N Engl J Med 341 : 1447-1457, 1999
2) Bhatt, DL et al : Current role of platelet glycoprotein IIb/IIIa inhibitors in acute coronary syndromes. JAMA 284 : 1549-1558, 2000
3) Braunwald, E : Mechanism of action of calcium-channel-blocking agents. N Engl J Med 307 : 1618-1627, 1982
4) Cannon, CP : Effectiveness of clopidogrel versus aspirin in preventing acute myocardial infarction in patients with symptomatic atherothrombosis (CAPRIE trial). Am J Cardiol 90 : 760-762, 2002
5) Frishman, WH : Carvedilol. N Engl J Med 339 : 1759-1765, 1998
6) Hennekens, CH et al : Aspirin as a therapeutic agent in cardiovascular disease : a statement for healthcare professionals from the American Heart Association. Circulation 96 : 2751-2753, 1997
7) Hochman, JS et al : A new regimen for heparin use in acute coronary syndromes. Am Heart J 138 : 313-318, 1999
8) Parker, JD et al : Nitrate therapy for stable angina pectoris. N Engl J Med 338 : 520-531, 1998
9) Peters, RJ et al : Effects of aspirin dose when used alone or in combination with clopidogrel in patients with acute coronary syndromes : observations from the Clopidogrel in Unstable angina to prevent Recurrent Events (CURE) study. Circulation 108 : 1682-1687, 2003
10) Yusuf, S et al : Beta blockade during and after myocardial infarction : an overview of the randomized trials. Prog Cardiovasc Dis 27 : 335-371, 1985

〔葭山　稔・吉川純一〕

c) インターベンション治療

■①薬剤溶出性ステントの登場と新しい診療指針

経皮的冠動脈インターベンション percutaneous coronary intervention (PCI) は，臨床応用されて25年が経過し，初期の標準型バルーン形成術 plain old balloon angioplasty (POBA) 単独の第1期，急性閉塞や高率に発生する再狭窄を改善するための通常型金属ステント bare metal stent (BMS) を含む種々のデバイスが登場した第2期を経て，2004年からは，免疫抑制薬のsirolimusや抗癌薬のpaclitaxelを表側に被覆した薬剤溶出性ステント drug-eluting stent (DES) の登場によって第3期に入ったといえる．これらDESとBMSの大規模比較試験の結果，DESによるPCIは再狭窄率が著明に減少したことが明らかになり，再狭窄を繰り返す細径血管や再狭窄時に危険な病態となる左主幹部病変にも適応が拡大しつつある．

狭心症におけるPCIの適応は，American College of Cardiology (ACC) とAmerican Heart Association (AHA) の実践指針，European Society of Cardiology (ESC) の指針，日本循環器学会を中心とする本邦8学会の合同作業班が作成した循環器病の診断と治療に関するガイドライン（日循指針）に勧告基準が示された．しかし，指針の論拠となったPCIと薬物治療，PCIと冠動脈バイパス術 coronary artery bypass grafting (CABG) の治療成績を比較した大規模臨床試験はステントのない第1期の試験，第2期でもステント使用率に大幅な差のある試験で，勧告基準に限界があることは各指針に補記されている．2005年に発表されたESC指針ではDESの適応に論及されており，今後はACC/AHA実践指針にも採用されると思われる．しかし，POBAは依然としてPCIの基本であり，BMSや他のデバイスは今後も使用される．したがって，現在でも狭心症の治療におけるPCIの適応の基本理念はさほどの変化がないといえよう．

■②PCIの適応
ⓐ適応の決定とその規定要因

狭心症の治療法の選択，特にPCIの適応は受

[表10] 狭心症の治療法の選択を規定する要因

○受療側要因
　1）狭心症の重症度，治療歴と治療密度
　2）既往疾患・併存疾患の有無と重症度
　3）受療者の身体的・社会的要因
　　・年齢，就業の有無と職種，日常生活の活動度
　4）疾患の民族特性
　5）受療者の診療に対する見解
○施療側要因
　1）内科医の見解と力量
　　・薬物治療の意義の認識度
　　・PCIの技術と治療成績
　2）施設の総合的医療充実度
　　・心臓外科医の常在，その技術と治療成績
　　・医療機器の装備度
　3）大規模臨床試験の成果
　　・実証医学（evidence-based medicine）の普及
　　・権威的な診療指針の作成・公表
　4）医用材料の進歩
　5）医療保険上の制約

PCI：経皮的冠動脈インターベンション

[表11] 労作狭心症のCCS重症度分類

Ⅰ度：日常の身体活動では狭心症発作が起こらず，強いまたは持続した労作では発作が起こる
Ⅱ度：日常の身体活動が軽度に制限され，早い昇段・登坂，食後・寒気・向かい風での歩行や昇段では発作が起こる
Ⅲ度：日常の身体活動が高度に制限され，通常の状態での2ブロック以下の平地歩行や2階までの昇段でも発作が起こる
Ⅳ度：いかなる身体活動でも，ときには安静時にも発作が起こる

CCS：Canadian Cardiovascular Society　（文献7）より改変）

[表12] ACC/AHA実践指針とESC指針による狭心症の高リスク

○安定狭心症：ACC/AHA実践指針
　1．駆出分画＜35％の高度左室機能低下
　2．トレッドミルスコア≦−11の高リスク点
　3．負荷後の広範囲または多領域の可逆性灌流欠損
　4．左室拡大または肺摂取率増加を伴う広範囲の不可逆性灌流欠損
　5．低用量ドブタミン負荷心エコー図上の壁運動低下≧2セグメント
○不安定狭心症：ACC/AHA実践指針
　1．入院48時間以内に胸痛発作が増悪
　2．安静時胸痛発作＞20分
　3．虚血性肺水腫，心Ⅲ音，肺ラ音，新規または増悪した僧帽弁逆流，雑音，血圧低下，徐脈，頻脈，年齢＞75歳
　4．安静時胸痛発作でST偏位＞0.05mV，新規の脚ブロック，持続性心室頻拍
　5．トロポニンT＞0.1ng/ml
○非ST上昇型急性冠症候群：ESC指針
　1．再発性の安静時胸痛発作
　2．ST偏位：ST低下または30分以内のST上昇≧0.1mV
　3．トロポニンT，IまたはCPK-MBの上昇
　4．観察期間中の血行動態不安定
　5．心室頻拍または心室細動などの重篤な不整脈
　6．梗塞後狭心症
　7．糖尿病

ACC：American College of Cardiology, AHA：American Heart Association, ESC：European Society of Cardiology

（文献3, 6）より改変）

療側と施療側の要因（表10）によって規定される．このうち，強い規定要因は狭心症の重症度，医師の見解とPCIの技術である．狭心症の重症度はCanadian Cardiovascular Society（CCS）の分類（表11），ACC/AHA実践指針やESC指針のリスク分類（表12）が一般的である．

本邦では薬物治療，PCI，CABGの選択比率の施設間差が大きいが，全体としてPCIを選択する医師が多いことが日本循環器学会学術委員会の調査によって明らかにされた．それによると，1997年にCABGは477施設で17,667件，PCIは1,023施設で109,788件実施され，CABGの6.2倍であった．この比率は英国の0.7倍，米国の1.3倍，フランスの2.7倍に比べて有意に高率であった．ACC/AHA実践指針では，PCIの治療成績は施設・医師の年間実施数に比例すると断言しており，主要合併症を少なくするための最低許容件数は施設として200件/年，医師個人として75件/年としている．本邦では，200件/年以上の施設は全体の15％，300件/年以上は自施設も含めて7％に過ぎない．逆に100件/年以下の施設は65％，50件/年以下は44％で，多くの医師は症例数が少ない環境でPCIを行っている．また，心臓血管外科が併設され，CABGが実施されている施設はPCI施行施設の44％である．本邦ではPCI施行に関する法的規制はなく，医師はどの施設でも自己裁量で自由に施行できるのである．

次に大規模臨床試験の集学的分析に基づいて，学会主導で作成された診療指針もPCIの適応に影響する．本邦では大規模臨床試験が少ないため，日循指針も海外の試験結果に基づいており，一部が本邦の実情に沿って改変されている．しかし，

大規模臨床試験の登録には適応・除外基準があり，狭心症の全病態を包含しているわけではない．また，冠動脈疾患には民族差があり，海外の指針が必ずしも日本人に適合するわけではない．各指針の適応はあくまでも勧告基準であり，PCIの適応は個々の例の病態を十分に把握したうえで決定されるべきである．

医療保険による制約も少なからず影響する．制約の一つは施設基準が設定されていることである．その大要はPCIが100件/年以上，臨床工学技士の常在，心臓血管外科医の常在または緊急事態に対応するための体制整備である．本基準が満たされないとPCIの手技料（22,800点）が30％減算される．さらに，CABG実績30件/年以上の心臓血管外科が併設されていなければ高速回転性アテレクトミー（手技料23,900点）を施行できない．次に，造影剤や医用材料も使用量の枠が定められており，最近では特にその査定が厳しくなっている．

本邦における冠動脈疾患の薬物治療の予後は良好で，特に安定狭心症では心事故の発生率は低い．したがって，薬物治療後に胸痛発作・心筋虚血所見が消失した例は，基本的にPCIの適応はない．適応の基本原則は，急性心筋梗塞症や心臓死への進展リスクが高いと予想される，適切な薬物治療でも胸痛発作のために日常生活に支障がある，社会復帰に必要な運動耐容能が得られない有意器質的狭窄例である．ACC/AHAの指針でも，まず薬物治療を優先するべきと強調されている．しかし，PCIの周術期合併症，遠隔期再狭窄率が医用材料の改良と技術の向上，特にステント導入に伴って大幅に改善した今日，客観的な心筋虚血所見が陽性または有意狭窄があればPCIの適応となることが多いのが現状である．

本稿ではPCIの適応をACC/AHA実践指針，ESC指針，日循指針に沿って述べるが，これらは治療法選択時の参考となる勧告基準である．各指針では，PCIの立場からみた狭心症における適応，病型からみた冠血行再建としてのPCIの適応が述べられている．勧告基準は**表13**のように有用性・有効性から3クラスに区分され，各クラスの根拠となるエビデンス水準が付記されている．し

[表13] ACC/AHA実践指針のクラス分類とエビデンス水準

○クラス分類
- Ⅰ：診断手技・治療法の有益性・有用性・有効性に根拠・普遍的同意あり
- Ⅱ：診断手技・治療法の有用性・有効性に相反する根拠・意見あり
  - Ⅱa：根拠，意見ともに有用性・有効性に傾く
  - Ⅱb：有用性・有効性の十分な根拠・意見なし
- Ⅲ：診断手技・治療法の有用性・有効性の根拠なし，ときに有害という根拠・意見あり

○エビデンス水準
- A：多くの無作為臨床試験
- B：1個の無作為試験または複数の非無作為試験
- C：専門家の同意

略語は表12と同じ　　　　　　　　　　　　　　（文献6）より改変）

[表14] 狭心症に対するPCIの適応
―ACC/AHA実践指針の勧告基準，2001―

○無症候性心筋虚血・CCS Ⅰ度狭心症

クラスⅠ
糖尿病がない1～2枝病変で，PCIに適する有意狭窄が1箇所以上存在し，成功の可能性が高く，罹患率と死亡率のリスクが低く，標的血管が広範囲の生存心筋を灌流（B）

クラスⅡa
灌流心筋域が中等度か糖尿病があり，クラスⅠと同じ臨床的・解剖学的条件に該当（B）

○CCS Ⅱ～Ⅳ度狭心症と不安定狭心症
薬物治療中の1枝～多枝病変例で下記に該当

クラスⅠ
1～3枝病変で，PCIに適する有意狭窄が1箇所以上存在し，成功の可能性が高く，罹患率と死亡率のリスクが低く，標的血管が中等度～広範囲の生存心筋を灌流する高リスク例（B）

クラスⅡa
静脈グラフトに1箇所以上の有意狭窄が存在し，再手術が不適な例（C）

クラスⅡb
客観的な心筋虚血所見があり，PCIに適する3枝病変例で，成功の可能性が高く，罹患率と死亡率のリスクが低い例（C）

略語は前表と同じ　　　　　　　　　　　　　（文献20）より改変）

かし，2005年のESC指針ではクラスⅢは勧告基準から除外されており，本稿でも各指針への言及はクラスⅡまでに限定する．

ⓑ安定狭心症

安定狭心症におけるPCIの治療成績の集学的検証の結果，PCIには心臓死や非致死的心筋梗塞症の予防効果はないことが判明した．したがって，その適応の目的は不安定狭心症と異なって生活の質の改善であり，適応の基本は適切な薬物治療で

心に述べる．

1997年に1,023施設で施行されたPCI 109,788件のうち，144施設の8,814例10,642件のPCIが無作為に抽出され，その治療成績が分析された．PCIを151〜350件/年実施している施設からの抽出例が最も多く，36％であった．急性心筋梗塞症に対するPCI 2,673件を除く7,969件のうち，狭心症は71％を占めた．7,969件は緊急PCI 833件と待機PCI 7,136件に大別され，各群の臨床背景，合併症，予後がまとめられた(表21, 22)．

ⓐ安定狭心症

安定狭心症が53％を占める待機群の成功率は93％で，周術期の死亡率，急性心筋梗塞発症率は0.6％，1.7％であった．再狭窄率はステント留置が38％の状況で37％で，本邦における一般的な成績を示している．全体の治療成績を対象の調査期間がほぼ同じの米国の成績と比較すると(表23)，院内死亡率，1年以内の再PCI施行が高いといえる．

ⓑ不安定狭心症

不安定狭心症が75％を占める緊急群は高齢者，多枝病変・左室機能低下例が多いが，周術期死亡率4.0％はやや高い．再狭窄率は待機群とほぼ同様であった．

一方，急性冠症候群における早期侵襲的診療法と早期保存的診療法を無作為に比較した海外の大規模試験では，侵襲群のPCI施行率は33〜77％と幅が広く，ステント使用率は61〜88％と高率であった(表24)．周術期の死亡率は2試験間に差はないが，死亡と心筋梗塞症の複合終点では，FRISC Ⅱ試験とTACTICS-TIMI 18試験で侵襲群の優位が立証された．中リスク群を対象にしたRITA 3試験では，狭心症の増悪が保存群で高率であった．

急性冠症候群に対するヒルディンとヘパリンの有効性を無作為に比較したGUSTO Ⅱb試験の二次解析として，試験薬治療後にACC/AHA指針に沿って医師の裁量で治療された結果が報告された．早期侵襲的診療群中，薬物治療は44％，PCI適用は32％，CABG適用は24％であった．院内粗死亡率は侵襲群が保存群よりも良好であっ

[表23] PCIの治療成績の比較

	研究名		
	日循	NHLBI	NNECVDSG
調査期間	1997	1997〜1998	1995〜1997
PCI件数	10,642	1,559	14,490
年齢(歳)	65	62	62
男性	75	68	68
急性心筋梗塞症	25	23	5
糖尿病	32	26	22
PCIの既往	41	—	26
CABGの既往	6	12	15
病変枝数			
1枝	53	46	—
2枝	31	32	—
3枝	15	22	12
左主幹部	3	—	4
緊急PCI	32	13	9
ステント留置	38	64	49
周術期予後			
病変成功率	92	94	—
死亡	2.6	1.6	1.2
急性心筋梗塞症	2.0	2.8	2.0
緊急CABG	0.7	1.5	1.8
1年予後			
死亡	6	5	—
再PCI	32	11	—
CABG	5	7	—

数値は男性以下は％表示，NHLBI：The National Heart, Lung and Blood Institute, NNECVDSG：Northern New England Cardiovascular Disease Study Group
他の略語は前表と同じ　　　　　　　　　(文献12)より改変)

たが，臨床背景諸指標の異なりを調整した死亡率は差がなかった(表25)．しかし，1年後の調整死亡率は侵襲群が低率であった．侵襲的戦略の頻度が高い米国の登録例に限定した検討では，その差はより顕著になっている．院内予後のみを調査した観察研究のCRUSADE試験(PCIの適用率59％)では，調整死亡率の差は1.2％とわずかであるが，対象が多いためか侵襲群が有意に低いという結果になっている．これらの研究から，不安定狭心症では高リスク群でなくても，ステント留置率が高い今日のPCIの状況では，早期にPCIを行う方が予後を良好にするといえる．

ⓒDESの治療成績

DESの初期の小規模臨床試験で，DESによって再狭窄の主因である新生内膜の増殖が抑制され，

[表24] 大規模臨床試験における急性冠症候群の予後

	試験名							
	TIMI ⅢB (n=1,473)		FRISC Ⅱ (n=2,457)		TACTICS (n=2,220)		RITA 3 (n=1,810)	
	侵襲	保存	侵襲	保存	侵襲	保存	侵襲	保存
冠動脈造影	98	64	98	47	98	61	96	16
PCI	38	26	77	37	42	29	33	7
ステント	—	—	61	70	83	86	88	90
CABG	25	24	35	19	20	13	12	4
予後								
1ヵ月〜6週								
再入院	7.8	14.1#			3.4	5.5#		
MI	5.8	6.5			3.1	5.8		
死亡	2.3	2.0			2.2	1.6		
MI/死亡	7.2	7.8			4.2	7.0#		
4〜6ヵ月								
AP/再入院					11.0	13.7	4.4	9.3#
MI			7.8	10.1#	4.8	6.9#	3.4	3.7
死亡			1.9	2.9	3.3	3.5	2.9	2.5
MI/死亡			9.4	12.1#	7.3	9.5#		
1年								
AP/再入院	25.8	32.5#					6.5	11.6#
MI	8.3	9.3					3.8	4.8
死亡	4.1	4.4	2.2	3.9#			4.6	3.9
MI/死亡	10.8	12.2					7.6	8.3

侵襲:早期侵襲的診療法,保存:早期保存的診療法,MI:心筋梗塞症,AP:狭心症,他の略語は前表と同じ,数値は％表示
#:侵襲群と保存群との間に統計学的有意差あり
（文献1, 8, 10, 22)より改変）

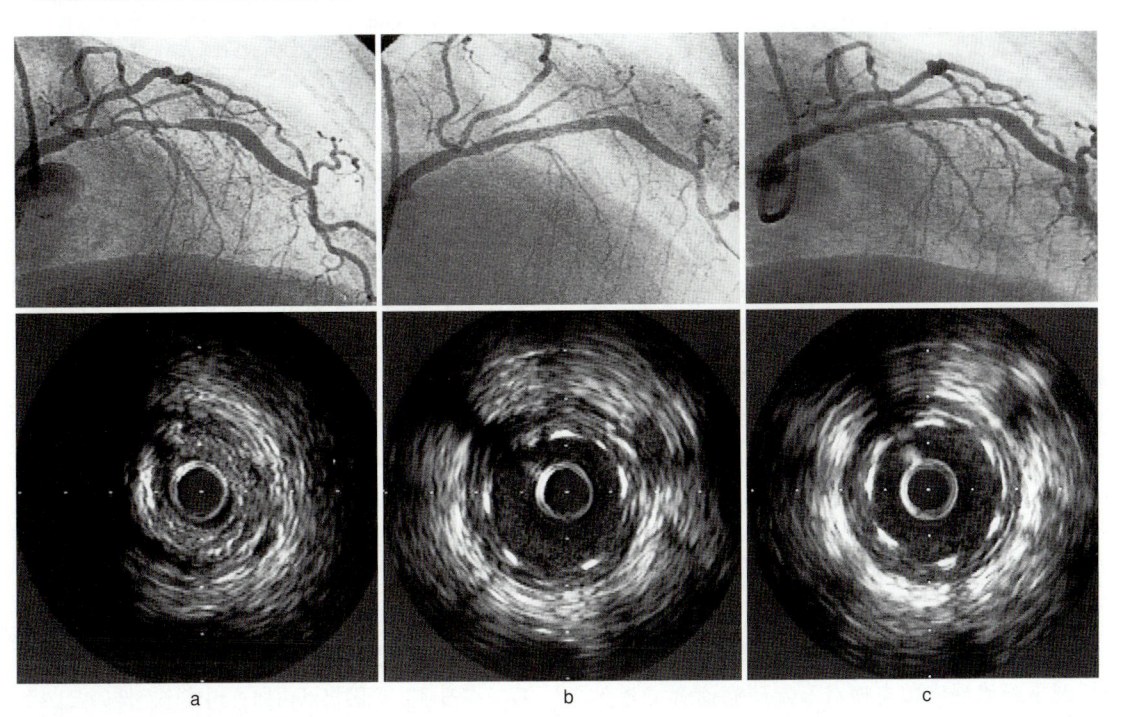

[図33] シロリムス溶出性ステントによるPCI
　左前下行枝病変にシロリムス溶出性ステントを留置し,血管内超音波で経過を観察したた安定狭心症例である.6ヵ月後の確認造影時,ステント内に内膜増殖が全く認められない.a:対照, b:ステント留置直後, c:6ヵ月後

[表25] 非無作為大規模臨床試験における急性冠症候群の予後

	GUSTOⅡb全体		GUSTOⅡb米国		CRUSADE	
	侵襲	保存	侵襲	保存	侵襲	保存
例数	4,635	3,362	2,051	957	8,032	9,889
臨床指標						
平均年齢(歳)	63	67#	66	62#	63	73#
男性	67	64#	65	61#	65	54#
糖尿病	24	25	21	25#	28	37#
高脂血症	43	38#	45	44	50	43#
高血圧症	49	47#	54	54	66	72#
既往歴						
心筋梗塞症	30	35#	16	17	27	35#
心不全	5	10#	27	21#	9	28#
PCI	13	6#	17	12#	26	21#
CABG	13	6	16	17	19	23#
不安定狭心症	65	56#	78	70#	—	—
予後						
院内～30日						
死亡	2.2	3.2#	2.3	4.1#	2.0	6.2
調整後	2.5	2.7	2.6	3.9	2.5	3.7#
死亡/MI	6.0	6.4	5.1	10.3#	4.7	8.9#
調整後	—	—	5.5	10.6#		
6ヵ月						
死亡/MI	8.2	11.4#	8.0	16.8#		
調整後	8.7	10.2	8.6	16.4#		
再入院	35.2	39.9#	—	—		
1年						
死亡	5.3	10.4#	5.8	14.3#		
調整後	6.2	8.6#	7.2	11.9#		

#：侵襲群と保存群との間に統計学的有意差あり
略語は前表と同じ，数値は年齢以外は％表示

（文献4, 9)より改変)

[表26] 薬剤溶出性ステントの大規模臨床試験の治療成績

	SIRIUS試験		TAXUS-Ⅳ試験	
	SES (n=533)	BMS (n=525)	PES (n=662)	BMS (n=652)
年齢(歳)	62±11	62±11	63±11	62±11
男性	73	70	72	72
高脂血症	73	75	65	66
高血圧症	68	68	71	69
糖尿病	25	28	31	33
労作狭心症	59	59		
不安定狭心症	53	54	36	33
多枝病変	42	41		
8～9ヵ月予後				
死亡	0.9	0.6	1.4	1.1
急性心筋梗塞症	2.8	3.2	3.5	3.7
標的病変再々建	4.1	16.6#	3.0	11.3#
PCI	3.8	15.8	2.4	8.7
CABG	0.6	1.5	0.6	3.1
標的血管再々建	6.4	19.2#	4.7	12.0#
全主要心事故	7.1	18.9#	8.5	15.0#
標的血管不成功	8.6	21.0#	7.6	14.4#
ステント血栓	0.4	0.8	0.6	0.8
冠動脈造影	(n=350)	(n=353)	(n=292)	(n=267)
再狭窄	8ヵ月後		9ヵ月	
ステント内	3.2	35.4#	5.5	24.4#
標的病変	8.9	36.3#	7.9	26.6#

SES：シロリムス溶出性ステント，BMS：標準型金属ステント
PES：パクリタキセル溶出性ステント，他の略語は前表と同じ
—：記載なし，#：p＜0.001，数値は年齢以外は％表示

（文献16, 21)より改変)

再狭窄率が著しく低下したことが明らかにされた．**図33**はその1例で，6ヵ月後の確認造影では内膜の増殖が全くみられない．シロリムスとパクリタキセルの薬剤溶出性ステントをBMSと比較したSIRIUS試験，TAXUS-Ⅳ試験の治療成績では，BMSに比べて再狭窄率がステント内で1/4～1/10，標的病変で1/3～1/4に低下している（**表26**）．細径血管に対する無作為比較試験，非保護左主幹部病変に対する非無作為比較試験でも同様の結果であった（**表27**）．さらに，急性心筋梗塞症などの介入試験時の除外基準例も含む制約のない状況下の治療成績を検討した観察研究でも，DESはBMSに比べて再PCIなどの再血行再建率が低率であった（**表28**）．

DESの治療成績の結果から，狭心症の治療におけるPCIはその適応が拡大するとともに治療成績の向上が大いに期待できる．しかし，DESは重篤な病像となる晩期血栓症のリスクがあり，その予防に肝障害や顆粒球減少などの副作用のあるチクロピジン（パナルジン®）を6ヵ月以上服用する必要がある．さらに，DESは単価（421,000円）がバルーン（192,000円）やBMS（318,000円）に比べて高額という難点がある．前者の問題は，本邦で臨床治験が進行中のクロピドグレル clopidogrel が市販化された時点でリスクが著しく減少するであろうし，価格は再血行再建率が低いという点から相殺されると思われるが，本邦のみならず海外においてもその長期予後が不明という問題がある．

[表27] 薬剤溶出性ステントの治療成績
―細径血管病変と非保護左主幹部病変―

	細径血管病変		左主幹部病変	
	SES (n=129)	BMS (n=128)	SES (n=102)	BMS (n=121)
病型				
安定狭心症	46	50	40	32
不安定狭心症	42	49	50	61
併存疾患				
高脂血症	61	65	18	22
高血圧症	65	64	47	36
糖尿病	19	30	28	22
多枝病変	64	66	58	11#
遠隔期予後	8ヵ月		12ヵ月	
死亡	0	1.6	0	0
急性心筋梗塞	1.6	7.8	0	0
標的病変再々建	7.0	21.1¶	2.0	17.4#
PCI	7.0	19.5¶	―	―
CABG	0.6	1.5	―	―
全主要心事故	8.5	30.5#	2.0	18.6#
ステント血栓	0.8	3.1	―	―
冠動脈造影	(n=123)	(n=113)	(n=86)	(n=99)
再狭窄	8ヵ月後		6ヵ月	
ステント内	4.9	49.1#	2.3	26.3#
標的病変	9.8	53.1#	7.0	30.3#

略語は前表と同じ，―：記載なし，#：p<0.001
¶：p<0.005，数値は%表示　　　　（文献2，18）より改変）

[表28] 日常臨床における薬剤溶出性ステントの治療成績
―RESEARCH登録とT-SEARCH登録のまとめ―

	BMS (n=450)	SES (n=508)	PES (n=576)
年齢（歳）	61±11	61±11	62±11
男性	73	68	74
既往：MI	40#	30	35
PCI	18	19	18
CABG	8	9	6¶
高脂血症	55	56	62
高血圧症	48	41	42
糖尿病	15	18	18
病型：安定狭心症	48	45	45
不安定狭心症	35	37	27¶
急性MI	18	18	28¶
多枝病変	48&	54	56
1ヵ月予後			
死亡	2.0	1.6	2.1
急性MI	1.6	2.4	3.0
再TVR	2.2	1.2	2.3
全主要心事故	4.2	4.5	5.9
ステント血栓	1.6	0.4	1.0
1年予後			
死亡	4.3	3.4	5.3
死亡/MI	6.3	5.4	8.8
死亡/MI/再TVR	14.8&	9.7	13.9
再TVR	10.9#	3.7	5.4

TVR：標的血管血行再々建，他の略語は前表と同じ
&：p<0.05，#：p<0.01（BMS対SES）
¶：p<0.001（SES対PES），数値は年齢以外は%表示
（文献15，17）より改変）

文献

1) Anderson, HV et al : One-year results of the thrombolysis in myocardial infarction (TIMI) ⅢB clinical trial. A randomized comparison of tissue-type plasminogen activator versus placebo and early invasive versus early conservative strategies in unstable angina and non-Q wave myocardial infarction. J Am Coll Cardiol 26 : 1643-1650, 1995
2) Ardissino, D et al : Sirolimus-eluting vs uncoated stents for prevention of restenosis in small coronary arteries. A randomized trial. JAMA 292 : 2727-2734, 2004
3) Bertrand, ME et al : Management of acute coronary syndromes in patients presenting without persistent ST-segment elevation. The task force on the management of acute coronary syndromes of the Europian Society of Cardiology. Eur Heart J 23 : 1809-1840, 2002
4) Bhatt, DL et al : Utilization of early invasive management strategies for high-risk patients with non-ST-segment elevation acute coronary syndromes. Results from the CRUSADE quality improvement initiative. JAMA 292 : 2096-2104, 2004
5) Braunwald, E et al : ACC/AHA 2002 guidelines update for the management of patients with unstable angina and non-ST-segment elevation myocardial infarction : summary article : a report of the American College of Cardiology/American Heart Association Task Force on Practice Guidelines (Committee on the Management of Patients With Unstable Angina). Circulation 106 : 1893-1900, 2002
6) Braunwald, E et al : ACC/AHA guidelines for the management of patients with unstable angina and non-ST-segment elevation myocardial infarction : a report of the American College of Cardiology/American Heart Association Task Force on Practice Guidelines (Committee on the Management of Patients With Unstable Angina). J Am Coll Cardiol 36 : 970-1062, 2000
7) Campeau, L : Grading of angina pectoris (letter). Circulation 54 : 522-523, 1975
8) Cannon, CP et al : Comparison of early invasive and conservative strategies in patients with unsatable coronary syndromes treated with the glycoprotein Ⅱb/Ⅲa inhibitor tirofiban. N Engl J Med 344 : 1879-1887, 2001
9) Cho, L et al : An invasive strategy is associated with decreased mortality in patients with unstable angina and non-ST-elevation myocardial infarction : GUSTOⅡb trial. Am J Med 114 : 106-111, 2003

10) Fox, KAA et al : Interventional versus conservative treatment for patients with unsatable angina or non-ST-elevation myocardial infarction : the British Heart Foundation RITA 3 randomized trial. Lancet 360 : 743-751, 2002
11) Gibbons, RJ et al : ACC/AHA/ACP-ASIM guidelines for the management of patients with chronic stable angina : a report of the American College of Cardiology/American Heart Association Task Force on Practice Guidelines (Committee on the Management of Patients With Chronic Stable Angina). J Am Coll Cardiol 33 : 2092 -2197, 1999
12) 平成10～12年度厚生科学研究費補助金健康科学総合研究事業班：我が国における冠動脈インターベンション治療の実態調査とガイドライン作成．J Jpn Coron Assoc 8 : S-1-S-67, 2002
13) 循環器病の診断と治療に関するガイドライン（1998-1999年度合同研究班報告）：冠動脈疾患におけるインターベンション治療の適応ガイドライン（冠動脈バイパス術の適応を含む）—待機的インターベンション—．Jpn Circ J 64 (suppl Ⅳ) : 1009-1022, 2000
14) 循環器病の診断と治療に関するガイドライン（2000-2001年度合同研究班報告）：急性冠症候群の診療に関するガイドライン．Jpn Circ J 66 (suppl Ⅳ) : 1123-1175, 2002
15) Lemos, PA et al : Unrestricted utilization of sirolimus-eluting stents compared with conventional bare stent implantation in the "real world" The Rapamycin-Eluting Stent Evaluated At Rotterdam Cardiology Hospital (RESEARCH) registry. Circulation 109 : 190-195, 2004
16) Moses, JW et al : Sirolimus-eluting stents versus standard stents in patients with stenosis in a native coronary artery. N Engl J Med 349 : 1315-1323, 2003
17) Ong, ATL et al : The unrestricted use of paclitaxel- versus sirolimus-eluting stents for coronary artery disease in an unselected population. One-year results of the Taxus-Stent Evaluated At Rotterdam Cardiology Hospital (T-SEARCH) registry. J Am Coll Cardiol 45 : 1135-1141, 2005
18) Park, SJ et al : Sirolimus-eluting stent implantation for unprotected left main coronary artery stenosis. Comparison with bare metal stent implantation. J Am Coll Cardiol 45 : 351-356, 2005
19) Silber, S et al : Guidelines for percutaneous coronary interventions. The task force for percutaneous coronary interventions of the Europian Society of Cardiology. Eur Heart J 26 : 804-847, 2005
20) Smith, SC Jr et al : ACC/AHA guidelines for percutaneous coronary interventions : a report of the American College of Cardiology/American Heart Association Task Force on Practice Guidelines (committee to revise the 1993 guidelines for percutaneous transluminal coronary angioplasty). J Am Coll Cardiol 37 : 2215-2239, 2001
21) Stone, GW et al : A polymer-based, paclitaxel-eluting stent in patients with coronary artery disease. N Engl J Med 350 : 221-231, 2004
22) Wallentin, L et al : Outcome at 1 year after an invasive compared with a noninvasive strategy in unstable coronary-artery disease : the FRISC Ⅱ invasive randomised trial. Lancet 356 : 9-16, 2000

（土師一夫）

d）冠動脈バイパス術

　現在の冠動脈外科治療体系は，1960年代にクリーブランドクリニックで行われたSonesによる冠動脈造影法の確立とFavaloroによる大伏在静脈を用いた大動脈—冠動脈バイパス術の安全性の確立により完成され，1970年代に爆発的に米国で症例数を増やしていった．本邦においても1970年より瀬在ら，遠藤ら，麻田らにより始められ，2002年の日本胸部外科学会の全国集計では，年間21,626例の単独冠動脈バイパス術が行われるに至った．

■①手術適応

　ACC/AHA guideline for coronary artery bypass graft surgeryの2004年度版において安定型狭心症に対する手術適応としてclass Ⅰ，Ⅱa（広く普遍性を認められているか，望ましいという意見が多い）に分類され外科治療を推奨しているのは以下のとおりである（図34, 35）．

　1) 左主幹部に50％以上の狭窄を有するもの．

　2) 左前下行枝と左回旋枝の近位部に70％以上の狭窄を有する，いわゆるLMT equivalentと呼ばれるもの．

　3) 三枝病変で狭心症症状を有するもの．特に，左室駆出率が50％未満のものあるいは，広範虚血の証明されたもの．

　4) 左前下行枝近位部に有意狭窄を有した二枝病変例で，左室駆出率が50％未満のものあるいは，広範虚血の証明されたもの．

　これらは，VA study, CASS registry, European studyなどの内科治療と外科的冠血行再建との生存率比較より検討されたものである．経皮的冠動脈形成術percutaneous transluminal coronary angioplasty（PTCA）との比較のBARI trial（図36），ステント治療との比較のARTS trialでは，生存率における外科治療の優位性は糖尿病合併例以外では証明されなかったが，再冠血行再建率はPCI群で4～10倍高かった．また，各大規模調査で調査期間中に経皮的冠動脈インターベンションpercutaneous coronary intervention（PCI）群より冠動脈バイパス術coronary artery bypass grafting (CABG) 群へ移行した，いわゆる cross over 例が 20％前後あり，治療法の選択は患者の活動能力，施設の PCI と CABG の成績を考慮して行うことが重要である．

■ ②急性期手術成績

日本胸部外科学会で行った 529 施設（回収率 97.4％）の全国調査の 2002 年の結果を提示する．単独待機 CABG の病院死亡率 1.46％であり，欧米の成績に遜色ない．多数のデータベースより術前の患者因子をスコア化し死亡率を予測する試みは欧米で行われており，これらのスコア表は web site 上に公開されている（http://euroscore.org, www.acc.org）．

術後の合併症で，QOL を著しく障害するものの一つとして永続的な麻痺を残す脳梗塞がある．60 歳未満では 2％未満であるのに対し，70 歳代では 2～6％，80 歳代では 3～10％と高率である．これらは上行大動脈の粥状硬化の頻度と一致しており，予防策として多くの施設で行われているのは，術前胸部 CT，術中の上行大動脈の触診に加えて術中上行大動脈表面エコーによる大動脈壁の観察である．この観察に基づき 10～20％の患者で手技の変更を必要とし，これにより脳梗塞の発生を著減させている．

脳梗塞，腎不全，肝不全，呼吸不全，感染症，心房細動などの術後急性期合併症の回避を目的に拍動下冠血行再建術（off-pump coronary artery bypass grafting：OPCAB）が頻用されている．現在，出血量の軽減，呼吸機能の維持，心筋保護効果，ICU 滞在期間の短縮において OPCAB の優位性が認められているが，大規模調査，meta-analysis はなくその他の優位性については未だ検討中である．しかし，肝硬変，慢性呼吸不全，腎不全，脳梗塞，頭蓋内動脈狭窄などの術前合併症を有する患者，担癌患者，大動脈の動脈硬化の著しい患者などの通常の体外循環が好ましくない症例に対する OPCAB の効用は一般的に認められており，手術適応・術式の選択が広がった点で有用であると考えられる．

■ ③遠隔成績による基本術式の変遷

1970 年ごろより始められた大伏在静脈のみに

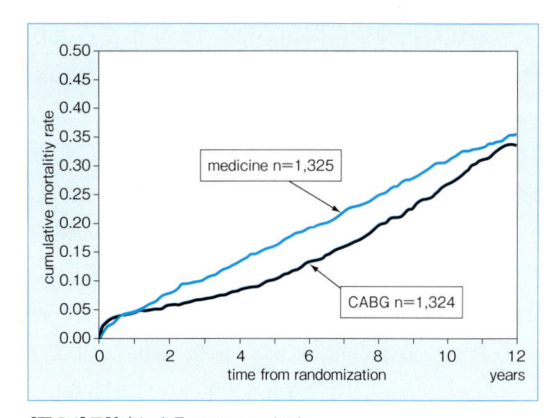

[図 34] 7 論文による meta-analysis
術後 10 年を越えると静脈グラフトの閉塞，加齢により累積死亡率に差がなくなってくる．（文献 5）より引用）

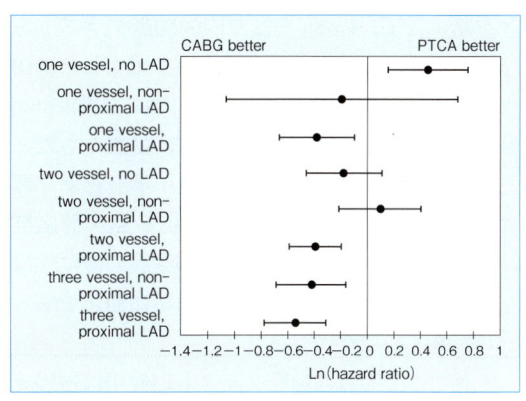

[図 35] 術後 3 年以内の死亡率よりみた病変枝別の CABG と PTCA の選択（文献 1）より引用）

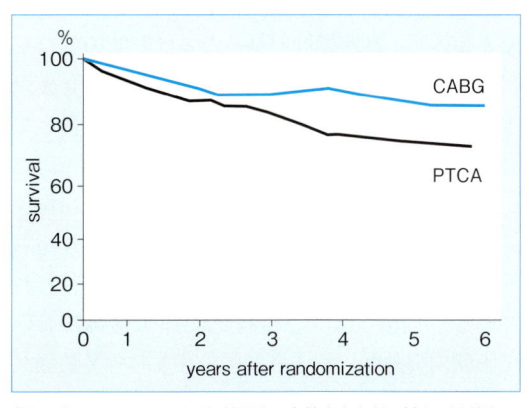

[図 36] BARI trial における糖尿病・多枝病変患者に対する外科治療の有効性（文献 1）より引用）

よる冠血行再建術の問題点は，1980年ごろより報告されるようになったグラフト不全（graft disease）と呼ばれる経年的に起こる静脈グラフトの狭窄，閉塞である．静脈グラフトに遠隔期に動脈硬化が起こりやすい要因は，1）遊離グラフトとして用いられるため，vasa vasorumからの栄養が遮断される，2）内弾性板が未発達である，3）静脈弁を有し，同部で乱流を発生する，などが考えられる．欧米の報告では，術後初期の5年で2〜4％/年，5〜10年で4.5％/年の速度で閉塞し，術後10年での開存率は40〜50％とされている．本邦の北村らの報告では，左前下行枝への静脈グラフトは10年開存率67.0％と報告されており，欧米よりやや良好と思われる（図37）．これらのことを踏まえて，Loopらは左内胸動脈グラフトを左前下行枝に用いることの優位性を確立した．10年生存率は，静脈群75.6％，左内胸動脈群86.6％であり，特に多枝病変でその傾向は強かった．北村らの報告でも同様であり，10年生存率・開存率は左内胸動脈群88.8％・90.3％，静脈群78.1％・67.0％と報告し，左内胸動脈の優位性は左室機能低下例，糖尿病合併例で特に顕著であった（図38）．

それでは，複数の動脈グラフトの使用は遠隔成績を改善するのであろうか．Rizzoliら，Taggartらのmeta-analysisでは両側の内胸動脈の使用は，10年生存率を改善すると報告されている．さらに，最近Lytleらは両側内胸動脈使用の術後20年の成績を報告し，観察期間が長くなるほどその生存率に対する効果は上がり，心機能低下例，70歳以上の高齢者であっても有効性を認めたと報告している（図39）．

すべてのグラフトを動脈グラフトcomplete arterial revascularizationで行うことにより遠隔期の生存率，心事故率を減少させる試みが行われている．西田らは，三枝病変症例の38％において両側内胸動脈，胃大網動脈の3本の有茎動脈グラフトを用いて，5年生存率92.9％，心臓死回避率97.8％と良好な遠隔成績を報告している．しかし，これら両側内胸動脈の使用は術後縦隔洞炎の頻度を増加させる，術後遠隔期に大動脈弁狭窄・

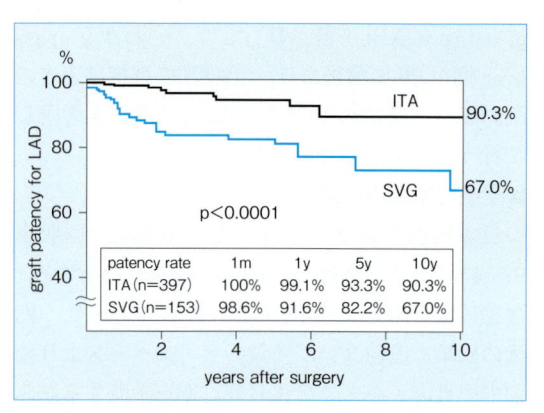

[図37] 左前下行枝へのグラフト開存率（文献2）より引用）

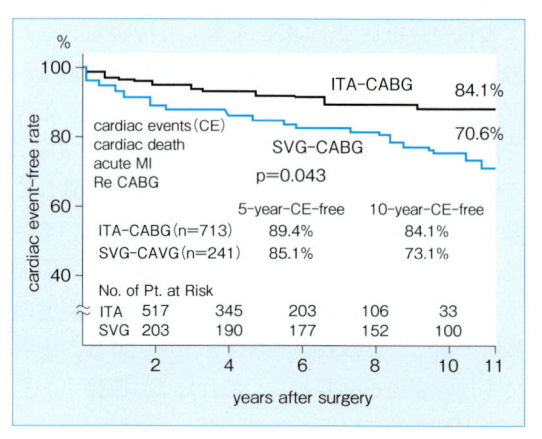

[図38] 左内胸動脈を左前下行枝のグラフトとして用いることの心事故回避率に対する有効性（文献2）より引用）

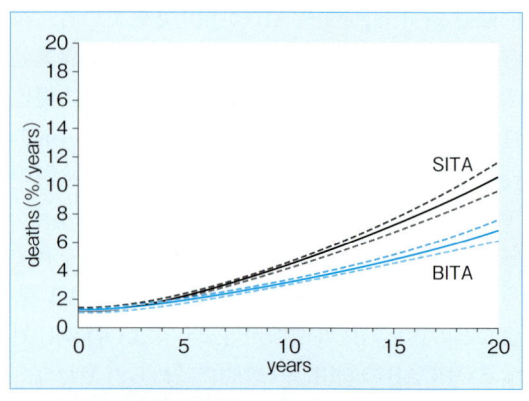

[図39] 両側内胸動脈の遠隔期死亡危険率に対する有効性
観察期間が長くなるほど，両側内胸動脈使用群で死亡率は低下する．（文献3）より引用）

大動脈瘤の手術が必要なとき，再胸骨正中切開が困難である点で避けられる傾向がある．これらを回避するため，左内胸動脈，胃大網動脈，橈骨動脈を用いてcomplete arterial revascularizationを行おうとする試みも行われているが，現在のところ各種のcomplete arterial revascularizationの遠隔成績は不明といわざるを得ない．

■おわりに

現在，外科医は急性期成績を改善するために，OPCABの限界と適応を追求しており，2003年の冠動脈外科学会の全国集計では，単独CABGの52.5％がOPCABで行われるようになった．慢性期成績を改善するため，動脈グラフトの多用で対処している．一方，循環器内科医は，薬剤溶出性ステントdrug eluting stent (DES)により遠隔成績を向上することを試みている．いずれにしろ，術前の患者の状態を把握し，冠血行再建術により患者が獲得できるものを考慮して，適応を決定すべきものと考えている．

文献

1) Eagle, KM et al : ACC/AHA 2004 guideline update for coronary artery bypass graft surgery. Circulation 110 : e340-e437, 2004
2) Kitamura, S et al : Long-term benefits of internal thoracic artery-coronary artery bypass in Japanese patients. J Jpn Ass Thorac Surg 46 : 1-10, 1998
3) Lytle, BW et al : The effect of bilateral internal thoracic artery grafting on survival during 20 postoperative years. Ann Thorac Surg 78 : 2005-2014, 2004
4) The BARI study Investigators : Influence of diabetes on 5-year mortality and morbidity in a randomized trial comparing CABG and PTCA in patients with multivessel disease : the Bypass Angioplasty Revascularization Investigation (BARI). Circulation 96 : 1761-1769, 1997
5) Yusuf, S et al : Effect of coronary artery bypass graft surgery on survival : Overview of 10-year results from randomized trials by the Coronary Artery Bypass Graft Surgery Trialists Collaboration. Lancet 344 : 563-570, 1994

〔那須通寛・岡田行功〕

狭心症
心エコー図法の果たす役割

■ はじめに

　心エコー法は簡便かつ非侵襲的であるため，虚血性心疾患の診断や病態評価に広く用いられている．しかし，通常の安静時心エコー法だけでは，虚血性心疾患においては有用性に限界がある．近年，負荷心エコー法，冠血流測定，心筋コントラストエコー法，といった心エコーの手法が臨床に導入されつつある．現時点における各手法の狭心症診断における役割について述べたい．

■ 負荷心エコー法

　本法は，すでに欧米では狭心症診断において確立した手法として臨床に広く普及している．狭心症が疑われる場合，運動または薬物投与にて誘発される局所左室壁運動異常を検出して心筋虚血を診断することが，負荷心エコー法の重要な役割の一つである．負荷方法としては，トレッドミルやエルゴメータによる運動負荷，ドブタミンやジピダモールを静脈投与する薬物負荷が代表的である．運動負荷はより生理的であること，薬剤負荷は段階的に負荷を増強できること，がそれぞれ利点である．負荷心エコー法では，負荷の種類で多少の違いはあるが，感度・特異度とも80～90％と鋭敏に心筋虚血を診断可能である．ベッドサイドで簡便に施行でき，低コストであることから，心筋虚血のスクリーニングとして適している．現在のところ，負荷心エコー法は，最も確立した狭心症診断のスクリーニング検査と考えられる．もう一つの負荷心エコー法の重要な役割は，高度壁運動低下領域に低容量ドブタミン負荷を行うことにより，壁運動改善の有無を評価して，冬眠心筋（hybernating myocardium）を診断することである．そのような領域については，冠動脈インターベンションやバイパス術の適応となる．これらの特徴から考えると，本法は狭心症例において，心筋シンチグラフィー（SPECT）の代用として，今後臨床でもっと普及すべき方法と思われる．

　本法での留意点としては，被検者によっては，左室全領域の心内膜が必ずしも良好に描出されない場合があり，そのような領域については，本法による虚血やバイアビリティー評価は困難であることである．そのような場合，経静脈性コントラスト剤による左室造影を併用することで心内膜描出を改善し，局所壁運動評価が可能となる．負荷心エコー法の施行にあたっては負荷前後の比較のため，正確に同一断面が描出されることが重要である．特にドブタミン負荷では，段階的に投与量を上げていき，その都度各断面の画像記録をしなければならず，検者の熟練度が問われる．近年の3次元心エコー法を用いれば，左室全領域の画像を簡単に記録できるため，断層図をその都度描出するための探触子操作を必要としない．さらに3次元心エコー法は，各段階で正確に同一領域の画像描出が可能であり，負荷心エコー法の技術的問題点を解決しうる．最後に，局所壁運動評価は現在のところ定量的でないため，画像を評価する者の熟練度に大きく依存する点を考慮する必要がある．その一つの解決法として，組織ドプラ法を用いた局所壁運動評価を定量化・客観化しようという試みが現在検討されている．

■ 冠血流速測定

　近年の心エコー装置では，経胸壁アプローチにて左前下行枝（LAD）遠位部の冠血流がカラーシグナルで高率に描出され，その血流速度を測定することが可能である．本法は，わが国や欧州において普及しつつある．本法の狭心症における重要な役割の一つは，負荷心エコー同様，狭心症が疑われる場合の心筋虚血の診断にある．冠動脈狭窄部の狭窄血流を検出したり，冠血流速波形の拡張期／収縮期速度比を計測することで，冠動脈有意狭窄の診断がなされる．

　冠血流速測定による冠動脈狭窄診断のもう一つの手法は，薬物負荷（ATPやジピリダモール静注）にて冠微小血管を拡張させて，冠血流速の増加率（冠血流予備能；CFR）を求める方法である．安静時冠血流は高度狭窄に至るまで低下しないが，薬物負荷時の冠血流は50％以上の径狭窄率から低下しはじめるため，CFR2.0をカットオフとすることで（CFR正常値；3.0～4.0），狭心症が疑われた場合の有意狭窄病変を精度高く診断できる（感度・特異度とも80～90％）．本法による狭心症診断は，CFRのカットオフ値によって，客観的に判定できる点が，負荷心エコーと異なる点である．従来CFR計測には，冠動脈内ドプラ法やポジトロン断層撮影法（PET）が用いられてきたが，本法はベッドサイドで簡便に施行でき，低コストである点，その代用として施行しやすい．冠動脈主要三枝の血流評価が高率に可能であれば，本法は狭心症のスクリーニング検査となる可能性をもっている．ただし，今のところ右主要

三枝すべての血流が検出できる率は70%未満と高くないため，現時点では冠動脈インターベンション施行例のフォローアップや，負荷心エコー法にて判断困難な冠動脈支配領域など，検査すべき冠動脈が絞られている場合がよい適応と思われる．経静脈コントラスト剤投与は，冠血流計測の成功率を上げる方法として用いられるが，コントラスト剤なしでも冠血流の検出率をさらに上げるための技術向上も今後必要である．一方，本法においても，検者の熟練は必要である．高率に冠血流計測ができ，安定して冠予備能計測ができるには，ある程度のlearning curveを必要とする．

心筋梗塞部・左室肥大・有意な弁狭窄・弁逆流を有する場合などは，CFRに影響を与えるため，本法は狭心症診断のよい適応とはいえない．一方，各種冠危険因子もCFRに影響を与えるが，重症の糖尿病や腎障害がなければ，CFR 2.0で有意狭窄診断は可能である．

本法で計測されるCFRは，単に冠動脈狭窄評価にとどまらず，冠微小循環評価の一つの指標となる．各種冠危険因子により，冠動脈に有意狭窄がなくてもCFRは正常値より低下する．冠危険因子のコントロールによる冠微小循環障害の改善効果を評価する指標として，CFRを用いることができると考えられる．

■ 心筋コントラストエコー法

本法は，微小気泡を含む超音波用コントラスト剤を血管内に注入し，心エコー法にて心筋染影として描出し，心筋灌流を可視化する方法である．近年，コントラスト画像描出法の開発と経静脈性コントラスト剤の登場によって，経静脈性で非侵襲的に心筋染影が得られるようになった．本法でも，ATPやジピリダモールなどの薬物負荷によって冠微小血管を拡張させて，心筋染影を負荷前後で比較することで，心筋虚血を診断できる．すなわち，冠血流速測定による冠予備能評価と同様の評価を，コントラスト剤により画像化される心筋灌流から診断するものである．本法による狭心症診断精度は，心筋灌流評価法の現在の代表である心筋シンチグラフィー（SPECT）と同等と報告されている．より低コストで簡便に心筋灌流を視覚化できる心筋コントラストエコー法は，心筋シンチグラフィーの代替法として期待がもたれている．

本法の臨床普及における問題点の一つは，心筋染影評価が主観的であることである．しかし最近，心筋染影を視覚的に認識しやすく定量化するソフトも導入され，この問題は改善されつつある．第二に，現在臨床使用が認められている経静脈性コントラスト剤は超音波によって容易に破裂する第一世代であるため，超音波の照射間隔をあける間歇送信法で画像描出を行う必要がある点である．そのため，現状では，左室壁運動と心筋の微小循環を同時に評価することが困難である．壁運動と心筋灌流を同時に評価できるのであれば，心筋コントラストエコー法は，狭心症診断のスクリーニングとしての可能性をもつといえる．欧米で使用可能な第二世代以降の経静脈性コントラスト剤は持続時間が長く超音波の照射に対して破裂しにくいため，超音波を持続的に照射するリアルタイム法が可能である．将来，本邦でもリアルタイムでの観察が可能となれば，心筋コントラストエコー法も臨床で普及していくものと期待される．

文献

1) Sawada, SG et al : Echocardiographic detection of coronary artery disease during dobutamine infusion. Circulation 83 : 1605-1614, 1991
2) Segar, DS et al : Dobutamine stress echocardiography : correlation with coronary lesion severity as determined by quantitative angiography. J Am Coll Cardiol 19 : 1197-1202, 1992
3) Hozumi, T et al : Noninvasive assessment of significant left anterior descending coronary artery stenosis by coronary flow velocity reserve with transthoracic color Doppler echocardiography. Circulation 97 : 1557-1562, 1998.
4) Hozumi, T et al : Value of acceleration flow and the prestenotic to stenotic coronary flow velocity ratio by transthoracic color Doppler echocardiography in noninvasive diagnosis of retenosis after percutaneous transluminal coronary angioplasty. J Am Coll Cardiol 35 : 164-168, 2000
5) Kaul, S et al : Detection of coronary artery disease with myocardial contrast echocardiography: comparison with ^{99m}Tc-sestamibi single-photon emission computed tomography. Circulation 96 : 785-792, 1997
6) Porter, TR et al : Real-time perfusion imaging with low mechanical index pulse inversion Doppler imaging. J Am Coll Cardiol 37 : 748-753, 2001
7) Wei, K et al : Noninvasive quantification of coronary blood flow reserve in humans using myocardial contrast echocardiography. Circulation 103 : 2560-2565, 2001

（穗積健之・福田祥大）

2. 心筋梗塞

1) 成因・病理・病態

　心筋梗塞myocardial infarction（MI）の成因は，これまでの病理学的研究により，冠動脈プラークの破裂・びらんと，それに続く血栓形成による急速な冠動脈内腔の閉塞が，急性心筋梗塞，不安定狭心症などの，いわゆる急性冠症候群acute coronary syndromeの発症に中心的意義を有していることが明らかになってきている．そのうち急性心筋梗塞は病理学的には高度の虚血によって起こる急激な不可逆性心筋壊死を伴うものである．

a) 急性心筋梗塞の冠動脈病変

①プラーク破裂およびプラークびらんの病理学的特徴

　狭心症の病因でも述べたように，現在では不安定狭心症と急性心筋梗塞は急性冠症候群という一連の病態としての見解があるため，急性心筋梗塞だけの特徴を説明することはむずかしい．また，急性心筋梗塞はあくまでも臨床的診断名であり，病理学的にプラークから分類したものではないということも明確にしておかなければならない．しかしながら，急性冠症候群を発症するようなプラークは不安定プラークと呼ばれ，さまざまな特徴が病理学的に明らかにされている．Daviesらは剖検例を用いて，急性心筋梗塞や不安定狭心症などの冠動脈責任病変を病理学的に検討し，冠動脈責任病変部位には，大きな脂質コアを有するlipid-richプラークの菲薄化した線維性被膜の破裂，いわゆる「プラーク破裂」と，それに伴う内腔の血栓形成が認められることを明らかにしている（図1）．

　1994年，Beckerらは，急性心筋梗塞の冠動脈責任病変ではプラーク破裂のみならず，プラークびらん（図2）が認められることを明らかにした．プラークびらん部位では，脂質コアは存在しないか，あるいは存在していた場合にもそれが小さいため脂質コアへの直接的亀裂像は認められず，むしろ内皮細胞やプラーク表層部の傷害が主体であった．プラーク破裂とプラークびらんの両病変部位では，脂質コアの量などに関して大きな違いがあるものの，いずれも内皮細胞の高度な機能障害や傷害が局所的にもたらされ，マクロファージやTリンパ球などの炎症細胞のプラーク内浸潤が増大していることも明らかにされた（図2）．さらに最近，このようなプラーク破裂・びらん部位に

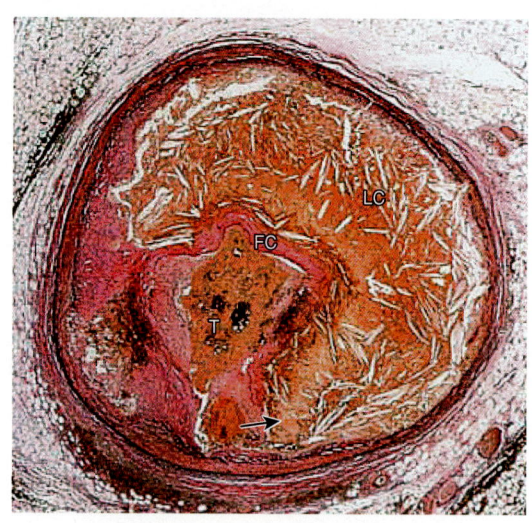

[図1] プラーク破裂を起こしたlipid-richプラーク
　大きな脂質コア（LC）を有し，線維性被膜（FC）のきわめて薄いlipid-richプラークがみられる．線維性被膜の一部に破裂（→）がみられ，内腔には閉塞性血栓（T）が認められる．elastica van Gieson染色．

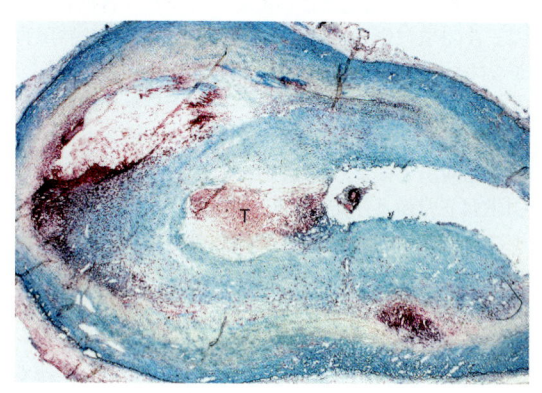

[図2] プラークびらん部位
　プラークびらん部位には，マクロファージ（赤）の高度な集積が認められる．T＝血栓．平滑筋細胞（青）とマクロファージ（赤）の免疫二重染色

はマクロファージやTリンパ球などの慢性炎症細胞の集積のみならず，急性炎症細胞である好中球の浸潤が認められることも明らかになっている（**図3**）．ヒト冠動脈プラークにおいて，内皮細胞の高度な機能障害や傷害が局所的にもたらされると，炎症性細胞の集積が局所的に増大する結果，その部の組織構築の脆弱化や不安定化を招くと考えられる．

■ ② lipid-richプラークの形成メカニズム

プラーク破裂を起こしやすい不安定なプラークとしては，局所的に菲薄化した線維性被膜を有するlipid-richプラークが重要視されている．ヒトにおいて，脂質に富むいわゆるlipid-richプラークがどのようなプロセスで形成されるかについては未だ不明な点が多い．

従来から，動脈硬化性プラークにおける脂質コアlipid-core形成に関しては，泡沫細胞の細胞死によって脂質が細胞外マトリックスに放出されることにより脂質コアが形成されるという仮説が提唱されてきている．しかし，脂質コアで認められる脂質組成と泡沫細胞の脂質組成とは明らかに異なる，などの点から，この泡沫細胞由来説には反論もみられ，Guytonらは，細胞成分を介さない細胞外脂質沈着に基づく脂質コア形成説を唱えている．

■ ③ 急性心筋梗塞冠動脈責任病変における血栓形成

前述したように，急性冠症候群の発症には，動脈硬化性プラークの進行による単純な内腔狭窄ではなく，動脈硬化性プラークの破裂・びらんと引き続いて起こる血栓形成が重要な役割を担うことが明らかにされている．近年，血管内視鏡や血栓吸引カテーテルを用いて，急性冠症候群患者の生体内での血栓を直視できるようになり，急性冠症候群の発症機序の解明が急速に進展している．

急性冠症候群発症における初期血栓としては，速い流れの中で生ずる血小板血栓が重要視されている．血小板血栓が形成されるには，内皮細胞傷害が必須である．内皮細胞が傷害されると内皮下組織に血小板が粘着・凝集し，種々の生理活性物質を放出し，血管内腔に向かう壁在血小板血栓が

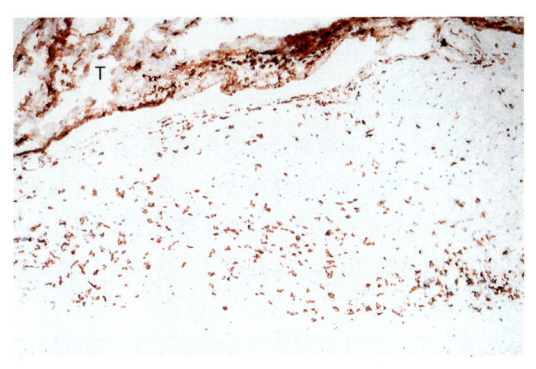

[図3] プラークびらん部位の好中球浸潤
プラークびらん部位には，内腔の血栓部（T）とプラーク内に多数の好中球浸潤がみられる．抗好中球CD-66b抗体を用いた免疫単染色．

形成されると考えられている．しかしながら，ヒト冠動脈における血小板血栓とその後の凝固系活性化との関連性については，未だ不明な点が多い．

近年，急性心筋梗塞に対する血栓吸引療法によって得られた冠動脈内血栓を病理学的に解析することができるようになり，急性心筋梗塞患者の冠動脈責任病変における「超急性期の血栓の実態」について多くの新知見が明らかになってきている．

まず第一に，本治療法により得られた血栓の解析では，急性心筋梗塞における冠動脈内血栓の構成成分はかなり多様であり，血小板を中心とした血小板血栓，赤血球を中心とした赤血球血栓，また両者が混ざった混合血栓などが認められ，特に混合血栓が最も高頻度に認められることが明らかとなった（**図4**）．

第二に，採取された冠動脈内血栓には，破砕したプラークの一部も含まれていることが明らかとなった（**図5**）．このことから，プラーク破裂やプラークびらんなどのプラーク傷害が血栓形成に重要な役割を果たしていることが示唆される．

今後，急性心筋梗塞の冠動脈責任病変から得られた血栓やプラークの病理・病態的解析により，ヒトの粥腫破裂に伴う血栓形成機序に参加する「重要なプレーヤー」が明らかとなり，急性心筋梗塞の発症機序がさらに解明されることが期待される．

b) 急性心筋梗塞の心筋病変

■ ①不可逆性心筋壊死

肉眼的には心筋梗塞は貫壁性梗塞と非貫壁性梗塞に分類される．貫壁性梗塞は左室の全層に心筋壊死がみられるものをいい，非貫壁性梗塞とは心筋壊死が貫壁性ではなく心内膜下層にとどまるものをいう．

虚血に伴う急性不可逆性心筋壊死は，凝固壊死と収縮帯壊死に区別される．

凝固壊死は高度の虚血が持続したときに生じ，急性心筋梗塞の最も一般的な壊死形態である．収縮帯壊死は過収縮帯を有する心筋細胞壊死であり，種々の異なった状態で出現する．心筋梗塞の治療としての再灌流後にも収縮帯壊死が起こることが知られている．

■ ②心筋梗塞後リモデリング

ⓐ 心筋梗塞後リモデリングとは

従来から，慢性の圧・容量負荷や心筋梗塞後の状態において，心臓が血行力学的負荷に対応して循環動態を一定に保つためにその構造と形態を変化させることが明らかにされてきている．この現象は，心筋リモデリングと呼称されており，その病理組織学的，細胞学的，および分子生物学的知見は飛躍的に進歩してきている．心筋リモデリングは本質的には，負荷に対する適応現象であるが，長期にわたり過剰な負荷がかかった場合はこの代償的適応機構が破綻し，その結果，種々の心臓病の病態形成に影響を及ぼすこととなる．

急性心筋梗塞後の心筋リモデリングとは，心筋梗塞発症後に生ずる左室内腔の拡大を主体とした左室構築の変化を総称した病理学的な変化を示す．この病理学的変化は，比較的早期に生ずる梗塞部位の菲薄伸展化と，慢性期に進行する非梗塞部位の肥大と内腔の拡大として特徴づけられ，その結果，梗塞領域の壁運動が低下し，非梗塞部のみの壁運動では必要な心拍出量が得られない病態となる．このため，代償機転としてアンジオテンシンIIやエンドセリンなどの神経体液性因子の活性化，Frank-Starling機序による左室内腔の拡大，さらにはこの容量負荷に基づく左室壁応力上昇に対す

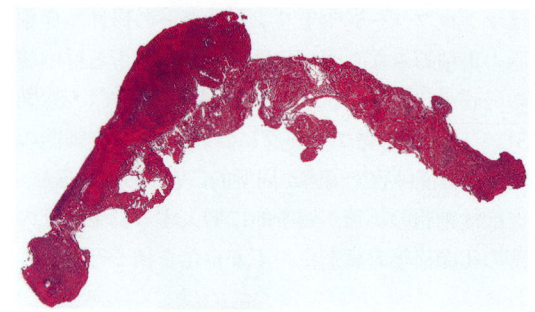

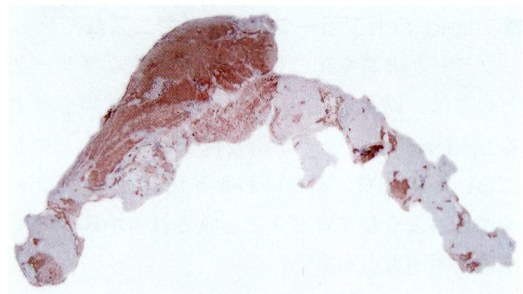

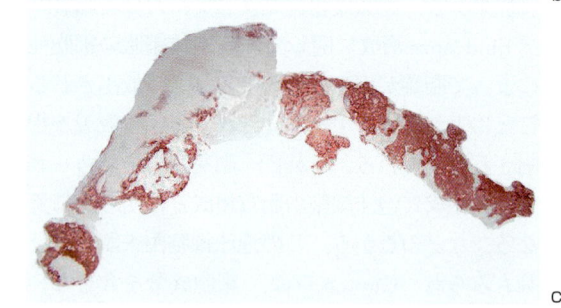

[図4] レスキューカテーテルにより急性心筋梗塞の冠動脈閉塞部位より得られた混合血栓
HE染色像（a）でも血小板部位と赤血球部位の境界は比較的明瞭に判別できるが，赤血球（b）と血小板（c）に対する免疫染色を行うと，赤血球成分と血小板成分の混在がより鮮明に認識できる．a HE染色，b 抗赤血球抗体を用いた免疫単染色，c 抗血小板抗体を用いた免疫単染色．

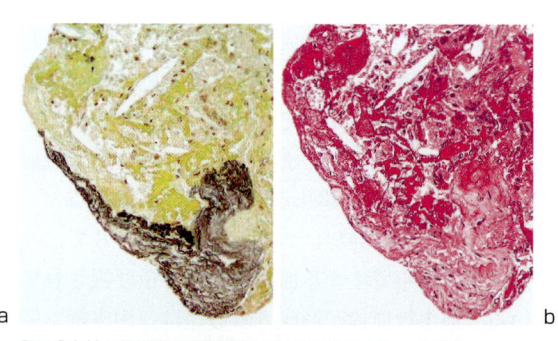

[図5] 急性心筋梗塞の冠動脈内血栓にみられたプラーク成分
a 血栓内には，脂質コア成分や線維成分の断片が認められる．elastica van Gieson染色．
b 同一部位のHE染色．

る代償として非梗塞部の残存心筋の肥大がもたらされる．ポンプ機能の低下した左室においては，心筋リモデリングは生理的代償性の適応現象でもあるが，過剰になると心不全を引き起こして予後を悪くする．

ⓑ 心筋梗塞後の心筋リモデリングの機序

心筋梗塞発症直後に梗塞部では心筋細胞の凝固壊死に引き続いて好中球，マクロファージの浸潤や出血，間質の浮腫などが起こる．梗塞部ではさらに，壊死心筋の融解 myolysis に続いて線維芽細胞やコラーゲンなどの増生が起こり，線維化，梗塞瘢痕の形成に至る．この過程において，十分なコラーゲン線維の蓄積が起こっていない時期に左室に壁応力が加わると梗塞部位は容易に伸展・菲薄化をきたし，ひいては左室容積の拡大がもたらされる．この状態は梗塞部伸展 infarct expansion と呼ばれている．

これまでの研究から，梗塞巣が小さい心内膜下梗塞や，早期に再灌流療法に成功し梗塞サイズの縮小が得られた症例では左室リモデリングが防がれていることから，梗塞サイズが大きいこと，つまり脆弱な組織の範囲が大きいことが梗塞巣の伸展と菲薄化をきたし左室拡大を招く一因であると考えられている．しかし，梗塞責任血管の早期再疎通に成功した症例間でも梗塞サイズに差異があるという事実から，梗塞発症から再疎通までの時間のみならず，梗塞領域における一酸化窒素（NO）産生，スーパーオキシドジスムターゼ活性，アデノシン産生などの相違も梗塞サイズに影響を及ぼし，差異をもたらすのではないかと推察されている．

他方，梗塞サイズ以外の要因と左室リモデリングとの関連性についても種々の報告がみられる．梗塞縮小効果が期待できない梗塞発症後6時間以降に行われた責任冠動脈の再疎通には，梗塞サイズの縮小効果はないにもかかわらず左室拡大防止効果があること，梗塞領域に急性期から慢性期にかけて側副血行路が発達すると，梗塞サイズの縮小は認められないにもかかわらず左室拡大防止効果が認められることが明らかとなっている．梗塞領域では心筋の壊死に伴いコラゲナーゼ活性が亢進することが知られている．コラゲナーゼは残存心筋の細胞間物質のコラーゲンを分解し，slippage を生じさせ，さらに壊死心筋巣が線維芽細胞やコラーゲンなどの細胞間物質に徐々に置換される瘢痕形成過程を遅延させるが，梗塞責任血管の開存や側副血行路による梗塞領域の血流保持はこのコラゲナーゼの washout を促進することで瘢痕形成過程を促進している可能性が指摘されている．したがって，梗塞領域におけるコラゲナーゼ活性の亢進は，梗塞部位の伸展を促進し左室拡大をきたす，つまり左室リモデリングを促進する因子であることが示唆される．

また，梗塞伸展の程度は，梗塞前の同部位の壁厚と密接な関連性を有しており，梗塞前の壁厚が厚いほど拡張は生じにくいことが明らかにされている．

慢性期に入り梗塞部にコラーゲン線維が十分に増殖して，強靱な結合組織に置き換わる時期になると，梗塞部はもはや機械的伸展が加わっても壁の伸展を起こさなくなる．しかし，左室駆出力の低下が持続していると残存心筋に負荷が加わった状態となり，左室非梗塞部の心筋は，壁応力を低下させるための代償機転として肥大をきたし，梗塞後の左室リモデリングに認められる左室重量増加に寄与する．Laplace の法則によると，壁応力は半径と内圧に比例し，壁厚に反比例する．壁厚の増大を伴わない左室の拡大は壁応力の増大をもたらす．したがって，非梗塞部位の肥大が十分でないと壁応力の増大が持続し，左室はさらに拡大する．

非梗塞部位の心筋リモデリングにおける心肥大の機序はきわめて複雑である．機械的刺激（圧負荷，容量負荷），神経体液性因子（アンジオテンシンⅡ，エンドセリン），サイトカイン，交感神経など多くの因子がそれぞれ独自の受容体を活性化し，それに続いて細胞内シグナル伝達系の中心であるプロテインキナーゼによる細胞内蛋白質リン酸化カスケードを引き起こすことにより，最終的にリモデリングが生じると考えられる．

従来は，非梗塞部のリモデリングをきたす原因として壁応力の増加のみが想定されていたため，

壁応力の軽減を図る減負荷療法がリモデリングの抑制をもたらすと考えられてきた．しかしながら，同様に減負荷作用を有する薬剤間でも，左室リモデリング抑制効果に差異を認めることから，壁応力の増加のみがリモデリングの原因ではないと考えられるようになった．近年，動物実験や大規模臨床試験から，アンジオテンシン変換酵素 angiotensin converting enzyme（ACE）阻害薬には循環血中のいわゆる古典的なレニン-アンジオテンシン系の活性化の有無にかかわらず心筋梗塞後の左室リモデリング抑制効果のあることが明らかとなり，この結果は，心臓組織内に存在する局所レニン-アンジオテンシン系の活性化が左室リモデリングを促進している可能性を示唆している．

（江原省一・上田真喜子）

[表1] 急性心筋梗塞症を疑う症状

部位	：胸骨後部に限局，またはそこから頸部，顎部，上胸部，左肩，左上腕部などに放散 胸部には症状なく，周辺の頸部，顎部，上胸部，左肩，左上腕部などのみに現れる場合もある
性状	：痛みまたは重苦しい，焼けるような絞扼感または圧迫感
随伴症状	：ときに冷汗，呼吸困難，悪心，嘔吐，失神を伴う
誘因	：安静時・労作時ともに起こりうる
持続時間	：20～30分以上持続 程度は漸減するものの24時間以上持続することもある
硝酸薬の効果	：軽減することはあるが，完全に消失することはまれ

2）診断

心筋梗塞症発症早期には致死的合併症が発生する頻度が高く，見過ごしは生命の危険にかかわる．また心筋壊死の進展阻止のためには早期に閉塞冠動脈の再灌流を行うことが必要であり，一刻も早い適切な診断が不可欠である．

世界保健機関 World Health Organization（WHO）の定義では，心筋梗塞症の診断は，(1) 虚血性胸部不快感の病歴，(2) 心電図の経時的な変化，(3) 血清中の心筋マーカーの上昇，のうち二つ以上を満たす場合になされる．ただし，心筋梗塞症発症早期には，血清中心筋マーカーの上昇が認められない場合も多く，早期の診断には病歴と心電図所見が重要である．

a）病歴

典型的な自覚症状は，「突然発症し約30分以上持続する前胸部痛ないし前胸部圧迫感」であるが，部位・性状・随伴症状には個人差があり注意を要する．持続時間は，狭心症よりも長く，少なくとも約20～30分以上持続することが多い．このような長時間の胸部周辺の症状の訴えがある場合には心筋梗塞症を念頭におく必要がある．部位は前胸部，心窩部に限局するか，あるいは背部，頸部，顎部，肩または上腕～前腕部に放散する．心窩部痛はしばしば「胃の痛み」と訴えられることもあり注意を要する．また，前胸部，心窩部には症状はなく，背部，頸部，顎部，肩または上腕～前腕部のみに症状が現れる場合もある．歯の浮くような感じと表現されることもある．性状は，激しい痛みや重苦しい圧迫感であることが多いが，焼けるような絞扼感のこともある．なお，本症の胸部症状は，硝酸薬の舌下により軽減することはあるが，完全に消失することはまれである．随伴症状として冷汗，嘔気・嘔吐，呼吸困難，めまい，失神などを伴う場合がある．これらの随伴症状のなかには，心不全・心原性ショック・不整脈など心筋梗塞合併症により生じるものあり，心筋梗塞症そのものによる症状よりも強い場合がある（表1）．

b）心電図

■①心電図の時系列的変化

心筋梗塞症急性期に最も多く認められる典型的な心電図所見は，連続する2誘導以上で認められるST上昇であるが，発症のごく初期にはST上昇がなくT波の増高・尖鋭化のみであることも多い（図6）．多くの場合，心電図の時系列的変化は，T波の増高・先鋭化→ST上昇→R波減高→異常Q波→冠性T波という順序で認められる（図7）．このうちR波減高と異常Q波は，早い場合で発症数時間後に認められる．したがって，受診時にすでに異常Q波が存在している場合であっても心筋梗塞症急性期である可能性は否定できない．

また後壁梗塞や心内膜下の微小な梗塞では，典型的なST上昇が認められないことが多いが，持

2. 心筋梗塞　189

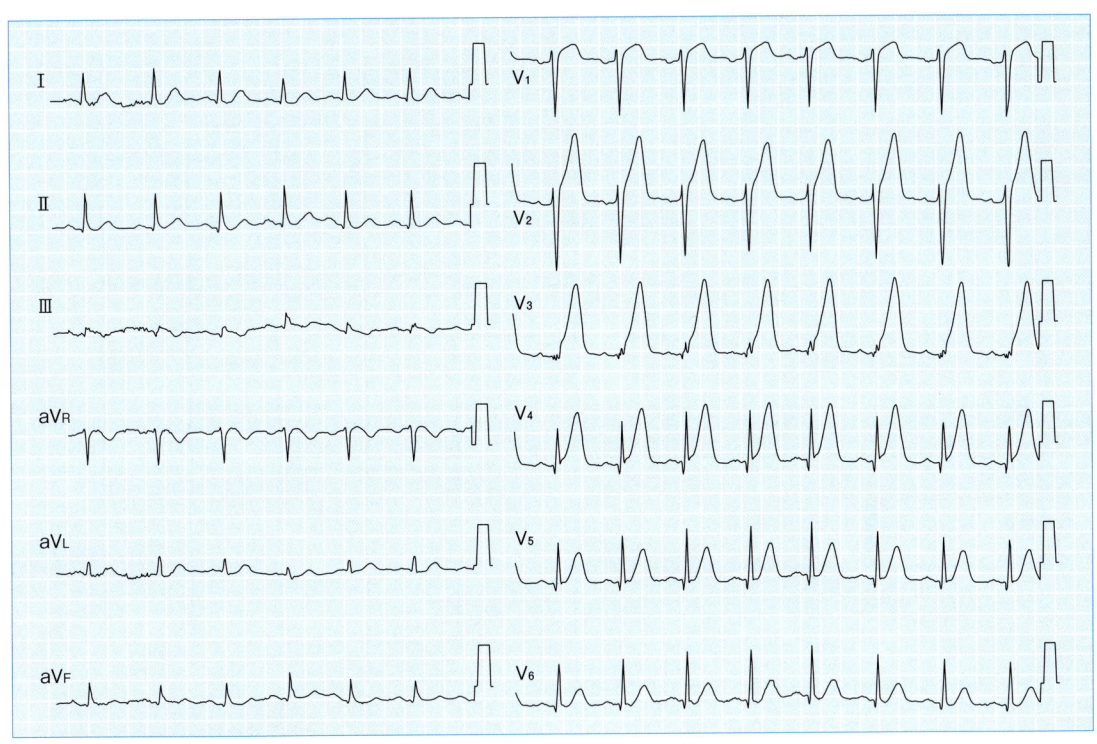

[図6] 発症30分後の前壁中隔心筋梗塞症例の心電図
　V_2〜V_4誘導でT波の増高・尖鋭化が認められる．

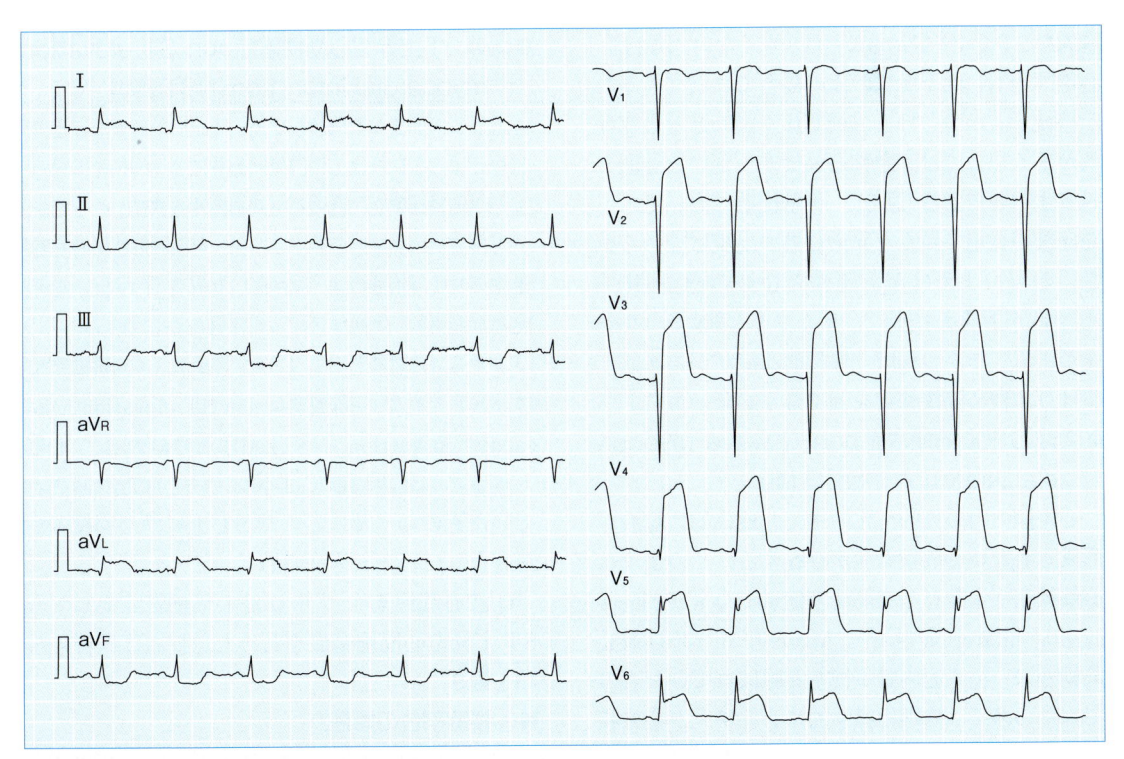

[図7] 発症6時間後の前壁中隔心筋梗塞症例の心電図
　Ⅰ，aV_L，V_2〜V_6誘導でST上昇が認められる．

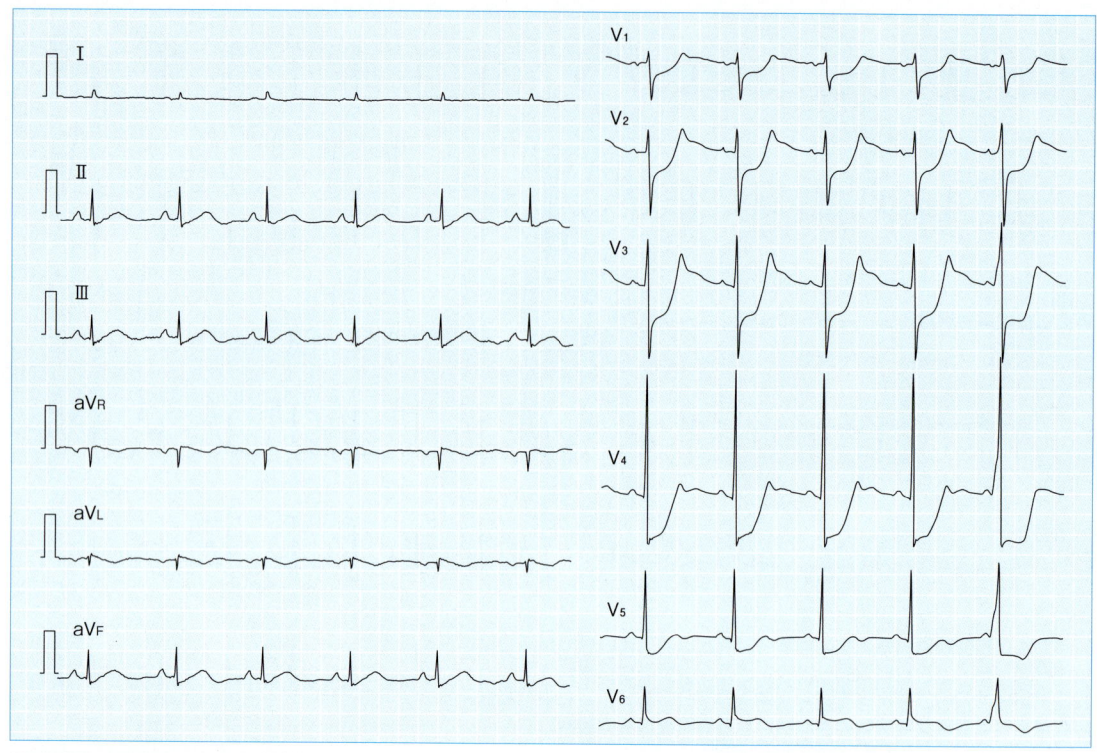

[図8] 発症4時間後の後壁心筋梗塞症例の心電図
　V_1〜V_5誘導でST低下を認める．

続的なST低下を認めることは少なくない．例えば，心電図上ST低下所見のみの場合であってもそれが持続し，かつ急性心筋梗塞症を疑わせる自覚症状がある場合には，急性心筋梗塞症疑いと診断し対処すべきである（図8）．後壁梗塞においては，発症後の経過で新たな異常Q波の出現は認められないがV_1（またはV_2）誘導でR波の増高（R/S比≧1）が形成される．V_1またはV_2誘導でのR/S比が1以上でかつ病歴上典型的な症状があれば，やはり急性心筋梗塞症を強く疑う必要がある．

■②非Q波心筋梗塞症 non-Q wave myocardial infarction (non-Q MI)

　心電図の時系列的変化の中で，最終的にQ波が形成されない心筋梗塞症が存在する．このような心筋梗塞症を非Q波心筋梗塞症 non-Q wave myocardial infarction (non-Q MI) と呼ぶ．非Q波心筋梗塞は，従来心内膜下梗塞と呼ばれていたもので，その多くは病理組織学的に心筋壊死が心外膜側まで波及していないものと考えられている．

■③非ST上昇型心筋梗塞症 non ST elevation myocardial infarction (NSTEMI)

　近年，感度・特異度の高い心筋マーカー（心筋トロポニンIおよびT）の登場により非常に微小な（1.0g未満の）領域の心筋壊死を検出することが可能となった．これに伴い，時系列的な心電図変化の中に前述のようなST上昇を伴わない心筋梗塞症症例が存在することが明らかになった．このような心電図上ST上昇を伴わない心筋梗塞症は非ST上昇型心筋梗塞症 non ST elevation myocardial infarction (NSTEMI) と呼ばれる．心筋トロポニン登場以前には不安定狭心症と診断されていたものの一部にこの非ST上昇型心筋梗塞症が存在していたと考えられている．

　Q波心筋梗塞症，非Q波心筋梗塞症そして非ST上昇型心筋梗塞症を含めた急性冠症候群の分類を図9に示す．

■④梗塞部位の診断

　梗塞部位の診断は，冠動脈造影において梗塞責任病変を特定する際に役立つ．そして，急性期再

灌流療法や慢性期血行再建の適応決定の際に役立つ情報となる．心電図診断における梗塞部位は，最終的には異常Q波が出現した誘導から判定する（表2）．ただし，急性期でQ波が未形成の時期ではST上昇を示す誘導から梗塞部位を推定する．また，非Q波心筋梗塞症，非ST上昇型心筋梗塞症，脚ブロックを伴う症例そしてペースメーカー波形の場合などでは，心電図のみから梗塞部位を特定することは困難な場合があるため，心エコー図検査・核医学検査を参考にして梗塞部位の診断を行う．

■⑤右室梗塞

右室梗塞の多くは，下壁梗塞に合併する．したがって，12誘導心電図で下壁梗塞の所見が認められた場合には右室梗塞の存在の可能性を念頭におき，右側胸部誘導（$V_3R～V_6R$）を記録しなければならない．$V_3R～V_6R$のうちのいずれかあるいは複数の誘導で，0.1mV以上のST上昇が認められた場合には右室梗塞合併の可能性が高い（図10）．

■⑥心室内伝導障害

急性心筋梗塞症では，新たに右脚ブロック・左脚ブロックその他の心室内伝導障害を生じることがある．このような心室内伝導障害を合併する場合には，心電図による心筋梗塞診断が困難である一方，合併症の頻度が高く死亡率も高い．病歴・心エコー図検査・心筋マーカーなどを総合して，速やかに診断を下す必要がある．

c）心筋マーカー

心筋壊死に伴い，さまざまな心筋マーカーが血中に現れる．これらの心筋マーカーの検出や経時的変化の観察は，心筋梗塞症の診断に有用である．現在，臨床的に使用されている心筋マーカーを以下に示す．

■①クレアチンキナーゼcreatine kinase（CK）

血清中のCKは，心筋梗塞発症約4～8時間後から上昇を始め，2～3日で正常化する．心筋梗塞発症後平均約24時間で最高値に達するが，再疎通療法成功例や自然再疎通例では，壊死組織からのwash outによりそれよりも早く平均約12時

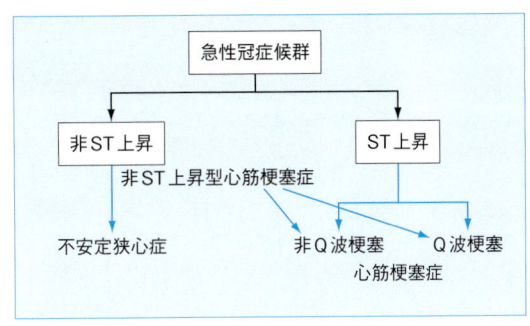

[図9] 急性冠症候群の分類（文献2）より引用）

[表2] 梗塞部位と異常Q波出現誘導の関係

梗塞部位	異常Q波出現誘導
中隔	V_1, V_2
前壁	V_3, V_4
前壁中隔	$V_1～V_4$
側壁	I, aVL, V_5, V_6
前側壁	I, aVL, $V_3～V_5$
下壁	II, III, aVF
後壁	V_1, V_2で幅広く高いR波（R/S比＞1）
右室	V_3R, V_4RでST上昇

間で最高値に達し，最高値はより高くなる．CKの最高値は心筋梗塞量とおおむね相関するが，再灌流の影響を受けることを考慮する必要がある．CKは，有用な心筋マーカーの一つで感度は高いが，心筋特異性は高くない．筋疾患・骨格筋外傷・激しい運動後・筋肉注射・肺梗塞症などでも高値を示す．

■②CKアイソエンザイム（CK-MB）

CKアイソエンザイムには，CK-MM，CK-BB，CK-MBの3種類がある．CK-MMは主に骨格筋に，CK-BBは主に脳と腎に，そしてCK-MBは主に心筋に存在する．CK-MBは多臓器に比べ心筋に多量に存在し，心筋特異性が高い．CK-MBは心筋梗塞発症約3～12時間後から上昇を始め，2～3日後に正常化する．心筋梗塞発症後平均約24時間で最高値に達するが，総CK値と同様に，再灌流の影響を受ける．CK-MBは，骨格筋その他の臓器にも少量含まれ，心筋梗塞症以外の疾患でもわずかに上昇することがあるが，CK-MB値が総CK値の6％以上であれば心筋由来の可能性が高い．

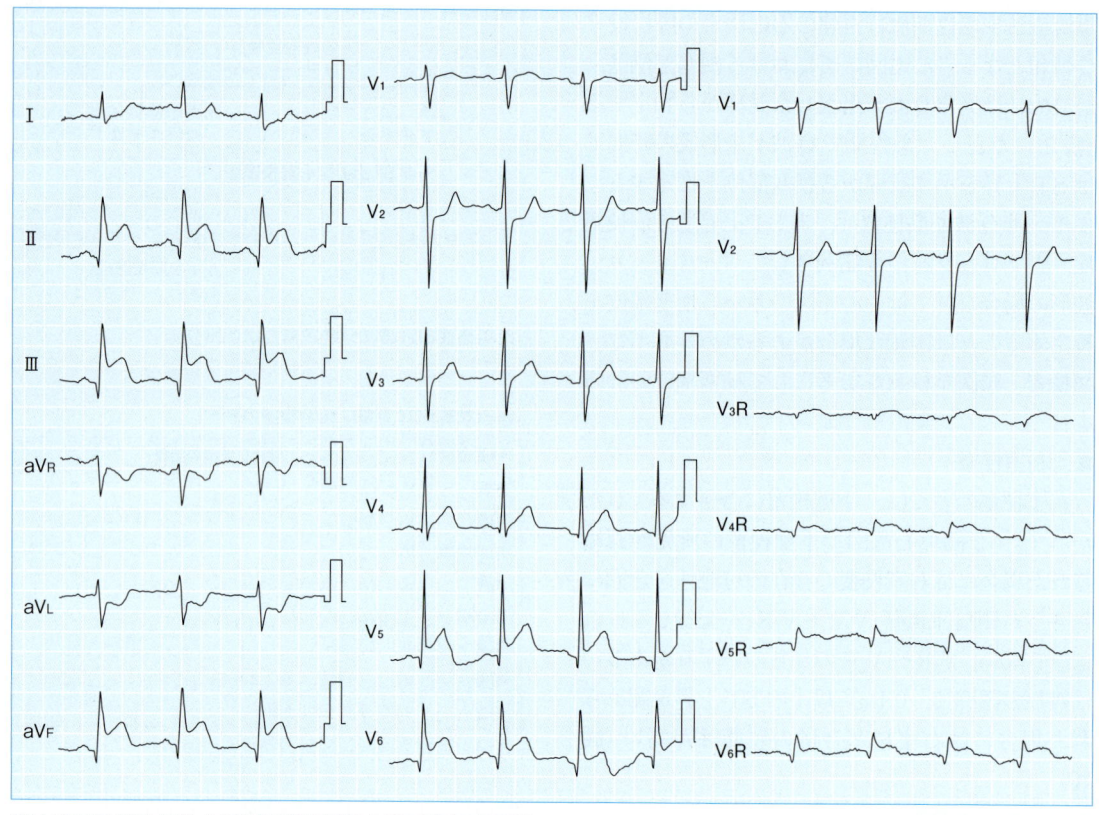

[図10] 右室梗塞を合併した下壁心筋梗塞症例の心電図（発症2時間後）
Ⅱ，Ⅲ，aVF，V5，V6誘導のST上昇とともに，右側胸部誘導V3R～V6RでのST上昇が認められる．

③心筋特異的トロポニン cardiac specific troponin I (cTnI), cardiac specific troponin T (cTnT)

近年，心筋トロポニンに特異的な抗体を用いてcTnIとcTnTを定量的に測定することが可能となった．cTnIとcTnTは，健常人では，末梢循環血中に存在しないため，そのcut-offレベルを測定誤差程度まで低くすることができる．このため非常に微小な（1.0g未満の）領域の心筋壊死を検出することが可能となった．このようにcTnIとcTnTは非常に特異度および感度の高い心筋マーカーであり，現在心筋梗塞症の血液生化学的診断の中心的な存在となっている．また，cTnTは簡易な定性検査のキットが市販され，ベッドサイドでの迅速な検査が可能である．

cTnIとcTnTは，心筋梗塞発症後約3時間で検出されるようになり，cTnIは7～10日間，cTnTは10～14日間上昇が持続する．このため，発症から時間が経過した心筋梗塞症の診断にも有用である．

④その他の心筋マーカー

上記の心筋マーカー以外に，白血球数，AST（GOT），LDHも心筋壊死に伴い上昇が認められる．CK-MBや心筋トロポニンのように心筋特異性の高い指標ではないが，現在も心筋梗塞症診断の補助的指標として用いられている．

ミオグロビンは心筋梗塞発症後1～4時間と早期に上昇が認められる．心筋特異性は低いが，早期診断の補助となる指標である．

ミオシン軽鎖は心筋梗塞発症4～12時間後に血中に現れ，3～5日後に最高値に達し，7～14日後まで上昇が持続する．心筋特異的トロポニンと同様に，発症後日数が経過した心筋梗塞症の診断に有用である．

このほか近年，心臓脂肪酸結合蛋白 heart fatty acid binding protein (hFABP) の簡易キットが市

販されるようになった．hFABPは，CK-MBや心筋トロポニンよりもより早期に血中に現れるため早期診断指標の一つとしての使用が試みられている．

表3に各心筋マーカーの時系列的推移について示した．

d) 画像診断

①心エコー図

心筋梗塞症診断における心エコー図検査の目的は，(1)左室壁運動異常の検出と部位の特定および(2)合併症の診断である．

心筋梗塞症ではほとんどの場合，左室壁運動異常が存在する．左室壁運動異常は，発症早期や心電図上ST〜T変化の乏しい例でも認められることが多く診断に役立つ．左室壁運動異常の評価は，図11のような16分画ごとに評価することが有用である．壁運動評価は，normal（正常収縮），hypokinesis（収縮低下），akinesis（無収縮），dyskinesis（奇異性収縮），aneurysm（瘤形成）と表現する．このような壁運動異常の部位から梗塞責任血管を推定することが可能である．

心エコー図検査はまた，心筋梗塞合併症の診断にも有用である．急性心筋梗塞症が疑われる症例では，他の検査と並行して可及的早期に心エコー図検査を行うことが望ましい．

②冠動脈造影

急性心筋梗塞症における緊急冠動脈造影の第一の目的は，梗塞責任血管の再疎通療法を行うためである．心筋壊死の進展阻止のためには早期に閉塞冠動脈の再灌流を行う必要があり，前述の病歴・非侵襲的検査で急性心筋梗塞症が強く疑われる場合は可能な限り早期に冠動脈造影を行う．冠動脈の状態（病変部位，解剖学的形態など）を把握したうえで，後述のインターベンション治療あるいは血栓溶解療法などの再疎通療法の適応を速やかに決定する．

急性期冠動脈造影不施行例では，可能な限り慢性期に冠動脈造影・左室造影を施行し，冠動脈有意狭窄の有無確認，心機能評価そして血行再建術の適応検討を行う．

[表3] 各心筋マーカーの時系列的推移

	初期上昇開始	最高値	正常化
CK	4〜8時間後	約24時間後	3〜4日後
CK-MB	3〜12時間後	約24時間後	2〜3日後
cTnI	3〜12時間後	約24時間後	5〜10日後
cTnT	3〜12時間後	12〜48時間後	5〜14日後
白血球数	2時間以内	2〜4日後	約1週間以内
AST（GOT）	8〜12時間後	18〜36時間後	3〜4日後
LDH	24〜48時間後	3〜6日後	8〜14日後
ミオグロビン	1〜4時間後	6〜7時間後	24時間後
ミオシン軽鎖	4〜12時間後	3〜5日後	7〜14日後

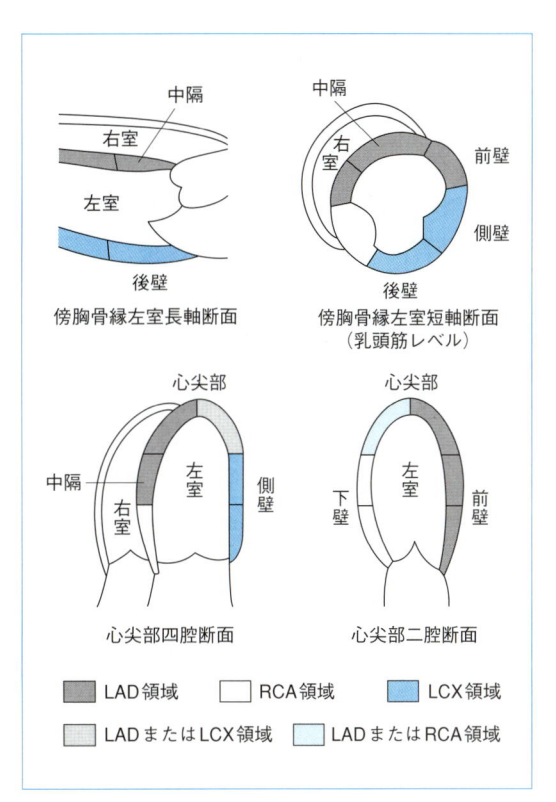

[図11] 左室壁運動異常評価のための16分画と各分画の冠動脈支配

文献

1) Braunwald, E : Heart Disease. A Textbook of Cardiovascular Medicine, Elsevier Saunders, Philadelphia, 1141-1226, 2005
2) The joint European society of cardiology/American College of cardiology committee : Myocardial infarction redefined — a consensus document of the joint European society of cardiology/American College of cardiology committee for the redefinition of myocardial infarction. J Am Coll Cardiol 36 : 959-969, 2000
3) Thomas, JR et al : 1999 Update : ACC/AHA guidelines for

the management of patients with acute myocardial infarction. J Am Coll Cardiol 34 : 890-911, 1999
4) Thomas, JR et al : ACC/AHA guidelines for the management of patients with acute myocardial infarction. J Am Coll Cardiol 28 : 1328-1428, 1996

（酢谷保夫・岩坂壽二）

3）治療

a）急性期薬物療法

①緊急処置と鎮痛

心筋梗塞急性期には，鎮痛薬の投与，硝酸薬の投与，再疎通療法・抗凝固療法そして不整脈・心不全などの合併症の治療などのために種々の薬剤を静脈内投与することが必要になる．そのためにまず静脈路を確保し，注射薬の投与が速やかに施行できる準備をすることが重要である．

一般療法としては，まず 2～4 l/分の酸素投与を開始する．低酸素血症を認める例では，動脈血酸素分圧（Pao_2）60mmHg 以上，または動脈血酸素飽和度（Sao_2）95％以上を目安として増量する．十分な酸素投与にもかかわらず，Pao_2 を 60mmHg 以上または Sao_2 95％以上に維持できない場合，または肺胞低換気のため $Paco_2$ が 50mmHg 以上となる場合は，気管内挿管を行い，人工呼吸による呼吸管理を開始する．

心筋梗塞に伴う胸痛と不安は，交感神経系を過剰に亢進させ，心筋酸素需要量を増大させたり，不整脈を誘発したりする．鎮痛のためには，塩酸モルヒネ 2～4mg を 5 分ごとに寛解が得られるまで静脈内投与する．あるいは，塩酸ブプレノルフィン（商品名：レペタン注）0.1～0.2mg を静脈内投与する．

②硝酸薬

ニトログリセリンは，冠動脈拡張作用，末梢動脈の拡張作用そして末梢静脈拡張作用を持つ．特に末梢静脈拡張作用は全身の静脈プールを増大させ，前負荷を軽減し心筋酸素需要量を減少させる．

ニトログリセリン投与は心筋梗塞症における胸痛を寛解させることが知られており，虚血性胸痛が持続する例では舌下投与をまず行う．ただし，その血管拡張作用により著しい低血圧をきたす恐れがあるため血圧 90mmHg 未満の例や右室梗塞例では投与を避ける．

ニトログリセリンはまた上記のような血管拡張作用をもつため高血圧例や心不全合併例の血行動態を改善させる．高血圧例や心不全合併例には静脈内持続投与が推奨される（表4）．

③アスピリン

血小板は刺激を受けると血小板膜のリン脂質からアラキドン酸を経て血小板凝集作用をもつトロンボキサン A_2 が産生されるが，低用量のアスピリンは血小板の cycrooxygenase を阻害し，トロンボキサン A_2 の形成を阻止する．アスピリンのこの作用により血管内での血小板凝集が抑制される．急性心筋梗塞症発症には，血小板凝集と血栓形成が大きく関与しており，再梗塞の予防にアスピリンが有効である．

ISIS-2（Second International Study of Infarct Survival）試験（Lancet 332：349-360, 1988）において発症早期からのアスピリン投与により，35日後の死亡率は，アスピリン単独で23％減少し，ストレプトキナーゼとの併用では42％減少したと報告されている．またこの試験において，アスピリンは非致死性再梗塞と脳卒中の発生率を有意に低下させたと報告されている．このような試験結果などに基づき，アスピリンは急性心筋梗塞症発症早期の投与開始とその後無期限の継続投与が推奨されている．

抗血小板作用を得るためのアスピリンの維持量は，81～162mg/日で十分とされているが，心筋梗塞症急性期の来院時初回投与では急速に有効血中濃度を得るために，162～325mg を嚙み砕いて服用させる．

④β遮断薬

β遮断薬を心筋梗塞発症早期に投与すると，心拍数・血圧・心筋収縮性が低下し，心筋酸素需要量を減少させることができる．この作用により虚血心筋を保護し，梗塞巣を縮小できると考えられている．また，β遮断薬の急性期投与は，心室細動などの不整脈の発生を抑制することが知られている．

急性心筋梗塞症例 16,107 例を対象とした

[表4] ニトログリセリンの使用法

	単位	作用持続時間	投与量	主な副作用
ニトログリセリン（ミリスロール）	1mg/2ml 5mg/10ml 50mg/100ml	3〜5分	0.3〜5μg/分/kg （0.3μg/分/kgから開始．反応をみながら5〜10分ごとに0.1〜0.2μg/分/kgずつ2.0μg/分/kgまで増量）	低血圧，頭痛，心拍数増加，悪心，嘔吐など

ISIS-1（First International Study of Infarct Survival）試験（Lancet 328：57-65, 1986）では，発症12時間以内にアテノロール5〜10mgの静脈内投与とその後7日間100mg/日の経口投与を受けた群が，メトプロロール非投与群に比べて，7日後の死亡率が15％低かった（3.89％ vs. 4.57％）と報告している．また，組織プラスミノーゲンアクチベーター（t-PA）を用いて血栓溶解療法を行った急性心筋梗塞症例1,434例を対象としたTIMI-Ⅱ（Thrombolysis in Myocardial Infarction phase Ⅱ）試験（Circulation 83：422-437, 1991）において，血栓溶解療法直後にメトプロロール5mgを静脈内投与し以後50〜100mgを1日2回継続投与した群では，発症6日後からメトプロロール内服を開始した群に比べて入院期間中の非致死性心筋梗塞再発と心筋虚血の発生率が有意に低かったと報告している．

これらの試験結果などに基づき，心筋梗塞急性期（発症後12時間以内）に，β遮断薬の投与を開始することが推奨されている．ただし，β遮断薬には，徐脈・房室ブロック・心不全増悪・気管支喘息増悪などの副作用の可能性があるため，表5に示すような場合には禁忌となる．

■⑤アンジオテンシン変換酵素阻害薬

アンジオテンシン変換酵素 angiotensin converting enzyme（ACE）阻害薬は，従来から心保護作用（循環動態諸指標の改善，心筋リモデリング抑制，心不全例の長期生存率の改善など）に関する多くの臨床成績が蓄積されてきた．

1992年に報告されたSAVE（Survival and Ventricular Enlargement）試験（N Engl J Med 327：669-677, 1992）では，左室機能障害（左室駆出率40％未満）を伴う急性心筋梗塞症例2,231例を対象とし，心筋梗塞発症3〜16日後にカプトプリル経口投与を開始した群において平均42ヵ

[表5] β遮断薬の禁忌

- 心拍数60/分未満
- 収縮期血圧100mmHg未満
- 中等度〜高度左室機能不全
- 末梢循環不全
- PR時間0.24秒以上
- 2度または3度房室ブロック
- 重症慢性閉塞性肺疾患
- 気管支喘息の既往
- 重症末梢血管疾患
- インスリン依存型糖尿病

（文献3）より引用）

月の観察で，プラセボ群に比較して19％の総死亡率減少と21％の心血管死亡の減少が認められた．急性心筋梗塞症例19,394例を対象としたGISSI-3（Gruppo Italiano per lo Studio della Sopravvivenza nell' Infarto Miocardico-3）試験（Lancet 343：1115-1122, 1994）では，リシノプリル投与群における6週間後の死亡率は，非投与群に比べ有意に低かった（6.3％ vs. 7.1％）と報告されている．また，ISIS-4（Fourth International Study of Infarct Survival）試験（Lancet 345：669-685, 1995）では，58,050例の発症24時間以内の急性心筋梗塞例を対象とし，カプトプリル投与群で5週間後の死亡率は，プラセボ群に比較して7.1％低値であった（7.19％ vs. 7.69％）．さらに，GISSI-3, ISIS-4を含む4つの大規模臨床試験の対象例98,496例のメタ解析（ACE Inhibitor MI Collaborative Group. Circulation 97：2202-2212, 1998）によると，ACE阻害薬投与は30日以内の死亡率を7％減少させ，死亡率の減少効果は1週間以内で認められた．Killip分類2〜3や心拍数100/分異常のハイリスク群で死亡率に関する絶対的な有益性が認められた．

これらのような大規模臨床試験の結果に基づき，今日では心筋梗塞発症後できる限り早期から（通

常24時間以内に）投与を開始し継続することが推奨されている．

ACE阻害薬の副作用としては，低血圧・腎機能悪化，血清カリウム値上昇などがあり，収縮期血圧100mmHg以下の低血圧例や腎不全例には注意が必要である．

■ ⑥アンジオテンシンⅡ受容体拮抗薬

レニン-アンジオテンシン-アルドステロン系を抑制する薬剤として，近年アンジオテンシンⅡ受容体拮抗薬 angiotensin Ⅱ receptor blocker (ARB)が登場した．2003年に発表されたVALIANT (Valsartan in Acute Myocardial Infarction)試験（N Engl J Med 349：1893-1906, 2003）では，心不全合併例または左室収縮障害（左室駆出率：心エコー上35％以下，RI検査上40％以下）を伴う急性心筋梗塞症例14,703例を発症10日以内にカプトプリル単独・バルサルタン単独・両者併用の3群に無作為に割り付け平均24.7ヵ月追跡調査が行われた．その結果，3群間で死亡率，心事故発生率に有意差は認められなかったが，バルサルタンのカプトプリルに対する非劣性が統計学的に証明された．

VALIANT試験の結果は，左室機能障害を伴う心筋梗塞症の予後改善薬として，ARB（バルサルタン）をACE阻害薬と同等に選択できることを示したといえる．

■ ⑦ヘパリン

ヘパリンは分子量5,000～20,000の異なる物質の混合物である．アンチトロンビンⅢと結合し，活性化第X因子を不活性化する．さらにヘパリン-アンチトロンビンⅢ複合体は，トロンビンを不活性化する作用がある．このような第X因子・トロンビンの不活性化によりフィブリン血栓の産生を抑制する．

急性心筋梗塞症に使用する目的には，以下のものがあげられる．

・カテーテルインターベンション時の抗凝固療法
・血栓溶解療法の補助療法
・再疎通した梗塞責任血管の開存性の維持
・深部静脈血栓症，肺塞栓症の予防
・左室内血栓，脳塞栓の予防

実際のヘパリン投与量は，50～70単位/kgを急速静注し，その後12～15単位/kg/時間で持続投与する．活性化部分トロンボプラスチン時間 activated partial thromboplastin time (aPTT)が，ヘパリン投与前の1.5～2倍に延長するように投与量を調整し，48時間持続投与する．

文献
1) Braunwald, E : Heart Disease. A Textbook of Cardiovascular Medicine, Elsevier Saunders, Philadelphia, 1141-1226, 2005
2) Thomas, JR et al : 1999 Update : ACC/AHA guidelines for the management of patients with acute myocardial infarction. J Am Coll Cardiol 34 : 890-911, 1999
3) Thomas, JR et al : ACC/AHA guidelines for the management of patients with acute myocardial infarction. JACC 28 : 1328-1428, 1996

（酢谷保夫・岩坂壽二）

b) 血栓溶解療法

急性心筋梗塞症発症には，冠動脈内の血栓性閉塞が大きく関与していることが知られている．Reimerらの動物モデルによる報告では，冠動脈が閉塞し血流が途絶すると，その支配領域の心筋は，約40分後から心内膜側より壊死が始まり，徐々に心外膜下へと波状的に進展する（wave front現象；図12）．冠動脈閉塞後3時間で約57％，6時間後には約71％そして24時間後には約85％の心筋が貫壁性壊死に至るとされる．血栓溶解療法は，心筋梗塞発症早期に閉塞冠動脈を再疎通させ，このような梗塞範囲の拡大を防いで心機能を温存し，短期的・長期的に予後を改善させることを目的として行う．この目的を達成するためには，可及的早期の治療開始が必要である．

5,711例の急性心筋梗塞症例を対象としたLate Assessment of Thrombolytic Efficasy (LATE)試験(Lancet 342 : 759-766, 1993)の結果では，発症12時間以内の血栓溶解療法（組織プラスミノーゲンアクチベーター：t-PA使用）には死亡率の減少効果が認められたが，発症12時間以降でには認められなかった．AHA/ACCの急性心筋梗塞患者の管理に関するガイドラインでも，12時間以内の血栓溶解療法が推奨されている（表6）．

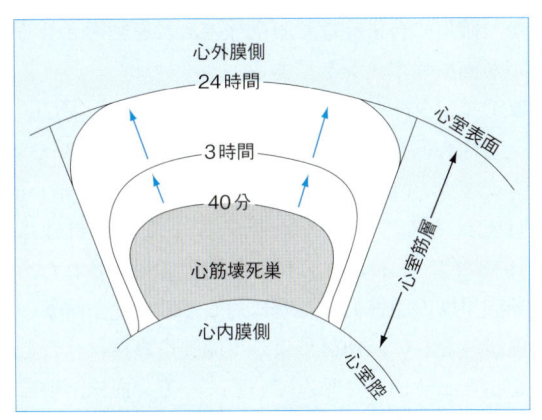

[図12] 心筋壊死の進展（wave front現象）
心筋壊死は心内膜側より始まり，心外膜側へ波状に広がっていく．（文献2）より引用）

[表6] ACC/AHAガイドラインにおける血栓溶解療法の適応

クラスⅠ（広く認められた適応）
1. ST上昇（連続する2誘導以上で0.1mVを超える上昇），血栓溶解療法開始までの時間が12時間以内，年齢75歳未満
2. （ST変化の判読が困難な）脚ブロックおよび急性心筋梗塞症を強く疑わせる症状がある場合

クラスⅡa（ほぼ認められた適応）
1. ST上昇，年齢75歳以上

クラスⅡb（効果は明らかではないが，少なくとも有害ではない）
1. ST上昇，治療開始までの時間が12～24時間
2. 高リスク心筋梗塞症で，来院時の収縮期血圧が180mmHg以上または拡張期血圧が110mmHg以上の場合

クラスⅢ（適応外，むしろ有害）
1. ST上昇，治療開始までの時間が24時間以上，虚血性疼痛が消失
2. ST下降のみ

（文献4）より引用）

①血栓溶解療法の種類と薬剤

血栓溶解療法には，血栓溶解薬を静脈内に投与する静注法と梗塞責任冠動脈に選択的に投与する冠動脈内注入血栓溶解療法 intracoronary thrombolysis（ICT）とがある．

わが国で用いられる血栓溶解薬としては，ウロキナーゼとウロキナーゼの前駆物質であるプロウロキナーゼそしてフィブリン親和性の高い組織プラスミノーゲンアクチベーター tissue-type plasminogen activator（t-PA）がある．

ⓐ静注法

静注法は，急性心筋梗塞症の診断後，直ちに施行でき，冠動脈造影の設備のない施設や緊急冠動脈造影の準備に時間を要する場合に利点が大きい．

ウロキナーゼ静注による再疎通率は，50～70％程度で用量依存性に上昇するが，フィブリン選択的ではないため大量投与では，全身性にフィブリノーゲン，第Ⅷ因子，第Ⅴ因子が分解され凝固能が低下し出血性合併症の頻度が高くなる．

t-PAの再疎通率は，70～80％でウロキナーゼによるICTの再疎通率とほぼ同程度の成績が得られている．

再疎通の有無は，下記のような症状・所見から診断する．
・胸痛の軽減
・心電図でST上昇の軽減
・心室性期外収縮・促進型心室固有調律の出現

[表7] ACC/AHAガイドラインにおける血栓溶解療法の禁忌と注意事項

禁忌
・出血性脳梗塞の既往（時期を問わず），1年以内の他の脳卒中または脳血管イベント
・既知の頭蓋内腫瘍
・活動性内出血（月経は除く）
・大動脈解離が疑わしい場合

注意・相対的禁忌
・来院時におけるコントロール不良の高血圧（180/110mmHg以上）
・禁忌に含まれない脳血管障害の既往あるいは既知の頭蓋内病変
・抗凝固薬投与中（PT-INR2～3以上）または出血性素因をもつ場合
・2～4週以内の頭部外傷，外傷的なまたは長時間（10分以上）の心肺蘇生術，または3週未満の大手術の既往
・圧迫の困難な血管穿刺例
・2～4週以内の内出血
・血栓溶解薬に対してアレルギーの既往がある場合
・妊娠
・活動性消化性潰瘍
・慢性重症高血圧の既往

（文献4）より引用）

・房室ブロック・心室内伝導障害の消失
・血清CK，CK-MB値の急激な上昇と最高値までの時間の短縮

血栓溶解療法後も胸痛や心電図上のST上昇が持続し，再疎通が得られていないと考えられる場

合は，可能な限り緊急冠動脈造影を施行し rescue PTCA により再疎通を図ることが必要である．

ⓑICT

冠動脈造影が施行できる状況にあれば，今日，心筋梗塞症に対するインターベンション治療の成功率は90％以上あるため，最近 ICT はほとんど行われていない．

■②血栓溶解療法の合併症・禁忌と注意

血栓溶解療法の合併症のほとんどは出血によるものである．最も重大な合併症は，頭蓋内出血である．また，再疎通時に心室細動などの致死的な不整脈が現れることがある．

ACC/AHA のガイドラインにおける血栓溶解療法の禁忌と注意を表7に示す．

文献

1) Braunwald, E : Heart Disease. A Textbook of Cardiovascular Medicine, Elsevier Saunders, Philadelphia, 1141-1226, 2005
2) Reimer, KA et al : The wave front phenomenon of ischemic cell death. 1 myocardial infarct size versus duration of coronary occlusion dogs. Circulation 56 : 786-794, 1977
3) Thomas, JR et al : 1999 Update : ACC/AHA guidelines for the management of patients with acute myocardial infarction. J Am Coll Cardiol 34 : 890-911, 1999
4) Thomas, JR et al : ACC/AHA guidelines for the management of patients with acute myocardial infarction. J Am Coll Cardiol 28 : 1328-1428, 1996

（酢谷保夫・岩坂壽二）

c）インターベンション治療

急性冠症候群 acute coronary syndrome の一病型として，冠動脈のアテローマが破裂し，血栓が形成されることにより急性心筋梗塞が発症する．血栓量が多く冠動脈の血流が完全に途絶し貫壁性の虚血が起これば ST 上昇型の急性心筋梗塞となる．冠血流の途絶に引き続いて心筋の壊死が進行する．冠動脈の血流を再開させることにより，閉塞したまま保存的に治療した場合に比べて壊死心筋量を減らし，心機能を保持することが治療の主眼となる．再開通療法は，心筋梗塞の急性期治療として現在では広く受け入れられており，発症12時間以内の急性心筋梗塞に対して再開通療法を行うことの有効性は確立している．いかに迅速に，かつ確実に合併症なく冠動脈の流れを回復させるかが治療のポイントである．

■①インターベンションの主流は primary PCI

急性心筋梗塞に対する経皮的冠動脈インターベンション percutaneous coronary intervention (PCI) としてバルーン拡張による血行再建は1983年に Hartzler らにより初めて報告された．発症早期の急性心筋梗塞に対して，血栓溶解薬の前投与なしに，PCI により再開通を直接行うことを primary PCI と呼んでいる．一方，血栓溶解療法を施行するも不成功であった場合に引き続いて PCI を行うことを rescue PCI と呼ぶ．血栓溶解療法に成功した後に引き続き行うことを immediate PCI と呼ぶ．これらのうちで主流となっているのが primary PCI である．

■②primary PCI の適応，血栓溶解療法と PCI の比較から

再開通の手段としては血栓溶解薬を用いる薬理学的な方法と，PCI による機械的方法に大別される．血栓溶解療法は薬剤として当初はストレプトキナーゼやウロキナーゼが用いられていたが，より血栓選択性が高く再開通率が高い t-PA（組織プラスミノーゲンアクチベーター）が用いられるようになった．PCI の利点と欠点を血栓溶解療法と比較すると以下のようにまとめられる．血栓溶解療法が PCI に比べて優れている点としては，1）冠動脈の解剖に左右されずに行うことができる，2）カテーテル検査室などの設備も不要で，マンパワーもあまり必要としない，3）診断がつき次第すぐに開始することができる，4）術者の技量による差異が少ない，などである．逆に，血栓溶解療法が PCI に比して劣る点としては，1）血栓溶解薬では，再開通成功率が PCI より低く25％あまりの症例で再開通が不成功に終わる，2）血栓溶解療法の問題として脳出血などの出血性合併症がある，などである．再開通成功率が PCI の方が高いということが，現在 PCI が主流となっている理由である．

血栓溶解療法と primary PCI の比較を Keeley らは23のランダマイズ臨床研究に登録された7,339例からメタアナリシスしている．この結果で，

30日死亡率は心原性ショックを含めた患者全体でも，除いた患者群でもPCI群のほうが低かった．非致死的な再梗塞の頻度もPCIの方が低く，また脳梗塞や脳出血の頻度も少なかった．また急性期予後だけでなく長期的な予後も血栓溶解療法に比べてPCIのほうが優れていることも同時に示された．これらから，ST上昇型の急性心筋梗塞においてはPCIが血栓溶解療法に比して優れていると結論している．

一方で血栓溶解療法単独ではなくPCIとの併用療法が効果的であることがPACT試験によって報告された．これは低用量のt-PAの投与後にルーチンでPCIを追加する治療戦略の有効性を評価している．初回の冠動脈造影時にTIMI 3の血流が認められたのはt-PA投与群で32.8％であったのに対して，偽薬群では14.8％であった．TIMI 2とTIMI 3を併せると60.5％対34.3％であり，t-PAの投与群のほうが早期再開通に有利と考えられた．また低用量のt-PAでは出血性の合併症の増加もなかったと報告している．t-PAの前投与はpre-hospitalにカテーテル室入室前から可能な手技である．このPACT試験により少量の血栓溶解薬をpre-hospitalに投与することが注目されるようになった．

■③ガイドラインからみたprimary PCIの適応

治療法のガイドラインを策定し医療の内容を標準化し，またエビデンスに基づいた医療法の選択が求められている．循環器領域においても診療ガイドラインが策定されている．平成11年に厚生労働省医療技術評価総合研究事業として「心筋梗塞の診療エビデンス集」が報告された．さらに平成14年には日本循環器学会と関連学会から「急性冠症候群の診療に関するガイドライン」がまとめられた．ガイドラインにおいては治療法の選択のもとになるエビデンスの確度に従ってクラスIからクラスIIIまでに分類される．この定義を表8に示す．ガイドラインに基づく急性心筋梗塞へのprimary PCIの適応を表9に示す．発症12時間以内の患者へのprimary PCIの適応は確立しているといってよい．しかし，PCIは術者の技量，施設のレベルによる差が顕れやすい治療法であり，ガ

[表8] エビデンスに基づく治療方針のクラス分類

クラスI	手技，治療が有効，有用であるというエビデンスがあるか，あるいは見解が一致している
クラスII	手技，治療が有効，有用であるというエビデンスあるいは見解が一致していない
クラスIIa	エビデンス，見解から有用，有効である可能性が高い
クラスIIb	エビデンス，見解から有用性，有効性がそれほど確立していない
クラスIII	手技，治療が有効，有用でなく，ときに有害であるというエビデンスがあるか，あるいは見解が広く一致している

[表9] 急性心筋梗塞へのprimary PCI/stentの治療指針

クラスI
1. ST上昇または新たに生じたと考えられる左脚ブロックが認められる急性心筋梗塞患者で，発症12時間以内あるいは虚血症状が持続する場合は12時間以降でも，梗塞責任血管の形成術が可能な場合．ただし，PCIに熟練した医師が適切な施設環境で行う場合とする
2. 急性ST上昇/Q波梗塞または新たな左脚ブロックを伴う発症36時間以内の患者で，心原性ショックを呈し，ショック発症後18時間以内にPCIが実施可能な75歳未満の患者

クラスIIa
1. 血栓溶解療法は禁忌であるが，再灌流療法の適応が考えられる患者に，再灌流療法として実施

クラスIIb
1. ST上昇は認められないが，梗塞責任冠動脈の灌流低下（TIMI grade 0～2）が認められる急性心筋梗塞患者で，発症12時間以内にPCIが実施可能な場合

クラスIII
この分類は以下に該当する急性心筋梗塞患者に適応される
1. 急性心筋梗塞発症時に非責任冠動脈に行う待期的PCI
2. 発症12時間を超え，心筋虚血所見のない場合
3. 厚生労働省の定める施設基準を満たさない場合で，PCI経験の乏しい術者が行うprimary PCI/stent

イドラインに示される「PCIに熟練した医師が適切な施設環境で行う場合」という一文を忘れてはならない．

■④本邦における治療法選択の現状

本邦における治療法の選択の実態について日本心血管インターベンション学会での調査結果が報告されている．2003年2月の1ヵ月間に来院したすべての急性心筋梗塞患者について469施設から集計している．発症24時間以内に来院した急性心筋梗塞患者は1,769例であり，平均年齢は67.4±12.0歳，男性は71.6％，75歳以上の症例は30.9％であった．このうち88.6％に対して緊急冠動脈造影が実施されている．また全体の88.6％

(1,557例)に対して何らかの再開通療法が施行されている. その1,557例のうち再開通療法の手段としてPCIが選択されたのは91.4%を占めていた. 血栓溶解療法は冠動脈内投与が3.9%, 経静脈的投与が8.2%にとどまった. さらにはPCIが選択された症例の82%においてステントが使用されていた. このように本邦ではprimary PCIが積極的に選択されていることがわかる. これはPCIを実施する施設が限られている欧米に比べて実施施設数が多く, また医師が夜間でも緊急カテーテル検査・治療を積極的に実施していることを反映している.

⑤ショック症例, 高齢者ほどprimary PCIの適応がある

急性心筋梗塞の死因で最も重要なものはポンプ失調であり, ポンプ失調で死亡する患者の多くは心原性ショックの状態で来院している. 血行動態に破綻をきたしショック状態で来院した患者に対しては, 一刻も早くカテ室へ搬送することが重要である. 大動脈内バルーンパンピングintraaortic balloon pumping (IABP) のサポートなしに血行動態の維持ができなければ作動下に冠動脈造影とPCIを行う. 冠閉塞に対してはステントを用いてprimary PCIを行い確実に再開通を図る. 心原性ショックの急性心筋梗塞患者では再開通に成功することが生存退院への必須の条件と考えられる. 心原性ショックを呈する患者は, しばしば左主幹部を責任病変としている. 左主幹部病変は一般的には心臓血管外科医による冠動脈バイパス術coronary artery bypass grafting (CABG) の適応であるが, 同部を責任病変とする急性心筋梗塞はprimary PCIの適応である.

高齢者においては入院期間を短くし早く社会復帰させることが大切である. この面からもprimary PCIは有効である. Sakaiらは高齢者へのprimary PCIの効果について報告している. 1,063人の急性心筋梗塞患者にprimary PCIを施行し, うち261名が75歳以上の高齢者であった. 院内死亡率を検討すると, 再開通に成功すれば心臓死は高齢者4.1%, 若年者2.4%と有意差はない. 一方, 再開通に不成功の場合には院内死亡率は高齢者では33%であるのに対して若年者では18%であった. これらから再開通に不成功の場合のダメージは高齢者ほど大きく, 高齢者であってもprimary PCIを施行すべきであると結論している. primary PCIの適応を判断する際には, 社会的な環境, 活動性, 総合的な体力, 腎機能など全人的に考慮しなければならないが, 年齢が高いというだけでは適応を除外することにはならない.

⑥primary PCI手技

バルーン拡張からステント使用へ, primary PCI手技の変遷

急性心筋梗塞に対するバルーンによるPCIは1983年に初めて報告された. しかし, PCIの手段がバルーンによる拡張のみであった時代には問題点が存在した. それは再開通にいったん成功しても再閉塞または再狭窄率が高いことであった. バルーン拡張による再開通に成功した症例を追跡調査した報告では, いったんは再開通に成功しても4ヵ月の時点で14.1%が再閉塞していた. また, 閉塞には至らない再狭窄も含めると1年の時点で46.8%の高率で冠動脈の狭小化が認められた. この問題を解決するために用いられたのがステントである.

⑦ステントを用いた再開通療法

ステントは, 経皮的冠動脈形成術percutaneous transluminal coronary angioplasty (PTCA) 後の合併症, つまり急性冠閉塞の予防, 離脱に有用である. さらにバルーンに比して再狭窄予防効果も示され多くの施設で日常的に用いられている. ステントが登場した当初は病変部に血栓が存在する急性心筋梗塞に対するステントの使用は禁忌と考えられていた. やがて急性心筋梗塞の再開通療法においてもステントが有効で安全であることがSaitoらにより示された. 現在では禁忌ではなく, むしろ積極的に用いられている.

stent-PAMI研究では, バルーンによるPCIとステントを比較している. ステント群とバルーン群の間に院内死亡率では有意差はなかった. 6ヵ月間のフォローアップ期間中の死亡, 再梗塞, 再血行再建で定義されるイベントの発生率はステント群において有意に低かった(12.2% VS 17.2%,

$p=0.05$). 6ヵ月間の再狭窄率はステント群において有意に低かった（22.0％ VS 33.5％, $p=0.002$). このようにステントにより急性期の効果だけでなく, 長期にわたって予後を改善することが示された. 現在は心筋梗塞の急性期の患者にはステントを用いて再開通を図ることが一般的に行われている.

■⑧薬物溶出性ステントとprimary PCI

ステントの登場によっても慢性期の再狭窄は完全には解決されず, カテーテル治療の克服すべき最大の問題であったことには変わりはなかった. これを本質的に解決すると大きく期待されているのが薬物溶出性ステント drug-eluting stent（DES）である. 薬物溶出性ステントは, 再狭窄の最大の原因である血管平滑筋細胞の増殖をコントロールし再狭窄を予防する. 現在有効性が証明されている薬剤としてはシロリムス sirolimus, パクリタキセル paclitaxel がある. シロリムスをコーティングした薬物溶出性ステントは海外でのデータを基に厚生労働省から使用を認可された. このように大きな期待がもたれる薬物溶出性ステントであるが, 急性心筋梗塞の治療にも安全に使用できるのか十分なエビデンスはない. 厚生労働省の認可基準でも急性心筋梗塞への薬物溶出性ステントの使用は禁忌とされている.

急性心筋梗塞患者に対する薬物溶出性ステント使用の報告は少ない. 薬物溶出性ステントを急性心筋梗塞患者に対して用いる治療方針で96名のST上昇型の急性心筋梗塞患者に primary PCI を施行した結果が報告されている. 院内死亡率は6.2％で, 1名（1.1％）の患者が再梗塞と再インターベンションを受けている. 6ヵ月間のフォローアップ中に1名が死亡した. しかし, この間に造影上の再狭窄は1例もなく late loss も -0.04 ± 0.25 mm と著しく低かった. この報告では薬物溶出性ステントをST上昇型の急性心筋梗塞患者にも安全に使用しうると結論している.

■⑨本邦における薬物溶出性ステントの問題

再狭窄予防に大きな期待がもたれる薬物溶出性ステントであるが問題点もある. 併用薬として重要な抗血小板薬であるクロピドグレル clopidogrel が本邦では認可されていない. 海外での臨床研究の結果は併用薬にクロピドグレルを用いたもので, チクロピジンを併用薬としたデータではないことに留意しておく必要がある. クロピドグレルの方が優れているのは, 副作用の発現がパナルジンよりも少なく, 内服から作用発現までの時間が数時間と短いことである. 急性心筋梗塞の患者では抗血小板薬の前投与がない状態でPCIを施行することになるので, 薬物溶出性ステントを使用するならばクロピドグレル使用は重要と考えられる.

薬物溶出性ステントは再狭窄という中・長期的な問題を解決する力はあるが, 血栓性ステント閉塞の可能性を解決するものではない. 本稿執筆時の2004年11月の時点での判断としては, 薬物溶出性ステントをprimary PCIに積極的に用いることは避けるべきであろう. ST上昇型の急性心筋梗塞にprimary PCIを施行する一番の目的は救命であり血栓性閉塞のない安全な再開通が求められることを銘記すべきである. primary PCI に薬物溶出性ステントの使用を検討するのはクロピドグレルの使用認可後になろう.

■⑩血栓性病変に対する末梢保護

急性心筋梗塞の責任病変には血栓が存在する. 血栓性病変に対して, PCIを行う際には, 末梢塞栓や no-reflow 現象などが起こりやすいことが知られている. 特に血栓を大量に認める症例では難渋することが多い. バルーン拡張やステント留置によって病変部の血栓や粉砕されたプラークが末梢の微小血管に塞栓を起こすために発生する. 末梢塞栓の防止のためには病変部の血栓を吸引回収するデバイスと, 末梢への流入を防止するデバイスがある. 回収するデバイスとしては血栓吸引カテーテルがある. 流入を防止するデバイスとしてはバルーンタイプの GuardWire とフィルタータイプが存在する. 現在わが国ではバルーンタイプの GuardWire が認可されている. 急性心筋梗塞の再開通療法の質を高める末梢塞栓防止デバイスであるが, その使用によって予後を改善したというエビデンスに欠けている. また使用方法が煩雑であるという欠点もある. エビデンスを確立する

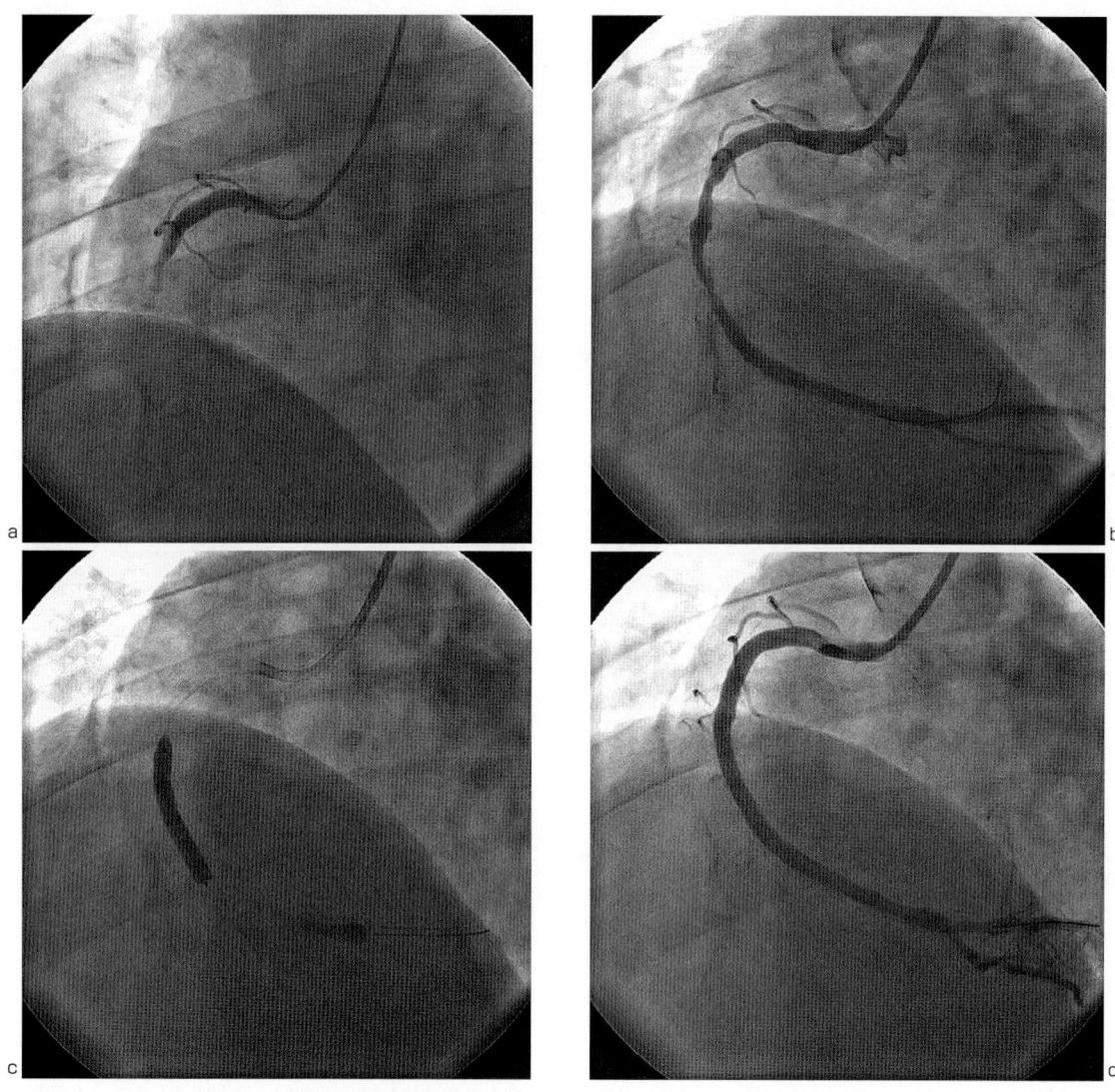

[図13] 末梢保護デバイスを用いた primary PCI の実例
　a　症例は57歳男性，発症3時間の急性下壁梗塞の患者．右冠動脈が完全閉塞し，多量の血栓の存在が推測される．
　b　血栓吸引カテーテルで吸引を行った後の造影．残存狭窄が明らかとなる．
　c　GuardWire にて末梢を保護してステントを植え込んでいるところ．
　d　再び吸引カテーテルで吸引を行い GuardWire を抜去し造影した．末梢塞栓の発生もなく再開通が達成できた．

必要がある．本邦においても急性心筋梗塞症例においてTVAC吸引カテーテルの使用群，非使用群での比較臨床試験が行われており結果が待たれる．GuardWireと血栓吸引カテーテルを用いてprimary PCIを施行した症例を図13に示す．

⑪併用薬剤が primary PCI の安全性，有効性を高める facilitated PCI

再開通療法としての主手段としてはPCIを用いるが，薬物療法を併用することによって効果を高める努力も行われている．このようにPCIと薬物投与とを協調して施行するPCIをfacilitated PCIと呼ぶ．先に紹介したt-PAの併用もその一つである．

血小板Ⅱb/Ⅲaレセプターに対するモノクローナル抗体（abciximab）も急性心筋梗塞へのPCIの術後イベントを減らし予後を改善すると報告されている．RAPPOROT研究では急性心筋梗塞にPCIを施行しabciximab投与とプラセボ投与を比

較した．この研究ではステントはbail-outのための使用に限定されている．死亡，再梗塞または再血行再建で定義されるイベントは7日目，30日目，6ヵ月のすべての時点でabciximab投与群で優れていた．血小板Ⅱb/Ⅲa受容体阻害薬を用いることによりカテーテル・インターベンションを安全に行うことが可能となることが示されている．

⑫再開通療法の方向性

再灌流障害を予防し梗塞心筋量を少なくするための新しい取り組みがなされている．これらの中でも実際に臨床応用が始まっており普及の可能性がある二つの治療法を紹介する．一つは，心筋梗塞によって障害を受けた部位の冠動脈に酸素を多く含んだ血液を灌流させることによって障害を軽くする試みである．hyperoximic perfusionと呼ばれ再灌流に伴う心筋障害を改善することを目的としている．TherOX社からDownStreamシステムとして開発されている．もう一つは，心筋を冷却することによって代謝を抑え，再灌流に伴う心筋障害を改善することを目的として患者の体温を管理し，熱交換を行うシステムである．Radiant社が開発するSetPointシステムである．下大静脈内に熱交換カテーテルを留置し60分以内に33℃まで体温を下げ，PCIを施行し再開通させた後に3時間維持し，その後に1～2時間かけて復温する方法である．いずれの方法も一般に普及するか否かは現段階では不確定であるが，冠動脈造影で同定できるサイズの血管の再開通を超えて，心筋保護を目指した一段上の再開通療法という面で注目される．

再開通療法の真の目的は心機能を保持し死亡率を低下させることにある．現在，急性心筋梗塞の死亡率は5％前後に低下したが，来院時にショック状態を呈する患者の死亡率は依然として高い．その患者を救うためには，心筋保護，回復に格段の進歩が必要とされる．ステントを用いたprimary PCIは今後も再開通療法の幹をなす中心であろうが，心筋保護，回復を目標とした再開通療法を目指して進むことになると思われる．また同時に心機能を新たに付加していく再生療法への研究も進んでいくものと思われる．

文献

1) Brener, SJ et al : Randomized, placebo-controlled trial of platelet glycoprotein IIb/IIIa blockade with primary angioplasty for acute myocardial infarction. Circulation 98 : 734-741, 1998
2) Dixon, SR et al : Induction of mild systemic hypothermia with endvascular cooling during primary percutaneous coronary intervention for acute myocardial infarction. J Am Coll Cardiol 40 : 1928-1934, 2002
3) Grines, CL et al : Coronary angioplasty with or without stent implantation for acute myocardial infarction. N Engl J Med 341 : 1949-1956, 1999
4) Hartzler, GO et al : Percutaneous transluminal coronary angioplasty with and without thrombolytic therapy for the treatment of acute myocardial infarction. Am Heart J 106 : 965-973, 1983
5) Keeley, EC et al : Primary angioplasty versus intravenous thrombolytic therapy for acute myocardial infarction : a quantitative review of 23 randomised trials. Lancet 361 : 13-20, 2003
6) 急性冠症候群の診療に関するガイドライン. Circ J 66 (suppl IV) : 1123-1163, 2002
7) Nakagawa, Y et al : Serial angiographic follow-up after successful direct angioplasty for acute myocardial infarction. Am J Cardiol 78 : 980-984, 1996
8) 日本心血管インターベンション学会学術委員会：第12回日本心血管インターベンション学会学術委員会アンケート結果. Jpn J Intervent Cardiol 19 (1) : 15, 2004
9) Ross, AM et al : A randomized trial comparing of short-acting thrombolisis and immediate rescue angioplasty in acute myocardial infarction : The PACT Trial. J Am Coll Cardiol 34 : 1954-1962, 1999
10) Saia, F et al : Silolimus-eluting stent implantation in ST-elevation acute myocardial infarction, a clinical and angiographic study. Circulation 108 : 1927-1929, 2003
11) Saito, S et al : Primary stent implantation without Coumadin in acute myocardial infarction. J Am Coll Cardiol 28 : 74-81, 1996
12) Sakai, K et al : Comparison of results of coronary angioplasty for acute myocardial infarction in patients > or =75 years of age versus patients < 75 years of age. Am J Cardiol 89 : 797-800, 2002
13) Spears, JR et al : Reperfusion microvascular ischemia : Attenuation with aqueous oxygen. Circulation 102 (suppl) : II-646, 2000
14) The GUSTO Investigators : An international randomized trial comparing four thrombolytic strategies for acute myocardial infarction. N Engl J Med 329 : 673-682, 1993

〈中川義久・木村　剛〉

d) 慢性期薬物治療

■ ①薬物治療の位置づけ

心筋梗塞症慢性期の薬物治療のあり方は，基本的に急性期の合併症の有無とその重症度に依存する．急性期の合併症は無症候性心筋虚血や梗塞後狭心症などの心筋虚血，僧帽弁閉鎖不全などの機械的合併症や左室収縮障害自体に起因するポンプ失調，種々の不整脈であるが，これら本症特有の病態に対する薬物治療は別項で述べられている．本稿の主題は合併症のないST上昇型心筋梗塞症の薬物治療である．その治療の基本理念は，遠隔期における心臓死や心筋梗塞症再発などの心事故の発生を予防する二次予防である．

■ ②二次予防の問題点

生活習慣の管理を含む二次予防のための治療は，多くの大規模臨床試験（メガトライアル）によって立証された有効性・有用性に基づく実証医学 evidence based medicine（EBM）の実践であり，基本的に終生の継続が必要である．しかし，二次予防の実践には種々の難点がある．薬物治療では，合併症のない心筋梗塞症は当然ながら自覚症状がない，二次予防治療薬は症状改善が目的ではないために受療者・施療者ともに治療効果を実感できない，ときに治療薬の副作用が出現する，などの継続上の難点があり，服薬の忍容性が少なからず低下する．このため，American College of Cardiology（ACC）と American Heart Association（AHA）の診療指針に述べられているように，禁煙・運動・体重管理などの日常生活管理を含む二次予防の意義について，施療者の認識と受療者教育が重要である．もう一つの難点は，保険診療による薬物治療への制約である．

二次予防における薬物治療の目標は，不安定プラークの安定化または安定プラークの不安定化阻止，冠動脈硬化の進行予防，血栓形成の予防，側副血行路の発達助成，心筋酸素消費量の減少，心筋リモデリングの予防などである．これらは現象・病態であって特定の疾患・病型ではない．しかも治療の開始時期には諸現象は未発で，経過中に発生するか否かも不明である．しかし，保険診療では請求票（レセプト）に特定の疾患・病型の記載が求められ，未発の疾患・病型に対する治療薬は基本的に認可されない．心筋梗塞症の病名で認可されている薬剤は一部の硝酸薬に過ぎない．例えば，スタチン製剤の保険診療の適応は高コレステロール血症（総コレステロール値 ≥ 220 mg/dl）で，病名非記載での加療は査定されて費用が病院負担となる．

■ ③薬物治療の指針と実際

二次予防の治療指針は ACC/AHA 診療指針，日本循環器学会を中心とする8学会の合同研究班によって作成された循環器病の診断と治療に関するガイドライン（日循診療指針）に詳述されている．しかし，欧米で大規模臨床試験によって有効性が確立された二次予防の治療薬でも，本邦での実証試験は少ない．このため，日循診療指針は ACC/AHA 診療指針のエビデンスがほぼ踏襲され，本邦の知見が一部追加されているだけであるが，本邦の実情に即して改変されている部分も少なくない．

本稿では 2004年の ACC/AHA の診療指針，2000年の日循診療指針の要旨（クラスⅠ：手技・治療法が有益・有用・有効という根拠または一般的な同意がある状況；表10）を中心に，臨床現場からの私見も加えて解説する．

ⓐ抗血小板療法

抗血小板薬のうち，最も代表的なアスピリン（バファリン®，バイアスピリン®）は今日では有意，非有意を問わず，器質的狭窄を有する冠動脈疾患の全病型・病期の必須治療薬である．禁忌がない限り，終生の服用が推奨されている．常用量は剤形力価に合わせて 81～200mg/日である．本薬の禁忌はアスピリン気管支喘息などの過敏症である．さらに，長期連用時には消化管出血を起こすことがあり，消化管保護薬の併用が望ましい．代用薬にはチクロピジン（パナルジン®），ジピリダモール（ペルサンチン®），トラピジル（ロコルナール®）などがある．ACC/AHA診療指針では，チクロピジンに加えて本邦未発売のクロピドグレル clopidogrel が推奨されている．しかし，本邦ではアスピリン，代用薬ともに二次予防薬としての

[表10] 心筋梗塞症の二次予防薬のクラスⅠ：ACC/AHA診療指針と日循診療指針の比較

	ACC/AHA	日循
抗血小板療法	1) アスピリン 75〜162mg/日経口服用 2) アスピリン過敏症者には，クロピドグレル 75mg/日またはチクロピジン 500mg/日の経口服用 3) アスピリン過敏症者，75歳以下，出血リスクが低い例ではクロピドグレルの代用薬としてワルファリンでPTINR2.5〜3.5を維持	1) アスピリンは発症直後から陳旧性までの心筋梗塞症全例
レニン・アンジオテンシン・アルドステロン系拮抗薬	1) ACE阻害薬の禁忌がない全例 2) 以前からACE阻害薬で治療中で，Cr≦2.0〜2.5mg/dl，K≦5.0mEq/l，EF≦40%，症候性心不全または糖尿病例はアルドステロン拮抗薬 3) ACE阻害薬の忍容性がなく，臨床的またはX線写真上の心不全があり，EF＜40%の例ではバルサルタンまたはカンデサルタン	1) 広範心筋梗塞症，心不全合併，心筋梗塞症既往などの高リスク例の急性期離脱後 2) EF＜40%
β遮断薬	1) 禁忌がなく，低リスク（左室機能が正常またはほぼ正常，再灌流療法成功，有意の心室性不整脈がない）を除く全例に終生の服用 2) 中等度〜高度左室機能低下例	1) 低リスク以外の全例 2) 梗塞後狭心症，重症心室性不整脈，高血圧合併例 3) 急性期の心不全，広範心筋梗塞症
脂質改善・抗高脂血症薬	1) 飽和脂肪酸とコレステロール含有量の少ない食事療法，標準体重を維持するためのカロリー摂取 2) 発症後24時間以内の空腹時脂質検査 3) スタチン製剤でLDL-コレステロール≦100mg/dlに低下させる 4) 非HDL-コレステロール≦130mg/dl，HDL-コレステロール≦40mg/dlの例ではHDL-コレステロールを増加させるための運動などの非薬物治療を強力に行う	1) 生活指導，食事療法によってもLDL-コレステロール≧125mg/dlの例に対する高脂血症治療薬
抗凝固（ワルファリン）療法	1) アスピリン過敏症で抗凝固療法が必要な例 　a) ステント非留置例 　b) ステント留置後クロピドグレル 75mg/日内服例 2) アスピリン過敏症かつステント非留置例で，クロピドグレルの代用薬として 3) 持続性または発作性心房細動合併例 4) 左室血栓例では少なくとも3ヵ月，出血性リスクのない例では無期限 5) ステント非留置例で，抗凝固療法が必要な例ではワルファリンの単独またはアスピリンと併用	なし
硝酸薬	項目設定なし	1) 梗塞後狭心症，新たな心筋虚血例における頓用または短期間の使用
Ca拮抗薬	項目設定なし	なし

PTINR：プロトロンビン時間国際標準比，ACE：アンジオテンシン変換酵素，Cr：クレアチニン，EF：左室駆出分画，LDL：低比重リポ蛋白，HDL：高比重リポ蛋白

保険診療上の適応はない．ただ，アスピリンの有効性は世界的に普遍であり，薬価が低いこともあって使用は黙認されている．チクロピジンは，急性心筋梗塞症に対する再灌流療法として経皮的冠動脈インターベンション percutaneous coronary intervention（PCI）が施行された場合，術後の血栓予防として6ヵ月までは保険診療で認められているが，他薬剤は不認可である．

ACC/AHA診療指針で，アスピリンとチクロピジンの代用薬として推奨されているワルファリンは本邦で使用されることはない．アスピリン禁忌例には別の病名を記載して他の抗血小板薬を使用するほうが一般的である．

ⓑレニン-アンジオテンシン系作動薬

左室は心筋梗塞が発症すると拡張期圧が上昇して菲薄化した梗塞部が拡大し，続いて非梗塞部が肥大・拡大する．これが左室リモデリングで，本病態は心不全の原因となり，予後を悪化させる．アンジオテンシン変換酵素 angiotensin converting enzyme（ACE）阻害薬は左室リモデリングの抑制に有効である．このため，ACC/AHA診療指針では禁忌がない限り，全例に本薬の使用が勧告

されているが，日循診療指針では高リスクまたは左室駆出分画40％未満例に限定されている．心筋梗塞発症後の服用開始時期に定説はない．ACE阻害薬は血管拡張作用が強く，血圧が著明に低下する例がある．したがって，降圧目的の常用量の1/4程度から開始することが望ましい．本薬は乾性咳嗽が高率に発生し，腎機能が悪化することがあるため，アンジオテンシンⅡ受容体拮抗薬 angiotensin Ⅱ receptor blocker（ARB）が代用薬として用いられる．ARB は ACE 阻害薬と比較してエビデンスの確立がまだ不十分で，ACC/AHA 診療指針ではバルサルタン（ディオバン®）とカンデサルタン（ブロプレス®）だけが推奨されている．腎機能を悪化させない ARB が開発され，今後は他の ARB の使用頻度が増加すると思われる．本邦では，ACE 阻害薬のうち，エナラプリル（レニベース®）とリシノプリル（ロンゲス®）は保険診療で心不全薬として認可されているが，他剤と ARB は高血圧以外の適応は認められていない．

ⓒ β遮断薬

β遮断薬は心筋梗塞症の二次予防薬として，米国で最も早期に確立された薬剤で，ACC/AHA 診療指針，日循診療指針ともに中〜高リスク例には終生の服用が推奨されている．しかし，本邦では冠動脈疾患の発症機序に攣縮の関与が大という理由で，使用頻度が欧米に比べて低く，10〜56％である．β遮断薬の適応は基本的に左室収縮能が低下した例であるが，ACC/AHA 診療指針では再灌流療法が成功し，左室収縮能が正常またはほぼ正常の例でも，禁忌がなければクラスⅡa（注），日循診療指針では低リスク群がクラスⅡa とされている．薬種は β_1 選択性のメトプロロール（セロケン®）やビソプロロール（メインテート®），α_1 遮断作用のあるカルベジロール（アーチスト®）が望ましい．禁忌は徐脈性不整脈，重症呼吸不全である．しかし本邦では，β遮断薬は心筋梗塞症の病名だけでは保険診療の適応外で，心不全治療薬として認可されているカルベジロールを除くと，使用には労作狭心症や高血圧症の病名が必要である

クラスⅡa：手技・治療法の有用性・有効性に相反する意見があるが，有用性・有効性を指示する傾向が強い．

ⓓ 脂質改善薬

日循診療指針では，脂質改善薬は高脂血症治療薬として述べられ，ACC/AHA 診療指針では二次予防における脂質管理の一環として述べられている．その内容は基本的に同じであるが，低比重リポ蛋白 low density lipoprotein（LDL）コレステロールの治療目標が日循指針よりも厳格である（100mg/dl 対 125mg/dl）．本邦でも日本動脈硬化学会の高脂血症診療ガイドラインでは，LDL-コレステロールの治療目標値は ACC/AHA 診療指針と同じに設定されている．しかし，LDL-コレステロールをどの程度まで低下させる必要があるのかという疑問に答える明確な根拠がなく，3 診療指針ともに論及されていない．総じて日本の医師は動脈硬化専門医や欧米に比べて脂質管理が厳格ではないが，それには上述したように保険診療上の制約も関与していよう．

抗脂質薬の長期連用による重篤な副作用は横紋筋融解である．大規模臨床試験の集学分析によると，年間10,000例当たりの発生頻度はスタチン製剤のうち，アトルバスタチン（リピトール®），プラバスタチン（メバロチン®），シンバスタチン（リポバス®）が0.44例，セリバスタチン（セルタ®，バイコール®）が5.34例，フィブラート製剤が2.82例と報告された．フィブラートとスタチン製剤の併用では5.98例に増加する．欧米の大規模臨床試験では薬剤量が本邦の常用量よりも総じて多く，本邦での発生頻度はより低いと思われる．

ⓔ 抗凝固療法

ワルファリンによる抗凝固療法の適応は ACC/AHA 診療指針では，心房細動や左室壁在血栓などの合併症以外では基本的にアスピリンの代用薬としての位置づけである．しかし，本邦では代用薬として用いられることはまれで，日循診療指針ではクラスⅠの適応はない．

ⓕ 硝酸薬と Ca 拮抗薬

硝酸薬の使用は頓用または短期に限定するべきという通達が，1993年に米国の食品医薬品管理

局から出され，ACC/AHA診療指針ではCa拮抗薬とともに心筋梗塞症の二次予防薬としての勧告基準が設定されていない．本邦では，硝酸薬は心筋梗塞症に対して現在も約70％の高頻度で，むしろ漫然と使用されている．その理由として，冠動脈の直接拡張，側副血行路の発達促進，前後負荷軽減などの薬効作用，服薬当初の頭痛以外に目立った副作用がないという長所に加えて本症の数少ない保険診療認可薬という点があげられる．しかし，硝酸薬は心筋梗塞症の予後をむしろ悪化させることが本邦の諸研究で明らかにされ，日循診療指針でも，その適応は梗塞後狭心症などの梗塞後心筋虚血の合併症を有する例に限定されている．

本邦では，冠攣縮の関与が大きいという理由でCa拮抗薬も使用頻度が高いが，日循診療指針では，ACC/AHA診療指針と同様にクラスⅠの適応はない．クラスⅡaでは，心筋虚血改善，心房細動の心拍数調整，降圧の目的での使用が推奨されている．しかし最近，本邦でCa拮抗薬は心臓死，非致死的心筋梗塞，入院を要する不安定狭心症の発生頻度がβ遮断薬と同等で，冠攣縮性狭心症と心不全の発生はβ遮断薬よりも有意に低率という大規模試験の結果が報告された．保険診療では認可されていないが，Ca拮抗薬は本邦では有用と思われる．

■おわりに

合併症のないST上昇型心筋梗塞症慢性期の薬物治療について，日米の診療指針を中心に述べた．現在，二次予防薬としてEBMの見地からはアスピリン，ACE阻害薬またはARB，β遮断薬またはCa拮抗薬，スタチン製剤の4薬併用が望ましいと思われるが，その継続には経済的問題も含めて多くの問題がある．施療者側からみて，4薬併用によって単に統計学的に有意差があるということではなく，改善率が100％を越える（受療者の過半数）ような効果が望ましいのである．

文献

1) Antman, EM et al : ACC/AHA guidelines for the management of patients with ST-elevation myocardial infarction : a report of the American College of Cardiology/American Heart Association Task Force on Practice Guidelines (Committee to Revise the 1999 Guidelines for Management of Patients With Acute Myocardial Infarction). 2004, e82-e292, www.acc.org/clinical/guidelines/stemi/index.pdf
2) Graham, DJ et al : Incidence of hospitalized rhabdomyolysis in patients treated with lipid-lowerng drugs. JAMA 292 : 2585-2590, 2004
3) Ishikawa, K et al : Long-term nitrate treatment increases cardiac events in patients with healed myocardial infarction. Jpn Circ J 60 : 779-788, 1996
4) 循環器病の診断と治療に関するガイドライン（1998-1999年度合同研究班報告）：心筋梗塞二次予防に関するガイドライン．Jpn Circ J 64 (suppl Ⅳ) : 1081-1127, 2000
5) 日本動脈硬化学会高脂血症診療ガイドライン検討委員会：高脂血症診療ガイドライン．動脈硬化 25 : 1-34, 1997
6) The Japanese β-blockers and Calcium antagonists Myocardial Infarction (JBCMI) investigators : Comparison of the effects of beta-blockers and calcium antagonists on cardiovascular events after acute myocardial infarction in Japanese subjects. Am J Cardiol 93 : 969-973, 2004

〔土師一夫〕

e）心筋梗塞治療のメガトライアル

血栓は，凝固系カスケードの活性化の結果，水溶性のフィブリノーゲンが不溶性のフィブリンに変化することにより形成される．血栓溶解療法は，不溶性のフィブリンが可溶性の物質に分解されることにより達成される．血栓溶解療法といっても，直接血栓を溶解するのでなく，内因性線溶系を活性化させるプラスミノーゲンアクチベーターを投与することにより，内因性線溶系を活性化させ血栓を溶解する．

急性心筋梗塞 acute myocardial infarction (AMI) の血栓溶解療法は，Rentrop[1]らの冠動脈内ストレプトキナーゼ streptokinase (SK) 投与が最初の報告である．血栓溶解薬は，第1世代のフィブリン親和性のないSKやウロキナーゼ urokinase (UK)（日本ではUKのみ使用できる）が用いられていたが，第2世代のフィブリン親和性のある組織型プラスミノーゲンアクチベーター tissue type plasmonogen activator (t-PA) やpro-UKが使用できるようになった．さらに最近ではt-PAの半減期が短い短所を改良した，第3世代の修飾型t-PA (mutant t-PA) が開発された．表11に血栓溶解薬の特徴を示す．

[表11] 血栓溶解薬の特徴

	第1世代		第2世代	第3世代
	ウロキナーゼ	ストレプトキナーゼ	t-PA	mutant t-PA
由来	人尿	レンサ球菌	遺伝子組換え	遺伝子組換え
フィブリン親和性	−	−	+	+
血中半減期	12時間	24時間	4〜8時間	20時間
抗原性	−	+	−	−

[表12] 第1世代血栓溶解薬のメガトライアル

GISSI-1	SK投与群	非投与群				
症例数	5,860	5,852				
総死亡率(21日目)	10.7%*	13.0%				
ISIS-2	SK群		アスピリン群		併用群	
	投与群	非投与群	投与群	非投与群	投与群	非投与群
症例数	8,592	8,595	8,587	8,600	4,292	4,300
死亡率	9.2%**	12.0%	9.4%**	11.8%	8.0%**	13.2%
出血	4.0%**	1.2%	2.9%	2.2%	4.2%**	1.0%

*: p = 0.0002, **: 2p < 0.0001

[表13] 第2世代血栓溶解薬(t-PA)のメガトライアル

GISSI-2	t-PA投与群	SK投与群	ヘパリン投与群	ヘパリン非投与群	
症例数	6,182	6,199	6,175	6,206	
死亡	9.0%	8.6%	8.3%	9.3%	
出血性合併症					
脳出血	0.3%	0.25%	0.3%	0.3%	
大出血	0.5%	1.0%	1.0%	0.6%	
小出血	8.0%	6.9%	9.6%	5.3%	
ISIS-3	SK投与群	t-PA投与群	ASPAC投与群	アスピリン+ヘパリン投与群	アスピリン単独投与群
症例	13,780	13,746	13,773	20,656	20,643
死亡率(35日)	10.6%	10.3%	10.5%		
脳出血	0.24%	0.66%*	0.55%*	0.56%**	0.40%
GUSTO	SK+ヘパリン皮下注	SK+ヘパリン静注	t-PA急速静注+ヘパリン静注	t-PA+SK+ヘパリン静注	
症例数	9,841	10,410	10,396	10,374	
死亡率(30日)	7.2%	7.4%	6.3%#	7.0%	
脳出血	0.49%	0.54%	0.72%##	0.94%###	

*: 2p < 0.0001, **: 2p < 0.01
#: p = 0.001, SK群と比較して
##: p = 0.03, SK群と比較して
###: p < 0.001, SK群と比較して

①第1世代血栓溶解薬のメガトライアル

第1世代血栓溶解薬のメガトライアルとしてGISSI-1, ISIS-2が報告された(**表12**).

GISSI-1[2]では，11,712例を無作為にSK投与群(5,860例)と非投与群(5,852例)に分けて比較した．発症21日目の総死亡率は，血栓溶解療法非施行群と比較して，SK投与群が有意に低値であった．SK投与時期が発症から遅れるほど相対危険度が増大した．

ISIS-2[3]では，17,187例を無作為にSK，アスピリン，プラセボ単独投与と併用で比較した．35日後の死亡率は，SK単独投与群，アスピリン単独投与群とそれぞれのプラセボ群に比べて減少した．さらに，SK+アスピリン併用群と両剤プラセボ群と比較してもさらに低下した．出血は，SK単独投与群，SK+アスピリン併用群で非投与群に比べて多かった．

②第2世代血栓溶解薬(t-PA)のメガトライアル

第2世代血栓溶解薬(t-PA)は，第1世代血栓溶解薬(SK)との無作為比較試験が行われた(**表13**).

GISSI-2[4]では，12,381例を無作為にアルテプラーゼ投与群(6,182例)とSK投与群(6,199例)に分けた．また，アルテプラーゼまたはSK投与

後，無作為にヘパリン投与群（6,175例）とヘパリン非投与群（6,206例）に分けて比較した．死亡率は，アルテプラーゼ投与群とSK投与群で変わらなかった．出血性合併症のうち脳出血は，アルテプラーゼ投与群とSK投与群で変わらなかったが，大出血は，アルテプラーゼ投与群，ヘパリン投与群，小出血は，アルテプラーゼ投与群，ヘパリン投与群で有意に多かった．

ISIS-3[5]では，41,299例を無作為にSK投与群（13,780例），デュテプラーゼ投与群（13,746例），ASPAC（anisolated plasminogen-streptokinase activator complex）投与群（13,773例）に分けた．また，無作為にアスピリン＋ヘパリン投与群（20,656例）とアスピリン単独投与群（20,643例）に分けて比較した．死亡率（35日）は，SK投与群，デュテプラーゼ投与群，ASPAC投与群で差を認めなかったが，脳出血は，SK投与群が有意に少なかった．また，脳出血は，ヘパリンを追加することで増加した．

GUSTO[6]では，41,021例を無作為にSK＋ヘパリン皮下注（9,841例），SK＋ヘパリン静注（10,410例），t-PA急速静注＋ヘパリン静注（10,396例），t-PA＋SK＋ヘパリン静注（10,374例）に分け比較した．死亡率（30日）は，SK投与群に比べt-PA急速静注で有意に低かった．しかし，脳出血は，SK投与群よりt-PA急速静注，t-PA＋SKで増加した．

■ ③第3世代血栓溶解薬（mutant t-PA）のメガトライアル

第3世代血栓溶解薬（mutant t-PA）は，第1世代血栓溶解薬（SK），第2世代血栓溶解薬（t-PA）との無作為比較試験が行われた（表14）．

INJECT[7]では，6,010例を無作為にレテプラーゼ（double bolus）投与群（3,004例）とSK（1時間投与例）投与群（3,006例）に分けて比較した．35日死亡率は，有意差を認めなかった．また，再梗塞，出血性合併症も有意差を認めなかった．

GUSTO Ⅲ[8]では，15,059例を2：1の比に無作為にレテプラーゼ（double bolus）投与群（10,138例）とアルテプラーゼ（急速点滴静注）投与群（4,921例）に分けて比較した．30日死亡率は，有

[表14] 第3世代血栓溶解薬（mutant t-PA）のメガトライアル

INJECT	レテプラーゼ (double bolus) 投与群	SK (1時間投与例) 投与群
症例数	3,004	3,006
死亡率（35日）	9.02％	9.53％
再梗塞	5.0％	5.4％
出血性合併症	0.7％	1.0％
GUSTO Ⅲ	レテプラーゼ (double bolus) 投与群	アルテプラーゼ (急速点滴静注) 投与群
症例数	10,138	4,921
死亡率（30日）	7.47％	7.24％
再梗塞	4.2％	4.2％
出血性合併症	7.85％	8.00％
ASSENT-2	TNK (single bolus) 投与群	アルテプラーゼ (急速点滴静注) 投与群
症例数	8,462	8,488
死亡率（30日）	6.160％	6.176％
治療開始＞4時間	7.0％＊	9.2％
再梗塞	4.1％	3.8％
頭蓋内出血	0.93％	0.94％
その他の出血	26.43％＊＊	28.95％
In TIME-Ⅱ	ラノテプラーゼ (single bolus) 投与群	アルテプラーゼ (急速点滴静注) 投与群
症例数	10,051	5,027
死亡率　30日	6.75％	6.61％
6ヵ月	8.7％	8.8％
再梗塞	5.0％	5.5％
頭蓋内出血	1.13％	0.64％＃
その他の出血性合併症		
大出血	0.5％	0.6％
中出血	2.4％	2.4％
小出血	19.7％＃＃	14.8％

＊：p＝0.018，＊＊：p＝0.0003，＃：p＝0.004，＃＃：p＜0.0001

[表15] 血栓溶解療法とPTCAを比較したメタアナリシス

	血栓溶解療法	PTCA	p
症例数	1,316	1,290	
死亡率（30日）	6.5％	4.4％	p＝0.02
死亡，再梗塞	11.9％	7.2％	p＜0.001
全脳卒中	2.0％	0.7％	p＝0.007
脳出血	1.1％	0.1％	p＜0.001

意差を認めなかった．また，再梗塞，出血性合併症も，有意差を認めなかった．

ASSENT-2[9]では，16,950例を無作為にTNK（single bolus）投与群（8,462例）とアルテプラーゼ（急速点滴静注）投与群（8,488例）に分けて比較

[表16] PTCAとステントの比較

	症例数	院内死亡率		6ヵ月間心事故		
	PTCA/ステント	PTCA	ステント	PTCA	ステント	
PASTA[16]	136 (69/67)	7.0%	4.0%	46.7%	23.4%	p=0.003
Zwolle[17]	227 (115/112)	3.0%	2.0%	20.0%	5.0%	p=0.001
FRESCO	150 (75/75)	3.0%	3.0%	28.0%	9.0%	p=0.003
GRAMI	104 (52/52)	7.6%	3.8%	35.0%	17.0%	p=0.002
stent-PAMI	900 (448/452)	1.8%	3.1%	17.2%	12.2%	p=0.05

6ヵ月間心事故：死亡，再梗塞，再治療
GRAMIのみ1年間

した．30日死亡率は，同程度であった．しかし，治療開始が発症後4時間を越えた場合の30日死亡率は，TNK投与群が有意に低かった．また，再梗塞，頭蓋内出血は，有意差を認めなかったが，その他の出血は，TNK投与群が有意に低かった．

In TIME-II[10]では，15,078例を2：1の比に無作為にラノテプラーゼ（single bolus）投与群（10,051例）とアルテプラーゼ（急速点滴静注）投与群（5,027例）に分けて比較した．30日および6ヵ月死亡率は，有意差を認めなかった．また，再梗塞も有意差を認めなかった．頭蓋内出血は，ラノテプラーゼ投与群が有意に多く，その他の出血性合併症は，大および中出血では，有意差を認めなかったが，小出血は，ラノテプラーゼ投与群が有意に多かった．

■④血栓溶解療法とPTCAの比較

まず静注による血栓溶解療法は，診断がついた時点ですぐに治療が開始できるが，残存狭窄を残すため心事故が多い．一方，PTCAは，治療後の残存狭窄が少なく，心事故が少ないが，治療開始までの時間がかかるといった長所と短所がある．Weaver[11]らは，静注による血栓溶解療法とPTCAを比較した10の臨床研究，2,606例を集計したメタアナリシスを行った（表15）．PTCAの方が血栓溶解療法よりも，死亡率（30日）が低く，死亡率もしくは再梗塞の頻度も低く，脳出血の頻度も低かった．また，Zijlstra[12]らは，5年間にわたる長期予後を報告した．PTCAは，血栓溶解療法に比べ心臓死が少なく，再PTCA施行率も低かった．PTCAの方が，再入院の頻度も低く，心機能も良好で，総医療費も低いことが示された．

■⑤PTCAとステントの比較

急性心筋梗塞に対してPTCAを施行した症例において，急性冠閉塞，10～15%に認められる入院中の虚血発作，10～15%の再閉塞，35～40%の再狭窄が問題であった．ステントが臨床応用された当初，急性心筋梗塞は，血栓の関与が大きかったためステントは控えるべきと考えられていた．しかし，待機的PTCAにおけるステント併用で，急性冠閉塞，再狭窄率が減少し，また，チクロピジンとアスピリンの併用によりステントが使用可能であることが示され，現在，積極的に急性心筋梗塞においてステントが使用されている．今までにPTCAとステントを比較した主な報告を表16に示す．院内死亡率は有意差がなかったが，6ヵ月後の再狭窄率は，ステントがPTCAに比較してFRESCO[13]（17% vs. 43%, p=0.001），stent-PAMI[14]（22.0% vs. 33.5%, p=0.002）と有意に低かった．また，死亡，再梗塞，再治療の6ヵ月間心事故（GRAMI[15]のみ1年間）は，ステントが有意に低かった．

■⑥血栓溶解療法との併用療法

PTCAの短所は，特別な設備，技術が必要であり，治療開始までの時間がかかることである．入院してから治療を開始するまでに1～2時間以上かかることが多く，発症早期であればあるほど，1～2時間の遅れは，その後の心機能に大きく影響してくる．そこで，治療開始までの時間を短縮する方法として，診断がついた時点で血栓溶解療法を開始し，引き続きPTCAを施行する方法が試みられた．TIMI IIB[18]，TAMI[19]，ECSG[20]では，血栓溶解療法後にPTCAを追加すると，虚

血発作，緊急手術の頻度が増加することが示された．しかし，その後，血栓溶解療法後のrescue PTCA の成績が良好であったため，血栓溶解療法後のPTCAは，禁忌でなくなった．PACT[21]（**表17**）では，606例を無作為にt-PA投与群（302例）と非投与群（304例）に分け直ちに冠動脈造影を施行し，必要があればPTCAを追加し比較した．初回造影時の開存率は，t-PA投与群が有意に高かったが，PTCA後の開存率，左室駆出率（急性期，慢性期）は，有意差を認めなかった．ただし，左室駆出率に関して，初回造影時にTIMI 3であった群（急性期＝60.5％，慢性期＝62.4％）は，PTCAでTIMI 3となった群（急性期＝58.7％，慢性期＝57.9％），TIMI 3とならなかった群（急性期＝55.8％，慢性期＝54.7％）に比べて，良好であった．また，再梗塞，出血性合併症，30日死亡率は，有意差を認めなかった．

■ ⑦Ⅱb/Ⅲa受容体阻害薬

血小板凝集は，最終段階においてGPⅡb/Ⅲaにフィブリノーゲンが結合することにより惹起される．したがってGPⅡb/Ⅲaにフィブリノーゲンが結合することを阻害すれば強力な抗血栓作用が期待できるとの考えにより，GPⅡb/Ⅲa受容体阻害薬が開発された．

欧米においてマウス由来抗ヒトGPⅡb/Ⅲa抗体の一部をヒト抗体で置換したキメラ抗体abciximab，環状ペプチド化合物エプチフィバチド eptifibatide，非ペプチド化合物チロフィバン tirofibanの3種類の注射薬が認可されている．RAPPORT[22]（**表18**）で初めて急性心筋梗塞でabciximabの有用性が報告された．発症後12時間以内の急性心筋梗塞でPTCAを施行する483例をプラセボ投与群（242例）とabciximab投与群（241例）の2群に分け比較検討した．ステント使用率は，abciximab投与群で42％減少した．一次エンドポイント（死亡，再梗塞，再血行再建術）は，7日目，30日目，6ヵ月後といずれもabciximab投与群で良好であった．また，CADILLAC[23]（**表19**）では急性心筋梗塞2,082例をPTCA単独群（518例），PTCA＋abciximab投与群（528例），ステント単独群（512例），ステント＋abciximab投与群（524例）の4群に分けて比較検討した．30日後の一次エンドポイント（死亡，心筋梗塞の再発，標的血管の虚血による再血行再建術，後遺症を伴う脳卒中）は，PTCA単独群のみが有意に高かった．abciximab投与群は，非投与群に比べて標的血管の虚血による再血行再建術は有意に低下していたが，心筋梗塞の再発に有意差を認めなかった．また，6ヵ月後の一次エンドポイントは，ステント単独群がPTCA単独群より有意に低かった．

なお，日本においても薬剤承認を得るためJEPPORTが実施されたが，実薬群とプラセボ群に合併症の発症率で有意差を認めなかったため残念ながら認可されていない．

また，長期投与のために低分子経口GPⅡb/Ⅲa阻害薬キセミロフィバン xemilofiban，オルボフィバン orbofiban，シブラフィバン sibrafiban などが

[表17] PACT

	t-PA投与群	非投与群
症例数	302	304
初回造影時開存率	61％*	34％*
TIMI 2	28％	19％
TIMI 3	33％*	15％*
PTCA後		
TIMI 0,1→2,3	92.6％	94.6％
TIMI 0,1→3	76.6％	79.0％
TIMI 0,1→2	16.2％	15.6％
TIMI 2→3	82.6％	86.7％
EF		
急性期	59.4±13.8％	57.7±14.1％
慢性期	58.2±13.0％	58.4±12.5％
再梗塞	3.0％	2.6％
出血性合併症	12.9％	13.5％
死亡率（30日）	3.6％	3.3％

*：$p<0.001$

[表18] RAPPORT

	プラセボ投与群	abciximab投与群	p
症例数	242	241	
ステント使用率	20.4％	11.9％	0.48
7日	10.5％	2.8％	0.001
30日	12.0％	4.6％	0.005
6ヵ月	19.9％	10.6％	0.004

一次エンドポイント（死亡，再梗塞，再血行再建術）で比較

[表19] CADILLAC

	PTCA単独群	PTCA＋ abciximab投与群	ステント単独群	ステント＋ abciximab投与群	p
症例数	518	528	512	524	
30日後（％）					
死亡	2.3	1.1	2.2	2.7	0.31
心筋梗塞再発	0.8	0.8	1.0	0.8	0.97
標的血管の虚血による再血行再建術	5.6	3.4	3.2	1.6	0.004
後遺症を伴う脳卒中	0.2	0.0	0.2	0.2	0.79
一次エンドポイント合計	8.3	4.8	5.7	4.4	0.02
6ヵ月後（％）					
死亡	4.5	2.5	3.0	4.2	0.23
心筋梗塞再発	1.8	2.7	1.6	2.2	0.64
標的血管の虚血による再血行再建術	15.7	13.8	8.3	5.2	<0.001
後遺症を伴う脳卒中	0.2	0.2	0.4	0.4	0.88
一次エンドポイント合計	20.0	16.5	11.5	10.2	<0.001

開発された．すべてプロドラッグで吸収後活性型に変化する．しかし，臨床試験の解析の結果，経口GPⅡb/Ⅲa阻害薬投与群において，非投与群に比べて死亡率が約31％増加したため，残念ながら臨床試験が中止となった．

■ ⑧mutant t-PA＋Ⅱb/Ⅲa受容体阻害薬カクテル療法

急性心筋梗塞は，プラーク破綻により血栓が形成され冠動脈が閉塞することにより発症する．この血栓は，破綻部に血小板の粘着，凝集，放出反応が起こり白色血栓が形成され，次に凝固系カスケード反応が亢進し，フィブリン，トロンビン，血小板を主成分とする赤色血栓が形成される．

赤色血栓の溶解は，t-PAによりプラスミノゲンが活性化されプラスミンとなり，線溶系反応が亢進しフィブリンを溶解する．同時に血栓成分のトロンビンと血小板が再度放出され，血小板の再活性化や凝固カスケードの再亢進および線溶系の再亢進が起こる．つまり，血栓溶解薬は，フィブリンを溶解するものの，血栓形成を促進する作用もある．

そこで強力な抗血小板作用をもつⅡb/Ⅲa受容体阻害薬とt-PAのカクテル療法が注目されている．IMPACT[24]，TIMI 14[25]の小規模臨床試験において，mutant t-PA＋Ⅱb/Ⅲa受容体阻害薬カクテル療法の有用性が示された．しかし，16,588症例を対象にしたGUSTO-V[26]（表20）では，reteplase群とreteplase（半量）＋abciximab群で施行されたが，30日後の死亡率は，変わりなく，再梗塞は，併用群が低く，重大な出血（脳出血以外）は，併用群で多かった．

■ ⑨プレホスピタル トロンボリシス

再灌流までの時間を短縮するために，病院収容前に血栓溶解薬を投与するプレホスピタル トロ

[表20] GUSTO-V

	reteplase	half reteplase ＋abciximab
症例数	8,260	8,328
死亡率（30日）	5.9％	5.6％
再梗塞	3.5％	2.3％*
頭蓋内出血	0.6％	0.6％
重大な出血（頭蓋内出血以外）	2.3％	4.6％**

*：$p<0.05$，**：$p<0.01$

[表21] EMPI

試験デザイン	二重盲検	
血栓溶解薬	anistreplase	
症例数	prehospital	inhospital
	2,750	2,719
短縮時間（分）	55	
心室細動（％）	2.5	1.6
死亡率（％）	8.3	9.8*
その他	よく訓練されたスタッフ，モービルCCUが必要	

*：$p<0.05$

ンボリシスに関する報告 EMIP[27]（**表21**）がなされ，その有用性が報告された．また，本邦においても加勢田ら[28]がその有用性を報告した．しかしプレホスピタル トロンボリシスを施行するにあたりいくつかの問題点が指摘されている．再灌流不整脈，特に心室細動の増加の可能性が心配されたが，いずれの報告でも，心室細動が血栓溶解療法で増加していない．

EMPIにおいて，プレホスピタル トロンボリシスを施行するにあたり，よく訓練されたスタッフ，モービルCCUが必要であると報告している．本邦において以前は，ごく限られた施設だけがモービルCCUを行っていたが，最近，増加し新たな展開を迎えている．

■ ⑩心原性ショックに対する治療適応

心原性ショックは，急性心筋梗塞の7～10％に合併し，その死亡率は，非常に高い．血栓溶解療法は，効果が不十分であり，PTCAの有効性が報告されてきた．ほとんどの報告がretrospectiveな報告であった．唯一randomized studyであるSHOCK trial[29]（**表22**）が報告された．心原性ショックを伴う発症6時間以内の302例を，PTCAまたはCABGによる早期血行再建術施行群152例と，血栓溶解療法，IABPを行う保存的治療群150例に分けて，急性期，および6ヵ月後の心事故の発生率を比較検討した．

早期血行再建術群では97％に緊急冠動脈造影を行い，55％にPTCA，38％にCABGを施行した．保存的治療群では63％に血栓溶解療法を行い，25％の症例で発症後54時間以降にPTCAもしくはCABGを施行した．30日後の死亡率では，早期血行再建術施行群で低い傾向を認めた．6ヵ月後の死亡率は，早期血行再建術施行群が有意に低かった．特に75歳未満の症例では，30日後の死亡率も早期血行再建術施行群が有意に低かった．以上の結果から，心原性ショックを伴う急性心筋梗塞に対して積極的に冠動脈造影，血行再建術を施行することの有用性がはじめて示された．

[表22] SHOCK trial

	早期血行再建術群	保存的治療群
症例数	152	150
治療		
血栓溶解療法	49.3%	63.3%
IABP	86.2%	86.0%
PTCA	54.6%	14.0%
CABG	37.5%	11.3%
PTCA/CABG	86.9%	25.3%
登録から治療までの時間	1.4時間	102.8時間
死亡率		
30日	46.7%	56.0%
＜75歳	41.4%	56.8%*
≧75歳	75.0%*	53.1%
6ヵ月	50.3%	63.1%*
＜75歳	44.9%	65.0%**
≧75歳	79.2%	56.3%**

*: $p<0.05$, **: $p<0.01$

文献

1) Rentrop, KP et al : Acute myocadial infarction : antracoronary application of nitoroglycerin and streptokinase. Clin Cardiol 2 : 354-363, 1979
2) Gruppo Italiano per lo Studio della Sopravvivenza nell' Infarto Miocardico : GISSI-1 : Effectiveness of intravenous thrombolytic treatment in acute myocardial infarction. Lancet i : 397-402, 1986
3) Second International Study of Infarct Survival Collaborative Group : Randomized trial of intravenous streptokinase, oral aspirin, both, or neither among 17,187 cases of suspected acute myocardial infarction : ISIS-2. Lancet ii : 349-360, 1988
4) Gruppo Italiano per lo Studio della Sopravvivenza nell' Infarto Miocardico : GISSI 2 : A factorial randomizes trial of alteplase versus streptokinase and heparin versus no heparin among 12,490 patients with acute myocardial infarction. Lancet 336 : 65-71, 1990
5) Third International Study of Infarct Survival Collaborative Group : ISIS-3 : A randomized comparison of streptokinase vs tissue plasminogen activator vs anistreplase and of asprin plus heparin vs aspirin alone among 41,299 cases of suspected myocardial infarction. Lancet 339 : 753-770, 1992
6) The GUSTO Investigators : An international randomized trial comparing four thrombolytic strategies for acute myocardial infarction. N Engl J Med 329 : 673-682, 1993
7) International Joint Efficacy Comparison of Thrombolytics : Randomised, double-blind comparison of reteplase double-bolus administration with streptokinase in acute myocardial infarction (INJECT) : trial to investigate equivalence. Lancet 346 : 329-336, 1995
8) The GUSTO III investigators : A comparison of reteplase with alteplase for acute myocardial infarction. N Engl J

Med 337 : 1118-1123, 1997
9) ASSENT-2 investigators : Single-bolus tenecteplase compared with front-loaded alteplase in acute myocardial infarction : the ASSENT-2 double-blind randomized trial. Lancet 354 : 716-722, 1999
10) The In TIME-II Investigators : In TIME-II, a double blind comparison of single-bolus lanoteplase vs accelerated alteplase for the treatment of patients with acute myocardial infarction. Eur Heart J 21 : 2005-2013, 2000
11) Weaver, WD et al : Comparison of primary coronary angioplasty and intravenous thrombolytic therapy for acute myocardial infarction. JAMA 278 : 2093-2098, 1997
12) Zijlstra, F et al : Long-term benefit of primary angioplasty as compared with thrombolytic therapy for acute myocardial infarction. N Engl J Med 341 : 1413-1419, 1999
13) Antoniucci, D et al : A clinical trial comparing primary stenting of the infarct-related artery with optimal primary angioplasty for acute myocardial infarction : results from the Florence Randomized Elective Stenting in Coronary in Acute Coronary Occlusions (FRESCO) trial. J Am Coll Cardiol 31 : 1234-1239, 1998
14) Grines, CL et al : Coronary angioplasty with or without stent implantation for acute myocardial infarction. N Engl J Med 341 : 1949-1956, 1999
15) Rodoriguez, A et al : In-hospital and late results of coronary stents versus conventional balloon angioplasty in acute myocardial infarction (GRAMI trial). J Am Coll Cardiol 81 : 1286-1291, 1998
16) Saito, S et al : Primary Palmaz-Schatz stent implantation for acute myocardial infarction : the final results of Japanese : PASTA (Primary Angioplasty vs Stent Implantation in AMI in Japan) trial. Circulation 96 (suppl 1) : 1959, 1997 (abst)
17) Suryapranata, H et al : Randomizes comparison of coronary stenting with balloon angioplasty in selected patients with acute myocardial infarction. Circulation 97 : 2502-2505, 1998
18) The TIMI Study Group : Comparison of invasive versus conservative strategies after treatment with intravenous tissue plasminogen activator in acute myocardial infarction. N Engl J Med 320 : 618-627, 1989
19) Topol, EJ et al : A randomized trial of immediate versus delayed elective angioplasty after intravenous tissue plasminogen activator in acute myocardial infarction. N Engl J Med 317 : 581-588, 1987
20) Simoons, ML et al for the European Cooperative Study Group for recombinant Tissue-type Plasminogen Activator (rTPA) : Thrombolysis with tissue plasminogen activator in acute myocardial infarction : no additional benefit from immediate percutaneous coronary angioplasty. Lancet 1 : 197-203, 1988
21) Ross, AM et al for the PACT Investigators : A randomized trial comparing primary angioplasty with a strategy of short acting thrombolysis and immediate planned rescue angioplasty in acute myocardial infarction : The PACT trial. J Am Coll Cardiol 34 (7) : 1954-1962, 1999
22) Brener, SJ et al : Randomized, placebo-controlled trial of platelet glycoprotein IIb/IIIa blockade with primary angioplasty for acute myocardial infarction : ReoPro and Primary PTCA Organization and Randomized Trial (RAPPORT) investigators. Circulation 98 : 734-741, 1998
23) Stone, GW et al : Comparison of angioplasty with stenting, with or without abciximab, in acute myocardial infarction. N Engl J Med 346 : 957-966, 2002
24) IMPACT-AMI investigators : Combined accelerated tissue-type plasminogen activator and platelet glycoprotein IIb/IIIa integrin receptor blockade with integrin in acute myocardial infarction. Circulation 95 : 846-854, 1997
25) TIMI14 investigators : Abciximab facilitates, the rate and extent of thrombolysis results of the thrombolysis in myocardial infarction. Circulation 99 : 2720-2732, 1999
26) The GUSTO V Investigators : Reperfusion therapy for acute myocardial infarction with fibrinolytic therapy or combination reduced fibrinolytic therapy and platelet glycoprotein IIb/IIIa inhibition : the GUSTO V randomized trial. Lancet 357 : 1905-1914, 2001
27) The European Myocardial Infarction Project Group : Prehospital thrombolytic therapy in patients with suspected acute myocardial infarction. N Engl J Med 329 : 383-389, 1993
28) 加勢田直人ほか：急性心筋梗塞症に対する prehospital thrombolysis の功罪．心臓 28：99-104, 1996
29) Hochman, JS et al for the SHOCK Investigators : Early revascularization in acute myocardial infarction complicated by cardiogenic shock. N Engl J Med 341 : 625-634, 1999

〈藤本和輝・小川久雄〉

4) 合併症の診断と治療

a) 心原性ショックをきたす合併症

　心原性ショックは，急性心筋梗塞の約7％に合併する．SHOCK Trial Registryによれば，その原因は，左室機能不全が最も多く，80％近くを占め，重症僧帽弁逆流が約7％，心室中隔穿孔が約4％，右室梗塞が約3％，心破裂と考えられる心タンポナーデが約1％とされている．

■①左室不全 left ventricular failure

　左室不全により心原性ショックをきたす例の多くで，左前下行枝を含む3枝病変がみられる．また，これらの例では，左室心筋の40％以上の障害が

あると考えられる.

[診断]

急性心筋梗塞で心原性ショックを呈した例では，心原性ショックに対する処置をしながら，迅速に，心エコー図検査を行い，ショックをきたす他の合併症（右室梗塞や機械的合併症など）がないかどうか確認し，左室壁運動・左室機能評価を行う．Swan-Ganzカテーテルを留置し，血行動態監視を行う．

[治療]

初期治療の基本方針は，Forrester分類（図14）に基づいて行われる．治療の詳細については，急性心不全・心原性ショックの項に譲りたい．薬物療法や大動脈内バルーンパンピングintraaortic balloon pumping（IABP）は，一過性に血行動態を改善することもあるが，あくまで，一時的なもので，救命のためには，原則的には血行再建が必要である（図15）．

ST上昇または左脚ブロックを伴って心原性ショックをきたした例で，75歳以下の禁忌がない例に対しては，早期の血行再建が望ましい．そのような例では，心筋梗塞発症後36時間以内，ショックになって18時間以内に経皮的冠動脈インターベンションpercutaneous coronary intervention（PCI）または冠動脈バイパス術coronary artery bypass grafting（CABG）を行うことが，推奨されている．また，何らかの理由でPCIやCABGができない例で，禁忌がなければ，血栓溶解療法が行われる．

血行再建を行うに際して，薬物療法のみで血行動態の安定が得られない場合に，IABPや経皮的人工心肺補助装置percutaneous cardiopulmonary support（PCPS）などの補助循環を行う．

SHOCK Trial Registryによれば，心原性ショックをきたした例に発症6時間以内の早期に血行再建を行った群では，内科的治療群に比し，1年生存率が有意に高かった（46.7％対33.6％）と報告されている．

■ ②機械的合併症 mechanical complication

心筋梗塞の急性期に，脆弱になっている梗塞部心筋が，裂けたり，断裂したりして起こる合併症

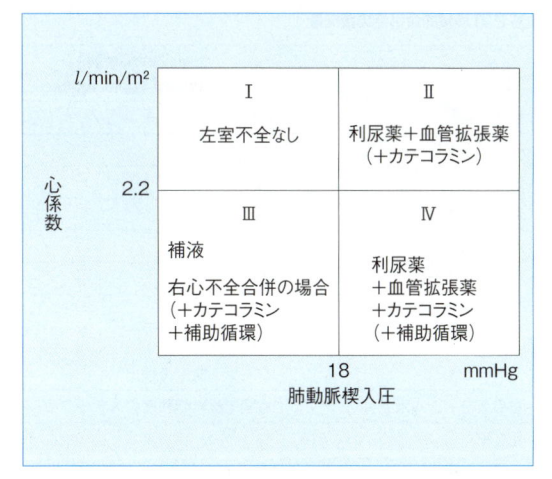

[図14] Forresterの血行動態分類と治療指針（文献3）より引用改変）

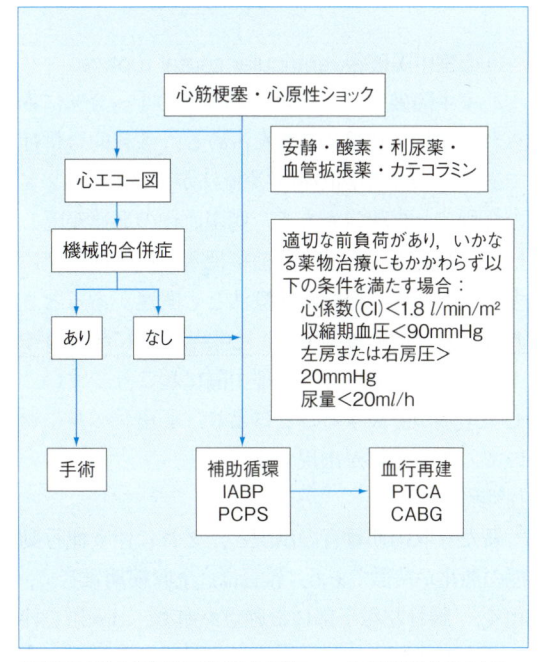

[図15] 急性心筋梗塞における心原性ショックの診断と治療（文献3）より引用改変）

である．どの部位に起こるかによって，以下のようないくつかの臨床像として出現する（表23）．

いずれも，心筋梗塞発症後3〜6日目ごろに起こることが多く，内科的治療では，予後不良であり，外科的治療を必要とする．緊急手術の対象となることも多い．

[表23] 機械的合併症の臨床像

	心室中隔破裂 ventricular septal repture	左室自由壁破裂 left ventricular free wall rupture	乳頭筋断裂 papillary muscle rupture
平均年齢	63	69	65
心筋梗塞発症後の日数	3〜5	3〜6	3〜5
前壁梗塞	66%	50%	25%
新たな心雑音	90%	25%	50%
thrillの触知	yes	no	rare
心筋梗塞の既往	25%	25%	30%
心エコー図所見			
2D	欠損の描出	心腔内液貯留	弁尖のflail, prolapse
ドプラ法	シャント血流の検出		僧帽弁逆流ジェット
右心カテーテル所見	右室で酸素飽和度のステップアップ	拡張期圧の同等化	肺動脈楔入圧波形でc-v波が著明
死亡率			
内科治療	90%	90%	90%
外科治療	50%	case report	40〜50%

(文献5)より引用, 改変)

ⓐ心室中隔破裂 ventricular septal rupture

　心室中隔破裂は,急性心筋梗塞の1〜2%にみられ,早期死亡例の5%を占める,致死的合併症である.発症早期の再灌流療法が普及し,0.2%の合併率との報告もある.側副血行の発達が乏しい例,高齢者,高血圧,前壁梗塞,貫壁性梗塞に多く,おそらく血栓溶解療法とも関連があるとされている.前壁梗塞では,心尖部中隔に起こりやすく,下壁梗塞では,基部中隔に起こりやすい.心室中隔が破裂することにより,心室レベルにおいて,左右短絡が出現する.

[診断]

　新たな収縮期雑音の出現と,それに伴う血行動態の悪化が特徴である.雑音は,全収縮期雑音で,粗く,胸骨左縁下部に最強点を有し,thrillを伴うことが多い.ときに,前収縮期雑音を伴う.穿孔部の大きさに応じて,数時間から数日のうちに両心不全の症状が出現してくる.

　身体所見で上述のような所見がみられた場合,直ちに,心エコー図検査を行う.断層心エコー図にて,通常,梗塞部心筋の菲薄化したdyskineticな部分に心室中隔の断裂部を認める (図16).カラードプラ法で,その部を通過する左右短絡血流を検出する.断裂部の左室側から右室内へ向かう,モザイク血流シグナルが認められる (図17).連続波ドプラ法で,短絡血流シグナルの血流速度を

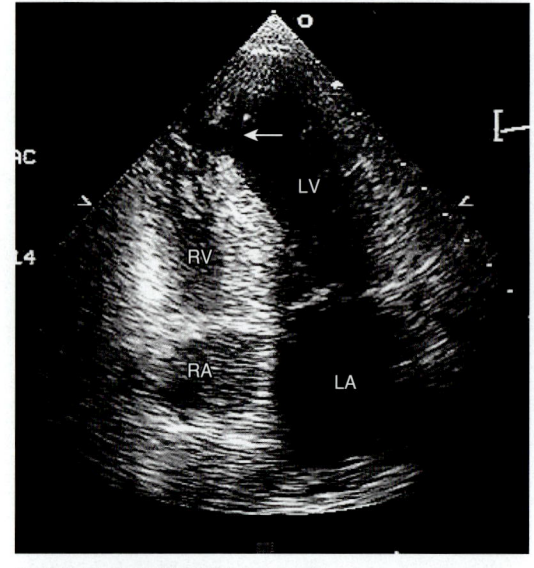

[図16] 心室中隔破裂例の断層心エコー図
心尖部四腔断面で,心室中隔エコーの断裂 (矢印) が認められる.

計測することにより,右室収縮期圧が推定できる.また,ドプラ法で,左室流出路血流量と右室流出路血流量を求め,左右短絡率を算出する.経胸壁心エコー図法で適切な画像が得られず,診断が困難な場合は,経食道心エコー図法を行う.穿孔の形態が小さく複雑な形状の裂け目や篩状になっていて,断層心エコー図のみでは穿孔部が明らかに描出できない場合もあるので,疑わしい場合はカ

ラードプラ法で丹念に短絡血流がないかを探す必要がある．

[治療]

左右短絡の減少のために，IABPや血管拡張薬を用いて後負荷を軽減させ，血行動態安定を図り，できるだけ早期に，外科的治療に持っていく．術後生存率を改善する因子として，早期手術，ショック状態にある時間が短い，両心機能障害が軽度であること，などがあげられている．IABPや薬剤から離脱した状態で血行動態が安定していれば，梗塞部心筋が治癒する2〜4週後に行ってもよい．

外科的治療は，穿孔部のパッチ閉鎖と，一般に冠動脈の血行再建術も同時に行うことが多い．非常に状態の悪い患者に対して，アンブレラ型のデバイスを経カテーテル的に心室中隔の穿孔部位に装着し，血行動態を安定させるという，報告もある．

ⓑ**乳頭筋断裂** papillary muscle rupture

乳頭筋の断裂は，まれではあるが，致命的な合併症である．全体の断裂の場合，突然の非常に重症な僧帽弁閉鎖不全が起こり，ほぼ頓死となる．部分的な断裂では，乳頭筋の尖端部の断裂が多く，急性の重症僧帽弁閉鎖不全による急性肺水腫，ショックが生じる．右冠動脈または左回旋枝病変による下壁または後壁梗塞に合併する後乳頭筋の断裂が多い．

[診断]

突然の急性左心不全症状と，全収縮期雑音が生じる．左心不全が進行し，動脈圧が低下すると，雑音は微弱になったり，消失したりする．

診断は，心エコー図法で行う．断層心エコー図で，収縮期に左房内に翻転する僧帽弁尖・腱索につながる断裂した乳頭筋の尖端部のエコーを検出する．カラードプラ法では，翻転する僧帽弁尖の左室側から左房内へ向かう，高度な僧帽弁逆流シグナルが認められる．急性肺水腫に対して人工呼吸器を装着しており，経胸壁アプローチでは，良好な画像が得られず診断できない例も多いので，そのようなときは，速やかに経食道心エコー図法を行う．経食道心エコー図法を用いると，上述の所見が，より鮮明に詳細に観察できる．

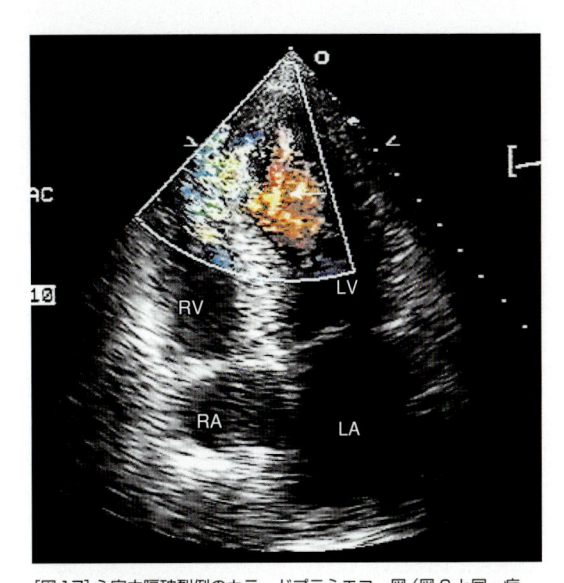

[図17] 心室中隔破裂例のカラードプラ心エコー図（図3と同一症例）
心尖部四腔断面で，心室中隔の断裂部を通過する左右短絡血流シグナルが認められる．

[治療]

IABP，カテコラミンや血管拡張薬（低血圧でなければ）により血行動態を改善し，できるだけ早期に外科的治療を行う．心室中隔破裂と同様に，術後生存率を改善する因子として，早期手術，短時間のショック状態，両心機能障害が軽度であること，などがあげられている．通常は，僧帽弁置換術を行うが，部分断裂例に対しては僧帽弁形成術が行われることもある．

ⓒ**左室自由壁破裂** left ventricular free wall rupture

左室自由壁破裂には，いわゆる急性型 acute rupture（穿孔破裂型 blow-out type）と亜急性型 subacute rupture（浸出型 oozing type）がある．急性型は，左室壁が一気に穿孔破裂するため，急激にショック・electromechanical dissociationに陥り，救命はきわめて困難である．亜急性型は，ショック，心タンポナーデが比較的ゆっくり起こってくるため，診断，外科的治療まで時間的猶予があり，救命例は，このタイプが多い．

左室自由壁破裂の臨床像には，以下のような特徴がある．①高齢者，女性，初回の梗塞に多い，②高血圧例に多い，③右室より左室に起こりや

すく，④左前下行枝の末梢領域である，前壁または側壁に多く，⑤比較的広範囲の貫壁性梗塞に起こりやすい，⑥梗塞発症後，1日～3週間の間に起こるが，1～4日目が最も多い，⑦梗塞部と正常心筋の境界付近に起こりやすい．また，急性期再灌流療法を，PCIにて行った例に比し，血栓溶解療法fibrinolytic therapyを受けた例に起こりやすいとされている．

[診断]

急性心筋梗塞の患者が，いきなり重篤なショックに陥り，electromechanical dissociationが出現した場合には，左室自由壁破裂が，強く疑われる．このような場合は，心肺蘇生と並行して，すぐに心エコー図検査を行う．亜急性では，吐気，血圧低下など心タンポナーデに伴う症状がまず出現することもある．

急性型では，左室は完全に無収縮で，心マッサージと一致して僧帽弁の開閉がわずかにみられるのみで，右室の全心周期を通じての虚脱がみられる．心嚢液貯留は少量なことが多い．このような例は，心肺蘇生にも反応しないことが多く，緊急で補助循環を行い，外科的治療が行われても救命率はきわめて低い．

亜急性型では，心エコー図で，心嚢液貯留や心タンポナーデの所見を認める．また，心膜腔内に血腫と思われる高輝度エコーを認めることもある．これらの所見は，いったんショックに陥り，心肺蘇生にて血行動態が回復したときに認められることも多い．したがって，ショックから回復した例で，ショックの原因が明らかでないような場合は，これらの所見がないかどうかを，再度観察する必要がある．これらの所見があり，亜急性型左室自由壁破裂が疑われた場合は，緊急手術を行う．

[治療]

急性型は，前述のごとく，救命率はきわめて低い．

亜急性型では，迅速に診断し，緊急手術を行う．手術は，一般的に，壊死心筋の切除とパッチ閉鎖が行われる．

■③右室梗塞 right ventricular infarction

右室梗塞は，一般に下壁梗塞に合併する．中心静脈圧，右房，右室拡張末期圧が亢進し，右室の拍出は低下するが，左室拡張末期圧や肺動脈圧は正常である．したがって，低心拍出で低血圧，ショックを起こすが，肺うっ血は明らかでない．また，吸気で頸静脈が怒張する"Kussmaul sign"や，吸気で収縮期血圧が10mmHg以上低下する，"奇脈"がみられることがある．

[診断]

臨床的に，心タンポナーデや脱水による急性期の低血圧などとの鑑別が必要である．心電図で，右胸部誘導V_4RでのST上昇がみられる．心エコー図では，右室の拡大と右室壁の壁運動低下がみられる．カラードプラ法では，三尖弁逆流がみられ，心室中隔穿孔を合併することもある．右心系カテーテルによる右心圧計測では，右房圧の著明な上昇に反して，右室圧と肺動脈圧は，上昇を認めない．右室充満が急速に起こり早期に終了するため，early diastolic drop and plateauがみられる．

[治療]

まず，低血圧に対して，血管内容量を増加させるため，輸液にて容量負荷を行う．Swan-Ganzカテーテルにより，血行動態監視を行いながら輸液する．左室後負荷を軽減し，ひいては，肺血管，右室駆出の抵抗を軽減し，拍出量を増加させる目的で，血管拡張薬を用いる．また，心房・心室ペーシングが心拍出量増加に，有効なことがある．

b) 不整脈

■①急性期の不整脈

心筋梗塞急性期には，心筋虚血，再灌流，電解質異常，酸塩基平衡の異常，自律神経緊張，低酸素など，種々の原因により，致死的なものから放置してよいものまで，多彩な不整脈がみられる（表24）．

ⓐ心室期外収縮 ventricular premature beat

心筋梗塞急性期に，高頻度にみられる不整脈である．従来，心室期外収縮の多発（6発/分以上），多形性，R on T，連発などは，心室細動の予兆であるとされる「警告不整脈」として，予防的にリドカインの投与が行われてきた．しかし，近年，それらのパターンの，心室細動を起こすリスクに

対する感度・特異度とも低く，むしろ，予防的な抗不整脈薬投与による致死的徐脈や心停止が起こることもあるため，予防的な抗不整脈薬投与は行われない．

心筋梗塞急性期に心室期外収縮が頻発する場合は，虚血や，電解質・代謝の異常が生じていないか観察し，それらを解除，補正する必要がある．また，急性期には交感神経の緊張が関与していることもあるので，洞性頻脈に心室性期外収縮が頻発している場合は，β遮断薬が有効な場合がある．

ⓑ促進性固有心室調律 accelerated idioventricular rhythm（AIVR）

心筋梗塞急性期2日以内に多く，再灌流療法にて再疎通が得られたすぐ後に起こることが多い．一般的に，予後に影響しないので，血行動態が落ち着いていれば，特に治療の必要はない．

ⓒ心室頻拍 ventricular tachycardia（VT）

持続型（sustained；30秒以上持続または血行動態異常をきたす）多形性 polymorphic 心室頻拍（VT）については，非同期型直流通電を行う200Jから開始し，無効なら2回目は200〜300J，3回目は，360Jまで増加させる．

持続型単形型心室頻拍 sustained monomorphic VTで，狭心症，肺水腫，低血圧（＜90mmHg）を伴う例では，同期型直流通電を100Jから行う．無効な場合は出力を上げて繰り返す．血行動態が許せば，軽麻酔下で行うのが望ましい．

持続型単形型心室頻拍 sustained monomorphic VTで，狭心症，肺水腫，低血圧（＜90mmHg）を伴わない例では，軽麻酔下で同期型直流通電を50Jから行うか，または抗不整脈薬投与を行う．抗不整脈薬は，リドカイン（キシロカイン®；1〜1.5mg/kg静注，再発するようなら5〜10分ごとに0.5〜0.75mg/kgを追加，最大で3mg/kgを越えないようにする，維持として2〜4mg/分を持続静注），メキシレチン（メキシチール®；125mgを5分間かけて静注，0.4〜0.6mg/kg/分で持続静注），プロカインアミド（アミサリン®；最大12〜17mg/kgを20〜30分かけて静注，停止後1〜3mg/分で持続静注）などが，用いられる．以上の薬物に抵抗性のある場合，ニフェカラント（シンビット®；0.3mg/kgを5分間かけて静注，効果あれば0.4mg/kg/時間で持続静注）が有効な場合がある．欧米では，アミオダロン静注薬が使用可能なので用いられるが，本邦では，経口薬のみ使用可能である．

非持続型心室頻拍 nonsustained VTは，血行動態に明らかな異常をきたさない限り，治療の必要はない．

ⓓ心室細動 ventricular fibrillation（VF）

致死的不整脈である心室細動は，心筋梗塞発症後24時間以内に起こることが多い．脳の不可逆

[表24] 急性心筋梗塞における不整脈とその治療

分類	不整脈	治療目標	治療方法
電気的不安定性	心室期外収縮	電解質補正交感神経の抑制	カリウム・マグネシウム補充 β遮断薬
	心室頻拍	心室細動への移行の予防 血行動態の安定	抗不整脈薬 電気的除細動
	心室細動	迅速な洞調律の回復	電気的除細動
	促進性固有心室調律	血行動態が安定していれば観察のみ	洞調律の心拍を増やす（アトロピン・心房ペーシング）
	非発作性房室結節性頻拍	原因を探す（ジギタリス中毒など） 血行動態が悪化する場合は頻拍を抑制	心房オーバードライブペーシング 抗不整脈薬 電気的除細動は，ジギタリス中毒では相対的禁忌
ポンプ失調・交感神経刺激亢進状態	洞性頻脈	心拍数を下げ，心筋酸素需要を減少させる	解熱・鎮痛薬 心不全がなければβ遮断薬 心不全があれば，心不全への治療
	心房細動・粗動	心室レートを下げる 洞調律への復帰	ベラパミル ジギタリス 心不全の治療 電気的除細動
	発作性上室性頻拍	心室レートを下げる 洞調律への復帰	迷走神経刺激手技 ベラパミル β遮断薬 電気的除細動
徐脈性不整脈・伝導障害	洞性徐脈	血行動態が悪化する場合は心拍数を増加	アトロピン 心房ペーシング
	接合部補充調律	心収縮の欠如が血行動態を悪化させているときのみ心拍数を増加	アトロピン 心房ペーシング
	房室ブロック・心室内ブロック		ペースメーカー挿入

（文献5）より引用，改変）

的障害は，約1～2分以内に起こるとされているので，心室細動は，即座に洞調律に回復させなければならない．

心室細動の治療としては，電気的除細動（非同期型直流通電）を行う．200Jから開始し，無効なら2回目は200～300J，3回目は，360Jまで増加させる．また，電解質バランスや酸塩基不均衡を正常化させる（カリウムは4.5mEq/l以上，マグネシウムは2.0mg/dl以上がめやす）．

繰り返す場合は，心マッサージを施行しつつ，ニフェカラント（シンビット®；0.3mg/kg）を5分間かけて静注し，再度電気的除細動を行うこともある．除細動されたら，ニフェカラント（シンビット®）0.4mg/kg/時間で持続静注するか，アミオダロン400mg/日を経口（経鼻経管）投与する．難治性の場合，IABPやPCPSの使用も考慮される．

ⓔ心房細動 atrial fibrillation, 心房粗動 atrial flutter

心筋梗塞に合併する心房細動，心房粗動は，通常は一過性である．心拍数増加と心房収縮の消失により，心拍出量が減少し，血行動態を悪化させる．また，死亡率や血栓塞栓症の合併も増加させる．

持続する心房細動または心房粗動があり，血行動態悪化や虚血が起こっているときは，除細動を行う．同期型直流通電を心房細動なら200J，心房粗動なら50Jから行う．

持続する心房細動または心房粗動があり，血行動態は安定しているが虚血が起こっているときは，β遮断薬（プロプラノロール；1～4mg静注），ジルチアゼム（ヘルベッサー®；15～20mg静注），ベラパミル（ワソラン®；5～10mg, 5分かけて静注）の静脈内投与か，電気的除細動を行う．

持続する心房細動または心房粗動があるが，血行動態は安定し，虚血もない場合は，心拍数を減少させる．

心房細動または心房粗動が持続または繰り返す場合は，血栓塞栓症の予防のため，抗凝固療法を行う．

ⓕ発作性上室性頻拍 paroxysmal supraventricular tachycardia

発作性上室性頻拍でも，治療の目的は，心拍の徐拍化または洞調律の復帰である．頸動脈洞マッサージや，ATP（アデホスコーワ®；10～20mg静注），β遮断薬，ジルチアゼム（ヘルベッサー®；15～20mg静注）などの静脈内投与が行われる．

ⓖ急性期の伝導障害・徐脈性不整脈

i）洞性徐脈

洞性徐脈は，心筋梗塞発症早期にみられ，下壁または後壁梗塞に多い．迷走神経緊張によるものとされ，特に治療の必要はない．高度の徐脈（心拍数40～50/分以下）で何らかの症状が出現する場合は，アトロピン（0.3～0.6mg）静注を行う．

ii）房室ブロック

心筋梗塞では，心筋の障害部位により，種々のレベルでの伝導障害が起こる．房室結節内のブロック（A-Hブロック）は，下壁梗塞に合併することが多く，右冠動脈の病変が90％を占めている．梗塞発症早期に出現し，1度またはMobitz 1型2度房室ブロックを呈することが多く，アトロピンが有効なこともあるが，改善しない場合は，一次的ペーシングを行う．一過性のことが多く，恒久的ペースメーカー植え込みを必要とすることは少ない．

一方，前壁梗塞に合併する房室ブロックは，His束以下の下位房室ブロックである．広範囲前壁梗塞を反映する一所見とも考えられ，Mobitz 2型2度房室ブロックや完全房室ブロックを呈し，新たな脚ブロックの出現や心室内伝導障害を伴ってくることもある．ポンプ不全や，補充収縮の出現の遅延により心室細動を引き起こすこともあり，積極的に体外式ペースメーカーを装着する．高度房室ブロックが持続し，恒久的ペースメーカー植え込みを必要とすることもある．

■②慢性期の心室性不整脈

心筋梗塞慢性期の不整脈の発生には，壊死心筋の存在に加え，虚血，自立神経，神経体液性因子などが誘因となる．したがって，まず，これらの因子を改善する．残存虚血，新しい虚血の有無を検索し，あれば，内科的治療，PCI，CABGなど

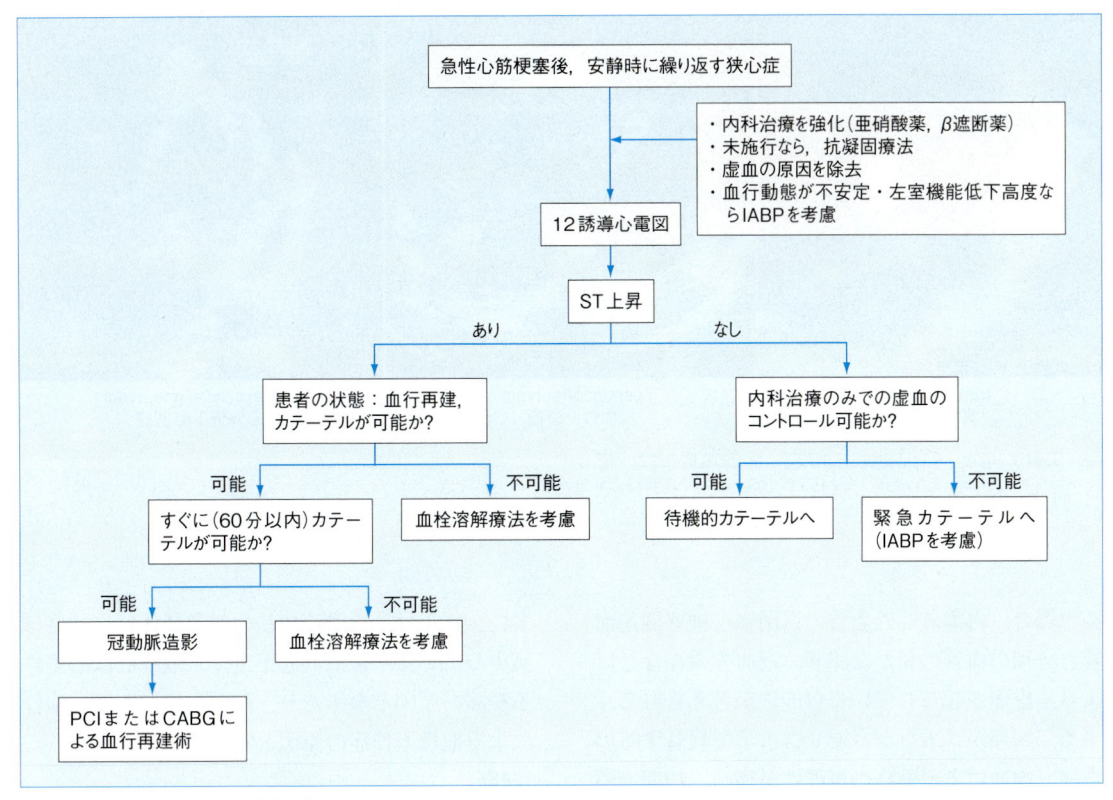

[図18] 梗塞後狭心症の診断と治療の流れ

にて虚血改善を図る．また，ACE阻害薬，β遮断薬などで，神経体液性因子を抑制する．そのうえで持続性心室頻拍，非持続性心室頻拍では症状の強いものや血行動態を悪化させたり虚血を誘発したりするものに対して，抗不整脈薬が用いられる．アミオダロン，β遮断薬が用いられる．

抗不整脈薬を投与しても，持続性心室頻拍，心室細動が再発する場合や，電気生理検査で誘発される持続性心室頻拍，心室細動に対しては，植込み型除細動器の適応になる．また，左室機能不全を伴う非持続性心室頻拍で，電気生理検査により持続性心室頻拍または心室細動が誘発され，かつ電気生理検査時にⅠ群薬が無効の場合も，植込み型除細動器の適応になる．

c)その他の合併症

■①梗塞後狭心症 post-infarction-angina

梗塞後狭心症は，急性期再灌流療法としての経皮的冠動脈インターベンション (primary PCI) が普及することで，その頻度は減少してきている．急性期再灌流療法として血栓溶解療法 fibrinolytic therapy を受けた患者の20％にみられるが，primary PCI を受けた患者では6％と，有意に低い．ステント留置例では，さらに低率であるとされている．しかし，梗塞後狭心症がある場合，短期死亡率が高く，また，再梗塞を起こした場合，入院中の心事故発生率や，短期および長期死亡率も高くなるため，梗塞後狭心症は，重要な合併症の一つである．

[診断]

急性心筋梗塞にて，胸痛を繰り返す際，虚血による狭心症や梗塞の拡大か，心膜炎など虚血以外の原因による胸痛かの鑑別が重要である．これには，理学所見の観察や心電図を繰り返し行うことが重要である．狭心痛に伴って，心電図で，梗塞部または非梗塞部の新たなST,T低下または上昇を認

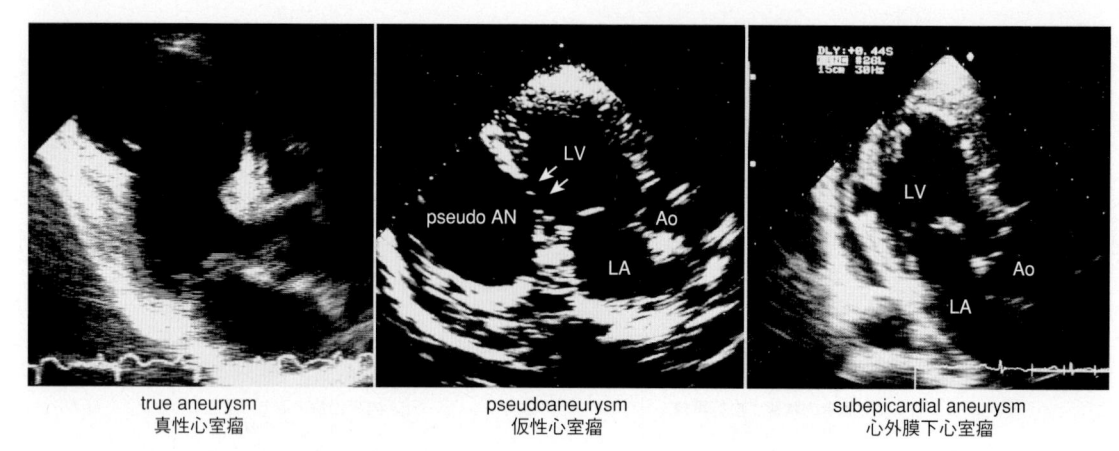

[図19] 真性心室瘤・仮性心室瘤・心外膜下心室瘤の断層心エコー図
Ao：大動脈，LA：左房，LV：左室，pseudo AN：仮性心室瘤

めた場合，再灌流した血管の再閉塞，梗塞関連血管とは別の血管の新たな閉塞，冠血管攣縮などにより，虚血を起こしている可能性が考えられる．また，胸痛がニトログリセリン舌下で軽減する場合は，虚血による胸痛の可能性が高い．初期治療としてPCIによる再灌流療法を受けている例では，冠動脈造影による情報がすでにあるため，原因となった病変の把握がしやすい．早期に冠動脈造影を行っていない例では，冠動脈造影を行う．

[治療]

亜硝酸薬やβ遮断薬を含め，内科的治療を強化する．抗凝固薬を使用していなければ，追加する．血行動態が不安定であったり，虚血が広範囲に起こっていたり，左室機能が非常に悪い場合は，IABPを行う．冠動脈造影の結果，血行再建の適応があれば，PCIまたはCABGによる血行再建を行う（図18）．

■②心室瘤 ventricular aneurysm（図19）
　ⓐ左室瘤 left ventricular aneurysm または真性心室瘤 true aneurysm

真性心室瘤は，瘢痕化・菲薄化した梗塞部の心筋が，dyskineticになり，左室内圧により徐々に拡大して瘤状を呈したものである．瘤壁は，他の左室壁より薄く，瘢痕・線維化した組織と，心筋要素が混在している．心筋梗塞の5％未満に生じるとされ，前壁の貫壁性梗塞の例に起こることが多い．近年は，再灌流療法の普及に伴い，頻度は減少している．難治性心不全や，致死的な心室性不整脈の原因となったり，瘤内に生じた壁在血栓による血栓塞栓症の原因となりうる．

[診断]

診断には，断層心エコー図法が，有用である．瘤の形態は，瘤の入口部は広く，周囲の心筋との連続性があり，なだらかに突出している．瘤は，左室と反対の動きを示し，収縮期に拡張する（systolic expansion）．瘤内に壁在血栓がないかどうか，検索する．断層像のみで判断しにくい場合，超音波コントラスト剤を用いて心腔造影を行うと，血栓が陰影欠損として明らかになることもある．

[治療]

薬物療法に抵抗する難治性心不全例では，瘤切除の適応となる．難治性の致死的心室性不整脈がある場合は，カテーテルアブレーションやAVIDが考慮される．また，壁在血栓に対しては，ワルファリンによる抗凝固療法が行われる．血栓が有茎性で比較的大きく，可動性があるような例では，外科的治療が必要な場合もある．また，大きな瘤や心機能が悪い例などでは，血栓予防のため，抗凝固療法や抗血小板薬を投与する場合もある．

ⓑ **仮性心室瘤 pseudoaneurysm と心外膜下瘤 subepicardial aneurysm**

梗塞部心筋の解離dissectionや，心筋の不完全破裂incomplete ruptureが生じ，破裂部が，器質化した血腫や癒着した心外膜で塞がれた状態で破裂せずにとどまり，経過とともに，癒着した心外膜が瘤状になってきたものを，仮性心室瘤という．心室瘤の瘤壁は，器質化した血腫や心外膜からなり，心筋要素は含まれない．仮性心室瘤が形成される過程の特殊なものとして，心外膜下瘤 subepicardial aneurysmがある（図20）．これは，梗塞部心筋に解離が生じ，わずかな心筋とepicardiumとで破裂せずにとどまっている状態で，明らかな瘤の形態はとっていない．いずれも，破裂の危険性はきわめて高く，準緊急的な外科治療が必要である．

[診断]

これらの瘤の診断には，断層心エコー図法が有用である．梗塞部心筋の突然の断裂と，その部を塞ぐような膜様構造物は心外膜から連続している．瘤の形は，瘤頸部が瘤径に比し狭い形態をとる．真性心室瘤との鑑別がしばしば問題となるが，瘤の形態が，仮性心室瘤では，突然の心筋の断裂があり，周囲の左室筋との連続性がないこと，瘤の入口部が狭いことで，鑑別する（図21）．瘤は，収縮期に拡大し，拡張期に縮小する．カラードプラ法で，瘤入口部を通過して，収縮期に瘤内に入り，拡張期に左室腔内への血流シグナルを検出することもできる．

[治療]

破裂する危険性が高いため，診断がつけば，できるだけ迅速に外科的治療を行う．

■ ③心膜炎 pericarditis

急性心筋梗塞における心膜炎は，早い場合は発症後1日目から，遅くは6週目ごろまで，起こりうる．胸痛は，ときに，梗塞後狭心症や再梗塞との鑑別を要する．心膜炎の胸痛の特徴は，背部への放散，深吸気時に増強する，前かがみの姿勢をとると軽減する，などである．

理学所見では，心膜摩擦音を聴取することがある．診断は，心エコー図法で，心囊液貯留を認め

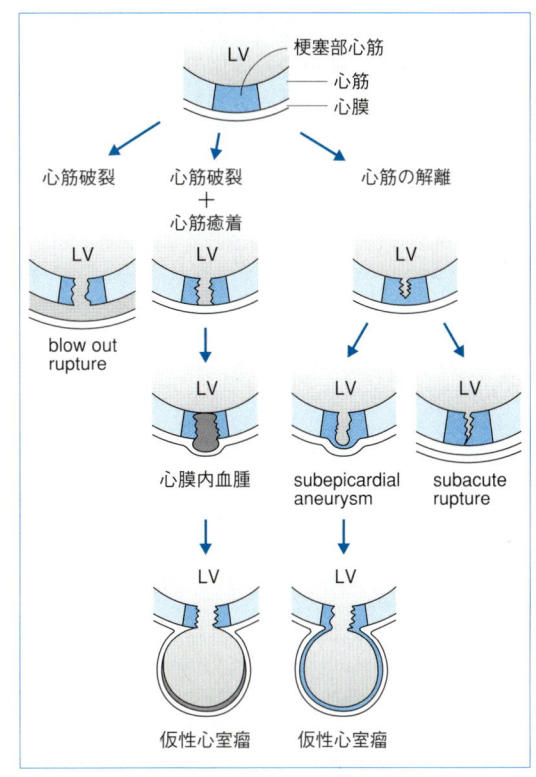

[図20] 仮性心室瘤が形成される過程

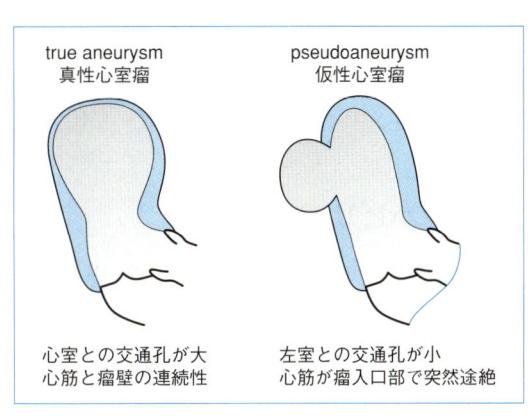

[図21] 真性心室瘤と仮性心室瘤の鑑別

ることにより行う．

治療は，アスピリン経口投与を行う．アスピリンで十分な鎮痛効果が得られない場合は，コルヒチンまたはアセトアミノフェンの経口投与を行う．心囊液が増加傾向にある場合は，抗凝固療法を中止する．非ステロイド抗炎薬は，急性期には，血小板機能に影響し，瘢痕の菲薄化や梗塞の拡大の

危険が増加するので，避けた方がよい．同様に，ステロイド薬も，瘢痕の菲薄化や心筋破裂の危険性が増加するので，避けた方がよい．

文献
1) Elliott, M et al : ACC/AHA Guidelines for the Management of Patients With ST-Elevation Myocardial Infarction — Executive Summary : A Report of the American College of Cardiology/American Heart Association Task Force on Practice Guidelines (Writing Committee to Revise the 1999 Guidelines for the Management of Patients With Acute Myocardial Infarction). Circulation 110 : 588-636, 2004
2) Hochman, JS et al : Cardiogenic shock complicating acute myocardial infarction — Etiologies, management and outcome : A Report from the SHOCK Trial registry. J Am Coll Cardiol 36 : 1063-1070, 2000
3) 循環器病の診断と治療に関するガイドライン．Jpn Circ J 65 (suppl Ⅳ), 2001
4) Melvin, D et al : ACC/AHA Guidelines for the Clinical Application of Echocardiography. A Report of the American College of Cardiology/American Heart Association Task Force on Practice Guidelines (Committee on Clinical Application of Echocardiography) Developed in Collaboration With the American Society of Echocardiography. Circulation 95 : 1686-1744, 1997
5) Zipes, DP et al : Braunwald's Heart Disease. A Textbook of Cardiovascular Medicine, 7th ed, Elsevier Inc, 1198-1215, 2004

（山浦泰子・赤阪隆史・吉田　清）

5) リハビリテーション

心筋梗塞後のリハビリテーションは，患者が心筋梗塞を発症し入院した時点から退院までの期間の急性期リハビリテーションと，退院後，社会復帰するまでの回復期リハビリテーション，それ以後の再発予防のためにほぼ一生涯続く維持期リハビリテーションの三つに分けられる．最近の傾向として，早期再灌流療法により梗塞領域の縮小化が得られるようになったことや，クリニカルパスの徹底などにより，入院中の急性期リハビリテーションは短縮する傾向がある．その代わり，退院後の運動療法を主体とし，食事療法，禁煙指導などを含めた包括的心臓リハビリテーションの重要性が増している．

a) 急性期リハビリテーション

①急性期リハビリテーションの意義

急性期リハビリテーションとはCCUに入室してから退院するまでのリハビリテーションを指し，「安全かつ可及的迅速に質の高い社会復帰を行わせるための過程」と定義される．

②急性期リハビリテーションプログラム

当院では10日間のリハビリテーションプログラムを使用している（表25）．対象となる患者は，1) 75歳以下，2) 緊急冠動脈造影が施行され再灌流療法に成功している，3) Killip Ⅰ型，4) 左室造影や心エコー図で左室駆出分画が40%以上あり左室瘤形成のないもの，5) 発症24時間以内に重篤な不整脈の合併がないものである．

入院翌日心臓カテーテルシース抜去後の安静解

[表25] 心筋梗塞急性期リハビリテーション10日間コース

病日	負荷試験・検査	安静度　看護および注意事項	運動療法
入院日	心臓カテーテル検査		
1		シース抜去後の安静解除後受動坐位まで	
2	自力坐位	希望に応じ坐位可	
3～4	立位・室内歩行2分	室内自由・ポータブルトイレ使用可	椅子に座り足踏み5分
5～6	200m歩行	トイレ歩行可　運動・食事・服薬指導	200m×3回
7～8	500m歩行	病棟内自由・シャワー可	500m×3回
9		病院内自由・入浴可	500m速歩×3回
10	退院		

[表26] ステージ進行基準

1. 胸痛，呼吸困難，動悸など自覚症状が出現しないこと
2. 心拍数が120/分以上（または安静時より40/分以上）に増加しないこと
3. 危険な不整脈が出現しないこと
4. 0.2mV以上のST低下または著明な梗塞部ST上昇のないこと
5. 室内便器使用時までは20mmHg以上，歩行負荷以降は30mmHg以上の収縮期血圧上昇がないこと
6. 立位までは血圧が安静時より−10mmHg以上，それ以降は安静時より低下しないこと

除と同時に受動坐位まで可とし，第2病日は自力坐位，床上自由まで進め，第3病日にはベッド周囲を2分間歩行させ，進行基準を満たせば室内自由となる．第5～8病日にかけて廊下歩行による負荷試験（200m，500m）およびそれに見合う運動療法を行い，並行して食事指導，禁煙，服薬指導，および運動療法についての指導を行う．

■③リハビリテーションの進行基準

ステージを進行する際には負荷試験を行う．負荷試験前には胸痛などの症状がないこと，心電図が以前と変化していないことを確認する．ついで負荷試験を行い，**表26**に示すステージ進行基準に従って判断する．負荷試験で胸痛やST低下が出現した場合や，労作誘発性の心室性不整脈が出現した場合は，リハビリテーションの進行を止め，数日以内に冠動脈造影を行うようにしている．また経過中に心不全が出現した場合も，リハビリテーションを止め，心不全に対する治療を行うとともに，必要に応じて冠動脈造影を考慮する．心拍数の増加や血圧の上昇あるいは下降が，精神的な緊張や長期臥床に基づく起立性調節障害によると考えられる場合には，翌日に再検する．必要があれば降圧薬を用いる．血圧低下の場合には心筋虚血の可能性があるので，必ず心電図のチェックを行う．

b）回復期～維持期リハビリテーション

回復期から維持期リハビリテーションには，運動療法が大きくかかわってくる．運動療法は運動能力の改善とともに冠危険因子の是正にも有効であり，虚血性心疾患患者の死亡率を20～25%程度低下させることが報告されている．

■①運動療法の種類とその適応

運動療法は大きく，監視型と非監視型の二つに分けられる．監視型運動療法とは，医師やコメディカルの監視下で，心拍数や心電図をモニターしながら行うものである．一方非監視型運動療法とは，退院時に与えられた運動処方に基づき家庭で自分で行う方法である．

安全性を考え非監視型運動療法は，高度の左室機能障害，重篤な残存虚血，危険な不整脈などを有するリスクの高い症例は除外すべきである．また広範前壁梗塞などの大きな心筋梗塞症例では，発症直後の運動療法は左室内腔拡大を促進するとの報告もあり，このような症例に対する運動療法は一考を要する．

■②運動処方

運動強度が過大な負荷とならず，かつ効果的であるためには，個人個人の運動耐容能の評価をもとにして作られる運動処方が必要である．

通常の監視型運動療法においては，自転車エルゴメーターが強度の設定，管理，心電図，血圧モニターなどの点から使用しやすいが，在宅非監視型で行う場合は速歩を用いることが多い．

以下のような方法で運動強度を決め，1回当たり30～60分，週に3～7回を目安に行う．

　ⓐ嫌気性代謝閾値（AT）レベル（もしくは最大酸素摂取量の40～60％）

いずれも呼気ガス分析装置で算出される指標であり，利用できる施設は限られる．ATレベルの運動は乳酸の持続的な上昇がないため長時間施行可能であり，代謝性アシドーシスが起こらず，換気亢進や息切れが生じにくい．また血中カテコラミンの増加がなく，心臓への過負荷や不整脈が起こりにくいことより運動処方に利用される．

リスクの少ない患者では心拍数予備能を用いる方法や，自覚的運動強度による方法でも代用

[表27] Borg指数

安静時	6	
	7	非常に楽である（very, very light）
	8	
	9	かなり楽である（very light）
	10	
	11	楽である（fairly light）
	12	
嫌気性代謝閾値	13	ややきつい（somewhat light）
	14	
	15	きつい（hard）
	16	
	17	かなりきつい（very hard）
	18	
	19	非常にきつい（very, very hard）
最大運動時	20	もう限界だ

しうる.

●嫌気性代謝閾値 anaerobic threshold（AT）
　運動強度を徐々に上げていったとき，ある負荷レベルを超えると好気的代謝のみでは間に合わず，これに嫌気的代謝が加わるようになる．このとき，乳酸の産生により生じたアシドーシスのため，重炭酸の緩衝作用で二酸化炭素が生じる結果，呼気中の二酸化炭素が増加する．このポイントの酸素摂取量をATと呼ぶ．

●最大酸素摂取量
　症候限界性最大運動時の1分間当たりの酸素摂取量で，運動能力の指標として使われる．

　ⓑ心拍数予備能を用いる方法（Karvonenの式）
　　運動時心拍数＝（最大運動負荷時心拍数－安静時心拍数）×k＋安静時心拍数
　　k＝0.4～0.6を用いる
　ⓒ自覚的運動強度（Borg指数）（表27）
　自覚的運動強度を段階的に数字で表したものであり，測定器具を必要としないが，運動強度とよく相関することが知られている．AT時の0運動強度はBorg指数12～13点に相当し，患者が「ややきつい」と感じる程度の強度での運動を勧める．

特に非監視型での運動療法を行う際の目安として有用である．

■まとめ
　心筋梗塞はときに致命的な疾患であり，退院を前にしても患者の抱える不安は大きい．特に運動限界に対する不安感は多くの患者が抱いており，自ら過度の運動制限を行ってしまう可能性がある．運動処方に基づいた適切な運動療法はむしろ身体機能を維持し，さらには生命予後改善のうえでも重要であることを説明することで，患者の不安を取り除き，自ら積極的に病気と取り組む姿勢を促すことが重要である．

文献
1) Kubo, N et al : Exercise at ventilatory threshold aggravates left ventricular remodeling in patients with extensive anterior acute myocardial infarction. Am Heart J 147 : 113-120, 2004
2) O'Connor, GT et al : An overview of randomized trials of rehabilitation with exercise after myocardial infarction. Circulation 80 : 234-244, 1989

〈池田奈保子・齋藤宗靖〉

血管内エコーからみた心筋梗塞の成因と血管病態

■急性冠症候群の動脈硬化病変

近年，不安定狭心症や急性心筋梗塞の多くは，プラークの破綻を契機に血栓が形成され，冠動脈の血栓性閉塞により発生することが明らかになった．これらの疾患は，同一の病態を基盤として発症するため急性冠症候群 acute coronary syndrome (ACS) と総称されている．血管内視鏡による検討から，急性心筋梗塞における血栓は赤色血栓が主体であり，不安定狭心症においては血小板血栓を主体とする白色血栓が高率に認められ，脂質に富む黄色プラークとその一部に破綻の痕跡がみられることも明らかになった．さらに，従来の冠動脈造影による検討から，急性心筋梗塞は比較的軽度～中等度病変から発症することが報告された（図1）．急性心筋梗塞を発症し急性期に血栓溶解療法を施行した症例において，責任病変を血管内エコー法により観察すると，軽度もしくは中等度病変にプラーク破裂の痕跡である潰瘍形成が認められる（図2，3）．われわれは，安定労作狭心症，不安定狭心症，血栓溶解療法後の心筋梗塞の症例について，血管内エコー法により責任病変の観察を行った．不安定狭心症と心筋梗塞の症例では低輝度のソフトプラークが83％に認められ，安定労作狭心症の59％に比較し，ソフトプラークが高頻度に観察された．また，ACSではプラーク内の脂質コアは30％以上の症例に認められ，石灰化のない病変は安定狭心症例では20％であったのに対し，不安定狭心症と心筋梗塞の症例ではおのおの46％，47％と高頻度であった．したがって，ACS発症の素地となるプラークの性状として，まず低輝度主体の偏心性プラークであり，次に石灰化がないか，あっても軽度，そしてプラーク内に脂質コアを有するものである．プラークの破綻像は，プラーク内への亀裂とプラーク内の血球反射エコー，そして脂質成分の抜け殻である潰瘍形成像である．

プラーク破綻を観察し得たものは，不安定狭心症（図4）で17％，急性心筋梗塞で43％で，このような症例では病変部に血栓が残存していることが多く，破綻したプラークが血栓に埋もれているために明瞭に描出できない場合もあり，実際のプラーク破綻の頻度はこれより多く，約60％と考えられている．

次に血栓の関与についてであるが，ACS症例では，血栓が重要な役割を果たしており，血栓は冠動脈造影

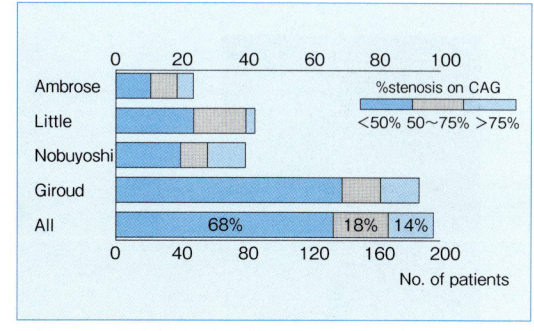

[図1] 急性心筋梗塞発症前の冠動脈造影所見
ほとんどが軽度～中等度狭窄病変から発症．
(Falk, E et al : Circulation 92 : 657, 1995より引用)

上，陰影欠損として描出される．血管内エコー法による血栓の評価は従来困難と考えられているが，ACSの多くの症例で観察を経験すると，血栓とプラークの鑑別は可能になる．われわれは血栓を強く疑わせる像をみた場合には，血管内視鏡による観察を行う（図5）．血管内エコー上，血栓と考えられるのは，プラークの edge の内側に可動性をもつエコー像であり，また，コントラスト剤を併用すると，血栓とプラークとの境界にコントラスト剤が入り込むため容易に鑑別が可能となる．さらに，プラーク内に輝度の異なる2層構造を形成する低輝度エコープラークを観察することもある．

■ACS冠動脈の remodeling

動脈硬化の進展過程において，プラークが血管全体の40％を占めると血管自体が外方に拡大し血管内腔を正常に保持しようとする代償機構が働く（図6）．さらに病変が進むにつれて血管内腔が狭小化していくことが病理学的検討から明らかにされた．これが代償性拡大 positive remodeling である．これに対し，責任病変部の血管径が近位部よりむしろ狭小化している場合があり，これが negative remodeling である．労作狭心症など病態の安定している病変では negative remodeling を呈する頻度が56.5％と高く，ACSの責任病変では多量のプラークを有する代償性拡大の頻度が51.8％とより高いことが報告されている．ただし，ACSの病変においても negative remodeling を呈する症例が31.8％に認められ，ACSの発症機転の多くは

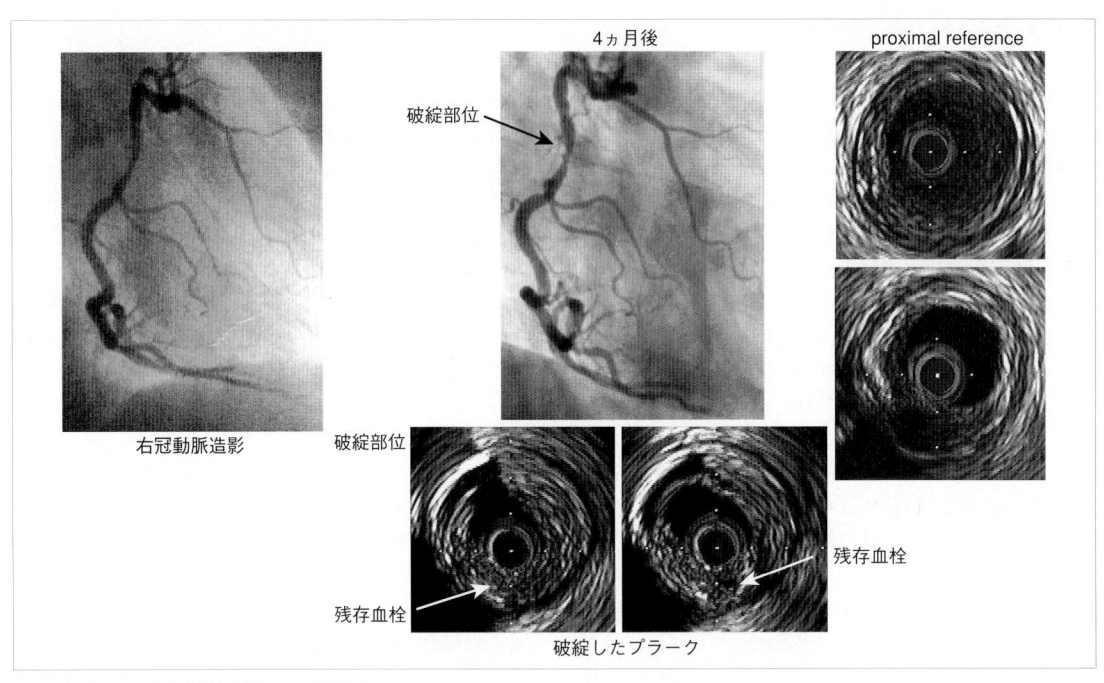

[図2] 急性期には血栓溶解療法施行：冠動脈造影
　　　4ヵ月後に急性心筋梗塞発症した症例．

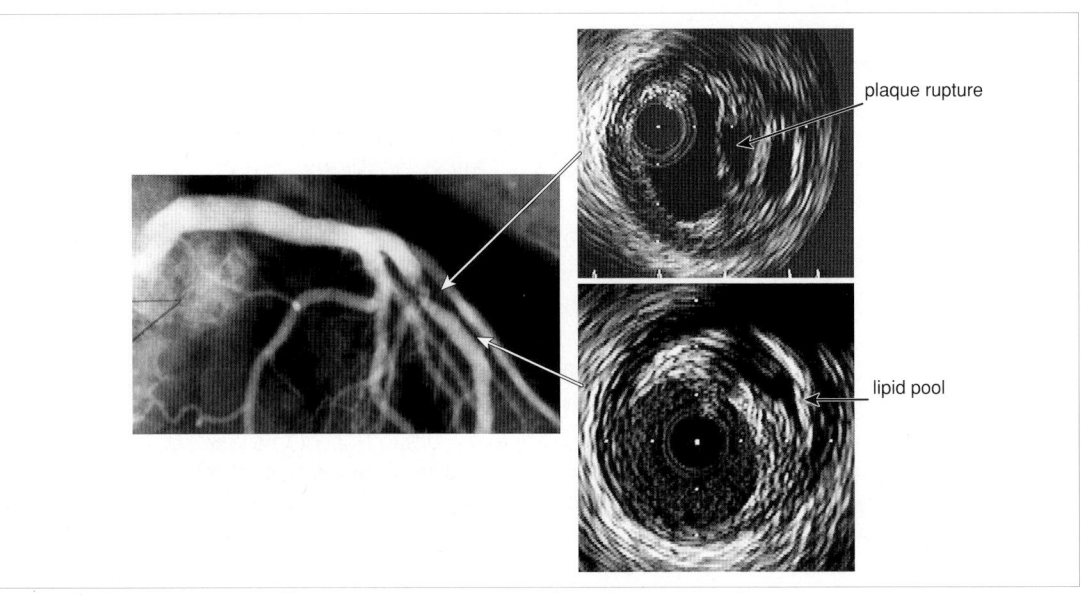

[図3] 血栓溶解療法後の冠動脈造影所見と血管内エコー所見

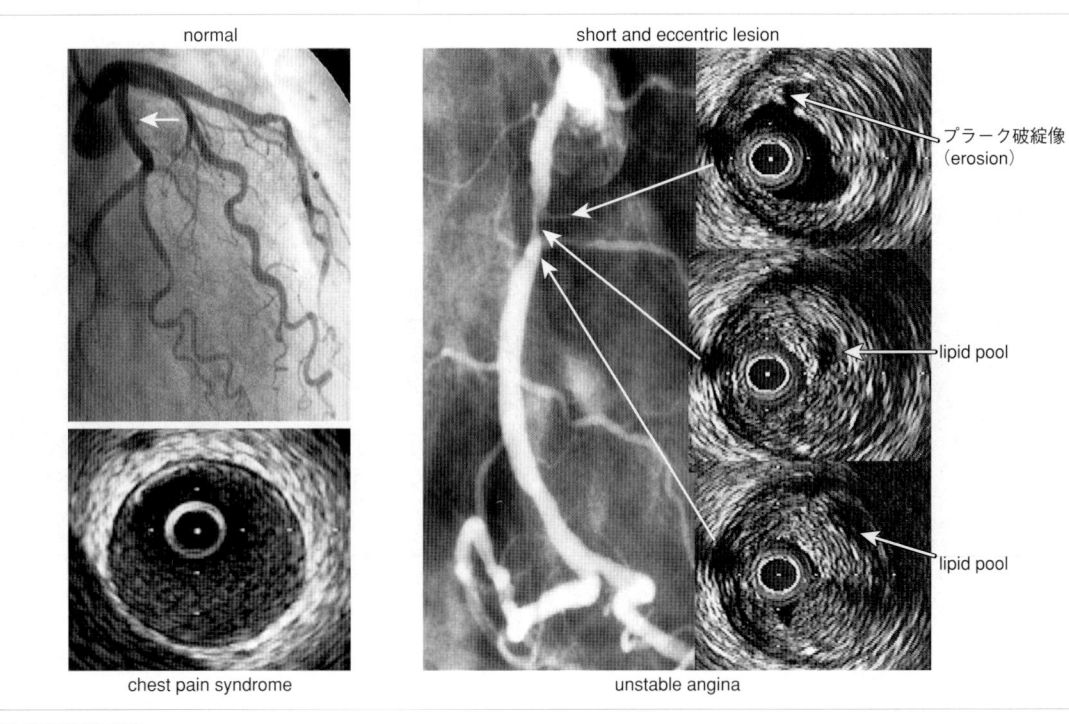

[図4] 不安定狭心症

「脂肪成分に富むプラーク量の多い代償性拡大を伴った部位でのプラーク破綻」であるが，単一のプロセスのみではすべてを説明することができず，病状の進展・増悪過程において関与する因子の多様性が示唆されている．

動脈硬化性病変部には，血管自体の代償性拡大（positive remodeling, compensatory enlargement, adaptive remodeling）が起こることが知られ，病理学的に検討し Glagov らが提唱した説であり，動脈硬化の初期には血管内腔が保たれて冠血管自体が外側に向かって代償性に拡大するが，動脈硬化が全血管面積の約40％を越えると内腔の狭小化が始まるという現象である．したがって軽度の動脈硬化は造影上評価できず，CAG 上病変の対照となる部位が正常と判断されてしまうことが多い．この血管形態を生体内で観察するにはIVUSによる評価に頼らざるを得ない．代償性拡大とは逆に狭窄部において血管自体が小さくなっているものを negative remodeling（constrictive remodeling, paradoxical arterial wall shrinkage, inadequate compensatory enlargement）と表現されている．remodeling の定義については一定した見解はないが，一般的には病変部血管面積が近位対照部血管面積より10％以上大きいものを positive remodeling，10％以上小さいものを negative remodeling と定義されている．ACS の責任病変ではより多量のプラークを伴う代償性拡大の頻度がより高い（50～82％）ことが報告されている．ただし，ACS 病変においても negative remodeling を呈する症例が31.8％に認められたことから，ACS 責任病変における発症機転が「プラーク量の多い代償性拡大を伴った脂肪成分に富む部位でのプラーク破綻」という単一のプロセスのみではすべてを説明することができず，病状の進展・増悪過程において関与する因子の多様性が示唆される．ACSにおいてはpositive remodeling が多く存在し，虚血性心疾

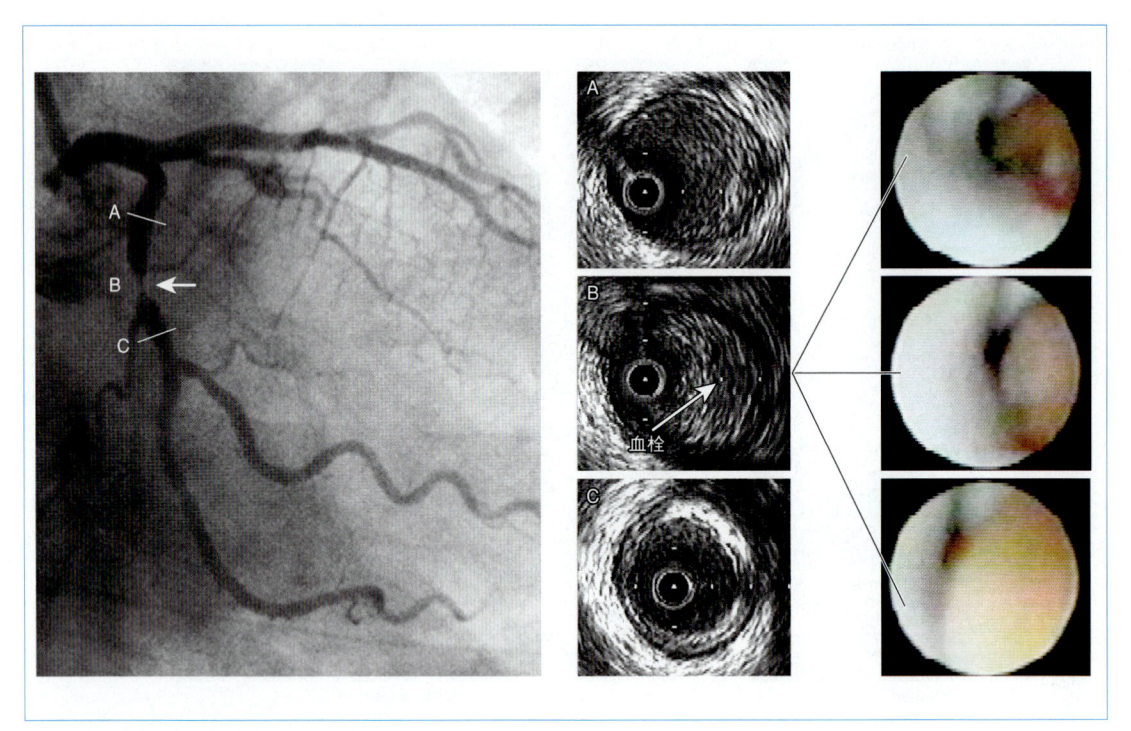

[図5] 血管内視鏡（急性冠症候群，66歳，男）
血栓・黄色プラークの観察に有用．

患の病態に血管 remodeling の関与が指摘されている．

■ ACSにおける冠攣縮の関与

　ACSの発症の引き金となる因子に，冠攣縮が重要である（図7）．われわれは冠動脈造影上，軽度もしくは中等度の狭窄病変を有する不安定狭心症および血栓溶解療法施行後の急性心筋梗塞の症例について冠攣縮の関与を検討したところ，約半数の病変で冠攣縮が誘発された．これらの症例では，81％が低輝度プラークで61％が偏心性プラークであり，ACSのうち冠攣縮が誘発された症例では，責任病変部に壁在血栓が残存する症例が認められる．また，冠攣縮によりプラークが長軸方向に再分布することもあり，プラークに対する物理的ストレスが加わりプラーク破綻を引き起こす可能性が考えられる．IVUSによる検討では，スパスムを起こす病変部に共通の特徴を有することが明らかになった．その特徴としては，①低輝度エコーのプラー

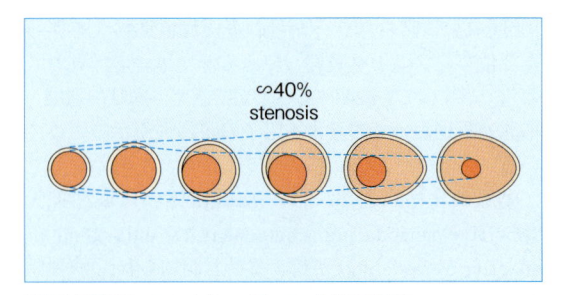

[図6] 冠動脈の remodeling : Glagov ら（1987年）
血管の断面でプラークの占める割合が約40％になるまでは，血管自体が外側に向かって拡大する現象，"compensatory enlargement（代償性拡大）"が起こる．そのために血管内腔（lumen area）断面積は正常に保たれる．しかしプラークが40％を超えると血管内腔自体が狭小化してくる．

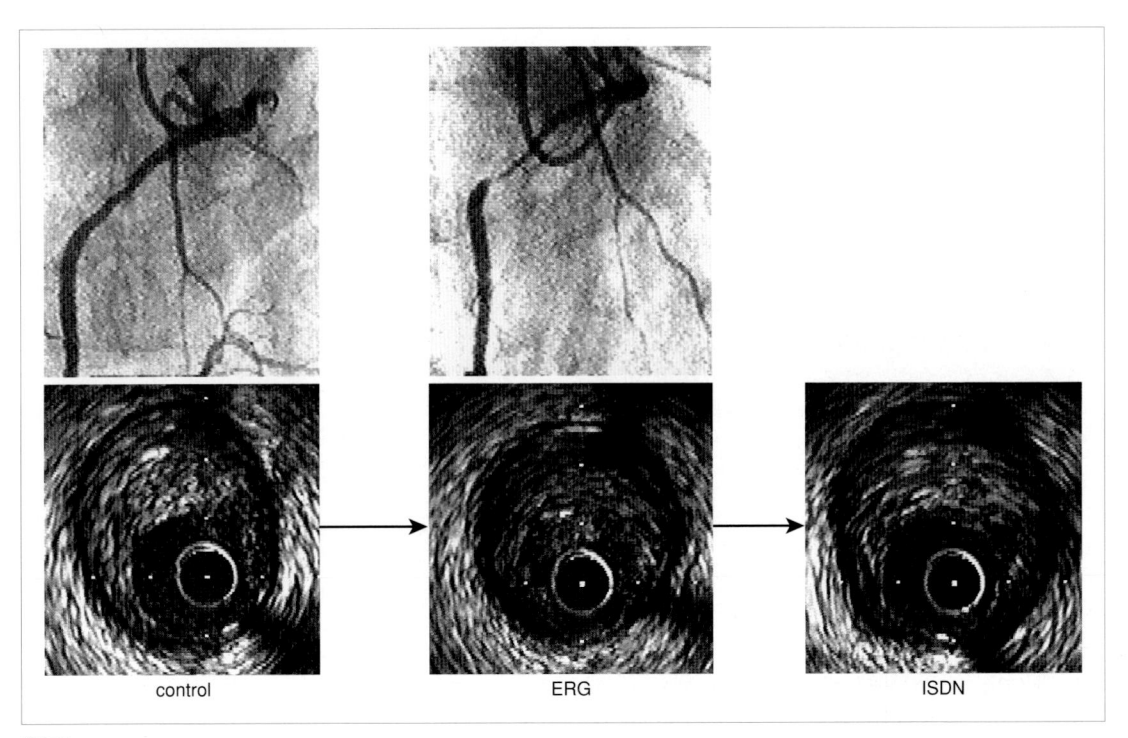

[図7] coronary spasm
　　　偏心性病変はfocal spasmを引き起こす．

クで，その程度は血管断面の20〜30％程度と比較的軽度である．②偏在性プラークであり，血管壁の一部に健常と思われる部分が残っていることである．これらは，vasospastic potentialといわれている(図7).

文献
1) Fuster, V et al : The pathogenesis of coronary artery disease and the acute coronary syndrome. N Engl J Med 326 : 242-250, 1992
2) Davies, MJ et al : Plaque fissuring—the cause of acute myocardial infarction, sudden ischemic death and crescendo angina. Br Heart J 53 : 363-373, 1985
3) Mizuno, K et al : Angioscopic evaluation of coronary artery thrombi in acute coronary syndrome. N Engl J Med 326 : 287-291, 1992
4) The TIMI IIIb Investigators : Effects of tissue plasminogen activator and a comparison of early invasive and conservative strategies in unstable angina and non Q infarction : Results of the TIMI IIIb trial. Circulation 89 : 1545, 1994
5) Yamagishi, M et al : Intravascular ultrasonic evidence for importance of plaque distribution (eccentric vs circumferential) in determining distensibility of the left anterior descending artery. Am J Cardiol 79 : 1596-1600, 1997
6) Hiro, T et al : Are soft echoes really soft? Intravascular ultrasound assessment of mechanical properties in human atherosclerotic tissue. Am Heart J 133 : 1-7, 1997
7) Burke, AP et al : Coronary risk factors and plaque morphorogy in men with coronary disease who died suddenly. N Engl J Med 336 : 1276-1282, 1997
8) Farb, A et al : Coronary plaque erosion without rupture into a lipid core : A frequent cause of coronary thrombosis in sudden coronary death. Circulation 93 : 1354-1363, 1996
9) Yamagishi, M et al : Intravascular ultrasound detection of arteriosclerosis at the site of focal vasospasm in angiographically normal or minimally narrowed coronary segments. J Am Coll Cardiol 23 : 352-357, 1994

〈齋藤　穎・高山忠輝・猿谷忠弘〉

心筋梗塞診療のガイドライン

■ はじめに

主に粥腫破綻をきっかけに冠動脈内腔が狭窄または閉塞することで急性心筋虚血をきたす病態を示す急性冠症候群という概念が一般的となった．この症候群は心筋壊死の有無により心筋梗塞症と不安定狭心症に分類される．さらに，前者では来院時の心電図所見でST上昇の有無によりST上昇型心筋梗塞ST-segment elevation myocardial infarction (STEMI) と非ST上昇型心筋梗塞non-ST-segment elevation myocardial infarction (NSTEMI) に分類され，治療方針も大きく異なる．本稿では主にSTEMIを対象に2004年版ACC/AHA guidelineで確実な有益・有用・有効性が示されたclass Iを中心に救急現場での診療について記載する．

■ 診断の手順

心筋虚血を示唆する胸痛を訴える患者の診断では病歴，身体所見，心電図により早急に診断するとともに胸部X線，心エコー図，血液生化学検査を用いて重症度を判断する．発症早期のSTEMIで最も重要な治療法である再灌流療法は時間経過とともに治療効果が減弱するため，治療開始までの許容時間は血栓溶解療法ではdoor to needle time (来院後血栓溶解療法開始までの時間) は30分以内，経皮的冠動脈インターベンション percutaneous coronary intervention (PCI) ではdoor to balloon time (来院後初回バルーン拡張までの時間) は90分以内とされている．このため症例に応じて安全かつ迅速に行いうる治療法を選択する (図1)．

1. 病歴

症状発現からの時間，狭心症歴やPCIや冠動脈バイパス術 coronary artery bypass grafting (CABG) の既往，痛みの性状 (持続的か間歇的か，部位，痛みの程度の推移) に加え糖尿病，腎障害や末梢血管疾患などの併存疾患，消化性潰瘍などの出血傾向について，また，脳血管障害 (特に脳出血) や痴呆，腫瘍の有無などを聴取する．

痛みの性状として，急性期に必ずしも激しい訴えではないこともあり，重症例ではむしろ息苦しさなどの訴えも多い．高齢者も同様に息切れや嘔吐，失神，食欲不振などを主訴とし胸部症状がないことがある．

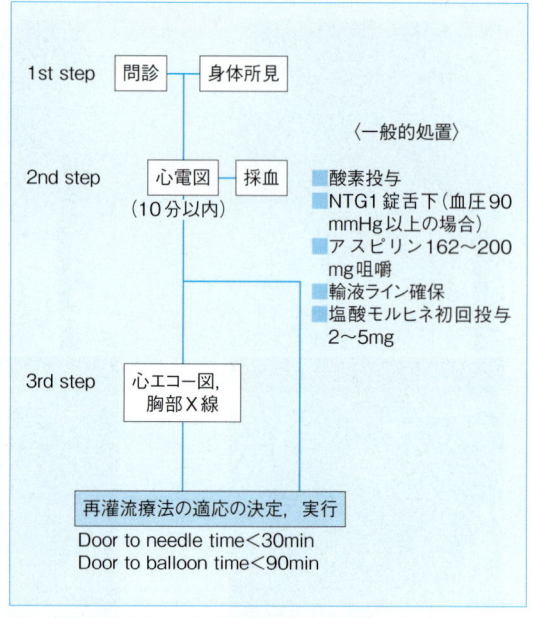

[図1] ST上昇型急性心筋梗塞患者の救急外来でのアルゴリズム

[表1] 救急室での簡便な身体所見のチェックリスト

1) 気道，呼吸，循環
2) バイタルサイン，全身所見の観察
3) 頸静脈怒張の有無
4) 心尖・胸壁拍動の有無と性状
5) ラ音の聴取
6) 聴診所見 (心雑音，ギャロップの有無)
7) 脳卒中の有無
8) 脈拍触知および左右差
9) 末梢循環不全の有無 (冷感，顔面蒼白，湿潤な皮膚)

2. 身体所見

救急室での簡便な身体所見のチェックリストを示す (表1)．身体所見から重症度や合併症の存在が明らかになることも多い．血栓溶解療法を考慮する例では脳卒中の既往や認知障害について簡単に評価する必要がある．まず，不安，興奮状態にあるか，顔面蒼白や末梢チアノーゼの有無などを確認しつつ，バイタルサインとして呼吸，循環状態を評価する．血圧，脈拍，脈

の触れの左右差，頸静脈の怒張，心尖・胸壁拍動の有無と性状，Ⅲ音，心雑音，ラ音の存在とその範囲などは最低限チェックする．

3. 12誘導心電図

胸痛を訴える患者では来院10分以内に心電図を記録することが必須である．初回心電図ではSTEMIの診断ができないものの症状が持続しSTEMIが強く疑われる場合には5～10分ごとに繰り返して心電図を記録し診断を確定する必要がある．

下壁梗塞では右室梗塞の合併の有無を明らかにする目的で右側胸部誘導（V_{3R-6R}）を記録する．12誘導心電図はSTEMI患者の診断のみならず再灌流療法を中心とした治療法の決定に最も重要な情報を提供する．STEMIにおける心電図上の再灌流療法の適応を1mm以上のST上昇とするとV_{1-4}誘導では正常例（特に若い男性）でも認めることが多く注意が必要であるが，2mm以上の場合にはその診断の確実性が増す．一方，下壁梗塞（Ⅱ，Ⅲ，aV_F誘導）では1mm以上のST上昇を病的と判断してよいことが多い．左脚ブロック例では上向きQRSを示す誘導では1mm以上のST上昇，V_{1-3}誘導では1mm以上のST低下を，下向きQRSを示す誘導では5mm以上のST上昇がSTEMIの診断基準となる．ST上昇を認めない例での血栓溶解療法の有益性はなくむしろ合併症などの問題より有害とされている．例外としてV_{1-4}誘導でのみ著明なST低下を認める例ではV_{7-9}誘導でのST上昇や心エコー図で後壁の無収縮により純後壁梗塞と診断する．

4. 血液生化学データ

STEMI患者において来院後直ちに血液生化学検査を行う．心筋トロポニンはベッドサイドで測定可能で心筋特異性が高いことより骨格筋傷害を合併したSTEMIの診断に有用である．しかし，心筋トロポニンは発症3時間以前では陰性のことが多く発症早期診断の有用性は低い．このため症状と心電図所見より発症早期のSTEMIと考えられる場合には血液生化学データを待つことなく適応に応じて再灌流療法を行うべきである．

5. 画像診断

胸部ポータブルX線写真は可能であれば直ちに撮影する．肺うっ血や動脈拡張，石灰化の有無，程度が明らかとなる．この写真単独で大動脈解離や肺塞栓を推測，診断することはむずかしい．心エコー図は救急の現場で重症疾患の鑑別が短時間で可能でありルーチンに行うべきである．高血圧があり背部に及ぶ激しい痛みを有する例で左室壁運動に異常がなく大動脈基部や腹部大動脈にフラップを認めた場合，大動脈解離の診断は確定する．大動脈解離ではときに解離が冠動脈に及びST上昇で示される心筋虚血を合併することがあり，背部痛や脈拍の左右差がある場合など心電図所見より単にSTEMIと判断することなく心エコー図により大動脈解離を鑑別することは重要である．急性重症肺塞栓症では心エコー図で左室の圧排を伴う右室拡大を認めるが心電図上典型的なⅡ，Ⅲ，aV_F誘導でのST上昇を認めない．さらに心エコー図はSTEMIで低血圧例での鑑別診断にも有用である．広範な心筋虚血および壊死が原因の左室心筋原性ショックでは心エコー図上広範囲な壁運動の低下がみられる．一方，梗塞発症早期に低血圧を呈する最も多い原因は迷走神経過緊張を合併した下壁梗塞例である．このような例は前側壁領域の壁運動は良好であり，右室の拡大，壁運動低下や重症の逆流所見がなければ一般に心原性ショックは否定される．一方，ショック状態でありながら壁運動良好な例では心室中隔エコー欠損や乳頭筋断裂像に加えドプラ法により高度の逆流所見を認めることで機械的合併症によるショックが鑑別できる．

6. 総合リスク評価

再灌流療法はSTEMI患者のリスクを評価することで，この治療の有益性が治療に起因するリスクを上回ると考えられるときに速やかに施行する．一般に心筋梗塞自体のリスクが高い例ほど再灌流療法（特にPCIを用いた場合）の有益性も高い．心筋梗塞の高リスクの因子としては①年齢＞70または75歳，②心拍数＞100/分，③収縮期血圧＜100mmHg，④Killip分類＞1，⑤前壁梗塞または左脚ブロックなどがあげられる．このほか，全身状態に加え病歴の項で記載した項目について検討することで個々の症例で再灌流療法の適応を迅速に決定する．

文献
1) Elliott, MA et al : ACC/AHA guidelines for the management of patients with ST-elevation myocardial infarction. Circulation 110 : e84-292, 2004

〈木村一雄〉

初期治療は血栓溶解療法か形成術か

■ 血栓溶解療法

血栓溶解療法の長所は，①特別な設備，技術が必要ないので，診断がついた時点ですぐに治療ができる．②特別な設備（心臓カテーテル検査室），特別な技術を必要としない．③治療成績が，医師の技量に影響を受けない．④造影剤を使用しないので，造影剤使用禁忌者にも施行できる．⑤造影剤を使用しないので，腎機能障害者にも躊躇せず施行できるなどで，短所は，①残存狭窄を残すことが多いため，心事故が多い．②出血性合併症が多い．③冠動脈造影を施行しないため，重症度判定ができないなどである．

■ PTCA

一方，経皮的冠動脈形成術 percutaneous transluminal coronary angioplasty（PTCA）の長所は，①確実に再灌流できる．②治療後の残存狭窄が少なく，心事故が少ない．③出血性合併症が少ない．④心不全，心原性ショックを伴う症例でも，確実に再灌流することが可能である．⑤冠動脈造影を施行することにより，重症度判定ができるなどで，短所は，①特別な設備（心臓カテーテル検査室），特別な技術が必要である．②治療開始までに時間がかかる．③治療成績が，術者の技術に影響される．④造影剤アレルギーによる，ショックが認められる．⑤造影剤を使用するため腎機能障害者の，腎機能を悪化させることがあるなどである（**表1**）．

■ 血栓溶解療法とPTCAの比較

血栓溶解療法とPTCAを比較した臨床研究が数多く施行され（210頁参照），PTCAが血栓溶解療法よりも，優れていることが明らかとなったため，現在，日本においてPTCAが可能な施設では，原則PTCAを施行するところが多い．

血栓溶解療法（mutant t-PA）の治療成績を**表2**に示す．欧米では，投与90分後の冠動脈造影で判定するため，自然再開通例も含む開存率である．日本では，冠動脈造影で閉塞確認後に mutant t-PA を投与し，60分後に再造影し判定するため，自然再開通例を含まず，mutant t-PAのみによる開存率である．また，自験例であるが，冠動脈造影で閉塞確認後にモンテプラーゼを投与し，投与15分後，30分後，60分後で造影し，TIMI flow を確認したら，TIMI 2（46.8，28.1，31.2 %），TIMI 3（18.8，53.1，59.4 %），TIMI 2 ＋ 3（65.6，81.2，90.6 %）であり良好な成績であった．ただし，残存狭窄を残すことが多く，通常，PTCAを追加している．症例を図1に示す．右冠動脈 seg.1 に完全閉塞を認めたため，モンテプラーゼの静

[表1] 血栓溶解療法とPTCAの長所，短所

	血栓溶解療法	PTCA
長所	1. 特別な設備，技術が必要ないので，診断がついた時点ですぐに治療ができる 2. 特別な設備（心臓カテーテル検査室），特別な技術を必要としない 3. 治療成績が，医師の技量に影響を受けない 4. 造影剤を使用しないので，造影剤使用禁忌者にも施行できる 5. 造影剤を使用しないので，腎機能障害者にも躊躇せず施行できる	1. 確実に再灌流できる 2. 治療後の残存狭窄が少なく，心事故が少ない 3. 出血性合併症が少ない 4. 心不全，心原性ショックを伴う症例でも，確実に再灌流することが可能である 5. 冠動脈造影を施行することにより，重症度判定ができる
短所	1. 残存狭窄を残すことが多いため，心事故が多い 2. 出血性合併症が多い 3. 冠動脈造影を施行しないため，重症度判定ができない	1. 特別な設備（心臓カテーテル検査室），特別な技術が必要である 2. 治療開始までに時間がかかる 3. 治療成績が，術者の技術に影響される 4. 造影剤アレルギーによる，ショックが認められる 5. 造影剤を使用するため腎機能障害者の，腎機能を悪化させることがある

[表2] 血栓溶解療法（mutant t-PA）の治療成績

	日本		欧米		
	モンテプラーゼ	パミテプラーゼ	レテプラーゼ	TNK	ラノテプラーゼ
TIMI 3達成率	投与後60分		投与後90分		
	53%	48%	61%	60%	57%

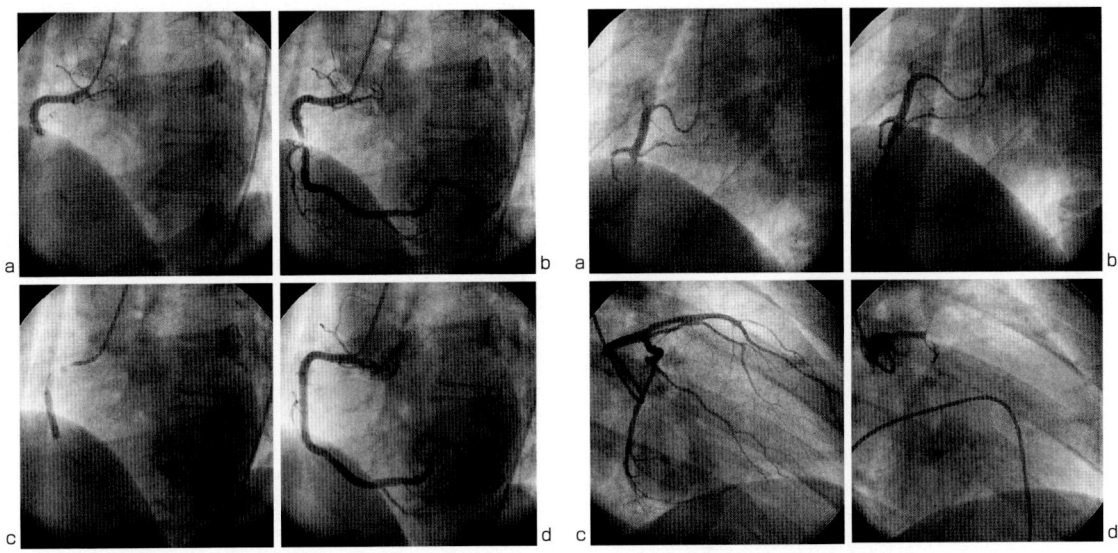

[図1] 急性心筋梗塞に対する血栓溶解療法→ステント挿入術
　　a　右冠動脈 seg.1 に完全閉塞を認めたため，モンテプラーゼの静注を行った．
　　b　seg.1：100％→90％の残存狭窄を認めた．
　　c　引き続きステント挿入術を施行した．
　　d　seg.1：100％→0％になった．

[図2] 急性心筋梗塞に対する血栓溶解療法
　　a　右冠動脈 seg.2 に完全閉塞を認めた．ウロキナーゼを用い pulse infusion thrombolysis を施行した．
　　b　24万単位を2回施行したら，残存狭窄を認めなかった．
　　c　アセチルコリン負荷で冠攣縮の誘発を施行した．アセチルコリン負荷前は，異常を認めなかった．
　　d　アセチルコリン負荷により左主幹部だけとなりショックとなった．

注を行った（図1a）．投与30分後胸痛が消失し，ST上昇が消失したため造影を行ったら，TIMI 3となっていたが，90％の残存狭窄を認めた（図1b）．引き続きステント挿入術を施行し（図1c），seg.1：100％→0％になった（図1d）．

また，まれに血栓溶解療法のみで残存狭窄を認めない症例がある（図2）．右冠動脈 seg.2 に完全閉塞を認めた（図2a）．ウロキナーゼを用い pulse infusion thrombolysis（文献3）を参照）を施行した．24万単位を2回施行したら，残存狭窄を認めなかった（図2b）．冠攣縮性狭心症による急性心筋梗塞を疑い，慢性期にアセチルコリン負荷で冠攣縮の誘発を施行した．アセチルコリン負荷前は，異常を認めなかったが（図2c），アセチルコリン負荷により左主幹部だけとなりショックとなった（図2d）．この症例は，冠攣縮性狭心症により心筋梗塞を発症したと考えられた．時折，急性心筋梗塞に対してPTCAを行うとバルーンは十分拡張

するが，すぐに完全閉塞になる症例を経験する．日本において冠攣縮性狭心症が比較的多く認められ，冠攣縮性狭心症による急性心筋梗塞と考えられる．冠攣縮性狭心症による急性心筋梗塞は，冠動脈の閉塞機序が，冠攣縮により形成された多量の血栓によるものであるので，通常，PTCAが有効でなく，血栓溶解療法が非常に有効である．ただし，実際の臨床の場で，冠攣縮性狭心症による急性心筋梗塞を見分ける方法がなく，術者の経験と勘に委ねられる．

最近，急性心筋梗塞に対してPTCAを施行する際，血栓が多いと判断した場合，血栓吸引カテーテルで血栓を吸引してからPTCAを施行することが多い（図3）．左冠動脈前下行枝入行部seg.6に完全閉塞を認めた（図3a）．血栓が多いと判断し血栓吸引カテーテルで血栓吸引を行った（図3b）．再灌流が得られ，入行部から少し遠位部に90％の狭窄を認めた（図3c）．引き続きPTCA（図3d），ステント挿入術（図3e）を施行し，

seg.6：100％→0％になった(図3f).

　確かにPTCAが血栓溶解療法より優れているが，血栓溶解療法の治療成績も決して悪くない．患者搬送などの問題で，PTCAを施行するまでに時間がかかる場合，患者の状態でPTCAが施行できない場合，また，術者の経験と勘に委ねられるが，PTCAに先行し血栓溶解療法を施行した方が良い場合など，血栓溶解療法を選択した方が良いこともある．患者を目の前にして，どのような治療を行ったら患者にとってより良き治療かを考え，血栓溶解療法かPTCAかを選択すべきである．

文献
1) Kondo, H et al : Effects of percutaneous coronary arterial thrombectomy during acute myocardial infarction on left ventricular remodeling. Am J Cardiol 93 : 527-531, 2004
2) 日本心血管インターベンション学会学術委員会：第7回日本新血管インターベンション学術委員会アンケート結果．心血管インターベンション14：111-114，1999
3) Saito, T et al : Pulse infusion thrombolysis (PIT) for large intracoronary thrombus : preventive effect against the 'no flow' phenomenon in revascularization therapy for acute myocardial infarction. Jpn Circ J 65 : 94-98, 2001
4) Weaver, WD et al : Comparison of primary coronary angioplasty and intravenous thrombolytic therapy for acute myocardial infarction : a quantitative review. JAMA 278 : 2093-2098, 1997
5) Zijlstra F, et al : Long-term benefit of primary angioplasty as compared with thrombolytic therapy for acute myocardial infarction. N Engl J Med 341 : 1413-1419, 1999

〈藤本和輝・小川久雄〉

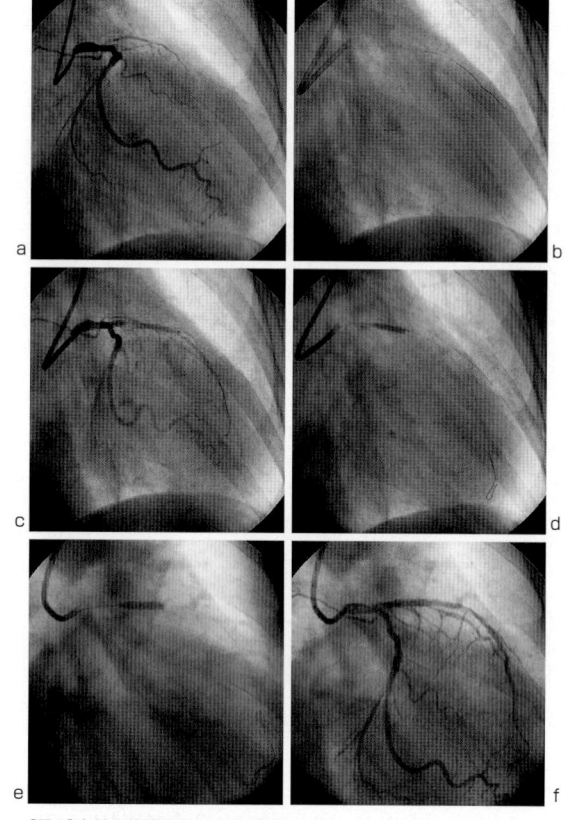

[図3] 急性心筋梗塞に対するPTCA
a　左冠動脈前下行枝入行部seg.6に完全閉塞を認めた．
b　血栓が多いと判断し血栓吸引カテーテルで血栓吸引を行った．
c　再灌流が得られ，入行部から少し遠位部に90％の狭窄を認めた．
d　引き続きPTCAした．
e　ステント挿入術を施行した．
f　seg.6：100％→0％になった．

心筋梗塞
再生治療の実際

■はじめに

最近の社会環境の変化や長寿社会の到来とともに現代の疾病構造は大きく変化している．血管病変を主体とする動脈硬化性疾患が急速に増加しており，特に虚血性心臓病などの血管病変を主体とする循環器疾患は今後ますます増加することが予想され，血管に視点をおいた「血管医学」の重要性が求められていくであろう．血管内皮前駆細胞の発見後，心血管系での再生医学研究は従来の研究室レベルでの基礎研究が臨床応用と融合し，重症虚血下肢に対する骨髄単球細胞移植による血管新生療法（XIV．末梢血管疾患の項592頁参照）に結びついた．さらに最近では，虚血性心臓病に対する骨髄単核球細胞移植による血管新生療法の有効性が動物モデルとともに臨床的にも報告されるようになり，重症狭心症や虚血性心筋症の治療に新たな展開が期待されるに至っている．

■重症狭心症・陳旧性心筋梗塞に対する骨髄細胞移植治療

骨髄には血管内皮細胞，心筋細胞，平滑筋細胞などの心血管系構成細胞の幹細胞と，VEGF，angiopoetin-1などの血管内皮増殖因子・血管成熟促進因子を合成・放出する造血系幹細胞が含まれる．われわれは血管内皮系幹細胞，心筋幹細胞に加えて血管内皮増殖因子を含む骨髄単核球移植が血管再生に有効であることを大動物実験で確認した（図1）．動物を用いた基礎的研究に基づき，われわれはこれまでに，本邦において4例（関西医科大学3例・京都府立医科大学1例）の重

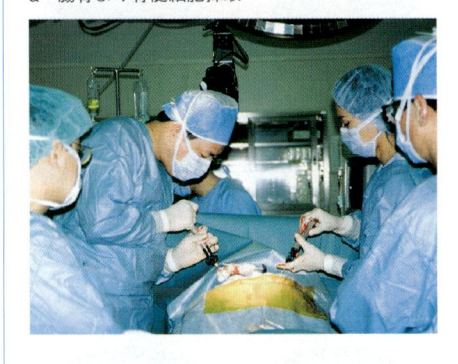

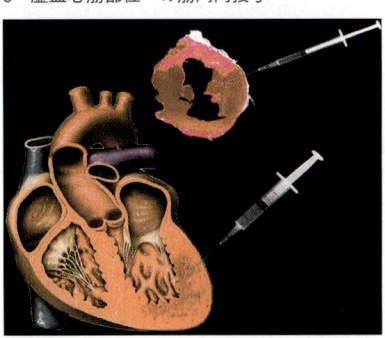

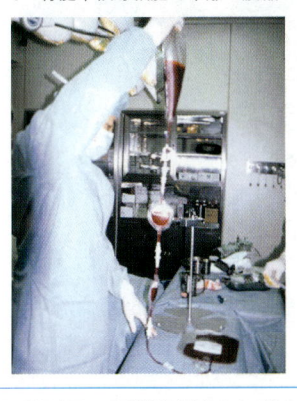

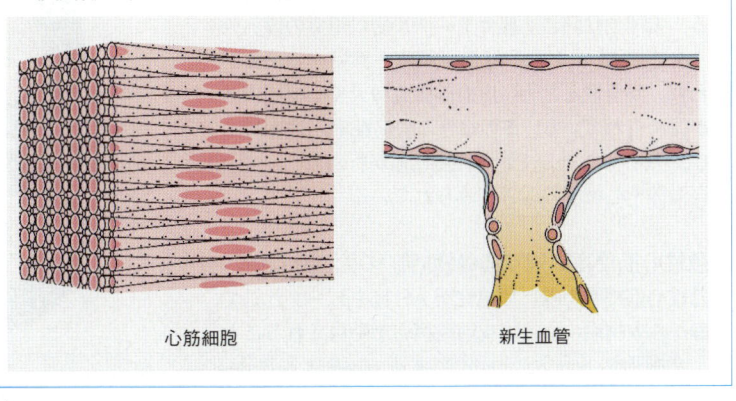

[図1] 概念図─骨髄単核球移植による狭心症治療─
全身麻酔下で腸骨より自家骨髄液約500m*l*を採取したのち速やかに骨髄単核球を分離し，約10億個の細胞を虚血心筋の筋肉内に移植する．

症狭心症の人にバイパス手術と併用しない経カテーテル的（NOGA mapping システム）あるいは開胸下での虚血冬眠心筋への骨髄細胞移植のみの治療を行った．提示する症例は64歳の男性で，心筋梗塞発症後8年を経過し，バイパス手術2回，冠動脈形成術を5回受けている．CCS class Ⅳの重症狭心症であり，安静時狭心痛が頻発し，1日15回程度のニトログリセリンスプレーを使用している．肋間小切開にてNOGA mappingシステムで同定された虚血冬眠心筋に心外膜側より，自家骨髄単核球を30箇所に移植した．紫＞青＞黄が良好に活動・運動を示す部位であり，赤が活動・運動低下部位である．経カテーテル的に冬眠心筋に骨髄単核球を移植した部位は著しく運動低下部位が改善した（赤から紫）（図2）．14日以内に狭心痛は全く消失した．4ヵ月間，週1回24時間Holter心電図フォローした不整脈の出現は認めなかった．CPK, toroponinで評価される心筋傷害は最小限であり，4日以内に正常域に復帰した．左室収縮率は43％から52％へと増加した．心筋シンチでは負荷後再分布現象は消失し，運動対応能は3倍も亢進した（図3）．その他の症例も胸痛の消失，心機能の改善がみられている．特異的な副作用は出現していない．

これまでに報告された虚血性心臓病に対する細胞移植再生医療を表1に示す．Stammらは心筋梗塞発症後3ヵ月以内の6人の患者に他の領域へのバイパス手術と併用して1.5×10^6個のAC133$^+$自家骨髄単核球細胞を梗塞境界領域に移植し，心筋血流分布とともに左室駆出率による心機能の改善がみられたことを報告した．またTseらは8人の狭心症患者にNOGA mappingシステムを用いて経カテーテル的に自家骨髄単核球細胞を移植し，われわれと同様に狭心痛の軽減，MRIで評価した心筋血流分布や局所壁運動の改善を報告している．米国では同じく経カテーテル的に重症の虚血性心不全患者21人に自家骨髄単核球を移植する治療が行われ，安全性とともに虚血部血流増大や心機能の改善が認められている．このように心筋梗塞，虚血性心筋症，狭心症に対して骨髄細胞移植が行われ，いずれも冠灌流や心機能の改善がみられている．

■ 急性心筋梗塞に対する骨髄細胞移植治療

急性心筋梗塞の際には急性期7日目をピークとして骨髄から末梢血に血管内皮前駆細胞が動員されることや，幹細胞のhoming factorであるstromal cell-derived factor 1（SDF-1）が心筋に発現し，SDF-1をtransfectionした線維芽細胞を移植しておくと梗塞心

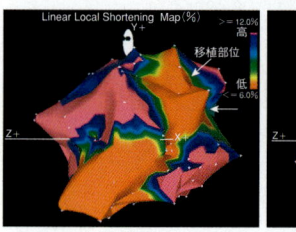

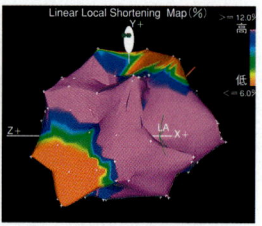

[図2] NOGA mapping システムによる狭心症患者への骨髄単核球移植の効果
NOGA mappingシステムにより電気活動陽性（紫：viability），壁運動低下（赤：wall motion）の虚血冬眠部位（矢印）に約30箇所骨髄単核球を移植した．no-option狭心症患者への骨髄細胞移植後3ヵ月後には壁運動は著しく改善し（赤から紫色：右図），左室収縮率（EF）は43％から52％へと増加した．

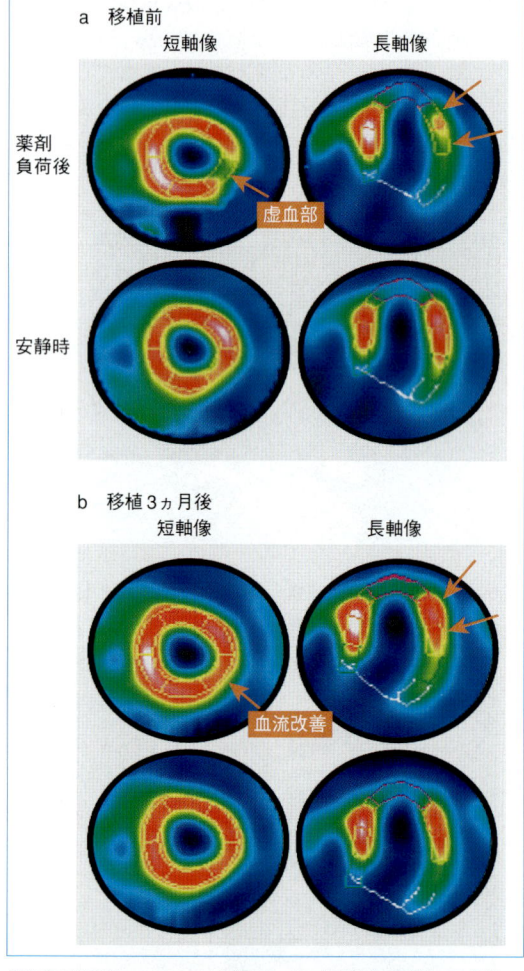

[図3] SPECT-sestamibi心筋シンチによる狭心症例への骨髄単核球移植効果の評価
左室下壁側壁の負荷後再分布領域（矢印）は骨髄単核球移植の3ヵ月後には消失している．

[表1] 虚血性心臓病への細胞移植再生医療

著者	移植方法	移植細胞	疾患	移植日時	結果	掲載論文
Strauer, BE et al	intracoronary transplantation	BMCs	AMI	5～9日	冠血流，心機能の改善	Circulation 106：1913, 2002
Assmus, BA et al	intracoronary transplantation	BMCs	AMI	4.3日	冠血流，心機能の改善	Circulation 106：3009, 2002
Perin, EC et al	catheter (NOGA)-based transplantation	BMCs	ICM	-	冠血流，心機能の改善	Circulation 107：2294, 2003
Stamm, C et al	transplantation with CABG	BMCs	MI	10日～3ヵ月	冠血流，心機能の改善	Lancet 361：45, 2003
Tse, HF et al	catheter (NOGA)-based transplantation	BMCs	AP OMI	-	冠血流，心機能の改善	Lancet 361：47, 2003
Kang, HJ et al	intracoronary transplantation	・peripheral blood stem cells mobilized with G-CSF	AMI OMI	6日以後	冠血流，心機能の改善	Lancet 363：751, 2004
Wollert, KC et al	intracoronary transplantation	BMCs	AMI	4.8日	心機能の改善	Lancet 364：141, 2004

に骨髄幹細胞のhomingが促進され，血管新生効果と心機能改善効果が増強されることが示されている．最近，心筋梗塞急性期に骨髄単核球細胞または末梢血内皮前駆細胞を採取し，さらに梗塞責任冠動脈より注入移植することで心筋血流分布，冠予備能や左室駆出率が改善されるという興味ある結果が報告された．表1に示すように，StrauerやAssmus, Kang, Wollertらが冠動脈よりカテーテルを介して骨髄単核球，末梢血からの内皮系前駆細胞（培養液で増殖後），G-CSF投与後に採取した末梢血単核球の移植を行い，心機能の改善を報告している．ただし，最近のKangらの報告（G-CSF投与後に採取した末梢血単核球）では再生治療によりPCI後の再狭窄率が高まったという注意すべきデータが提示された．急性心筋梗塞に対して幹細胞移植を行うことで心機能が良くなるメカニズムとしては，細胞移植により血管新生や心筋細胞の抗アポトーシス効果が生じる結果，心筋の保護が促されたり，血管新生や線維芽細胞からのコラーゲン産生が梗塞巣のexpansionを抑制することで，梗塞心のリモデリングが抑制され心機能が改善する可能性が考えられている．移植骨髄細胞からの心筋再生の可能性については未だ明らかではないが，骨髄細胞のtransdifferentiationやfusionの問題とともに今後解明されなければならない課題が残っているといえる．

■ おわりに

このように骨髄細胞を用いた幹細胞移植は急性あるいは慢性の虚血心筋に対する治療手段の可能性をさらに広げているが，骨髄細胞が心筋へ分化しうる可能性も含めて今後さらに移植する幹細胞の数や移植方法，幹細胞の心筋組織への生着ならびに分化・増殖の分子メカニズムを含めた研究が虚血性心臓病や重症心不全の有効な治療法に結びつくと考えられる．

文献

1) Asahara, T et al : Isolation of putative progenitor endothelial cells for angiogenesis. Science 275 : 964-967, 1997
2) Tateishi-Yuyama, E et al : Therapeutic angiogenesis for patients with limb ischaemia by autologous transplantation of bone marrow cells : a pilot study and a randomised controlled trial. Lancet 360 : 427-435, 2002
3) Oric, D et al : Bone marrow cells regenerate infarcted myocardium. Nature 410 : 701-705, 2001
4) Kocher, AA et al : Neovascularization of ischemic myocardium by human bone-marrow-derived angioblasts prevents cardiomyocyte apoptosis, reduces remodeling and improves cardiac function. Nat Med 7 : 430-436, 2001
5) Kamihata, H et al : Implantation of bone marrow mononuclear cells into ischemic myocardium enhances collateral perfusion and regional function via side supply of angioblasts, angiogenic ligands, and cytokines. Circulation 104 : 1046-1052, 2001
6) Forrester, JS et al : Stem cell repair of infracted myocardium. An overview for clinicians. Circulation 108 : 1139-1145, 2003

（辰巳哲也・松原弘明）

VI. 弁膜疾患

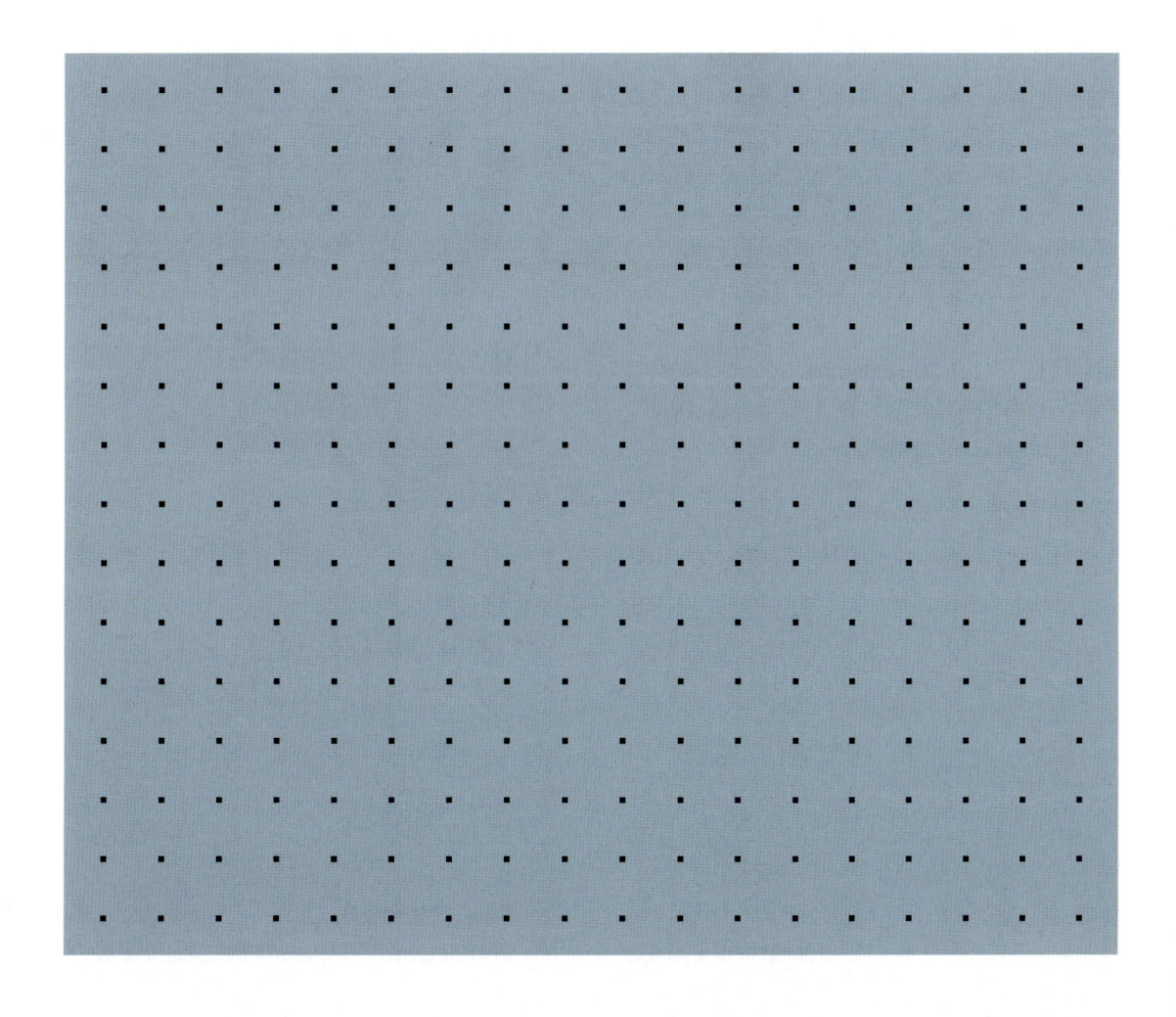

Ⅵ. 弁膜疾患

1. 僧帽弁狭窄

1) 概念

僧帽弁狭窄 mitral stenosis（MS）とは僧帽弁ならびに弁下組織の肥厚，癒合，短縮により僧帽弁口が狭小化することで，その原因のほとんどは幼少期のリウマチ熱を原因とした15〜20年後の後遺症である．僧帽弁狭窄では左房から左室への流入が障害され，心拍出量を保つため左房圧は上昇し，さらに肺静脈圧の上昇，ひいては肺高血圧が生じる．病状の進行とともに心拍出量は低下し，放置すると左心不全や右心不全が進行する．また，左房は拡大し心房細動が起こり，それに伴う左房内血栓が形成され，合併症として塞栓症が出現する．内科的治療には限界があり，経皮的僧帽弁形成術 percutaneous transvenous mitral commissurotomy（PTMC），あるいは弁置換術を施行することにより症状と予後は大きく改善する．リウマチ性の場合，他の弁にも病変が及んでいることが多く連合弁膜症を呈する．まれに，先天性の僧帽弁狭窄（パラシュート僧帽弁），ムコ多糖体蓄積症，僧帽弁輪石灰化，左房内腫瘍（myxoma）などでも僧帽弁での通過障害が起こる．

2) 病理

A群β溶血性レンサ球菌の感染で発症するリウマチ熱による急性あるいは反復する炎症により弁尖の慢性的な線維化，肥厚，石灰化，交連部の癒合，そして腱索の肥厚，短縮，などを起こす（図1）．

3) 病態生理（図2）

僧帽弁狭窄の病態は僧帽弁口面積に規定される．正常者の僧帽弁口面積は4.0〜6.0cm^{2}であるが，僧帽弁狭窄症では，弁口面積が1.6〜2.0cm^{2}を軽度，1.1〜1.5cm^{2}を中等度，1.0cm^{2}以下を高度と診断する（表1）．僧帽弁狭窄では僧帽弁流入血流が障害され，左房圧の上昇をきたし左房は拡大する．心房細動になる例が多いが，その場合高率に左房内，特に左心耳内血栓が生じる．左房圧が上昇すると肺静脈圧，肺毛細血管圧の上昇が生じ，肺うっ血・肺水腫が生じる．肺静脈圧上昇が高度化すると肺毛細血管を通じて，肺動脈圧の上昇が生じる．肺高血圧は，肺動脈主幹部の拡大，右室圧負荷を生じ肺動脈弁逆流や三尖弁逆流をきたす．右室負荷が高度化すると右室拡張末期圧が上昇し，

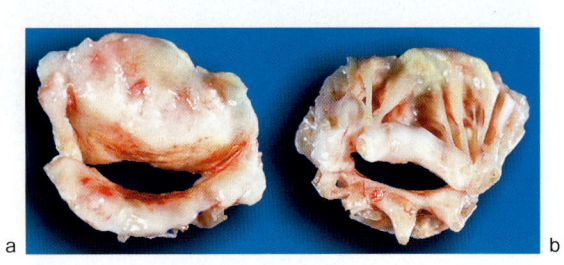

[図1] 僧帽弁狭窄の摘出病変
　a 左房側からみたもの．b 心室側からみたもの．

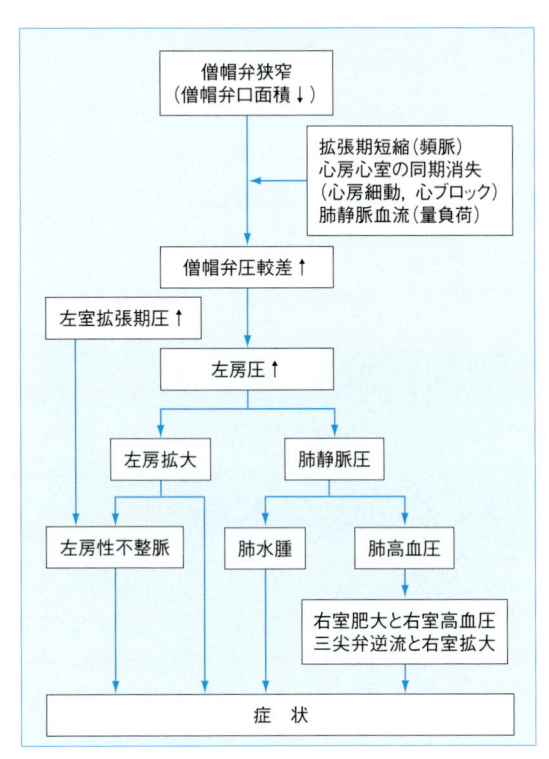

[図2] 僧帽弁狭窄の病態
　（文献8）より引用）

やがて右房圧や静脈圧も上昇し右心不全症状が生じる．

4) 症状

弁狭窄が軽度のものや30歳以下の症例では無症状のものが多いが，弁口面積が2.0～1.5cm^{2}以下になると左房圧が上昇し，息切れ，動悸などの症状を自覚するようになる．弁口面積が1.0cm^{2}以下になると肺うっ血がさらに進行し，安静時にも呼吸困難が強くなり，咳嗽，チアノーゼ，喀血などの症状がみられ，呼吸困難，発作性夜間呼吸困難，起坐呼吸などの左心不全症状が起こる．肺高血圧が持続すると頸静脈の怒張，肝腫大，腹水，胸水，下腿浮腫などの右心不全症状が出現する．嗄声は左房拡大，気管・気管支リンパ節の拡大，拡大した肺動脈により左反回神経が圧迫（Ortner syndrome）されることにより生じる．喀血は肺hemosiderosis によくみられる．また，左房内血栓に基づく頭部，四肢，腹部などの塞栓症状が初発症状のこともある．塞栓は15～20％の患者に起こり，通常心房細動を伴うが，洞調律時にもみられる．

5) 診断

a) 身体所見

■①視診所見

身体所見では，高度の狭窄が長期間持続した場合，低心拍出量，ならびに全身的な血管収縮などにより僧帽弁性顔貌（頬部の紅潮）が出現する．

■②触診所見

心尖部では，収縮早期の衝撃と拡張期振戦thrill が触知される．

■③聴診所見

心臓の聴診ではⅠ音亢進，僧帽弁開放音 opening snap，心尖部拡張期ランブル diastolic rumble，前収縮期雑音 presystolic murmur を聴取する（心房細動では消失する）．病変が弁縁部に限られ弁帆部の可動性が良好な軽～中等度症例のⅠ音は亢進するが，軽症例あるいは弁帆部の可動性の低下した重症例でのⅠ音は正常あるいは減弱する．

[表1] 僧帽弁狭窄の重症度分類

	弁口面積	平均圧較差
正常	4.0～6.0cm^2	0mmHg
軽度狭窄	1.6～2.0cm^2	≤5mmHg
中等度狭窄	1.1～1.5cm^2	5～12mmHg
高度狭窄	1.0cm^{2}以下	≥12mmHg

僧帽弁開放音は第4肋間胸骨左縁付近に最強点を有し，鋭く聴取されるsnappyな性質の心音である．僧帽弁開放音の発生および音量には，僧帽弁前尖の弁帆部の動き，すなわち僧帽弁前尖の拡張早期ドーミング doming の程度が密接に関与するとされている．可動性の良い弁帆部の運動が急激に停止する軽～中等度例では，ドーミングの程度が大で典型的な snappy を示すが，弁帆部の可動性が低い高度例ではドーミングが小で，開放音も小かつ低調となる．また，左房圧の低い軽症例でも僧帽弁開放音の音量は小さい．肺高血圧が高度であるとⅡ音肺動脈成分の亢進，肺動脈逆流性雑音（Graham-Steel murmur）が聴取される．また，三尖弁逆流があると，第5肋間胸骨左縁に吸気で増強する全収縮期雑音を聴取する（Rivero-Carvallo 徴候）．

b) 胸部X線（図3）

左房拡大による左心耳の拡大（左第3弓の直線化あるいは突出），左房拡大による二重陰影 double density が認められるほか，左主気管支の上方変位，気管支分岐角の開大，肺高血圧のある場合肺動脈（左第2弓）の拡大，左心不全のある場合 Kerley's B line，肺間質の浮腫，胸水などを認める．

c) 心電図

中等度，高度僧帽弁狭窄の心電図では左房負荷によるV$_1$誘導の二相性P波，Ⅱ誘導での幅広いP波（僧帽性P波）を認める．Ⅰ誘導の電位は低く右室肥大による右軸偏位があり，高度肺高血圧があるとV$_1$にR波の増高が認められる．V$_1$における細動波（f波）は通常大きくなるが，心房に大きな障害があるとf波は小さい．

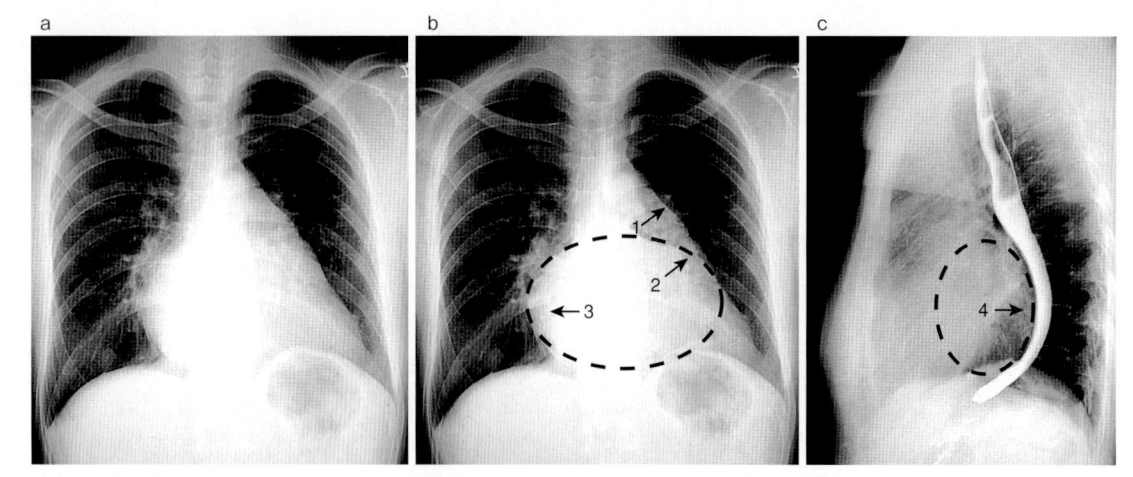

[図3] 僧帽弁狭窄の胸部X線写真（a, b 正面像，c 食道造影下の左側面像）
　1：肺動脈の拡大（左第2弓）
　2：左心耳の拡大，直線化（左第3弓）
　3：左房拡大による二重陰影 double shadow
　4：左房拡大による食道圧排像

d）心エコー図

■①成因診断

　心エコードプラ法は僧帽弁狭窄における僧帽弁の性状，形態，運動，血行動態の非観血的な評価，治療方針の選択に必須の方法である．心エコー図法では僧帽弁のエコー輝度の上昇，拡張期ドーミング，交連部癒合，弁下組織の変化などを観察する．すなわち，僧帽弁交連部の癒合とそれによる弁口の狭小化，弁尖，特に前尖の可動性制限（ドーム形成あるいは拡張期 ballooning；図4），後尖の可動性制限，弁尖の石灰化の有無，腱索，乳頭筋など弁下部組織の癒合，短縮，肥厚を検出する．Mモード心エコー図では僧帽弁エコー輝度の増強，拡張期僧帽弁前尖・後尖の前方への平行運動，拡張期後退速度の低下および弁の振幅の低下が認められる．opening snap は僧帽弁Mモード心エコー図の開放終了点（E波）に一致して生じる（図5）．

■②重症度診断

ⓐ弁口面積の測定

　僧帽弁口面積は断層法による短軸断面での弁口の内周をプラニメトリ法で直接トレースして求める．その際，長軸断面を観察し，短軸断面の設定レベルを適切な位置に決めて行う．心房細動では先行R-R間隔の影響を受けるので5〜8心拍の平均値をとる．短軸像での弁口面積は弁尖の硬化や肥厚，石灰化，交連部癒合の著明な例では困難となる．最近，弁口部を立体的にとらえることのできるリアルタイム三次元エコーが開発され，弁口面積の算出に優れているという報告もある（図6）．

　断層法での弁狭窄の評価が困難なとき，ドプラ法を用いた弁口面積の算出が行われる．ドプラ法による僧帽弁口面積の算出法には，圧半減時間 pressure half time（PHT）法がよく用いられる．PHT法は簡易Bernoulliの式より，圧較差が1/2になるときにはジェット流速は$1/\sqrt{2}$になるので，PHTはドプラ法では流速がピーク値からその$1/\sqrt{2}$になるまでの時間として測定され，僧帽弁口面積は220/PHT（cm^2）の式で求められる（図7）．狭窄が強く，左房－左室間圧較差が大きいほどピー

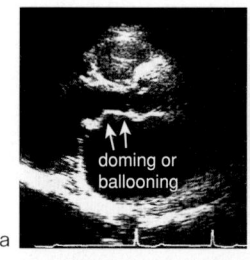

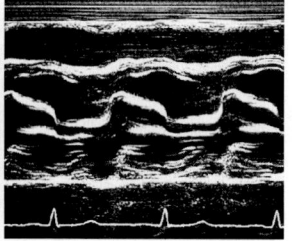

[図4] 経胸壁断層心エコー図
長軸断面（a）にて前尖の ballooning（矢印）と左房の拡大がみられ，Mモード心エコー図（b）にて前尖の輝度増強，前尖と後尖の平行移動がみられる．

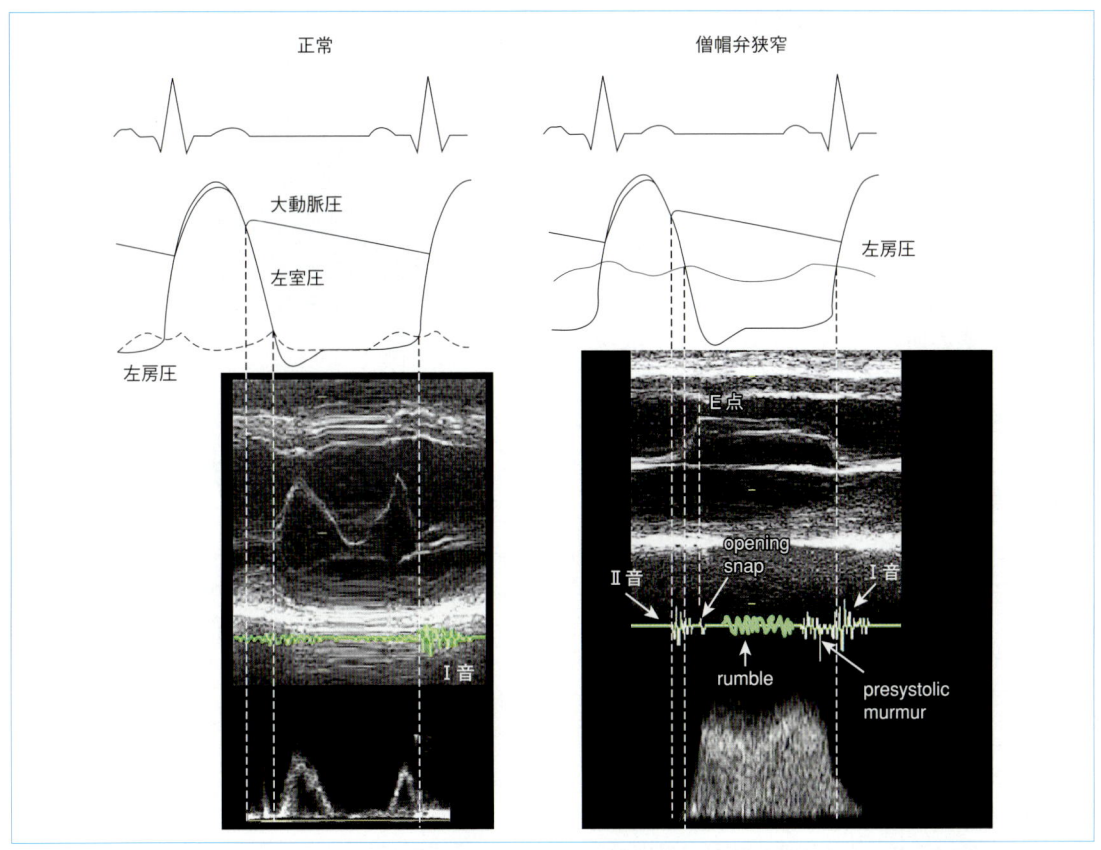

[図5] 正常と僧帽弁狭窄の大動脈圧・左室圧・左房圧曲線と僧帽弁のMモード心エコー図，心音図，僧帽弁流入血流速度波形の関係
僧帽弁狭窄では左室圧と左房圧の交点で僧帽弁が開放し，opening snapは僧帽弁の開放しきったE点と一致する．

クは高く，その後の減速波形は緩徐となる．PHTは心拍数，左室収縮能，大動脈弁逆流や僧帽弁逆流など他弁膜疾患により影響を受ける．

その他，ドプラ法による弁口面積の測定として，連続の式とPISA (proximal isovelocity surface area) 法による方法がある．連続の式による僧帽弁口面積の算出は，左室流出路血流量と僧帽弁口血流量が等しい，という関係より僧帽弁口面積を求める方法で，左室流出路血流の時間速度積分値 time velocity integralと左室流出路断面積より心拍出量を求め，それを僧帽弁流入血流の時間速度積分値で割ることにより求める．PISA法による算出は，僧帽弁を通過する最大流量をその最大流速で割ることにより求められる．

ⓑ 弁下部組織の評価

弁下部組織を含んだ僧帽弁障害の重症度は古典的Sellors分類（**図8**）が参考になる．Ⅰ，Ⅱ型が

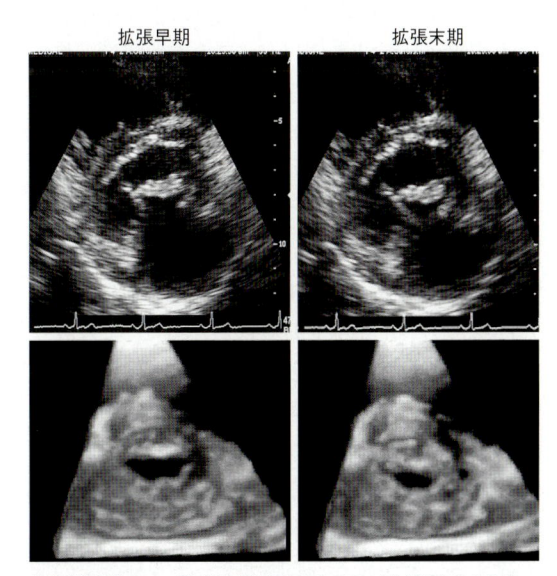

[図6] 断層心エコー図（上図）と三次元心エコー図（下図）による拡張早期（左図）と末期（右図）のそれぞれの僧帽弁口
断層心エコー図では弁口面積が同じようにみえるが，三次元心エコー図ではその違いが明瞭である．

PTMCの適応でⅢ型は弁置換が必要とされる．また，PTMCの適応を決める指標としてWilkins score（表2，図9）が最も用いられている．これは断層心エコー図を用いて，僧帽弁下部組織を①弁可動性 mobility，②弁下部病変 subvalvular thickening，③僧帽弁肥厚 thickening，④石灰化 calcificationでそれぞれを4段階に評価し，最も軽度なものを1点，最も高度なものを4点とし，すべての点数の加算合計で8点以下がPTMCの良い適応とするものである．Lungの分類は心エコー所見にX線所見を加えた分類で，グループ3ではPTMCによる効果は期待できないとする（表3）．

ⓒ血行動態の評価

連続波ドプラ法による弁口通過血流速度波形から測定した左房－左室間圧較差も重症度を反映する（表1，図10）．その他，大動脈弁膜症，僧帽弁逆流の存在と程度評価，三尖弁逆流，肺動脈弁逆流の存在と重症度評価，ならびにそれらの流速より右室圧，肺動脈圧測定，などを行う．右室収縮期圧は連続波ドプラ心エコー図を用いた三尖弁逆流速度波形より簡易Bernoulliの式を用いて右室収縮期圧を測定する．右室拡張期圧は肺動脈弁逆流から求める．

ドプラ法による運動負荷試験：運動負荷による左房・左室の拡張期圧較差の上昇による重症度評価も提唱されている（図11）．この方法では，無症状の患者の運動能力，運動時の肺動脈圧の程度，弁口面積は軽度であるが症状のある患者の運動時血行動態，などが検討される．

e）心臓カテーテル

狭心症など虚血性心疾患が疑われる患者や，PTMCや外科的治療を行うにあたって，より詳しい心血行動態の評価が必要な場合は心臓カテーテル検査を施行する．心臓カテーテルでは，肺動脈楔入圧（左房圧を反映する）を測定し，肺高血圧，僧帽弁逆流の程度を知る．房室間の圧較差は心筋性要因により左室拡張末期圧が高いと，誤って低くみえることがある．心臓カテーテル検査での僧帽弁口面積はGorlinの式を用いて，thermodilutionによる心拍出量と左室－左房間圧較差から求

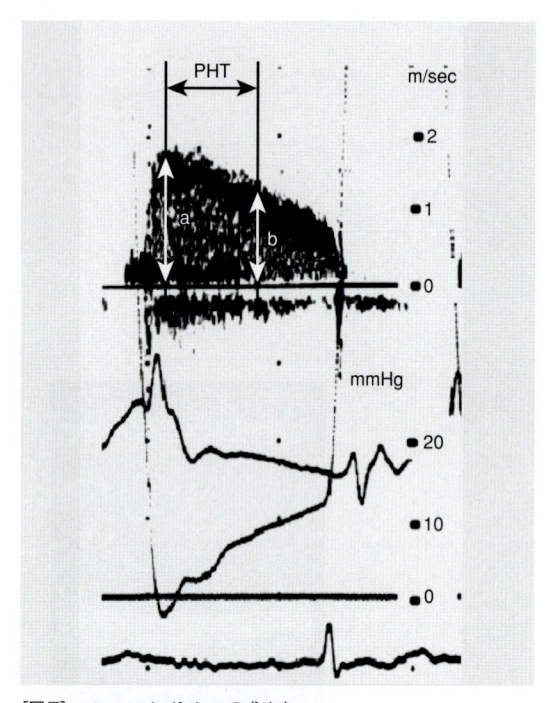

[図7] pressure half timeの求め方
圧較差が1/2になるときにはジェット流速は$1/\sqrt{2}$になるので，圧半減時間 pressure half time (PHT)はドプラ法ではピーク流速値(a)からその$1/\sqrt{2}$(b)になるまでの時間として測定され，僧帽弁口面積は220/PHT (cm^2)の式で求められる．

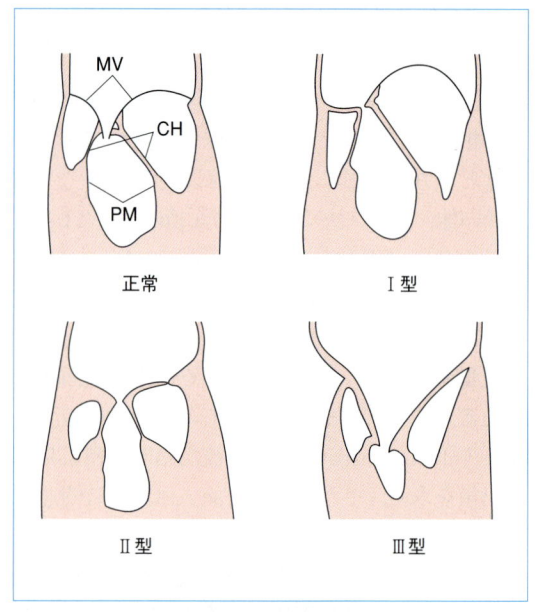

[図8] Sellors分類による弁下部組織重症度
Ⅰ型：交連部は癒合するが弁尖の変化は軽く，弁の可動性も保たれ弁下部病変も軽度．Ⅱ型：弁尖は全体に肥厚，腱索短縮，弁下組織の癒合がある．Ⅲ型：弁尖の変化は高度で石灰化もみられ，弁尖，腱索，乳頭筋は癒合して一塊となる．

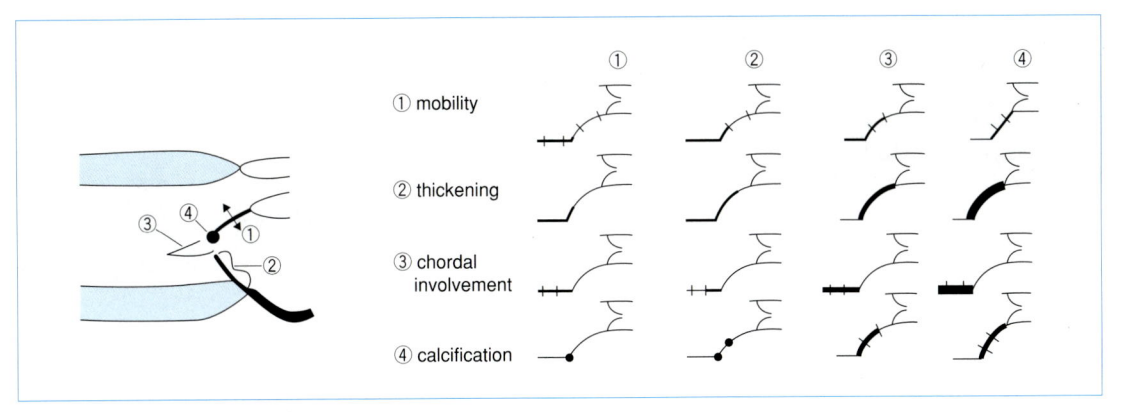

[図9] Willkinsのエコースコアの模式図
(Feigenbaum's Echocardiography, 6th ed, Figure 11.37より引用)

① mobility
② thickening
③ chordal involvement
④ calcification

f) 合併症

■①心房細動

僧帽弁狭窄の約45％に生じるとされている．通常，左房拡大の所見に先んじて出現し，左房径，左房線維化の程度，心房拡大の期間，年齢と相関があるといわれている．心房細動は塞栓症予防のため抗凝固療法が必要であるが，血行動態を悪化させるため，心拍数のコントロールも必要である．

■②血栓・塞栓症

僧帽弁狭窄では左房内にモヤモヤエコーが認められる（図12）．僧帽弁狭窄の約20％に塞栓症が起きる．塞栓症の発生頻度は僧帽弁狭窄の重症度，左房径，症状や左房圧と関連しないとされており，また，塞栓症歴のある患者とない患者での手術時の左房内血栓の頻度はほぼ同様であるとされている．したがって，僧帽弁狭窄における左房内血栓の検索は，特に左心耳内を中心に断層心エコー図を用いて積極的に行う必要がある．その検出に経食道心エコー法は優れている（図13）．また，洞調律での血栓やボールバルブ血栓（図14）にも注意する．左房内血栓の有無は通常経胸壁心エコー法で行うが，疑わしいときや，PTMCを施行前には経食道心エコー法を施行し確認する．

■③巨大左房

僧帽弁狭窄に逆流を伴った状態が長期続くと左房が著明に拡大し巨大左房となる例がある（図

[表2] Wilkinsのエコースコア

重症度	弁の可動性	弁下組織変化	弁の肥厚	石灰化
1	わずかな制限	わずかな肥厚	ほぼ正常（4～5mm）	わずかに輝度亢進
2	弁尖の可動性不良．弁中部，基部は正常	腱索の1/3まで肥厚	弁中央は正常，弁辺縁は肥厚（5～8mm）	弁辺縁の輝度亢進
3	弁基部のみ可動性あり	腱索の2/3まで肥厚	弁膜全体に肥厚（5～8mm）	弁中央部まで輝度亢進
4	ほとんど可動性なし	全腱索に肥厚，短縮，乳頭筋まで及ぶ	弁全体に強い肥厚，短縮，乳頭筋まで及ぶ	弁膜の大部分で輝度亢進

上記4項目について1～4点に分類し合計点を算出する．合計8点以下であればPTMCのよい適応である．

[表3] Lung分類

分類	僧帽弁
グループ1	前尖が柔軟であり石灰沈着もなく弁下組織の変化も軽度．腱索も肥厚がなく10mm以上の長さがある
グループ2	前尖が柔軟であり石灰沈着もないが，弁下組織の変化は高度．腱索は肥厚しており10mm未満に短縮
グループ3	透視で石灰沈着が明らかである．弁下組織変化は問わない

グループ1，2，3の順にPTMCの成績が悪くなる．

15）．リウマチ熱の減少やPTMCや外科的治療の普及によって，巨大化した左房の頻度は近年減少してきていると思われるが，左房の巨大化によって心臓や他臓器への二次的障害が引き起こされる．左房の拡大は前後方向，上下方向，右方に進展するが，巨大左房では血栓形成による血栓塞栓症のほか，食道の圧排による嚥下障害，上気管支分岐

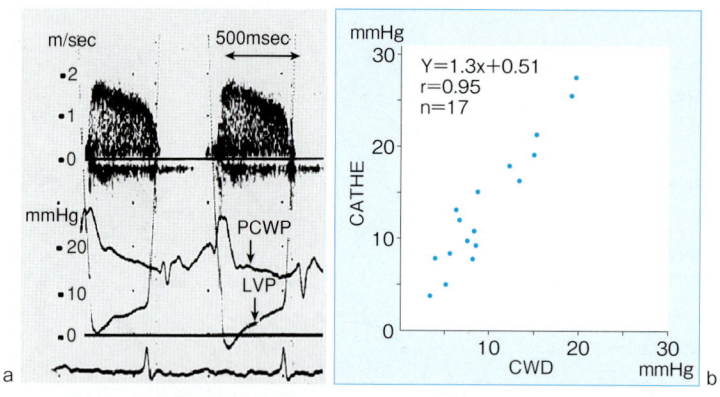

[図10] 左房−左室間圧較差：心カテvs連続波ドプラの同時記録 (a) とその相関図 (b)
　　　圧曲線による圧較差の面積とドプラ法での流速の面積間には良好な相関が認められる.

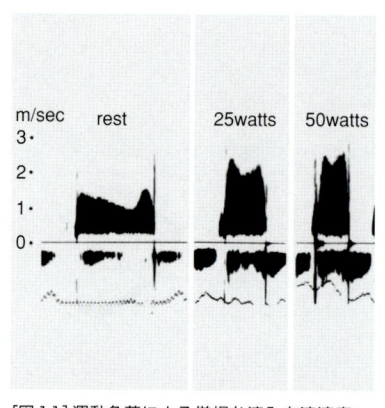

[図11] 運動負荷による僧帽弁流入血流速度の変化
　　　運動負荷により血流速度が容易に上昇する例がある.

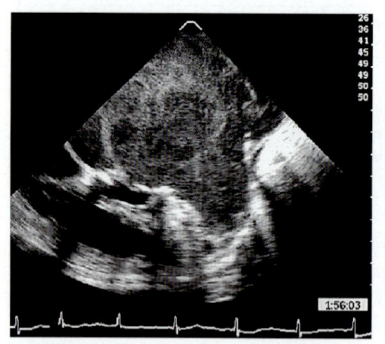

[図12] 経食道心エコー図による左房内モヤモヤエコー像

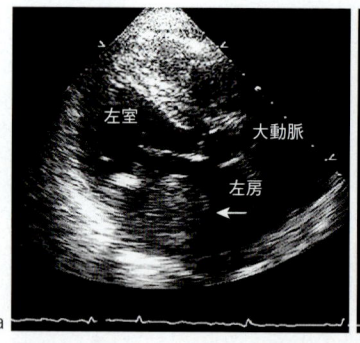

[図14] 左房内ボール状血栓 (a 収縮期, b 拡張期)
　　　左房内血栓 (矢印) は拡張早期に僧帽弁に嵌頓している. 緊急手術にて摘出した.

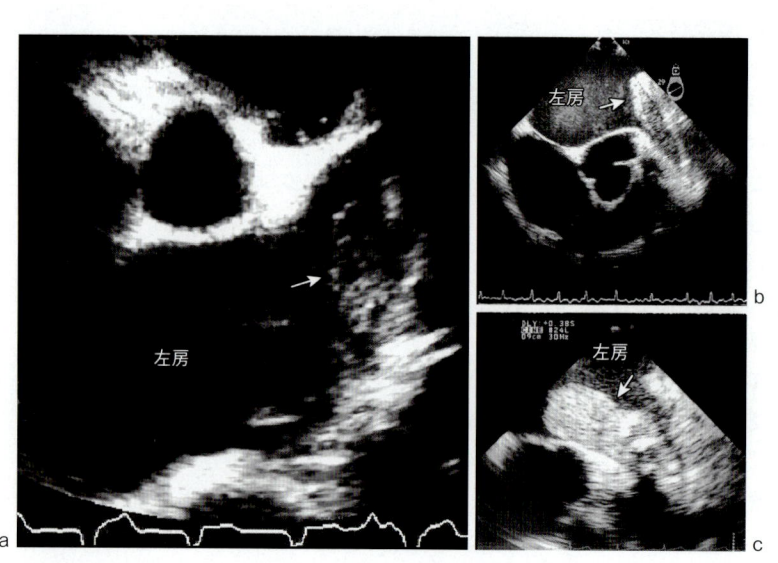

[図13] 左心耳内血栓 (a 経胸壁断層心エコー図矢印, b, c 経食道断層心エコー図矢印)
　　　a, b いずれも抗凝固療法にて消失, c の腫瘤状血栓は開胸手術にて摘出した.

[図15] 巨大左房を伴う僧帽弁膜症の胸部X線写真（a）と経胸壁長軸断面図（b）

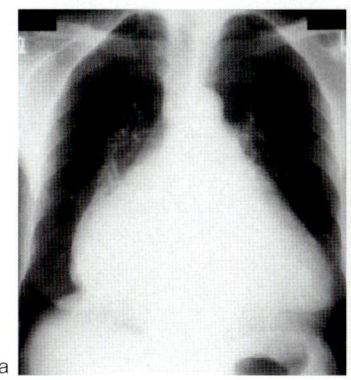

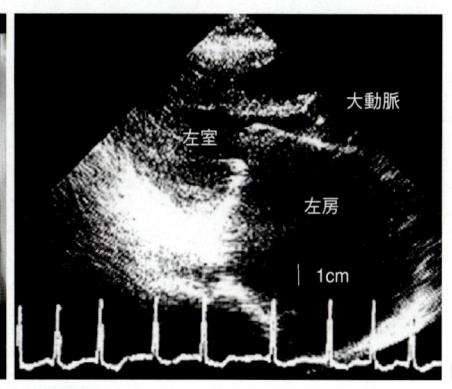

[図16] 巨大左房による下大静脈－右房流入部の狭窄（a 模式図, b 右経胸壁カラードプラエコー図（左）とパルスドプラエコー図（右））
巨大左房によって，心房中隔がの右方へ突出し下大静脈－右房接合部を圧排し，同部位の流速が上昇している．このため右房と下大静脈の間には圧較差が生じ，静脈灌流は障害される．

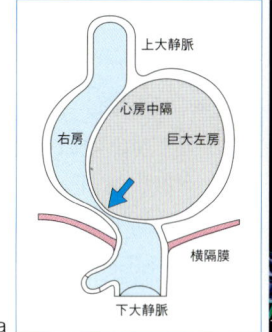

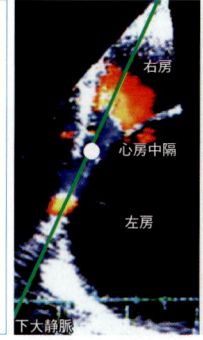

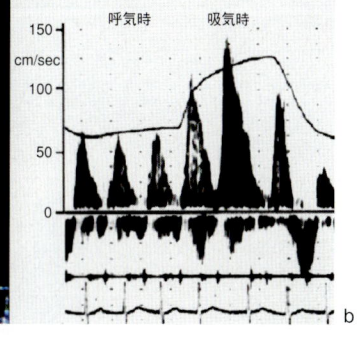

部の開大による呼吸障害，左室後基部の内翻による左室機能への影響，下大静脈－右房入口部の圧排による静脈灌流障害（図16），さらに肺実質の圧排による無気肺などが生じる．また巨大左房は手術のリスクファクターの一つでもあり，術後の管理では特に呼吸障害や低心拍出症候群など血行動態への注意が必要である．施設によっては弁置換術に加えて左房縫縮術が行われている．

感染性心内膜炎：一般に僧帽弁狭窄での感染性心内膜炎はまれであるが，抜歯や分娩を契機に発症することがある（図17）．

6）治療

①薬物療法

僧帽弁狭窄の自然歴は不良で，高度僧帽弁狭窄症に対しては，閉鎖式僧帽弁切開術は薬物療法に勝る（図18）．心不全のある例では塩分，水分制限のほか，重労働を避け，また利尿薬や血管拡張薬が投与される．心房細動では除細動を試みる．頻脈性の心房細動ではジギタリス，β遮断薬や

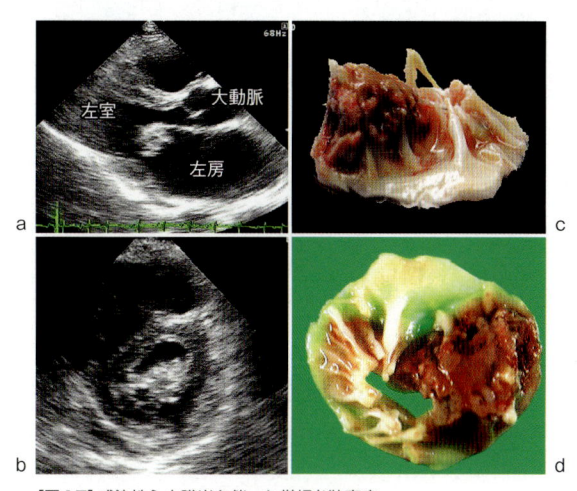

[図17] 感染性心内膜炎を伴った僧帽弁狭窄症
断層心エコー図長軸像（a）と短軸像（b）ならびにその摘出病変（cとd）．
僧帽弁狭窄での感染性心内膜炎の頻度は低いとされているが，心エコー図による僧帽弁の注意深い観察が必要である．図bとcは同じ方向からの対比である．リウマチによる元来の狭窄度は，疣贅によって短期間のうちにさらに進行したと考えられる．

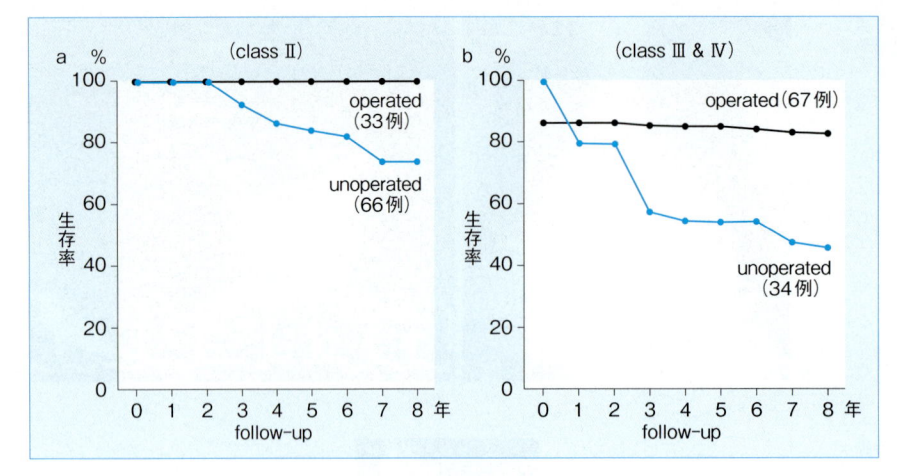

[図18] 高度僧帽弁狭窄における閉鎖式僧帽弁切開術と薬物療法の生存率
高度僧帽弁狭窄症に対し、症状が軽度の場合（a）も高度の場合（b）も閉鎖式僧帽弁切開術は薬物療法に勝る。（文献9）より引用改変）

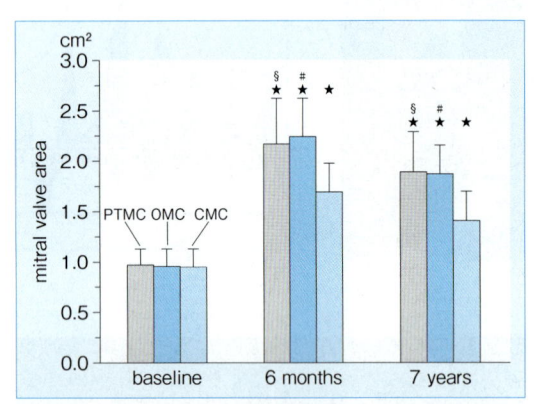

[図19] 手技の違いによる僧帽弁交連切開術後の僧帽弁口の経年変化の比較：PTMC，閉鎖式僧帽弁切開術（CMC），開胸式僧帽弁切開術（OMC）による術前後の僧帽弁口の変化
PTMCによる6ヵ月後、7年後の弁口面積はOMCに匹敵し、CMCに勝る。（文献2）より引用
★ $p<0.001$：各グループのbaselineに対する有意度
§ $p<0.001$：PTMC vs CMC
# $p<0.001$：OMC vs CMC

Ca拮抗薬を使い心拍数を減らす．また、心房細動では、ワルファリンを投与し、prothrombin time（PT-INR表示）を2.0から3.0を目安にコントロールする．ワルファリンが禁忌であれば、抗血小板薬（例：アスピリン）を代用する．MSの抗凝固療法の適応として、AHA/ACCガイドラインでは、一過性または慢性の心房細動、塞栓の既往のほか、左房拡大（55mm以上）をあげている．

また、症例によりリウマチ熱再発予防のためのペニシリン投与や感染性心内膜炎の予防も行われる．

■ ②PTMC

PTMCの血行動態や臨床結果は外科的な僧帽弁切開術に匹敵する（図19）．PTMCの適応はNYHA Ⅱ度以上の自覚症状のあるもの、弁口面積が $1.5\ cm^2$ 以下で、交連部の癒合が高度でないものが適応とされ、左房内血栓あるいは僧帽弁逆流の3度以上のものは適応とされない．一方、①心房内血栓、②Ⅲ度以上の僧帽弁逆流、③高度または両交連部の石灰沈着、④高度大動脈弁逆流や高度三尖弁狭窄、三尖弁逆流の合併、⑤冠動脈バイパス術が必要な冠動脈病変を有する例、ではPTMCは不適応とされる（PTMCの項を参照）．

PTMCと人工弁置換の適応決定にあたってWilkins分類を用いたスコア度が参考とされる（表2、図9）．WilkinsスコアはPTMC施行前後の評価に優れた方法であり、エコースコア<8はPTMCの早期効果を期待できる．total echo scoreが8以上、弁下部スコア3以上のいずれかの症例では開胸下僧帽弁切開術 open mitral commissurotomy（OMC）あるいは僧帽弁置換術 mitral valve replacement（MVR）が推奨される．また、PTMC後僧帽弁口面積が $1.5cm^2$ 以上、平均肺動脈楔入圧が18mmHg以下であれば、7年間のevent free survivalは90%であり、その長期結果は良好であるという報告もある（図20）．

■ ③手術適応

外科的治療（交連切開術、弁置換術）の対象は、

● 僧帽弁狭窄診断・治療の流れ

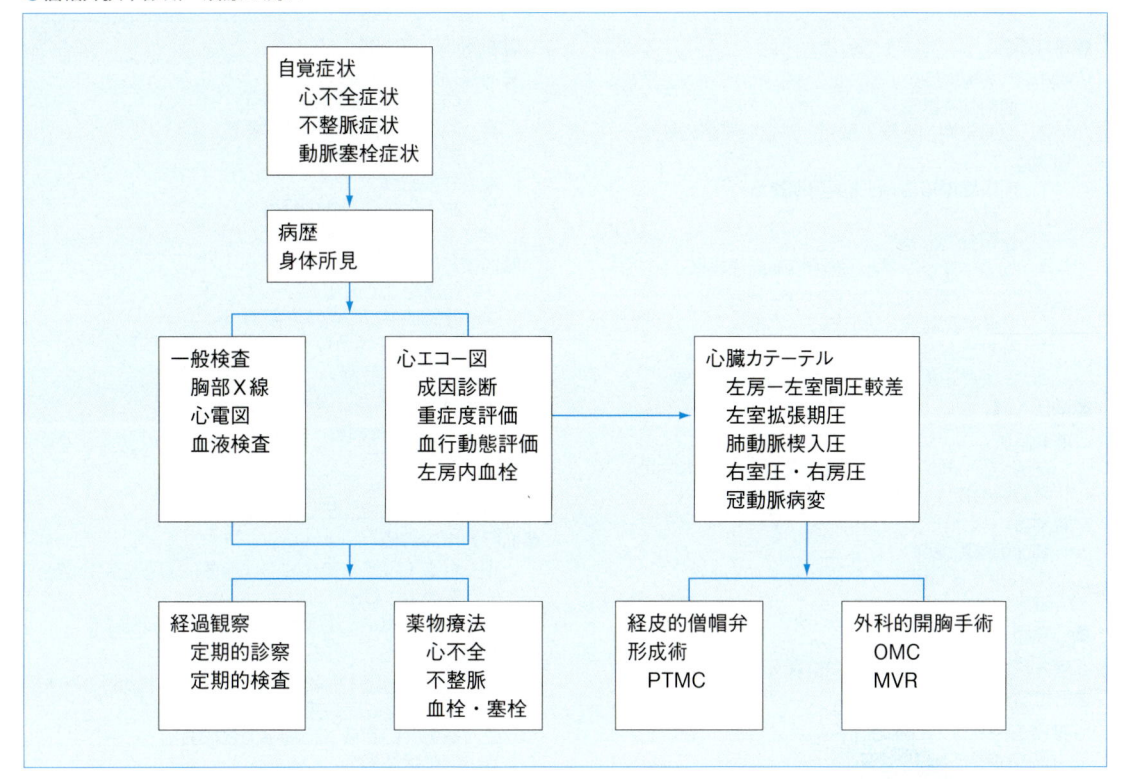

```
自覚症状
  心不全症状
  不整脈症状
  動脈塞栓症状
      ↓
    病歴
    身体所見
      ↓
┌─────────┬─────────┬─────────┐
│ 一般検査  │ 心エコー図│ 心臓カテーテル│
│ 胸部X線  │ 成因診断  │ 左房-左室間圧較差│
│ 心電図   │ 重症度評価│ 左室拡張期圧│
│ 血液検査  │ 血行動態評価│ 肺動脈楔入圧│
│         │ 左房内血栓│ 右室圧・右房圧│
│         │          │ 冠動脈病変│
└─────────┴─────────┴─────────┘
      ↓         ↓         ↓
   経過観察   薬物療法   経皮的僧帽弁  外科的開胸手術
   定期的診察 心不全     形成術        OMC
   定期的検査 不整脈     PTMC          MVR
             血栓・塞栓
```

NYHA II度の自覚症状があり，中等度以上の僧帽弁狭窄（僧帽弁弁口面積≤1.5cm²）で，拡張期左房−左室間圧較差5mmHg以上，あるいは症状がなくても肺高血圧症を有するもの，運動負荷により肺動脈圧，左室拡張末期左房−左室間圧較差，肺動脈収縮期圧が著明に上昇するものは外科治療の適応となる．さらに，血栓塞栓症の既往のある症例や心房細動の出現，左房内血栓でボール状血栓，大きな血栓，可動性のある壁在血栓，肺静脈を圧排する壁在血栓なども手術適応となる．

心房細動合併例に対しては置換術とともにmaze手術も推奨されている．洞調律へ復帰しない症例が約20%あり，特に左房径が70mm以上では洞調律への復帰率は悪いといわれている．しかし，maze手術の遠隔期心房細動の回避率は，4年で64%，8年で61%であり，心事故回避率も良好なこと，また不全心での心拍出量を20%増加させる傾向のあることより同手術を積極的に遂行している施設もある．

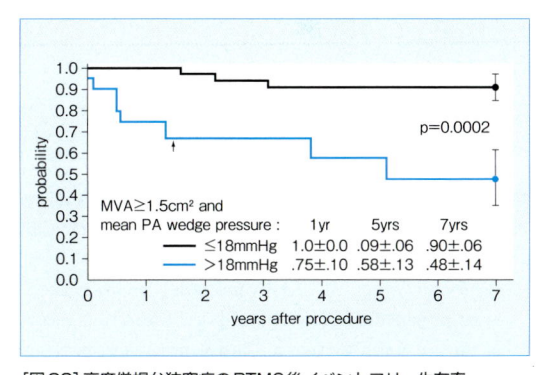

[図20] 高度僧帽弁狭窄症のPTMC後イベントフリー生存率
PTMC後，弁口面積1.5cm²以上で平均肺動脈楔入圧18mmHg以下が得られると7年間のイベントフリー率は低く良好な予後が得られる．
（文献7）より引用）

文献
1) Bonow, RO et al : Chapter 57 valvular heart disease mitral stenosis. Braunwald's Heart Disease, 7th ed, 1553-1563, 2004
2) Farhat, MB et al : Percutaneous balloon versus surgical

●僧帽弁狭窄診断のまとめ

●身体所見
- ■視診・触診
  1. 僧帽弁性顔貌
  2. 収縮早期の衝撃の触知，拡張期振戦の触知
- ■聴診
  1. 前収縮期雑音（心房収縮期雑音）
  2. Ⅰ音の亢進
  3. 僧帽弁開放音
  4. 拡張中期ランブル（拡張期輪転様雑音）
- ■聴診による重症度および合併症の評価
  1. Ⅱ音肺動脈成分の亢進
  2. 肺動脈弁逆流雑音（Graham-Steel雑音）
  3. 三尖弁逆流雑音（Rivero-Carvallo徴候）

●胸部X線
- ■心陰影
  左房・左心耳の拡大，二重陰影double density
  肺動脈の拡大（肺高血圧時）
- ■肺野
  肺血管陰影増強
  Kerley's B line
  胸水　など

●心電図
- ■左房負荷，右室肥大，V_1誘導の低電位，心房細動

●心エコー図
- ■Mモード心エコー図
  1. 僧帽弁輝度の増強
  2. 拡張期両弁尖の平行移動
  3. 拡張期後退速度diastolic descent rate（DDR）の低下
- ■断層心エコー図
- ■僧帽弁狭窄の診断
  1. 前尖の拡張期ballooning
  2. 短軸断層像での交連部癒合
  3. 弁の可動性の低下
  4. 弁の肥厚
  5. 弁下組織の病変の程度
  6. エコー輝度の増強（石灰化）
- ■僧帽弁口面積の評価
  1. 断層図上で直接トレース
  2. 連続波ドプラ波形を解析
  3. PISA法による算出（カラードプラ心エコー図）
- ■弁下部組織の評価
  1. Wilkinsスコアの算出
- ■左房の観察（経胸壁・経食道心エコー法）
  1. 左房の拡大
  2. モヤモヤエコーの出現
  3. 左房内血栓，左心耳内血栓

●血行力学的評価
  1. 右室圧推定；連続波ドプラ法による三尖弁逆流波形より算出
  2. 右房圧測定；下大静脈系の呼吸性変動より

●心臓カテーテル
  1. 心内圧記録（左室圧と左房圧の同時記録）から左房-左室間圧較差
  2. 僧帽弁口面積（Gorlinの式）の算出
  3. 冠動脈造影

●その他
- ■CTやMRIによる左房内血栓および弁の石灰化の診断

---

closed and open mitral commissurotomy : Seven-year follow-up results of a randomized trial. Circulation 97 : 245-250, 1998

3) Inoue, K et al : Clinical application of transvenous mitral commissurotomy by a new balloon catheter. J Thorac Cardiovasc Surg 87 : 394-402, 1984

4) Bonow, RO et al : ACC/AHA guidelines for the management of patients with valvular heart disease : A report of the American College of Cardiology/American Heart Association Task Force on practice guidelines (Committee on management of patients with valvular heart disease). J Am Coll Cardiol 32 : 1486-1582, 1998

5) John, S et al : Closed mitral valvotomy : early results and long-term follow-up of 3724 consecutive patients. Circulation 68 : 891-896, 1983

6) NHLBI Valvuloplasty Participants. Multicenter experience with balloon mitral commissurotomy : NHLBI Balloon Valvuloplasty Registry report on immediate and 30-day follow-up results. Circulation 85 : 448-461, 1992

7) Orrange, SE et al : Actuarial outcome after catheter balloon commissurotomy in patients with mitral stenosis. Circulation 95 : 382-389, 1997

8) Rahimtoola, SH et al : Current evaluation and management of patients with mitral stenosis. Circulation 106 : 1183-1188, 2002

9) Roy, SB et al : Mitral stenosis. Circulation 38 (suppl V) : V-68-V-76, 1968

10) Selzer, A et al : Natural history of mitral stenosis : A review. Circulation 45 : 878-890, 1972

11) Wilkins, GT et al : Percutaneous balloon dilation of the mitral valve : an analysis of echocardiography variables related to outcme and mechanism of dilatation. Br Heart J 60 : 299-308, 1988

12) Zaibag, AM et al : Percutaneous double balloon mitral valvotomy for rheumatic mitral stenosis. Lancet 1 : 757-761, 1986

13) Zamorano, J et al : Real-time three dimensional echocardiography for rheumatic mitral valve stenosis evaluation : an accurate and novel approach. J Am Coll Cardiol 43 : 2091-2096, 2004

14) 小林順二郎：僧帽弁手術とmaze手術. Heart View 8（12，増刊号）：112-114, 2004

〈皆越眞一〉

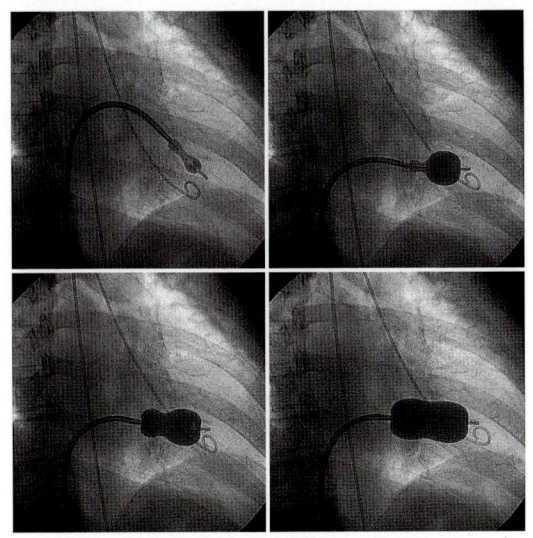

[図21] 井上バルーンによるPTMC
心房中隔を介して大腿静脈から右房・左房を経て左室に挿入されたカテーテル（左上）は、先端のバルーンを拡張させて引っ張ると僧帽弁口に固定される（右上）。さらに拡張操作を継続すると後方のバルーンが拡張し、前後のバルーンの間に狭窄弁口が挟まれる（左下）。さらに拡張するとバルーンともに弁口が拡張される（右下）。その後、バルーンを縮小して左房内に戻す。

a) 経皮的僧帽弁形成術（PTMC）

■①経皮的僧帽弁形成術とは

経静脈的に心房中隔を穿刺して右房から左房・左室へ挿入したバルーンを拡張し、癒合した僧帽弁交連部を裂開して僧帽弁狭窄を治療するカテーテルインターベンションを経皮的僧帽弁形成術（または経皮的経静脈的僧帽弁交連切開術 percutaneous transluminal mitral commissurotomy：PTMC）という。現在、図21に示すような形状の井上バルーンを用いて、1本のカテーテルを左房から左室へ順行性に挿入する方法が一般的である。本法の開発・普及により僧帽弁狭窄の治療は主に僧帽弁置換術 mitral valve replacement（MVR）や開放式僧帽弁交連切開術 open mitral commissurotomy（OMC）などの従来の外科的治療法からPTMCになっている。

■②PTMCの適応

PTMCの適応については、日本循環器学会や米国心臓病学会（ACC）/米国心臓病協会（AHA）のガイドラインに記載されている。基本的にはMVRやOMCと同様に、僧帽弁口面積 mitral

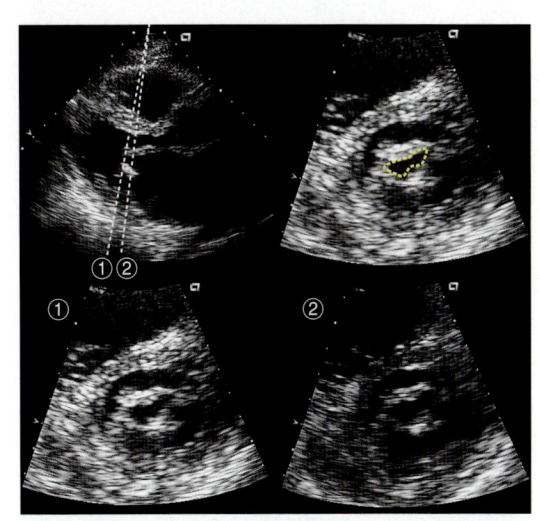

[図22] 断層心エコー図によるMVAの計測
図①に示すごとく、超音波ビームと僧帽弁口とが直交する部位の短軸像（左下図）からMVAをプラニメトリ法で計測する（右上図）。図②の位置での短軸像ではMVAを過大評価する（右下図）。

valve area（MVA）$1.5cm^2$ 以下の重症僧帽弁狭窄がPTMCの対象となる。PTMC非成功例や重症合併症併発例の多くはMVRとなることを考えると、原則的には外科治療対象例を適応とすべきである。しかし、交連部や弁下部の癒着や石灰化を認めない軽症例では、PTMCの成功率が高く（後述）、PTMCにより大きな弁口を確保しやすく、手技が簡便で身体的負担が少ないことなどから、外科治療の適応より軽症な例にもPTMCが適応されることがある。PTMCの成否には僧帽弁狭窄の重症度（弁口面積）だけでなく、僧帽弁および弁下組織の形態も重要で、その評価には心エコー図が最も適している。

ⓐ僧帽弁口面積の計測

MVAは図22のように僧帽弁尖レベルの左室短軸像からプラニメトリーを用いて求めるか、連続波ドプラ法で記録した僧帽弁通過血流速波形から pressure half time（PHT）法を用いて、MVA ＝ $220/PHT\ cm^2$ として計測する（図23）。前者では僧帽弁口部と直交するような短軸断面を設定しないとMVAを過大評価する（図22右）。後者ではドプラビームと僧帽弁通過血流方向の角度が大きいとPHTが大きくなり、MVAを過小評価する。それゆえ、カラードプラ法のガイド下に僧帽弁通過

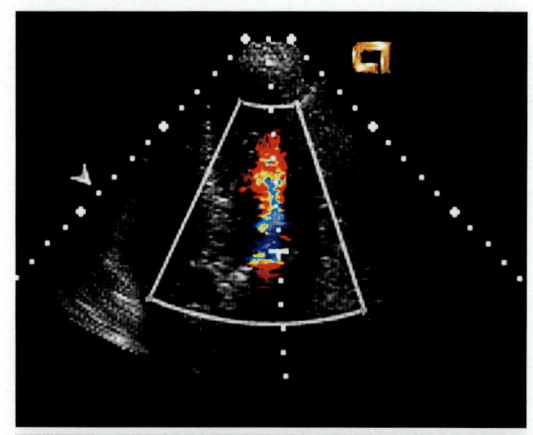

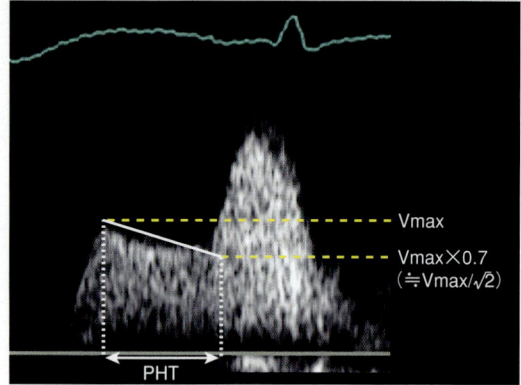

[図23] 連続波ドプラ法によるMVAの計測
カラードプラ法のガイド下に僧帽弁通過血流速シグナルとビーム方向ができる限り同軸になるように設定して連続波ドプラ法を施行する（上図）．連続波ドプラ記録からPHT法で圧が半減する（流速が$1/\sqrt{2}$となる）時間を求め，MVAを算出する．

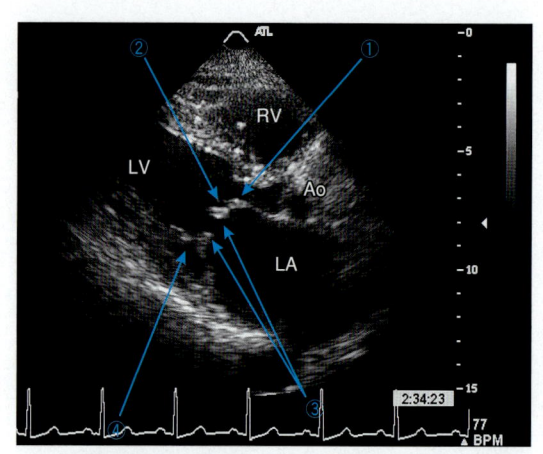

[図24] 僧帽弁狭窄における弁・弁下の形態評価
弁の①可動性（ドーミング），②肥厚，③石灰化および④弁下組織の肥厚の程度について半定量的に1～4点で評価する．
Ao：大動脈，LA：左房，LV：左室，RV：右室

[表4] PTMC不適応症例

1. 左房内血栓（左心耳を除く）
2. 中等度（Ⅲ度）以上の僧帽弁逆流
3. 高度または両交連部の石灰沈着
4. 高度の大動脈弁逆流または高度三尖弁狭窄・逆流を伴う場合
5. 冠動脈バイパス術を必要とする有意な冠動脈病変を有する場合

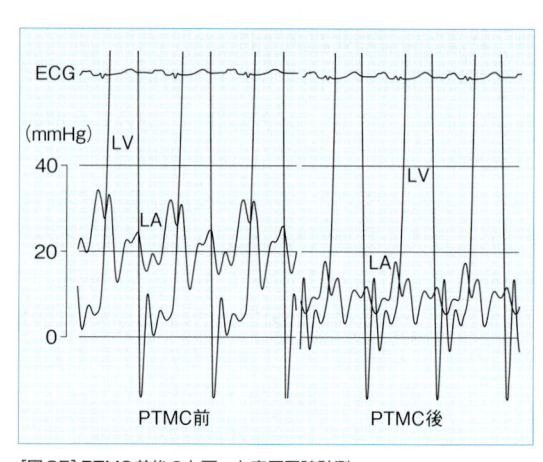

[図25] PTMC前後の左房・左室圧同時計測
PTMC前（左図）では平均左房圧は約24mmHgと高く，左房－左室間に約20mmHgの圧較差を認める．PTMC後（右図）には平均左房圧は約10mmHgに低下し，左房－左室間圧較差も約4mmHgに低下している．

血流速シグナルとビーム方向ができる限り同軸になるように設定して連続波ドプラ法を施行する（図23）．

ⓑ僧帽弁・弁下部病変形態からみた適応

僧帽弁狭窄における僧帽弁複合体の形態学的評価指標としては，一般的に断層心エコー図によるWilkinsスコア（表2）が用いられている．この評価法は，弁の可動性・肥厚・石灰化および弁下組織の肥厚程度の4項目（図24）について，重症度に応じて（軽症ほど低く）1～4点で点数化し，合計点で判定される．総スコア8点以下がPTMCの良い適応とされ，良好な結果が期待される．

総スコアからPTMCの適応となる場合でも，交連部の癒合が強い症例や後尖の石灰化が強く，可動性のない症例などではPTMCの効果が十分でないことがあり，大きなバルーンを用いて十分なMVAを得ようとすると交連部や僧帽弁弁腹が裂開する危険性があり，バルーンサイズの選択など，慎重な適応が望まれる．

[図26] PTMC前後の僧帽弁口部の左室短軸断層心エコー図
PTMC前（左図）には両側交連部が癒合し，僧帽弁口はfish mouse様の形態を呈している．PTMC後（右図）では両交連部に裂開を認め，僧帽弁口の拡大が観察される．

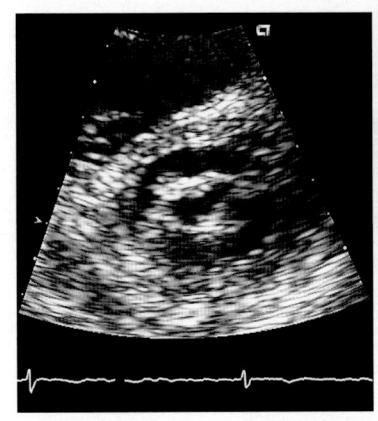

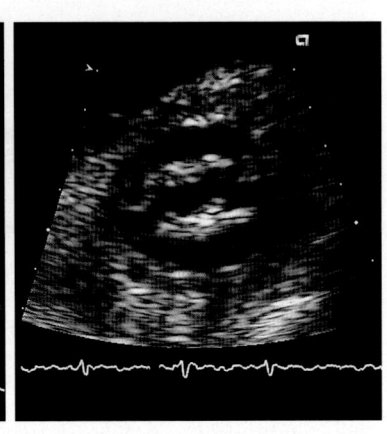

逆に，僧帽弁複合体の形態学的変化が強く，総スコアが高いためにPTMCの適応外と判断される症例でも，慎重にPTMCを施行し，不十分ながらMVAを拡大することで症状を軽減したりMVRの時期を遅らせることも可能である．

PTMCでは，合併症なく最大の効果（最大のMVA）を得るために，弁下部や交連部を含めた僧帽弁複合体の詳細な形態評価が重要である．

ⓒ PTMCの不適応

PTMCでは左房内でバルーンカテーテルを操作するため左房内血栓（左心耳以外にあるもの）は原則禁忌とされる．また，交連裂開により新たに僧帽弁逆流が発生したり，既存の僧帽弁逆流が重症化することがあることから，中等度以上の僧帽弁逆流を認める症例も原則禁忌となる（表4）．左心耳に限局する血栓は，PTMCカテーテル操作を適切に行えば，血栓を遊離することなく終了でき，必ずしも不適応とはならない．左房内血栓や僧帽弁逆流の詳細な評価には経食道心エコー図が有用である．

僧帽弁および弁下組織の形態学的変化の強い症例では，PTMCにおいてもOMCと同様に十分なMVAを得ることが困難であり，重症僧帽弁逆流や弁腹裂開などの合併症の原因となるため，基本的にはMVRの適応となる．

■③ PTMCの成績と予後

熟練した術者が施行すればPTMCの成功率は98％以上で，図25に示すごとく左房－左室間圧較差は平均12～13mmHgから3～6mmHgに低下し，MVAは1.0～1.1cm²から1.9～2.0cm²に増大する（図26）．合併症としては高度僧帽弁逆流・塞栓症・心タンポナーデなどがある．

PTMC後3～5年の長期成績は弁形態やNYHA機能分類・年齢・PTMC後のMVAなどに依存する．これらの指標が良好な症例ほど経過は良好で，5年生存率は93％と報告されている．弁の形態変化が強い症例では再狭窄発生率が高いことが判明している．

文献
1) Bonow, RO et al : ACC/AHA Guidelines for the management of patients with valvular heart disease. J Am Coll Cardiol 32 : 1486-1588, 1998
2) Fatkin, D et al : Percutaneous balloon mitral valvotomy with the Inoue single-balloon catheter : commissural morphology as a determinant of outcome. J Am Coll Cardiol 21 : 390-397, 1993
3) Inoue, K et al : Clinical application of transvenous mitral commissurotomy by a balloon catheter. J Thorac Cardiovasc Surg 87 : 394-402, 1984
4) Inoue, K et al : Percutaneous transvenous mitral commissurotomy : the far east experience. Textbook of Interventional Cardiology, 2nd ed, Topol, EJ ed, WB Saunders, Philadelphia, 1226-1242, 1994
5) 循環器病の診断と治療に関するガイドライン（2000-2001年度合同研究班）：弁膜疾患の非薬物治療に関するガイドライン．Circ J 66 : 1261-1323, 2002
6) Vahanian, AS : Valvuloplasty. Textbook of Cardiovascular Medicine, Topol, EJ ed, Lippincott-Raven Publishers, Philadelphia, 2155-2175, 1998
7) Wilkins, GT et al : Percutaneous balloon dilatation of mitral valve : an analysis of echocardiographic variables related to outcome and the mechanism of dilatation. Br Heart J 60 : 299-308, 1988

（赤阪隆史）

VI. 弁膜疾患

2. 僧帽弁閉鎖不全

1) 概念

僧帽弁閉鎖不全 mitral insufficiency（僧帽弁逆流 mitral regurgitation；MR）とは，僧帽弁機構（弁尖・弁輪・腱索・乳頭筋など）の形態的・機能的異常により，収縮期の僧帽弁閉鎖に障害が生じ，収縮期に左室から左房への逆流がみられる病態であり，急性ないしは慢性に生じる．

2) 病態生理

急性高度逆流では急激な左室容量負荷がかかるが，代償性の遠心性左室肥大がないため，左室・左房は急激な逆流に対応できず，心拍出量の低下および肺うっ血が起こる．一方，慢性高度逆流では代償性に遠心性左室肥大が起こるため，心拍出量も維持され，左室・左房の拡大とコンプライアンス増加により，左房圧・左室拡張末期圧の上昇は軽減され，肺うっ血症状もみられない．しかし，長期の容量負荷により左室機能不全が生じると，心拍出量の減少・肺うっ血がみられるようになる．

3) 病理

①僧帽弁の解剖

僧帽弁は大きな面積を有する前尖と，三つのscallopからなる後尖（後交連側のmedical scallop，前交連側のlateral scallop，中央のmiddle scallop）の，計4枚の弁尖からなる（図1）．各弁尖を乳頭筋とつないで支持している腱索には，次のような各種腱索がある．前尖と後尖のrough zone（弁接合部で，弁のedgeに近い部分）には，rough zone chordaeが付着する．前交連部および後交連部の弁尖には，commisural chordaeが前乳頭筋および後乳頭筋から扇状に付着する．前尖のrough zoneとclear zone（弁の中央部）の境界部には，strut chordaeが前後乳頭筋から1本ずつ付着

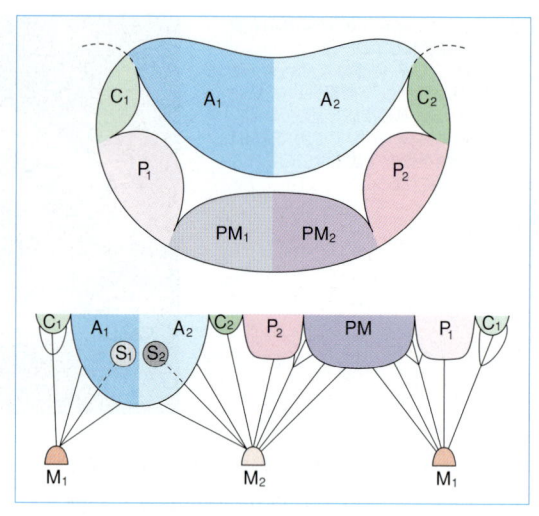

[図1] 僧帽弁の模式図
僧帽弁は，大きな面積を有する前尖と，三つのscallopからなる後尖からなる．A_1：前尖外側，A_2：前尖内側，P_1：後尖lateral scallop，PM：後尖middle scallop，P_2：後尖medial scallop，C_1：前交連，C_2：後交連，M_1：前乳頭筋，M_2：後乳頭筋，S：strat chordae付着部

[表1] 僧帽弁逆流を生じる僧帽弁機構の異常

ⅰ）弁尖異常：リウマチ性変化としての弁尖肥厚・短縮・石灰化，感染性心内膜炎による弁穿孔・弁破壊，粘液様変性 myxomatous degenerationによる
ⅱ）弁輪異常：種々の原因による左室拡大による二次性の弁輪拡大，弁輪石灰化
ⅲ）腱索異常：感染性心内膜炎・粘液様変性・外傷などによる腱索断裂，変性による腱索延長
ⅳ）乳頭筋異常：虚血性心疾患による乳頭筋の偏位や機能不全，急性心筋梗塞や外傷による乳頭筋断裂

している．後尖の各scallop間のcleftには，cleft chordaeが扇状に付着している．乳頭筋には，前交連側に位置する前乳頭筋および後交連側に位置する後乳頭筋がある．前乳頭筋は，左冠動脈前下行枝と回旋枝の二枝支配を受けている．一方，後乳頭筋は右冠動脈の一枝支配である．このような僧帽弁機構のいずれかの異常により，僧帽弁逆流が生じる（表1）．

②僧帽弁逸脱による僧帽弁逆流

今日では，僧帽弁閉鎖不全の主因は僧帽弁逸脱である．僧帽弁逸脱では，収縮期に閉鎖した僧帽弁弁尖の一部が僧帽弁弁輪を越えて左房側に逸脱している．逸脱する弁尖箇所は，一つのscallopあるいは複数のscallopにみられることもある．た

だし，僧帽弁逸脱であっても必ずしも僧帽弁逆流を伴っているわけではない．僧帽弁逸脱には，僧帽弁逆流を伴わない例から高度逆流を伴う例まで広範囲である．しかし，僧帽弁逆流例の中では，僧帽弁逸脱は最も重要な病因である．僧帽弁逸脱の病理変化は粘液様変性 myxomatous degenerationであり，弁尖に海綿体組織の増殖と膠原線維の断裂が認められる．僧帽弁逸脱は，Marfan症候群や他の結合織疾患に伴うことも多く，全身性結合織疾患の可能性も考えられる．弁尖以外にも腱索にも同様の組織変化が起こると，腱索の延長あるいは断裂を伴うことがある．腱索断裂をきたしている場合は，弁尖は支持を欠くために動揺するため，欧米では flail mitral valve (leaflet) と呼ばれる．一方，本邦では flail mitral leaflet という呼び方はあまりされておらず，腱索断裂による僧帽弁逸脱と呼ばれることが多い．腱索断裂は自然に発生することもあるし，感染性心内膜炎に合併することもある．腱索断裂を伴っている場合，通常中等度以上の僧帽弁逆流を伴う．

■③リウマチ性僧帽弁逆流

リウマチ性の僧帽弁逆流は，基本的に僧帽弁狭窄が主体で，それに合併したものである．近年，リウマチ熱の減少に伴い，外科的手術の対象となるリウマチ性僧帽弁逆流は激減している．

■④虚血性心疾患に伴う僧帽弁逆流

虚血性心疾患に伴う僧帽弁逆流のメカニズムについては，1) 乳頭筋が虚血に陥り収縮不全をきたし，それに相応する僧帽弁弁尖が収縮期に左房内に逸脱することにより僧帽弁逆流が生じるとする考え（狭義の乳頭筋機能不全），2) 左室拡大に伴い乳頭筋が外側へ偏位し僧帽弁弁尖を牽引することにより僧帽弁逆流が生じるとする考え（valve tethering），がある．後者の場合，収縮期に僧帽弁接合部は心尖部方向に偏位している．虚血性心筋症のような左室拡大に伴う僧帽弁逆流の機序は後者の考えで説明される．前者は，心室拡大による乳頭筋の偏位を伴わないような場合に起こると考えられる．近年では，後者が虚血性僧帽弁逆流の主なメカニズムと考えられている．

急性心筋梗塞後にみられる急性の僧帽弁逆流の成因としてまれではあるが，乳頭筋断裂がある．一般には，下壁梗塞に伴う後乳頭筋断裂が多く，前壁梗塞に伴い前乳頭筋断裂をきたすのはまれである．これは，前乳頭筋は前下行枝と回旋枝の二重支配を受けるのに対して，後乳頭筋は右冠動脈または回旋枝のどちらかの一枝支配のため，虚血に陥りやすくなるからと考えられる．本症では，乳頭筋の一部の断裂にとどまることが多いが，乳頭筋が完全に切断された場合は，内科的にコントロール困難な重症の僧帽弁逆流が生じる．

4) 自覚症状

急性の高度僧帽弁逆流では，病態生理で述べたように，急性左心不全のため呼吸困難，起坐呼吸を呈し，重症の場合はショックに陥ることもある．一方，慢性僧帽弁閉鎖不全では，高度逆流であっても，症状は出現しにくい．しかし，長期の容量負荷により左室機能不全が生じると，症状が出現する．初発症状は動悸・労作時息切れで，進行すると次第に軽度労作・安静時にも呼吸困難を感じるようになる．

5) 診断

a) 身体所見

慢性逆流では，容量負荷による心拡大を反映して，心尖拍動は左下方に偏位し擡起性 heaved で，急速流入波 rapid filling wave を触知する．聴診では，心尖部に全収縮期雑音およびⅢ音を聴取する．重症例では，僧帽弁通過血流の増加を反映して，拡張中期雑音（Carey Coombs雑音）を聴取する．重症ないしは急性僧帽弁閉鎖不全では，左房圧の急激な上昇のため，収縮中期にピークを有するダイヤモンド型の収縮期雑音を呈する．右心不全を合併すると，頸静脈怒張・肝腫大・顔面や下腿の浮腫・腹水貯留を認める．軽度から中等度の逆流を有する僧帽弁逸脱では，聴診にて，心尖部に収縮中期クリックと，それに続く収縮後期雑音が聴取されるが，中等度から高度逆流を有する場合は，慢性僧帽弁閉鎖不全の場合と同様，全収縮期雑音である．

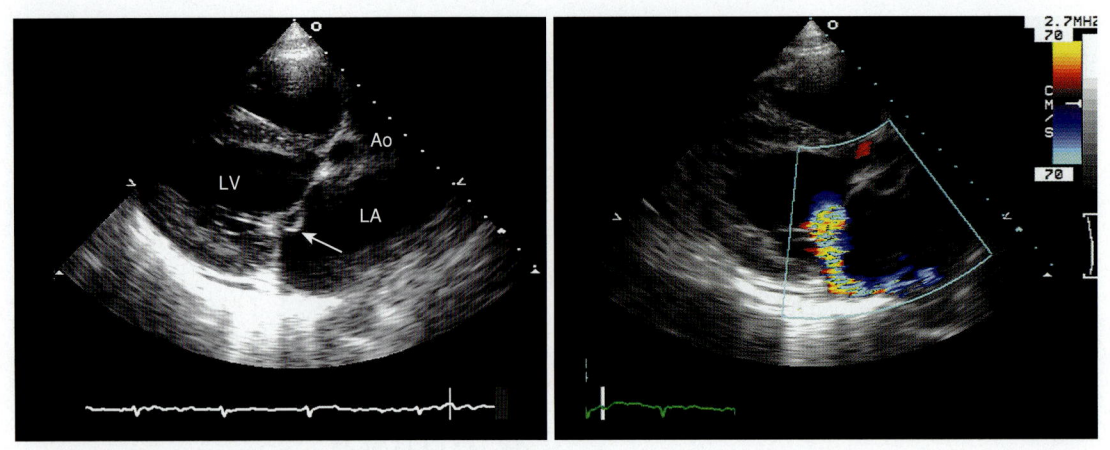

[図2] 僧帽弁逸脱例の断層図（左図）およびカラードプラ心エコー図（右図）
傍胸骨長軸断面で，収縮期に僧帽弁尖（後尖）が弁輪部を越えて左房側に逸脱しているのが観察される（左図）．カラードプラ心エコー図では，左房内に僧帽弁前尖背方から大動脈後壁に向かう偏在性の僧帽弁逆流シグナル（モザイク状のシグナル）が描出されている（右図）．LV：左室，LA：左房，Ao：大動脈

b) 心電図

左室容量負荷を反映し，左室胸部誘導のR波増高を認める．洞調律では，左房負荷のため，Ⅱ誘導のP波が幅広く増高，V_1誘導のP波は二相性を呈する．僧帽弁逸脱では，非特異的ST-T変化を認めることもある．

c) 胸部X線

急性僧帽弁閉鎖不全では，左心不全のため肺うっ血・肺水腫を呈する．慢性僧帽弁閉鎖不全では，左第3弓・第4弓の突出を呈し，主気管支が上方へ圧排されて気管分岐角の開大がみられる．

d) 心エコー図

■①一般的所見

急性僧帽弁閉鎖不全では，左室容量負荷により左室壁運動は増大するが，左房拡大はみられない．慢性僧帽弁閉鎖不全では，i) 左房拡大，ii) 左室拡大・左室壁運動の増大（左室容量負荷所見），を認める．また，代償期には良好な左室壁運動（駆出率60％以上）は，心筋障害が進むと低下する．

■②成因診断

ⓐ僧帽弁逸脱による僧帽弁逆流

僧帽弁逸脱では，左室長軸断面で観察される僧帽弁尖の一部が僧帽弁輪レベルを越えて左房内に突出している（図2）．僧帽弁逸脱の場合は，僧帽弁尖は粘液様変性のため肥厚し，正常に比べて柔らかい動きを呈する．腱索断裂をきたしている場合は，弁尖は支持を欠くために動揺し，弁接合不全を呈する（flail leaflet）（図3）．断裂腱索の描出には，経食道アプローチが有用である（図4）．経食道心エコー図は，弁の詳細な評価が可能であり，外科的治療として弁形成術を考慮する場合の，術前検査として施行される．さらには，経食道心エコー図を術中に施行すれば，弁形成術の成否を術中に判断できる．このように，僧帽弁形成術に際して，経食道心エコー図は今や不可欠な検査法である．

感染性心内膜炎に伴う場合，弁尖または壁心内膜に付着した可動性腫瘤（疣贅）が観察される．経胸壁心エコー図は，疣贅の診断において，非侵襲的でしかも特異度がきわめて高い検査法である（98％）が，疣贅検出感度は十分とはいえない（60％前後）．臨床的に感染性心内膜炎が疑われる場合は，経食道心エコー図を考慮すべきである．

ⓑリウマチ性僧帽弁逆流

リウマチ性僧帽弁逆流では，i) 僧帽弁エコー輝度の増強，ii) 拡張期前尖のドーミングなどが認められ，基本的には僧帽弁狭窄の場合と同様である．左房拡大が著しくなると，左房が左室後壁の後方に回り込み，左房－左室間に隔壁様エコーを

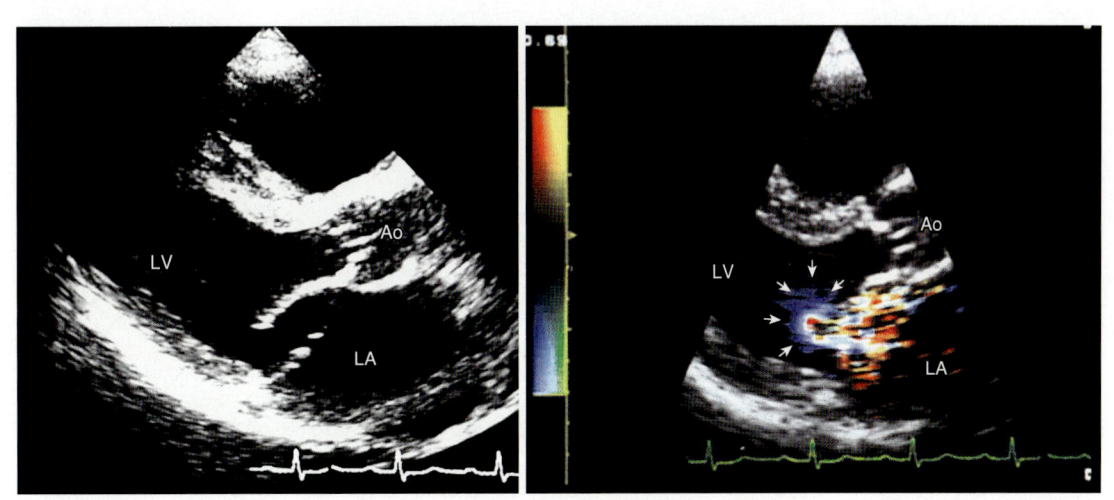

[図3] 腱索断裂例の断層図(左図)およびカラードプラ心エコー図(右図)(傍胸骨長軸断面)
　腱索断裂のため,収縮期に僧帽弁後尖は,前尖との接合を完全に失っている.LV:左室,LA:左房,Ao:大動脈

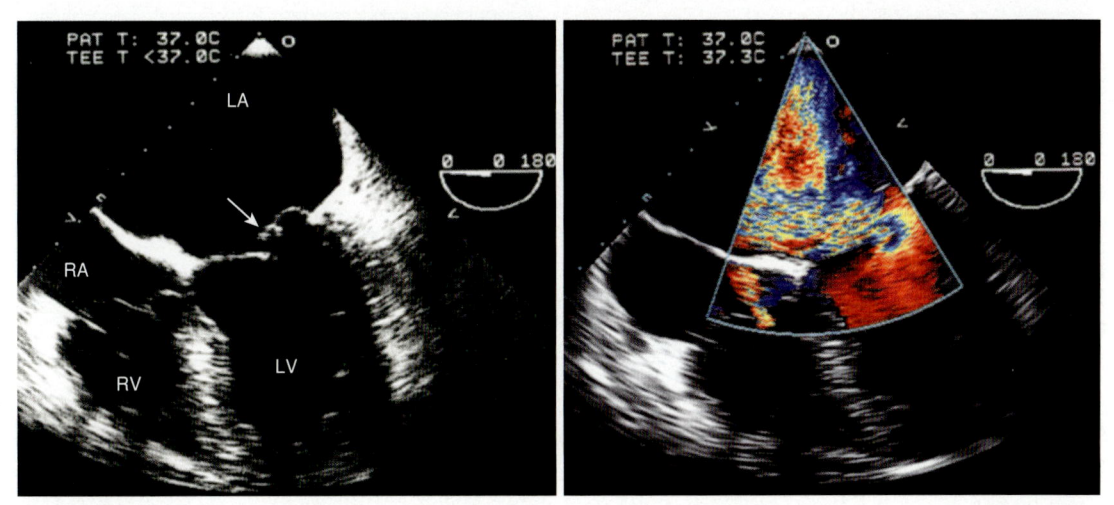

[図4] 腱索断裂例の経食道心エコー図(四腔断面,左図:断層図,右図:カラードプラ心エコー図)
　腱索断裂(矢印)のため,僧帽弁後尖は,収縮期に前尖との接合を失い,左房内に落ち込んでいる.LV:左室,LA:左房,RV:右室,RA:右房

形成する.

ⓒ虚血性心疾患に伴う僧帽弁逆流

　虚血性僧帽弁逆流では,僧帽弁が閉鎖したときに,弁尖接合部は弁輪レベルより心尖部側に偏位している(図5).すなわち,tetheringのため,弁尖の可動性が制限され,弁閉鎖時に接合部が弁輪レベルにまで至らない.この場合,腱索断裂でみられるようなfalil leafletは呈さないし,断裂した腱索も観察されない.

　心筋梗塞に伴う特殊な合併症としての乳頭筋断裂では,完全断裂をきたした場合,僧帽弁弁尖は収縮期に左房内に大きく落ち込み,flail leafletを呈する.さらに,断裂した乳頭筋の一部が,腱索に付着する可動性の塊状エコーとして認められる場合もある.また,左室内の乳頭筋の十分な検索により,乳頭筋の断裂箇所が認められることもある.

■③逆流重症度評価

　僧帽弁逆流の存在および重症度評価は,ドプラ法によりなされる.重症度評価は,半定量的には,

カラードプラ法で検出される逆流ジェットの左房内の到達部位や逆流の広がりにより，軽度・中等度・高度と評価されてきた．しかし，僧帽弁逆流の主因である僧帽弁逸脱では，しばしば逆流血流は偏位しているため，高度逆流であっても過小評価するおそれがある（図6）．重症度を正しく評価するためには，多断面にて逆流ジェットの全貌を把握するように努める必要がある．また，逆流起始部の左室側に検出される加速血流シグナル面積が大きい場合や，逆流ジェットが壁在性に吹きつけて左房後壁にまで到達しているような場合には，高度逆流であると判断する目安である（図7）．一方，各種ドプラ法にて僧帽弁逆流量・逆流率・逆流弁口面積測定による定量評価も試みられる．逆流量の求め方としては二つの方法がある．一つは，パルスドプラ法にて左室流入血流量・大動脈駆出血流量を計測して，逆流量＝左室流入血流量－大動脈駆出血流量の式より求める方法である．もう一つは，カラードプラ法にて逆流起始部の左室側に検出される加速血流の直径から計算される表面積 proximal isovelocity surface area（PISA），および連続波ドプラ法で計測した逆流最大血流速度から逆流量を計測する方法である（PISA法）（別項参照）．逆流率は逆流量／左室流入血流量として算出される．逆流弁口面積 effective regurgitant orifice（ERO）は逆流量／逆流血流速度として算出される．逆流量60ml以上，逆流率55％以上，逆流弁口面積0.40cm²であれば，高度逆流と評価される（表2）．

e）心臓カテーテル

逆流重症度・左室機能の評価が可能である．Sellers分類による逆流重症度評価は，左室造影にて，僧帽弁逆流による左房染影度に従って行われる（1度：ジェット状の逆流が認められ左房がわずかに造影，2度：ジェット状の逆流が認められ左房は中等度に造影されるがすぐに消退，3度：左房が左室・大動脈と同程度に濃く造影，4度：左房は左室・大動脈より濃く造影）．しかし，心エコー図で逆流重症度が確定している場合は，逆流評価目的で心臓カテーテルをする必要はない．

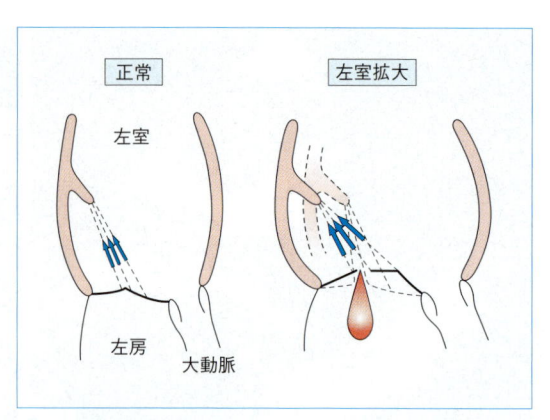

[図5] 虚血性僧帽弁逆流のtetheringによる機序
乳頭筋が外側に偏位することにより，僧帽弁尖が牽引される．そのため，僧帽弁尖は，弁閉鎖時，弁輪レベルまで移動できず，心尖側に偏位することにより，僧帽弁逆流が発生する．（文献9）より引用改変）

[表2] 僧帽弁逆流の重症度

重症度	軽度	中等度	高度
僧帽弁逆流（RV）	<45ml	45〜59ml	60ml≦
僧帽弁逆流分画（RF）	<30%	30〜54%	55%≦
有効逆流弁口面積（ERO）	<0.3cm²	0.3〜0.39cm²	0.4cm²≦

本検査は，外科治療を前提とした場合に，冠動脈病変の有無の評価を主な目的として行われるものである．

f）鑑別診断

心エコー図により，成因・重症度を含めて本症の正確な診断が可能である．聴診にて全収縮期雑音を呈する心室中隔欠損（雑音最強点は胸骨左縁第3-4肋間），および三尖弁逆流（雑音最強点は胸骨左縁第4-5肋間で，吸気時に増強する），との鑑別が必要である．また，大動脈弁狭窄や肥大型閉塞性心筋症での駆出性収縮期雑音を心尖部で聴取する場合には，僧帽弁逆流との鑑別が必要である．前者では頸動脈をshudderに触知し，後者では二峰性の頸動脈拍動を触知することで，鑑別が可能である．

g）合併症

慢性僧帽弁閉鎖不全では，心房細動の合併がみられる．ただし，塞栓症のリスクは，僧帽弁狭窄と比べると低い．また，僧帽弁逆流の存在は感染

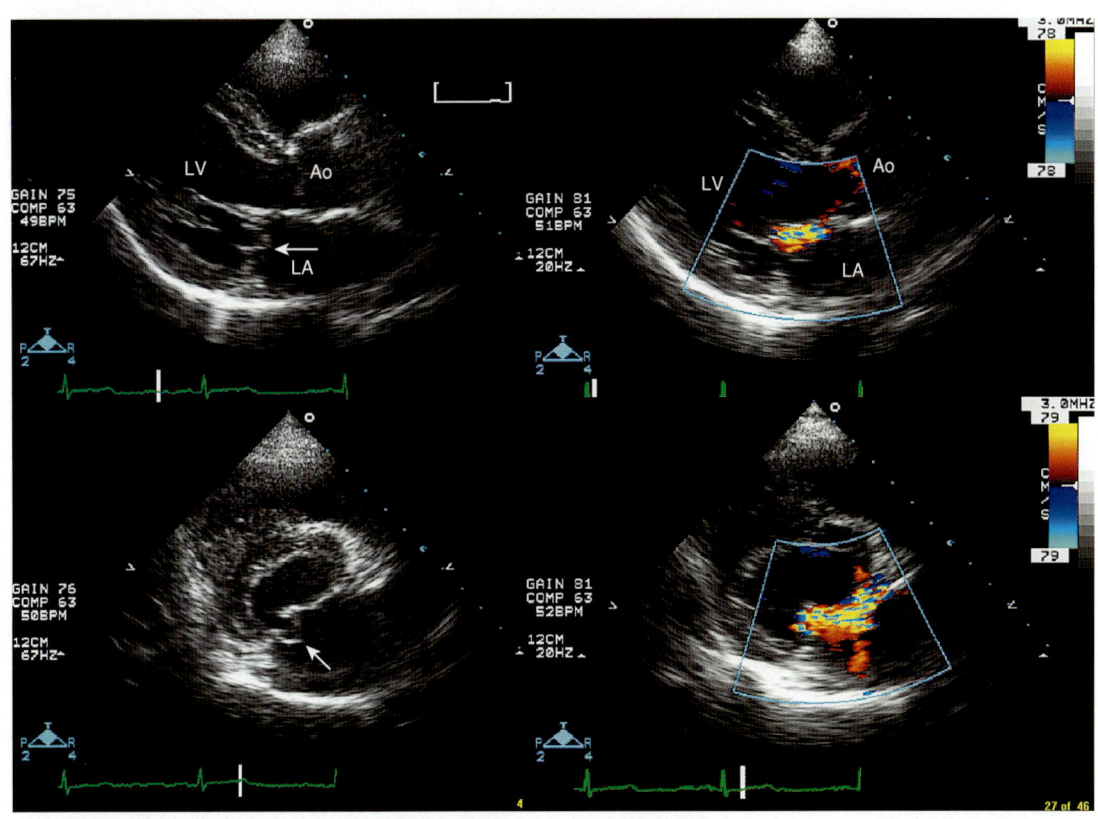

[図6] 僧帽弁逸脱例のカラードプラ心エコー図（上図：傍胸骨長軸断面, 下図：傍胸骨短軸断面）
僧帽弁後尖 medial scallop の逸脱例であるが, 僧帽弁逆流ジェットは内側から外側へ偏位して吹きつけるため, 左房内への到達度からでは, 逆流重症度を過小評価する. LV：左室, LA：左房, Ao：大動脈

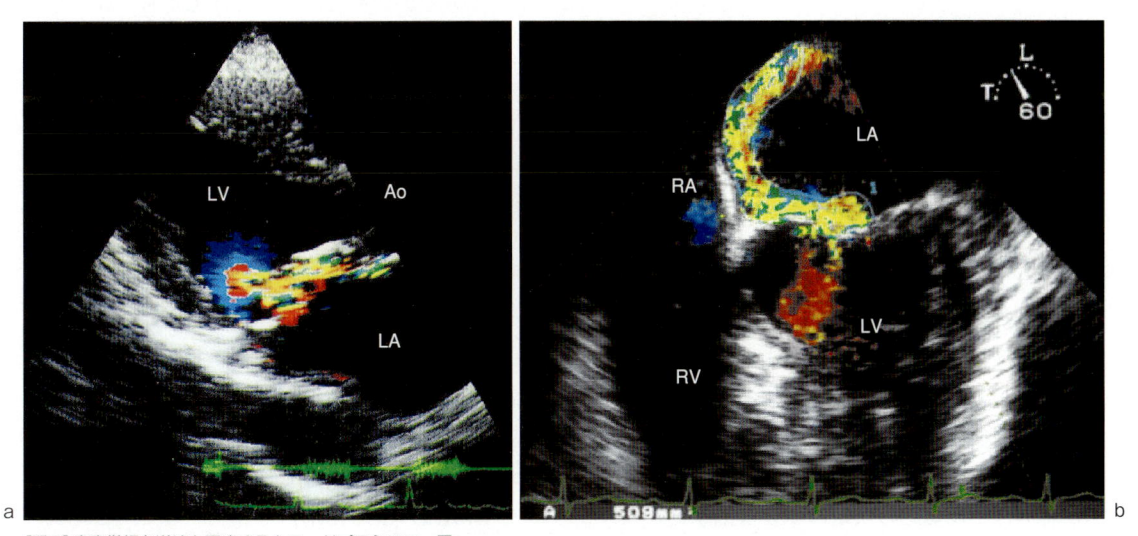

[図7] 高度僧帽弁逆流を示唆するカラードプラ心エコー図
a 傍胸骨長軸断面：僧帽弁後尖 middle scallop の逸脱例である. 僧帽弁逆流シグナルは, 僧帽弁前尖背方から大動脈背方にかけて偏在性にみられ, 表示面積は小さい. しかし, 左室内に逆流起始部の加速血流シグナル面積が大きく表示されており, 高度逆流であると考えられる.
b 経食道心エコー図での四腔断面：僧帽弁後尖 middle scallop の逸脱例である. 僧帽弁前尖背方から心房中隔に偏在性の僧帽弁逆流ジェットを検出し, 逆流ジェットは左房後壁に到達していることから, 高度逆流であると考えられる.
LV：左室, LA：左房, Ao：大動脈, RV：右室, RA：右房

性心内膜炎のリスクとなるため，抜歯・外科的処置の場合は，抗生物質の投与が必要である．

文献

1) Bonow, RO et al : ACC/AHA guidelines for the management of patients with valvular heart disease. A report of the American College of Cardiology/American Heart Association task force on Practice guidelines (Committee on management of patients with valvular heart disease). J Am Coll Cardiol 32 : 1486, 1998
2) Braunwald, E : Valvular heart disease. Heart disease, 5th ed, Braunwald, E ed, WB Saunders, Philadelphia, 1564-1582, 2004
3) Bursh, GE et al : Clinical manifestations of papillary muscle dysfunction. Arch Intern Med 112 : 112-117, 1963
4) Enriquez-Sarano, M et al : Functional anatomy of mitral regurgitation : Accuracy and outcome implications of transesophageal echocardiography. J Am Coll Cardiol 34 : 1129-1136, 1999
5) Feigenbaum, H : Mitral valve disease. Echocardiography, 6th ed, Feigenbaum, H ed, Lea & Febiger, Pennsylvania, 329-351, 2004
6) Hozumi, T et al : Direct visualization of ruptured chordae tendineae by transesophageal two-dimensional echocardiography. J Am Coll Cardiol 16 : 1315-1319, 1990
7) 循環器病の診断と治療に関するガイドライン 2001-2002 年度合同研究班編：感染性心内膜炎の予防と治療に関するガイドライン．Circ J 67 : 1039, 2003
8) Moursi, MH et al : Transesophageal echocardiographic assessment of papillary muscle rupture. Circulation 94 : 1003-1009, 1996
9) Otsuji, Y et al : Insights from three-dimensional echocardiography into the mechanism of functional mitral regurgitation : direct in vivo demonstration of altered leaflet tethering geometry. Circulation 96 : 1999-2008, 1997

〈穂積健之・吉川純一〉

h) 逆流量と心機能の定量的評価

■①僧帽弁逆流

僧帽弁逆流重症度の定量的評価とは，逆流量，逆流率，有効逆流弁口面積を求めることと，左室心機能を評価することである（**表3**）．いずれも重症度の定量的指標となるだけでなく，予後に密接に関係し，手術適応の決定に重要な因子となる．弁形成術による早期の手術では，自覚症状がきわめてわずかである場合も多く，そのような場合に手術時期を決定する最大の根拠は，定量的に測定された逆流量や心機能の指標が求められるべきである[1]．

[表3] 定量的方法による僧帽弁逆流の重症度評価

指　標
逆流量 regurgitant volume (RV) (m*l*)
逆流率 regurgitant fraction (RF) (%)
有効逆流弁口面積 effective regurgitant orifice area (ERO) (cm^2)
左室駆出率 ejection fraction (EF) (%)
左室収縮末期径 LV end systolic diameter (LVESd) (mm)
肺動脈圧 pulmonary artery pressure (PAP) (mmHg)

[表4] volumetric 法による逆流指標の算出法

	断面設定／方法	求めるデータ
断層図	傍胸骨長軸像	左室流出路の直径 Dout (cm)
	心尖四腔像および心尖二腔像	僧帽弁輪部の直径 D_4, D_2 (cm)
パルスドプラ法	心尖長軸像または傍胸骨長軸像・速度波形のトレース	左室流出血流の時間速度積分 TVIout (cm)
	心尖四腔像または心尖二腔像・速度波形のトレース	左室流入血流の時間速度積分 TVIin (cm)
連続波ドプラ法	逆流ジェットが最大に描出される断面，速度波形のトレース	逆流ジェットの時間速度積分 TVIjet (cm)

従来，僧帽弁逆流の評価には，心臓カテーテル検査による Sellers 分類が用いられてきた．しかしこの方法は侵襲的であること，心腔染影度は心腔サイズの影響を受け，判定は主観的にならざるを得ない．また，心エコー図で用いられてきた左房内逆流ジェットの観察もまた主観的な評価に陥りやすい．さらに，逆流ジェットが左房壁に向かうとエネルギー損失から逆流ジェットが広がりにくいこと，左房壁に向かわない free jet は幅が狭いと到達距離が長いこと，左房内では真の逆流ジェットと巻き込まれた周辺の血流によるジェットが混在することなどが，過大評価や過小評価の原因になる．そこで今日では，ドプラ法と二次元心エコー図を併用した，定量的かつ客観的な逆流評価が求められるようになった（表2）．

■②左室流入および流出血流量からの測定（volumetric method）

左室流入および流出血流量の差分から逆流血流量を測定する方法である[2]（**表4**）．左室への血流は拡張期に僧帽弁を通過して流入し，収縮期に大動脈弁を通って大動脈に流出する．言い換えれば，

2. 僧帽弁閉鎖不全

僧帽弁逆流では左室への入り口は一つで出口が二つである．僧帽弁から流入した血液（SVin）は，僧帽弁からの逆流 regurgitant volume（RV）と大動脈弁を通る流出（SVout）に分かれて左室から出て行く（図8）．すなわち，僧帽弁逆流では，

$$SVin = RV + SVout$$

であり，僧帽弁逆流量（RV）は，

$$RV = SVin - SVout$$

の式で求めることができる．

まず，左室流出路における一回拍出量を求める．一回拍出量（SV）は断面積（S）と時間速度積分（TVI）の積で求める．左室流出路の断面積は，その断面を円形と仮定できるので，直径（D）（図9）から，

$$S = 3.14 \times D \times D / 4$$

である．さらに，この場所における血流速度の時間速度積分（TVI_{LVOT}）は，パルスドプラ法で描出される血流速度波形をトレースして求めることができる（図10）．これを用いると，左室流出路での一回拍出量 SV_{LVOT} は，

$$SVout = Sout \times TVIout$$
$$= 3.14 \times D_{LVOT} \times D_{LVOT} / 4 \times TVIout$$

である．

次に左室流入血流量を求める．僧帽弁輪部の左室流入路断面積（Sin）は，断面が楕円形であり，左室四腔像と左室二腔像の弁輪部径（D_4 と D_2）から，

$$Sin = 3.14 \times D_4 \times D_2 / 4$$

で求められる（図11，12）．さらに，僧帽弁輪部での血流速度波形をトレースすると流入血流の時間速度積分（TVIin）が求められ（図13），

$$SVin = Sin \times TVIin$$

である．

ここまでの測定で逆流量 regurgitant volume（RV）と逆流率 regurgitant fraction（RF）（%）を計算できる．僧帽弁逆流の最も基本的な定量評価が逆流量で，これが 60 ml/beat を超えると高度僧帽弁逆流と診断できる．

$$RV = SVin - SVout \, (ml)$$

の式から計算する．

僧帽弁逆流における逆流率とは，左室に流入し

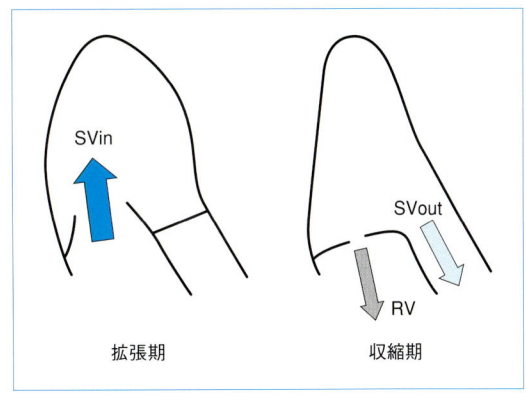

[図8] 僧帽弁逆流の定量的評価
拡張期に左室に流入するのは，僧帽弁を経て流入する一回拍出量（SVin）であるが，収縮期には，左室流出路（SVout）と僧帽弁逆流（RV）に分かれる．

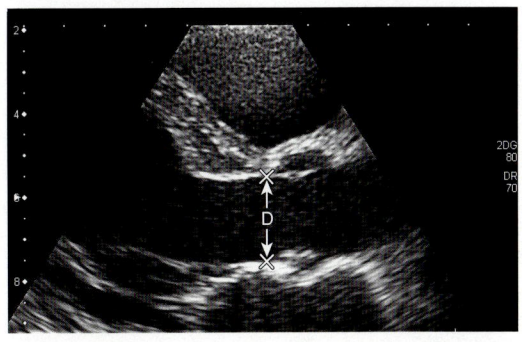

[図9] 傍胸骨長軸像
傍胸骨長軸像から大動脈基部を描出し，左室流出路の径を求める．大動脈弁最大開放時から数フレーム後の画像である．

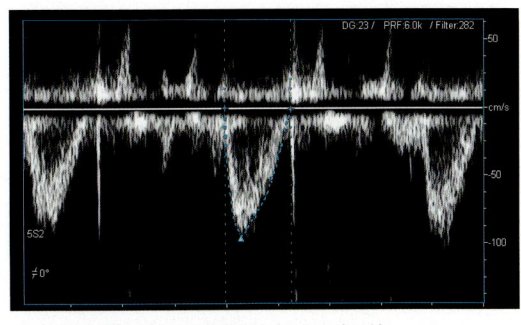

[図10] 左室流出路血流速度波形（パルスドプラ法）
心尖部アプローチで左室流出路を描出し，サンプルボリュームを大動脈弁直下に設定する．得られた速度波形を用手的にトレースする．

た血液量（SVin）のうち，どの程度が逆流しているかを表している．例えば，1心拍当たり100mlの血液が左室に流入し，そのうち80mlが左房に戻ってしまう場合には，逆流率は80％となる．すなわち逆流率は，

$$RF = RV/SVin \times 100$$

の式から計算する．

有効逆流弁口面積（effective regurgitant orifice（ERO），cm^2）は，心機能が最も少ない指標である．例えば心機能低下例では，高度逆流が存在しても逆流量が減少することがある．この場合，逆流量と重症度は相関しない．このような場合でも，EROは心機能の影響が少なく，安定した数値を得ることができる．この値を求めるためには，逆流ジェットの時間速度積分を測定する．実際には僧帽弁逆流ジェットに連続波ドプラのビームを投入し，血流速度曲線を描出する（**図14**）．それをトレースして得られる逆流ジェットの時間速度積分（TVIreg）を測定し，

$$ERO = RV/TVIreg$$

の式で算出する．

例をあげて計算を示す．

左室流出路
　　直径　2.5cm，流出血流の時間速度積分
　　10cm

左室流入路
　　僧帽弁輪部直径　2.6cmと3.4cm，流入血流の時間速度積分　22cm

僧帽弁逆流　逆流血流の時間速度積分（連続波ドプラ法）200cm

流出路の一回拍出量
　　$3.14 \times 2.5 \times 2.5/4 \times 10 = 49$（ml/beat）

流入路の一回拍出量　$3.14 \times 2.6 \times 3.4/4 \times 22 = 153$（ml/beat）

逆流量　$153 - 49 = 104$（ml）

逆流率　$104/153 = 68$（％）

有効逆流弁口面積　$104/200 = 0.52$（cm^2）

■③測定上の注意

最大の誤差要因は断面積算出における弁輪径測定にある．上の式でも明らかなように，流出路径

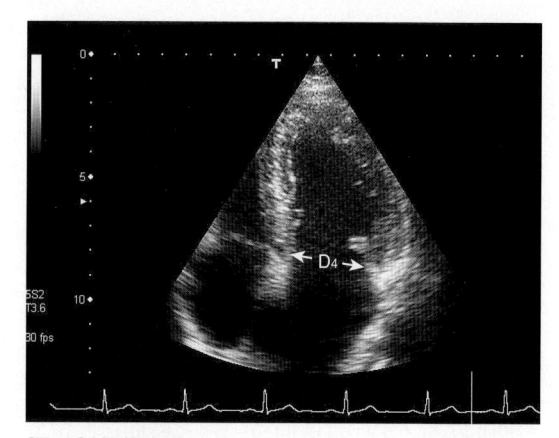

[図11] 心尖部四腔像
心尖部四腔像から左室流入路の径を求める．僧帽弁先端ではなく，僧帽弁基部で測定する．

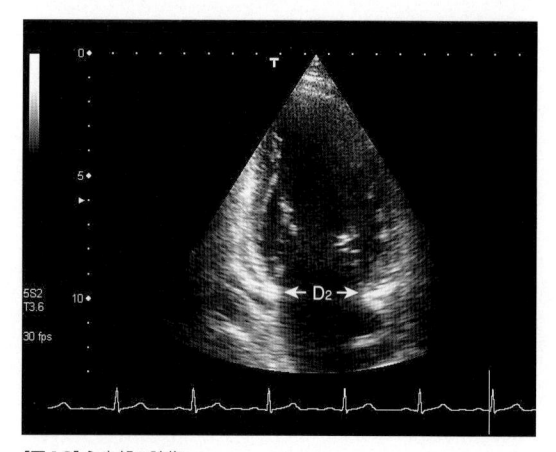

[図12] 心尖部二腔像
心尖部二腔像から左室流入路の径を求める．四腔像での計測と同様に，僧帽弁基部で測定する．

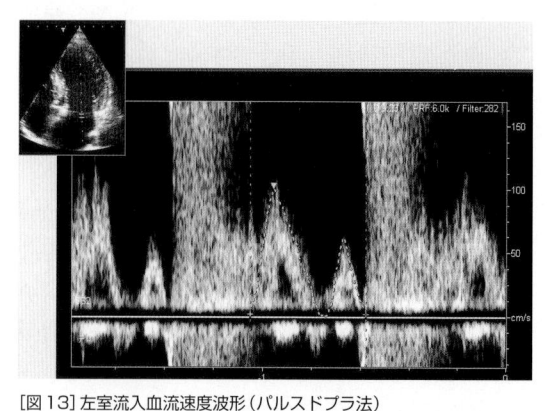

[図13] 左室流入血流速度波形（パルスドプラ法）
心尖部四腔像もしくは二腔像で，左室流入路の時間速度積分を求める．僧帽弁基部の高さで，流入路中央にパルスドプラ法のサンプルボリュームを設定する．得られた速度波形を用手的にトレースする．

は自乗されるため,測定値に与える影響が大きい.この測定は,左室流出路や流入路をなるべく拡大して表示し,そのうえで測定すると誤差が少ない.また,測定する時相は,流出路なら大動脈弁最大開放後,数フレーム後,流入路なら最大開放時から数フレームあとが適している.また,なるべくシャープな画像で計測することも必要である.例えば,二次元画像におけるノイズは最大限取り除く工夫が必要である.特に,イメージングモードとして組織ハーモニックを使っている場合には注意が必要である.ゲインおよびダイナミックレンジに注意して,ノイズやアーチファクトを最小にすると測定精度を上げることができる.

血流の時間速度積分は,それぞれの部位におけるパルスドプラ波形をトレースして求める.流量を正確に求めるためには,パルスドプラ法のサンプルボリュームの位置に注意を払う.左室流出路では,心尖部長軸像で大動脈弁直下の左室流出路の中心にサンプルボリュームを設定する.左室流入路では,僧帽弁輪部の中心にサンプルボリュームを設定する.いわゆる拡張能評価のための記録とは,サンプルボリュームの位置が異なることに留意する必要がある.ドプラ法による流量計測の基本は,流速と断面積を空間的に同じ位置で記録することである.流入量の測定なら,弁輪径測定の高さで流速を測る必要がある.したがって,サンプルボリュームを僧帽弁先端などに設定することは意味をなさない.

■④PISA法(proximal isovelocity surface area)

PISA法は,僧帽弁逆流の左房側に生じる吸い込み血流を用いて逆流量や有効逆流弁口面積を求める方法である[3,4](**表5**).特に,多弁逆流例などでは有用性が高い.

■⑤aliasingの原理

PISA法を用いるためには,折り返しaliasing(エリアジング)と呼ばれるカラードプラ法の原理を理解しておく必要がある.カラードプラ法では,モニタ画面上にカラーバーで表されるmeasurable velocity rangeで,血流速度に応じた色彩が規定される.血流の向きがプローブに近づいても

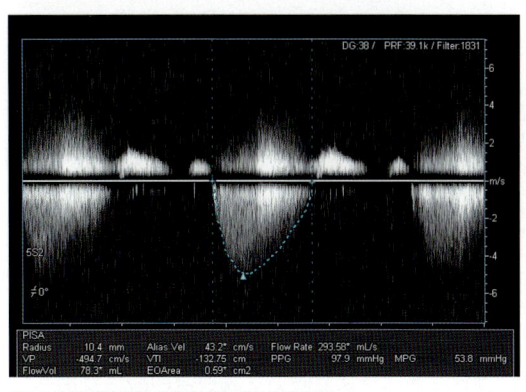

[図14] 逆流血流速度波形(連続波ドプラ法)
逆流血流に連続波ドプラ法を適用して,血流速度波形を得る.得られた波形を用手的にトレースする.

[表5] PISA法による逆流指標の算出法

	断面設定／方法	求めるデータ
カラードプラ法	吸い込み血流シグナルが最大になる断面	吸い込み血流の半径 D (cm)
	モニタ画面	カラードプラ折り返し速度 Va (cm/sec)
連続波ドプラ法	逆流ジェットと吸い込み血流が同時に描出される断面	逆流ジェットの最大速度 Vmax (cm/sec)

離れても,その速度が指定された範囲を超えると,反対側の色がつく.例えば血流の速度を100cm/secとする.血流速度表示のレンジを100cm/sec以上に設定すれば,段階的に色がつく.ここでレンジを50cm/secにすれば,50cm/secを超える血流は反転した(折り返された)色づけが行われる.これをaliasingと呼ぶ.この仕組みを逆に利用すると,速度レンジで表された血流速度の位置を知ることができる.すなわち,色づけが反転した場所が50cm/secの場所であり,カラードプラ法を用いれば任意の血流速度の位置を明らかにすることができる.PISA法は,このシグナルを利用した逆流の評価方法である.

■⑥流量測定の原理

容器の底にあいた穴から水が流れていく場合,上流には吸い込み血流が生じる.湯をはった浴槽で,底の栓を抜けば湯は流れ出す.そのとき穴の上に手をかざすと,この吸い込み血流が経験できることはよく知られている.このような吸い込み血流の特徴は,その速度が穴を中心とした球の表

面上で一定になることである．穴から距離が近ければ速く，遠ければ遅くなるが，同じ距離の点では穴に向かう速度は一定である．

PISA法の理解で最も重要な点は，穴の上流における吸い込み血流量と穴の下流の流出血流量が等しいことである．言い換えれば，吸い込み血流と逆流ジェットは表裏一体であり，吸い込み血流の流量を測定することは，逆流量を測定することにほかならない．

カラードプラ法は吸い込み血流の観察に適している．僧帽弁逆流の上流，左室側にカラードプラ法を適用し，カラードプラのベースラインをシフトして下向き血流表示の速度レンジを下げれば，僧帽弁に向かう血流を球状のaliasing area（エリアジングエリア）として描出できる（図15）．僧帽弁逆流では，収縮期のたびにこの現象が起こっている．心尖部からアプローチすると，左房側の逆流ジェットとともに左室側には吸い込み血流が表示されているはずである．吸い込み血流の空間的速度分布は，一般的に逆流弁口から離れるほど円形に近づく特徴があるので，折り返し表示された血流シグナルが半円球状になるまで十分にゼロシフトするとよい．

流量は，断面積と速度から求められることを前項で示した．この考え方をPISA法にも適用する．すなわち，断面積はカラードプラ法で表された吸い込み血流の球の表面積であり，速度はカラードプラ法の折り返し速度である．

aliasingによる半円球の表面積Saは，そのモニタ画面上で測定される半径Daを用いて，

$Sa = 2 \times 3.14 \times Da \times Da$ である．

すなわち瞬時血流量Qはカラードプラ折り返し速度Vaを用いて，

$Q = SaVa$

である．逆流弁口を通過する血流量は，上記Qに等しく，有効逆流弁口面積（ERO）と逆流ジェットの速度V_{jet}を用いて

$Q = ERO \times V_{jet}$ と表せる．

したがって，

$SaVa = ERO \times V_{jet}$

$ERO = SaVa/V_{jet}$

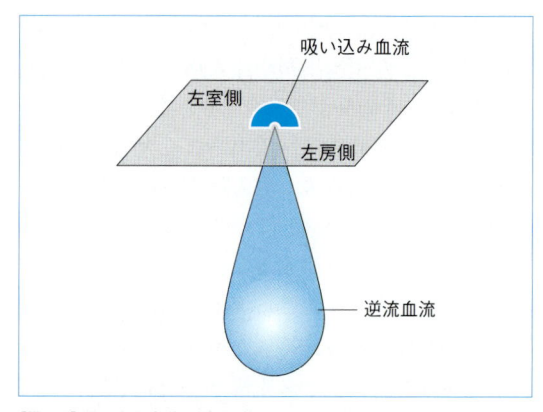

[図15] 吸い込み血流と逆流ジェット
僧帽弁逆流では，収縮期に，左室側に吸い込み血流，左房側に逆流ジェットが形成される．

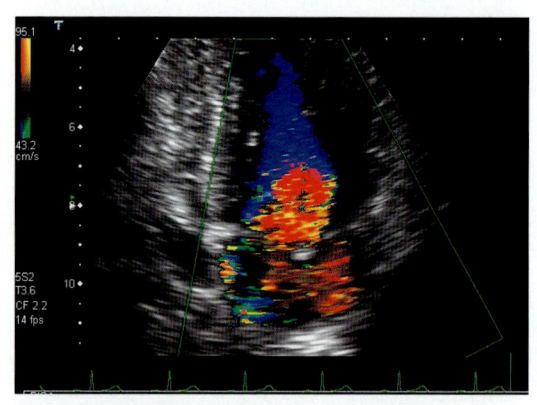

[図16] 心尖部四腔像（カラードプラ法）aliasing（エリアジング）
僧帽弁逆流の吸い込み血流で，青色から赤色になる部分が，aliasingを起こし始めた速度分布である．その速度は，図左上のカラーバー下端に43.2cm/secと表示されている．この動画像をいったんフリーズし，吸い込み血流面積が最大かつ半円形になるフレームを選択し，モニタ画面上で半径Dを測定する．

$ERO = 2 \times 3.14 \times Da \times Da \times Va/V_{jet}$

で求めることができる（図16）．Dに最大半径Dmaxを用いた場合，V_{jet}には逆流ジェット速度の最大値を用いる．すなわち，逆流ジェットの頂点の速度である．さらに，PISA法で逆流量を求めるためには，逆流ジェットの連続波ドプラ波形をトレースして求められる時間速度積分TVI_{jet}を用いて，

$RV = ERO \times TVI_{jet}$

の式を適用する．

実際の測定例では，下記のように測定される．

　　aliasing速度　　30cm/sec

最大aliasing半径　1.2cm
逆流ジェットの最大速度　500cm/sec
逆流ジェットの時間速度積分　200cm
瞬時逆流量は　$2 \times 3.14 \times 1.2 \times 1.2 \times 30 = 271$ml
有効逆流弁口面積は　$271/500 = 0.54$cm^2
逆流量は　$0.54 \times 200 = 108$ml

■⑦心機能の評価

僧帽弁閉鎖不全に特有の心機能評価はない．その他の疾患と同様にmultidiscs methodによる左室容積から左室駆出率を求める．最も重要なことは左室駆出率の解釈で，正常の左室駆出率では心機能低下が始まっているととらえることである．

僧帽弁閉鎖不全では，左室駆出率の評価には注意が必要である．左室からの駆出血流は大動脈への前方駆出と左房への後方駆出に分かれる．左室が前方駆出を維持し，正常なポンプ機能を発揮するために左室にはより多くの収縮が求められる．そこで，心機能が全く正常ならば，左室は過収縮を呈することになる．一般に高度僧帽弁逆流の存在下では，左室駆出率60％，収縮末期径45mmの時点で心機能低下の始まりと考えるべきである[5]．

僧帽弁閉鎖不全の評価に求められる心機能の指標は，左室収縮末期径と左室駆出率である．左室収縮末期径は，心拡大と収縮能を表す統合的な指標である．multi discs method (Simpson's method)を用いると左室のサイズをより正確に求めることが可能で，そこから左室駆出率を算出することができる．

■⑧左室サイズ

術前および術後の左室サイズと手術成績には密接な関連がある．Weisenbaughら[6]によれば，術前左室収縮末期径が45mmを超えると術後遠隔死亡や心不全の発生する確率が急激に高くなる．また，Crawford[7]によれば，収縮末期左室容積指標50ml/m^{2}を超えると術後に左室が拡大する傾向にある．これらの結果を考慮すると，左室収縮末期径45mmあるいは，収縮末期左室容積指標50ml/m^{2}は，手術を考慮すべき重要な数値である．

■⑨左室駆出率

左室駆出率は症状を有する症例の術後心機能予測のための最も鋭敏な指標である．術後に正常の左室駆出率を維持するためには術前の左室駆出率は50％以上であることが望ましい．Seranoら[8]は，214例の僧帽弁置換術症例と195例の僧帽弁形成術において術後心機能を予測しうる心エコー図指標を検討した．術前の左室駆出率50％未満，左室収縮末期径45mm以上では術後左室駆出率50％未満の心機能低下が予測された．Crawfordら[7]も，術後心駆出率は術前心駆出率で予測可能であることを報告している．例えば左室駆出率30％，収縮末期径が55mmと心機能が極端に低下した症例では，単純な弁置換術では，術後の予後改善効果などが乏しい．これらの症例では弁下部温存あるいは弁形成術が可能な場合に限り，手術を考慮することは妥当である．

文献

1) Enriquez-Sarano, M et al : Quantitative determinants of the outcome of asymptomatic mitral regurgitation. N Engl J Med 352 (9) : 875-883, 2005
2) Rokey, R et al : Determination of regurgitant fraction in isolated mitral or aortic regurgitation by pulsed Doppler two-dimensional echocardiography. J Am Coll Cardiol 7 : 1273-1287, 1986
3) Utsunomiya, T et al : Doppler color flow "proximal isovelocity surface area" method for estimating volume flow rate : effects of orifice shape and machine factors. J Am Coll Cardiol 17 : 1103-1111, 1991
4) Giesler, M et al : Color Doppler echocardiographic determination of mitral regurgitant flow from the proximal velocity profile of the flow convergence region. Am J Cardiol 71 : 217-224, 1993
5) Bonow, RO et al : ACC/AHA guidelines for the management of patients with valvular heart disease : a report of the American College of Cardiology/American Heart Association Task Force on Practice Guidelines (Committee on Management of Patients With Valvular Heart Disease). J Am Coll Cardiol 32 : 1486-1588, 1998
6) Weisenbaugh, T et al : Prediction of outcome after valve replacement for rheumatic mitral regurgitation in the era of chordal preservation. Circulation 89 : 191-197, 1994
7) Crawford, MH et al : Determinants of survival and left ventricular performance after mitral valve replacement. Circulation 81 : 1173-1181, 1990
8) Enriquez-Sarano, M et al : Valve repair improves the outcome of surgery for mitral regurgitation. Circulation 91 : 1022-1028, 1995

〈渡辺弘之・吉川純一〉

● 僧帽弁閉鎖不全診断のまとめ

● 症状
1. 急性僧帽弁閉鎖不全：呼吸困難，起坐呼吸を呈し，重症の場合はショック
2. 慢性僧帽弁閉鎖不全：症状は出現しにくい．初発症状は動悸・労作時息切れで，進行すると次第に軽度労作・安静時にも呼吸困難を感じるようになる．

● 身体所見
1. 全収縮期雑音およびⅢ音
2. 拡張中期雑音（Carey Coombs雑音）
3. 軽度から中等度の僧帽弁逆流を有する僧帽弁逸脱：収縮中期クリックと，それに続く収縮後期雑音
4. 心尖拍動：左下方に偏位し撞起性（heaved）

● 心エコー図
■ 一般的所見
急性僧帽弁閉鎖不全：左室壁運動は増大するが，左房拡大はない．
慢性僧帽弁閉鎖不全：ⅰ）左房拡大，ⅱ）左室拡大・左室壁運動の増大（左室容量負荷所見．代償期には良好な左室壁運動は，心筋障害が進むと低下．

■ 成因診断
1) 僧帽弁逸脱：僧帽弁弁尖の一部が僧帽弁輪レベルをこえて左房内に突出．僧帽弁尖は粘液様変性のため肥厚．腱索断裂例では，弁尖は動揺し弁接合不全を呈する（flail leaflet）．
2) 感染性心内膜炎：弁尖または壁心内膜に付着した可動性腫瘤（疣贅）
3) リウマチ性：ⅰ）僧帽弁エコー輝度の増強，ⅱ）拡張期前尖のドーミングなど，基本的には僧帽弁狭窄の場合と同様．
4) 虚血性心疾患に伴う場合：
ⅰ）虚血性僧帽弁逆流：僧帽弁閉鎖時，弁尖接合部は弁輪レベルより心尖部側に偏位（tethering）．
ⅱ）乳頭筋断裂：完全断裂では，僧帽弁弁尖は収縮期に左房内に落ち込み，flail leafletを呈する．断裂した乳頭筋の一部が，腱索に付着する可動性の塊状エコーとして認められる場合もある．

■ 逆流重症度評価
・半定量評価：軽度，中等度，高度
・定量評価：逆流量，逆流率，逆流弁口面積（effective regurgitant orifice：ERO）

（補）

本症の診断において中核をなすのは上記である．特に，本症発見の契機として，聴診所見は重要である．慢性の場合，無症状のことが多いのに注意が必要である．その他，胸部X線は心不全の評価に，心電図は不整脈（心房細動等）の評価に用いられる．心臓カテーテル検査は，心エコー図で逆流重症度が確定している場合，逆流評価目的では不要であり，外科治療を前提とした場合に，冠動脈病変の有無の評価を主な目的として行われる．

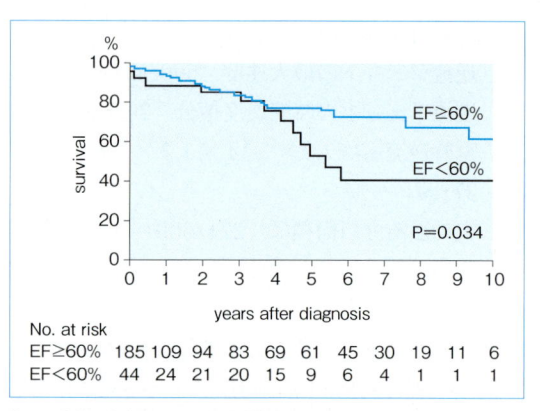

[図17] 僧帽弁逸脱による高度僧帽弁逆流例を内科管理した場合の左室駆出率別の長期予後
僧帽弁逸脱による高度僧帽弁逆流例を内科的に管理した場合．左室駆出率60％未満の例では，駆出率60％以上の例に比べて，長期の生存率は有意に不良である．
（文献13）より引用）

6) 治療

a) 内科治療

■ ①急性僧帽弁閉鎖不全

僧帽弁閉鎖不全は，急性に発症したものと慢性に経過したもので，対応が異なる．急性発症の僧帽弁閉鎖不全としては感染性心内膜炎によるものや，急性心筋梗塞に合併した乳頭筋断裂によるものが重要である．高度僧帽弁逆流が急性に発症すると，左室に急速な容量負荷がかかるが，代償機転が働く余裕がないため，左室・左房は急激な逆流に対応できず，拍出量の低下と肺うっ血が生じる．正常血圧であれば血管拡張薬・利尿薬により，逆流量減少・心拍出量の維持・肺うっ血の軽減を図る．しかし，高度逆流では，内科治療だけでは血行動態の改善が得られないことが多く，そのような場合は，緊急手術（僧帽弁形成術または置換術）の適応となる．特に急性心筋梗塞に合併した乳頭筋完全断裂による場合は内科的治療では致命的である．

■ ②慢性僧帽弁閉鎖不全

病因によって分けて考える必要があるが，本稿では主要な病因である僧帽弁逸脱による慢性僧帽弁逆流の場合について述べる．慢性の高度僧帽弁逆流例では，左室・左房の増大による代償が働く時間があるため，代償機構が働いている段階では，

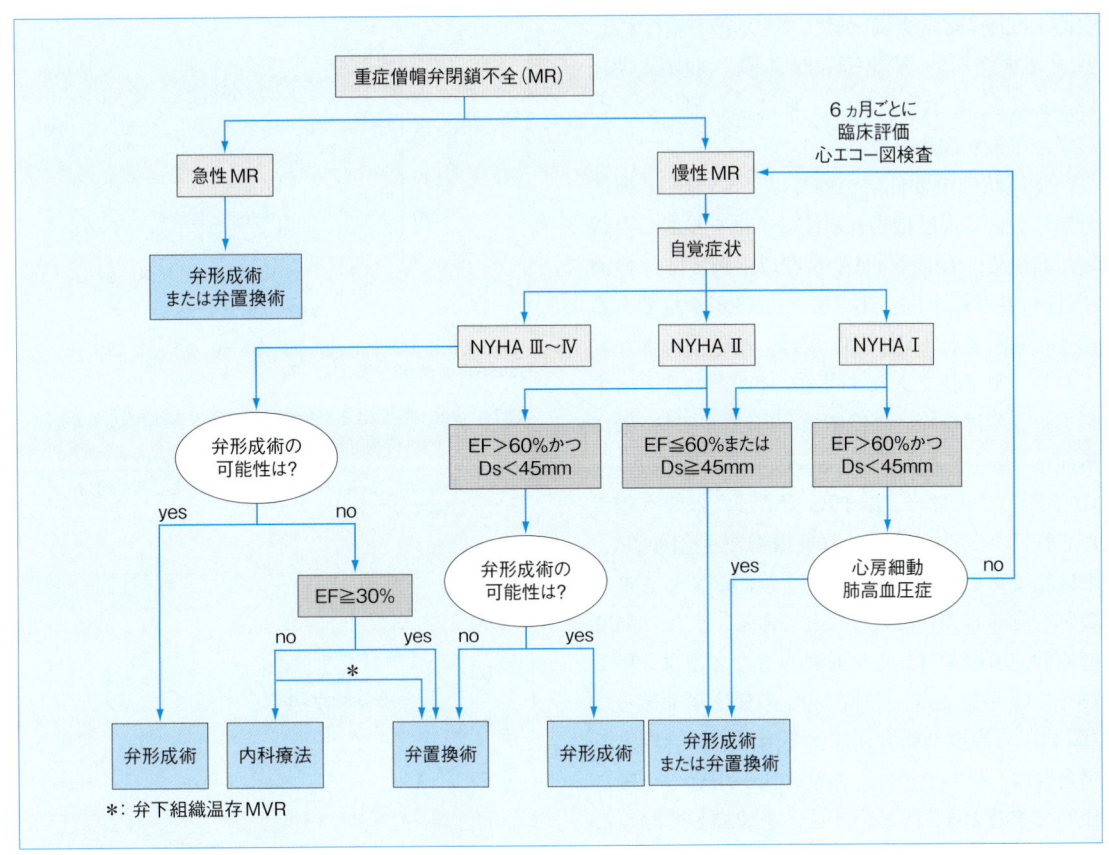

[図18] 高度僧帽弁逆流例の治療方針
MR：僧帽弁逆流，EF：左室駆出率，Ds：左室収縮末期径
（文献11）より引用）

低心拍出量や肺うっ血は生じず，無症状である．しかし，長期の容量負荷が続くと，左室機能不全が生じる．しかし，実際は心筋機能不全が生じていても，容量負荷がかかっていると，みかけ上の左室駆出率は正常範囲を呈していることが多い．高度僧帽弁逆流例を内科的に管理した場合の予後を調査した報告では，左室駆出率60％未満の例では，駆出率60％以上の例に比べて，予後不良である（図17）．また，僧帽弁手術例の検討では，術前駆出率60％以下では，術後予後が不良であることが示されている．一般には駆出率が60％であれば収縮能は正常とみなされるが，容量負荷のかかった僧帽弁閉鎖不全例では，駆出率60％は心筋機能不全が生じつつあることを，これらの報告は，示唆するものである．また，別の報告では，収縮末期径45mmを境にして術後の予後が不良となる．1998年のACC/AHAガイドラインおよび2003年の日本循環器学会ガイドラインでは，左室機能不全は駆出率60％以下または左室収縮末期径45mm以上と定義されている（図18）．そこで，症状の有無にかかわらず，慢性高度僧帽弁逆流例で駆出率60％以下，または左室収縮末期径45mm以上であれば，僧帽弁手術を考慮することになる．なお，左室収縮末期径45mmというのは欧米人の体格でのデータである．日本人を対象とした報告では，左室収縮末期径が40mm以上の場合，僧帽弁形成術後の左室機能不全（駆出率が50％以下）の頻度は23％であり，左室収縮末期径40mmに達すれば弁形成術を考慮すべきであるとしている．現時点でのガイドラインにおけるコンセンサスとしては，1）慢性逆流例で症状が出現した場合は，たとえ明らかな左室機能不全（駆出率60％以上，

収縮末期径45mm未満)がなくても手術を施行する，2)左室機能不全(駆出率60%未満，収縮末期径45mm以上)を示す場合は，症状の有無にかかわらず，手術が勧められる．

自覚症状の重要性については，NYHA心機能分類に分けて高度僧帽弁逆流の予後を検討した報告において，術前NYHA Ⅲ度以上例では，術前NYHA Ⅱ度以下例に比べて，予後が不良であることから示される(図19)．では，心機能が保たれており，無症状であれば問題ないかというと必ずしもそうではない．高度僧帽弁逆流例では，仮に無症状であっても突然死する率は年間1.8%であり，10年間のフォローでは19%であったという報告がされている．すなわち，高度僧帽弁逆流例では，無症状であるからといって，予後が必ずしもよいことを意味しないということである．また，高度僧帽弁逆流例では，心房細動をきたす率は5年で18%，10年で48%，年間5.0%の発生率であった(図20)．高度僧帽弁逆流例を内科的に管理する場合には，その予後は，本症がない場合の予後に比べて劣る(図21)ということを認識しておくことが重要である．

慢性心不全の治療に用いられるアンジオテンシン変換酵素angiotensin converting enzyme(ACE)阻害薬は，症状のある僧帽弁閉鎖不全例においては血行動態を改善すると報告されているが，無症状の逆流例において収縮能の維持に効果的かは，現在のところ不明である．β遮断薬については，慢性高度僧帽弁逆流例における左室機能を改善するとの報告がされている．しかし，無症状で高血圧もない高度僧帽弁逆流例に対するこれらの内服治療については，現時点では大規模な無作為試験のデータもなく，ガイドラインでも特にACE阻害薬やβ遮断薬による内服治療は推奨はされていない．慢性高度僧帽弁逆流例におけるACE阻害薬・β遮断薬のよい適応としては，現時点では，高齢などの理由により手術を施行されない例と思われる．

慢性僧帽弁閉鎖不全は感染性心内膜炎のハイリスクであるため，表6にあげるような手技を行う場合，抗菌薬の予防投与が必要である．経口では，

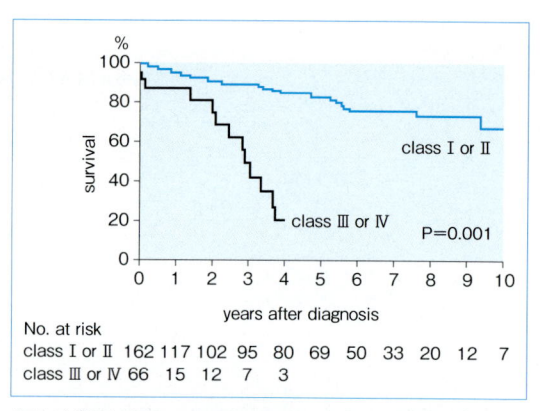

[図19] 僧帽弁逸脱による高度僧帽弁逆流例を内科管理した場合のNYHA心機能分類別の長期予後
NYHA Ⅲ度以上例では，術前NYHA Ⅱ度以下例に比べて，内科管理した場合の長期の生存率は有意に不良である．(文献13)より引用)

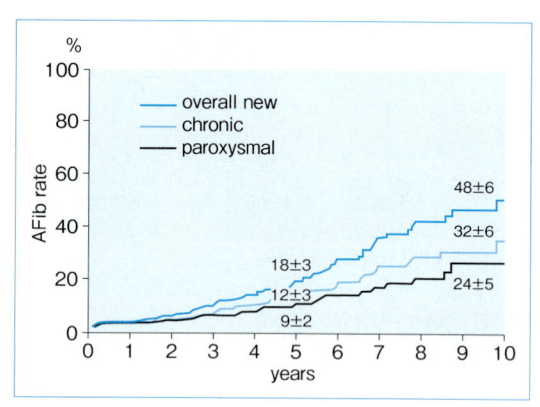

[図20] 僧帽弁逸脱による高度僧帽弁逆流例を内科管理した場合の心房細動発生率
flail mitral leaflet では，心房細動をきたす率は5年で18%，10年で48%，年間5.0%の発生率であった．(文献7)より引用)

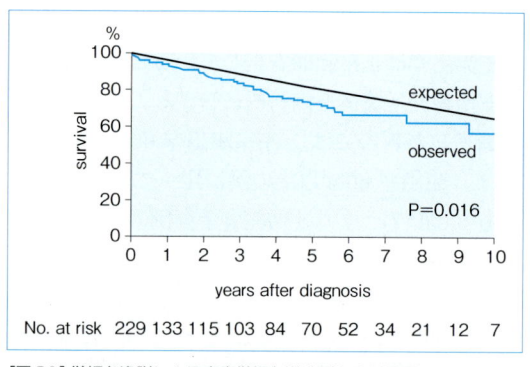

[図21] 僧帽弁逸脱による高度僧帽弁逆流例を内科管理した場合の長期予後
僧帽弁逸脱による高度僧帽弁逆流例を内科的に管理した場合，本疾患がない場合に期待される予後を下回る．(文献13)より引用)

アモキシシリン 2.0g を処置1時間前に投与する．ペニシリンアレルギーのある場合は，クリンダマイシン 600mg か，セファレキシンまたはセファドロキシル 2.0g を，いずれも処置1時間前に投与する．

前述のように，症候性の慢性高度逆流例では，内科管理中に心房細動を合併することがある．心房細動の存在は，術後の長期生存率を低下させる因子であるため内科管理中に心房細動が出現した場合は，手術を考慮すべきである．手術を待機している期間は，ジギタリス製剤・カルシウム拮抗薬・β遮断薬による心拍数コントロールを行う．術後に洞調律に復帰するかどうかは，術前の左房径（50mm 未満）および術前の心房細動持続期間（3ヵ月以内）による．僧帽弁狭窄においては心房細動を合併すれば，塞栓症のリスクが高くなり，十分な抗凝固療法が必要である．一方，僧帽弁閉鎖不全例では，心房細動であっても塞栓症のリスクが低いとの報告もある．しかし，抗凝固療法不要としたガイドラインはなく，現時点では，ワルファリンによる抗凝固療法を施行（INR2～3）することが望ましいと思われる．

[表6] 感染性心内膜炎のハイリスク群において抗菌薬の予防投与を必要とする手技

感染性心内膜炎の予防として抗菌薬投与をしなくてはならないもの	
●歯口科	出血を伴ったり，根尖を超えるような大きな侵襲を伴う歯科手技（抜歯，歯周手術，スケーリング，インプラントの植え込みなど）
●呼吸器	扁桃摘出術・アデノイド摘出術 呼吸器粘膜を扱う手術（気管切開を含む） 硬性気管支鏡検査
●消化管	食道静脈瘤に対する硬化療法 食道狭窄の拡張 胆道閉鎖時の逆行性内視鏡的胆管造影 胆道手術 腸粘膜を扱う手術
●泌尿器・生殖器	前立腺の手術 膀胱鏡検査 尿道拡張
感染性心内膜炎の予防として抗菌薬投与をした方がよいと考えられているもの	
●消化管	大腸鏡や直腸鏡による生検
●生殖器	経腟子宮摘出術 経腟分娩 帝王切開 感染していない組織における 　子宮内容除去 　治療的流産 　避妊手術 　子宮内避妊具の挿入または除去
●その他	心臓カテーテル検査（PCIを含む） ペースメーカ，除細動器の植え込み 外科的に洗浄した皮膚の切開あるいは生検
感染性心内膜炎の予防として抗菌薬投与をしなくてもよいもの	
●呼吸器	気管内挿管 軟性気管支鏡検査（生検も含む） 鼓室穿孔時のチューブ挿入
●消化管	経食道心エコー図 上部内視鏡検査（生検を含む）
●泌尿器・生殖器	感染していない組織における尿道カテーテル挿入
●その他	中心静脈へのカテーテル挿入

文献

1) Bayer, AS et al：Diagnosis and management of infective endocarditis and its complications. Circulation 98：2936-2948, 1998
2) Blackshear, JL et al：Mitral regurgitation associated with reduced thromboembolic events in high-risk patients with non-rheumatic atrial fibrillation：Stroke Prevention in Atrial Fibrillation Investigators. Am J Cardiol 72：840-843, 1993
3) Bonow, RO et al：ACC/AHA guidelines for the management of patients with valvular heart disease. A report of the American College of Cardiology/American Heart Association task force on Practice guidelines (Committee on management of patients with valvular heart disease). J Am Coll Cardiol 32：1486-1582, 1998
4) Braunwald, E：Valvular heart disease. Heart Disease, 5th ed, Braunwald, E ed, WB Saunders, Philadelphia, 1564-1582, 2004
5) Carabello, BA：Progress in mitral and aortic regurgitation. Prog Cardiovasc Dis 43：457-475, 2001
6) Tischler, MD et al：Effect of enalapril on left ventricular mass and volumes in asymptomatic chronic, severe mitral regurgitation secondary to mitral valve prolapse. Am J Cardiol 82：242-245, 1998
7) Grigioni, F et al：Atrial fibrillation complicating the course of degenerative mitral regurgitation. J Am Coll Cardiol 40：84-92, 2002
8) Grigioni, F et al：Sudden death in mitral regurgitation due to flail leaflet. J Am Coll Cardiol 34：2078-2085, 1999
9) Host, U et al：Effect of enalapril on mitral regurgitation secondary to mitral valve prolapse. Am J Cardiol 80：655-658, 1997
10) Iung, B et al：Recommendations on the management of the asymptomatic patients with valvular heart disease. Eur Heart J 23：1253-1266, 2002
11) 循環器病の診断と治療に関するガイドライン 2000-2001 年度合同研究班編：弁膜疾患の非薬物治療に関するガイドライ

ン．Circ J 66：1261, 2002
12) 循環器病の診断と治療に関するガイドライン 2001-2002 年度合同研究班編：感染性心内膜炎の予防と治療に関するガイドライン．Circ J 67：1039, 2003
13) Ling, LH et al：Clinical outcome of mitral regurgitation due to flail leaflet. N Eng J Med 335：1417-1423, 1996
14) Matsumura, T et al：Echocardiographic prediction of left ventricular dysfunction after mitral valve repair for mitral regurgitation as an indicator to decide the optimal timing of repair. J Am Coll Cardiol 42：458-463, 2003
15) Nemoto, S et al：Differential effects of the angiotensin-converting enzyme inhibitor lisinopril versus the beta-adrenergic receptor blocker atenolol on hemodynamics and left ventricular contractile function in experimental mitral regurgitation. J Am Coll Cardiol 40：149-154, 2002
16) Perry, GJ et al：Angiotensin II receptor blockade does not improve left ventricular function and remodeling in sub-acute mitral regurgitation in the dog. J Am Coll Cardiol 39：1374-1379, 2002
17) Sarano, ME et al：Echocardiographic prediction of survival after surgical correction of organic mitral regurgitation. Circulation 90：830-837, 1994
18) Tallaj, J et al：β_1-adrenergic receptor blockade attenuates angiotensin II-mediated catecholamine release into the cardiac interstitium in mitral regurgitation. Circulation 108：225-230, 2003
19) Weisenbaugh, T et al：Prediction of outcome after valve replacement for rheumatic mitral regurgitation in the era of chordal preservation. Circulation 89：191-197, 1994

（穂積健之・吉川純一）

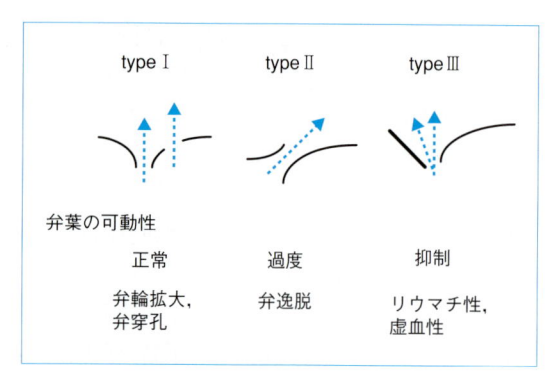

[図22] Carpentier らによる僧帽弁病型分類

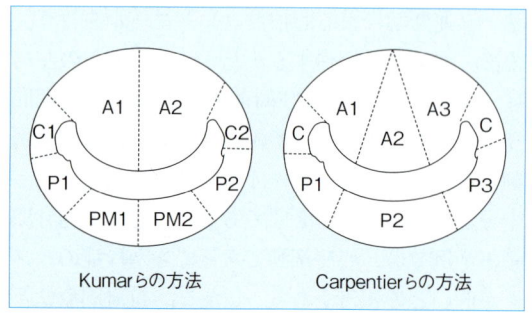

[図23] 僧帽弁の番地づけ

b）外科治療

心臓弁膜症に対する外科治療対象は年々増加傾向にあり，そのうちの一つが僧帽弁逆流（僧帽弁閉鎖不全）である．僧帽弁逆流の成因は退行性病変（粘液変性），感染性心内膜炎，リウマチ性，虚血性，先天性，その他に分けられる．圧倒的に多いのは粘液変性による僧帽弁逸脱症であり，これを中心に診断，手術適応，手術方法，および手術成績について述べることとする．

■①外科治療を考慮した僧帽弁逆流の診断

僧帽弁逆流の成因を頻度の多い順に述べると，退行性病変（粘液変性），感染性心内膜炎，虚血性僧帽弁逆流，リウマチ性，先天性，その他となる．日常臨床のなかでは圧倒的に粘液変性による僧帽弁逸脱が多い．心エコー図検査により僧帽弁逆流の成因，逆流の程度，逆流の部位とメカニズム，および左心機能などを診断することができる．

まず，僧帽弁逆流の定量的重症度評価をパルスドプラ法か proximal isovelocity surface area (PISA) により求める．逆流の定量評価は逆流量 regurgitant volume (RV), 逆流率 regurgitant fraction (RF), 逆流弁口面積 effective regurgitant orifice (ERO) によって表され，表2のように分類されている．逆流量や逆流率は血行動態に影響を受けやすいとされているが，逆流弁口面積を測定することで的確に高度の逆流かどうか診断できる．

僧帽弁逆流単独疾患では高度の逆流（逆流量60ml以上，逆流率55%以上，逆流弁口面積0.4cm^{2}以上）が治療の対象となる．

ついで，逆流の成因とも結びつく逆流のメカニズムを心エコー図検査で診断することが重要である．図22はCarpentierらの僧帽弁病型分類を示している．すなわち，typeⅠは弁葉の可動性が正常，弁輪拡大あるいは弁穿孔による逆流であり，逆流ジェットは左房後方に向かう，typeⅡは弁逸

脱による逆流で，逸脱弁の反対方向に逆流ジェットが向う．type Ⅲ はリウマチ性あるいは虚血性の僧帽弁逆流で，弁の可動性が抑制された病態である．多くの僧帽弁逆流では一つの成因，一つのメカニズムで逆流の病態を把握できるが，感染性心内膜炎や高齢者で弁輪石灰化などがあると逆流のメカニズムは一つとは限らないことがある．しかしながら，弁の接合が悪くなる病態は type Ⅰ～Ⅲ のいずれか，またはその組み合わせで説明が可能である．

僧帽弁逆流の重症度とメカニズムが診断できたら，最後に逆流部位の診断である．**図23**に外科医が左房を切開したときにみえる僧帽弁の番地づけを Kumar らの方法と Carpentier らの方法で示す．解剖学的に僧帽弁は対称構造をしているので，われわれは Kumar らの方法を用いている．P1, PM1 の間および PM2，P2 の間には cleft chordae が存在する．Carpentier らの方法は後尖の middle scallop（P2）に相当する前尖を A2 として，その左側を A1，右側を A3 としている．心エコー図検査の報告ではどちらを採用しても良いと思われるが，外科医が手術記録を記載するときには Kumar らの方法が便利であると思われる．

これらの番地づけ（心エコー図検査では左右逆になる）の地図を参考にして逆流を生じている部位を診断，報告する．例えば，PM2 を中心にした type Ⅱ の逆流で，ERO は 0.4cm^2 です，と報告されると簡単な矩形切除で修復できる症例であると判断できる．

■②手術適応

ACC/AHA のガイドラインおよび本邦における弁膜疾患の非薬物治療に関するガイドラインでは僧帽弁逆流に対する弁形成術の可能性が治療方針の決定に大きく影響している．人工弁置換術と比較して弁形成術の利点を**表7**に示す．僧帽弁逆流に対する手術成績を左右する因子を分析して Sarano らは**表8**のように結論した．すなわち，弁形成術と人工弁置換術では手術予後が異なるとし，僧帽弁逆流に対しては弁形成術が望ましいとしている．しかしながら，弁形成術の最も大きな問題点は，再現性と耐久性に優れた弁形成術は外科医

[表7] 弁形成術の利点

1. 弁輪-弁葉-腱索-乳頭筋のいわゆる僧帽弁構造の連続性が維持されることで左室機能が保たれる．—手術死亡が少ない—
2. 術後遠隔期における弁関連合併症の発生が少ない．—遠隔期死亡が少ない—

[表8] 予後に影響を与える術前因子

- 術前の左心室機能
- 術前の NYHA 機能分類
- 心房細動
- 冠動脈疾患合併
- 手術術式（人工弁置換術 vs. 弁形成術）

（文献8）より引用）

[表9] 僧帽弁逆流に対する手術適応時期

- 労作時の息切れなどの軽い心不全症状
- 左室収縮期内径 4.0cm
- 心房性不整脈（心房細動など）

の経験と技量にかかっている点である．弁形成術の経験と歴史の長い施設では，僧帽弁逸脱による3＋僧帽弁逆流に対しては無症状でも積極的な外科治療が妥当であるという報告もある．現在の状況で，僧帽弁逆流に対する手術適応の時期は**表9**に示す三つの要素のうち一つでもみられれば手術を考慮し，外科治療の方法はすべて形成術を第一選択としている．それぞれの疾患群における弁形成術の可能性について述べる．

■③弁逸脱（type Ⅱ）

〈後尖逸脱〉

後尖の定義は左右交連部を含む後尖とすると，僧帽弁逸脱による僧帽弁逆流で手術適応となる症例の60％を占め，これらの多くは腱索断裂により突然の心不全発生を契機に診断される．これらのうち90％の症例では定型的な矩形切除，縫合，人工弁輪による弁輪縫縮術で形成術が可能である．残る10％の症例では逸脱範囲が広範（＞1/3後尖）であるか，弁輪石灰化などのために矩形切除以外の工夫が形成術で必要となる．

〈前尖逸脱〉

一般に前尖逸脱症例の病歴は長く，患者の平均年齢も若くて無症状であることが多い．したがって，手術のタイミングに苦慮する機会が多いと思われる．これらに対しても形成術式の進歩により形成術が可能となっているが，その方法の代表的なも

のは人工腱索による腱索再建術，後尖腱索あるいは前尖二次腱索の移植術，edge to edge sutureである．これらの術式に関して経験の多い施設では再現性のある形成術が可能であり，比較的早期の手術となろう．

■④両弁尖逸脱

両弁尖が逸脱している割合は比較的多くみられる．筆者らの経験でみると逸脱症例の25%が前尖と交連部，あるいは前尖と交連部，後尖に及ぶ逸脱例であった．多くの逸脱病変は連続性があり，後尖逸脱が全く離れた部位にみられることは少ない．前尖－交連部－後尖の連続した逸脱の多くは後内側でみられる．前尖，後尖の粘液変性が広範に及んで前後尖の高さ（幅）がredundantである症例が，いわゆるBarlow diseaseである．本邦では欧米ほどBarlow diseaseの頻度は多くないようであるが，若年者であることが多いので形成術が期待される疾患群である．これら両弁尖逸脱に対する弁形成術は，基本的には前尖逸脱に対する術式と後尖逸脱に対する術式の組み合わせである．後尖の高さ（幅）が大きな症例ではsliding technique，compression sutureなどを組み合わせて形成術を行う．Alfieriらのedge to edge sutureでは前後尖の縫合部を工夫することで可能であるとされている．この疾患群についても前尖逸脱に対する形成術の豊富な経験のある施設では再現性の高い形成術が可能である．

弁逸脱群では形成術の可能性は95%程度であろう．こうした状況下では早期手術の傾向となってくると思われる．

■⑤感染性心内膜炎

感染性心内膜炎による僧帽弁逆流は弁逸脱について手術適応となる機会の多い疾患であり，弁形成術の対象疾患とされている．この疾患の手術は活動期と治癒期に分けられ，僧帽弁病変もtype I，type II，あるいはtype IIIの病変が混在することが特徴である．活動期手術の適応は主に1）内科的治療に抵抗する心不全，2）塞栓症のリスク，3）内科的治療抵抗性の感染などであるが，60～70%の症例で形成術が可能である．活動期手術では感染の拡がりが心エコー図検査では診断できないこと，弁葉などの組織が脆弱であることが他の疾患と異なるところである．筆者らはグルタールアルデヒド処理の自己心膜を活動期手術では多用して，脆弱な組織の直接縫合を避けている．弁穿孔（type I）に対してもグルタールアルデヒド処理自己心膜でパッチ縫合を行っている．こうした形成術式を用いても前尖，後尖の半分以上が感染しているようなnon-localized infectionでは形成術は困難である．術前状態からみると心不全症例では逆流弁口が大きい，すなわち弁の破壊範囲が広いことが予測されるので，一般的に形成術が困難である．その他の病態，例えばvegetationの大きさ，抵抗する感染などの要素は形成術の禁忌とはならない．感染巣の完全な切除は基本であり，形成術後の再感染の頻度は人工弁置換術よりも低い．治癒期手術では，弁逸脱，弁穿孔に加えて感染の治癒による後尖の肥厚短縮がP2，P3にみられることがある．後尖の肥厚短縮に関しては術前心エコー図診断が不十分であることが多いので，術中の適切な弁病変の評価が求められる．肥厚短縮病変は切除が望ましい．治癒期手術に対する形成術の割合は弁逸脱例と同様の頻度で可能である．

■⑥リウマチ性僧帽弁逆流（type III）

リウマチ性僧帽弁逆流は少なくなっているが，後尖，後尖腱索の肥厚短縮が原因である．僧帽弁狭窄がないかあるいはきわめて軽い症例で，前尖の肥厚短縮がなければ形成術の対象となる．一般に，僧帽弁逆流兼狭窄症では前尖の肥厚短縮が著しいので形成術の対象とはならない．形成術式は交連部の切開，前尖あるいは後尖のパッチ拡大，肥厚短縮した腱索の切断など術者の経験によるところが大きい．弁葉が硬いために十分な弁接合を得ることがむずかしく，形成術の可能性は60～70%であるとされている．

■⑦僧帽弁置換術

すべての僧帽弁逆流は形成術の対象であるが，広範な感染，弁葉弁輪の石灰化，あるいは成人の先天性僧帽弁逆流の一部などでは人工弁置換術にならざるを得ない．人工弁は機械弁と生体弁に分けられ，患者の年齢，左心機能，家族歴，合併疾患，社会的背景，家庭環境などを参考にしてどち

らかを選択することとなる．生体弁は第3世代に入っており，大動脈弁位での耐久性は15年前後と延長しているが僧帽弁位での耐久性が有意に延長（10〜15年以上）している報告は残念ながら見当たらない．したがって，生体弁の選択は，年齢からすると70歳以上が妥当であろうと考えられている．しかしながら，僧帽弁置換術の対象となる患者の多くが心房細動を有しており，その歴史も長くてmaze手術が効果的でないこともある．心房細動と生体弁の組み合わせが妥当であることのエビデンスはないが，他疾患合併のときの検査あるいは手術時には抗凝固療法が中止できる可能性がある．当施設の65歳以上の生体弁による僧帽弁置換術91例で，他疾患による入院歴をみると5年で30％の患者が入院治療を受けている．消化器系あるいは泌尿器系の疾患が多く，これらの精査，治療に抗凝固療法は常に障害となることも念頭におかなければならない．機械弁使用における抗凝固療法下での血栓塞栓回避率，抗凝固療法による出血からの回避率（両者含めて2〜3％/患者・年）と他疾患合併率との兼ね合いで人工弁の選択を考える必要がある．65歳未満の若年者では機械弁の選択が妥当であろうと思われる．

人工弁置換術の方法は，術後の左心機能の温存を目的とした腱索温存手術が行われる．どこまでの腱索を温存するかには議論があるが，大北らは前尖腱索を翻転して温存する方法を用いている．われわれは両交連部腱索と後尖腱索を温存してeverting mattress法で人工弁を縫着している．

■まとめ

僧帽弁逆流に対する第一選択術式は弁形成術であり，術前心エコー図検査により逆流のメカニズムと場所を特定することにより多くの症例で形成術が可能である．弁形成術により術後の弁関連合併症の回避率は人工弁置換術と比べ25％も改善した．弁形成術後の問題点の大きな因子は心房細動であり，早期に弁形成術を行うことでさらに遠隔成績の改善が期待できると思われる．

文献

1) Acar, C et al : Anterior leaflet augmentation with autologous pericardium for mitral repair in rheumatic valve insufficiency. J Heart Valve Dis 13 : 741-746, 2004
2) Alfieri, O et al : The double-orifice technique in mitral valve repair : a simple solution for complex problems. J Thorac Cardiovasc Surg 122 : 674-681, 2001
3) Bonow, RO et al : Guidelines for the management of patients with valvular heart disease : executive summary. A report of the American College of Cardiology/American Heart Association Task Force on Practice Guidelines (Committee on Management of Patients with Valvular Heart Disease). Circulation 98 (18) : 1949-1984, 1998
4) Carpentier, A et al : Reconstructive surgery of mitral valve incompetence. Ten-year appraisal. J Thorac Cardiovasc Surg 79 : 338-348, 1980
5) David, TE et al : Late outcomes of mitral valve repair for floppy valves: Implications for asymptomatic patients. J Thorac Cardiovasc Surg 125 : 1143-1152, 2003
6) David, TE et al : Replacement of chordae tendineae with Gore-Tex sutures : a ten-year experience. J Heart Valve Dis 5 (4) : 352-355, 1996
7) Dreyfus, G et al : Valve repair in acute endocarditis. Ann Thorac Surg 49 : 706-711, 1990
8) Enriquez-Sarano, M et al : Valve repair improves the outcome of surgery for mitral regurgitation. A multivariate analysis. Circulation 91 : 1022-1028, 1995
9) Hendren, WG et al : Mitral valve repair for bacterial endocarditis. J Thorac Cardiovasc Surg 103 : 124-128, 1992
10) Kobayashi, J et al : Ten-year experience of chordal replacement with expanded polytetrafluoroethylene in mitral valve repair. Circulation 102 (suppl III) : III-30-III-34, 2000
11) Kumar, N et al : A revised terminology for recording surgical findings of the mitral valve. J Heart Valve Dis 4 : 70-75, 1995
12) Okada, Y et al : Late results of mitral valve repair for mitral regurgitation. Jpn J Thorac Cardiovasc Surg 51 : 282-288, 2003
13) Okada, Y et al : Mitral valve repair for infectious endocarditis. J Cardiol 25 : 243-246, 1995
14) Okita, Y et al : Left ventricular function after mitral valve replacement with or without chordal preservation. J Heart Valve Dis 4 (suppl 2) : S181-192, 1995
15) Smedira, NG et al : Repair of anterior leaflet prolapse : Chordal transfer is superior to chordal shortening. J Thorac Cardiovasc Surg 112 : 287-292, 1996
16) Smolems, IA et al : Prophylactic mitral reconstruction for mitral regurgitation. Ann Thorac Surg 72 : 1210-1216, 2001
17) Uva, MS et al : Surgical treatment of asymptomatic and mildly symptomatic mitral regurgitation. J Thoracic Cardiovasc Surg 112 : 1240-1249, 1996
18) 渡辺弘之ほか：僧帽弁疾患．臨床心エコー図学，第2版，文光堂, 122-124, 2001

（岡田行功）

虚血性僧帽弁逆流

■虚血性僧帽弁逆流（MR）の定義

虚血性MRは虚血性心疾患にみられるMRであり，乳頭筋断裂によるもの，腱索断裂によるもの，これらの断裂がみられないものの3種類に分けられる．広義の虚血性MRは，これら全部を含むが，狭義の虚血性MRは乳頭筋や腱索の断裂がみられないのにMRがあるものを指し，一般に虚血性MRと呼ぶときには狭義の虚血性MRを意味することが多い．

■虚血性MRと予後

虚血性MRは独立した予後を悪化させる危険因子である．虚血性MRがあると急性心筋梗塞症例の慢性期死亡率がほぼ倍増する[1~3]．虚血性MRは虚血性心疾患（心筋梗塞症）例の20％に出現し，一般に軽度の逆流を呈する．虚血性MR例の5人に1人が中等度以上のMRを呈する．中等度以上のMRはもちろん症例の予後を悪化させるが，軽度のMRであっても症例の予後を有意に悪化させる．虚血性MRはその症例も多く，今後も増加していくと考えられるので，現在最も重要な弁膜症であろうと思われる．

■虚血性MRの機序

虚血性MR例の僧帽弁尖接合は心尖方向に変位している[4,5]（図1）．さまざまな検討により，左室拡大により乳頭筋が外側へ変位し弁尖を強く牽引すること（tethering forceの増強）が虚血性MRの主因であることがわかってきた[6,7]（図2）．tetheringとは「鎖でつながれた」というような意味合いを持っており，虚血性MRの場合のtetheringは，「僧帽弁尖が外側へ変位した乳頭筋につながれているために自由に動けない」というような状態を意味している．乳頭筋機能不全や僧帽弁輪拡大は，虚血性MRの主因ではない[8,9]．

■虚血性MRの変動性

虚血性MRはその変動が大きく，1回の検査だけではその重要性を見落とす可能性がある．安静時に軽度であっても運動負荷により重症化する虚血性MRは症例の予後を悪化させ，また安静時に中等度であっても運動負荷により軽減する虚血性MRは症例の予後を悪化させないことが報告されており，運動負荷などによる経時的な評価も重要と思われる[10]．また，全身麻酔を行うと虚血性MRは半減することが知られており[11]，注意が必要である．この変動する虚血性MRをどのように評価しどのように治療すべきかは重要な今後の問題と思われる．

以上，虚血性MRについて私見を述べた．この弁膜症は，1) 今後も症例が増加し，2) 症例の予後を悪化させ，3) その機序はtetheringであり，4) 治療法が確立していないので，現在最も重要な弁膜症であり，さらなる機序の解明と有効な治療法の開発が求められていると考えている．

文献

1) Grigioni, F et al : Ischemic mitral regurgitation : long-term outcome and prognostic implications with quantitative Doppler assessment. Circulation 103 : 1759-1764, 2001
2) Lamas, GA et al : Clinical significance of mitral regurgitation after acute myocardial infarction. Survival and Ventricular Enlargement Investigators. Circulation 96 : 827-833, 1997
3) Blondheim, DS et al : Dilated cardiomyopathy with mitral regurgitation : decreased survival despite a low frequency of left ventricular thrombus. Am Heart J 122 : 763-771, 1991
4) Ogawa, S et al : Cross-sectional echocardiographic spectrum of papillary muscle dysfunction. Am Heart J 97 : 312-321, 1979
5) Godley, RW et al : Incomplete mitral leaflet closure in patients with papillary muscle dysfunction. Circulation 63 : 565-571, 1981
6) Otsuji, Y et al : Insights from three-dimensional echocardiography into the mechanism of functional mitral regurgitation : direct in vivo demonstration of altered leaflet tethering geometry. Circulation 96 : 1999-2008, 1997
7) Yiu, SF et al : Determinants of the degree of functional mitral regurgitation in patients with systolic left ventricular dysfunction : a quantitative clinical study. Circulation 102 : 1400-1406, 2000
8) Messas, E et al : Paradoxic decrease in ischemic mitral regurgitation with papillary muscle dysfunction : insights from three-dimensional and contrast echocardiography with strain rate measurement. Circulation 104 : 1952-1957, 2001
9) Otsuji, Y et al : Isolated annular dilatation does not usually cause important functional mitral regurgitation : compari-

[図1] 虚血性僧帽弁逆流例の僧帽弁閉鎖位置は心尖方向に変位している（右図）

健常例では，収縮中期心尖四腔断層面において弁尖は弁輪レベルまで到達し閉鎖し，前尖は一見逸脱するようにみえるが，虚血性・機能性僧帽弁逆流例では弁尖は弁輪レベルまで到達できず心尖方向へ変位したまま閉鎖する。
（尾辻　豊ほか：心エコー5(9)，2004より引用）

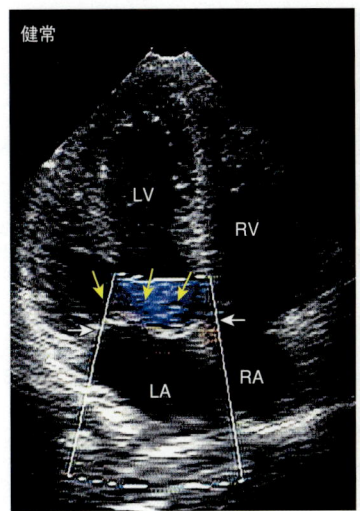

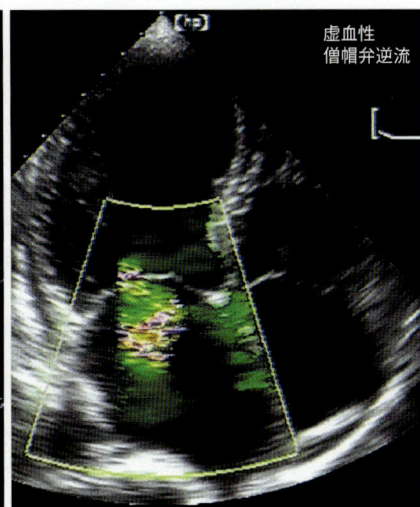

[図2] 虚血性僧帽弁逆流にみられる心尖方向へ変位した僧帽弁尖閉鎖位置異常をきたしうる二つの可能性
（尾辻　豊ほか：心エコー5(9)，2004より引用）

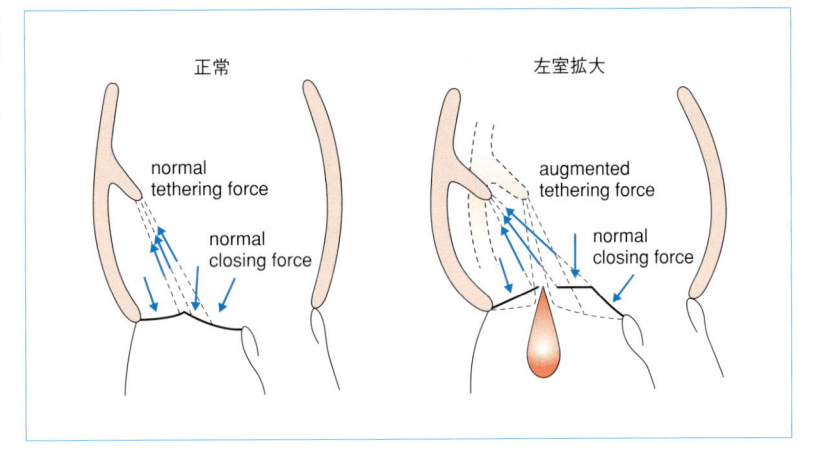

son between patients with lone atrial fibrillation and idiopathic or ischemic cardiomyopathy. J Am Coll Cardiol 39：1651-1656, 2002

10) Lancellotti, P et al：Prognostic importance of exercise-induced changes in mitral regurgitation in patients with chronic ischemic left ventricular dysfunction. Circulation 108：1713-1717, 2003

11) Bach, DS et al：Accuracy of intraoperative transesophageal echocardiography for estimating the severity of functional mitral regurgitation. Am J Cardiol 76：508-512, 1995

（尾辻　豊・鄭　忠和）

僧帽弁形成術の至適時期

　慢性僧帽弁逆流の主要な病因が僧帽弁逸脱である今日，それに対する外科治療は僧帽弁形成術が主体である．僧帽弁逸脱による高度慢性僧帽弁逆流例における至適な手術時期を判断する重要な評価項目としてあげられてきたのが，心機能および自覚症状である．心機能については，術前の駆出率で60％以上，50〜60％，50％未満の3群に分けて，手術後の予後を検討した報告では，術後10年生存率は，術前の駆出率60％以上であれば平均72％であるのに対して，駆出率50〜60％では平均53％，駆出率が50％未満では平均32％の生存率であった（図1）．すなわち，術前の駆出率としては，60％を下回ってからでは，手術時期としては遅いということになる．また，左室収縮末期径45mm以上になれば，術後の予後が不良となることも報告されている．そこで，慢性高度僧帽弁逆流例を内科的にフォロー中に，心エコーにて駆出率60％または左室収縮末期径45mmに達しつつあれば，たとえ無症状であっても，僧帽弁形成術を薦める義務が内科医にはある．左室収縮末期径については，ACC/AHAおよび日本循環器学会編のガイドラインともに，左室収縮末期径45mmを提唱しているが，日本人を対象にした報告によると，左室収縮末期径が40mmに達すれば手術を考慮すべきであるという報告もみられる．そこで，左室収縮末期径については，40mmの時点で手術を薦めてもよいと思われる．

　手術後の長期予後について，症状の点から解析した報告では，NYHA Ⅲ〜Ⅳ例の生存曲線は，NYHA Ⅰ〜Ⅱで手術をした場合の長期生存率より下回ることが示されている（図2）．さらには，術前の収縮能にかかわらず，術前NYHA Ⅲ以上例では，術前NYHA Ⅱ以下例に比べて，術後予後が不良であることも示されており（図3），NYHA Ⅰ〜Ⅱの時点で手術することの重要性がわかる．NYHA Ⅲ以上は，もはや内科的に管理するべき段階ではなく，すぐに外科医に僧帽弁形成術を依頼すべきである．

　上記報告をしているMayo Clinicからは，僧帽弁形成術のよい適応である僧帽弁逸脱による高度僧帽弁逆流例では，自覚症状がなく左室機能が正常であっても，積極的に早期に手術を施行するのが望ましいとする考えが提唱されている．これは，彼らの多くの内科・外科治療を施行された症例の長期予後を解析した結果に基づいている．彼らは，無症状例を含めた高度僧帽弁逆流例を，診断された時点で内科管理あるいは外科治療群の2群に分けて長期予後を検討した．外科治療群に有意にNYHA Ⅲ以上の割合が多かったが，左室駆出率（平均65％）および左室収縮末期径/体表面積（平均20mm/m^2）には両群間で有意差はなかった．同検討によれば，外科治療した場合の10年生存率は平

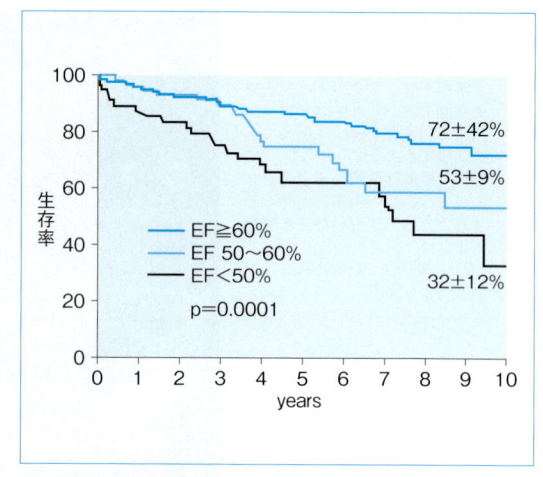

[図1] 術前の左室駆出率別の僧帽弁手術後の長期予後
（文献1）より引用）

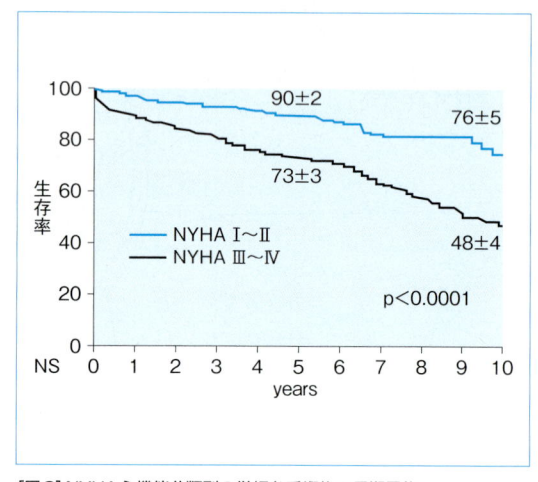

[図2] NYHA心機能分類別の僧帽弁手術後の長期予後
（文献6）より引用）

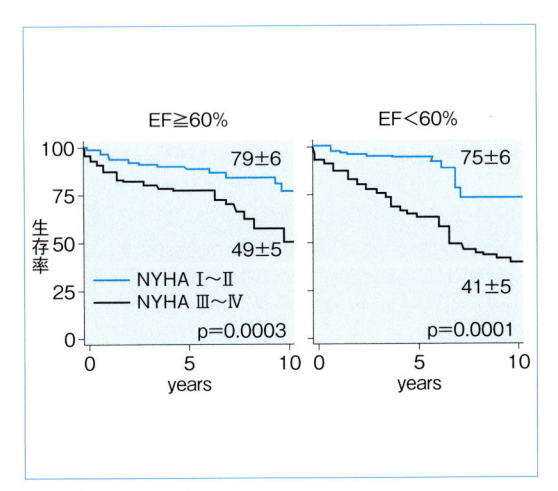

[図3] NYHA心機能分類と生存率との関係
（文献6）より引用）

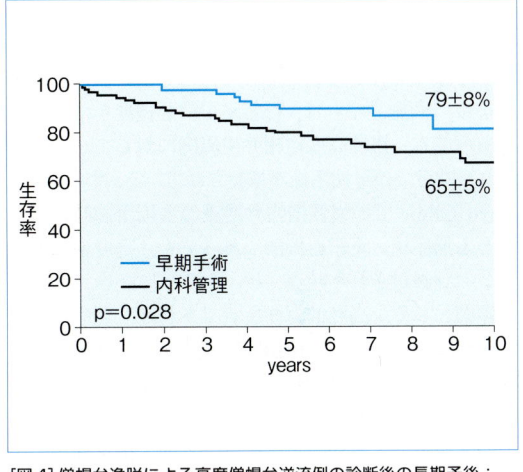

[図4] 僧帽弁逸脱による高度僧帽弁逆流例の診断後の長期予後：
早期手術と内科管理との比較
（文献7）より引用）

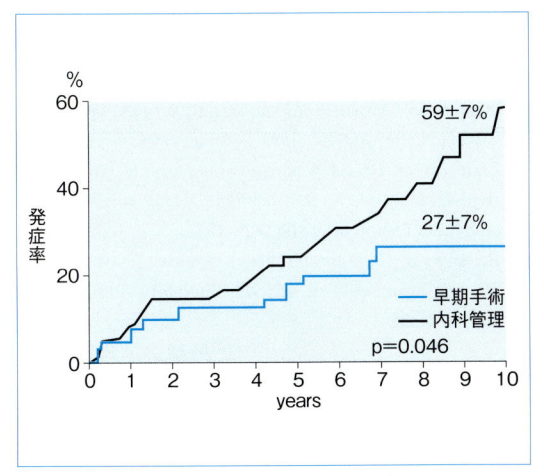

[図5] 僧帽弁逸脱による高度僧帽弁逆流例の診断後の心不全発症率：早期手術と内科管理との比較
（文献7）より引用）

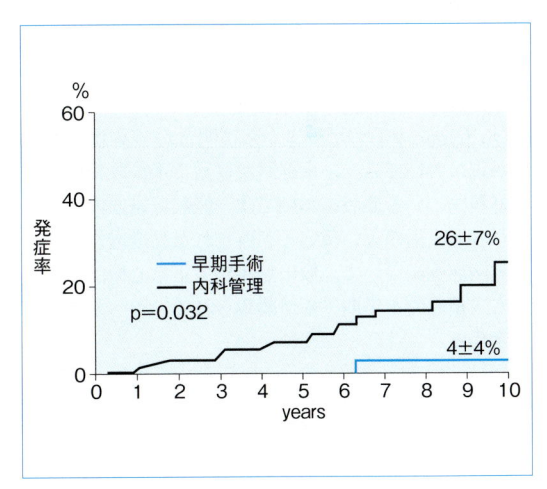

[図6] 僧帽弁逸脱による高度僧帽弁逆流例の診断後の心房細動発症率：早期手術と内科管理との比較
（文献7）より引用）

均79%であったのに対し，内科管理群では10年生存率は平均65%であり，外科治療群の方が良好な長期予後を示した（図4）．また，同報告では，10年間の心不全発症率についても検討されており，内科的にフォローした場合平均59%であったのに対して，外科治療をした場合は平均27%と心不全発症率は有意に低率であった（図5）．さらには，心房細動の発症率についても，内科的にフォローした場合，10年間に平均26%の発症率であったのに対して，外科治療をした場合は平均4%と，有意に低率であった（図6）．また，高度僧帽弁逆流例では，仮に無症状であっても突然死する率は年間1.8%であり，10年間のフォローでは19%

であったという結果も，同施設から報告されている．すなわち，高度僧帽弁逆流例は，仮に無症状であっても，予後は必ずしもよいわけではない．このような結果から，同施設からは，たとえ正常心機能かつ無症状であっても，慢性高度僧帽弁逆流例に対して，診断がされた時点での早期手術が推奨されている．すなわち，Mayo Clinic での慢性僧帽弁逆流の手術至適時期は，たとえ無症状・正常心機能であっても，高度僧帽弁逆流との評価がされた時点，ということになる．米国での傾向として，高度僧帽弁逆流であれば，無症状で正常心機能であっても，積極的に弁形成術が薦められる方向にある．しかし，わが国においては，未だその傾向には至っていない．その大きな理由としては，わが国の各施設の手術経験と成績が，早期手術を推奨している Mayo Clinic におけるレベルにまで達していないという現状があげられる．また，弁形成術のよい適応症例であっても，弁形成術の成功率は必ずしも 100% ではなく，術後の残存逆流の問題もある．そのため，わが国では，米国ほど積極的な手術はされていないと思われる．しかし，早期手術が望ましいことは，Mayo Clinic からのデータからは明らかであり，今後わが国においても，手術経験が豊富で手術成績の良好な外科医のいる施設においては，経験豊富な内科医により弁形成術のよい適応と判断された高度慢性僧帽弁逆流例症例について，仮に無症状で正常心機能であっても，積極的な早期手術が薦められていくべきであると考える．

文献

1) Sarano, ME et al : Echocardiographic prediction of survival after surgical correction of organic mitral regurgitation. Circulation 90 : 830-837, 1994
2) Weisenbaugh, T et al : Prediction of outcome after valve replacement for rheumatic mitral regurgitation in the era of chordal preservation. Circulation 89 : 191-197, 1994
3) Matsumura, T et al : Echocardiographic prediction of left ventricular dysfunction after mitral valve repair for mitral regurgitation as an indicator to decide the optimal timing of repair. J Am Coll Cardiol 42 : 458-463, 2003
4) Bonow, RO et al : ACC/AHA guidelines for the management of patients with valvular heart disease. A report of the American College of Cardiology/American Heart Association task force on Practice guidelines (Committee on management of patients with valvular heart disease). J Am Coll Cardiol 32 : 1486-1582, 1998
5) 循環器病の診断と治療に関するガイドライン 2000-2001 年度合同研究班編：弁膜疾患の非薬物治療に関するガイドライン．Circ J 66 : 1261, 2002
6) Tribouilloy, CM et al : Impact of preoperative symptoms on survival after surgical correction of organic mitral regurgitation : rationale for optimizing surgical indications. Circulation 99 : 400-405, 1999
7) Ling, LH et al : Early surgery in patients with mitral regurgitation due to flail leaflets : a long-term outcome study. Circulation 96 : 1819-1825, 1997
8) Braunwald, E : Valvular heart disease. Heart Disease, 5th ed, Braunwald, E ed, WB Saunders, Philadelphia, 1564-1582, 2004

〔穂積健之・吉川純一〕

VI. 弁膜疾患

3. 大動脈弁狭窄

1) 概念

　大動脈弁狭窄 aortic stenosis (AS) は大動脈弁口面積 aortic valve area (AVA) が減少することにより，左室から大動脈への駆出が障害されている病態である．左室は圧負荷に対してよく適応するため高度の大動脈弁狭窄であっても無症状で経過する期間が長い．しかしいったん症状が出始めるとその予後は不良である．狭心痛が出現した例では5年以内に，失神が出現した例では3年以内に，心不全徴候が出現した例では2年以内に半数が死亡するとされている．現時点では狭窄弁口を広げるような内科的療法は知られていないので，症状が出始めたらなるべく早期に大動脈弁置換術を行わなければならない．大動脈弁置換術を行うことにより予後は劇的に改善する．

　大動脈弁狭窄の病因は大きく，リウマチ性，加齢変性，先天性に分けることができる．近年の抗生物質の進歩によりリウマチ熱は激減し，そのため新規発症のリウマチ性大動脈弁狭窄はほとんどみなくなったが，それに代わって加齢変性に伴うものが増えてきた．加齢変性に伴う大動脈弁狭窄は65歳以上の2～7％に認められ，また加齢とともに有病率が上昇する．さらにその前段階と考えられる大動脈弁硬化に至っては，65歳以上の26％にみられ，75歳以上では37％に認められるとさえいわれている．先天性の大動脈弁狭窄では monocuspid もあるが，ほとんどが bicuspid（二尖弁）である．先天性二尖弁の頻度は剖検に基づいた報告では約1～2％とされていたが，最近の心エコー図法を用いた検討では約0.5％と従来の報告よりも少ない可能性が指摘されている．

　大動脈弁狭窄を管理していくうえで知っておくべき重要なことは，狭窄は徐々に進行していくということである．先天性二尖弁やリウマチ性の大動脈弁膜症のように，形態異常を呈している弁膜は過度の負荷を受けやすくそのため徐々に石灰化を生じ開閉障害が起こるようになる．最近，加齢変性による大動脈弁狭窄は動脈硬化と同様の持続的炎症反応ではないかといわれている．これは弁膜組織に炎症，マクロファージやT細胞の浸潤，脂質蓄積，石灰化，骨化，血小板沈着，内皮機能低下が認められることや，狭窄の進行度に関連すると報告されている高脂血症，糖尿病，高血圧，喫煙，男性などの諸因子が冠動脈疾患危険因子と共通していることなどによる．したがってこのタイプの大動脈弁狭窄では炎症の結果として次第に狭窄症が進行する可能性もある．もちろんいったん弁の硬化が始まれば過度の負荷による石灰沈着というメカニズムも同時に作用しうる．

　加齢変性に伴う大動脈弁狭窄の進行度については多くの報告があるが，おおむね平均弁間圧較差で年間約7mmHg 増加し，弁口面積で年間約0.1～0.14cm² 減少していくとされている．ただし，進行度合いは個々人でばらつきが大きく進展の予測は困難であり，経時的な観察が重要である．リウマチ性および先天性二尖弁性の大動脈弁狭窄の進行は加齢変性に伴うものに比べて遅いとされている．しかしいずれにしても大動脈弁狭窄は，徐々

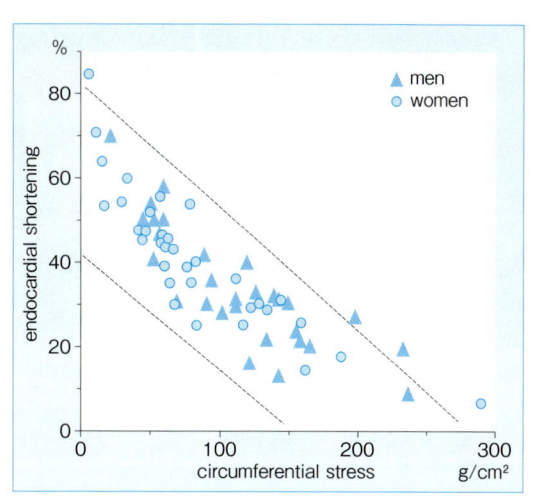

[図1] 壁ストレス（circumferential stress）と駆出率（endocardial shortening）との関係
点線は正常人データから算出した95％信頼区間を示す．
（文献2）より引用）

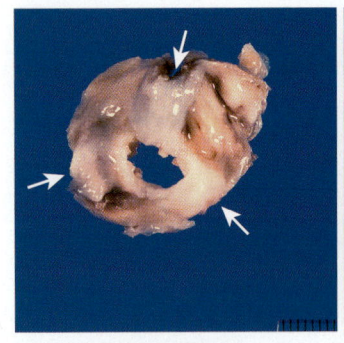

[図2] リウマチ性大動脈弁狭窄
交連部（矢印）は癒合しておりfish-mouth様の弁口となっている．
（国立循環器病センター病理部植田初江先生のご厚意による）

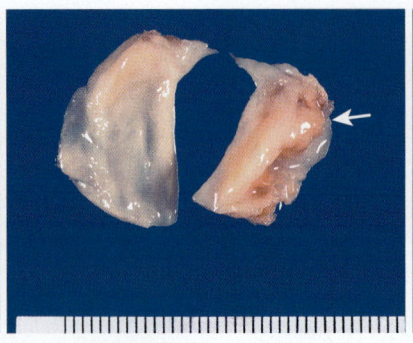

[図3] 先天性大動脈二尖弁
矢印にrapheを認める．
（国立循環器病センター病理部植田初江先生のご厚意による）

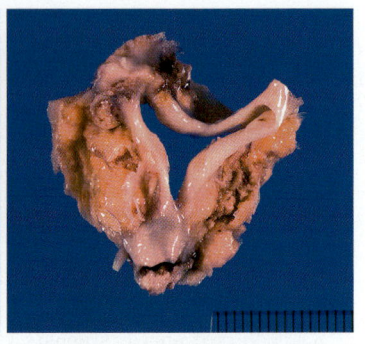

[図4] 加齢変性による大動脈弁狭窄
三尖ともに石灰沈着と硬化所見が明らかである．
（国立循環器病センター病理部植田初江先生のご厚意による）

に進行していくため，しばしば高齢になってからの手術治療が必要となる．

2）病態生理

大動脈弁の弁口面積は健常人では $3～5cm^2$ であるが，これが $1.5cm^2$ 以下になってくると収縮期に左室と大動脈の間に有意な圧較差が発生するようになる．狭窄が進行するにつれ左室収縮期圧は増大し，左室は圧負荷のために肥大する．これは狭窄によって増大した左室壁応力を正常化するための代償機転であるが，左室の肥大は二つの問題をもたらす．一つは左室コンプライアンスの低下である．これにより生じた左室拡張障害のため左室拡張末期圧は上昇し，左房圧が上昇し，昂じては肺高血圧を惹き起こす．大動脈弁狭窄では長期間にわたってポンプ機能は正常またはやや過収縮状態であるが，拡張障害のために一回心拍出量は減少する．もう一つの効果は相対的心筋虚血である．一般に肥大心では心筋酸素需要が大きいため冠動脈は太くなるが，高度の大動脈弁狭窄ではそれでも十分な血流量はまかなえず，左室内圧上昇と相まって特に心内膜側において需要と供給のバランスが障害され心筋虚血が起こる．心筋虚血が恒常化すると，心筋内線維化が進行してきて心機能を低下させ，最終的には心不全となる．また心筋障害が著しくなくても高度狭窄のため後負荷不整合を生じているときには，内径短縮率や駆出率が低下し一回心拍出量が低下する（図1）．

3）病理

リウマチ性の炎症は交連の癒合と弁尖の線維性肥厚，弁尖の短縮，石灰化をきたすが（**図2**），このような変化は僧帽弁により顕著に現れ，大動脈弁にのみリウマチ性変化がみられるということはきわめてまれである．先天性の大動脈二尖弁は胎生期に交連の分化が進まないで弁尖が2枚となったものである（**図3**）．通常は2枚の弁尖の大きさは不均等であり遺残交連を有する弁尖の方が大きい．遺残交連の痕跡としてしばしばrapheを認める．二尖弁ではこのような形態異常のために過度の負荷がかかりやすく，加齢とともに屈曲部や交連部に肥厚，短縮，線維化，石灰沈着をみるようになる．二尖弁は2枚の弁尖が前後に開くタイプ（anterior-posterior cusps）と左右に開くタイプ（right-left cusps）があり，前後に開くタイプの方が多い．前後に開くタイプでは左右の冠動脈口は両者ともに前Valsalva洞にあり，左右に開くタイプではそれぞれが対応するValsalva洞にある．rapheは右の弁尖，または前側の弁尖にみられることが多い．狭窄は前後タイプで左右タイプよりも速く進行するといわれている．なお先天性二尖弁例では大動脈中膜の脆弱性が指摘されており大動脈瘤や解離を合併しやすい要因とされている．加齢変性による大動脈弁狭窄では別名石灰化大動脈弁狭窄の名のとおり弁尖，弁輪に著明な石灰化を認める．交連部の癒合は著しくはないが，弁の

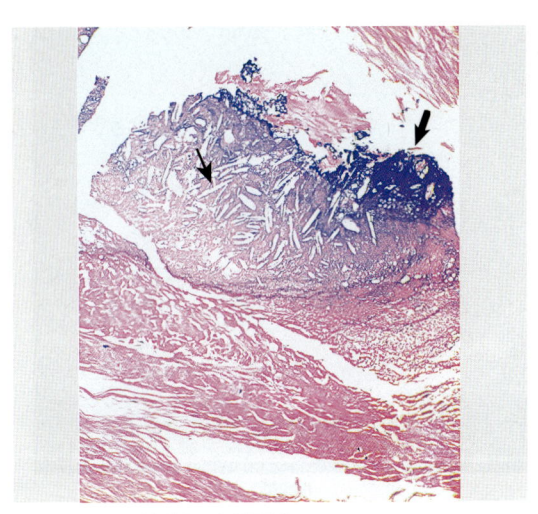

[図5] 変性大動脈弁狭窄の病理組織像
石灰化（太矢印）と脂質沈着を表す foam cell（細矢印）が認められる．
（国立循環器病センター病理部植田初江先生のご厚意による）

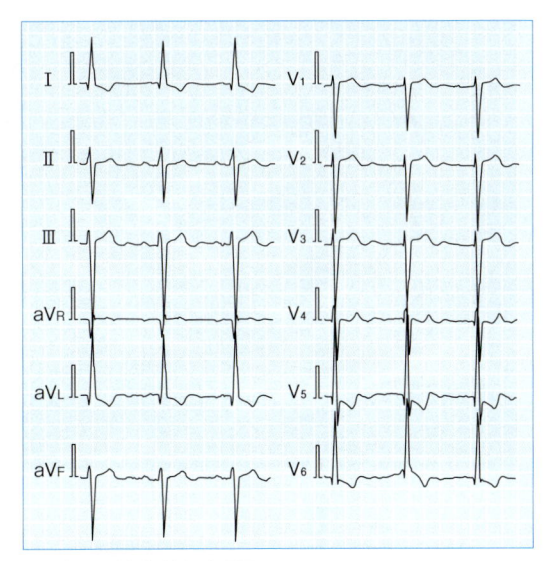

[図6] 大動脈弁狭窄例の心電図
胸部誘導でストレインパターンを認める．

硬化のために開閉が障害される（図4）．また前述のように弁膜組織に脂質沈着やマクロファージ，T細胞の浸潤など炎症を示唆する所見が認められ動脈硬化との関連が示唆されている一方で（図5），平滑筋細胞の浸潤が少ない，骨化が顕著である，といった初期動脈硬化巣とは多少異なった面も指摘されている．

4）症状

■①狭心痛

狭心痛は心筋酸素受給のアンバランスで生じるが，大動脈弁狭窄では需要の増大と供給の低下の両方が起こりうる．大動脈弁狭窄では心内圧が高く，それに対して壁応力を軽減すべく心筋肥大が生じるが，それが十分でない場合は増加した壁応力のために酸素需要が増大する．また大動脈弁狭窄では，拡張期心内圧も高くそのため心内膜下冠動脈が機械的圧迫を受けていること，および心筋肥大が著しいためそれを灌流するだけの十分な冠循環が発達していないこと，から冠動脈予備能が低下していることが知られている．これらより冠動脈に有意な狭窄がなくても労作時に狭心痛が起こる．

■②失神，めまい

大動脈弁狭窄の失神の機序はいくつか考えられている．一つは弁口が狭窄しているために労作時に十分な心拍出量を出せずに失神するという説である．労作時には末梢循環が拡張しているので心拍出量が落ちると容易に血圧が下がり失神することになる．また労作によって一時的に心内圧が増大すると血管反射によって失神が起こるという説もある．もちろん虚血によって上室性，心室性不整脈が起こって失神するという可能性も考えておかなければならない．

■③心不全（労作時息切れ，呼吸困難）

大動脈弁狭窄では心肥大によって心室コンプライアンスが低下し，拡張機能が障害される．このため左室拡張期圧が上昇し肺うっ血をきたす．さらに線維化が進行すると拡張不全のみならず収縮不全もきたす．また心筋機能自体の障害が著しくなくても後負荷不整合のために駆出率が低下し心拍出量が低下することによって心不全症状が現れる．

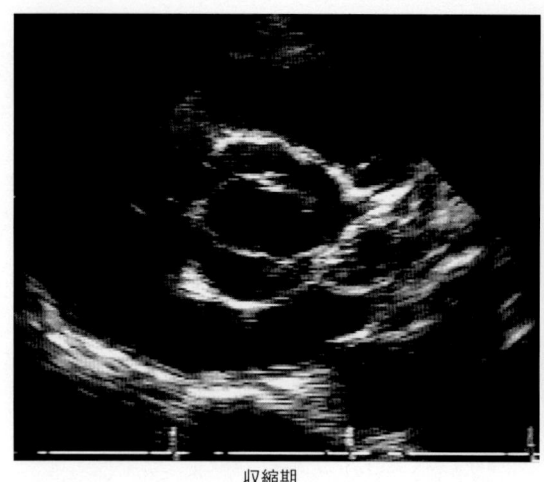

[図7] 大動脈二尖弁例の大動脈弁短軸像
前後タイプでありrapheは10時の方向に認められる.

5) 診断

a) 身体所見

　右第2肋間，左第3肋間付近を最強点として頸部に放散する漸増漸減性の収縮期雑音を聴取する．重症例では雑音は大きくなり，ピークは収縮中期から後期に移る．しばしばIV音を聴取する．脈の立ち上がりは遅く，遅脈を呈する．頸動脈拍動の立ち上がりは重症度と逆相関するといわれている．なお頸動脈拍動では立ち上がりの際に振動shudderを感じる．また心尖拍動ではsustained typeの収縮期波とatrial kickを触れる．

b) 心電図

　左房負荷，左室肥大所見，ストレインパターンを呈する (図6).

c) 胸部X線

　心胸比の拡大は著明でない．左第4弓が突出する左室肥大所見を認める．大動脈弁部に石灰化を認めることがある．

d) 心エコー図

　大動脈弁狭窄の診断，重症度評価には心エコー法が最も簡便かつ有用である．断層法で弁の開放制限が認められれば狭窄症である．弁尖が2枚しか認められなければ，二尖弁 (図7)，交連部癒合が明確であればリウマチ性を考える (この場合，通常は僧帽弁にもリウマチ性変化を認める). 加齢変性の場合には，交連部癒合がなくても弁尖自体の硬化が著しく開放制限が起こる．弁尖の輝度上昇・石灰沈着などは弁硬化を示唆する所見である．左室は圧負荷を反映して対称性の肥大を呈する．高度の大動脈弁狭窄例では左室拡張末期圧の上昇による左房内圧の増大を反映して左房径も拡大する．二次性肺高血圧の進行は三尖弁逆流から判定することができる．僧帽弁流入血流速度波形は拡張障害のためにabnormal relaxation patternを示すが (図8)，心不全を合併するようになればrestrictive patternとなる．拡張障害のパターンは大動脈弁置換術によって正常化する．大動脈弁狭窄の重症度評価には弁間の圧較差を測る方法と弁口面積を求める方法がある．圧較差を求めるには連続波ドプラ法で大動脈弁を通過する血流速度を記録し簡易Bernoulli式を用いて最大圧較差または平均圧較差を求める (図9). この方法で正しく重症度を評価するためには大動脈弁を通過する最大の血流速度を記録しなければならないが，そのためには心尖部からの長軸像，四腔像のみならず，胸骨右縁アプローチ，鎖骨上窩からのアプローチなどいろいろな方向からアプローチして最

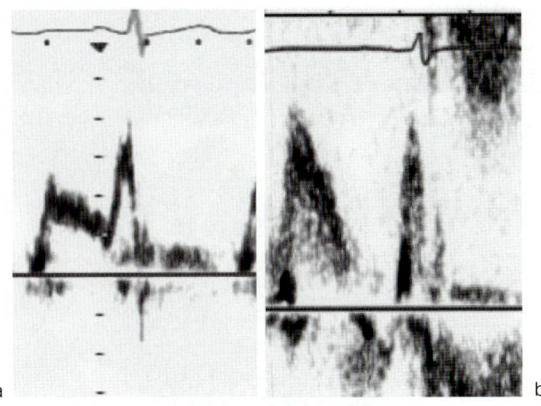

[図8] 大動脈弁狭窄例の左室流入血流速度パターン
　a 大動脈弁置換術前．拡張障害を反映してabnormal relaxation patternを示す．
　b 大動脈弁置換術2年後には正常パターンになっている．

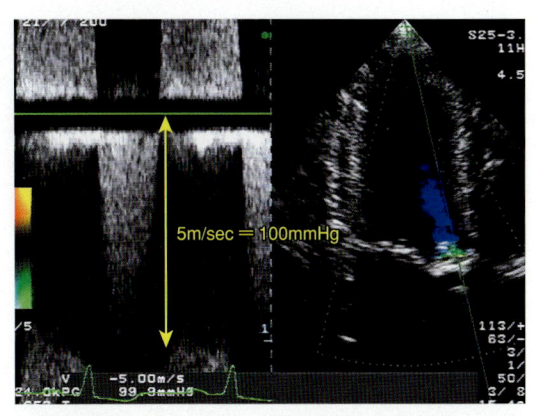

[図9] 連続波ドプラ法を用いた大動脈弁間最大圧較差の計測

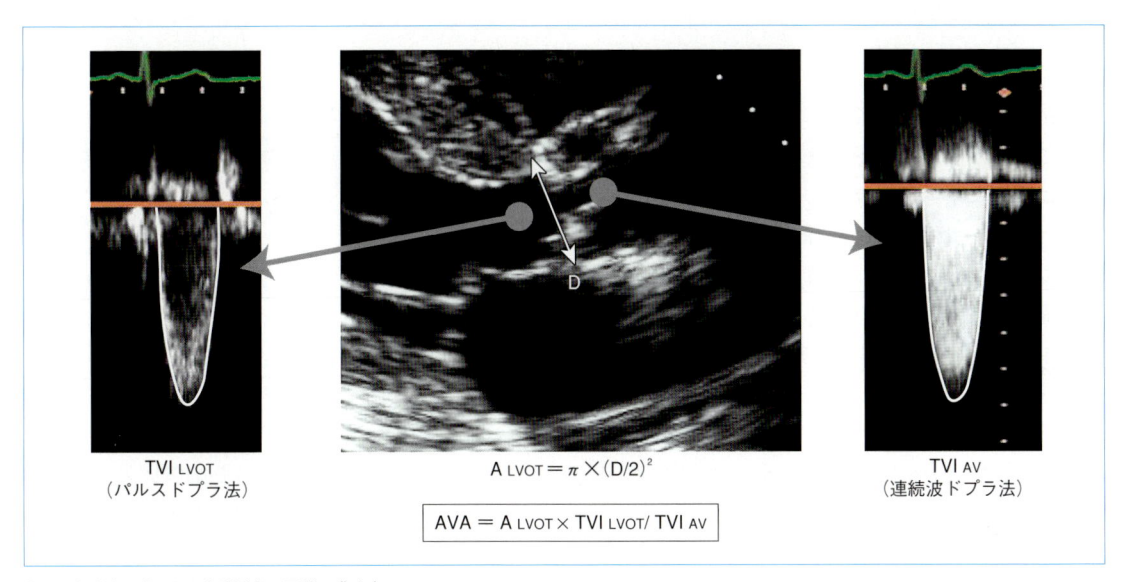

$$A_{LVOT} = \pi \times (D/2)^2$$

$$AVA = A_{LVOT} \times TVI_{LVOT} / TVI_{AV}$$

[図10] 連続の式による大動脈弁口面積の求め方
　　左室流出路での断面積は，収縮中期の径（D）から断面が円であると仮定して求める．大動脈弁口面積（AVA）は，左室流出路断面積（A_{LVOT}）にパルスドプラ法で求めた左室流出路における流速の時間速度積分値（TVI_{LVOT}）と，連続波ドプラ法で求めた大動脈弁口における流速の時間速度積分値（TVI_{AV}）の比をかけ合わせることにより求められる．左室流出路と大動脈弁口での流速の時間速度積分値の比をdimensionless indexという．

大の値が得られるように努める．弁間圧較差は手軽に求められるが，血行動態の影響を受けるという欠点がある．例えば高度狭窄のため後負荷不整合をきたしているとき，心筋梗塞や心筋症を合併しているとき，長年の圧負荷による心筋障害が著しいときなどは一回心拍出量が低下するため弁通過血流速度や弁間圧較差は低く算出され，重症度を過小評価してしまう．反対に運動時，貧血時，感染時などで一回心拍出量が増大しているときには，弁通過血流速度や弁間圧較差は実際の重症度を過大評価する．このようなときには重症度評価に弁口面積を用いるべきである．心エコー図法では管腔内の流量の保存則である連続の式を用いて大動脈弁口面積を求める（図10）．求め方の詳細は他項を参照されたい．なお石灰沈着が著しくない例では大動脈弁短軸断層像で弁口をトレースし

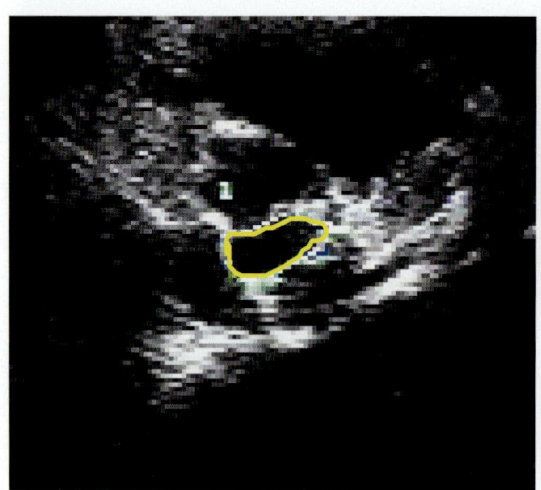

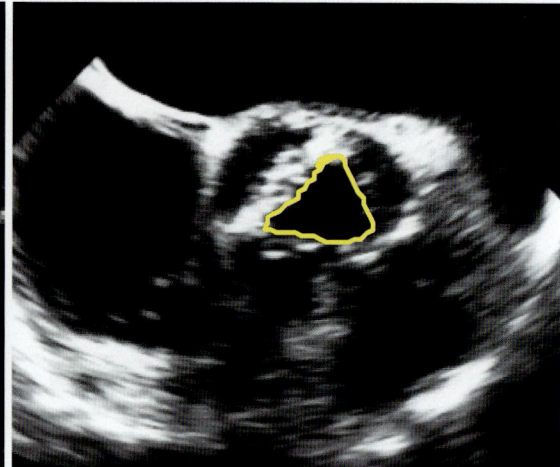

[図11] トレース法による大動脈弁口面積の計測
　a 経胸壁心エコー図
　b 経食道心エコー図

て弁口面積を算出することもできる(図11).

どこからが高度大動脈弁狭窄かという基準については文献によって異なる.表1に重症度分類の1例を示すが,おおむね弁口面積で0.75cm^{2}以下,または1cm^{2}以下,弁口面積を体表面積で除した弁口面積係数で0.6cm^2/m^{2}以下,弁口dimensionless index(左室流出路と大動脈弁口での流速の時間速度積分値の比)0.25以下,ドプラ法で記録される弁通過最大血流速度4.5m/sec以上,最大弁間圧較差75mmHg以上,平均弁間圧較差50mmHg以上などとされている.

真の弁口面積はそれほど小さくないにもかかわらず,左室機能不全のため一回心拍出量が低下しそのため大動脈弁を十分に開放することができず,見かけ上,高度大動脈弁狭窄と診断されることがある(相対的大動脈弁狭窄).このような例ではドブタミンを20μg/kg/minまで点滴静注し,一回心拍出量を増やしてそれにより弁が開くようになるかどうかをみればよい(図12).弁口面積が0.3cm^{2}以上増大し,最終的に1cm^{2}を超えるようであれば相対的大動脈弁狭窄と診断できる.一回心拍出量が前値の20%以上に増えない例では収縮予備能が低下していることを意味し,手術後の予後は収縮予備能が保たれている群に比して悪くなる.

[表1] 大動脈弁狭窄の重症度

	弁口面積	最大弁間圧較差	平均弁間圧較差
正 常	3〜5cm^2		
軽 度	1.1〜1.9cm^2	〜35mmHg	〜20mmHg
中等度	0.76〜1.0cm^2	36〜74mmHg	21〜49mmHg
高 度	〜0.75cm^2	75mmHg〜	50mmHg〜

e) 心臓カテーテル

右心カテーテル検査により肺動脈楔入圧,肺動脈圧,右室圧,右房圧,心拍出量を求める.また左室内にカテーテルを挿入して左室拡張末期圧を計測するとともに収縮期左室－大動脈圧較差(最大,平均圧較差)を算出し(図13),この圧較差にGorlinの式を適用して弁口面積を求める.左室造影検査により左室容積,駆出率,合併する僧帽弁閉鎖不全の有無,程度を評価する.冠動脈造影で合併する冠動脈疾患の評価を行う.このように,心臓カテーテル検査で得られる情報は数多いが,最近はドプラ法での重症度評価の正当性が広く認められ,侵襲的手法である心臓カテーテル法を用いた大動脈弁狭窄の重症度評価は省略される傾向にある.また最近,弁口面積を測る目的で狭窄大動脈弁にカテーテルを通過させた群では通過を試みなかった群に比して,検査後に有意に高率に脳

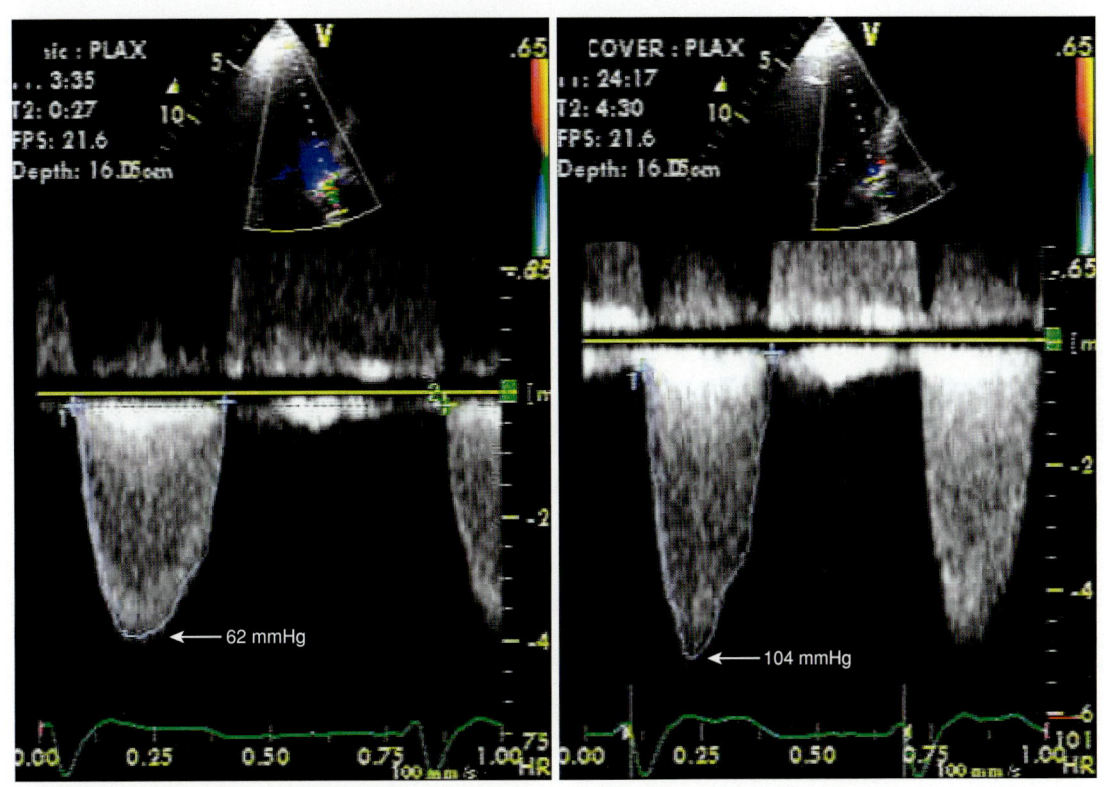

[図12] 陳旧性心筋梗塞，冠動脈バイパス術後，大動脈弁狭窄を合併した81歳男性
左室駆出率は28％，大動脈弁口面積は0.69cm²と低値であった．ドブタミンストレスエコーを実施したところ，大動脈弁間圧較差は62mmHgから104mmHgにまで増大したが，弁口面積は0.70cm²と不変であった．この症例の大動脈弁狭窄は相対的なものではなく，また収縮予備能も保たれていると思われる．
左：安静時，右：20μg/kg/min

梗塞が検出されたとの報告がされた．したがって大動脈弁狭窄における心臓カテーテル検査の適応は，American College of CardiologyとAmerican Heart Associationが共同で発表している弁膜症のガイドラインにのっとり，1) 手術を決断したときに術前検査の一環として冠動脈疾患合併の可能性のある患者に行う冠動脈造影検査，2) 臨床所見と心エコー図所見が一致しない場合に行う弁口面積，血行動態評価，3) 他の弁膜症，先天性心疾患，肺高血圧がある場合の血行動態評価，とするのが妥当であろう．

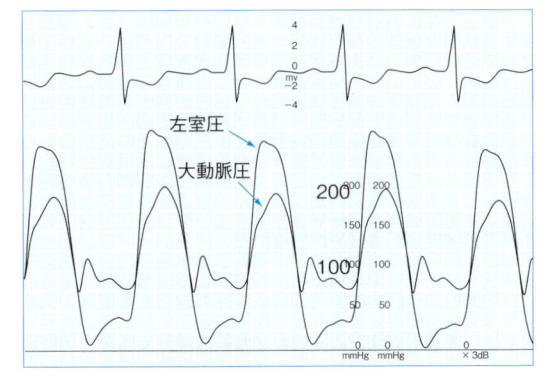

[図13] 大動脈弁狭窄における左室圧，大動脈圧同時計測
収縮期の圧較差が顕著である．

文献
1) Agmon, Y et al：Aortic valve sclerosis and aortic atherosclerosis：different manifestations of the same disease? J Am Coll Cardiol 38：827-834, 2001
2) Aurigemma, GP et al：Impact of chamber geometry and gender on left ventricular systolic function in patients >60 years of age with aortic stenosis. Am J Cardiol 74：794-798, 1994
3) Basso, C et al：An echocardiographic survey of primary school children for bicuspid aortic valve. Am J Cardiol 93：661-993, 2004
4) Beppu, S et al：Rapidity of progression of aortic stenosis

● 大動脈弁狭窄診断の流れ

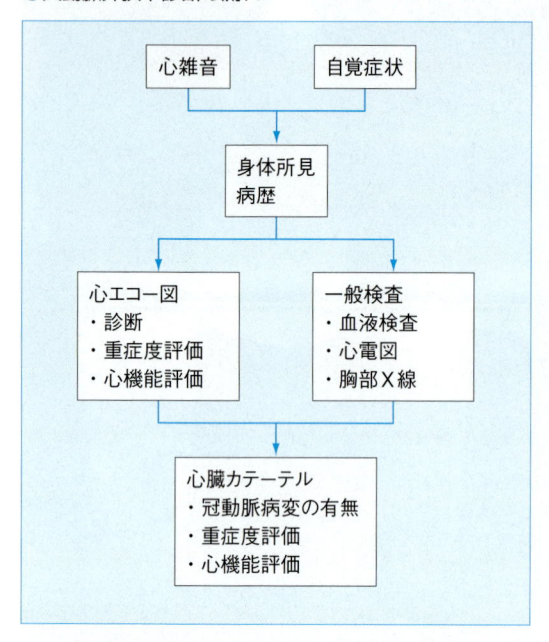

```
┌─────────┐  ┌─────────┐
│  心雑音  │  │ 自覚症状 │
└────┬────┘  └────┬────┘
     └─────┬──────┘
           ▼
      ┌────────┐
      │ 身体所見 │
      │  病歴   │
      └────┬───┘
     ┌─────┴──────┐
     ▼            ▼
┌─────────┐  ┌─────────┐
│心エコー図│  │ 一般検査 │
│・診断    │  │・血液検査│
│・重症度評価│ │・心電図  │
│・心機能評価│ │・胸部X線 │
└────┬────┘  └─────────┘
     ▼
┌──────────────┐
│ 心臓カテーテル │
│・冠動脈病変の有無│
│・重症度評価     │
│・心機能評価     │
└──────────────┘
```

in patients with congenital bicuspid aortic valves. Am J Cardiol 71 : 322-327, 1993
5) Bonow, RO et al : ACC/AHA guidelines for the management of patients with valvular heart disease. J Am Coll Cardiol 32 : 1486-1588, 1998
6) Omran, H et al : Silent and apparent cerebral embolism after retrograde catheterization of the aortic valve in valvular aortic stenosis : a prospective, randomized study. Lancet 361 : 1241-1246, 2003
7) Roberts, WC : The congenitally bicuspid aortic valve. A study of 85 autopsy cases. Am J Cardiol 26 : 72-83, 1970
8) Stewart, BF et al : Clinical factors associated with calcific aortic valve disease. J Am Coll Cardiol 29 : 630-634, 1997

〔中谷　敏〕

f) 狭窄弁口の定量的評価法

　大動脈弁狭窄は，左室流出路における血流障害がその基本的病態である．そのため収縮期には左室-大動脈間に圧較差を生じる．心機能が一定ならば狭窄が高度になるほど圧較差が大きくなり，圧較差は狭窄度の優れた指標である．大動脈弁狭窄の定量的評価では，弁口面積の定量的評価は，その重症度を決定するための最も重要な指標である．圧較差は，大動脈弁狭窄の指標の中で最も単純な指標であり，計測における再現性も高い．しかし，その値が左室機能などの影響を大きく受け

●大動脈弁狭窄診断のまとめ

● 身体所見
　■ 視診・触診
　　1. 遅脈
　　2. 前胸壁・両側頸部の振戦
　　3. 緩徐な立ち上がりの頸動脈拍動
　　4. 力強い心尖拍動（sustained impulse），atrial kickの触知
　■ 聴診
　　1. 駆出性収縮期雑音（両側頸部放散）
　　2. 大動脈駆出音
　　3. Ⅱ音の奇異性分裂
　　4. Ⅳ音
● 心エコー図
　■ Mモード心エコー図法
　　1. 大動脈弁の輝度上昇（石灰化）と開放制限（多層の幅広いエコー）
　　2. 左室の対称性肥厚・狭い心室腔（末期には拡大しうる）
　　3. 左房径
　■ 断層心エコー図法
　　1. 大動脈弁の輝度上昇（石灰化）と開放制限
　　2. 大動脈弁短軸像で弁尖数の確認
　　3. 大動脈弁輪部の輝度上昇（石灰化），大動脈の形態・拡大の評価
　　4. 左室の対称性肥厚・狭い心室腔（末期には拡大しうる）
　　5. 合併僧帽弁疾患の有無（リウマチ性狭窄・逆流症，機能性弁逆流症）
　　6. 左房の大きさ
　■ ドプラ法
　　1. 大動脈弁通過血流のモザイクカラーパターン
　　2. 大動脈弁通過最大流速
　　3. 大動脈弁間最大圧較差・平均圧較差
　　4. 連続の式により弁口面積
　　5. 合併大動脈弁逆流の評価
　　6. 合併三尖弁逆流からの右室圧推定
● 心臓カテーテル
　1. 合併する冠動脈病変の有無
　2. 圧測定
　3. 大動脈造影による合併大動脈弁逆流の評価，大動脈の形態・拡大の評価
　4. 左室造影による心機能評価・合併僧帽弁逆流の評価

ることはよく知られた事実であり，その価値を過大評価してはならない．

■ ① 圧較差
　ⓐ 簡易Bernoulliの式
　大動脈弁狭窄における左室－大動脈間圧較差は，心エコー図で最も簡便に測定することができる指標である．心エコー図では，狭窄弁口前後の圧較差（左室－大動脈間圧較差）は連続波ドプラを大

動脈弁ジェットに適用し，得られた流速に簡易Bernoulliの式（$p = 4v^2$）を用いて算出される（図14）．すなわち超音波診断装置のモニタ画面上で血流速度波形を描出し，それをトレースすれば，最大血流速度から最大圧較差，平均流速から平均圧較差が測定できる．例えば最大流速5m/sec,平均流速4m/secであれば，

　　最大圧較差 $4 \times 5^2 = 100$ mmHg
　　平均圧較差 $4 \times 4^2 = 64$ mmHg

の大動脈弁狭窄である．心機能が正常で大動脈弁逆流がなければ，平均圧較差が50mmHg以上の大動脈弁狭窄は，高度狭窄と診断できる．

　ⓑ圧較差測定の多方向アプローチ

　圧較差の計測では，連続波ドプラ法のビームを，大動脈弁通過血流に対して平行に投入するような努力が必要である．アプローチの場所は，通常の左胸骨縁だけでなく，心尖部，右第2肋間，右鎖骨上窩が選ばれるべきである．これらの部位からのアプローチにより得られた流速の最大値をもって，最大圧較差とする（図15）．このような努力を怠れば圧較差を過小評価することになる．たとえ心尖部アプローチで得られたカラードプラシグナルが明瞭でも，右側胸部および右鎖骨上窩，胸骨上窩からの測定は省いてはならない．大動脈弁狭窄が高度になると，狭窄弁口は複雑な形態をとるため，狭窄弁口における真のジェットの方向と左室流出路長軸の方向が必ずしも一致しないからである．大動脈弁狭窄の重症度評価において，この多方向アプローチには，細心の注意と最大の時間が必要であることを銘記すべきである．

　ⓒカテーテル法との違い

　連続波ドプラ法で得られた圧較差は真の瞬時最大圧較差であり，心臓カテーテル法で得られる圧較差は，大動脈圧の最大値と左室の最大値（peak to peak）の差である．心エコー図で求められた圧較差と観血的に求められた最大圧較差を比較すると，心エコー図の測定値が大であることが多いが，その理由がこの原理にある．しかし，平均圧較差はほぼ一致する．観血的方法によるpeak to peakの圧較差は，真の最大圧較差より著しく低値をとることがあり，大動脈弁狭窄の重症度の判定には

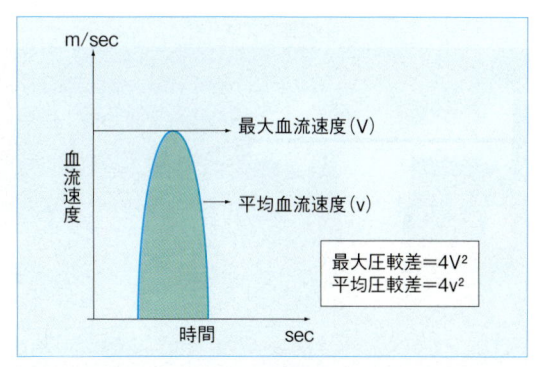

[図14] 連続波ドプラ法による圧較差測定
狭窄ジェットに連続波ドプラのビームを投入すると，左図に示すような時間速度曲線が得られる．これをモニタ上でトレースする（青線）と，最大および平均圧較差を求められる．

用いるべきではない．心機能が正常で，有意の大動脈弁逆流が存在しない症例では，平均圧較差が50mmHg以上あれば高度狭窄との診断が可能である．

　ⓓ圧較差の限界

　圧較差は大動脈弁逆流の存在や左室機能の影響を受ける．左室機能とは，具体的に述べれば左室流出路の一回拍出量がどの程度かということであり，単なる壁運動を意味しているわけではない．すなわち圧較差による大動脈弁狭窄の重症度評価の限界は流量依存性である．

　左室壁運動の程度と左室流出路の一回拍出量は必ずしも一致しないことは重要である．例えば心機能が低下している場合には，高度狭窄が存在しても圧較差は低い．また僧帽弁逆流を合併していると，左室壁運動の動きが良好でも一回拍出量は低下し，狭窄度と圧較差は一致しない．大動脈弁逆流を合併すると，逆流による左室流出血流量の増加は圧較差を増加させ，実際の狭窄度をはるかに超えた圧較差を呈する．このように，圧較差には狭窄弁口を通過する血流量に関する情報が欠落しているため，それだけでは正確に狭窄度を診断することはできないのである．

■②大動脈弁口面積による重症度診断

　圧較差測定の限界を克服するためには，より客観的な大動脈弁口面積 aortic valve area（AVA）を指標としなければならない．この指標は臨床的に用いうる定量的指標のなかで，血行動態の影響

[図15] 多方向アプローチによる最大圧較差測定
心尖部アプローチでは、最大血流速度4.8m/secより最大圧較差は4×4.8×4.8＝92mmHgである。同様に右胸壁アプローチでは185mmHgである。この症例では最大圧較差は後者の値である。

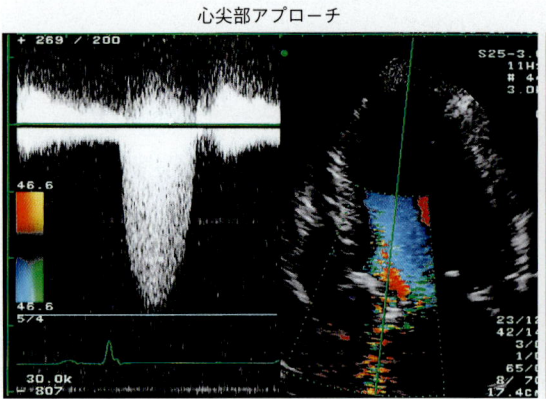

心尖部アプローチ　最大血流速度4.8m/sec

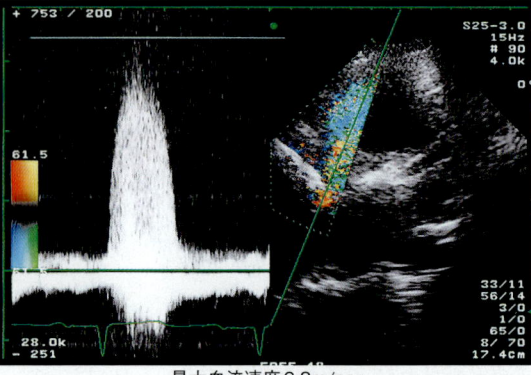

右胸壁アプローチ　最大血流速度6.8m/sec

を最も受けにくい．弁口面積は，初診時の重症度診断，経過観察における疾患の進行の把握や手術時期の決定においてきわめて高い有用性が認められている．

■ ③連続の式

弁口面積の測定には，連続の式とプラニメトリ法の二つの方法がある．連続の式によれば，大動脈弁口面積を計測でき，血行動態の影響を受けずに非観血的に本症の重症度を評価できる．この方法で求められた弁口面積は，日常臨床で求めうる大動脈弁狭窄の指標のなかで，最も優れた指標である．その測定には心機能の低下，合併する大動脈弁逆流やそのほかの弁膜症の影響が少ない．また，非観血的測定の特徴としての簡便性と安全性から，外来での繰り返す検査にも適している．

連続の式 continuity equation とは，流体における質量保存則であり，連続した管内の流量は，常に一定であることを利用した方法である（図16）．連続した管腔ではいずれの部分でも，流量Qは一定であり，流速Vと断面積Aから以下のごとく表される．

$$VA = Q$$

大動脈弁に続く左室流出路を管腔に見立てれば，大動脈弁狭窄は連続した管腔における狭窄部とみなすことができる．狭窄部（狭窄弁口の部位）でも非狭窄部（左室流出路）でも流量は不変である

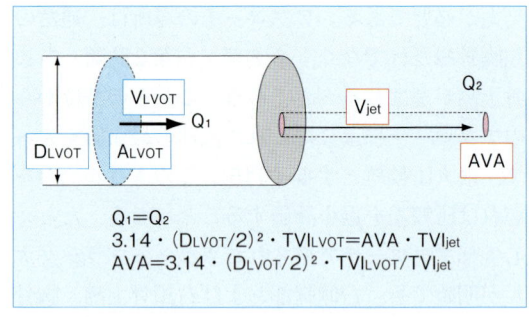

[図16] 連続の式
狭窄部手前の流量Q_1と狭窄部を通過する流量Q_2は等しい．そこで，流量Q_1，左室流出路の時間速度積分 TVI_{LVOT} とジェットの時間速度積分 TVI_{jet} から，狭窄部面積（AVA）を求めることができる．

$$Q_1 = Q_2$$
$$3.14 \cdot (D_{LVOT}/2)^2 \cdot TVI_{LVOT} = AVA \cdot TVI_{jet}$$
$$AVA = 3.14 \cdot (D_{LVOT}/2)^2 \cdot TVI_{LVOT}/TVI_{jet}$$

ので，狭窄部における流速をV_2，断面積をA_2とし，狭窄部以外での流速をV_1，断面積をA_1とすると，

$$V_1 \times A_1 = V_2 \times A_2$$
$$A_2 = V_1 A_1 / V_2$$

として狭窄部面積を計測できる．なお，この式の完成には，計測が困難で，臨床的に無視できる部分を除外してある．

実際の計測では，A_2をAVA，A_1を左室流出路断面積（A_{LVOT}）とし，V_1を左室流出路での時間速度積分（TVI_{LVOT}），V_2を狭窄部ジェットの時間速度積分（TVI_{jet}）に置き換えると

$$AVA \times TVI_{jet} = A_{LVOT} \times TVI_{LVOT} \quad (1)$$
$$AVA = A_{LVOT} \times TVI_{LVOT} / TVI_{jet} \quad (2)$$

として，狭窄部面積を計測できる．式(1)では，左辺は狭窄弁口を1心拍で通過する血流量で，右辺は弁口直前の左室流出路を1心拍で通過する血流量（一回拍出量，stroke volume）である．TVI$_{LVOT}$は，心尖部長軸像または心尖部5腔像を用い，パルスドプラ法のサンプルボリュームを左室流出路中央，大動脈弁直下に設定して，得られた血流速度波形を用手的にトレースして求める．A$_{LVOT}$は，左室流出路断面が円形であると仮定し，直径(D)を用いて$\pi (D/2)^2$から算出する．直径(D)の測定は，傍胸骨長軸像を用い，パルスドプラ法のサンプルボリュームと同じ位置で測定する．この測定値は，連続の式から導かれた弁口面積の値に2乗で影響を与えるため，慎重に行う必要がある．経胸壁アプローチで測定困難な場合に，経食道心エコー図における測定値を用いる場合もある．TVI$_{jet}$は，圧較差測定の項で述べたことと同様な方法で連続波ドプラ法を用いて血流速度波形を描出し，用手的にトレースして計測する．

例えば，左室流出路径2.5cm

左室流出血流時間速度積分(TVI$_{LVOT}$) 8cm

狭窄部ジェット時間速度積分(TVI$_{jet}$) 100cmでは

$$AVA = 3.14 \times 2.5 \times 2.5/4 \times 8/100$$
$$= 0.39 cm^2$$

である．

ⓐ連続の式で注意すること

連続の式で最も注意が必要なのは流出路径の測定である．流出路径の測定は，流量測定においてその2乗で誤差が大きくなるからである．例えば前項の例では，左室流出路径を2.6cmとした場合と2.4cmとした場合では，AVAは0.42cm^{2}と0.36cm^{2}である．このような測定誤差を減ずるためには，左室流出路の描出では，その最大径を含むように断面設定する努力が必要である．また，この測定に適した断面は，傍胸骨長軸像である．この断層像では，左室流出路は超音波ビームとほぼ直交するため，最大の分解能を発揮できるからである．断面設定を誤ると，どれだけ明瞭な画像を撮影しても最大径を測定することは不可能である．また，直径測定では拡大画面での測定が有用である．本質的には，画像の分解能はモニタ画面の拡大度によって影響を受けない．しかし，実際のモニタ画面上での測定では，拡大画像を用いると誤差を減らすことができる．

次に，狭窄部ジェットの捕捉に多方向アプローチを忘れないことである．圧較差の項でも触れたように，多方向アプローチを使わなければ，最大圧較差を捉えることができない．連続の式でも同様で，最大速度の時間速度積分を用いなければ，弁口面積を過大評価することになる．したがって，大動脈弁狭窄の評価にドプラ法の多方向アプローチは必須である．

連続の式では，その適用にも留意すべきである．左室流出路の血流が乱流で，カラードプラ像がモザイク状を呈する場合は，狭窄弁口の手前における血流量の測定を行うことができない．流出路血流測定には，パルスドプラ法のサンプルボリュームの位置で血流が層流であると考えられることを前提としているからである．同様の理由から，狭窄弁口を通過した後の大動脈内で一回拍出量を求めることは困難である．このような場合には，大動脈弁逆流がなければ，左室流出路における血流量の代わりに，左室流入血流量や右室流出路血流量を用いる．

なお，連続の式にも流量依存性が存在することが報告されているが，圧較差ほど顕著な誤差要因ではなく，臨床上問題になることは少ない．ただし，左室収縮能が高度に低下している場合には，弁口面積を過小評価する可能性が指摘されている．そのような症例では，低用量ドブタミン負荷により一回拍出量を増加させてから連続の式を行えば，より正確な評価が可能である．血流量の増加により圧較差が増し，弁口面積が不変であれば，高度の大動脈弁狭窄と考えることができる．しかし大動脈弁弁口面積が，血流量の増加に伴って増える場合には，高度の大動脈弁狭窄ではないと診断することができる．

■④プラニメトリ法

プラニメトリ法は，弁口面積を超音波診断装置のモニタ画面上で直接測定する方法である．この方法の優れた点は，仮定や複雑な計算式なしに面

積が直接測定できることである．方法は単純で，狭窄弁口を短軸断面内に捉え，描出された弁口の内側を用手的に囲むだけである（図17）．大動脈弁口を明瞭に画像化できていれば，心機能などにかかわらず，弁口面積測定が可能である．

プラニメトリ法の方法の成否はいかにして適切な画像を獲得するかにかかっている．適切な画像の条件は，狭窄弁口部の最も狭い部分を一断面に捉えることとノイズが少ないことである．

ⓐ狭窄弁口部を記録する

狭窄弁口は，短軸断面で記録する．最も狭い弁口部を真正面から見たように画像がとれればよい．断面を決定するためには短軸像だけでアプローチせずに，長軸像も利用し，三次元的構造を十分に理解しながら検査を進める．

心周期による弁口部の位置の差を考慮することが大切である．弁口部の位置は心周期によって変わるので，すべての心周期にわたって至適弁口部を捉え続けることはできない．弁口面積の測定で重要な画像は収縮期画像なので，収縮期だけに注目して画像を探すことが必要である．特に二尖弁では，収縮期と拡張期に弁口部位置が大きくずれることが大きい．

一般に経食道心エコー図を用いれば9割を越える症例で測定が可能である．十分な画質が得られれば経胸壁心エコー図でも同様の測定が可能であるが，経食道アプローチに比べると成功率が劣る．また，経食道アプローチでは，狭窄弁口面積に加えて狭窄弁口を形成する弁の形態，弁輪部サイズ，弁輪部石灰化の程度を詳細に診断することが可能である．手術方法や置換する人工弁の種類，サイズの決定にきわめて高い診断的価値を有している．

ⓑプラニメトリ法で注意すること

プラニメトリ法では，的確な短軸断面の設定に最も注意が必要である．例えば大動脈二尖弁などで，大動脈弁にドーミングを伴う大動脈弁狭窄では，断面設定がわずかにずれただけで弁口面積を容易に過大評価しうる．このような誤認を避けるためには，探触子をできる限りゆっくり動かして，大動脈弁の開放が最も制限されている場所を同定しなければならない．経食道アプローチでは，左

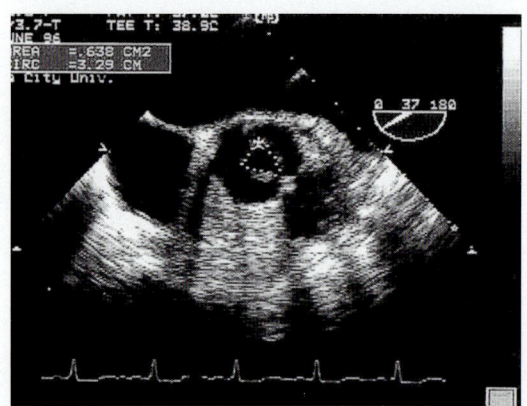

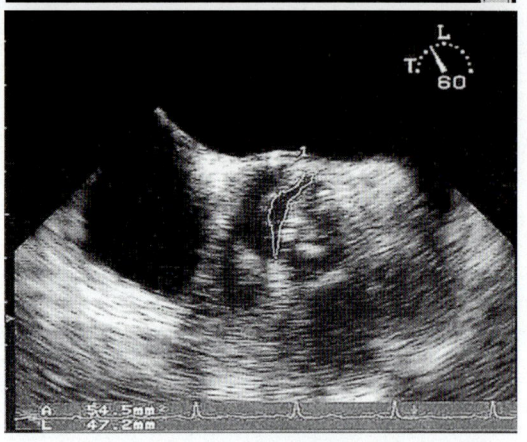

[図17] プラニメトリ法による弁口面積の測定（経食道心エコー図）
上：三尖弁．下：二尖弁
描出された大動脈弁尖の内側を用手的にトレースすれば，プラニメトリ法により面積測定が可能である．

室流出路長軸画像をガイドとすると，短軸断面の高さの設定が容易で，斜め切りの危険を減らすことができる（図18）．

また，高度石灰化病変は弁口部内側の用手的トレースを困難にする．その場合には，プラニメトリ法を用いず，連続の式での評価を基準とすべきである．

■⑤弁口面積による重症度診断

連続の式とプラニメトリ法のいずれを用いた場合でも，弁口面積が$0.75cm^2$以下であれば，高度大動脈弁狭窄と診断することができる．プラニメトリ法では，誤った短軸断面では弁口面積を正確に測定することはできない．したがって，大動脈弁の重症度評価を的確に行うためには，心臓各部の形態的かつ動態的変化を十分に把握する必要が

ある．特に，手術適応を決定する場合には，圧較差，弁口面積のほかにも大動脈弁の性状，そのほかの弁膜症の有無，左室容量，左室一回拍出量などの情報に基づく，定量的かつ客観的な診断をすることが重要である．

■ ⑥狭窄弁口の定量的評価：心臓カテーテル法の価値

大動脈弁狭窄の評価において心臓カテーテル法の価値は相対的に低下しつつある．もし心臓カテーテル検査が求められるとすれば，冠動脈造影が最大の目的である．

理由の一つは心臓カテーテル検査で測定される最大圧較差は真の圧較差ではないからである．カテーテル検査では，左室から大動脈にカテーテルを引き抜き，それぞれの最高圧の差を最大圧較差 peak to peak としている．実際には左室内と大動脈では最高圧の時相がずれている．真の最大圧較差は心エコー図の連続波ドプラ法で求めることができる．

次に，Gorlin の式で用いられる血流量は左室流出路で測定されていない．例えば三尖弁に逆流があれば，狭窄弁口を通過する血流量と，熱希釈法で求められた血流量は異なり，弁口面積における誤差要因となる．心エコー図では，左室流出路の流量を測定することができる．

最後に不全心における誤差が問題となる．心カテーテル法における Gorlin の式は不全心では当てはまらない．それは，この式における経験定数 C＝1 は血流量が低下した状態では当てはまらないからである．またカテーテル法による圧測定における誤差や狭窄弁口をカテーテルが占拠することによる誤差も指摘されている．心エコー図でも不全心における血流量低下は誤差要因となりうるが，ドブタミンなどの薬物負荷で血流量を増加させ誤差を減らすことができる．また，経食道心エコー図を用いれば，解剖学的な変化をダイレクトに測定することができる．

これらの理由のほかに，カテーテル検査におけるリスクも無視できない．狭窄した大動脈弁を通過させるための，無理なカテーテル操作は，カテーテル合併症に結びつくおそれがある．これらの理

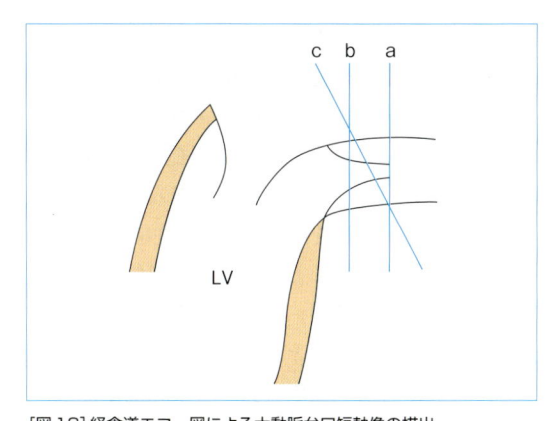

[図18] 経食道エコー図による大動脈弁口短軸像の描出
a, b, c は短軸断面を示す．
a の断面が得られれば正確な弁口面積の測定が可能である．しかし，b や c のように短軸断面を設定すると，弁口面積を過大評価することになる．

由から，狭窄弁口の評価は心エコー図で行い，心カテーテル検査は冠動脈造影の目的で限定的に行われることが多い．

(渡辺弘之・吉川純一)

6) 治療

a) 内科治療

大動脈弁狭窄の病態が左室駆出に対する機械的抵抗の増大であることから，これを解除しない限り本症は治らない．内科的に解除できる方法は知られていないので循環器医としては手術のタイミングを適切に見極めて外科医に紹介するのが主な仕事となる．それまで治療する必要はない．American College of Cardiology と American Heart Association が共同で発表している弁膜症管理のガイドラインにもあるように，症状が出てくる，または非常に高度の狭窄が認められる場合に手術となる．なお高度の大動脈弁狭窄で駆出率が低下している例の予後はきわめて悪いので，心機能が低下する前に手術を行うべきである．

大動脈弁狭窄を解除する手段として手術以外に経皮的バルーン大動脈弁切開術がある．これは小児の大動脈弁狭窄に対しては標準的手技となっているが，成人に対しては，再狭窄率が高くまた重

篤な合併症も10％以上の頻度で発生するため推奨されない．なお最近，経皮的にカテーテルを用いて生体弁を大動脈弁位に挿入する手技が報告され注目を集めている．これはウシ心膜をステントに装着して弁とし，これを折りたたんだ形のままバルーンカテーテルを用いて大動脈弁位まで運び，バルーンを開大することによって同部位に固定するというものであるが，未だ確立された治療法ではないし，また現在のところわが国では施行できない．したがって大動脈弁狭窄の内科的治療は，何らかの理由により手術ができない例でのみやむを得ず症状を緩和するような治療を行う，ということになる．

■ ①心不全に対して

左室駆出抵抗の増大に対して心臓は代償的に肥大して心拍出量を稼ごうとする．大動脈弁狭窄では長年にわたってこの代償機転はうまく作動するが，そのうち破綻して心不全症状が出現する．その場合に心不全の一般的治療を行うことになる．ジギタリス製剤や利尿薬は心不全症状を一過性にとるには有効であるが，効果は永続的なものではない．末期の大動脈弁狭窄では左室充満圧を高めに維持することにより心拍出量を保っている．したがって前負荷を下げるような薬剤は左室充満圧を落として一気に心拍出量を低下させショックに陥らせる可能性がある．また狭窄弁口のために物理的に少量の血液しか駆出できないような高度大動脈弁狭窄では，血管拡張薬によって体血管抵抗を下げてもそれに見合うだけの血液駆出が獲得できずやはり低血圧を引き起こす．したがって，一般に心不全に対して有効とされるアンジオテンシン変換酵素阻害薬はこのような状態に陥った大動脈弁狭窄には使いにくい．もちろん狭心痛に対しても硝酸製剤は注意深く使わざるを得ない．

しかしこのような従来の常識に反して，最近，重症心不全を合併した大動脈弁狭窄例に対して血管拡張薬であるニトロプルシドが有効であるとの報告がなされた．Khotらは，集中治療室に収容した低心機能の高度大動脈弁狭窄例（大動脈弁口面積$1cm^2$以下，駆出率35％以下，心係数$2.2l/m/m^2$以下）のうち，静注強心薬を必要とした例，平均大動脈圧が60mmHg以下の例を除いた25例に対して，ニトロプルシドを平均大動脈圧が60～70mmHgに低下するまで持続静注し，6時間後，24時間後に血行動態を評価した（図19）．その結果，ニトロプルシド静注に伴って体血管抵抗と肺動脈楔入圧は低下し，心係数は増大した．この効果は冠動脈疾患合併の有無，僧帽弁閉鎖不全合併の有無，大動脈弁間圧較差の高低にかかわらず同様に認められた（図20）．また肺血管抵抗（370±177から199±102dyn・sec/cm^5へ），肺動脈収縮期圧（59±14から52±11mmHgへ）も有意に低下した．ニトロプルシド前後で大動脈弁口面積は変わらず，圧較差はむしろ増加した（図21）．ニトロプルシドによる過度の血圧低下や不整脈は認められなかったという．従来の概念に反して高度大動脈弁狭窄に対してなぜニトロプルシドが有効であったのか．彼らは低心機能大動脈弁狭窄の後負荷が狭窄弁口による駆出抵抗のみならず体血管抵抗の増大によるものと考え，ニトロプルシドによって体血管抵抗を下げることによって心拍出量を増加し得たと考察している．その意味では心機能が正常な大動脈弁狭窄に対してニトロプルシドを用いるともともと上昇していない体血管抵抗をさらに下げることになり低血圧をきたすかもしれない．

重症心不全を合併した高度大動脈弁狭窄に対してドブタミンの使用はどうであろうか．ドブタミンはうっ血性心不全に著明な効果をみせることはよく知られている．また大動脈弁狭窄に対しても，低心拍出量状態の本症において，弁狭窄が機械的なものなのか（true aortic stenosis），または血行動態が悪いために弁が十分に開かないことを反映しているのか（pseudo aortic stenosis）を見極めるのにドブタミンはしばしば使用され，その安全性も広く認められているところである．しかし重症冠動脈疾患が合併しているときにはドブタミンで致死的な不整脈が起こる可能性も否定できない．いずれにしてもこれらの静注薬を使用するときには血行動態の注意深いモニタリングが必須であろう．

拡張型心筋症に対して有効であるβ遮断薬が，

駆出率が低下し慢性うっ血性心不全状態にある高度大動脈弁狭窄例に有効かどうかは多数例での検討はなく不明である．心不全を悪化させる可能性があるので禁忌としている成書もあるが，少量からなら注意深く使用してもかまわないであろう．

■②高血圧合併例，冠動脈疾患合併例

大動脈弁狭窄で血圧が高い例は心機能がまだ保たれていると思われる．このような例では血圧を下げるのに，一般的な降圧薬（β遮断薬，アンジオテンシン変換酵素阻害薬，カルシウム拮抗薬など）は使用可能である．しかし基礎病態として左室流出路狭窄と前負荷高値が存在するので，血圧低下などの副作用に注意しつつ通常量より少なめから投与し効果をみながら通常量に増量する方がよいと思われる．またβ遮断薬によって過度の徐脈になると一回拍出量が増加して大動脈弁間圧較差が増大する可能性もある．冠動脈疾患合併例でも同様である．注意深くβ遮断薬や硝酸薬を投与する．

■③感染性心内膜炎に対する注意

American College of CardiologyとAmerican Heart Associationが共同で発表している感染性心内膜炎の予防に関するガイドラインでは後天性弁膜症は中等度リスク群に分類されている．日本循環器学会が発表したガイドラインでも同様の扱いである．一般に大動脈弁狭窄は大動脈弁閉鎖不全よりも感染性心内膜炎を発症しにくいとされている．感染性心内膜炎発症例の約1割が大動脈弁狭窄であったとの報告もあるが，どの程度の狭窄から観血的処置の際の予防的抗菌薬投与が必要かについては明確ではない．大動脈二尖弁例で感染性心内膜炎を発症する例をしばしば経験するので，少なくとも二尖弁例でかつ大動脈弁閉鎖不全を合併しているような例では予防的処置を考慮すべきと思われる．

■④その他

大動脈弁狭窄では徐々に弁口面積が縮小していくことが知られている．その進度は個人によってばらつきが大きく予測困難であるが，おおむね平均弁間圧較差で年間約7mmHg程度増加し，弁口面積で年間約0.1〜0.14cm^{2}減少していくとさ

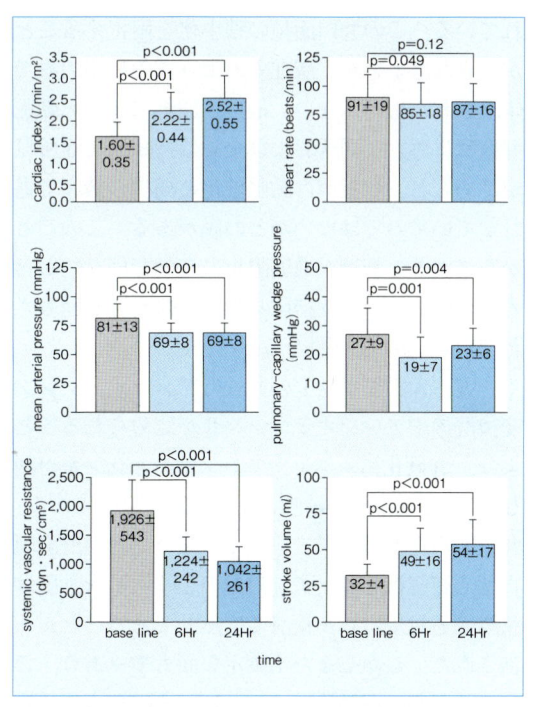

[図19] ニトロプルシド静注6時間後，24時間後の血行動態
（文献1）より引用）

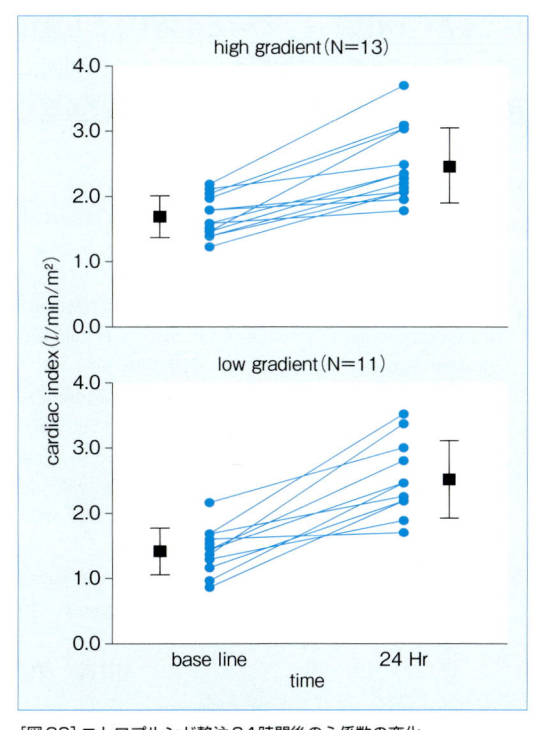

[図20] ニトロプルシド静注24時間後の心係数の変化
上段：投与前平均大動脈弁間圧較差が30mmHg以上の例．下段：投与前平均大動脈弁間圧較差が30mmHg以下の例．両群で反応に差はなかった．
（文献1）より引用）

れている．この弁口面積の狭小化を阻止することができればよいが，現在そのような内科的治療で確立されたものはない．最近，加齢に伴う大動脈弁狭窄において局所および全身に持続的炎症所見が認められ，弁狭窄は動脈硬化と同様の機序で進行していくのではないかとの説がある．このことからスタチン製剤が進展阻止に有効ではないかと考えられ，それを支持する幾つかの研究が発表されている(301頁参照のこと).

一方，大動脈弁狭窄の弁膜にアンジオテンシン変換酵素やアンジオテンシンIIが認められることより，弁硬化にレニン-アンジオテンシン系が関与している可能性が示唆されている．このことから，弁狭窄の進展阻止にアンジオテンシン変換酵素阻害薬も有望視されたが，最近の211例の大動脈弁狭窄例を対象にした検討では無効であることが報告された．しかしまだ不確定な面も多々あり，これらの薬剤の有効性については引き続き大規模臨床研究による検証が必要であろう．

心房細動や心房粗動は大動脈弁狭窄の約1割に起こるといわれている．いったん発生すると血行動態上不利であるので加療すべきである．頻回に繰り返す例では抗不整脈薬の投与が必要である．

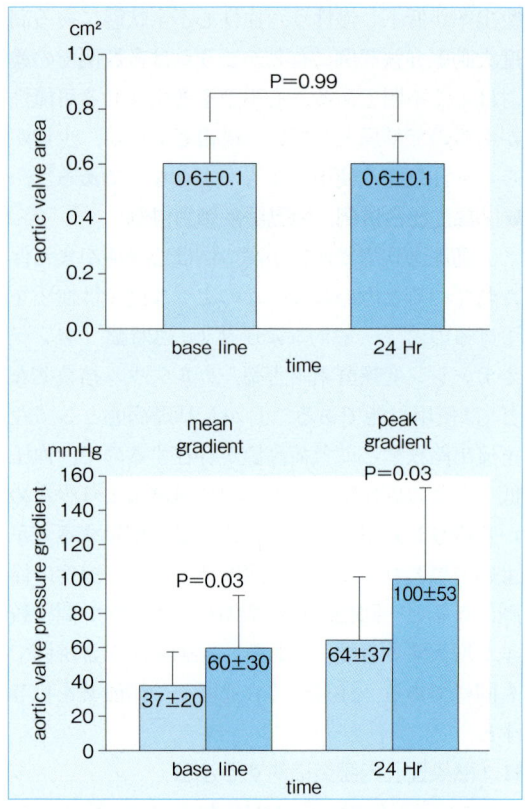

[図21] ニトロプルシド静注前後の大動脈弁口面積・弁間圧較差の変化
上段：ニトロプルシド静注による大動脈弁口面積の変化
下段：平均および最大大動脈弁間圧較差の変化
(文献1)より引用改変)

文献

1) Khot, UN et al : Nitroprusside in critically ill patients with left ventricular dysfunction and aortic stenosis. N Engl J Med 348 : 1756-1763, 2003
2) Lin, SS et al : Dobutamine stress Doppler hemodynamics in patients with aortic stenosis : feasibility, safety, and surgical correlations. Am Heart J 136 : 1010-1016, 1998
3) Michel, PL et al : Native cardiac disease predisposing to infective endocarditis. Eur Heart J 16 (suppl B) : 2-6, 1995
4) O'Brien, KD et al : Association of angiotensin-converting enzyme with low-density lipoprotein in aortic valvular lesions and in human plasma. Circulation 106 : 2224-2230, 2002
5) Rosenhek, R et al : Statins but not angiotensin-converting enzyme inhibitors delay progression of aortic stenosis. Circulation 110 : 1291-1295, 2004

〈中谷　敏〉

b) 外科治療

かつてはリウマチ性大動脈弁狭窄が大多数であったが，現在では先天性二尖弁や動脈硬化性変化としての石灰化大動脈弁が多くなっている．特に高齢者での大動脈弁狭窄例が増加しており，年齢，全身状態を考慮した手術適応，手術方法を選ぶ必要がある．「いつ手術に踏み切るか」ということが大動脈弁狭窄の外科治療におけるポイントである．

■①手術適応

大動脈弁狭窄の外科治療の第一選択は大動脈弁置換術である．

一般的に大動脈弁圧較差が50mmHg以上であれば手術適応とされてきた．しかし，発生する圧較差は心機能に依存するため，圧較差ではなく心

エコーでの大動脈弁口面積を重症度の参考にすべきという考えになってきている．Bonowらの定義では大動脈弁口面積≦1.0cm^{2}を高度狭窄としている．

ACC/AHAのガイドラインでは，症状の有無と冠動脈バイパス術などの他の心臓手術を行うか否かにより手術適応を区分している(**表2**)．一般に症状（胸痛，呼吸困難，失神）のある重症大動脈弁狭窄はすべて手術適応である．また，他の心臓手術を必要とする場合には大動脈弁置換術の適応となる．左室－大動脈圧較差が50mmHgを越える場合に手術適応とされてきたが，低左心機能症例では心拍出量低下しており高い弁圧較差が生じない．つまり圧較差のみにより手術適応を決めることはできないと考えられている．そこで，弁口面積による重症度判定が重要となり，弁口面積が0.6cm^{2}以下では無症候性であっても弁置換術の適応となる．

低心機能のため弁口面積と圧較差との間に解離がみられる場合には，ドブタミン負荷心エコーによる診断が有用である．ドブタミン負荷により心拍出量が増加するのに伴い圧較差が増大する場合には器質的な重症大動脈弁狭窄が存在すると診断される．しかし，ドブタミン負荷によってもstroke volumeや弁口面積が増加せず，また大動脈弁圧較差が上昇しない場合には手術に踏み切るには慎重であるべきある．

大動脈弁狭窄に閉鎖不全を伴っている場合（大動脈弁狭窄兼閉鎖不全）における手術適応は明確ではない．大動脈弁狭窄，大動脈弁閉鎖不全単独での手術適応に比べ，当然緩やかな適応となるが明確な基準はない．

■②手術時期

前述のように症候性大動脈弁狭窄は手術適応となるが，どの程度の緊急性があるかは心機能から考慮する．左室機能正常例（EF≧50%）では緊急性はないができるだけ早期に対応する．心機能低下例では準緊急的に，また心不全例では緊急的に手術を行うべきとされている．

■③人工弁の種類および選択

さまざまな代用弁が開発されてきたが，人工弁の種類としては機械弁と生体弁に大別される．機械弁にはワルファリンによる抗凝固療法が必要であるが長期耐久性が期待できる．一方，生体弁では抗凝固療法を必要としないが，機械弁に比し耐久性に問題がある．個々の患者の背景に応じ各人工弁の特徴を生かした選択が必要である．

ⓐ機械弁

2枚の弁葉をもつbileaflet弁が現在では主流である．機械弁の弁葉およびhousingはpyrolite carbonで作製されており優れた耐久性をもつ．機械弁は非金属でありMRI撮影においても差し支えない．人工弁housingの外側にはダクロン，ポリエステルなどで作られた縫合輪sewing cuffがあり，その形態の工夫により1サイズ大きな有効弁口面積を確保できるようにしたsupra-annular typeの人工弁が開発されている(**図22**)．

ⓑ生体弁

ここでは異種生体弁について述べる．交連部にあたる部分に3本の支柱（ステント）を有するステント弁とブタ大動脈基部をそのままの形態で用いたステントレス弁に大別される．いずれの弁も生体材料はグルタルアルデヒドで処理され，耐久性を向上させるために固定法や石灰化処理法の改良

[表2] 大動脈弁狭窄に対する大動脈弁置換術の適応（ACC/AHAガイドラインより）

1	症状のある重症大動脈弁狭窄	I
2	冠動脈バイパス術を行う重症大動脈弁狭窄	I
3	大動脈または大動脈弁以外の弁に対する手術を行う重症大動脈弁狭窄	I
4	冠動脈バイパス術，大動脈，他弁に対する手術を行う中等度大動脈弁狭窄	IIa
5	以下のいずれかを示す無症候性重症大動脈弁狭窄	
	・左室機能低下	IIa
	・運動負荷検査に対する低血圧などの異常反応	IIa
	・心室頻拍	IIb
	・著明または過剰な左室肥大（＝15mm）	IIb
	・大動脈弁弁口面積<0.6cm^2	IIb
6	5の所見のない無症候性大動脈弁狭窄に対する突然死予防	III

class I：手技・治療が有効であることが証明されているか，広く認められている
class II：手技・治療の有用性・有効性に関する見解が一致していない
class IIa：有用・有効である可能性が高い
class IIb：有用性・有効性がそれほど確立していない
class III：手技・治療が有効でなく，ときに有害である

が重ねられている．凍結保存した同種弁（ホモグラフト）は海外では比較的容易に入手できるため使用されているが，本邦では一部の組織バンクにより運営されているにすぎず容易に使用できない．

ⅰ）ステント生体弁

ブタ大動脈弁を使用した弁（Hancock Ⅱ®弁，現在ではMosaic®弁）とウシ心膜を形成してステントに縫着した弁（Carpentier-Edwards®弁）がある（図23）．

ⅱ）ステントレス生体弁

ブタ大動脈基部をそのままの形態で使用した生体弁である（図24）．ステント弁のように大きなsewing cuffが存在しないため，大動脈弁輪に縫着する際には大きなサイズを挿入することが可能である．そのためステント生体弁に比べ大きな有効弁口面積を確保できる．この弁は大動脈基部としてそのまま使用する方法（full root法）や生体弁のValsalva洞部をくり抜いて自己大動脈基部に内挿する方法（subcoronary法）などがあるが，いずれも冠動脈周囲の縫合が必要となるため通常の大動脈弁置換術に比べ手術操作が煩雑になる．

ⅲ）生体弁の適応

生体弁の長所は，血栓塞栓症の発生率が低く，また抗凝固療法を軽減あるいは中止できる点である．しかし，構造的劣化率が機械弁に比べ高く，弁硬化・弁亀裂による人工弁機能不全のため再手術を要する．構造的劣化は弁位の違いと年齢により差がある．大動脈弁位では高齢者での構造的劣化率が低いとされている．70歳以上の高齢者の大動脈弁置換では生体弁が選択されることが多い．機械弁・生体弁の長所・短所に関して患者に十分な説明を行い，患者の意向を考慮して人工弁の選択をしなければならない．

■④人工弁の縫着方法

人工弁の縫着方法には，大動脈弁輪の中に植え込むintra-annular法と弁輪上に人工弁を固定するsupra-annular法とがある．狭小弁輪ではsupra-annular法が有利であるが，それでも不十分なサイズの人工弁しか挿入できない場合には大動脈弁輪拡大を行いより大きなサイズの人工弁を挿入する必要がある．大動脈弁輪拡大により少なく

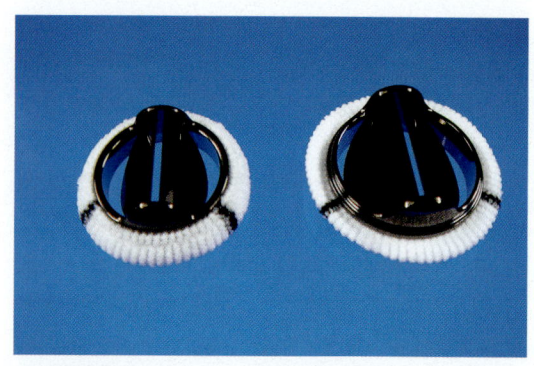

[図22] 機械弁
housingやsewing cuffの形態を変えることにより大きな弁口面積を確保できるようになっている．SJM Standard弁（左），SJM Regent弁（右）．

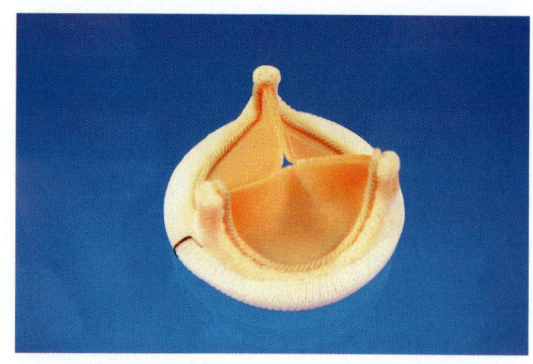

[図23] 生体弁（ステント弁）
ウシ心膜弁であるCarpentier-Edwards弁．

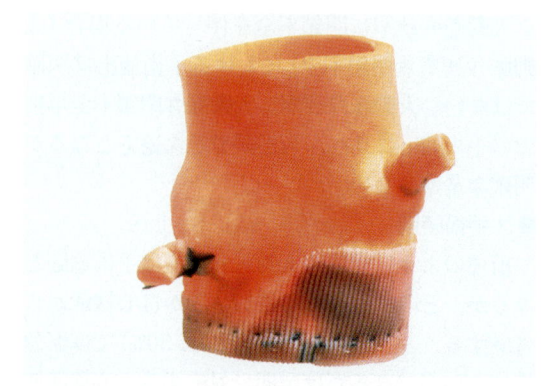

[図24] ステントレス生体弁

とも1サイズ大きな人工弁の縫着が可能であるが，拡大術式となるため縫合部からの出血，心停止時間の延長という問題もある．

■⑤大動脈弁置換術予定症例に対する術前検査

動脈硬化性大動脈弁狭窄では弁輪部石灰化病変が著しい症例がある．また，大動脈壁にもびまん性あるいは全周性の硬化病変を有している症例もある（図25）．術前心エコー検査をする場合には大動脈弁や左室の状態だけではなく，弁輪部や大動脈の状態にも目を向ける必要がある．大動脈弁手術は上行大動脈を遮断し大動脈基部付近を切開して行うため，胸部CTで大動脈壁に高度石灰化を認めた場合には体外循環法や付加手術（上行大動脈置換）などの工夫が必要となる．

■⑥狭小弁輪症例における人工弁置換後の問題（patient prosthesis mismatch：PPM）

近年，高齢者の大動脈弁輪石灰化症例が増加しており，このような症例では小さなサイズの人工弁しか挿入できない症例に遭遇することが多くなっている．体格に見合った有効弁口面積を確保しなければ，術後に左室と大動脈との圧較差が生じることとなる．このことは「像の心臓にネズミの弁を挿入するようなもの」とたとえられている．

前述のごとく，人工弁自体および縫着方法の選択により，できるだけ広い有効弁口面積を確保する工夫がなされている．体格に相当する有効弁口面積が得られているかという指標として indexed EOA (effective orifice area) が提唱されている．これは人工弁の有効弁口面積を体表面積で除した数値である．indexed EOA が $0.85 cm^2/m^2$ を基準値として提唱されており，$0.65 \sim 0.85 cm^2/m^2$ を moderate stenosis, $0.65 cm^2/m^2$ 以下を severe stenosis としている．EOA は左室流出路径と流速からいわゆる「連続の式」を用いて大動脈弁位での各症例での有効弁口面積を算出する．各種人工弁での平均EOAは種々報告されており，サイズ別でのEOAが報告されている（表3）．EOAは個々の症例で違うものであるが，人工弁選択においてはこのような既知の平均的EOAは参考となる．例えば体表面積$1.7 m^2$の症例において indexed EOA $0.85 cm^2/m^2$ （EOA$1.45 m^2$）の基準をクリアし

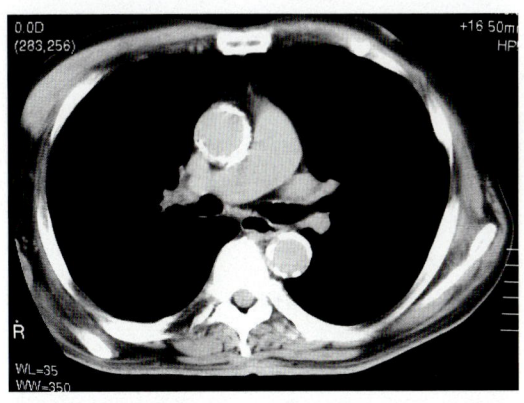

[図25] 高度大動脈硬化を伴った大動脈弁狭窄例
術前CTは手術戦略の参考となる．

[表3] 各種人工弁の平均的 effective orifice area

人工弁サイズ (mm)	19	21	23	25
SJM standard	1.04	1.38	1.52	2.08
SJM Regent	1.50	2.00	2.40	2.50
Medtronic Mosaic	1.20	1.22	1.38	1.65
Carpentier-Edwards Perimount	1.10	1.30	1.50	1.80
Medtronic Freestyle	1.15	1.35	1.48	2.00

(Pibarot, P et al：Cardiac Surgery Today 1, 45, 2003より改変)

ようとすれば，SJM standard弁であれば23mm弁，SJM Regent弁では19mm弁を使用する必要がある．EOAを規定するものとしては，人工弁の機械的特性以外にも，左室流出路の形態，人工弁の縫着方向，術後パンヌス形成などが考えられる．

大動脈弁置換術後の早期死亡率はmoderate以上のPPMを有する症例では有意に高く，特にsevere PPMでEF＜40%の症例では顕著に死亡率が高くなると報告されている．

人工弁の弁口面積を表す指標として gyometric orifice area (GOA) があるが，これはカタログ上での人工弁内径から算出した機械的な面積である．GOAはPPMの指標にはならないとされている．

■⑦大動脈弁置換術の手術成績と術後抗凝固管理

日本胸部外科学会学術調査による本邦での大動脈弁単弁置換術4,400例の手術死亡率は3.1%（2001年）である．近年では冠動脈バイパス術を同時施行する症例が増加している．

術後管理は機械弁を使用した場合には抗凝固療法が必要となるがPT-INR 2.0〜3.0での管理を推奨している．生体弁では初期の3ヵ月は同様のワルファリン管理を要する．また，生体弁使用といえども心房細動，凝固亢進，低左心機能を有する症例ではワルファリンの継続が望ましい．

■⑧パンヌス形成

人工弁縫着部の左室側にパンヌス（pannus）という肥厚線維組織の増殖を生じることがある（図26）．パンヌスの過剰増殖が人工弁下部にまで及ぶと，弁口を塞ぎ人工弁圧較差の増大を認めるようになる．また，増殖したパンヌスに血栓がつき血栓塞栓症の原因となったり，弁の開閉不全を生じたりする．

■⑨大動脈弁置換術後の遠隔成績

機械弁の代表的なSJM弁での報告では大動脈弁置換術の再手術回避率は10年で93％，20年で90％である．生体弁での再手術回避率の報告では，ウシ心膜弁は10年で91％，15年で71％であった．また，ステントレス生体弁（Freestyle®）では8年で再手術回避率98％と良好な成績と優れた血行動態が報告されているが，10年以上経過した報告はない．これらのいずれの生体弁も弁尖の抗石灰化処理などにおいて新たな技術を導入し進化してきている．よって，現在市販されている生体弁では上記報告よりもさらに優れた耐久性が期待できるものと思われる．

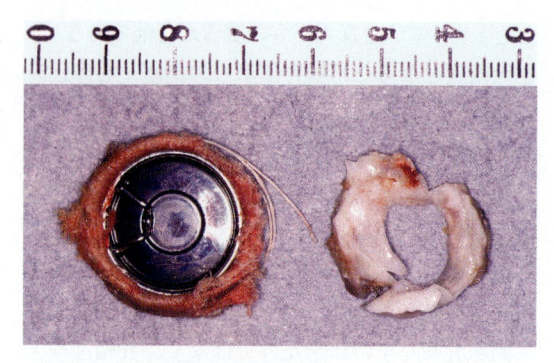

[図26] 人工弁下に存在したパンヌス
摘出人工弁（左），パンヌス（右）．

文献

1) Bach, DS et al : Eight-year results after aortic valve replacement with the Freestyle stentless bioprosthesis. J Thorac Cardiovasc Surg 127 : 1657-1663, 2004
2) Blais, C et al : Impact of valve prosthesis-patient mismatch on short-term mortality after aortic valve replacement. Circulation 108 : 983-988, 2003
3) Bonow, RO et al : ACC/AHA guidelines for the management of patients with valvular heart disease. A report of American College of Cardiology/American Heart Association task force on practice guidelines. J Am Coll Cardiol 32 : 1486-1587, 1998
4) Ikonomidis, J et al : Twenty-year experience with the St Jude Medical mechanical valve prosthesis. J Thorac Cardiovasc Surg 126 : 2022-2031, 2003
5) 松田　暉ほか：弁膜疾患の非薬物治療に関するガイドライン．循環器病の診断と治療に関するガイドライン（2000-2001年度合同研究班報告）．Circ J 66（suppl IV）：1261-1323, 2002

〈柴田利彦〉

大動脈弁狭窄
スタチン療法

■ はじめに

従来，加齢変性性の大動脈弁狭窄の原因は wear and tear, すなわち長年の使いすぎによる硬化変性と考えられていたが，最近，これに対する異論が目立つ[1]．1994年Ottoらは，初期の変性大動脈弁狭窄の弁膜内膜下に，基底膜の断裂，脂質沈着およびマクロファージやT細胞の浸潤などの持続性炎症性変化など動脈硬化巣と同様の所見を認めることから（図1），大動脈弁狭窄と動脈硬化の類似性について報告した[2]．臨床的に大動脈弁狭窄の進行に関連するといわれる高脂血症，糖尿病，高血圧，喫煙，男性などの諸因子が冠動脈疾患危険因子と共通する部分が多いことや，本症の弁膜組織に持続的炎症所見以外に石灰化，血小板沈着，内皮機能低下など，動脈硬化巣と同様の病変が認められることも，加齢性の大動脈弁狭窄が動脈硬化の一表現である可能性を示唆している[1,2]．またPohleらはCTで認められた大動脈弁石灰化の程度が冠動脈石灰化の程度とよく相関し，LDLコレステロール値は，両病態の進行に関連する因子であったとし[3]，Paltaらは経時的に心エコードプラ法で追跡し得た大動脈弁狭窄170例において，血清コレステロール値が200mg/dl以下の例では年間の大動脈弁口面積減少度が 0.07 ± 0.19cm^2/年であったのに対し，コレステロール値がそれ以上の例では弁口面積減少度が 0.14 ± 0.35cm^2/年と約2倍の進行度を示したと報告した[4]．これらのことより大動脈弁狭窄と冠動脈疾患とは動脈硬化という共通の疾患背景を有する病態である可能性がうかがえる．したがって大動脈弁狭窄はすでにできあがってしまった固定病態ではなく，冠動脈疾患と同様，薬物療法などによって進展抑制が可能な疾患ではないかと思われる．

■ 大動脈弁狭窄とスタチン

動脈硬化の促進因子として高脂血症が重要であることはよく知られており，冠動脈疾患の一次予防と二次予防における脂質低下療法の有用性は数々の研究で明らかにされている．したがってスタチン製剤は大動脈弁狭窄の進展を抑制しうる薬剤として期待が持てるものの一つであるといえよう．Novaroらは，軽症から中等症の変性大動脈弁狭窄患者174例を対象に，その進行度を平均21ヵ月にわたって後ろ向きに検討した[5]．

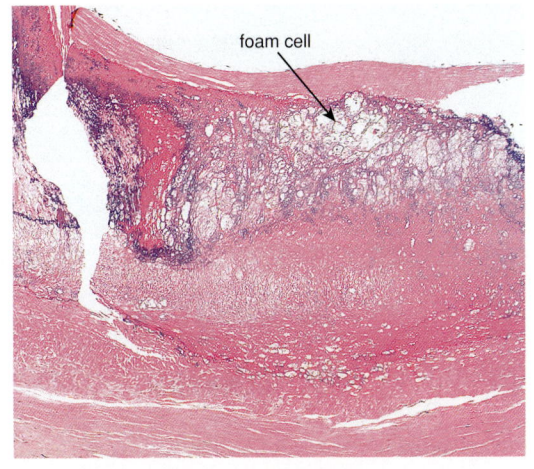

[図1] 加齢変性性の大動脈弁狭窄例の病理組織像
脂質沈着を表す foam cell (矢印) が認められる．
(国立循環器病センター病理部植田初江先生のご厚意による)

その結果，スタチン製剤を服用していなかった117例 (67%) では年間の平均弁口面積減少度は 0.11 ± 0.18cm^2/年であったのに対し，服用していた57例 (33%) では 0.06 ± 0.16cm^2/年にとどまり，服用群で有意に進行度が遅かったことを報告した．また多変量解析によれば，年齢，高血圧既往，糖尿病，冠動脈疾患，初回の大動脈弁狭窄の重症度など，大動脈弁狭窄進展に関与しうると思われるいくつかの因子の中で，スタチン服用歴のみが独立した有意な進展抑制因子であったという．他にも60歳以上の軽症大動脈弁狭窄180例を対象にした後ろ向き検討で，スタチン製剤の使用のみが大動脈弁狭窄の進展を抑制しうる因子であったとの報告もある[6]．これらの検討ではいずれも大動脈弁狭窄進展の指標として心エコードプラ法で計測される大動脈弁間圧較差や大動脈弁口面積を用いているが，より直接的に，変性大動脈弁狭窄にしばしばみられる大動脈弁の石灰化もスタチン製剤で抑えられるとの報告もなされている．これは大動脈弁狭窄65例に対して平均2.5年の間隔でCT検査を2回実施した検討で，スタチン製剤服用群28例 (43%) では非服用群に比して有意に大動脈弁石灰沈着の進展が軽度であったという[7]．

もしもスタチン製剤が大動脈弁狭窄の進展を抑制し

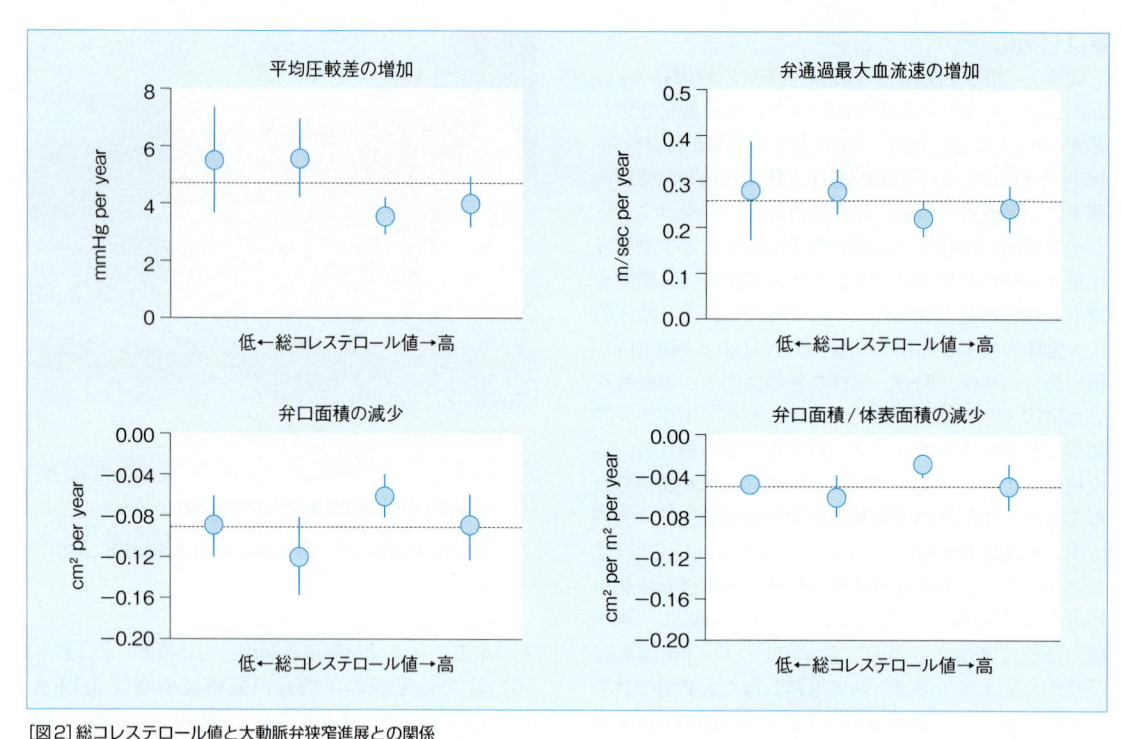

[図2] 総コレステロール値と大動脈弁狭窄進展との関係
横軸は総コレステロール値を4等分したもの．コレステロール値の大小と大動脈弁狭窄の進展は無関係であることがわかる．
（文献8）より一部改変）

うるとしたら，それはスタチン製剤が持つコレステロール低下作用によるものであろうか．よく知られているように，スタチン製剤には表1に示すような多面的な作用 pleiotropic effect がある．したがってコレステロール低下作用以外に，スタチン製剤の持つこれらの効果が大動脈弁狭窄の進展を抑制するという可能性も考えられる．住民検診受診例で軽症大動脈弁狭窄を示した156例において大動脈弁狭窄の進行，スタチン製剤服薬の有無，コレステロール値の関係をみた研究によるとスタチン製剤非服用群118例は服用群38例に比べて有意に弁狭窄の進行が速かったが，全体としてみると総コレステロール値やLDLコレステロール値は弁口面積減少度と関係がなかったという（図2）[8]．むしろ，コレステロール値にかかわらず，スタチン製剤を服用しているということ自体が，大動脈弁狭窄の進展抑制に関連しているという結果であった（図3）．この結果はスタチン製剤が大動脈弁狭窄の進展抑制に

[表1] スタチン製剤のさまざまな効果

- 抗炎症作用
- プラーク安定化作用
- 血管平滑筋細胞増殖抑制作用
- 心肥大抑制作用
- 骨化抑制作用
- 血管内皮機能改善作用
- 血小板活性化抑制作用
- NO合成促進作用
- 組織因子抑制作用
- 抗酸化作用

有効であるとして，その機序が単にコレステロール低下作用だけによるのではないということを示唆して興味深い．他にも高コレステロールウサギにみられる大動脈弁膜の細胞増殖や骨基質蛋白の増加がスタチン製剤投与によって抑制されたという報告もある[9]．また動脈硬化と炎症との関係から，スタチン製剤の持つ抗炎症作用も気になるところである．

　大動脈弁狭窄はリウマチ性弁膜症が激減した昨今，僧帽弁逸脱症と並ぶ最後の弁膜症として今後解決していかなければならない疾患の一つである．上に述べたように，スタチン製剤の有効性を示唆する論文は数多いが，いずれもが小規模ないしは中規模の後ろ向き検討である．また最近，スタチン製剤を用いて強力にコレステロールを低下させても大動脈弁狭窄の進展は抑止できなかったとの報告も行われている．これは155例の大動脈弁狭窄をスタチン製剤服用群と非服用群に分け平均25ヵ月観察したところ，大動脈弁通過血流速年間増加度が非服用群では0.203±0.208m/sであったのに対し，服用群でも年間0.199±0.210m/sの増加をみせ両者間には有意差はなかったというものである．この研究では，追跡期間が比較的短いこと（7～36ヵ月），また対象を18歳以上としており大動脈二尖弁例がエントリーされている可能性もあることなどの問題点があり，今後は大規模前向き検討でこれらの治療法の妥当性が確かめられなければならない．

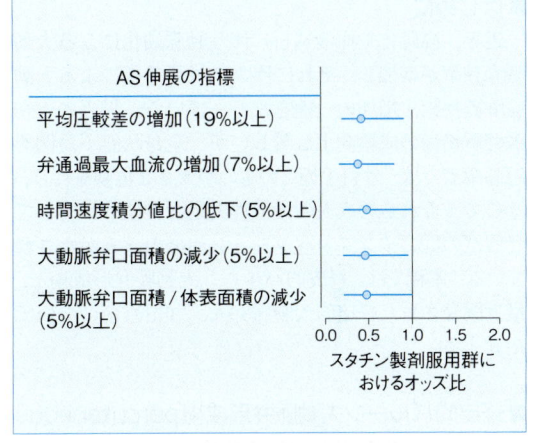

[図3] スタチン製剤服用と大動脈弁狭窄進展との関係
　服用例ではオッズ比がいずれも1以下であり，服用することにより大動脈弁狭窄の進展が抑制されていることを示す．（文献8）より一部改変）

文献
1) Agmon, Y et al：Aortic valve sclerosis and aortic atherosclerosis：different manifestations of the same disease? J Am Coll Cardiol 38：827-834, 2001
2) Otto, CM et al：Characterization of the early lesion of 'degenerative' valvular aortic stenosis. Histological and immunohistochemical studies. Circulation 90：844-853, 1994
3) Pohle, K et al：Progression of aortic valve calcification：association with coronary atherosclerosis and cardiovascular risk factors. Circulation 104：1927-1932, 2001
4) Palta, S et al：New insights into the progression of aortic stenosis：implications for secondary prevention. Circulation 101：2497-2502, 2000
5) Novaro, GM et al：Effect of hydroxymethylglutaryl coenzyme A reductase inhibitors on the progression of calcific aortic stenosis. Circulation 104：2205-2209, 2001
6) Aronow, WS et al：Association of coronary risk factors and use of statins with progression of mild valvular aortic stenosis in older persons. Am J Cardiol 88：693-695, 2001
7) Shavelle, DM et al：HMG CoA reductase inhibitor (statin) and aortic valve calcium. Lancet 359：1125-1126, 2002
8) Bellamy, MF et al：Association of cholesterol levels, hydroxymethylglutaryl coenzyme-A reductase inhibitor treatment, and progression of aortic stenosis in the community. J Am Coll Cardiol 40：1723-1730, 2002
9) Rajamannan, NM et al：Atorvastatin inhibits hypercholesterolemia-induced cellular proliferation and bone matrix production in the rabbit aortic valve. Circulation 105：2660-2665, 2002
10) Cowell, SJ et al：A randomized trial of intensive lipid-lowering therapy in calcific aortic stenosis. N Engl J Med 352：2389-2397, 2005

（中谷　敏）

大動脈弁狭窄
インターベンション治療

■はじめに

近年，高齢化や血液透析に伴う動脈硬化による大動脈弁狭窄が増加し，それに伴い，外科手術による大動脈弁置換術も増加の一途をたどっている．最近の大動脈弁置換術の成績向上は著しいが，全身状態不良例や超高齢者では，外科手術そのものが大きな危険を伴う．そこで，これらの成人の後天性大動脈弁狭窄に対して侵襲度の低いインターベンション治療の試みがなされている．本稿では，経皮的バルーン大動脈弁形成術と，最近開発された経皮的大動脈弁人工弁留置術について紹介する．

■経皮的バルーン大動脈弁形成術 percutaneous balloon aortic valvuloplasty

本法は，先端にバルーンを有するカテーテルを経動脈的に逆行性に大動脈弁口へ挿入し，バルーン拡張により狭窄弁口を開大する方法である．小児や若年者に対しては，すでに先天性大動脈弁狭窄の弁形成術として，重要な治療法として確立している．アプローチ法としては大腿動脈からが一般的で，直径15～25mmのバルーンが使用される．

■治療成績と合併症

本法による大動脈狭窄解除の機序としては，バルーン拡張による弁石灰化部の破砕，癒合交連の分離，大動脈弁輪の伸張があげられる．しかし，実際の報告では，術後に$1.0cm^2$以上の大動脈弁口面積が得られるのは約3分の1の症例にすぎず，約3分の1は$0.7cm^2$未満の弁口面積しか得ることはできない．すなわち，$1.5cm^2$以上の弁口面積が得られるとされる人工弁置換術と比較して，明らかに弁口面積拡大効果は小さい．加齢や血液透析による石灰化が主原因である成人の大動脈弁狭窄では，弁基部から弁全体にかけて広範囲に弁硬化をきたすことが多く，バルーン拡張による弁口面積拡大効果には限界があることが主な理由と推察される．一方，弁機能改善効果は小さいものの，術直後は症状，心機能，大動脈弁圧較差ともにある程度の改善が認められる．しかしながら，本法の最大の問題点は，6ヵ月以内に半数以上の症例で大動脈弁再狭窄をきたすことである．長期予後は，本法施行後，待機的に外科的大動脈弁置換術を施行した場合は良好であるが，バルーン弁形成術のみでは不良である(図1).

合併症としては，穿刺血管の合併症，脳塞栓，心筋穿孔，心筋梗塞，バルーン拡張後に生じる重症大動脈逆流，オーバーサイズのバルーンを使用した際の大動脈弁輪破裂などがある．報告によると，20～25%の患者で術後24時間以内に何らかの重症合併症を起こし，周術期の院内死亡率は3.5～13.5%であった．特に，重症心不全，冠動脈多枝病変，低心機能，術後の最終弁口面積が狭小であることが予後不良因子となっている．

■適応

本法の周術期や長期予後成績は決して良好ではないが，外科手術にどうしても踏み切れない症例に対する一時的な対処法としては期待できる方法である．表1に，1998年に発表されたAHA/ACCのガイドラインにおける本法の勧告を示す．現時点では，外科的大動脈弁置換術の代用として施行するべきではない．適応は重症大動脈弁狭窄が原因である心原性ショックや多臓器不全の患者できわめて外科手術が困難な重症例（あくまで外科手術までの橋渡し），緊急に非心臓手術を必要とする重症大動脈弁狭窄患者，外科手術を拒否している重症大動脈弁狭窄患者などに限定されるべきであろう．

■経皮的大動脈弁人工弁留置術 percutaneous aortic valve implantation

経皮的バルーン大動脈弁形成術の長期予後成績が不良であることより，近年，経皮的人工弁留置術が新しい治療法として開発された．本法は，大腿静脈からの順行性経中隔アプローチ，または大腿動脈からの経動脈的逆行性アプローチでカテーテルを挿入し，狭窄した自己大動脈弁の内側に人工弁を留置する方法である．カテーテルの先端には，折りたたまれた人工生体弁が装着されており，直径23mmのバルーンを内側から拡張することによって留置する．冠動脈血流を閉塞せずにすむ安定した位置に固定することが重要である．

■治療報告

本法は，2002年にCribierらにより最初に報告され，2004年にはさらに5例の成功例が報告された．また，

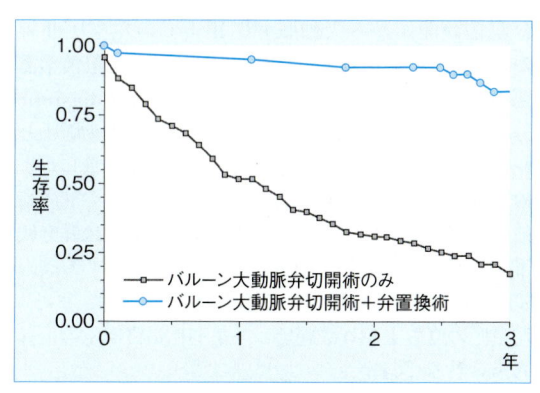

[図1] 経皮的バルーン大動脈弁形成術の長期予後
経皮的バルーン大動脈弁形成術後，待機的に外科的大動脈弁置換術を施行した群の予後は良好であるが，経皮的バルーン大動脈弁形成術後のみでは不良である．
(文献2)より引用）

[表1] 成人の大動脈狭窄症に対する経皮的バルーン大動脈弁形成術の適応についての勧告（ACC/AHAガイドライン）

1. 外科的大動脈弁置換術がハイリスクで，血行動態が不安定である症例に対する外科手術への橋渡し　Ⅱa
2. 重篤例への一時的な治療　Ⅱb
3. 緊急で非心臓手術が必要な症例　Ⅱb
4. 外科的大動脈弁置換術の代用　Ⅲ

クラスⅠ：有効性が証明または見解が広く一致
クラスⅡa：有効である可能性が高い
クラスⅡb：有効性がそれほど確立されていない
クラスⅢ：有効性がなく，ときには有害となる

(文献3)より引用）

Bauerらは8例の施行例において，術後24時間に心機能が改善傾向を示すことを示した．しかしながら，短期および長期予後についてはまだまとまったデータは示されていない．技術的にも，人工弁留置時に起こりうる冠動脈閉塞をどのように回避するか，不均一な石灰化弁輪部に留置した際に生じる大動脈弁周囲逆流をどう防ぐかなどの問題点があり，現在もさらなる検討と技術開発が進められている．

文献
1) Braunwald, E：Percutaneous coronary and valvular intervension. Heart Disease, 7th ed, 1367-1402, 2004
2) Lieberman, EB et al：Balloon aortic valvuloplasty in adults：Failure of procedure to improve long-term survival. J Am Coll Cardiol 26：1522-1528, 1995
3) Bonow, RO et al：ACC/AHA Guidelines for the Management of Patients with Valvular Heart Disease. J Am Coll Cardiol 32：1486-1588, 1998
4) Cribier, A et al：Percutaneous transcatheter implantation of an aortic valve prosthesis for calcific aortic stenosis：first human case description. Circulation 106：3006-3008, 2002
5) Cribier, A et al：Early experience with percutaneous transcatheter implantation of heart valve prosthesis for the treatment of end-stage inoperable patients with calcific aortic stenosis. J Am Coll Cardiol 43：698-703, 2004
6) Bauer, F et al：Acute improvement in global and regional left ventricular systolic function after percutaneous heart valve implantation in patients with symptomatic aortic stenosis. Circulation 110：1473-1476, 2004

（杉岡憲一・吉川純一）

大動脈弁狭窄
左心機能と冠循環

■はじめに

狭心症は大動脈弁狭窄の重要な臨床症状の一つであるが，その機序はどうなのであろうか．この疑問は雑誌の editorial にも "Why Angina in Aortic Stenosis With Normal Coronary Arteriograms?" というタイトルがつけられるくらいに大切な疑問の一つである．

■大動脈弁狭窄の冠循環の特徴

一般に心臓が左室ポンプ機能を維持するためには，十分な酸素供給が必要である．酸素供給が十分であるかどうかは心筋の酸素需要とのバランスによって決まるのであるが，重症の大動脈弁狭窄では，①心筋の肥大（左室心筋重量の増加）を認め安静時の冠血流量の絶対値は増加し（単位心筋重量当たりの冠血流量は正常），②著しく高い左室収縮期圧，また③駆出時間の延長などの要因のために心筋の酸素消費（需要）は増大している．一方，冠血流の供給側に目を向けると，①冠灌流圧よりも異常に高い心筋内圧により心筋内冠動脈は圧迫を受ける，②心肥大が強くなるほど相対的に心筋内毛細血管密度は低下する，また，③左室拡張終期圧の上昇により拡張期の大動脈－左室圧勾配（つまり冠灌流圧）が減少する，などの理由により，この肥大心筋における酸素の需要供給バランスは不安定な状況におかれている．したがって，重症大動脈弁狭窄ではたとえ冠動脈自体に狭窄性病変がなくても，冠血流予備能はすでに低下しており，特に頻拍時の心内膜下心筋などは容易に虚血に陥るであろうことが理解できる．

大動脈弁狭窄かどうかにかかわらず，左室機能を維持するためには十分な冠動脈血流が必要であり，また逆に十分な冠動脈血流を維持するためには良好な左室機能が必須であるという呪縛が存在するが，重症の大動脈弁狭窄では左室が常にオーバーワークを行い，かろうじて冠動脈血流を保っているような状況と考えられるのである．

■イソプロテレノール負荷時の反応

Smucker らは大動脈弁狭窄の大動脈弁形成術前後において，心筋酸素需要の増加をもたらすイソプロテレノール負荷により，血行動態変化と心筋虚血の発生について検討した．図1で収縮期圧時間係数 systolic pressure-time index（SPTI）とは，図中影をつけた等容収縮の開始から大動脈弁閉鎖までの左室圧曲線の時間積分に心拍数を乗じたものであり，心筋酸素需要の指標である．一方，拡張期圧時間係数 diastolic pressure-time index（DPTI）は，拡張期の大動脈圧と左室圧曲線で囲まれた部分の面積に心拍数を乗じたものであり，心筋への酸素供給の指標である．弁形成術前のイソプロテレノール負荷時には大動脈圧は軽度低下するが，それ以上に DPTI は小さくなり，心電図の ST 低下（図1b，矢印）は心筋虚血の存在を示す．また，左室圧の立ち上がりは遅延し，左室拡張終期圧の上昇もみられる（図1b）．

弁形成術後には，弁形成術前に比べ左室収縮期圧，拡張終期圧ともに低下し，SPTI（需要）の減少と，DPTI（供給）の増大がみられる（図1c）．その結果，弁形成術後のイソプロテレノール負荷時には左室拡張終期圧の上昇はみられない．また DPTI（供給）は弁形成術前ほどには低下せず，虚血性の心電図変化もみられない（図1d）．

すなわち，弁形成術前には虚血が誘発されやすい状況であったものが，弁形成術によりそのような状況から脱したと考えられ，大動脈弁狭窄の存在が虚血を誘発しやすい要因であったものと考えられる．

■大動脈弁狭窄患者の冠動脈反応性充血

Marcus らは，重症の大動脈弁狭窄患者の手術中に反応性充血時の冠血流速度が低下していることを示した（図2）．そして，この冠血流予備能の低下が大動脈弁狭窄の患者にみられる狭心症の原因であろうと結論した．図2において冠動脈の平均血流速度は上段に，大動脈圧は下段に示されている．20秒間の冠動脈閉塞は大動脈圧，心拍数，リズムには影響を及ぼしていない．対照例では図2右に示されるように，20秒間の左冠動脈前下行枝閉塞からの解除後に，冠血流速度の顕著な増加を認める．この例でのピーク血流速度と安静時血流速度の比は約4であり，負債の償還 repayment area と負債 debt area の比は約3である．

一方，図2左図の大動脈弁狭窄の患者では，20秒間の左冠動脈前下行枝閉塞の解除後に生じる冠動脈の反応性充血は著しく弱い．ピーク血流速度と安静時血流速度の比は約1であり，償還と負債の面積比は1を大幅に下回っている．対照的に，図2中央に示した同一

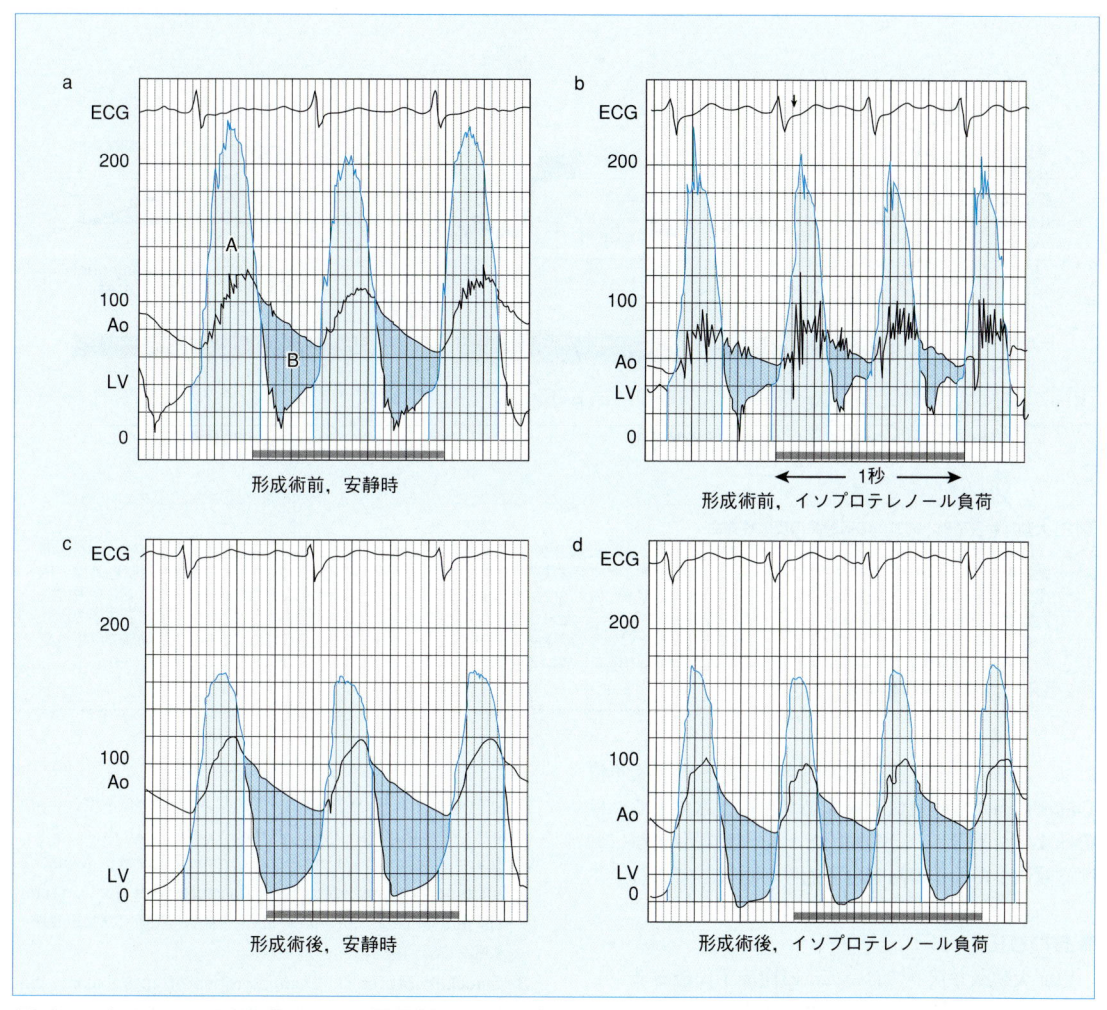

[図1] イソプロテレノールと弁形成術による血行動態変化を示す圧記録
収縮期圧時間係数（SPTI）とは，図中影をつけた等容収縮開始時から大動脈弁閉鎖時までの左室圧曲線の時間積分（A）に心拍数を掛けたもの．拡張期圧時間係数（DPTI）とは，拡張期の大動脈圧と左室圧曲線で囲む面積（B）に心拍数をかけたもの．a のbaselineでは交互脈であることに注意．b 弁形成術前のイソプロテレノール負荷時には大動脈圧とDPTIは低下している．心電図のST低下から心筋虚血の存在がわかる．また，左室圧の立ち上がりが遅延し左室拡張終期圧は上昇している．c 弁形成術後には左室収縮期圧，拡張終期圧はいずれも低下し，SPTIは低下，DPTIは増大している．d 弁形成術後のイソプロテレノール負荷時には左室拡張終期圧は上昇せず，DPTIは弁形成術前ほどには低下しない．
（文献3）より改変引用）

患者での右冠動脈右室枝の反応性充血は基本的には正常である．したがって，大動脈弁狭窄による重症左室肥大の患者では，冠動脈の反応性充血からみた冠血流予備能は「肥大心室を灌流する冠動脈において著しく低下」しているといえる．

■冠微小循環系障害の可能性

最近，Rajappanらは，大動脈弁狭窄の弁置換術後

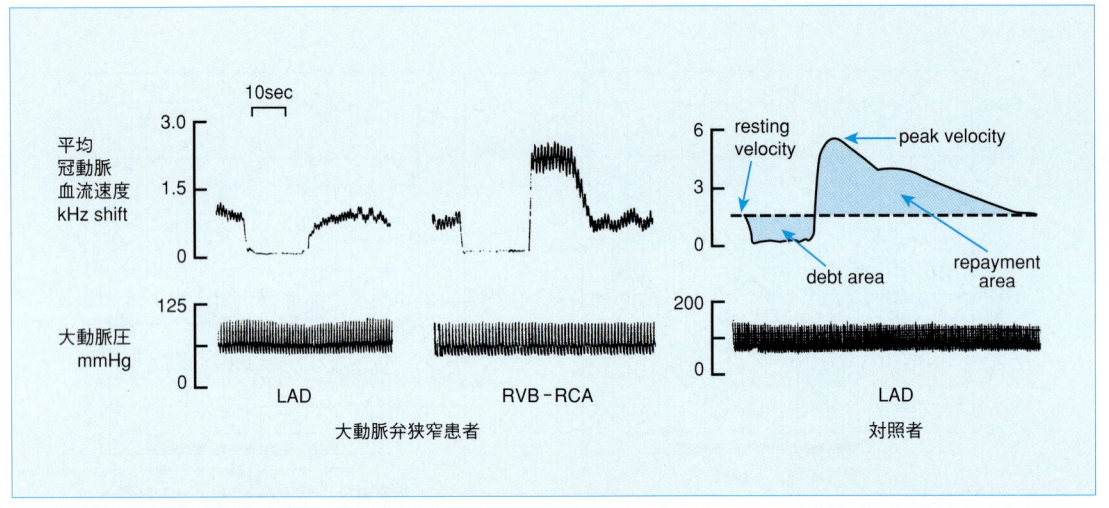

[図2] 大動脈弁狭窄例と対照例の冠動脈の反応性充血
上段は冠動脈の平均血流速度，下段は大動脈圧である．20秒間の冠動脈閉塞は大動脈圧，心拍数，リズムには影響を与えない．右図の対照例では，20秒間の左冠動脈前下行枝閉塞の解除後に冠血流速度の明らかな増加をみる．この例でのピーク血流速度と安静時血流速度の比は約4であり，負債の償還 repayment area と負債 debt area の比は約3である．左図の大動脈弁狭窄の患者では，20秒間の左冠動脈前下行枝閉塞の解除後に生じる反応性充血は著しく弱い．ピーク血流速度と安静時血流速度の比は約1であり，償還と負債の比は1を大幅に下回っている．対照的に，中央の図に示した同一患者の右冠動脈右室枝の反応性充血は正常な反応である．冠動脈の反応性充血からみた冠動脈予備能は，肥大心室を灌流する冠動脈で低下しているといえる．
（文献2）より改変して引用）

には，冠灌流圧や心筋重量の正常化がみられても単位心筋重量当たりの冠血流量は必ずしも正常化するわけではないと報告し，その原因として大動脈弁狭窄における冠微小循環系の障害の可能性を示唆している．

■おわりに

重症大動脈弁狭窄においては冠血流予備能が低下しており，左室機能の保持と冠循環は微妙なバランスの上に成り立っている．そして，いったんこのバランスを崩すような事象が生じると，致命的な悪循環に陥ることが十分に考えられる．

文献

1) Gould, KL et al: Why angina in aortic stenosis with normal coronary arteriograms? Circulation 107:3121-3123, 2003
2) Marcus, ML et al: Decreased coronary reserve. A mechanism for angina pectoris in patients with aortic stenosis and normal coronary arteries. N Engl J Med 307:1362-1367, 1982
3) Smucker, ML et al: Demonstration of an imbalance between coronary perfusion and excessive load as a mechanism of ischemia during stress in patients with aortic stenosis. Circulation 78:573-582, 1988
4) Rajappan, K et al: Functional changes in coronary microcirculation after valve replacement in patients with aortic stenosis. Circulation 107:3170-3175, 2003

（田中伸明・松﨑益德）

VI. 弁膜疾患

4. 大動脈弁閉鎖不全

1) 概念

大動脈弁閉鎖不全（大動脈弁逆流）aortic regurgitation（AR）は何らかの原因で拡張期に大動脈弁の完全な閉鎖が妨げられる結果，大動脈から左室へ血液が逆流するものである．

原因としては大動脈弁の異常によるものと大動脈基部の異常によるものに大別される（**表1**）．

大動脈弁尖に異常をきたすものとしては退行性（老人性，動脈硬化性）変性，リウマチ性変性，先天性異常，感染性心内膜炎，大動脈弁逸脱によるものなどがある．退行性変性によるものは最も高頻度であるが，多くの場合軽症である．しかし，今後の生活習慣病の蔓延や高齢化社会の到来などにより増加することが予想され，治療を必要とする症例も増える可能性がある．リウマチ性大動脈弁逆流は持続する慢性的な炎症の結果，弁尖の線維化，瘢痕癒着などを繰り返す結果生じると考えられる．リウマチ性心疾患の減少に伴い，頻度は低下しているが，今後の国際化社会では異国間の人口の流入出が盛んになると考えられ，先進国でも再び増加する可能性も否定できない．先天的な原因としては大動脈二尖弁（**図1**）によるものがもっとも高頻度である．大動脈二尖弁そのものの頻度は人口の約1％とされており，一部が有意な大動脈弁閉鎖不全を発症するものと考えられる．ごくまれに大動脈四尖弁（**図2**）がある．大動脈弁の感染性心内膜炎（**図3**）では，感染による弁尖の変形，短縮に加え弁尖の穿孔などをきたす．大動脈弁逸脱は拡張期に弁尖の一部が左室に落ち込むことによる大動脈弁閉鎖不全で，大動脈二尖弁や感染性心内膜炎などのほかに Marfan 症候群，Ehlers-Danlos 症候群なども原因疾患としてあげられる．大動脈基部の異常としては大動脈弁輪拡張症 annulo-aortic ectasia（AAE）（**図4**），大動脈炎症候

[表1] 大動脈弁閉鎖不全の原因疾患

1. **大動脈弁尖の異常によるもの**
    リウマチ性
    老人性（動脈硬化性，退行変性）
    高血圧性
    感染性心内膜炎
    大動脈弁逸脱
    大動脈二尖弁
    大動脈四尖弁
2. **大動脈基部の異常によるもの**
    大動脈弁輪拡張症
    Marfan 症候群
    大動脈炎症候群
    急性大動脈解離
    Valsalva 洞動脈瘤破裂
    心室中隔欠損に伴う大動脈弁の陥頓
    梅毒性大動脈炎
    強直性脊椎炎

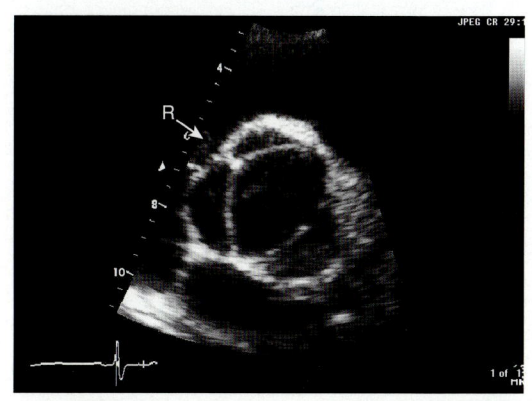

[図1] 大動脈二尖弁
大動脈弁は二尖からなり，一方の弁尖の中央に raphe（R）を認める．

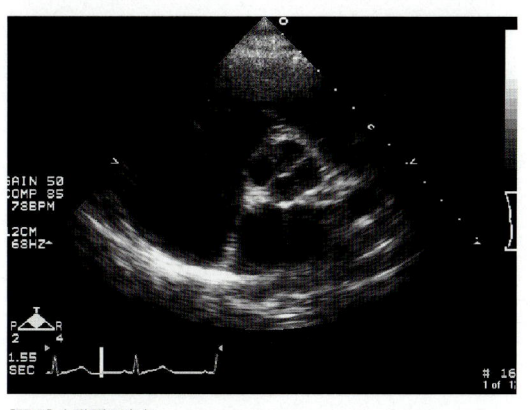

[図2] 大動脈四尖弁
大動脈弁は均等な4枚の弁尖からなっている．

群，急性大動脈解離など，弁輪の拡大をきたすものや，Valsalva洞動脈瘤破裂（図5），心室中隔欠損などに伴うものがある．最近は頻度が激減しているが梅毒性大動脈炎も高齢者でみかけることがある．強直性脊椎炎もまれではあるが大動脈弁逆流を合併する．

2) 病態生理

正常大動脈弁は三尖よりなり，収縮期に開放した弁が拡張期に閉鎖する．しかし，何らかの原因でその閉鎖が不完全になると，大動脈から左室への逆流を生じる．逆流量は逆流弁口の大きさや拡張期の大動脈−左室圧較差，拡張時間などによって規定される．

慢性大動脈弁閉鎖不全においては大動脈から左室への逆流を生じると左室拡張期容積は増大し，一回拍出量も増加する．Laplaceの法則に従い，左室容積の増大は左室収縮期壁応力を増加させ，左室壁は遠心性肥大 eccentric hypertrophy をきたし，左室は拡大する．また，左室容積の増加により Frank-Starling の法則に従って左室収縮力を増加させる．これが左室容量負荷の状態である（図6a）．これらの代償機転により，大動脈弁閉鎖不全においては長期にわたり心拍出量を維持することが可能である（代償期）．しかしながら，この代償機転が破綻すると，左室拡張末期容積はさらに増加し，収縮期壁応力は増加し左室駆出率は低下する．左室駆出率が低下すると左室収縮末期容積の増大をきたす．左室拡張末期圧は上昇し，左房圧，肺動脈楔入圧，肺動脈圧も上昇する（非代償期，図6b）．非代償期になると，運動時の心拍出量の増加が制限され，自覚症状が出現する．非代償期に至って，ある程度左室拡大が進行してしまうと手術死亡率も増加し，手術による左室機能の改善が期待できなくなる．

また，大動脈弁閉鎖不全では大動脈拡張期血圧が低下するため，冠灌流圧が低下する．このことは，遠心性心肥大を伴う心筋酸素消費量の増加と相俟って心筋虚血をきたす．

一方，急性大動脈解離や感染性心内膜炎，Valsalva洞動脈瘤破裂などに伴って生じる急性大動脈弁閉鎖不全の場合は上記と異なり，左室は急激な容量負荷に対して代償性に拡大する余裕がなく，駆出率が保たれていても一回拍出量は減少し，心拍出量を維持するためにも心拍数は増加する．ま

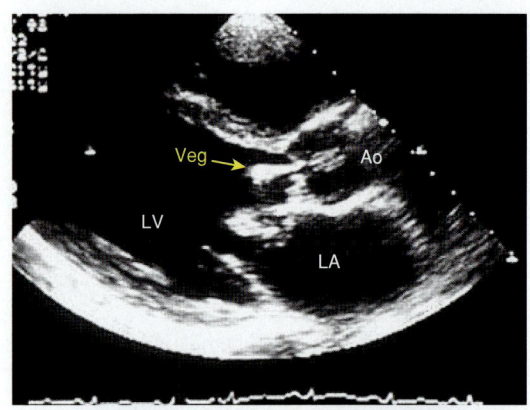

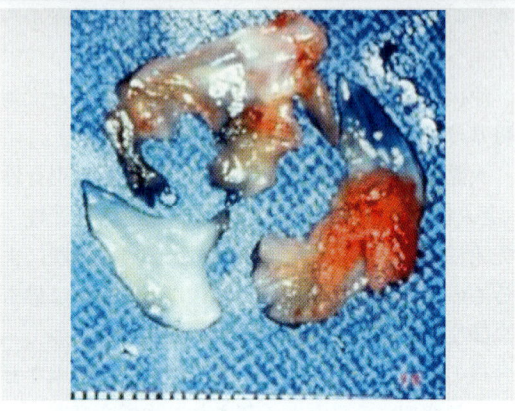

[図3] 大動脈弁の感染性心内膜炎
上：心エコー図では大動脈弁に疣贅(Veg)の付着を認める．
下：切除標本では大動脈弁は高度に破壊されており，穿孔を認める．

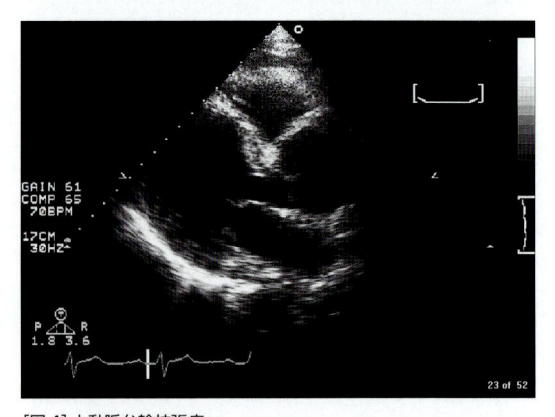

[図4] 大動脈弁輪拡張症
上行大動脈は著明に拡大し，Valsalva洞から大動脈幹移行部のくびれ(ST junction)が消失している．

た，左室拡張末期圧は著明に上昇する（図6c）．

　急性でも慢性でも非代償期の重症大動脈弁閉鎖不全では左室拡張末期圧は左房圧を凌駕し，僧帽弁の早期閉鎖，拡張期逆流をきたす．さらに，左房圧，肺静脈圧が上昇し，肺うっ血をきたす．

3）症状

　慢性大動脈弁閉鎖不全では上記の代償期においては長期間無症状で経過する．非代償期になると労作性呼吸困難，発作性夜間呼吸困難，起坐呼吸などの左心不全症状をきたす．狭心痛や失神も起こりうるが大動脈弁狭窄と比較してその頻度は少ない．心拍動を自覚し動悸として訴える場合もある．

4）診断

a）触診・視診

　大動脈弁閉鎖不全の主な視診，触診所見は，
　①振幅の大きい二峰性頸動脈拍動
　②左方に偏位した心尖拍動
　③末梢動脈所見
である．

　大動脈弁閉鎖不全の頸動脈拍動は前方拍出の増加と脈圧の増大を反映して振幅が大きくなり，しばしば視診でも観察できる．また大動脈弁狭窄を合併しなければ左室の過収縮を反映して立ち上がりが鋭くなる（rapid rising pulse，図7）．重症例では収縮期のピークが二つに分裂する二峰性脈を触れる（pulsus bisferience, bisferience pulse，図8）．

　心尖拍動は，左室拡大を反映して左方に偏位し，かつ広く触れる．また，左室肥大を反映する撐起的な心尖拍動を呈する．重症になれば心尖拍動は二峰性となり double apical impulse を呈する（図9）．さらに重症化し，高度の逆流をきたすと，もはや二峰性心尖拍動は認められない．これは僧帽弁の早期閉鎖が生じているためである．

　以上のごとく，大動脈弁閉鎖不全が疑われる場合，頸動脈と心尖部の視診，触診は必ず行うべきである．

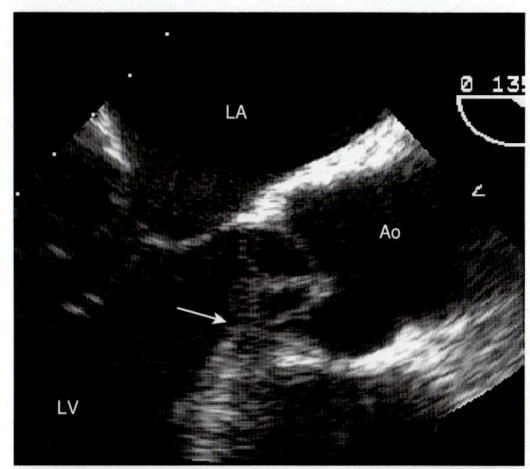

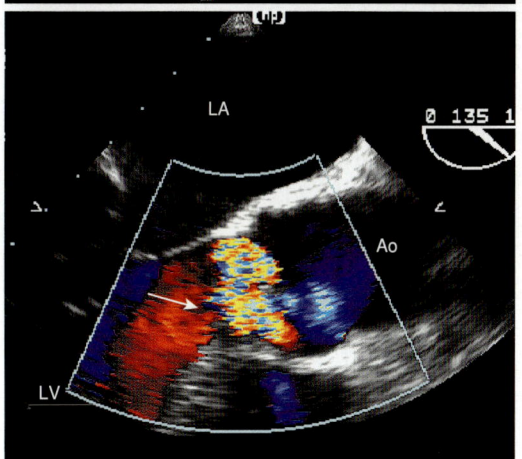

[図5] Valsalva洞動脈瘤破裂による大動脈弁逆流
　Valsalva洞動脈瘤の左室破裂例の経食道心エコー図
　上：断層図では大動脈弁左室（LV）側に膜様構造物を認める（→）．
　下：カラードプラ像で同部にモザイク血流を認める（→）．
　LV：左室，LA：左房，Ao：大動脈

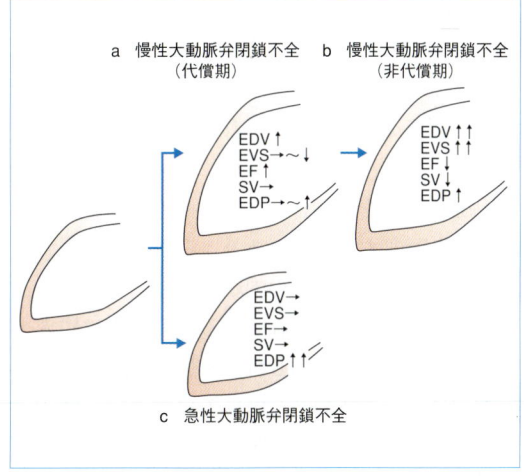

[図6] 大動脈弁閉鎖不全の血行動態

b) 末梢動脈所見

大動脈弁閉鎖不全が高度な場合，末梢にもさまざまな所見が認められるようになり，

① 脈圧の増大
② 速脈
③ de Musset 徴候
④ Quincke 脈
⑤ ピストル射撃音 pistol shot sound
⑥ Traube 徴候と Durouziez 徴候
⑦ Hill 徴候

などが出現する．

脈圧の増大は，最高血圧が上昇し，最低血圧が低下する結果生じるものである．最低血圧は軽症例を除き通常 50mmHg 以下となるが，最高血圧は 170mmHg 程度にとどまる．最高血圧が 170mmHg 以上の場合は，高血圧をきたす他の要因の合併を考えるべきである．もちろん，高血圧，動脈硬化により大動脈弁閉鎖不全をきたしている患者では，最低血圧は低下しない．

橈骨動脈を触れると，突然強く振れ，かつ速やかに消失する速脈を触れる．このような脈は Corrigan 脈とも water-hammer pulse とも呼ばれる．

本症では大動脈より分枝する動脈にも大きな拍動がみられる．大動脈弁閉鎖不全が高度な場合は，頸動脈およびその末梢の拍動も激しくなり，頭部全体が拍動につれ前後に揺れることがあり，この現象を de Musset 徴候と呼ぶ．爪の甲の先端部を圧迫すると，爪床に毛細管拍動がみられ，皮膚の色が交互に拍動に伴って変化することを Quincke 脈と呼ぶ．Quincke 脈，de Musset 徴候とも歴史的な記述ではあるが，その有用性は確認されていない．

大腿動脈を聴診すると，ピストル射撃音に似た強い音を聴取することがあり，これは大動脈弁閉鎖不全により大腿動脈の内圧が急激に上昇することによるものと考えられている．この音は腹部大動脈でもしばしば聴取される．しかし，ピストル射撃音は本症に特徴的な所見ではなく，一回拍出量の増大や末梢血管の拡張をきたす疾患，例えば甲状腺機能亢進症，発熱，貧血，妊娠などでも認

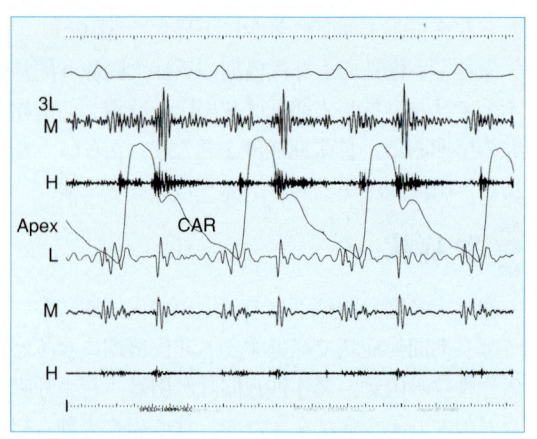

[図7] 大動脈弁閉鎖不全の心音，心機図
頸動脈波の立ち上がりは速やかで，rapid rising pulse を呈している．

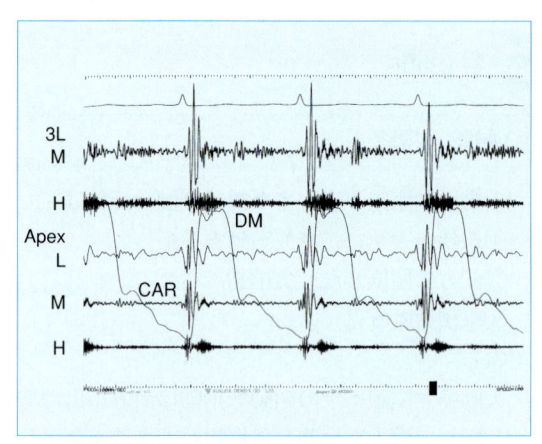

[図8] 大動脈弁閉鎖不全の心音，心機図
胸骨左縁第3肋間で拡張期雑音（DM）を聴取し，頸動脈波（CAR）は二峰性である．

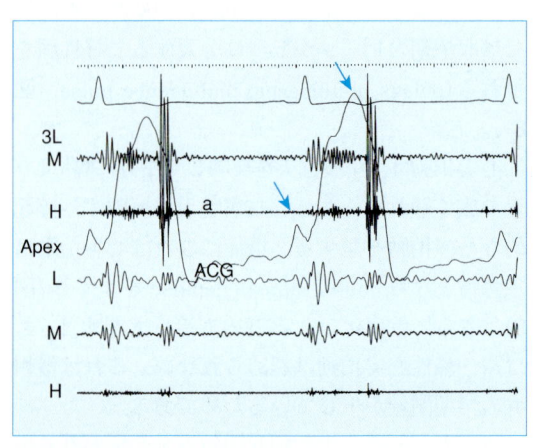

[図9] double apical impulse
大動脈弁閉鎖不全の心尖拍動図（ACG）．心尖拍動は心房収縮期波（a）を触れるため，二峰性となり，double apical impulse と呼ばれる．

められる．大腿動脈を聴診すると，二つの音を聴取することがあり，これを Traube 徴候と呼ぶ．大腿動脈では健常者でも収縮期雑音が認められるが，本症の重症例では収縮期にも拡張期にも雑音が聴取される．これを Durouziez 徴候と呼ぶ．これらの明確な成因は不明であるが，大腿動脈を聴診器で圧迫すると出現しやすい．Durouziez 徴候は感度，特異度とも高く，有用な所見である．

下肢の血圧は上肢の血圧より 10mmHg 程度高いのが通常であるが，本症では下肢血圧の方が上肢血圧より 60mmHg 以上高くなることがある．これを Hill 徴候と呼ぶ．Hill 徴候の明らかな成因は不明で，かつその臨床的な有用性に関しても賛否が分かれており，一定の評価は下されていない．

c) 聴診

大動脈弁閉鎖不全の主な聴診所見は，
① 逆流性拡張早期雑音
② 駆出性収縮期雑音
③ 心尖部拡張中期ランブル
④ 大動脈駆出音

などである．

逆流性拡張期雑音（図 10）は本症に最も特徴的で，通常，胸骨左縁第 3 ないし 4 肋間に最強点を有するが，胸骨右縁から心尖部までの領域に最強点を有する可能性がある．本雑音は高調成分に富み，聴診器の膜側を胸壁に押し当て，体位は臥位よりもやや前傾した坐位をとると聴取できる頻度が高くなる．この逆流性雑音が心尖部に最強点を有する場合 Cole-Cecil 雑音と呼ぶ．胸骨右縁にこの雑音を聴取した場合を right sided AR と称する．right sided AR は上行大動脈の右方への拡張および偏位が疑われ，大動脈弁輪拡張症 annulo-aortic ectasia（AAE）などが疑われる．逆流性拡張期雑音の大きさは逆流の重症度に大まかに比例し，心エコー図を用いた逆流量や逆流分画の定量的な評価ともおおむね相関する．しかしながら，相当の逆流があるにもかかわらず雑音がごく軽いこともあるので雑音を欠く場合でも大動脈弁閉鎖不全は否定できない．

また，この雑音が拡張早期に大きくかつ速やか

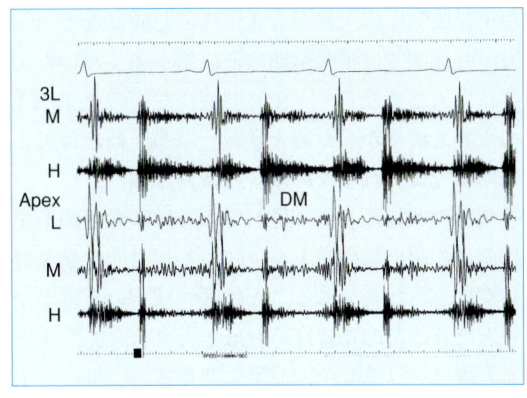

[図 10] 大動脈弁閉鎖不全の心音図
逆流性拡張期雑音（DM）は本症に最も特徴的で，通常，胸骨左縁第 3 ないし 4 肋間に最強点を有するが，胸骨右縁から心尖部までの領域に最強点を有する可能性がある．本雑音は高調成分に富み，聴診器の膜側を胸壁に押し当て，体位は臥位よりもやや前傾した坐位をとると聴取できる頻度が高くなる．

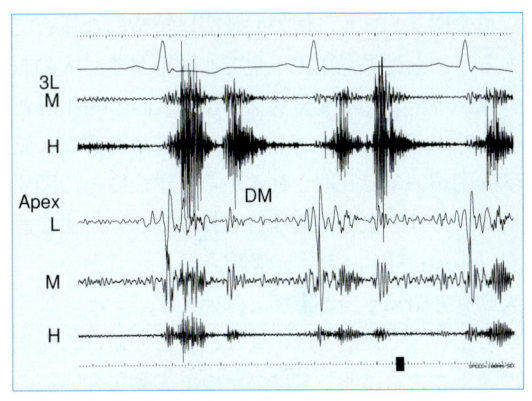

[図 11] 重症大動脈弁閉鎖不全の心音図
重症例では拡張早期の多量の逆流を反映して雑音（DM）が大きくなるが，同時に多量の逆流のために拡張末期には左室圧が上昇し逆流量が減じ，雑音が小さくなるため，結果として雑音の減衰が早くなる．

に減衰する場合は重症である．一方，始まりの音量がそれほど大きくなく，また減衰が小さく，拡張末期まで持続する場合は比較的軽症と判断できる．重症例では拡張早期の多量の逆流を反映して雑音が大きくなるが，同時に多量の逆流のために拡張末期には左室圧が上昇し逆流量が減じ，雑音が小さくなるため，結果として雑音の減衰が早くなる（図 11）．重症大動脈弁閉鎖不全で左室機能障害が並存する場合も左室充満圧の上昇のために，大動脈－左室圧較差が減じ，雑音は減衰する．すなわち，大動脈弁閉鎖不全の逆流雑音の減衰の程度は逆流量が多いほど，また，左室機能障害が強く，

左室拡張気圧の上昇が大きいほど急峻になる．一方，軽症例では拡張早期の逆流量が多くないため雑音は大きくならず，また同時に左室の拡張期圧の上昇も緩やかなため大動脈－左室圧較差は拡張末期まで保たれるため雑音の減衰は弱い．

駆出性収縮期雑音（**図12**）は大動脈弁閉鎖不全における駆出量の増大を反映した相対的大動脈弁狭窄による雑音である．大動脈弁狭窄の合併が全くなければこの雑音はそれほど大きくなく，また雑音のピークを収縮期前半に迎える．しかし，大動脈弁閉鎖不全では少なからず大動脈弁に器質的変化を伴うため，雑音は荒々しくなり，音量もLevine Ⅲに達する．さらに，有意な大動脈弁狭窄を合併すれば雑音は明確となり，ピークは収縮後期にずれ込む．

拡張期ランブルは僧帽弁狭窄に特徴的な雑音であるが，大動脈弁閉鎖不全でも聴取する．大動脈弁閉鎖不全で聴取するランブルをAustin-Flint雑音と呼ぶ（**図13**）．Austin-Flint雑音は有意な大動脈弁閉鎖不全で聴取されるがその重症度との関係については一定の見解は得られていない．すなわち，Austin-Flint雑音が聴取されるからといって大動脈弁閉鎖不全が重症とはいえず，また，欠くからといって軽症とはいえない．この雑音の発生のメカニズムに関しては，かつて大動脈弁逆流のジェットが僧帽弁前尖に吹きつける結果，相対的僧帽弁狭窄になるためとされていたが，ドプラ法による観察ではこの雑音を聴取する例でも大動脈弁逆流ジェットが僧帽弁前尖に向かうとは限らず，この考えは否定的である．現在のところ，左室流入血流と大動脈弁逆流血流相互の作用が発生に関与しているものと考えられるが，その成因は明らかではない．

d）胸部X線

慢性大動脈弁閉鎖不全では左室の遠心性肥大を反映して心陰影の長軸方向への拡大を認める．すなわち，左室は左側下方へと拡大する．一方，大動脈陰影は拡張蛇行する．特にMarfan症候群やannulo-aortic-ectasiaにおいては上行大動脈基部に瘤状の拡大を認める．

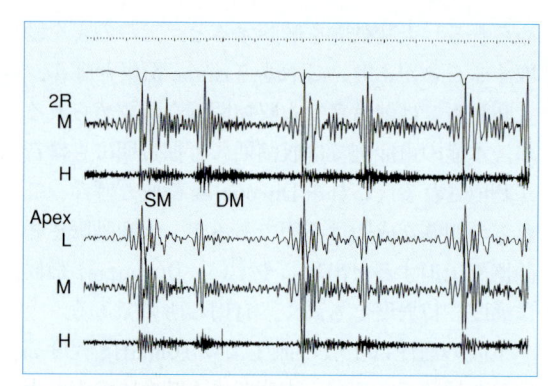

[図12] 大動脈弁閉鎖不全の心音図
駆出性収縮期雑音（SM）は大動脈弁逆流における駆出量の増大を反映した相対的大動脈弁狭窄による雑音である．大動脈弁狭窄の合併が全くなければこの雑音はそれほど大きくなく，また雑音のピークを収縮期前半に迎える．

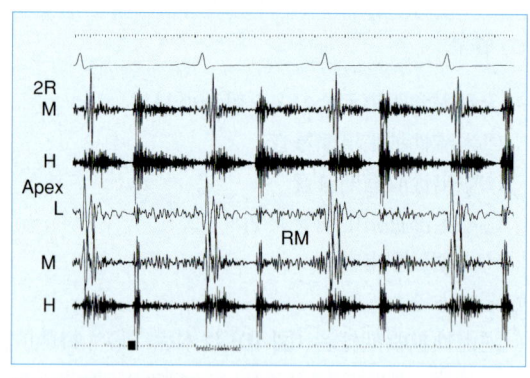

[図13] 大動脈弁閉鎖不全の心音図
拡張期に心尖部でランブル（RM）を聴取する．大動脈弁逆流における拡張期ランブルはAustin-Flint雑音と呼ばれる．

急性の大動脈弁閉鎖不全では左室拡大はほとんど認められない．左心不全をきたした場合は肺うっ血像を認める．

e）心電図

慢性大動脈弁閉鎖不全では左室容量負荷を反映して，左軸偏位，左側胸部誘導の高電位，q波が認められる．T波は初期には上向きで高くなるが，病状の進行とともに陰転化し，STの低下を伴う．ただし，これらの心電図変化は必ずしも病状は反映しない．急性大動脈弁閉鎖不全では非特異的ST-T変化をみることがまれでないが，おおむね心電図変化に乏しい．

f) 心エコー図

大動脈弁閉鎖不全の評価における心エコー図の役割は, 1) 大動脈弁閉鎖不全の成因の推定, 2) 逆流の重症度評価, 3) 左室機能の評価などである.

■①成因診断

断層法により, 大動脈弁を観察することにより成因を推定できる. リウマチ性であれば, 大動脈エコーは輝度がわずかでも上昇し, 収縮期には軽度であってもドーミングがみられることが多い. また, 僧帽弁疾患を合併していることも診断の参考になる.

感染性心内膜炎では大動脈弁疣贅の存在が重要な所見であり (図3), 心エコー図上は輝度が上昇し細動を有する塊状もしくは棍棒状, ひも状エコー (Mモードではshaggy echo) が観察される. また, 弁尖の短縮や穿孔などの破壊像もみられる (図14). カラードプラ法では, しばしば大動脈弁閉鎖不全シグナルが複数存在し, 弁穿孔があると (図15), 逆流シグナルは左室流出路を埋め尽くすように広がる. 経食道心エコー図では上記の所見が確認でき (図16), さらに弁輪部やValsalva洞の膿瘍 (図17) など, 経胸壁心エコーでは同定困難な所見を認めることもある.

大動脈弁輪拡張症 (図4, 18) では, 1) Valsalva洞および上行大動脈の拡大, 2) 左房の狭小化が認められる.

急性大動脈解離では上行大動脈に解離の及ぶStanford type AないしDeBakey I型に合併することがある. 上行大動脈の拡大とintimal flapの存在により診断可能である. 心タンポナーデやときに冠動脈に解離が及ぶと急性心筋梗塞を合併しasynergyを生じる場合がある.

大動脈二尖弁 (図1) の断層エコー所見は, 大動脈弁短軸断面で大動脈弁が二尖しかないことの証明が直接的所見であり, 間接的所見としては, 1) 長軸断面での大動脈弁の収縮期ドーミングの形成と, 2) 長軸断面で拡張期には大動脈弁はプロラプス様にみえ, 二尖の大きさは同一ではない, の二点があげられる. カラードプラ法では長軸断面で逆流ジェットが偏在した方向に吹くことが多い.

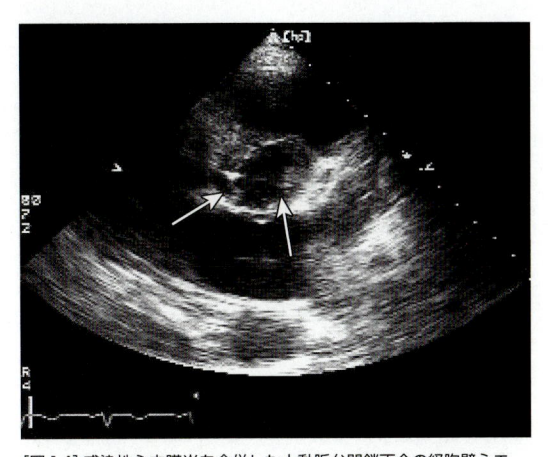

[図14] 感染性心内膜炎を合併した大動脈弁閉鎖不全の経胸壁心エコー図
大動脈弁は二尖弁であり, 弁尖の短縮や穿孔などの破壊像が高度である (→).

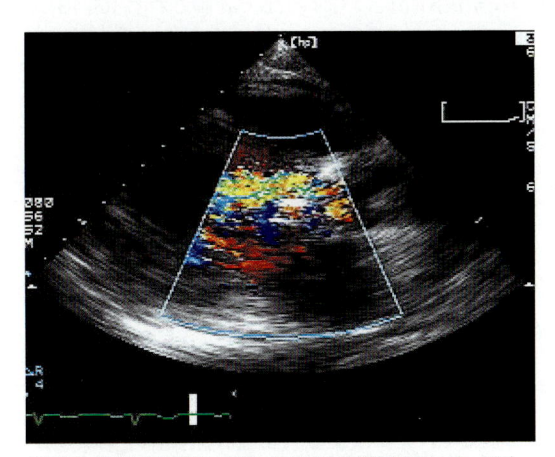

[図15] 感染性心内膜炎を合併した大動脈弁閉鎖不全のカラードプラ心エコー図
左室流出路は大動脈弁逆流のカラードプラ信号で埋めつくされている.

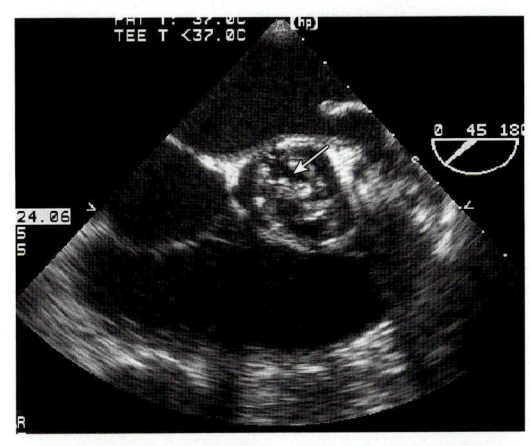

[図16] 経食道心エコー図で観察した大動脈弁の感染性心内膜炎
経食道心エコー図では経胸壁心エコーの所見が確認できる. 大動脈弁尖に疣贅の付着が確認できる (→).

短軸断面では弁接合部に一致して線状の逆流シグナルとしてとらえられる．

大動脈四尖弁（図2）も二尖弁の場合と同様に大動脈弁の短軸断層像で四尖を確認することによって診断される．そのほかに大動脈弁逸脱，Valsalva洞動脈瘤破裂（図5）なども心エコー図にて成因診断が可能である．いずれも経食道心エコー図を用いればより詳細な観察が可能である．

■ ②逆流の重症度

心エコードプラ法による大動脈弁閉鎖不全の重症度評価としてはドプラ法が広く用いられている．

逆流弁口における逆流ジェットの幅は逆流の重症度を反映するとされており，逆流ジェットの幅の左室流出路径に対する比で評価される（図19）．すなわち，逆流ジェットの左室流出路径に対する比が30％以下の場合軽症，30～50％を中等症，50～70％を重症，70％以上を最重症とするものである．かつては大動脈弁逆流ジェットの左室内の到達度で重症度を判定したが，現在この方法は否定的である．その理由は，重症大動脈弁逆流では左室拡張期圧が上昇しやすく，逆流ジェットが左室心尖部まで到達しないことや弁逆流ジェットが偏位している場合，重症度に関係なく逆流ジェットが心尖部に到達しないことなどがあげられる．

連続波ドプラによる大動脈弁閉鎖不全のシグナルの pressure half time の測定も有用である（図20）．すなわち，大動脈弁閉鎖不全では拡張期に大動脈から左室への逆流が生じるため，これを連続波ドプラ法で評価しようというものである．これは逆流が重症になると拡張期の大動脈圧の低下が急峻となりまた，左室拡張期圧も逆流血流のために上昇するため大動脈-左室圧較差の低下が急峻となることを反映している．この方法は定量的かつ簡便な方法として有用であるが，左室機能障害合併例では左室拡張期圧が上昇するため重症度を過大評価する恐れがある．

逆流を定量的に評価する方法もいくつかある．最もスタンダードな方法は左室流出路の通過血流と右室流出路ないし左室流入路の通過血流の差から1心拍当たりの逆流量を算出するものである．詳細は別項に譲るが，この方法では逆流量 regur-

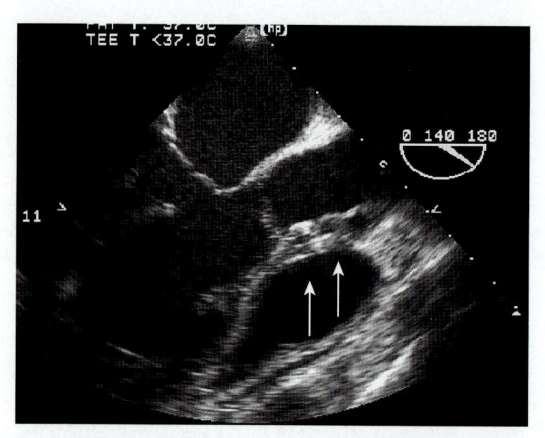

[図17] 感染性心内膜炎に合併した弁輪膿瘍（経食道心エコー図）
上行大動脈にエコーフリースペースを認める（→）．

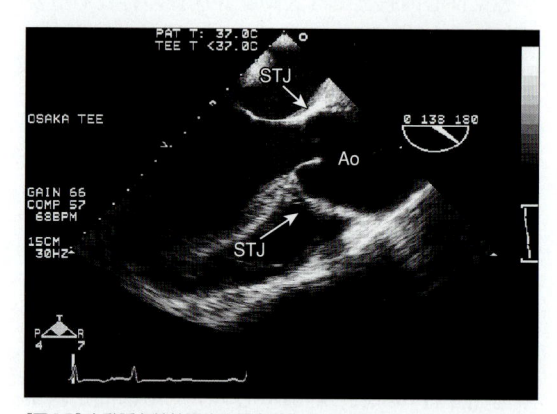

[図18] 大動脈弁輪拡張症の経食道心エコー図
大動脈（Ao）起始部は拡大し，Valsalva 洞-大動脈幹移行部の大動脈のくびれ（STJ）は消失している．

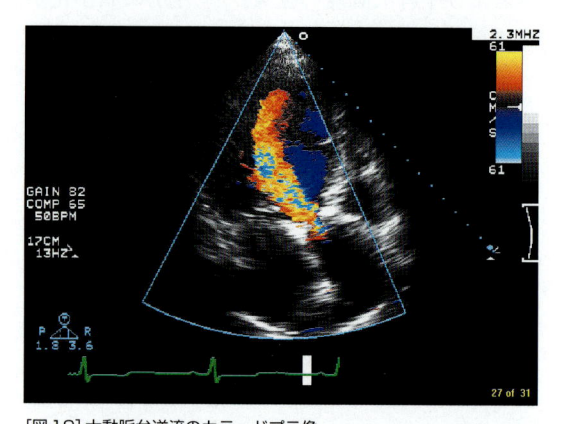

[図19] 大動脈弁逆流のカラードプラ像
拡張期に大動脈から左室への逆流血流が観察できる．逆流ジェットの幅は大動脈弁逆流の重症度とおおむね比例する．

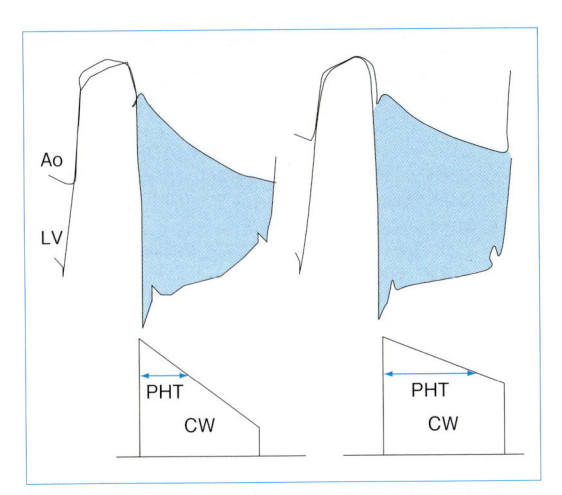

[図20] 大動脈弁逆流シグナルのpressure half timeによる重症度評価

拡張期の逆流血流の連続波ドプラ波形のpressure half time (PHT) は大動脈弁逆流の重症度評価に用いることができる．重症例（左）では大動脈圧の低下が急峻でかつ左室内圧の上昇が早いため，大動脈−左室圧較差は急速に減じ，PHTは短くなるが短いほど重症と判断できる．軽症例（右）では大動脈圧の低下は緩やかでかつ，左室内圧の上昇も軽度であるため，大動脈−左室圧較差の低下は遅く，PHTは長くなる．

● 大動脈弁閉鎖不全診断のまとめ

● 身体所見
■ 視診，触診
1. 振幅の大きい頸動脈拍動（重症では二峰性）
2. 心尖拍動の左方偏位
3. 脈圧の増大，速脈
■ 聴診
1. 拡張早期逆流性雑音
2. 駆出性収縮期雑音
3. 心房音
4. 末梢動脈所見（Traube徴候，ピストル射撃音，Durouziez徴候）
■ 重症度評価
1. 拡張早期逆流性雑音が大きく，減衰が早いほど重症
2. 心尖拍動の左方偏位が大きいほど心拡大が進行

● 心エコー図
■ 断層心エコー図法
1. 左室の拡大と過大な壁運動（左室容量負荷）
2. 大動脈弁逆流の成因を示す所見
 (a) 退行性変性：弁尖，弁輪，上行大動脈の硬化像，石灰化
 (b) リウマチ性：大動脈弁エコー輝度の上昇と収縮期ドーミング
 (c) 大動脈二尖弁
 (d) 感染性心内膜炎：疣贅形成，弁尖短縮，穿孔，弁輪膿瘍
 (e) 大動脈弁輪拡張症：Valsalva洞−大動脈幹移行部（ST junction）の消失
 (f) 急性大動脈解離：上行大動脈の拡大とintimal flapの存在
■ カラードプラ法
1. 拡張期の大動脈から左室への逆流シグナル
2. 腹部大動脈での拡張期逆流
■ 重症度評価
1. ドプラの逆流シグナルの太さ
2. 逆流の連続波ドプラ波形のpressure half time
3. 逆流量，逆流分画，逆流弁口面積の評価

● 心臓カテーテル
■ 圧測定
■ 大動脈造影
■ 左室造影
■ 冠動脈病変の除外

gitant volume (RV) のみならず，左室から駆出される血液量に対する逆流量の割合（逆流分画 regurgitant fraction：RF），実質上の逆流弁口の面積である有効逆流弁口面積 effective regurgitant orifice (ERO) などが算出される．これら定性的，あるいは定量的な指標による大動脈弁逆流の重症度評価は表2に示すとおりである．

下行大動脈内の血流シグナルによってもある程度重症度診断が可能である．一般に大動脈内の血流は収縮期の順行性血流と拡張期の低速な順行性血流より形成される．このうち収縮期血流は心臓からの駆出によるもので，拡張期血流は大動脈の弾性により形成されると考えられている．しかし，大動脈弁閉鎖不全では拡張期に逆行性血流が出現し重症になるにつれ，持続が長くなり顕著となる．

g) 心臓カテーテル

■ ① 心内圧測定

大動脈圧では拡張期圧が低下し，脈圧は増大する．ただし，急性大動脈弁閉鎖不全においては左室拡張末期圧の著明な上昇により大動脈拡張期圧があまり低下せず，脈圧も増加しない．左室拡張末期圧は慢性大動脈弁閉鎖不全，急性大動脈弁閉鎖不全のいずれでも上昇するが，急性の上昇の程度が大きい．慢性大動脈弁閉鎖不全の進行例や急性大動脈弁閉鎖不全では左房圧，肺動脈楔入圧の上昇をみる．末梢動脈では収縮期血圧が中心動脈に比して20〜50mmHg高くなる．

②大動脈造影

大動脈造影により弁の性状や大動脈の拡張の程度を評価するとともに，造影剤の左室への逆流の程度から半定量的に逆流の程度を評価することができる．心血管造影による半定量的逆流評価法としてはSellers分類が用いられている．逆流の程度はⅠ度からⅣ度に分類される(図21)．

本法の問題としては侵襲的な手技であること，定量的な評価でないこと，造影剤の量や注入速度により結果が左右されること，カテーテルの位置により重症度評価が変わりうることなどである．以上の理由から大動脈弁閉鎖不全の評価のためにのみ心臓カテーテル検査を行うことは減っている．

h) 診断のプロセス

末梢動脈や頸動脈の触診で振幅の大きくかつ減衰の早い脈(速脈)を触れ，聴診にてⅡ音に続く高調な拡張期雑音を聴取したならば，ほぼ大動脈弁閉鎖不全との診断はつく．さらに心尖拍動の左方偏位や撞起的心尖拍動を触知したならば容量負荷による心拡大をきたしている可能性が高い．心電図では左室肥大や左房負荷所見などが認められる可能性が高い．ついで心エコー図により左室拡大の程度，左室機能を明らかにし，大動脈弁を観察して弁尖や上行大動脈の異常など大動脈弁閉鎖不全の原因を探る．カラードプラ法により大動脈弁逆流血流を確認し，パルスドプラ法などで定量的な重症度評価を行う．

[表2] 心エコードプラ法による大動脈弁逆流の重症度評価

重症：RV60ml以上，ERO0.30cm^{2}以上，RF55%以上
中等症：RF30～55%
重症ARの心エコー図による指標
1. 逆流ジェットの幅の左室流出路径に対する割合＞60%
2. 逆流ジェットの面積の左室流出路面積に対する割合＞60%
3. PHT＜250msec
4. restrictive LVIF pattern
5. 下行大動脈における拡張期を通じた逆流の持続
6. 逆流量＞60ml
7. 逆流率＞55%
8. ERO＞0.30cm^2
9. 左室拡張末期径＞7.5cm

軽症ARの指標
1. 逆流ジェットの幅の左室流出路径に対する割合＜30%
2. 逆流ジェットの面積の左室流出路面積に対する割合＜30%
3. PHT＞400msec
4. 下行大動脈における拡張期早期のみの逆流
5. 逆流率30%以下
6. ERO＜0.10cm^2

AR：大動脈弁逆流，RV：逆流量，RF：逆流分画，ERO：有効逆流弁口面積，PHT：pressure half time，LVIF：left ventricular inflow pattern
(文献10)より引用改変)

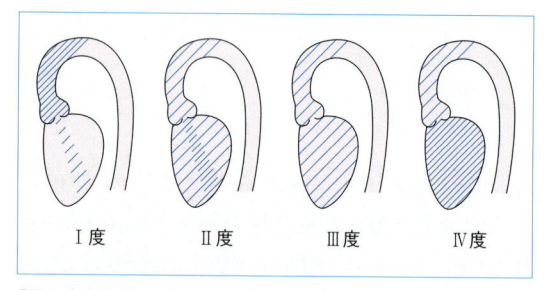

[図21] 大動脈造影による大動脈弁閉鎖不全のSellers分類
大動脈造影による大動脈弁閉鎖不全の重症度分類としてはSellers分類がよく用いられる．
Ⅰ度：左室内に逆流ジェットを認めるが左室全体は造影されない．
Ⅱ度：左室内に逆流ジェットを認め，左室全体が造影されるが大動脈より薄い．
Ⅲ度：左室全体が大動脈と同等に造影される．
Ⅳ度：左室全体が大動脈よりも濃く造影される．

文献

1) Desjardins, VA et al：Intensity of murmurs correlates with severity of valvular regurgitation. Am J Med 100：149-156, 1996
2) Emi, S et al：Genesis fo the Austin Flint murmur：relation to mitral inflow and aortic regurgitation flow dynamics. J Am Coll Cardiol 21：1399-1405, 1993
3) Kutryk, M et al：Hill's sign in aortic regurgitation：enhanced pressure wave transmission or artifact? Can J Cardiol 13：237-240, 1997
4) Oh, JK et al：The Echo Manual, 2nd ed, Lippincott-Raven, 119-122, 1999
5) Rahko, PS：Doppler and echocardiographic characteristics of patients having an Austin Flint murmur. Circulation 83：1940-1950, 1991
6) Rahko, PS：Prevalence of regurgitant murmurs in patients with valvular regurgitation detected by Doppler echocardiography. Ann Int Med 111：466-472, 1989
7) Sakamoto, T et al：The point of maximum intensity of aortic diastolic regurgitant murmur, with special emphasis to the 'right-sided diastolic murmur'. Jpn Heart J 9：117-133, 1968
8) Sapira, JD et al：Some aortic regurgitations. South Med J 74：459-467, 1981
9) 吉川純一：臨床心エコー図学，第2版，文光堂，東京，151-166, 2001
10) 吉川純一：循環器フィジカル・イグザミネーションの実際，文光堂，114-120, 2005

(室生　卓・吉川純一)

i) 逆流量の定量的評価

①大動脈弁逆流の半定量的評価

大動脈弁逆流の逆流ジェット到達度は大動脈弁閉鎖不全の重症度を表す．しかし逆流ジェットの大きさは，診断装置，カラードプラ法の設定の影響を受けるだけでなく，逆流ジェットの幅および方向，左室容量などにも影響を受ける．例えば細いジェットは遠くまで達するし，拡大した左室では高度逆流でも相対的に小さくみえる．

そこで近年では，大動脈弁逆流を半定量的に評価するために，大動脈弁近傍における逆流ジェットの幅や面積を用いる方法が用いられている．まず傍胸骨長軸断面で逆流ジェットを描出する．次に拡大画面から逆流直後でジェットの幅が最小となる部位（vena contracta）でのジェット幅を測定する（図22）．この幅と流出路径の比，または短軸断面での同部位での逆流ジェット面積と流出路断面積の比を求め，この比が30％以下なら軽度，60％以上では高度と診断する．この方法は，到達度による方法に比して客観性が高く，左室造影による重症度判定との相関も良好である．この方法では，傍胸骨アプローチを用いることが重要である．心尖部アプローチでは，逆流ジェットが周囲の左室内血流を巻き込むことで，ジェット幅を過大評価するからである．この方法の限界は，弁口の形態に影響されることである．二尖弁のようなスリット状の逆流弁口では断面設定によってジェット幅が異なり，評価が困難である．

②下行大動脈の血流速度パターンを用いた評価

大動脈弁逆流の重症度を半定量的に評価するもう一つの方法は，下大動脈の逆行性血流シグナルを検出する方法である（図23）．二次元断層図にカラードプラ法を併用して，下大動脈の血流シグナルを可視化する．得られたシグナルに，パルスドプラ法のサンプルボリュームを設定すれば，大動脈血流速度波形を得ることができる．拡張期血流速度波形は，正常例では拡張早期に低速度で持続の短い逆行性血流速度波形を認めるのみである．しかし，中等度以上の逆流が存在すると，拡張期全体に及ぶ逆行性血流速度が記録されるようにな

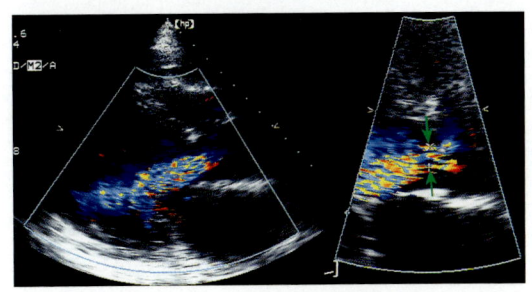

[図22] 大動脈弁閉鎖不全．カラードプラ法の評価法
傍胸骨長軸像において逆流ジェットを描出する．次に大動脈弁直下でジェット幅が最小になる部位の幅をモニタ画面上で測定する．

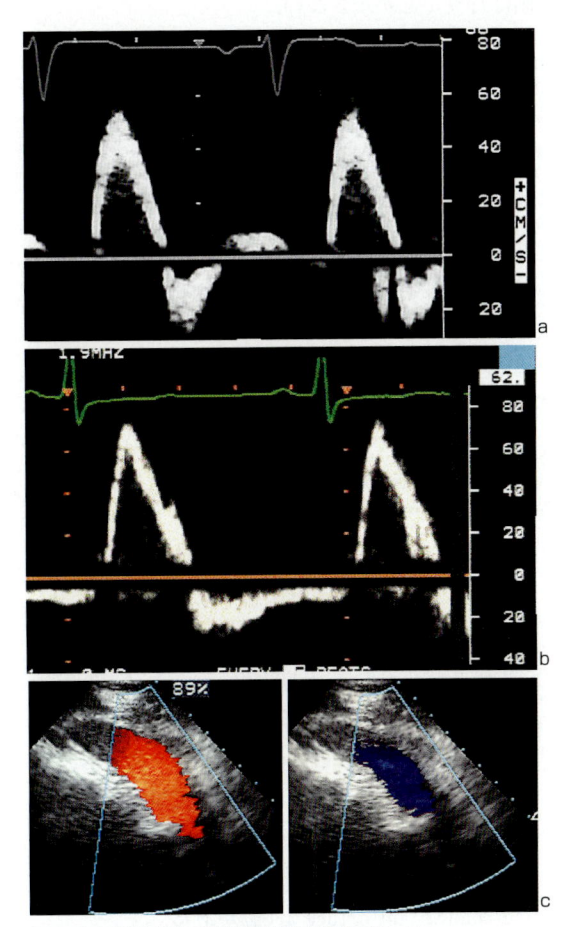

[図23] 大動脈弁逆流．腹部大動脈血流速度パターン
胸骨直下から臍までの間で，下大動脈を描出し，カラードプラで血流表示する（a）．ドプラビームが血流となるべく平行になるように探触子の向きを調整し，パルスドプラ法で血流速度を表示する．軽度逆流では，bのごとく拡張早期に終了する逆行性パターンを示すが，中等度以上の逆流では，cのごとく拡張期全体に及ぶ逆行性パターンが認められる．

る。すなわち，腹部大動脈血流速度波形を観察し，拡張期逆行性血流速度が全拡張期に認められれば，中等度以上の大動脈弁逆流と診断することができる。この方法の利点は，逆流弁口の形態によらずに測定ができること，胸壁からのアプローチで十分な画像が得られない症例にも，一定の評価を行うことが可能なこと，簡便で再現性が高いことである。しかし，大動脈の拡張（大動脈瘤など）は，腹部血流速度波形に影響するため，これらの疾患が存在する場合には，この指標を用いた重症度評価は行うことができない。

■ ③逆流ジェットに連続波ドプラを用いた評価

逆流ジェットに連続波ドプラビームを適用すると，図24のような血流速度パターンを得ることができる。このパターンは，大動脈−左室間圧較差を表しているため，高度かつ急性の大動脈弁逆流では特有のパターンを呈するようになる。すなわち，高度の逆流が存在すると，拡張期左室内圧は急激に上昇し，拡張期の大動脈−左室間圧較差は速やかに減少するため，逆流ジェットの血流速度波形下行脚の傾きは強くなる。拡張期血流速度のpeakから，それが1/2になるまでの時間（pressure half time）が250msec以下であれば高度逆流と評価することができる。ただし，この値は血行動態の影響を受けやすいため，この結果のみから重症度を決定することは困難である。

■ ④大動脈弁逆流の定量的評価

大動脈弁逆流では定性的評価でも半定量的評価でも，以上のような多くの限界が存在するため，逆流重症度をより客観的に評価するためには，定量的な逆流量評価が求められる。定量的評価の指標には，逆流量（regurgitaut volume），逆流率（regurgitant fraction）と有効逆流弁口面積（effective regurgitant orifice area）がある。

僧帽弁に有意の逆流が存在しない場合には，大動脈弁逆流量 regurgitant volume（RV）は左室流出路血流量と左室流入路血流量の差で求めることが可能である（図25）。左室流出路血流量は，左室流出路にパルスドプラ法を用いる。左室流出路径を D_{LVOT} とすれば，左室流出路はほぼ円形と仮定できるので，左室流出路断面積（A_{LVOT}）は，

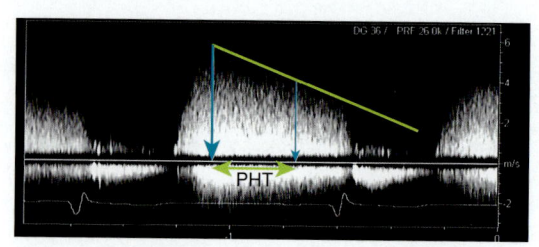

[図24] 大動脈弁閉鎖不全．連続波ドプラ法による評価
連続波ドプラ法で描出された逆流ジェットの血流速度波形である。最高血流速度から下行脚に向かう直線を外挿し，速度が $1/\sqrt{2}$（圧なら 1/2）になるまでの時間 pressure half time（PHT）を測定する。これは，モニタ上で用手的に測定することができる。

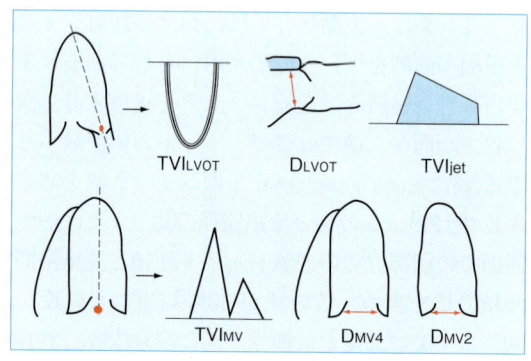

[図25] 大動脈弁逆流．volumetric 法による逆流量計算
volumetric 法を用いるためには，左室流出路径 D_{LVOT}，左室流出路における収縮期の時間速度積分 TVI_{LVOT}，左室流入路径（四腔断面 D_{MV4} と二腔断面 D_{MV2}），左室流入路における拡張期の時間速度積分 TVI_{MV} と逆流ジェットの時間速度積分 TVI_{jet} が必要である。

$$A_{LVOT} = 3.14 \times D_{LVOT} \times D_{LVOT}/4$$

である。左室流出路にサンプルボリュームを設定すると，収縮期血流速の血流速度波形が得られる。この波形を用手的にトレースすると，左室流出路血流の時間速度積分（TVI_{LVOT}）が得られる。これを用いて，1心拍当たりの左室流出路血流量 Q_{LVOT} は，

$$Q_{LVOT} = A_{LVOT} \times TVI_{LVOT}$$

である。すなわち，

$$Q_{LVOT} = 3.14 \times D_{LVOT} \times D_{LVOT}/4 \times TVI_{LVOT}$$

と求めることができる。

同様に，左室流入路血流量は僧帽弁輪部にパルスドプラのサンプルボリュームを設定して求めることができる。僧帽弁輪部では，断面積が楕円であるから，心尖部四腔像と二腔像からおのおのの僧帽弁輪径（D_4 と D_2）を求める必要がある。すな

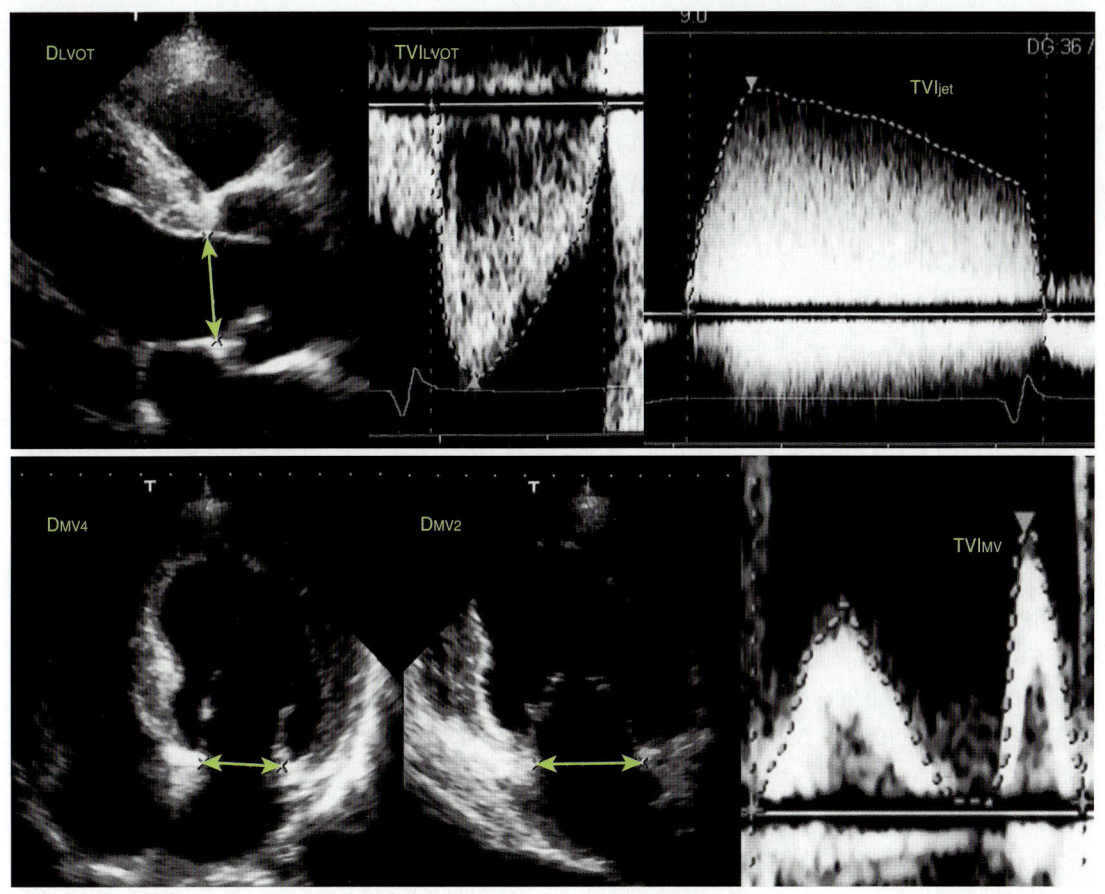

[図26] 大動脈弁逆流．volumetric 法による逆流指標の測定（実例）
volumetric 法の実例を示す．TVI_{LVOT}，TVI_{MV} はパルスドプラ法，TVI_{jet} は連続波ドプラ法を用いる．すべての測定はモニタ上で行われる．

わち，僧帽弁を通過して左室に流入する1心拍当たりの血液量 Q_{LVIT} は，

$$Q_{LVIT} = 3.14 \times D_4 \times D_2/4 \times TVI_{LVIT}$$

で求められる．ここに僧帽弁輪部血流の時間速度積分（TVI_{LVIT}）は，心尖部アプローチにて，僧帽弁輪部にサンプルボリュームを設定して，流入血流の速度波形を記録し，それを用手的にトレースすることで求める．

これらの結果より，1心拍当たりの大動脈弁逆流量（RV）は，

$$RV = Q_{LVOT} - Q_{LVIT}$$

である．逆流率は，大動脈弁からの駆出量のうち，どの程度が逆流するかという指標であり，

$$RF = RV/Q_{LVOT}$$

で求める．さらに，逆流血流に連続波ドプラを適用し，逆流血流の時間速度積分（TVI_{AR}）を用いると，有効逆流弁口面積は，

$$ERO_A = RV/TVI_{AR}$$

で求めることができる．

例えば，$D_{LVOT} = 2.7cm$，$TVI_{LVOT} = 25cm$，$D_4 = 3.6cm$，$D_2 = 2.6cm$，$TVI_{LVIT} = 13.3cm$，$TVI_{AR} = 202cm$ では（図26），

$Q_{LVOT} = 3.14 \times 2.6 \times 2.6/4 \times 25.8 = 136.9ml/beat$

$Q_{LVIT} = 3.14 \times 3.6 \times 2.6/4 \times 13.3 = 97.7ml/beat$

である．そこで，

$RV = 136.9 - 97.7 = 39.2ml/beat$

$RF = 39.2/136.9 = 28.6\%$

$ERO_A = 39.2/202 = 0.19cm^2$

となる．RVが60ml以上，RF55%以上では高度，RF30%以下では軽度の大動脈弁逆流と診断される．

これらのパルスドプラ法による血流量測定では，測定部位において層流が存在することが前提である．カラードプラ法でモザイク血流が認められ，乱流が示唆された場合には，そこでの血流量測定はできない．例えば逆流ジェットが左室流入路血流に乱流を生じさせ，流入路血流量が測定できないような場合には，右室流出路血流量を，その代用とすることができる．逆流量や逆流分画は，血行動態の重症度を定量的に表していることになる．

逆流量や逆流率は，血行動態により変化しうるために重症度を誤って評価する可能性がある．例えば心機能が低下し，血圧が低い場合には，逆流量は小さくなることがある．そこで，血行動態の影響を減じて重症度を評価するために，EROAが用いられる．EROは0.30cm^{2}以上あれば高度の大動脈弁逆流と診断可能である．

これらの心エコー図を用いた定量的な弁逆流の評価は，弁逆流の血行動態の把握におけるスタンダードであるが，測定の基本は的確かつ明瞭な二次元断層図の描出である．正確な測定には従来以上に慎重な画像の選択が要求されており，間違った画像から求められた間違った測定結果はあえて棄却することも必要である．そして定量的評価の精度を上げるためには，半定量的方法や断層図における左室全体の形態的評価，身体所見などで得られた情報との整合性を問い，その結果をときには批判的に見直す努力が求められる．

（渡辺弘之・吉川純一）

5) 治療

a) 内科治療と手術適応

個々の大動脈弁閉鎖不全症例にはそれぞれ理想的な手術至適時期が必ず存在するはずである．それは，心機能の低下がわずかに始まり，それが可逆的である時期である．しかし手術の至適時期を知ることはむずかしい．心機能低下が潜在的に進行する一方で，手術に踏み切るための単一の指標がなく，弁置換術には一定のリスクが伴うからである．理想的な手術時期に一歩でも近づくためには，それぞれの指標の価値，そのメカニズムを十分に理解することが重要である．

大動脈弁閉鎖不全は，左室に対する圧および容量負荷疾患である．内科的治療は，左室負荷を軽減することはできるが，弁逆流を停止させることはできない．したがって，高度な弁逆流を治癒させるためには，外科的治療が必要になる．大動脈弁閉鎖不全は僧帽弁閉鎖不全と異なり，弁形成術は確立されておらず，ほとんどの症例では弁置換術が行われる．そのため早期手術は必ずしも勧められていない．大動脈弁閉鎖不全における心機能低下の主たる原因は後負荷であり，心機能が低下した症例でも弁置換で後負荷が軽減されると心機能改善が期待できる．僧帽弁閉鎖不全と比較して，術後心機能が改善することが大動脈弁閉鎖不全における弁置換術の最大の特徴である．

大動脈弁閉鎖不全では，左室機能は長期間にわたり維持され，顕著な自覚症状を伴う心機能低下は長い経過の最終段階になって出現する．そして左室機能低下は自覚症状の出現に先行する．一般的には自覚症状が全くないかごくわずかでも，心機能の低下は始まっていると考えるべきである．手術に踏み切る根拠を自覚症状に限定すれば，左室機能が低下した症例しか手術することができず，そのような段階での手術は，予後不良である．

したがって内科の最も重要な守備範囲は，手術に至る過程の必要十分な経過観察と手術時期の決定である．

■①急性大動脈弁閉鎖不全

急性大動脈弁閉鎖不全は，大動脈解離や感染性心内膜炎に合併することが多い．中等度以上の大動脈弁逆流で，血行動態に悪影響を与えていることが明らかな場合には，躊躇することなく外科的治療に踏み切るべきである．内科的な治療を行っても予後の改善は期待できない．

■②薬物治療の自然経過

大動脈弁閉鎖不全の自然経過は不良である．高度大動脈弁逆流で症状がない場合，死亡率は年1%以下であるが，10年生存率は50%である．しか

し症状があると死亡率は年間10％を超える．この経過は自覚症状と心機能を要素として，さらに層別化できる．

自覚症状がなく，心機能が正常であれば予後は良い．弁置換術を必要とするのは年間4％であり，5年後にも80％の症例が無症状のままである．このうち症状が出現したり心機能が低下したりするのは，年間6％以下で，無症状のまま心機能が低下していくのは年間3.5％以下である．しかし無症状でも心機能が低下していると，予後は不良になる．年間25％以上の症例で，症状が出現し，60％の症例で3年以内に弁置換術が必要になる．重篤な症状を持つ症例の予後はきわめて不良であり，年間死亡率は10％を上回り，NYHA Ⅲ度以上では10年生存率は4％にすぎない．同様に心不全症状が強く，心機能が低下した症例では，手術をしなければ2年以内に死亡する危険がある．最も予後不良なのは右心不全を合併した症例で，4年生存率は10％以下である．

したがって，手術時期を決定するためには，特に高度逆流の症例では，自覚症状と心機能の変化に常に留意する必要がある．

■③手術治療の予後

心機能が低下する前の外科的治療は，大幅に予後を改善する．これは自覚症状の強い症例にも当てはまり，7割から8割の症例でNYHAの改善を認め，4割の症例では症状が消失する．しかし，術前心機能が低下している症例のなかには，術後心機能が改善しない例もあり，予後不良である．これらの症例は，手術時点で不可逆的な心機能低下をきたしたと考えることができる．

症状を持つ慢性大動脈弁閉鎖不全における術中死および院内死亡率は4～10％である．手術リスクを高める因子はNYHA Ⅲ度以上の重篤な症状，腎機能低下（クレアチン3.0以上），心房細動である．その他にも心電図による左室肥大，NYHA Ⅲ度以上，高い収縮期血圧（140mmHg以下），低い拡張期血圧（40mmHg以下）は予後不良因子と考えられている．これらの危険因子は，手術中の心筋保護方法の改良などによって変化しており，近年の報告では術中の心筋保護法の改善により，これらの指標の危険度は低下しつつある．

■④左室収縮能と予後

ARの左室ポンプ機能は左室駆出率で表される数値より低く見積もらなければならない．左室からの真の前方駆出量は，収縮期の前方駆出から拡張期の逆流量を引いた量である．したがって，高度弁逆流が存在する場合，それに見合った分だけ左室駆出率は亢進していないと生理的に十分な前方駆出は得られない．LVEFが60％を下回れば心機能低下が始まっていると考えられる．

無症状で安静時心機能が正常であれば，弁置換術が必要になるのは，年間4％にすぎない．しかし，無症状でも心機能低下を認める症例では，手術時期の決定を常に迫られている．この段階の症例を放置すれば，心機能低下は徐々に進行し，いずれは不可逆的な心機能低下を招くからである．

収縮能が低下すると予後に悪影響を与えることは，数多く報告されている．Formanらの報告では，左室駆出率50％以下では3年生存率が64％であった．Grevesらの報告では，EF45％以下では5年生存率が54％であることが明らかとなった．また，BonowらはFSを指標として，左室機能低下の持続期間が予後に与える影響を調べた．左室収縮能低下が18ヵ月以上続いた症例では生存率が45％にすぎなかった．NIHからの報告ではFS29％以下では3年生存率が62％である．同様に，FSが25％あるいは28％以下では予後不良であることが報告されている．さらに近年では，大動脈弁逆流における運動負荷心エコー図で，心機能の変化を予測することが提唱されている．Wahiらの検討では，運動負荷心エコー図で左室駆出率を測定すれば，術後の心機能の予測が可能である．すなわち運動により左室駆出率が改善すれば術後心機能は改善するが，左室駆出率が低下すると術後心機能も低下する．この報告の対象は，無症状の高度大動脈弁逆流で，安静時心機能は正常である．またBorerらは，無症状の大動脈弁逆流を対象として運動負荷心エコー図を行った．43％の症例では，運動後にLVEFの低下を認めた．これらの症例では，この反応が症状出現や安静時心機能低下に先行したことを報告した．

いずれにせよ左室収縮能低下は予後を確実に不良にするため，手術時期決定に際しては決定的な価値を持つ．

■ ⑤左室サイズと予後

左室収縮能と同様に，左室サイズの拡大も予後を不良にする．左室サイズの評価の中で，左室収縮末期径は最も重要である．Henryらは，無症状の大動脈弁逆流を34ヵ月間経過観察し弁置換術が必要になった症例を数えた．その結果，左室収縮末期径55mm以上では80％が弁置換術を必要としたことが明らかとなった．また，4年間の観察では左室収縮末期径50mm以上では65％の症例で手術が必要になった．また，Henryらは，症状のある大動脈弁逆流を対象とし，予後を検討した．術前の収縮末期径55mm以上では，術後心不全や死亡例が多く，3.5年間の生存率は55mm以上で42％であった．また，左室収縮末期径55mm以上かつFS25％以下の症例は予後不良群で，69％が死亡した．

左室容積についても知見が得られている．Bonowらは，左室収縮末期容積が正常であれば，術後心機能が良好であり，症状もNYHA Ⅰ～Ⅱ度まで回復することを確かめた．逆に，左室収縮末期容積指標が90ml/m^{2}以上の群では，予後不良であった．同様にGarabelloは110ml/m^2，Taniguchiは200ml/m^{2}以上で予後不良と報告した．後二者の報告は，比較的新しい年代になされたものであり，収縮能低下を認めても予後は良好であった．これは，人工心肺中の心筋保護が進歩したことも寄与していると考えられている．

これらの結果をまとめると，左室が大きくなると手術を必要とする可能性が高くなること，左室収縮末期径55mm以上になると手術をしても予後が悪いことを示している．

■ ⑥弁置換術の至適時期

ARの手術時期を決めるためには重要な考え方を理解する必要がある．大動脈弁逆流による心機能低下は潜在的に進行し，ある時点で回復不能となる．心機能低下が不可逆的になると，術中死を免れたとしても予後は不良である．

一方，現在のところ弁置換術は弁逆流を修正す

[表3] ACC/AHAによる大動脈弁閉鎖不全の外科的治療のためのガイドライン

class Ⅰ（有効性が証明または見解が広く一致）
1. NYHA Ⅲ～Ⅳの症状のある患者で安静時EFが正常（EF≧0.5）
2. NYHA Ⅱの症状のある患者で安静時EFが正常（EF≧0.5）の左室機能が保たれているが，進行的に，左室拡大/安静時収縮機能の低下/運動耐容能の低下傾向を認める
3. 狭心症の存在（冠動脈疾患の有無は問わない）
4. 症状があってもなくても軽度から中等度の安静時左室機能障害（EF＝0.25～0.49）がある
5. 冠動脈バイパス手術または大動脈または他の弁疾患に対する手術適応がある

class Ⅱa（有効である可能性が高い）
1. NYHA Ⅱの症状のある患者で左室機能正常（EF≧0.5），左室機能・左室径進行なく，運動耐容能安定
2. 無症状で左室機能正常（EF≧0.5）であるが高度の左室拡大がある（拡張末期径＞75mmまたは収縮末期径＞55mm）（ただし，性差や体格差などを考慮し，臨床的に判断することが必要である）

class Ⅱb（有効性がそれほど確立されていない）
1. 高度の左室機能障害（EF＜0.25）
2. 無症状の患者で安静時左室機能は正常であるが（EF≧0.5），進行性の左室拡大（拡大の程度が中等度，拡張末期径70～75mm，収縮末期径50～55mm）
3. 無症状の患者で安静時左室機能は正常であるが（EF≧0.5），負荷で左室機能低下（負荷核医学法による評価）

class Ⅲ（有効性がなく，ときに有害となる）
1. 無症状の患者で安静時左室機能は正常で（EF≧0.5），左室拡大が高度ではない（拡張末期径＜70mm，収縮末期径＜50mm）
2. 無症状の患者で安静時左室機能は正常であるが（EF≧0.5），負荷で左室機能低下（負荷心エコーによる評価）

（文献2）より一部改変引用）

るための最も有効な手段であるが，人工弁に内在するリスクは回避することができない．そこで，有益性がリスクを上回る時点を決定することが重要となる．その時点とは，左室機能がわずかに低下しているが，不可逆性の心筋障害が発生していない段階である．

しかしながら，このような段階を認識するための，単一の指標はない．ARの手術時期は，自覚症状，左室サイズと左室収縮能から複合的に決定されるべきである．弁置換術を考慮する前提には，高度逆流が存在することが確かめられていることはいうまでもない．そのために最も有用な方法は心エコー図による定量評価である．また，ACC/AHAガイドライン（**表3**）やJCSガイドライン（**表4**）では，手術決定における重要な指標として心エコー図検査を位置づけている．

自覚症状があり，左室機能が低下し，左室サイズも拡大していれば，手術適応である．自覚症状は重要であるが，左室機能低下や左室拡大が著明であれば，自覚症状の出現を待つことなく手術を勧める．自覚症状出現を待つ間に，不可逆的な心機能低下を合併する可能性が高いからである．一般的には左室駆出率50％以下で左室機能低下と考える．左室サイズは左室収縮末期径で55mm，左室収縮末期容積指標で60ml/m^2（体表面積補正）を基準とし，この段階になる前に手術をすることが望ましい．

自覚症状がわずかで，心機能低下，左室拡大も中等度の段階が，最も複雑で手術時期決定が重要かつ困難である．この段階はNYHA Ⅰ〜Ⅱ度，LVEF 50〜60％，LVESV 45〜55mmである．これらの指標について注意深く見守る必要がある．術前の安静時収縮指標だけで，不可逆性の心機能低下の有無を見分けることはむずかしい．左室駆出率などの収縮指標は，ARにおける圧負荷の影響を受けているからである．そこで，左室駆出率に加えて左室サイズの指標を手術時期の指標とする．自覚症状では運動耐容能の低下に注意する．また，左室拡張末期径80mm，LVESVI 60ml/m^{2}も参考にし，これらの数値を超えれば，積極的に手術を勧める．

この段階の症例では，内科的治療が積極的に用いられている．その目標は前負荷および後負荷を軽減し，左室拡大を抑えて左室収縮性を保つことにある．前負荷の軽減には利尿薬が用いられ，後負荷軽減にはカルシウム拮抗薬やアンジオテンシン変換酵素阻害薬などが用いられる．ニフェジピンは，心機能正常，無症状例に用いると，左室拡大，左室肥大を抑制し，手術までの期間を延ばすことができる．僧帽弁閉鎖不全とは術後経過が異なることに留意する．僧帽弁閉鎖不全では術後心機能が低下することが多いが，大動脈弁閉鎖不全では，逆に改善することが多い．

■おわりに

大動脈弁閉鎖不全における内科の守備範囲は，術前術後の長期にわたる．その中で最も重要なことは，手術時期の決定である．しかし，この過程

[表4] JCSによる大動脈弁閉鎖不全の外科的治療のためのガイドライン

class Ⅰ（有効性が証明または見解が広く一致）
1. 胸痛や心不全症状のある患者（ただし，LVEF＞25％）
2. 冠動脈疾患，上行大動脈疾患または他の弁膜症手術が必要な患者
3. 感染性心内膜炎，大動脈解離，外傷などによる急性大動脈弁逆流
4. 無症状あるいは症状が軽微な患者で，左室機能障害（LVEF25〜49％）があり，高度の左室拡大を示す

class Ⅱa（有効である可能性が高い）
1. 無症状あるいは症状が軽微な患者で，左室機能障害（LVEF25〜49％）があり，中等度の左室拡大を示す
2. 無症状あるいは症状が軽微な患者で，左室機能正常（LVEF≧50％）であるが，高度の左室拡大を示す
3. 無症状あるいは症状が軽微な患者で，左室機能正常（LVEF≧50％）であるが，定期的な経過観察で進行的に，収縮機能の低下／中等度以上の左室拡大／運動耐容能の低下を認める

class Ⅱb（有効性がそれほど確立されていない）
1. 無症状あるいは症状が軽微な患者で，左室機能正常（LVEF≧50％）であるが，軽度以下の左室拡大を示す
2. 高度の左室機能障害（LVEF＜25％）のある患者

class Ⅲ（有効性がなく，ときに有害となる）
1. 全く無症状で，かつ左室機能も正常で左室拡大も有意でない
＊体格を考慮したARにおける左室拡大の程度については次の表を参照

	LVDs (mm)			LVDd (mm)		
体表面積（BSA）	1.4m^2	1.7m^2	2.0m^2	1.4m^2	1.7m^2	2.0m^2
高度左室拡大	＞48	＞52	＞55	＞65	＞70	＞75
中等度左室拡大	43〜48	47〜52	50〜55	60〜65	65〜70	70〜75
軽度左室拡大	＜43	＜47	＜50	＜60	＜65	＜70

左室拡大の程度は体格差を考慮する必要がある．エビデンスに基づく確定的な判定法は現在のところないが，左室を回転楕円体として拡大が長軸と短軸方向に均等に進行すると仮定した場合，上記の表が一つの目安となると考えられる

（文献10）より一部改変引用）

では，常に外科との緊密な連携が必要なことはいうまでもない．個々の症例で，最適な治療法は一つであり，その選択において外科と内科の意見は，十分なディスカッションに基づいて統一されるべきである．外科に紹介されたから手術とか，内科が自覚症状に固執して手術時期を逃すことは厳に慎まねばなるまい．内科と外科は，立場の違いはあっても一人の医師として疾患に立ち向かうのであって，そこに冷静な議論が生まれることが個々の症例における最適な手術時期の決定に近づく最良の方法である．

文献

1) Bonow, RO : Chronic aortic regurgitation. Role of medical

1) therapy and optimal timing for surgery. Cardiol Clin 16：449-461, 1998
2) Bonow, RO et al：ACC/AHA guidelines for the management of patients with valvular heart disease. J Am Coll Cardiol 32：1486-1582, 1998
3) Bonow, RO et al：Serial long-term assessment of the natural history of asymptomatic patients with chronic aortic regurgitation and normal left ventricular function. Circulation 84：1625-1635, 1991
4) Borer, JS et al：Aortic regurgitation：selection of asymptomatic patients for valve surgery. Adv Cardiol 39：74-85, 2002
5) Chaliki, HP et al：Outcomes after aortic valve replacement in patients with severe aortic regurgitation and markedly reduced left ventricular function. Circulation 106：2687-2693, 2002
6) Grayburn, PA：Vasodilator therapy for chronic aortic and mitral regurgitation. Am J Med Sci 320：202-208, 2000
7) Grunkemeier, GL et al：Long-term performance of heart valve prostheses. Curr Probl Cardiol 25：73-154, 2000
8) Henry, WL et al：Observations on the optimum time for operative intervention for aortic regurgitation I. Evaluation of the results of aortic regurgitation I. Evaluation of the results of aortic valve replacement in symptomatic patients. Circulation 61：471-483, 1980
9) Henry, WL et al：Observations on the optimum time for operative intervention for aortic regurgitation II. Evaluation of the results of aortic regurgitation II. Serial echocardiographic evaluation of asymptomatic patients. Circulation 61：484-492, 1980
10) Matsuda, H et al：Guidelines for Surgical and Interventional Treatment of Valvular Disease (JCS 2002). Circ J 66 (suppl IV)：1261-1323, 2002
11) Sondergaard, L et al：Vasodilation with felodipine in chronic asymptomatic aortic regurgitation. Am Heart J 139：667-674, 2000
12) Taniguchi, K et al：Preoperative left ventricular function：Minimum requirement for successful late results of valve replacement for aortic regurgitation. J Am Coll Cardiol 10：510-518, 1987
13) Wahi, S et al：Exercise echocardiography predicts development of left ventricular dysfunction in medically and surgically treated patients with asymptomatic severe aortic regurgitation. Heart 84：606-614, 2000

〈渡辺弘之・吉川純一〉

b) 外科治療

大動脈弁閉鎖不全は閉鎖不全を生じる原因により，(1) 弁自体の変化による問題，(2) 大動脈基部の変化による問題の二つに区分される．大動脈弁狭窄に対する手術では人工弁置換がほぼ唯一の治療方法であるが，大動脈弁閉鎖不全では弁自体が器質的変性を受けていない場合があり，自己弁を温存する術式も開発されてきた．本症では弁自体に問題がある大動脈弁閉鎖不全に対する外科治療について述べる（大動脈弁輪拡張症の外科治療は別章で述べる）．感染性心内膜炎による急性大動脈弁閉鎖不全の外科治療は感染性心内膜炎の章で述べる．感染性心内膜炎では弁輪部膿瘍を合併することもあり，人工弁置換手技のみならず膿瘍腔閉鎖あるいは大動脈基部再建を要することがある．

■①手術適応

ACC/AHAのガイドラインによれば臨床症状，左室機能，左室拡大を考慮した手術適応が分類されている（表3）．このガイドラインでは拡張末期径＞75mm，または収縮末期径＞55mmが高度の左室拡大と定義され手術適応を考える基準としている．しかしながら，日本人での体型を考慮するとこの数値を日本人に適用することには問題がある．そこで，日本循環器病学会のガイドラインでは，体格（体表面積）を考慮した左室拡大程度の基準を提唱している（表4）．

■②手術術式

ⓐ人工弁置換術

人工弁（機械弁，生体弁）の選択の基準に関しては大動脈弁狭窄と同様である．大動脈弁閉鎖不全では狭小弁輪であることはまれであり，体格に見合った大きさの人工弁をintra-annular positionに縫着することができる．通常，大動脈弁狭窄，閉鎖不全，狭窄兼閉鎖不全のさまざまな病態を含めての大動脈弁置換術に対する手術成績として一括して報告されていることが多いため，純粋な大動脈弁閉鎖不全に対する手術死亡率の報告は少ない．日本胸部外科学会からの報告でも大動脈弁置換術という分類のみであり，2001年での大動脈弁単弁置換術の手術死亡率は3％である．弁置換手技としては大動脈弁狭窄に比べ弁尖の切除も容易であり，手術手技の難易度としては大動脈弁狭窄例の手術に比べ容易といえる．大動脈弁閉鎖不全の手術で問題となるのは，手技そのものよりも心室高度拡大を伴う心機能低下例などに対する手術適応である．

人工弁（機械弁，生体弁）の選択に関しては大動脈弁狭窄と同様である．本邦ではホモグラフトが入手困難であり，ステントレス生体弁は弁輪部脆弱な症例（感染性心内膜炎，人工弁離脱症例）などに用いられ良好な手術成績が報告されている．

ⓑ 大動脈弁形成術

自己弁温存する形成術は1960年代から試みられているが，僧帽弁閉鎖不全に対する形成術が一般的手術となっているのに比べ，大動脈弁閉鎖不全に対する手術が試みられることは少ない．その一因は，形成後の残存逆流の評価がむずかしい点にもある．僧帽弁形成術では心停止中に水試験により左室に圧をかけて接合状態や逆流部位・程度を評価することができる．一方，大動脈弁形成術では大動脈切開部をいったん閉鎖し人工心肺を離脱しないと十分な評価ができず，心停止下で評価し難い点が問題である．mild程度の残存逆流を術中に生じると，将来的に逆流の増大がみられ再手術となる可能性が高い．したがって，手術時の経食道心エコー検査でmild以上の逆流が残れば弁置換に移行すべきである．現在までの報告では，遠隔成績として人工弁置換術を凌駕する結果は得られておらず，今後さらなる術式の発展を期待したい．術式については弁形成術の項330頁をご参照いただきたい．

■③心室拡大を伴う低左心機能例に対する手術成績

ChalikiらはMayo Clinicにおける450例の大動脈弁閉鎖不全に対する手術症例を，術前EF＜35%，EF＝35～50%，EF＞50%の3群に分けて検討している．手術死亡はEF＞50%では3.7%に対して，EF＜35%では14%であった．また，術後遠隔期成績においても，術後10年における心不全発生率および生存率はEF＜35%でそれぞれ25%と70%，EF＞50%では9%と41%であった．EF＜35%の症例においても術後は術前よりLVDd，LVDsの減少とEFの改善を認めている．つまり，弁置換手術の恩恵を十分に受けていると結論している．

■④膠原病に伴う大動脈弁閉鎖不全

大動脈弁閉鎖不全の中には膠原病（Behçet病，大動脈炎症候群など）を潜在的に有している症例がある．これらの中には手術前に診断されていない症例もあり，手術という高度侵襲により顕在化することがある．これらの症例では，術後高熱を起こし炎症のため人工弁縫合部が脆弱となり，術後早期に人工弁離脱detouchmentを引き起こすことがある．

文献

1) Ando, M et al : Surgical Treatment of Behçet's disease involving aortic regurgitation. Ann Thorac Surg 68 : 2136-2140, 1999
2) Bonow, RO et al : ACC/AHA guidelines for the management of patients with valvular heart disease. A report of American College of Cardiology / American Heart Association task force on practice guidelines. J Am Coll Cardiol 32 : 1486-1587, 1998
3) Chaliki, HP et al : Outcomes after aortic valve replacement in patients with severe aortic regurgitation and markedly reduced left ventricular function. Circulation 106 : 2687-2693, 2002
4) Fukui, T et al : Aortic root replacement with Freestyle stentless valve for complex aortic root infection. J Thorac Cardiovasc Surg 125 : 200-203, 2003
5) 松田 暉ほか：弁膜疾患の非薬物治療に関するガイドライン．循環器病の診断と治療に関するガイドライン（2000-2001年度合同研究班報告）．Circ J 66（suppl IV）: 1261-1323, 2002

〔柴田利彦〕

大動脈弁閉鎖不全
左心機能と冠循環

■はじめに

大動脈弁閉鎖不全においても大動脈弁狭窄と同様に狭心症を合併することはよく知られた事実である．大動脈弁輪拡張症や梅毒など特殊なケースでは，冠動脈入口部の狭窄ないし閉塞により虚血発作を生じることもあるが，むしろ冠動脈に有意狭窄を有しない症例が多く見受けられる．大動脈弁閉鎖不全に合併した狭心症の特徴として，労作時だけでなく安静時や夜間にも発作がみられることがあげられる．ここでは大動脈弁閉鎖不全における血行動態の変化が冠循環に及ぼす影響や狭心症の発症機序について述べる．

■大動脈弁閉鎖不全における血行動態の変化

大動脈弁閉鎖不全では，前方拍出量と大動脈からの逆流量とが一回総拍出量として左室より駆出されるので血行動態的には左室容量負荷であるが，増加した一回総拍出量がすべて高圧系の大動脈に駆出されるため左室圧負荷の要因も加わる．そのため左室は拡大とともに肥大（遠心性肥大）を呈する．左室拡大により左室拡張期壁応力は上昇するが，壁の肥厚とともに左室拡張期壁応力も正常化される．慢性的容量負荷により左室コンプライアンスも増加し，重症な大動脈弁閉鎖不全においても代償期には左室拡張末期圧の上昇は認められない．しかし，左室収縮不全の進行とともに前方拍出量が低下するため，非代償期においては左室拡大がさらに助長され，左室拡張末期圧も上昇してくる．

■冠循環の規定因子

心筋酸素消費量は冠血流量の規定因子の一つであり，冠血流量と心筋酸素消費量の間には高い相関がある．心筋酸素消費量を決定する大きな因子としては，1) 心拍数，2) 心収縮力，3) 心筋壁張力，4) 外的および内的仕事量があげられる．心筋酸素消費量が一定の場合には，冠血流量は大動脈圧（灌流圧）と冠血管抵抗（末梢抵抗）により規定される．冠血管抵抗は主として細小動脈の緊張度によって調節される抵抗と，心筋の収縮に伴って発生する心筋内圧の上昇が冠血管を圧迫するため生じる血管外抵抗とからなる．冠血管には自動調節能があり，冠灌流圧が70～140mmHgの間では冠血流量はほぼ一定に保たれる．冠血管の自動調節能には，1) 代謝性ならびに液性因子（アデノシン，EDRFなど）による血管平滑筋トーヌスの調節，2) 神経性因子（自律神経），3) 筋性因子，4) 組織圧，などが関与していると考えられている．

■大動脈弁閉鎖不全における狭心症の発症機序

大動脈弁閉鎖不全における狭心症の発症に関与する因子として，1) 冠灌流圧低下，2) 冠血管拡張能（予備能）の低下，3) 左室容量負荷に伴う心筋酸素消費量の増大などが考えられる．

冠動脈における血流は拡張期優位のパターンを呈するため，冠血流は拡張期血圧や拡張期時間の影響を受ける．大動脈弁閉鎖不全では大動脈拡張期圧の低下と左室拡張期圧の上昇により冠灌流圧の低下が認められ，さらに左室拡張期圧の上昇は血管周囲圧を上昇させ，血流停止を示す灌流圧 critical closing pressure を押し上げるため，冠灌流圧の低下に伴いより容易に冠血流量の減少を生じやすくなる．心エコー法により検出した重症大動脈弁閉鎖不全例における冠血流速波形を図1に示す．重症大動脈閉鎖不全例では正常例に比べ拡張期冠血流速波形の減速時間の短縮が認められる．急性心筋梗塞において拡張期冠血流速波形の減速時間の短縮と微小循環障害との関連が報告されており[1]，重症大動脈閉鎖不全例においても心筋灌流障害の存在が示唆される．また，労作時など心拍数の増加に伴い拡張期時間が短縮されるため，頻脈も冠血流量の減少をきたす一要因となる．一方で，心拍数の増大や左室肥大（遠心性肥大）に伴い心筋酸素消費量が増加するため，冠血流量と心筋酸素消費量の不均衡を生じやすく，このことが大動脈弁閉鎖不全における狭心症発症機序の一つと考えられる．

■冠血管予備能の低下

肥大心においては肥大の程度に比して毛細血管の増生が不十分であり，毛細血管の密度の減少が報告されている[2]．安静時においては，単位心筋当たりの血流量，心筋酸素消費量は正常心と変わりないが，反応性充血や薬物に対する最大血管拡張能が低下している．大動脈弁閉鎖不全における肥大心においても冠血管予備能の低下が報告されており[3]，心肥大に伴う間質線維組織の増生も冠血管拡張能の低下に関与している．冠血管予備能の低下している状態では種々の負荷に対

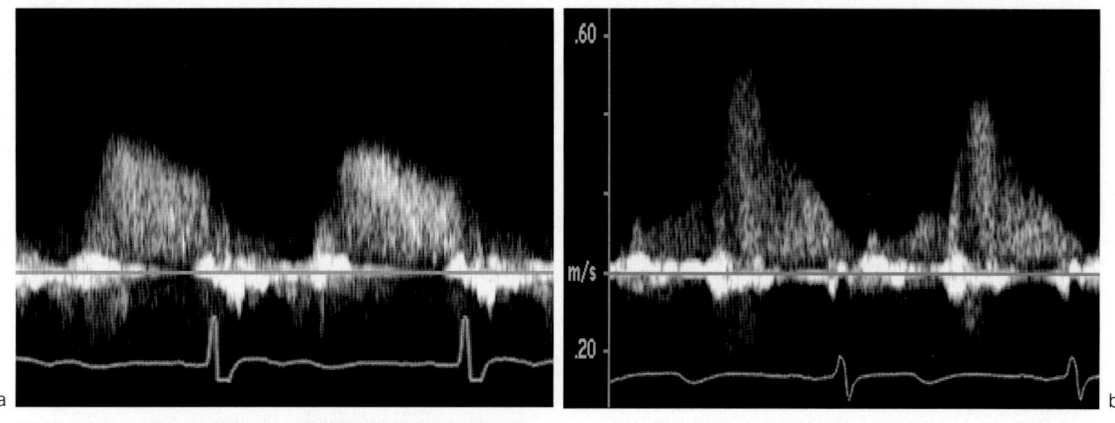

[図1] 心エコー図法により記録した左冠動脈前下行枝の冠血流速波形
正常例では拡張期における冠血流速度の減速は比較的緩やかであるが(a)，重症大動脈閉鎖不全例では正常例に比べ明らかに拡張期における冠血流速波形の急峻化（減速時間の短縮）が観察される(b).

する血流増大が抑制されるため心筋虚血を生じやすく，特にストレスの大きい心内膜側でより虚血が強くなるといわれている．臨床的に相対的心内膜血流と心筋酸素需要・供給のバランスを示す指標として diastolic pressure time index (DPTI) /systolic pressure time index (SPTI) が用いられるが，大動脈弁閉鎖不全においては心機能の悪化（左室収縮末期容積の増大）に伴い無症状の患者でも運動時の DPTI/SPTI の低下が示されており[4]，冠血管予備能の低下が心機能不全の進行にかかわっている可能性もある．

■まとめ
大動脈弁閉鎖不全における狭心症の発症に関与する因子として，冠灌流圧の低下，冠血管予備能の低下，および心肥大に伴う心筋酸素消費量の増大が考えられる．また，狭心症の出現は左心機能の悪化を示唆する所見でもあり，外科的治療（弁置換術）の適応についても考慮する必要があると思われる．

文献
1) Iwakura, K et al : Alternation in the coronary blood flow xelocity pattern in patients with no reflow and reperfused acute myocardial infarction. Circulation 94 : 1269-1275, 1996
2) Bache, RJ : Effects of hypertrophy on the coronary circulation. Prog Cardiovasc Dis 31 : 403, 1988
3) Nitenberg, A et al : Coronary flow and resistance reserve in patients with chronic aortic regurgitation, angina pectoris and normal coronary arteries. J Am Coll Cardiol 11 : 478-486, 1988
4) Uhl, LCGS et al : Exercise-induced myocardial oxygen supply-demand imbalance in asymptomatic or mildly symptomatic aortic regurgitation. Chest 80 : 686-691, 1981

〈小野史朗・松﨑益德〉

大動脈弁閉鎖不全
弁形成術

■ 大動脈弁閉鎖不全の原因

大動脈弁閉鎖不全 (以下 AR) の成因を理解するためには, 弁尖 (cusp) の機能に影響を与える大動脈基部 (以下 root) の構造を理解する必要がある. 大動脈弁を含む root の構造を図1に示す. root は大動脈との接合部 sinotubular junction (STJ), Valsalva 洞と大動脈弁輪 (以下 annulus) と三つの cusp からなる. AR は大動脈弁が正常であっても, Valsalva 洞, STJ の拡大により cusp の接合 coaptation が不良になり生じる.

Cosgrove ら[1]は以下に示すように AR の原因を弁尖の可動性で分類している.

1. normal leaflet motion：正常な可動性を有する場合

これは cusp の穿孔や, 弁輪が拡大した場合である.

健常人においても図2に示すように交連部 commissure 近くの自由縁に pin hole (fenestration) が存在することもある. しかしながら自由縁が断裂して弁尖が prolapse しない限り, 血行動態に影響を及ぼす AR は生じない. 感染性心内膜炎は弁腹自体に大きな穿孔を引き起こすこともあり, 心不全の原因となる. もう一方は, cusp は正常であるが, root の拡大に伴い, STJ, Valsalva 洞, annulus の各 compornent のいずれかが拡大する場合があり, AR の発生にはその組み合わせが関与する. Malfan 症候群に合併することが多い大動脈弁輪拡張症 annulo-aortic ectasia (AAE) は上行大動脈の拡大に加え, Valsalva 洞, annulus の拡大を伴っている場合である. cusp の形態そのものは拡大と伸長を伴う以外は正常であることが多い.

2. prolapse (逸脱)

cusp の短縮もしくは延長により3尖の coaptation が不良となる場合である. cusp の変性による場合が一般的であるが, 前述の交連部 fenestration が大きくなり自由縁が断裂するようになる場合や (図2), 大動脈解離 aortic dissection により交連部が落ち込み AR を生じる場合がある. 心エコーでは逆流ジェットが中心性 (central jet) ではなく偏移 (eccentric jet) することが多い.

3. restricted leaflet motion

リウマチ熱, 大動脈炎症候群などの炎症, 動脈硬化の進行により大動脈弁の硬化変性をきたした場合がこの範疇に相当する. また上行大動脈の拡大が STJ に及び大動脈弁の可動性を制限することがある.

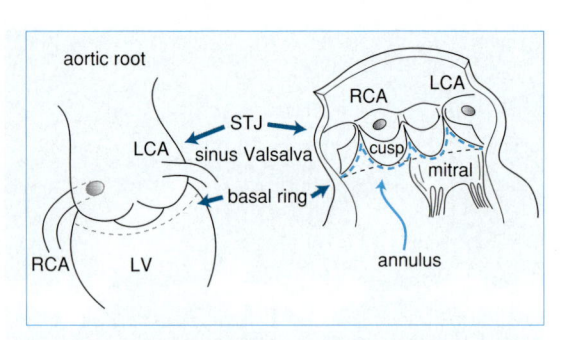

[図1] 左は大動脈基部の模式図でこれを展開すると右図のようになる
灰色の点線は通常の弁置換術の際に糸針をかける外科的弁輪である. basal ring は左室と大動脈の接合部である.
LCA, RCA：左右冠動脈, LV：左心室

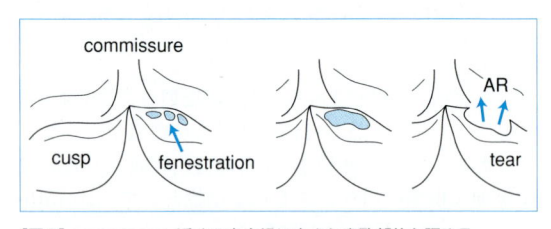

[図2] commissure 近くの自由縁に小さな穿孔部位を認めるときにこれらの穿孔部が拡大し AR の原因となる.

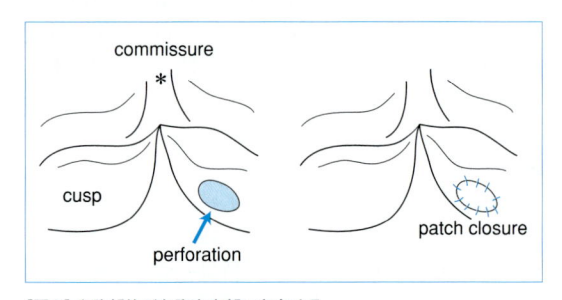

[図3] 穿孔部位が弁腹中央部に存在する
右図は自己心膜パッチで閉鎖したところ.

■ 弁形成術

弁形成術の一番の長所は術後の抗凝固療法が不要であることであり, 若年者や妊娠の可能性のある女性には第一の適応となる. それぞれの原因に対し弁形成術が行われ cusp のみに対する術式, root を含めた術式, 両者に対する術式に分類される.

1. perforation of cuspの場合

弁腹に存在するcusp perforationの場合には，図3に示すように0.5％グルタールアルデヒド処理を15分行った自己心膜を使用したpatchを使用し，6-0，7-0ポリプロピレン糸などを使用し閉鎖する．

2. redundant cusp (elongation)，prolapseの場合

基本的には延長した弁尖を縫縮させcoaptationをより深くする．縫縮は弁尖の中央部のArantius bodyで縫縮することが重要である．交連部での縫縮は遠隔成績が不良である．

＜大動脈二尖弁の場合＞

大動脈二尖弁は著しい硬化を認めない場合に限り形成術の適応となり，その手術成績は安定している[2]．

二尖弁のrapheは，通常，左冠尖，右冠尖の間に存在することが多い．その形成には，rapheは可及的に切除し，延長した弁尖の中央部を縫縮しcoaptationを改善する．さらに交連部弁輪形成術を加えることもある（図4）．

3. annular dilatation

大動脈弁輪拡大に対しては4-0ポリプロピレン糸による垂直マットレス縫合を交連部に置き，弁輪を縫縮する交連部弁輪形成術（図5）が行われる．しかしながら大動脈弁輪拡大のみが存在することはまれであり，通常，rootの拡大を合併していることが多い．Valsalva洞短径が45mm以上に拡大し，大動脈弁の形態が正常の場合には大動脈基部置換術の適応になる．これにはroot remodeling (Yacoub法)，root reimplantaion (David法)が存在する．

①root remodeling (Yacoub法)[3]

本法では，自己弁を温存し，拡大したValsalva洞を切除し，左右冠動脈をボタン状にくり抜く（図6）．ダクロン製人工血管をValsalva洞の形状に合わせ舌状に作製しこれを吻合し，左右冠動脈ボタンを人工血管に吻合する（図7）．

②root reimplantaion (David法)[4]

本法では，拡大したValsalva洞を切除したrootのbasal ringに人工血管を縫着する（図8）．そのため使用する人工血管径は左室流出路径に合わせるが，通常は24，26mmを使用することが多い．その後Valsalva洞切除縁を5-0ポリプロピレン糸で人工血管内面に縫着する．冠動脈口はボタン状に形成し人工血管に吻合する．

以上二つの方法の相違点は，root reimplantaionでは大動脈弁輪が人工血管で補強される点である．特にMalfan症候群においては弁輪部の拡大が懸念されるのでroot reimplantationが選択されることが多い．

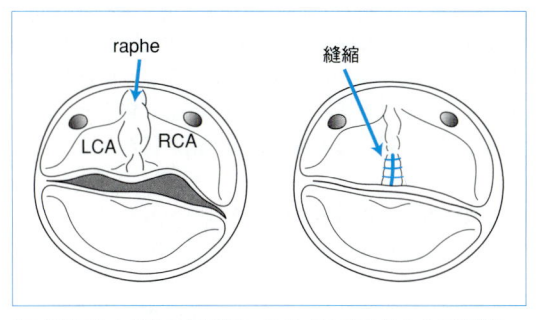

[図4] 肥厚した弁尖の中央部を，5-0ポリプロピレン糸の結節縫合で縫縮する
LCA, RCA：左右冠動脈口のValsalva洞開口部を示す．

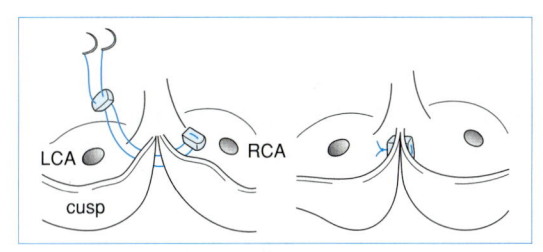

[図5] プレジェットつき4-0ポリプロピレン糸による水平マットレス縫合で交連部を形成する
LCA, RCA：左右冠動脈口のValsalva洞開口部を示す．

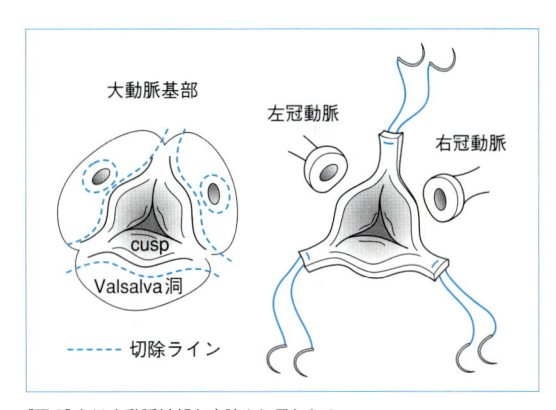

[図6] 左は大動脈基部を内腔より見たもの
右は拡大したValsalva洞を切除したもの．

両者の共通の問題点は，Valsalva洞が消失することである．これは大動脈弁の開閉速度を速め，大動脈弁により大きなストレスを与え結果的に耐久性を損なう可能性がある．そのためValsalva洞つきの人工血管も近年臨床応用されている[5]．さらに，大動脈弁の変形によるprolapseを伴う場合には，先に述べたcuspに対する形成術も追加する必要がある．

4. restricted leaflet motion

リウマチ性の場合には弁尖が硬化短縮している．こ

のため硬化した部位をメスや電動鑢で薄く削る(slicing, rasping)ことで形成する[6]．また，短縮逸脱した弁尖を切除し，グルタールアルデヒド処理した自己心膜で再建する方法[7]もあるが，これらはより難度の高い形成方法で，一般には大動脈弁置換術が行われる．

　大動脈弁形成術は未だ確立された一般的な治療法ではなく，発展途上にある．大動脈二尖弁に対する形成術の遠隔成績は安定しており，Cosgroveら[2]の報告によれば，5年生存率は100%，5年の再手術回避率は87%であった．またMinakataらの報告[8]でも5年の再手術回避率は89%と良好である．大動脈基部置換術の成績は良好で，Davidら[9]の報告ではreimplantation法，remodeling法を含めた5年の大動脈弁再手術回避率は99%，Yacoubら[10]の報告では再手術回避率は89%であった．大動脈基部拡大に加え大動脈弁の変形を伴う場合には，大動脈基部置換術のみでは不十分で大動脈弁形成術も必要になる．Schaferらの報告では5年の再手術回避率はroot単独手術で95%，rootに弁形成を加えたもので98%ときわめて優れた成績を報告している[11]．

■ おわりに

　大動脈弁形成術は，発展途上にあり，遠隔成績において自己弁の耐久性が弁置換術と比較し遜色のないことが必要である．その条件が満たされれば患者は術後の抗凝固療法から解放され，本術式はquality of lifeを向上させる理想的な術式になりうる．

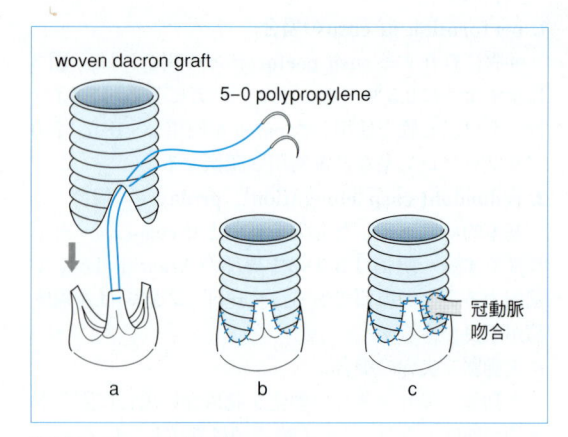

[図7] root remodeling法
Valsalva洞を切除縁に人工血管を5-0ポリプロピレン糸で吻合していくところ(a)．縫着後(b)．最後に左右冠動脈ボタンを人工血管に吻合する(c)．

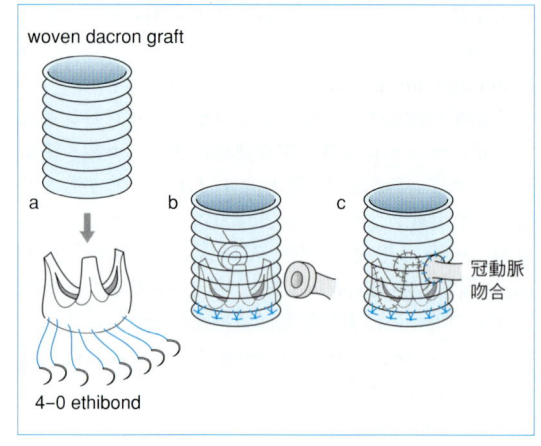

[図8] root reimplantation法
basal ringに4-0エチボンド糸によるマットレス縫合で人工血管を縫着する(a)．次にValsalva洞切除縁を人工血管内腔に5-0ポリプロピレン糸を使用し縫着する(b)．最後に冠動脈ボタンを人工血管に吻合する(c)

文献
1) Cosgrove, DM et al : Aortic Valve Repair. Operative Techniques in Cardiac & Thoracic Surgery 1 : 30-37, 1996
2) Cosgrove, DM et al : Valvuloplasty for aortic insufficiency. J Thorac Cardiovasc Surg 102 : 571-576, 1991
3) Sarsam, MA et al : Remodeling of the aortic valve annulus. J Thorac Cardiovasc Surg 105 : 435-438, 1993
4) David, TE et al : An aortic valve-sparing operation for patients with aortic incompetence and aneurysm of the ascending aorta. J Thorac Cardiovasc Surg 103 : 617-621, 1992
5) De Paulis, R et al : Bentall procedure with a stentless valve and a new aortic root prosthesis. Ann Thorac Surg 71 : 1375-1376, 2001
6) Kitamura, N et al : A new technique for debridement in rheumatic valvular disease : the rasping procedure. Ann Thorac Surg 69 : 121-125, 2000
7) Bozbuga, N et al : Midterm results of aortic valve repair with the pericardial cusp extension technique in rheumatic valve disease. Ann Thorac Surg 77 : 1272-1276, 2004
8) Minakata, K et al : Is repair of aortic valve regurgitation a safe alternative to valve replacement? J Thorac Cardiovasc Surg 127 : 645-653, 2004
9) David, TE et al : Results of aortic valve-sparing operations. J Thorac Cardiovasc Surg 122 : 39-46, 2001
10) Yacoub, MH et al : Late results of a valve-preserving operation in patients with aneurysms of the ascending aorta and root. J Thorac Cardiovasc Surg 115 : 1080-1090, 1998
11) Langer, F et al : Aortic valve repair using a differentiated surgical strategy. Circulation 110 : II 67-II73, 2004

（岡田健次・大北　裕）

VI. 弁膜疾患

5. 三尖弁閉鎖不全

1) 概念

三尖弁閉鎖不全（三尖弁逆流）tricuspid regurgitation（TR）は三尖弁膜病変の主体をなすものであり，正常人の80％に認められるとされている．

一般に，三尖弁閉鎖不全は三尖弁に障害をもたない機能性と三尖弁に障害をもつ器質性とに分類され，そのほとんどは機能性三尖弁逆流である．器質性逆流はリウマチ，Ebstein奇形（図1，2），粘液変性，カルチノイド，心内膜炎，右室乳頭筋不全，逸脱，外傷など弁の一時的障害により出現する．機能性三尖弁逆流は右室の圧負荷（肺高血圧や肺動脈弁狭窄など），容量負荷（心房中隔欠損など），あるいは右室機能低下（右室梗塞，不整脈源性右室異形成症）などによる弁装置の二次的な形態変化によって引き起こされる．

2) 病態生理

弁の逆流量は主に逆流弁口面積と平均逆流血流速度の積によって規定されるが，逆流弁口面積の関与が大きい．したがって，右室収縮期圧の上昇がそのまま高度三尖弁逆流を意味するとは限らない．器質性であれ機能性であれ逆流弁口が生ずると肺高血圧，右室容量負荷，右房拡大，右室機能障害などが誘因となって二次的に三尖弁輪拡大が進行し，その結果，逆流弁口面積が大きくなり次第に逆流量も増強すると考えられる．逆流の進行とともに右房圧が上昇し，静脈灌流障害すなわち静脈うっ血が起こり，その結果，肝腫大，消化器障害，腎障害，末梢浮腫，腹水などが出現する．

3) 症状

高度三尖弁逆流では心拍出量低下のための易疲労性，息切れ，チアノーゼ，静脈うっ血による食欲不振，吐き気，嘔吐，心窩部不快感，腹水，末梢浮腫などの症状を呈する．

4) 診断

a) 身体所見

右心不全の進行した症例では頸静脈怒張，肝腫大，腹水，浮腫などがみられる．

聴診では，吸気時に増強する全収縮期逆流性雑音（Rivero-Carvallo徴候）を胸骨左縁下部に聴取する．また，高度逆流では右心性3音や，拡張中期ランブル（relative tricuspid stenosis）が聴取されるが，ときに全収縮期逆流性雑音が聴取されないこともある（亜性三尖弁逆流；silent tricuspid regurgitation）．

b) 胸部X線

三尖弁逆流では右房，右室の容量負荷のため右房，右室の拡大を認める．また，孤立性三尖弁逆流では肺動脈血流は減少するため肺野は明るい（図1a）．

c) 心電図

右軸偏位，右室肥大，右房拡大（P波の先鋭化），右脚ブロックが認められ（図1b），進行した三尖弁逆流のほとんどは心房細動を示す．

d) 心エコー図

■①断層およびMモード心エコー図

断層およびMモード心エコー図による三尖弁逆流の所見では右室容量負荷としての右室，右房，下大静脈の拡大，ならびに心室中隔の奇異性運動がある．これらの所見が得られた場合，中等度以上の三尖弁逆流の存在を考えるが，同所見は他の右室容量負荷疾患である心房中隔欠損や肺静脈還流異常でもみられる．また，心房中隔の収縮期後方運動は高度三尖弁逆流で認められ比較的特異性は高い．

断層心エコー図は三尖弁逆流の原因の検討に必須である．三尖弁の観察には心尖部四腔断面像，傍胸骨左縁四腔断面像，傍胸骨短軸断面像，右室二腔断面像，心窩部断面像，などを用いて行う．

特に右室二腔断面像では三尖弁の後尖が観察できる．断層・Mモード心エコー図では，弁尖の収縮期逸脱，疣贅，切れた腱索，Ebstein奇形（図1, 2），カルチノイドなど器質病変の有無を検索する．機能性逆流の場合，このような弁の形態的異常所見はみられないが，高度三尖弁逆流では，三尖弁輪拡大や右室拡大による三尖弁尖の収縮期接合不全（離開；図2, 3）が生じる．

■②三尖弁逆流の検出

三尖弁逆流はカラードプラ心エコー図を用いると，三尖弁より出現する右房内の収縮期モザイク血流として容易に認められる．通常右房の中央に向かうが，心房中隔や右房自由壁側に偏位することもある．

■③三尖弁逆流の重症度評価

ⓐカラードプラ心エコー図

カラードプラ心エコー図による三尖弁逆流の重症度評価は逆流ジェットの右房内深度（最大到達距離）あるいは面積により半定量的に施行される．宮武らは逆流の重症度を4段階に分け，逆流ジェットの最大到達距離2cm以内を1度，4cm以内を2度，6cm以内を3度，それ以上を4度とし，さらに，逆流ジェット面積2cm^{2}以内を1度，4cm^{2}以内を2度，8cm^{2}以内を3度，それ以上を4度としている．吉川らはカラードプラ心エコー図による三尖弁逆流の重症度を右房を3等分することにより，逆流ジェットが右房内三尖弁側1/3以内にある場合を軽度，2/3までを中等度，それ以上を高度としている．Nandaらは逆流ジェット面積を右房面積と対比し，その割合が20％あるいはそれ以下を軽度，21〜34％を中等度，35％以上を高度三尖弁逆流としている．

ⓑ定量的評価

定性的な三尖弁逆流の評価は上記のように通常カラードプラ心エコー図による右房内の逆流ジェットの広がりによって施行される．しかし，三尖弁逆流の重症度評価にはゴールドスタンダードがないため，カラードプラ心エコー図による重症度評価はさらに検討される必要がある．最近ドプラ心エコー法による僧帽弁逆流の定量的評価法が報告されており，断層心エコー図とパルスドプ

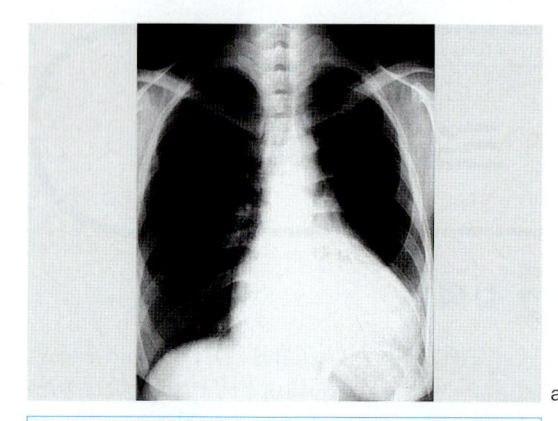

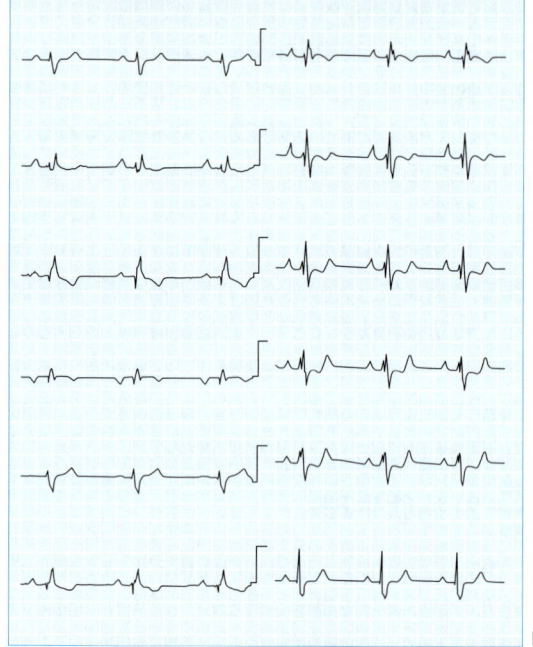

[図1] Ebstein奇形の胸部X線（a）と心電図（b）
高度三尖弁逆流を伴うEbstein奇形の胸部X線写真では，右房と右室の拡大と肺血流の減少がみられる．心電図では右軸偏位と不完全右脚ブロック，ST変化などを認める．

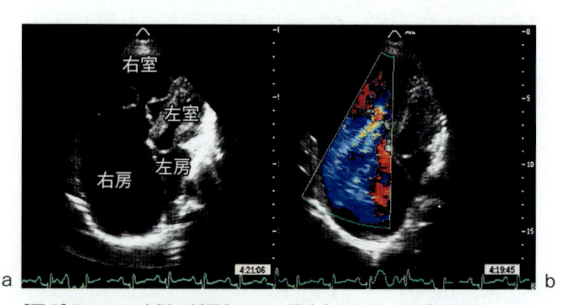

[図2] Ebstein症例の断層心エコー図（a）とカラードプラ心エコー図（b）（図1と同一症例）
三尖弁は通常の位置よりも心尖部にdislocateしており，収縮期弁尖の離開を伴っている．カラードプラ心エコー図では高度三尖弁逆流がみられる．同症例には三尖弁形成術を施行したが，術中所見では後尖が最もdislocateしていた．

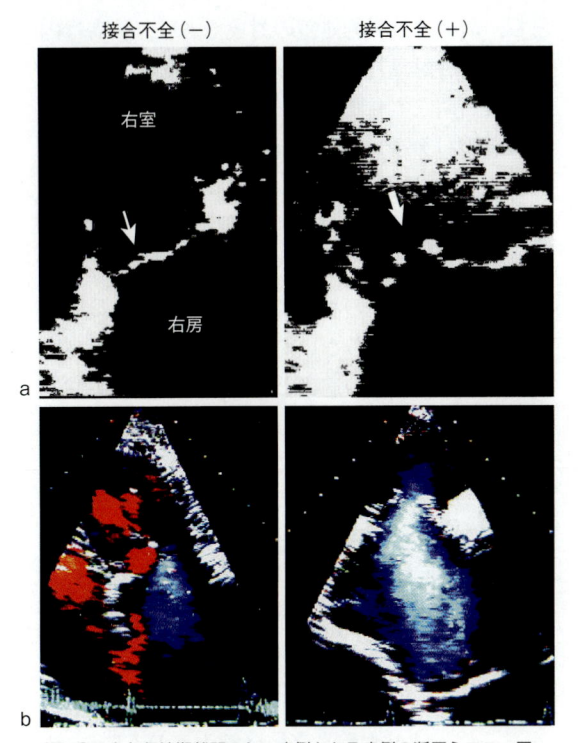

[図3] 三尖弁収縮期離開のない症例とある症例の断層心エコー図とカラードプラ心エコー図
断層心エコー図で三尖弁の収縮期離開のある場合（a, 右側），カラードプラ心エコー図では高度逆流が観察される（b, 右側）．

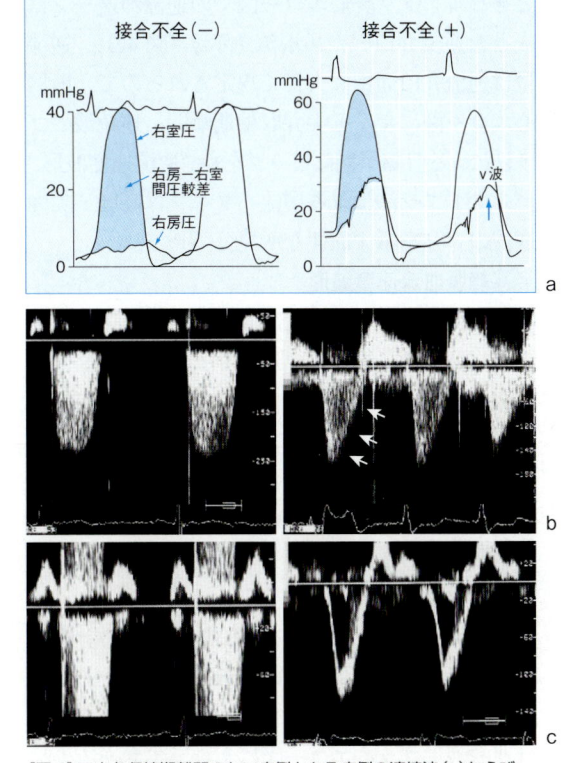

[図4] 三尖弁収縮期離開のない症例とある症例の連続波（a）ならびにパルスドプラエコー図（b）と右房・右室同時圧（c）
三尖弁の収縮期離開のない例（左側図）では，収縮期右房圧は高くないため右室－右房間収縮期圧較差は大きいが（a），三尖弁離開を有する場合（右側図）は逆流量が大きいため収縮期右房圧は高くなり，そのため右室と右房の収縮期圧較差は急速に減少する．連続波ドプラ波形（b）ではこれらの右房－右室圧較差を反映して三尖弁離解のない場合，逆流速度波形は対称的な波形を示すのに対し，三尖弁離開を有する場合，収縮中期から末期にかけて急速に減弱する特有のパターンを示す（b右側，矢印）．すなわち，逆流速度波形のピークは収縮早期に出現し，中期以後逆流速度は低くなる．また，パルスドプラエコー図による流速パターン（c）は三尖弁の収縮期離開のない場合乱流を示すが，離開のある場合層流を示す．

ラ心エコー図，カラードプラ心エコー図の組み合わせにより逆流量 regurgitant volume, 逆流率 regurgitant fraction, 逆流弁口面積 regurgitant orifice area の計測が可能である．同方法を三尖弁逆流に応用することによって，その重症度評価はより精度の高いものになると思われる．

ⓒ断層心エコー図，連続波ドプラ心エコー図，パルスドプラ心エコー図

一般に機能性三尖弁逆流は，断層心エコー図上弁尖は収縮期に接合しているが（収縮期離開なし；図3a, 小さな矢印），肺高血圧が著明でない限り逆流ジェットの右房内深度や広がりもそれほど大きくはない（図3b）．このとき収縮期右房圧は高くないため右室－右房間収縮期圧較差は大きく（図4a），連続波ドプラ心エコー図による逆流速度波形は対称的な波形を示し（図4b），さらにパルスドプラ心エコー図での流速パターンは乱流を示す（図4c）．これに対し，断層エコー図により三尖弁離開を有する場合は（図3a, 大きな矢印），三尖弁離開のない場合と比較し，逆流弁口面積が大であるため逆流量が大きく，カラードプラ心エコー図でも右房内深度の大きい逆流ジェットを示し（図3b），収縮期右房圧は上昇し（v波；図4a），そのため右室と右房の収縮期圧較差は急速に減少する．これを反映して連続波ドプラ波形は収縮中期から末期にかけて急速に減弱する特有のパターンを示す（図4b）．すなわち，逆流速度波形のピークは収縮早期に出現し，逆流速度波形は減弱する．この

ときパルスドプラ心エコー図での逆流パターンは大きな逆流弁口のため層流を示す（図4c）．逆流量は逆流弁口面積に大きく規定されるので，断層心エコー図による三尖弁収縮期離開，連続波ドプラ法による収縮早期にピークをもつ逆流速度波形，パルスドプラ法による層流パターンは高度三尖弁逆流の存在を示す簡便な所見といえる．

ⓓ静脈血流速度波形

肝静脈血流や上・下大静脈血流パターンも逆流の重症度評価に役立つ．通常静脈波形は収縮期と拡張期に右房に流入する二峰性の波形を示すが，中等度以上の三尖弁逆流では収縮期血流速度が減少，高度では逆行性となる．この方法は逆流シグナルが右房壁に衝突している場合や巨大左房による右房形態の変化など，その重症度評価に迷うときに役立つ．

■ ④三尖弁逆流シグナルを用いた右室圧の計測

軽度三尖弁逆流は多くの患者に存在し，右室収縮期圧の計測に利用される．右室収縮期圧の算出は連続波ドプラ心エコー図により三尖弁逆流の最大速度を計測し，簡易Bernoulliの式を用いて求める．三尖弁逆流最大血流速度は収縮期右室－右房間圧較差を示すので，この値に通常右房圧10mmHgを加え右室収縮期圧を求める．しかし，右房圧が高い場合は10mmHg以上を加える必要がある．右房圧の値は下大静脈の呼吸性変動から，そのおおよその値を推定する．

e）心臓カテーテル

心臓カテーテル検査（Swan-Ganzカテーテル検査）では右房圧ｖ波，右室拡張末期圧，肺血管抵抗，心拍出量などの計測を行うが，サーモダイリューション法による心拍出量の評価は三尖弁逆流が中等度以上の場合不正確となる．また，高度逆流では右房圧の右室化（ventricularization）が認められる．Braunwaldは機能性三尖弁逆流と器質性三尖弁逆流を収縮期肺動脈圧により分類し，収縮期肺動脈圧が60mmHg以上の場合機能性三尖弁逆流，60mmHg以下の場合器質性三尖弁逆流とし，前者は外科的処置の対象であり，後者は内科的処置の対象とした．これは，上記心エコー図での収縮期三尖弁離開やパルスドプラ心エコー図での層流パターンなどの所見に対応する内容と思われる．

5）治療

三尖弁閉鎖不全の治療では肺高血圧によるものは手術の対象とならないが，器質性で逆流が高度な場合外科的治療の適応となる．機能性三尖弁逆流は原疾患の一般的治療（塩分制限，利尿薬，ジギタリス薬，血管拡張薬など）により改善する．しかし，僧帽弁膜症による中等度異常の三尖弁逆流に対しては，僧帽弁置換術後，肺高血圧が消失しても次第に三尖弁逆流が高度化する例があるため，僧帽弁膜症の手術と同時に三尖弁形成術が施行されることが多い．三尖弁形成術は三尖弁輪を縫縮し拡大した逆流弁口を小さくする方法であり，Carpentier法と弁輪を直接縫縮するDe Vega法やKay法がある．器質性の高度三尖弁逆流に対しては弁形成術や弁置換術が行われる．その際，血栓形成の予防のため生体弁が使用されることが多い．三尖弁の感染性心内膜炎に対しアメリカでは，三尖弁（自然弁）をいったん摘出し（tricuspid valvectomy），数年後，改めて人工弁置換術を施行することも行われている．

文献

1) Hauck, AJ et al : Surgical pathology of the tricuspid valve : a study of 363 cases spanning 25 years. Mayo Clinic Proc Sep 63 (9) : 851-865, 1988
2) 吉田 清ほか：唖性三尖弁閉鎖不全：超音波ドプラ法による検討．J Cardiogr 19 : 187-194, 1989
3) Minagoe, S et al : Significance of laminar systolic regurgitant flow in patients with tricuspid regurgitant flow : A combined pulsed-wave, continuous-wave Doppler and two-dimensional echocardiographic study. Am Heart J 119 : 627-635, 1990
4) King, RM et al : Surgical for tricuspid regurgitation late after mitral valve replacement. Circulation 70 (suppl I) : 1-193-197, 1984

（皆越眞一）

● 三尖弁閉鎖不全診断のまとめ
- ● 心症状
  1. 軽度三尖弁逆流では症状なし
  2. 中等度〜高度逆流が続くと息切れ，易疲労感，食欲不振などの右心不全症状が出現する
- ● 身体所見
  1. 腹水，肝腫大，頸静脈怒張，末梢浮腫
  2. 聴診：吸気時に増強する全収縮期逆流性雑音（Rivero-Carvallo 徴候），右心性Ⅲ音，拡張中期ランブル，高度逆流では雑音のないことがある（亜性三尖弁逆流）．
- ● 胸部Ｘ線
  1. 右房，右室の拡大．肺野明るい
- ● 心エコー図
  - ■ 間接的所見（右室容量負荷所見）
    1. 断層心エコー図法
       ・右室・右房の拡大
       ・下大静脈の拡大（呼吸性変動の消失）
       ・三尖弁弁輪部の拡大
       ・三尖弁収縮期離開
    2. Ｍモード心エコー図法
       ・心室中隔の奇異性運動
       ・心房中隔の収縮期後方運動
  - ■ 逆流の原因
    1. 断層心エコー図法
       ・器質性：感染性心内膜炎，Ebstein 奇形，腱索・乳頭筋断裂，弁逸脱，リウマチ，Marfan 症候群，腫瘍，カルチノイド，ムコ多糖類沈着，人工弁不全など
       ・機能性：弁の異常なし（ただし基礎疾患；僧帽弁疾患，右室梗塞，先天性心疾患，肺高血圧など，の検索が必要）．機能性弁逆流でも三尖弁輪の拡大や弁尖の収縮期離開は認める
  - ■ 逆流の直接所見と重症度
    1. カラードプラ心エコー図法
       ・右房内逆流ジェットの存在と右房内での拡がり程度：軽度，中等度，高度
    2. 連続波ドプラ心エコー図法
       ・逆流ジェットパターンの収縮中期からの急激な速度減少（高度逆流）
    3. パルスドプラ心エコー図法
       ・逆流ジェットのパターン（高度逆流では層流）
       ・下大静脈，肝静脈，上大静脈の収縮期逆流血流（高度逆流の場合）
  - ■ 右室収縮期圧
    ・連続波ドプラ法により逆流の最大血流速度を求め，簡易Bernoulliの式より右房・右室の圧較差を求め，右房圧（通常10mmHg）を加算してその絶対値を算出する
- ● 心臓カテーテル
  1. 右室造影（軽度，中等度，高度）
  2. 右房圧ｖ波の高さ（高度逆流では右房圧の右室化）
  3. 右心系血行動態（肺血管抵抗など）

Ⅵ. 弁膜疾患

6. 三尖弁狭窄

1) 概念

三尖弁狭窄 tricuspid stenosis (TS) の原因はほとんどがリウマチ性であり僧帽弁疾患に伴っているが（10〜15％），臨床的に意義のあるのは約3〜5％にすぎない．リウマチ以外では，腫瘍，カルチノイド症候群，心内膜線維弾性症，Epstein 奇形などがある．三尖弁狭窄では右室への流入障害により右房圧が上昇し，その結果静脈圧が上昇し低心拍出量となる．

2) 診断

a) 症状・身体所見

低心拍出量のため易疲労性，肝腫大のため右上腹部痛，食欲不振，嘔吐などの症状が出現する．所見としては頸静脈怒張，肝腫大，腹水，浮腫などが出現する．一般に 1.0cm^2 以上の狭窄は高度であり，右房圧は 10mmHg 以上を示す．聴診では拡張期ランブルや opening snap を胸骨左縁下位肋間に聴取し吸気にて増強する（Carvallo 徴候）．

b) 心電図

先鋭なＰ波，PQ間隔の延長を認める．
胸部Ｘ線写真では右房の拡大を認める．

c) 心エコー図

断層心エコー図では三尖弁のドーム形成と弁口の狭小化，弁肥厚，石灰化，弁の運動制限などを認める．パルスあるいは連続波ドプラ心エコー図を用い三尖弁流入血流速度の計測よりその圧較差を算出する（**図1**）．

d) 心臓カテーテル

拡張期右室－右房間圧較差の証明がその最終的

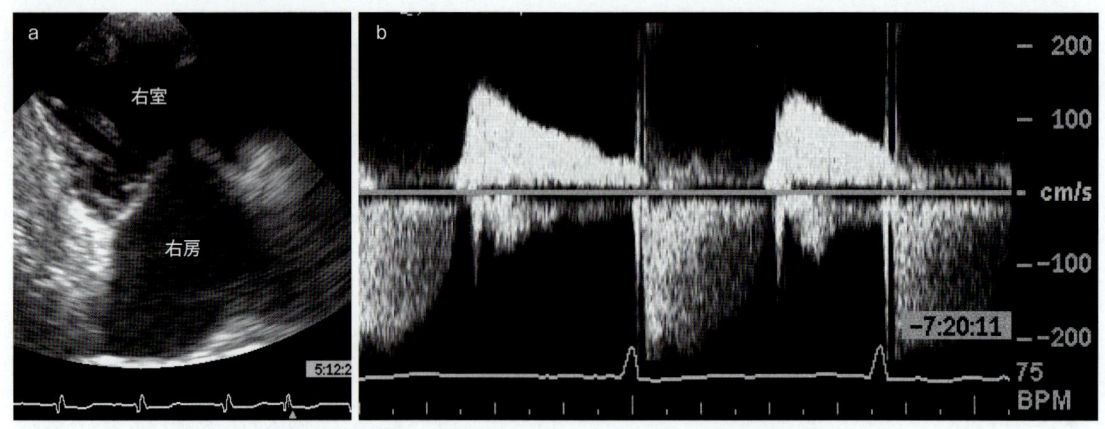

[図1] リウマチ性三尖弁狭窄（68歳女性）の断層心エコー図（a）と連続波ドプラ法による三尖弁血流速波形（b）
　a　三尖弁弁尖の肥厚とドーミングを認める．
　b　トレースによる平均圧較差は3.8mmHg，減速時間の傾きからの圧半減時間（PHT）は135msecであった．

診断根拠であるが，正確な計測にはtip-manometerにより右室・右房の同時圧を記録し3mmHg以上は狭窄が疑われる．

3) 治療・予後

塩分制限，利尿薬投与により右心不全の症状はある程度軽減するが，左心系弁膜症に合併した三尖弁狭窄では右心不全，肺梗塞，肺塞栓，肺感染症を引き起こし予後は悪い．狭窄弁口が比較的小さく，弁の可動性がよければcommissurotomyが試みられるが，狭窄弁口面積が1.0cm²以下の場合や，三尖弁逆流を伴っている場合三尖弁弁置換術が行われる．その際，右心系における良好な耐久性と血栓予防効果のため生体弁が選択されることが多い．外科的治療は左心系弁膜症，特に僧帽弁の手術時に行われる．

（皆越眞一）

● 三尖弁疾患（閉鎖不全・狭窄）診断の流れ

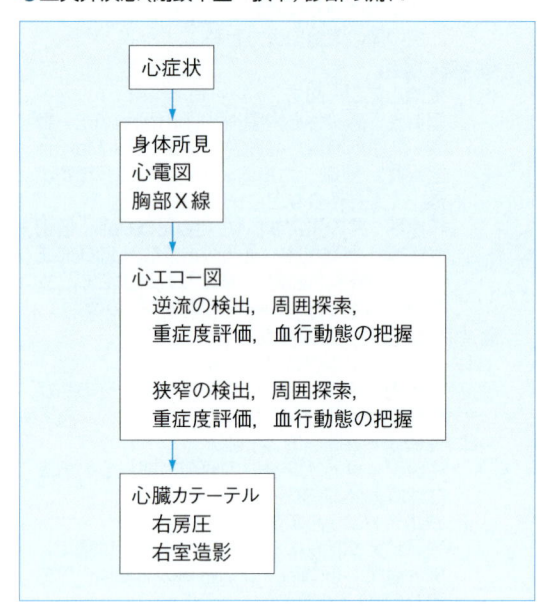

```
心症状
  ↓
身体所見
心電図
胸部X線
  ↓
心エコー図
  逆流の検出，周囲探索，
  重症度評価，血行動態の把握

  狭窄の検出，周囲探索，
  重症度評価，血行動態の把握
  ↓
心臓カテーテル
  右房圧
  右室造影
```

Ⅵ. 弁膜疾患

7. 肺動脈弁狭窄

1) 概念

肺動脈弁狭窄 pulmonic stenosis は，弁性 valvular，弁下部性 subvalvular，および弁上部性 supravalvular に分類されるが，そのほとんどが先天性に生じる（表1）．このため，肺動脈弁狭窄は，先天性心疾患の一部として取り扱われることが多い（640頁参照）．

典型的な先天性弁性狭窄では，正常の三尖構造の代わりに，天井に弁口をいただくドーム状の形態を呈する．後天性の弁性狭窄の原因としては，リウマチ性あるいはカルチノイドによる狭窄があるが，まれである．弁下部性狭窄も先天性弁性狭窄に伴うものが多く，右室流出路（漏斗部）に線維性または筋性の狭窄をきたす．後天性のものは少ないが，ときに肥大型心筋症の合併症として，また，まれに心腫瘍によってきたされる．弁上部性狭窄も，多くは弁性狭窄や他の先天性奇形に合併して生じ，肺動脈主幹部の局所的な線維性の狭窄かその全体的な低形成を呈する．後天性の弁上部性狭窄は，肺癌や縦隔腫瘍など肺動脈主幹部の外部からの圧迫，大動脈炎などによる肺動脈の炎症性変化，あるいは血栓性閉塞などによるが，やはりまれである．

2) 血行動態

右室収縮期圧は上昇，肺動脈圧は正常かやや減少し，右室肺動脈間に収縮期圧較差を呈する．圧較差が50mmHgを超える中等度以上の狭窄では，右室圧負荷により右室肥大をきたす．比較的高度の病歴の長い弁性狭窄では二次的に弁下部性狭窄をきたす．より高度の狭窄では，低心拍出量や右心不全を生じうる．

[表1] 肺動脈弁狭窄の原因

弁性
先天性
後天性：リウマチ性，カルチノイド
弁下部性
先天性
後天性：肥大型心筋症，原発性または転移性心腫瘍
弁上部性
先天性
後天性：外部腫瘍による圧迫，大動脈炎症候群，血栓

3) 症状

高度の狭窄では，心拍出量が労作による需要の増大に見合って増えないために，労作時の呼吸困難や疲労感，ときに失神をきたす．右心不全があれば，肝うっ血による心窩部不快感や浮腫をきたす．

4) 診断

a) 身体所見

弁性狭窄では胸骨左縁第1～2肋間に，また弁下部狭窄では胸骨左縁第3～4肋間に収縮期駆出性雑音を聴く．雑音音量のピークは，軽度狭窄では収縮中期にあるが，狭窄が高度になるほど収縮期の後期にずれ込む．Ⅱ音肺動脈成分は減弱しつつ遅れ，Ⅱ音は幅広く分裂する．右心不全を伴えば，肝腫大や浮腫をみる．

b) 心電図

中等度以上の狭窄では，右室肥大や右房負荷（肺性P）をみる．右室肥大にストレイン（前胸部誘導の陰性T波）を伴えば高度狭窄の可能性が高い．

c) 胸部X線

一般に中等度以下では目立った変化を生じない．高度例では右室や右房の拡大がみられる．また，肺動脈の狭窄後拡張 poststenotic dilatation のために心陰影左第2弓が突出する．

d) 心エコー図

肺動脈弁狭窄の有無，程度，部位および成因の診断など，その診断全般にわたって，心エコー図は最も有用な方法である．

■ ① 弁性狭窄

断層法で，肺動脈弁にドーム形成や肥厚をみる（図1左）．カラードプラ法では，狭窄弁口から肺動脈主幹部に噴出するジェットがモザイクパターンを呈する（図1右）．ただし，実際に有意の狭窄があるかどうか，またその重症度を評価するには，連続波ドプラ法による血流速度計測を用いる（図2）．弁口部のピーク流速から簡易 Bernoulli 式を用いて弁口部圧較差を推定できる．ただし，先天性狭窄の場合のように，弁性狭窄とともに弁下部性や弁上部性の狭窄の合併が疑われる場合，連続波ドプラ法による重症度評価が不正確になることもある．このような場合，計測部位を特定しやすいパルスドプラ法（高速血流記録のため高い繰返し周波数を使う high PRF 法）を併用するのがよい．

■ ② 弁下部性狭窄

断層法で弁下部心筋の肥厚と内腔狭小化を認める．また，その狭窄部の遠位側に，カラードプラ法上モザイクパターンを認める．重症度評価のためには，弁性狭窄と同様に連続波ドプラ法か high PRF 法で圧較差を計測する．

■ ③ 弁上部性狭窄

断層法で弁上部，すなわち肺動脈主幹部の狭窄や低形成，あるいは血栓などの異物，さらにその近傍で心血管系を圧迫する腫瘍などの検出に注意を払う．圧較差を連続波ドプラ法か high PRF 法で評価する．なお，経胸壁法では心外病変の描出がむずかしいこともあるので，必要なら経食道心エコー図法を行う．

■ ④ 二次的変化

中等度以上の狭窄では，右室壁の肥厚や収縮末期から拡張早期の左室扁平化をきたす．

e) その他の検査法

腫瘍など心外病変の広がりや心大血管との位置関係の評価にはCTやMRIが役立つ．心臓カテー

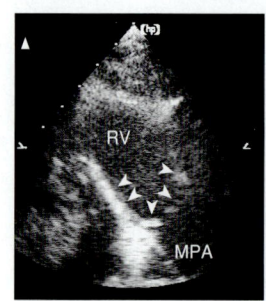

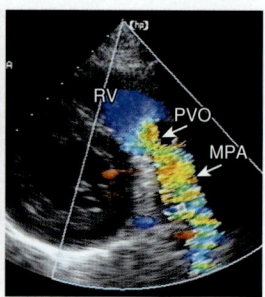

[図1] 肺動脈弁狭窄の断層心エコー図とカラードプラ像
大動脈二尖弁による大動脈弁狭窄を合併した先天性肺動脈弁狭窄の成人例（39歳，女性）の所見を示す．右室流出路長軸断面の断層像（左図）では，肺動脈弁（矢頭）の肥厚とドーム形成が観察される．同一例の同断面でのカラードプラ像（右図）には，右室（RV）流出路から狭窄弁口（PVO）に向かって加速する血流と弁口から肺動脈主幹部（MPA）に噴出する血流が描出されている．後者は高速の乱流を表すモザイクパターンを呈している．

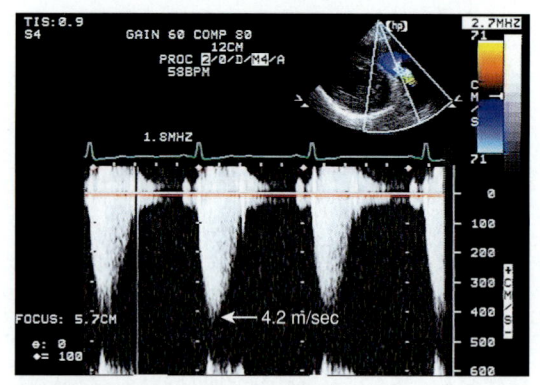

[図2] 肺動脈弁狭窄の連続波ドプラ記録
図1と同一例の肺動脈弁口部血流波形を示す．そのピーク流速は，4.2m/secと増大しており，弁口部圧較差は，簡易 Bernoulli 式より71mmHg と計算され，中等度の肺動脈弁狭窄であることがわかる．

[表2] 思春期ないし若年成人の肺動脈弁狭窄例に対する肺動脈弁インターベンション（バルーン形成術または手術）の適応に関するACC/AHAの勧告（抜粋）

適応	クラス
1. 労作性の呼吸困難，狭心症，失神がある患者	I
2. 無症状で正常心拍出量（臨床的推定または心カテーテル法で確認）の患者	
a. 右室肺動脈収縮期ピーク圧較差＞50mmHg	I
b. 右室肺動脈収縮期ピーク圧較差が40〜49mmHg	IIa
c. 右室肺動脈収縮期ピーク圧較差が30〜39mmHg	IIb
d. 右室肺動脈収縮期ピーク圧較差＜30mmHg	III

クラスI：治療法として文献的根拠や一般的合意が成立しているもの
クラスII：治療法として相反する根拠や多様な意見がみられるもの
　　IIa：その有効性を示唆する根拠や意見が優勢であるもの
　　IIb：その有効性が十分確立されていないもの
クラスIII：治療法として有用でないか，ときには有害であることが，文献的根拠や一般的合意となっているもの

テル法による心内圧の直接計測は圧較差評価の標準的方法である．特に，肺動脈弁近傍に複数の狭窄性病変があれば，連続波ドプラ法による程度評価の信頼性がやや落ちるので，その重要性が高い．右室造影では，流出路狭窄，弁のドーミング，狭窄弁からのジェットなどを描出できる．

5) 治療

肺動脈弁狭窄のために労作時呼吸困難や失神などの症状や中等度以上の狭窄（右室肺動脈圧較差 $\geq 50mmHg$）がある例には，物理的な狭窄の解除を必要とする（表2）．通常の先天性純型肺動脈弁狭窄には，従来の直視下弁切開術に加え，バルーン弁形成術が広く行われるようになってきた．弁下部性狭窄は，弁性狭窄を解除しただけで改善をみることも多い．その他のまれな病態については，臨床症状，狭窄の重症度，原疾患の種類や良性，悪性の別などを考慮し，手術の適応や術式を個別に考える必要がある．

文献

1) Bonow, RO et al：ACC/AHA guidelines for the management of patients with valvular heart disease：executive summary. J Am Coll Cardiol 32：1486-1582, 1998
2) Eliot, RS et al：Pathology of congenital heart disease. The Heart, 4th ed, Hurst, JW ed, MacGraw-Hill, New York, 776-813, 1978
3) 仁木敏晴ほか：肺動脈弁狭窄症．最新内科学大系第37巻，弁膜症，感染性心内膜炎，井村裕夫ほか編，中山書店，東京，315-322, 1991
4) Pellikka, PA et al：Carcinoid heart disease：Clinical and echocardiographic spectrum in 74 patients. Circulation 87：1188-1196, 1993
5) Richards, KL：Assessment of aortic and pulmonic stenosis by echocardiography. Circulation 84 (suppl I)：I182-I187, 1991

〔三神大世〕

● 肺動脈弁狭窄診断の流れ

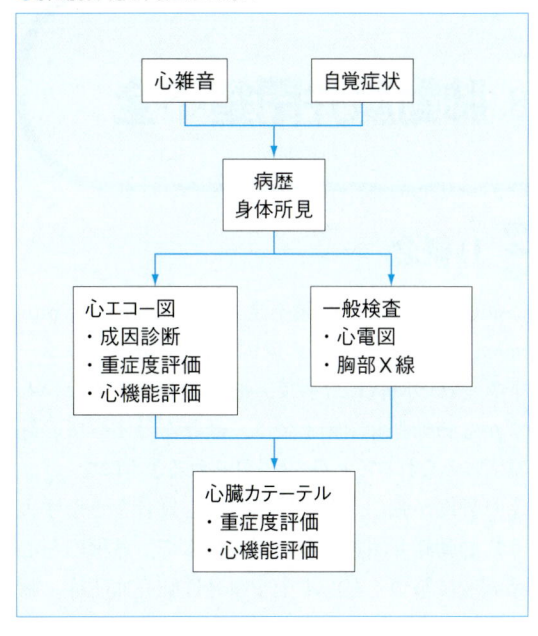

```
  心雑音        自覚症状
     ↓            ↓
       病歴
       身体所見
     ↓            ↓
  心エコー図      一般検査
  ・成因診断      ・心電図
  ・重症度評価    ・胸部X線
  ・心機能評価
     ↓            ↓
       心臓カテーテル
       ・重症度評価
       ・心機能評価
```

● 肺動脈弁狭窄診断のまとめ

- **身体所見**
    1. 弁性では胸骨左縁第1～2肋間，弁下部性では胸骨左縁第3～4肋間の収縮期駆出性雑音
    2. Ⅱ音肺動脈成分の減弱と遅れ（Ⅱ音の幅広い分裂）
- **胸部X線**
    - 心陰影左第2弓の突出
- **心電図**
    - 右室肥大，右房負荷
- **心エコー図**
    1. 断層心エコー図法：
        a. 弁性：肺動脈弁のドーム形成と肥厚
        b. 弁下部性：漏斗部の心筋肥厚と内腔狭小化
        c. 弁上部性：肺動脈主幹部の内腔狭小化
        d. 心腔内の腫瘍・血栓／心外腫瘍による圧迫
        e. 共通の所見：右室肥大と収縮末期から拡張早期の左室扁平化
    2. カラードプラ法：狭窄部遠位側のモザイクパターン
    3. 連続波／パルスドプラ法：
        a. 狭窄部の流速増大（簡易Bernoulli式での圧較差算出による重症度評価）
        b. 三尖弁逆流速度の増大（右室収縮期圧の推定）
- **心臓カテーテル**
    - 右心系心内圧の直接測定（圧較差による重症度評価）

VI. 弁膜疾患

8. 肺動脈弁閉鎖不全

1) 概念

病的な肺動脈弁閉鎖不全（肺動脈弁逆流）pulmonary regurgitationの成因を表1に示す．カラードプラ法の時代になって，心雑音をきたさないわずかな肺動脈弁閉鎖不全は，ほとんどすべての健常者にみられることが，よく知られるようになった．より程度が強く，ときに明瞭な心雑音をきたすような肺動脈弁閉鎖不全の原因として，各種の左心系病変に基づく左心不全や原発性肺高血圧症，膠原病あるいは肺塞栓症などによる肺高血圧症が最も多い．しかし，このような機能的逆流は，雑音の鑑別診断上の問題にはなっても，血行動態的にさほど重視すべきものとは考えられていない．

肺動脈弁閉鎖不全のうち臨床的に重要なのは，Fallot四徴を含む肺動脈弁狭窄症の手術後やバルーン形成術後に生じた高度の逆流であろう．肺動脈弁の感染性心内膜炎は心室中隔欠損症や麻薬常習者にみられ，ときに高度の逆流をきたす．特発性肺動脈拡張症でも肺動脈弁閉鎖不全をきたすが，臨床上の問題となることは少ない．リウマチ性病変およびカルチノイドによる弁病変も肺動脈弁閉鎖不全をきたすとされるが，まれである．

2) 血行動態

肺動脈弁閉鎖不全は右室容量負荷をきたす．肺動脈拡張期圧が低下し，高度の逆流ではこれが右室拡張期圧に近づく．一般に，肺動脈弁手術後などのきわめて高度の逆流を除き，肺動脈弁閉鎖不全が単独で右心不全をきたすことはほとんどない．左心不全や肺血管疾患に基づく肺高血圧症では，しばしば右心不全症状を呈するが，機能的肺動脈弁閉鎖不全が果たす役割は大きくはないと考えられている．肺動脈弁の感染性心内膜炎では，高度の逆流とともに，肺塞栓が右心不全の原因となる

[表1] 肺動脈弁閉鎖不全の原因

肺高血圧症（機能的逆流）
先天性肺動脈弁疾患手術後
感染性心内膜炎
特発性肺動脈拡張症
リウマチ性
カルチノイド

●肺動脈弁閉鎖不全診断の流れ

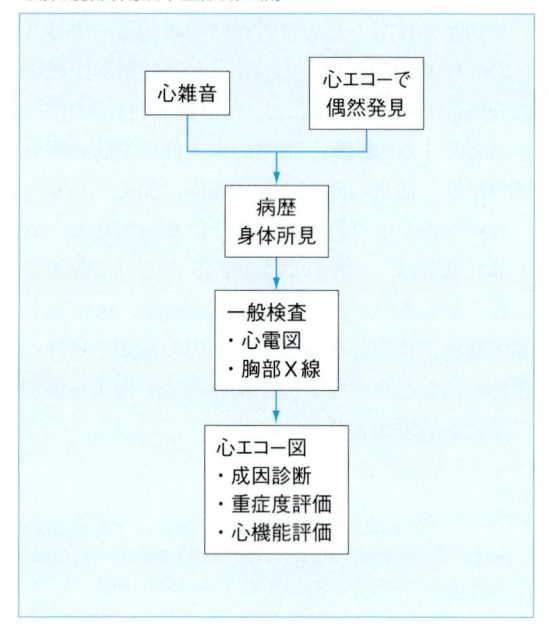

心雑音 → 病歴・身体所見 → 一般検査（・心電図 ・胸部X線）→ 心エコー図（・成因診断 ・重症度評価 ・心機能評価）

心エコーで偶然発見 → 病歴・身体所見

ことがある．

3) 症状

一般には，肺動脈弁閉鎖不全単独で自覚症状をきたすことは，まれである．きわめて高度の逆流では，肝うっ血による心窩部不快感や浮腫をきたす．左心不全あるいは肺血管疾患による機能的肺動脈弁閉鎖不全における呼吸困難などの症状は，一般にむしろ原疾患に基づく症状と考えられる．右心不全があれば，肝うっ血による心窩部不快感や浮腫をきたす．

4) 診断

a) 身体所見

肺動脈弁閉鎖不全では，胸骨左縁第3～4肋間

[図1] 健常例の肺動脈弁閉鎖不全
若年健常者の右室流出路長軸カラードプラ像（左図）に，小さめの肺動脈弁逆流シグナル（矢頭）が赤色で描出されている．パルスドプラ法（右図）で，その流速は拡張早期のピークでも1m/secと速くない．RV：右室，MPA：肺動脈，PV：肺動脈弁

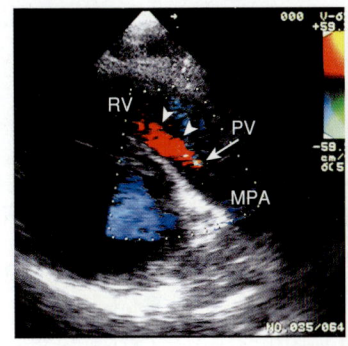

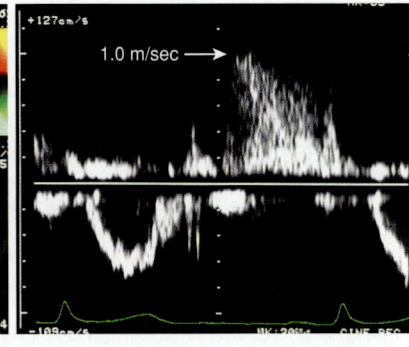

[図2] 肺高血圧症における肺動脈弁閉鎖不全
心房中隔欠損症によるEisenmenger症候群患者（38歳，女性）の所見を示す．右室流出路長軸カラードプラ像（左図）に，肺動脈弁（PV）近傍ではモザイクパターンを呈し，右室前壁に沿って右室内に広がる大きな肺動脈弁逆流シグナルがみられる．本例の連続波ドプラ法で記録した肺動脈弁逆流血流（右図）は，肺高血圧症のために3.7m/secと高速である．RV：右室，MPA：肺動脈，PV：肺動脈弁

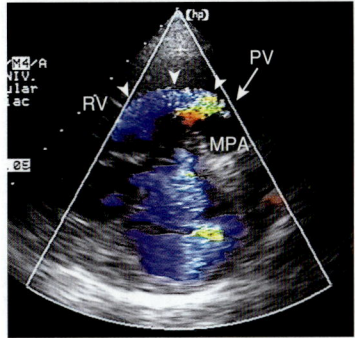

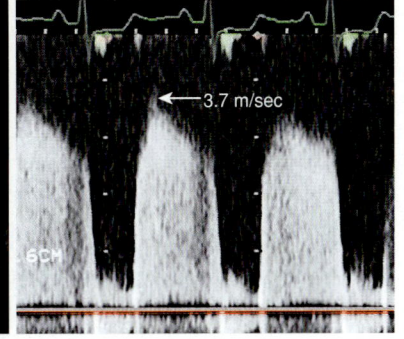

[図3] 肺動脈弁狭窄手術後患者にみられた高度の肺動脈弁閉鎖不全
肺動脈弁切開術後患者（42歳，女性）から得られた所見を示す．右室流出路長軸カラードプラ像（左図）には，それほど長くはないが，幅広く，やや明るい赤色の肺動脈弁逆流血流（矢頭）が描出されている．右室流出路のパルスドプラ記録（右図）では，比較的低速の層流的な肺動脈弁逆流血流が記録され，逆流が高度であることを示している．RV：右室，MPA：肺動脈，PV：肺動脈弁

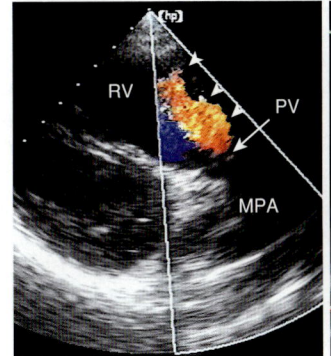

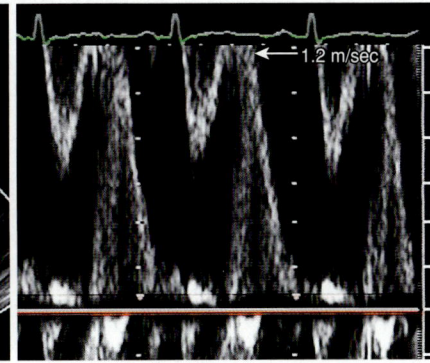

に漸減性の拡張早期雑音を聴く．左心不全などに続発した機能的逆流では，比較的高調の拡張期雑音が聴取される．いわゆるGraham Steel雑音で，大動脈弁逆流との鑑別に注意を要する．肺高血圧を伴わない器質的な逆流では，より低調の雑音を聴くことが多い．右心不全があれば，頸静脈怒張，肝腫大や浮腫をきたす．

b) 心電図

肺高血圧症による肺動脈弁閉鎖不全では，右室肥大や右房負荷所見を呈する．肺高血圧がない高度の逆流が右室容量負荷をきたせば，不完全右脚ブロック型を呈することが多い．

c) 胸部X線

肺動脈への駆出血流量の増大や随伴する肺高血

圧症による肺動脈拡張のために，左第2弓の突出を認めることがある．右室拡大を認めることもある．

d）心エコー図

　カラードプラ法では，健常例にも肺動脈弁閉鎖不全が高頻度にみられる（**図1**）．他の弁逆流と同様，逆流の程度が強いほどジェットの広がりが大きい傾向はある．しかし，狭く屈曲した右室流出路の形状からこの方法には精度の限界があるため，また，無理に定量化しても臨床的意義があまり大きくはないこともあり，その重症度評価基準は十分確立されていない．肺高血圧症による機能的逆流では肺動脈右室間の圧較差が大きいため，逆流ジェットは高速の乱流を表すモザイクパターンをしばしば呈する（**図2**）．一方，高度の器質的肺動脈弁閉鎖不全では，逆流弁口が大きく圧較差が少ないため，モザイクパターンは呈しにくい（**図3**）．パルスドプラ法で右室流出路に低速の層流的な逆流血流が検出されたり，肺動脈内に全拡張期性の逆流血流がみられれば，きわめて高度の逆流の存在を示唆する．

5）治療

　肺動脈弁閉鎖不全のほとんどは治療の対象とはならない．感染性心内膜炎では感染巣の除去を目的に手術を行うことがある．肺動脈弁閉鎖不全による難治性右心不全に対して弁置換術を行うこともありうるが，このような事態に至ることは少ない．

●肺動脈弁閉鎖不全診断のまとめ

●身体所見
1. 肺高血圧症に続発する逆流：胸骨左縁第3～4肋間の高調の拡張早期雑音（Graham Steel 雑音），Ⅱ音肺動脈成分の亢進
2. 肺高血圧症のない高度逆流：胸骨左縁第3～4肋間の比較的低調の拡張早期雑音

●胸部X線
■心陰影左第2弓の突出（特に肺高血圧のあるとき）

●心電図
■右室肥大

●心エコー図
1. 断層心エコー図法：
   a. 肺高血圧症に続発する逆流：弁の器質的変化を伴わず，肺動脈拡大，右室肥大，右室内腔拡大をみる
   b. 肺高血圧症のない高度逆流：弁の肥厚や接合異常と右室容量負荷
2. カラードプラ法：右室流出路の逆流ジェット
3. 連続波／パルスドプラ法：
   a. 肺高血圧症に続発する逆流：連続波法で肺動脈弁逆流と三尖弁逆流の血流速度増大
   b. 肺高血圧症のない高度逆流：パルスドプラ法で層流化した肺動脈弁逆流と肺動脈内逆流血流を検出

文献
1) Bonow, RO et al：ACC/AHA guidelines for the management of patients with valvular heart disease：executive summary. J Am Coll Cardiol 32：1486-1582, 1998
2) Braunwald, E：Valvular heart disease. Heart Disease, 4th ed, WB Saunders, Philadelphia, 1059-1061, 1992
3) 三神大世：肺高血圧のとらえ方．心エコー図を撮る，診る，羽田勝征ほか編，メジカルビュー社，東京，130-133, 2001
4) Pellikka, PA et al：Carcinoid heart disease：Clinical and echocardiographic spectrum in 74 patients. Circulation 87：1188-1196, 1993
5) Yoshida, K et al：Color Doppler evaluation of valvular regurgitation in normal subjects. Circulation 78：840-847, 1988

（三神大世）

VII. 心筋疾患

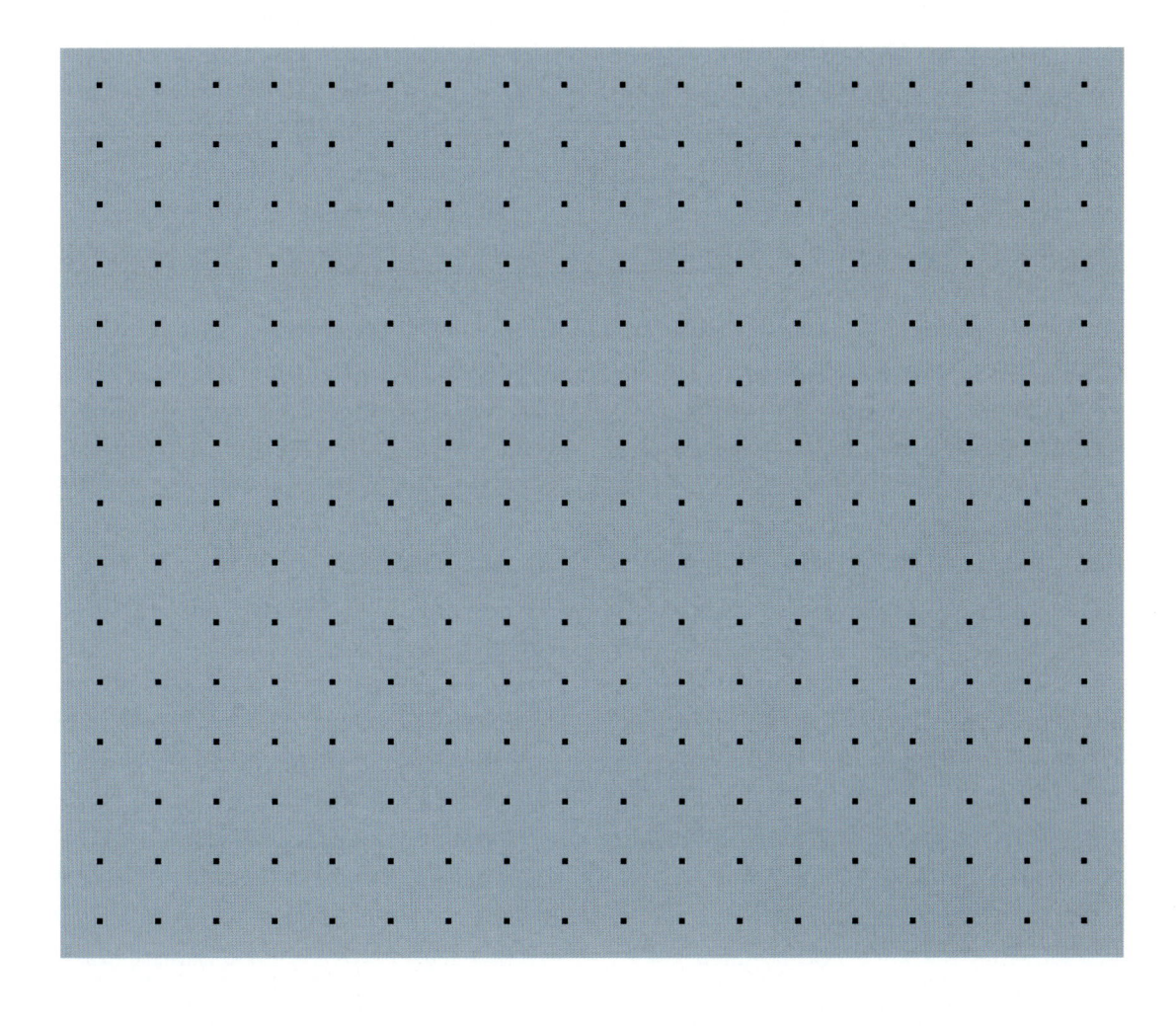

はじめに

　現在の心筋症に該当すると考えられる疾患の存在は，欧米では19世紀の終わり頃から"原因不明で心臓が大変大きくなる病気"として散発的に報告されはじめた．その後，本疾患に対する現代的関心は，1950年代後半から急速に増大した．この時代背景には，臨床的に心電図，胸部X線像，心音図，心臓カテーテル法，心血管造影法などの普及や心臓外科の登場があり，心疾患の診断手技が進歩し診断精度が向上したことで，既知の心疾患（リウマチ性弁膜症，先天性心疾患，虚血性心疾患，高血圧性心疾患，肺性心など）とは異なる原因不明の心肥大や心拡大を伴う心筋症の存在も明るみになった．心筋症の分類法や呼称については，歴史的にもさまざまな議論が繰り広げられたが，英国のGoodwinらの考え方を基礎に，1980年のWHO/ISCF合同委員会で心筋症は「原因不明の心筋疾患」として定義された．臨床病型を，拡張型心筋症 dilated cardiomyopathy（DCM），肥大型心筋症 hypertrophic cardiomyopathy（HCM），拘束型心筋症 restrictive cardiomyopathy（RCM）の3病型に分類し，高血圧症，肺高血圧症，冠状動脈疾患，先天性心奇形，弁膜症による心筋障害，また原因や関連の明らかな心筋疾患（感染性心筋炎，代謝性疾患，全身性系統疾患，遺伝家族性疾患，過敏症ないし中毒性反応など）は，特定心筋疾患 specific heart muscle diseaseとして区別された．しかし，その後の分子遺伝学の急速な進歩により次々と心筋症の病因遺伝子異常が同定されていった．肥大型心筋症ではすでに約60種の心筋βミオシン重鎖遺伝子の突然変異が報告され，さらには心筋トロポニンT，心筋αトロポミオシン，心筋ミオシン結合蛋白Cなどの収縮蛋白に異常がみられることが明らかとなり，サルコメア病との概念までが提唱されるようになった．また，拡張型心筋症でもサルコメア蛋白の心筋βミオシン，心筋トロポニンTなどや，一部の例で主に細胞骨格に関与する心筋アクチン，デスミン，ジストロフィン遺伝子異常などがみられることが報告された．その他の成因としても，ウイルス性心筋炎後のリモデリング，免疫異常，アポトーシス，サイトカイン，一酸化窒素，高血圧，飲酒，虚血，神経・筋疾患，内分泌・代謝異常，薬物などの関与が示唆されるようになってきた．感染ウイルスについては，従来より提唱されていたエンテロウイルスやアデノウイルスのほかにC型肝炎ウイルスhepatitis C virus（HCV）ゲノムも患者の心筋組織で高率に検出されることが判明し，HCVによる心筋症の成因論的意義が検討されている．

　このように心筋症の原因検索が進むにつれ，心筋症はもはや"原因不明の心筋疾患"とはいえなくなった．そこでWHO/ISFC合同委員会の提案が1995年に修正され，心筋症を「心機能障害を伴う心筋疾患」に改訂することとなった．すでに普及している従来の3病型の名称はそのままとし，新たに不整脈源性右室心筋症 arrhythmogenic right ventricular cardiomyopathy（ARVC）を追加し，弾性線維症，ミトコンドリアDNA変異によるものなどの上記分類のいずれとも異なるものは「分類不能の心筋症」とした．また，以前の特定心筋疾患は特定心筋症 specific cardiomyopathyと改称された．日本における心筋症に対する関心も1960年代より急速に高まり，日本循環器学会は繰り返し関連シンポジウムを開催し，1974年には，厚生省特定疾患特発性心筋症調査研究班が発足し，心筋症や急性心筋炎の診断の手引き作成，疫学，病因，遺伝，病理，病態生理，診断，治療，予後，動物モデルなどの調査・研究が行われ現在に至っている．

　1962年に今野・榊原らによって開発された心内膜心筋生検法とこの方法によって得られた心臓病理の膨大なデータの蓄積と解析は心筋炎，心サルコイドーシス，心Fabry病，心アミロイドーシスを含む多くの特定心筋症の臨床に役立っている．今日，心筋症とりわけ拡張型心筋症は心移植の対象疾患としても注目を集めている．人類史上初の心移植は1967年に南アフリカのBarnardにより

行われ，わが国においても1968年に初めての移植を行っている．しかし，その後30年近くにわたり，脳死を個体死とする是非についてさまざまな議論がなされ，ようやく1997年10月に「臓器移植に関する法律」が施行された．2004年11月30日時点でわが国における心移植は22例施行されているが，約9割が拡張型心筋症あるいは拡張相肥大型心筋症である．さらには，心筋症に対する遺伝子治療や再生医療の臨床応用へ向けた研究も続けられており，"心筋症"は今後の動向に目の離せない疾患である．

文献
1) 河合忠一：心筋症の話，中央公論新社，東京，2003
2) 河村慧四郎：心筋症．日本内科学会雑誌（創立100周年記念号）：111-117，2002
3) 古賀義則：心臓病診療プラクティス 心筋症を知る，第1版，文光堂，東京：2-9，1996
4) Report of the WHO/ISFC task force on the definition and classification of cardiomyopathies. Br Heart J 44：672-673，1980
5) Richardson, P et al：Report of the 1995 World Health Organization/International Society and Federation of Cardiology task force on the definition and classification of cardiomyopathies. Circulation 93：841-842，1996
6) 厚生労働省難治性疾患克服研究事業特発性心筋症調査研究班：心筋症：診断の手引きと解説，かりん舎，札幌，2005

（中村浩士・松﨑益德）

A. 特発性心筋症

Ⅶ．心筋疾患 A．特発性心筋症

1. 拡張型心筋症

1）概念

1995年のWHO/ISCF合同心筋症定義分類委員会において，これまで特発性心筋症 idiopathic cardiomyopathy といわれていた肥大型心筋症，拡張型心筋症，拘束型心筋症は，"心筋障害を伴う心筋疾患"として不整脈源性右室心筋症 arrhythmogenic right ventricular cardiomyopathy (ARVC)，分類不能の心筋症（ミトコンドリア心筋症など）とともに「心筋症」に分類され，一方，"原因または全身疾患との関連が明らかな心筋疾患"であるいわゆる「二次性心筋症」は「特定心筋症」として分類された．特定心筋症は全身性疾患など原因が明らかな心筋疾患の総称であるが，原因に対し治療を行うと心筋障害が治癒する可能性が高く，またしばしば心病変の同定が全身疾患診断のきっかけにもなる．心エコー図上，拡張型心筋症 dilated cardiomyopathy (DCM) と診断されるなかには高血圧心，アルコール性心筋症，心サルコイドーシス，陳旧性心筋梗塞，慢性心筋炎などの特定心筋症が混在している可能性がある．また，肥大型心筋症の約10％はその病態進行とともに，拡張型心筋症のような形態になる．

では，拡張型心筋症とはどのような病気であるかというと，簡潔にいえば，拡張型心筋症とは心臓の拡大と収縮能の低下による病態で表される疾患といえる．以前はうっ血性拡張型心筋症と呼ばれていたが拡張型という病名が現在多く使われている．なぜならば拡張型心筋症は左室内腔の拡大と収縮能の低下によって表される病態であるからである．まれな例において拡張がさほどでもないが，収縮能が低下している症例も存在する．一方，ス

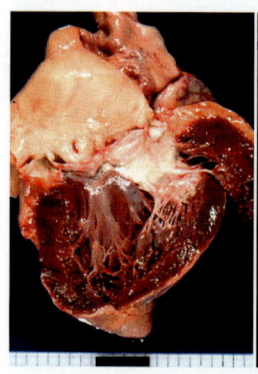

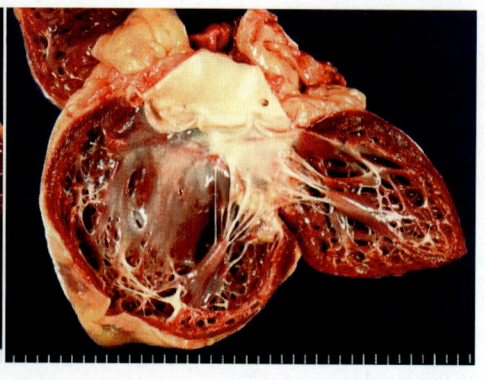

[図1] マクロ病理解剖所見
心臓を長軸方向に切開し左室内腔を提示する.
左：53歳, 男性. 膵臓癌にて死亡. 心重量260g, 正常所見.
右：32歳, 男性. DCM症例. 心重量380g. 左室内腔の拡大と左室壁の菲薄化が認められる.
(大阪医科大学病理学教室, 岡田仁克先生より提供)

ポーツ選手において心臓の拡大は認められるが, 心機能の低下していない心臓が存在する. このような心臓はスポーツ心と呼ばれている. このスポーツ心は運動に対する適応現象と考えられる. しかしその自然歴, 予後については未だ完全には解明されていない. 拡張型心筋症の発生率は年間10万人の人口において5～8症例と報告されている. 男女比は3:1である. しかしごくわずかの症状や, または症状のないケースの存在もあり, たぶんこの数よりも多いものと考えられる. この病態は種々の細胞毒性, 代謝性, 免疫性, 家族性, そして感染症の機序によりその結果として心筋のダメージが起こることによってもたらされるものである.

2) 自然歴

拡張型心筋症の自然歴に関しては未だ十分には解明されていない. 多くの患者はごくわずかの症状, または症状がないということが存在し, これらを含めるとその自然歴に関しては十分に解明することはむずかしい. 一般的に症状を持つ患者の約10～50%においてその1年以内に症状の悪化が認められるのが一般的であるといわれている. 1年間におけるその死亡率は心不全を有する拡張型心筋症においては約11～13%と考えられている. しかし最近発症した拡張型心筋症の患者において約四分の一であるが自然に軽快してくる. その発症時点において非常に重症であり, 心臓移植が必要と考えられるような症例においてもそのように自然軽快をすることが認められる.

3) 予後

拡張型心筋症の患者における予後判定に関しては種々の臨床的指標が考えられている. 例えばⅢ音が聴取される, 心室性不整脈がある, 高齢者, また強心薬を用いても心機能の改善しない症例においては予後不良と考えられる. しかしながらこのようなパラメーターを用いても十分にその患者の予後を判定することはむずかしい. 一般的にいえることは極度に左室が拡大し心機能がきわめて悪い症例においてはその予後は悪いということであり, 特に右室の拡張, 右室の機能低下しているものは特にそのような傾向にあるといわれている. 運動対応能のテストはその予後を決定するときに重要な指標となる. 最大酸素摂取量10ml/min/kg以下の場合においては心臓移植の適応となってくる.

4) 病理

①マクロにおける検討 (図1)

病理マクロ的には心臓内腔の拡大・拡張が認められる. 左室の肥大はある症例においては増加しているけれども, 極度に左室が拡張している場合は肥大の程度はそれほど強くはない症例も存在する. この心臓の肥大は拡張型心筋症において内腔のさらなる拡大を防いだり, また左室の壁にかかるストレスを軽減する作用があると考えられる. 弁に関しては, 器質的には問題はないが, 左室が拡張して機能的に僧帽弁逆流が起こっている場合がある. また冠状動脈に関しては一般的に正常である. 右室に関してはあるケースにおいては拡張

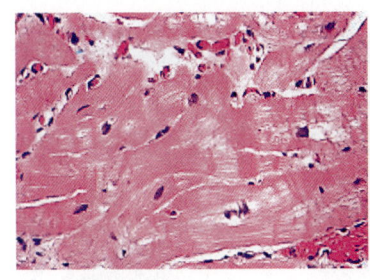

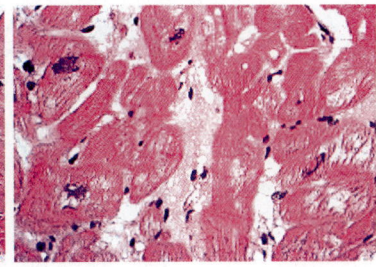

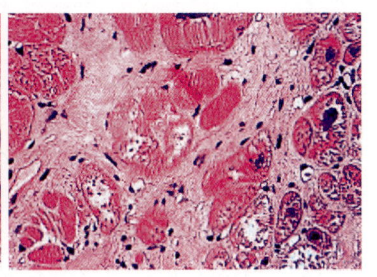

[図2] 拡張型心筋症の左室心内膜心筋生検像
左：49歳，男性．EF 36%，中：56歳，女性．EF 30%，右：57歳，女性．EF 20%
DCMに特徴的な所見はないが，いずれの症例においても心筋細胞の肥大，粗鬆化，核の変化，間質の線維化が認められる．組織所見からは，心筋細胞の変性所見が著しいが間質の線維化は少ないタイプ（左），間質の線維化が顕著なタイプ（右），そしていずれも存在するタイプ（中）に分けられる．（大阪医科大学第三内科　北浦　泰先生，林　哲也先生のご厚意による）

している場合がある．

■ ②ミクロにおける検討（図2）

ミクロにおける検討においては間質，および血管周囲の線維化がしばしば認められる．またこのような変化は左室の心内膜側の心筋において特に認められる．またところどころの心筋の石灰化，細胞浸潤が認められる．しかしこれらの変化は拡張型心筋症に特徴的な変化ではない．心筋のサイズに関してはさまざまであり，ある細胞は肥大を起こしていたり，また他の心筋細胞は萎縮していたりする．

5) 病因

拡張型心筋症においては心筋がダメージを受けているが，その原因については未だ明確ではない．現在三つのメカニズムが取り上げられている．一つは家族的，遺伝的因子によるもの，二つ目はウイルス性心筋炎や他の細胞毒性により続くもの，三番目に免疫的異常反応による．この三つが考えられている．拡張型心筋症の家族歴に関しては予測されているよりも多く存在するようである．約25～30%の患者において遺伝的変異があると考えられている．その遺伝的背景に関しては筋線維膜，間質，収縮蛋白によるものなどの遺伝的変異によるものが報告されている．肥大型心筋症が主に収縮蛋白による遺伝的異常と比べて拡張型心筋症の遺伝的背景は多種にわたる．しかし，この拡張型心筋症の遺伝的背景は種々にわたり未だ完全には評価はされていない．今後これに関しては多くの研究の成果を待つ必要がある．

6) 症状

本症にみられる自覚症状と身体所見の特徴はうっ血性心不全に関連するものが主体である．低心拍出量による骨格筋への灌流低下は易疲労性を，高度低心拍出状態では腎，脳への血流も低下し，乏尿や意識障害が出現する．左室ポンプ機能低下の代償機序として神経体液性因子が賦活するが，交感神経系の亢進は動悸，不穏，発汗をもたらす．また神経体液性因子による静脈収縮や体液貯留は肺毛細管圧を上昇させて肺うっ血を出現させる．心不全の早期には呼吸困難は労作時にのみみられるが左心不全の進展に伴い安静時にも出現するようになる．このような高度左心不全状態では，特に夜間臥床時に静脈還流量が増大し急激に呼吸困難が出現することがあり（夜間発作性呼吸困難），坐位にて症状は軽減する（起坐呼吸）．発作性に出現する呼吸困難はしばしば咳嗽，喀痰（血痰）を伴い，気管支喘息様となる（心臓喘息）．また左心不全の進展は肺高血圧をもたらし，右心不全が出現すると体静脈圧の上昇を反映して下腿浮腫や消化器症状がみられる．

7) 診断

a) 身体所見

拡張型心筋症において身体所見で最も重要なことは，視診，触診で心尖拍動を観察することである．心尖拍動に異常が認められれば左室肥大，左室拡大，左室asynergyなどが存在することになる．拡張型心筋症では左室の拡大がその重要な所見で

あるから，心尖拍動が擡起性（heavedまたはsustained）に触れることが多い．明らかな心不全症状を呈する症例では，脈拍は微弱で頻脈であることが多い．通常脈圧は低下している．頸静脈は怒張し，腹部では肝脾腫大がみられる．皮膚は蒼白で四肢には浮腫が出現する．

心臓の聴診所見ではⅠ音は左室収縮能低下によって減弱し，Ⅱ音の肺動脈成分（Ⅱp）は肺高血圧の合併によって亢進する．また本症ではⅢ音，Ⅳ音が高頻度に聴取される．Ⅲ音は心房圧の上昇と拡張早期コンプライアンスの低下により生じ，Ⅳ音は拡張後期コンプライアンスの低下と心房ブースター機能の増大により出現する．さらに本症に合併した僧帽弁逆流症や三尖弁逆流症による収縮期逆流性雑音が聴取される．

肺うっ血時には胸部の聴診にて湿性ラ音が聴かれる．右心不全になると浮腫や頸静脈怒張，肝腫大や腹水，胸水が出現する．

b）胸部X線（図3）

胸部X線において，基本的には特徴的な像というものは存在しない．うっ血があるときは胸部X線にてうっ血が認められる．図3は拡張型心筋症のX線像であるが，心陰影の拡大と大動脈である左第一弓は低心拍出量により小さく，心陰影は氷嚢のような形をしている．

c）心電図（図4）

拡張型心筋症では多彩な心電図異常がみられ，このうちST-T変化が最も頻度が高く，約90％の症例にみられる．左室側電位は心筋病変の進展により低電位化を示す一方，残存心筋の代償性肥大により高電位を示す症例もみられ，一定しない．また異常Q波，QRS幅延長，脚ブロック，左軸偏位も高度の心筋病変を反映して高頻度に観察される．さらに心房負荷により異常P波が過半数の症例にみられる．このような心電図の異常はいずれも本症に特異的なものではないが，心筋の変化を捉えることのスクリーニング検査として優れていると考えられる．

またHolter心電図により種々の不整脈が観察

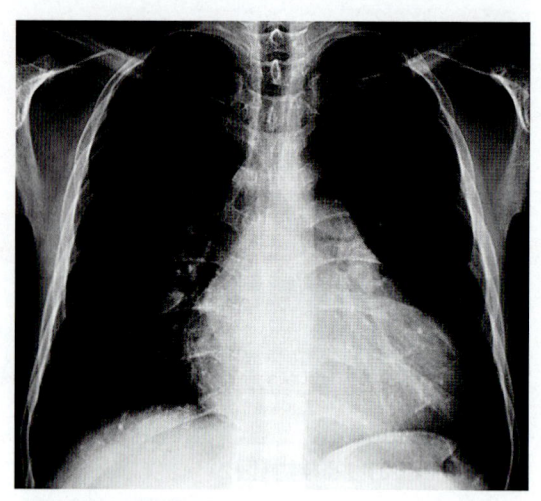

[図3] 拡張型心筋症の胸部X線像
心陰影の拡大と大動脈である左第一弓は低心拍出量により小さく，心陰影は氷嚢のような形をしている．

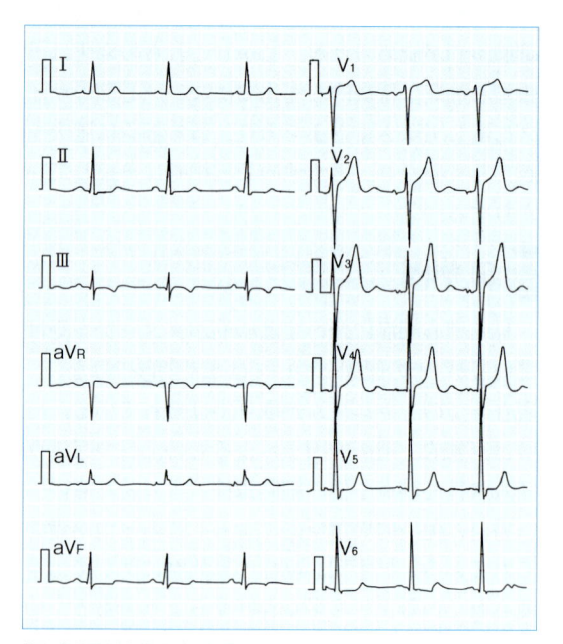

[図4] 拡張型心筋症の心電図
拡張型心筋症では多彩な心電図異常がみられるが，特徴的な変化はない．この症例ではST-T変化が認められる．ST-T変化が最も頻度が高く約90％の症例にみられる．

される．本症では一次性の心筋病変に加え，血行動態的負荷や交感神経緊張などの影響により心房性ならびに心室性の頻拍性不整脈が発生する．また洞結節や房室結節，脚などの刺激伝導系を含む心筋病変による徐拍性不整脈の発生も数少なくない．

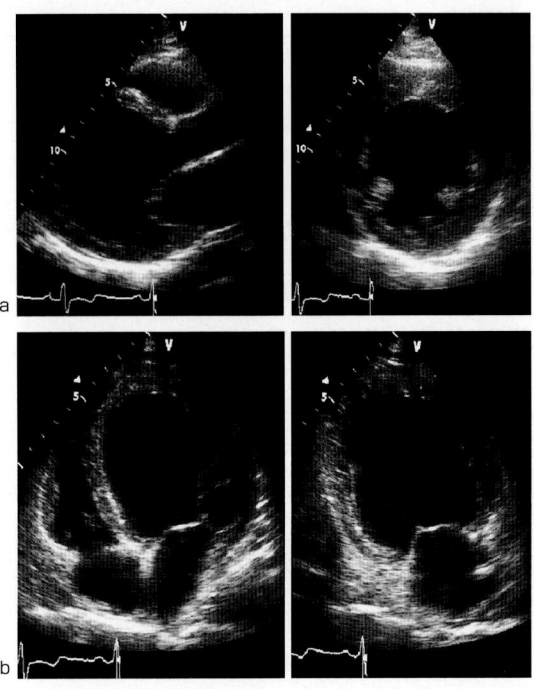

[図5] 拡張型心筋症の心エコー図
本症の心エコー図所見としては，①著明な左室の拡大（球状の左室），②左室壁運動の低下，③僧帽弁運動の低下，左心機能の低下を示す僧帽弁エコーパターン，④大動脈径の減少などが知られている．aは傍胸骨アプローチの長軸像，短軸像．bは心尖部アプローチの四腔像，二腔像である．左室の著明な拡大が認められる．

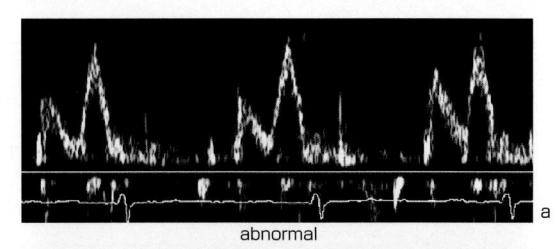

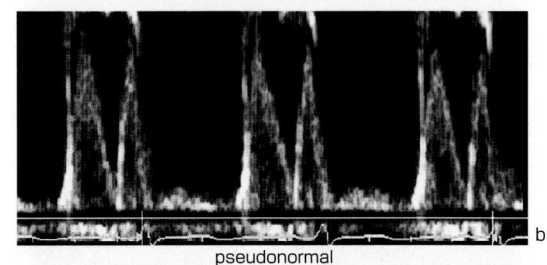

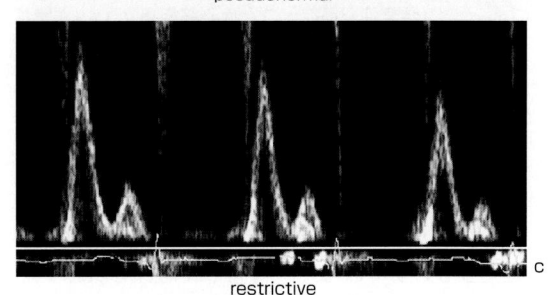

[図6] 拡張型心筋症のドプラ法
病態早期の拡張型心筋症では abnormal relaxation パターン（a）が観察されるが，左房圧が上昇すれば左室流入血流に加わる driving pressure は増大するため，僧帽弁開放後のE波速度は増高して正常レベルに達する（b）．左室コンプライアンスが低下しているため，心室圧は拡張早期より急速に上昇し，異常延長していた LV-DT も正常化する．さらに左房圧が上昇すれば，E波の著明な増高・A波の減高（E/A＞2），LV-DT の短縮を特徴とする restrictive パターンを呈する（c）．

d）心エコー図（図5，6）

　本症の心エコー図所見としては，①著明な左室の拡大（球状の左室），②左室壁運動の低下，③僧帽弁運動の低下，左心機能の低下を示す僧帽弁エコーパターン，④大動脈径の減少などが知られている．図5は拡張型心筋症から得られた断層心エコー図である．左室の著しい拡大とびまん性の壁運動低下を認める．

　拡張型心筋症に少なからず合併する重要な疾患・状態として，①左室内"もやもや"エコー，左室内血栓，②僧帽弁逆流（約90％），③三尖弁逆流，肺高血圧などがある．なお，臨床的重要性は比較的少ないが，大動脈弁逆流もしばしば（約60％）認められる．

　拡張型心筋症における拡張能評価は，血行動態・予後を推定できることから日常臨床において省くことのできない項目である．左房圧の上昇を伴わない，病態早期の拡張型心筋症では abnormal relaxation パターンを呈する．その特徴は拡張早期波（E波）の平均化，心房収縮期波（A波）増高，E波の deceleration time（LV-DT）の延長である．拡張期充満のパラメータの悪化に伴って左房圧が上昇してくると，E波がA波より高くなる偽正常化 pseudonormalization が観察される．その後さらに左室拡張期圧が上昇すれば，E波の著明な増高（E/A＞2），LV-DT の短縮を特徴とする restrictive パターンに変化する．

e）核医学検査・心臓カテーテル

　最近の核医学検査技術の進歩により心筋灌流のストレスイメージにて心機能低下が虚血によるものか非虚血によるものかの判断がかなり可能になっ

●拡張型心筋症診断の流れ

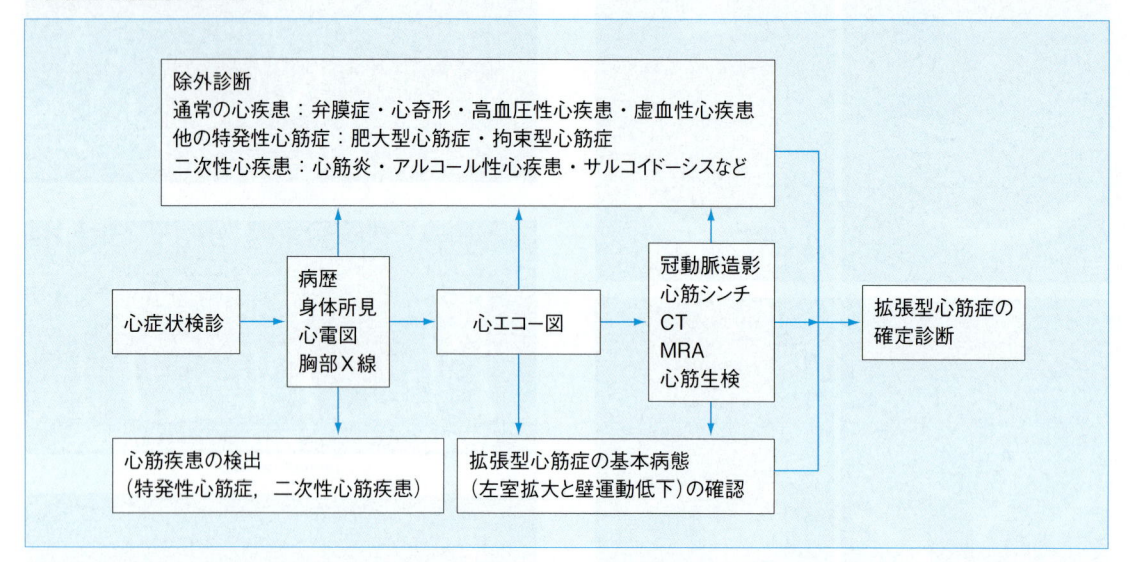

```
除外診断
 通常の心疾患：弁膜症・心奇形・高血圧性心疾患・虚血性心疾患
 他の特発性心筋症：肥大型心筋症・拘束型心筋症
 二次性心疾患：心筋炎・アルコール性心疾患・サルコイドーシスなど
```

心症状検診 → 病歴／身体所見／心電図／胸部X線 → 心エコー図 → 冠動脈造影／心筋シンチ／CT／MRA／心筋生検 → 拡張型心筋症の確定診断

心筋疾患の検出（特発性心筋症，二次性心筋疾患）／拡張型心筋症の基本病態（左室拡大と壁運動低下）の確認

てきた．また心エコーのように心機能評価も行える．

心臓カテーテル検査は拡張型心筋症の診断には必ずしも必要ではない．胸痛や虚血性心疾患が疑われる場合，特定心筋症でサルコイドーシスやヘモクロマトーシスのように心筋生検が重要なパートを占めるときに必要となってくる．拡張型心筋症においては冠動脈造影検査では冠動脈には病変は認められない．

f) 診断のプロセス

拡張型心筋症の診断の手順を図に示す．すなわち心不全症状を有したり，胸部X線や心電図に異常所見のみられる症例で，明らかな基礎疾患のない場合には必ず本症を念頭において検査を進めていく．まず心エコー図法を行い，本症の基本病態である左室の拡大および収縮能低下を観察し得たならば，本症に類似の病像を呈する種々の心疾患を可能な限り除外する．血液検査においては，甲状腺機能低下，膠原病，サルコイドーシスなど鑑別できるように検索しておく必要がある．弁膜疾患，先天性心疾患との鑑別には心エコー図法が有用であり，冠動脈疾患との鑑別には冠動脈病変の検索が必要になってくる．虚血を誘発する種々の負荷試験において核医学や心エコー図法を用いての検査は非侵襲的で簡便である．しかし，拡張型心筋症に類似した虚血性心筋症を完全には除外できないこともある．そのため冠動脈病変を直接的に検索する必要が出てくる．その検査法には冠動脈造影法が優れた検査である．しかし，この方法は侵襲的であり，近年はCTやMRAにより冠動脈病変が検索可能になってきている．これらの非侵襲的な方法により冠動脈病変の有無を検索することは，冠動脈造影法よりその簡便性，侵襲性において優れている．上記基礎疾患による心筋異常が除外された場合には心筋疾患を疑い，病歴，身体所見や種々の検査法を駆使して，特発性心筋症の他の病型や特定心筋疾患との鑑別を行う．心筋生検法は心筋炎やサルコイドーシス・アミロイドーシスなどの特定心筋疾患の確定診断に有用である．

8) 治療

本症では原因療法がないため，本症の合併症である心不全の療法が行われる．また過労，感染，塩・水分摂取過多，高血圧などの悪化因子を有する場合には直ちにこれらを除去，是正するべきである．

通常の心不全と同様，アンジオテンシン変換酵素 angiotensin converting enzyme（ACE）阻害薬，β遮断薬，利尿薬，ジギタリスである．うっ血に対して通常，利尿薬，なかでもループ利尿薬が用

いられる．本剤によりうっ血の著明な改善がもたらされるが，電解質異常をきたさないように注意すべきである．本項では薬物療法とペースメーカーや手術による非薬物療法に分けて解説する．

a) 薬物療法

強心薬としては通常ジギタリスが用いられているが，0.5から0.8ng/ml以上より高い場合は予後が少し悪化するという報告がある．ACE阻害薬は長期にわたって拡張型心筋症の心症状，心機能の改善をもたらし，さらに，延命効果も期待できる．本剤の有効性の機序として単に動静脈拡張による前・後負荷軽減のみではなく，心不全における神経体液性因子の異常を改善させることが重要である．β遮断薬療法が本症の心症状，心機能のみではなく予後を改善させる治療法として確立されている．本療法では，初回投与量を低用量にとどめ，以後一定期間ごとに少量漸増投与療法を行うことにより心不全増悪などの副作用を最小限に抑えることができる．本療法による心不全症状や心機能指標の改善は比較的ゆるやかで通常1〜6ヵ月後に出現する．

また，本症に高頻度に発生する血栓・塞栓症を予防するための抗凝固薬としてワルファリンが広く用いられている．心房細動の症例にはおいては必ず投薬すべきである．プロトロンビン時間をPT-INRで2前後に維持するように投与量を調整する．抗凝固薬の使用時には出血性合併症の発生に注意を払い，定期的な血液凝固系のチェックを行う必要がある．重症心室性不整脈に対してclass III薬であるアミオダロンが本症の心室性不整脈に有効であり，突然死も防止すると指摘されている．しかし，本薬剤は間質性肺炎，肺線維症，肝機能障害や甲状腺機能低下などの副作用発生頻度が高いため十分注意して使用すべきである．

拡張型心筋症の予後改善に関しては，心臓移植と特定の薬物療法のみが有効性が証明されている．その薬物療法はヒドララジンと硝酸薬の併用，アンジオテンシン変換酵素阻害薬のエナラプリル，β遮断薬のカルベジロールとメトプロロール，アルドステロン受容体ブロッカーのスピロノラクトンである．今後，アンジオテンシンII受容体拮抗薬や新たなアルドステロン受容体ブロッカーであるエプレレノンがその有効性が示されるものと期待される．心不全の薬物療法は78頁を参照．

b) 非薬物療法

非薬物療法としては，温熱療法，cardiac re-synchronized therapy (CRT：心臓再同期法)と心臓外科手術がある．

■①温熱療法

温熱療法にはサウナ浴と温水浴がある．適切な温熱により血管拡張され，動脈，静脈が拡張することにより，心臓に対して血管拡張療法となり，後負荷，前負荷が軽減される．また心臓体液性因子を抑制し，交感神経抑制も行う．このような急性効果だけでなく，慢性効果も認められている．慢性心不全に対して運動療法も行われるが，この方法では重症例には応用できないが，温熱療法は軽症から重症まで用いることができる．週に3〜4回サウナ浴また温水浴を行う．詳しくは91頁に譲る．

■②心臓再同期治療法

心臓の動きが同調性がない(dyssynchrony)とき，両室ペーシングすることにより，心臓の動きを同調させ心機能を改善する方法である．2004年4月よりわが国でも保険適応となったが，EFが35％以下，QRSの幅が130msec以上でNYHA分類はIIIまたはIVで薬物抵抗性の心不全が適応基準となる．最も重要な点はこの治療法のコンセプトの中心となる心臓を再同期させる必要のあるdyssyn-chronyの評価である．この評価には心エコー・ドプラ法検査が重要である．dyssynchronyの評価としては当然visual detectionは基本であるが，組織ドプラ法や局所の壁運動を評価するストレンジゲート法も今後広く利用される可能性がある．詳しくは84頁に譲る．

■③心臓外科手術

心臓手術において拡張型心筋症では僧帽弁逆流を修復することも心不全治療においては重要である．具体的には拡張型心筋症における僧帽弁逆流はサイズの小さな人工弁輪で接合を増やすという

のが，一般的である．しかし，腱索が弁尖を引っ張りすぎてしまう（tetheringと呼ぶ）の程度が著しい場合には弁輪だけの細工では無理となる．そこでtetheringを生じている腱索を切断してしまうchordae cuttingが有効との報告もある．しかし，このような場合には弁置換されていることが多くなる．前後乳頭筋の距離が拡大してこのようなことが起こるため，乳頭筋を縫って寄せてしまうという術式も存在する．心臓移植のむずかしいわが国においては，僧帽弁逆流の外科的治療はきわめて重要な方法と考えられる．しかし，わが国の現状はあるが，現在の治療においては心臓移植適応となる症例には十分検討したうえで行うべきである．このための体制をわが国でも確立すべきである．また，細胞移植による心機能改善も期待されるが研究段階である．臨床研究として行われていることが報告されているが，いかなる細胞を使用するかも検討段階である．自己の持っている幹細胞を使用するか，他人の細胞であるSE細胞を使うかということになり，その点に関しても討論されているが，結論は出ていない．しかし，将来の治療を考えるときわめて重要な治療法であり，研究発展し治療へとつながることが望まれる分野である．詳しくは97頁に譲る．

■まとめ

　拡張型心筋症は予後不良の疾患であるが，的確に診断しそして治療することにより，現在の治療においてもその予後が改善される可能性のある疾患である．また，軽快する症例もあることからとかく気分が落ち込む患者に対してもわれわれが希望を失わず治療にあたることが肝要である．常に，拡張型心筋症の日常臨床の中で疑い見落とすことなく的確に診断，治療にあたることが，循環器臨床医師として重要でありかつ基本と考えられる．

●拡張型心筋症診断のまとめ

●視診，触診
1. 心尖拍動を観察する．心尖拍動が撞起性（heaved またはsustained）に触れることが多い
2. 右心不全になると浮腫や頸静脈怒張，肝腫大や腹水，胸水が出現する

●心臓聴診
1. Ⅰ音は左室収縮能低下によって減弱
2. Ⅱ音の肺動脈成分（Ⅱp）は肺高血圧の合併によって亢進
3. Ⅲ音，Ⅳ音が高頻度に聴取される
4. 本症に合併した僧帽弁逆流症や三尖弁逆流症による収縮期逆流性雑音が聴取される

●肺野聴診
肺うっ血時には胸部の聴診にて湿性ラ音が聴かれる

●胸部X線
1. うっ血があるときは胸部X線にてうっ血が認められる
2. 心陰影の拡大と大動脈である左第一弓は低心拍出量により小さく，心陰影は氷嚢のような形をすることがある

●心電図
拡張型心筋症では多彩な心電図異常がみられ，このうちST-T変化が最も頻度が高く，約90％の症例にみられる

●心エコー図
1. 著明な左室の拡大（球状の左室）
2. 左室壁運動の低下
3. 僧帽弁運動の低下，左心機能の低下を示す僧帽弁エコーパターン
4. 大動脈径の減少
5. 左室内"もやもや"エコー，左室内血栓
6. 僧帽弁逆流（約90％）
7. 三尖弁逆流，肺高血圧など

●核医学検査，CT，MRA，冠動脈造影
冠動脈病変の有無を検索する

文献

1) Braunwald, E et al : Congestive heart failure : fifty years of progress. Circulation 102 : IV14-23, 2000
2) Deedwania, PC : The key to unraveling the mystery of mortality in heart failure : an integrated approach. Circulation 107 : 1719-1721, 2003
3) Dries, DL et al : Racial differences in the outcome of left ventricular dysfunction. N Engl J Med 340 : 609-616, 1999
4) Nikolaidis, LA et al : Angiotensin-converting enzyme inhibitors improve coronary flow reserve in dilated cardiomyopathy by a bradykinin-mediated, nitric oxide-dependent mechanism. Circulation 105 : 2785-2790, 2002
5) Rathore, SS et al : Association of serum digoxin concentration and outcomes in patients with heart failure. JAMA 289 : 871-878, 2003
6) Rothenburger, M et al : Mitral valve surgery in patients with poor left ventricular function. Thorac Cardiovasc Surg 50 : 351-354, 2002
7) Seidman, JG et al : The genetic basis for cardiomyopathy : from mutation identification to mechanistic paradigms. Cell 104 : 557-567, 2001
8) Yiu, SF et al : Determinants of the degree of functional mitral regurgitation in patients with systolic left ventricular dysfunction : A quantitative clinical study. Circulation 102 : 1400-1406, 2000

〈葭山　稔〉

Ⅶ. 心筋疾患　A. 特発性心筋症

2. 肥大型心筋症

1) 概念

　肥大型心筋症 hypertrophic cardiomyopathy (HCM) は，心肥大をきたす明らかな原因がないにもかかわらず左室 (および/または右室) 肥大をきたす疾患であり，通常不均等な左室肥大を呈し，心内腔の拡大を伴わない．従来，肥大型心筋症は左室流出路の狭窄の有無により，閉塞性 (hypertrophic obstructive cardiomyopathy：HOCM)・非閉塞性 (hypertrophic nonobstructive cardiomyopathy：HNCM) の 2 型に分けられてきた．しかし，本症の本態は心筋の不均等肥大であり，流出路の狭窄はその表現型の一つとするのが妥当と考えられる．また，肥大型心筋症全体の約3/4は非閉塞性であることから，左室流出路に狭窄が存在する場合，特に肥大型閉塞性心筋症と呼ぶのが望ましい．

　肥大部位が特殊なものとして，心室中部閉塞性心筋症 (肥大に伴う心室中部での内腔狭窄がある場合)，心尖部肥大型心筋症 (心尖部に肥大が限局する場合) がある．さらに，臨床経過が特殊なものとして，経過中に肥大した心室壁の菲薄化，心室内腔の拡張から左室収縮不全に移行し，拡張型心筋症様病態を呈する症例があり，拡張相肥大型心筋症と呼ばれる．本症は肥大型心筋症の中でも特に予後不良である．

2) 成因・疫学

a) 成因

　肥大型心筋症は原因不明の心筋障害であるが，その約半数に常染色体性優性遺伝の家族内発症がみられ，原因として 10 種の蛋白をコードする遺伝子が同定されている．頻度の高い遺伝子異常の中ではトロポニン T，I，ミオシン結合蛋白 C，βミオシン重鎖などでの異常が明らかにされている．このうち，トロポニン T 異常では肥大は軽いが突然死が多く，トロポニン I は突然死や拡張相への進行例が多いと報告されている．ミオシン結合蛋白 C 異常では高齢発症し予後は比較的良好，βミオシン重鎖異常は変異の部位に依存して悪性と良性に分かれるという見解が一般的である．遺伝子異常と予後に関しては，家族内でもばらつきがあり修飾遺伝子や環境要因も関与するため，遺伝子異常による予後予測には限界があるとされる．

b) 有病率

　心エコー図検査をスクリーニングした報告では，わが国で人口 10 万人当たり 374 人，米国で 170 人と肥大型心筋症は必ずしもまれな疾患ではない．また，厚生省特定疾患特発性心筋症調査研究班の全国疫学調査 (1998年) では，有病率は人口 10 万人当たり 17.3 人である．

c) 予後

　1982 年の厚生省特定疾患特発性心筋症調査研究班の報告では，肥大型心筋症の 5 年生存率および 10 年生存率は，それぞれ 91.5 % と 81.8 % で，一概に予後良好とはいえない．また，肥大型心筋症の予後は症例によりきわめて差が大きく，若年で突然死するものから，高齢まで無症状で経過するものまでさまざまである．死亡率は，一般住民レベルで年間 1.3 %，心臓死率 0.8 %，突然死率 0.6 % と報告されており，死因は突然死＞心不全死＞塞栓死の順に多い．予後改善が期待できる治療は植込み型除細動器 implantable cardioverter defibrillator (ICD) やアミオダロンであり，β遮断薬やベラパミルの効果は証明されていない．突然死の予測は偶発的因子も関与するため正確には困難であるが，複数のリスク指標の組み合わせにより，ある程度可能となってきている (表1)．

①突然死

　肥大型心筋症における突然死の危険因子は表 1 のごとくであるが，特に危険性の高い因子は，心停止，心室細動の既往，持続性心室頻拍，濃厚な突然死の家族歴である．肥大型心筋症患者で二親

等以内に2人以上の突然死の家族歴があれば，他に問題がなくてもICDの適応と判断する考えもある．その他のリスクに関しては突然死の発生頻度に関して意見の分かれるところであるが，少なくとも低リスク症例よりは厳密に管理していく必要がある．日本人では左室内圧較差と運動時の血圧反応異常が重要な予測因子であるとする報告もある．

わが国に多い心尖部肥大型心筋症の予後はおおむね良好である．

■②心不全死

肥大型心筋症のうち約10%は，拡張相と呼ばれる拡張型心筋症様の収縮不全をきたし難治性心不全を呈する．また，収縮能は保たれていても，拡張障害から心不全をきたす例も少なくない．心不全をきたす例は全体の15〜20%程度であるが，心不全死の危険因子はまだ十分解明されていない．また肥大型心筋症では心房細動を高率に合併するが，予後不良で心不全死と塞栓死の頻度が高い．

3) 病態生理

■①左室拡張能

本症では，収縮能は正常で左室容積が正常以下であるにもかかわらず，左室充満圧は上昇し，左室弛緩，伸展性に障害がみられる．また，心房負荷により，心房細動をきたしやすくなる．本症では，心房細動による心房収縮の欠如は心拍出量の低下をきたし，血行動態に大きな影響を与える．

■②左室収縮能

本症では拡張不全が主体で，収縮能は一般に保たれている．左室拡張末期容積は正常以下で，収縮末期容積は小さい．

■③左室流出路狭窄

左室流出路狭窄をきたすのは，肥大型心筋症全体の約25%とされている．左室流出路狭窄の形態学的な特徴は，①心室中隔の肥厚，②僧帽弁の拡大と伸展，③僧帽弁前尖に連なる乳頭筋付着部の異常と各乳頭筋間の狭小化，である．また，肥大型閉塞性心筋症では，僧帽弁の収縮期前方運動systolic anterior motion (SAM)（図12）が認められる．また，流出路の圧較差は，①収縮性の増強，

[表1] 肥大型心筋症の突然死に関する危険因子

- 心停止（心室細動）の既往
- 自然発生の持続性心室頻拍の既往
- 突然死の家族歴
  → 40歳以下での両親，兄弟，姉妹，実子のうち2人（または1人）以上の肥大型心筋症に関連する突然死の家族歴
- 非持続性心室頻拍
  → 心拍数120/分以上，3連発〜30秒以下の心室性期外収縮の持続
- 原因不明の失神ないし意識障害の既往
- 左室流出路圧較差（50mmHg以上）
- 運動負荷での血圧反応異常
  → 立位運動負荷中の血圧上昇が25mmHg以下
  → 運動中に10mmHg以上の血圧低下
- 中等度から高度の僧帽弁逆流
- 50mmを越える左房拡大
- 電気生理学的検査での持続性心室頻拍/心室細動の誘発
- 発作性心房細動
- 心筋灌流の異常
  → 心筋シンチグラフィまたはMRIにより診断
- 危険度の高い遺伝子変異
- 著明な心筋肥大（壁厚＞35mm）
- 若年発症例

②前負荷の減少，③後負荷の減少，により増強することに注意が必要である．

4) 診断

a) 症状

無症状のことも多いが，症状のある場合は，①息切れ，②失神，③動悸・脈の乱れ，④胸部不快感・胸痛，⑤易疲労感などがみられる．呼吸困難は，左室肥大による拡張能障害が強く関与しており，左室拡張末期圧および肺毛細管圧の上昇をきたす．肥大型心筋症における胸痛の原因には不明な点が多いが，心筋虚血も一因である．冠動脈痙縮も原因となりうる．動悸は，不整脈（上室性または心室性）や心収縮力の増大，頻脈などに起因している．失神は，運動時の心拍出量の不均衡や不整脈により起きる．突然死に至ったHCM患者では失神の既往が高頻度にみられるので，注意が必要である．なお，本症は約半数に家族内発症（常染色体性優性遺伝）がみられるため，家族歴の聴取は不可欠である．

b) 身体所見

肥大型心筋症では心尖拍動はしばしば力強くか

つ持続的 sustained で，二峰性 double apical impulse，ときに三峰性 triple apical impulse を呈する．これらの所見は高度な左室肥大による左室のコンプライアンスの低下とその結果生じる左房負荷を反映しており，肥大型心筋症における左室肥大を直接反映する重要な所見といえる．心尖拍動のパターン，性状を明らかにするためには左側臥位で触診すると明瞭になることがある．したがって仰臥位で心尖拍動を触れない場合に，左側臥位として再度触診を試みるべきである．なお，肥大型心筋症では心尖拍動の位置は極端な肥大がない限り通常ないしわずかに外側に位置する程度で大きく左側に偏位することはない．

頸動脈拍動の触知は本症の診断上，きわめて重要である（図1）．基本的に，肥大型心筋症では頸動脈拍動は左室の過収縮を反映して鋭い立ち上がりを呈し，特に肥大型閉塞性心筋症では駆出早期にダート dart 状の波を形成した後，急速に駆出中期の陥没（mid-systolic dip）に至り，駆出後期にドーム dome 状の波を形成するきわめて典型的な二峰性パターン dart and dome pattern を呈する．このような二峰性の頸動脈拍動は触診により同定可能で，左室内閉塞の程度が強いほど出現しやすい．しかし肥大型閉塞性心筋症の全例に二峰性脈が認められるわけではなく，立ち上がりの急峻なものの二峰性を示さないものもある．

肥大型心筋症の頸静脈曲線では少なからず a 波の増高，y 下降の浅化が認められる．

肥大型閉塞性心筋症の聴診所見は，駆出性収縮期雑音，心房音，Ⅲ音ないし僧帽弁開放音，Ⅱ音の奇異性分裂などである．このうち最も重要なのは駆出性収縮期雑音と心房音である．駆出性収縮期雑音は第3ないし第4肋間胸骨左縁から心尖部にかけて聴取され，主に左室内閉塞を示す所見として知られている（図2）．この駆出性収縮期雑音は Valsalva 操作，イソプロテレノール，ジギタリス，体動などで増強し，昇圧薬，β遮断薬で減弱する．

十分な代償期を有する期外収縮後の心拍では心収縮能の亢進により左室流出路狭窄，僧帽弁逆流は増強し，駆出性収縮期雑音や頸動脈の二峰性脈

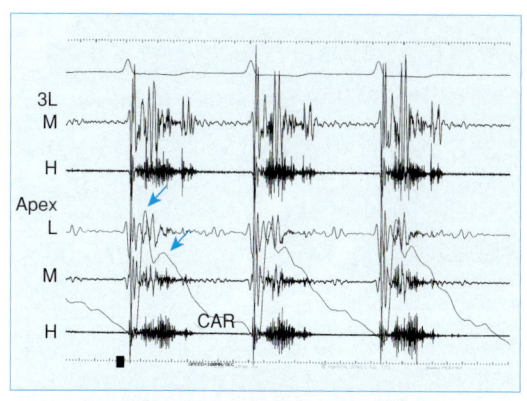

[図1] 肥大型閉塞性心筋症の頸動脈拍動（CAR）
肥大型閉塞性心筋症の頸動脈拍動は駆出早期にダート状の波を形成した後，駆出中期に陥没し，駆出後期にドーム状の波を形成する二峰性パターンを示す．

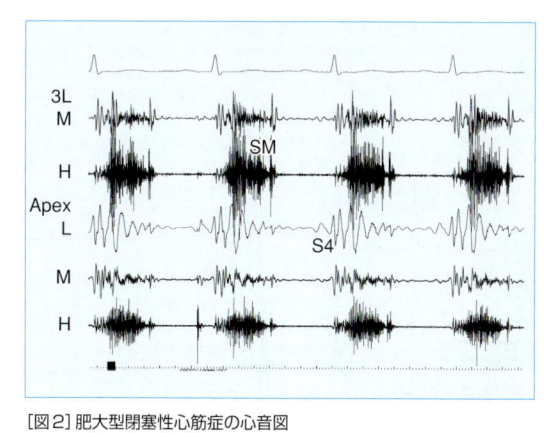

[図2] 肥大型閉塞性心筋症の心音図
肥大型閉塞性心筋症の最大の聴診所見は駆出性収縮期雑音（SM）で胸骨左縁第3ないし第4肋間で聴取される．心尖部には心房音（S4）が記録されている．

傾向が強まる．これを Brockenbrough 現象という．

肥大型閉塞性心筋症では，ほとんどの例で僧帽弁逆流が合併している（図3）．しかしながら，僧帽弁逆流の存在を聴診で同定することは困難なことが多い．すなわち，肥大型閉塞性心筋症の僧帽弁逆流は左室流出路狭窄と密接に関連しており，左室流出路狭窄が最大となる収縮中期に雑音も最大となり，流出路狭窄がほとんどみられない収縮初期や収縮後期には雑音もみられず，両者に起因する雑音は同様のパターンを呈するためである．

心房音は通常，心尖部で最も強く，聴診でも同定できることが多い（図2）．心房音が左第2〜5肋間で明瞭に聴取されるときは右心性心房音を疑う必要がある．

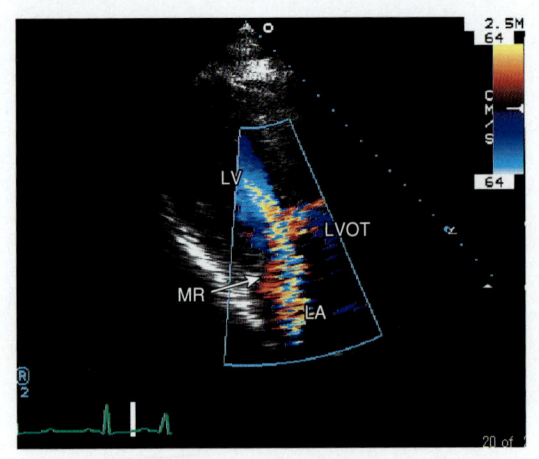

[図3] 肥大型閉塞性心筋症に合併した僧帽弁逆流（MR）
LV：左室, LA：左房, LVOT：左室流出路

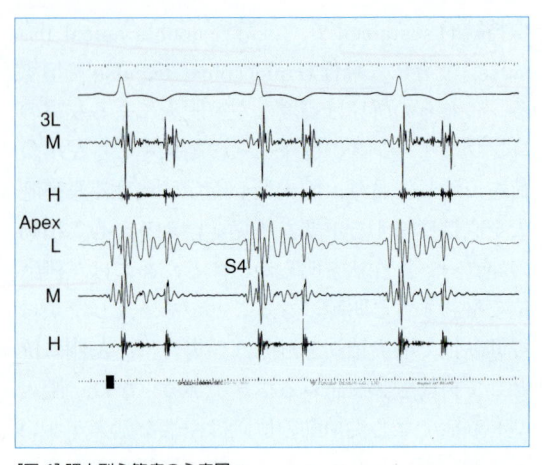

[図4] 肥大型心筋症の心音図
左室内に閉塞を有しない肥大型心筋症ではしばしばIV音（S4）のみが有意な所見となる．

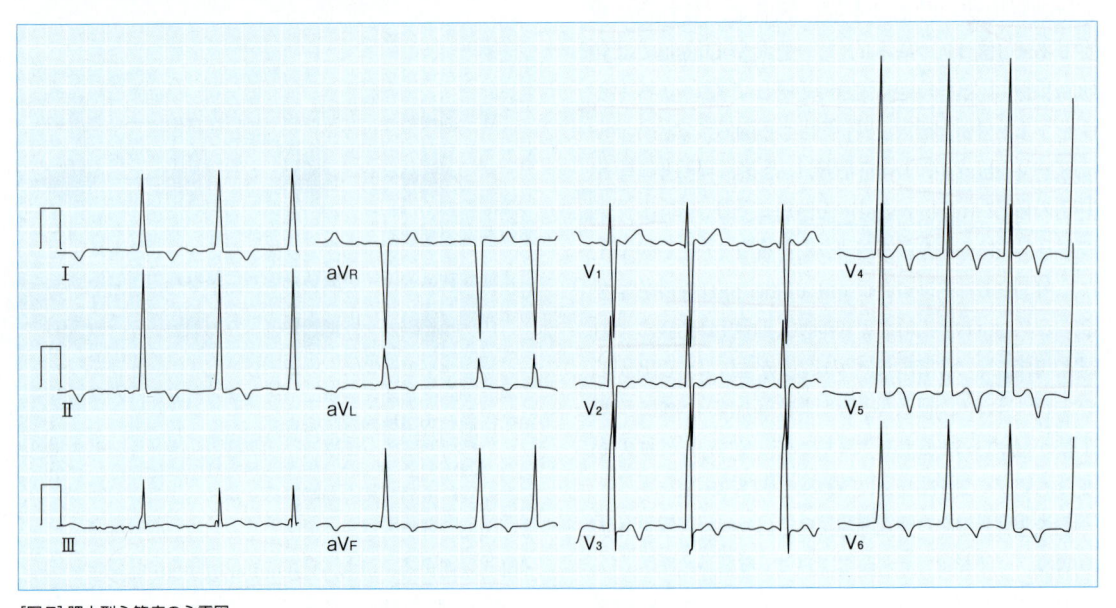

[図5] 肥大型心筋症の心電図
67歳．女性．著明な左室高電位を示している．心房細動であり，多くの誘導で陰性T波を呈している．

　II音の奇異性分裂も肥大型閉塞性心筋症の約20％に認められるとされている．この機序として，主に左室の駆出時間の延長が考えられている．
　肥大型非閉塞性心筋症の聴診所見としては，心房音が唯一のものである（図4）．
　本症では駆出性収縮期雑音がもし聴取されたとしても，わずかな音量にとどまる．有意な駆出性収縮期雑音が認められる場合はむしろ肥大型閉塞性心筋症を考えるべきである．なお，心房音の同定にあたっては，前述したごとく心尖拍動をdouble apical impulseとして触れることを確認するのが望ましい．

c) 心電図

■①12誘導心電図

　本症の8～9割に何らかの心電図異常がみられ，心電図は感度の高い有用なスクリーニング検査といえる．特に無症候例では，心電図が診断の契機となることが多い．

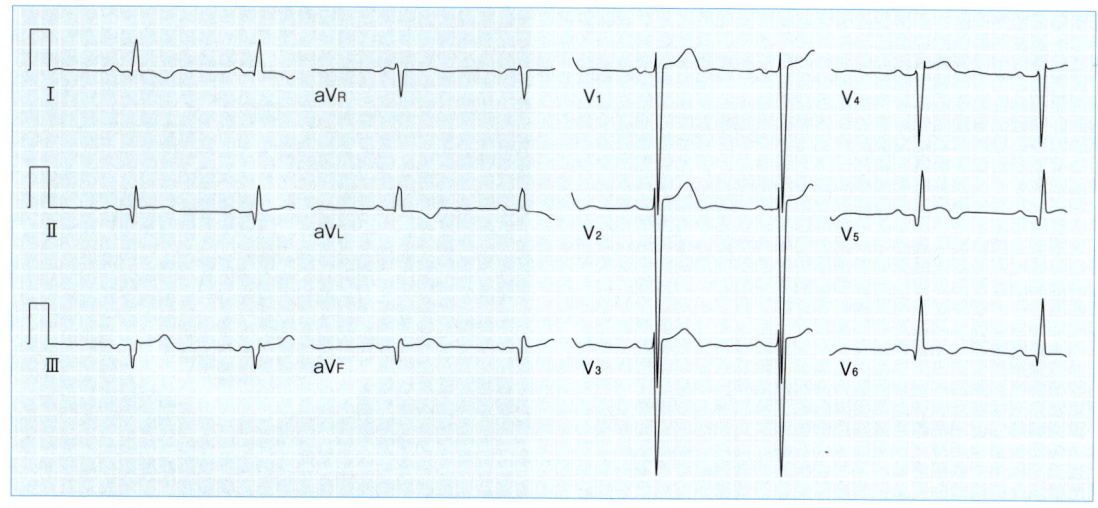

[図6] 肥大型心筋症の心電図
74歳, 男性. 拡張相肥大型心筋症. Ⅱ, Ⅲ, aVF, V5に異常Q波, 前胸部誘導でST上昇を認める.

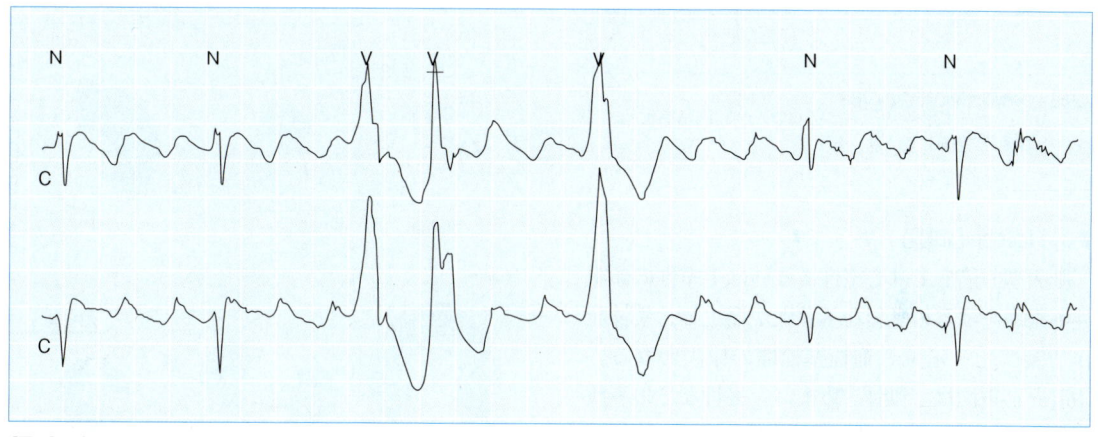

[図7] 肥大型心筋症のモニター心電図
基本調律は心房粗動であり, 心室期外収縮が頻発している.

ⓐ QRS波形の異常

成人例の65〜75％に左室高電位を認める（**図5**）. 左室肥大所見は肥大が心室中隔に限局するよりも, 左室自由壁にもびまん性に広がる例や心尖部肥大型心筋症で頻度が高い. また, 脚ブロックや心室内伝導障害を示唆する幅広いQRS波もしばしば認められる. 異常Q波は小児肥大型心筋症の約半数に認め, 成人例では3割程度に認める（**図6**）. 異常Q波には中隔の不均等な肥大と心筋変性の二つの成因が考えられる.

ⓑ ST-T変化

ST低下と陰性T波は約8割に認められる. 心室肥大に伴う心内膜の相対的虚血, 肥大心筋の再分極過程の遅延に伴う一次性変化, 脱分極過程の変化に伴う二次性変化などが考えられている. 洞調律例では, 左室肥大による左室コンプライアンスの低下を反映して, 左房負荷所見をしばしば認める. 心房細動や心房粗動（**図7**）もまれでない

心尖部肥大型心筋症でみられる左側胸部誘導の高電位を伴う巨大陰性T波は$V_{3〜5}$を中心に, 1.0mV以上で対称性, しばしばST低下を伴い, 本症を疑う契機となる（**図8**）. 以上のように肥大型心筋症ではさまざまな異常所見を呈するが, なかにはごくわずかな異常を呈するのみで, 目立った異常を認めない例もある.

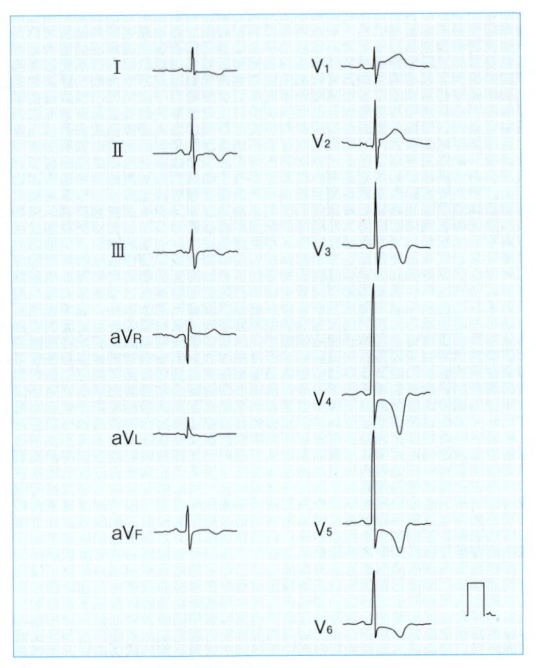

[図8] 心尖部肥大型心筋症の心電図
$V_{3〜6}$に陰性T波を認め，特にV_4は深さが10mmあり，巨大陰性T波を呈している．

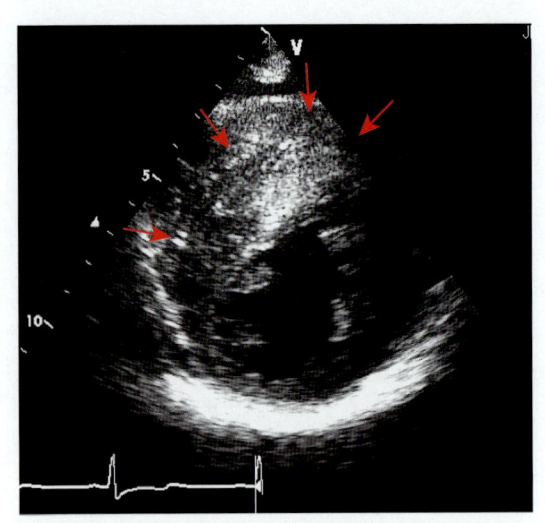

[図9] 肥大型心筋症の断層心エコー図（左室短軸像）
前部心室中隔を中心に後部中隔，前壁に肥大を認める（矢印）．

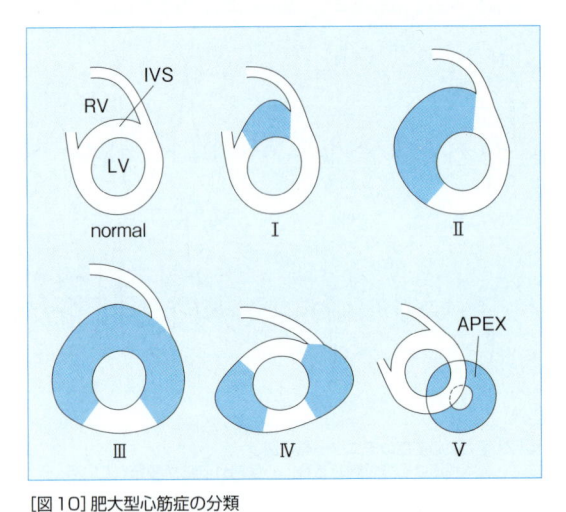

[図10] 肥大型心筋症の分類
Ⅰ型：前壁中隔に限局する場合．Ⅱ型：中隔全体に及ぶ場合．Ⅲ型：中隔から左室前壁や側壁を含む場合．Ⅳ型：前部中隔以外の場合．左室前側壁ないし心室中隔後半部が肥大をきたしているタイプ．Ⅴ型：心尖部肥大型心筋症．

②Holter心電図

肥大型心筋症では心室性あるいは上室性の頻脈性不整脈をはじめ多彩な不整脈が発生し，失神発作や突然死，心原性血栓塞栓症の原因となる．Holter心電図は，動悸，めまい，失神などの不整脈を疑う場合に，その原因検索のための精査として重要である．

肥大型心筋症の5〜7割に心室性期外収縮（図7）が，2割に非持続性心室頻拍がHolter心電図にて認められる．ほとんどは無症候性，頻拍レート180/min以下である．非持続性心室頻拍は突然死の予測因子とはならないとの意見もある．また，小児や若年の肥大型心筋症の突然死例には心室性不整脈のみられない症例も多く，非持続性心室頻拍がなくても，突然死の危険がないとはいえない点に注意が必要である．

d) 心エコー図

断層心エコー図は本症の診断における，最も重要な検査である．

①断層心エコー図

心室中隔の肥大が著明であるため，左室長軸断面にて心室中隔に肥大を認めるものの左室後壁は正常範囲である（図9）．従来，Mモード心エコー図にて心室中隔/左室後壁厚比>1.3の場合，非対称性中隔肥厚 asymmetric septal hypertrophy (ASH) として，本症の特徴的所見とされてきたが，肥大型心筋症の肥大様式にはさまざまなタイプがあり，長軸断面で描出される中隔前半部に肥大がみられないからといって本症を否定することはで

2. 肥大型心筋症

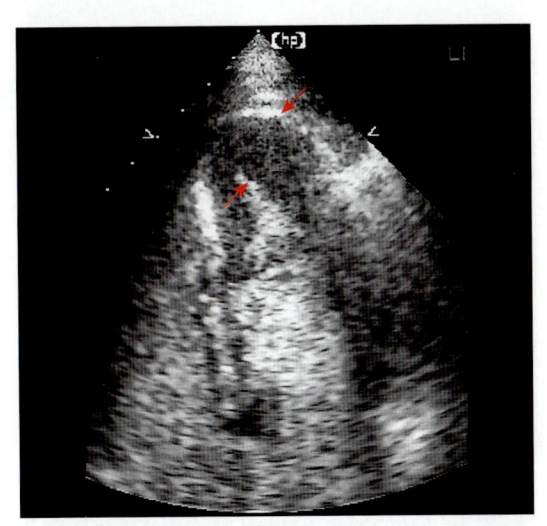

[図11] 心尖部肥大型心筋症の断層心エコー図（コントラスト使用）
心尖部に限局した肥大（→）を認める．

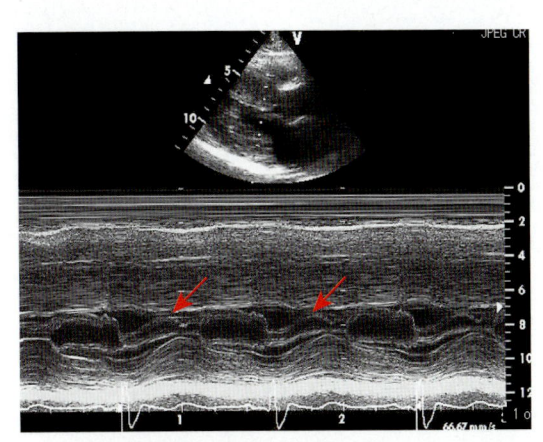

[図12] 肥大型閉塞性心筋症の僧帽弁Mモード心エコー図
収縮期に僧帽弁前尖は前方へ異常運動している．これを収縮期前方運動（→，systolic anterior motion：SAM）という．

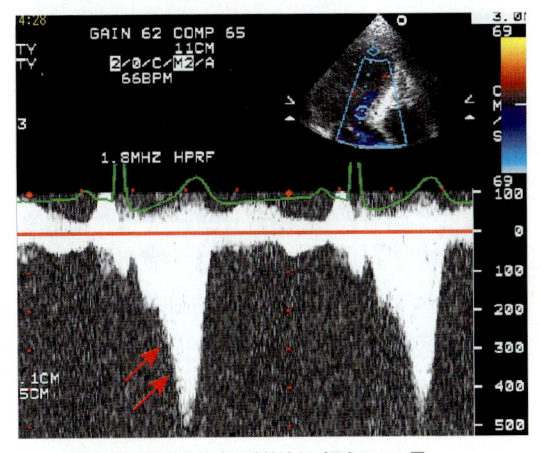

[図13] 肥大型閉塞性心筋症の連続波ドプラ心エコー図
左室流出路狭窄に高速の血流を検出し，その血流速から左室内圧較差が求められる．またCWの波形は内方にくぼんだ形態をとり（矢印）大動脈弁狭窄とは対照的である．

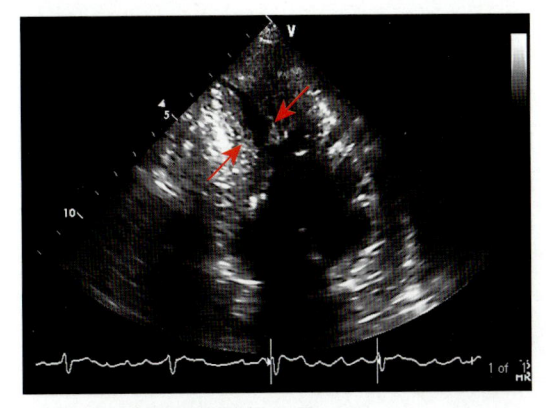

[図14] 左室中部狭窄の断層心エコー図
左室中部に高度の肥大が認められる（矢印）．

きない．
　Maronらは，肥大様式から本症を次の四つに分類しているが，これに心尖部肥大型心筋症を加えて5型に分類することが多い（図10）．Ⅰ型：前壁中隔に限局する場合，Ⅱ型：中隔全体に及ぶ場合，Ⅲ型：中隔から左室前壁や側壁を含む場合，Ⅳ型：前部中隔以外の場合．左室前側壁ないし心室中隔後半部が肥大をきたしているタイプ，Ⅴ型：心尖部肥大型心筋症（図11）．

■②左室流出路閉塞の評価
　肥大型閉塞性心筋症では，僧帽弁装置の収縮期前方運動 systolic anterior motion（SAM：図12）がみられる．カラードプラ法にて左室流出路にモザイクがみられ，連続波ドプラ法にて，同部に血流速の増加（圧較差）が認められる（図13）．連続波ドプラ法での測定による左室流出路圧較差30mmHgが，閉塞性とする一つの目安である．症例によっては左室中部に狭窄をきたすこともある（mid ventricular obstruction：MVO，図14）．

■③僧帽弁逆流
　肥大型閉塞性心筋症では高頻度に僧帽弁逆流を合併する．しかし，前述のごとく，僧帽弁逆流の発生には左室流出路の狭窄が深く関与しており，僧帽弁逆流の血流は左室流出路の血流パターンに酷似している．

④左室拡張能の評価

左室拡張能の低下はパルスドプラ法にて，評価される．左室流入血流速波形は，拡張早期波（E波）が低下，E波減衰時間が延長，心房収縮期波（A波）が増高する異常弛緩パターン（abnormal relaxation pattern, E/A＜1）を呈する．拡張能低下が進行すれば，偽正常化パターン（pseudonormalized pattern, E/A＞1）となり，さらに高度になれば，拘束パターン（restrictive patten, E/A＞2）となる（図15）．

e）心臓カテーテル

心エコー図による心内圧較差測定が容易となり，本症の診断に必ずしも用いられる検査ではなくなった．心エコー図にて血行動態評価が不十分で，拡張期コンプライアンス低下や左室内圧較差を評価する必要がある場合にのみ行われる．冠動脈造影は冠動脈疾患の除外が必要な場合，心内膜心筋生検は二次性心筋症の鑑別診断が必要な場合にのみ行われる．心内圧測定を行った場合では左室圧波形にて著明なa波増高を伴った左室拡張末期圧上昇がみられる．肥大型閉塞性心筋症では，左室流出路に圧較差がみられる．

f）核医学検査・CT・MRI

心エコー図の進歩により，形態学的，機能的診断における核医学検査の比重は低下している．しかし，心筋シンチグラムでは，心筋虚血や心筋代謝，心筋交感神経機能の評価が可能である．血流評価製剤では肥大部における高集積が得られる（図16）．またBMIPP（β-methyl-p-iodophenyl-pentadecanoic acid）による心筋脂肪酸代謝の評価では，肥大部における脂肪酸の取り込みの低下がみられ，肥大部を中心に高度な血流－BMIPP集積乖離が認められ，この所見は肥大型心筋症における脂肪酸代謝障害が左室収縮能低下，ひいては心不全発症，心臓死と関与していることを示唆している．CT，MRIについては，心エコー図にて画像描出困難な場合の形態診断に用いられる．

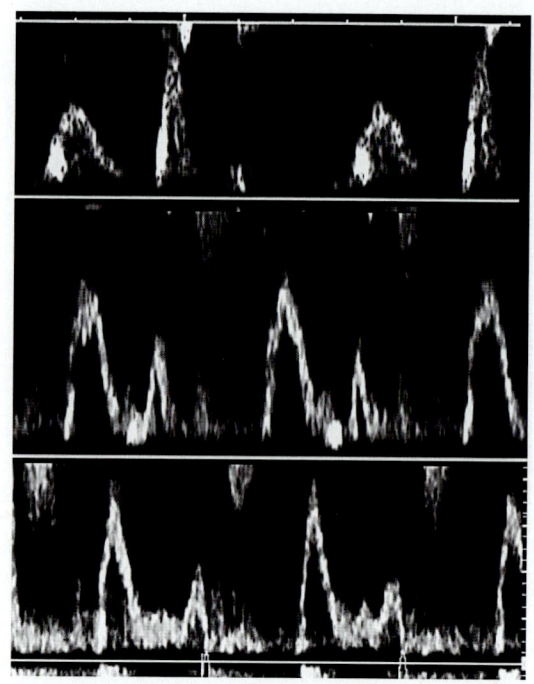

[図15] 肥大型心筋症における左室流入血流速波形
拡張能が保たれている症例では異常弛緩パターン abnormal relaxation pattern（上段）を呈するが，拡張能障害が進行するに従い，偽正常化パターン pseudonormalized pattern（中段），拘束型障害パターン restrictive pattern（下段）へと変化する．

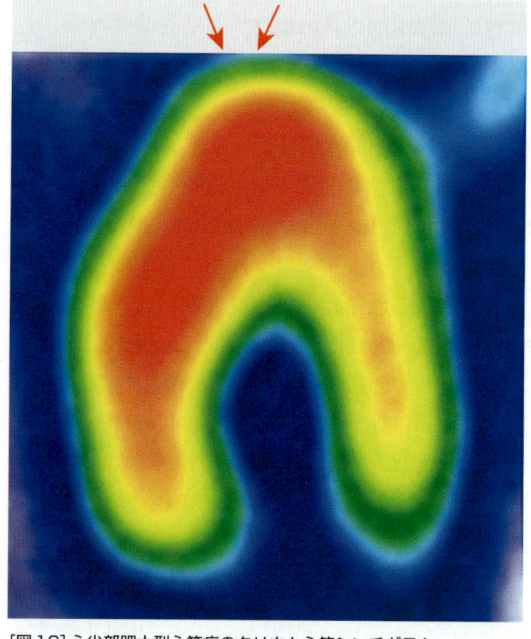

[図16] 心尖部肥大型心筋症のタリウム心筋シンチグラム
心尖部を中心に取り込みが亢進している（矢印）．

g) 診断のプロセス

肥大型心筋症の診断は，病歴，身体所見や各種検査からの情報を総合して行われるが，① 心肥大・拡張機能低下，② 左室流出路狭窄，③ 不整脈の三つの病態を特に意識することが重要である．この過程で，心エコー図は，重要で豊富な情報を提供するため，診断の軸になる．最初に本症を疑うところから精密検査まで，次のような診断上のステップが存在する．

ステップ1：自覚症状から肥大型心筋症を疑うまで－非循環器専門医も含めた一般外来レベル

ステップ2：心エコー図検査で肥大型心筋症と診断するまで－循環器専門外来のレベル

ステップ3：病態把握，重症度判定を目的とした精密検査－入院も含めた精査のレベル

5) 治療

a) 日常生活の管理

ⓐ運動

競技スポーツを禁止し，運動強度の高い種目も避ける．失神の既往や突然死の家族歴などリスクの高い場合はことに厳重に注意する．

ⓑ感染予防

肥大型心筋症では感染性心内膜炎の罹患率が高くなるため，抗生物質の予防内服が必要である．

ⓒ妊娠

若年の女性患者では妊娠，出産は重要な問題で，妊娠，出産に際しては，血行動態は変化するため，常に潜在的なリスクを伴うことに留意する．

ⓓ塞栓症の予防

心原性塞栓症を起こすことがある．特に心房細動合併例では抗凝固薬や抗血小板薬の内服が必要である．

b) 薬物療法

■①β遮断薬

β遮断薬は肥大型心筋症の自覚症状を改善する対症療法として汎用されるが，エビデンスとして十分に確立されたものではない．肥大型閉塞性心筋症では，左室内圧較差を減少させ，症状を改善するが，突然死を減少させるというエビデンスはない．また，無症状で心室性不整脈のない軽症例に対するβ遮断薬の予後改善効果は不明であり，その投与については意見が分かれる．

■②Ca拮抗薬

ベラパミルないしはジルチアゼムにより，自覚症状の改善が得られる．無症状の場合，投与すべきか，あるいは本剤とβ遮断薬のどちらを優先させるべきかについては，確立されたコンセンサスは得られていない．また，心臓突然死の予防効果についても明らかなエビデンスはない．

■③抗不整脈薬

I群抗不整脈薬（Na^+チャネル抑制）のジソピラミドあるいはシベンゾリンにより，肥大型閉塞性心筋症での左室流出路圧較差減少効果が報告されている．ただし，長期成績を含めて大規模試験でのエビデンスはない．

■④合併する不整脈の管理

ⓐ心房細動

発作性心房細動は血行動態に大きな影響をきたすので，極力洞調律を維持するよう努める．洞調律の維持が困難で慢性心房細動となった例では，Ca拮抗薬やβ遮断薬により心拍数をコントロールする．ただし，ジギタリスは狭窄を強めることから肥大型閉塞性心筋症では禁忌である．また，塞栓症の予防のため，抗凝固療法を行う．

ⓑ心室性不整脈

持続性心室頻拍があれば予後不良であるが，非持続性心室頻拍（図18）は突然死の非主要リスクの一つではあるが，独立した予後予測指標か否かは意見が分かれている．非持続性心室頻拍の多くは無症候性で，安静時に比較的よく認められ，単独では治療の必要性はないが，30歳以下で3連発以上の心室頻拍がみられれば心臓死，突然死とも高頻度であり，高齢者では無関連であるとの報告もある．非持続性心室頻拍例に対するICDの適応は未だcontroversialであり，他のリスクを参考に症例ごとに判断するしかない．

ⓒ心臓突然死

本症の多くは比較的良好な経過をたどるが，突

然死が1年当たり2～4%の頻度と報告されており，特に若年者に多い．初発症状が突然死であることもあり，突然死の危険因子（表1）について熟知しておく必要がある．危険因子が複数存在する場合，予防的治療として，不整脈に対する治療，薬物療法，肥大型閉塞性心筋症における非薬物療法も考慮されるべきである．心室頻拍/心室細動による突然死予防としては植え込み型除細動器が最も有効であり，薬物療法ではアミオダロンが有効である．

c）非薬物療法

①手術（surgical myectomy）

非薬物療法の中では，最も歴史が古く，治療成績が確立している．心筋切除により9割以上の症例で左室流出路狭窄が解除され，再発もほとんどない．適応となるのはNYHA III度以上で，薬剤抵抗性，安静時50mmHg以上の左室流出路圧較差を認める肥大型閉塞性心筋症例である．

②ペースメーカー植え込み術（dual chamber pacing）

肥大型閉塞性心筋症に対する心房心室同期ペースメーカー療法は，薬物抵抗性を示す症例に対する治療法の一つである．ただし，臨床経過の改善・生存率の改善を示す大規模試験データはない．現在のところ，NYHA III度以上の症状で，薬物抵抗性，安静時50mmHg以上の左室流出路圧較差を認める肥大型閉塞性心筋症例で，手術を希望しない，あるいは手術リスクの高い症例に考慮される治療法である．

③経皮経管中隔焼灼術 pericutaneous transluminal septal myocardial ablation

近年，左室流出路の狭窄を解除する目的で，肥大した中隔心筋に灌流する中隔枝にエタノールを注入して心筋を壊死させる治療が注目されている．外科的中隔切除術と比較しても遜色ない成績が得られているが，現時点では長期予後は明らかでない．

●肥大型心筋症診断のまとめ

- ●症状
  動悸，息切れ，胸痛，失神
  ＊無症状例も少なくない
- ●問診
  自覚症状，家族歴，心電図異常などこれまでの検診での判定などがきわめて重要
- ●身体所見
  触診：撞起的心尖拍動，二峰性心尖拍動，二峰性頸動脈波
  聴診：駆出性収縮期雑音（肥大型閉塞性心筋症），IV音
- ●心電図
  左室肥大，異常Q波，ST-T異常，陰性T波，左房負荷
- ●Holter心電図
  心室性期外収縮，心房細動，非持続性心室頻拍，心室頻拍
- ●心エコー図
  ■断層心エコー図：左室局所の肥大（非対称性中隔肥大，心尖部肥大など）
  僧帽弁の収縮期前方運動，大動脈弁の収縮期半閉鎖
  ■ドプラ心エコー図：左室内圧較差（肥大型閉塞性心筋症：左室流出路，左室中部）
- ●心機能評価
  収縮能：左室駆出率
  拡張能：左室流入血流パターン（abnormal relaxation, pseudonormalization, restrictive pattern）
- ●心筋シンチグラム：血流評価製剤—肥大部における高集積
  BMIPP—肥大部における取り込みの低下
- ●心臓カテーテル
- ●遺伝子診断

文献

1) 循環器病の診断と治療に関するガイドライン（2000-2001年度合同研究班報告）．Circ J 66：1353, 2002
2) Kofflard, MJM et al：Hypertrophic cardiomyopathy in a large community-based population：clinical outcome and identification of risk factors for sudden cardiac death and clinical deterioration. J Am Coll Cardiol 41：987-993, 2003
3) Maki, S et al：Predictors of sudden cardiac death in hypertrophic cardiomyopathy. Am J Cardiol 82：774-778, 1998
4) Maron, BJ et al：26th Bethesda Conference：recommendations for determining eligibility for competition in athletes with cardiovascular abnormalities. January 6-7, 1994. J Am Coll Cardiol 24：845-899, 1994
5) Monserrat, L et al：Non-sustained ventricular tachycardia in hypertrophic cardiomyopathy：an independent marker of sudden death risk in young patients. J Am Coll Cardiol 42：873-879, 2003
6) Nishimura, RA et al：Clinical practice：hypertrophic obstructive cardiomyopathy. N Engl J Med 350：1320-1327, 2004
7) Nishimura, T et al：Prognosis of hypertrophic cardiomyopathy：assessment by 123I-BMIPP (beta-methyl-p-123I iodphenyl pentadecanoic acid) myocardial single photon emission computed tomography. Ann Nucl Med 10：71-78, 1996
8) Report of the 1995 WHO/ISFC Task Force on the Definition and Classification of Cardiomyopathies. Circulation 93：841-842, 1996
9) Roberts, R et al：New concepts in hypertrophic cardiomyopathies, part I. Circulation 104：2113-2116, 2001

〔室生　卓・吉川純一〕

心尖部肥大型心筋症

■ はじめに

　心尖部肥大型心筋症 apical hypertrophic cardiomyopathy（APH）は左室心尖部に異常肥大をきたす疾患で，心電図での巨大陰性T波 giant negative T（GNT）が特徴である．また本症は1976年坂本二哉ら，1979年山口洋らにより日本から初めて報告された疾患として有名である．ちなみにGNTはそれ以前は虚血性変化（心内膜下梗塞）と一般に解釈されていた．しかし比較的若年者にみられ，狭心症状はなくまた心筋梗塞のような経時的変化はみられないことなどより，専門家の間では原因不明の心電図所見と認識されていたと思われる．そして心エコー図，左室造影の普及以来ようやく心尖部肥大との関係が明らかにされたわけである．

　APHが一流英文誌に発表されると本症は世界的にも注目され，1982年Maronらが米国でも心尖部に限局した肥大を示す例がみられることを報告し，本邦のAPHとの異同が話題となった．しかし欧米の症例ではGNTやスペード型左室変形はなく本邦のAPHとは異なる臨床像を示すことが明らかになった．そして最近欧米でも本邦タイプのAPHがみられるがその頻度は低いこと，一方中国人ではAPHが非対称性中隔肥厚（ASH）を示す例よりも高頻度にみられることが報告され，アジア人に多い肥大様式と思われる．しかし本症がASHを示すいわば古典的な肥大型心筋症（HCM）とは異なる疾患か否かその位置づけについては結論は得られていない．

■ 臨床像

　APHの第1の特徴は中年以降の男性に好発することである．本症は学校検診では発見されず，30歳以降に職場検診または人間ドックの心電図で発見され，80〜90％は男性である．家族性を示す例は少ない．

　心症状はほとんどなく，あっても不定愁訴的である．心雑音はなく，軽症高血圧が30〜50％にみられるが，心電図変化を説明できるほど高度なものはない．

　第2の特徴は心電図変化で左側胸部誘導の著明な高電位差を伴うGNTを示す（図1）．V_5誘導のR波高は30〜50mmと増大し，ときには70mmに及ぶことがある．GNTはV_4，V_5誘導で最も深く−10〜−20mmのことが多いが，最大−40mmに達する．このGNTの深さは心尖部肥大の程度と相関する．

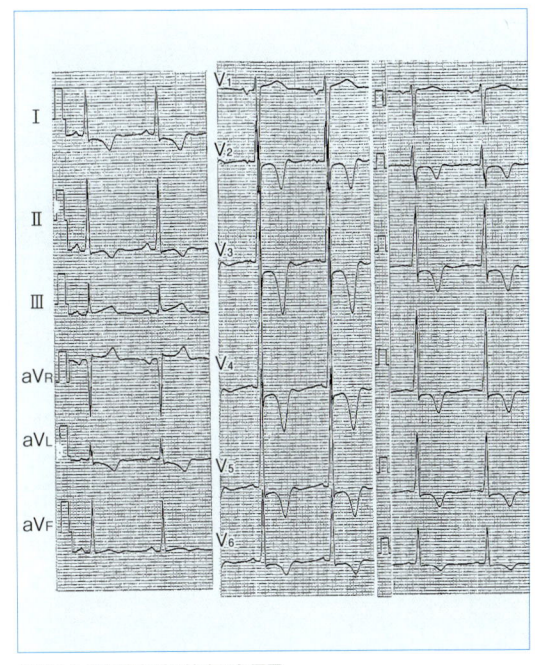

[図1] 心尖部肥大型心筋症の心電図
　著明なV_5誘導のR波増高とV_3誘導で最も深い（−17mm）巨大陰性T波がみられる．

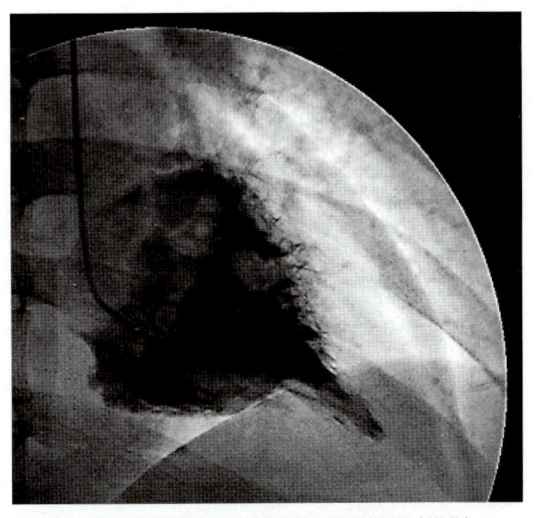

[図2] 心尖部肥大型心筋症の左室造影所見（拡張期第1斜位像）
　スペード型の左室変形がみられる．

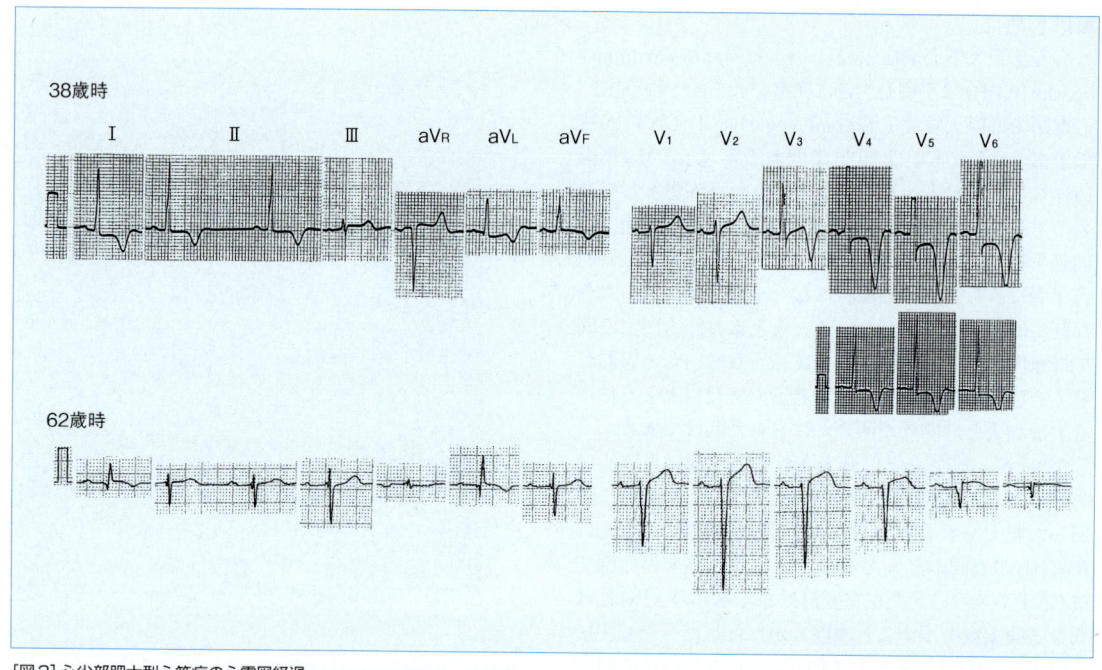

[図3] 心尖部肥大型心筋症の心電図経過
38歳時には左側胸部誘導で著明な高電位差と巨大陰性T波を認める．24年後（62歳）にはこれらの特徴は全く失われ，胸部誘導のR波はほとんど消失し，V₅, V₆にはQ波が出現した．なお，本例は60歳時に心室頻拍→突然死のニアミスをきたしICDを植え込んだ．

第3の特徴はスペード型左室変形である（図2）．これは心尖部の全周性肥厚による所見と思われ，拡張期左室造影の左前斜位像で認められ，通常心尖部壁厚／心基部壁厚比が1.3以上である．心エコー図では心尖部アプローチでスペード型左室変形がみられるが，本法では心尖部の観察が困難なことがある．一方心基部（腱索レベル）では13～15mm程度の対称性肥厚を示すことが多い．なお心尖部肥厚とともに心基部でASHを示す例があるが，これをAPHとするか，古典的ASHに含めるかについては結論は得られていない．血行動態的にはAPHでも収縮機能は保たれ左室拡張障害が主体である．しかしその程度は軽度で，例えば左室拡張末期圧は正常か軽度上昇にとどまる．左室流出路狭窄は認めないが，経過中に心室中部閉塞を示す例がある．この場合心尖部の収縮低下（心尖部心室瘤）を伴うことがあるが，これは本症の心筋障害が心尖部でより強く進行するためと考えられよう．Holter心電図で心室頻拍は少なく，突然死はまれとされたが，心筋障害の進行とともに心室頻拍の頻度は増加する．

■ 診断
APHの診断は，左室肥大を伴うGNT（−10mm以上）とスペード型左室変形で行う．このうちスペード型左室変形の診断にはこれまで拡張期左室造影の左前斜位像が用いられたが，最近はX線CTやMRIで心尖部肥大の診断が可能となった．

■ 長期経過・予後
APHは心症状は少なく心機能障害も軽度でまた突然死や心不全はみられず，最近まで予後良好な疾患と考えられてきた．しかし15年以上の長期観察例が増加するにつれ，APHも大きな病態変化を示すことが明らかとなりつつある．図3は自験例の心電図経過を示すが，16年以上の長期観察例では，74.1％で左室肥大，92.6％でGNTの消失が認められる（図4）．そして心電図では心房細動，異常Q波，0.12秒以上の

[図4] 心尖部肥大型心筋症の心電図所見の経年変化
RV₅誘導のR波高，V₄またはV₅誘導の陰性T波は次第に減少し，74.1%で左室肥大の消失，92.6%で巨大陰性T波の消失が認められた．

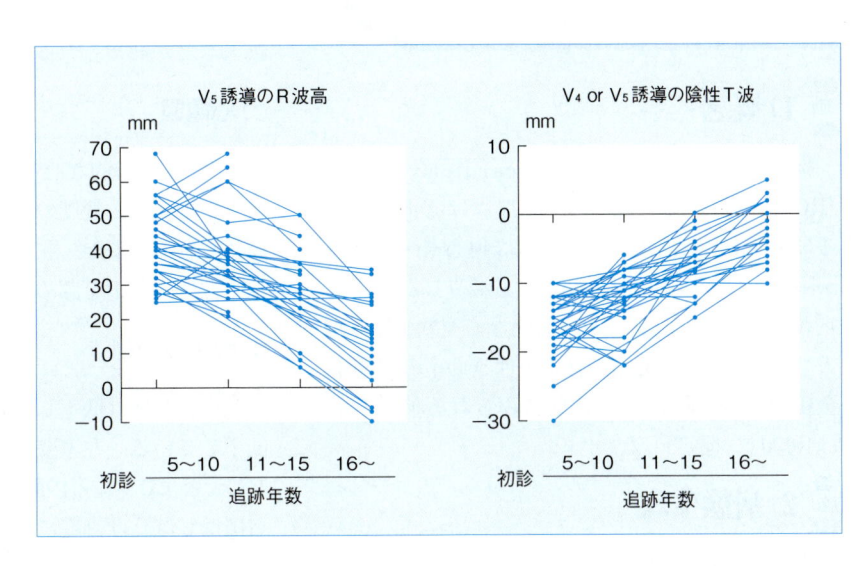

QRS間隔の延長，心エコー図では，心尖部心室瘤，左室収縮機能低下がみられ，塞栓症，突然死，心不全もまれではない．また経過中にASHへ進行する例や心室中部閉塞を示す例が報告されている．このようにAPHの心筋病変は進行性で，やがて心不全や重篤な合併症をきたし決して予後良好とはいえない．したがって，APHにおいても心症状がないとの理由で放置せずに少なくとも定期的な経過観察が必要である．そして病態変化に応じて例えば心房細動では抗凝固薬による塞栓症の予防，心室頻拍ではアミオダロンやICDによる突然死対策，収縮機能障害ではACE阻害薬やARB投与などの適切な治療を行う必要がある．

■ HCMにおけるAPHの位置づけ

APHは1) 特徴的な好発年齢，性差を示し，2) 家族性は少なく，3) 心症状，心機能障害は軽度で，4) 予後は良好とされ，ASHを有するいわば古典的なHCMとは区別して取り扱われてきた．しかし1) 本症の心筋病変は進行性で長期経過中大きな病態変化を示し，二次性心肥大による良性疾患とはいえず，2) APHからASHへ進行する例や両者を合併した例がみられ，3) 一部ではあるが心筋トロポニンⅠ，心筋ミオシン結合蛋白CなどのHCMと共通した遺伝子異常が報告されている．したがって，APHは大きくはHCMのスペクトラムに含めておいた方がよいと思われる．しかしなぜHCMとは異なる年齢分布，性差，家族性や人種差を示すかなど今後検討すべき課題も多い．

文献

1) Ho, H-H et al : Clinical characteristics of and long-term outcome in Chinese patients with hypertrophic cardiomyopathy. Am J Med 116 : 19-23, 2004
2) Koga, Y et al : Disappearance of giant negative T waves in patients with the Japanese form of apical hypertrophy. J Am Coll Cardiol 26 : 1672-1678, 1995
3) Maron, BJ : Apical hypertrophic cardiomyopathy : the continuing saga. J Am Coll Cardiol 15 : 91-93, 1990
4) Sakamoto, T et al : Giant T wave inversion as a manifestation of asymmetrical apical hypertrophy (AAH) of the left ventricle. Echocardiographic and ultrasonocardiotomographic study. Jpn Heart J 17 : 611-629, 1976
5) Yamaguchi, H et al : Hypertrophic nonobstructive cardiomyopathy with giant negative T-waves (apical hypertrophy) : Ventriculographic and echocardiographic features in 30 patients. Am J Cardiol 44 : 401-412, 1979

〔古賀義則〕

Ⅶ. 心筋疾患　A. 特発性心筋症

3. 拘束型心筋症

1) 概念

拘束型心筋症 restrictive cardiomyopathy (RCM) は，収縮機能と心室壁厚はほぼ正常であるにもかかわらず，一方もしくは両心室への充満が障害され，心室の拡張期容積も減少した病態と定義される．したがって，著明な心室壁肥厚（肥大型心筋症）や，心室の拡張を伴う心室の収縮不全（拡張型心筋症）に二次的にみられる拡張不全はRCMには該当しない．

2) 病態生理

本症の病態生理学的特徴は，左室のコンプライアンス低下による左室拡張期圧上昇，およびそれによる左房・右房系圧上昇である．軽症例では左室弛緩の延長，左室拡張終期圧の上昇のみが認められる．重症例では左室拡張期圧そのものおよび左房圧の上昇があり，左心不全症状や心房細動などの上室性不整脈が認められる．

3) 症状

軽症患者では無症状のこともあるが，病態の進行に伴い呼吸困難，発作性夜間呼吸困難，起坐呼吸，低心拍出量による倦怠感などの心不全症状が認められる．また，動悸，胸痛，塞栓症が出現する例もある．

4) 診断

a) 身体所見

病態の進行に伴い両心不全を呈するようになると，頸静脈怒張，全身浮腫，黄疸，腹水などの右心不全症状も合併してくる．聴診所見では4音を高頻度に認め，重症例ではⅢ音や肺野でのラ音も聴取される．また，三尖弁閉鎖不全を合併すると房室弁逆流性雑音を聴取するようになる．

b) 胸部X線

軽症例では正常であるが，病態の進行に伴い肺うっ血像，胸水貯留，左房拡大，右室拡大，右房拡大などが認められる．

c) 心電図

RCMに特異的な心電図変化はないが，非特異的ST-T変化，軽度の左室肥大所見が比較的よく認められる．また，左房圧上昇に伴い心房細動や上室性期外収縮を認めることがある．

d) 心エコー図

左室拡張能は低下し，収縮能は正常ないし軽度低下している．左室壁厚は正常ないしは軽度の肥厚にとどまり，左室内腔の拡大も認めない．左房・右房はしばしば高度に拡張し，血栓形成のみられることもある．右室も肺動脈圧上昇を反映してときに拡張する．

左室拡張障害の指標として，僧帽弁のB bump形成，ドプラ左室流入速波形は左房圧の上昇がみられない病期では流入障害波形（E/A≦1.0），左房圧が上昇するに伴い偽正常化（E/A＞1.0），E波減速時間 deceleration time（DT）の短縮（＜150msec），肺静脈血流波形のD波の増高などが参考になる．

e) 核医学検査

心筋線維化が進行すると心筋血流シンチグラフィーで灌流欠損がみられる．また，心プールシンチグラフィーでは最大充満速度 peak filling rateの低下や最大充満速度到達時間 time to peak fillingの延長などが拡張障害の指標になる．

f) 心臓カテーテル・心筋組織所見

左室拡張障害を示唆するものとして，左室拡張終期圧の上昇，左室最大陰性dP/dtの低下，左室圧下降時定数の延長が認められる．重症例で心房圧の上昇をきたしている場合には拡張早期流入速度が増大し，square root sign型（dip and plateau

● 拘束型心筋症診断の流れ

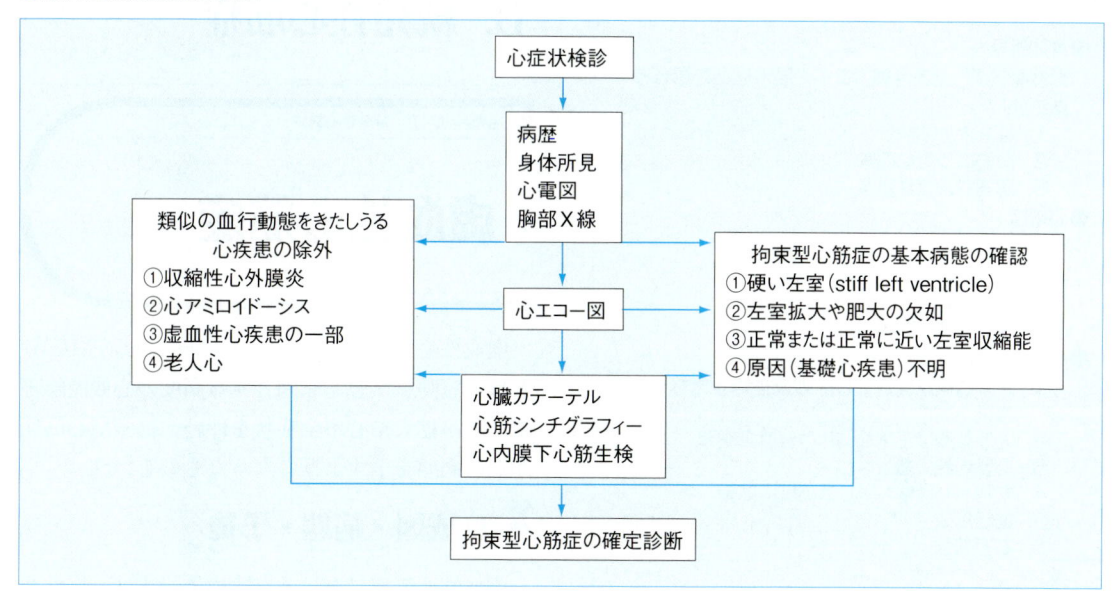

```
                        心症状検診
                           │
                         病歴
                         身体所見
                         心電図
                         胸部X線
                           │
  類似の血行動態をきたしうる        拘束型心筋症の基本病態の確認
  心疾患の除外                  ①硬い左室(stiff left ventricle)
  ①収縮性心外膜炎    ← 心エコー図 →  ②左室拡大や肥大の欠如
  ②心アミロイドーシス              ③正常または正常に近い左室収縮能
  ③虚血性心疾患の一部             ④原因(基礎心疾患)不明
  ④老人心
                           │
                        心臓カテーテル
                        心筋シンチグラフィー
                        心内膜下心筋生検
                           │
                       拘束型心筋症の確定診断
```

型)の左室圧波形をきたすことがある．心係数，左室駆出率などの収縮能に関する指標は正常あるいは軽度の低下にとどまる．

本症の心内膜下心筋生検の特徴的な病理所見は未だ不明である．さまざまな程度の心筋線維症，非特異的心内膜炎，心筋細胞肥大，錯綜配列などが認められる．

g) 鑑別疾患

収縮性心膜炎（CP）との鑑別が大切である．RCMでは心内圧測定において左室拡張終期圧が右室拡張終期圧よりも高いことや，ドプラ法にて左室流入速波形に呼吸性変動が認められないこと，胸部X線やCT検査，MRI検査で心膜の肥厚や石灰化を認めないことが鑑別に有用である．また，心アミロイドーシスや心内膜心筋線維症，心ヘモクロマトーシスなどがRCM様病態を呈する二次性心筋疾患として重要である．

5) 治療

本症は原因不明であるため，現在のところ原因療法的な治療法はなく，対症療法を行う．軽症から中等症の場合は利尿薬が基本となるが，心拍出量の急激な減少をきたす可能性があるため，その使用には注意が必要である．拘束型心筋症では左房圧上昇による上室性期外収縮や心房細動がしばしばみられる．これらに対しては，クラス1-Aの抗不整脈薬が第一選択であり，心拍数をコントロールする目的ではジギタリスやカルシウム拮抗薬を併用する．重症例では心移植を考慮するがその転帰は不明である．なお，抗凝固薬の使用は壁在血栓や塞栓予防に効果がある．

6) 予後

一般的に，本症の症状は進行性であり，予後も悪い．死亡率は5年で約60%，10年では約90%といわれている．

文献
1) 河合祥雄：循環器疾患ver.2 – state of arts．別冊医学のあゆみ，医歯薬出版，東京，663-666, 2001
2) 河村慧四郎ほか：厚生省特定疾患特発性心筋症調査研究班 昭和56年度研究報告集，325-342, 1982
3) 中村浩士ほか：実践臨床心臓病学，文光堂，東京，208-210, 1997
4) Richardson, P et al：Report of the 1995 World Health Organization/International Society and Federation of Cardiology task force on the definition and classification of cardiomyopathies. Circulation 93：841-842, 1996
5) 寺崎文生ほか：厚生省特定疾患特発性心筋症調査研究班 平成5年度研究報告集，29-33, 1994

〔中村浩士・松﨑益德〕

● 拘束型心筋症診断のまとめ

● 身体所見
頸静脈怒張，全身浮腫，黄疸，腹水などを認める
■ 聴診
1. Ⅲ音またはⅣ音
2. 肺野にラ音を聴取
3. 房室弁逆流性雑音

● 心電図
1. 非特異的ST-T変化
2. 軽度の左室肥大所見
3. 心房細動
4. 上室性期外収縮

● 心エコー図
1. 左室拡張能は低下し，収縮能は正常ないし軽度低下
2. 左室壁厚は正常ないしは軽度の肥厚
3. 心室内腔の拡張なし
4. 左房・右房はしばしば高度に拡張
5. 血栓形成
6. 右室拡張
■ パルスドプラ法
左室流入速波形において，流入障害波形（E/A≦1.0），偽正常化（E/A＞1.0），E波減速時間（DT）の短縮（＜150msec），肺静脈血流波形のD波の増高

● 核医学検査
1. 心筋血流シンチグラフィーで灌流欠損
2. 心プールシンチグラフィーで最大充満速度 peak filling rate の低下や最大充満速度到達時間 time to peak filling の延長

● 心臓カテーテル
1. 左室拡張終期圧の上昇，左室最大陰性dP/dtの低下，左室圧下降時定数の延長
2. 重症例で，square root sign型（dip and plateau型）の左室圧波形
3. 心係数，左室駆出率などの収縮能に関する指標は正常あるいは軽度の低下

● 心内膜下心筋生検
さまざまな程度の心筋線維化，非特異的心内膜炎，心筋細胞肥大，錯綜配列など

B. 続発性心筋症

Ⅶ．心筋疾患　B．続発性心筋症

1. 虚血性心筋症

　虚血性心筋症 ischemic cardiomyopathy（ICM）とは，冠動脈疾患を原因とする高度の心機能障害で，左室拡大や心不全症状を伴い，拡張型心筋症類似の病態を示すようになったものをいう．

1）成因・病態・予後

　虚血性心筋症における左室機能障害は，慢性心筋虚血による壁運動の低下（ハイバネーション），陳旧性心筋梗塞による生存心筋の減少，心室リモデリングに伴う組織変化が複合して生じると考えられる．狭心症状や心筋梗塞の既往を示す症例が多いが，呼吸困難や息切れなどの心不全症状を主とし，胸痛を欠く場合も少なくない．

a) ハイバネーション

　慢性的に高度に血流が低下している心筋では，虚血に対する反応として収縮力を低下させ壊死を免れていることがある．冠動脈バイパス術後に，このような虚血性心筋の機能低下が回復することが認められ，Rahimtoola らにより hibernating myocardium（冬眠心筋）と呼ばれるようになった．冬眠心筋は，虚血を解除することにより収縮力が改善することを特徴とし，虚血性心筋症の病態成立のみならず冠血行再建による予後の改善とも深く関連している．したがって，冬眠心筋の同定は本症の治療方針の決定にきわめて重要である．組織学的には，収縮蛋白の減少などの心筋細胞脱分化，アポトーシスによる心筋細胞の減少，などの変化が報告されている．

b) 心室リモデリング

　広範な心筋梗塞では，初期の梗塞部の拡大 infarct expansionに引き続き，数日から数ヵ月の遠隔期に左室内腔の拡大と非梗塞部の心筋細胞肥大を生じることが知られている（図1）．こうした一連の左室形態の変化は，心室リモデリング remodeling（心室再構築）と呼ばれ，本来は心拍出量を維持するための代償機転（Frank-Starlingの法則）と考えられるが，梗塞サイズが大きい場合には梗塞後数ヵ月の時期を過ぎても左室拡大は進行する．左室拡大に伴う壁応力の増大は，非梗塞部の心筋細胞肥大，さらには収縮力の低下を招き，レニン-アンジオテンシン系の活性化，間質の線維化，相対的心筋虚血などを伴って，虚血性心筋症の成立に関与する．左室拡大を伴うリモデリングは前壁心筋梗塞に多くみられ，その頻度は15〜40％と報告されている．また心筋梗塞後の予後に左室収縮末期容量が最も相関するとされており，心室リモデリングの程度は虚血性心筋症の予後規定因子である．

c）予後

予後は一般に不良である．左室駆出率35％以下の心不全患者（主にNYHA Ⅱ〜Ⅲ度）に対するACE阻害薬投与の効果をみたSOLVD治療試験は，虚血性心疾患患者を7割含んでいたが，2年生存率は実薬群でも8割程度であった．左室駆出率40％以下の患者の予後を追跡したDuke大学からの報告では，虚血性心疾患患者の5年生存率は59％と，非虚血性の69％に比して低く，冠動脈病変の重症度は予後規定因子の一つであった．β遮断薬などの内科的治療に対する反応性が非虚血性心筋症より劣るという報告もあり，可能な限り冠血行再建が望まれる．また，心室性不整脈による突然死も重要な死因の一つである．

2）診断

虚血性心筋症の診断は，a）心不全および左室機能障害の診断，b）心不全の成因診断，c）心筋バイアビリティの診断，の三つのステップからなる．

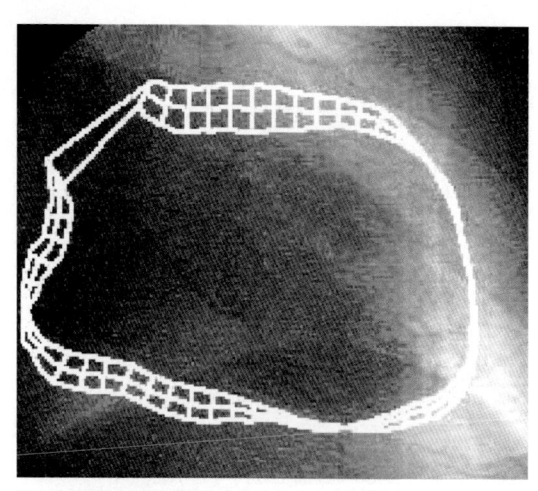

[図1] 広範前壁梗塞に伴う心室リモデリングが原因と考えられた虚血性心筋症の1例
左前下行枝一枝病変であるが，左室造影では，拡張末期容量384m*l*，収縮末期容量287m*l*，駆出率25％と，高度の左室拡大と左室機能障害を認めた．

a）心不全の診断

労作時呼吸困難・息切れ，起坐呼吸，安静時呼吸困難，浮腫などの心不全症状，Ⅲ音，奔馬調律，肺雑音などの聴診所見，心拡大や肺うっ血像などの胸部X線所見は，拡張型心筋症と類似している．このような症状・所見に加え，心エコー図検査による左室機能の把握が本症の診断に重要である．心エコー図では，左室径や左室駆出率（Simpson変法）などの計測に加えて，僧帽弁流入血流速波形（E波，A波，E波の減速時間）の分析も有用であり，予後との関連も報告されている．左室内血栓の有無についても留意する．左室機能障害を認めた場合，引き続きその成因を検討する．

b）心不全の成因診断

心不全の原因が，虚血性心疾患であることは，冠動脈造影を行うことにより確定診断される．12誘導心電図における異常Q波，心エコー図による局所の壁運動低下や菲薄化は，虚血性心疾患の関与を示唆するが，びまん性の壁運動低下を示す場合には，拡張型心筋症との鑑別が困難なことがある（図2）．このような場合でも，負荷心筋血流シンチグラフィーで，冠動脈支配に一致した可逆性欠損像があれば，虚血性心筋症の可能性が疑われ

る．しかし，虚血性心筋症では重症多枝病変の場合が多く，負荷そのものが危険なこともあるので，重症例では直接冠動脈造影を行う方がよい．また，高血圧や僧帽弁閉鎖不全・大動脈弁狭窄，アルコール性心筋障害，心房細動，などが虚血性心疾患患者に合併することも少なくなく，心不全の主病態が虚血であるか否かは個別に判断する必要がある．

c）心筋バイアビリティの診断

心筋梗塞や高度の心筋虚血により心筋収縮力が低下していても，虚血心筋への再灌流が行われれば心筋が生存できる状態にある場合，心筋バイアビリティ viablity があるという．バイアビリティには，急性虚血の回復した後に壁運動低下が残存するスタニング stunning myocardium（気絶心筋）と，慢性虚血によるハイバネーション hibernating myocardium（冬眠心筋）の二つの病態がある．虚血性心筋症におけるバイアビリティの診断は，予後の推定および治療方針の決定において重要な役割を果たしている．

心筋バイアビリティの診断には種々の方法が用いられる（表1）．安静時心電図で梗塞領域に異常Q波がなくr波が認められたり，心エコー図検査において，壁運動が無収縮akinesisでなく壁厚が保たれている場合には，バイアビリティが存在する可能性が高い．しかし逆に，安静時心エコーで無収縮にみえる領域であっても，すべてが梗塞壊死心筋であるとは限らない．期外収縮後や，カテコラミン刺激などにより虚血心筋の収縮増強が認められれば，収縮予備能が残存すると考えられ，虚血の解除により壁運動が改善する可能性がある．

このような潜在的な生存心筋の検出のために，主に二つの検査手法が用いられる．一つは収縮予備能を評価するためのドブタミン負荷心エコー図法であり，5〜10μg/kg/分の低用量静注で壁運動の改善が認められるかどうかを判定する（高用量では逆に壁運動が悪化する二相性の反応が認められる）．もう一つは，心筋血流・代謝の側面から生存心筋を画像化する核医学的手法である．thallium-201を用いた負荷心筋シンチグラフィー

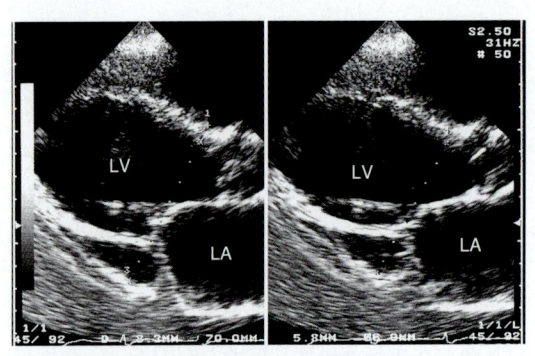

[図2] 心筋梗塞の既往のない虚血性心筋症患者の心エコー図（傍胸骨長軸像，左：拡張末期，右：収縮末期）
高度の左室拡大とびまん性の壁運動低下を認め，拡張型心筋症との鑑別が困難であった．冠動脈バイパス術を施行し，左室拡張末期径70→58mm，左室収縮末期径66→43mmと改善を認めた．

[表1] 心筋バイアビリティの評価法

- 参考とする所見
  (1) 安静時心電図における梗塞領域r波
  (2) 運動負荷心電図でのST-T変化
  (3) 安静時心エコーでの局所壁厚と壁運動
  (4) 左室造影法での壁運動（期外収縮後の壁運動増強）
- バイアビリティ検出を目的として行われる検査
  (1) 負荷心エコー法（ドブタミン/ジピリダモール）
  (2) 心筋血流SPECT（^{201}Tl/^{99m}Tc）
  (3) [^{18}F]FDG-心筋PET
- その他の方法
  (1) 心筋コントラストエコー法
  (2) 心臓MRI，造影CT

(SPECT)での一過性灌流低下は，感度50〜70%とバイアビリティを過小評価するが，再静注法や安静時再分布像，あるいは technetium-99m sestamibi などを用いることにより感度を向上させることができる．fluorine-18 fluorodeoxyglucose（[^{18}F] FDG）を用いたPET検査は，糖代謝の面から生存心筋を評価し，バイアビリティ検出のゴールドスタンダードと考えられてきたが，施行可能な施設が少ないなどの問題もある．これらの手法によるハイバーネーション検出の感度，特異度を表2に示した．

3）治療

心不全および虚血性心疾患としての薬物治療を行う．心筋バイアビリティが存在する場合には，可能な限り冠血行再建 revascularization を行うことが重要である．

a) 内科治療

薬物治療は，①利尿薬，アンジオテンシン変換酵素 angiotensin converting enzyme（ACE）阻害薬もしくはアンジオテンシン受容体拮抗薬，ジギタリス，β遮断薬による心不全の治療，②アスピリン（抗血小板薬），スタチン（高脂血症治療薬），による虚血性心疾患の二次予防，を基本とする．必要に応じて，③硝酸薬，Ca拮抗薬などによる心筋虚血の治療，④心内血栓予防のための抗凝固療法（ワルファリン），⑤合併する不整脈に対する治療，を組み合わせることになる．

ACE阻害薬は，虚血性，非虚血性を問わず，心不全患者や左室機能低下例の予後を改善することが証明されている薬剤であり，全例に投与すべきである．SOLVD試験ではACE阻害薬による左室リモデリングの抑制効果も報告されている．アンジオテンシン受容体拮抗薬はACE阻害薬と同等の効果が報告されており，咳などの副作用でACE阻害薬の忍容性が低い場合には特に有用である．β遮断薬（カルベジロール，メトプロロール，ビソプロロール）は，少量から注意して導入し段階的に増量することにより，心拍数や神経体液因子の調節を介して虚血性心不全の予後も改善することが示されている．β遮断薬には心機能の改善効果もあるが，その効果は広範な心筋梗塞では小さく，冬眠心筋の量が多いほど大きいと報告されている．一方，ジルチアゼムは心収縮力抑制作用を持つCa拮抗薬であり，うっ血性心不全を伴う心筋梗塞患者の予後を悪化させるため，虚血性心筋症患者には使用を控えるべきである．心室頻拍または心室細動を合併した場合には，抗不整脈薬アミオダロンに加えて植込み型除細動器 implantable cardioverter defibrillator（ICD）を考慮する．

冠血行再建の方法として，経皮的冠動脈インターベンション percutaneous coronary intervention（PCI）あるいは冠動脈バイパス術 coronary artery bypass graft（CABG）が選択される．冠動脈ステントなど各種デバイスの進歩により，心機能の低下した患者においても，PCIに適当な冠動脈病変を有する場合には積極的にPCIが行われるようになってきた．PCIはCABGと比較すると，再狭窄や完全血行再建率が低い，などの問題があるものの，一枝・二枝病変の患者，手術リスクの高い肺疾患患者，高齢者などでは特に重要な選択肢となる．心不全の治療77，88頁などを参照．

[表2] 慢性冠動脈疾患による左室機能障害患者における血行再建後の心機能改善の予測

検査法	感度(%)	特異度(%)	患者総数	報告数
ドブタミン負荷心エコー	84	81	448	16
^{201}Tl運動負荷心筋シンチ（再静注法）	86	47	209	7
^{201}Tl安静-再分布心筋シンチ	90	54	145	8
^{99m}Tc sestamibi心筋シンチ	83	69	207	10
[^{18}F]FDG-心筋PET	88	73	327	12

（文献5）より一部改変引用）

b) 外科治療

虚血性心筋症では重症多枝病変の症例が多く，冠動脈バイパス手術による完全血行再建を積極的に行うべきである．左室駆出率35%以下の患者を対象としたCABG-PATCH試験では，周術期死亡率は心不全症状のない例で3.5%，心不全症状のある例で7.7%と報告されている．手術リスクは高いものの，外科治療と内科治療を比較すると内科治療の予後は不良であり，心筋バイアビリティを有する症例では，自覚症状や心機能の改善に加えて予後の改善も期待できる．特に左前下行枝領域にバイアビリティを有する場合には手術の効果は大きいと思われる．

一方で，著明な左室拡大を伴った虚血性心筋症の場合，冠動脈バイパス術のみでは心機能改善は十分ではないとの報告もある．すなわち，虚血性の僧帽弁閉鎖不全症を合併した場合には，僧帽弁形成術や置換術も併用される．広範な心筋壊死に伴い，著明な左室拡大や左室瘤を呈するようになった前壁心筋梗塞症例では，心室中隔の梗塞部を左室腔からパッチで除外 exclusionし，左室を縮小するDor手術（98頁参照）やその変法の有用性も

報告されている．一方，冠血行再建が困難な心筋梗塞領域を有する症例では，経心筋レーザー血行再建術 transmyocardial laser revascularization（TMLR）や，増殖因子・骨髄幹細胞を用いた心筋再生医療も開発されている．

文献
1) Allman, KC et al : Myocardial viability testing and impact of revascularization on prognosis in patients with coronary artery disease and left ventricular dysfunction : a meta-analysis. J Am Coll Cardiol 39 : 1151-1158, 2002
2) Athanasuleas, CL et al : Surgical ventricular restoration in the treatment of congestive heart failure due to post-infarction ventricular dilation. J Am Coll Cardiol 44 : 1439-1445, 2004
3) Bart, BA et al : Clinical determinants of mortality in patients with angiographically diagnosed ischemic or non-ischemic cardiomyopathy. J Am Coll Cardiol 30 : 1002-1008, 1997
4) The SOLVD Investigators : Effect of enalapril on survival in patients with reduced left ventricular ejection fractions and congestive heart failure. N Engl J Med 325 : 293-302, 1991
5) Wijns, W et al : Hibernating myocardium. N Engl J Med 339 : 173-181, 1998

〈大川真理・土居義典〉

● 虚血性心筋症診断・治療の流れ

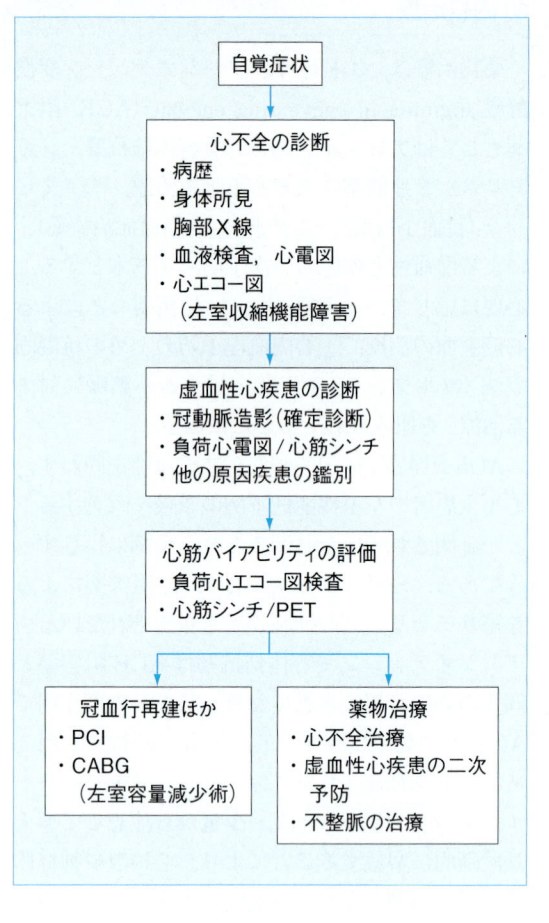

Ⅶ. 心筋疾患　B. 続発性心筋症

2. 内分泌・代謝異常による心筋疾患

a. 甲状腺機能亢進症

■ ①成因・病態

甲状腺ホルモン（$T_3 \cdot T_4$）の循環系に対する作用として，心拍数増加，収縮力増強，末梢血管抵抗低下などがある．甲状腺機能亢進症 hyperthyroidism の循環動態の特徴は，高心拍出状態であり，これには甲状腺ホルモンの直接作用やカテコラミン分泌亢進の関与も考えられる．臨床上は，心房細動・冠攣縮性狭心症・心不全が引き起こされる．組織形態では心筋細胞の肥大・変性，間質の線維化などがみられるが，これに心筋代謝障害が加わり，高心拍出状態が心予備能を凌駕すると心不全を生ずる．

■ ②診断・治療

発汗過多・多動・体重減少・下痢・頻脈・呼吸困難など，甲状腺ホルモン過剰を疑わせる症状をみた際には，本疾患を鑑別する必要がある．血清学的には，甲状腺ホルモンの上昇，甲状腺刺激ホルモン thyroid stimulating hormone（TSH）の低下で診断される．わが国における甲状腺機能亢進症の原因の大部分はBasedow病である．

治療では甲状腺機能亢進を早く是正することが重要である．抗甲状腺薬が投与されるが，まれにヨード薬や放射線治療も用いられる．難治例や再発例では甲状腺切除術を行う．高心拍出状態ではβ遮断薬（非選択性で内因性交感神経刺激作用のないプロプラノロールなど）を第一選択とし，適宜ループ利尿薬を用いる．ジギタリスに対する反応は一般に不良である．

高心拍出性心不全は，早期診断・治療によって回復可能であるが，進行例では収縮障害が出現し拡張型心筋症様を呈する（図1）．罹病期間が長くなると甲状腺機能が改善しても心機能障害は改善せず予後不良である．

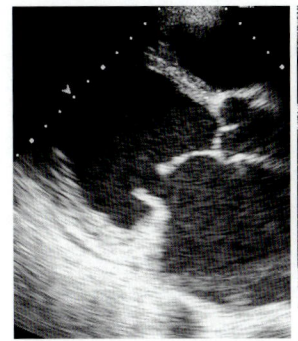

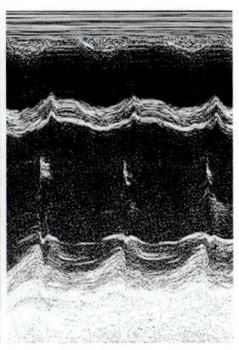

[図1] 甲状腺機能亢進症の断層心エコー図とMモード心エコー図
左室の拡大（左室拡張末期径=74mm）と心収縮能低下（駆出率 EF=43%）を認める．また左房の著明拡大と僧帽弁逆流もみられた．

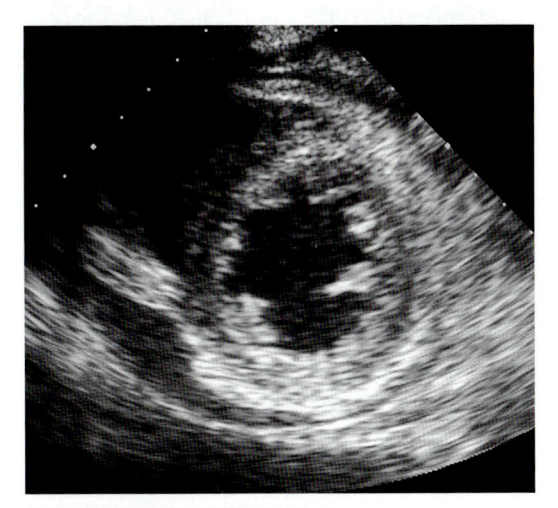

[図2] 甲状腺機能低下症の断層心エコー図
傍胸骨短軸像を示す．全周性の心嚢液貯留がみられる．

b. 甲状腺機能低下症

■ ①成因・病態

甲状腺機能低下症 hypothyroidism の原因の90%以上は甲状腺炎による原発性甲状腺機能低下である．抗不整脈薬（class Ⅲ）のアミオダロン投与で起こることも知られている．T_3欠乏で代謝は低下し，徐脈・心拍出量低下をきたす．進行例では心収縮能低下も出現する．また，血管透過性亢進に伴う心嚢液貯留もしばしば認められる（図2）．組織形態的には心筋細胞の変性・線維化，間質の浮腫・ムコ多糖の沈着を認め，これらの変化が広範囲になると不可逆性の心不全に陥る．

②診断・治療

皮膚乾燥・便秘・記憶力低下・浮腫・息切れなど，甲状腺ホルモン減少を疑わせる症状では本疾患を鑑別する必要がある．血液検査では，甲状腺ホルモン低値・TSH 高値のほかに，高コレステロール血症，骨格筋障害による CPK・GOT・LDH 上昇を認めることがある．

治療としては，甲状腺ホルモン補充療法を行い，心不全の程度により利尿薬や血管拡張薬を併用する．ジギタリス投与に際しては過敏症による不整脈の出現に注意する．長期間の高コレステロール血症による冠動脈病変の合併にも留意すべきである．冠動脈病変合併例では，甲状腺ホルモン投与が虚血発作を誘発する可能性があるため少量から漸増する．

甲状腺機能亢進症と同様，長期にわたると心機能障害は回復不能となりうる．

c. 褐色細胞腫

①成因・病態

褐色細胞腫 pheochromocytoma は副腎髄質や交感神経組織から発生する腫瘍（90% は良性）で，過剰のカテコラミンを産生する．発作型あるいは持続型の高血圧を呈し，頭痛・発汗過多・代謝亢進・高血糖などがみられる．末梢血管抵抗の調節不良による起立性低血圧を生ずることもある．冠動脈攣縮や不整脈を誘発し，カテコラミンの心筋毒性により"カテコラミン心筋炎"を起こすこともある．本疾患で死亡した例の約半数には心筋炎所見がみられると報告されており，多くは心不全・肺水腫を伴っている．

②診断・治療

診断は，血中・尿中のカテコラミン，および代謝物のバニルマンデル酸・メタネフリンの上昇によってなされる．

初期治療では，α遮断薬とβ遮断薬の併用が一般的である（β遮断薬単独使用ではα作用増強による高血圧をきたす）．基本的には腫瘍摘出が必要であるが，まず術前に腫瘍の位置を，CT，動脈造影，核医学検査などで確認する．90% は副腎髄質由来であるが，副腎外に発生するものでは，特にその局在診断が重要である（図3）．心不全例では，利尿薬投与や高血圧・不整脈のコントロールで急性期を乗り切れば，心機能は回復することが多い．心筋障害が長期に及び広範囲の線維化をきたした例では拡張型心筋症様病態へ移行する場合もある．

d. 末端肥大症

①成因・病態

末端肥大症 acromegaly では，下垂体前葉の嫌色素性細胞からの成長ホルモンの過剰分泌により，高血圧や糖尿病を合併し臓器肥大もきたす．冠動脈病変・うっ血性心不全・不整脈の合併も多く認められる．心筋肥大と心室拡大により，うっ血性心不全を発症する例を末端肥大症性心筋症と呼ぶ．心筋肥大の本態は成長ホルモンの心筋への直接作用と考えられるが，心筋病変の悪化に高血圧や糖尿病などの関与も指摘されている．

②診断・治療

末端肥大症特有の所見（顔貌・四肢の変化）とともに，空腹時およびブドウ糖負荷後の血中成長ホルモン高値を示す．洞性頻脈や心房細動を認める場合には，甲状腺機能亢進症合併の有無を確認する必要がある．

治療の基本は腫瘍摘出ないし放射線療法である．成長ホルモンの正常化とともに心筋病変は改善するが，不可逆性の場合もある．

e. 心アミロイドーシス

①成因・病態

心アミロイドーシス amyloidosis は，アミロイドの組織沈着が原因である．アミロイドの成分により，①免疫グロブリン軽鎖によって構成される AL 蛋白によるもの（原発性および多発性骨髄腫に合併する），② AA 蛋白による続発性アミロイドーシス（関節リウマチや慢性感染症に続発する），③常染色体優性遺伝形式をとる家族性アミロイドーシス，④老人性アミロイドーシス，に分類される．

心アミロイドーシスの存在は，予後を大きく左右する．原発性および多発性骨髄腫では心病変を

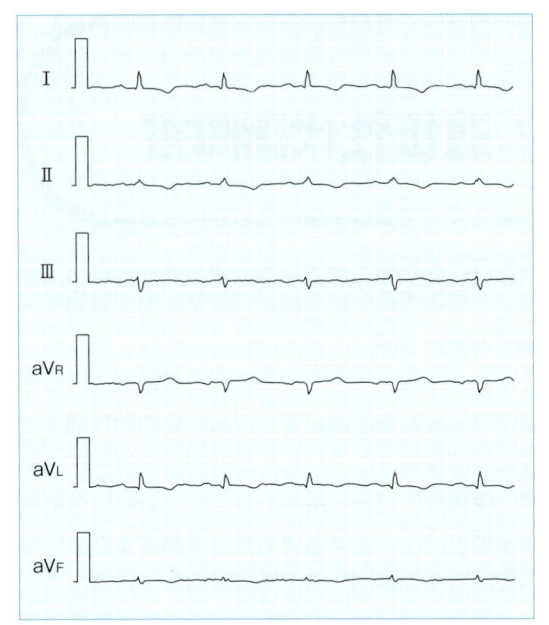

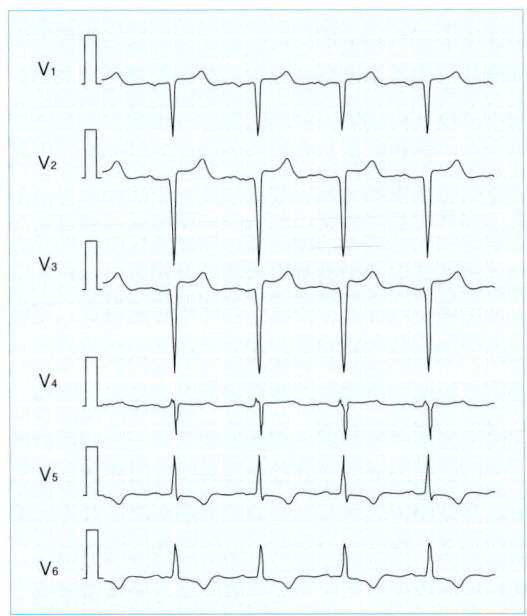

[図3] 心アミロイドーシスの心電図
　　四肢誘導の低電位と胸部誘導でのpoor r progressionを認める．

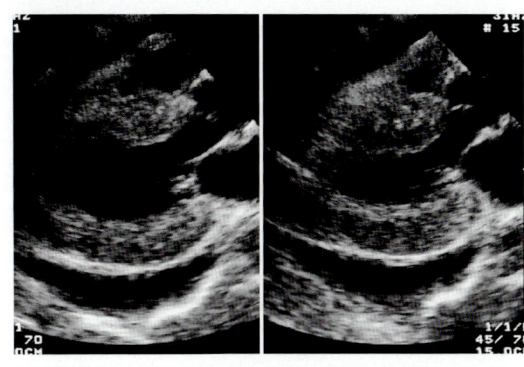

[図4] 心アミロイドーシスの断層心エコー図（左：拡張期，右：収縮期）
　　左室壁の肥厚とgranular sparklingが認められる．心嚢液貯留もみられている．

高頻度に認める．一方，続発性のものでは心病変の頻度は10％以下とまれである．家族性では神経症状が臨床病型の中心であるが，心筋障害・腎障害もみられ，心病変合併は約25％と報告されている．老人性アミロイドーシスの心病変は軽症から重症例までさまざまな病態を呈する．

心筋障害では，間質沈着が顕著な例では心拡張能の障害が主体となり，拘束型心筋症様病態を呈する．しばしば心房細動や伝導障害とともに，低心拍出量による難治性の両心不全をきたす．心筋障害のほかに，血管病変，自律神経系への沈着による起立性低血圧，腎への沈着による腎障害などがある．

■ ②診断・治療

心アミロイドーシスは男性に多く，30歳未満ではきわめてまれである．症状では右心不全症状が初発となることも多い．壮年以降の男性で腎障害にもかかわらず低血圧傾向を示すような場合，鑑別診断として考慮すべきである．典型的な心電図所見として，四肢誘導の低電位と胸部誘導でのR波の減高を認める（図3）．心エコー図検査では，心室壁の肥厚・心筋内のgranular sparkling appearance・拘束型拡張障害・心房拡大などが典型的である（図4）．進行例では心収縮能低下もみられる．診断には，免疫グロブリン異常の確認（血清M蛋白あるいは尿中Bence Jones蛋白）や胃十二指腸・直腸生検によるアミロイド沈着の証明が行われる．心内膜心筋生検が診断確定に有効となる場合もある．

薬物ではアルキル化薬が有効との報告もあるが，AL蛋白には効果が少ない．過量の利尿薬や血管拡張薬は低心拍量や低血圧を助長する．ジギタリスはアミロイド線維に選択的に吸着されるため，少量でも重篤な不整脈が出現することがある．また，

心房細動合併例，心房standstillのみられる例では，塞栓症予防に抗凝固療法を考慮すべきである．伝導障害には恒久的ペースメーカー植え込みが必要であるが，心不全への長期的効果は期待できない．心不全は難治性・進行性で，予後は非常に不良である．診断後の生存期間が半年以内との報告もある．

f. ヘモクロマトーシス

■①成因・病態

ヘモクロマトーシスhemochromatosisでは，心臓，肝臓，膵臓，皮膚など，全身臓器に鉄が沈着し臓器障害をきたす．病型として，腸管からの鉄過剰吸収による原発性と，長期の大量輸血による二次性がある．典型例では拘束型心筋症様の病態を呈し，進行例では拡張型心筋症様の収縮不全を生じる．また，刺激伝導系への選択的沈着により種々の不整脈がみられる．

■②診断・治療

原発性では，瀉血により改善をみることがある．二次性の場合は基礎に貧血があるため，鉄キレート薬の投与が行われる．

（久保　亨・土居義典）

3. 遺伝性代謝障害

a. Fabry病

■①成因・病態

Fabry病は，リソソーム加水分解酵素の一つである α-galactosidase A（α-gal A）の活性低下または欠損により，α-gal Aの基質であるスフィンゴ糖脂質，特に globotriaosylceramide が全身の細胞のリソソームに進行性に蓄積するために生ずるX染色体劣性の先天代謝異常症である．

本症は，ドイツ人皮膚科医Fabryおよび英国人皮膚科医Andersonにより，「びまん性体幹被角血管腫」として1898年に初めて別々に報告された．古典的Fabry病の男性患者（ヘミ接合体）では，α-gal A活性はほぼ完全に欠損しており，比較的若年から神経症状，皮膚症状，眼症状などが出現する．神経症状としては，気温変化，精神的ストレスなどにより誘発されることが多い四肢末端痛が特徴的である．この疼痛は通常激烈で，発熱などの体温上昇時にも出現し，成人以降になると軽快することが多い．皮膚症状としては，臀部，腹部，外陰部に好発し自覚症状を伴わない被角血管腫や，低汗症・無汗症を認める．眼症状としては，渦巻き状，放射状の角膜混濁がみられる．加齢とともに腎障害，脳血管障害，心障害が出現し，40～50歳代で死亡する．本症は，循環器領域では心肥大をきたす特定心筋症の一つとして分類されており，心障害としては，左室肥大のほかに弁膜症，不整脈を含む心電図異常，冠動脈狭窄などが報告されている．一方，女性保因者（ヘテロ接合体）のα-gal A活性は，男性患者と同様にほぼ欠損を示すものから正常域のものまで多様であり，臨床症状も男性患者と同様に重症なものから無症状のものまでさまざまある．本症は，まれな先天代謝異常症と考えられており，欧米男性では40,000人に1人と推測されている．

このような古典的Fabry病に対し，全身症状を欠き，左室肥大を主とした心障害のみを認める非典型的なFabry病男性患者の報告が1990年から散見されるようになった．1995年になり，心障害のみを呈する非典型的Fabry病患者が，左室肥大を有する日本人男性の3%に検出されたことが報告され，「心Fabry病」という疾患概念が提唱された．2002年には，肥大型心筋症と診断された英国人男性患者153例中6例（4%）にFabry病が検出され，うち5例が心Fabry病であったことが報告された．これらの結果から，心Fabry病は，原因不明の左室肥大を有する男性患者の中に，人種を越えて数%の頻度で存在することが推測されている．

心Fabry病男性患者では，α-gal Aの残存活性を認め，心筋細胞へのスフィンゴ糖脂質の過剰蓄積により生じた左室肥大を認める．このため，当初，肥大型心筋症様の病態を呈するが，病期の進行とともに拡張相肥大型心筋症様の病態へと移行し，うっ血性心不全，致死性不整脈を発症する症例が多い．

心電図（図1，2）においては，洞機能不全，房室ブロック，心室内伝導障害などの刺激伝導異常や，異常Q波，QSパターン，ST-T異常を認め，上室性・心室性期外収縮，心室頻拍などの不整脈を認める症例も多い．不整脈を含む心電図異常は，進行性に増悪する．当初，心エコー図，心電図ともに左室肥大所見を認めるが，病期の進行とともに，心エコー図で左室肥大を認めるにもかかわらず心電図での肥大所見が消失する症例もある．

心エコー図（図1，2）では，軽度から高度の左室肥大を認める．肥大様式は対称性であることが多いが，非対称性中隔肥大，左室流出路狭窄を認める症例もある．右室肥大を認めることも多い．左室肥大は通常進行性であるが，さらに病期が進行すると肥大の退縮，左室後壁基部に限局した菲薄化が出現する症例もある．病期の進行とともにびまん性または限局性の左室壁運動異常を認める．

心内膜心筋生検では，ヘマトキシリン-エオジン hematoxylin-eosin（HE）染色（図3）で心筋細胞内の著明な空胞化や，間質の線維化を認める．ト

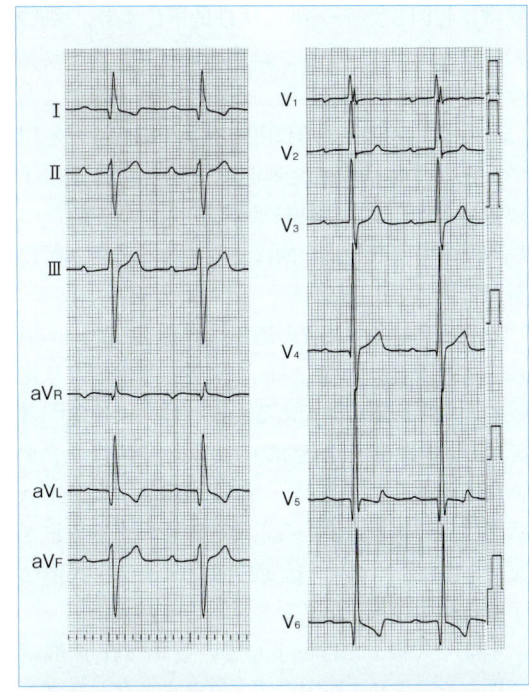

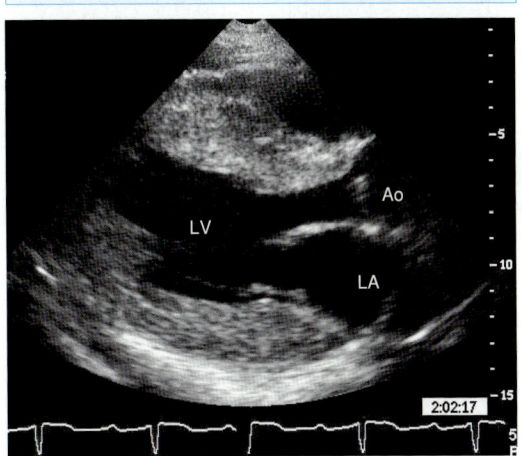

[図1] 心Fabry病男性患者（52歳）の心電図および心エコー図所見
　心電図（上図）で，左軸偏位，I度房室ブロック，心室内伝導障害，I・aV_L・V_6に陰性T波を認めた．心エコー図（下図）では，心室中隔壁厚27mm，左室後壁厚25mmの対称性左室肥大を認めた．左房，左室の拡大はなく，左室内径短縮率は40%と良好であった．

ルイジン-ブルー染色（図3）では，オスミウム親和性強陽性物質の蓄積が心筋細胞内に確認される．電顕（図4）では，特徴的な層状，年輪状の形態を呈する封入体の蓄積を認める．

■ ②診断・治療

　心Fabry病を含むFabry病は，α-gal A遺伝子

異常に起因したα-gal A活性低下により，細胞のリソソームにスフィンゴ糖脂質が進行性に蓄積することにより発症する．このため，本症の診断には血漿，白血球，培養皮膚線維芽細胞などを用いたα-gal A酵素活性測定や，α-gal A遺伝子解析が必要である．蓄積したスフィンゴ糖脂質を，病理学的または生化学的に証明することも診断に有用である．

本症はX染色体劣性の遺伝形式をとるため，男性患者の場合，血漿α-gal A活性測定により比較的容易に診断可能である．しかし，女性保因者では，2本あるX染色体の一方が胎生期にランダムに不活化されるため，血漿や組織のα-gal A活性は，低値のものから正常域のものまでさまざまである．このため，確定診断にはα-gal A遺伝子解析や病理診断が必要となることが多い．

本症で欠損または低下しているα-gal A酵素活性を改善させる原因療法は最近まで存在せず，これまでに行われてきた治療は対症療法のみであった．しかし，2004年4月より，本症に対する初めての原因療法である遺伝子組換えヒトα-gal A酵素蛋白を用いた酵素補充療法が本邦でも可能となった．この酵素補充療法は，欧米での臨床試験において腎臓，心臓，皮膚の血管病変に対する有効性が確認され，最近では，心筋病変に対しても有効であるとする報告がみられる．原因療法が可能となったことにより，本症の診断が臨床的にきわめて大きな意義を持つこととなった．

b. 糖原病

糖原病 glycogen storage disease, glycogenosis は，グリコーゲン代謝系の先天性酵素欠損により，臓器組織に多量のグリコーゲンまたは異常構造のグリコーゲンが蓄積し，臓器組織の機能障害をきたす疾患群である．本症は，欠損酵素の違いにより，これまでⅠ型からⅧ型に分類されていた．これらの中で心肥大を主とした心障害を呈するものとしては，α-1, 4-glucosidaseの欠損によるⅡ型（Pompe病），脱分枝酵素の欠損によるⅢ型（Forbes病），分枝酵素の欠損によるⅣ型（Andersen病），phosphorylase kinaseの欠損によるⅧ型

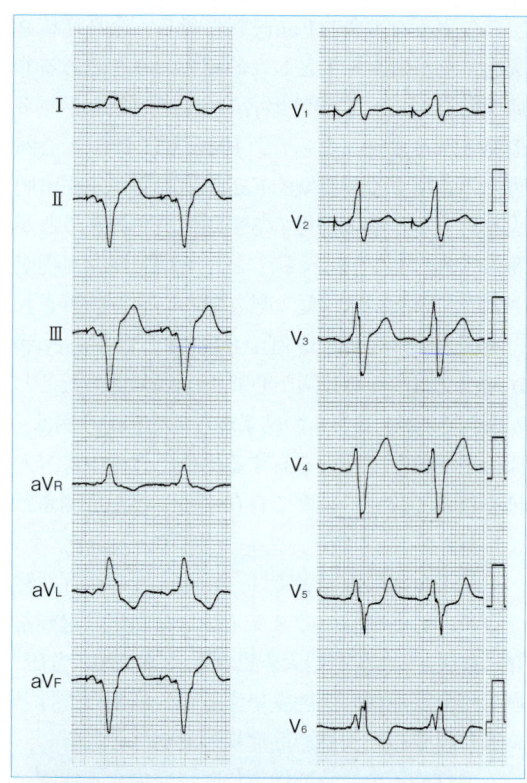

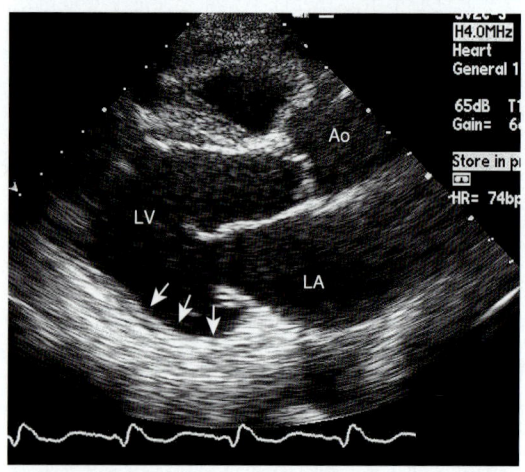

[図2] 心Fabry病男性患者（77歳）の心電図および心エコー図所見
　75歳時に出現した完全房室ブロックにより恒久ペースメーカーが植え込まれており，心電図（上図）では心房心室順次ペーシングであった．心エコー図（下図）では，心室中隔壁厚17mmと肥大を呈していたが，左室後壁基部に限局した菲薄化（6mm，矢印）を認めた．左房径46mm，左室拡張末期径60mmと拡大を認め，左室内径短縮率は15％と低下していた．

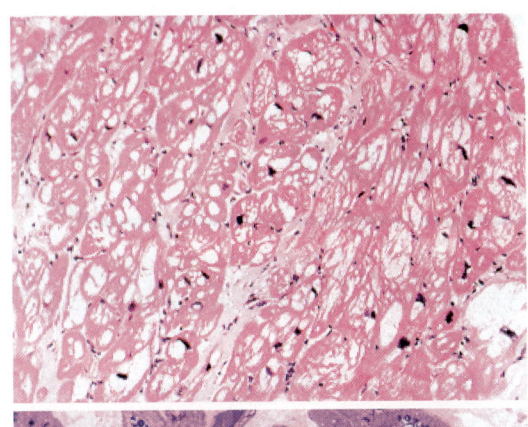

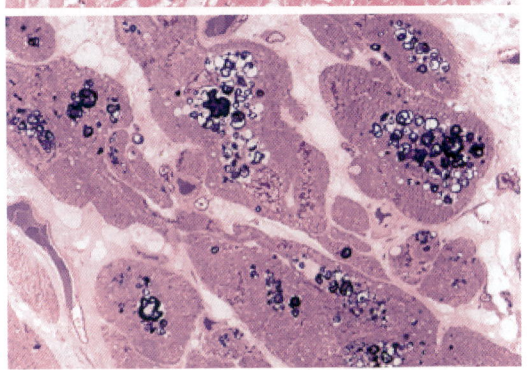

[図3] 心Fabry病男性患者の左室心内膜心筋生検光顕所見
HE染色（上図）で心筋細胞内に著明な空胞化を認めた．トルイジン-ブルー染色（下図）では，オスミウム親和性強陽性物質の蓄積を認めた．

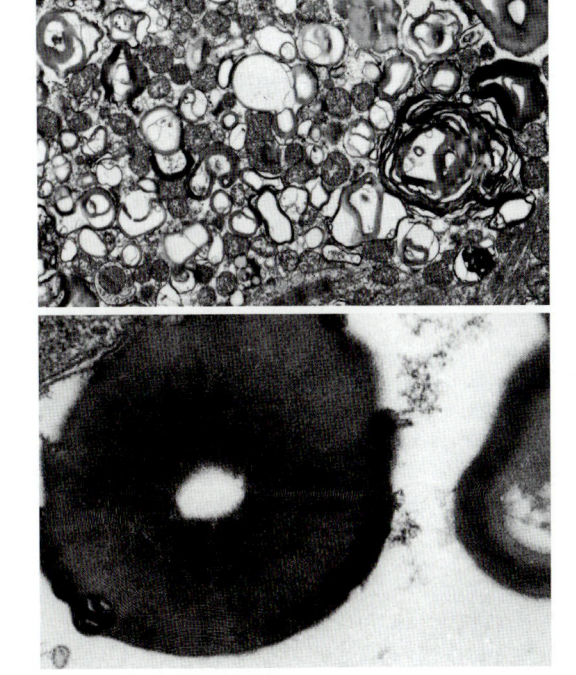

[図4] 心Fabry病男性患者の左室心内膜心筋生検電顕所見
電顕では，心筋細胞の細胞質に年輪状封入体の蓄積を認めた．

が知られている．

　最近になり，肥大型心筋症様の病態を呈する新たなglycogen storage diseaseとして，lysosome-associated membrane protein 2 (LAMP2) 欠損症 (Danon病) やAMP-activated protein kinase γ2 (PRKAG2) 欠損症が報告され，この2疾患はこれまで考えられていたよりも多い頻度で存在することが推測されている．

c. ムコ多糖症

　ムコ多糖症 mucopolysaccharidosisは，ムコ多糖を分解するリソソーム加水分解酵素の欠損により生ずる先天代謝異常症であり，欠損酵素の違いにより多彩な症候を呈する．心筋症様の病態を呈するものとして，α-L-iduronidase欠損によるHurler症候群，iduronate sulfatase欠損によるHunter症候群が報告されている．

●心Fabry病男性患者診断の流れ

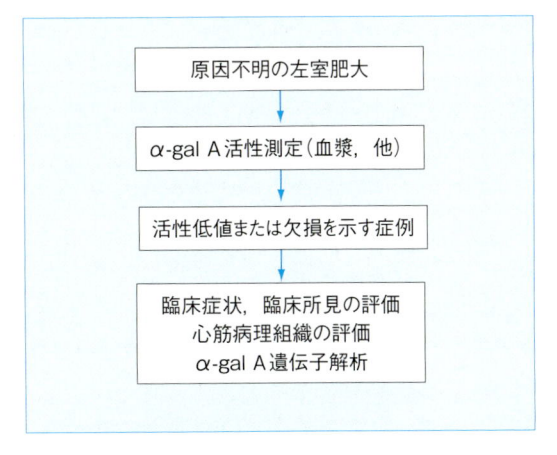

```
原因不明の左室肥大
      ↓
α-gal A活性測定（血漿，他）
      ↓
活性低値または欠損を示す症例
      ↓
臨床症状，臨床所見の評価
心筋病理組織の評価
α-gal A遺伝子解析
```

d. 中性脂肪蓄積症

　中性脂肪蓄積症としては，リソソーム加水分解酵素の遺伝的欠損により生ずるWolman病，コレステロールエステル蓄積症，脳腱黄色腫症がある．

これらの疾患の中で，Wolman病（acid lipase欠損症）では心筋への蓄積が報告されている．

文献
1) Arad, M et al : Glycogen storage disease presenting as hypertrophic cardiomyopathy. N Engl J Med 352 : 362-372, 2005
2) Desnick, RJ et al : α-galactosidase A deficiency : Fabry Disease. The Metabolic and Molecular Bases of Inherited diseas, 8th ed, Scriver, CR et al eds, McGraw-Hill, New York, 3733-3774, 2001
3) Eng, CM et al : Safety and efficacy of recombinant human α-galactosidase A replacement therapy in Fabry's disease. N Engl J Med 345 : 9-16, 2001
4) Nakao, S et al : An atypical variant of Fabry's disease in men with left ventricular hypertrophy. N Engl J Med 333 : 288-293, 1995
5) Sachdev, B et al : Prevalence of Anderson-Fabry disease in male patients with late onset hypertrophic cardiomyopathy. Circulation 105 : 1407-1411, 2002

（竹中俊宏・鄭　忠和）

VII．心筋疾患　B．続発性心筋症

4. 全身疾患による心筋疾患

a. 心サルコイドーシス

①成因・病態

1世紀以上にわたる歴史を有するサルコイドーシス sarcoidosis は，未特定の原因物質（抗原）に対するT細胞活性化を伴う，類上皮細胞性肉芽腫を主徴とする疾患である．自然寛解するが，増悪再燃する例もあり，その理由は不明である．20歳代と60歳前後の二峰性発症パターンを示し，男は20歳代が多く，女は逆に中高年層での発症頻度がより高頻度で，しかも重症である．加えて，女性の剖検例数は男性の2倍と多い．

病変は，胸郭内（肺門および縦隔リンパ節，肺65％以上），眼（30～40％），皮膚（5～0％）．わが国の肺サルコイドーシスの特徴は，軽症で自覚症状が乏しいが，X線写真上の異常所見（日本における検診制度の普及による発見例が約半数）が多いことである．世界的に寒冷地に多く，日本では北海道に多い．

組織所見は，星状体，Schaumann小体などの非特異的な封入体をもつ巨細胞を混じえる，乾酪壊死を伴わない類上皮細胞からなる肉芽腫である．類上皮細胞とは，絨毛突起や細胞間結合を有し，上皮細胞に類似する特殊に分化したモノサイト・マクロファージ由来の細胞をいう．本症の肉芽腫は，リンパ球浸潤が少ないが，間質型心サルコイドーシスでは，強いリンパ球浸潤をみることがある．

患者の多くは循環器科以外の診療科で診察され，不整脈やその他の異常が完全には把握されていない可能性が高い．しかし，剖検でサルコイド肉芽腫は，リンパ節（87％），肺（82％）に続き，心臓が第3位69％であり，心臓はサルコイドーシスの第一死因（47％）を占め（2位の肺：10％），心臓死は本邦人の特徴的所見である．

■ ②診断・治療

　臨床正診率は，肺・神経サルコイドーシスの約半分（27％）と低い．しかし，本症では積極的治療に反応する症例が存在するので，的確な診断の重要性は強調し過ぎることはない．

　診断は，組織診断（確診）群と，ほぼ確実と考えられる臨床診断群に分けられ，後者は心臓以外の臓器で病理組織学的にサルコイドーシスと診断された症例が心病変の合併が疑われる場合につけられる（表1）．血液検査としてγグロブリン量，血清アンジオテンシン変換酵素活性，血清リゾチーム活性も重要である．

　サルコイドーシスの心室病変は，心基部，心室中間部に多く，心内膜心筋生検で採取される部位である中間部から心尖部にかけては少ない．心サルコイドーシスが強く疑われた26例での類上皮細胞性肉芽腫は2割にしかみられず，心室びまん性障害例でも1/3強，伝導障害例では15例中1例にしかみられない．

　サルコイドーシスにおけるステロイド治療は，自然寛解が多いことを考慮してその適応を慎重に判断する．後遺症を残しQOLの著しい障害が予想される症例や，急性進行性の症例では，直ちに治療を開始する場合があるが，多くはまず3～6ヵ月の経過観察を行い，この間に自他覚所見が持続・増悪する症例について治療が考慮される．心サルコイドーシスは，心不全死や突然死を引き起こし予後が不良な例が多く，症例の47～78％が心病変で死亡している．早期診断が重要で，経過中に房室ブロック，脚ブロックなどの刺激伝導障害，あるいは危険な心室期外収縮（多原性，連発，R on T），心室頻拍・細動などが出現した場合や確定診断がつき次第，早急にステロイド治療の導入を考慮する．

　初回投与量はプレドニゾロン1日30mg相当で始め，1ヵ月以上持続する．軽快傾向がみられたら，約1ヵ月ごとに5mg/日ずつ減量し，1日15mgを3～6ヵ月持続する．以後は自覚症状，胸部X線所見，肺機能，ACE，心電図などを参考にしながら6ヵ月かけて減量中止をする．減量中は1日15mg前後の時期に再悪化することが多い．

[表1] 心サルコイドーシス診断の手引き

(1) 組織診断群
心内膜心筋生検あるいは手術によって心筋内に乾酪壊死を伴わない類上皮細胞肉芽腫が病理組織学的に認められる場合

(2) 臨床診断群
心臓以外の臓器で病理組織学的にサルコイドーシスと診断し得た症例に項目(a)と項目(b)～(e)の1項以上を認める場合
　(a) 心電図ないし，Holter心電図で右脚ブロック，左軸偏位，房室ブロック，心室頻拍，心室期外収縮（＊Lown 2度以上），異常Q波，ST-T変化のいずれかが認められる
　(b) 心エコー図にて左室壁運動異常，局所的な壁菲薄化あるいは肥厚，左室腔拡大が認められる
　(c) ^{201}Tl-Cl シンチグラムで灌流欠損，あるいは ^{67}Ga-citrare シンチグラムや ^{99m}Tc-PYP シンチグラムでの異常集積など心臓核医学検査に異常が認められる
　(d) 心臓カテーテル検査における心内圧異常，心拍出量低下，左室造影における壁運動異常や駆出率低下が認められる
　(e) 心内膜心筋生検で非特異的病変ではあるが，有意な中等度以上の間質線維化や細胞浸潤などの病理組織所見が認められる

付記
1. 完全房室ブロック，心室頻拍，経過観察中に出現してきた右脚ブロックや心室期外収縮（＊Lown 2度以上）は特に頻度の高い心電図変化であり，(b)～(e)を認めなくても心サルコイドーシスを考えて対処してよい
2. 虚血性心疾患と鑑別が必要な場合は，冠動脈造影を施行する
3. 副腎皮質ホルモン投与によって上記所見の改善をみた場合は心サルコイドーシスの可能性が高くなる

再悪化がみられたら増量するが，減量時には慎重でなければならない．全投与期間は1年6ヵ月以上になることが多く，症例によっては一生に及ぶ例もある．初回投与量を60mgとし，隔日投与することもあるが，この場合，内服のコンプライアンスに注意を要する．ステロイドが無効のときは急速に減量し，免疫抑制薬を併用することもある．ステロイド薬で，心筋線維化による心室瘤形成が促進されるとの報告もある．

b. 自己免疫疾患（表2）

　全身性エリテマトーデス systemic lupus erythematosus（SLE）に代表される膠原病（結合織病：系統的自己免疫疾患）は自己抗体産生で特徴づけられ，ほとんどすべての臓器障害を起こす．心障害は20世紀初期から注目され，心外膜，心筋，心内膜の全層を侵す汎心炎を原則とする．心病変はまれではなく，病因は自己免疫，薬物，合併症などの多岐にわたり，不整脈の発生，伝導障害，ブロック，拡張型心筋症，心不全に関係する．3

度房室ブロックを呈する新生児ループスは母体のRo/La (SSA/SSB) familyに対する自己抗体が関係し発症する．また，冠状動脈の炎症は早期の加速化粥状硬化の基盤となり，急性，慢性の虚血性心臓病と脳血管障害の重要な原因となる．SLEでの心病変で最も多いのは弁膜症で，弁への免疫グロブリンと補体沈着が，Libman-Sacks型疣贅，弁膜肥厚，弁逆流を起こす．僧帽弁が最も侵されやすい．

強直性脊椎炎では大動脈炎，大動脈弁膜症（閉鎖不全），伝導障害を起こし，HLA B27との関連がある．

c. 白血病・悪性リンパ腫

悪性リンパ腫の約1/4に心臓転移がある．

心原発悪性リンパ腫または心症状初発リンパ腫は右心房内腫瘍形成傾向，急速進行の心ブロック（洞房ブロックから完全房室ブロック）で予後の悪いものが多い．腫瘍細胞が心筋に浸潤し肥大型心筋症様病態を一時的に呈することもある．重症筋無力症では多数のリンパ球の浸潤がみられることがある．

[表2] 系統的自己免疫疾患に合併するもの

膠原病	一次的心病変	二次的心病変
関節リウマチ	心筋炎 心外膜炎	心筋機能障害，ブロック
全身性エリテマトーデス （新生児ループス）	Libman-Sacks心内膜炎 心筋炎 冠状動脈炎 伝導系形成不全	弁膜症（僧帽弁） 伝導障害，ブロック，心筋炎，心不全 加速化粥状硬化 3度房室ブロック
全身性硬化症 （強皮症）	心筋線維症	心筋疾患（拡張期障害，伝導障害，不整脈
多発性筋炎 （皮膚筋炎）	心筋炎・線維症	心ブロック
血管炎症候群 結節性動脈周囲炎	冠状動脈炎	心筋梗塞
強直性脊髄炎	大動脈炎，大動脈弁膜炎 中心線維体への炎症 心筋炎	大動脈弁閉鎖不全 心ブロック 心機能低下

文献

1) Fluture, A et al : Valvular heart disease and systemic lupus erythematosus : therapeutic implications. Heart Dis 5 : 349-353, 2003
2) 平賀洋明ほか：心臓サルコイドーシス診断の手引き－1992－作成の経過について．厚生省特定疾患びまん性肺疾患調査研究班平成4年度研究報告書，23-24，1993
3) http://jssog.room.ne.jp/ 日本サルコイドーシス／肉芽腫性疾患学会ホームページ：サルコイドーシスの診断と治療指針
4) Hussain, S et al : Autoimmune rheumatic diseases and the heart. Hosp Med 60 : 95-99, 1999
5) Iwai, K et al : Pathological studies on sarcoidosis autopsy. I. Epidemiological features of 320 cases in Japan. Acta Pathol Jpn 43 : 372-376, 1993
6) Iwai, K et al : Pathological studies on sarcoidosis autopsy. II. Early change, mode of progression and death. Acta Pathol Jpn 43 : 377-385, 1993
7) Lautermann, D et al : Ankylosing spondylitis – cardiac manifestations. Clin Exp Rheumatol 20 (suppl 28) : S11-15, 2002
8) Lee, LA : Neonatal lupus erythematosus : clinical findings and pathogenesis. J Investig Dermatol Symp Proc 9 : 52-56, 2004
9) 長井苑子：サルコイドーシス．リウマチ科 17 : 160, 1997
10) 日本サルコイドーシス学会，日本サルコイドーシス学会血管病変研究グループ：わが国におけるサルコイドーシス－厚生省特定疾患調査研究班二〇年の歩み－．日本医事新報 3534号（平成4年1月18日）26-34
11) 菅野聖逸ほか：サルコイドーシスの皮膚病変．医学のあゆみ 156 : 35, 1991
12) 武村民子：肉芽腫性肺疾患における線維化－サルコイドーシスを中心として－．病理と臨床 11 : 165-171, 1993
13) 寺崎文生ほか：心臓サルコイドーシス．循環器疾患－State of arts－，矢崎義雄ほか編，医歯薬出版，東京，592-596, 1996
14) 植村晃久ほか：心臓サルコイドーシスの組織診断率について：心内膜心筋生検法による検討．心臓 29 : 756, 1997
15) Wijetunga, M et al : Myocarditis in systemic lupus erythematosus. Am J Med 113 : 419-423, 2002
16) 山木戸道郎：サルコイドーシスの診断と活動度の判定．医学のあゆみ 156 : 56, 1991

〈河合祥雄〉

Ⅶ. 心筋疾患　B. 続発性心筋症

5. 栄養障害による心筋疾患

a. アルコール性心筋疾患

■①成因・病態

　本症はアルコールの長期大量摂取により，特発性拡張型心筋症類似の心筋障害を惹起し，高血圧，脳血管障害，不整脈を合併し，心不全や突然死を起こすに至る疾患である．飲酒以外に原因がない心筋障害で，アルコール性心筋症 alcoholic cardiomyopathy（ACM）に分類される．全心筋症の3.8％の頻度である．

　また，非虚血性の二次性心筋症の主なる原因疾患でもある．アルコールによる心筋障害のメカニズムとしては，アルコールおよびその代謝産物であるアセトアルデヒドの直接的な心筋細胞に対する毒性，チアミン欠乏などの栄養障害，まれにアルコール飲料に含まれる添加物による中毒作用があげられる．

　本症は拡張型心筋症に分類される特異的心筋疾患である．また，心筋の中毒性疾患としても論じられている．特発性，ウイルス性，免疫性などの心筋症と同様に，左室拡大，左室壁厚は正常ないし減少，左室心筋重量増加を基本とする病態である．

　本症には無症状期と有症状期の2期があり，一般に1日の飲酒量がアルコール90g以上で，5年以上の飲酒歴で無症状のACMを発症するといわれる．心機能変化は病期に依存し，無症状期には拡張能が低下するが，収縮能異常は伴わない．

　有症状期には収縮能が低下する．ACMの病態生理は複雑で，アポトーシスなどの細胞死を起こし，心筋細胞の多面的な機能変化を起こす．有症状期には心不全に至る．断酒は心機能，予後を改善する．慢性無症状の飲酒家の左室機能の初期の変化についての検討では，拡張能の障害が起こる．さらに病期が進むと，左室内腔の増大を伴わない

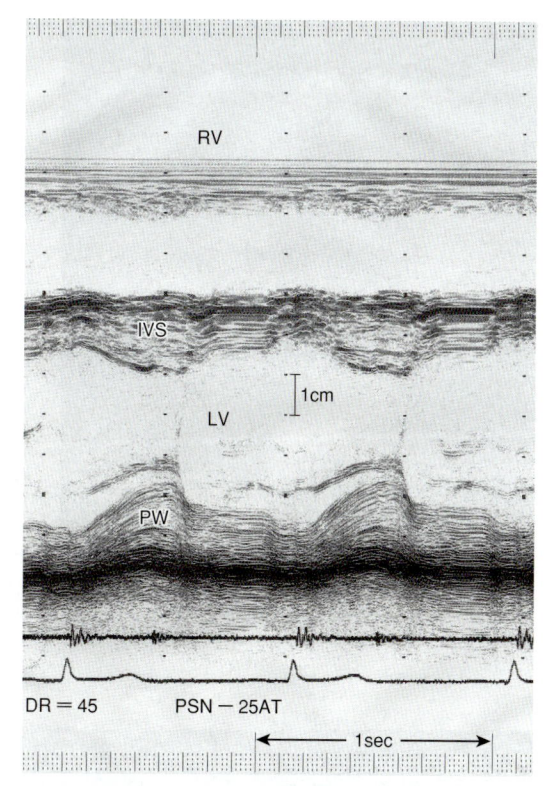

[図1] 無症状期アルコール性心筋症のMモード心エコー図
　左室長軸像．心室中隔（IVS）厚13mm，左室後壁（PW）厚は12mmで軽度の肥厚がある．拡張末期左室径は50mm，収縮末期左室径30mmで正常範囲であり，Teichholz法で算出した拡張末期容量は118mℓ，収縮末期容量は35mℓで，EFは0.70で正常値である．RV：右室，LV：左室

左室肥大が起こり，ついで左室の拡大が起こる．心機能障害が進展すると，左室心筋収縮力が低下し，低心拍出量，肺うっ血をきたす．浮腫を認める．

■②診断・治療

　まず，飲酒歴の問診が重要である．相当の飲酒歴があり，心症状が断酒により改善することが手がかりとなる．

　検査では，心電図所見では，R波の減高がみられ，左室肥大，心房負荷所見が多くみられる．一方，脚ブロックは少ない．本症の不整脈には，心房細動が最も多く，心房粗動，心室性期外収縮もみられる．

　胸部X線写真では，心拡大，肺うっ血像がみられる．断酒により心拡大が軽快し，飲酒により心拡大が増悪するので，アコーデオンサインと称さ

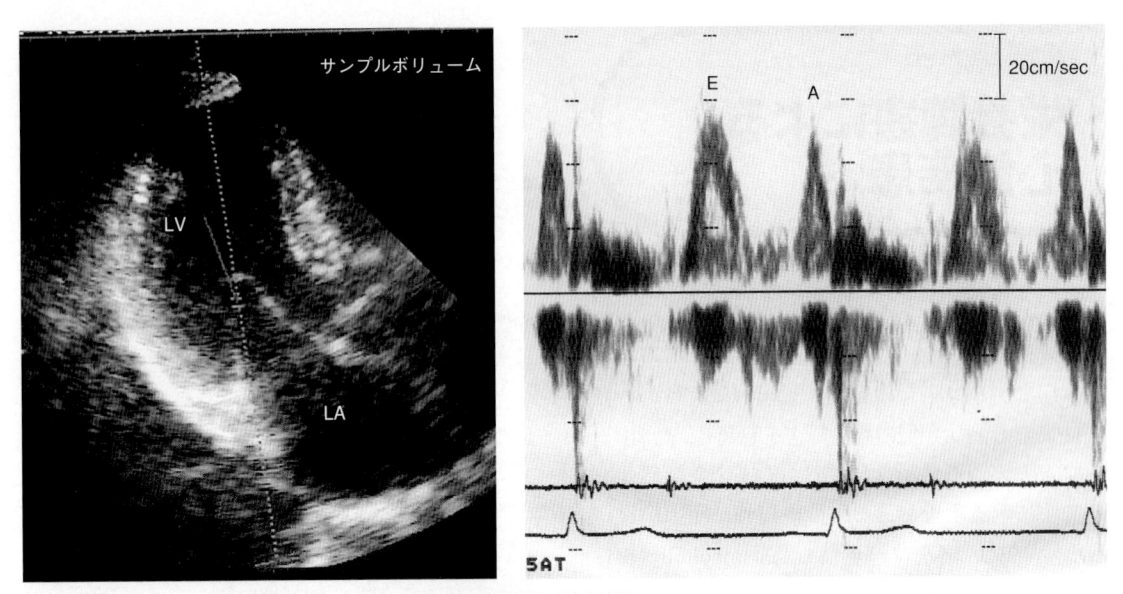

[図2] 無症状期アルコール性心筋症のパルスドプラ法による左室流入血流速度波形
　　図1と同一例．急速流入血流速度（E波）は60cm/secで軽度低下，心房収縮期流入血流速度60cm/secで，E波に比較して増高しており，E/A波1.0で増大している．軽度の拡張障害パターンである．LV：左室，LA：左房

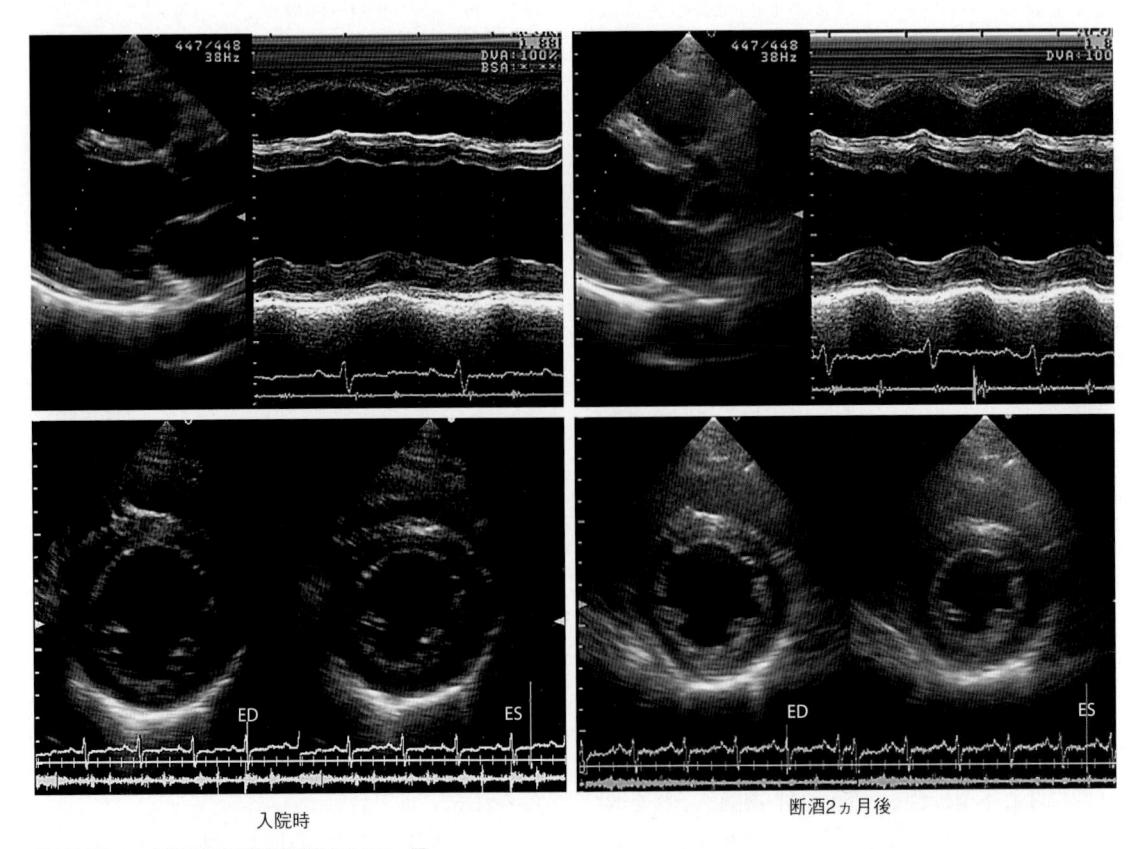

[図3] アルコール性心筋症例の治療前後の心エコー図
　　60歳男性．40年来の大量飲酒歴（日本酒1升/日以上）がある．2ヵ月の断酒と心不全治療により，拡張末期径は57mmから54mmに縮小し，左室駆出分画は25％から45％まで改善した．（山口大学松﨑益德先生より提供）
　　ED：拡張末期，ES：収縮末期

れる．

心エコー図検査では，初期の病像として，左室腔の拡大を伴わない．左室肥大がみられる（図1）．超音波ドプラ法を用いた拡張能の指標では，等容弛緩（拡張）期 isovolumetric relaxation time（IRT）の延長，拡張早期左室流入血流の減速時間 deceleration time（DT）の延長，拡張早期流入波と心房流入波の比（E/A）の低下がみられる（図2）．末期に拡張型心筋症様の心障害をきたすと，左室の著明な拡大と左室壁厚減少，心筋収縮低下，EFの低下が出現し，僧帽弁逆流，三尖弁逆流を高率に合併する．左室流入血流速度パターンは拘束型を呈する．

治療はまず，断酒である．心不全に対しては利尿薬，血管拡張薬を投与する．不整脈には，抗不整脈薬を用いる．治療前後の2Dエコー図を示す（図3）．

文献
1) Early changes of left ventricular function in chronic asymptomatic alcoholics : relation to the duration heavy drinking. J Am Coll Cardiol 35 : 1599-1606, 2000
2) Fauchier, L et al : Comparison of long-term outcome of the alcoholic and idiopathic dilated cardiomyopathy. Eur Heart J 21 : 306-314, 2000
3) Fernandez-Sola, J et al : Diastolic function impairment in alcoholics. Alcohol Clin Exp Med 24 : 1830-1835, 2000
4) Piano, MR et al : Alcoholic cardiomyopathy. Chest 121 : 1638-1650, 2002
5) Richardson, P : Report of the 1995 World Health Organization/International Society and Federation of Cardiology Task Force on the definition and classification of cardiomyopathies. Circulation 93 : 841-842, 1996

（林　輝美）

b. 脚気心

■①成因・病態

脚気心 cardiac beriberi とは，重症のチアミン欠乏により，両心不全と浮腫をきたす疾患である．症状発現には3ヵ月以上チアミン欠乏が持続することが必要といわれている．脚気心の特徴は高心拍出量性心不全と末梢動脈拡張である．右心不全が優位で，かつ，左室拡張末期圧上昇と肺動脈毛細管圧上昇を伴う．チアミンはTCAサイクルの補酵素で，糖代謝にかかわっており，欠乏するとピルビン酸や乳酸が蓄積し，代謝アシドーシスを惹起し，末梢血管拡張，静脈還流増大を起こす．

チアミン欠乏はアルコール中毒患者，高カロリー輸液でチアミンの補給が不十分な場合に起こる．また，高齢入院患者では利尿薬治療により，潜在的なチアミン欠乏をきたしやすいという報告がある．新陳代謝が盛んな学童や青年が，高温下で清涼飲料水を多量摂取しながら筋肉運動を長時間行うなどで，チアミンの需要が急増して，急性のチアミン欠乏を生じる．

本症の劇症型を衝心脚気といい，低血圧，頻脈，乳酸アシドーシスを伴い，重症の心不全を呈する．

■②診断・治療

アルコール飲酒歴，偏食などの問診が重要である．身体所見では頻脈，脈圧増大，Ⅲ音ギャロップ，肝腫大，下腿の浮腫などの症状が診断の手がかりとなる．神経学的所見で膝蓋腱反射の消失がみられる．

栄養障害に起因する高心拍出量性心不全症状から，脚気心が疑われる．

検査所見では，血液生化学検査上，血中チアミン濃度の減少が確診となる．

心電図上洞性頻脈を認める．心エコー図が本症の高心拍出量状態の把握に有用である．2Dエコー図では，左室壁の収縮亢進状態がリアルタイムに観察される．カラードプラ法で，弁逆流血流が明瞭に描出される（図4）．心機能計測にはMモードエコー図が簡便である．心室中隔，左室後壁の収縮運動の亢進が計測できる（図5）．左室拡張末期径，収縮末期径からTeichholz式によりSVが計算され，心拍数を掛ければCOが算出される．心カテーテル検査では，SV，CO高値，末梢血管抵抗の著明な低下がみられる．

治療はチアミンの静脈投与が著効を示す．本症ではショック状態でもカテコラミンは無効である．

文献
1) Braunwald, E et al : Clinical aspect of heart failure. Heart Disease, 7th ed, Braunwald, E ed, Philadelphia, WB Saunders Company, 562-564, 2005
2) Carson, P : Alcoholic cardiac beriberi. Br Med J 284 : 1817,

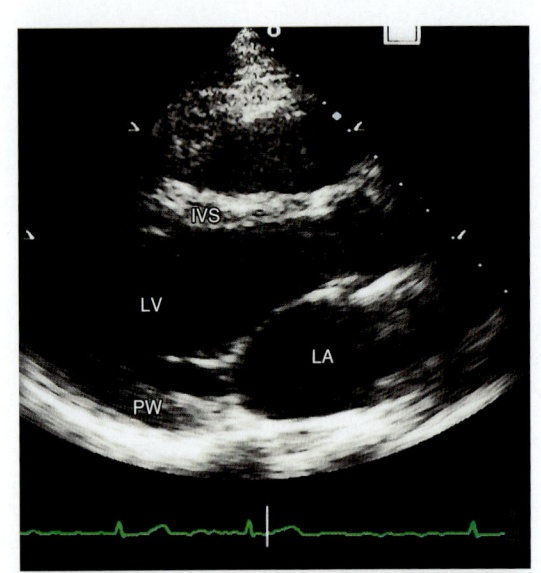

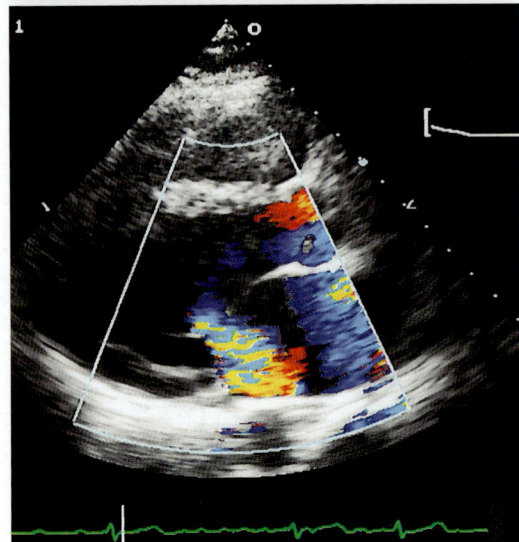

[図4] 脚気心の2Dエコー図(傍胸骨左室長軸像)
　上図では左室径の拡大がみられる。左室壁厚は心室中隔が軽度菲薄であり、左室後壁厚は正常である。下図のカラードプラエコー図では、軽度の帽弁逆流がみられる。LV：左室、LA：左房、IVS：心室中隔、PW：左室後壁

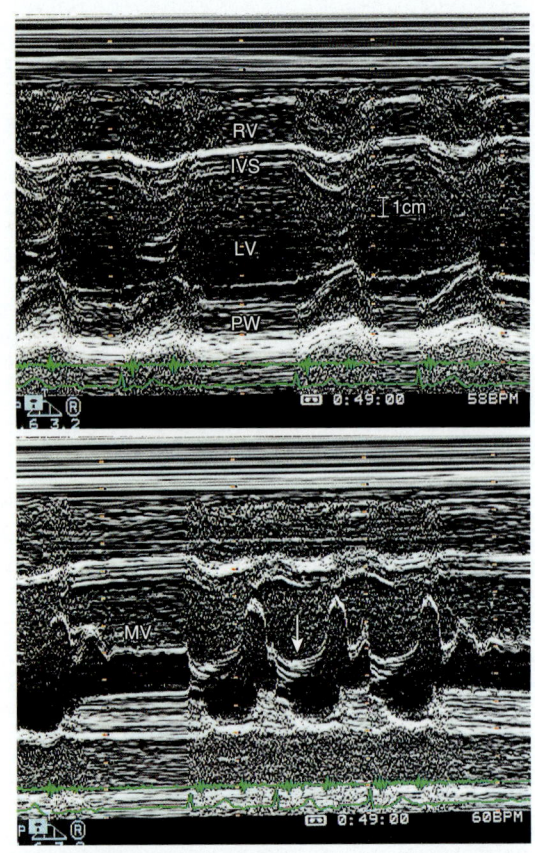

[図5] 脚気心のMモード心エコー図
　上図の腱索レベル左室では、心室中隔、左室後壁の収縮運動の振幅が大きく、過動心状態である。左室拡張末期径は55mm、収縮末期径は30mmで、Teichholz式で算出した左室拡張末期容量は147ml、収縮末期容量は35mlである。したがってSVは112mlと増大している。なお、心房細動を合併している。
　下図の僧帽弁は拡張期後退速度(DDR)が200msec、E波の振幅が30mmと増大している。拡張能の亢進所見である。収縮期にはハンモック状に左房側に撓んでおり(矢印)、弁逸脱の所見である。僧帽弁逆流の原因である。RV：右室、IVS：心室中隔、LV：左室、PW：左室後壁、MV：僧帽弁

3) Ito, M et al : Shoshin beriberi with vasospastic angina pectolis. Possible mechanism of mid-ventricular obstruction. Circ J 66 : 1070-1072, 2002
4) Khowsathit, P et al : Cardiac beriberi ; Report of a case with an echocardiographic study. Jpn Heart J 31 : 265-269, 1990
5) Suter, PM et al : Diuretic use : a risk for subclinical thiamine deficiency in elderly patients. J Nutr Health Aging 4 : 69-71, 2000

(林　輝美)

Ⅶ. 心筋疾患　B. 続発性心筋症

6. 神経・筋疾患による心筋障害

神経・筋疾患における心病変は, 予後を左右する因子であるにもかかわらず, 潜在性であることも多い. 骨格筋病変が軽度で, 運動負荷が大きいと心不全を誘発する危険もあり, 早期に心病変を確認する必要がある. 一方, 骨格筋症状を呈する前に, 心症状だけが目立つ症例もある. したがって心疾患, とりわけ拡張型心筋症や肥大型心筋症の診断においては, 神経・筋疾患を除外する必要がある.

心病変が問題となる神経・筋疾患としては, 筋ジストロフィー, 筋強直性疾患, 先天性ミオパチーといった筋肉疾患, 脱髄性病変を伴う遺伝性ニューロパチー, 運動ニューロン疾患, 運動失調症, ミトコンドリア病などがある. こうした神経・筋疾患は, 遺伝子異常を伴うものが多い. Duchenne型およびBecker型筋ジストロフィー, 肢体型筋ジストロフィー, Emery-Dreifuss筋ジストロフィー, 筋強直性ジストロフィー, Friedreichi失調症, そして, ミトコンドリア病について, 各疾患の特徴を述べる.

a. Duchenne型およびBecker型筋ジストロフィー

①病因

筋ジストロフィーは, 骨格筋の変性, 壊死を主病変とし, 進行性に筋力低下と筋萎縮をきたす遺伝性筋疾患の総称である. 最も有病率の高いのが, Duchenne型筋ジストロフィー Duchenne muscular dystrophy (DMD) であり, ジストロフィン蛋白の欠失が原因である. ジストロフィンは, 筋形質膜を裏打ちするように存在する蛋白質であり, DMDでは骨格筋や心筋においてジストロフィンが欠損している. また, Becker型筋ジストロフィー Becker muscular dystrophy (BMD) では, 異常なジストロフィンが同部位に存在する. ジストロフィン蛋白をコードするジストロフィン遺伝子は, Xp21.2に存在するため, DMDおよびBMDは, 通常, X染色体劣性遺伝を呈する.

②臨床像

DMDは, 5歳以前に発症し, 筋脱力は近位筋から始まり, 処女歩行の遅延, 歩行時の転倒などから発見されることが多い. 動揺性歩行, 登坂性起立, 下腿腓腹筋の仮性肥大がみられる. 10歳前後で歩行困難となる症例が多い. 20歳ごろに死亡する症例が多く, 死因の多くは呼吸不全あるいは心不全である. BMDは, 発症年齢が5～25歳と遅く, 平均35歳くらいで歩行不能となる. 心筋病変の程度は骨格筋病変の程度と必ずしも一致しない.

③診断

DMDでは, V_1誘導のR/S比の増大, V_1～V_4, aV_Lの深いQ波などの心電図異常がみられる. V_1誘導のR/S比の増大は, 左室後壁の傷害を表しており, またV_1～V_4, aV_Lの深いQ波は, 心筋変性を反映している. 心エコー図では, 10歳ごろより壁運動の低下がみられる. 左室後壁および側壁から始まり, 次第に範囲を拡大し, 壁厚も薄くなり拡張型心筋症様になる. 病理所見としては, 心筋の変性, 大小不同, 間質の線維化などがみられる. ジストロフィン免疫染色は, DMDではジストロフィンは全く染色されず, BMDでは部分的または淡く染色される.

b. 肢体型筋ジストロフィー

肢体型筋ジストロフィー limb-girdle muscular dystrophy (LGMD) もまた, 筋細胞膜の種々のジストロフィン関連蛋白欠損によって引き起こされる遺伝性筋疾患であるが, 近年, その遺伝形式と遺伝子座位に基づいて分類されるようになった. 常染色体優性遺伝のものがLGMD1, 劣性のものがLGMD2とされる. 緩徐進行性, 近位筋優位の筋障害が特徴的である. 本症における心病変としては, 高度の房室ブロック, 左室壁運動異常が問題となる. 本邦において, 8例のLGMDを4～8年追跡調査した結果, 心エコー図検査にて, 左室駆出率が低下したものが5例あり, 心筋病変の多

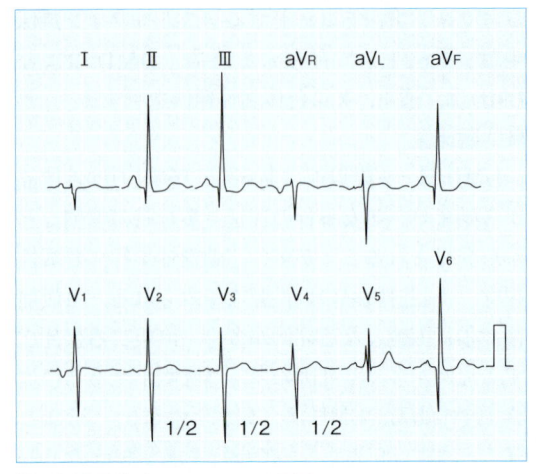

[図1] 肢体型筋ジストロフィーの心電図
　　V_1 誘導の R/S 比の増大，V_6 の深い Q 波，非特異的 ST-T 変化，右軸偏位が認められる．

くは進行性であった．
　19歳女性（**図1〜4**）．幼児期に軽度の歩行障害がみられ，1997年8月（17歳），某病院神経内科にて肢体型筋ジストロフィーと診断された．1999年4月（19歳），近医で，心エコー図検査にて全周性の左室壁運動低下と僧帽弁逆流（中等度）を指摘され，同年9月当院へ紹介入院となった．血中 LDH 183IU/*l*（正常値：50〜107），CK 236（正常値：〜25mU/m*l*，CK アイソザイム MM94%），アルドラーゼ 14mU/m*l*（正常値：〜6mU/m*l*）は高値を示したが，四肢筋位筋に軽度の筋力低下がみられるのみであった．冠動脈造影は正常所見であったが，左室造影では，駆出率は 42% と低下していた．心内膜心筋生検上，心筋細胞の配列の乱れ，心筋細胞の核の大小不同，間質の線維化といった非特異的な所見が認められ，肢体型筋ジストロフィーに伴う特定（二次性）心筋症が強く疑われた．NYHA1度であったが，左室駆出率が低下しており，エナラプリル 5mg が開始された．20歳時よりβ遮断薬が導入された．翌2000年12月，心不全の増悪で入院となったが，ピモベンダン 5mg の併用で改善し退院となった．2002年，心不全で2ヵ月間入院，2002年9月，心不全の悪化で再入院，僧帽弁輪の拡大による接合不全が生じ，高度の僧帽弁逆流を呈するようになった．また，大動脈内バルーンパンピング法，および限外

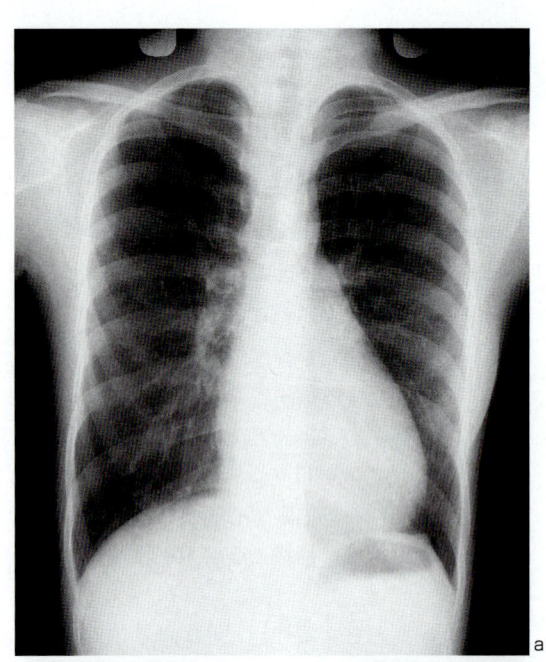

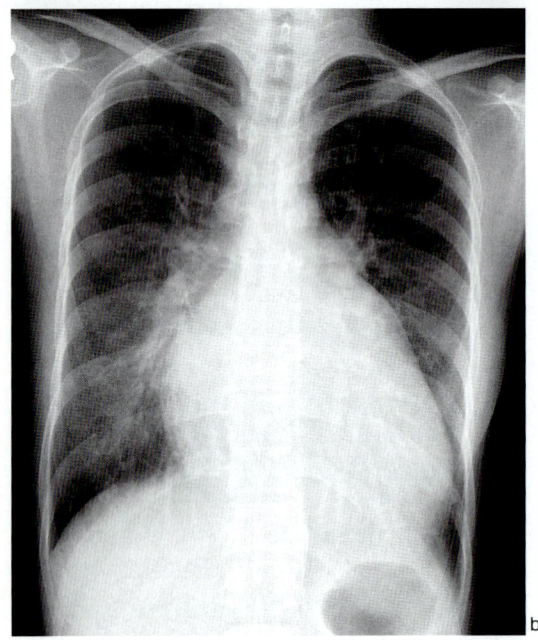

[図2] 肢体型筋ジストロフィーの胸部X線写真
　　a 1999年9月，b 2003年2月

濾過療法 extracorporeal ultrafiltration method (ECUM) を試みたが奏効せず，内科的治療の限界となり，2002年12月，僧帽弁人工弁置換術と両心室ペーシング留置が行われた．しかし，術後に心不全が増悪し，2003年2月に死亡した．

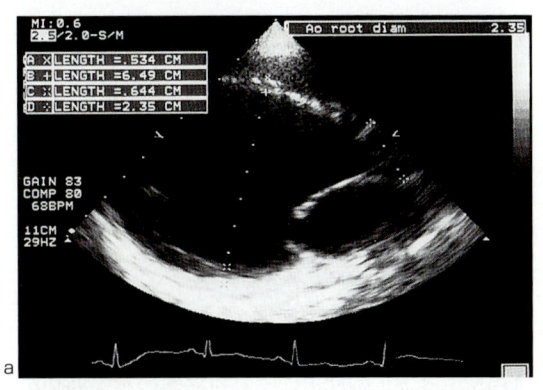

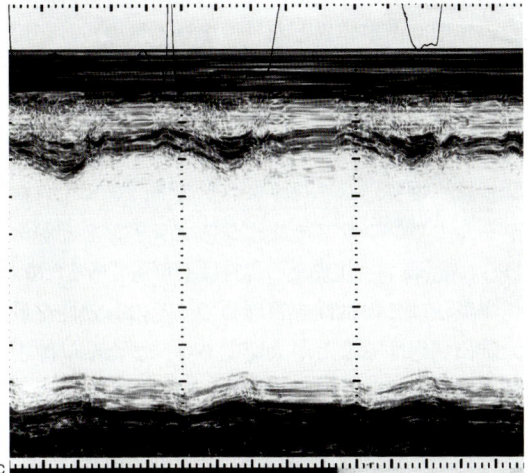

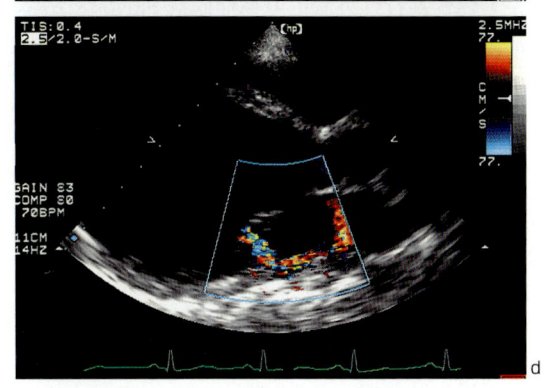

[図3] 肢体型筋ジストロフィーの心エコー図（1999年10月）
　a 左室拡張終期，b 左室収縮終期，c Mモード，d カラードプラ
　心室壁の菲薄化と，左室壁運動のびまん性低下が認められる．

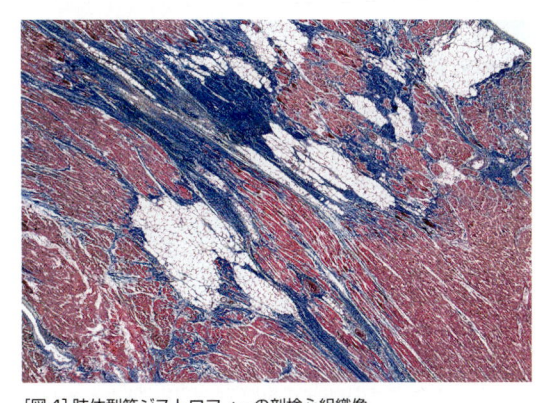

[図4] 肢体型筋ジストロフィーの剖検心組織像
　左室側壁（Azan染色，×5）：左室の後壁〜側壁にかけて，著しい脂肪織と間質の線維化が観察された．

c. Emery-Dreifuss筋ジストロフィー

X染色体劣性遺伝の病型は，X染色体に存在するエメリン遺伝子の異常が病因である．また，常染色体優性遺伝の病型は，第一染色体に存在するラミンA/C遺伝子の異常が病因である．エメリン，ラミンは，ともに核膜蛋白である．小児期早期から肘，アキレス腱，後頸部骨の拘縮，上腕腓骨型の筋萎縮，そして，高度の房室ブロックが特徴的である．

d. 筋強直性ジストロフィー

常染色体優性遺伝を示し，第19染色体上の蛋白キナーゼ遺伝子の非翻訳領域のCTG反復が50〜2,000以上存在することが病因である．本症は，20〜50歳の間に発症し，筋緊張症（ミオトニア；筋収縮後の弛緩障害），筋脱力，筋萎縮に加え前頭部脱毛，白内障，性腺機能低下，精神知能障害病変としては，刺激伝導系の異常が特徴的である．

e. Friedreich失調症

常染色体劣性遺伝を示し，第9染色体上のフラタキシン遺伝子の最初のintronのGAA反復の異

常が病因である．脊髄後索，脊髄側索，脊髄小脳路を中心とした変性を認める．思春期以前に発症した失調性歩行，失調性言語，深部知覚障害，視力障害，聴力障害などがみられる．心病変としては，肥大型心筋症様の所見を呈する．

f．ミトコンドリア病（脳筋症）

本症は，ミトコンドリア DNA の変異が病因であり，心病変を合併することがある．臨床的特徴から慢性進行性外眼筋麻痺症候群 chronic progressive external ophthalmoplegia（CPEO），ミトコンドリア脳筋症・乳酸アシドーシス・脳卒中様発作症候群 mitochondrial myopathy, encephalopathy, lactic acidosis and stroke-like episodes（MELAS），福原病または赤色ぼろ線維・ミオクローヌスてんかん症候群 myoclonus epilepsy associated with ragged-red fibers（MERRF）が，三大病型として分類される．CPEO のなかで外眼筋麻痺，網膜色素変性，心伝導障害の三徴候が揃ったものは，Kearns-Sayre 症候群と呼ばれている．本症候群は，心肥大や心拡大を伴うことがある．MELAS，MERRF でも心病変の報告がある．Anan らの報告では，MERRF 3 例中 2 例で，非対称性中隔肥大と壁運動異常がみられ，1 例に拡張型心筋症様の病態が観察された．

文献

1) Anan, R et al : Cardiac involvement in mitochondrial disease. A study on 17 patients with documented mitochondrial DNA defects. Circulation 91 : 955-961, 1995
2) Brown, RH Jr et al : Harrison's Principles of Internal Medicine, 15th ed, Braunwald, E et al eds, McGraw-Hill, New York, 2529-2532, 2001
3) Frankel, KA et al : The pathology of the heart in progressive muscular dystrophy : Epimyocardial fibrosis. Human Pathology 7 : 375-386, 1976
4) Hoffman, EP et al : The protein product of the Duchenne dystrophy locus. Cell 51 : 919-928, 1987
5) 近藤みどりほか：Becker 型および肢体型筋ジストロフィーの心機能の長期追跡．呼吸と循環 51 : 1055-1060, 2003
6) Wahi, PL : Cardiac changes in myopathy. Am Heart J 66 : 748-754, 1963

〈大槻眞嗣・森本紳一郎〉

Ⅶ．心筋疾患　B．続発性心筋症

7．薬物による心筋障害

a．抗癌薬による心筋障害

悪性腫瘍に対する化学療法の発達により，多剤併用や G-CSF の使用により抗癌薬の骨髄抑制からの早期回復が容易となり，より大量の投与が可能となってきた．そのため，抗癌薬による心筋障害は今後も重要な問題であると考えられる．心筋障害をきたす抗癌薬としては，アントラサイクリン系抗生物質，シクロホスファミド，フルオロウラシル，ビンクリスチン，シスプラチンなどがあげられる（表1）．抗癌薬の毒性は不可避であるため，化学療法はこの毒性を管理して，その有効性を最大限に利用することが大切であり，また心筋障害を早期に検出し，個々の症例において投与限界量を決定し，治療を開始することが重要である．

b．アントラサイクリン系抗生物質による心筋障害

アントラサイクリン系抗生物質の基本骨格は四員環に糖が結合した物で，*Streptmyces peucetius var caesius* から分離されたドキソルビシンとダウノルビシンが代表的である．アントラサイクリン系抗生物質は，DNA と結合して DNA polymerase および RNA polymerase を阻害する．また，フリーラジカルを生成して DNA の単鎖の切断を起こす．

■①発症機序

アントラサイクリン心筋障害の発症機序は多因子性と考えられ，1) 酸化ストレスによる細胞膜やミトコンドリアの障害とアポトーシスの誘導，2) 筋特異的遺伝子の発現抑制，3) TNF-α，IL-2，カテコラミン，ヒスタミンの放出，4) Ca の細胞内輸送の障害，5) β 受容体の downregulation などの機序が提唱されている．

[表1] 抗癌薬による心筋障害

薬剤名	頻度	用量	危険因子	所見と症状
抗腫瘍性抗生物質				
ドキソルビシン, ダウノルビシン	急性期, 亜急性期 心電図異常：20～30% 不整脈：0.5～3% 慢性早期 400mg/m^{2}未満：0.14% 550mg/m^2：7% 慢性後期 18～65%	不詳	累積投与量 高齢 縦隔への放射線治療の既往 女性 心疾患の既往	急性期, 亜急性期 心電図異常 洞性頻脈, 不整脈 心膜炎／心筋炎 慢性早期 うっ血性心不全 慢性後期 うっ血性心不全
イダルビシン	150～290mg/m^2：5% 150mg/m^{2}でLVEF10%以上の低下：18% 150mg/m^{2}でLVEF15%以上の低下：7%		不詳	うっ血性心不全 不整脈 狭心症 心筋梗塞
ミトキサントロン	2.2～3.5% 60mg/m^2：6% 120mg/m^2：15%	90～187mg/m^2	累積投与量 アントラサイクリンによる治療の既往 心疾患の既往	不整脈 うっ血性心不全 心筋梗塞 心電図異常
アルキル化薬				
シクロホスファミド	150mg/kg以上：成人7～25%, 小児5% 1.5g/m^2/日以上：25%	2～4日間に150mg/kg以上または1.5g/m^2/日以上	総投与量 1日量 アントラサイクリンまたはミトキサントロンによる治療の既往 縦隔への放射線治療の既往	うっ血性心不全 胸痛 胸水, 心嚢液 心膜摩擦音 心拡大 R波減高
ブスルファン	心タンポナーデ：2%	7,200mg/m^{2}以上(心内膜線維症)	不詳	うっ血性心不全 心タンポナーデ 動悸 心電図異常
代謝拮抗薬				
フルオロウラシル	1.6～68%	800mg/m^{2}以上	心疾患の既往 縦隔への放射線治療の既往 心毒性のある抗癌薬の併用 投与間隔 高用量	狭心症 心筋梗塞 低血圧 心原性ショック 心電図異常
シタラビン	不詳	高用量 (3g/m^{2}以上)	投与量が推定されている	心膜炎 うっ血性心不全 胸痛
微小管阻害薬				
パクリタキセル	0.50%	相関なし	心疾患の既往が推定されている	洞性徐脈 上室性, 心室性不整脈 房室ブロック 左脚ブロック 心筋梗塞
ビンカアルカロイド (ビンクリスチン, ビンブラスチン, ビンデシン, ビノレルビン)	25%（臨床上明らかなもの10%）	相関なし	縦隔への放射線治療の既往 虚血性心疾患	心筋梗塞 呼吸困難 肺うっ血 心房細動 心電図異常 (T波の陰転化, ST変化)
その他				
シスプラチン	まれ	相関なし	不詳	動悸, 左胸痛, 悪心, 嘔吐, 呼吸困難 低血圧, 不整脈 心室内伝導障害 ST-T変化 心筋梗塞

(文献3)より一部改変引用)

②発症率・臨床症状

アントラサイクリン心筋障害は，急性と慢性に分けられる．急性の心筋障害は投与後1週間以内にみられ，投与量に関係せず，一過性であり通常可逆性である．心膜炎，心筋炎所見を呈し，心機能はほとんどの場合保たれる．心電図異常（非特異的ST-T変化，T波の平坦化，QRS波の減高やQT延長など）は20～30%にみられる．不整脈は0.5～3%にみられ，洞性頻脈が主なものであるが，上室性不整脈や心室性頻拍などもみられる．心房細動や心房粗動はまれである．急性期の心電図異常や不整脈は，慢性期の心不全とは関連がないと考えられている．慢性の心筋障害は，通常，治療後1年以内にみられ，呼吸困難，浮腫，頻脈，肺水腫，頸静脈怒張などの心不全症状・所見を呈する．心不全の発症頻度は，累積投与量に関係し，$400mg/m^2$では0.14%であるが，$550mg/m^2$では7%となり，$700mg/m^2$では18%と報告されている．アントラサイクリン治療4～15年後に心機能異常を認める例もある．

③病理

肉眼的には，心拡大，ときに心腔内血栓形成を認める．光顕では，心筋細胞の変性と萎縮，間質の浮腫と線維化，心筋細胞の細胞質の空胞変性，筋原線維の消失がみられ，電顕ではミトコンドリアや核の変性が認められる．

④診断

アントラサイクリン治療開始前に胸部X線，心電図，心エコー図，RIアンギオカーディオグラフィを行い，その後も治療中，治療後に定期的に検査を行う．心内膜生検は，どの非侵襲的検査よりも心筋障害の診断率が高い．光顕および電顕による心筋の病理所見と累積投与量との間には相関があり，$240mg/m^2$以上では全例に形態変化が出現すると報告されている．心機能と心筋の形態変化との間には直線的な相関はなく，細胞障害があるレベルに達すると心機能は急速に低下する．RIアンギオカーディオグラフィは，左室機能障害の検出感度が高く，再現性にも優れていると評価されている．心房性ナトリウム利尿ペプチド atrial natriuretic peptide（ANP）は，無症状の心機能障害を検出する指標として有用であると報告されている．

⑤予防・治療

Schwartzらは，下記のようなRIアンギオカーディオグラフィを用いた左室駆出率left ventricular ejection fraction（LVEF）に基づくドキソルビシンによる心不全の予防のガイドラインを提唱している．ドキソルビシンの投与量が$100mg/m^2$になる前にRIアンギオカーディオグラフィを施行し，LVEFを測定する．これをベースラインのLVEFとする．ベースラインのLVEFが30%以下の患者にはドキソルビシンを投与しない．ベースラインのLVEFが30～50%の患者では毎回投与に先立ちLVEFを計測し，LVEFが10%以上低下するか，30%以下となる場合ドキソルビシン投与を中止する．ベースラインのLVEFが50%以上の患者では，$250～300mg/m^2$の投与後にLVEFを計測し，危険因子（心疾患，放射線照射，心電図異常，またはシクロホスファミド治療の既往）があれば，$400mg/m^2$投与後にLVEFを計測する．危険因子がなければ，$450mg/m^2$投与後にLVEFを計測する．その後も毎回投与に先立ちLVEFを計測し，LVEFが10%以上低下し50%以下となる場合ドキソルビシン投与を中止する．

心筋障害は薬物の血清濃度最大値と累積投与量に関連するため，長時間注射法（96時間）により累積量の増加を図ることができる．また，心筋障害の少ないアントラサイクリン同族体を使用することにより，心筋障害の軽減を図ることができる．

アントラサイクリン系抗生物質による心不全の治療は，他の原因（拡張型心筋症など）による場合と同様である．すなわち，アンジオテンシン変換酵素阻害薬，利尿薬，ジギタリス，β遮断薬などが使用される．重症例では心移植も考慮される．

c. その他の抗癌薬による心筋障害

シクロホスファミドの大量投与でうっ血性心不全，心膜炎，冠動脈炎，出血性心筋炎などが報告されている．本剤$1.5g/m^2$/日以上の投与では，25%に心筋障害がみられ，それ以下の投与量では3%であると報告されている．ドキソルビシンと

の併用では，ドキソルビシンによる心筋障害を増強するため注意が必要である．シクロホスファミドによる心筋障害は急性であり死亡例もみられる．シクロホスファミド投与後10日以内に発症し，症状は1〜6日間続く．うっ血性心不全に伴い心電図にてQRS波の減高を50〜90％に認める．シクロホスファミドによる心筋障害の発症機序は不明であるが，血管内皮障害に伴う毛細血管内の微小血栓によるものが想定されている．

フルオロウラシルの投与により，狭心症，心筋梗塞，低血圧，不整脈，心源性ショックなどがみられる．フルオロウラシルによる心筋障害の発症機序は不明であるが，フルオロウラシルとその代謝物による心筋エネルギー代謝の障害，冠動脈の攣縮や血栓，心筋への低灌流，自己免疫反応などが想定されている．

その他，分子標的治療薬の一つであるトラズツズマブ（ヒト上皮増殖因子受容体2型（HER2）に対するモノクローナル抗体）による心筋障害も報告されている．

d. 向精神薬による心筋障害

三環系抗うつ薬，特に過剰量の服用で，突然死や房室伝導障害などの不整脈がみられる．左室機能低下は通常みられない．三環系抗うつ薬は，I群の抗不整脈作用とともに催不整脈性を有すると考えられるため，心筋梗塞や心室性不整脈の既往がある患者への投与は注意を要する．心電図上，QRS，QTの延長に注意する．

炭酸リチウムは躁病の治療薬として用いられるが，服用者の4分の1以上に，心電図上T波の変化がみられる．炭酸リチウムによる心室性不整脈，洞結節障害，房室伝導障害，うっ血性心不全が報告されている．

フェノチアジン系抗精神病薬では，心電図異常，上室性・心室性不整脈，突然死などがみられる．起立性低血圧もみられる．

文献

1) Legha, SS et al : Reduction of doxorubicin cardiotoxicity by prolonged continuous intravenous infusion. Ann Intern Med 96 : 133-139, 1982
2) Nousiainen, T et al : Natriuretic peptides as markers of cardiotoxicity during doxorubicin treatment for non-Hodgkin's lymphoma. Eur J Haematol 62 : 135-141, 1999
3) Pai, VB et al : Cardiotoxicity of chemotherapeutic agents : Incidence, treatment and prevention. Drug Saf 22 : 263-302, 2000
4) Schwartz, RG et al : Congestive heart failure and left ventricular dysfunction complicating doxorubicin therapy. Seven-year experience using serial radionuclide angiocardiography. Am J Med 82 : 1109-1118, 1987

〔横山光宏・上山知己〕

たこつぼ型心筋症

■はじめに

　たこつぼ型心筋症は，左室心尖部を中心とした広範囲の心収縮低下と心基部の過収縮を同時に併せ持つ一過性の病態に対して命名された疾患概念である．1983年に，広島市民病院において前胸部誘導でST上昇を示す胸痛症例に対して急性心筋梗塞の診断のもとに緊急冠動脈造影を施行したところ，冠動脈は正常であるにもかかわらず左室心尖部を中心とした広範囲の心収縮低下と心基部の過収縮を示す症例に遭遇したのが世界初で，このユニークな心収縮異常を示す病態に対して1990年にたこつぼ型心筋症と名づけられた．

　その後，日本だけでなく海外からも報告が相次ぎ，現在では広く認識されるようになった．また，新潟中越地震の際にも，たこつぼ型心筋症が多発したことでも有名である．

■病態

　左室心尖部を中心とした広範囲の心収縮低下と心基部の過収縮を特徴とし，その収縮異常領域は冠動脈の支配領域では説明できない．また，この収縮異常が数日から数週間で完全に正常に回復するのも大きな特徴である（図1）．なお，壁収縮異常は数週間で正常化するが，心筋代謝障害は残存する（図2）．最近では，左室心尖部の収縮低下と心基部の過収縮を特徴する古典的たこつぼ型心筋症のほかに，左室心尖部の過収縮と心基部の低収縮を特徴する逆たこつぼ型心筋障害や，左室心尖部と心基部の過収縮と心中央部の低収縮を特徴するスペード型たこつぼ型心筋障害も多数報告されており，その成因を考えるうえで興味深い．

■診断

　たこつぼ型心筋症は，胸痛，胸部不快感，呼吸困難など急性心筋梗塞と類似した症状で発症するが，その程度は急性心筋梗塞に比べると軽い．高齢者の女性に多発し，精神的もしくは身体的ストレスを受けた後に発症する症例が多く認められる．

　急性期の心電図では前胸部誘導でST上昇を認めるが，上昇の程度は$V_{4\sim6}$で強い．前壁の急性心筋梗塞では通常$V_{1\sim4}$でST上昇が認められるので，鑑別に有用である．下壁誘導のST低下の欠如や異常Q波の欠如も診断に役立つ．たこつぼ型心筋の心電図は経時

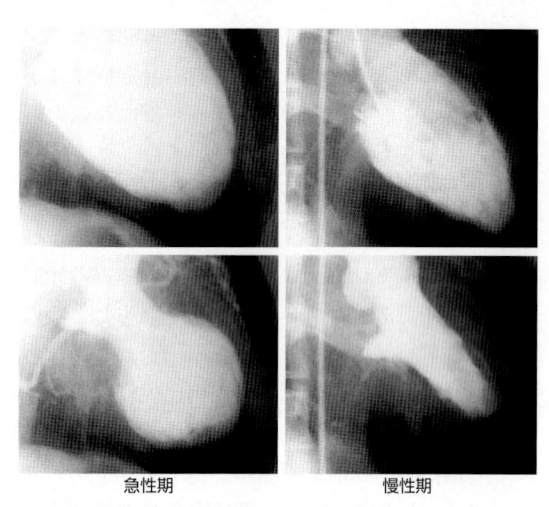

[図1] たこつぼ型心筋症の収縮異常は数日から数週間で回復する

的に変化していき，発症直後のST上昇は数日後には基線に戻り，巨大陰性T波が出現し，数週間後に正常化する．QT時間は陰性T波が深くなるにつれて延長していき，軽減するに従って正常化していく（図3）．

　心エコー検査も診断に有用なツールである．冠動脈の支配領域と一致しない特徴的な左心室の収縮異常が認められれば，たこつぼ型心筋症の診断が可能である．急性心筋梗塞や心筋症，心筋炎との鑑別にも心エコー検査は役立つ．また，心収縮異常に合併して，左室流出路狭窄（図4），左室心尖部血栓，心嚢水貯留，右室たこつぼ化（図4）を合併することがあり，同時に検索しておくと患者管理に役立つ．

　心臓カテーテル検査で確定診断をすることになるが，冠動脈疾患や心筋疾患を除外するだけではなく左室流出路狭窄などの並存病態の診断も同時に行う．ときに急性心筋梗塞と紛らわしい場合もあり，たこつぼ型心筋症と急性心筋梗塞とでは治療戦略が全く異なるため，現時点では冠動脈造影は必須である．たこつぼ型心筋症は決してまれな疾患ではなく，頻度として急性心筋梗塞を疑い緊急冠動脈造影を施行した症例の1.8%がたこつぼ型心筋症であったとの報告もあるし，再発例も報告されている．

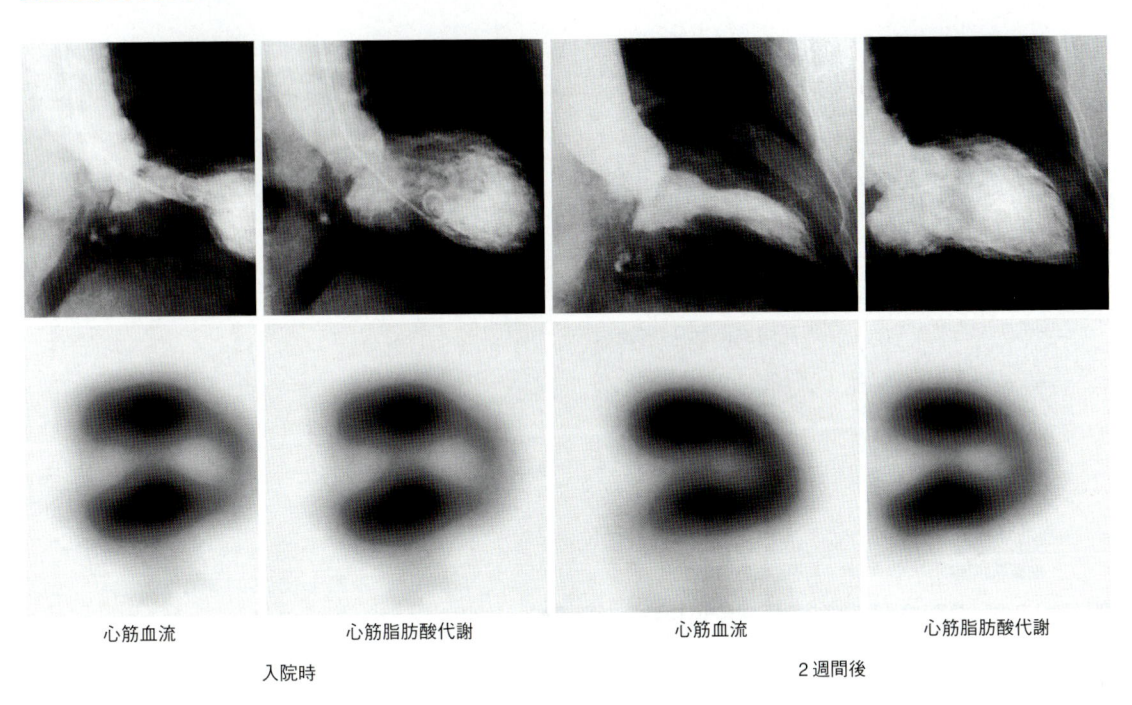

[図2] たこつぼ型心筋症では心筋血流障害の速い回復に比べ，心筋代謝障害の回復は遅い

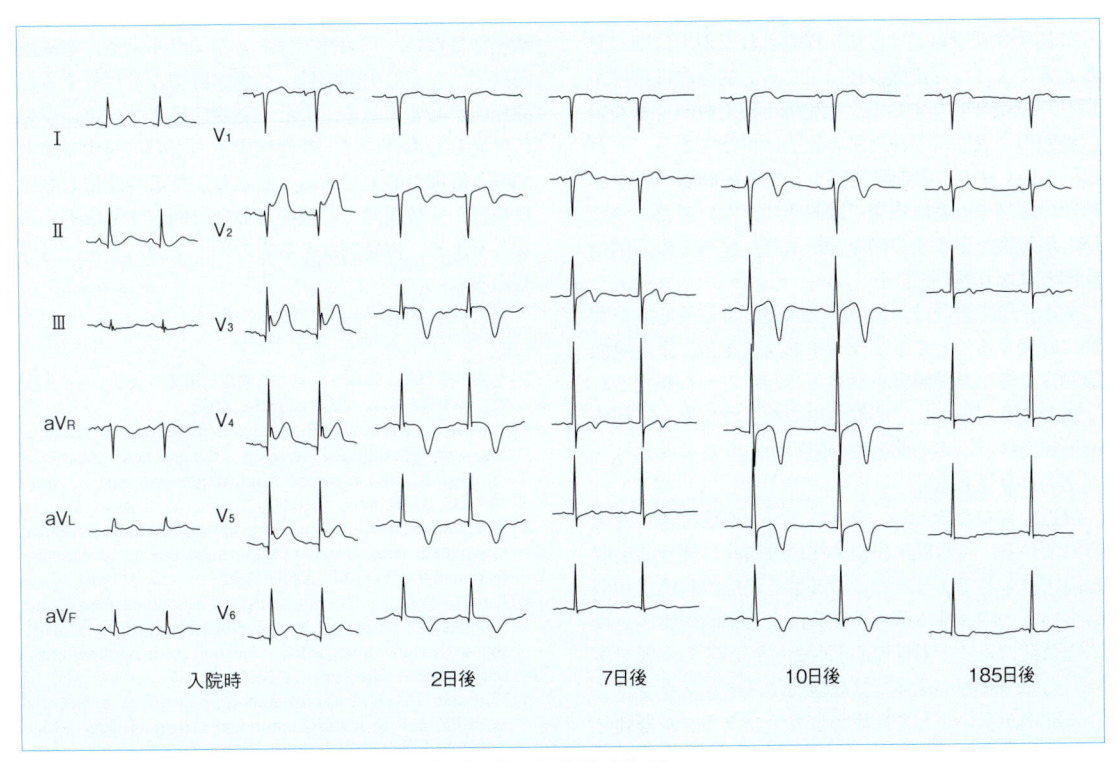

[図3] たこつぼ型心筋症の心電図は，経時的変化にST上昇もT波もQT時間も変動する

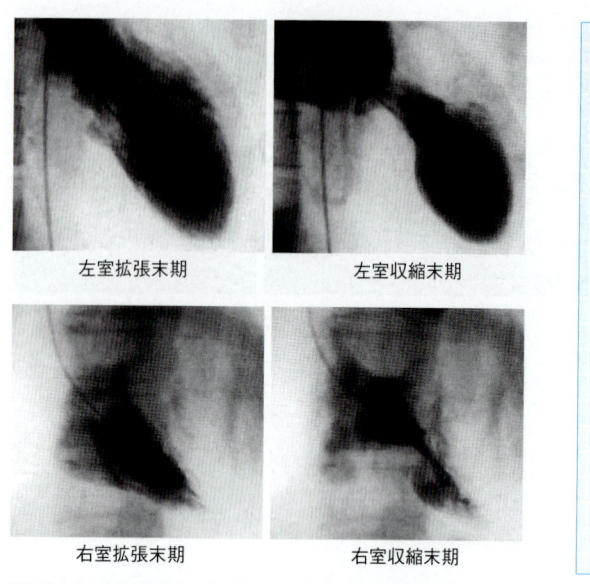

[図4] たこつぼ型心筋症の合併症である左室流出路狭窄と右室たこつぼ化現象

左室拡張末期　　左室収縮末期
右室拡張末期　　右室収縮末期

左室心尖部　160/20mmHg　　大動脈　86/60mmHg
右室心尖部　52/6mmHg　　右室流入路　24/6mmHg

■成因

たこつぼ型心筋症の成因として，多枝冠動脈攣縮説，微小循環障害説，カテコラミン心筋障害説が考えられている．

多枝冠動脈攣縮説は最初に提唱された現場に即した考え方であり，冠動脈多枝に生じる心筋虚血は持続が長く，気絶心筋を生じる．冠動脈1枝で説明できない広範囲の一過性の収縮異常の説明は可能である．しかし，ST上昇中に冠動脈造影をしても冠動脈攣縮を認めない症例や冠動脈病変では説明できない逆たこつぼ型心筋障害を呈する症例などがあり，すべての症例の成因とはなり難い．

微小循環障害説は，微小循環障害による狭心症が女性に好発することやドプラガイドワイヤーによる冠血流測定で微小循環障害を認めることなどから想定された説である．しかし，心筋生検でたこつぼ型心筋症の心筋障害は個々の心筋細胞の障害からなることより，否定的な意見もある．

最近，有力な説としてカテコラミン心筋障害が考えられている．くも膜下出血や褐色細胞腫に伴う心筋収縮障害は有名であり，たこつぼ型心筋症の病態に類似している．内因性カテコラミンによる細胞内カルシウム過負荷による一過性の心筋収縮障害がその本態であり，たこつぼ型心筋症では発症前にストレスを受けている症例が多いことや発症時にカテコラミンが過剰分泌され，慢性期には正常に復している事実などから提示されている説である．

■治療

成因別に，亜硝酸薬やカルシウム拮抗薬，ニコランジル，β遮断薬の使用が考えられるが，未だその成因が不明であることより，たこつぼ型心筋症に特異的な治療法はない．一過性ではあるが，心不全や左室流出路狭窄，左室心尖部血栓，心嚢水貯留などに対する対症療法が必要である．また，基礎疾患となる重症疾患に併発した場合には，基礎疾患そのものに対する集中治療と管理が必須である．しかし，たこつぼ型心筋症は数日から数週間で心機能が完全に回復する疾患であることより，再発例はあるものの，一般に予後は良好である．

文献
1) 佐藤　光ほか：臨床から見た心筋細胞障害：虚血から心不全まで，科学評論社，東京，56-64, 1990
2) Kurisu, S et al : Tako-tsubo-like left ventricular dysfunction with ST-segment elevation : a novel heart syndrome mimicking acute myocardial infarction. Am Heart J 143 : 448-445, 2002
3) Kurisu, S et al : Left ventricular apical thrombus formation in a patient with suspected tako-tsubo-like left ventricular dysfunction. Circ J 67 : 556-558, 2003
4) Kurisu, S et al : Time course of electrocardiographic changes in patients with tako-tsubo syndrome : comparison with acute myocardial infarction with minimal enzymatic release. Circ J 68 : 77-81, 2004
5) Wittstein, HS et al : Neurohumoral features of myocardial stunning due to sudden emotional stress. N Engl J Med 352 : 539-548, 2005

〈井上一郎・栗栖　智〉

拡張相肥大型心筋症

■はじめに

　肥大型心筋症（HCM）の家系内に拡張型心筋症と同様な病態を示す症例がみられることは古くから報告されていた．しかし両者がたまたま同一家系にみられたのかあるいはHCMから拡張型心筋症様病態へ進行するのかについては1985年の仁村らの報告までは不明であった．彼らは経過中に拡張型心筋症様の病態へ進行した3剖検例を報告し，拡張相肥大型心筋症 dilated form of HCMと呼んだ．その後長期経過観察例が増加するにつれ，HCMは経過中に心筋肥厚の消退，菲薄化，左室内腔の拡張，収縮機能の低下をきたすことが明らかになりつつある．しかしこのようなリモデリングや拡張相への進行がHCM全例にみられる自然歴かあるいは一部にみられる特殊な病態かは未だ不明である．臨床的にはもともと拡張障害を有するHCMに収縮障害が加わると治療抵抗性の心不全をきたす点が重要で，わが国の心臓移植待機例の約10％は拡張相HCMである．

■HCMのリモデリング

　HCMは多彩な病態を示すが，また経過中に大きなリモデリングをきたす疾患である．例えば本症の約半数は遺伝子異常により発症するが，異常肥大は生下時にはみられず，思春期ごろに発現する．その後5〜10年程度は病態は比較的安定しているが，長期的には徐々に心筋肥厚は消退していくことが明らかになりつつある．例えば筆者らの10年以上（平均16年）の経過観察では心室中隔厚は20.1から17.7mmへ減少し，5mm以上の中隔厚の減少が36％に認められた．また初診時僧帽弁の収縮期前方運動（SAM）を認めた例では，57％でSAMの消失，9％でSAMの減弱がみられ，左室流出路狭窄も次第に減少，消失していくと考えられる．心電図では非対称性肥厚を反映した鋭いQ波は半数が消失し，一方幅広いQ波の出現，R波の減高や心室内伝導障害，左脚ブロックの出現が認められる．
　したがってHCMの心筋病変は緩徐であるが，進行性でやがて収縮機能も障害され，これに伴い流出路狭窄も消失するといえよう．しかしHCMのように著明な心筋肥厚をきたした心臓は収縮機能が低下しても左室拡張にはなかなか陥りにくいと思われる．またその前に突然死することが指摘されており，拡張相に進行する

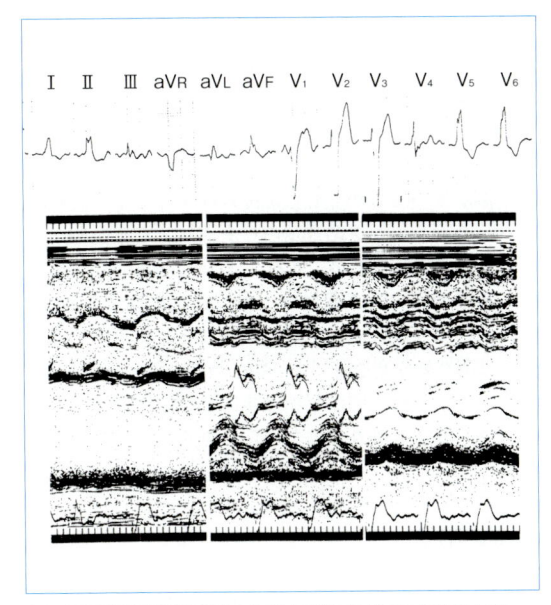

[図1] 拡張相肥大型心筋症の1例（心筋トロポニンT変異：Glu 160del）
心電図は心房細動で左脚ブロック型のwide QRSを示す．心エコー図では左室拡張と収縮機能低下が認められるが，心室中隔肥厚は残存している．

例は10〜15％程度と推測されている．逆にすでに心室拡張障害を有するHCMでは収縮障害が加わると典型的な拡張相に陥る前から重症心不全を発症することに注意する必要がある．

■拡張相HCMの成因とその予測

　HCMが拡張相へ進行する成因は解明されていないが，以前から心筋虚血の関与が推測されている．HCMにおける心筋虚血の機序としては，心室拡張期圧の上昇や高度な心筋肥大による冠予備能の低下，筋層内の小動脈の狭窄性病変などがあげられている．臨床的にもTl心筋シンチグラムで心筋虚血を示す例がみられるが，拡張相HCMとの関連は明らかでない．一方HCMでは心筋β-ミオシン重鎖，心筋トロポニンT，心筋ミオシン結合蛋白Cなどの遺伝子異常が病因として同定され，拡張相へ移行しやすい変異がみられることが報告されている．例えば心筋トロポニンT変異例は心筋

肥厚が強くなく左室内腔の拡張，収縮機能の低下傾向を示す例が多い（図1）．臨床的にも左室内腔の狭少化と収縮機能の亢進が特徴とされるHCMの中で，拡張相へ進行する症例は筆者の経験では初診時より正常範囲ではあるが左室内腔の拡張や駆出分画の低下傾向を示す例が多い．しかし心機能障害は少なく予後良好とされる心筋ミオシン結合蛋白C変異例でも拡張相へ進行した例が経験される（図2）．心筋の基本的な収縮単位であるサルコメアの構成蛋白に異常を有するHCMではこのような経過は当然予測されるところで，これまでは突然死や塞栓死により隠されていたといえよう．またこのような末期に収縮障害に至る自然歴は心尖部肥大型心筋症も例外ではないことを認識しておく必要がある．

■ 臨床病態

拡張相HCMへの進行は50歳以降にみられることが多いが，大半は20～30歳代に発症した長期経過例である．なかには数年間でかなり急速に拡張相へ進行する例がある．自覚的には労作時の息切れ，咳，呼吸困難，浮腫，全身倦怠などの心不全症状がみられる．心房細動をきっかけに急速に心不全を発症することも少なくない．

心胸比は60％以上に拡大していることが多く，しばしば胸水，肺うっ血を伴う．心電図ではHCMに特徴とされる左室肥大はみられず，R波減高，幅広い異常Q波，左脚ブロック，心室内伝導障害など心筋障害の所見が主に認められる（図3）．これらの心電図所見は左室拡張に先行して出現することが多い．

心エコー図（図1，2）では左室拡張と収縮機能の低下がみられ，左室拡張期径は70mmに達することがあるが，拡張相HCMの明らかな診断基準はない．むしろ収縮機能が低下し，心不全症状が発症しても左室内腔はなかなか正常域を越えて拡張しないことに注意する必要がある．左室壁厚は徐々に減少し，末期には異常肥大は全く消失する例があるが，一般には一部に肥厚した心筋が残存していることが多い．左室流出路狭窄はもはや認められない．このほかタリウム心筋シンチグラムでは広範な集積欠損がみられ，CK-MBなどの心筋逸脱酵素の持続性上昇を示す例がある．

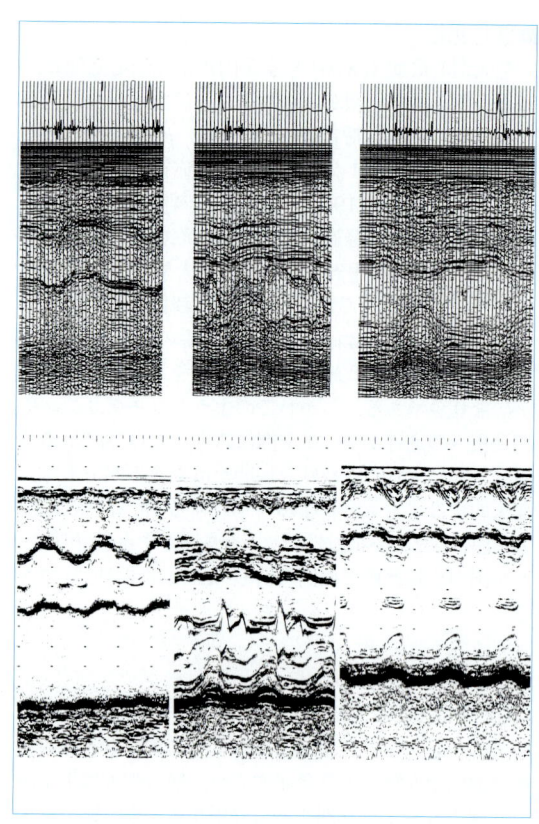

[図2] 拡張相肥大型心筋症へ進行過程の心筋ミオシン結合蛋白C変異例
（Gln 258Lys）．30歳時（上）にみられた非対称性心室中隔肥厚と小さなSAM（流出路圧較差37mmHg）は52歳時（下）には消失し，左室拡張と収縮機能低下を認めるが，典型的な拡張相とはいえない．しかし心不全に陥っておりまた心室頻拍，心房細動をきたしICDを植え込みアミオダロン300mgを使用中である．

■ 診断

HCMからの進行が確認された場合は問題なく拡張相HCMと診断される．これが未確認の場合でも，1) 家系内にHCMがみられる場合，2) 心室中隔など心筋の一部に肥厚がみられる場合，3) 生検でHCMの組織所見がみられる場合は本症と診断されよう．

■ 治療

　本症の心不全はきわめて治療抵抗性で，予後も不良である．したがってHCMでは収縮機能の低下がみられれば早めにACE阻害薬（またはARB）を使用する．また心房細動，心室頻拍の合併も多くアミオダロンなどの抗不整脈薬やICDを使用する．ペースメーカーが必要な場合は両室ペーシングを考慮すべきであろう．これらの内科治療が無効な場合は心臓移植の適応となる．

文献
1) 仁村泰治ほか：肥大型心筋症の経過中心拡大を呈し，うっ血性心不全にて死亡したいわゆる拡張相肥大型心筋症の3剖検例－厚生省特定疾患特発性心筋症調査研究班，昭和59年度研究報告集，193-203，1985
2) Koga, Y et al：Natural history of hypertrophic cardiomyopathy：Japanese experience. J Cardiol 37 (suppl 1)：147-154, 2001
3) Maron, BJ et al：Implications of left ventricular remodeling in hypertrophic cardiomyopathy. Am J Cardiol 81：1339-1344, 1998
4) Spirito, P et al：Occurrence and significance of progressive left ventricular wall thinning and relative carity dilatation in hypertrophic cardiomyopathy. Am J Cardiol 59：123-129, 1987
5) 戸嶋裕徳ほか：肥大型心筋症から拡張型心筋症への移行．呼と循 36：597-608, 1988

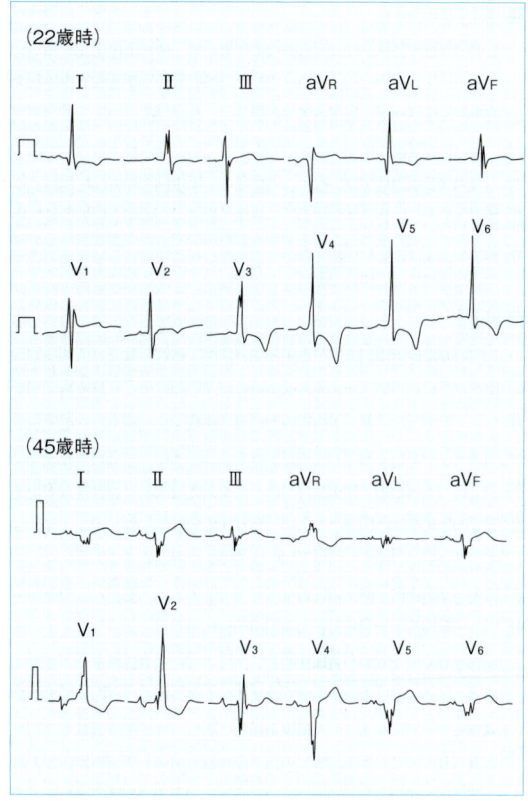

[図3] 拡張相肥大型心筋症へ進行した例の心電図
　22歳時（上）にみられた左室肥大，陰性T波は45歳時（下）には消失し，著明な左房負荷，QRS幅の延長，$V_{5,6}$の幅広いQ波が出現した．

（古賀義則）

左室心筋緻密化障害

■はじめに

心筋緻密化障害 noncompaction of ventricular myocardium (noncompaction) は，心室壁の過剰な網目状の肉柱形成と深い間隙を特徴とした心筋症で，典型例は，新生児期に心不全のため死亡し，心移植の対象になっている疾患である[1]．近年，年長児や成人例も多数報告されるようになり，それほどまれではないことがわかってきている[2~4]．

■成因

胎生初期の網目状の心筋は次第に緻密な心筋構造に変化していくが，noncompaction では，この過程が停止し，スポンジ状の胎児心筋が遺残し，逆に，心筋緻密層が低形成になると考えられている[1]．血行動態の特徴は，心収縮力の低下で，この機序は，著明な肉柱形成のために心内膜下の心筋虚血を引き起こし，さらに本来の緻密層が菲薄であるためと推論されている．網目状の肉柱の間に血栓ができやすく，他の心筋症に比べ，塞栓症を合併する危険性が高い[2~4]．

noncompaction の原因遺伝子は，X染色体上 (Xq28) にある Barth 症候群の責任遺伝子である G4.5 遺伝子のほか，スイスチーズ様の筋性部心室中隔欠損を合併する本邦の一家系において，dystrophin 関連蛋白の新しい遺伝子異常 (alpha-dystrobrevin) が発見された[5]．高率に家族例が認められ，X連鎖性のほか，優性遺伝形式あるいはミトコンドリア遺伝子異常など遺伝的多様性があり，また，Becker 型筋ジストロフィー，ミトコンドリア筋症などの疾患に合併してみられることがあり，多数の原因があることがわかっている．

■病態

臨床症候は，1) 次第に心収縮力が低下し拡張型心筋症の病態を呈するもの，2) 壁在血栓のため塞栓症を合併するもの，3) 不整脈，特に致死的な不整脈を合併する場合がある．発症の時期は，症例により新生児期～乳児期，学童期～思春期，あるいは成人で心不全発症するものまで多岐にわたっている[2~4]．特に，新生児期，乳児期発症の典型的な noncompaction は，重篤な心不全症状で発症し，急激な経過をとる例が多い．これに対し，学童期～思春期では，患者家族の検索や，学校心臓検診で，偶然発見されているものが多

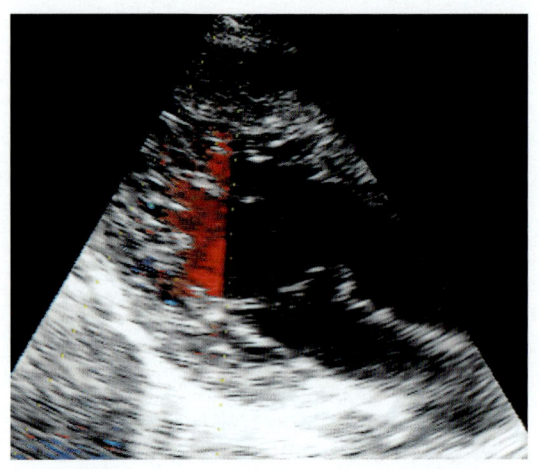

[図1] 特徴的な noncompaction のカラードプラ心エコー所見
左室長軸断面，左室拡張期像．心尖部を中心に著明な肉柱形成と深い間隙が認められ，カラードプラでは，網目状の肉柱形成の間に，血流が出入りする様子が観察される．

い．成人例の報告では，心不全で発症したものが過半数を占め重症例が多く，小児に比べ，塞栓症と心室性不整脈の頻度が高く，4例で除細動器の植え込みが行われている[3]．無症状で長い間経過するものもあるが，経過とともに心機能の低下がみられ，長期予後は不良である．また，PVC, PSVT, WPW, 完全房室ブロックなどの不整脈の合併が高率にみられ，突然死例やペースメーカー植え込み例もみられる[2]．

■診断

先天性心疾患に合併してみられる場合と，孤立性の場合がある．心疾患合併例では，左室流出路狭窄や冠動脈起始異常に合併してみられることがあると報告されていたが，実際にはより発生頻度の高い心室中隔欠損や心房中隔欠損との合併例が多い．僧帽弁や，弁下組織の異常を合併する例も多くみられる．

noncompaction の診断には心エコー図が最も有用であるが，統一した診断基準はない．心室壁の著明な肉柱形成と深く切れ込んだ間隙の特徴的な形態 (non-compacted layer) が心室壁の1segment以上に広がり，緻密層 compacted layer と2層構造を呈し，この部位の収縮力は低下している[1~3]．網目状の肉柱形成は心尖部を中心に側壁，下壁にみられることが多く，心室

中隔や前壁にはまれである．心尖部に限局する症例では見逃しやすい．カラードプラ上も心尖部を中心とする網目状の肉柱形成の間隙に血液が出入りする様子が観察され，心尖部肥大型心筋症とは明らかに異なる（図1）．左室造影では，心エコー図で認められた著しい肉柱形成と深い間隙への造影剤の貯留が特徴的所見であり（図2），CTやMRIは，左室壁が粗な肉柱形成層と緻密層の2層構造を呈する特徴的所見が観察される（図3）．

また，心筋イメージングの所見から，心筋虚血や線維化などの組織変化が推測される．心筋生検の所見は，線維化，心筋肥大，心内膜の肥厚や心内膜下の弾性線維増殖など非特異的な変化が主体であり[2]，診断上の意義は乏しい．

心電図所見は，乳児期に心不全で発症する例では著しい左室肥大が特徴であるが，それ以外の症例では特異性に乏しい．また，WPW症候群が多く認められ，心室性期外収縮，上室性頻拍，完全房室ブロックなどの，不整脈の発生が高率である[2〜4]．

新生児発症例，特に男児では，Barth症候群（拡張型心筋症，好中球減少，ミオパチー）との鑑別が必要で，尿中の有機酸分析で3-methyl glutaconic aciduriaが認められることが診断上有用である[5]．

■ 治療

治療は，拡張型心筋症と同様に，利尿薬，ACE阻害薬，β遮断薬などである．複雑な肉柱構造のため血栓形成が高頻度であり，抗血小板薬や抗凝固療法を早期から行い，塞栓を予防することが重要である．

noncompactionは，新生児期から成人まで発症時期は幅広く，心不全発症するものから，多種の不整脈で発症するものまで，その臨床像は多彩であるため，容易に見逃されやすい．心不全を呈した症例や，学校心臓検診で心電図異常や不整脈を指摘された場合には，心エコーによる心尖部までの十分な観察が重要である．また，高率に家族性が認められるため，家族の検索が重要である．

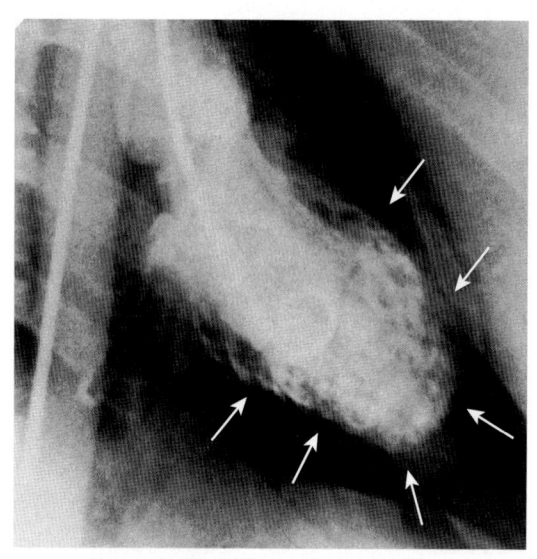

[図2] 左室造影像，収縮期
心尖部（白矢印）に，網目状の造影剤の貯留が認められ，特に心尖部の収縮力の低下が著しい．

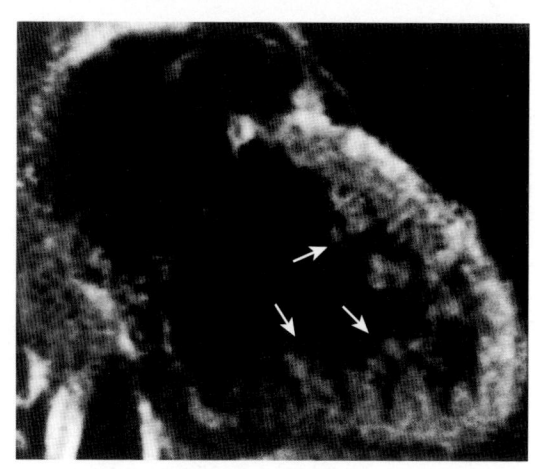

[図3] 特徴的なnoncompactionのMRI所見
冠状斜位，T1強調画像．心尖部を中心とした高い肉柱形成（白矢印）と深い間隙が認められる．左室壁は，内側の粗な肉柱層と外側の緻密層の2層構造を呈している．

文献

1) Chin, TK et al : Isolated noncompaction of left ventricular myocardium. Circulation 82 : 507-513, 1990
2) Ichida, F et al : Clinical features of isolated noncompaction of the ventricular myocardium : Long-term clinical course, hemodynamic properties, and genetic background. J Am Coll Cardiol 34 : 233-240, 1999
3) Oechslin, E et al : Long-term follow-up of 34 adults with isolated left ventricular noncompaction : A distinct cardiomyopathy with poor prognosis. J Am Coll Cardiol 36 : 493-500, 2000
4) Pignatelli, RH et al : Clinical characterization of left ventricular noncompaction in children : A relative common form of cardiomyopathy. Circulation 108 : 2672-2678, 2003
5) Ichida, F et al : Mutations of α-Dystrobrevin and G4.5 in left ventricular noncompaction and Barth syndrome. Circulation 103 : 1256-1263, 2001

（市田蕗子）

VIII. 感染性心内膜炎

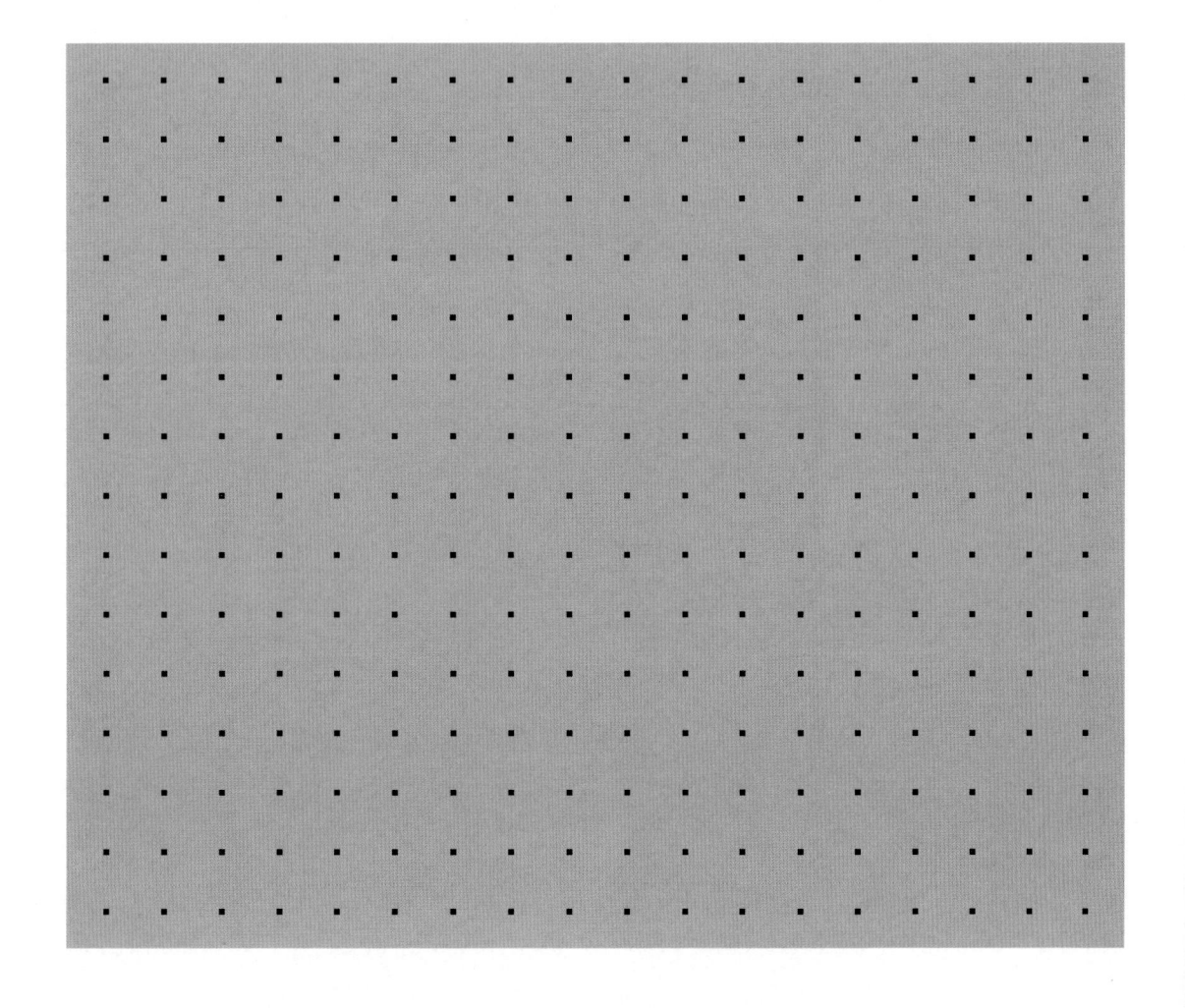

感染性心内膜炎

1) 概念

感染性心内膜炎 infective endocarditis は病原微生物による心内膜炎である．細菌，真菌，クラミジア，リケッチア，ウイルスなどが原因となる．弁やその支持組織などの心内膜に病原微生物が付着・増殖し，疣贅と呼ばれる感染巣を形成する．これは病原微生物，フィブリン，血小板血栓などからなる．感染巣から病原微生物が持続的に流出することによる敗血症，弁や心内膜組織の破壊による弁機能不全や心機能不全，疣贅の一部が栓子となり他の臓器に飛び塞栓となる塞栓症，病原微生物とその免疫複合体により起こる腎炎など各臓器の免疫反応と多彩な臨床症状を示す．

100万人の人口当たり年間10～50例の発症と比較的まれな疾患であることと，その症状の多彩さから発症早期の確定診断がむずかしいことも多いが，特に急性心内膜炎では病態の変化が速く，治療の遅れが致死的な病態・合併症を引き起こすため，迅速な検査，診断，治療が必要である．

2) 成因・病態・病原菌

a) 成因

自己弁の心内膜炎症例の約2/3は基礎心疾患のある例である．日本循環器学会学術委員合同研究班が循環器専門病院に行ったアンケートでは基礎心疾患を有しない例は20%であった．基礎心疾患としては先天性心疾患では，心室中隔欠損，動脈管開存，大動脈弁二尖弁，Fallot四徴などがある．基礎疾患の条件としては，高速ジェットを呈する病変であるということである．先天性心疾患でも心房中隔欠損などは短絡の血流速度は遅く，あまり心内膜炎を起こさない．また，先天性の心疾患でなくても高速ジェットを呈する病変であれば，心内膜炎の基礎心疾患となり，例えば閉塞性肥大型心筋症は，左室流出路と左房に速い血流を生じるため，感染性心内膜炎の基礎疾患となりうる．

その他，人工弁置換術後，麻薬常習などは心内膜炎を起こしやすい．人工弁置換術後心内膜炎では，弁置換術後2ヵ月以内の発症を早期人工弁心内膜炎，それ以降のものを晩期人工弁心内膜炎と呼んで区別する．早期人工弁心内膜炎は手術または術後処置に関連した感染で，人工弁がまだ内皮に完全に覆われていない段階で生じ，弁機能不全などの重篤な経過をたどることも多く外科的治療の適応となりうる．起因菌としてはブドウ球菌やグラム陰性菌が多い．麻薬常習者で経静脈的に麻薬を常用している例で，心内膜炎を右心系，特に三尖弁に起こしやすいことが知られている．また免疫機能の低下した患者も高リスク患者となる．

b) 病態

高速のジェットが当たる部位の心内膜が障害，膠原線維が露出すると，その部分で血液うっ滞が生じ，血小板とフィブリンよりなる血栓が生じる．これが非細菌性の血栓性心内膜炎 non-bacterial thrombotic endocarditis (NBTE) と呼ばれる状態で，このときに菌血症が起こると，この血栓に細菌が付着し，疣腫や疣贅ができ，感染性心内膜炎が成立する．通常，血液の中には菌はないが，人体の中で常在菌のいる口腔，咽頭，消化管，泌尿生殖器，皮膚が障害を受けた際には，一過性の菌血症が起こる．そのとき，心内膜に高速のジェットによって障害を受けた部位があると，そこに感染巣ができ，心内膜炎を起こす．感染の部位によって菌の増殖やそれに伴う組織の破壊により，弁穿孔，腱索断裂，弁瘤，弁口閉塞，弁閉鎖不全，弁輪部膿瘍，心筋内膿瘍，伝導障害，大動脈瘤，瘻孔などを生じる．疣贅の一部が剥がれて他臓器に飛べば，塞栓症を起こす．塞栓症は感染性心内膜炎の合併症で頻度が高く，10～50%に出現する．塞栓症の多くは抗菌薬による治療開始前に起こる．塞栓の飛んだ臓器によって肺梗塞，脳梗塞，腎梗塞，脾梗塞など病態も多彩である．感染性心内膜

炎で塞栓を起こす臓器として最も多いのは中枢神経であり，予後に大きな影響を与える．感染性心内膜炎の脳神経の合併症には，一過性脳虚血発作，脳梗塞，脳出血，くも膜下出血，感染性脳動脈瘤破裂，脳膿瘍，髄膜炎などがある．無症候性のものもあり，感染性心内膜炎では常に存在を疑い，CTやMRIで検索する必要がある．抗菌薬治療が行われなかった場合，脳塞栓から短期間に脳動脈瘤が形成され出血に至る．MRIアンジオグラフィは5mm程度の微少な感染性脳動脈瘤の検出も可能であるが，脳動脈瘤の形成には7〜10日かかるために，検査時期が重要となる．頭蓋内出血が確認された場合には，血管造影を行う．さらに，病原微生物により体液性，細胞性の免疫系が刺激され，免疫複合体が形成される．免疫複合体の臓器への沈着により，糸球体腎炎，関節炎などが起こる．免疫複合体は治療の効果判定の指標ともなる．

c) 病原菌

感染性心内膜炎の原因となる微生物は非常に多種にわたる．生体弁では*Streptococcus*（50〜70％）と*Staphylococcus*（25％）が多く，併せると80％以上となる．*Staphylococcus epidermidis*，*Enterococcus bacilli*，真菌は人工弁感染性心内膜炎に多い．

■①レンサ球菌 Streptococcus

レンサ球菌は感染性心内膜炎の原因として最も多い．

Streptococcus viridans：口腔内に常在する弱毒菌であり，歯科治療などを契機に血中に入る．基礎心疾患のある患者に感染しやすく，亜急性の経過をとり，抗菌薬に良好な反応を示すことが多い．

Streptococcus agalactiae：糖尿病，肝硬変などの基礎疾患を持つ場合が多い．弁破壊の程度は*Streptococcus viridans*より高度である場合が多い．

■②ブドウ球菌 Staphylococcus

Staphylococcus aureus 黄色ブドウ球菌：基礎疾患のない正常な弁でも感染すると急激に症状が悪化するので注意が必要である．

Staphylococcus epidermidis 表在ブドウ球菌：表皮に常在する弱毒菌．心内膜炎の起因菌となるが，起因菌でない場合も血液培養の際に混入することがあるため，起因菌の診断のためには，連続した血液培養での検出を必要とする．人工弁感染に多い．

■③腸球菌 Enterococcus

腸管，尿道に常在し，妊娠中絶，流産，膀胱鏡などを契機に感染性心内膜炎を起こす．最近では耐性菌も出現して，治療に難渋することもある．

■④真菌

カンジダ，アスペルギルスなど．免疫機能低下症例や麻薬常習者に多い．

[表1] 感染性心内膜炎の臨床症状と所見

症状	
発熱	80〜85%
悪寒	42〜75%
発汗	25%
食思不振	25〜55%
全身倦怠感	25〜40%
呼吸困難	20〜40%
咳嗽	25%
脳卒中	13〜20%
頭痛	15〜40%
嘔気・嘔吐	15〜20%
筋肉痛・関節痛	15〜30%
胸痛	15〜30%
腹痛	8〜35%
背部痛	7〜10%
昏迷	10〜20%
全身所見	
発熱	80〜90%
心雑音	80〜85%
心雑音の出現あるいは変化	10〜40%
神経学的異常所見	30〜40%
塞栓	20〜40%
脾腫	15〜50%
バチ状指	10〜20%
末梢所見	
Osler結節	7〜10%
Splinter出血	5〜15%
点状出血	5〜15%
Janeway発疹	6〜10%
網膜所見	
Roth斑	4〜10%

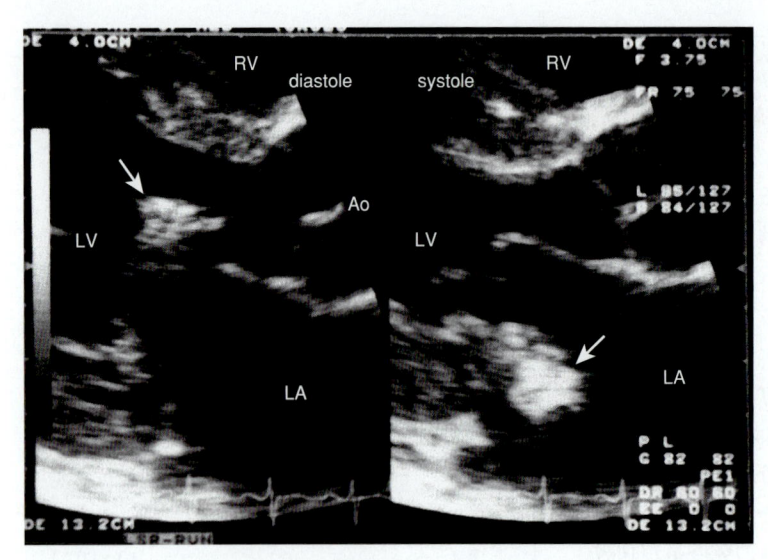

[図1] 感染性心内膜炎の経胸壁心エコー図，胸骨左縁左室長軸像
僧帽弁前尖に付着する大きな疣贅．拡張期に左室側へ，収縮期に左房側へ移動する．10mm以上で可動性があり，外科的治療の適応となる．
LV：左室，LA：左房，Ao：大動脈

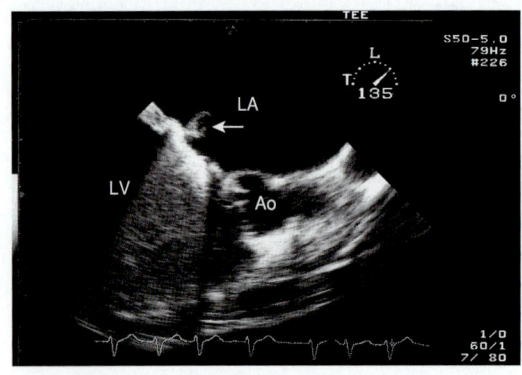

[図2] 感染性心内膜炎の経食道心エコー図
僧帽弁後尖の左房側に付着する疣贅を認める．
LV：左室，LA：左房，Ao：大動脈

3) 症状・身体所見

感染性心内膜炎の症状と所見，出現頻度について表1に示す．菌血症が起こってから症状の出現まで2週間以内である．非特異的な症状としては，倦怠感，易疲労性，寝汗，食思不振，体重減少，関節炎，筋肉痛，発熱などがある．経過の長い例では，脾腫，太鼓バチ指，出血斑がみられる．出血斑は，結膜，口腔粘膜，皮膚，爪下でみられ，塞栓または血管炎による．Osler結節は，指，踵，足底，前腕，耳などでみられる小さな圧痛結節で，数時間～数日単位で消失する．Janeway発疹は，1～4mmの圧痛のない出血斑で，手掌や足底でみ

られる．Roth斑は眼底の出血斑である．神経症状は，脳塞栓，細菌性動脈瘤，脳膿瘍，細菌性髄膜炎，脳血管炎，脳動脈瘤破裂による脳出血などにより出現する．

4) 診断

臨床経過，血液培養，心エコー図所見などをもとに診断を行う白血球増多，赤沈亢進，CRP陽性などの炎症所見に加えて，血清補体値の低下，免疫複合体の出現，リウマチ因子陽性などもみられる．

a) 血液培養

95%で血液培養陽性であり，診断上最も重要な所見である．

ただし，外来や前医などで抗菌薬を投与されている場合は陰性となる可能性があるので，24～48時間抗菌薬を中止した後，培養を行う．複数回行う必要がある．

b) 心エコー図

疣贅を検出することが重要である．たとえ疣贅が検出されなくても血液培養で病原体が証明されれば，診断は確定する．経胸壁心エコー図での疣贅の検出感度は50～60%程度であり，感染性心内膜炎が強く疑われる症例では，経食道心エコー

図などで心内膜病変の更なる探索が必要となる．図1は胸骨左縁から描出した経胸壁心エコー図で，左室の長軸像である．僧帽弁前尖に付着する大きな疣贅が観察される．拡張期に左室側に，収縮期に左房側に移動し，10mm以上で可動性がある．図2は経食道心エコー図で僧帽弁後尖の左房側に付着する疣贅が観察される．

c) 診断基準

診断基準については1994年のDurackらによるDuke診断基準（表2）が現在最も繁用されており，2003年の日本循環器学会学術委員合同研究班による"感染性心内膜炎の予防と治療に関するガイドライン"でも使用されている．診断基準をもとにした診断の流れを示す．

5) 治療

感染性心内膜炎の治療のフローチャートを図3に示す．内科的治療の基本は抗菌薬治療である．血液培養により菌が同定できたら，菌に合わせた抗菌薬を投与する．最小発育阻止濃度minimal inhibitory concentration（MIC）を測定し，その6～10倍の血中濃度を維持するようにする．最近では耐性菌も多くみられるため，感受性を検査することも重要である．投与期間は最低4週間必要であり，長期間の投与となるため，腎障害や聴覚障害などの副作用の発現に注意が必要である．

■①レンサ球菌

ペニシリンG感受性レンサ球菌：ペニシリンG 1,800万～2,400万単位/日（6回に分割または持続投与）とゲンタマイシン60mgあるいは1mg/kgの1日2～3回投与を行う．

ペニシリンG低感受性レンサ球菌：ペニシリンGとゲンタマイシンの併用，またはアンピシリン（8～12g/日を4～6回に分割，または持続投与）とゲンタマイシンの併用を行う．

ペニシリンアレルギーの場合：セフトリアキソン（2g×1/日）またはバンコマイシン（loading dose 25mg/kg/日→維持量20mg/kg/日を1日1～2回に分けて）を投与する．

[表2] 感染性心内膜炎のDuke診断基準（Durackら）

【確診例】
Ⅰ．臨床的基準
大基準2つ，または大基準1つと小基準3つ，または小基準5つ
（大基準）
1. 感染性心内膜炎に対する血液培養陽性
   A. 2回の血液培養で以下のいずれかが認められた場合
      （ⅰ）*Streptococcus viridans*, *Streptococcus bovis*, HACEKグループ
      （ⅱ）*Staphylococcus aureus* または *Enterococcus* が検出され，他に感染巣がない場合
   B. 次のように定義されている持続性の感染性心内膜炎に合致する血液培養陽性
      （ⅰ）12時間以上間隔を開けて採取した血液検体の培養が2回以上陽性
      （ⅱ）3回の血液培養すべてあるいは4回以上の血液培養の大半が陽性（最初と最後の採血間隔が1時間以上）
2. 心内膜が侵されている所見でAまたはBの場合
   A. 感染性心内膜炎の心エコー図所見で以下のいずれかの場合
      （ⅰ）弁あるいはその支持組織の上，または逆流ジェット通路，または人工物の上にみられる解剖学的に説明のできない振動性の心臓内腫瘤
      （ⅱ）膿瘍
      （ⅲ）人工弁の新たな部分的裂開
   B. 新規の弁閉鎖不全（既存の雑音の悪化または変化のみでは十分でない）
（小基準）
1. 素因：素因となる心疾患または静注薬物常用
2. 発熱：38℃以上
3. 血管現象：主要血管塞栓，敗血症性梗塞，感染性動脈瘤，頭蓋内出血，眼球結膜出血，Janeway発疹
4. 免疫学的現象：糸球体腎炎，Osler結節，Roth斑，リウマチ因子
5. 微生物学的所見：血液培養陽性であるが上記の大基準を満たさない場合，または感染性心内膜炎としての矛盾のない活動性炎症の血清学的証拠
6. 心エコー図所見：感染性心内膜炎に一致するが，上記の大基準を満たさない場合
Ⅱ．病理学的基準
菌：培養または組織検査により疣腫，塞栓化した疣腫，心臓内腫瘤において証明，あるいは病変部位における検索：組織学的に活動性を呈する疣贅や心筋膿瘍を認める
【可能性】
"確診"の基準には足りないが，"否定的"には当てはまらない所見
【否定的】
心内膜炎症状に対する別の確実な診断，または心内膜炎症状が4日以内の抗菌薬により消退，または4日以内の抗菌薬投与後の手術時または剖検時には感染性心内膜炎の病理学的所見なし

■②ブドウ球菌

メチシリン感受性菌：セファゾリン（2g×3～4/日）とゲンタマイシンの併用を行う．

メチシリン耐性菌：バンコマイシンとゲンタマイシンの併用を行う．

■③腸球菌

アンピシリン（8～12g/日を4～6回に分割，または持続投与）とゲンタマイシンの併用を行う．

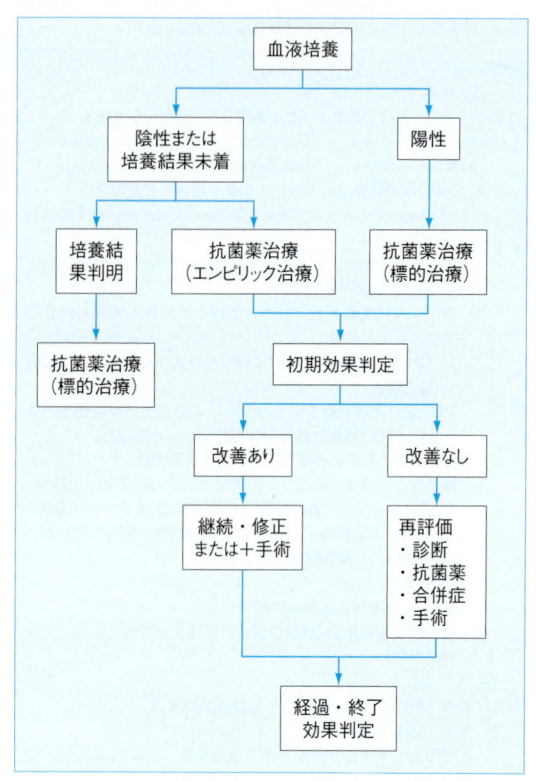

[図3] 感染性心内膜炎治療フローチャート
（文献4）より一部改変引用）

[表3] 感染性心内膜炎の手術適応

○自己弁および人工弁心内膜炎に共通する病態
手術有効
1. 弁機能障害による心不全の発現
2. 心不全や肺高血圧を伴う急性弁逆流
3. 弁輪膿瘍・仮性大動脈瘤形成および房室伝導路障害の出現
4. 真菌性心内膜炎
5. 適切な抗菌薬治療後（3～10日）も感染所見が持続したり，再発する患者で，心エコー検査上の病変が確認される場合

手術が有効である可能性が高い
1. 可動性のある10mm以上の疣腫の増大傾向
2. 塞栓症発症後も可動性のある10mm以上の疣腫が観察される場合

手術の有効性がそれほど確立されていない
1. 形成できる可能性が高い僧帽弁の早期感染症

手術は有効でなく，ときに有害である
1. 上記のいずれにも当てはまらない疣腫形成

○人工弁心内膜炎における病態
手術有効
1. 弁置換術後2ヵ月以内の早期人工弁感染
2. 人工弁周囲逆流の出現

手術が有効である可能性が高い
1. 抗菌薬抵抗性のブドウ球菌，グラム陰性菌による人工弁感染
2. 適切な抗菌薬治療後（10日程度）も持続する菌血症で，他に感染源（原因）がない場合

（文献4）より引用）

[表4] 心内膜炎の予防の推奨される病態とリスク

1. 高リスク群
   同種生体弁や異種生体弁を含む人工弁
   感染性心内膜炎の既往
   チアノーゼ性の先天性心疾患（単心室，大血管転位，Fallot四徴など）
   外科的に形成された体循環肺循環シャント
2. 中等度リスク群
   その他の先天性心奇形（高リスク群，低リスク群に示されたもの以外）
   後天性の弁膜疾患（リウマチ性心疾患など）
   高血圧性心筋症
   逆流や弁尖肥厚を伴う僧帽弁逸脱
3. 低リスク群
   合併奇形のない二次孔欠損心房中隔欠損
   外科的治療後の心房中隔欠損・心室中隔欠損・動脈管開存（術後6ヵ月以上経過し，残存短絡のないもの）
   冠動脈バイパス術後
   逆流を伴わない僧帽弁逸脱
   生理的・機能的心雑音
   弁機能障害を伴わない川崎病の既往
   ペースメーカーや除細動器の埋め込み

■④グラム陰性菌（HACEK群を含む）

HACEK群の治療では，セフトリアキソンまたはセフォタキシムを投与する．スルバクタム/アンピシリンとゲンタマイシンの併用も行われる．腸内細菌や緑膿菌の治療には第3，第4世代セフェム系薬とアミノグリコシド系薬の投与を行う．グラム陰性菌による感染性心内膜炎では手術が必要なことも多い．

■⑤真菌

カンジダ属が大部分．アムホテリシンBが治療に用いられるが，外科的治療が必要となることが多く，真菌感染性の心内膜炎と判明した時点で外科的治療を念頭に治療を行う．

■⑥培養陰性の場合の治療

エンピリック治療を行う．原則は，2剤以上を併用する，頻度の高い代表的菌種をカバーする薬剤を選択する，患者の基礎疾患，背景，発症誘因，臨床経過などから起因菌を推定し，抗菌薬を選択することなどである．

■⑦補助療法

補助療法として癌化学療法後などの好中球減少状態でG-CSFが用いられる．副腎皮質ステロイドについては効果が証明されておらず，明確な指

● 感染性心内膜炎診断の流れ

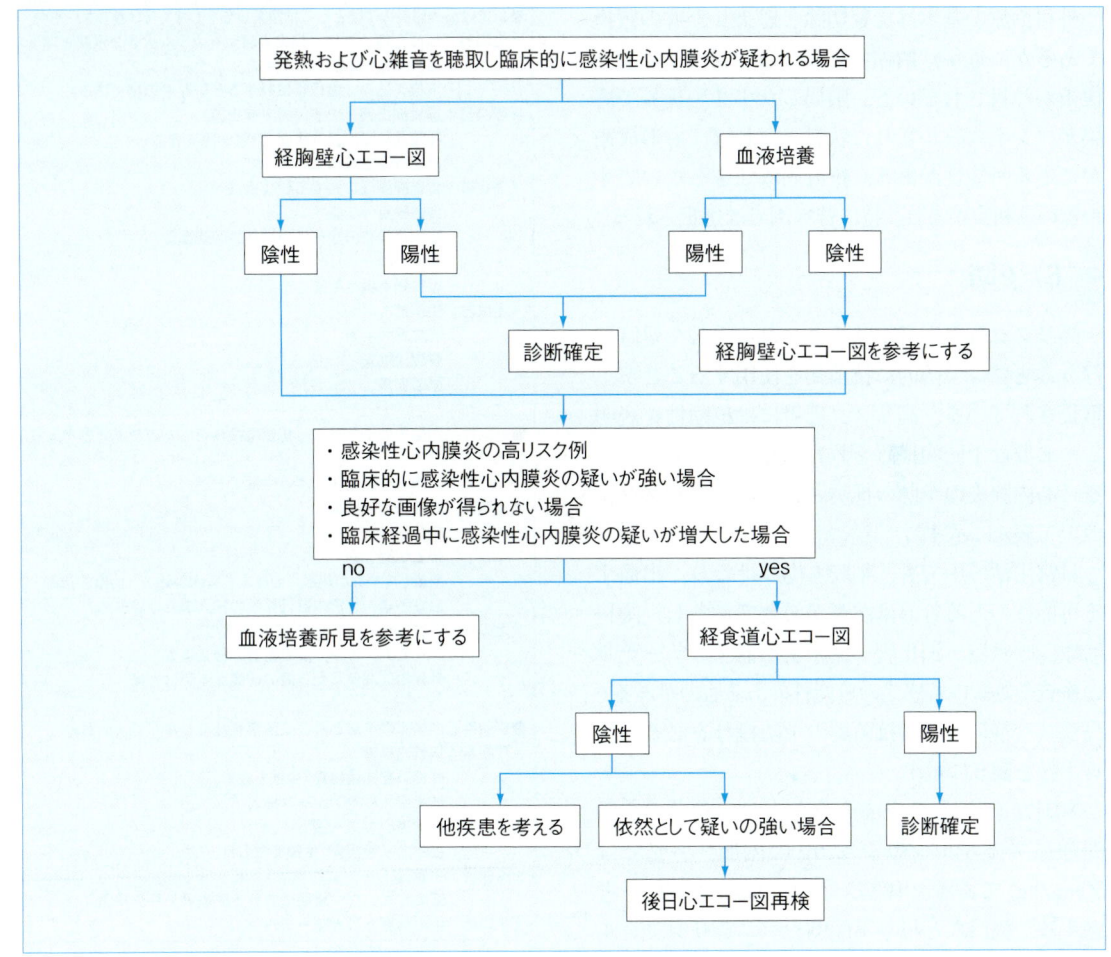

```
発熱および心雑音を聴取し臨床的に感染性心内膜炎が疑われる場合
        ↓                              ↓
   経胸壁心エコー図                     血液培養
    ↓       ↓                       ↓       ↓
   陰性    陽性                     陽性     陰性
            ↓                       ↓        ↓
         診断確定              経胸壁心エコー図を参考にする

・感染性心内膜炎の高リスク例
・臨床的に感染性心内膜炎の疑いが強い場合
・良好な画像が得られない場合
・臨床経過中に感染性心内膜炎の疑いが増大した場合
      no              yes
       ↓               ↓
  血液培養所見を参考にする    経食道心エコー図
                        ↓           ↓
                       陰性         陽性
                    ↓      ↓        ↓
              他疾患を考える  依然として疑いの強い場合  診断確定
                            ↓
                      後日心エコー図再検
```

(文献4)より引用)

針もないため, 今後検討が必要である.

a) 効果判定

発熱, 自覚症状の経過, 炎症所見 (CRP, 血沈), 血液培養などが治療の効果判定の指標となる. 治療開始後の推移を注意深く観察する必要がある. 疣贅の大きさは抗菌薬による治療が奏効しても不変のことも多く, 反応の指標とならない.

b) 外科治療

外科治療の適応は基本的には心不全, 感染の制御不能, 塞栓症, 大きな可動性疣贅, 弁や弁周囲組織の重篤な障害である. 従来感染が制御されない状態での手術はリスクが高いとされてきたが, 内科的治療で感染が制御されない症例, 大きな動揺性の疣贅がある症例, 血行動態の破綻している症例では早急な外科的治療を余儀なくされる. 適応基準について, 2003年わが国の日本循環器学会学術委員合同研究班によるものを**表3**に示す. ガイドラインを参考にして, 個々の臨床症状, 病態を考慮して手術適応を決定する必要がある. 脳梗塞や脳出血などの脳神経の合併症を伴う感染性心内膜炎の心臓外科手術は, 人工心肺などのために脳出血のリスクが高くなるので, 急性期はできれば避けたいが, 重症心不全などにより全身状態からみて待てない場合について, どうすべきか未

だ明確な基準はないのが現状である.

外科治療の基本は疣贅切除と感染した弁の置換であるが, 近年, 僧帽弁感染性心内膜炎では弁修復術が注目されている. 限局した小さい疣贅で感染がコントロールされた状態であれば, 弁形成術ができる可能性がある. 抗凝固療法をしないですむという利点があり, 特に若年例では選択される.

6) 予防

高リスク群の患者がリスクとなる手技や処置を行うときには予防的に抗菌薬を使用することが, 推奨されている. 高リスク患者には危険性を説明し, 必要な予防的措置を教育することも必要である. 心内膜炎の予防の推奨される病態とリスクについて表4に示す.

日常生活の中でも, 粘膜を傷つけたり, 出血する可能性のある行為は注意が必要であるし, 歯科治療, 呼吸器・消化管・泌尿生殖器・カテーテルの検査や処置にも感染の可能性のあるものがある. 高リスク群において抗菌薬の予防投与を必要とする手技を表5に示す.

米国ガイドラインの勧める投与法は処置の1時間前にアモキシシリン 2.0g の内服 (小児では 50mg/kg) である. 体格, 体重に応じた調節を考慮する. 経口など投与不能例やペニシリンアレルギーを有する症例では別の薬剤への変更が必要である. 日本化学療法学会は高リスク群の歯口科治療時にアンピシリン 2.0g を加刀 30 分前より点滴またはクリンダマイシン 600mg を加刀 30 分前より点滴を推奨している.

これらの予防を行うことが推奨され, 実際にも行われてもいるが, 抗菌薬の予防的投与の発症防止効果についてははっきりした証明はされていない. 今後裏づけとなるデータの蓄積が必要であろう.

7) 予後

自己弁感染性心内膜炎より人工弁感染性心内膜炎の予後は不良である. 人工弁では感染性心内膜炎の再発も多い. また, 人工弁感染性心内膜炎の中でも早期人工弁感染性心内膜炎の予後は晩期人工弁感染性心内膜炎より不良である.

[表5] 高リスク群において抗菌薬の予防投与を必要とする手技

- ●感染性心内膜炎の予防として抗菌薬投与をしなくてはならないもの
  - 歯口科：出血を伴ったり, 根尖を超えるような大きな侵襲を伴う歯科手技 (抜歯, 歯周手術, スケーリング, インプラント植え込み, 歯根管に対するピンなどの植え込み)
  - 呼吸器：扁桃摘出術・アデノイド摘出術
    呼吸器粘膜を扱う手術 (気管切開を含む)
    硬性気管支鏡検査
  - 消化管：食道静脈瘤に対する硬化療法
    食道狭窄の拡張
    胆道閉鎖時の逆行性内視鏡的胆管造影
    胆道手術
    腸粘膜を扱う手術
  - 泌尿器・生殖器：
    前立腺の手術
    膀胱鏡検査
    尿道拡張

- ●感染性心内膜炎の予防として抗菌薬投与をした方がよいと考えられているもの
  - 消化管：大腸鏡や直腸鏡による生検
  - 生殖器：経腟子宮摘出術
    経腟分娩
    帝王切開
    感染していない組織における子宮内容除去・治療的流産・避妊手術・子宮内避妊具の挿入または除去
  - その他：心臓カテーテル検査 (PCIを含む)
    ペースメーカー, 除細動器の植え込み
    外科的に洗浄した皮膚の切開あるいは生検

- ●感染性心内膜炎の予防として抗菌薬を投与しなくてよいもの
  - 呼吸器：気管内挿管
    軟性気管支鏡検査 (生検も含む)
    鼓室穿孔時のチューブ挿入
  - 消化管：経食道心エコー図
    上部内視鏡検査 (生検を含む)
  - 泌尿器・生殖器：
    感染していない組織における尿道カテーテル挿入
  - その他：中心静脈へのカテーテル

文献

1) Bonow, RO et al : ACC/AHA guidelines for the management of patients with valvular heart disease. J Am Coll Cardiol 32 : 1486-1582, 1998
2) Durack, DT et al, The Duke Endocarditis Service : New criteria for the diagnosis of infective endocarditis : utilization of specific echocardiographic findings. Am J Med 96 : 200-209, 1994
3) Karchmer, AW : Infective endcarditis. Brawnwald Zeipes Libby Heart Disease. A Textbook of Cardiovascular Medicine, 6th ed, WB Saunders, 1723-1750, 2001
4) 宮武邦夫ほか：感染性心内膜炎の予防と治療に関するガイドライン. Circ J 67 (suppl IV) : 1039-1082, 2003

(海老原 文・竹中 克)

感染性心内膜炎
心エコー図法の果たす役割

■はじめに

心エコー図は感染性心内膜炎の診断と治療と管理において不可欠な検査である．心エコーの技術や機械の進歩に伴い，その役割はますます重要となってきている．疣贅を検出するだけでなく，疣贅の性状（大きさ，可動性，形態），基礎心疾患，弁の状態（弁逆流の評価，弁穿孔，腱索断裂，弁輪部膿瘍の有無など），心不全などについても評価することが必要である．Duke診断基準においても，心エコー図所見は最も重要な項目の一つであり，エコー図所見と臨床所見，培養所見を合わせて診断する．大基準項目となっている心エコー図所見は，(1) 弁または逆流血流ジェットの軌道上にある心内膜壁，または他に解剖学的に説明のつかない人工物質に存在する可動性の塊としてみられる疣贅の存在，(2) 膿瘍の存在，(3) 新しく出現した人工弁の離開（dehiscence）などの所見である．さらに，新規の弁閉鎖不全も大基準にあげられている．これら以外の異常心エコー所見は小基準となっている．心内膜炎の診断を決定するには二つの大基準または一つの大基準と三つの小基準が必要で，このことからも特に血液培養が陰性のときには，心エコー図が診断に重要な役割を果たすといえる．また，治療方針の決定において，外科的治療適応の判断には，心不全の重症度，大きな可動性疣贅，弁や弁周囲組織の重篤な障害の有無などを心エコー図で評価することが重要である．

■経胸壁心エコーの信頼性

臨床的に心内膜炎の疑いのある患者で経胸壁心エコーの疣贅の検出率は50〜60%前後であり，疣贅を検出できる感度は決して高くない．疣贅の検出は画像の質，疣贅のエコー輝度，疣贅の大きさ，疣贅の部位，自己弁か人工弁か，検者の技術などに影響される．人工弁感染では人工弁によるアーチファクトのため，自己弁に比べて診断が困難となる．疣贅を認めた場合の診断の特異度は高いが，病変を検出できない場合に心内膜炎の存在を否定するのはむずかしい．人工弁感染性心内膜炎や合併症の診断には，より診断精度の高い経食道心エコーが必要となる．

■経食道心エコー

経食道心エコーは食道内にプローブを挿入して行う

[表1] 疣贅の診断について経胸壁心エコーと経食道心エコーの感度と特異度の各スタディにおける比較

	人数	感度 (%)		特異度 (%)	
		経胸壁	経食道	経胸壁	経食道
Shapiro et al, 1994	64	60	87	91	91
Erbel et al, 1988	96	63	100	98	98
Shively et al, 1991	66	44	94	98	100

（文献5）より引用）

心エコー図検査であり，半侵襲的であるが，胸壁に妨げられることなく画像を得られるという利点があり，心内膜炎の診断には欠かせない検査である．経胸壁心エコーと経食道心エコーの感度，特異度についてこれまでの報告からEvangelistaらがまとめている（表1）が，経胸壁心エコーの感度は44〜63%，特異度は91〜98%で，経食道心エコーの感度は87〜100%，特異度は91〜100%であった．小さな疣贅の検出，人工弁心内膜炎，左房壁の疣贅，弁瘤や弁穿孔や弁輪部膿瘍など弁自体や弁周囲の感染・合併症の診断に経食道心エコーは有用である．

経食道心エコーは，診断感度は高いが，1) 疣贅が小さい場合，2) すでに疣贅が塞栓を起こして以前あった場所から消失している場合，3) 十分な画像が得られない場合，偽陰性となる可能性がある．病変が小さくて見逃されている可能性がある場合，繰り返すことにより病変の変化の観察が可能であり，診断精度が上がる．経胸壁心エコーで感染性心内膜炎の所見を確認した症例でも，多発性の心内病変を検出するために経食道心エコーが必要となる．図1は経胸壁心エコー図であるが，僧帽弁および左房内の多発性の疣贅を認めた感染性心内膜炎の症例である．

■感染性心内膜炎の心エコー図所見

1. 疣贅

疣贅の検出率は疣贅の大きさに影響され，自己弁の場合，経胸壁心エコーでの5mm以下の疣贅の検出感度はわずか25%で，6〜10mmになると70%と報告されている．人工弁では人工弁の縫合部とその支持組織は強いエコー輝度を示し，人工弁そのものやその影が疣贅の検出を妨げるので，経胸壁心エコーでの検出は困難となる．感染性心内膜炎が強く疑われる症例では，

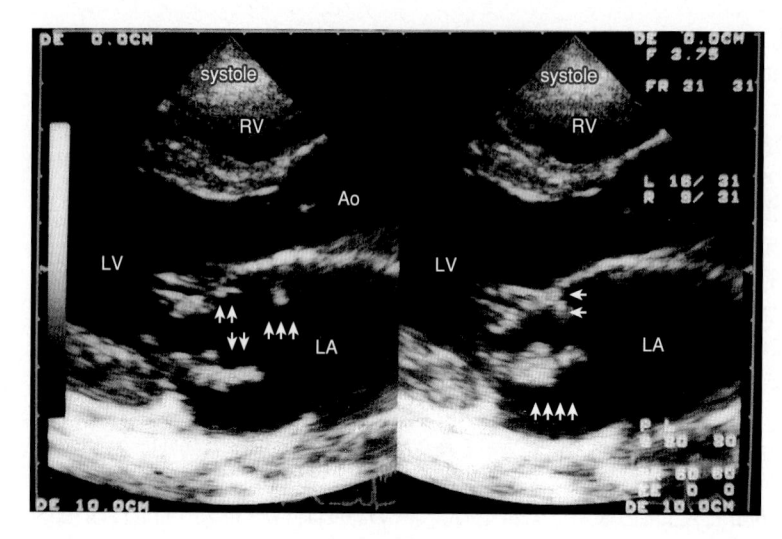

[図1] 経胸壁断層心エコー図
僧帽弁および左房内の多発性の疣贅（矢印→）を認める．
LV：左室，LA：左房，Ao：大動脈

自己弁でも人工弁でも，経食道心エコーなどで心内膜病変の更なる探索が必要となる．機械弁では弁輪の縫合部に，生体弁では弁輪部や弁腹に形成されることが多い．疣腫のでき始めは縫合部が肥厚または少し乱れているようにもみえ，判別がむずかしい．血栓と疣贅も心エコーでは区別はむずかしい．経胸壁心エコーでは，人工弁心内膜炎の疣贅検出の感度は40〜70%程度で，経食道心エコーは90%程度である．

2. 右心系心内膜炎

三尖弁の疣贅の経胸壁心エコーの検出率は比較的よい．三尖弁の心内膜炎の患者は若い麻薬常用者に多く，経胸壁心エコーの描出がよいことと，大きな疣贅が多いことが要因として考えられる．疣贅は三尖弁の心房側にできることが多く，逆流ジェットを生じる．

ペースメーカーリードの感染による心内膜炎ではリードが反響とアーチファクトを作るので，リードの近くに疣贅があると見えにくく，検出が困難となる．さらにたとえ疣贅が見つかっても，三尖弁の感染かリードの感染か，その両方かわかりにくい．このような場合経食道心エコーは有用である．

3. 弁自体の合併症

疣贅が弁に付着すると弁の接合を阻害し，弁の機能不全により逆流が起こる．さらに進行すると弁穿孔や弁の破壊が起こる．カラードプラ法で新たに出現した逆流血流シグナルは新規の弁閉鎖不全を意味する．弁の穿孔は急性重症逆流や急性心不全を起こす．大動脈弁心内膜炎では弁尖の穿孔や異常運動が50%に出現する．弁の穿孔は僧帽弁より大動脈弁に多い．僧帽弁の場合，弁の組織破壊が進行すると，腱索が断裂して動揺性の弁となる．図2に僧帽弁前尖に付着する疣贅の経胸壁心エコー図を示す．僧帽弁に穿孔がみられる．

4. 弁周囲感染，膿瘍

弁輪部の感染が隣接する組織に広がると，弁周囲膿瘍ができる．自己大動脈弁心内膜炎は，通常，弁輪の組織の最も脆弱な膜性中隔部に感染が起こりやすい．人工弁心内膜炎では弁輪部に感染し，弁周囲膿瘍を起こしやすい．弁周囲膿瘍は心エコー図でエコー輝度が減弱している部位として観察される．感染した弁の弁輪部や隣接する心筋内にエコー透過性の腔としてみられる．Danielらは，感染性心内膜炎の膿瘍の検出について，経胸壁心エコーの膿瘍の検出の感度と特異度は28%と99%で，経食道心エコーでは87%と95%であったと報告している．経食道心エコーは弁周囲感染や膿瘍の検出にも有用であり，特に人工弁でその効力を発揮する．

5. 心内瘻孔・穿孔

大動脈の膿瘍と瘤は隣接する心腔に穿破すると，心内に交通する瘻孔を作る．これらの瘻孔は多発するこ

ともあり，大動脈から右室や右房や左房につながる．カラードプラを用いると瘤から穿破した交通部がわかる．連続波ドプラを用いると，大動脈と右房や左室の異常な交通があるため，収縮期に速い流速の血流がみられる．カラードプラで僧帽弁逆流タイプの異常収縮期ジェットがみられる場合，瘤穿孔の可能性があり，経食道心エコーでの検査が必要となる．

感染の波及や感染した大動脈弁の逆流ジェットにより僧帽弁と大動脈弁の間の支持組織に膿瘍や瘤を形成することがある．さらに進行すると穿孔が起こり，左室と左房が交通する．

■ まとめ

診断基準で感染性心内膜炎が疑われたら，まず経胸壁心エコーの検査をすべきである．良い画像が得られ，検査が陰性なら，臨床的に心内膜炎の疑いが低い場合は，別の診断を考える．もし疑いが濃ければ，経食道心エコーを行う．構造の異常や良い心エコー像描出が得られない場合は，やはり経食道心エコーを行う．もし経食道心エコーが陰性なら，経過を観察するか，臨床データの再評価を行う．心内膜炎の疑いが強ければ，疣贅があった場合もっとはっきりしてくる7～10日後に再度経食道心エコーを行う．経食道心エコーの画像の質が悪くなければ，繰り返し陰性なら心内膜炎は否定的となる．

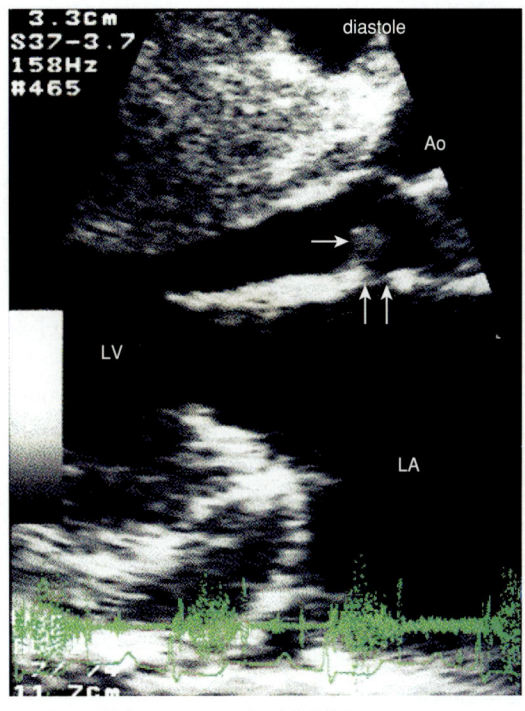

[図2] 経胸壁断層心エコー図，胸骨左縁長軸像
僧帽弁前尖に付着する疣贅．僧帽弁に穿孔がみられる．
LV：左室，LA：左房，Ao：大動脈

文献
1) Durack, DT et al : The Duke Endocarditis Service : New criteria for the diagnosis of infective endocarditis : utilization of specific echocardiographic findings. Am J Med 96 : 200-209, 1994
2) Erbel, R et al : Improved diagnostic value of approach. A prospective study. Eur Heart J 9 : 43-53, 1988
3) Shapiro, SM et al : Transesophapageal echocardiography in diagnosis of infectve endocarditis. Chest 105 : 377-382, 1994
4) Shively, BK et al : Diagnostic value of transesophageal compared with transthoracic echocardiography in infective endocarditis. J Am Coll Cardiol 18 : 391-397, 1991
5) Evangelista, A et al : Echocardiography in infective endocarditis. Heart 90 : 614-617, 2004

（海老原　文・竹中　克）

感染性心内膜炎
外科治療の適応時期

■ はじめに

近年，心臓外科手術は長足の進歩を示し，あらゆる心疾患の手術適応が拡大し手術成績も向上している．感染性心内膜炎 infective endocarditis (IE) に対する手術適応と時期の決定も変化をしつつある．IEは種々の起因菌によって敗血症や心内膜や弁膜が破壊される重篤な感染症であるが，同時に心機能低下から治療困難な心不全を合併する．さらに，感染巣である弁膜から細菌を含んだ疣腫や疣贅 vegetation が脳動脈で塞栓症や脳動脈瘤を形成し，術後成績を左右するため手術適応や時期の決定を困難なものとする．

近年の多列 multislice computed tomography (MSCT)，magnetic resonance imaging (MRI)，経食道心エコー図などの画像診断装置の進歩により，弁膜病変，心筋変性，微小脳動脈瘤など術前リスク評価は容易となりつつある．

本症の外科治療の適応と時期の決定に際しては，弁膜病変と心機能評価に加えて感染症の病態把握と脳合併症の十分な検索が必須である．

■ 手術適応

IEの手術適応は手術治療以外に救命や予後の改善が望めない病態で，基本的に緊急手術を要する．IEの外科治療の目的は，1) 心不全の改善，2) 塞栓症の原因となる疣贅の除去，3) 感染巣の除去であり，至適時期に行われるべきである．外科治療選択率が31%から50%に増加した結果，院内死亡率は22%から17%に減少したと報告された[1]．

ヨーロッパ心臓学会のIE診療ガイドライン[2]では，Olaisonらが報告した外科的治療基準を緊急（即日）手術，準緊急（数日以内）手術と待機手術に分類し[3]，本邦のガイドライン[4]もほぼ同様のものである（表1）．これらのガイドラインを参考に，個々の臨床症状を考慮し手術適応と時期を決定する必要がある．

■ 手術時期

1. 緊急手術

心不全症例で表1に示すように，1) 僧帽弁早期閉鎖を伴う大動脈弁閉鎖不全症，2) Valsalva洞動脈瘤破裂，3) 心外膜破裂など感染で弁の機能不全を生じて急激な血行動態の破綻をきたす場合，緊急手術を選択

[表1] 感染性心内膜炎の外科的治療適応

適応	エビデンス
1. 緊急手術	
1) 僧帽弁早期閉鎖を伴うAR	A
2) Valsalva洞動脈瘤の右心系への破裂	A
3) 心外膜破裂	A
2. 準緊急手術	
1) 急性ARまたはMRで治療抵抗性心不全	A
2) 高度組織破壊（弁輪部膿瘍，弁穿孔，腱索断裂，刺激伝導系障害，瘻孔，中隔穿孔，心筋内膿瘍）	A
3) 人工弁感染性心内膜炎で弁座の動揺	A
4) 抗生物質治療抵抗性	A
5) 真菌性感染性心内膜炎	B
6) 大きな塞栓症かつ10mm以上の疣腫	B
3. 待機手術	
1) 感染が持続している人工弁感染性心内膜炎	A
2) 進行性弁周囲逆流	A
3) 2ヵ月以内の人工弁感染性心内膜炎	B
4) ブドウ球菌性人工弁感染性心内膜炎	B
5) 抗生物質治療下の疣贅増大	C

AR：大動脈弁閉鎖不全，MR：僧帽弁閉鎖不全　（文献3）より引用，改変）

すべきである．心不全合併例では内科的治療のみでは死亡率が55～85%と高率であるものが，外科的治療例では10～35%に低下する[5]．また，周術期死亡率も心不全合併例で15～35%，心不全非合併例で5～10%と低下する．このため，内科治療抵抗性心不全や心原性ショックを呈した場合，可及的に外科治療を行い，感染巣除去と血行動態の改善が必要となる．

2. 準緊急手術

準緊急手術の適応とされるものとして，1) 治療抵抗性心不全，2) 弁輪部膿瘍や弁穿孔などの高度組織破壊，3) 人工弁感染，4) 抗菌薬治療抵抗性，5) 真菌感染，6) 10mm以上の疣贅などの場合があげられる．すなわち，内科的治療で心不全の制御不能例，人工弁の感染，組織破壊性の高いブドウ球菌や真菌感染などでは早急に外科治療を行う必要がある．疣贅の大きさが10mm以上で塞栓症合併の危険性が高くなるとされているが[6]，この点からも疣贅の増大を待つことなく外科治療を選択することが必要である．

3. 待機手術

上記以外に，心機能が維持され内科的治療効果が不良である場合は待機的に外科治療を行うべきである．

4. 脳合併症を有する場合の手術時期

増殖した疣腫や疣贅による全身塞栓症の発症率は約

50%とされている[7]．塞栓症合併の危険性は薬物治療で軽減され，1週間で15%，4週間で1%に減少する．脳塞栓症について，CTを用いた本邦の多施設調査では，脳梗塞発症後4週間以降の手術が望ましく発症後1週間以内の手術は術後脳出血の危険性が高いため極力回避すべきと報告されている[8]．しかし，多列MSCTでさえ無症候性かつ微小な感染性脳動脈瘤の検出は困難である．当施設では禁忌症例以外では術前評価にガドリニウム造影MRIを用いて，微小な感染性脳動脈瘤の検出を行っている[9]．

5. 術式からみた手術時期

IEに対する外科治療は人工弁置換が主として選択されてきた．さらに，大動脈弁IEの進行で病変部郭清のため弁輪部が欠損した場合，同種グラフトの適応となるが希少で使用可能な施設が限定されているため一般的ではない[10]．一方，僧帽弁や三尖弁IEの場合，病変部の郭清後に病変部切除や自己心膜または人工腱索などで弁形成術が可能となる．僧帽弁IEで形成術と人工弁置換術を比較した場合，手術死亡率と遠隔死亡率および合併症発生率のすべてで弁形成術が優れているとの報告もある[11]．

このような点を考慮すると，弁機能不全を生じた場合は可能な限り早期の外科治療が望ましいと考えられる．

6. 外科治療の除外条件

心臓外科手術の技術が進歩し，あらゆる感染病変に対して外科治療が可能となった今日でも，周術期の脳合併症は最も重篤なものである．体外循環に要求される十分量のヘパリン化と非生理的な血液循環が脳浮腫や脳出血を生じることが知られている．このため，術前の頭部CT所見で出血像や広範囲新鮮梗塞を認めた場合，開心術の禁忌とされる．しかし，脳合併症のため手術待機している症例のなかには，心不全の増悪や繰り返す多臓器塞栓症など全身状態の悪化をきたすことがあり，救命のための手術の決断を余儀なくされることもある．

■おわりに

心疾患と重症感染症の二面性をもつIEでは刻々と変化する病態を正確に把握し，期を失わず外科治療の適応と手術時期の検討が必要となる．内科の治療中にも常に外科治療の必要性を念頭におき，外科とのチーム医療を行うことが重要である．

[微小感染性脳動脈瘤の検出]

従来，IEに合併する中枢神経系合併症の評価には脳動脈造影検査やCTが用いられ，その発症頻度は20～40%[12, 13]，感染性脳動脈瘤の発生頻度は1.5%程度と報告されている[13]．一方，MRIではEPI (echo planar imagimg) 画像で磁化率により敏感であるため，微小感染性脳動脈瘤であるblack dotの検出に有効である（図1）．細菌を含んだ疣腫は脳動脈末梢で塞栓症と動脈壁の炎症を生じ，治癒機転で動脈瘤の内腔が血栓化し，ヘモジデリン沈着を反映するためT2強調画像で小円形の低信号域 (black dot) として描出される（図1）．さらに動脈壁周囲の脳実質にも炎症が波及し，髄膜炎を生じると考えられる．

当施設でIEに対して術前造影MRIを行った早期13例中7例で有意所見を認め，4例で術後脳出血を認めた．これらはblack dotのみ1例，black dotと髄膜炎3例であった[9]．

IEの術前評価には造影MRIを用いてblack dotと髄膜炎を検索すべきであり，有意所見を認めた場合は術後出血に至る可能性が高く，可能な限り外科治療を延期すべきと考えられる（図2）．

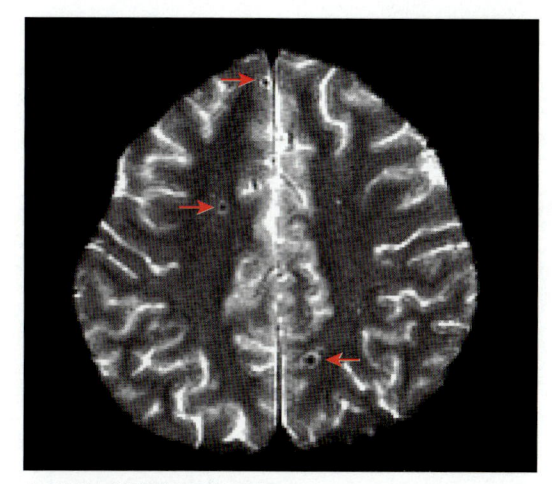

[図1] 微小感染性脳動脈瘤と頭部MRI
頭部MRI，EPI (echo planar imaging) 像．両側大脳半球に多発性の感染性微小脳動脈瘤を示唆するblack dotを認める．

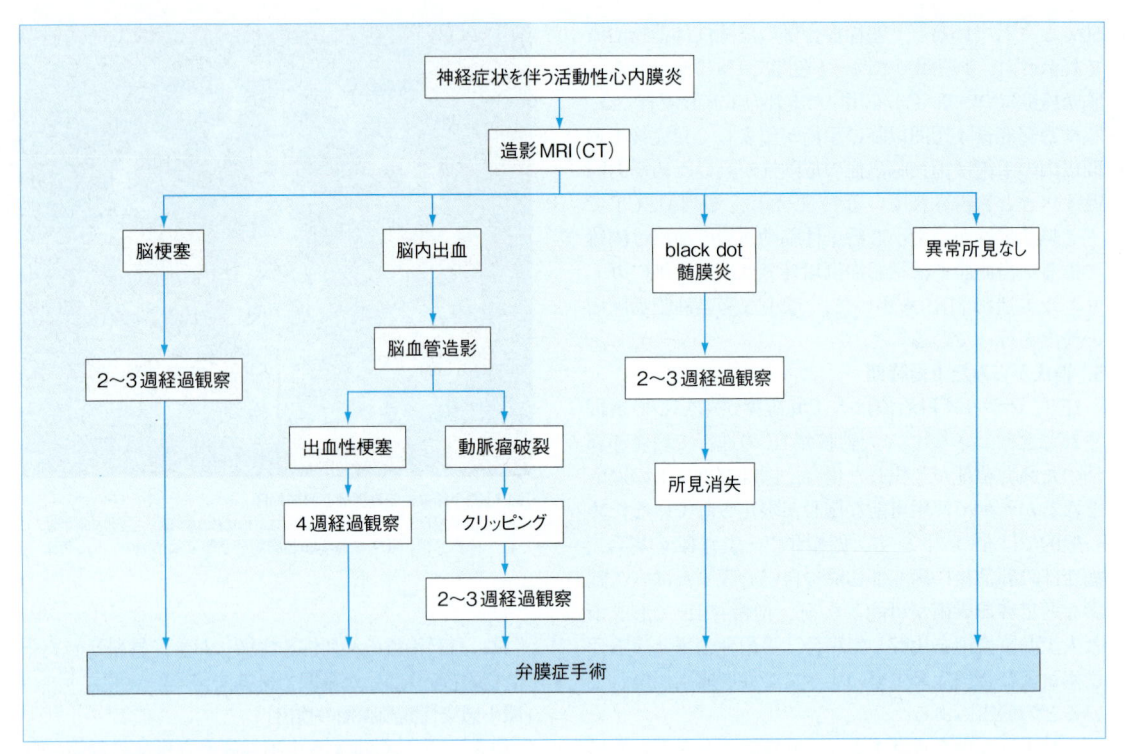

[図2] 脳合併症を有する感染性心内膜炎の手術時期

文献
1) Hoen, B et al : For the AEPEI group. Changing profile of infective endocarditis. Results of a 1-year survey in France. JAMA 288 : 75-81, 2002
2) The Task Force on Infective Endocarditis of the European Society of cardiology. Horstkotte D, et al : Guideline on Prevention, Diagnosis and Treatment of Infective Endocarditis. Executive Summary. Eur Heart J 25 : 267-276, 2004
3) Olaison, L et al : Current best practices and guidelines indications for surgical intervention in infective endocarditis. Infec Dis Clin North Am 16 : 453-475, 2002
4) 宮武邦夫ほか：感染性心内膜炎の予防と治療に関するガイドライン．Circ J 67 : 1039-1082, 2003
5) Mangoni, ED et al : Risk factors for "major" embolic events in hospitalized patients with infective endocarditis. Am Heart J 146 : 311-316, 2003
6) Rohmann, S et al : Clinical relevance of vegetation localization by transesophageal echocardiography in infective endocarditis. Eur Heart J 13 : 446-452, 1992
7) Millaire, A et al : Incidence and prognosis of embolic events and metastatic infections in infective endocarditis. Eur Heart J 18 : 677-684, 1997
8) Eishi, K et al : Surgical management of infective endocarditis associated with cerebral complications. Multi-center retrospective study in Japan. J Thorac Cardiovasc Surg 110 : 1745-1755, 1995
9) 吉岡邦浩：感染性脳動脈瘤．脳血管障害の画像診断，高橋昭喜編著，中外医学社，東京，244, 2003
10) Tuna, I et al : Results of homograft aortic valve replacement for active endocarditis. Ann Thorac Surg 49 : 619-624, 1990
11) Muehrcke, DD et al : Is there advantage to repairing infected mitral valves? Ann Thorac Surg 63 : 1718-1724, 1997
12) Kanter, MC et al : Neurologic complications of infective endocarditis. Neurology 41 : 1015-1020, 1991
13) Tunkel, AR et al : Neurologic complications of infective endocarditis. Neurol Clin 11 : 419-440, 1993

〈新沼廣幸・川副浩平〉

IX. 心膜・心筋炎

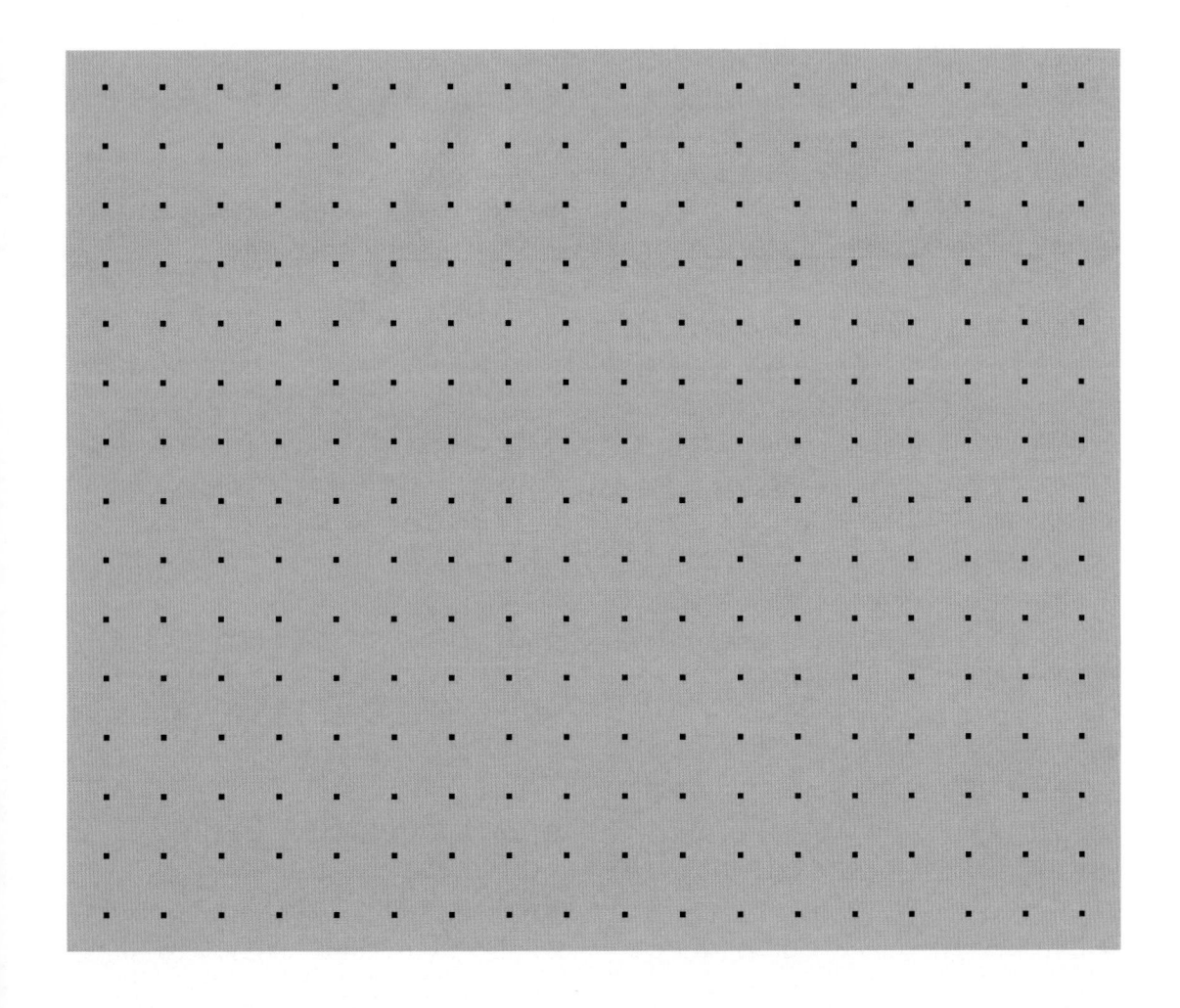

1. 急性心膜炎

1) 概念

急性心膜炎 acute pericarditis は臓側心膜，壁側心膜の急性炎症によって引き起こされる症候群であり，上気道炎症状などの前駆症状に引き続く胸痛，心膜摩擦音，ST上昇，心膜液貯留などを特徴とする．通常は心膜だけに炎症がとどまることはまれで心膜下の心筋にも炎症が及び心膜心筋炎の臨床像をとることが多い．

2) 病因・病態

急性心膜炎の原因としてかつてはリウマチ性，結核性の頻度が高かったが，近年は特発性とウイルス性の頻度が高い．心膜炎の原因を表1に示す．

◆特発性：急性心膜炎の病因として最も多いが明らかな原因は不明である．

◆感染性：ウイルス性心膜炎はコクサッキーA・B，インフルエンザ，エコーウイルスが原因のことが多い．臨床上，原因ウイルスを特定できず特発性に含まれていることもある．細菌性心膜炎は肺炎などの隣接臓器からの炎症の波及や敗血症などに合併して生じ，黄色ブドウ球菌，大腸菌，肺炎球菌，プロテウス菌，緑膿菌が原因として多い．

◆急性心筋梗塞後：急性心筋梗塞に伴う心膜炎としては比較的早期（48～72時間以内）に梗塞部位に一致して生じる心膜炎と，心筋梗塞発症2～11週後に生じるDressler症候群がある．Dressler症候群の発症機序として自己免疫機序が示唆されている．

◆自己免疫疾患：全身性エリテマトーデスや関節リウマチでしばしば心膜炎を伴い，代表的な心合併症となっている．強皮症やSjögren症候群，Wegener肉芽腫症でも心膜炎を合併することがある．

◆代謝性疾患：慢性腎不全の末期に約半数で心膜

[表1] 心膜炎の原因

1. 特発性（非特異的）
2. 感染性
   ウイルス性（エコー，コクサッキーA,B，アデノ，サイトメガロ，B型肝炎，HIV/AIDsなど）
   細菌性（肺炎球菌，ブドウ球菌，レンサ球菌など）
   その他（結核性，マイコプラズマ，トキソプラズマ）
3. 心筋梗塞
   急性心筋梗塞早期，Dressler症候群
4. 自己免疫疾患
   全身性エリテマトーデス，関節リウマチ，強皮症，リウマチ熱
5. 代謝性疾患
   慢性腎不全，透析関連性，甲状腺機能低下症
6. 腫瘍
   原発性（中皮腫，線維肉腫，脂肪腫など）
   続発性（乳癌，肺癌，リンパ腫，白血病など）
7. その他
   大動脈解離
   外傷性
   放射線性
   薬剤性（ヒドララジン，プロカインアミド，フェニトインなど）
   心膜切開術後，冠動脈形成術後，ペースメーカー留置後など

炎を合併すると報告されている．また，甲状腺機能低下症に合併し多量の心膜液貯留がみられることがある．

◆悪性腫瘍：肺癌，乳癌，白血病，急性リンパ腫などの転移や直接浸潤による二次性のものが多く，原発性はまれである．

◆その他：外傷性，肺塞栓，大動脈解離，心膜切開術後，放射線照射後などがある．

3) 症状・診断

a) 症状

◆前駆症状：特発性やウイルス性心膜炎では心膜炎発症の1～2週間前に上気道炎症状，消化器症状，全身倦怠感などの前駆症状を認める．ただし先行する前駆症状を認めなくても本症を除外してはならない．

◆胸痛：自覚症状として最も頻度が高い．前胸部の刺すような鋭い痛みであり，深呼吸や咳嗽，左側臥位で増強し，前屈の坐位で軽減する特徴を有する．このような痛みの特徴が心筋梗塞との鑑別に役立つ．

◆発熱：細菌性では高度で，特発性やウイルス性では中等度にとどまることが多い．

◆呼吸困難：呼吸により胸痛が増強するため浅く，速い呼吸となり呼吸困難を自覚する．呼吸困難が

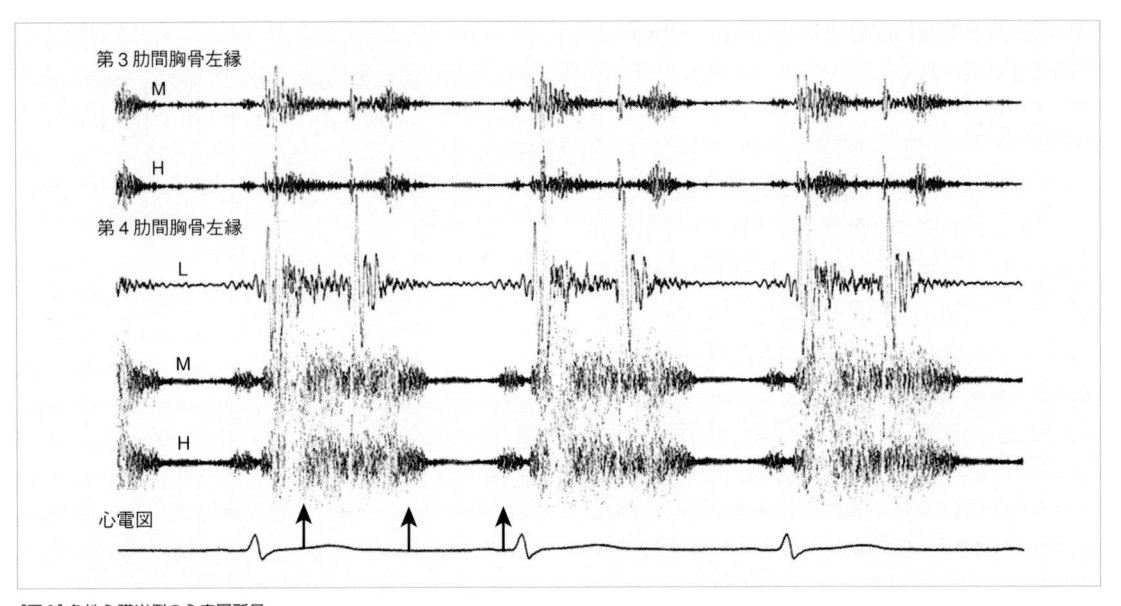

[図1] 急性心膜炎例の心音図所見
心膜摩擦音は典型的には心室収縮によって生じる収縮期成分，心房収縮によって生じる前収縮期成分，心室の急速充満によって生じる拡張期成分の3成分が認められる．

強く，バイタルサインが不良の場合，重症心筋炎や心タンポナーデ（心タンポナーデの項424頁参照）の合併を疑う．

b) 身体所見

◆視診・触診：奇脈（吸気時に収縮期血圧が10mmHg以上低下）やKussmaul徴候（吸気時に頸静脈怒張が増強）があれば心タンポナーデの合併を疑う．

◆聴診：発症により心外膜にフィブリンが析出し，臓側心膜と壁側心膜が摩擦しあって音が生じ，心膜摩擦音pericardial friction rubとして聴取する．高調で耳に近く聴取され，ひっかくような非常に特徴的な音であり，心膜炎を疑い診断するうえで非常に重要な所見である．この心膜摩擦音は，通常下位の胸骨左縁（4L，5L）や心尖部でよく聴取され患者を坐位や前屈位にすると増強する．また，心膜摩擦音は典型的には3成分を有しており心室収縮によって生じる収縮期成分，心房収縮によって生じる前収縮期成分，心室の急速充満によって生じる拡張期成分の3成分を聴取することで心膜摩擦音と同定する（図1）．心房細動例では前収縮期成分を欠き，洞調律でも収縮期成分のみが聴取される場合もあり，この場合は心エコー図検査によって診断を確定する必要がある．

心膜摩擦音は通常一過性で，不規則に出現することが多く，聴診を繰り返し行うことが重要である．胸膜摩擦音との鑑別は呼吸を止めて聴診することによりできる．また，心膜液の貯留が高度になると心膜摩擦音は消失し，心音微弱をきたす．

c) 心電図

心外膜に面した多くの誘導（aVR以外）で下方に凸のST上昇が特徴的である（図2）．心筋梗塞との鑑別はST上昇が広範囲に及ぶこと，対極誘導でのST低下（鏡像変化）を認めないことによって可能である．また心筋炎を合併しない限り異常Q波は出現しない．ST上昇以外の急性心膜炎に特徴的な所見としてPR segmentの低下が約80％の症例に認められる．症例によってはPR segmentの低下のみが心電図変化のこともあるが，全体で90％以上の症例に何らかの心電図異常を認める．ST上昇は2日〜2週間持続した後，徐々に減高し，T波が平低・陰転化する．T波の変化は数ヵ月以内に正常化するが悪性腫瘍に伴う症例や結核性などの慢性経過をとるものではT波の変化が持続す

る．心膜液が多量に貯留すると低電位，電気的交互脈などがみられる．

d) 胸部X線

心膜液の貯留により心陰影は拡大し球状となるが，心膜液の貯留が軽度の場合は胸部X線上異常を認めないことが多い．肺野には基本的には異常所見を認めず肺うっ血所見を認めた場合は心筋炎の合併による左心不全を疑う．また胸水は心不全症例とは異なり左側に認めることが多い．

e) 心エコー図

心膜液貯留により心膜腔内にecho-free spaceを認める(図3)．心膜液が少量あるいは生理的貯留量(50ml以下)の場合，左室後壁のecho-free spaceが収縮期のみに出現し，拡張期には認めない．100～200ml貯留すると心周期を通じてecho-free spaceが出現し，200～400mlでは左室前壁側にもecho-free spaceを認めるようになる．500ml以上の多量の心膜液が貯留した場合，心タンポナーデに特徴的な右房壁の虚脱(拡張期-収縮早期)，右室前壁の虚脱(拡張早期)が認められる．心膜液の鑑別には心外膜下脂肪と胸水があるが，心外膜下脂肪は心膜液に比しechogenicで臓側心膜と壁側心膜がパラレルな動きをし，右室前壁側によくみられるという特徴を有し，胸水は壁側心膜の外側にecho-free spaceが観察され，右室前方には観察されないことから心膜液との鑑別が可能である．

f) 血液生化学的検査

白血球増加，CRP上昇，赤沈の亢進などの炎症所見を認める．心筋炎の合併がなければ心筋逸脱酵素の上昇はみられない．ウイルス性心膜炎の診断にはウイルスの分離やウイルス抗体検査(中和反応，補体結合反応など)のペア血清(2～3週間隔での採血での4倍以上の変動で陽性)により行う．甲状腺機能低下症では甲状腺刺激ホルモン，T_3，T_4，腎不全では尿素窒素，クレアチニン，自己免疫疾患ではリウマチ因子，抗核抗体などが参考となる．

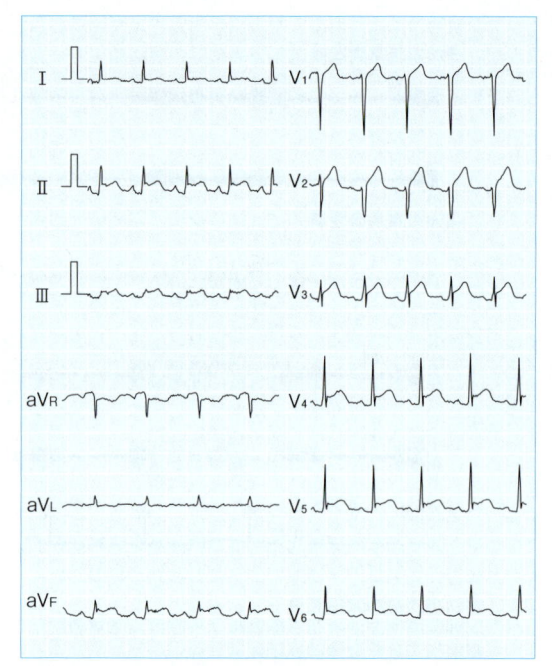

[図2] 急性心膜炎例における心電図変化
急性期には広範囲誘導でST上昇とPR segmentの低下を認める．

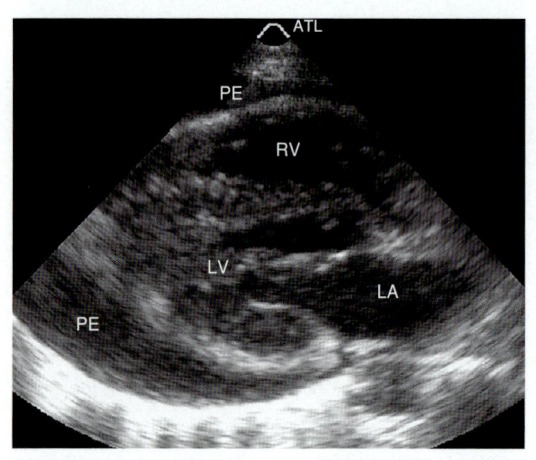

[図3] 急性心膜炎例の経胸壁心エコー図左室長軸断面
右室前壁側，左室後壁側に心膜液貯留によるecho-free spaceを認める．

g) 心膜穿刺

心エコー図で多量の心膜液貯留が確認できれば病因診断，排液の目的で心膜穿刺を行うことがある．心膜穿刺は心エコーガイド下に行い，心膜液の性状を観察し細胞診，細胞培養を行う．悪性腫瘍に伴う症例では血性心膜液のことが多く，結核性では心膜液培養の陽性率は低いが，心膜液中の

adenosine deaminase（ADA）上昇が重要な所見となる．

h）診断のプロセス

　先行する上気道炎症状を認め吸気により増強される胸痛が主訴となれば特発性ないしウイルス性の急性心膜炎を疑わなければならない．身体所見上，心膜摩擦音を聴取するか心電図上 ST 上昇を確認すれば急性心膜炎の診断が可能である．しかし，心膜摩擦音や ST 上昇が欠如する場合は心エコー図が本症の診断に絶対的な役割を果たす．また急性心筋梗塞との鑑別にも心エコー図が有用で，心膜液があり冠動脈支配領域に一致した左室壁運動異常 asynergy がなければ心膜炎を強く疑い，心膜液の有無にかかわらず左室壁の asynergy を認めれば急性心筋梗塞を疑う．また，その他の胸痛を主訴とした疾患の鑑別にも心エコー図は重要な役割を果たし，急性大動脈解離では心膜液貯留のほかに解離腔の確認や上行大動脈拡大に伴う大動脈弁閉鎖不全を認める．また，肺塞栓では右心系負荷所見を反映し右室による左室圧排像を認める．臨床上ウイルス性の急性心膜炎が強く疑われても原因ウイルスを特定できないことが多く，その場合特発性心膜炎として扱われているのが普通である．またツベルクリン反応陽性例では結核性の可能性が強くなる．診断の流れを図に示す．

4) 治療

　治療の基本は原因疾患の治療と，胸痛，発熱などに対する対症療法である．本症を疑った場合，原則として入院のうえ胸痛，発熱が消失するまで安静を保ち，全身状態の管理を行う．特発性やウイルス性では強い胸痛に対し非ステロイド系消炎鎮痛薬が用いられる．より胸痛が強い場合は短期間に限定して副腎皮質ステロイドを用いることもある．経過・予後は原因疾患によってさまざまであるが，特発性，ウイルス性の心膜炎は一般的に予後良好で 2～6 週間で自然治癒する．しかし経過中，心筋炎の合併や，心膜液の貯留による心タンポナーデの合併には注意が必要である．また特発性心膜炎やウイルス性心膜炎の 15～30％に再発，遷延化や収縮性心膜炎への移行がみられ定期的な心エコー図による経過観察が必要となる．原因疾患に対する治療として，細菌性では早期から抗菌薬の投与を行い，結核性では抗結核薬の長期投与が必要である．自己免疫疾患が特定されれば，原疾患に対する副腎皮質ステロイド治療などが開始される．しばしば悪性腫瘍に伴う心膜炎では心タンポナーデをきたしやすく心膜穿刺が必要になることがある．また，その際にステロイドや抗癌薬を心膜腔内に注入する場合もある．尿毒症性心膜炎では血液透析の条件や頻度を変更する必要がある．

●急性心膜炎診断の流れ

前駆症状（1～2週間前）：上気道炎症状，消化器症状など
自覚症状：胸痛，呼吸困難，発熱など

心膜炎の診断
病歴：心臓手術，放射線治療，外傷，自己免疫疾患，慢性腎不全など
身体所見：心膜摩擦音，心音微弱
心電図：ST-T 変化
胸部単純X線：縦隔陰影拡大
生化学検査：白血球増加，CRP 上昇，赤沈亢進
心エコー図：心膜液貯留（echo-free space）

原因診断
ウイルス性：ウイルスペア血清
細菌性：心膜液中細胞培養
結核性：ツベルクリン反応，心膜液中 ADA 測定
悪性腫瘍：心膜液中細胞診
急性心筋梗塞後：心エコー図
大動脈解離：胸部造影 CT
代謝性，自己免疫性疾患：血中クレアチニン，自己抗体など
特発性：明らかな原因不明

文献
1) Braunwald, E : Heart Disease, 7th ed, WB Saunders Company, Philadelphia, 1757-1780, 2004
2) Troughton, RW et al : Pericarditis. Lancet 363 : 717-727, 2004
3) 吉川純一：循環器フィジカル・イグザミネーションの実際，文光堂，東京，151-152, 2005

〈久米輝善・赤阪隆史・吉田　清〉

2. 心タンポナーデ

1) 病因・病態

　心タンポナーデ cardiac tamponade は，心膜腔に液体，膿，血液，などの心膜液の貯留，凝血塊，気体や，これらの混合物の貯留によって心膜腔圧が上昇し，心腔が圧迫された状態に代償できなくなった状態である．心膜腔圧は，右房圧，右室拡張期圧と等圧になり，右心系の充満障害をきたす．さらに進行するとこれらの内圧は，左室拡張期圧と等しくなり，左室拡張期容量が減少し，一回拍出量の低下をきたすようになる．

　悪性腫瘍の心膜転移による癌性心膜炎やウイルス性，結核性などの慢性炎症による心膜液貯留では，症状の出現に至るまでには比較的時間を要し，心膜液は大量に貯留するが，急性心筋梗塞に合併した心破裂や，大動脈解離（Stanford A 型），カテーテル操作による心室穿孔，外傷などでは，少量の心膜液の貯留でも時間単位で急性心タンポナーデとなり，ショックをきたすことがある．これは，急な心膜液増加による心膜の伸展による迷走神経反射が一因と考えられているほか，急性と慢性の心膜液貯留時では心膜の圧−容積関係が異なることに起因する（図1）．すなわち，急性に心膜液が貯留した場合には（図1左）少量の心膜液の貯留により心膜腔の予備容量に達し，その時点を超えると心膜内腔圧は急速に上昇するために急性心タンポナーデを生じる．一方，慢性，緩徐に貯留する場合には（図1右），心膜液の貯留に対する心膜腔圧の上昇も緩徐であり，心膜伸展の限界に達する時間も長期である．この間に代償機構も働き，心タンポナーデの症状が出現するまでには多量の心膜液が貯留する．

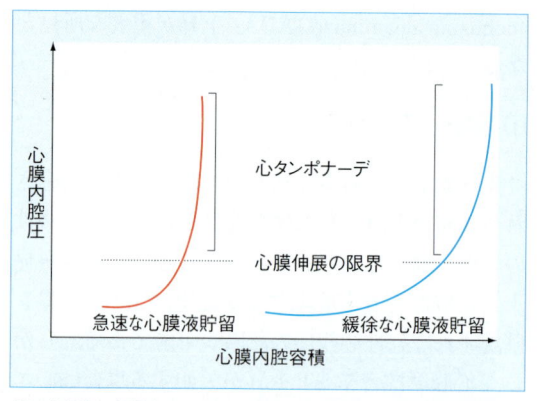

[図1] 急性，慢性心タンポナーデでの心膜内腔圧−心膜内腔容積関係
　急性に心膜液が貯留した場合には（図左）少量の心膜液の貯留により心膜腔の予備容量に達し，心膜内腔圧は急速に上昇する．緩徐に貯留する場合には（図右），心膜液の貯留に対する心膜腔圧の上昇も緩徐である．

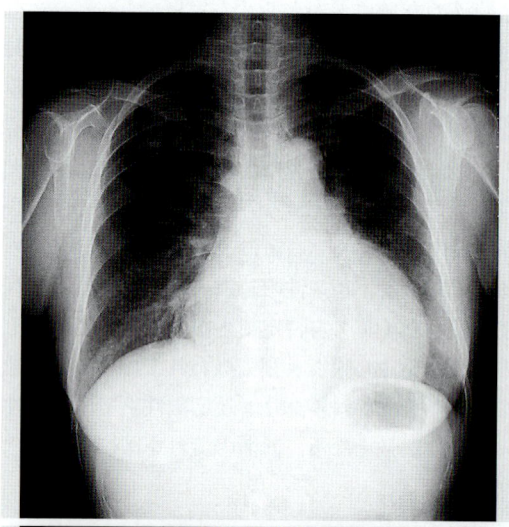

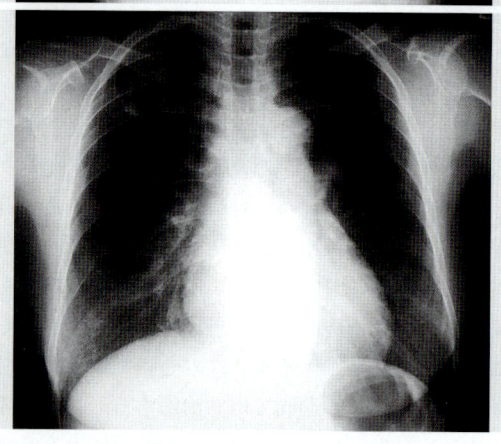

[図2] 心タンポナーデの胸部X線像
　心陰影は拡大し，下行大動脈の輪郭は不明瞭となる（上）．下は心膜液のドレナージ後．下行大動脈の輪郭は明瞭となっている．

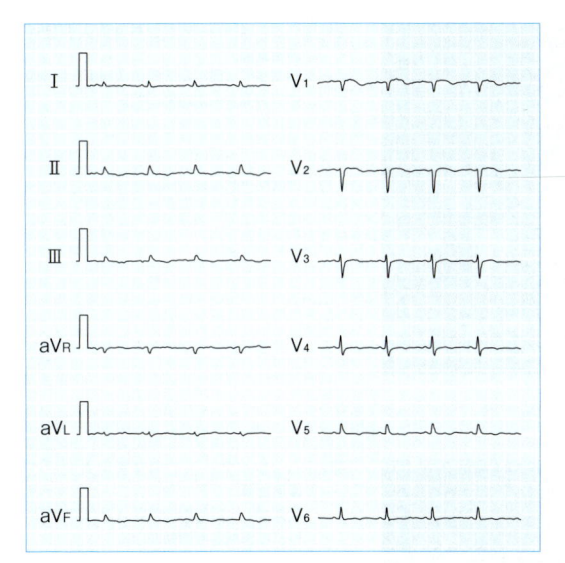

[図3] 心タンポナーデ例での心電図
全誘導で低電位が認められる.

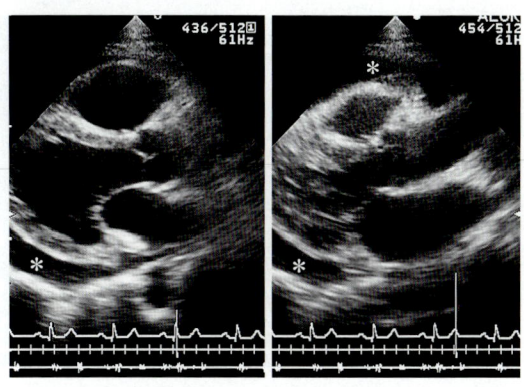

[図4] 心膜液の貯留例の心エコー図
全周性に心膜液(*)の貯留がみられる.

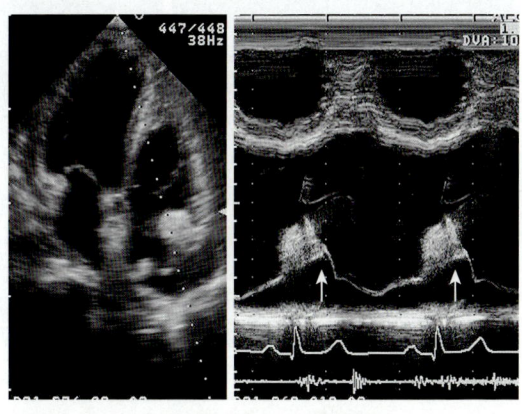

[図5] 心タンポナーデ例での右房のcollapse所見
収縮期に右房壁の陥凹所見がみられる(↑).

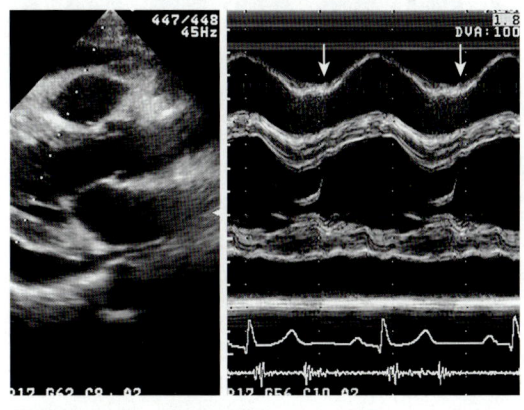

[図6] 心タンポナーデ例での右室のcollapse所見
拡張期に右室壁の陥凹所見がみられる(↓).

2) 症状・診断

a) 症状・身体所見

心タンポナーデの古典的な徴候としては,低血圧,頸静脈怒張,心音の微弱化がBeckの三徴として有名であるが,実際の症状は,右心への還流異常と低心拍出に基づく症状が出現する.すなわち,頸静脈の怒張,頻脈,呼吸数の増加,空気飢餓感,血圧低下,四肢冷汗,乏尿などのショック症状,奇脈,肝腫大などである.これに基礎疾患による症状(悪性腫瘍における貧血など)が加わり,さらに進行した例では腎不全,腹部のうっ血,腸間膜の虚血などの合併症も加わる.

身体所見では脈拍は頻脈を呈することがほとんどであり,心膜液貯留により心音は微弱となり,心尖拍動も触知困難となる.血圧は低血圧であり,特に心筋の穿孔などにより急速に心膜液が貯留した場合にはショックとなる.四肢末梢は冷感を伴いチアノーゼをきたす.炎症性に緩徐に貯留した場合には収縮期血圧が90mmHg以上に保たれることも多い.頸静脈波形では,拡張早期のy谷は著しく減弱あるいは消失する.

b) 胸部X線

心膜液貯留のため,心陰影は拡大するが,右心から肺への血流が減少するため,肺うっ血はきた

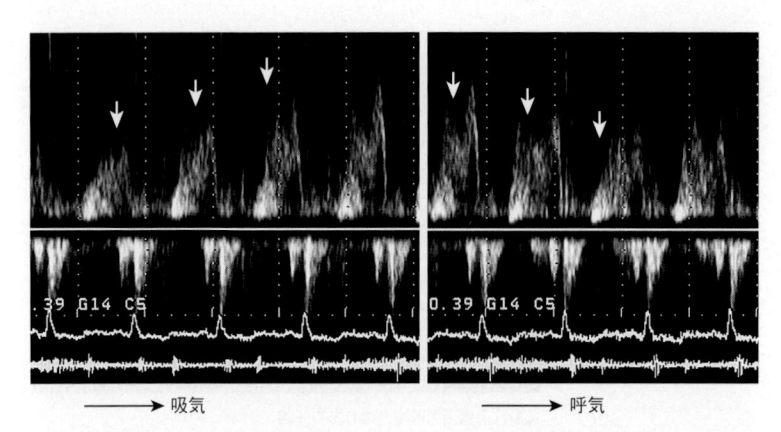

[図7] 心タンポナーデでの右室流入血流速波形記録
吸気時には拡張早期流入速度は増加し，呼気時には減少する．

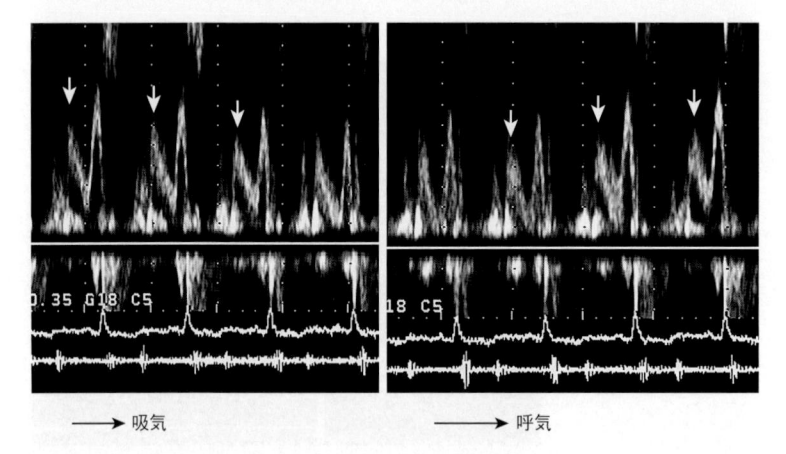

→吸気　　　　　　　　→呼気

[図8] 心タンポナーデでの左室流入血流速波形記録
吸気時には拡張早期流入速度は減少し，呼気時には増加する．

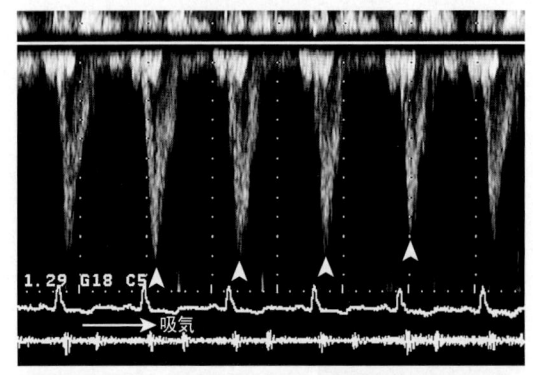

→吸気　　　　　　　　→呼気

[図9] 心タンポナーデでの左室流出路血流速波形記録
吸気により流出路血流速度は低下する奇脈を表す．

さない．心膜液貯留により下行大動脈の輪郭は確認困難となる場合がある（図2）．

c) 心電図

心タンポナーデでは高率に洞性頻脈が出現する．ついで，心膜液貯留，心臓の径の減少のため，低電位をみることが多い（図3）．心電図R波の高さが交互に変化する電気的交互脈 electrical alternans がみられる場合があるが，これは心膜腔内での心臓の振り子様運動 swinging motion によるものと考えられている．心室穿孔などにより急速に心膜液が貯留した場合には，迷走神経反射による徐脈や伝導・収縮解離 electromechanical dissociation がみられる．

d) 心エコー図

心エコー図法は心タンポナーデの診断には最も感度が高く正確な検査法である．心膜液の貯留は echo-free space として M モード，B モードで描出される（図4）が，心膜液の貯留が心血行動態に影響を及ぼすほどの量にまで及ぶと，さまざまなエコー所見を呈するようになる．心膜液の貯留量が増加するにつれ，内圧の低い心腔から虚脱所見（collapse）がみられるようになる．すなわち，心

● 心タンポナーデ診断・治療の流れ

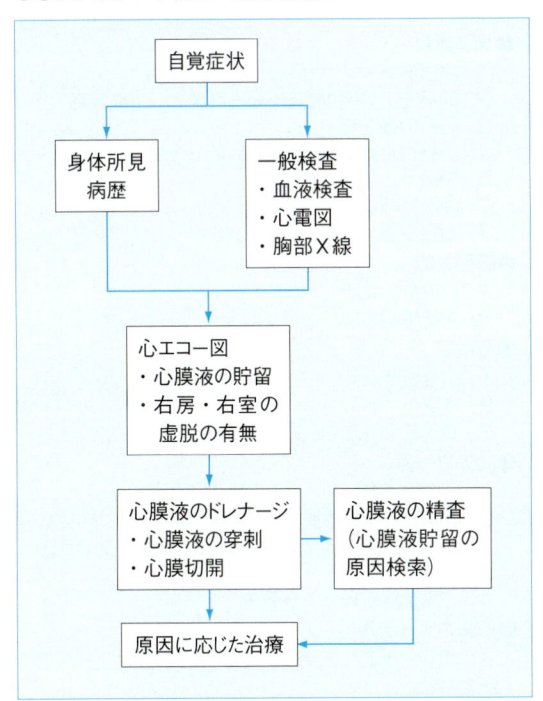

```
          自覚症状
            │
    ┌───────┴───────┐
  身体所見         一般検査
  病歴           ・血液検査
                 ・心電図
                 ・胸部X線
    └───────┬───────┘
            │
         心エコー図
         ・心膜液の貯留
         ・右房・右室の
           虚脱の有無
            │
    ┌───────┴───────┐
 心膜液のドレナージ   心膜液の精査
 ・心膜液の穿刺     (心膜液貯留の
 ・心膜切開        原因検索)
    └───────┬───────┘
            │
       原因に応じた治療
```

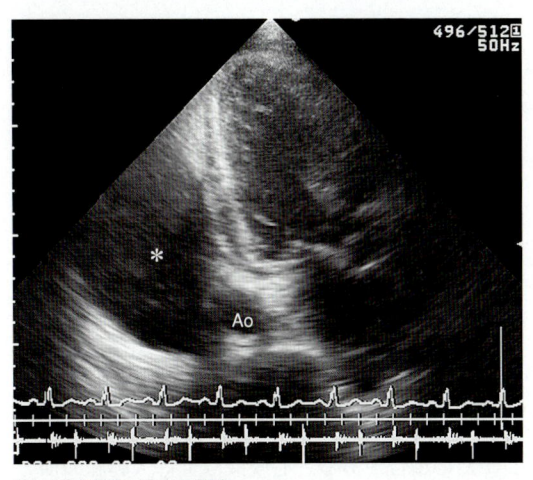

[図10] 心膜液と胸水の鑑別
胸水は下行大動脈の後方に貯留する.

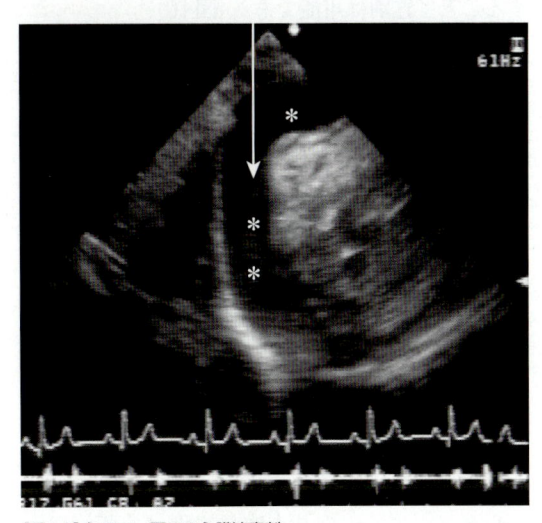

[図11] 心エコー下での心膜液穿刺
心エコーにて心周期を通じて穿刺に十分な心膜液が存在する部位を確認し,穿刺を行う(↓).

タンポナーデの初期には拡張終期に右房のcollapse(図5),ついで拡張早期に右室のcollapseが観察される(図6).右室の拡張期collapseの出現時は血行動態に悪影響を及ぼす時期と一致し,心膜液の穿刺のタイミングを図るうえで重要かつ敏感な所見である.心房,心室のcollapseの時相を診るにはMモード心エコー図法を用いるとより明瞭となる.また,下大静脈は静脈圧の上昇のため拡大し,呼吸性変動は消失する.心タンポナーデでは限られた心膜腔に心膜液が貯留するために心臓全体の容量は制限される.通常,吸気時には静脈還流の増加により右室容量が増加するが,心タンポナーデ時には右室容量の増加に伴い左室は圧排を受け,左室径は縮小する.呼気時には逆の現象が起こるために心室中隔は呼吸性の変動(septal bounce)がみられるようになる.また,健常例では吸気時に心膜腔内圧と胸腔内圧は同程度に低下するが,心タンポナーデでは吸気時の心膜腔内圧の低下は胸腔内圧の低下よりも少ない.このために吸気時には,拡張期の左房-左室間の充満圧の圧較差は減少し,左室への充満は減少し,左房の充満圧の低下に伴い僧帽弁の開放が遅れる

ために等容拡張時間の延長もみられる.この現象はドプラ法を用いて右室,左室の流入血流を記録するとさらに明瞭に観察可能である.すなわち,吸気時には右室流入血流速波形の拡張早期波(E波)は増大する(図7)が,左室流入血流速波形のE波は減少する(図8).左室への流入血流の呼吸変動に伴い,左室からの流出血流も変化し吸気時には左室流出路血流速度は低下する(図9).これは左室からの拍出低下を意味し,吸気時の血圧の低下(奇脈)をもたらす.同様に肺静脈血流の拡張期血流は呼気時に増加,吸気時には減少し,肝静脈血流は吸気時に増加する.

心エコー図法は心タンポナーデの診断には有用な方法であるが，開心術後にタンポナーデをきたした場合や，気管内挿管中の患者においては，通常の経胸壁によるアプローチでは描出が困難な場合が多い．その場合には積極的に経食道心エコー図法による観察を実施するべきである．

e）心膜液と胸水の鑑別

心臓の周囲に全周性に echo-free space をみる場合には心膜液の貯留と診断できるが，左室後壁側に限局して貯留した場合，心膜液か胸水か判断しがたい場合がある．心膜液は下行大動脈の前方に貯留するが，胸水では下行大動脈の後方に貯留することで鑑別は可能である（図10）．

f）心臓カテーテル

心臓カテーテル検査法は心タンポナーデの診断に不可欠な検査法ではないが，右心カテーテル検査は血行動態の把握に有用である．カテーテルによる心内圧の測定では心房と心室の拡張期血圧はほぼ等圧となる（16〜20mmHg 程度）．心房の圧波形ではy谷は減弱か消失する．右室波形では収縮性心膜炎や右室梗塞に特徴的な dip and plateau パターンはみられない．

3）治療

心タンポナーデの基本的な治療は心膜液の穿刺・排除による圧迫の解除である．心膜液の排除法には経皮的心膜穿刺，外科的な心膜切開や心膜切除術がある．

経皮的心膜穿刺には心エコー図法（二次元法）のガイド下にて実施する．半坐位あるいは側臥位にて二次元法で安全に穿刺可能な部位を決定する．すなわち，心周期を通じて十分な心膜液が貯留し，かつ穿刺にあたって肺や肝臓が障害とならない部位を決定する．このとき，図11に示すように穿刺の深さが十分にとれる位置で穿刺を行うと安全である．穿刺に伴う合併症としては右室，冠動脈，肺の損傷がある．タンポナーデの原因が心室瘤の破裂や大動脈解離などで，心膜腔に出血が続いている場合や凝血塊による場合には穿刺による治療

● 心タンポナーデ診断のまとめ

- ● 身体所見
  1. 血圧低下
  2. 静脈圧上昇（頸動脈怒張，肝腫大，下肢浮腫）
  3. 心音の微弱化
  4. 奇脈 pulsus paradoxus
  5. 頻脈
  6. 呼吸数増加
  7. 四肢冷感，乏尿
- ● 胸部X線
  1. 心陰影の拡大
  2. 肺野は明るい
- ● 心電図
  1. 洞性頻脈
  2. 低電位
  3. 電気的交互脈 electrical alternans
- ● 心エコー図
  1. 心膜液貯留
  2. 右房，右室の虚脱
  3. 吸気時三尖弁血流速度の増加，僧帽弁血流速度の減弱
  4. 心臓全体の振り子様運動
- ● 心臓カテーテル
  右心カテーテル：右房圧，右室拡張期圧は上昇し等圧となる
- ● 心膜液検査
  心膜液貯留の原因精査
  （心膜液の血算，生化学，腫瘍マーカー，細胞培養，自己抗体，細胞診）

は困難であり，出血源を外科的に治療しドレナージする方法を選択すべきである．また，心膜液貯留の原因が悪性腫瘍であり，繰り返し貯留する場合には心膜開窓術や抗癌薬，抗生物質を用いた心膜腔の癒着が有効な場合もある．剣状突起下からの直視下での外科的なドレナージは局所麻酔下で可能な確実なドレナージ法である．心膜穿刺が困難な場合や心膜穿刺後に再度貯留する場合，心膜の生検が必要な場合に適応となる．

文献

1) Fowler, NO : Cardiac tamponade. The Pericardium in Health and Disease, Futura, New York, 247, 1985
2) 土師一夫：心外膜疾患と肺性心．最新内科学大系 第39巻，中山書店，31-39，1991
3) Oh, JK et al ed : The Echo Manual, 2nd ed, Lippincott, Raven, Philadelphia, 181-194, 1999
4) Spodick, DH : Acute cardiac tamponade. N Engl J Med 349 : 684-690, 2003

〈村田和也・松﨑益德〉

奇脈の病態生理

　奇脈pulsus paradoxusは心タンポナーデの診断に有用な臨床所見の特徴の一つである．奇脈とは，吸気時に10mmHg以上の血圧低下がみられる現象である．奇脈という名前で呼ばれているものの，吸気時の血圧低下は奇異ではなく，健常人でも吸気時には収縮期血圧は4〜6mmHg低下する．これは，吸気時には肺の容量が増加し肺から左心系に流れ込む血液量が減少するためと，吸気時に胸腔内圧が低下するためである．心タンポナーデのときには吸気時に著明に血圧低下がみられる．奇脈という名称は18世紀後半にKussmaulが収縮性心膜炎の患者で吸気時に心尖拍動に変化がないにもかかわらず，血圧が著明に低下し動脈触知の強さが減弱する現象について記載したことに由来する．

　心タンポナーデや収縮性心膜炎では両心の拡張が制限されている．吸気時には静脈還流が増加し右室の充満が増加し，それに伴い心膜腔圧は増加する．このため，心室中隔は左室側に突出し(reversed Bernheim effect)，左室への流入を妨げ，左室の拡張期容量，心拍出量が減少するために血圧が低下する(図1)．

　奇脈は心タンポナーデに特異的所見ではなく，慢性閉塞性肺疾患，喘息発作時，出血性ショック，緊張性気胸，収縮性心膜炎，右室梗塞，拘束型心筋症，肺塞栓症などでも観察される．

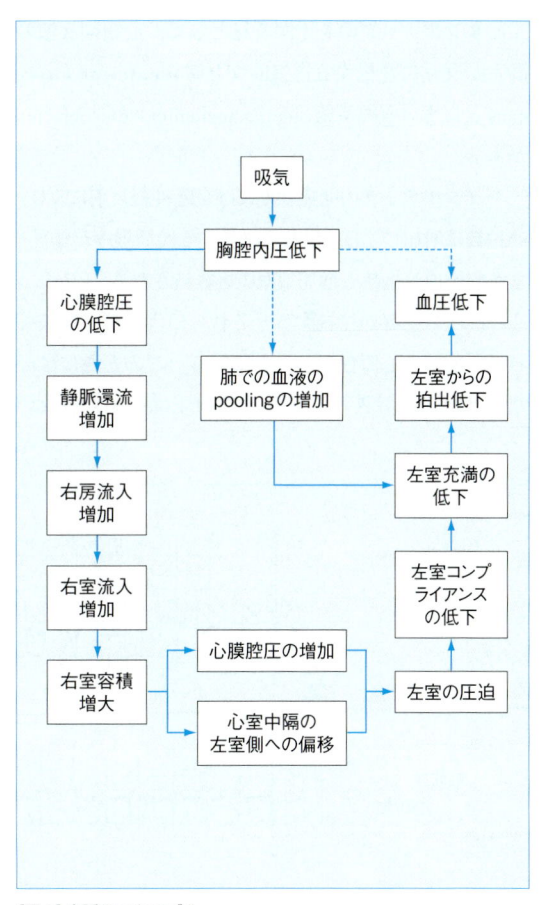

[図1] 奇脈のメカニズム

文献
1) Spodick, DH : Pericardial disease. Heart Disease, 6th ed, Braunwald, E et al eds, WB Saunders, Philadelphia, 1841-1848, 2001

（村田和也・松﨑益徳）

electromechanical dissociation

　心タンポナーデの心電図所見として，心電図R波の高さが交互に変化する電気的交互脈 electrical alternans と伝導・収縮解離 electromechanical dissociation がある．

　心タンポナーデの発症初期には交感神経反射により，心拍数は増加し，心拍出量を維持する代償機序が働き，また末梢血管抵抗も増加し血圧も維持される．しかし，心膜腔圧の上昇が持続するとこれらの代償機序は破綻し最終的には心原性ショックに陥る．このときには心電図波形は記録されるものの，血圧は触知できない electromechanical dissociation の状態となる．特に心筋梗塞後の心破裂による急速な心膜液貯留時にみられやすい(図1)．通常，心筋梗塞発症後数日以内に突然意識消失をきたし，モニター心電図所見は変化がなくても体血圧が著しく低下し，脈が触知できない場合には心破裂を考える必要がある．

文献
1) 土師一夫：心外膜疾患と肺性心．最新内科学大系 第39巻，中山書店，31-39，1991

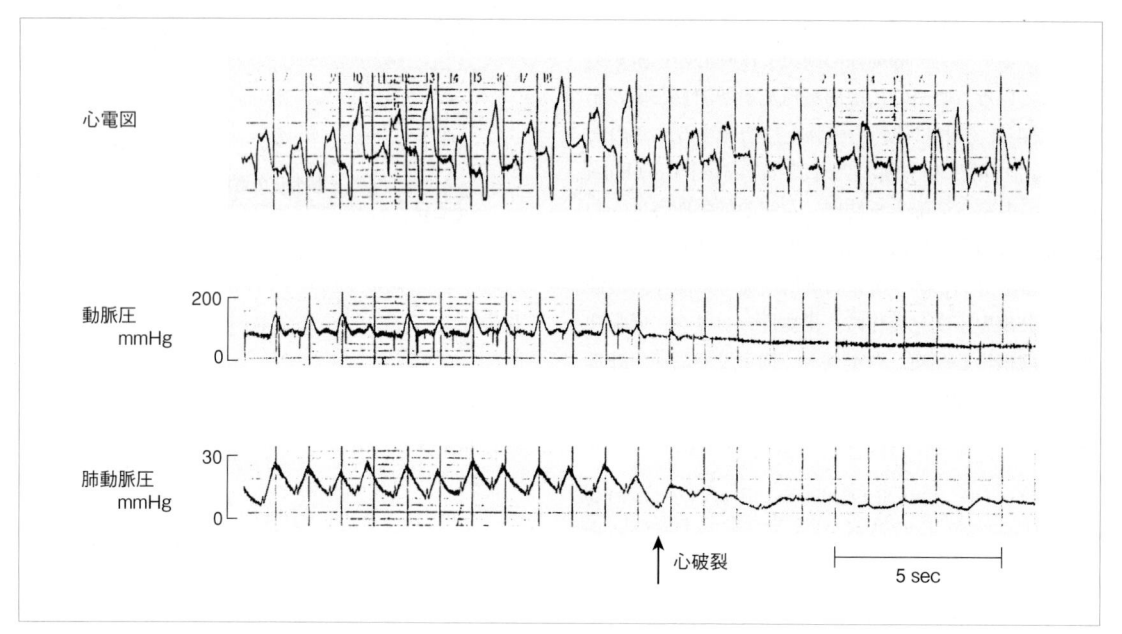

[図1] 心破裂時にみられた伝導・収縮解離
　心電図モニターでは洞調律であるが，血圧は著しく低下している．(文献1)より引用)

(村田和也・松﨑益德)

IX. 心膜・心筋炎

3. 慢性心膜炎

a. 収縮性心膜炎

1) 概念・病因

収縮性心膜炎 constrictive pericarditis は, 心膜の肥厚と癒着により心臓の拡張障害をきたす疾患である. 急性心膜炎として心嚢液貯留やフィブリン沈着を伴っていたものが, 心嚢液の吸収, さらには心膜の瘢痕化による線維性肥厚, 臓側心膜と壁側心膜の癒着をきたし, ついには石灰沈着をきたすことにより心臓の拡張障害が起こる.

原因不明の特発性が多く, その大部分は無症状に経過したウイルス性急性心膜炎に引き続き生じたものと推定されている. 原因の明らかな例では, かつては結核を原因とするものが最も多かったが, 結核治療の進歩によりその割合は減少し, 開心術後や縦隔に対する放射線治療後に生じるものが増加している. その他に, 慢性腎不全に対する血液透析, 膠原病, 悪性腫瘍, 外傷などが原因となりうる(表1).

2) 病態生理

a) 拡張期心内圧の上昇とその変化

本症では, 伸展性の低下した硬い心膜に覆われて心腔内容積が制限されているため, 心房, 心室のすべての心腔において拡張期充満が制限されている. その結果, 4つの心腔とも拡張期圧が上昇し, かつほぼ等しくなる (equilibrium of diastolic pressure)(図1). また, 拡張早期に心室充満が始まると急速に心腔内圧は上昇し, 限られた心腔内容積に達するとすぐに心室拡張は終了して急に血流充満が停止する. これらの変化は心腔内圧波形に反映され, 両心室の圧波形は拡張早期の急速な圧低下とそれに引き続く急速な圧上昇, そして拡

[表1] 収縮性心膜炎の病因

- 特発性(原因不明)
- 感染症(ウイルス, 結核, 細菌など)
- 開心術後
- 放射線照射後(肺癌, 乳癌など)
- 悪性腫瘍(原発, 転移)
- 外傷後
- 自己免疫性疾患(膠原病)
- 尿毒症

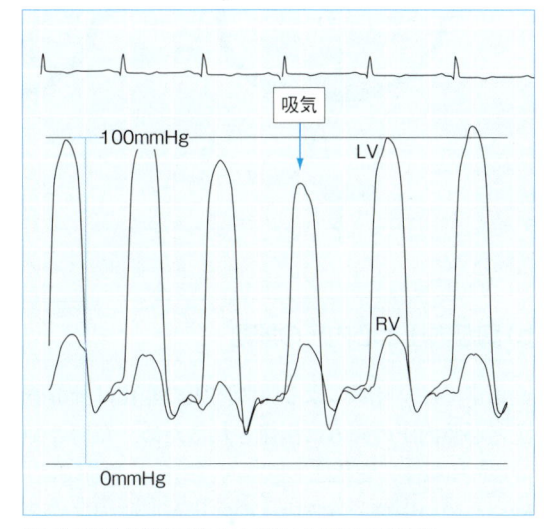

[図1] 収縮性心膜炎における左室圧と右室圧の同時記録
左室圧, 右室圧の拡張期末期圧は上昇し, かつほぼ等しい. また, 吸気時に左室圧の減少と右室圧の上昇がみられる.
LV: 左室圧波形, RV: 右室圧波形

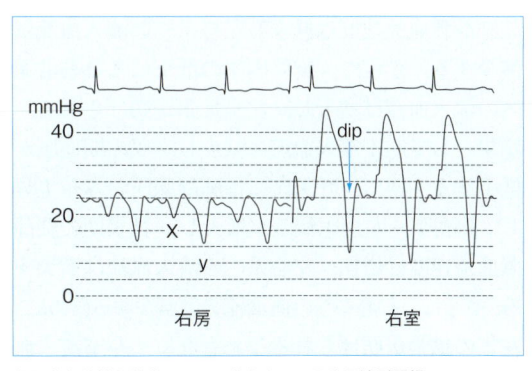

[図2] 収縮性心膜炎における右心カテーテル圧波形記録
右房圧は収縮期のx谷と深いy谷によりW型を示す. 右室圧は, dip and plateau型の特徴的な圧波形を示す.

張中期から末期にかけての平坦化という特徴的な圧波形パターンとなる(dip and plateau). 右房では, 拡張早期の急速な圧低下が心房圧波形の深いy谷に現れる(図2).

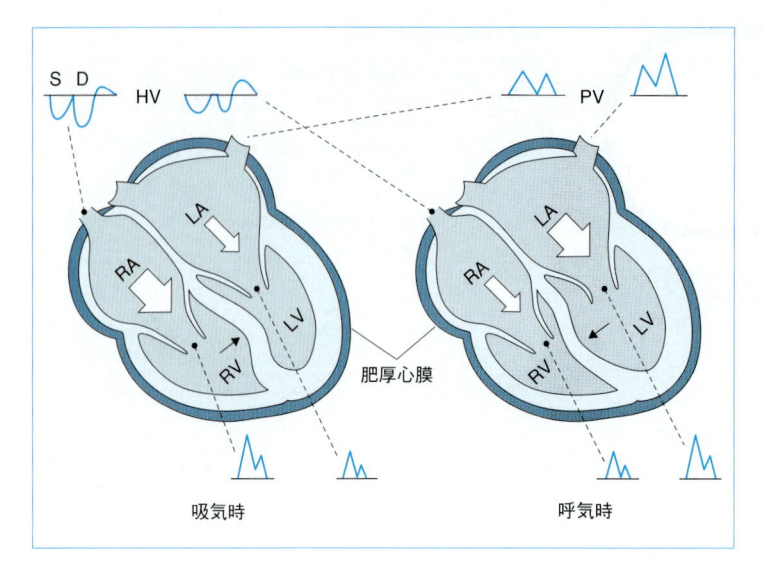

[図3] 収縮性心膜炎における呼吸周期による心内血流速度の変化
D：拡張期，HV：肝静脈，LA：左房，LV：左室，PV：肺静脈，RA：右房，RV：右室，S：収縮期
（文献3）より改変引用）

b) 胸腔内圧と心内圧の解離

　正常では，呼吸による胸腔内圧の変化は肺静脈圧と心腔内圧の両方に伝達されるため，左房と肺静脈の圧較差に変化は生じない．しかし，本症では，硬い心膜の影響で胸腔内圧の変化が心腔内に完全には伝わらない．吸気時に胸腔内圧が低下しても肺静脈圧のみが低下し心腔内圧が低下しないため，肺静脈－左房圧較差が減少し，その結果，拡張期の肺静脈血流速度は低下し左心系への流入血流は減少する．さらに，胸腔内圧の低下により右心系への流入血流は増大し，左室拡張が妨げられる．結果として左室流入血流は減少し，収縮期血圧が低下する．逆に，呼気時には肺静脈圧のみが上昇し，肺静脈－左房圧較差が増大し，拡張期の肺静脈血流速度は増加，左心系への流入血流は増大する．さらに，右心系への血液流入は減少するために，左室の拡張が妨げられることもなく，左室流入血流は保たれる（図3）．

c) 拡張期流入における過剰な左右両心室の相互関与

　呼吸により両心室腔の流入血液量はそれぞれ変化するが，本症では限られた心腔容積のため，呼吸周期で心腔内の総血流量はほとんど一定になっている．そのため，左右心室への拡張期流入は心室中隔を介して相互に関係する．前述のように吸気時には左室の血液充満は減少し，右室の血液充満が増加するため，心室中隔は左室側へ偏位する．逆に，呼気時には左室の血液充満が増加し，右室の血液充満が減少するため，心室中隔は右室側へ偏位する（septal bounce）（図3）．

3) 症状・診断

a) 症状

　静脈圧上昇に伴う肝腫大や，腹水による腹部膨満感や食欲不振，下肢の浮腫など，右心不全症状が主に出現する．また，左室拡張障害による左室拡張末期容量の減少のため低心拍出量状態となり，全身倦怠感，易疲労感，息切れを自覚することがある．慢性的な消化管のうっ血により腸管から蛋白が漏出し，肝うっ血による肝機能障害と相まって低蛋白血症を引き起こす．進行した症例では，左心不全症状も出現する．

b) 身体所見

　身体所見としては，全身の静脈圧上昇を反映して，頸静脈怒張，肝腫大，腹水，浮腫を認め，聴診では心膜ノック音 pericardial knock sound が聴取される．

　頸静脈の怒張は，拡張早期に虚脱することがあ

り，心周期に応じて拍動する（Friedreich徴候）．これは，拡張早期の右房から右室への急速な血流流入によるものである．また，正常では吸気に胸腔内圧の低下が起こり，右室への血液流入が促進され頸静脈圧は減少するが，前述のとおり，本症では胸腔内圧の低下が心腔内圧に伝達できないため，吸気により静脈灌流が増加しても心腔内容積は増加せず，むしろ吸気時に中心静脈圧が上昇する．したがって，正常とは逆に吸気時に頸動脈怒張が増強する（Kussmaul徴候）．

心膜ノック音は，拘縮心膜により拡張早期の心室血流充満が急速に停止されるために生じる高調な拡張期過剰心音である．この心音は本症に特異的で，聴衆されれば診断価値は高いが，聴取されない症例も少なくない．

収縮性心膜炎の診断は，心膜肥厚や石灰化などの形態的異常と拡張障害という機能的異常の二つの側面から行っていく．特に，特徴的な血行動態をとらえることが診断の鍵となる．また，心膜拘縮による拡張障害である本症と，心筋そのものの拡張障害である拘束型心筋症との鑑別は重要である（表2）．

c) 心電図

本症に特異的な心電図所見はないが，QRSの低電位やT波の陰転化，左房負荷所見，心房細動などを認めることがある．

d) 胸部X線（図4）

心膜の石灰化は重要な所見であるが，約20～30％の症例に認めるのみである．石灰化は心臓の前面や横隔膜面に多くみられ，正面像よりも側面像により診断しやすい．胸水貯留や左室流入圧の著明な上昇があれば肺うっ血を認めることもある．

e) 心エコー図

通常，左室収縮能は保たれているが，心膜の炎症が心筋に及んで心筋萎縮や線維化を起こした場合や，肥厚した心膜による冠動脈圧迫のために心筋虚血を生じた場合には低下することもある．左

[表2] 収縮性心膜炎と拘束型心筋症の鑑別

	収縮性心膜炎	拘束型心筋症
既往歴	心膜炎，開心術，外傷，放射線療法，結核，透析	なし
拡張期過剰心音	高調な心膜ノック音あり，IV音なし	低調なIII音あり，ときにIV音あり
房室ブロック，心室内伝導障害	まれ	ときにあり
胸部X線の心膜石灰化	20～30％にあり	なし
CT，MRI所見	心膜肥厚あり	心膜肥厚なし
心房拡大	軽度～中等度	高度
僧帽弁，三尖弁逆流	通常なし	しばしばあり
心室中隔運動の呼吸性変動	吸気時に左室側へ	なし
左室または右室血流速度の呼吸変動	25％以上	15％以下
右室のdip and plateau pattern	拡張末期圧は収縮期圧の1/3以上	拡張末期圧は収縮期圧の1/3以下
心腔間の拡張期圧	5mmHg以内の差で，しばしばほぼ同じ	左心系＞右心系
右室収縮期圧	ほとんど40mmHg以下，60mmHgを超えることはまれ	しばしば40mmHg以上，ときに60mmHg以上

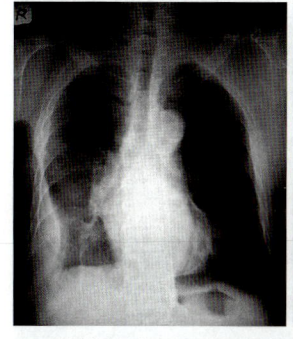

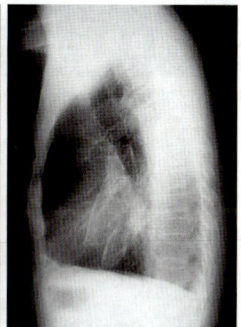

[図4] 収縮性心膜炎における胸部単純X線像
　　心膜に一致した石灰化と胸水貯留がみられる．

室は狭小化し，それを代償するために左房は拡大する傾向にある（図5a）．また，心膜エコーの輝度の上昇，心膜肥厚や石灰化を認める．典型例では，心室中隔は吸気時に左室側へ，呼気時には右室側に偏位する．また，静脈圧の上昇をあらわして，肝静脈の拡大，下大静脈の拡張と呼吸性変動の低下を認める．Mモード法では，心室中隔の拡張早期後方運動（dip）や左室後壁の拡張期中～後期の平坦運動（plateau）が観察される．

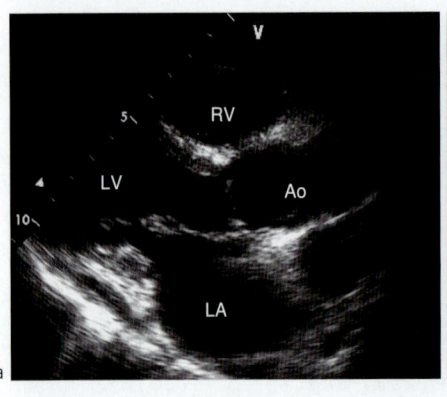

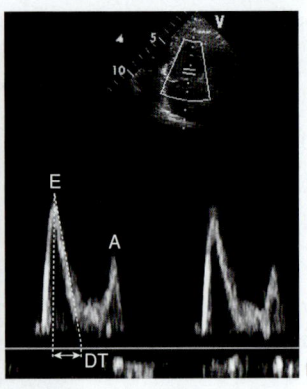

[図5] 収縮性心膜炎における経胸壁心エコー図
a 傍胸骨長軸像：後壁の心膜エコーの輝度上昇，左房拡大と左室狭小化がみられる．LV：左室，RV：右室，LA：左房，Ao：大動脈
b 左室流入血流速波形：拡張早期急速流入波（E波）の増高と減衰時間（DT）の短縮，心房収縮期波（A波）の減高がみられる．

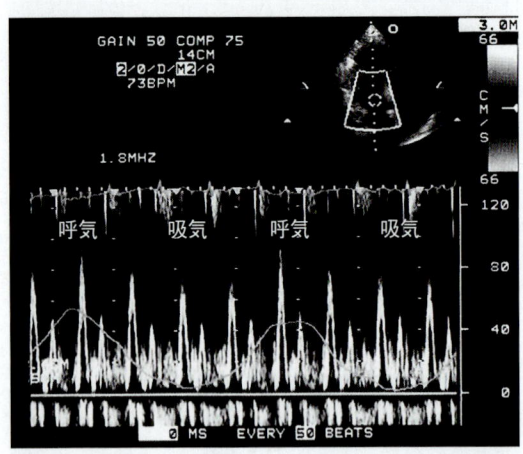

[図6] 収縮性心膜炎におけるパルスドプラ法による左室流入血流速の呼吸性変動
E波，A波ともに呼気で増加，吸気で減少し，通常，25%以上の呼吸性変動がみられる．

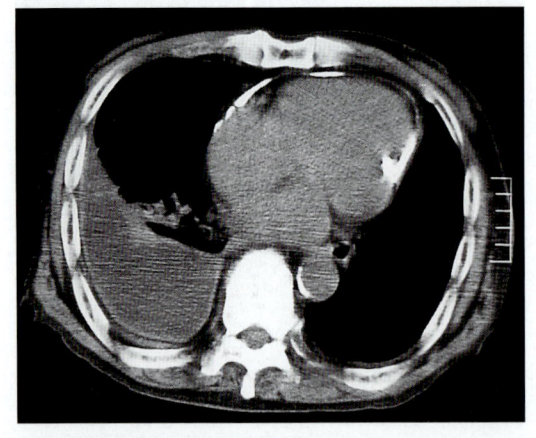

[図7] 収縮性心膜炎における胸部CT像
心膜に一致した石灰化と心膜肥厚がみられる．

ドプラ法による左室流入血流速波形は本症の診断に重要である．血行動態を反映して，拡張早期急速流入波（E波）の増高と急速な減速（減衰時間 deceleration time（DT）の短縮），心房収縮期波（A波）の減高がみられる（図5b）．また，その呼吸性変動は，吸気時にはE波，A波ともに減高し，呼気時には逆に増高する（図6）．

f）CT・MRI

胸部CT（図7）やMRIは，心膜の肥厚や石灰化の検出に有用である．心膜全体に肥厚を認めることもあれば局所にしか認めないこともある．また，たとえ心膜肥厚や石灰化所見を認めなくても，本症を完全には除外できない．

g）心臓カテーテル

両心室の心内圧同時記録では，拡張期の右房圧，右室圧，左房圧（肺動脈楔入圧），左室圧はすべて上昇し，ほぼ同等（差はおおむね5mmHg以内）となる（図1）．通常，右室収縮末期圧は50mmHg以下で，右室拡張末期圧は収縮期圧の1/3以上となることが多い．前述のとおり，右室圧，左室圧は，拡張早期の急速な圧低下とこれに引き続く急速な圧上昇，そして拡張中期から末期にかけての高値での平坦化という dip and plateau 型の特徴的な圧波形を示す．また，右房圧は収縮期のx谷と深いy谷により，MないしW型となる（図1，2）．

4）治療

本症に対する唯一の根本的治療は心膜剝離術で

● 収縮性心膜炎診断の流れ

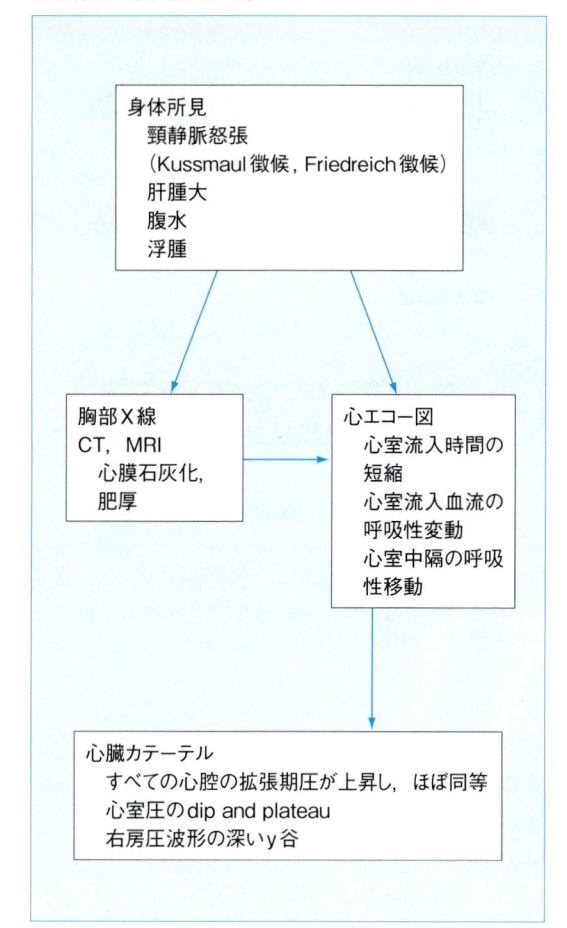

```
身体所見
  頸静脈怒張
   (Kussmaul徴候, Friedreich徴候)
  肝腫大
  腹水
  浮腫
     ↓         ↓
胸部X線      心エコー図
CT, MRI       心室流入時間の短縮
心膜石灰化,    心室流入血流の
肥厚         呼吸性変動
            心室中隔の呼吸
            性移動
     ↓
心臓カテーテル
  すべての心腔の拡張期圧が上昇し, ほぼ同等
  心室圧のdip and plateau
  右房圧波形の深いy谷
```

● 収縮性心膜炎診断のまとめ

- ● 身体所見
  1. 頸静脈怒張：拡張早期虚脱所見（Friedreich徴候），吸気時の増強（Kussmaul徴候）
  2. 肝腫大
  3. 腹水
  4. 浮腫
  5. 聴診：心膜ノック音
- ● 胸部X線, CT, MRI
  1. 心膜石灰化, 肥厚
- ● 心エコー図
  1. 心房拡大, 心室狭小化
  2. 心膜の肥厚, 輝度上昇
  3. 心室後壁の拡張中〜後期平坦運動
  4. 心室中隔の拡張早期dip
  5. 心室中隔の呼吸性移動
  6. 下大静脈径の拡大と呼吸性変動の減弱（50％未満）
  7. 左室流入，右室流入血流拡張早期波（E波）の減衰時間（DT）の短縮（160msec以下）
  8. 左室流入血流拡張早期波高の呼吸性変動（25％以上）
  9. 右室流入血流拡張早期波高の呼吸性変動（40％以上）
  10. 肝静脈血流波形：呼気時の拡張期波の減少または逆行，心房収縮逆行波の増強
- ● 心臓カテーテル
  1. 4つの心腔の拡張期圧はすべて上昇し，ほぼ同等（差は5mmHg以内）
  2. 右室収縮末期圧は50mmHg以下で，収縮期圧の1/3以上
  3. 心室圧波形のdip and plateau
  4. 右房圧波形の深いy谷

ある．利尿薬などによる保存的療法のみでコントロールされ長期生存する例もあるが，ほとんどは症状が徐々に進行していく．手術死亡率は6〜19％と報告されているが，NYHAクラスIV度の症例の手術死亡率は30〜40％と高率である．そのほかに，放射線治療後に発症したものや高齢者では周術期の危険度が高く，長期予後は不良である．したがって，できるだけ早期かつ症状が軽度であるうちに診断し，手術を行うべきである．

b. 滲出性収縮性心膜炎

1) 病因

滲出性収縮性心膜炎 effusive constrictive pericarditis は，心嚢液貯留と臓側心膜の拘縮の両者により心臓の拡張障害をきたした状態である（図8a）．本症は，心膜炎の急性期から慢性収縮性心膜炎への進行の途中過程であるとされている．原因は，慢性収縮性心膜炎と同様で，特発性，ウイルス感染，悪性腫瘍，縦隔への放射線療法後，結核など多様である．

2) 症状・診断

症状は，収縮性心膜炎と同様である．身体所見は，心嚢液貯留のために心タンポナーデと類似し，奇脈，小脈，頸静脈の怒張を認める．しかしながら，心嚢液を除去すると，奇脈は消失し心拍出量も増加するが，静脈圧上昇所見は持続し収縮性心膜炎様の所見が顕在化する．

胸部単純X線写真では，心嚢液貯留のため心陰影は拡大する．心電図では，非特異的なSTまたはT波の異常，QRSの低電位を認めることがある．

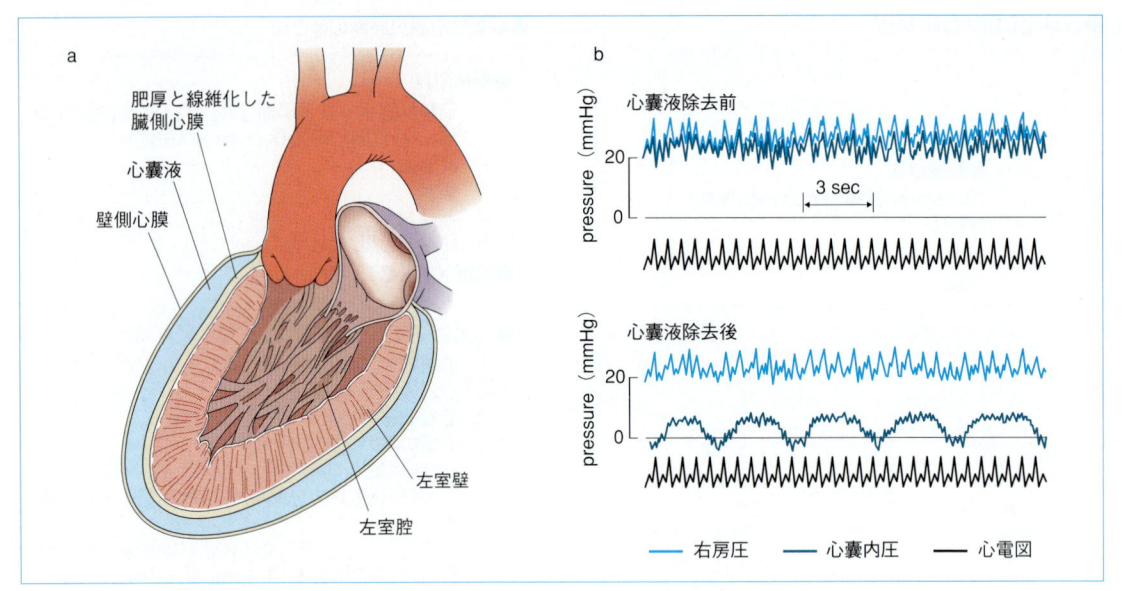

[図8] 滲出性収縮性心膜炎
a 心嚢液貯留と肥厚かつ線維化した臓側心膜により心臓の拡張障害をきたす．
b 心嚢液除去前は心嚢内圧と右房圧は上昇し，かつ等しい．心嚢液を除去すると心嚢内圧は正常化し呼吸性変動を認めるようになるが，右房圧は上昇したままで，臓側心膜の拘縮による拡張障害が残存していることが示唆される．
(Hancock, EW : N Engl J Med 350 : 435-437, 2004より改変引用)

心エコー図では心嚢液貯留を認めるが，臓側心膜の拘縮により心内圧が上昇しているため，心タンポナーデの所見である心房や心室の虚脱所見は認めない．CTやMRIでは，心嚢液貯留とそれを挟むように肥厚した臓側，壁側心膜を認める．

本症の最大の特徴は，心嚢液を除去して心嚢内圧を低下させても，静脈圧が低下しないことである（図8b）．心嚢液除去前は，心嚢内圧と右房，右室，左室拡張末期圧が上昇かつ等しく，右房圧波形では深いx谷がみられ心タンポナーデ様の所見を示す．心嚢穿刺により心嚢液を除去しても右房，両心室の拡張末期圧は上昇かつ等しいままで，右房圧波形では深いy谷が現れ，右室圧波形はdip and plateau型となり慢性収縮性心膜炎の所見に類似する．

3) 治療

原因疾患がはっきりしていれば，細菌性心膜炎に対する抗生物質投与など，その疾患に特異的な治療を行う．しかしながら，これらの治療に抵抗性を示し，最終的には心膜剥離術が必要となることが多い．

文献
1) Braunwald, E : Heart Disease, 7th ed, WB Saunders, Pennsylvania, 1769-1780, 2004
2) Hancock, EW : Differential diagnosis of restrictive cardiomyopathy and constrictive pericarditis. Heart 86 : 343-349, 2001
3) Oh, JK et al : The Echo Manual, 2nd ed, Lippincott-Raven, Philadelphia. 181-194.
4) Talreja, DR et al : Constrictive pericarditis in 26 patients with histologically normal pericardial thickness. Circulation 108 : 1852-1857, 2003
5) 吉川純一：臨床心エコー図学，第2版，文光堂，東京，214-220，2001

（杉岡憲一・吉川純一）

コアグラ・タンポナーデ

■病態

　コアグラ・タンポナーデとは，開心術後の凝血塊貯留による心臓拡張不全が原因の心不全状態をいう．開心術後の早期は血行動態的に不安定時期であり，低心拍出量症候群が容易に発生するが，その原因の多くは心室収縮不全である．そのため，盲目的にカテコラミンなどの昇圧薬が使われるが，臨床の場にあっては，正確に拡張障害の有無を診断しなくてはならない．開心術後の低心拍出量症候群のうち，心タンポナーデはおおむね1割程度である．その半数以下の頻度でコアグラ・タンポナーデがみられる．すなわち，低心拍出量症候群全体からみた本症の発生頻度は大きくはない．凝血塊が貯留する機作は，開心術直後に胸骨切開部や周辺組織からの滲出性出血が持続するためで，凝血塊となって心臓を圧迫する．それゆえ，凝血塊が貯留する部位は心囊内右室右房前面に限局することが特徴的である(図1)．特殊な貯留部位のため，従来の検査法では診断しがたく，それゆえ認識されなかった病態である．貯留するのが液体でないために血行動態的にはいわゆるタンポナーデの所見とは異なり，収縮性心膜炎に似る．少ない貯留量でも心囊内という限られた腔内では心囊内圧は上昇し，心臓拡張障害が生じる．すなわち，貯留量と重篤度は平行しないので，診断に難渋することがある．また，凝血塊除去のために再開胸しても明確な出血部位が特定できない場合が多い．出血の速度により病態が決定し，貯留速度が速い血管性の出血では液性タンポナーデとなるのに対し，貯留速度が比較的遅い滲出性の出血では凝血塊化する．開心術後早期の患者が原因不明の低心拍出量症候群をきたしたらこの病態を疑った方がよい．

■診断法

　本症を疑うべき所見は，まず低血圧，頻脈という低心拍出量症候群の発生であり，引き続き行う心エコー図で左室内径の拡大がないことである．これらは何らかの拡張障害の存在を示唆する．前述のごとく，心膜内の異物の貯留とはいえ，いわゆる心タンポナーデとは全く異なるので，心嚢液貯留がないからといって検査を止めないで，入念に凝血塊の確認を行う．凝血塊の存在診断にはむしろCTやMRIの方が優れているが，多くは大型機器の利用できないICU内での診断が要求されるため，心エコー図が必須となる．凝血塊が心臓全周性に貯留する場合はほとんどなく，心臓右側もしくは前面に限局することが多いため，経胸壁心エコー図では検出しがたく，ほとんどの例で経食道心エコー図検査が必要になる(図2)．血行動態的には，心内圧波形は収縮性心膜炎に似て，いわゆる「dip and plateau」型である(図3)．ドプラ法では，流入波形の持続時間の短縮(DT時間の短縮)がみられる．しかし，残念ながら心エコー図上の異常所見の集積は不十分で

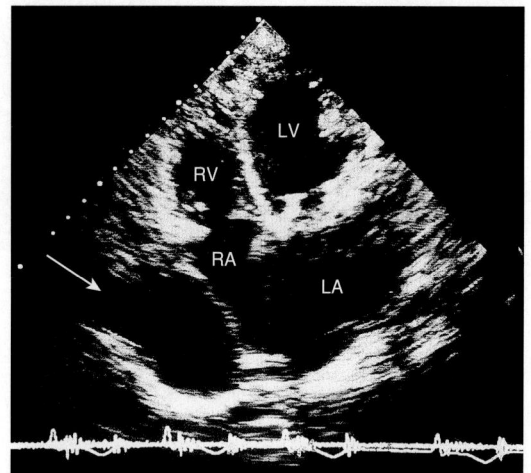

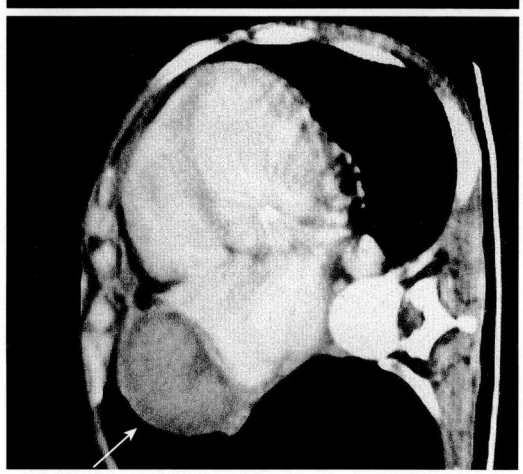

[図1] コアグラ・タンポナーデ
心エコー図では右房右方に異常スペースがみられる．CTでは，同部位に限局した空間占拠物質が認められる．

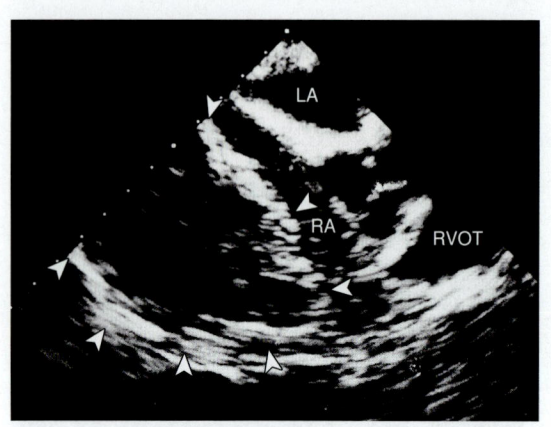

[図2] コアグラ・タンポナーデ
経食道心エコー図による短軸断層像．矢頭が凝血塊である．
（文献1）より引用）

ある．術後早期で心エコー図検査が施行しにくい時期であること，症例数が限られること，本病態の存在が認識されたのが比較的最近であることなどの理由による．

■ 治療

治療法は外科的に凝血塊の摘除が最善である．本症の診断がつけば，待機する意味はほとんどなく，速やかに再開胸し，摘出するべきである．その効果は顕著である（図4）．術前の頻脈は速やかに落ち着き，中心静脈圧の低下と体血圧の上昇がみられる．判断がむずかしいのは，凝血塊が小さいときである．自験例では160gの貯留凝血塊が術後の低心拍出量症候群の原因であった例がある．再開胸に踏み切るためには，凝血塊の部位・大きさに加え，血行動態諸指標，心腔サイズ，ドプラによる血液流入動態など，総合的に判断する必要がある．

本症の発生原因は，手術時閉胸操作の際の不完全な止血である．閉胸時に少しの漏出も見逃すことなく，十分に止血を行うことにより，本症の発生を避けることができる．

文献
1) Beppu, S et al : Pericardial clot after open heart surgery : Its specific localization and haemodynamics. Eur Heart J 14 : 230-234, 1993

（別府慎太郎）

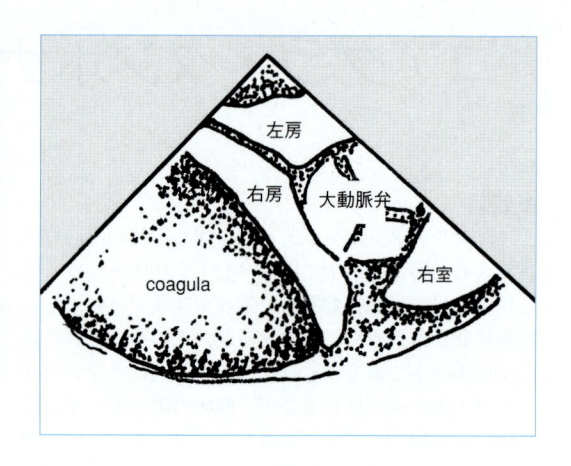

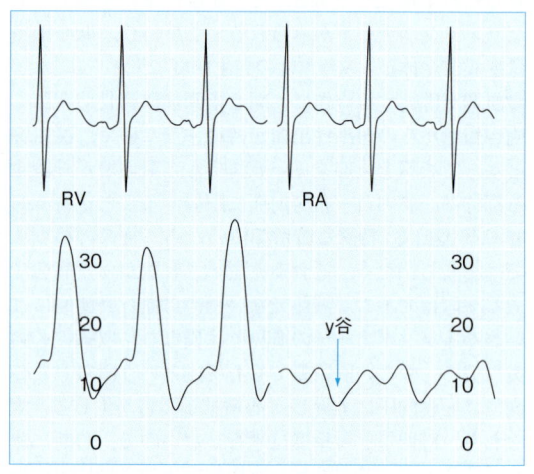

[図3] コアグラ・タンポナーデ例での心内圧曲線
拡張期圧の上昇，心室拡張期圧波形の dip and plateau，心房圧波形の深い y 谷が特徴．収縮性心膜炎における圧波形に近似する．

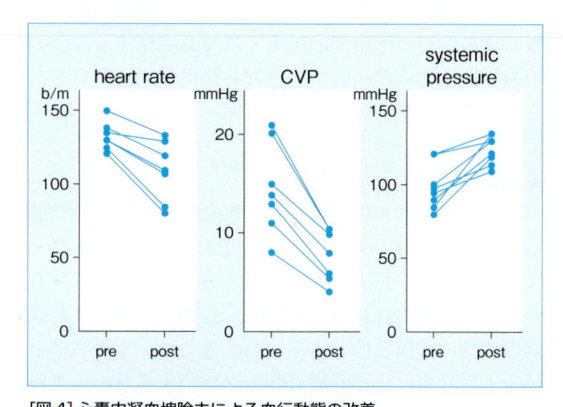

[図4] 心嚢内凝血塊除去による血行動態の改善
除去手術により頻脈の改善，中心静脈圧（CVP）の低下，体血圧の上昇がみられる．
（文献1）より引用）

先天性心膜欠損

■頻度と病態

先天性心膜欠損はまれな心疾患である．その7割が左側欠損，1割が完全欠損，2割が横隔膜面形成不全で，右側欠損はほとんどないと報告されている[1]．

完全欠損や左側全欠損でも特別な症状を呈さず予後にも問題はない．欠損部分が1～2cmの場合も同様，無症状である．部分欠損のうち，2～5cmの例のみが，左房ないし左室の一部ヘルニアが生じうるとされる．

それゆえ，本症を看過しても何ら問題ではないが，一般的なルーチン検査である胸部単純X線，心電図，心エコー図には異常所見がみられ，それゆえ，本症の存在を認識していないと診断できないし，不要な精密検査を患者に要求することにもなりかねない．

■診断

心膜欠損の絶対的診断法は，人工気胸法である．完全欠損を含め左側欠損が大多数なので，左側胸膜腔に経皮的に空気を注入し気胸を作る．左側の心膜欠損例では，左側胸膜腔の空気は，心膜腔内に侵入しうる．左側臥位をとらせた胸部単純X線では，左側心膜欠損の場合，健常な右側心膜に空気は縁取られ「pneumopericardium」の像を呈する（図1）．完全欠損では右側胸膜にも空気が侵入するので右側気胸がみられる．

他の検査法による診断的所見は，すべて心膜の心臓保持機能の欠如に基づくものである．左側全欠損例では，左側臥位では心膜による保持がないため，心臓は胸郭内で下垂する．右側臥位では右心膜により通常の位置で保持される．このような位置の変化が，種々検査に異常として表現される[2]．例えば，通常心エコー図は患者を左側臥位で検査を行うが，心臓は左背方に落ち込み，心筋張力が発生する収縮期には心臓は本来の位置に戻るべく，心臓全体が前方へ動く（図2）[3]．この動きを反映してMモード心エコー図では心室中隔が奇異性運動を示す（図3）．右側臥位では心臓は右側に存在する心膜に支えられ，心臓全体の異常運動はなくなり，心室中隔の奇異性運動も明らかでなくなる（図2，3）．左側臥位での検査では，右室腔の拡大，心室中隔の奇異性運動が示されるため，心房中隔欠損や三尖弁閉鎖不全症などの右室容積負荷疾患との鑑別が必要である．体位変換により上述のように心エコー図所見が変化すれば，左側心膜完全欠損の診断は可能である．

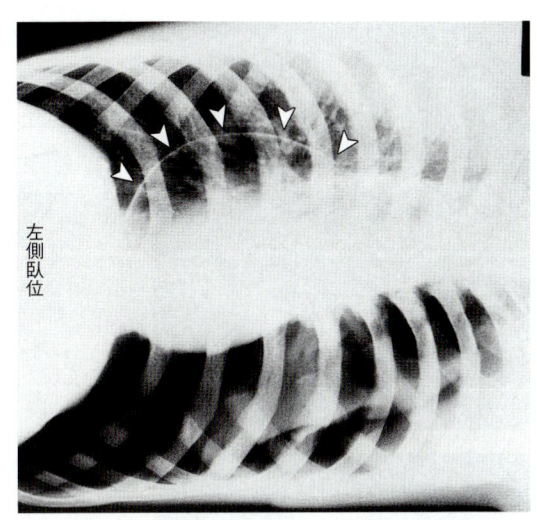

[図1] 左側心膜全欠損例での人工気胸術後の胸部単純X線像
左側臥位での撮影．右側心膜が空気の侵入により分離されている（楔印）．左側胸膜腔は気胸が明らか．

心電図での異常所見は，胸部誘導における移行帯の著しい左方偏位である．これも心膜欠損における心臓位置偏位を反映した所見であり，側臥位の方向や坐位により心電図のパターンが異なる点が特異的である．体位変換による心臓位置変化は，CTやMRI検査でももちろん検出できる（図4）．左側臥位では心尖部は左の胸壁に接触するほどに下垂する．しかし右側臥位では，心臓は右側心膜に保持され本来の姿勢をとる．心臓は心膜による保持がなければ，だらりと下垂することが認識できる．

■心膜欠如に伴う症状

古い教科書には，心膜がなくとも患者は何ら特異的な症状を訴えないとある．体位変換により心臓の位置が大きく偏位することを念頭に，患者に詳細に症状を聴取すると，なかには左側臥位の際に違和感・非特異的胸痛・息苦しさがあると訴える症例もある．心臓の捻転感もしくは大血管の牽引感ともいうべきものであろうか．

■心膜欠損の意義

心膜は，いうまでもなく心臓を包む膜である．心膜が正常の場合，心膜の存在を臨床の場で認識することはほとんどない．教科書的には，心膜の機能は心臓の保持，心臓の異常拡張の抑制，外部炎症の心臓への波

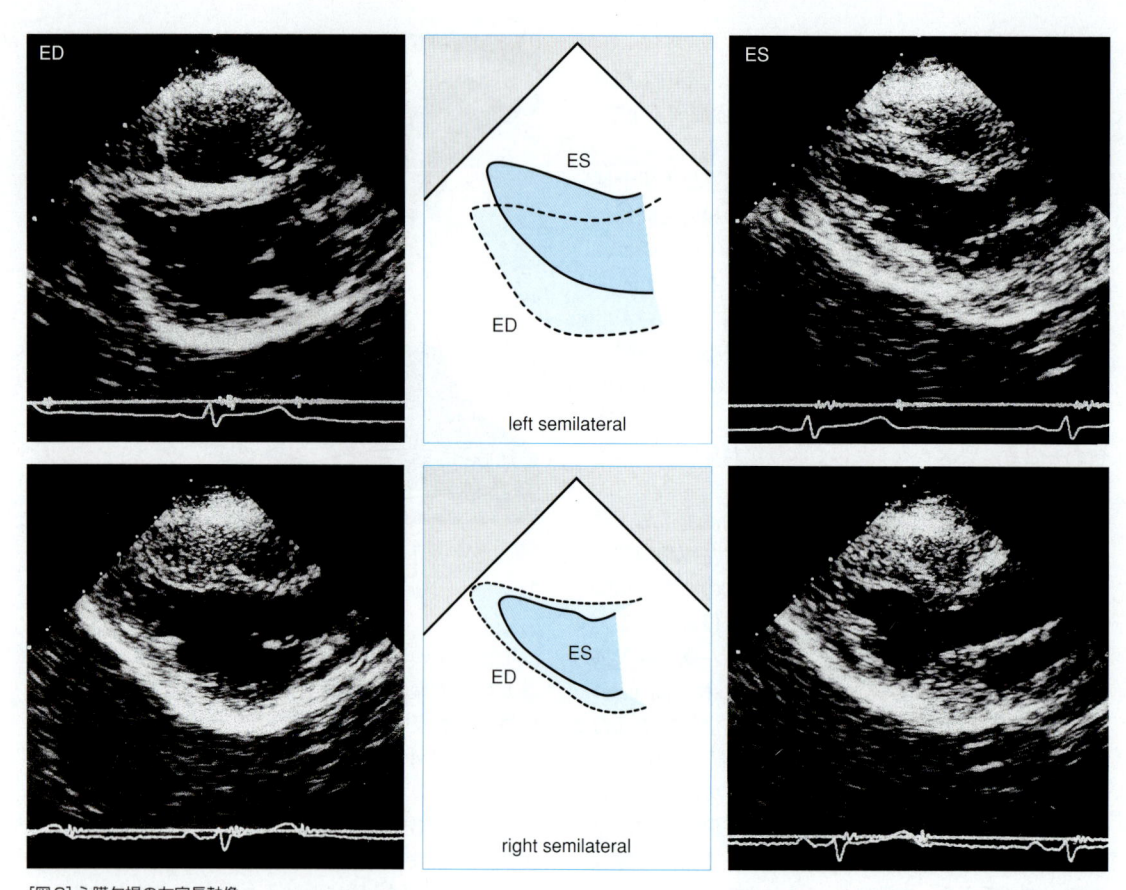

[図2] 心膜欠損の左室長軸像
　上段：左側臥位，下段：右側臥位．左側臥位では，拡張期左室後壁が背方に落ち込み，収縮期には心臓全体が前方に振れている．右側臥位では，正常の形態で，正常の収縮様式である．

及防止などと記載されており，それらを知識として会得していても，心膜の正常機能とは何かを納得する場面は少ない．その探索のためには，通常動物実験や開心術時に心膜を切開して変化を検討する．しかし，本症では何ら侵襲を加えずに，心膜のない状態が得られる．すなわち，心膜の生理・機能を知るうえで最適の対象疾患なのである．例えば，心拡大に応じて伸びた心膜は，心腔拡大の消失に伴い緩徐にではあるが，その心臓に適切な大きさにまで縮小すること[4]や，健常者では心室容積に影響しないような心室拡張期圧の変化でも，心膜がなければ心室腔，特に右室腔を拡大させること[5]，心臓への血液還流状態が正常心膜により影響を受けること[6]も明らかとなっている．

文献
1) Fisher, FDF et al : Congenital pericardial defect. JAMA 188 : 78-78, 1964
2) Beppu, S et al : Significance of postural alterations in the echocardiographic diagnosis of congenital complete absence of the left pericardium. J Cardiovasc Ultras 7 : 335-339, 1988
3) Beppu, S et al : The effects of lying position on ventricular volume in congenital absence of the pericardium. Am Heart J 120 : 1159-1166, 1990
4) Beppu, S et al : Transient abnormal septal motion after non-surgical closure of the ductus arterious. Br Heart J 59 :

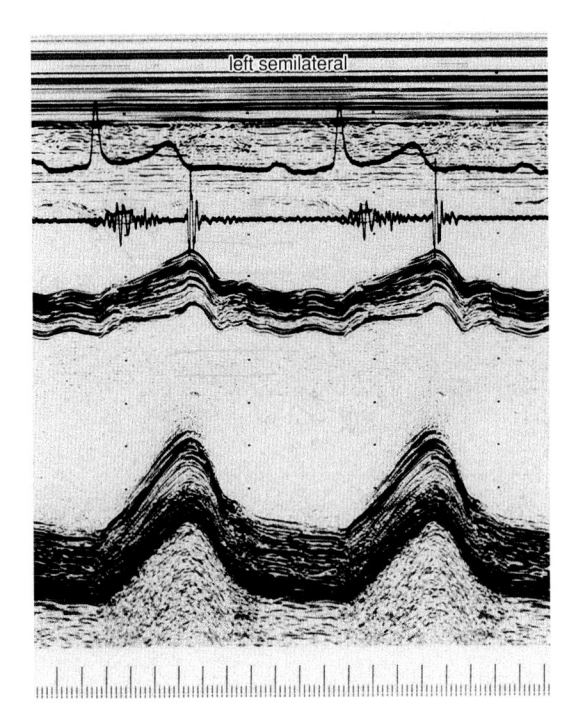

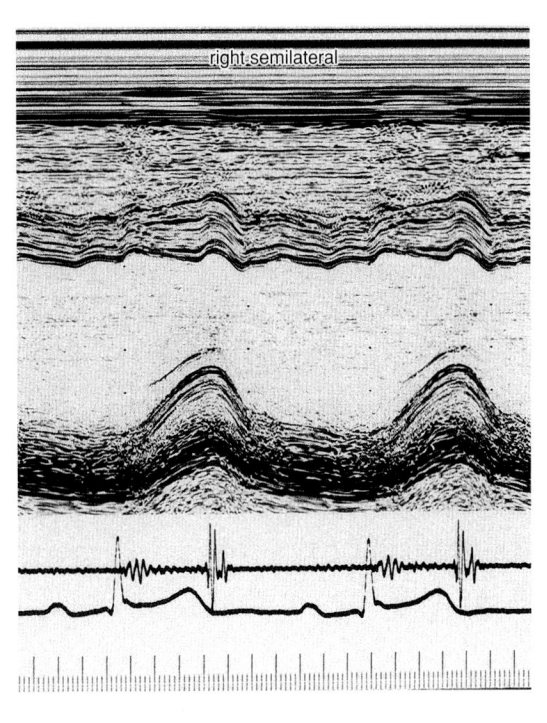

[図3] 心膜欠損のMモード心エコー図
　　左：左側臥位，右：右側臥位．左側臥位では，中隔の奇異性運動が著明である．左室後壁の動きも大きい．これらの異常は，右側臥位では目立たない．

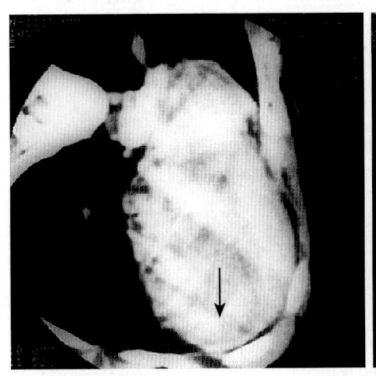

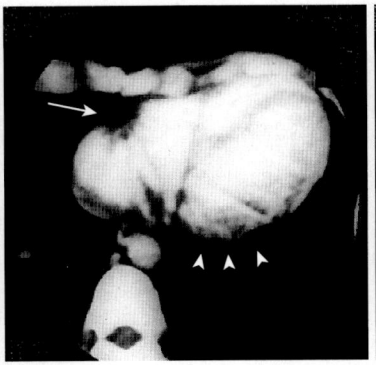

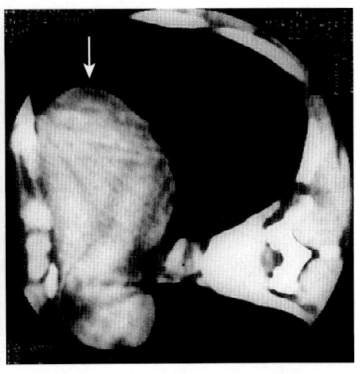

[図4] 心膜欠損のCT像
　　左：左側臥位，中央：背臥位，右：右側臥位．左側臥位では心臓は下垂し，側胸壁に接するほどである．右側臥位では，心臓は通常の位置である．

　　706-711, 1988
5）別府慎太郎ほか：心膜欠損症の心形態・動態に対する心膜の役割：体位の影響からみた考察．J Cardiogr 16：193-205, 1986

6）泉　司郎ほか：心膜の生理学的役割：心膜欠損症における右心系流入動態からの検討．J Cardiogr 17：129-138, 1987

（別府慎太郎）

4. 心筋炎

a. 急性心筋炎

1) 病因

心筋炎 myocarditis の原因としては，細菌やウイルスによる感染症，薬物，自己免疫疾患，物理的刺激，特発性などさまざまな原因があげられるが（**表1，2**），わが国を含め，先進国ではウイルス感染（特にコクサッキーやエコーを含むピコルナウイルス）によるものが大半を占めている．原因不明であるものを特発性とするが，ウイルスゲノム検出法の進歩によりその中でもウイルス感染が多いことがわかってきた．

2) 症状

a) 症状

急性心筋炎 acute myocarditis の症状は大別し，全身症状と心症状に分けられる（**表3**）．これらの症状は非特異的であり，しかも多彩である．多くの急性心筋炎患者では感冒様症状や消化器症状が先行し，数時間から数日の経過で胸痛，呼吸困難，ショックなどの心症状が出現する．初発症状としては発熱が最も多く，ついで胸痛，咳嗽，呼吸困難，咽頭痛，動悸，頭痛，悪心，失神，嘔吐，浮腫，関節痛の順にあげられる．感冒様症状や消化器症状の後に心症状が出現したときは，本症を疑って検査を進めることが重要である．

b) 身体所見

発熱や脈拍異常（頻脈が多いが，房室ブロックを合併すると徐脈を呈する），左心不全徴候として血圧低下やショックを認め，聴診では拡張早期性奔馬調律（Ⅲ音）や房室弁の閉鎖不全による収縮期逆流性雑音，肺野では湿性ラ音を聴取する．

[表1] 心筋炎の病因

感染症（ウイルス，細菌，真菌，リケッチア，クラミジア，スピロヘータ，マイコプラズマ，原虫，寄生虫など）
薬剤（鎮痛消炎薬，三環系抗うつ薬，抗躁薬，抗てんかん薬，抗癌薬，抗生剤，サルファ剤，抗結核薬，スルホニルウレア，カテコラミンなど）
アレルギー・自己免疫
膠原病，川崎病
サルコイドーシス
放射線，熱射病
特発性

[表2] 心筋炎の原因ウイルス

ピコルナウイルス	コクサッキーA群 4,9,16 コクサッキーB群 1-6 エコーウイルス 9,11,14,16,22 ポリオウイルス
オルソミクソウイルス	A型インフルエンザ B型インフルエンザ
パラミクソウイルス	RSウイルス（小児） ムンプスウイルス 麻疹ウイルス
フラビウイルス	C型肝炎ウイルス デング熱ウイルス 黄熱病ウイルス
トガウイルス	風疹ウイルス チクニングニアウイルス
ラブドウイルス	狂犬病ウイルス
レトロウイルス	HIVウイルス
ポックスウイルス	ワクチニアウイルス
ヘルペスウイルス	帯状疱疹ウイルス サイトメガロウイルス 単純ヘルペスウイルス（小児） EBウイルス HHV6
アデノウイルス	アデノウイルス
パルボウイルス	パルボウイルス B19

[表3] 急性心筋炎の症状

1. 全身症状		頻度
感冒様症状	発熱，頭痛，咳嗽，咽頭痛など	約70％
消化器症状	悪心，嘔吐，腹痛，下痢など	約40％
その他	筋肉痛，関節痛など	
2. 心症状		頻度
心不全症状	呼吸困難，動悸，浮腫，ショック，チアノーゼ	約70％
不整脈	失神，痙攣	約25％
心膜炎症状	胸痛	約44％

右心不全徴候として頸静脈怒張，肝腫大，浮腫を認める．また，心膜炎の合併があれば心膜摩擦音を聴取する．

c) 胸部X線

急性期には後で振り返ると気づく程度の軽度の心拡大を認める症例が多い．心膜炎の合併から心嚢液の貯留をきたせば心拡大は顕著となる．重症例では肺うっ血や胸水貯留を認める．一方，右室優位の心筋炎では肺野は明るくなる．

d) 心電図

ほとんどの症例で何らかの心電図異常を示すが，特異的所見には乏しい．ST-T波の異常，刺激伝導系の異常（房室ブロック，左脚・右脚ブロック，心室内伝導障害），期外収縮，心房細動や心室頻拍などの頻脈性不整脈などが認められる．鏡像変化を伴わない広範囲の誘導でST-T上昇を認める症例も多いが（図1），炎症が局在すれば対応する誘導のみでST-T変化を認めることになり，この場合は心筋梗塞との鑑別が重要となる．重症例では心筋傷害を反映してR波の減高，異常Q波が観察され，伝導障害が著明となり，QRS波幅は拡大する．これらの変化は病態に応じて変化するため，経時的な観察が必須である．

e) 血液検査

急性期に白血球増多，赤沈亢進，CRP上昇などの炎症所見，および心筋逸脱酵素（CPK，CPK-MB，AST，LDH，トロポニンT）の上昇がみられる．特に，心筋トロポニンTの検出は心筋炎診断の契機となり，上昇持続は重症化を暗示する．

f) 心エコー図

心筋炎急性期には炎症部位に一致して間質の浮腫による壁肥厚と壁運動低下を認める．
典型例では全周性の壁肥厚とびまん性壁運動低下，左室内腔の狭小化を認める（図2）．また，しばしば心嚢液貯留を認める．壁肥厚や壁運動は病態に応じて変化するため，経時的な観察が必須である．

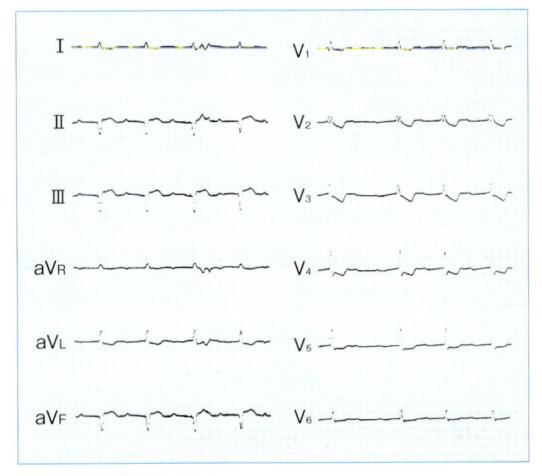

[図1] 急性心筋炎の心電図
62歳，男性．5日前より発熱，嘔吐を認め，胸痛と呼吸困難を主訴に来院したときの心電図．広範な誘導でST-T変化と完全房室ブロックの所見を認める．

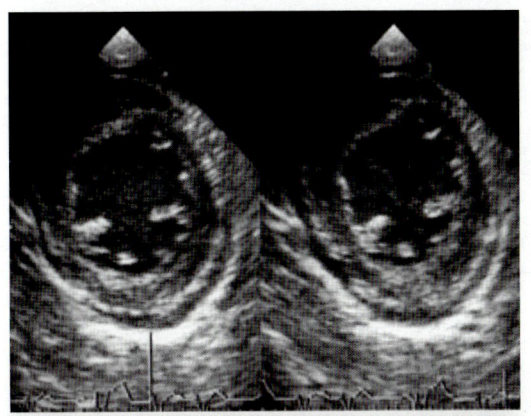

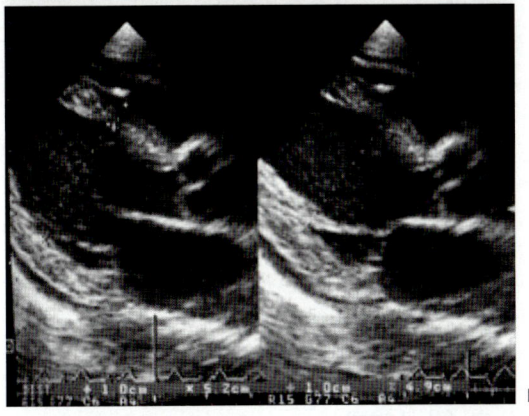

[図2] 心筋炎の心エコー図
びまん性壁運動低下と軽度の心肥大，心膜液貯留を認める．
a 胸骨左縁短軸断面，b 胸骨左縁長軸断面

g) 核医学検査

^{67}Ga心筋シンチグラフィーと^{99m}Tcピロリン酸心筋シンチグラフィーが本邦で使用できる核種であり，前者は炎症・腫瘍に集積するが，感度が36％と低い点が問題であり，後者は壊死心筋に集積するため，解釈には慎重を要する．また感度は高いが，特異度が低い．^{111}In抗ミオシン抗体心筋シンチグラフィーは高い感度をもつとされているが，本邦では未だ利用できない．

h) 心臓カテーテル・心筋生検

心筋炎との確定診断に心臓カテーテル検査は必須である．冠動脈造影にて急性心筋梗塞との鑑別を行う．心筋生検は採取部位や個数，時期によりサンプリングエラーが生じる．3箇所以上からの標本採取が望ましい．発症から10日以内であれば大多数の症例で心筋炎組織像が観察できるが，回復期では診断率は低下する．また，生検で病変部位を採取できているとは限らないので，病理所見が陰性であっても心筋炎の存在は否定できない．したがって，心エコー図の観察によって病変部が想定される心室壁からの標本採取を心がける．急性心筋炎の組織像は間質の炎症性細胞浸潤とそれと近接する心筋細胞壊死像である（図3）．急性期を過ぎると細胞浸潤は消退し，間質の線維化，心筋細胞の配列の乱れなどが観察される．病理組織学的な分類では心筋炎を，①リンパ球性，②巨細胞性，③好酸球性，④肉芽腫性に分類する．病理組織学的分類は病因を示唆しており，①はウイルス感染によるものが多く，②〜④は心毒性物質，薬物アレルギー，自己免疫・全身性疾患などの合併症としてみられることが多い．したがって，心筋生検は確定診断だけでなく，病因や重症度，治療方針，予後の指針となるため，病状が許せばできるだけ急性期に行われるべきである．

i) ウイルス検索

病因診断として重要な検査である．血清学的検査では，急性期と回復期，2週間以上の間隔で採取したペア血清でウイルス抗体価を測定する．4倍以上の上昇が認められれば病因ウイルスの候補として診断されるが，陽性率は10％程度である．PCR法と in situ hybridization法は感度・特異度ともに優れており，心筋生検標本や心嚢液を用い

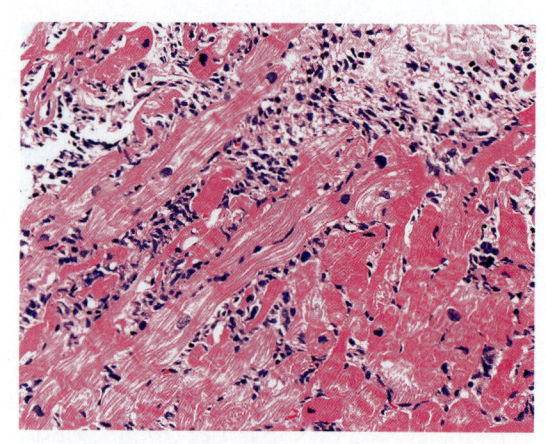

[図3] 急性心筋炎の心内膜心筋生検
心筋変性・壊死像と近接する炎症細胞浸潤が認められる．炎症細胞はリンパ球が主体である．

● 急性心筋炎診断・治療の流れ

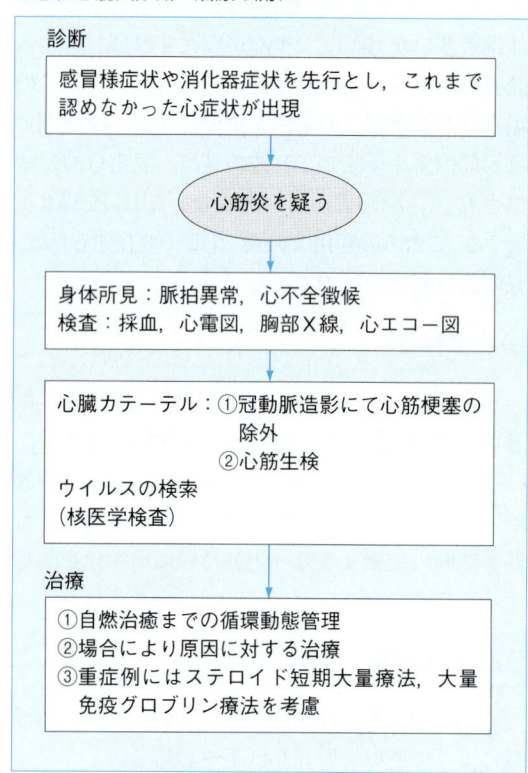

診断

感冒様症状や消化器症状を先行とし，これまで認めなかった心症状が出現

↓

心筋炎を疑う

↓

身体所見：脈拍異常，心不全徴候
検査：採血，心電図，胸部X線，心エコー図

↓

心臓カテーテル：①冠動脈造影にて心筋梗塞の除外
②心筋生検
ウイルスの検索
（核医学検査）

↓

治療

①自然治癒までの循環動態管理
②場合により原因に対する治療
③重症例にはステロイド短期大量療法，大量免疫グロブリン療法を考慮

て，これらの方法にて直接ウイルスが証明されれば，病因との関連は強く考えられる．咽頭ぬぐい液や糞便からの検出では同時にウイルス抗体価の上昇がなければ因果関係は希釈される．

j) 診断のプロセス

　急性心筋炎は，感冒様症状と軽微な心電図変化にとどまる軽症例から，致死的不整脈や心不全を生じて急激に心原性ショックに陥る重症例までさまざまである．その初発症状は非特異的であることから，まず心筋炎の存在を疑うことが診断への第一歩である．具体的には先行する感冒様症状や消化器症状の後に，これまでなかった心症状を示すような場合に，心筋炎の存在を念頭において上記の検査を積極的にすすめる．臨床診断にて心筋炎が積極的に疑われるようであれば，病因診断としてのウイルス検索をすすめ，心臓カテーテル検査にて心筋梗塞症を鑑別し，心筋生検にて確定診断を行う．

3) 治療

a) 治療概念

　本疾患の治療は基本的に心肺危機を回避する対症療法が中心となる．まず急性心筋炎を疑ったら軽症例を含めて入院処置とし，生命徴候，血行動態，心電図，心エコー図のモニターを行う．検査所見から急性心筋炎診断が濃厚になれば，安静臥床，酸素投与，十分な栄養補給を行い，治療を展開する．一般的な急性心筋炎では急性期を乗り切れば自然軽快し，良好な心機能改善が期待できる．

■①原因療法

　ウイルス性心筋炎に対する原因療法は現在行われていない．病理組織分類で巨細胞性心筋炎や好酸球性心筋炎などは，発症機序にアレルギーや自己免疫がかかわっているものがあるため，ステロイドや免疫抑制薬が有効な場合がある．ただし，ウイルス性心筋炎では逆に心筋炎を悪化させる場合があるため，使用前に必ずウイルス感染を鑑別診断しておくことが必要である．

● 急性心筋炎診断のまとめ

- ●問診：感冒様症状や消化器症状，皮疹，関節痛，筋肉痛が先行し，心症状が発現
  1) 心症状　　　胸痛，失神，呼吸困難，動悸，ショック，痙攣，チアノーゼ
  2) 感冒様症状　発熱，頭痛，咳嗽，咽頭痛など
  3) 消化器症状　悪心，嘔吐，腹痛，下痢など
- ●身体所見
  頻脈，徐脈，不整脈，心音微弱，奔馬調律（Ⅲ音やⅣ音），心膜摩擦音，収縮期雑音
- ●検査所見
  1) 心電図：Ⅰ～Ⅲ度の房室ブロック，心室内伝導異常（QRS幅の拡大），R波減高，異常Q波，ST-T波の変化，低電位差，期外収縮の多発，上室頻拍，心房細動，洞停止，心室頻拍，心室細動，心静止など多彩な所見を示す
  2) 心エコー図：局所的あるいはびまん性の壁肥厚や壁運動低下，心腔狭小化，心膜液貯留
  3) 血液所見：心筋トロポニンT，CPK-MBなど心筋構成蛋白や酵素の逸脱，CRP，白血球の増多
  4) 心筋生検：多数の大小単核細胞の浸潤とその心筋細胞への近接，心筋細胞の断裂，融解，消失，間質の浮腫（ときに線維化）
  5) ウイルスの検索：急性期と寛解期のペア血清におけるウイルス抗体価の4倍以上の変動．心筋組織，心嚢液，咽頭ぬぐい液，尿，糞便，血液などからのウイルスゲノムや抗原の検出

1)～3)は経時的変化を追うことが大切．確定診断は冠動脈造影で心筋梗塞を除外し，心筋生検にて行う

■②自然軽快までの心肺危機管理

　急性期には心原性ショック，致死的不整脈に遭遇することが多く，厳重な心肺危機管理が必要となる．心不全や不整脈に対して一般的なリスク管理を行うが，心肺危機に際しては大動脈内バルーンパンピング intra-aorta balloon pumping（IABP）や経皮的心肺補助装置 percutaneous cardiopulmonary support（PCPS）を積極的に導入し，急性期を乗り切ることが重要である．一定期間の心肺危機管理の後に心機能改善が期待できる．

■③炎症性物質による心機能不全

　炎症性サイトカインや一酸化窒素（NO）は高濃度になると心筋細胞を傷害し心機能不全が生じる．これら心機能不全への対応策にはステロイド短期大量療法や大量免疫グロブリン療法がある．しかし効果についてはエビデンスに乏しく評価は定まっていない．

b）具体的治療方針

■①無症状，軽症例に対する治療

入院による安静臥床，注意深い経過観察を行うことが基本である．非ステロイド系解熱鎮痛薬は心筋炎を悪化させる可能性が報告されている．

■②心不全に対する治療

心不全徴候を伴う場合には血行動態モニターのためSwan-Ganzカテーテルを挿入し，Forrester分類に基づいて対応する．利尿薬，血管拡張薬，カテコラミン，ホスホジエステラーゼphosphodi-esterase（PDE）阻害薬，ヒト心房性ナトリウム利尿ペプチドhuman atrial natriuretic peptide（hANP）薬（カルペリチド）などを使用するが，ジギタリスは催不整脈作用が強いため，使用を避ける．また，カテコラミンはウイルス性心筋炎を増悪させるという報告もあるため深追い追加療法は避ける．薬剤でのコントロールが困難であり，低心拍出状態や心原性ショックを呈するようであれば，躊躇せずIABPやPCPSの導入に踏み切る．

■③不整脈に対する治療

MobitzⅡ型や完全房室ブロックに対しては一時的ペースメーキングにて対応する．通常，急性心筋炎では心ブロックは一過性であるが，高度房室ブロックが遺残する場合には恒久的ペースメーカー植え込み術を考慮する．期外収縮の頻発や非持続性心室頻拍に対しては安易な薬物療法は行わず，高頻度ペーシング療法を行うか経過観察とする．血行動態を悪化させるような心房細動・粗動や心室頻拍などの頻脈性不整脈には直ちに電気的除細動を行う．心筋炎での抗不整脈薬使用はむしろ催不整脈作用があるため，使用は最小限にとどめるべきである．また，致死的不整脈が頻発し治療に抵抗すれば，同様にPCPSの適応となる．

■④難治例への最終的追加療法

炎症が遷延し，心機能不全の改善が一向に認められない重症例に対し，最終方策としてステロイド短期大量療法がまま有効であったとする報告がある．ただし，原因がウイルス感染である場合は原則，使用を控えるべきである．また，劇症型心筋炎に対しても大量免疫グロブリン療法の有効性が報告されている．大量免疫グロブリン療法は抗原非特異的な免疫抑制作用，免疫調整作用，抗炎症作用があり，ウイルス性心筋炎と自己免疫・アレルギー性心筋炎両者に有効な可能性が指摘されている．

■⑤急性期以降の管理

心筋トロポニンTの逸脱がピークを過ぎたら，心筋リモデリングを防止するためにACE阻害薬を投与することが推奨される．

文献
1) 和泉　徹ほか：急性および慢性心筋炎の診断・治療に関するガイドライン．Circ J 68（suppl Ⅳ）：1231-1272, 2004
2) 河村慧四郎ほか：ウイルス性あるいは特発性心筋炎に関する全国アンケート調査－第3報　昭和57年度および昭和60年度における調査の集計－．厚生省特定疾患特発性心筋症調査研究班昭和60年度報告集，23-26，1986

〈品川弥人・和泉　徹〉

b．慢性心筋炎

1）概念・病因

日本循環器学会学術委員会が6学会合同で作成したガイドラインでの定義では，慢性心筋炎chronic myocarditisとは，数ヵ月以上持続する心筋炎をいう（表4）．このガイドラインは久留米医大戸嶋裕徳班長「慢性心筋炎の診断基準に関する研究班」が作成した診断ガイドライン（旧）を引き継ぐものである．

背景：慢性心筋炎が改めて定義された背景には，以下の事柄があげられる．拡張型心筋症例の心筋生検で炎症が明らかになることはまれではなく，その頻度は無視できる範囲を超えること，そのために，心筋症の病因としての炎症・免疫が改めて注目され，1995年の世界保健機関／国際心臓連盟の心筋症の中に，炎症性心筋症が含まれるまでに至っていること，多くのウイルスが心臓を侵し，心筋炎を起こすこと，心筋炎が慢性心臓病の原因となること，そして，心筋炎は拡張型心筋症とは臨床的には鑑別し得ない場合があることである．

炎症に急性炎症と慢性炎症の区別があること，また，膠原病の例を引くまでもなく，心臓にも慢

[表4] 慢性心筋炎診断のガイドライン

[定義]
　慢性心筋炎とは，数ヵ月以上持続する心筋炎をいう．しばしば心不全や不整脈をきたし，拡張型心筋症類似の病態を呈する．不顕性に発病し慢性の経過をとるものと，ごく一部に急性心筋炎が持続遷延するもの（注1）がある

[診断の参考事項]
1) 数ヵ月以上持続する心不全や不整脈による症状や徴候がある
2) 心筋生検：
　心筋組織には，大小の単核細胞の集簇あるいは浸潤があり（注2），近接する心筋細胞の融解消失や壊死を伴う．また，心筋細胞には大小不同，肥大，配列の乱れがみられる．間質には心筋細胞と置き換わった線維組織や脂肪組織が認められる．これら心筋細胞変性，脂肪浸潤と線維化・脂肪化の併存は持続する心筋炎の目安となる．また，心筋におけるウイルス遺伝子の検出は診断を支持する
3) 切除心筋や剖検：
　心筋生検で診断されず，切除心筋や剖検ではじめて持続する心筋炎が証明されることがある
4) 心筋シンチグラム：
　ガリウムシンチグラム，ピロリン酸シンチグラムでの陽性所見は，心筋炎の活動性の指標として有用である

注1) 炎症の持続遷延とは急性心筋炎発症から数ヵ月後にも心筋炎の持続を認める場合をいう
注2) 細胞浸潤とは1視野（400倍）で単核細胞が5個以上，集簇とは1視野（400倍）20個以上を認める場合をいう．なお，浸潤細胞の同定には免疫組織化学的方法を行うことが望ましい

（文献3）より引用）

[表5] 急性心筋炎，慢性心筋炎，拡張型心筋症の鑑別診断のポイント

	急性心筋炎（後心機能障害）	（不顕性発症型）慢性心筋炎	拡張型心筋症
前駆症状	あり	なし	なし
心症状	あり	あり	あり
心室収縮異常	ときに不均一　局所性浮腫（初期）	ときに不均一	原則的に均一（左室後壁に強い例あり）
心筋逸脱酵素	急性期に上昇	ほとんど上昇なし	上昇なし
組織像	大小単核細胞浸潤　心筋細胞断裂・融解・消失（急性期）　浸潤細胞数に減少　不規則線維化　巣状線維化（回復期）	小円形細胞集簇（不均一）　心筋細胞周囲性線維化　びまん性細胞浸潤	線維症　変性　有意所見欠如（非特異的）

注) 急性心筋炎でも前駆症状を欠き，心症状が前景（主症状）となる例がある．
急性心筋炎における心筋障害は短い経過で完了することが多い．
慢性心筋炎では，心症状発症時期が明らかでない例が多い．
すべての上気道感染が前駆症状ではない．
急性心筋炎，慢性心筋炎で左心室がびまん性に障害される症例は少なくない．

性炎症が起こりうることは病理学では常識であった．しかし，かつて英国，米国で，線維症を呈する虚血性心臓病に対し安易に「慢性心筋炎」との診断を下したことに対する複数の大家の批判以来，慢性心筋炎との用語は英国，米国では禁句とされて，心筋炎のダラス基準でも慢性という用語は「心筋炎自然歴の大規模研究，確立された組織基準がない」という理由で，使用されず，今日に至ってきた．

拡張型心筋症の生検，剖検例，あるいは実験的心筋炎の研究で，慢性に経過したと考えられる心筋炎の存在が明らかにされるようになり，再認識された．わが国諸施設におけるアンケート調査で心筋生検例の平均5％（0〜19％）に慢性心筋炎と考えられる症例が存在している．

病因：不明．しかし，拡張型心筋症患者の心筋では，対照や健常者に比較して高い頻度でエンテロウイルスゲノムが検出される事実より，ウイルス感染の関与が考えられている．動物実験において感染90日後でもウイルスゲノムの検出が可能で，急性炎症消退後でもウイルスRNAが残存することが証明されている事実は，慢性化する心筋炎が存在することを裏づけている．

また，自己免疫疾患にみられるように，抗心自己抗体などによる免疫学的な要因も想定されている．

2) 診断

a) 症状・身体所見

しばしば心不全や不整脈をきたし，拡張型心筋症類似した病態を呈する．不顕性に発症し慢性の経過をとるものと，ごく一部に急性心筋炎が急性心筋炎発症から数ヵ月後にも心筋炎の持続を認めるものがある．一般に，慢性心筋炎に特異的な症状，所見は乏しい．

表5に急性心筋炎（後心機能障害），（不顕性発症型）慢性心筋炎，拡張型心筋症の臨床・組織学的鑑別ポイントを示した．現状では，心筋炎と心筋症を鑑別する手段は，心筋生検所見が拠り所となる．その際には，次に述べる，立場の問題が重要な比重を占める．細胞浸潤を拡張型心筋症の付

随的所見とみなすのか，「慢性心筋炎」を拡張型心筋症と独立した疾患と捉え，その鑑別をより客観的なものとし，新しい内科的治療法を考慮するのか，のいずれに立つかである．それにより，心筋生検所見の判読は異なる．しかし，実際の問題としては，拡張型心筋症剖検例において細胞浸潤は74%に認められたが，心筋壊死所見を伴う例は29%とその半数以下であったという事実は重要であり，心筋壊死を伴う症例を重視すべきである．

b) 検査所見

慢性心筋炎では個々の炎症巣が小さいため，心筋の炎症や心筋細胞壊死，間質線維化を示す有用な検査は未だ開発されていない．炎症マーカーである高感度 CRP，サイトカイン，抗心自己抗体や心筋トロポニン T など心筋逸脱物質の診断価値は期待されているが，未だ実証に欠ける．

現時点での慢性心筋炎の確定診断は，生検心筋，剖検心，心臓手術時の切除心筋による組織診断による．新基準では，「大小の単核細胞の集簇あるいは浸潤があり，近接する心筋細胞の融解消失や壊死を伴う．また，心筋細胞には大小不同，肥大，配列の乱れがみられる．間質には心筋細胞と置き換わった線維組織や脂肪組織が認められる．これら心筋細胞変性，脂肪浸潤と線維化・脂肪化の併存」をもって病理組織学的な心筋炎の定義としている．その際，細胞浸潤とは1視野 (400倍) で単核細胞が5個以上，集簇とは1視野 (400倍) 20個以上を認める場合をいうと規定されている．欧州では，定量的な「活動性心筋炎」の基準として，浸潤リンパ球，マクロファージの個数 $\geq 14/mm^2$ が提唱されているが，生検資料により，浸潤細胞数を定量的に推定することは理論上不可能であるので，一定の留保が必要である．

リンパ球集簇は慢性心筋炎の特徴とされるが，慢性心筋炎剖検例において施行された模擬生検で，このリンパ球集簇化検出率は43%と低率であり，心筋生検での判読には注意が必要である．

また，間質の線維症は慢性炎症に続発するが，剖検例における心室筋の線維化面積率は拡張型心筋症 (特に線維症優位型) との間に有意差はないので，線維症の量から，判断することも危険である．

^{67}Ga シンチグラム，^{99m}Tc ピロリン酸シンチグラム，心筋内ウイルス遺伝子の診断的価値は高くない．

3) 治療

炎症は原理的には治療可能であるが，慢性心筋炎の病因が不明であり，根本治療は開発されていない．

1986年10月に開始され，1991年に終了した Myocarditis Treatment Trial は根本的には不顕性の慢性心筋炎症例が対象であったが，免疫抑制療法の有用性は確認されなかった．しかし，この治験では，心筋生検を含めた検査で各参加施設で心筋炎と診断された，左室駆出率 0.45 以下の原因不明の心不全例 2,236 名中の 214 名しか心筋炎と診断しなかった選択バイアスがあり，現在，新たな大規模臨床試験が欧州で進行中である．

文献

1) Aretz, HT et al : Myocarditis. A histopathologic definition and classification. Am J Cardiovasc Pathol 1 : 3-14, 1987
2) Hahn, EA et al : The Myocarditis Treatment Trial : design, methods and patients enrollment. Eur Heart J 16 (suppl O) : 162-167, 1995
3) 和泉 徹：急性および慢性心筋炎の診断・治療に関するガイドライン．Circ J 68 (suppl IV) : 1231-1272, 2004
4) 河合祥雄：生検所見からみた特発性心筋症とウイルス性または特発性心筋炎との鑑別の問題点：「心筋症を知る」心臓病プラクティス 11, 松﨑益德編，文光堂，東京，184-186, 1996
5) Kawai, S et al : A morphological analysis of chronic myocarditis. Jpn Circ J 51 : 1385-1392, 1987
6) Kereiakes, DJ et al : Myocarditis and cardiomyopathy. Am Heart J 108 : 1318-1326, 1984
7) 岡田了三ほか：拡張型心筋症生検標本中の慢性・非活動性心筋炎の頻度．厚生省特定疾患特発性心筋症調査研究班 昭和63年度研究報告集，175-177, 1989
8) Wojnicz, R et al : Randomized, placebo-controlled study for immunosuppressive treatment of inflammatory dilated cardiomyopathy : two-year follow-up results. Circulation 104 : 39-45, 2001
9) World Heart Federation consensus conferences' definition of inflammatory cardiomyopathy (myocarditis) : Report from two expert committees on histology and viral cardiomyopathy. Heartbeat 4 : 3, 1999

〈河合祥雄〉

劇症型心筋炎

■ **概念**

急性心筋炎は軽症例から致死的なものまできわめて多彩な臨床像を示すが，そのなかで血行動態の破綻を急激にきたし，致死的経過をとる急性心筋炎を劇症型心筋炎と呼ぶ．従来は救命不可能で恐れられていたが，近年になり心肺補助循環装置の進歩により，救命が可能となり社会復帰例もみられるようになってきた．

■ **特徴的所見と診断について**

劇症型心筋炎は心肺危機に瀕した急性心筋炎の総称であり，具体的には以下の身体所見や検査所見から血行動態の把握がポイントとなる．

多くの症例は発症初期より血行動態の破綻をきたしているが，なかには病初期はNYHA I度で受診し，急激に劇症化に向かう症例も存在する．その症状は日単位から，ときに時間単位で進行することもあり，注意が必要である．初発症状は通常の急性心筋炎と同様に発熱を伴う感冒様症状（63％）や嘔吐・下痢などの消化器症状（23％）を併発し，主症状としてはショックを含む心不全症状（69％）と不整脈による動悸や失神（24％），長時間続く胸痛（18％）が多くみられる．身体所見では頻脈や房室ブロックに伴う徐脈が約60％にみられ，循環不全の所見としては虚脱様外観，低血圧，脈圧減少，脈拍微弱，末梢冷感，尿量減少などが参考となる．聴診では奔馬調律（Ⅲ音）を聴取することが多い．

検査所見では採血上，初診時の心筋トロポニンT値が著高している例や，経時的に上昇し続ける例は劇症化を疑う．循環不全の指標として，乳酸値，塩基過剰（base excess），多臓器不全の指標として総ビリルビン値やクレアチニン値の推移にも注意を払う．心電図所見でQRS幅の増大（図1）や心室性不整脈の頻発は劇症化の予兆となり，また完全房室ブロックや房室解離は劇症化例に多い．心エコー図では壁肥厚や壁運動低下がびまん性に認められることが多い（図2）．これらの心電図や心エコー図の所見を一時点の検査で判断するのではなく，経時的変化を追うことが重要である．組織診断（図3）では劇症型，非劇症型を鑑別診断できない．サンプリングエラーの影響が大きいためである．また，劇症型心筋炎を疑う症例では，血行動態の把握のためにSwan-Ganzカテーテルによる一刻一刻の病態診断が欠かせない．すなわち，肺動脈楔入圧，心拍出量，中心静脈圧，体・肺動脈圧，動脈血酸素飽和度，混合静脈血酸素飽和度を測定し，心拍出低下と末梢循環不全を事前に検出する．

■ **治療**

基本的な治療方針は急性心筋炎に準ずる．すなわち，劇症型といえど心筋炎極期をのりきれば自然治癒が期待できるため，血行動態の破綻を回避し，自然治癒の時期までにいかに橋渡しをするかが基本的方略である．

1．補助循環

血行動態の破綻をきたす劇症型心筋炎ではIABPやPCPSの心肺補助循環の併用が必須となる．図4に「心肺補助循環を用いた劇症型心筋炎の治療と予後に関する調査研究」で提唱されたPCPS適応・運用ガイドラインを示した．具体的な補助循環の適応は致死的不整脈，心ポンプ失調による低心拍出状態の二つであり，その導入，管理，合併症対策を同ガイドラインに従い適切に行う．

■ **免疫抑制療法**

ステロイドパルス療法は劇症型心筋炎に対し古くから最終的方策として試みられ，特に巨細胞性および好酸球性心筋炎で奏効すると報告されてきた．ただし大規模臨床試験myocarditis treatment trialでは，ウイルス感染が想定されるリンパ球性心筋炎での免疫抑制療法が，予後・心機能ともに改善させなかったとの結果である．また，マウスでのウイルス性心筋炎を増悪させたとの報告も認めている．したがって，ウイルス性心筋炎には原則適応としないのが妥当である．大量免疫グロブリン療法は劇症型心筋炎に対する有効性が報告されており，2.0g/kgを2～3日静注する高価な治療法である．動物モデルでもウイルス性および自己免疫性心筋炎モデル両者での有効性が報告されている．しかし有効性が否定的な報告もあり，適応はガイドラインにおいてもクラスIIbとされている．

文献
1）和泉　徹編：劇症型心筋炎の臨床，医学書院，東京，71-80，2002
2）急性および慢性心筋炎，診断・治療に関するガイドライン作

IX. 心膜・心筋炎

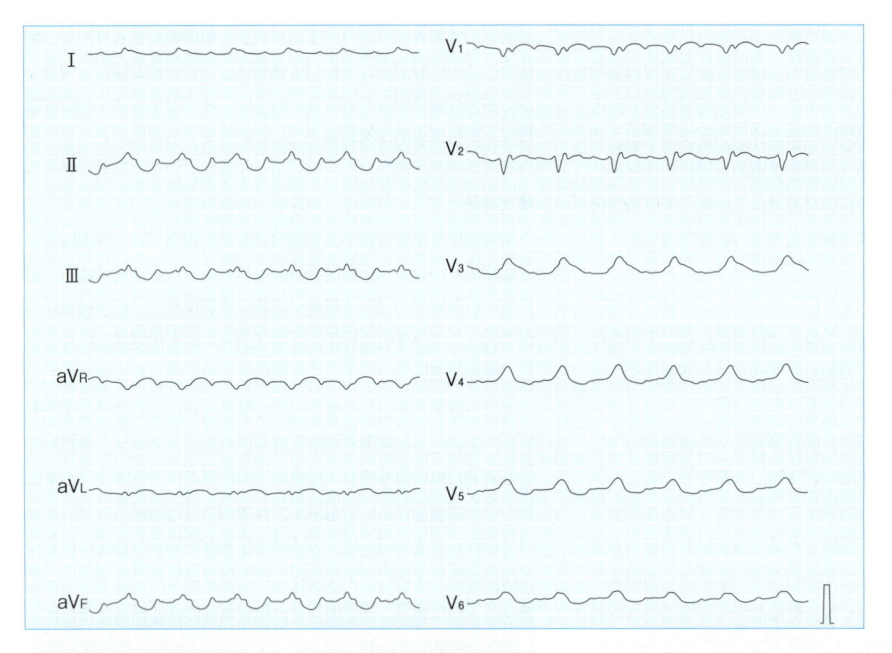

[図1] 劇症型心筋炎の心電図
33歳，女性．発熱と食欲不振を主訴に来院し，ショックとなった．QRS幅の増大を認める．その後心室細動を繰り返し，PCPSが導入された．

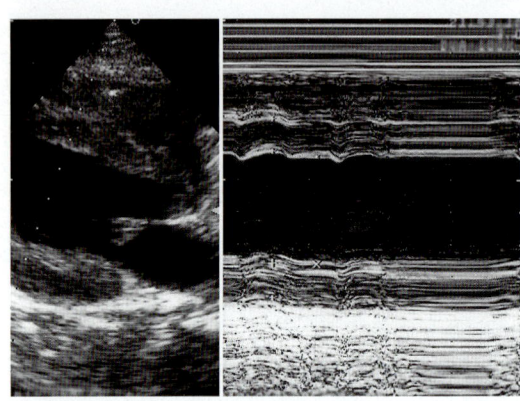

[図2] 劇症型心筋炎の心エコー図
著明な壁運動の低下と，心室壁の肥厚をびまん性に認める．

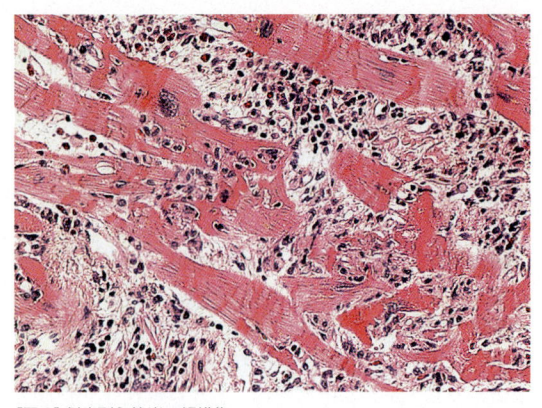

[図3] 劇症型心筋炎の組織像
リンパ球を中心とした炎症細胞の浸潤と心筋の融解・壊死像を顕著に認める．

成研究班（班長 和泉 徹）：急性および慢性心筋炎の診断・治療に関するガイドライン．Circ J 68 (suppl IV)：1231-1272, 2004
3) 和泉 徹：心肺補助循環を用いた劇症型心筋炎の治療と予後に関する調査研究．日本循環器学会学術委員会（1997-1999年度報告）．Jpn Circ J 64：985-992, 2000
4) Mason, JW et al：A clinical trial of immunosuppressive therapy for myocarditis. N Engl J Med 333：1860-1866, 1995
5) Shioji, K et al：Fc receptor-mediated inhibitory effect of immunoglobulin therapy on autoimmune giant cell myocarditis：concomitant suppression of the expression of dendritic cells. Circ Res 89：540-546, 2001

〈品川弥人・和泉　徹〉

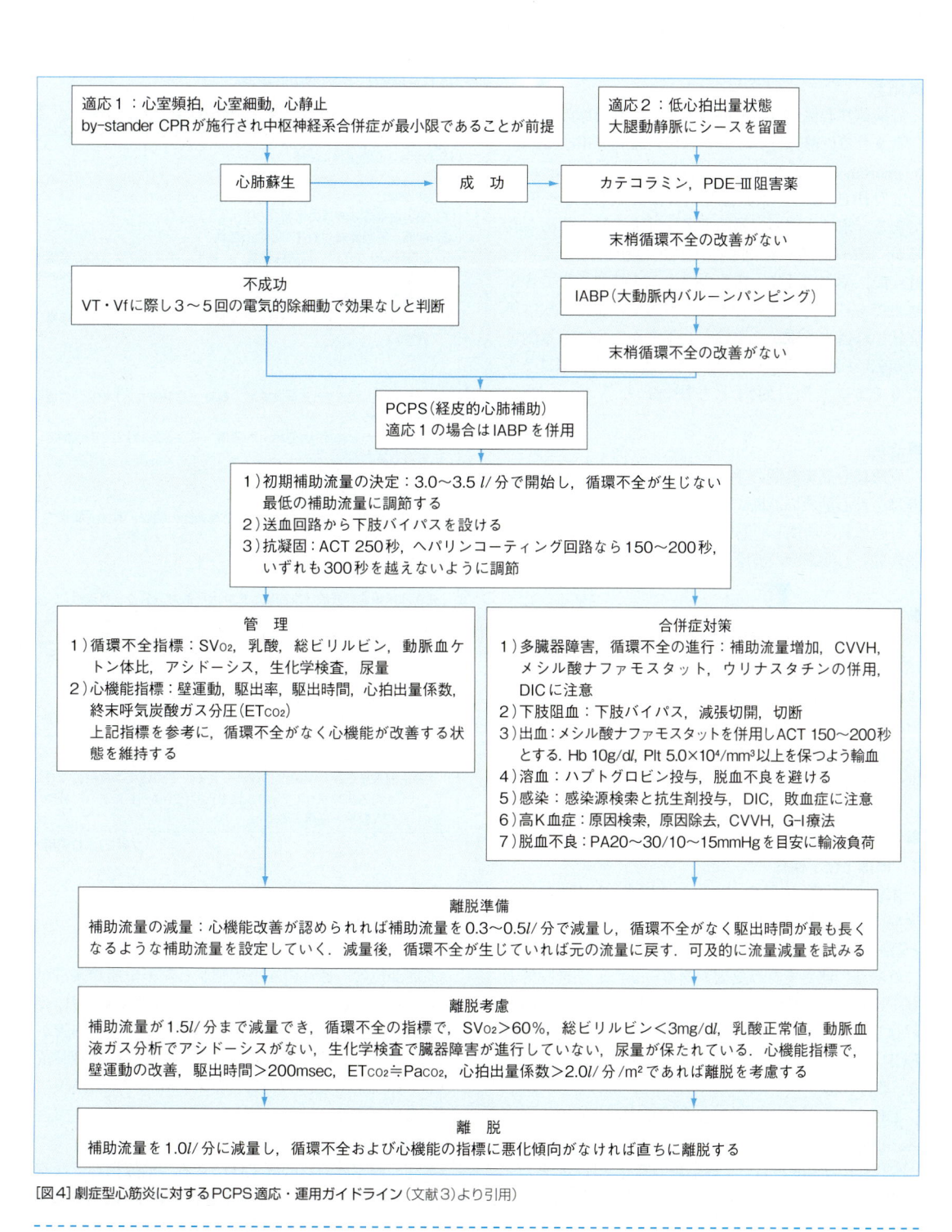

```
適応1：心室頻拍，心室細動，心静止                    適応2：低心拍出量状態
by-stander CPRが施行され中枢神経系合併症が最小限であることが前提    大腿動静脈にシースを留置

              ┌─────────┐      ┌─────────┐      ┌──────────────────┐
              │ 心肺蘇生 │ ───→ │ 成  功  │ ───→ │ カテコラミン，PDE-Ⅲ阻害薬 │
              └─────────┘      └─────────┘      └──────────────────┘
                   │                                      │
                   ↓                                      ↓
                                                ┌──────────────────┐
                                                │ 末梢循環不全の改善がない │
                                                └──────────────────┘
          ┌──────────────────┐                          │
          │      不成功      │                          ↓
          │ VT・Vfに際し3～5回の電気的除細動で効果なしと判断 │  ┌──────────────────────┐
          └──────────────────┘                     │ IABP（大動脈内バルーンパンピング） │
                                                  └──────────────────────┘
                                                          │
                                                          ↓
                                                ┌──────────────────┐
                                                │ 末梢循環不全の改善がない │
                                                └──────────────────┘
```

PCPS（経皮的心肺補助）
適応1の場合はIABPを併用

1) 初期補助流量の決定：3.0～3.5 *l*/分で開始し，循環不全が生じない最低の補助流量に調節する
2) 送血回路から下肢バイパスを設ける
3) 抗凝固：ACT 250秒，ヘパリンコーティング回路なら150～200秒，いずれも300秒を越えないように調節

管　理	合併症対策
1) 循環不全指標：SV_{O_2}，乳酸，総ビリルビン，動脈血ケトン体比，アシドーシス，生化学検査，尿量 2) 心機能指標：壁運動，駆出率，駆出時間，心拍出量係数，終末呼気炭酸ガス分圧（ET_{CO_2}） 上記指標を参考に，循環不全がなく心機能が改善する状態を維持する	1) 多臓器障害，循環不全の進行：補助流量増加，CVVH，メシル酸ナファモスタット，ウリナスタチンの併用，DICに注意 2) 下肢阻血：下肢バイパス，減張切開，切断 3) 出血：メシル酸ナファモスタットを併用しACT 150～200秒とする．Hb 10g/d*l*，Plt $5.0×10^4/mm^3$以上を保つよう輸血 4) 溶血：ハプトグロビン投与，脱血不良を避ける 5) 感染：感染源検索と抗生剤投与，DIC，敗血症に注意 6) 高K血症：原因検索，原因除去，CVVH，G-I療法 7) 脱血不良：PA20～30/10～15mmHgを目安に輸液負荷

離脱準備
補助流量の減量：心機能改善が認められれば補助流量を0.3～0.5*l*/分で減量し，循環不全がなく駆出時間が最も長くなるような補助流量を設定していく．減量後，循環不全が生じていれば元の流量に戻す．可及的に流量減量を試みる

離脱考慮
補助流量が1.5*l*/分まで減量でき，循環不全の指標で，$SV_{O_2}>60\%$，総ビリルビン<3mg/d*l*，乳酸正常値，動脈血液ガス分析でアシドーシスがない，生化学検査で臓器障害が進行していない，尿量が保たれている．心機能指標で，壁運動の改善，駆出時間>200msec，$ET_{CO_2}≒Pa_{CO_2}$，心拍出量係数>2.0*l*/分/m^2であれば離脱を考慮する

離　脱
補助流量を1.0*l*/分に減量し，循環不全および心機能の指標に悪化傾向がなければ直ちに離脱する

[図4] 劇症型心筋炎に対するPCPS適応・運用ガイドライン（文献3）より引用

好酸球性心筋炎

■概念

好酸球性心筋炎は，心筋に浸潤した好酸球の顆粒中に含まれる好酸球性カチオン蛋白 eosinophilic cationic protein (ECP) や主要塩基性蛋白 major basic protein (MBP) などの細胞毒性物質により生じる心筋炎である．末梢血での好酸球増多症は大多数で認められるが，認められない症例も存在する．原因はアレルギー性疾患，薬剤過敏症，寄生虫感染から特発性までさまざまであり，特発性が約半数を占めている．本症は無症状に経過する例から重篤な心不全から死に至る例まで幅広い病像を示すが，急性期における死亡率は7%程度であり，予後は必ずしも悪くない．

■診断

好酸球心筋炎診断の手引きを表1に示す．心筋炎診断は急性心筋炎の診断に準じて行い，さらに末梢血中の好酸球数の増加と心筋生検にて有意な好酸球の浸潤，脱顆粒と心筋細胞の破壊像が認められれば診断される．

■症状

ウイルス性心筋炎と同様に，発熱，咽頭痛，咳などの先行する感冒様症状が約2/3の症例で認められ，引き続いて数時間から数日後に胸痛，呼吸困難，動悸などの心症状が出現する．また，薬剤過敏によるものでは発症は急激であり，発疹，発熱，肝機能異常などが通常みられる．

■検査所見

1．血液生化学検査

末梢血の好酸球増多（500/mm^{3}以上）を認めるが，発症当初は好酸球数が正常であり，ウイルス性心筋炎と鑑別できない場合がある．したがって2〜3日ごとに好酸球の測定を行う必要がある．また心筋逸脱酵素（CPK, CPK-MB, AST, LDH, トロポニンT）の上昇は通常の急性心筋炎と同様である．また血清中のECPが病勢を反映するとの報告がある．

2．胸部X線

しばしば心拡大や肺うっ血像が認められる．

3．心電図

ST上昇の頻度が高く，約半数で確認される．また，異常Q波の頻度も高く，1/3の症例で認められる．また，

[表1] 好酸球性心筋炎診断の手引き

下記の必須5項目が認められれば好酸球性心筋炎が強く疑われる．なお冠動脈造影などによって急性心筋梗塞を鑑別する必要がある．確定診断は心筋生検による

1．必須項目
1) 末梢血中の好酸球の増加（500/mm^{3}以上）（注1）
2) 胸痛，呼吸困難，動悸などの心症状
3) CPK-MBなどの心筋逸脱酵素，心筋トロポニンTなどの心筋構成蛋白の上昇
4) 心電図変化（注2）
5) 心エコー図における一過性の左室壁肥厚（注3）あるいは壁運動異常

2．参考項目
1) アレルギー性疾患（気管支喘息，鼻炎，蕁麻疹など）を1/3の症例が有する
2) 先行するかぜ様症状（発熱，咽頭痛，咳など）が約2/3の症例でみられる

3．心筋生検所見
好酸球の浸潤，好酸球の脱顆粒，心筋細胞の融解・消失，間質の浮腫や線維化などが認められる．なお心内膜炎が観察されることもある

注1．末梢血の好酸球増加は心症状出現前から認められる例と，心症状がすでにみられるにもかかわらず好酸球数は正常範囲内でその後徐々に増加し500/mm^{3}を上回る例がある．したがって，心筋炎が疑われる症例では，急性期には少なくとも2〜3日に一度は好酸球を算定する必要がある．なお，症例により末梢血の好酸球増加の程度は異なる

注2．ST上昇は約半数例で観察され，異常Q波も約1/3の症例で認められる．ウイルス性や特発性心筋炎でしばしば認められる房室ブロックは，本症ではまれである

注3．左室壁肥厚は高頻度に認められる．その程度は症例によりさまざまであり，7〜14日で正常化する．したがって経時的な観察が必要である

（文献2）より引用）

房室ブロックは本症ではまれである．

4．心エコー図

炎症部位の一過性の左室壁肥厚と左室壁運動異常が認められる（図1）．左室壁肥厚は80％で認められ，7〜14日で正常化する．壁厚が増大し，左室内腔が狭小化する一回拍出量が低下する．また，心囊液貯留が70％と高率に認められ，心タンポナーデの出現には注意を要する．

5．心筋生検

本症の確定診断は心筋生検による．治療指針となるため，生検はできるだけ早期に施行されるべきである．

組織学的には，有意な好酸球の浸潤，好酸球顆粒と心筋細胞の融解や消失が認められれば，本症と診断される（図2）．多くの症例で好酸球浸潤以外にリンパ球浸潤，間質の浮腫，線維化などが認められ，心内膜炎が観察されることもある．免疫染色にてECPやMBPが検出できる．なお，通常の心筋炎と同様にサンプリングエラーの問題があるため病理所見が陰性であっても本症は否定できない．

6. 原因検索

本症は何らかのアレルギー疾患が約1/3に認められるため，十分な問診が必要である．寄生虫感染が原因となることもあり，血清の寄生虫抗体価測定も行う．薬剤性が疑われる場合には薬剤性リンパ球刺激試験drug lymphocyte stimulating test（DLST）を行う．

■治療

本症はアレルギー機序による発症が疑われるため，ステロイドが奏効する．通常の心筋炎同様，軽症例では安静と臥床のみで自然経過することがあるが，心不全や重篤な不整脈を伴う症例では，血行動態維持の対処療法に加えてステロイド投与を行う．また，アレルギー性疾患，寄生虫感染症，薬物アレルギーなど好酸球増加をもたらす病態では原疾患への治療を先行させる．表2に好酸球性心筋炎に対するステロイド療法の治療指針を示す．

文献

1) Arima, M et al : Serum levels of eosinophil cationic protein in patients with eosinophilic myocarditis. Int J Cardiol 84 : 97-99, 2002
2) 急性および慢性心筋炎，診断・治療に関するガイドライン作成研究班（班長 和泉 徹）：急性および慢性心筋炎の診断・治療に関するガイドライン．Circ J 68（suppl Ⅳ）: 1231-1272, 2004

（品川弥人・和泉 徹）

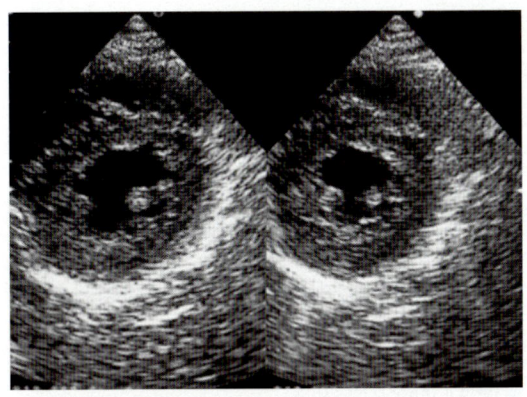

[図1] 好酸球性心筋炎の心エコー図
左室壁の肥厚が顕著であり，軽度の壁運動低下を伴っている．

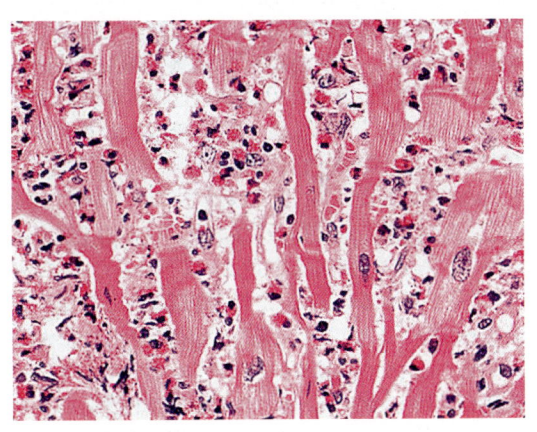

[図2] 心内膜心筋生検
好酸球を主体とした炎症細胞浸潤，心筋の変性，壊死像が観察される．

[表2] 好酸球性心筋炎に対するステロイド療法の治療指針

① 急性期
心筋生検にて確定診断された時点で，心症状を有する場合はステロイド投与を考慮する．プレドニゾロン30mg/日から開始し，好酸球数や炎症所見を目安に漸減する．ショックや肺水腫などの重症例では，メチルプレドニゾロン1,000mg/日（3日間）のステロイド短期大量療法を行う．通常，末梢血中の好酸球数は速やかに減少・正常化し，左室壁肥厚や壁運動異常も改善する

② 遠隔期の管理
大半の症例が急性期のステロイド投与にて改善するが，まれに好酸球数が再び増加する症例が存在する．この場合には，好酸球が増加する原因をさらに検索し，ときにはステロイド長期投与が必要となる

（文献2）より引用）

Progress

慢性心筋炎と心筋症

■はじめに

　急性心筋炎罹患後に，炎症が遷延化して拡張型心筋症様の病像を呈する症例が，少数ではあるが存在する．この慢性心筋炎は，10年ほど前までは一疾患単位として，必ずしも国際的に認知されていたわけではない．したがって慢性心筋炎と拡張型心筋症との両者の関係について，言及した論文はほとんど存在しないといっても過言ではない．本稿では，わが国で原著論文として報告された慢性心筋炎の剖検例の文献的検索を行い，両者の関係について考察する．

■慢性心筋炎の臨床像

　過去に報告された慢性心筋炎の剖検23例の男・女比は，男11例，女12例でほぼ同数であった．心症状発現より死亡までの罹病期間は，7ヵ月より12年で平均4年であった．急性心筋炎では心症状発現前に感冒様症状がしばしばみられ，本症状が急性心筋炎の診断根拠の一つとなっているが，慢性心筋炎ではこれらの症状を有さない症例が23例中12例と約半数を占めた．生前の臨床診断については，病歴あるいは心生検によって心筋炎であることが判明していたのは6例（26.1%）のみで，拡張型心筋症と診断されていたものが12例（52.2%）と最も多かった．そのほかには，不整脈源性右室心筋症が2例，単に心筋炎と診断されていたものが1例，肥大型から拡張型心筋症への移行が1例，収縮性心膜炎が1例であった．すなわち，慢性心筋炎では急性心筋炎の罹患が明瞭に把握され，その後，心症状が遷延して慢性の経過をたどるものと，急性期の時期が不明で，最初から慢性の経過をたどり拡張型心筋症様の病像を呈するものの二つが存在する．

　本症の心電図所見はさまざまであるが，今回の調査では異常Q波が10例（43.5%）と最も多く，ついで房室ブロック7例（30.4%），左房負荷7例（30.4%），完全右脚ブロック6例（26.1%）であった．心胸比は57～75%で平均66.5%であり，左室駆出率は不明の10例を除き，14～60%で平均25.4%と心機能はきわめて悪いことが明らかとなった．しかし，これは本症が剖検ではじめて確診される例が多く，今回，死亡例のみを対象にしている影響が多分に含まれていると思われる．CRPなどの炎症所見，CK, GOT, LDHなどの心筋逸脱酵素の上昇については，CRP陽性例は4例のみで，心筋逸脱酵素の上昇が認められたのも2例のみであった．多くは心不全は次第に増悪しており，心筋病変も徐々に進行するものと思われるが，心由来の酵素の上昇は日常の検査の範囲内ではなかなかとらえられないのが一般的である．23剖検例の臨床像からは，拡張型心筋症との鑑別はほとんど不可能に近い．本症では心電図上，異常Q波が43.5%とかなり高頻度に認められるものの，厚生省特発性心筋症調査研究班による拡張型心筋症207例の調査でも，異常Q波は36.0%にみられており，何ら鑑別点にはならない．

■剖検所見

　23例の剖検所見を以下に述べる．心重量は小児1例を除き310～940gで平均510gと重く，ほとんどすべての例で両心室腔が著しく拡大している．組織学的にはリンパ球の集簇が最も特徴的な所見であり，本病変について記載のなかった不明6例を除き，17例中16例（94.1%）で観察された．このリンパ球の集簇については，筆者ら，Okabeらが本症における最も特徴的な所見として強調している点である．1箇所に20～100個の本細胞の集簇がみられることが多い．リンパ球の浸潤部位では近接効果として心筋細胞の変性，間質の線維化などが認められるが，本細胞の浸潤部位では斑状の線維化がしばしば観察され，本症の組織学上の一つの特徴と思われる．線維症の程度も軽度は3例のみで，残りはすべて中等度以上であった．

■心筋生検

　本症と拡張型心筋症との鑑別には，慢性心筋炎診断のガイドラインでも示されているように心生検に頼らざるを得ない．急性心筋炎の罹患が明白で，その後拡張型心筋症様の病像を呈しても，決して慢性心筋炎として取り扱うわけではない．急性心筋炎によって心筋細胞の変性および著しい間質の線維化がもたらされ，遠隔期に炎症の存在がない場合でも，拡張型心筋症様の臨床像を呈する症例が一部に存在するためである．慢性心筋炎の場合，必ず炎症の存在を確認する必要がある．しかし，慢性心筋炎では前述のごとく，臨床的に白血球数増加，CRP陽性などの炎症所見に乏しく，また心筋逸脱酵素の上昇も一般的にはみられない．したがって，炎症の存在は病理学的に確認する必要があ

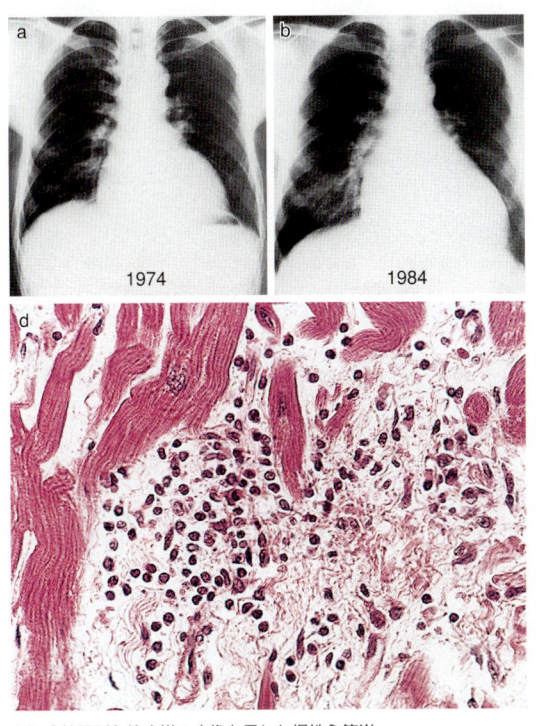

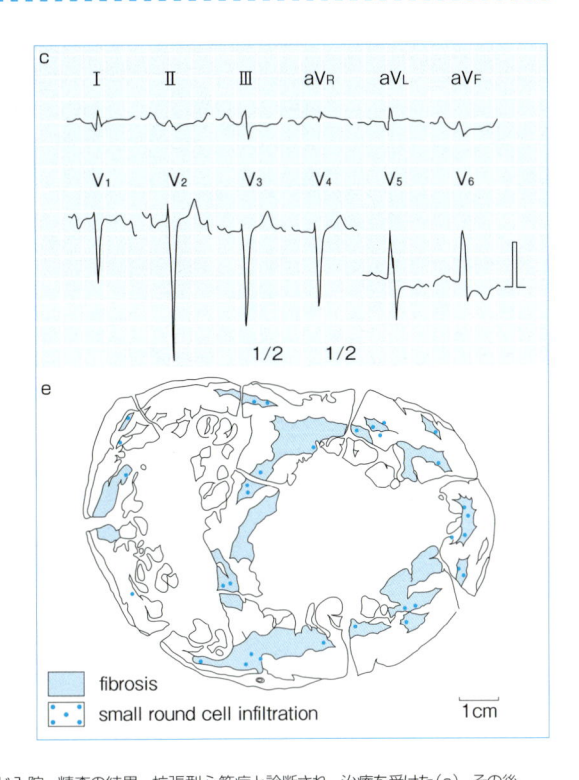

[図1] 拡張型心筋症様の病像を呈した慢性心筋炎
1973年12月（31歳）感冒に罹患し、その3ヵ月後に心不全が生じ入院．精査の結果、拡張型心筋症と診断され、治療を受けた(a)．その後、10年間に心不全は次第に増悪し、4回の入退院を繰り返した(b)．1984年9月（発症10年6ヵ月後）に突然死した．死亡前の12誘導心電図ではI，aVLで異常Q波と左心性P波が，またV5,6でST-T異常が観察された(c)．
剖検所見：心重量は710gで、両心房、両心室腔の高度の拡大と左室内の壁在血栓が認められた．心室中央部の一横断面における組織学的検討では、小円形細胞の集簇が33箇所に認められ、心筋細胞の脱落に伴う広範な線維化が認められた(e)．小円形細胞の集簇部位では心筋細胞は脱落し膠原線維に置換されていた(d)．なおeにおける青い丸一つが30個以上の小円形細胞の集簇を示す．

り、心生検に頼らざるを得ない理由はここにある．しかし、本法によっても限界があることについて述べる．慢性心筋炎の7剖検例を対象に、模擬心生検を行うことにより、心生検の診断率を検討した．本症の組織学的な特徴である1視野20個以上のリンパ球の集簇について注目し検討しても、本病変は3例（43％）で観察されたのみであり、本症の生前診断は心生検をもってしてもむずかしいことがうかがわれる．

■ おわりに

慢性心筋炎の存在についてはすでに異論のないところである．しかし生前診断は前述のごとくきわめてむずかしいのが現状である．したがって拡張型心筋症と診断されている症例の中に、本症が紛れ込んでいることが多い．一方、両者の臨床像は酷似しており、慢性心筋炎で炎症が次第に消退すれば、組織学的にも拡張型心筋症とは何ら差はなくなる．拡張型心筋症の病因の一つとして、炎症が考えられている所以はここにある．

文献

1) Kubo, N et al : Feasibility of diagnosing chronic myocarditis by endomyocardial biopsy. Heart Vessels 12 : 167-170, 1997
2) Morimoto, S et al : Clinical and pathologic features of chronic myocarditis : Four autopsy cases presenting as dilated cardiomyopathy in life. Am J Cardiovasc Pathol 4 : 181-191, 1992
3) Okabe, M et al : Lymphocytic active myocarditis characterized by numerous clusters of lymphocytes : A chronic variant of myocarditis? Am Heart J 123 : 128-136, 1992
4) 平光伸也ほか：拡張型心筋症の病像を呈した慢性心筋炎の4剖検例．心臓 23 : 20-27, 1991
5) 森本紳一郎ほか：慢性心筋炎．別冊・医学のあゆみ 循環器疾患 – State of arts, 医歯薬出版, 東京, 614-618, 1996

（森本紳一郎）

X.リウマチ熱

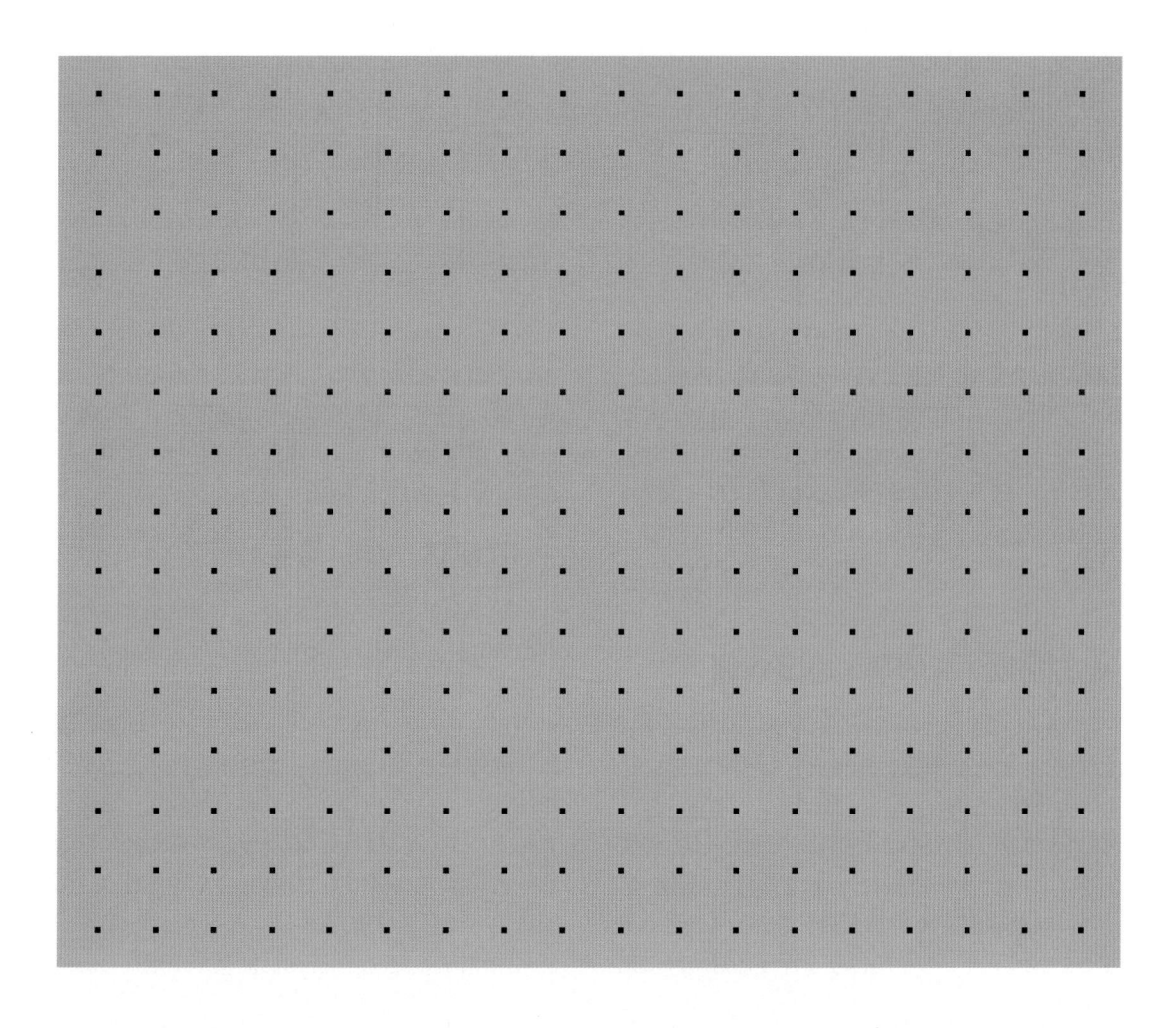

X. リウマチ熱

リウマチ熱

1) 概念

リウマチ熱はA群β溶血性レンサ球菌による咽頭炎や扁桃腺炎の1～3週間後に発病する結合組織の非化膿性全身性炎症性疾患である．心炎，多関節炎，舞踏病，輪状紅斑，そして皮下結節を特徴とする．

リウマチ熱の活動期間は2～5ヵ月で，治療により軽快するが，再感染で再発を繰り返すことにもより，心臓の弁膜，心筋，心膜が徐々に侵されていく．したがって心炎合併症とその重症度が予後に大きく関与する．

好発年齢は6～15歳でピークは6～8歳．4歳以下16歳以上の発症は非常にまれである．発症に男女差はなく，季節的には10～3月の乾燥している時期に多く，7月が最も少ない．1950年代後半に多発し，リウマチ性心臓病は40年前までは後天性心臓病の最大の病因であった．ところが，抗生物質の発達を含めて，医療環境や栄養状態の改善とともに60年代ごろから直線的に激減し，現在国内での典型例はまれになった．小中学生のリウマチ性心臓病の罹患率は1958年の0.46%から81年には0.014%に減少し，就学前では0.007%と低い．しかし，1985～1994年に米国で再流行がみられたことから，わが国においても忘れてはならない疾患の一つである．

2) 病因・原因菌・心臓病理

半数以上の患者に明らかな先行感染が認められ，発症時に約30%の患者の咽頭からA群β溶血性レンサ球菌が証明され，80%以上が，場合によっては95%以上がASO，ASKなどの血清抗体価高値を示し，治療が十分に行われなかった時代の溶血性レンサ球菌感染症では3%にリウマチ熱が発症し，ペニシリンの予防投与を行うと対照群に比べ明らかに再発率が低下することなどから，溶血性レンサ球菌感染後にリウマチ熱が発症することは明らかである．A群β溶血性レンサ球菌は特異M蛋白により約65種類に分類されており，そのうちリウマチ熱の起因株として，5, 14, 18, 24などが報告されている．また，M蛋白以外にも多数の菌体成分を保有しており，これらの物質とヒト弁膜，心筋との交叉免疫性が報告されている．患者のHLAについては，対象による違い，人種差があり，白人患者と黒人患者ではHLA-DR4，DR2，南アフリカ黒人患者では，DR1，DR6が，ブラジル人ではDR7，D53の保有率が高い．したがって，HLA抗原はリウマチ熱感受性遺伝子そのものではなく，感受性遺伝子に接近した遺伝子の関連ではないかと推測されている．また，B細胞の同種抗原の一つであるD8/17との関連を指摘する報告も多い．

剖検や生検などで心筋内の組織を観察すると，心筋の中にAschoff体と呼ばれる肉芽腫あるいは肉芽腫性瘢痕が観察される．また，急性期には，心筋内に多くの多核白血球や巨細胞が認められる．Aschoff体は心内膜にみられることもあり，リウマチ熱の炎症によって心臓の弁膜が侵され弁膜症の原因になる．一番侵されやすいのが僧帽弁で，ついで大動脈弁である．そのために弁膜症では僧帽弁閉鎖不全が一番多く，ついで僧帽弁狭窄，さらに連合弁膜症である僧帽弁閉鎖不全＋大動脈弁狭窄，僧帽弁狭窄＋大動脈弁閉鎖不全が続く．他には，三尖弁狭窄や閉鎖不全もある．

3) 症状・診断基準

最初は感冒あるいは上気道炎の症状がある．すなわち発熱，咽頭痛，頭痛，咳などを訴える．ときには，腹痛を起こし，虫垂炎と間違えることや鼻出血をきたす患者もいる．顔面蒼白で関節の痛みや動悸をよく訴える．一見感冒様にみえるが，重病感があることが多い．リウマチ熱は，見逃されやすいか，あるいは過剰診療かの両極端になるおそれのある病気であるため，1944年にJonesが提案した診断基準がある．現在では，AHAが1992年に示した改訂Jones診断基準が用いられる

(表1).

リウマチ熱の診断は溶血性レンサ球菌感染があるということが大前提で，以下に示した主症状が二つ，あるいは主症状が一つと副症状が二つある場合に確定診断ができる．

a) 主症状

■①心炎 rheumatic carditis

リウマチ熱の70〜80％にみられ，年少児ほど頻度が高い．初期のころは疲れやすい，情緒不安定，食欲低下，不眠がみられ，微熱の割に頻脈で動悸を訴える．解熱時にも頻脈で動悸を訴える．心不全が起こると，悪心，嘔吐，上腹部痛がみられ，さらに浮腫，肝腫大，呼吸困難，ときには起坐呼吸となる．小児または25歳以下の若年者に何も原因がなく急に心不全がみられたときは，この病気を疑わなければならない．心不全がさらに進行すると，Ⅲ音の亢進が聴取されるが，逆に正常な人でも35歳ごろまではⅢ音の聞こえる場合がある．病理組織上は全心炎 pancarditis であるが，臨床的には心内膜の一部としての弁膜炎の病態が中心であり，心筋炎，心膜炎が臨床上問題となることは非常にまれである．さらに，リウマチ熱で心筋炎，心膜炎が単独でみられることはまずない．弁膜炎は主に僧帽弁，大動脈弁にみられるため臨床的な診断は，心雑音の出現，胸部X線での心陰影の拡大，心電図異常および心エコー図検査により証明される．

■②多発性関節炎 polyarthritis

リウマチ熱の80〜90％にみられ，特に年長児ほど頻度が高い．必ず高熱を伴い，同時に5〜6箇所の関節炎がみられ，膝，肘，手，足関節などの比較的大きな関節で，指趾などの小関節にはみられない．一過性，移動性で治療しなくても1週間ほどで軽快し，そのころには別の関節が腫脹する．初期には関節痛のみで，それだけで終わる例もあるが，後に熱感，発赤，腫脹を伴い，運動障害もみられる．これは滑膜炎と関節周囲の軟部組織の腫脹が主で関節液貯留は臨床的には認められず，X線上もほとんど異常がみられない．消炎鎮痛薬によく反応し，関節障害を残すことなく，治療が適切であれば，2〜3週間で治癒する．本症の関節炎は急性期に出現するため，輪状紅斑とともにみられる可能性はあるが，舞踏病と一緒にみられることは少ない．レンサ球菌感染後関節炎 post streptococcal reactive arthritis はリウマチ熱と異なり，炎症が2〜3ヵ月と比較的長期間持続し，また指趾などの小関節も罹患する．

■③小舞踏病 chorea minor（シデナム舞踏病 Sydenhan's chorea）

リウマチ熱の約10％に起こり，女児に多くみられる．溶血性レンサ球菌感染後，2〜6ヵ月後（遅発性）に突発的に起こることが多い．したがって，発熱，関節炎などは伴わず炎症反応はなく，ASOなどの血清抗体価などは正常化しているため，舞踏病 pure chorea との鑑別を要する．罹患期間は数週間，ときには数ヵ月続くことがある．中枢神経系の障害の一つで，目的のない運動の繰り返し，情緒が不安定，筋協調運動の障害，筋力の減退の4つが主たる症状である．例えば，字がきたなくなった，小さくなった，ボタンがかけられない，箸が使えない，皿や茶碗をよく落とす，というようなことが起こり，ひどくなると一人で起きることができなくなり，また，歩けない，話せない，さらに常に目的のない行動を繰り返し，自分の意

[表1] 初発の急性リウマチ熱の診断基準

主症状
1. 心炎
2. 多発性関節炎
3. 小舞踏病
4. 輪状紅斑
5. 皮下結節

副症状
臨床像
1. 関節痛
2. 発熱
検査所見
3. 急性期反応物質
　赤沈値亢進，CRP陽性
4. 心電図
　PQ間隔延長

先行するレンサ球菌感染の証拠
咽頭培養陽性またはレンサ球菌迅速反応陽性，レンサ球菌血清反応高値または上昇

診断
先行するレンサ球菌感染の証拠が証明された症例で，主症状2項目または主症状1項目と副症状2項目以上あればリウマチ熱の可能性が高い

(Jones Criteria, Updated 1992)

思による目的のある運動が全くできなくなるという症状が起こってくる．

■④輪状紅斑 erythema annulare

リウマチ熱の10～20％にみられ，体幹部，上肢，大腿部で直径1～2cmで辺縁に淡い赤色の発疹が乱れた円状に並び，かゆみも不快感もなく，中心部には健康な皮膚を残した紅斑．大きさはさまざまで，一過性で，移動性で，温めると増強する．経過中に出没するが，リウマチ熱の活動性が終わった数ヵ月間みられることもある．

■⑤皮下結節 subcutaneous nodules

リウマチ熱の約5％にみられる．関節の近くにできることが多く，肘関節に多くみられるが膝関節，手関節，後頭部，脊椎棘突起付近に触知する．腕を曲げて触診すると，皮下結節は移動性があり，圧痛や自発痛はない．大きさは小豆大から小指頭大で，病理学的には Aschoff 体と似ている．リウマチ熱の活動期にはみられず，発症から数週間後にみられることが多い．関節リウマチ，結節性動脈周囲炎，あるいは，Weber-Christian病などの膠原病と区別する必要がある．

b) 副症状

関節痛は痛み以外には腫脹発赤はない．

発熱は高熱が持続する型と弛張熱の二つの型があるが典型的なものはない．急性期反応物質として赤沈亢進，CRP陽性，シアル酸増加，白血球増加がみられる．心電図ではPQ間隔が延長し，いわゆるⅠ度房室ブロックを示す場合があり，これは心筋に炎症のあることを示す．

4) 溶血性レンサ球菌感染の検査

リウマチ熱の診断の大前提となる溶血性レンサ球菌は血液中に直接入るのではなく菌体毒素による障害である．初診時の咽頭培養では約30％にしか菌体は証明されない．血清抗体は感染1～2週間後から上昇し始め，3～4週間で最高値となるためリウマチ熱の発症時期にはすでに高値を示す可能性が高い．血清抗体としてASO，ASKが測定される．

5) 治療

急性期には安静が必要で多関節炎の場合には2～3週間，心炎の例では4～6週間の入院治療を行う．治療の基本は溶血性レンサ球菌の殺菌・再発予防と炎症の軽減である．抗菌薬としてはペニシリンが選択され，咽頭炎の所見が認められる例，溶血性レンサ球菌が証明された例では治療量を10～14日間継続投与する．成人では，ベンジルペニシリンを1日120万～150万単位，小児では，1日80万～120万単位を内服，ペニシリン過敏症の患者にはエリスロマイシンを1日20～40mg/kg投与する．また，年齢にかかわらず家族全員に咽頭培養を行い，溶血性レンサ球菌陽性者には患者が退院後に家族内再感染を予防するために治療する．再発予防も重要で特に学校など集団生活をしている時期には常に感染の危険があることから，ペニシリン薬を予防投与し，再感染を防ぐ必要がある．通常は，経口ペニシリンを1日20万～40万単位を内服させる．これは関節炎の症例では5年間，心炎の例では20歳まで，心雑音が残っている症例では一生（最低30歳まで）継続させ，二度と再発させないように注意しなければならない．以上の治療を基本として他には，心炎や小舞踏病を合併していない患者はアスピリンを投与する．厚生労働省研究班の報告では1日当たり，体重1kgにつき70～100mgを8週間使用する必要があるとあるが，胃腸障害や出血傾向に注意することが必要で，実際は体重1kgにつき60～80mgを投与しCRPが正常化して4～6週ごろより数週間かけて減量，全体として8～10週投与する．アスピリンが飽和状態になると患者は耳の緊張感を訴えるので，そのときは減量すべきである．心炎を合併している患者では，副腎皮質ステロイド薬が必要で，発症から6週以内はプレドニゾロンとして初期量40mg，6週間を越えるものは同初期量60mg，重症の小舞踏病患者には同初期量30mgで開始し10～12週で終了する．プレドニゾロンの投与は6歳以上に適応とされる．いずれの場合にも，投与2週目からは，アスピリンを併用する．その他，心不全には安静減塩に加え少量ジギタリ

ス,利尿薬を投与する.小舞踏病にはフェノバルビタール,ジアゼパム,クロルプロマジンを適時投与するが,いずれ症状は消失する.

6) 予後

関節炎は2～3週間で軽快する.心炎は発症4週間以内に適切な治療を受けられれば心雑音は比較的短期で消失するが,6週間以上の例では雑音が消失するのに数年かかり,あるいはその後もリウマチ性弁膜症を残し10年以上を経て心不全を発症することがあるため,心電図や心エコー図によるフォローアップが必要である.

文献

1) Barnett, LA et al : A new heart cross-reactive antigen in *Streptococcus pyogenes* in not M protein. J Infect Dis 162 : 875-882, 1990
2) Dajini, AS et al : Guidelines for the diagnosis of rheumatic fever : Jones Criteria, updated 1992. Circulation 87 : 302-307, 1993
3) Minich, LL et al : Role of echocardiography in the diagnosis and follow-up evaluation of rheumatic carditis. Rheumatic Fever, Narula, J et al eds, American Registry of Pathology, 307-318, 1999
4) Seigel, AG et al : Controlled studies of streptococcal pharyngitis in a pediatric population. I. Factors related to the attack rate of rheumatic fever. N Engl J Med 265 : 559, 1961

〈藤井善蔵・松﨑益德〉

XI. 不整脈

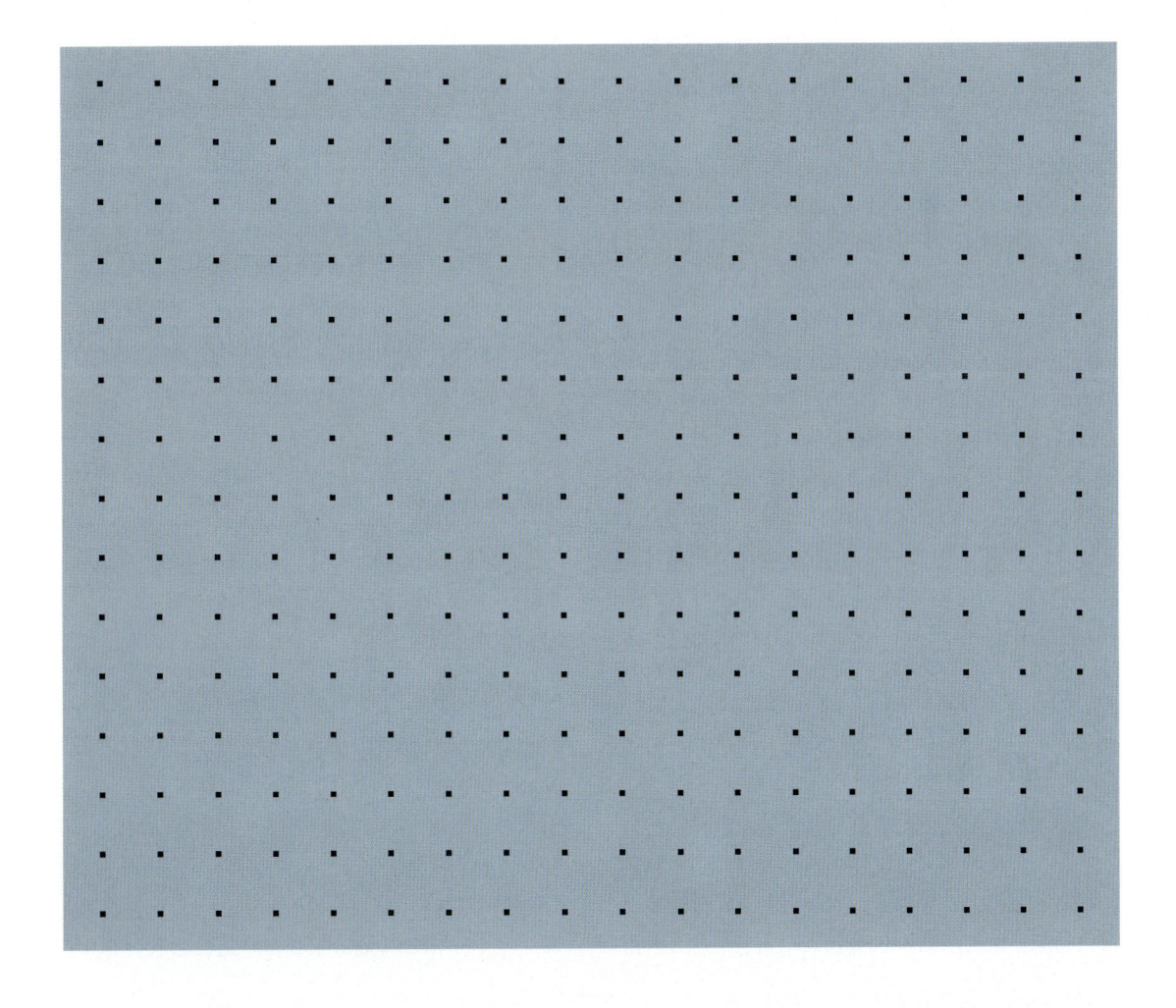

1. 不整脈の成因機序

1) 刺激伝導系

　心筋は刺激の生成と伝導を司る特殊刺激伝導系と収縮を司る作業心筋に大別される．心臓の1心拍は，洞結節の自動能によって形成された興奮が心房筋，房室結節，His-Purkinje 線維，心室筋と各部位に順番に伝達されることによって成り立っている．このうち洞結節，房室結節，His-Purkinje 線維を刺激伝導系，心房筋および心室筋を作業心筋と呼ぶ．図1には心筋活動電位と各時相における主なイオンの動きを模式的に示した．細胞に刺激が加えられると活動電位が発生して興奮が生じるが，その立ち上がり相（第0相）を形成するのは，His-Purkinje 線維，心房筋および心室筋などの fast fiber においては Na イオンの流入である．この第0相が急峻な組織ほど興奮の伝導は速い．一方，洞結節や房室結節細胞では Na イオンの代わりに Ca イオンの流入が第0相を形成し，その立ち上がり速度が遅いため第0相は低下する（slow fiber）．fast fiber の組織でも虚血などで傷害され静止膜電位が浅くなり Na^+ チャネルが不活化されると，第0相が Ca^{2+} チャネル依存性となり伝導速度が遅くなる．これは後述する不整脈の成因のうちリエントリーの形成と深く関係している．

　体表面心電図では，刺激伝導系の電気活動は非常に小さいため記録することは困難であり，P波は心房筋の電気的興奮（脱分極），QRS波は心室筋の電気的興奮（脱分極），T波は心室筋の興奮回復（再分極）を反映している（図2）．

2) 発生機序

　不整脈は興奮発生の異常と興奮伝導の異常という二つのメカニズムにより心臓の電気活動が異常になることにより起こる．興奮発生の異常には異常自動能と撃発活動の2種類がある．一方，興奮

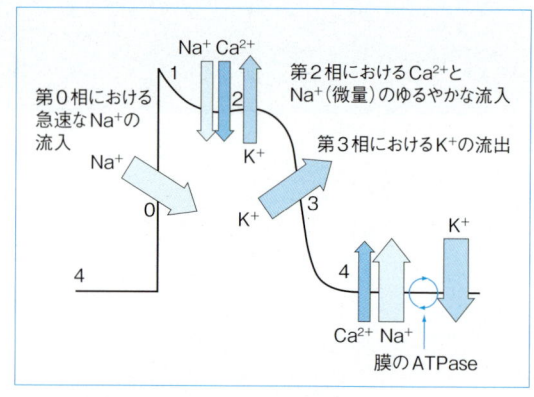

[図1] 活動電位各時相におけるイオンの動き

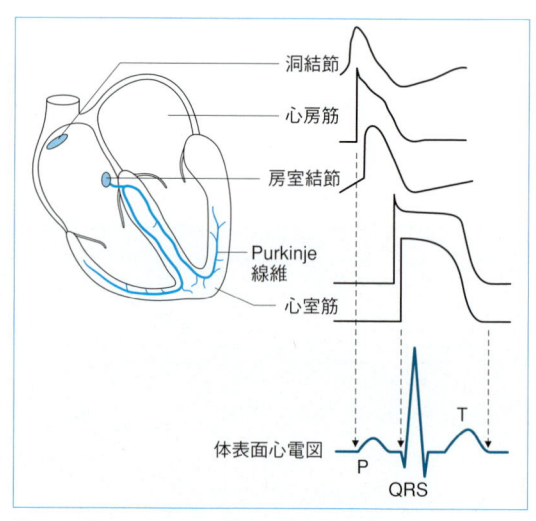

[図2] 心臓各部位の活動電位波形と体表面心電図の関係

伝導の異常にはリエントリーがある．

a) 異常自動能

　生理的には自動能を有しない心房や心室筋細胞が傷害されることにより拡張期脱分極が生じて自動能を獲得すること．

b) 撃発活動

　先行する活動電位が引き金 trigger となって自動的に膜の脱分極が起こり興奮を発生することがある．つまり，拡張期脱分極を有さない細胞で特殊な自動能を発生することが triggered activity（撃発活動）である．triggered activity は，活動電位のプラトー相の時期に生じた一過性の脱分極（早

期後脱分極 early afterdepolarization：EAD，図3）と，活動電位がいったん再分極を終了した後に脱分極が生じる遅延後脱分極（delayed afterdepolarization：DAD，図4）という二つの異なる機構より生じる．EAD は再分極過程における外向き電流の減少あるいは内向き電流の増加が関与しているといわれており，キニジンなどの活動電位持続時間延長をもたらす抗不整脈薬投与時に出現する．DAD は主として細胞内 Ca イオンの過負荷により活性化される一過性内向き電流が関与していると考えられており，ジギタリス中毒，低カリウム血症および虚血などで出現する．

c）リエントリー

一度生じた電気的興奮が心筋組織内の他の部位を伝播し，再びもとの部位に戻って再興奮させる現象である．リエントリーの成立には図5に示したように，(1) 一方向性ブロックと，(2) 緩徐伝導が必要である．2重経路が存在するモデルでは，1経路 a で不応期のために興奮伝導が途絶し（一方向性ブロック），他の経路 b の伝導が十分に遅く b を興奮が伝導する間に a 経路が不応期を脱していれば，b 経路からの興奮が a 経路を通過し興奮旋回が生じる．

3）治療

不整脈治療にあたって現在起きている不整脈を治療する必要があるか（誘因がないか，症状が不整脈によるものか），また治療する目的は何か（症状の改善，合併症や突然死の予防など）を明確にする必要がある．治療が必要な不整脈と判断した場合は，薬物療法とカテーテルアブレーションやペースメーカーなどの非薬物療法があるが，ここでは薬物療法の概念について説明する．抗不整脈薬の分類としては Vaughan Williams 分類が広く知られているが，最近ではより病態生理学的なアプローチに基づいて抗不整脈薬を選択するために Sicilian Gambit 分類が提唱されている．

a）Sicilian Gambit による薬剤選択

Sicilian Gambit では，スプレッドシート方式

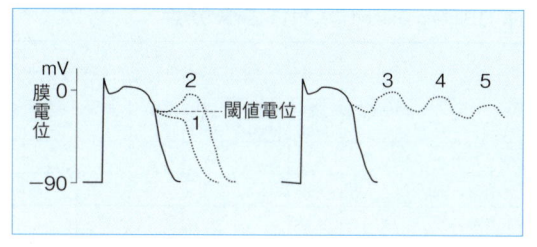

[図3] 早期後脱分極（EAD）
1：活動電位第3相から出現し閾値電位に達しなかった EAD を示す．2：閾値電位に達し自発興奮（triggered activity）を認める．3〜5：反復性の早期後脱分極による triggered activity を認める．

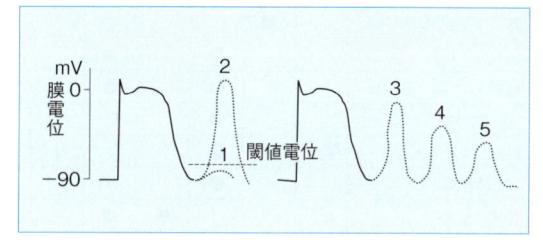

[図4] 遅延後脱分極（DAD）
1：活動電位停止後に出現した閾値電位に達しなかった DAD を示す．2：閾値電位に達し自発興奮（triggered activity）を認める．3〜5：反復性の遅延後脱分極による triggered activity を認める．

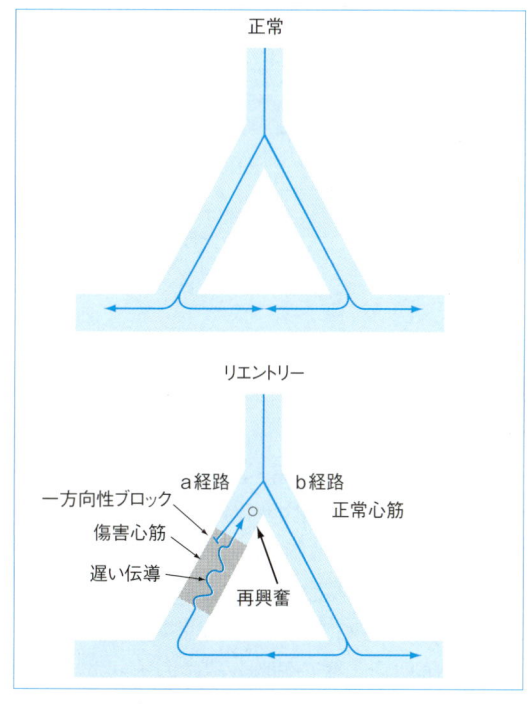

[図5] リエントリーの発生
正常心筋と傷害心筋との間で機能的縦解離が生じ，伝導の一方向性ブロックが起きる．正常心筋を迂回した興奮が傷害部位へ逆方向から進入し遅く伝播される結果，正常心筋は不応期を脱し再興奮が生じる．矢印は興奮伝播の方向を示す．

[表1] Sicilian Gambitによる抗不整脈薬の分類

薬剤名	チャネル						受容体				ポンプ	臨床効果			心電図変化		
	Na⁺			Ca^{2+}	K^+	If	α	β	M_2	A_1	Na^+-K^+ ATPase	左室機能	洞調律	心外性副作用	PR時間	QRS幅	JT時間
	速(fast)	中間(med)	遅(slow)														
リドカイン	○											→	→	◐			↓
メキシレチン	○											→	→	◐			↓
トカイニド	○											→	→	●			↓
モリシジン	◐Ⅰ											↓	→	○		↑	
プロカインアミド		◐A			◐							↓	→	●	↑	↑	
ジソピラミド		◐A			◐			○				↓	→	◐	↑↓	↑	
キニジン		◐A			◐		○		○			→	↑	◐	↑↓	↑	
プロパフェノン		◐A						◐				↓	↓	○	↑	↑	
アプリンジン		◐Ⅰ		○	○	○						→	↓	◐	↑	↑	→
シベンゾリン			◐A	○	◐				○			↓		○	↑		→
ピルメノール			◐A		◐				○			↓		○	↑		↑→
フレカイニド			◐A		○							↓	→	○	↑	↑	
ピルジカイニド			◐A									↓→	→	○	↑	↑	
エンカイニド			◐A									↓	→	○	↑	↑	
ベプリジル	○			●	◐							?	↓	○		↑	↑
ベラパミル	○			●			●					↓	↓	○	↑		
ジルチアゼム				●								↓	↓	○	↑		
ブレチリウム					●		◨	◨				→	↓	○			↑
ソタロール					●			●				↓	↓	○			↑
アミオダロン	○			○	●		◐	◐				→	↓	↑			↑
アリニジン					◐	●						?	↓				
ナドロール								●				↓	↓	○	↑		
プロプラノロール	○							●				↓	↓	○	↑		
アトロピン									●			→	↑	○	↓		
アデノシン										□		?	↓				
ジゴキシン									○		●	↑	↓	●	↑		↓

相対強度： ○=弱(low)　●=中間(moderate)　●=強(high)　A=活性化状態の遮断薬
□=作動物質　◨=作動/拮抗物質　Ⅰ=不活性化状態の遮断薬

(文献2)より引用)

ですべての薬剤のチャネルや受容体への作用を詳細に記述している(表1)．表の一番左の列に薬剤名が記載され，ついでチャネル・受容体・ポンプに対する作用，左室機能・洞調律への影響，心外性副作用の有無，心電図変化の順に記されている．Sicilian Gambitでは個々の不整脈に対して，①不整脈の機序，②治療に最も反応しうる電気生理学的指標である「受攻性因子」の同定，③治療の「標的」としての細胞レベルのチャネルや受容体の決定，④薬剤の選択という過程を経て，論理的に薬剤を決定することを提唱している(図6)．

b) 不整脈の成因による薬剤選択の概念

■①triggered activityが発生機序である不整脈

triggered activityの存在を体表面心電図のみから推測することは困難であるが，右室流出路起源心室頻拍などはDADによる特発性心室頻拍と考えられている．DADは細胞内Ca^{2+}過負荷により生じやすくなり，その振幅が閾値に達するとtriggered activityによる頻拍が発生するため，この場合の受攻性因子は細胞内Ca^{2+}濃度である．細胞内Ca^{2+}濃度を修飾するための標的分子は，L型Ca^{2+}チャネルおよびcAMPを介してL型Ca^{2+}チャネルを修飾するβ受容体やプリン受容体などがあ

る．すなわち，選択薬剤としては，Ca拮抗薬，β遮断薬およびアデノシンやATPなどが考えられる．

■ ②リエントリーを機序とする不整脈

リエントリー性不整脈にアプローチする際に不可欠な概念として"wave length 説"がある．図7のように，興奮が旋回している状況がリエントリーであるが，このリエントリーの成立には，(1) 回路の長さ(L)，(2) そこを旋回する興奮の伝導速度 conduction velocity (CV)，(3) 回路を構成する組織の不応期 refractory period (RP) の3因子の関係が大切である．回路の中を回っている興奮波は前方にある組織を次々に興奮させる先端部分と，すでに興奮させた組織の不応期からなる尾部からなっており，先端から尾部までの長さが波長 wave length (WL) であり，伝導速度と不応期の積 (WL = CV × RP) で求められる．この回路の興奮の先端から尾部までの間で不応期から脱している部分が興奮間隙 excitable gap と呼ばれており受攻性因子の決定を左右する重要な概念である．一般的にリエントリー性不整脈の受攻性因子は伝導性か不応期であるが，興奮間隙が広いリエントリーの場合は，抗不整脈薬でこの興奮間隙を埋め尽くすほど不応期を延長させることは困難であり，受攻性因子は伝導性になる．この伝導性に関しては，特に異常心筋での遅い伝導がリエントリーに関与している際には伝導を遮断すれば不整脈は停止する．伝導を遮断するための標的分子は fast fiber である作業心筋においてはNa^+チャネルであり，slow fiber である房室結節などにおいてはCa^{2+}チャネルである．一方，興奮間隙が狭いリエントリーの場合の受攻性因子は不応期である．不応期を攻撃目標とした場合の標的分子は，活動電位の再分極過程を遅延し活動電位持続時間を延長するK^+チャネルなどがある．実際は，これらのタイプのリエントリーが複数組み合わさった不整脈が多く存在するため前述のように単純ではないが，抗不整脈薬を漠然と使用するのではなく上記の概念を常に念頭に入れ，より効果的な薬物療法を行うよう心がけるべきである．

臨床的には心房細動，心房レートの遅い心房粗

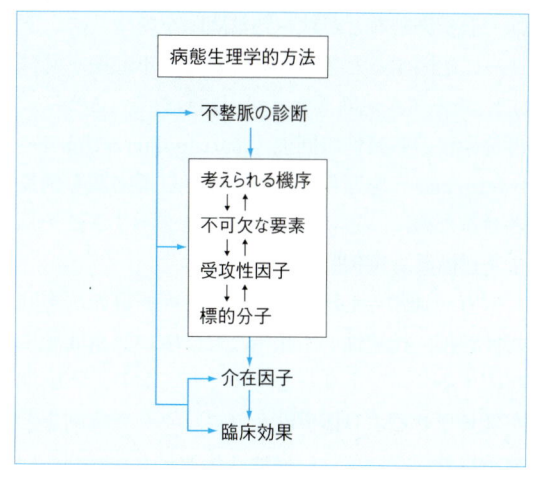

[図6] 抗不整脈薬の選択過程

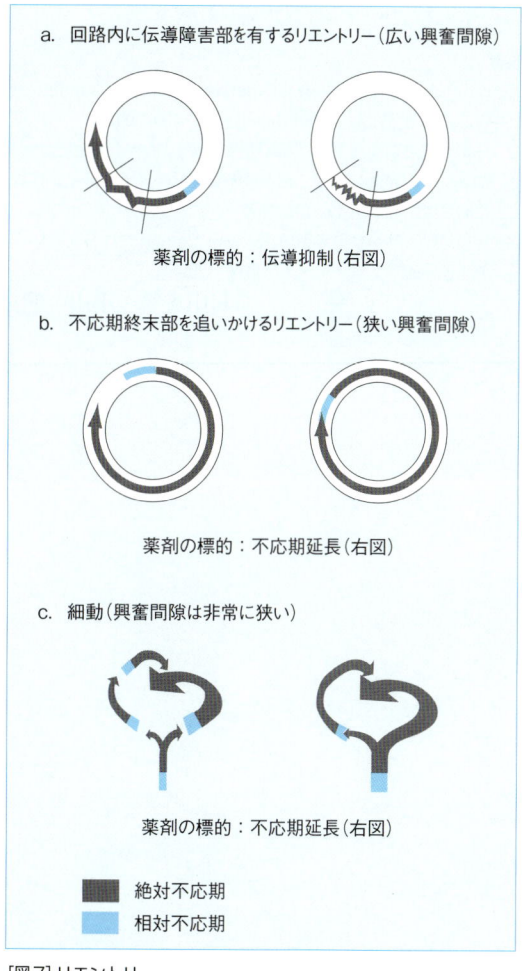

[図7] リエントリー
a リエントリー回路に広い興奮間隙を有する場合
b 興奮間隙が狭い場合
c 狭い興奮間隙を有するリエントリー回路が複数組み合わさった場合

動，心室細動などが狭い興奮間隙を持つリエントリーに起因すると考えられており，不応期を延ばすK$^+$チャネル遮断薬などが用いられる．さらに，再分極後の興奮性の回復（postrepolarization refractoriness）を遅らせる作用により不応期を延長させるために，遅いキネティクスを示すNa$^+$チャネル遮断薬も選択肢の一つである．

一方，通常の心房粗動，WPW症候群の房室回帰性頻拍，持続性心室頻拍などは広い興奮間隙に起因するリエントリーと考えられており，不応期を延長させるより伝導性をブロックして旋回をとめる以外にない．この場合はリエントリー回路の中でも特に伝導が傷害された部位（伝導遅延部位）を標的として，Na$^+$チャネル遮断薬が用いられる．

文献
1）Katz, AM：Physiology of the Heart, 3rd ed, Lippincott Williams & Wilkins, Philadelphia, 497-499, 2001
2）日本心電学会小委員会「抗不整脈薬ガイドライン委員会」：Sicilian Gambitに基づく抗不整脈薬選択のガイドライン作成に向けて．心電図 17：191, 1997
3）小川 聡：抗不整脈薬療法．Sicilian Gambitによる新しい病態生理学的アプローチ，医学書院，1995

（村田光繁・小川　聡）

2. 徐脈性不整脈

1）成因・分類・症状・診断

徐脈性不整脈bradyarrhythmiaには，洞機能不全，徐脈性心房細動，房室ブロックなどがあるが，日常の診療でもしばしば遭遇する重要な不整脈である．

a. 洞機能不全

■①成因

洞機能不全sinus dysfunctionは，急性および慢性の原因による洞結節自動能の低下や洞房間伝導障害によって起こる（表1）．一過性の洞機能低下を除く慢性に高度の洞機能低下を呈するものは，洞不全症候群sick sinus syndromeと診断される．この症候群の原因は不明，すなわち特発性の場合が多いが，多くは加齢に伴う洞結節の変性によるものと考えられている．

■②分類

洞不全症候群の臨床上の分類としては，以下のRubensteinの分類が一般的に用いられる．
Ⅰ型：持続する50拍/分以下の洞性徐脈（図1a）．
Ⅱ型：洞房ブロック sinoatrial block（SA block）あるいは洞停止sinus arrestを伴う徐脈（図1b）．
Ⅲ型：Ⅰ・Ⅱ型を認めかつ頻脈を認めるもの（徐脈頻脈症候群bradycardia-tachycardia syndrome：図1c）．

■③症状

一過性の心停止に伴う脳虚血症状による症状（失神，Adams-Stokes発作，めまい，眼前暗黒感，など）と持続性徐脈に起因する心不全による症状（動悸，息切れ，呼吸困難など）とがある．特殊な場合として，徐脈誘因性の頻脈性不整脈による脳虚血症状が出現する．

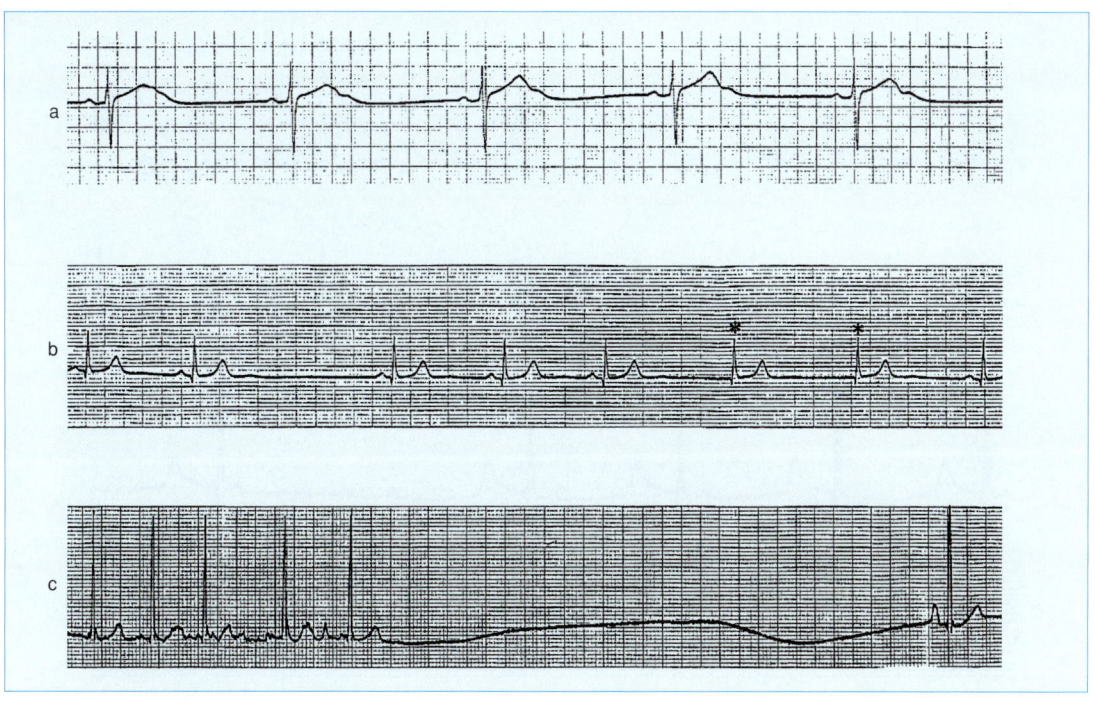

[図1] 洞不全症候群の病型（Rubenstein分類）
　a　Ⅰ型：持続性洞性徐脈
　b　Ⅱ型：洞房ブロック，第2拍目P波と3拍目のP波の間は第1拍目と第2拍目のPP間隔の倍である．第6拍目（*）と7拍目（*）は接合部性補充収縮である．
　c　Ⅲ型：徐脈頻脈症候群，心房細動（左側）の停止後，約7秒の心停止が認められる．

④診断

　洞性徐脈 sinus bradycardia（心電図やモニターのP波が60拍/分以下），洞房ブロック（P波が最小のPP間隔の整数倍で時折脱落），心停止（sinus arrest：P波の脱落が最小PP間隔の整数倍でない），などが心電図で診断される（図1a, b）．

　徐脈性不整脈によると推測される症状がありながら通常の心電図やHolter心電図にて，徐脈性不整脈と症状との関連が明らかでない場合には，臨床電気生理学的検査（EPS）や薬物あるいは運動負荷試験が行われる．

　EPSでの判定基準は施設により多少異なるが，洞結節回復時間が1.5秒，修正洞結節回復時間が0.55秒以上で洞機能不全と診断される．また，硫酸アトロピン静注にて最大心拍数が90拍/分以下，トレッドミル運動負荷にて最大心拍数が130拍/分以下でも洞機能不全が疑われ，EPSを施行する．

　副交感神経遮断薬である硫酸アトロピン（0.04

[表1] 徐脈性不整脈の成因

1. **急性**
   虚血性
   外傷性，手術後
   急性炎症，放射線障害
   迷走神経過緊張（頸動脈洞反射，運動選手）
   閉塞性黄疸
   薬剤（β遮断薬，Ca拮抗薬，ジギタリス，リチウム，アドリアマイシンなど）

2. **慢性**
   先天性
   高齢者（加齢），変性線維疾患
   浸潤性疾患（アミロイドーシス，サルコイドーシス，脂肪変性，粘液腫など）
   原因不明（中心線維体の石灰化やPurkinje線維のびまん性変性など）

mg/kg），交感神経遮断薬であるプロプラノロール（0.2mg/kg）の静注により，自律神経を薬理学的に遮断（total pharmacological autonomic blockade）後の安静臥床時の洞性心拍数（内因性固有心拍数：intrinsic heart rate）が健常人より低

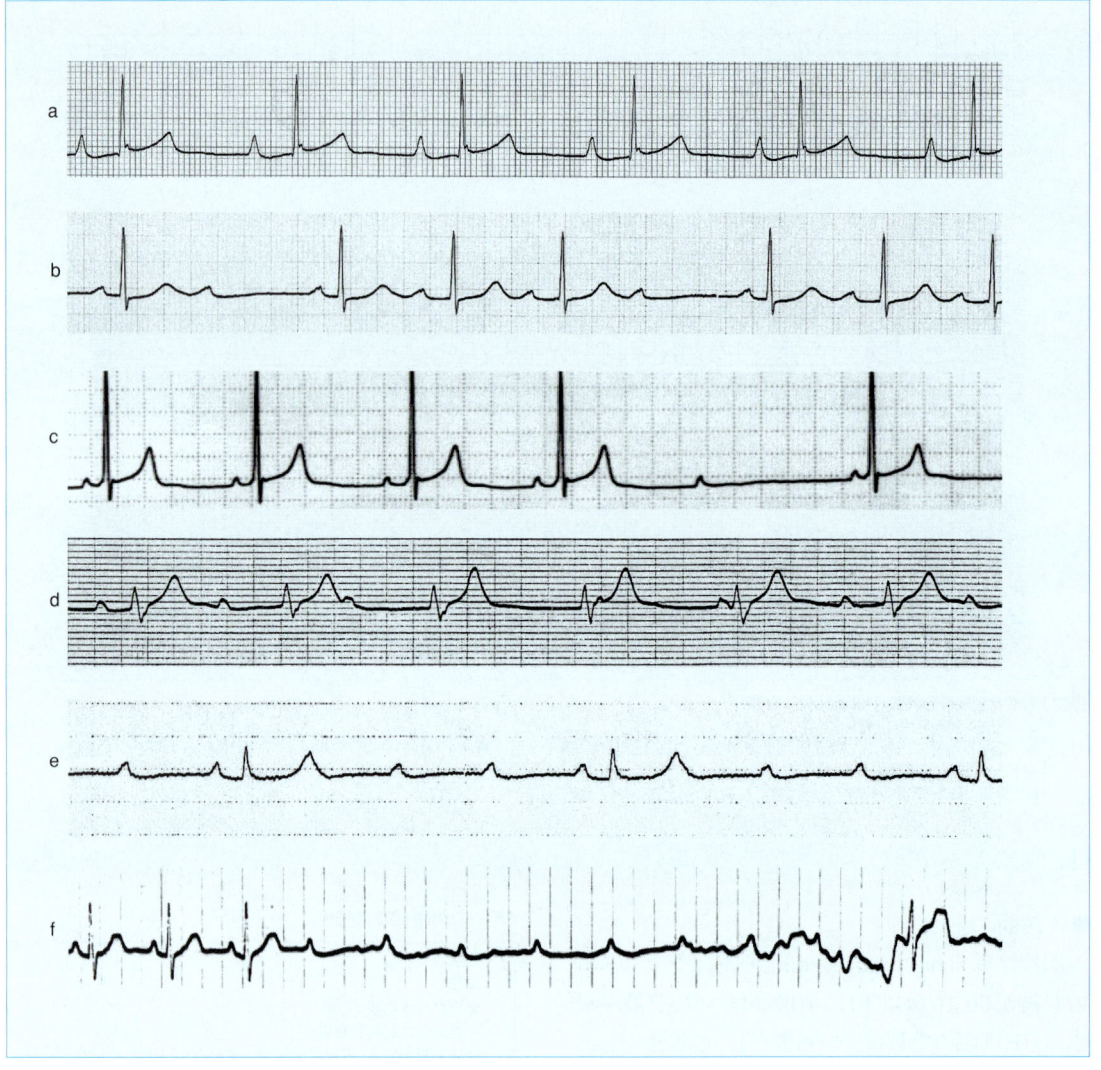

[図2] 房室ブロック
    a Ⅰ度房室ブロック：PQ間隔は0.30秒
    b Ⅱ度房室ブロック（Wenckebach型）：QRS波の脱落はPQ時間が徐々に延長した後に起こる．
    c Ⅱ度房室ブロック（MobitzⅡ型）：QRS波の脱落はPQ時間の延長なしに突然起こる．
    d 完全房室ブロック：P波とQRS波が無関係に認められる．QRS波は0.16秒で心室性補充調律である．
    e 4：1高度房室ブロック
    f 発作性房室ブロック：突然高度な房室ブロックが起こっている．補充収縮も直ちには出現していない．

い場合にも洞機能障害が疑われる．

b. 房室ブロック

■①成因

　洞機能不全の成因にほぼ準ずる（表1）．慢性の房室ブロック atrioventricular block（AV block）の成因は，加齢に伴う中心線維体の石灰化やPurkinje線維のびまん性の変性などのことが多いが，特発性心筋症，サルコイドーシス，アミロイドーシス，膠原病，など二次性の原因による場合もある．

■②分類

　ブロックの程度，部位，出現様式，により分類される．

　　ⓐ房室ブロックの程度による分類

　①第1度：PQ時間が0.21秒以上に延長（図2a），②第2度：P波に引き続くQRS波が時折脱

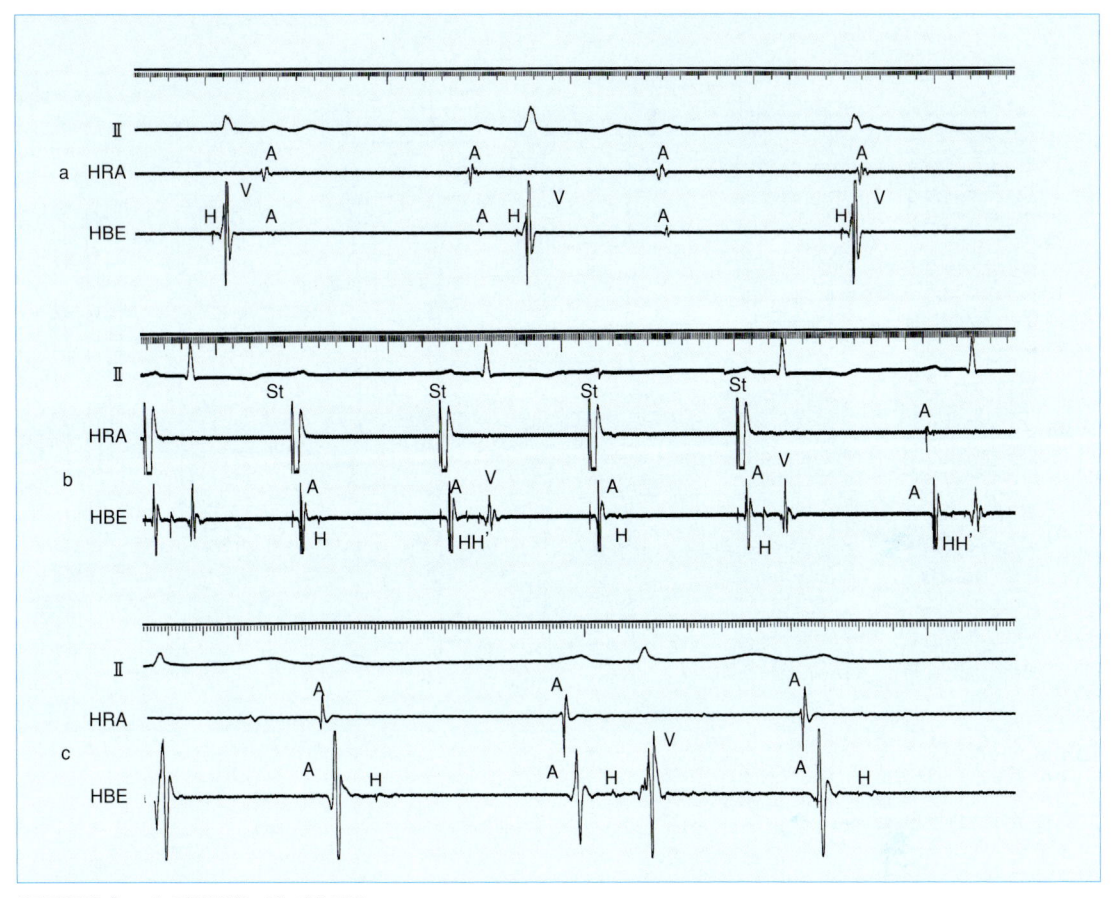

[図3] 房室ブロックの部位診断―His束心電図
　a　AHブロック：完全房室ブロックで接合部性補充調律である．ブロック部位はHis束心電図にて心房波（A波）の後にH波を認めず房室伝導が途絶えている．中央のQRS波は一見伝導しているようにみえるが，R-R間隔は変化していないので偶然この時相でQRS波が出現したものと思われる．
　b　His束内ブロック：心房ペーシング（St）あるいは洞性P波（右端心拍）が心室に伝導したときは，His束心電図にHH'が認められる．QRS波が脱落しているときにはH波のみでH'が脱落しているHis束内ブロックを示している．
　c　HVブロック：QRS脱落時にH波に対応するV波が脱落しておりHVブロックを示している．
　HRA：高位右房，HBE：His束心電図，A：心房波，H：His束波，V：心室波

落する．これには，徐々にPQ時間が延長して伝導が途絶するWenckebach型（図2b）と，PQ時間が一定のまま房室伝導が途絶するMobitz II型（図2c）がある．③第3度（完全房室ブロック）：P波とQRS波に関係を認めず，房室伝導が全く認められないものがある（図2d）．この場合，QRS波が正常の接合部性あるいはQRS波幅の広い心室性補充調律が出現する（図2d）．この際，房室解離との鑑別が必要となる．

高度房室ブロック：第II度房室ブロックには，2：1伝導のほかに，3：1伝導や4：1伝導といった高度房室ブロックが広義には含まれる（図2e）．

ⓑブロック部位による分類

ブロック部位の確定は，His束心電図により行われる（図3）．①心房内（PAブロック），②房室結節内（AHブロック：図3a），③His束内（intra-Hisブロック：図3b），④His-Purkinje系（HVブロック，infra-Hisブロック：図3c），⑤Purkinje-心室筋に分けられる．AHブロックに比べて，His束内ブロックやHVブロックは進行性で，Adams-Stokes発作などの重症の臨床症状を起こすことが多く，予後不良とされる．Wenckebach周期の第II度房室ブロックの大部分はAHブロックであり，Mobitz II型はHis束内あるいはHVブロッ

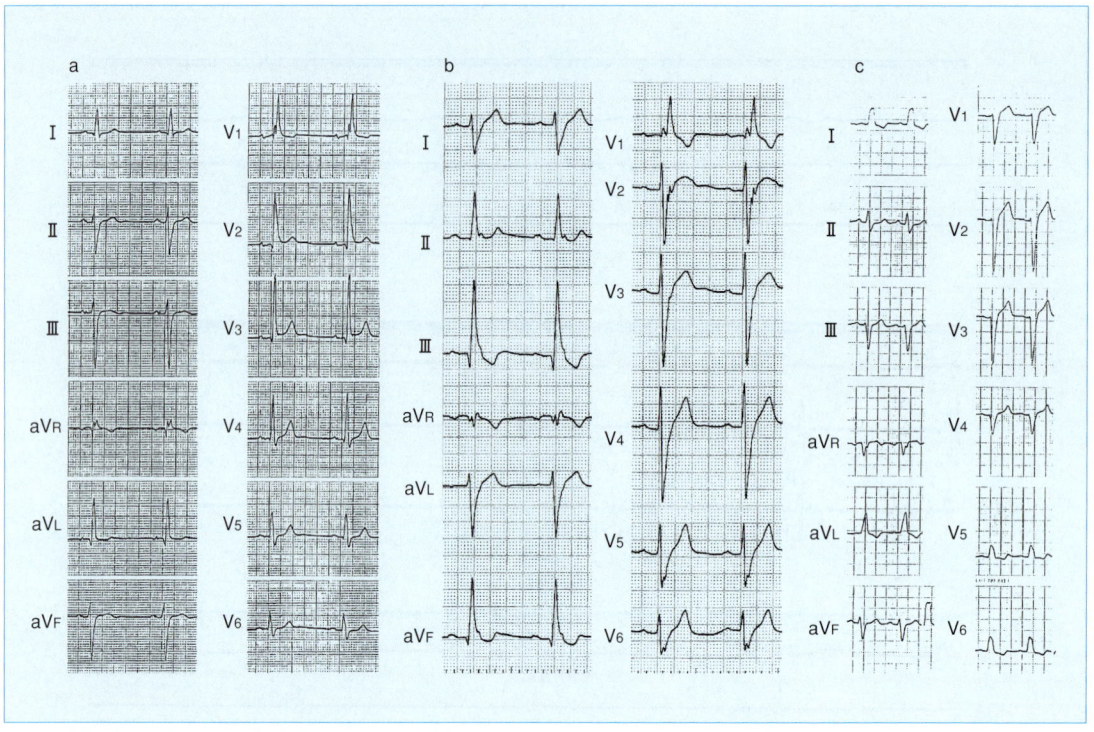

[図4] 脚ブロック
　　a　右脚ブロックと左軸偏位（2枝ブロック）
　　b　右脚ブロックと右軸偏位（右脚と左脚後枝ブロックの疑い）
　　c　左脚ブロックと左軸偏位

クが多い．

ⓒブロックの出現様式，原因による分類

　ブロックの出現様式によって持続型と間歇型あるいは発作型（図2f），持続様式により急性と慢性，原因によって先天性と後天性に分類される．

■③診断

　一過性の場合には短時間記録の心電図では捉えられない場合がある．この際，ベッドサイドモニターやHolter心電図による長時間記録が有用である．これにても，房室ブロックの出現が明らかでない場合や脚ブロックが認められる場合には，電気生理検査を施行する．His束心電図にてブロックの部位診断を行う．

c. 脚ブロック

■①成因・分類

　成因・分類ともに房室ブロックに準じる．脚ブロック bundle branch block (BBB) は房室ブロック同様に，持続型と間歇型，急性（一過性）と慢性，先天性と後天性などに分類される．

■②症状

　1：1で房室伝導が保たれているときには症状がないのが一般的である．一過性の脚ブロック時に胸部不快感などの症状を訴える場合もあるが，むしろまれである．

■③診断

　標準12誘導心電図にて，右脚ブロック，左脚ブロック，心室内伝導障害の診断が行われる．間欠性の診断には，Holter心電図やモニターなどが有効である．電気生理検査では，期外刺激や連続刺激による房室ブロックの誘発試験やプロカインアミド静注負荷試験が行われる．

　右脚ブロック（図4a, b）：心電図V_1胸部誘導でのQRS波形がrSR'型あるいはrR'型でI，$V_{5,6}$誘導の幅広いS波では右脚ブロックと診断する．

　左脚ブロック（図4c）：$V_{5,6}$誘導におけるQ波の

欠如，または著しい減高あるいは同誘導での心室興奮時間の延長，R波上行脚のスラーやR波頂点のプラトー形成などの特徴がある．

心室内伝導障害：QRS波形から右脚あるいは左脚ブロックどちらとも診断されがたい場合．

右（左）脚ブロックの程度：心電図でQRS幅が0.10以上0.12秒未満では不完全右（左）脚ブロック，QRS幅が0.12秒以上では完全右（左）脚ブロックと診断する．

ⓐ分枝ブロック（ヘミブロック）

左脚は前枝と後枝に分岐するが，この分枝が障害されたものを分枝ブロックという．

左脚前枝ブロック：QRS幅の延長を伴わず，−45°以上の著しい左軸偏位を示す．これは左側中隔面の上1/3および高位の左室前側壁の興奮が遅れるためである．

左脚後枝ブロック：心室中隔後下部および左室自由壁後下部の興奮が遅れるため＋120°以上の右軸偏位を示す．右軸偏位は右室肥大などの疾患でもみられるため，診断においては右軸偏位を示す原因が他に存在しないことを確認する．

ⓑ2枝ブロック

2枝（両脚）ブロックは右脚ブロック＋左脚前枝ブロックあるいは右脚ブロック＋左脚後枝ブロックの形で出現する．心電図所見として，右脚ブロックの所見と左脚前枝ブロック（図4a）あるいは左脚後枝ブロック（図4b）の所見の両者を認める．

ⓒ3枝ブロック

2枝ブロック存在下に残り最後の脚が伝導遅延を起こしてPQ時間が0.21秒以上を示した場合に3枝ブロックの診断が可能となる．心電図上は2枝ブロックの特徴とPQ時間の延長である．心室内伝導系の3枝すべてが完全にブロックされると完全房室ブロックとなりP波とQRS波が完全に別のリズムを形成する（図2d）．

d. 徐脈性心房細動

■①成因・分類

心房細動では，心房興奮が360拍/分以上で通常心拍数は不規則で頻拍となることが多いが，房室伝導の障害があると，持続性の徐脈や，昼間は頻拍であっても夜間徐脈となり，RR間隔が著明に延長する．

■②症状

洞不全症候群に準じる．

■③診断

心電図，ベッドサイドモニターやHolter心電図にて行われる．症状がなくても3秒以上の著明なRR延長では，心室細動を誘発することがあるので注意を要する（図5c）．

e. 迷走神経反射に伴う一過性の洞性徐脈・房室ブロック

■①成因・分類

咳嗽，嚥下，採血時，運動時失神などの状況失神situational syncopeや頸動脈洞症候群carotid sinus syndromeなどの反射性失神，過度の交感神経緊張後に起こる迷走神経緊張による神経調節性失神neurally mediated syncope（NMS）などでは，一過性の迷走神経緊張が関与して一過性の洞性徐脈，房室ブロックが起こる．これら迷走神経の関与した病型には，①心抑制型（徐脈が主体），②血管抑制型（血圧低下が主体），③混合型があり，心抑制型，混合型では洞性徐脈，洞房ブロック，洞停止，房室ブロックが起こる．

■②症状

一過性の脳虚血発作による失神・眼前暗黒感など．

■③診断

状況失神では，失神時と同じ状況下で心電図記録を行う．頸動脈洞症候群では，左右の頸動脈洞マッサージによる誘発試験を行う．神経調節性失神では，head-up tilt（HUT）による誘発試験を行う．

f. 徐脈誘発性の心室性不整脈

■①成因・分類

心室筋の不応期は先行のRR間隔に依存し，RR間隔の延長に伴い延長するが，その程度は個々の心室筋によって異なる．そのため，心停止が長い場合にはQT時間の延長と心筋有効不応期の不均一性が著明となり，心室性期外収縮（図5a）， torsades de pointes（**図5b**），心室頻拍・細動（**図5c**），を起こす場合がある．

■ ②症状

頻脈に伴う動悸や脳虚血発作による失神・眼前暗黒感，などである．

■ ③診断

心電図，Holter心電図，モニターにて行われる．電気生理検査を行い，専用の電極カテーテルを用いて心室内の単相活動電位を記録し，活動電位再分極過程でのhumpが徐脈時に誘発されると診断的意義がある．

g. 補充収縮・補充調律

徐脈性不整脈によって，刺激伝導系の上位中枢からの興奮が一定時間以上に出現しない場合には，より下位の刺激伝導系より興奮が発せられる．この場合，興奮が下位の刺激伝導系から発せられるほど，徐脈で不安定である．QRS幅が正常であれば接合部性補充収縮（40～60拍/分）と考えられ，これが連続的に出現する場合は接合部性補充調律である．接合部からの補充収縮が出現しない場合には，QRS幅のより広い（0.12秒以上）心室性補充収縮（40拍/分以下）が出現する（図2e）．この場合，血圧も低下し，補充収縮の出現も不安定で危険な状態である．

●房室解離：心房と心室が固有の調律で興奮する状態．完全房室ブロック時の補充調律と異なり，下位中枢（心室あるいは接合部調律）の自動能亢進によって心房レートより補充調律のレートが多い．

● 2) 治療

a) 治療の必要性の判断

脳虚血症状や心不全などの臨床症状の有無，洞房・房室ブロックの出現様式や洞房・房室ブロックの原因，ブロックの部位および程度，患者の背景などから総合的に判断して治療の必要性を決定する．脈拍が50拍/分前後で特に自覚症状がない場合，洞性徐脈では治療の必要はないが，一方，房室ブロックであれば緊急に治療を開始する必要

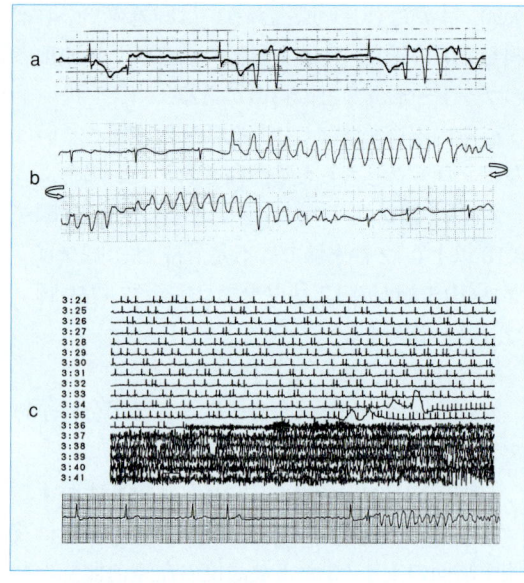

[図5] 徐脈誘発性の頻脈性不整脈
　a　完全房室ブロックで接合部性補充調律となっているが徐脈に伴うQT時間の延長と心室性期外収縮あるいはその連発を認める．
　b　薬剤誘発性の徐脈によるQT延長とtorsades de pointes．
　c　徐脈性心房細動に伴う心室細動：圧縮心電図（上段）では3：36分より突然心室細動が発生している（下段）．

がある場合もある．有症候性で治療の必要がある場合には，まず原因を究明する．薬剤や虚血などによる二次性のものであれば，それを解決する．原因が不明なもの，あるいは二次性の原因を除去したり，その治療に時間を要する場合には，その間に薬剤や一時ペーシングを用いる．徐脈に対する治療が必要で，徐脈の原因解決が困難と判断された場合には，患者の拒否や金属アレルギーなどで植込みが不可能な場合を除き，恒久的ペースメーカーの植込みが行われる．

b) 薬物治療

急性の洞性徐脈・洞房ブロックの場合，硫酸アトロピン1～2Aの1～数分の静注，あるいはイソプロテレノールの持続点滴が有効である．慢性的な洞機能不全の場合，徐脈の程度が軽度であれば，オルシプレナリン硫酸塩（アロテック3～6錠/日），キサンチン製剤の内服，最近はシロスタゾール（プレタール2～3錠/日）の内服が用いられる．

[表2] ペースメーカーの適応（日本循環器学会ガイドライン 1999-2000 年度合同研究班報告）

I. 洞機能不全症候群

Class I :
1. 失神，痙攣，眼前暗黒感，めまい，息切れ，易疲労感などの症状あるいは心不全があり，それが洞結節機能低下に基づく徐脈，洞房ブロック，洞停止あるいは運動時の心拍応答不全によるものであることが確認された場合．それが長期間の必要不可欠な薬剤投与による場合を含む

Class IIa :
1. 上記の症状があるが，徐脈や心室停止との関連が明確でない場合
2. 徐脈頻脈症候群で，頻脈に対して必要不可欠な薬剤により徐脈をきたす場合

Class IIb :
1. 症状のない洞房ブロックや洞停止

Class III :
1. 症状のない洞性徐脈

II. 徐脈性心房細動

Class I :
1. 失神，痙攣，眼前暗黒感，めまい，息切れ，易疲労感などの症状あるいは心不全があり，それが徐脈や心室停止によるものであることが確認された場合．それが長期間の必要不可欠な薬剤投与による場合を含む

Class IIa :
1. 上記の症状があり，徐脈や心室停止を認めるが，両者の関連が明確でない場合

Class III :
1. 症状のない徐脈性心房細動

III. 房室ブロック

Class I :
1. ブロック部位にかかわらず，徐脈による明らかな臨床症状を有する第2度，高度または第3度房室ブロック
2. ブロック部位にかかわらず，高度または第3度房室ブロックで以下のいずれかを伴う場合
   ①投与不可欠な薬剤によるもの
   ②改善の予測が不可能な術後房室ブロック
   ③房室接合部のカテーテルアブレーション後
   ④進行性の神経筋疾患に伴う房室ブロック
   ⑤覚醒時に著明な徐脈や長時間の心室停止を示すもの

Class IIa :
1. 症状のない第2度，高度または第3度房室ブロックで，以下のいずれかを伴う場合
   ①ブロック部位が His 束内または His 束下のもの
   ②徐脈による進行性の心拡大を伴うもの
   ③運動または硫酸アトロピン負荷で伝導が不変もしくは悪化するもの
2. 徐脈によると思われる症状があり，他に原因のない第1度房室ブロックで，ブロック部位が His 束内または His 束下のもの

Class IIb :
1. 症状のない高度または第3度房室結節内ブロックで，覚醒時に著明な徐脈や長時間の心室停止がない場合
2. 至適房室間隔設定により血行動態の改善が期待できる心不全を伴う第1度房室ブロック

Class III :
1. 症状のない第1度房室ブロック（脚ブロックを有するものを含む）
2. 症状のない Wenckebach 型第2度房室ブロック
3. 一過性で，原因を取り除くことにより改善し，かつ再発もしないと思われる房室ブロック（薬剤性など）

IV. 2枝および3枝ブロック

Class I :
1. 慢性2枝または3枝ブロックがあり，第2度 Mobitz II 型，高度もしくは第3度房室ブロックの既往のある場合
2. 慢性2枝または3枝ブロックがあり，投与不可欠な薬剤の使用が房室ブロックを誘発する可能性の高い場合
3. 慢性2枝または3枝ブロックと Wenckebach 周期第2度房室ブロックを認め，失神発作の原因としてさらに高度の房室ブロック発現が疑われる場合

Class IIa :
1. 慢性2枝または3枝ブロックがあり，失神発作を伴うが原因の明らかでないもの
2. 慢性2枝または3枝ブロックがあり，基礎心疾患を有し，電気生理検査による His 束以下での伝導遅延・途絶の証明された場合

Class IIb :
1. 慢性2枝または3枝ブロックがあり，電気生理検査で His 束以下での伝導遅延・途絶の所見を認めるが，器質的心疾患のないもの

Class III :
1. 慢性2枝または3枝ブロックがあるが，電気生理検査で His 束以下での伝導遅延・途絶の所見がなく，症状のない器質的心疾患もないもの

V. 過敏性頸動脈洞症候群・神経調節性失神

Class I :
1. 過敏性頸動脈洞症候群で反復する失神発作があり，洞機能や房室伝導を抑制する薬剤を使用することなく，頸動脈圧迫により長い心停止が誘発される場合

Class IIa
1. 神経調節性失神で反復する失神発作があり，head-up tilt 試験により心抑制反応が認められる場合
2. 心抑制反応を伴う嚥下性失神などの失神で，著しく生活が制限される場合

Class III
1. head-up tilt 試験により心抑制反応が認められるが症状のない場合

急性の房室ブロックの場合，イソプロテレノールの持続点滴が行われることがあるが，基本的には一時ペーシング治療を行う方が安全である．不用意に硫酸アトロピンを投与すると房室ブロックの悪化を招くことがあるので，迷走神経過緊張に伴う房室ブロックであることが明らかでない限り硫酸アトロピンの使用は差し控えた方がよい．

c）一時ペーシング

一過性の症候性徐脈性不整脈や恒久的ペースメーカー植込みまでの間の血行動態の安定化のために，通常経静脈的に双極カテーテルを挿入して行われる．最近は単に胸壁に電極を貼るのみで，緊急ペーシングを行うことが可能な体外式ペースメーカー（フクダ電子社製，日本光電社製）もある．

d）恒久的ペースメーカーの植込み

■①植込み適応

現在のペースメーカーは各社とも軽量小型で機能的にも優れているが，高価であることからその植込み適応には十分配慮する必要があり，不必要な植込みは厳に慎むべきである．適応に関しては，日本循環器学会のガイドラインが一般的に用いられる（表2）．

■②ペースメーカー・モード

植込みが決定した場合には，次にペースメーカー・モードを選択する．例えば，洞不全症候群で房室伝導の正常な場合にはAAI（あるいはAAIR）が理想である．房室ブロックの場合，洞機能の正常な房室ブロックには生理学的ペーシングが行われるVDD（DDD）モードが選択される（図6）．これら生理学的ペーシングモードでは，心室ペーシング（VVI）に比べて，ペースメーカー症候群や血栓症を起こす頻度も低く，また心房収縮を有効に利用することが可能なので，心機能の低下している症例には有効とされる．高度房室ブロックが発作的に出現する，いわゆる発作性房室ブロックの場合には，発作時のみback-upペーシングをする心室ペーシング（VVI）でよい．

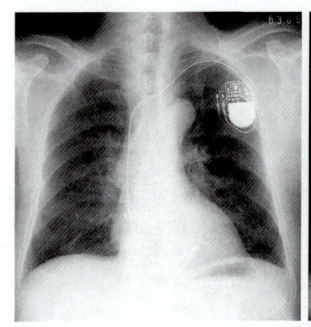

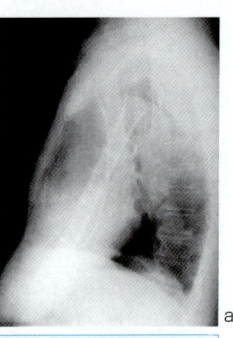

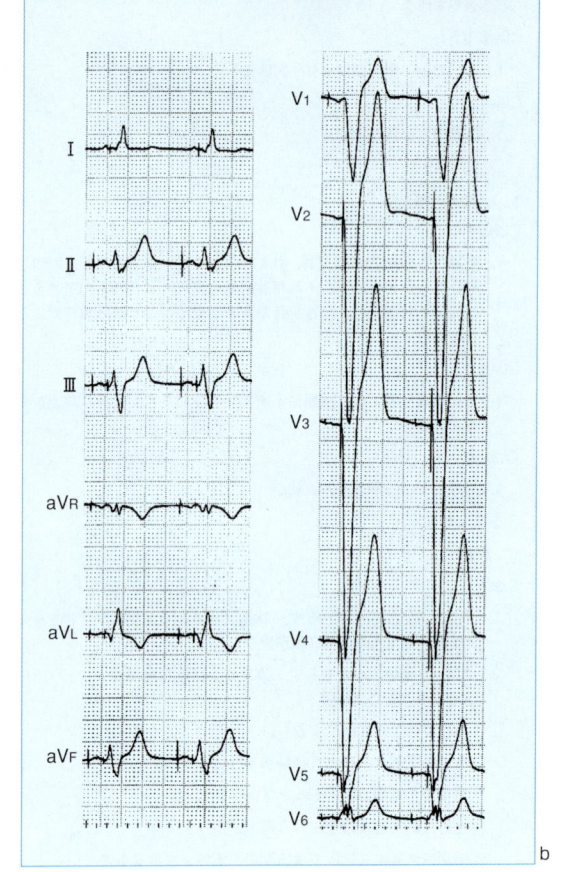

[図6] DDD型ペースメーカーの植込み
　a　胸部X写真：心室リードは心室中隔に植え込まれている．
　b　心電図：DDDモードのペースメーカーが植え込まれ，心房順次心室ペーシングが行われている．

■③植込みリード留置の位置

心室リード：植込み後のリードの安定性から右室心尖部に留置されることが従来は多かったが，特に低心機能患者に右室心尖部からのペーシングを長期間（2～3年以上）継続すると左室機能障害を助長することが最近の研究で判明した．そこで，

低心機能患者には心室中隔あるいは右室流出路に心室リードを留置したり（図6），冠静脈洞を介して左室リードを留置する両心室ペーシングが行われる場合もある．

心房リード：従来はJ型リードを用いて右心耳に留置されていたが，心房ペーシング時の心房内伝導時間をできるだけ短縮させて心房細動の発生あるいは慢性化を予防するために，Bachmann束や心房中隔に留置が行われる場合もある．

文献
1) Jose, AD et al : The normal range and determinants of the intrinsic heart rate in man. Cardiovasc Res 4 : 160, 1970
2) 循環器病の診断と治療に関するガイドライン（1999-2000年度合同研究班報告）：不整脈の非薬物治療ガイドライン．Jpn Circ J 65 : 1127-1160, 2001
3) 清水昭彦：CRT-左室リード留置の方法とコツ．Heart View 8 : 82-89, 2004
4) 清水昭彦ほか：房室ブロック．臨床医 13 : 51-53, 1987

（清水昭彦）

XI. 不整脈

3. 頻脈性不整脈

1) 成因・分類・診断

a) 頻脈性不整脈の分類と定義

頻脈性不整脈 tachyarrhythmia は，用語上は期外収縮，頻拍，粗動，細動に分類され，さらに起源により心房性（上室性）頻脈性不整脈と心室性頻脈性不整脈に分類される．発症機序に基づいた分類もあり，例えば上室性頻拍は異所性心房頻拍，房室結節リエントリー頻拍，房室回帰頻拍などに細分類される．

頻拍は一般には期外収縮が3拍以上連発した場合と定義され，さらに短時間で自然停止する非持続性頻拍と持続性頻拍に分けられる．粗動はレートが非常に速い規則正しい頻拍で，各心拍間に等電位線が認められない場合をいう．細動はさらにレートが速く，リズムと波形が不規則かつ不定になった場合をいう．

b) 心電図診断のポイント

期外収縮であれ頻拍であれ，まずQRS波の幅に注目し，0.10秒以下の正常QRS幅（narrow QRS）か0.12秒以上の幅広いQRS（wide QRS）かを判別する（図1）．narrow QRSであれば上室性（心房，房室接合部，房室回帰）不整脈であり，wide QRSであれば心室性不整脈，脚ブロック（変行伝導 aberrant conduction）を伴った上室性不整脈，WPW症候群のいずれかが考えられる．この中で変行伝導を伴った上室性不整脈との鑑別が特に重要である．図2に心房期外収縮後の変行伝導の成因を示す．心房期外収縮は基本的にはnarrow QRSを伴うが（3拍目），期外収縮があまりに早期に出現すると，80〜90％の例では右脚の，残りの例では左脚の不応期に当たり，それぞれ右脚ブロック，左脚ブロック波形のwide QRSとな

1. QRS幅

- 0.10秒以下＝narrow QRS（正常QRS） ⇒ 上室性不整脈（心房性，房室接合部性，房室回帰性）
- 0.12秒以上＝wide QRS ⇒
  1) 心室性不整脈
  2) 脚ブロックを伴う上室性不整脈
  3) WPW症候群

2. 頻拍のリズム

narrow QRS
- 規則正しい頻拍（regular tachycardia） ⇒ narrow QRS, regular tachycardia（上室性頻拍）
  - 洞頻脈
  - 心房頻拍
  - 発作性上室性頻拍症（PSVT）
  - 心房粗動
  - 非発作性房室接合部性頻拍症
- 不規則な頻拍（irregular tachycardia） ⇒ narrow QRS, irregular tachycardia
  - 心房細動（AF）
  - 房室伝導比が不定の心房粗動

wide QRS
- 規則正しい頻拍（regular tachycardia） ⇒ wide QRS, regular tachycardia
  - 心室頻拍（VT）
  - 上室性頻拍＋脚ブロック（変行伝導）
  - 上室性頻拍＋WPW症候群
- 不規則な頻拍（irregular tachycardia） ⇒ wide QRS, irregular tachycardia
  - 多形性心室頻拍（torsades de pointes）
  - 心房細動＋脚ブロック
  - 心房細動＋WPW症候群

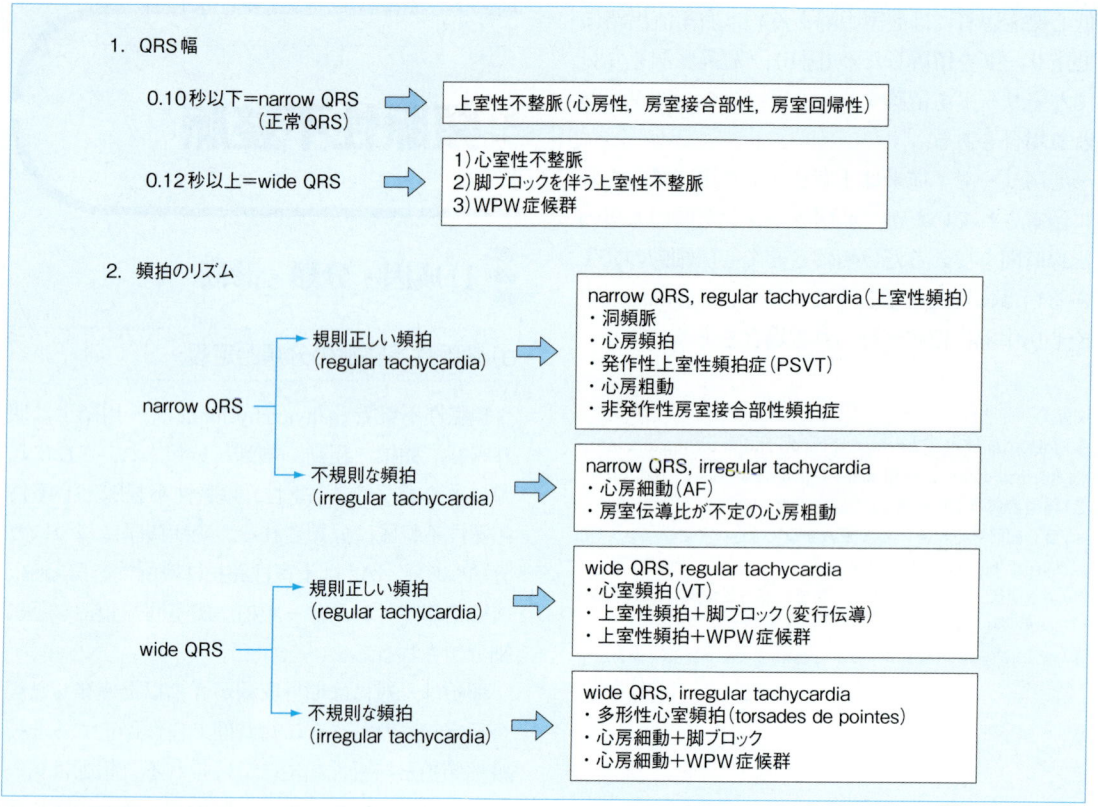

[図1] 頻脈性不整脈診断のアルゴリズム

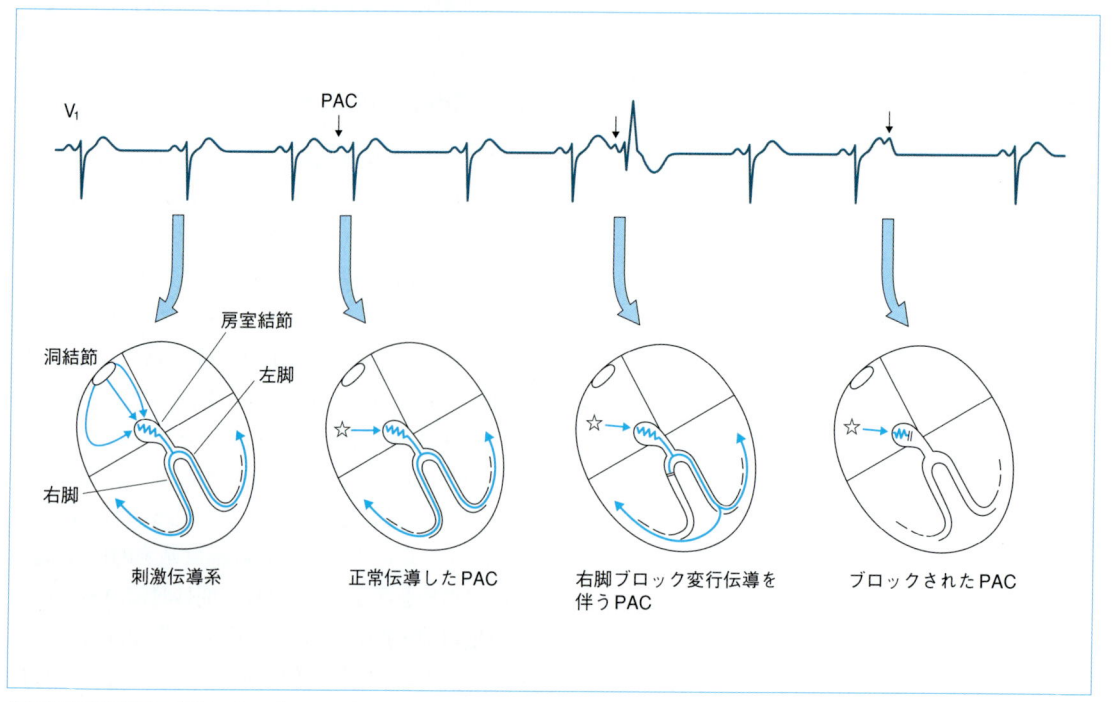

[図2] 心房期外収縮の出現タイミングとQRS波形の変化（変行伝導の成因）

る(5拍目).期外収縮がさらに早期に出現すると房室結節の不応期のためにQRS波が脱落する(7拍目)(ブロックされた心房期外収縮).変行伝導は長いRR間隔の後の短いRR間隔時に生じやすいことを特徴とする(Ashman現象).上室性頻拍であっても同様の変行伝導によりしばしばwide QRSの頻拍となる.変行伝導の診断においては,脚ブロックのQRS波形を熟知しておく必要がある(後述).

次に頻拍(粗動,細動)ではリズムに注目する.規則正しい頻拍と不規則な頻拍に分け,QRS幅を加味して,正常QRS幅の規則正しい頻拍(narrow QRS, regular tachycardia),正常QRS幅の不規則な頻拍(narrow QRS, irregular tachycardia),幅広いQRSの規則正しい頻拍(wide QRS, regular tachycardia),そして幅広いQRSの不規則な頻拍(wide QRS, irregular tachycardia)に分類し,おのおのの頻拍の特徴を捉えて鑑別を進める(図1).

c)診断のプロセス

12誘導心電図を基本とするが,発作性あるいは間歇性に出現する不整脈では24時間Holter心電図検査やモニター心電図の連続記録を行う.運動負荷心電図検査が有用なこともある.発作性頻拍の診断には電気生理検査が有用で,発症機序も解明される.

不整脈の診断と同時にその原因や合併症も診断しなければならない.生活習慣の影響(ストレス,睡眠不足,カフェインなど),器質的心疾患(特に心筋梗塞や心筋症,心サルコイドーシスなど),WPW症候群,心不全,慢性肺疾患,甲状腺機能亢進,貧血,低酸素血症,薬剤(抗不整脈薬,抗うつ薬,抗アレルギー薬,エリスロマイシン,シメチジンなど),電解質異常などの有無に注意する.

正常QRS幅の頻脈性不整脈 narrow QRS tachyarrhythmias

各不整脈の頻度や症状については第XI章の1(464頁)を参照されたい.

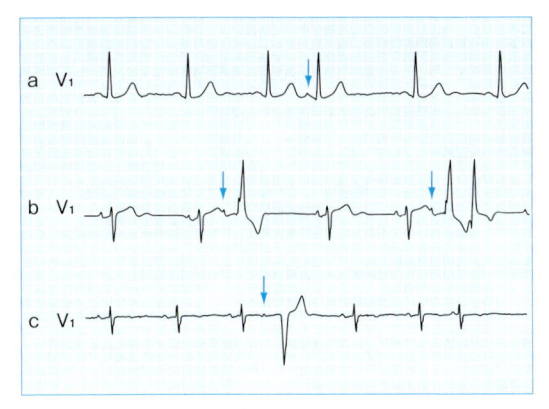

[図3]心房期外収縮(a,矢印)
変行伝導により右脚ブロック(b)や左脚ブロック(c)となることがある.

a. 心房期外収縮と上室性期外収縮

心房期外収縮 premature atrial contraction (PAC)と上室性期外収縮 supraventricular premature contraction (SVPC)は,心房または房室接合部起源の期外収縮で,器質的心疾患や高血圧,貧血,甲状腺機能亢進症,慢性閉塞性肺疾患などの全身性疾患に伴うこともあれば,明らかな原因なく起きることもある.嗜好(喫煙,アルコール,コーヒーなど),薬剤,精神的ストレスや興奮によっても起きる.

■①成因

心房負荷や自律神経の不均衡(交感神経,副交感神経の過緊張)により,異常自動能が亢進したり,撃発活動が誘発され生じる.嗜好や薬剤によっては直接に異常自動能を亢進または撃発活動を誘発する.

■②心電図所見

PACはQRS波に先行する(図3a,矢印).房室接合部由来のSVPCはQRS波の直前,直後または重なって出現し,下壁誘導で陰性P波を呈する.両者の区別が不明瞭な場合はSVPCと診断する.SVPCに続く心室興奮はnarrow QRSのことが多いが,変行伝導により右脚ブロック(図3b)や左脚ブロック(図3c)のwide QRSとなることがある(図2).

b. 心房頻拍

　心房頻拍 atrial tachycardia とは，右房，左房，冠静脈洞，大静脈，肺静脈など，さまざまな部位に起源を有する頻拍である．異所性心房頻拍 ectopic atrial tachycardia（EAT）とも呼ばれる．頻拍は心房期外収縮の連発から持続性頻拍までさまざまである．発作性のことも，1日中頻拍を繰り返す持続型のこともある．持続型では頻拍誘発心筋症により心不全をきたす．器質的心疾患や全身性疾患に合併しやすいが，明らかな基礎疾患なく起きることもあり，また若年者にもみられる．心房頻拍から心房粗動，細動に移行することも多い．

①成因

　多くは異常自動能の亢進，一部は心房内リエントリーを機序とする．開心術後の心房切開創を周回する心房頻拍は incisional reentrant atrial tachycardia と呼ばれる．

②心電図所見

　narrow QRS の頻拍で，P 波を QRS 波の前に認める（図4a）．P 波の波形は起源によりさまざまである．心房レートは 120～240 拍/分で，速い場合は房室結節でブロックし，QRS 波がときどき脱落する（図4b）．

c. 発作性上室性頻拍

　発作性上室性頻拍 paroxysmal supraventricular tachycardia（PSVT）は，突然始まり突然停止することを特徴とし，数分間〜数時間持続する頻拍発作を繰り返す．頻度はさまざまで，1年に1回の例から1日に頻回に起こす例まである．器質的心疾患のない場合が多いが，WPW 症候群に伴うことも多い．

①分類と成因

　房室結節二重伝導路を介するリエントリー（房室結節リエントリー頻拍 AV nodal reentrant tachycardia（AVNRT））と，WPW 症候群の副伝導路を介するリエントリー（房室回帰頻拍 AV reciprocating tachycardia（AVRT））が多い．少数ではあるが心房内リエントリーを機序とする例もある．WPW 症候群にはデルタ波を認める顕性

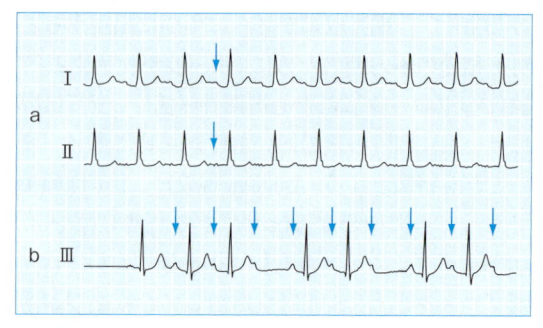

[図4] 心房頻拍
a では 1：1 房室伝導を認め，b では 3：2 の Wenckebach 型房室ブロックを認める．矢印は P 波を示す．

WPW 症候群と逆伝導のみでデルタ波を認めない潜在性 WPW 症候群がある．AVNRT は 40 歳以上の中高齢者に初発することが多い．AVRT は若年より高齢まで認め，40 歳以前に初発することが多い．

　AVNRT は冠静脈洞入口部前方の Koch 三角の下縁の slow pathway と上縁の fast pathway を介するリエントリーを機序とする（図5a）．slow pathway から fast pathway へと伝導する通常型（slow-fast 型）と，逆方向の稀有型（fast-slow 型）がある．通常型 AVNRT では P 波が QRS 波に重なるため不明瞭となるが（図5a），稀有型では逆行性 P 波が QRS 波に遅れて出現し，long RP' tachycardia となる（図5b）．

　AVRT は心房から心室へと伝導した興奮波が房室間に存在する副伝導路を介して心房へと回帰し，これを繰り返す（図5c）．心房興奮は心室興奮に引き続き生じるため，逆行性 P 波を QRS 波の直後に認める．AVRT の特殊型として，副伝導路の伝導時間が長いために P 波が QRS 波にかなり遅れて出現し，long RP' tachycardia となる場合がある．パーマネント型 AVRT と呼ばれ，頻拍は持続性，易再発性で，頻拍誘発心筋症となりやすい．

②心電図所見

　心拍数が 120～240 拍/分の規則正しい上室性頻拍である．P 波は QRS 波に重なるか直後に認める（図5）．なお変行伝導を伴うと wide QRS regular tachycardia となる（後述）．

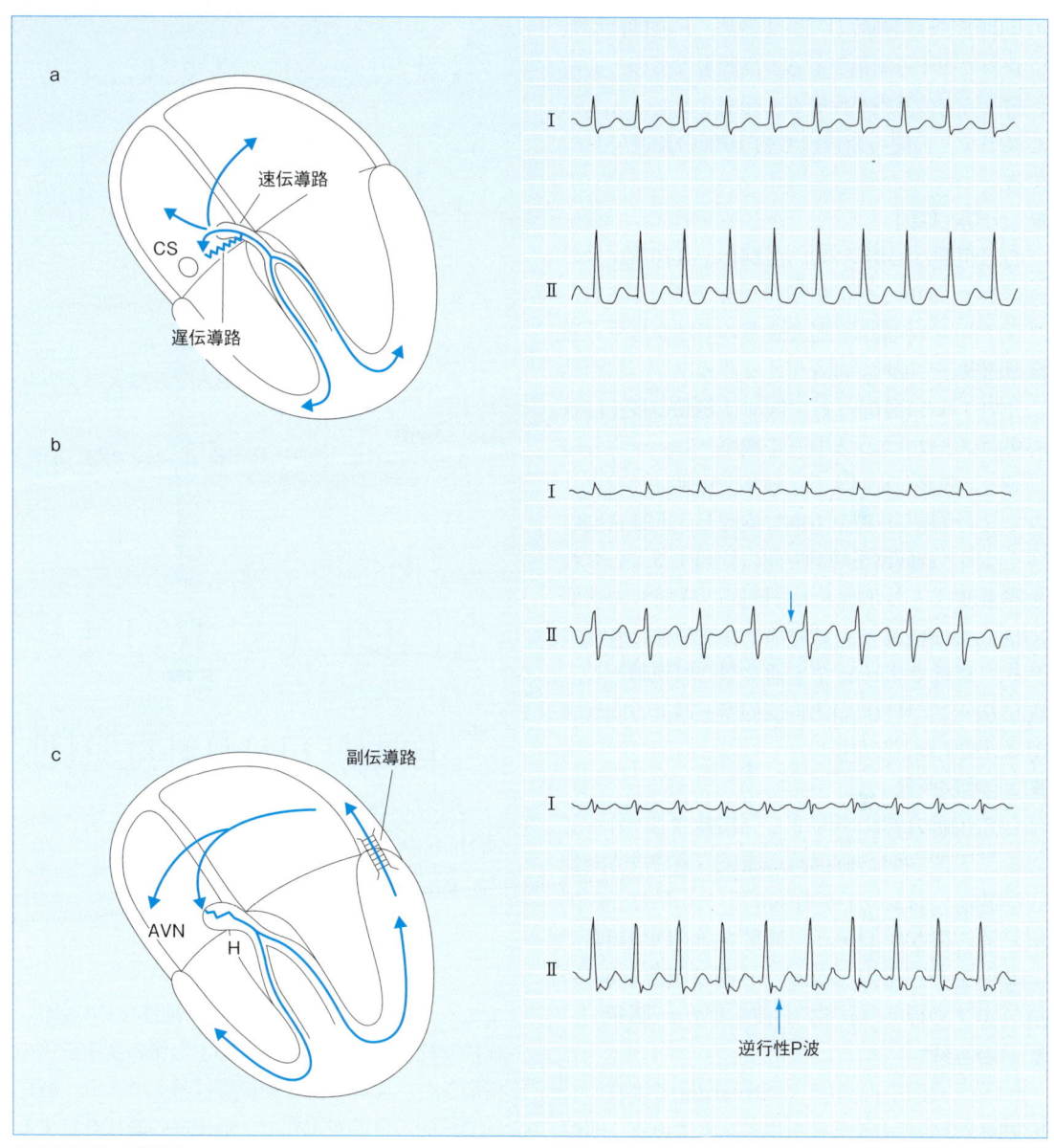

[図5] 発作性上室性頻拍
aは房室結節リエントリー頻拍の通常型（slow-fast型），bは稀有型（fast-slow型），cは房室回帰頻拍を示す．

■ ③鑑別診断
　心拍数が120〜240拍/分のnarrow QRS, regular tachycardiaをみた場合，PSVT，心房頻拍，2：1伝導の心房粗動の鑑別を行う．心房頻拍ではQRS波の前にP波を認めるのに対し（図4），PSVTではP波がQRS波に重なるか，または直後にあるため不明瞭となる（図5）．薬剤投与も鑑別に有用で，PSVTはアデノシン三リン酸（ATP）やベラパミルで停止するが，心房頻拍は房室伝導が抑制され一時的にQRS波が脱落するものの心房頻拍自体は多くは影響を受けない．2：1伝導の心房粗動ではQRS波の2倍のレートの鋸歯状の粗動波の有無に注目する（図6a）．

d. 心房粗動

　心房粗動 atrial flutter とは，240〜440拍/分

の規則正しい粗動波（F波）を認め，F波間に等電位線を欠如する頻拍である．高齢者に多い．心房粗動は特定の基礎心疾患なく発症するが，先天性心疾患などの開心術後にも約10％の頻度で発症する．

■①分類と成因

心房粗動は心房レートが240〜340拍/分のtype 1と，340〜440拍/分のtype 2に分類され，さらにtype 1粗動は陰性鋸歯状のF波を呈する通常型粗動と，陽性F波を呈する非通常型心房粗動に分類される（図6a〜c）．Type 1粗動の多くは右心房内マクロリエントリーを機序とし，三尖弁輪に沿って興奮が旋回する．通常型粗動は前方よりみて三尖弁輪を反時計方向に旋回し，非通常型の多くは同じ旋回路を時計方向に旋回する．いずれも興奮波は三尖弁輪下大静脈間の解剖学的峡部isthmusを通過するため峡部依存性粗動とも呼ばれる．最近ではtype 1を通常型心房粗動とし，旋回方向により反時計方向旋回型と時計方向旋回型に分類することが多い．

■②心電図所見

心房粗動の特徴は規則正しい粗動波（F波）を認めることで，特に通常型心房粗動（反時計方向旋回型粗動）ではレートが約300拍/分の陰性の鋸歯状F波を認める（図6a）．時計方向旋回型粗動では陽性のF波を認め（図6b），type 2粗動では300拍/分以上の種々の形態のF波を認める（図6c）．

■③鑑別診断

narrow QRS，regular tachycardiaでは常に心房粗動を念頭におくことがポイントである．明瞭なF波を認める場合の診断は容易であるが，2：1房室伝導の心房粗動例ではF波とQRS波が重なるため，F波の同定が困難となることがあり，PSVTと間違われやすい．迷走神経緊張や，ATPやベラパミルの静注により房室伝導を一過性に抑制するとF波が認識しやすくなる（図6d）．

e．心房細動

心房細動 atrial fibrillation（AF）とは，心房が不規則，無秩序に興奮する頻拍で，絶対性不整脈

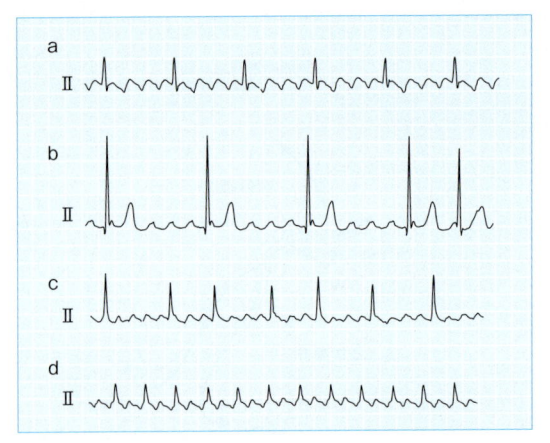

[図6] 心房粗動
aは通常型粗動，bは非通常型粗動，cはtype 2粗動，dは2：1伝導の通常型粗動を示す．

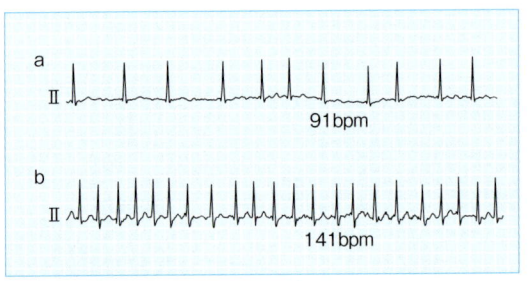

[図7] 心房細動
aは通常の心房細動で，心室拍数は91拍/分である．bは頻脈性心房細動で，心室拍数は141拍/分である．

である．致死的ではないものの，動悸などの症状，血栓塞栓症，心機能低下，心不全例の生命予後の増悪など，患者に及ぼす影響は甚大である．特に脳塞栓症の併発が重要で，脳梗塞の既往を有する例，心不全例，高血圧例，高齢者でリスクが高い．基礎疾患としては，僧帽弁膜症，虚血性心疾患，高血圧性心疾患，その他の原因による心不全，甲状腺機能亢進症，低酸素血症などが重要である．基礎疾患を認めないことも多い（孤発性AF lone AF）．

■①分類と成因

AFは1週間以内，多くは24時間以内に自然停止する発作性AF，自然停止しないものの洞調律への復帰が可能な持続性AF，洞調律へ復帰できない永続性AFに分類される．一般には発作性

AFを繰り返しながら，やがて持続性AF，そして永続性AFに移行する．成因としては，局所自動能の亢進によるfocal mechanismと複数興奮波のrandom reentryが実験的に提唱されている．前者は心房起源の速い刺激生成（400拍/分以上）に対して心房全体が一様に追随できず，心房内各所で伝導ブロックをきたし（細動性伝導），結果として不規則な興奮を生じる．後者では複数の興奮波の不規則な旋回運動により，不規則かつ無秩序な興奮が維持される．AF中の心室レートはさまざまで，房室結節の不応期に依存する．

■②心電図所見

P波が消失し，基線が不規則にさざ波状に揺れ（細動波），narrow QRS, irregular tachycardiaとなる（図7a）．頻脈性AFでは細動波の確認が困難となるが，絶対的に不規則な頻脈であることに注目して診断する（図7b）．慢性になると細動波が細小となり判読しにくくなるが，これも絶対性不整脈であることに変わりはない．なおAFであるにもかかわらずQRS波が規則正しい場合は房室ブロックの合併を考える．

> 幅広いQRSの頻脈性不整脈
> wide QRS tachyarrhythmias

f. 心室期外収縮

心室期外収縮 premature ventricular contraction（PVC）は，心室起源の期外収縮で，器質的心疾患や全身性疾患に伴うこともあれば，明らかな原因なく起きることもある（特発性PVC）．電解質異常，薬剤，精神的ストレスや興奮によっても起きる．特発性PVCは生命予後に影響しないが（良性不整脈），器質的心疾患，特に心機能低下例に合併した場合は突然死を含め生命予後悪化因子となる．ただしPVCの抑制により生命予後が改善されるわけではなく，治療法の選択において注意を要する．

■①成因

異常自動能，撃発活動，リエントリーが考えられるが，個々の例で同定することは困難である．

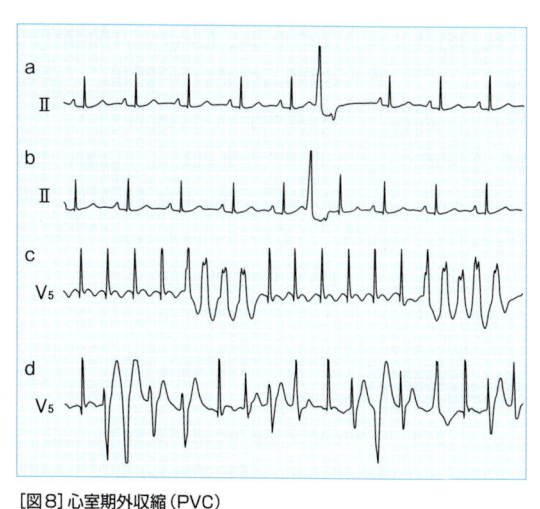

[図8] 心室期外収縮（PVC）
aは代償性休止期を伴うPVC, bは間入性PVC, cは連発性PVC, dは多形性（多源性）PVCを示す．

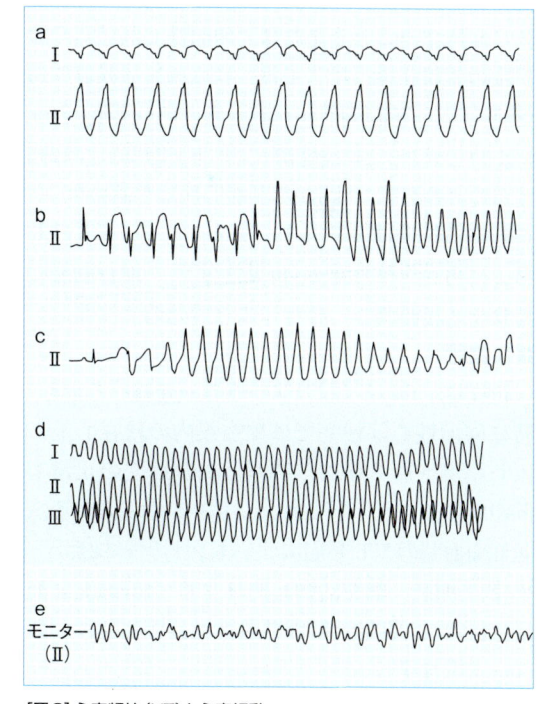

[図9] 心室頻拍（VT）と心室細動
aは単形性VT, bは多形性VT, cはQT延長に伴うtorsades de pointes, dは心室粗動, eは心室細動（救急救命士による発症現場での記録）を示す．

■②心電図所見

wide QRSの期外収縮で，心室内の起源部位によりさまざまなQRS波形を呈する．PVCに続い

て代償性休止期を認めることもあれば（**図8a**），認めないこともある（間入性PVC）（**図8b**）．連発性PVC（**図8c**）や多形性のPVC（多源性PVC）（**図8d**）を認めることもある．2連発PVCはpaired，3連発PVCはtripletと呼ばれ，また3連発以上は非持続性心室頻拍，あるいはshort run型心室頻拍とも呼ばれる．PVCの診断においては変行伝導を伴うSVPCと鑑別する必要がある（**図2**）．

g. 心室頻拍

心室頻拍ventricular tachycardia（VT）とは，PVCが3拍以上連続する頻拍で，30秒以上持続するか血行動態の破綻のため直ちに治療を要する場合は持続性VT，30秒未満の場合は非持続性VTと定義される．急性虚血（急性心筋梗塞，異型狭心症）や電解質異常，薬剤などの一過性の原因に起因することもあれば，陳旧性心筋梗塞や心筋症の線維組織，肥大心筋，Brugada症候群や遺伝性QT延長症候群のイオンチャネル異常（509，511頁参照）などの継続的な解剖学的基質に起因することもある．明らかな基礎心疾患を認めない，いわゆる特発性VTも多く認められる．VTはしばしば再発を繰り返し（再発性VT），血行動態の悪化や心室細動への移行により致死的となる．

■①成因

再発性VTの多くはリエントリーを機序とする．特に陳旧性心筋梗塞では梗塞巣内の残存心筋により構築される緩徐伝導路と梗塞周囲の正常心筋組織により8字型リエントリーが形成される．急性虚血時のVT発症にはリエントリーのほか，異常自動能，撃発活動も関与する．torsades de pointesには撃発活動の早期後脱分極とリエントリーが関与する．

■②心電図所見

心拍数は100拍/分以上であるが，100拍/分未満のVTはスローVTまたは頻脈性心室調律accelerated idioventricular rhythm（AIVR）と呼ばれる．VT中のQRS波形が単一で安定している場合は単形性VT（monomorphic VT）（**図9a**），不安定で1拍ごとに変化する場合は多形性VT（polymorphic VT）と呼ばれる（**図9b**）．2種類以上の単形性VTを認める場合は，複数単形性VT（pleomorphic VT）と呼ばれる．QT延長症候群に伴う多形性VTはtorsades de pointesと呼ばれる（**図9c**）．

VTの診断に際しては，脚ブロックや変行伝導を伴う上室性頻拍との鑑別が必要で，以下のポイ

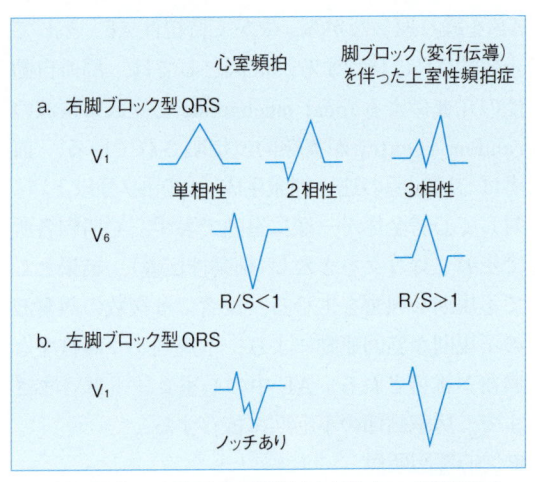

［図10］右脚ブロック型QRSの鑑別（a）と左脚ブロック型QRSの鑑別（b）

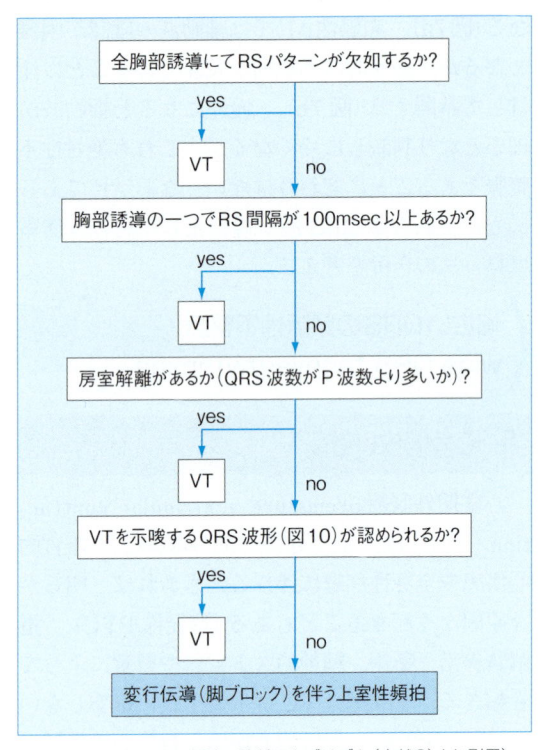

［図11］幅の広いQRS頻拍の診断アルゴリズム（文献3）より引用）

ントに注目する.

① QRS 幅が 0.14 秒以上であれば VT が示唆される.
② 房室解離や心室捕捉(または融合収縮)を認めれば VT. ただし wide QRS の頻拍中に P 波を見出すことは必ずしも容易でなく, また VT であっても約半数の例では房室解離を認めない.
③ 左軸偏位は VT を示唆するが, 上室性頻拍でも認めることが多い.
④ 右脚ブロック型 QRS では, V_1 が単相性〜2相性を示す場合や V_6 の R/S 比が 1 未満の場合は VT が示唆される(図10a).
⑤ 左脚ブロック型 QRS では, V_1, V_2 の S 波にノッチのある場合は VT が示唆される(図10b).

以上のポイントに加え, Brugada らは図 11 に示す鑑別法を提唱している. このアルゴリズムによる VT 診断の感度は 98.7%, 特異度は 96.5% と高い. 図12 に特発性左室起源 VT(ベラパミル感受性 VT)と右脚ブロック変行伝導を伴う PSVT(AVRT)を比較して示す. ともに類似する wide QRS, regular tachycardia であるが, V_6 の R/S 比により鑑別される. 左脚ブロック変行伝導を伴う PSVT と VT の鑑別はしばしば困難である.

なお VT の中でもレートが速く(例えば 240 拍/分以上), QRS 波と T 波の区別もつかないサインカーブのような波形を呈する VT は心室粗動 ventricular flutter と呼ばれることがある(図9d).

h. 心室細動

心室細動 ventricular fibrillation(VF)とは, 心停止の状態で, 直ちに心肺蘇生を開始すべき致死的不整脈である.

■①分類

心筋局所の低酸素状態や電解質異常により興奮性や不応期の不均一性 dispersion が増加し, 持続性 VT を経ることなく VF が発生する場合, 一次性 VF と定義される. 急性虚血時に多くみられる. 最近注目されているイオンチャネル病(509頁参照)では多形性 VT より VF へと移行する. 明らか

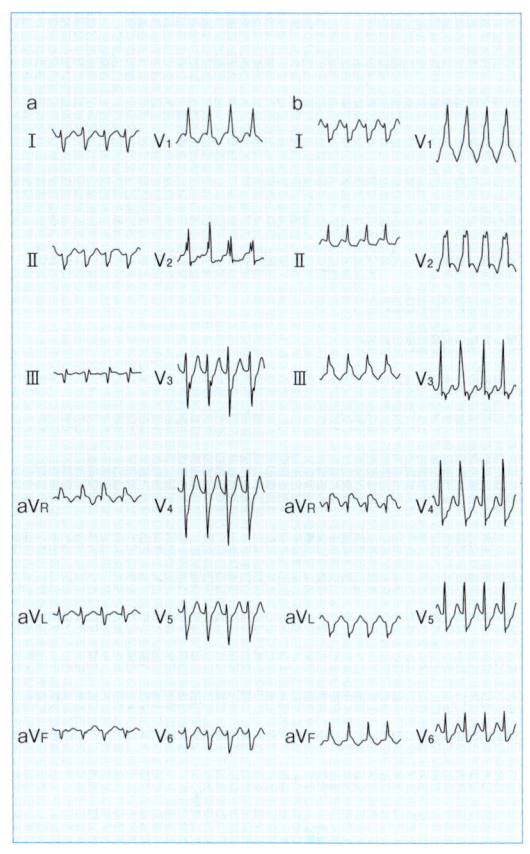

[図12] 特発性左室起源心室頻拍(a)と右脚ブロック変行伝導を伴う発作性上室性頻拍(AVRT)(b)

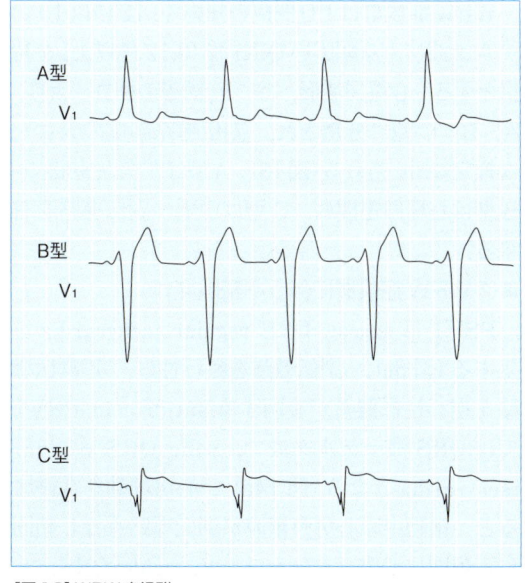

[図13] WPW 症候群
　V_1 誘導の δ 波のベクトルにより A, B, C 型に分類される.

な器質的心疾患，心電図異常を認めず，突然VFを発症する場合もあり，特発性VFと定義される．QT短縮やQRS直後のノッチを認めることがあり，何らかのイオンチャネル異常が考えられる．

一方，単形性VTが持続したために血行動態が悪化し，心筋虚血が招来されVFに至るものは二次性VFと呼ばれる．陳旧性心筋梗塞や心筋症，心不全末期などにみられる．

■②心電図所見

個々のQRS波の判別が困難な無秩序で不規則な頻脈である（図9e）．心電図診断は容易である．

i. WPW症候群に伴う頻脈性不整脈

正常の房室伝導路以外に1本〜複数本の副伝導路を有し，心房興奮が正常伝導路をバイパスして心室に早期に伝わる（早期興奮症候群 preexcitation syndrome）．心房心室間に副伝導路（Kent束）を有するWPW症候群は早期興奮症候群の代表で，PQ間隔の短縮とデルタ波を特徴とし，PSVT（AVRT）や心房細動の頻拍発作を合併する．頻度は少ないものの突然死をきたすこともあり，high risk群と呼ばれる（1例/10,00症例・年）．James束，Mahaim束，atrio-His束などのバイパスもあるがまれである．

■①心電図所見

WPW症候群はPQ間隔の短縮（0.12秒以下）とデルタ波による幅広いQRS波（0.12秒以上）を特徴とする．心電図波形，特にV_1誘導の極性により，A，B，C型に分類され，副伝導路部位の大まかな推定に用いられる（図13）．A型は左房左室間に，B型は右房右室間に，C型は中隔に副伝導路を有する．

■②WPW症候群に伴う不整脈発作

PSVTはnarrow QRS regular tachycardiaを呈する（図5c）．副伝導路を順行性に，正常伝導路を逆行性に興奮が旋回するantidromic PSVTではQRS波＝デルタ波で，wide QRS regular tachycardiaとなる（図14a）．心房細動を合併すると，細動中の心房興奮波が副伝導路を介し頻回に不規則に心室へと伝わるため，wide QRS, irregular tachycardiaとなる（図14b）．副伝導路の

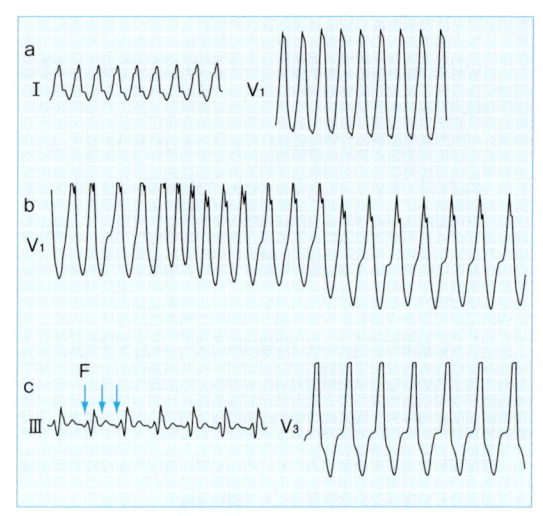

[図14] WPW症候群に認められる幅の広いQRS頻拍
aは逆行性房室回帰頻拍，bは心房細動，cは心房粗動を示す．

不応期が短い例では心室拍数が異常に多くなり，心室細動へ移行することもありうる．心房粗動の合併はまれであるが，粗動波に注目して診断する（図14c）．

文献

1) Brugada, P et al : A new approach to the differential diagnosis of a regular tachycardia with a wide QRS complex. Circulation 83 : 1649-1659, 1991
2) Wellens, HJJ et al : Indications for use of intracardiac electrophysiologic studies for the diagnosis of site of origin and mechanism of tachycardias. Circulation 75 (suppl III) : III-110-III-115, 1987
3) Zipes, DP : Specific arrhythmias. Diagnosis and treatment. Heart Disease, Braunwald, E ed, WB Saunders, Philadelphia, 640, 1997

（奥村　謙）

2) 治療

a) 薬物療法

頻脈性不整脈に対する薬物治療は近年大きく変化した．古くは数種類の抗不整脈薬を経験的に用いることが不整脈治療の主流であったが，近年，電気生理学的検査の進歩により不整脈の発生メカニズムが徐々に明らかになり，発生機序に基づい

た論理的な不整脈治療が行われ始めた．さらに危険な不整脈を治療することが死亡率を減少させることに結びつかないといった大規模 trial の結果（CAST, SWORD など）から抗不整脈薬の持つ催不整脈作用がクローズアップされるようになり，臨床の場で薬物の作用機序についての十分な認識が求められるようになってきている．

■①抗不整脈薬の分類

ⓐVaughan Williams 分類

抗不整脈薬の分類方法としては Vaughan Williams 分類が長い間用いられてきた．これは抗不整脈薬を I～IV 群に分類したものであるが，現在では Harrison がさらに修正を加え I 群を三つに分けたものが一般的である（**表1**）．

この分類法は簡便で理解しやすいため臨床に深く浸透しているが，数々の問題点が指摘されている．

(1) I 群と IV 群がイオンチャネル，II 群が受容体遮断薬，III 群が電気生理学的変化を表しており，ある種の薬物の効果が複数の機序に起因することがあるため分類が困難である場合がある．

(2) イオン電流やチャネルを遮断する作用によって分類されているためチャネルや受容体を活性化する抗不整脈薬に関しては考慮されていない．

(3) ジギタリス，アデノシンなど作用機序からは分類不可能な薬物がある．

(4) この分類法は非常に簡略化されているため，あるクラスに属する薬物の有用性や安全性について同じクラスに属する他の既知の薬物と同様の特性を有するであろうと誤って推定してしまう可能性がある．

ⓑSicilian Gambit

以上のような問題点を踏まえ，論理的に薬物が選択できるように抗不整脈薬の作用をより合理的にまとめようという動きが近年活発となった．これが Sicilian Gambit である．1990 年シシリー島で最初の開催がなされ，第2回会議の内容が 1994 年に刊行された（**表2**）．

この"新"分類法の特徴を簡単にまとめると，薬物の作用を分子レベルにおける作用で表していること，薬物の標的となる不整脈発症機序に基づ

[表1] Vaughan Williams 分類

class I	Na⁺チャネル遮断薬	IA	伝導↓ 再分極↑	キニジン，プロカインアミド，シベンゾリン
		IB	異常線維伝導↓ 再分極↓	リドカイン，メキシレチン
		IC	伝導↓↓ 再分極→	フレカイニド，ピルジカイニド
class II	交感神経遮断薬		β遮断薬	
class III	再分極延長薬		アミオダロン，ソタロール	
class IV	Ca²⁺チャネル遮断薬		ベラパミル，ジルチアゼム，ベプリジル	

(Vaughan Williams, 1970, 1975, 1983 より引用改変)

[表2] Sicilian Gambit－標的分子に対する薬物作用

薬剤名	チャネル						受容体				ポンプ
	Na⁺ 速(fast)	Na⁺ 中間(med)	Na⁺ 遅(slow)	Ca²⁺	K⁺	If	α	β	M₂	A₁	Na⁺-K⁺ ATPase
リドカイン	◯										
メキシレチン	◯										
アプリンジン		Ⓘ									
ピルジカイニド			Ⓐ								
プロカインアミド		Ⓐ			◯						
ジソピラミド		Ⓐ			◎				◯		
キニジン		Ⓐ			◎		◯		◯		
プロパフェノン		Ⓐ			◯			◯			
フレカイニド			Ⓐ		◯						
シベンゾリン			Ⓐ	◯							
ベプリジル		Ⓘ		●	◎						
ベラパミル	◯			●				◎			
ジルチアゼム				◎							
ソタロール					●			●			
アミオダロン		Ⓘ		◯	●		◎	◎			
アリニジン					◎	●					
ナドロール								●			
プロプラノロール		◯						●			
アトロピン									●		
アデノシン										☐	
ジゴキシン									◯		●

ブロックの力価: ◯ 弱(low) ◎ 中間(moderate) ● 強(high)
☐＝アゴニスト
A＝活性化チャネルブロッカー，
I＝不活性化チャネルブロッカー

(Task Force of the Working Group on Arrhythmias of the European Society of Cardiology : The Sicilian Gambit. Eur Heart J 12 : 1112-1131, 1991 より一部改変. ☐はわが国で用いられている薬剤で上記文献に記載されていないものを名古屋大学児玉逸雄先生により追加改変)
(注)わが国において，アリニジンは発売されていない．

いて分類していること，である．さらに枠組み（フレームワーク）となっていることも特徴的で，機序に関する情報や薬物の増加に伴ってさらに拡張できるフレキシブルなものとなっている．とりわけ研究の進歩しているイオンチャネルに関しては"内向き電流"（Na^+チャネル，Ca^{2+}チャネル）と"外向き電流"（K^+チャネルなど）に分けて整理されており，不整脈の発生機序を"受攻性因子" vulnerable parameterとの関連で細胞レベルと心臓レベルでまとめた一覧表（**表3**）が提示されている．そして，不整脈の発生機序を自動能，撃発活動，リエントリーに分け，臨床で認められる不整脈の受攻性因子に対し，どういったイオン電流が作用しているかを詳細に述べている．

■ ②作用機序

抗不整脈薬を選択するうえで重要なことはイオン電流の流れである．**図15**に心筋活動電位の簡単な模式図を示す．細胞に興奮が加わると活動電位が発生する．心筋細胞においては，0相（脱分極相）はNaイオンの急速な流入であり，それに引き続いて起こる1～3相（再分極相）にはCa，Kイオンが主に関連しプラトー相を形成している．洞房結節や房室結節の刺激伝導系では0相はNaイオンではなくCaイオンが関与しているため心筋細胞に比べ立ち上がりが緩やかとなる．また4相の部分については，心筋細胞ではKイオンの流出が終了した後NaイオンとKイオンの能動的な移送が行われる．これらを踏まえて抗不整脈薬の作用機序について触れる．

ⓐ Na^+チャネル遮断薬

これは，基本的には活動電位の0相に作用し心筋の伝導を遅くして作用する薬物である．詳細は別項に譲るが，Na^+チャネルからの解離の速度によってfast, intermediate (Sicilian Gambitではmed), slowにさらに分類される．Na^+チャネルからの解離が遅くなるに従い次の心筋興奮時に薬物が残存しているため遅いものほどブロック作用が強くなる性質を有しており，頻拍時にはさらにブロック作用が著明となる（頻度依存性ブロック）．したがって抗不整脈作用は強力となるが，同時に収縮力を減弱させる効果も増大させることになる．

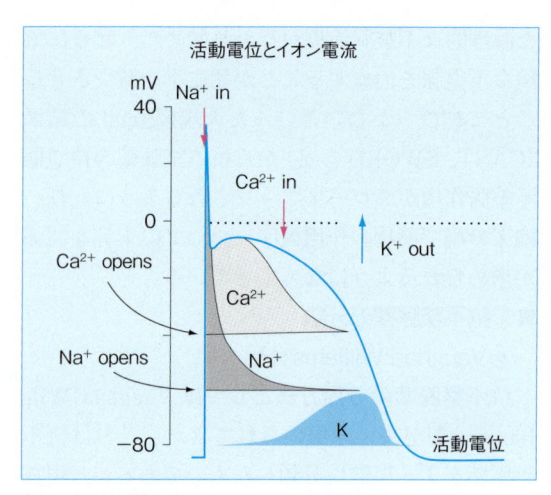

[図15] 心筋活動電位

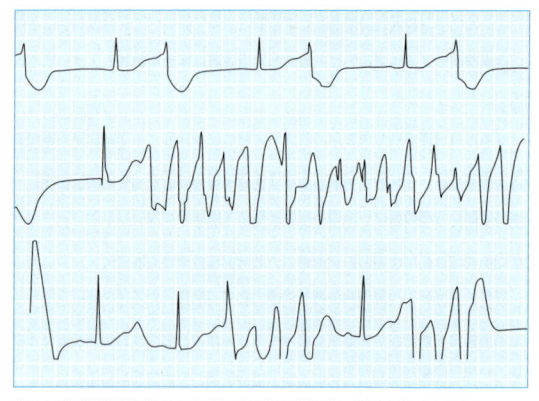

[図16] 薬剤誘発性の二次性QT延長症候群に認められたTdP

逆に，解離の早い薬物は収縮力の減弱作用は弱いことになる．Vaughan Williamsではこれらをそれぞれ（fast kinetics＝Ib；intermediate kinetics＝Ia；slow kinetics＝Ic）と分類している．また，薬物が結合するタイミングが活性化状態 active state（つまり0相）であるのか不活性化状態 inactive state（プラトー相）であるのかでも分類される．これによって不活性化状態に親和性がある薬物はプラトー相が短いものにはあまり有効でないことが理解され，リドカイン，メキシレチン，などVaughan WilliamsのIbに属する薬物は一般に不活性化状態に親和性があるので心室筋に比べプラトー相が短い心房筋には作用しにくいことがわかる．

[表3] 受攻性因子の見地からの細胞レベルにおける不整脈発症機序の分類

不整脈発症機序	受攻性因子 (抗不整脈作用)	受攻性因子を修飾する 可能性の高いイオン電流
自動能		
正常自動能の亢進	第4相脱分極(減少)	I_f；I_{Ca-T}(遮断) $I_{K(ACh)}$(活性化)
異常自動能	最大拡張期電位(過分極) または第4相脱分極(減少)	I_K；$I_{K(ACh)}$(活性化) I_{Ca-L}；I_{Na}(遮断)
早期後脱分極(EAD)	活動電位持続時間(短縮) またはEAD(抑制)	I_K(活性化) I_{Ca-L}；I_{Na}(遮断)
遅延後脱分極(DAD)	Ca過負荷(負荷軽減) またはDAD(抑制)	I_{Ca-L}(遮断) I_{Ca-L}；I_{Na}(遮断)
リエントリー		
抑制されたNaチャネルによる 　一次性伝導障害(大きい興奮間隙)	興奮性と伝導性減少	I_{Na}(遮断)
緩徐Ca電流による 　一次性伝導障害 　(大きい興奮間隙)	興奮性と伝導性減少	I_{Ca-L}(遮断)
異方性による 　一次性伝導障害 　(大きい興奮間隙)	興奮性と伝導性減少	ギャップ結合(遮断)
不応期終末部を追いかける 　興奮伝導 　(小さい興奮間隙)	有効不応期(延長)	I_k(遮断) I_{Na}；I_{Ca-L}(増加)
その他の発症機序		
リフレクション	興奮性(減少)	I_{Na}；I_{Ca-L}(遮断)
副収縮	第4相脱分極(減少)	I_f(遮断) (最大拡張期膜電位が深い場合)

(The Sicilian Gambit: A new approach to the classification of antiarrhythmic drugs based on their actions on arrhythmogenic mechanisms. Circulation 84：1831-1851, 1991より改変引用)

ⓑ K⁺チャネル遮断薬

Vaughan WilliamsのⅢ群に相当する．K⁺チャネル遮断薬は，心筋の活動電位持続時間を延長させる薬物である．したがって体表心電図上ではQT時間の延長が認められる．リエントリー性不整脈に対しては不応期を延長させるため，リエントリー回路のexcitable gap(興奮間隙)を減少させることで非常に強い抗不整脈作用を発揮すると考えられる．この群に属する薬物で問題となるのは，徐脈時のTdP(torsades de pointes)である(図16)．この発生には逆頻度依存性 reverse use dependencyが関与していると考えられている．すなわち，刺激頻度の増加時(頻脈時)にはK⁺チャネル遮断作用は弱いが，刺激頻度の減少(徐脈時)に伴いK⁺チャネル遮断作用が増強しQTがさらに延長するというものである．アミオダロンは，この逆頻度依存性がない唯一の薬物で徐脈時のQT延長作用は比較的弱くTdPの発生は少ないとされている．これは他のK⁺チャネル遮断薬が内向きK電流(遅延整流K電流)の中でもI_{Kr}(rapid component)を遮断する作用のみを有しているのに対しアミオダロンはI_{Ks}(slow component)に対する遮断作用を同時に有しているためとされている．

ⓒ Ca²⁺チャネル遮断薬

心筋細胞において電位依存型Ca電流は，T型とL型の二つが確認されている．T型は洞房結節の自動能(第4相の後半部分)に関連し，L型はプラトー相に関連する．L型はverapamil, diltiazemやdihydropyridine系の薬物によってブロックされる．このタイプの抗不整脈薬は主に非リエントリー性の不整脈と房室結節を回路の一部にする不整脈に有効である．

ⓓβ受容体遮断薬

　この薬物の主な作用は交感神経β作用の抑制にある．β受容体にカテコラミンなどのアゴニストが結合するとGTP存在下にGs蛋白が活性化され，ATPがサイクリックAMP(cAMP)となり，PKA(protein kinase A)を介して種々のイオンチャネルのリン酸化や酵素の活性化が生じる．これらの作用をβ受容体遮断薬はブロックするため，不整脈を悪化させる機能的因子modulating factorを是正する．例えばカテコラミンによって生じた活動電位4相の脱分極速度の増加を抑制する．また撃発活動時のcAMP依存性Na電流，Ca電流を抑制する．さらに，リエントリー性心室頻拍に対してはカテコラミンで増大した不応期のばらつきを減少させるといわれている．

ⓔその他

　M_2受容体，P受容体はG蛋白であるGkを介しアセチルコリン感受性K^+チャネルの開閉に関与し作用を発揮する．したがってこれらの受容体の活性化によって心房筋においては活動電位の著明な短縮を引き起こし，刺激伝導系においては第4相の過分極に基づく興奮性の低下をもたらす．M2受容体はGi蛋白を介し，cAMP依存性PKAの抑制を引き起こしβ刺激に拮抗する作用も有している．また，P受容体は，cAMP生成を直接阻害することによってカテコラミン誘発性Ca電流を抑制すると考えられている．

　α受容体は細胞内Caの増加，脱分極時間の延長，梗塞発症時などの状況下で$α_1$アゴニストがtriggered activityを引き起こすことが知られているが，臨床的にα受容体遮断薬の抗不整脈作用についてはほとんど知られていない．

■③不整脈の発生機序からみた薬物の選択

　不整脈の発生機序として，1)異常自動能，2)撃発活動，3)リエントリーの三つがある．表3にSicilian Gambitから提唱された受攻性因子からみた細胞レベルでの不整脈発生機序を掲げているので，それに沿って簡単に触れていく．

ⓐ異常自動能 abnormal automaticity

　これは，障害された心筋細胞が部分的に脱分極して自発的な興奮が生じることによって発生する不整脈である．したがって，第4相のCa電流かNa電流が関連していると考えられ，それらをブロックする薬物(ベラパミル，リドカイン，プロプラノロール)か膜電位を過分極させる薬物を選択すると有効であると考えられる．

ⓑ撃発活動 triggered activity

　これには，2種類あり，活動電位がいったん再分極したあとに脱分極が発生する遅延後脱分極delayed afterdepolarization(DAD)と，活動電位が完全に再分極する前に脱分極が発生する早期後脱分極early afterdepolarization(EAD)がある．DADは心筋虚血時やジギタリス中毒が有名でCa電流が主に関与しているとされている．一方，EADは，活動電位を延長させ二次性のQT延長症候群を生じるキニジンなどが有名で，外向きK電流の減少や一過性の内向きNa電流の増加などが関与していると考えられている．そのため，DADが疑われる場合はCa^{2+}チャネル遮断薬(ベラパミル)が選択され，EADが疑われる場合はNa^+チャネル遮断薬(メキシレチン)，Ca^{2+}チャネル遮断薬(ベラパミル)，Mgなどが選択される．

ⓒリエントリー reentry

　実際には，臨床不整脈の多くはこのリエントリーが機序であることが知られている．このタイプは回路の遮断が不整脈治療の本態となる．したがってターゲットとする部位によって薬物を選択する．例えば房室回帰性頻拍の場合，房室結節遮断をターゲットとする場合はCa^{2+}チャネル遮断薬(ベラパミル)を，副伝導路遮断をターゲットとする場合はNa^+チャネル遮断薬(ジソピラミド)を選択すればよい．同様に房室結節回帰性頻拍ではCa^{2+}チャネル遮断薬が有効である．ベラパミル感受性心室頻拍を除く心室頻拍の多くは障害心筋を一部に含むため，Na^+チャネル遮断薬(フレカイニド)か，全体の不応期を延長させ回路の形成を防ぐK^+チャネル遮断薬(アミオダロン)を用いればよいと考えられる．

ⓓ大規模臨床試験

　詳細は別項に譲るが，不整脈治療の最終目標は致死的不整脈を抑制することが死亡率低下に結びつかなければならないことにある．この点につい

て最初に疑問を投げかけたものがCASTである．この臨床試験では，心室頻拍を合併した陳旧性心筋梗塞患者を強力なNa$^+$チャネル遮断薬（特にVaughan WilliamsのIc）で治療することがかえって死亡率の増加を招く結果となり，器質的心疾患を有する患者においてはむしろ致死的不整脈を誘発する恐れ（催不整脈作用）があるのではないかという反省が行われた．その後K$^+$チャネル遮断薬を用いた臨床試験が行われたが，SWORDに代表されるpureなK$^+$チャネル遮断薬を用いた臨床試験でも死亡率を増加させる結果となった．現時点で比較的有効と考えられている薬物は，アミオダロンと（BASIS, CAMIATなどより），d, l-ソタロール（ESVEMより）のみで，これらの薬物が有効な理由についてはK$^+$チャネル遮断作用のほかに種々の薬理作用を有しているため（いわゆるdirty drug）と考えられている．

ⓔアップストリーム治療

最近，従来の抗不整脈薬治療を，今出ている症状を抑えるという意味でダウンストリーム治療と呼ぶのに対し，不整脈を起こしている基質，さらにはその上流の病態を治すことで二次的に抗不整脈効果を期待しようという治療をアップストリーム治療と呼ぶようになった．心房細動に対してはアンジオテンシン変換酵素阻害薬，アンジオテンシン受容体遮断薬，スタチン，fish oilなどが，心房細動の発生を抑制するアップストリーム治療として報告されている．ダウンストリーム治療がQOLを改善するのに今必要であるのに対し，アップストリーム治療は長期的な予防を考えて，より上流に治療のターゲットを持っていくわけであるが，どういったものが不整脈発生の上流に位置しているのか，今後はそういった病気自体の理解が求められてきていると考えられる．

■おわりに

近年，抗不整脈薬の新しい分類法としてSicilian Gambitが提唱され，不整脈発生機序から薬物を選択していこうという動きが活発となってきた．Vaughan Williams分類では，I群薬は心房，心室，副伝導路由来の不整脈に適応があるということ，II群薬では運動誘発性の不整脈に有効であること，IV群薬は発作性上室性頻拍症の治療に有効であることなどが漠然と理解しやすい．一方，Sicilian Gambitでは，すべての薬物のイオンチャネルや受容体への作用は詳細に記載されているが，グループ分けされていないため，ある程度の専門的な知識を必要とする．しかし，Na$^+$, K$^+$, Ca^{2+}チャネルや，β受容体に関する簡単な知識さえあれば使用可能な薬物が幅広く選択でき，期待される効果が予測できるといった利点がある．したがって臨床的には両者を上手に組み合わせていくことが論理的な不整脈治療に役立つと考えられる．

大規模試験の結果は特に心機能の低下した症例に対する不整脈治療は症状を改善させるものの予後については必ずしも改善させるものではないことを十分認識すること，アップストリームをターゲットとした不整脈の引き金になる病因を理解することが今後の不整脈治療に必須となってきている．

文献

1) Antiarrhythmic Therapy : A Pathophysiological Approach. by Members of the Sicilian Gambit. Futura Publishing Company, Inc, 1994
2) Burkart, F et al : Effect of antiarrhythmic therapy on mortality in survivors of myocardial infarction with asymptomatic complex ventricular arrhythmias : Basel Antiarrhythmic Study of Infarct Survival (BASIS). J Am Coll Cardiol 16 : 1711-1718, 1990
3) Cairns, JA et al : Post-myocardial infarction mortality in patients with ventricular premature depolarizations. Circulation 84 : 550-557, 1991
4) Echt, DS et al : Mortality and morbidity in patients receiving encainide, flecainide or placebo : The Cardiac Arrhythmia Suppression Trial. N Engl J Med 324 : 781-788, 1991
5) Hondeghem, LM et al : Class III antiarrhythmic agents have a lot of potential but a long way to go : Reduced effectiveness and dangers of reverse use dependence. Circulation 81 : 686-690, 1990
6) Kimura, S et al : Delayed afterdepolarizations and triggered activity induced in feline Purkinje fibers by alpha-adrenergic stimulation in the presence of elevated calcium levels. Circulation 70 : 1074-1082, 1984
7) 抗不整脈療法．Sicilian Gambitによる新しい病態生理学的アプローチ，小川　聡訳，医学書院，1995
8) 栗田隆志ほか：抗不整脈薬の催不整脈作用に関する検討－その発生頻度と発生機序－．心電図 13 : 48, 1993
9) Madrid, AH et al : Angiotensin receptor blocker as adjunctive therapy for rhythm control in atrial fibrillation :

results of the irbesartan-amiodarone trial. Card Electrophysiol Rev 7 : 243-246, 2003
10) Mozaffarian, D et al : Fish intake and risk of incident atrial fibrillation. Circulation 110 : 368-373, 2004
11) 日本心電学会小委員会「抗不整脈薬ガイドライン委員会」: Sicilian Gambitに基づく抗不整脈薬選択のガイドライン作成に向けて. 心電図 17 : 191, 1997
12) Ohe, T et al : Idiopathic sustained ventricular tachycardia: Clinical and electrophysiologic characteristics. Circulation 77 : 560-568, 1988
13) Siu, CW et al : Prevention of atrial fibrillation recurrence by statin therapy in patients with lone atrial fibrillation after successful cardioversion. Am J Cardiol 92 : 1343-1345, 2003
14) The ESVEM Investigators : Determinants of predicted efficacy of antiarrhythmic drugs in the electrophysiologic study versus electrocardiographic monitoring trial. Circulation 87 : 323-329, 1993
15) Vaughan Williams, EM : A classification of antiarrhythmic actions reassessed after a decade of new drugs. J Clin Pharmacol 24 : 129-147, 1984
16) Vermes, E et al : Enalapril decreases the incidence of atrial fibrillation in patients with left ventricular dysfunction : insight from the Studies Of Left Ventricular Dysfunction (SOLVD) trials. Circulation 107 : 2926-2931, 2003
17) Waldo, AL et al : Effect of d-sotalol on mortality in patients with left ventricular dysfunction after recent and remote myocardial infarction. Lancet 348 : 7-12, 1996
18) Young-Xu, Y et al : Usefulness of statin drugs in protecting against atrial fibrillation in patients with coronary artery disease. Am J Cardiol 92 : 1379-1383, 2003

〈草野研吾・大江　透〉

b) カテーテルアブレーション治療

　カテーテルアブレーション catheter ablation 法とは，心内に留置した電極を介して外部から電気的エネルギーを体外に置いた対極板との間で通電することにより頻脈性不整脈の原因となっている心筋組織を焼灼・破壊し，不整脈を根治する治療法のことである．1982年，直流通電によるヒス束のカテーテルアブレーションが登場して以来，世界的に急速に普及し，今や薬物治療に置き換わる勢いである．また，カテーテルアブレーション成功例は，以後の薬物療法が全く不要であり，患者の精神的負担の消失，cost benefit の面からも非常に有用な治療法であると考えられる．しかし反面，不整脈のタイプによっては未だ成功率が十分高くないものもあること，カテーテルによる心房，心室壁穿破，心タンポナーデ，穿刺部位や焼灼部位での血栓形成など，頻度は少ないが合併症があること，また，放射線被曝の問題や焼灼部位が将来どのような障害をもたらすか不明でもあるため，カテーテルアブレーションの適応選択は慎重でなければならない．

■①カテーテルアブレーションの進歩

　カテーテルを介したエネルギーとしては直流（DC），高周波（RF），マイクロウェーブ，レーザーなどがあるが現在ではRFによるカテーテルアブレーションが主体であり，DC法と違って全身麻酔の必要もないことから適応疾患が拡大している．RFによるカテーテルアブレーションの原理は，基本的には電子レンジや電気メスと同じで高周波によって電荷の移動が生じ組織が発熱することにより局所の焼灼を行うものである．RFアブレーションの登場以来，カテーテル自体にさまざまな工夫がなされ，この分野は急速に進歩している．例えば，先端電極の大きな（large-tip；4mm，8mm size），屈曲度を調節できるカテーテル（deflectable catheter）が導入されたり，過剰な組織障害を防ぐため電極の先端に温度センサーを組み込んだものが登場したり，電極温度が一定になるように出力を調節する機能のついた高周波通電装置の登場である．これらの進歩により治療成績は著しく向上し，発作性上室性頻拍に対するカテーテルアブレーションは100%に近い成功率を上げている．副伝導路に対するカテーテルアブレーションに伴う合併症，死亡の頻度としては，1992年にNASPEから発表された報告があり，それぞれ2.1%，0.2%で，合併症の内容として弁損傷，心タンポナーデ，房室ブロック，肺や全身の塞栓症などがあげられている．またマッピング法の進歩も重要であり，バスケットカテーテルやCARTOシステムなど，多点同時マッピングが可能になったことも不整脈の回路の同定やアブレーションの効果判定に重要な役割を果たしている．

■②カテーテルアブレーションの適応となる疾患

　電気生理検査による頻脈性不整脈の機序の解明，技術や知識の進歩，経験の蓄積などによりカテーテルアブレーションの適応疾患は徐々に拡大しつ

つある．施設によっても相違はあるが，現在の適応となる不整脈について治療成績によって以下に分類してみた．

　ⓐ非常に良好な成績が得られている
・副伝導路を有する房室回帰性頻拍症 (Kent束，Mahaim束など)
・房室結節回帰性頻拍症
・心房粗動 (通常型)
・特発性心室頻拍 (右室流出路起源，左室起源のいわゆるベラパミル感受性タイプ)
　ⓑ比較的良好な成績が得られている
・心房頻拍症
・心房粗動 (稀有型)
・器質的心疾患に伴う心室頻拍症
・発作性心房細動
　ⓒ症状軽減目的にまれに行われている
・房室結節の modification による心室レートのコントロール
・房室ブロック作成

■③治療法の選択
　カテーテルアブレーション治療の適応の有無は，不整脈の発作の頻度，持続時間やそのときの症状の強さ，薬剤治療の反応性，年齢，おのおのの施設での技術，患者の受け入れなどによって個々の症例で異なると考えられる．

◆副伝導路に対するカテーテルアブレーション治療はすでに確立された．顕在性WPW症候群は房室間に解剖学的な異常構造物 (副伝導路) があるために心室早期興奮を生じ，心電図上，特異なデルタ波を形成し，房室回帰性頻拍を生じるリエントリー回路を形成する．発生率は人口の0.1〜0.3％程度とされているが，その中で不整脈の発生は12〜80％程度と文献によってさまざまである．WPW症候群は古くから突然死が生じることが知られている．これは副伝導路の不応期が短い症例で心房細動が生じた場合，副伝導路を介した早い心室応答から心室細動を引き起こすためと考えられている．また，複数の副伝導路を有する症例や低心機能のため不整脈により容易に循環不全を生じるような症例も高リスク群とされている．WPW症候群の突然死の頻度は文献的には約0.15％/year とされているが，症状の認められない症例ではさらに低いことが容易に予想されるためWPW症候群を含む房室回帰性頻拍症に対するカテーテルアブレーション治療が安全性の高い術式といってもその適応には慎重でなければならないと考えられる．房室回帰性頻拍症に対するカテーテルアブレーションの積極的適応として以下のものがあげられると考えられる．

・突然死の危険性のある高リスク群
・生活に支障をきたすような症状を有する薬剤抵抗性の不整脈
・副作用，妊娠などによって薬剤治療を継続できない症例
　相対的適応としては，
・高齢者 (特に左側副伝導路の場合)
・発作の頻度が少なく症状が軽度
・薬剤未治療

と考えられる．このうち年齢については意見が分かれるところであるが，左側副伝導路については当施設では経動脈的にアプローチを行うため高齢者では塞栓症の合併が増加することが考えられるため消極的としている．

◆房室結節回帰性頻拍症は，以前は房室結節内の二重伝導路が想定されていたが，解剖学的な知識の進歩により頻拍回路の一部に心房筋が含まれることが明らかとなった．さらに fast pathway の心房付着部はKochの三角 (冠静脈洞入口部, His束，三尖弁輪で囲まれる部位) の前方に，slow pathway は Koch の三角の後方に存在することが明らかとなった．カテーテルアブレーションによる治療は以前は fast pathway のアブレーションが行われていたが，近年では房室ブロックの合併症を防ぐため slow pathway のアブレーションが主体となっている．その指標としては，冠静脈洞入口部付近の心房後中隔で記録される "slow pathway potential (Jackman 電位)" の部位や，それよりも高位 (His束に近い部位) の三尖弁輪部で記録される "slow potential (Haissaguerre 電位)" の部位，あるいは解剖学的アプローチ (三尖弁輪部を冠静脈洞入口部下縁レベルから徐々に上位へアブレーションしていく) が用いられている (図17)．また

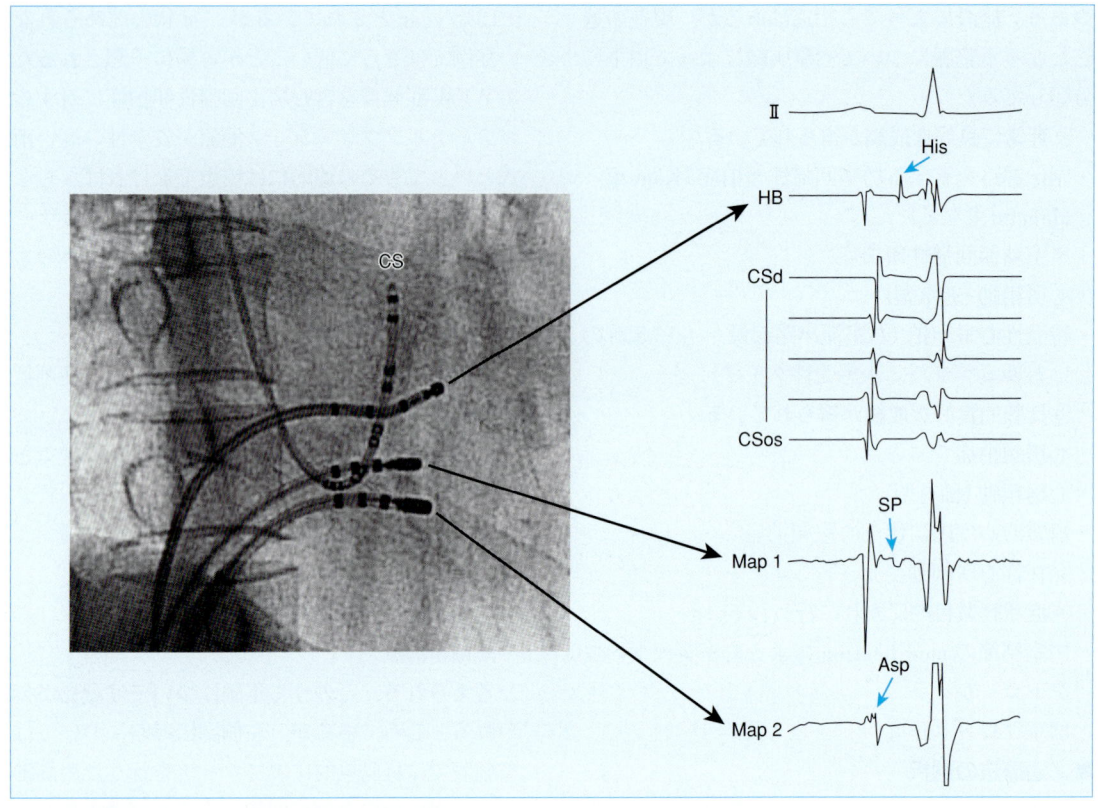

[図17] 房室結節リエントリー性頻拍に対するアブレーション
通常型房室結節リエントリー性頻拍における通電部位．Jackman らの報告した slow pathway potential（Asp）は低電位の心房興奮に続く sharp なスパイク状の電位で，冠静脈洞入口部前方の右房後中隔三尖弁輪部で記録される（Map 2）．Haissaguerre らの報告した slow potential（SP）は，より前方で記録され，His 束／房室結節に近くなる（Map 1）．現在，Asp は posterior nodal extension に興奮を伝搬する transitional cell 付近の心房線維筋の興奮と考えられ，SP は posterior nodal extension あるいはその手前の transitional cell 自体の興奮を示し，いわゆる slow pathway の電気的興奮を直接記録していると考えられている．
HB：His 束電位，CSd：遠位冠静脈洞電位，CSos：冠静脈洞入口部

通電中の房室接合部調律の出現も参考になる．NASPE の報告では成功率は 96％ときわめて高く，合併症も 0.96％と低い．したがって，カテーテルアブレーションの適応についても副伝導路に対するものとほぼ同様と考えている．

◆心房粗動に対するカテーテルアブレーションは 12 誘導心電図にてⅡ，Ⅲ，aVF の F 波の極性が下向きの"通常型"はその電気的回路が明らかになっているため，成功率は大変高い．この不整脈は以前から右房内の中隔を caudo-cranial に，自由壁を cranio-caudal に反時計回転に旋回する macroreentry で，緩徐伝導部位が下大静脈－三尖弁輪間に存在することは知られていた（図 18）．1990 年に入り Feld らは冠静脈洞入口部付近で，Cosio らは下大静脈口と三尖弁輪間にてカーテルアブレーションを行う心房粗動の治療を報告した．以後同部位での成功例の報告が増えているが，再発率は 10～35％と比較的高かった．その後 Coumel らが，下大静脈口と三尖弁輪間でのカテーテルアブレーション後に，両方向性の心房内ブロックを作成することを確認することで再発は激減することを示し，心房粗動に対しては，完全なブロックラインの作成が重要であることを示した．マッピング法の進歩により，特に多点同時マッピングが可能になったことで，このブロックラインが作成されたかどうかを比較的容易に確認できるようになったことが，この心房粗動の成功を高めることができるようになった要因の一つと考えられる．カテーテルアブレーションの適応については，やはり発作の程度，頻度，薬剤に対する反

応性などを十分に吟味する必要があると考えられるが，上記のように今後，成功率の上昇と再発率の減少の可能性が高いためその適応は拡大していっている．

◆特発性心室頻拍症は，明らかな基礎心疾患がなく，また内分泌，電解質の異常やQT延長などがない症例にみられるさまざまな心室頻拍の総称であるが，この中でもみられることの多いものは右室流出路起源（機序は非リエントリー性）のものと左室起源（いわゆるベラパミル感受性といわれるもの，機序はリエントリー性）の二つである．NASPEの報告では，特発性心室頻拍の成功率は85％と比較的高い．カテーテルアブレーションの指標として，右室流出路起源に代表される非リエントリー性のものは，起源の同定にactivation mapping法とpace mapping法が一般に用いられる（図19）．前者は不整脈出現時の最早期興奮部位を探すものであり，後者はペーシング時のQRS波形が心室頻拍中や期外収縮のQRSと同様な波形を示す部位を探す方法である．薬剤治療では，その機序として撃発活動や異常自動能が考えられるため，β遮断薬やCa拮抗薬が有効とされ，一部ではI群薬も有効である．カテーテルアブレーションの適応としては，現在では失神例やレートの速い症例，症状の強い症例などがあげられるが，長期予後は良いので今後も適応は拡大していくものと考えられる．

◆左室起源の特発性心室頻拍は，ベラパミル感受性タイプがその代表で，プログラム刺激による不整脈の誘発，停止が可能な持続性心室頻拍で，ベラパミルが停止，予防に有効であるなどの特徴を有する．カテーテルアブレーションの至適部位決定には，心室頻拍時のQRSに先行するprepotential（Purkinje potential）が有用で（図20），pace mapping法はあまり有用ではない．電気生理学的には機序はリエントリーと考えられ，その旋回路の一部に異常Purkinje networkを含むと考えられている．

　心房頻拍に対するカテーテルアブレーションも比較的高い成功率が報告されている．至適部位の決定には，P波に先行するactivation mappingと

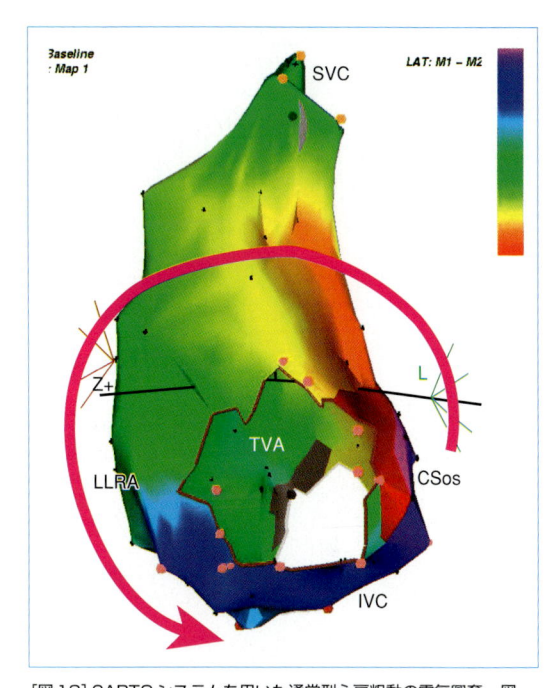

[図18] CARTOシステムを用いた通常型心房粗動の電気興奮．図は右房を三尖弁からみた図
暖色は興奮の早いところを，寒色は興奮の遅いところを表す．心房粗動中のマッピングによって電気的興奮は三尖弁輪（TVA）周囲を反時計回りに周回している様子が観察される．

pace mappingが主に用いられるが，心室頻拍とは異なり，P波が小さいこと，T波と重なるためP波のonsetが決定しにくいなどの理由でアブレーション困難な症例もある．基本的には生命の危険性に直接影響する不整脈ではないので症状の強さ，薬剤に対する抵抗性がカテーテルアブレーションの適応を決定すると考えられる．

◆心房細動に対する治療としては，古くは薬剤抵抗性の心房細動に対するHis束アブレーションでの房室ブロックの作成とペースメーカ植込み（現在ではほとんど行われていない）や，房室結節のmodificationによる心室レートのコントロールが行われていた．いずれも心房細動時の心室レートを抑え，症状を軽減させる目的で行われるものであり根治療法ではない．最近では，心房細動をNa^+チャネル遮断薬で粗動化させ粗動に対するアブレーション（hybrid療法），発作性心房細動の引き金となる心房期外収縮が肺静脈起源であることから行われている肺静脈内の心房期外収縮に対

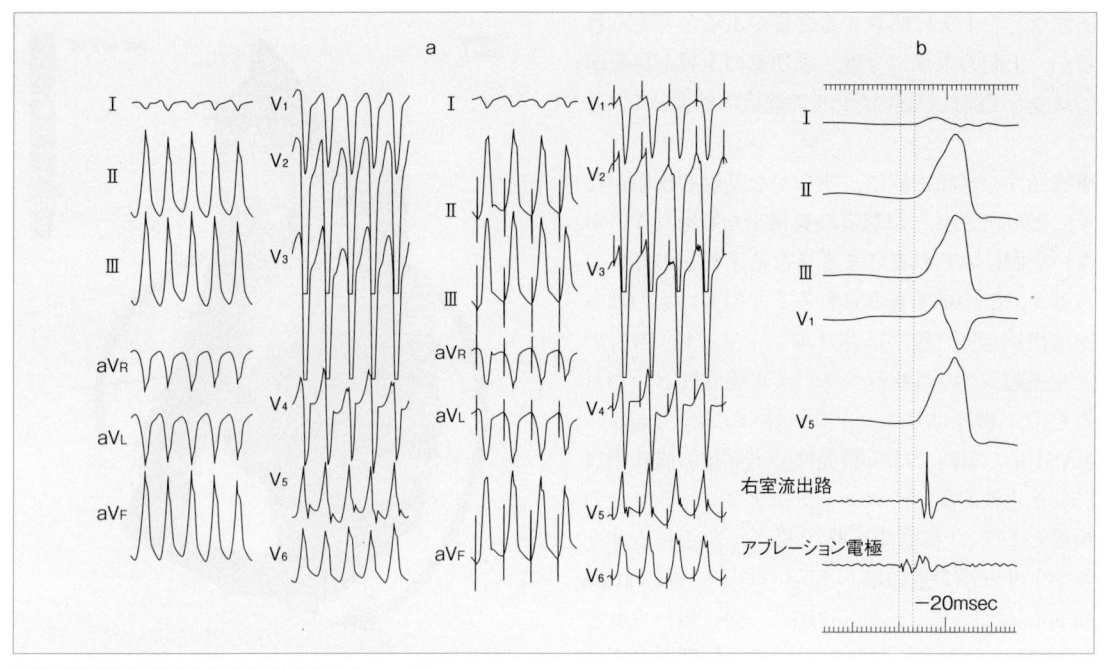

[図19] 右室流出路起源心室頻拍に対するアブレーション
　a　pace mappingを用いた方法．電極の先端からのペーシングによって，臨床的に捉えられた心電図波形が再現されている．
　b　activation timeを用いた方法．アブレーション電極（ABL）の先端から，心電図のQRS onsetに先行した電位が記録されている．

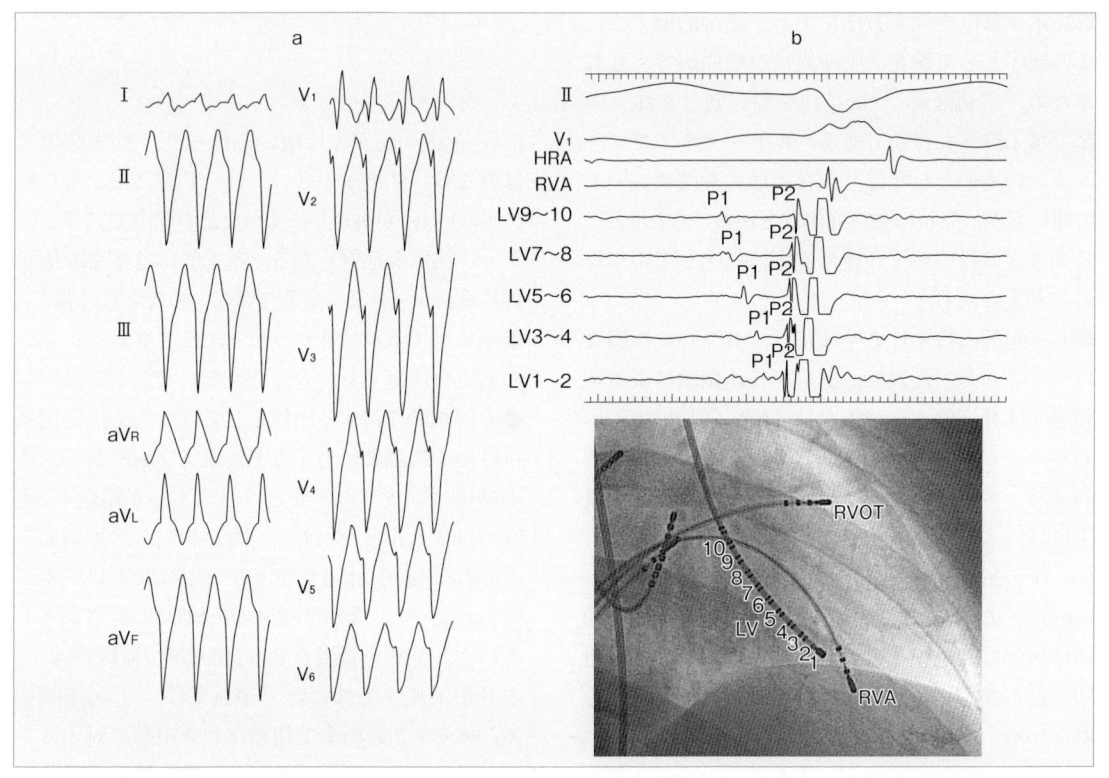

[図20] 左室起源特発性心室頻拍（a）と心内で記録されるPurkinje電位（b）
　a　右脚ブロック＋上方軸の心電図波形を示す．
　b　多極電極を左室の中隔側に配置（下）したところ，心室頻拍中にQRSに先行する二つのPurkinje電位が記録され，異常なPurkinjeが頻拍の起源であると推察される．

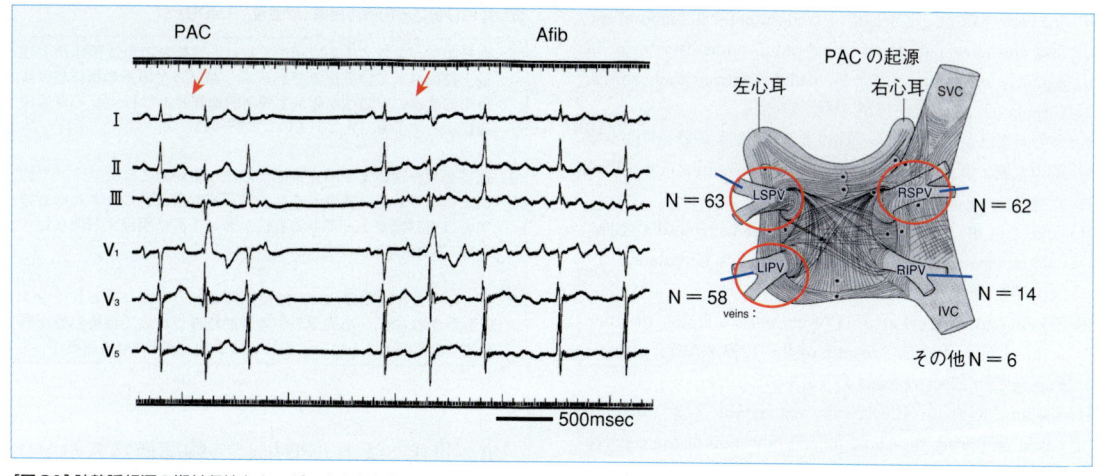

[図21]肺静脈起源の期外収縮をターゲットとした心房細動に対するアブレーション
左：孤発性心房期外収縮と同形の心房期外収縮から心房細動（Afib）が生じている．
右：その心房期外収縮のほとんどが，左右の肺静脈起源であった．LIPV：左下肺静脈，LSPV：左上肺静脈，RIPV：右下肺静脈，RSPV：右上肺静脈，SVC：上大静脈，IVC：下大静脈

するアブレーション（図21）や肺静脈隔離術が行われ，比較的良好な成績が報告されているが，まだまだ長期的な問題は残存している．
◆上記の不整脈はすべて発作時の血行動態が比較的安定したものであるが，器質的心疾患に伴う心室頻拍に対するカテーテルアブレーション（特に欧米では虚血性心疾患合併例）は誘発された不整脈が必ずしも血行動態が安定したものとは限らないため，その適応は現在のところ非常に限局されたものであると考えられる．すなわち
・プログラム刺激で誘発され，症状を有し，持続性単形性で，血行動態が安定している
・抗不整脈治療が無効あるいは使用が困難
などの条件がすべて満たされなければならない．NASPEの報告では50〜60％程度の成功率しか得られていない．この原因として，起源が心内膜側ではなく，心筋内や心外膜側にあってアブレーションのエネルギーが到達できないことや，器質的心疾患症例では単形性のものよりも多形性のものの頻度が高いことなどの理由があげられる．最近では不整脈発生の基盤となるsubstrateに対して積極的なアブレーションが試みられているが，やはり再発率が高いこと，予後が必ずしも良くないことから今後は植込み型除細動器の併用下になされていく可能性が高い．

■おわりに

カテーテルアブレーションは現在急速に発展している分野であり，今後その適応はますます増加するものと思われる．したがって現在のアブレーションの有効性や安全性がさらに高くなった場合，薬剤治療に代わる第一選択となる可能性もあるが，現時点ではその適応は慎重でなければならない．

文献
1) Cauchemez, B et al : Electrophisiological effects of catheter ablation of inferior vena cava-tricuspid annulus isthmus in common atrial flutter. Circulation 93 : 284-294, 1996
2) Cosio, FG et al : Radiofrequency ablation of the inferior vena cava-tricuspid valve isthmus in common atrial flutter. Am J Cardiol 71 : 705-709, 1993
3) Feld, GK et al : Radiofrequency catheter ablation for the treatment of human type 1 atrial flutter. Identification of a critical zone in the reentrant circuit by endocardial mapping techniques. Circulation 86 : 1233-1240, 1992
4) Haissaguerre, M et al : Elimination of atrioventricular nodal reentrant tachycardia using discrete slow potentials to guide application of radiofrequency energy. Circulation 85 : 2162-2175, 1992
5) Haissaguerre, M et al : Spontaneous initiation of atrial fibrillation by ectopic beats originating in the pulmonary veins. N Engl J Med 339 : 659-666, 1998
6) Jackman, WM et al : Treatment of supraventricular tachycardia due to atrioventricular nodal reentry by radiofrequency catheter ablation of slow-pathway conduction. N Engl J Med 327 : 313-318, 1992

7) Jazayeri, MR et al : Selective transcatheter ablation of the fast and slow pathways using raduifrequency energy in patients with atrioventricular nodal reentrant tachycardia. Circulation 85 : 1318-1328, 1992
8) 草野研吾ほか：12誘導心電図による流出路起源特発性心室頻拍の至適アブレーション部位の推定－pacemappingを用いた検討－. 心電学会誌 21：805-811, 2001
9) Ohe, T et al : Idiopathic left ventricular tachycardia ; Clinical and electrophysiological characteristics. Circulation 77 : 560-568, 1988
10) Scheinman, MM : Patterns of catheter ablation practice in the United States : results of the 1992 NASPE survey. Pacing Clin Electrophisiol 17 : 873-875, 1994
11) Soejima, K et al : Electrically unexcitable scar mapping based on pacing threshold for identification of the reentry circuit isthmus : feasibility for guiding ventricular tachycardia ablation. Circulation 106 : 1678-1683, 2002
12) Williamson, BD et al : Radiofrequency catheter modification of atrioventricular conduction to control the ventricular rate during atrial fibrillation. N Engl J Med 331 : 910-917, 1994

（草野研吾・大江　透）

c）植込み型除細動器（ICD）

1960年代以降，集中治療室に直流通電が導入され，器質的心疾患，特に急性心筋梗塞に合併した致死的な頻脈性不整脈（VT：心室頻拍，VF：心室細動）に対する適切な治療が行われ始めた．この直流通電による頻拍停止は1980年代になり，Mirowskyらによって植込み型除細動器 implantable cardioverter defibrillator（ICD）にまで拡大され，多くの人命が救われてきた．わが国では1996年に保険適応が認可され，以後急速に普及している．当初は頻脈を検知しDCによる治療が行われるという単純で未発達な機器であったがその後，さまざまな機能が加わっている．

■①ICDの変遷

第1世代：人体に植え込まれた最初のICD．頻拍を検出すると決められた出力を出す．開胸で植込み，本体は腹部．

第2世代：頻拍の検出レートと出力エネルギーは変えられるもの．開胸で植込み，本体は腹部．

第3世代：VVIペースメーカの機能と頻拍に対するペーシング療法が行えるようになる．植込みは開胸を必要とせず，心内膜リードのみで植込みができるが本体は腹部．

[表4] ICD植込みの適応基準（厚生省，1996）

1. 血行動態が破綻する心室頻拍または心室細動の自然発作が1回以上確認されている患者であって，植込み型除細動器移植術以外の治療法の有効性が電気生理学的検査およびHolter心電図検査によって予測できないもの（二次予防）
2. 血行動態が破綻する心室頻拍または心室細動の自然発作が1回以上確認されている患者であって，有効薬が見つからないものまたは有効薬があっても忍容性が悪いために服用が制限されるもの（二次予防）
3. すでに十分な薬物療法や心筋焼灼術などの手術が行われているにもかかわらず，心臓電気生理学的検査によって血行動態が破綻する心室頻拍または心室細動が繰り返し誘発される患者

第4世代：より小型化し，胸部植込みができる．

第5世代：心房リードが加わり，上室性頻拍とVTの鑑別能力が改善され，血行動態の改善もできる．

すなわち，第3世代以降でcardioversionに加え，抗頻拍ペーシングを行うことができるようになり，第4世代で胸部への植込みが可能になり，第5世代でDDDの機能が加わった．最近，心不全に対するペースメーカ療法（心室同期療法 cardiac resynchronization therapy：CRT）が始まり，現在，世界的に最も進んだ機種は，このCRTに除細動機能 defibrillation が加わったCRT-D（Insignia：Guidant社，InSync Marquis：Medtronic社）と呼ばれる機械である．

■②適応

最も重要なことは，ICD治療は不整脈自体を根治するものではないということである．この点がカテーテルアブレーションや外科的手術による頻拍根治とは決定的に違う点である．わが国におけるICDの適応基準は1996年に出されたもので，やや時代遅れの感がある（表4）．低心機能患者においてICD植込みを行った患者の生命予後が抗不整脈薬投与に比べ改善したというAVID，SCD-Heft（後述）の報告を受け，アメリカでは実際にこの適応基準よりもはるかに拡大されているのが現状である．2000年7月に第5世代ICDの保険適応が認められ，現在使用されているものはほとんどが第4世代と第5世代ICDになっている．第5世代ICDはDDDのモードが追加されたもの

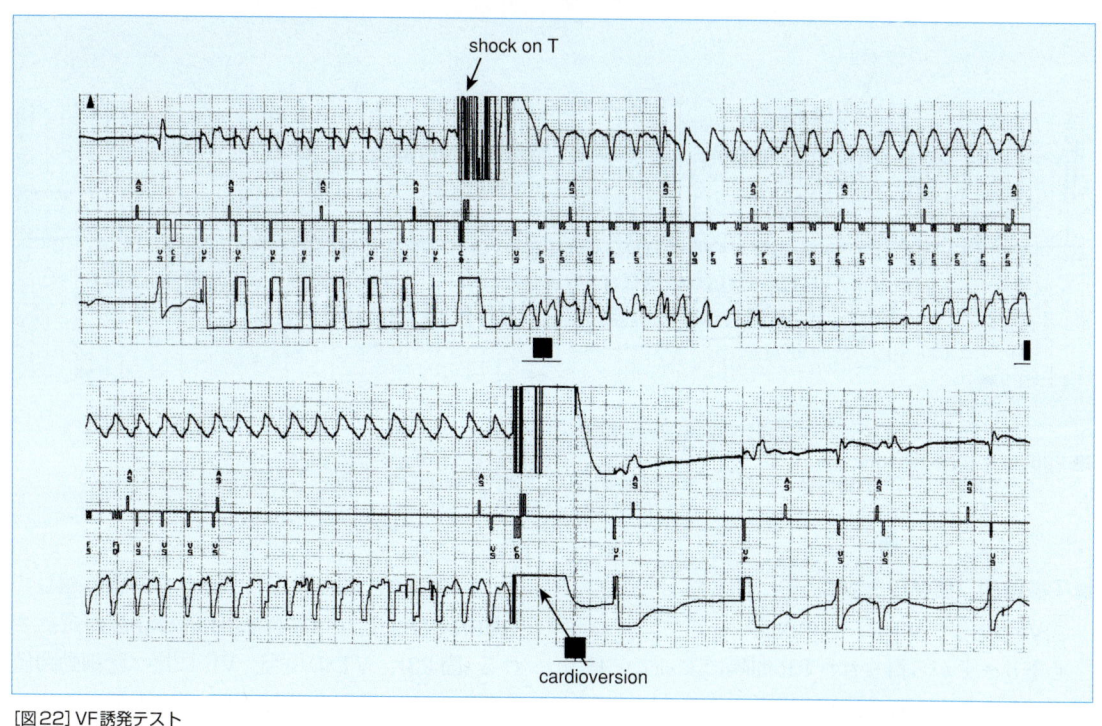

[図22] VF誘発テスト
VF誘発はT波に1〜2Jのショックを落として行う(shock on T), cardioversion(20J以下)で連続2回誘発されたVFを停止できれば植込み基準を満たすことができる．不成功の場合は極性の変更，SVCリードの追加などを行い再度誘発テストを行う．

であるため，第4世代に比べ心房リードが追加されている．したがってその適応としては，1) 洞不全症候群，房室ブロックなどの徐脈を合併しているか，頻脈治療のために著しい徐脈を生じ心不全を発症する可能性が高い者，2) 最大運動負荷時の心拍数がVT感知レートに重複するため，その鑑別が必要である場合，3) 頻脈性の心房細動を合併するもの，と考えられる．したがって，上室性頻脈を伴わない，特発性心室細動などでは第4世代で十分ということになる．

■ ③ICDの植込み時の注意点

ICDの植込み術自体は，従来のペースメーカとほぼ同様であるが，ペースメーカに比べ，リード自体が太いので，除細動を行う心室リードはcephric veinを使用することが推奨されている．リードを適切な部位に設置した後，全身麻酔を行い，低エネルギー(1〜2J)のショックをT波上に落とす(shock on T)か50Hzの交流波を通電するなどしてVFを誘発し細動波の検知(図22)と除細動出力の設定を行う．除細動出力は，最大出力

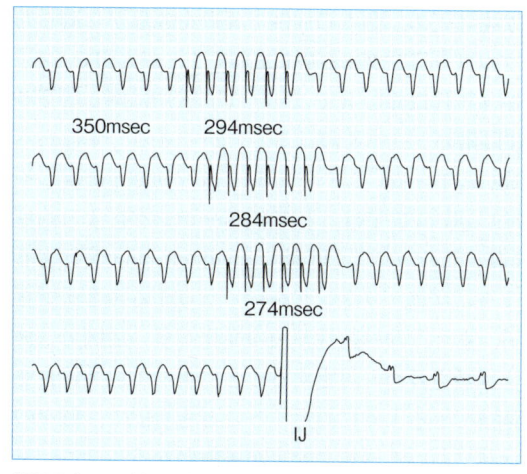

[図23a] VTに対する抗頻拍ペーシング
頻拍周期よりも順に短いペーシングを行うが，頻拍は停止せず，最終的にDCにて頻拍が停止している．

よりも10J程度低い出力(20J以下)で2度除細動が確認できればよい．

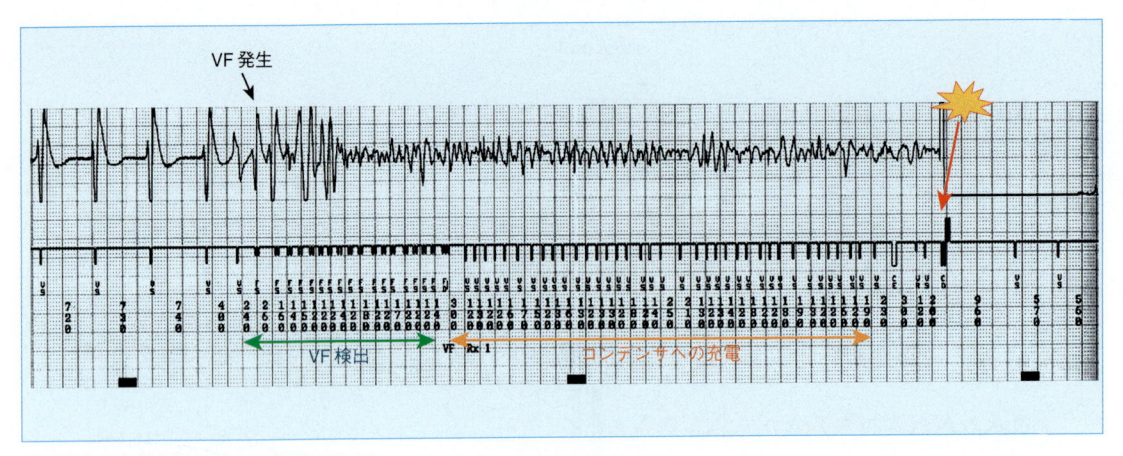

[図23b] VFに対するcardioversion
心内電位からICDが自動的にVFを検出し，充電を行った後にDC作動が適切に行われている．

④術後のプログラミング

ⓐVFゾーン，VTゾーンの決定

心室リードから得られたRR間隔によって，検出ゾーンの決定を行う．VT治療については，自然発作のVT rate，あるいは術後にベッドサイドにて判定するのが一般的である．抗不整脈薬の投与によってVT時の心拍数が抑えられている場合があるため，個々の症例で経過をみながら適したプログラミングに変更していくことが大切である．第4世代以降のICDでは，VT感知に関して2～3段階のゾーンを設けることができる．すなわち速いVTと遅いVTである．血行動態が破綻しやすい速いVTでは，抗頻拍ペーシングによる治療回数を短くして，早期にcardioversionが行えるようにプログラミングを行ったりすることができる．また，非持続性頻拍の発作が多い症例では検出回数を長めに設定することによって自然停止を期待できるように設定することも可能で，個々の症例において複雑な設定が可能となる．

ⓑVF治療

VF治療の設定は術中のVF誘発時に測定されたRR間隔より短く設定し，ショック出力は初回から最大とする．

ⓒVT治療

抗頻拍ペーシングとcardioversionがある．抗頻拍ペーシングにはさまざまなパターンをプログラムできる．一般にはバーストペーシング，ランププペーシングの順で設定し，それらを繰り返しても頻拍が停止しない場合cardioversionが選択される（**図23**）．VTの場合，VFに比べ除細動閾値は低いため，最初の出力は1～10Jと低くするのが一般的である．またVT時は意識下での作動が多いため，低エネルギーによって患者の苦痛を軽減させる目的もある．

ⓓ外来でのfollow up

外来での測定項目は，頻拍発作の頻度，作動状況の確認，ペーシング閾値，センシング閾値の計測，電池寿命の測定である．ICDの初回作動時は，上室性不整脈の誤認識による不適切作動によって作動したと考えられる場合があるので，必ず作動状況を早めに確認する必要がある．また，ICD作動が頻回に作動する場合（1日に数回以上），作動後も強い胸部症状が持続している場合，患者の不安が強い場合は早めの受診を勧めることも重要である．

ⓔICDの不適切作動

ICDの不適切作動は，植え込んだ後の重要な問題である．ICDは，検知した心室レートによって治療を行うのでその原因として最も多いものは，上室性不整脈の誤認識である．したがって，上室性と心室性頻拍を鑑別するアルゴリズムが必要となる．Medtronic社は，PR logicと呼ばれるシステムを採用し，頻拍中の心房波と心室波のタイミングをパターン化してICDに記憶させている．し

かし，I度房室ブロックを合併した場合は，上室性頻拍を心室性頻拍と誤認識すること，頻拍を伴う心房粗動，細動の場合もときに心室頻拍と誤認識する可能性があるなど問題点は残っている．一方Guidant社は，OBDE（one-button detection enhancements）というシステムを採用し，心房・心室レートの違いや頻拍開始のレートの変化，スタビリティ機能，心房細動レート閾値などの組み合わせを使い分けるシステムを採用している．このシステムでは発作性上室性頻拍はすべて心室頻拍と誤認識するため，追加でアブレーションを行わなければならないこと，R-R間隔が一定した心房粗動では，誤認識を生じる可能性があることなどGuidant社のOBDEは患者個人に合わせた適切な設定変更をすることにより不適切作動を回避できる可能性はあるが，いずれのアルゴリズムもまだまだ問題点は残っており，現時点では両社のアルゴリズムには大差はないとされている．

■⑤メガトライアル

　ⓐ二次予防

重症心室性不整脈に対する抗不整脈薬の効果には限界があることが明らかになり，ICDへの期待が高まるなか，薬剤との優劣を比較するべくいくつかの無作為割付け試験（AVID，CIDS，CASH）が企画された．この中でICDの明らかな有用性を認めたのはAVIDのみであり，他の二つはICDによる軽微な予後改善効果を示したに過ぎなかった．そこで，Connollyらは三つの研究をまとめたメタ解析を行い，ICDは抗不整脈薬に比して6年間で27％の相対死亡率を減少させることができると報告している．

　ⓑICDの一次的突然死予防効果

そこで，非虚血性心疾患患者に合併した非持続性心室頻拍群の治療として，ICDを用いたいくつかの研究が報告されている．DEFINITEでは，重度心不全に心室性期外収縮あるいは非持続性心室頻拍を合併した患者をICD群と薬物治療群に分け予後を比較検討した．総死亡率では有意差は出なかったがICD群で低い傾向にあり，突然死率では有意にICD群の方が低かった．また，心室性不整脈の有無で患者を分けてはいないが，近年報告されたより大規模のSCD-HeFTでは，心機能低下例においてプラセボ群，アミオダロン群とICD群の3群に分け前向きに予後を比較検討した．すると，プラセボ群とアミオダロン群で予後に有意差は認められなかったが，ICD群とプラセボ群，または，ICD群とアミオダロン群において有意にICD群が予後を改善すると報告された．また，基礎心疾患として，虚血性，非虚血性心疾患が同等に組み込まれており，基礎心疾患によってICDの効果に差はないと報告された．これまで，MADIT IIにて虚血性心疾患患者のICDによる一次予防効果は報告されていたが，SCD-HeFTにより，非虚血性心疾患患者においても，ICDの一次予防効果が示された．

■おわりに

近年，頻脈性不整脈に対するICD治療は急速な進歩を遂げている．今後はリードの改善や，さらなる小型化，低価格のICDなど，さらなる開発が期待される．また，COMPANION studyにより，CRT-Dが心不全患者の予後を改善したという報告から，今後は心室内伝導障害を合併した心室頻拍，低心機能症例にはCRT-Dが第一選択になっていくものと考えられる．

文献

1) A comparison of antiarrhythmic-drug therapy with implantable defibrillators in patients resuscitated from near-fatal ventricular arrhythmias. The Antiarrhythmics versus Implantable Defibrillators (AVID) Investigators. N Engl J Med 337 : 1576-1583, 1997
2) Bardy, GH et al : Amiodarone or an implantable cardioverter-defibrillator for congestive heart failure. N Engl J Med 352 : 225-237, 2005
3) Connolly, SJ et al : Canadian implantable defibrillator study (CIDS) : a randomized trial of the implantable cardioverter defibrillator against amiodarone. Circulation 101 : 1297-1302, 2000
4) Connolly, SJ et al : Meta-analysis of the implantable cardioverter defibrillator secondary prevention trials. AVID, CASH and CIDS studies. Antiarrhythmics vs Implantable Defibrillator study. Cardiac Arrest Study Hamburg. Canadian Implantable Defibrillator Study. Eur Heart J 21 : 2071-2078, 2000
5) Kadish, A et al : Prophylactic defibrillator implantation in patients with nonischemic dilated cardiomyopathy. N Engl J Med 350 : 2151-2158, 2004

6) Kuck, KH et al : Randomized comparison of antiarrhythmic drug therapy with implantable defibrillators in patients resuscitated from cardiac arrest : the Cardiac Arrest Study Hamburg (CASH). Circulation 102 : 748-754, 2000
7) Mirowski, M et al : Termination of malignant ventricular arrhythmias with an implanted automatic defibrillator in human beings. N Engl J Med 303 : 322-324, 1980
8) Philippon, F : Cardiac resynchronization therapy : device-based medicine for heart failure. J Cardiol Surg 19 : 270-274, 2004

〔草野研吾・大江　透〕

d) 不整脈治療のメガトライアル

心室期外収縮や数連で自然停止を繰り返す非持続性心室頻拍は健常人でも認められ，多くは無症候性である．器質的心疾患や心不全があると，それらの頻度は増す．

陳旧性心筋梗塞では，これらの無症候性の心室不整脈は独立した予後不良因子となることが古くから知られている．持続性心室頻拍や心室細動は症候性となる場合がほとんどで，再発による不整脈死の危険は高い．

治療については，上室性不整脈で慢性的な抗不整脈薬治療の対象となるのは心房細動が主で，発作性上室頻拍やWPW症候群では，カテーテルアブレーションが奏効し不整脈は根治できる．一方，心室性不整脈の治療では突然死の予防を念頭に入れた治療が重要で，持続性心室頻拍や心室細動例における再発予防と，これらを未だ発症していない例における突然死の一次予防を目的とした治療がある．以下にこれまでの不整脈治療における大規模試験を中心に治療の成果を述べる．

■①上室性不整脈
ⓐ薬物治療

発作性心房細動の除細動後，洞調律の維持を目的に抗不整脈薬が投与される．キニジンにより1年後での洞調律維持率はコントロールの25%に比べ50%と高いが[6]，図24のように，アミオダロンの洞調律維持率が600日で60%と最も高い[25]．しかしわが国では肥大型心筋症に伴う心房細動以外は，まだ投与は認められていない．

一方，キニジン投与例では，突然死を含む死亡率は有意に上昇する[6]．Flankerらの最近の報告でも，抗不整脈薬治療により心臓死2.5倍，不整脈死は2.6倍に増加するとされる[11]．心不全例でも，抗不整脈薬投与群は非投与群に比べ心臓死は4.7倍，不整脈死は3.7倍となる．最近は新しいIC薬が用いられるようになったが，催不整脈作用を含む大規模試験による評価はまだない．

心不全でアミオダロンにより洞調律化した群と心房細動のまま経過した群を比較すると，洞調律化した群で死亡率は低く予後も良い[7]．また心不全例を中心に行われた，アンジオテンシン変換酵素阻害薬やアンジオテンシン受容体拮抗薬の大規模試験から，これらの薬剤によって心房細動の新規発症が抑制されている[34]．これは，心房細動のup-stream治療の重要性を示唆している．

ⓑ非薬物治療

WPW症候群や発作性上室頻拍では，カテーテルアブレーションで治癒できる場合がほとんどであり，初期成功例での再発も少ない確立した治療といえる．

近年，発作性心房細動を中心にカテーテルアブレーションが試みられている．大規模な例数の長期成績はないが，1年後の再発率は70%前後と考えられる[24]．この成績はCTAFにおけるアミオダロンの洞調律維持効果とほぼ等しいことを考えると[25]，心房細動の予防をどうするかが課題である．AFFIRMでは洞調律維持をめざしても，心房細動時のレートコントロール＋抗凝血療法でも予後には差がないことも報告されている[37]．

■②心室性不整脈
ⓐ無症候性不整脈の薬物治療

頻発（＞5～10/時間）する心室期外収縮premature ventricular contraction（PVC）や非持続性心室頻拍nonsustained ventricular tachycardia（NSVT）は，心筋梗塞後の突然死危険因子となる[23]．肥大型心筋症で特に若年者では非持続性心室頻拍があると予後は悪い[20]．拡張型心筋症では無症候性心室性不整脈の意義について見解は一定しないが，心室内伝導障害よるQRS幅の延長は心臓死や突然死に関係する[12]．

心筋梗塞後の無症候性の心室性不整脈を治療

(抑制)することで予後が改善するとは限らない．このことを決定的に示したのが CAST 試験である[29]．この試験は，心筋梗塞後で無症候性の心室期外収縮（＞6/時間）を認め，左室駆出率が 0.55 以下（梗塞後 90 日以内）または 0.40 以下（90 日以上経過）の例を対象に，心室性不整脈を抑制することで，突然死が減少するという仮説を検証した．結果は，死亡率は実薬群 8.3％ で偽薬群の 3.5％ を上回り，しかも不整脈死も実薬群 5.7％，偽薬群 2.1％ であった（図 25）．非不整脈性の心臓死も実薬群で増加した（2.3％ 対 0.7％）．このように，エンカイニドまたはフレカイニドによる治療で心臓死および不整脈死は増加し予後は改善しないことが明らかになった．図 26 がこれらのサマリーを示している[28]．

Ⅰ群薬の心筋梗塞後の突然死高危険群に対する限界が実証された後，アミオダロンを用いた結果が発表された．心筋梗塞後，心室期外収縮の頻発（＞10 個/時間）または心室頻拍（＞1 回）を有する例を対象として，アミオダロンの心停止および不整脈死への作用が検討された[4]．結果は，蘇生された心停止または不整脈死はアミオダロン群 3.3％，偽薬群 6.0％ で，アミオダロンは有用であった．

同時期の EMIAT 研究では，心室性不整脈の有無は問わないで，心筋梗塞後の心機能低下例（左室駆出率が 40％ 以下）を対象とし，アミオダロン（n＝743）と偽薬群（n＝743）間で予後が比較された[14]．結果は，総死亡率はアミオダロン群も偽薬群もともに 14％ で，心臓死もそれぞれ 11％ と 12％ と差はなかった．不整脈死についてみると，アミオダロン群 4.4％，偽薬群 6.7％ と 35％ 減少した．

しかし，心筋梗塞後例の心機能低下（左室駆出率＜0.40）で d－ソタロールは，総死亡率も心臓死も悪化させた[35]．d－ソタロールは K^+ チャネルのうち純粋に I_{Kr} のみを抑制するのに対し，アミオダロンは I_{Kr} 以外の K^+ チャネルと K^+ チャネル以外のチャネルも抑制する．このような複数チャネルへの作用が有用性の理由の一つとされている．

重症心不全例では突然死は約 50％ に認められ

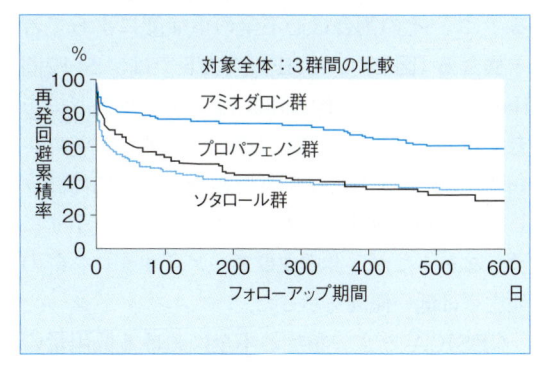

[図24] 抗不整脈薬の洞調律維持効果
アミオダロンの 600 日での洞調律維持率は約 60％ で，プロパフェノンやソタロールよりも高い．
（文献 25）より引用）

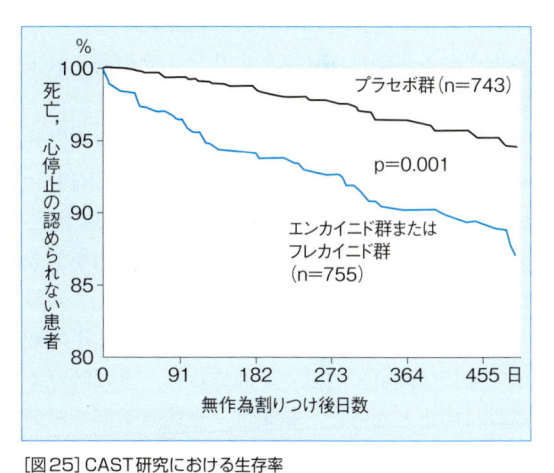

[図25] CAST 研究における生存率
実薬群で生存率が低い．突然死も実薬群で高いことが判明し，このため試験は途中で中断された．
（文献 30）より引用）

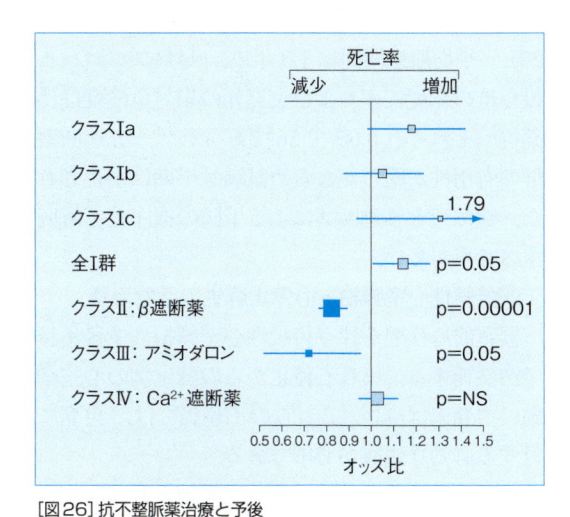

[図26] 抗不整脈薬治療と予後
心筋梗塞後の抗不整脈薬と予後で，β遮断薬とアミオダロンで死亡率が減少する．
（文献 28）より引用）

る[19,32]．その割合は心不全の重症度によって若干異なる（図27）．CHF-STATでは，24時間Holter心電図で10個/時間以上の心室期外収縮を有する心不全例を対象にした[26]．アミオダロン（n＝336）により心室期外収縮や心室頻拍は減少した．しかし総死亡率も突然死も有意差を示すに至らなかったが，非虚血群で，アミオダロン群の死亡率は低い傾向を示した．

GESICAでは，重症心不全における低用量のアミオダロンの2年間の死亡率が検討された[10]．アミダロン群（n＝260）で死亡率は33.5％で，対照群（n＝256）の41.4％より低値であった．アミオダロンにより，死亡率および突然死をわずかに減少させる可能性がメタアナリシスで指摘されている（図28）[33]．

心不全において，β遮断薬が全死亡率も突然死も減少させることが明らかにされた．MERIT＝HFは，NYHA Ⅱ～Ⅳ，左室駆出率が0.40以下で，すでに十分な心不全治療がなされている例を対象に，メトプロロールを投与し（n＝1,990），非投与群（n＝2,001）とで予後を比較した[19]．1年の観察ですでに両群で有意差が認められ，その時点で試験は中止となった．結果は，β遮断薬群で総死亡率も突然死も少なかった．

同様の成績はNYHA ⅡまたはⅣ度の心不全を対象にしたビソプロロール（n＝1,327）と偽薬（n＝1,320）を比較したCIBIS-Ⅱでも得られた（図29）．平均観察期間は1.3年で，ビソプロロール投与群の総死亡率および突然死の相対危険度は偽薬群のそれぞれ0.66，0.56であった[31]．β遮断薬群の有用性が明らかなため試験は早期に中止された．突然死とβ遮断薬による予防の機序など解明すべき点が多い．

ⓑ 持続性心室頻拍・心停止蘇生の薬物治療

器質的心疾患を伴う持続性心室頻拍は予後不良で突然死する．また心停止からの蘇生例の心室細動の再発率は高い．これらの不整脈では，再発に対する有効な処置が必須である．

ESVEM試験は，持続性心室頻拍または心室細動，心停止蘇生例，原因不明の失神で心室頻拍が誘発され，かつ心室期外収縮が1個/時間以上ま

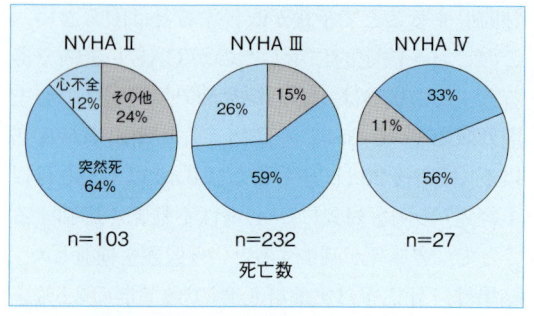

［図27］心不全と突然死
NYHAによって突然死の割合は変わるが，心不全における突然死の意義は大きい．
（文献19）より引用）

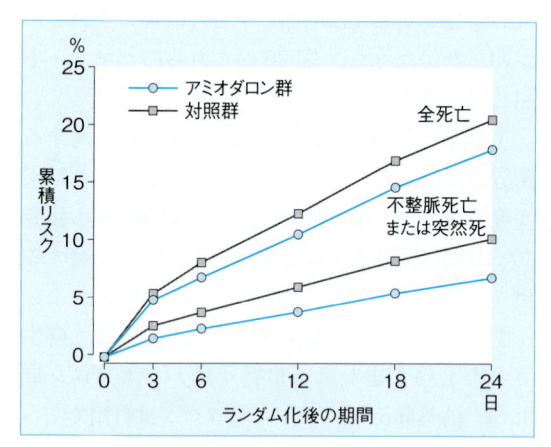

［図28］アミオダロン治療の評価
心筋梗塞後例を対象とした8論文と，心不全を対象とした5論文のメタアナリシス．
（文献33）より引用）

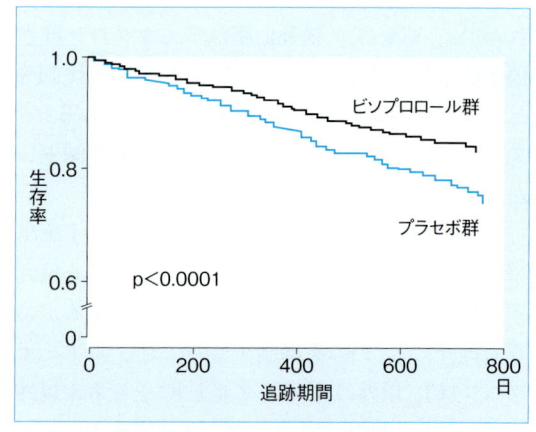

［図29］心不全によるβ遮断薬による予後の改善
全心血管死，心臓死および突然死はβ遮断薬群で低値であった．
（文献31）より引用）

たは48個/時間で480個/時間以上認められる例を対象に、Holter心電図と電気生理検査が有効薬剤を同等に予測できるという作業仮説を検討した[18]．結果はHolter群（n＝188）では心室期外収縮を抑制できる有効薬剤が77%に、電気生理検査群（n＝108）では心室頻拍の誘発阻止作用を示す薬剤が45%に決定でき，長期治療に移行後の再発率や死亡率に両群で差がなかった．6つのI群薬（イミプラミン，メキシレチン，ピルメノール，プロカインアミド，プロパフェノン，キニジン）に比べ，ソタロール（dl-ソタロール）で他剤より再発率は低かった（図30）．

CASCADEでは，Q波心筋梗塞によらない心室細動からの蘇生例で，経験的なアミオダロン治療または電気生理検査またはホルターで有効とした抗不整脈薬治療に無作為に割りつけた2群で，死亡率・不整脈事故を比較した[8]．3年の観察で，累積生存率はいずれの時期でもアミオダロンが優れていた．しかし死亡例はないもののアミオダロンによる肺毒性が10%に認められた．

このように，ソタロールやアミオダロンは他剤に比較して突然死の二次予防や不整脈の再発に有用であるが，大規模試験でICDと比較されることになる．

■ ③ICD治療による突然死の二次予防

これまでに行われた突然死の二次予防を目的に行われた植込み型除細動器 implantable cardioverter defibrillator（ICD）と薬物治療との比較では，ICDが優れていることが確立し，これは突然死高危険群を対象にした一次予防でも同様であると認められるようになった．以下ICDを中心に述べる．

AVIDは，致死的心室性不整脈（心室細動）からの蘇生例，持続性心室頻拍で駆出率が40%以下で血行動態の悪化を示す症状を有する例を対象に，アミオダロンまたはソタロール治療群とICD群で予後を比較した．治療は無作為に割りつけられた[9]．1年目の生存率はICD群で89.3%，抗不整脈薬群で82.3%，2年で81.6%と74.7%，3年で75.4%と64.1%とICD群で生存率は有意に高かった（図31）．

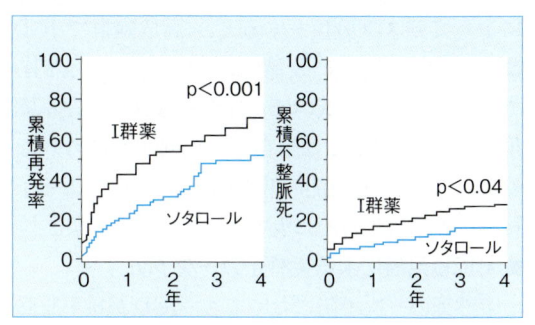

[図30] ESVEM試験におけるI群薬とソタロールの治療効果
I群薬（メキシレチン，プロカインアミド，キニジン，プロパフェノンが主）に比べ，ソタロールで不整脈の再発も全死亡率や不整脈死が抑制された．
（文献18）より引用）

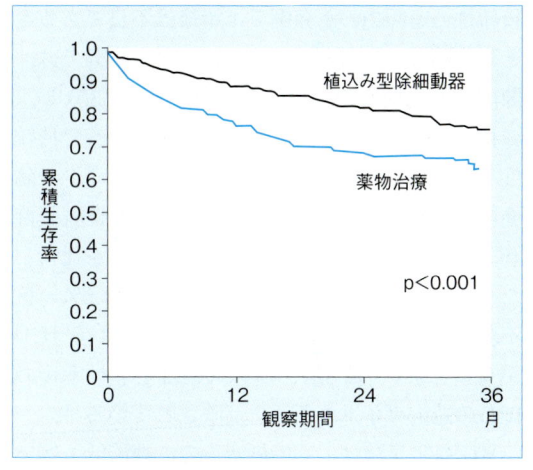

[図31] AVID研究の成績
ICD群で有意に生存率が高い．しかしICD群でも死亡があることに注意．駆出率が良好な群では差が消失することが後のサブグループ解析で証明されている．
（文献29）より引用）

CASHではアミオダロン，プロパフェノンまたはメトプロロールの3剤と，ICDとで予後も比較がされた[17]．約11ヵ月の観察で，プロパフェノンの死亡率がICD群に比べ高いことから，残るアミオダロン（n＝92）とメトプロロール（n＝97）の2群とICD群（n＝99）間で比較された．平均57ヵ月の観察で，ICD群の死亡率は36.4%で薬剤群の44.4%より低値であったがその差は有意ではなかった．同様にCIDSでも，総死亡も不整脈死もICD群でアミオダロン群より低値であったが有意差を示すに至らなかった[13]．しかしサブ解析から，CIDSでは左室駆出率，年齢，NYHA

によってリスク分類をすると，高危険群でICDにより予後は有意に改善するといえた[9]．AVIDでも左室駆出率が低いほど死亡率は高く，左室駆出率が 0.35 以上では生存率に差異が認められなくなった[21]．心機能の低下例ほどICDによる予後改善作用は相対的に大であるといえる．

■ ④ICD治療による突然死の一次予防

突然死の一次予防においても，ICDが抗不整脈薬に勝ることを示す報告が続いたが，これは基礎心疾患によって有用性が異なることも判明した．心筋梗塞後は，非持続性心室頻拍では持続性心室頻拍が電気生理検査で誘発される予知因子となり，持続性心室頻拍の誘発例では予後は不良であることも判明している．そこで，MADIT 研究では，陳旧性心筋梗塞後で駆出率が低下（< 0.35）し，非持続性心室頻拍を有しかつ電気生理検査で持続性心室頻拍が誘発されかつプロカインアミドで誘発阻止ができない例を対象とし，抗不整脈薬群（n = 93）とICD治療群（n = 93）で予後を比較した[21]．平均27ヵ月の観察でICD群の11.6%，抗不整脈薬群の26.7% が心臓死したことからICDが有用とされ（図32），この成績は心筋梗塞後のICDの適応ガイドラインに反映されている[15]．

MUSTT試験は，心筋梗塞後の心機能低下例で非持続性心室頻拍を有し電気生理検査で再現性をもって頻拍心室が誘発される例を対象に，電気生理検査に基づく抗不整脈薬治療の意義を検討した[2]．死亡率は非治療群に比べ電気生理検査に基づく治療群ではやや低値であったが，その差はICDによるもので，実際に5年での不整脈死または心臓死はICD群で9%で，抗不整脈薬治療群は37%，無治療群では32%と後二者での差異はなかった．

しかしながら，CABG が予定された心機能低下例（左室駆出率< 0.36）で，体表面加算平均心電図の異常を示す例を対象に，予防的なICDの植込みを行った検討では，平均32ヵ月の観察で，心臓死はICD群（n = 446）の15.9%，コントロール群（n = 454）の15.9%と，両群に差は認められなかった[22]．MADIT に比べ全体の突然死率も低く，体表面加算平均心電図による突然死高危険群

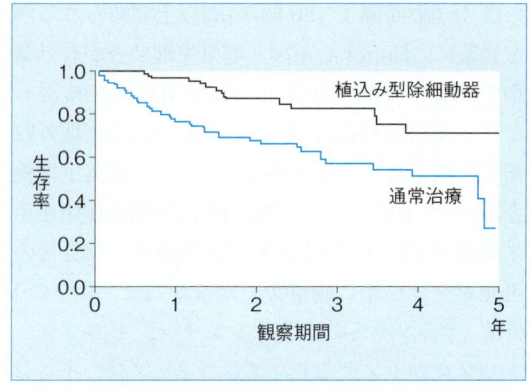

[図32] 心筋梗塞後の突然死高危険群におけるICDと通常治療の比較
ICD群で生存率は有意に高い．
（文献21より引用）

についての課題を示している[21, 22]．

MADIT II では心筋梗塞後の駆出率0.30以下の例を対象に，ICD（n = 742）と一般的な内科的治療（n = 490）を対照群として予後を比較した[27]．両群でNYHAの分布や抗不整脈薬や心不全治療の薬剤に差異はなく，β遮断薬は両群70%に投与されていた．平均20ヵ月の観察で，ICD群の死亡率は14.2%で，内科的治療群の19.8%より有意に低値であった．特に65歳以下，女性，QRS幅の延長例でハザード比がより低値であった．心筋梗塞後は高度の心機能の低下（< 0.30）が，突然死高危険群の階層化に有用であることとICDの有用性を示している．

しかしながら，拡張型心筋症でもICDによる不整脈死の減少が認められているが[1, 16]，全体の予後改善作用は小さい[16, 27]．

■ ⑤カテーテルアブレーション・その他

単形性心室頻拍で起源または頻拍に必須の回路が同定できれば，心室頻拍は原則的に根治できる．そのため，心室頻拍のマッピングが正確にできる必要がある．特発性心室頻拍ではほぼ100%にカテーテルアブレーションは成功するが，器質的心疾患に伴う心室頻拍では，全体からみればカテーテルアブレーションの成功率は50%前後となる．その理由は器質的心疾患に伴う心室頻拍では，しばしば複数波形（複数起源のためが多い）を伴い，また心室頻拍中の血行動態が不安定で十分なマッ

ピングができないことがある．

より高い成功率は症例を選択すれば得ることができ，比較的長期の成績も良好である．心室頻拍中に起源や回路のマッピングができない心室頻拍では，洞調律時のペースマッピングで起源や回路を決定してアブレーションをしたり，洞調律時に電位のマッピングを行い，低電位領域を病的心筋部位とみなして，この部位を焼灼することで心室頻拍のアブレーションをすることがある．これらの方法で一定の成績も得られている．

不整脈治療では，ICDの植込み後に心室頻拍が頻発するために緊急のカテーテルアブレーションを要し奏効する例もある．また心室瘤切除や冷凍手術の有効例があるが，大規模試験とはいえない．いずれも大規模試験はない．

文献

1) Bardy GH, Lee KL, Mark DB et al. Amiodarone or implantable cardioverter-defibrillator for congestive heart failure. N Engl J Med 352 : 225-237, 2005
2) Bigger, JT et al : Prophylactic use of implanted cardiac defibrillators in patients at high risk for ventricular arrhythmias after coronary artery bypass graft surgery. N Engl J Med 337 : 1569, 1997
3) Buxton, AE et al, for the MUSTT Investigators. A randomized study of the prevention of sudden death in patients with coronary artery disease. N Engl J Med 341 : 1882, 1999
4) Cairns, JA et al : Randomized trial of outcome after myocardial infarction in patients with frequent or repetitive ventricular premature depolarisations : CAMIAT (Canadian Amiodarone Myocardial Infarction Arrhythmia Trial Investigators). Lancet 349 : 675, 1997
5) Connolly, SJ et al, Canadian Implantable Defibrillator Study (CIDS) : A randomized trial of the implantable cardioverter defibrillator against amiodarone. Circulation 101 : 1297-1302, 2000
6) Coplen, SE et al : Efficacy and safety of quinidine therapy for maintenance of sinus rhythm after cardioversion. A meta-analysis of randomized control trials. Circulation 82 : 1106-1116, 1990
7) Deedwania, PC et al : Spontaeous conversion and maintenance of sinus rhythm by amiodarone in patients with heart failure and atrial fibrillation. Observation from the Veteran Affairs Congestive Heart Failure Survival Trials of Antiarrhythmic Therapy (CHF-STAT). Circulation 98 : 2527-2579, 1998
8) Dolack, GL et al : Clinical predictors of implantable cardioverter-defibrillator shocks (results of the CASCADE trial) (Cardiac Arrest in Seattle, Conventional versus Amiodarone Drug Evaluation). Am J Cardiol 73 : 237-241, 1994
9) Domanski, MJ et al, for the AVID Investigators : Relative Effectiveness of the Implantable Cardioverter-Defibrillator and Antiarrhythmic Drugs in Patients With Varying Degrees of Left Ventricular Dysfunction Who Have Survived Malignant Ventricular Arrhythmias) on the relative treatment effect of AADs and the ICDs. J Am Coll Cardiol 34 : 1090-1095, 1999
10) Doval, HC et al, for the GESICA : Randomized trial of low-dose amiodarone in severe congestive heart failure. Lancet 344 : 493, 1994
11) Flanker, GC et al : Antiarrhythmic drug therapy and cardiac mortality in atrial fibrillation : The stroke prevention in atrial fibrillation investigators. JACC 20 : 527-532, 1992
12) Gottipaty, VK et al, for the VEST investigators : The resting electrocardiogram provides a sensitive and inexpensive marker of prognosis in patients with chronic congestive heart failure. J Am Coll Cardiol 33 : 145A, 1999
13) Heldon, R et al : Identification of patients most likely to benefit from ICD therapy : the Canadian Implantable defibrillator Study. Circulation 101 : 1660-1664, 2000
14) Julian, DG et al : Randomized trial of effect of amiodarone on mortality in patients with left-ventricular dysfunction after recent myocardial infarction (EMIAT). Lancet 349 : 667, 1997
15) 笠貫 宏ほか：不整脈の非薬物治療ガイドライン．循環器病の診断と治療に関するガイドライン，1999-2000年度合同研究班報告．Jpn Cir J 65 : 1127-1160, 2001
16) Kadish A and Defibrillators in Non-Ischemic Cardiomyopathy Treatment Evaluation (DEFINITE) Investigators. Prophylactic defibrillator implantation in patients with nonischemic dilated cardiomyopathy. N Engl J Med 350 : 2151-2158, 2004
17) Kuck, KH et al : Randomized comparison of antiarrhythmic drug therapy with implantable cardioverter defibrillators in patients resuscitated from cardiac arrest. The Cardiac Arrest Study Hamburg (CASH). Circulation 102 : 748-754, 2000
18) Mason, JW et al : A comparison of electrophysiologic testing with Holter monitoring to predict antiarrhythmic-drug efficacy for ventricular tachyarrhythmias. N Engl J Med 329 : 445, 1993
19) MERIT-HF Group : Effect of metoprorol CR/XL in chronic heart failure : Metprorol CR/XL randomized intervention trial in congestive heart failure (MERIT-HF). Lancet 353 : 2001-2007, 1999
20) Monserrat, L et al : Non-sustained ventricular tachycardia in hypertrophic cardiomyopathy : an independent marker of sudden death risk in young patients. J Am Coll Cardiol 42 : 873-879, 2003
21) Moss, AJ et al, for the Multicenter Automatic Defibrillator Implantation Trial (MADIT) investigators : Improved

survival with an implanted defibrillator in patients with coronary disease at high risk for ventricular arrhythmia. N Engl J Med 335 : 1933, 1996
22) Moss, AJ et al : Improved survival with implantation of a defibrillator in patients with myocardial infarction and reduced ejection fraction. N Engl J Med 346 : 877-883, 2002
23) Myerburg, RJ et al : Cardiac arrest and sudden cardiac death. Chapter 24. Heart Disease. A Textbook of Cardiovascular Medicine, 5th ed, Braunwald E, ed, vol 2, WB Saunders Co, Philadelphia, 1999
24) Oral, H et al : Pulmonary vein isolation for paroxysmal and persistent atrial fibrillation. Circulation 105 : 1077-1081, 2002
25) Roy, D et al : Amiodarone to prevent recurrent atrial fibrillation. Canadian trial of atrial fibrillation Investigators. N Engl J Med 342 : 913-920, 2000
26) Singh, SN et al : Amiodarone in patients with congestive heart failurre and ventricular arrhythmia. N Engl J Med 333 : 77, 1995
27) Strictberger, SA et al : Amiodarone vs. implantable defibrillator in patients with non-ischemic cardiomyopathy and asymptomatic non-sustained ventricular tachycardia (AMIOVIRT). J Am Coll Cardiol 41 : 1707-1712, 2003
28) Teo, KK et al : Effects of prophylactic antiarrhythmic drug therapy in acute myocardial infarction : an overview of results from randomized controlled clinical trials. JAMA 270 : 1589-1595, 1993
29) The antiarrhythmics versus Implantable defibrillator (AVID) Investigators : A comparison of antiarrhythmic-drug therapy with implantable defibrillator in patients resuscitated from near-fatal ventricular arrhythmias. N Engl J Med 337 : 1576, 1997
30) The Cardiac Arrhythmia Suppression Trial (CAST) Investigators : Preliminary report : Effect of encainide and flecainide on mortality in a randomized trial of arrhythmia suppression after myocardial infarction. N Engl J Med 321 : 406-412, 1989
31) The Cardiac Insufficiency Bisoprolol Study II (CIBIS-II) : A randomised trial. Lancet 353 (9146) : 9-13, 1999
32) The SOLVD Investigators : Effect of enalapril on survival in patients with reduced left ventricular ejection fractions and congestive heart failure. N Engl J Med 325 : 293-302, 1991
33) Trial Meta-Analysais Investigators : Effects of prophylactic amiodarone on mortality after acute myocardial infarction and congestive heart failure. Lancet 350 : 1417-1424, 1997
34) Vermes, E et al : Enalapril decreases the incidence of atrial fibrillation in patients with left ventricular dysfunction : insight from the Studies Of Left Ventricular Dysfunction (SOLVD) trials. Circulation 107 : 2926-2931, 2003
35) Waldo, AL et al : Effect of d-sotalol on mortality in patients with left ventricular dysfunction after recent and remote myocardial infarction. The SWORD Investigators (Survival With Oral d-Sotalol). Lancet 348 : 7-12, 1996
36) Wilber, DJ et al : Long-term outcome of catheter ablation for postinfarction ventricular tachycardia (abstract). Circulation 96 : I-318, 1997
37) Wyse, DG et al, for the Atrial Fibrillation Follow-up Investigation of Rhythm Management (AFFIRM) Investigators. A comparison of rate control and rhythm control in patients with atrial fibrillation. N Engl J Med 347 : 1825-1833, 2002

〔相澤義房〕

QT延長症候群と遺伝子異常

■はじめに

心電図が発明され普及する以前から，若くして突然死をきたす症例がある家族内に集積することがあることが知られていた．日常診療に心電計が導入された1950年代以降，このような症例が心電図上，著しいQT時間延長と特徴的な多形性心室頻拍をきたすことが報告された[1~3]．この一連の疾患群は先天性QT延長症候群 long QT syndrome（LQTS）として知られるようなった．さらに病像が詳しく調べられるに従い，LQTSには，常染色体優性遺伝で感音性難聴を伴わないRomano-Ward症候群と劣性遺伝で難聴を伴うJervell and Lange-Nielsen症候群があること[1~3]，さらに周期性四肢麻痺と小顎症や低身長などの骨格異常を伴い，常染色体優性遺伝を示すAndersen症候群[4]などがあることがわかってきた．1966年になって，フランスのDessertenneはこの頻拍をtorsade de pointes（TdP）と命名した[5]．QRS complex（= pointes）が，ねじれる（= torsade）ように変化することから，こう呼ばれた（torsion of QRS points）と思われる．TdPは，10歳以降に発症することが多く，自然停止するものから，心室細動（Vf）に移行するものまであり，無症状から失神，突然死までさまざまである．さらに，QT延長以外にも致死性不整脈の警告的心電図所見が報告されており，特殊なT波形[6,7]，QT dispersion（誘導間のQT時間の差異）の増大，T波の交代現象，U波の増高などが，致死性不整脈と関連する．

■先天性LQTSは，イオンチャネル病である

さて1990年代に入り，他の多くの遺伝性疾患と同様，LQTSにおいても分子遺伝学あるいは電気生理学的なアプローチが非常な勢いで精力的に試みられた．その結果，LQTSは心室筋の再分極過程を担うイオンチャネルをコードする遺伝子の多種・多様な変異により発症することが解明された[8~12]（表1）．ついで2001年にはAndersen症候群の原因遺伝子が同定され[13]，現在までに少なくとも，7種類の原因遺伝子（LQT1～7）変異が同定されている．また2003年になって，LQT4の原因遺伝子[14]や中国の家族性心房細動の家系でも心筋イオンチャネル遺伝子でLQTS（LQT1）とも関連する*KCNQ1*の変異が同定された[15]．

[表1] QT延長症候群の原因遺伝子とイオンチャネル機能

タイプ	遺伝子座	原因遺伝子	イオンチャネル
先天性（Romano-Ward syndrome）			
LQT1	11 (11p 15.5)	KCNQ1	IKs
LQT2	(7q 35-36)	KCNH2	IKr
LQT3	3 (3p 21-24)	SCN5A	INa
LQT4	4 (4q 25-27)	Ankyrin-B	$[Ca^{2+}]i$
LQT5	21 (21q22.1-q22.2)	KCNE1	IKs
LQT6	21 (21q22.1-q22.2)	KCNE2	IKr
LQT7	17 (17q23)	KCNJ2	IK1
LQT8		CACN1C	ICa-L
先天性（Jervell and Lange-Nielsen syndrome）			
JNL1		KCNQ1 (*homozygous*)	IKs
JNL2		KCNE1 (*homozygous*)	IKs

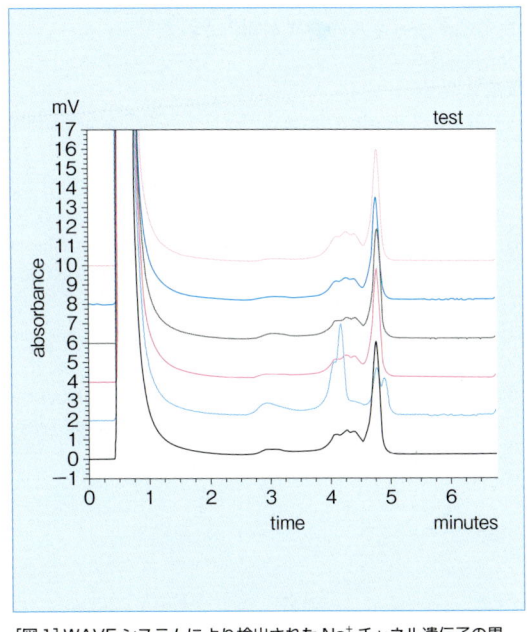

[図1] WAVEシステムにより検出されたNa^+チャネル遺伝子の異常

■LQTS症例の遺伝子検索と治療へのフィードバック

責任遺伝子は多種にわたるので，簡便なスクリーニング法として，われわれは，dHPLC (High Performance Liquid Chromatography, Transgenomics Co)を使用している．図1に実例を示す．これで異常パターンが発見された場合，そのPCR productを選択的にシークエンスし，塩基レベルの異常を同定する．表1にも明らかなように，LQTSはQT延長という臨床像（表現型）は同じであっても，異なるチャネルの機能障害から発症するわけで，遺伝子型によりその予後や薬剤に対する反応性も大きく違ってくる．したがって原因遺伝子を同定することは，治療方針にも大きく影響してくる．また，未だ30〜40％の症例では，既報の関連遺伝子に異常を発見できないので，未知の遺伝子の関与が必ずあると考えられる．実際，2004年にはQT延長と骨格異常，先天性心疾患，免疫異常，自閉症など多彩な病像を呈するTimothy症候群の原因遺伝子としてCa^{2+}チャネルの変異が報告された[16]．

文献

1) Romano, C et al : Aritmie cardiache rare in 'eta pediatrica. Clin Pediatr 45 : 658, 1963
2) Ward, OC : A new familial cardiac syndrome in children. J Irish Med Assoc 54 : 103-106, 1964
3) Jervell, A et al : Congenital deaf-mutism, functional heart disease with prolongation of Q-T interval and sudden death. Am Heart J 54 : 9, 1957
4) Sansone, V et al : Andersen's syndrome : distinct periodic paralysis. Ann Neurol 42 : 305-312, 1997
5) Dessertenne, F : Un chapitre nouveau d'electrocardiographie : Les variations progressive de l'amplitude de l'electrocardiogramme. Actual Cardiol Angiol Int 15 : 241-249, 1966
6) Moss, AJ et al : ECG T-wave patterns in genetically distinct forms of the hereditary long QT syndrome. Circulation 92 : 2929-2934, 1995
7) Takenaka, K et al : Exercise stress test amplifies genotype-phenotype correlation in the LQT1 and LQT2 forms of the long QT syndrome. Circulation 107 : 838-844, 2003
8) Curran, ME et al : A molecular basis for cardiac arrhythmia : HERG mutations cause long QT syndrome. Cell 80 : 795-803, 1995
9) Wang, Q et al : Positional cloning of a novel potassium channel gene : KVLQT1 mutations cause cardiac arrhythmias. Nat Genet 12 : 17-23, 1996
10) Wang, Q et al : *SCN5A* mutations associated with an inherited cardiac arrhythmia, long QT syndrome. Cell 80 : 805-811, 1995
11) Splawski, I et al : Cav1.2 calcium channel dysfunction causes a multisystem disorder including arrhythmia and autism. Cell 119 : 19-31, 2004
12) Kass, RS et al : Long QT syndrome : novel insights into the mechanisms of cardiac arrhythmias. J Clin Invest 112 : 810-815, 2003
13) Plaster, NM et al : Mutations in Kir2.1 cause the developmental and episodic electrical phenotypes of Andersen's syndrome. Cell 105 : 511, 2001
14) Mohler, PJ et al : Ankyrin-B mutation causes type 4 long QT cardiac arrhythmia and sudden cardiac death. Nature 421 : 634-639, 2003
15) Chen, YH et al : KCNQ1 gain-of-function mutation in familial atrial fibrillation. Science 299 : 251-254, 2003
16) Splawski, I et al : Spectrum of mutations in long-QT syndrome genes. KVLQT1, HERG, SCN5A, KCNE1, and KCNE2. Circulation 102 : 1178-1185, 2000

〔堀江　稔〕

Progress

Brugada症候群と遺伝子異常

■はじめに

Brugada症候群は心電図で右脚ブロック様波形と、胸部誘導$V_1 \sim V_3$におけるcoved型またはsaddle back型のST上昇を特徴とし、夜間に心室細動で突然死する疾患である[1〜5]。東南アジアで睡眠時突然死症候群sleep-death syndromeまたは日本でpokkuri(ぽっくり病)と呼ばれる病態に対応するのではないかと考えられている。圧倒的に男性に多く、その有病率は0.15%前後で、罹患率は0.014%と推定されている。約20%の症例で、突然死や失神などの家族歴があり、症候性・無症候性に関係なく、同じく約20%に心筋Na^+チャネルのαサブユニットをコードする遺伝子である SCN5Aに変異が発見される[4,6,7]。心室細動は、Na^+チャネル機能低下のため、右室流出路における一過性外向き電流(I_{to})が相対的に増強して、ST上昇や第2相リエントリーにより生じるとされる[8,9]。

Brugada症候群の生命予後を左右する、この心室細動を予知予防することが、本症の治療では最重要である。このリスク層別化の因子として、臨床症状、性差、年齢、家族歴、心電図所見、臨床電気生理学、遺伝子情報検査などがあげられる。前述のように、現状では、臨床的にBrugada症候群と診断される症例の20%内外にしか、SCN5Aの異常はみつからず、したがって、遺伝子情報が長期予後を判定するまでには至っていない。しかしながら、SCN5A関連Brugada症候群の発端者の家族メンバーにおける遺伝子検査は予後の判定という意味で診断的な意義がある。

■遺伝子検索の方法

SCN5Aは大きな遺伝子なので、簡便なスクリーニング法として、われわれは、dHPLC(High Performance Liquid Chromatography, Transgenomics Co)を使用している。これで異常パターンが発見された場合、そのPCR productを選択的にシークエンスし、塩基レベルの異常を同定する。

■本邦におけるBrugada症候群のSCN5A遺伝子異常

われわれは、連続38名の本症候群患者を対象に、SCN5A遺伝子の検索を行った[10]。患者背景を表1に示すが、内訳は男性35名(92%)で、症候性は20名(53%)であった。8名(21%)に失神などの家族歴があった。38名の発端者のうち4名に4つの異なるSCN5Aの変異が発見された。すべて、今まで報告のない新規の変異で、110名(220アレル)には、同じ異常を認めなかった。興味深いことに、これらの発端者やその家族に洞不全症候群や房室ブロックなどの徐脈性不整脈が高率に合併していた。周知のようにNa^+チャネルは心臓の興奮伝達を司る大切なイオンチャネルであり、これの変調により、伝導障害が顕在化することも理解できる。典型症例の家系と遺伝子検査結果を図1に示す。矢印で示した68歳男性が発端者であるが、その兄弟および兄の子供に洞不全症候群が4例もみられ、かつ、妹は、洞不全のためにペースメーカ植込み後、突然死をしている。すなわち、この家系は、Brugada症候群ではなく家族性洞不全症候群とするべきかもしれない。実際、発端者は、図2に示すように、ピルジカイニド負荷により初めて顕性化するBrugada症候群であり、興味深いことに、負荷前の心電図は、心房ペーシング下に記録されているが、このときすでにPQ時間255msと延長しており、30mgのピルジカイニド投与により、PQ時間330msと著しく延長している。洞不全症候群のみならず房室伝導も著しく障害されていることがわかる。かつ、少量のピルジカイニドでV_1-V_2のSTレベルは典型的なBrugada・パターンとなり、無症候性Brugada症候群も合併していることが判明した。

■Brugada症候群のSCN5A変異と機能変化

今回発見した4つの変異の機能解析を哺乳類由来の培養細胞を用いて行ったが、すべて、Na^+チャネル電

[表1] Brugada症候群患者38名の内訳

男/女	35/3
年齢(歳)	47.4±17.0
突然死の家族歴	8
有症候例	20
洞不全症候群	5
VT/Vf documented	9
induced	22/27
paf	10
ICD植込み症例	23
ST上昇のタイプ	coved 12
	saddle back 2

(文献10)より引用)

流が発現できなかった．Brugada 症候群に関連する SCN5A 変異は，すでに 30 以上報告されているが，培養細胞を用いた機能解析の結果は多種多様である．一口に，loss-of-function 型の遺伝子変異といっても，チャネル機能からみた特性は大きく異なる．チャネルの gating の膜電位依存性が変化したり，intermediate inactivation gate からの離脱が非常に遅くなったり，また，本家系でみられたような non-functional channel のような場合，細胞膜への蛋白輸送障害も報告されている．

■ おわりに

臨床的に診断される Brugada 症候群症例の高々 20% で SCN5A 変異が発見されるだけであり，かつ，個々の変異すべてで病態発症と関連する Na^+ チャネル機能障害が証明されたわけではない．原因遺伝子には SCN5A 以外にも存在しているに違いない[11]．このように Brugada 症候群の分子基盤が単一ではないとすると，先天性 QT 延長症候群の場合と同様に，その臨床像が微妙に異なる可能性があり，今後，臨床レベルから新たなアプローチが必要と思われる．

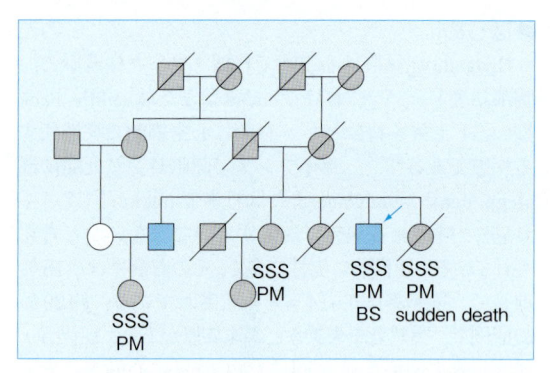

[図1] Brugada 症候群と家族性洞不全症候群を合併した症例の家系
矢印で示した症例が発端者である．
（文献10）より改変）

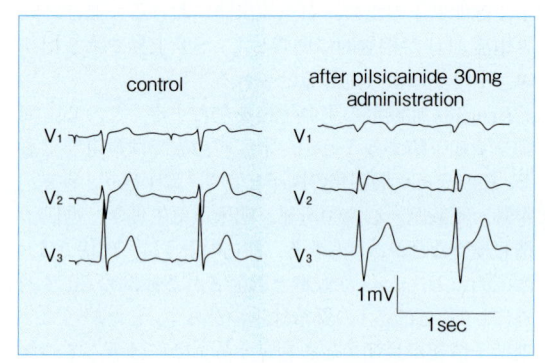

[図2] 発端者でのピルジカイニド負荷試験時の心電図（V_1-V_3）
（文献10）より改変）

文献

1) Atarashi, H et al : Characteristics of patients with right bundle branch block and ST-segment elevation in right precordial leads. Am J Cardiol 78 : 581-583, 1996
2) Anzelevitch, C : The Brugada syndrome : diagnostic criteria and cellular mechanism. Eur Heart J 22 : 356-363, 2001
3) Kasanuki, H et al : Idiopathic ventricular fibrillation induced without obvious heart disease. Circulation 95 : 2277-2285, 1997
4) Wilde, AAM et al : Proposed diganostic criteria for the Brugada syndrome. Consensus Report. Circulation 106 : 2514-2519, 2002
5) 蒔田直昌ほか：心筋 Na チャネルの遺伝子変異．循環器専門医 10：245-249, 2002
6) Di Diego, JM et al : Pinacidil-induced electrical heterogeneity and extrasystolic activity in canine ventricular tissues. Does activation of ATP-regulated K current promote phase 2 reentry? Circulation 88 : 1177-1189, 1993
7) Priori, SG et al : Clinical and genetic heterogeneity of right bundle branch block and ST-segment elevation syndrome : A prospective evaluation of 52 families. Circulation 102 : 2509-2515, 2000
8) Brugada, P et al : Right bundle branch block, persistent ST segment elevation and sudden cardiac death : a distinct clinical and electrocardiographic syndrome : A multicenter report. J Am Coll Cardiol 20 : 1391-1396, 1992
9) Chen, Q et al : Genetic basis and molecular mechanism for idiopathic ventricular fibrillation. Nature 392 : 293-296, 1998
10) Makiyama, T et al : High risk for bradyarrhythmic complications in patients with Brugada syndrome caused by SCN5A gene mutations. J Am Coll Cardiol 46 : 2100-2106, 2005
11) Weiss, R et al : Clinical and molecular heterogeneity in the Brugada syndrome : a novel gene locus on chromosome 3. Circulation 105 : 707-713, 2002

（堀江　稔）

XII.高血圧

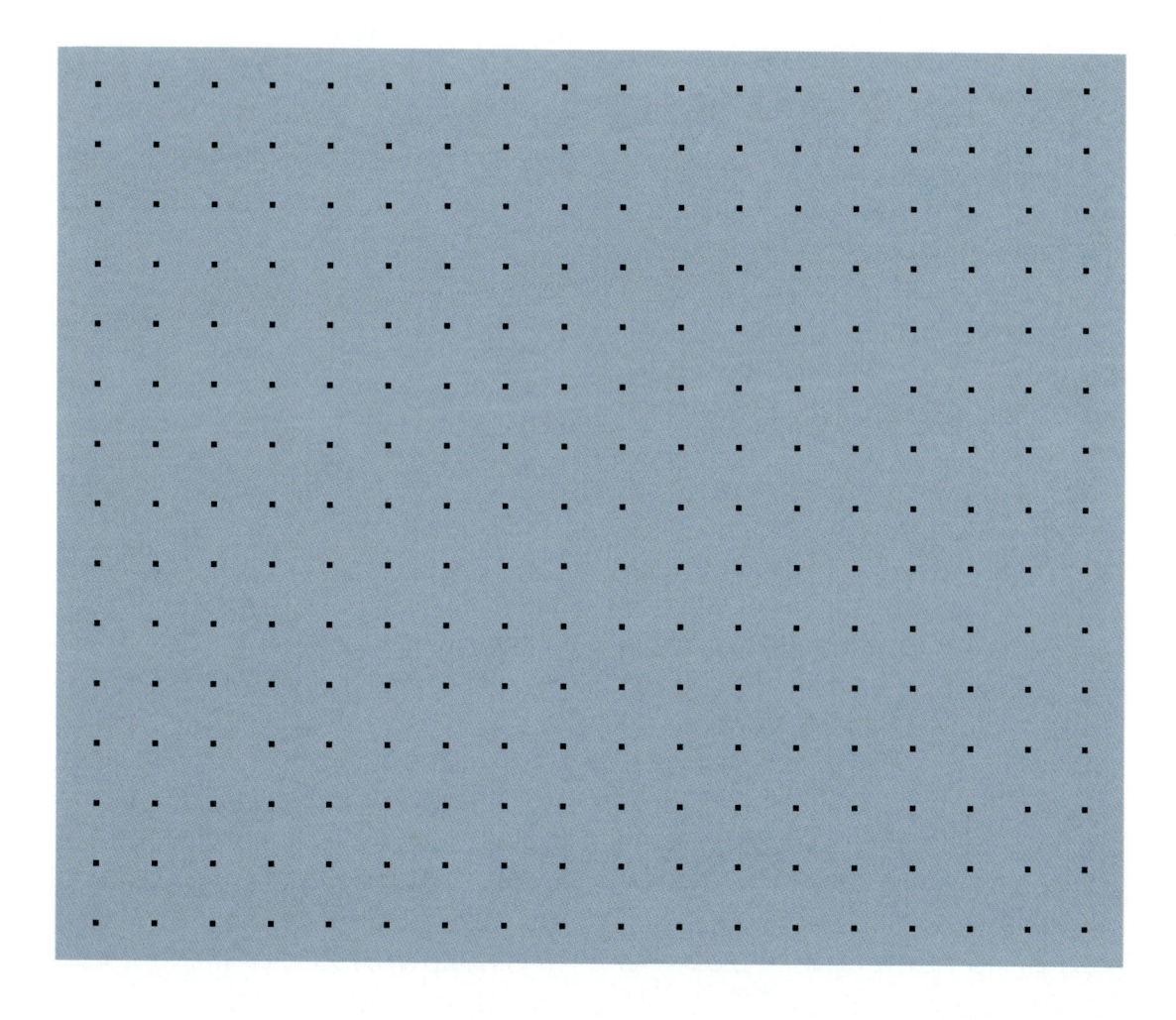

XII. 高血圧

1. 本態性高血圧

1) 概念・定義

血圧は心拍出量と末梢血管抵抗の積で規定され，この両者に影響する諸因子により血圧が調整されている．心拍出量に関与する因子としては心拍数・心収縮力と細胞外液量があり，末梢血管抵抗に影響するものとしては体液性因子を中心とする昇圧・降圧系の脈管作動物質や細胞内 Na^+，Ca^{2+} などがある (**表1**).

高血圧は病因により原因の明らかな二次性（症候群）高血圧と，明らかでない本態性高血圧に分類される．本態性高血圧は遺伝的要因，特に血管平滑筋細胞膜のイオン透過性（Na^+ や Ca^{2+} など）異常が指摘されており，最終的には細胞内の Ca^{2+} イオンの増加が血管抵抗上昇をきたすものと考えられている．さらに環境要因として食塩摂取量や肥満・ストレスなどが関係している．本態性高血圧が高血圧患者の 90% 以上を占めるのに対し，二次性高血圧は 10% 以下と少ない．高血圧のうち，本態性高血圧の定義は，一定の血圧基準を満たす高血圧のうち，原因が明らかな二次性高血圧が除外される高血圧となる．

本態性高血圧は，これまでの多くの研究にもかかわらず，今日なお原因不明の高血圧群であり，現状では本症の成因としては Page のモザイク説が示すように，化学的昇圧物質，神経性因子，血管弾性，心拍出量，血液粘性，血管内径，循環血液量，血管反応性など多くの血圧調整因子が高血圧の発症・維持にかかわるものと考えられている．

本態性高血圧は，遺伝因子と環境因子の複雑な相関により発症する．多数例を総括的に検討した結果からは，発症に対する両者の関与はほぼ同程度と考えられるが，個々の例についてみればそれぞれの関与の程度は症例によって相違する．

これまでの疫学的研究や家系，双生児などの遺伝的研究により，本態性高血圧に遺伝が関与することは広く認められ，遺伝様式は多因子遺伝と推測される．内分泌因子，交感神経系の反応亢進，食塩感受性，イオンの膜輸送異常などいくつかの病態生理，生物学的異常が遺伝的支配を受けていると考えられ，本症の発症機構に対するこれらのかかわりの解明が強く待たれている．環境因子として最も重要なものに食塩の過剰摂取がある．食塩摂取量と収縮期血圧は良好な正相関を示し，食塩摂取が多い集団ほど高血圧が発症しやすいことはこれまでの研究からも明らかである．高血圧患者では食塩負荷に対して血圧が著明に上昇する患

[表1] 昇圧系，降圧系因子

1. 昇圧系
- 交感神経系
- レニン-アンジオテンシン系
- ミネラロコルチコイド
- 抗利尿ホルモン
- セロトニン
- インスリン
- エンドセリン
- Na^+-K^+-ATPase阻害物質
- 体液・Na貯留
- 心拍出量増大
- 血液粘性増大
- 血管弾性低下
- 血管平滑筋 Na^+-Ca^{2+} 増加
- ほか

2. 降圧系
- プロスタグランジン
- カリクレイン-キニン系
- ドパミン
- 心房性Na利尿ペプチド
- アドレノメジュリン
- 体液・Na減少
- 心拍出量減少
- ほか

[表2] 成人における血圧の分類

分類	収縮期血圧 mmHg		拡張期血圧 mmHg
至適血圧	<120	かつ	<80
正常血圧	<130	かつ	<85
正常高値血圧	130〜139	または	85〜89
軽症高血圧	140〜159	または	90〜99
中等症高血圧	160〜179	または	100〜109
重症高血圧	≧180	かつ	≧110
収縮期高血圧	≧140		<90

[表3]高血圧患者のリスクの層別化

血圧以外のリスク要因	血圧分類	軽症高血圧 140〜159/90〜99mmHg	中等症高血圧 160〜179/100〜109mmHg	重症高血圧 ≧180/≧110mmHg
危険因子なし		低リスク	中等リスク	高リスク
糖尿病以外の1〜2個の危険因子あり		中等リスク	中等リスク	高リスク
糖尿病，臓器障害，心血管病，3個以上の危険因子，のいずれかがある		高リスク	高リスク	高リスク

者から，血圧がほぼ同じレベルにとどまる患者まで分布し，食塩感受性には個体差がある．食塩感受性は主に腎Na^+排泄能など遺伝因子ならびにストレスなどの環境因子とのかかわりで決定されると考えられる．一般に腎機能低下，高齢，肥満，血漿レニン低値を認める症例で食塩感受性が高い．これ以外の環境因子としては，肥満，運動不足，ストレスなどがあげられ，これらの要因は最近，本態性高血圧の成因で注目されるインスリン抵抗性の増悪にも密接に関与する．インスリン抵抗性は本態性高血圧患者の半数に存在し，遺伝要因と環境要因の両者が関与する．代償性高インスリン血症が腎Na貯留作用，交感神経活性亢進作用，レニン・アンジオテンシン系活性亢進作用，血管内皮機能低下作用などによって昇圧をもたらすものと考えられている．メタボリックシンドロームと類似の疾患概念となる．

2) 診断・判定基準

高血圧と診断するには正しい血圧測定が必要である．血圧の測定は診察室（外来）においては水銀圧力計，アネロイド圧力計を用いた聴診法，あるいは水銀圧力計を用いた聴診と同程度の精度を有する自動血圧計を用い，カフの位置を心臓の高さに保って測定する．1〜2分の間隔をおいて複数回血圧を測定し，安定した値（測定値の差が5mmHg未満）を示した2回の平均値を血圧値とする．血圧値と心血管病発症リスクには正相関が認められるが，血圧値は連続性分布を示すもので，高血圧の基準値は人為的になされたものである．

本邦の久山町研究において収縮期血圧が120mmHg未満，拡張期血圧が80mmHg未満の心血管病の累積死亡率が最も低く，収縮期血圧140mmHg以上は120mmHg未満に比し，また拡張期血圧90mmHg以上は80mmHg未満に比較して高齢者を含めて心血管病のリスクが有意に高い．また，北海道における18年間にわたる前向き疫学研究である端野・壮瞥研究においても，収縮期血圧140mmHg以上あるいは拡張期血圧90mmHg以上は心血管病死および総死亡の有意な危険因子となる．このような国内の疫学成績も考慮し，JSH2004ガイドラインにおいては，JNC-6，ESH/ESCガイドライン，WHO/ISHガイドラインそしてJSH2000ガイドラインの基準，分類をそのまま用いている（表2）．外来血圧における血圧分類は，降圧薬非服用で，初診時以後に複数回来院し，各来院時に測定した複数回の血圧値の平均値で決定される．収縮期血圧と拡張期血圧はそれぞれ独立したリスクであるので，収縮期血圧と拡張期血圧が異なる分類に属する場合には高い方の分類に組み入れる．

高血圧患者の予後には高血圧のほかに，高血圧以外の危険因子および高血圧に基づく臓器障害の程度ならびに心血管病合併の有無が深く関与する．高血圧の診療においては，本態性高血圧か二次性高血圧かの鑑別診断とともに血圧レベルと心血管病の危険因子を評価する．

血圧値のほかに，血圧以外の危険因子（喫煙，糖尿病，高コレステロール血症などの脂質代謝異常，肥満，尿中微量アルブミン，高齢，若年発症の心血管病の家族歴など），そして低，中等リスクを有するものでも追跡期間の延長により脳心血管疾患の危険度が高くなることから，高血圧の罹病期間にも注意しなければならない．JSH-2004

ガイドラインにおいては高血圧患者を**表3**のごとく血圧分類，主要な危険因子（糖尿病およびその他の危険因子），高血圧性臓器障害，心血管病の有無により低リスク，中等リスク，高リスクの3群に層別化している．なお，本ガイドラインでは，正常高値血圧を有するものにおいても，複数の危険因子，高血圧性臓器障害，糖尿病，心血管病の有無により層別化されており，高リスク群では降圧治療の開始を考慮し，目標血圧レベルを維持することを推奨している．

一方，家庭血圧および自動血圧計による24時間血圧の測定は高血圧・白衣高血圧の診断と薬効，薬効持続時間の判断に有用であり，日常診療の参考とすべきである．家庭血圧値は135/85mmHg以上，24時間血圧値は135/80mmHg以上の場合に高血圧として対処する．最近，病院における血圧が正常でも，24時間血圧が高値を示す仮面高血圧が存在し，高血圧性臓器障害の立場からは高血圧と全く同等であり，治療を要することより，注意が促されている．仮面高血圧の診断上，24時間血圧測定が必要であるが，家庭血圧測定も重要な情報を与える．

文献
1) 日本高血圧学会高血圧治療ガイドライン作成委員会：高血圧治療ガイドライン2004年度版，2004
2) Page, IH : A unifying view of renal hypertension. Renal Hypertension, Page, IH et al, Year Book Medical Pub, Chicago, 391-396, 1698
3) 島本和明：高血圧管理・治療の新しい動向（JNC-VIとわが国の現状）．日内会誌 88：401-405, 1999
4) Ueda, K et al : Prognosis and outcome of elderly hypertensives in a Japanese community : results from a long-term prospective study. J Hypertens 6：991-997, 1988

（島本和明）

3) 治療

高血圧治療の目的は，高血圧による脳・心・腎などの高血圧性臓器障害を防ぐことにある．**図1**に，端野・壮瞥町研究における血圧値別に20年間追跡した心血管疾患死亡率の推移を示す．収縮期血圧，拡張期血圧ともに，高くなるにつれて心血管疾患死亡の相対危険度が有意に高くなっている．一方，降圧薬による血圧管理により，心血管疾患の発症が有意に抑制されることも明らかにされており，高血圧管理が高血圧性心血管疾患を抑制することは明らかである．特に，糖尿病，高脂血症，肥満などを合併する場合に，その発症リスクは大きくなり，より低い降圧目標が求められている．

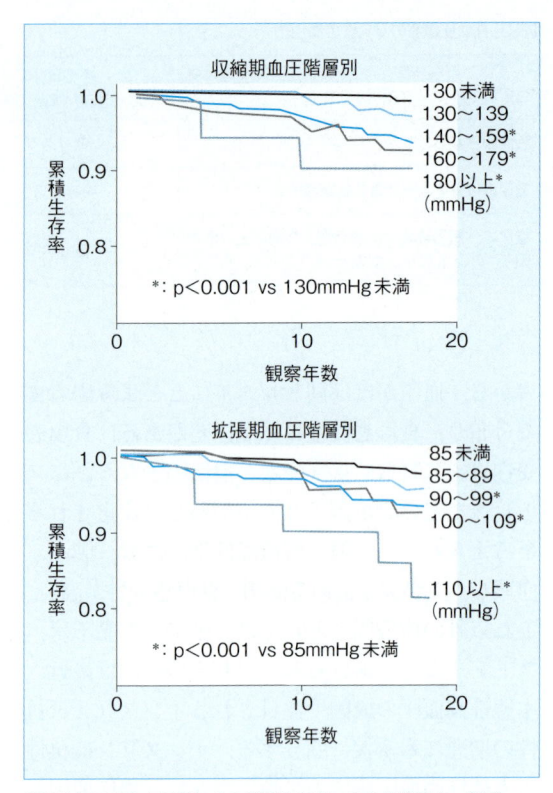

[図1] 初年度の血圧別による累積生存率：全心血管死亡—端野・壮瞥町研究—

a) 高血圧治療の基本

本邦の高血圧診療ガイドラインであるJSH-2004における初診時の治療計画を**図2**に示す．高血圧患者ではリスクの程度により治療計画は異なる．高血圧治療は生活習慣の修正（第1段階）を大前提とし，これのみで目標血圧レベルに到達できない場合は降圧薬治療（第2段階）を行う．つまり低リスク群では生活習慣の修正を主たる治療とし，3ヵ月後にも血圧が140/90mmHg未満に下降しない場合は薬物治療を開始する．中等リスク群ではまず生活習慣の修正を行い，1ヵ月後に降圧しない

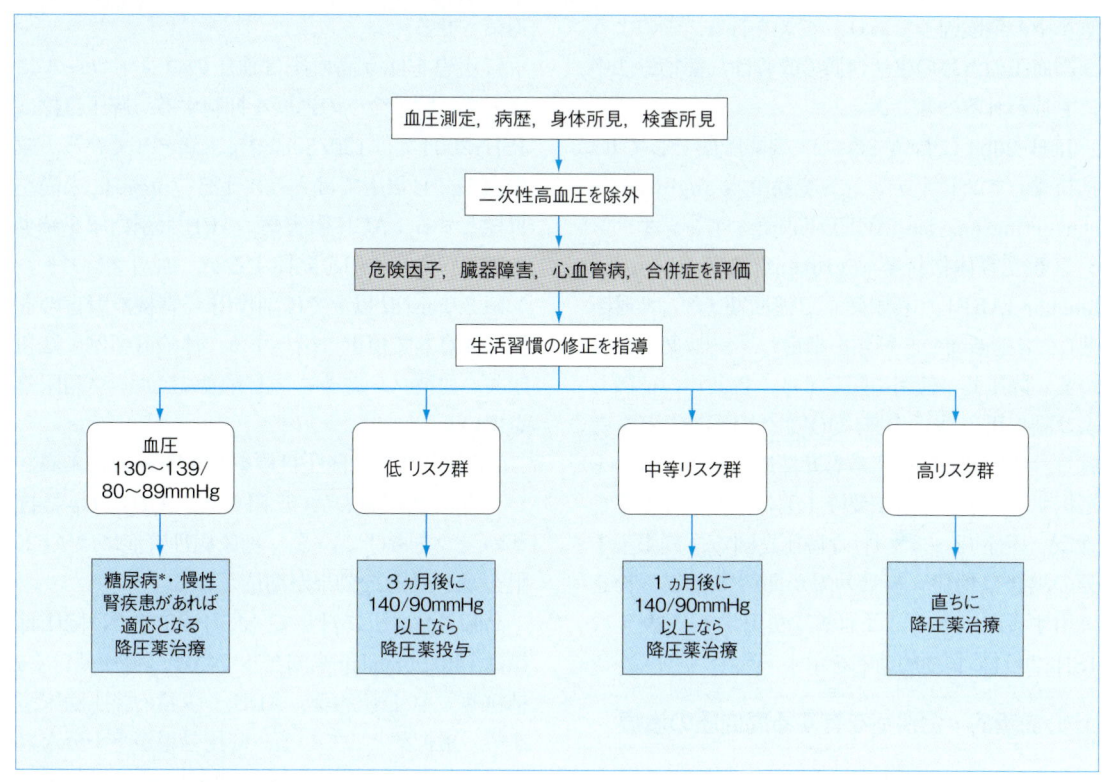

[図2] 初診時の高血圧治療計画
＊：メタボリックシンドロームを含む．

[表4] 主要降圧薬の積極的な適応と禁忌

降圧薬	積極的な適応	禁忌
Ca拮抗薬	脳血管疾患後，狭心症，糖尿病，高齢者	心伝導障害（ジルチアゼム）
ARB	脳血管疾患後，心不全，心筋梗塞後，左室肥大，腎障害，糖尿病，高齢者	妊娠，高カリウム血症，両側腎動脈狭窄
ACE阻害薬	脳血管疾患後，心不全，心筋梗塞後，左室肥大，腎障害，糖尿病，高齢者	妊娠，高カリウム血症，両側腎動脈狭窄
利尿薬	脳血管疾患後，心不全，腎不全（ループ利尿薬），高齢者	痛風（高尿酸血症）
β遮断薬	狭心症，心筋梗塞後，頻脈，心不全	喘息，心伝導障害，末梢循環障害
α遮断薬	高脂血症，前立腺肥大	起立性低血圧

場合に降圧薬治療を開始する．高リスク群では生活習慣の修正と薬物治療を同時に行う．一方，正常血圧者に対しても，正常高値血圧では生活習慣の修正と年1～2回の血圧測定を勧める．なお家庭血圧により白衣高血圧と診断された場合は，正常血圧に準じて対処する．

JSH-2004における生活習慣の改善は以下の通りである．生活習慣のなかでも食塩制限は重要で，目標値は国際的ガイドラインと同様6g/日以下としている．塩分制限については，食習慣が完成し

ていない幼・若年者に教育指導することが必須であろう．次に肥満者における減量（4～5kgの減量で有意な降圧）と適正体重の維持（標準体重の＋20％を越えない）を実施する．一方，アルコールの制限はエタノール量で男性は20～30g/日（日本酒換算1合前後），女性は10～20g/日以下にする．高脂血症の合併を防ぐためにコレステロールや飽和脂肪酸の摂取を控える．運動療法（有酸素運動）は毎日30分くらいの最大酸素摂取量50％の軽い運動を勧める．そして喫煙は虚血性心疾患・

脳卒中の危険因子であり，禁煙を行う．このような高血圧のための生活習慣の改善は，薬物療法中にも行われるべきである．

JSH-2004においては，主要降圧薬としてCa拮抗薬，アンジオテンシン変換酵素 angiotensin converting enzyme（ACE）阻害薬，アンジオテンシンⅡ受容体拮抗薬 angiotensin Ⅱ receptor blocker（ARB），利尿薬，β遮断薬（含αβ遮断薬），α遮断薬の6種類を指定し，一次薬としている．降圧薬の使用に際しては，各薬物の特徴および副作用，生活の質（QOL）への影響などを考慮し，各患者の病態にあわせて最も適するものを選択する．すなわち主要降圧薬のなかから1薬を選び，緩徐（2〜3ヵ月）な降圧を図る．効果不十分の場合は相加・相乗効果が期待できる薬物を併用するか，あるいは他薬に変更する．表4にJSH-2004の積極的適応を示す．

b）心血管病・合併症を有する高血圧の治療

脳卒中発症1〜2週間の急性期は，異常な血圧上昇などの例外を除いて，原則として積極的な降圧治療は行わない．この時期は脳血流自動調節が消失し，脳血流が血圧依存性に変動するが，通常，安静と脳浮腫治療で自然降圧する．しかし，発症1ヵ月以降の慢性期には再発予防のために高血圧治療を行う．最近PROGRESSが発表され，降圧を厳格に行うことで脳卒中の二次予防が図れることより，JSH-2004では慢性期では140/90mmHg未満になっている．ACE阻害薬や少量の降圧利尿薬に加えて，ARBやCa拮抗薬も脳卒中合併高血圧では有用と思われる．

日本人に多い冠攣縮性の狭心症にはCa拮抗薬が有用である．心筋梗塞後ではβ遮断薬が死亡率を減少させ，ACE阻害薬は左室拡張や左室機能障害の進展を抑制する．心不全を合併する高血圧は十分な降圧治療が重要で，利尿薬とACE阻害薬，ARBが第一選択薬である．なおACE阻害薬，ARBは心不全患者の予後とQOLを改善する．心肥大は降圧薬の種類を問わず持続的な降圧治療で退縮させる．

腎疾患を伴う高血圧は血圧のコントロールによって，腎不全への進展を抑制する．降圧目標はJSH-2004では130/80mmHg未満としている．尿蛋白1g/日以上ではさらに125/75mmHg未満を目標とする．ACE阻害薬，ARBは蛋白尿を減少させ，腎保護作用を発揮するが，血清クレアチニン値3.0mg/dl以上では副作用，腎機能障害の進展に注意して慎重に投与する．体液貯留例には利尿薬，血清クレアチニン上昇例にはループ利尿薬を用いる．

JSH-2004では降圧目標を130/80mmHg未満とし，第一選択薬もACE阻害薬，ARB，Ca拮抗薬の三つをあげている．糖尿病性腎症にはACE阻害薬，ARBの効果が期待される．

高齢者高血圧に対して，JSH-2004では降圧目標は140/90mmHg未満としている．降圧薬はCa拮抗薬，ACE阻害薬，ARB，少量の降圧利尿薬を第一選択薬としている．降圧効果が不十分な場合は，これらを併用する．通常，最小投与量の1/2から投薬開始し，2〜3ヵ月をかけて目標血圧に到達するように心がける．合併症を伴う高齢者高血圧には，個々の症例に最も適した降圧薬を選択する．臓器血流障害を伴っていることが多いので過度の降圧にならないよう留意する．

文献

1）Collins, R et al : Antihypertensive drug therapy : effects on stroke and coronary heart disease. Textbook of Hypertension, Swales, JD ed, Blackwell Scientific Publication, London, 1156-11641, 1994
2）PROGRESS Collaborative Group : Randomised trial of a perindopril-based blood-pressure lowering regimen among 6105 individuals with pervious stroke or transient ischemic attack. Lancet 358 : 1033-1041, 2001
3）Takagi, S et al : Relationship between blood pressure level and mortality rate : an 18-year study conducted in two rural communities in Japan. J Hypertens 18 : 139-144, 2000
4）Whelton, PK et al : Blood pressure reduction. Clinical trials in cardiovascular disease. A Companion to Braunwald's Heart Disease, Hennekens, CH ed, WB Saunders Co, Philadelphia, 341-359, 1999

〔島本和明〕

XII. 高血圧

2. 二次性高血圧

高血圧患者の90％以上は，心臓・腎臓・副腎・血管・脳などを調べても高血圧の原因がみつけられない本態性高血圧であり，一次性高血圧と呼ばれることもある．これに対して，原因が明らかである高血圧を二次性高血圧 secondary hypertension と呼ぶ．二次性高血圧の原因を表1に，またこれを疑わせる所見を表2に示す．

a. 腎実質性高血圧

1) 概念

二次性高血圧の中で最も頻度の高いものは腎実質性高血圧 renoparenchymal hynertenion であり，すべての高血圧の2～5％を占める．慢性糸球体性腎炎，腎盂腎炎，嚢胞腎，また最近特に発症が増加している糖尿病性腎症などにより腎機能が低下（一般的にクレアチニンが1.5mg/dl 以上）してNa・水が体内に貯留することにより，高血圧をきたす．

2) 病態生理

腎障害に伴い，ネフロンが減少し，Na排泄障害，体液量の増大が起こる．またネフロンからのレニンやエンドセリンなどの昇圧物質の産生が亢進し，一酸化窒素などの血管拡張物質が低下する．さらに腎機能障害に伴う代謝異常（高尿酸血症，高ホモシステイン血症など）により血管収縮を引き起こす活性酸素が増大する．以上のような機序により血圧が上昇すると考えられている．

3) 診断

腎障害の原因として最近最も増加しているのが糖尿病性腎症であり，このほか慢性糸球体性腎炎，腎盂腎炎，嚢胞腎，高血圧に伴う腎硬化症などがあり，これらの鑑別診断が必要である．

[表1] 二次性高血圧の原因

1. 腎実質性高血圧
   慢性糸球体性腎炎，糖尿病性腎症，慢性腎盂腎炎，多発性嚢胞腎，高血圧性腎硬化症
2. 腎血管性高血圧
   線維筋性異形成，動脈硬化性，大動脈炎症候群
3. 内分泌性高血圧
   原発性アルドステロン症（腺腫性，特発性）
   褐色細胞腫（副腎，副腎外）
   Cushing症候群
   先天性副腎皮質過形成
   慢性甲状腺機能低下症
4. 薬剤誘発性高血圧
   グルココルチコイド，グリチルリチン製剤，甘草，エリスロポエチンなど

[表2] 二次性高血圧を疑わせる所見

1. 病歴
   若年者
   重症高血圧，治療抵抗性高血圧
   高齢者で急激に発症・増悪した高血圧
   蛋白尿や腎疾患の既往
   長期の糖尿病歴
   四肢脱力，麻痺の既往
   発作性頭痛・動悸
   薬物の使用歴
2. 身体所見
   満月様顔貌，中心性肥満，皮膚線条，体重減少，頻脈，発汗，動揺性高血圧，血圧の左右差，上半身高血圧，血管雑音など
3. 一般検査所見
   尿蛋白，尿糖，低比重尿，尿沈渣異常，血清クレアチニン上昇，低カリウム血症，高カルシウム血症など

4) 治療

腎実質性高血圧は塩分制限を基本とした降圧治療が必要である．薬物治療としては，利尿薬，アンジオテンシン変換酵素 angiotensin converting enzyme（ACE）阻害薬やアンジオテンシン受容体拮抗薬 angiotensin receptor blocker（ARB）の有効性が高い．また，血圧高値はさらに腎機能障害を進めるため，日本高血圧治療ガイドライン2004では腎機能障害を伴った高血圧患者の降圧目標は130/80mmHg以下，蛋白尿を1g/日以上認める場合は125/75mmHgと合併症のない高血圧患者より低めに設定されている．

b. 腎血管性高血圧

1) 概念

腎血管性高血圧 renovascular hypertension と

は，腎動脈の狭窄により腎血流量が低下し，腎臓から過剰のレニンが分泌され，レニン-アンジオテンシン系が亢進することにより発症する高血圧である．腎実質性高血圧についで多い二次性高血圧である．腎動脈狭窄の原因には，動脈硬化性，線維筋性異形成 (fibromacular dysplasia) や大動脈炎症候群などがある (表3)．

[表3] 腎血管性高血圧の原因

1. 動脈硬化性
2. 線維筋性異形成
3. 大動脈炎症候群
4. 動脈瘤
5. 動脈塞栓症
6. 動静脈瘻
7. 外傷，腎内外の腫瘍による圧迫
8. 解離性大動脈瘤

2) 病態生理

腎血管狭窄は，両腎に起こることもあるが，多くの場合，片腎側の狭窄が多い．動脈硬化性は，中年以降の男性に多く，全身の動脈硬化病変の一部として腎動脈内に狭窄病変を形成する．病変部は入口部から1/3に多発し，特に起始部に限局することが多い．線維筋性異形成は，50歳までの女性に多く，狭窄は腎動脈の遠位部2/3の部位に認められることが多い．狭窄腎からレニンが過剰に分泌され，レニン-アンジオテンシン系を介して，アンジオテンシンIIが増加し，これによる血管収縮やアルドステロンの分泌亢進により著明な高血圧をきたす．慢性期には狭窄腎の機能低下に伴って，Na・水の貯留が出現し，血漿レニン活性が必ずしも上昇していない場合もある．

3) 症状

30歳以下で高血圧が発症する場合は，線維筋性異形成による腎血管性高血圧を疑って検査をする必要がある．また，60歳以上からの高血圧の出現や高血圧の急激悪化を認めた場合，動脈硬化による腎動脈狭窄の有無を精査する．腎機能低下を伴う高血圧患者やACE阻害薬やARBの投与後に急激な腎機能低下を認めた場合も本症を疑う．悪性高血圧の像を呈し，発症する場合もある．

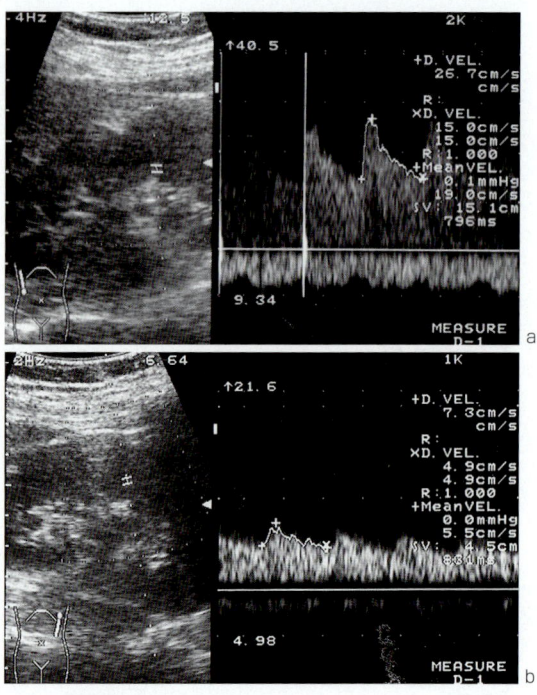

[図1] 腎動脈狭窄症の腎エコードプラ
a 正常腎
b 腎動脈狭窄腎
腎動脈狭窄により腎血流速度の低下が認められる．

4) 診断

■①身体所見

臍の左上部もしくは右上部に雑音を聴取することがある．特に収縮期のみでなく連続性雑音は腎動脈の狭窄を強く疑う．しかし，特異性は低い．

■②血液検査

発症初期，血漿レニン活性と血中アルドステロン濃度は高値を示し，血清カリウム値も低値を示す．しかし，慢性期では，血漿レニン活性と血中アルドステロン濃度は正常のことも多い．腎機能はその程度によりBUN，クレアチニンが上昇する．

■③レニン分泌刺激試験 (カプトプリル負荷試験)

ACE阻害薬であるカプトプリル50mgを内服させ，1時間後の血漿レニン活性を測定する．腎血管性高血圧では，異常な血漿レニン活性の増加をきたす．

■④腎エコー

狭窄側の腎臓の萎縮，またドプラ法により，腎内葉間動脈の血流量の低下を調べる (図1)．

●腎実質性高血圧治療の流れ

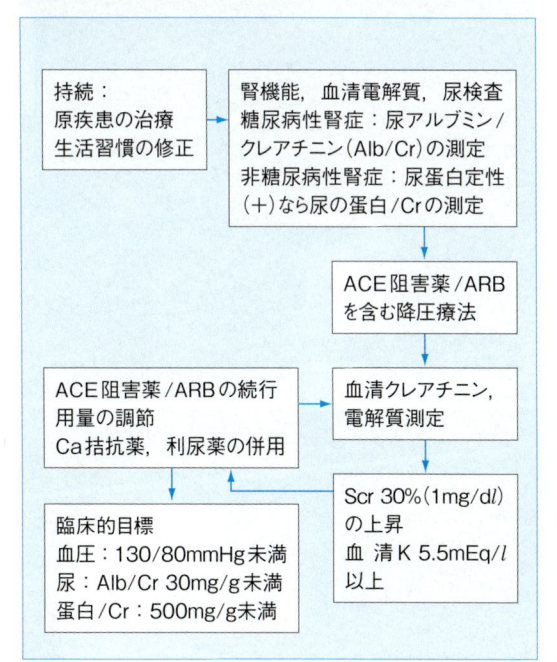

```
持続：              腎機能，血清電解質，尿検査
原疾患の治療         糖尿病性腎症：尿アルブミン/
生活習慣の修正       クレアチニン(Alb/Cr)の測定
                   非糖尿病性腎症：尿蛋白定性
                   （＋）なら尿の蛋白/Crの測定
                            ↓
                   ACE阻害薬/ARB
                   を含む降圧療法
                            ↓
ACE阻害薬/ARBの続行  血清クレアチニン，
用量の調節           電解質測定
Ca拮抗薬，利尿薬の併用       ↓
                   Scr 30%(1mg/dl)
臨床的目標           の上昇
血圧：130/80mmHg未満  血清K 5.5mEq/l
尿：Alb/Cr 30mg/g未満  以上
蛋白/Cr：500mg/g未満
```

■⑤レノグラム，カプトプリルレノグラム

　腎エコーと同様に放射性同位元素を用いて，腎臓への血流を解析することができ，診断的有用性が高い（図2）．さらに施行前にカプトプリルを内服させることで，その診断率は向上する．

■⑥造影CT，MRI

　造影CTやMRIの画質の向上により比較的容易に腎動脈の狭窄を描出できるようになった（図3a）．しかし，確定診断には選択的腎動脈造影が最も有用である（図3b）．造影剤使用時には，腎機能の低下を認める症例が多く，注意が必要である．

5）治療

■①外科的治療

　以前は，自家腎移植が行われていたが，最近では，多くの症例で経皮経管的腎動脈形成術percutaneous transluminal renal angioplasty（PTRA）が行われる．またステントの開発，併用によりその再狭窄率も減少し，良好な結果が得られている．

■②内科的治療

　血行再建術の適応がない場合やPTRAまでの

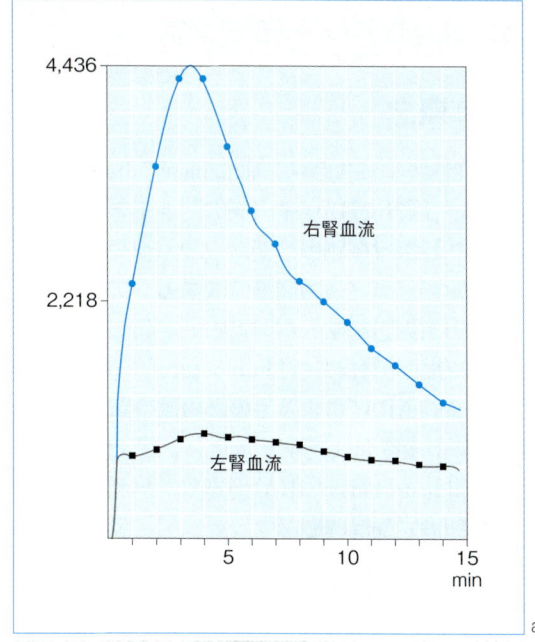

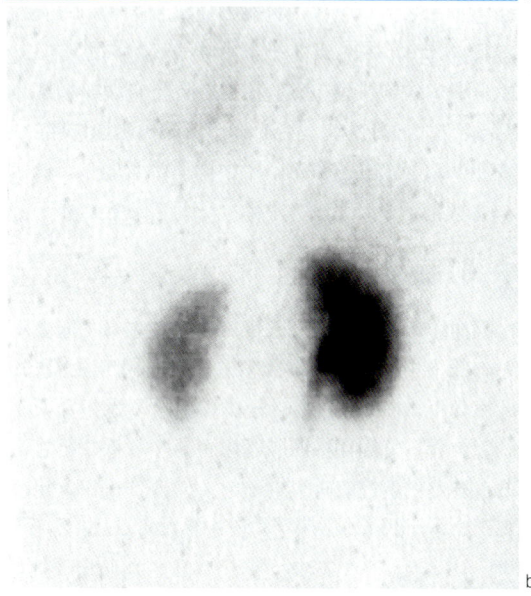

[図2] 左腎動脈狭窄症例のレノグラム（a）とレノグラフィ（b）
　a 左腎の血流低下に伴い，トレーサーの流入，蓄積の低下を認める．

血圧コントロールの第一選択薬は，レニン-アンジオテンシン系の抑制薬である，ACE阻害薬，ARBが用いられる．しかし，両側腎動脈狭窄が存在する場合は，急激な腎機能不全を起こす可能性があり禁忌である．

c. 原発性アルドステロン症

1) 概念

原発性アルドステロン症 primary aldosteronism は，副腎皮質から自律的にアルドステロンが過剰に分泌され高血圧，低カリウム血症，代謝性アルカローシスを呈する疾患である．アルドステロンの自律性過剰分泌の原因として，アルドステロン産生副腎皮質腫瘍 aldosterone-producing adenoma（APA）によるものと両側の副腎皮質過形成による特発性アルドステロン症 idiopathic hyperaldosteronism（IHA）がある．癌腫によるものはきわめてまれである．

2) 病態生理

アルドステロンは，腎臓の遠位尿細管に存在するミネラロコルチコイド受容体に作用して，Na・水の再吸収を亢進させ，循環血液を増加させることで血圧を上昇させる．Naの再吸収に伴い，カリウムと水素イオンの尿中排泄が増加し，低カリウム血症や代謝性アルカローシスをきたす．

3) 症状

高血圧以外に，低カリウム血症によって尿濃縮力の低下を起こし，多飲多尿を引き起こす．また低カリウム血症に伴い，筋力の低下や過労などが誘因となって周期性四肢麻痺がみられることもある．また代謝性アルカローシスによりイオン化カルシウムが低下し，テタニーをきたすこともある．

4) 診断

高血圧に低カリウム血症を認めた場合，まず本症を疑って精査をする必要がある．血中アルドステロンの過剰分泌，血漿レニン活性の抑制，尿中17-OHCS・17-KS が正常であることを調べる（Connの3徴）．しかしこれらは，食塩摂取量，採血時間，体位，および降圧薬の影響を受けやすい．このためフロセミドを40mg 静脈注射後，2時間立位後の採血でレニン活性が1.0ng/ml/hr 未満，またカプトプリル負荷試験で90分後の血漿アル

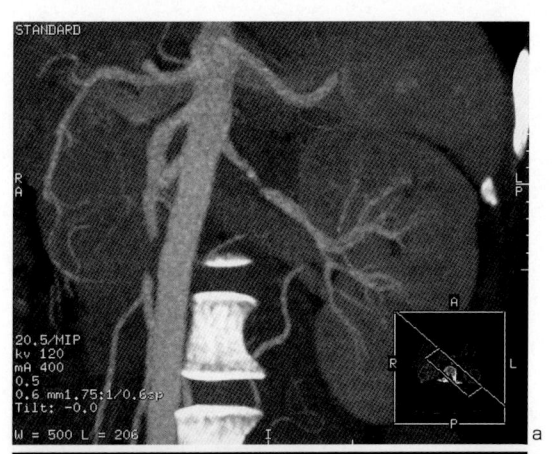

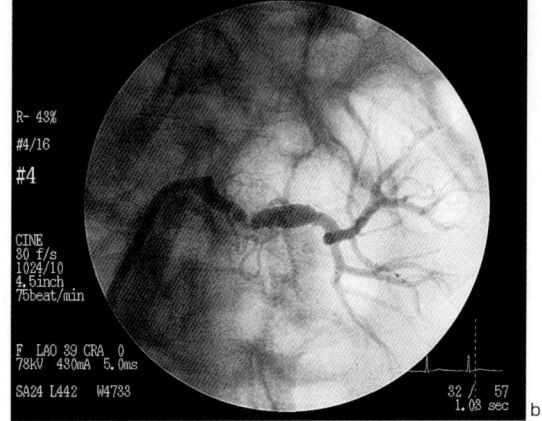

[図3] 腎血管性高血圧症（線維筋性異形成）の画像診断
a 造影CT，b 選択的左腎動脈造影

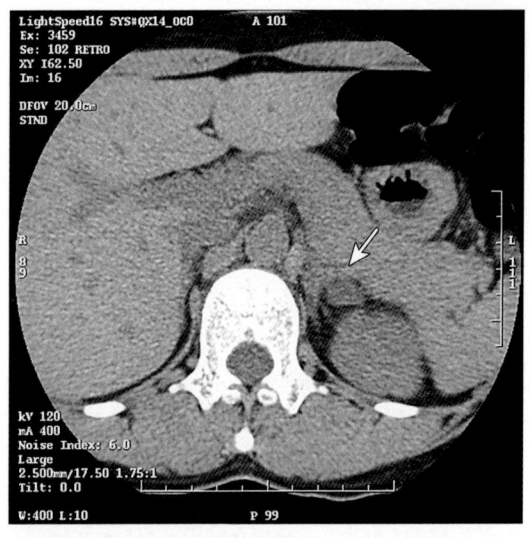

[図4] 原発性アルドステロン症の腹部CT

●二次性高血圧診断・治療の流れ

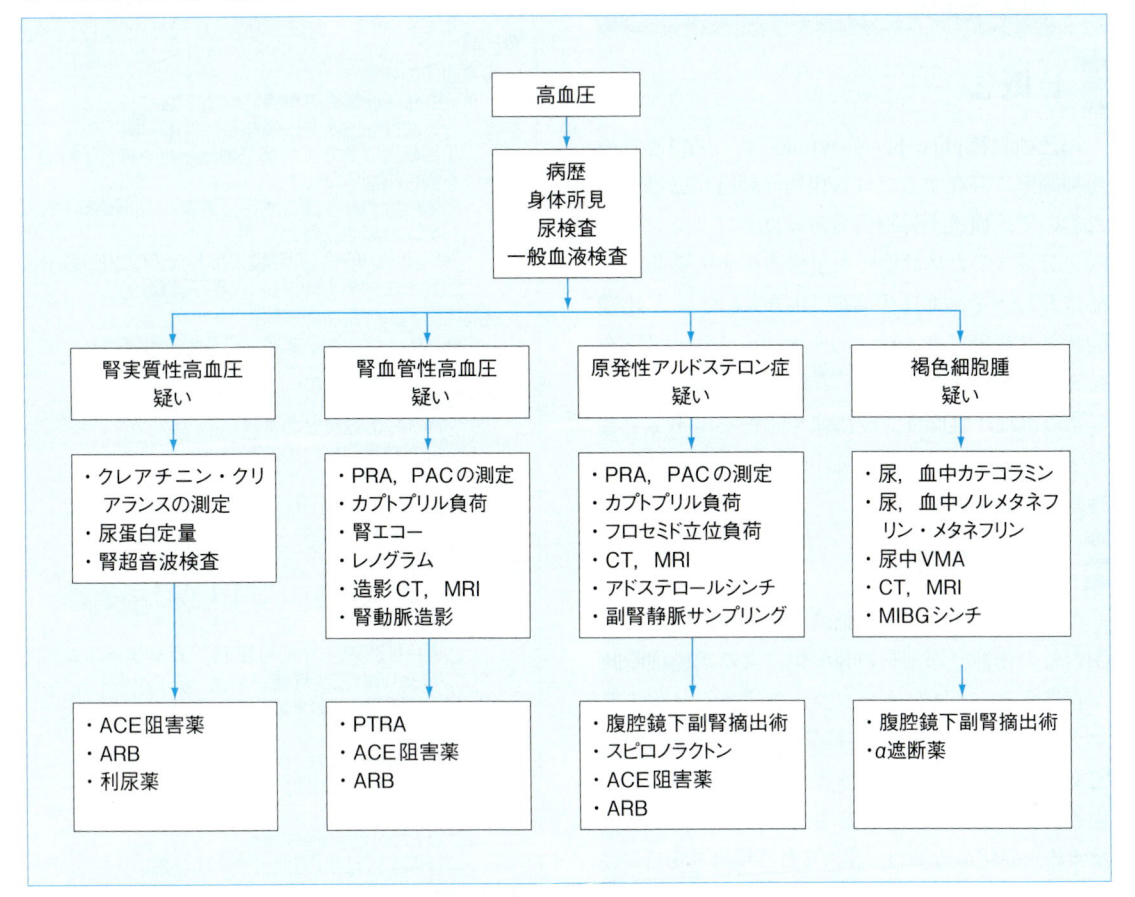

```
                            高血圧
                              │
                         ┌────────┐
                         │ 病歴    │
                         │ 身体所見 │
                         │ 尿検査  │
                         │一般血液検査│
                         └────────┘
                              │
        ┌─────────────┬───────┴───────┬─────────────┐
   腎実質性高血圧    腎血管性高血圧   原発性アルドステロン症   褐色細胞腫
      疑い            疑い              疑い              疑い
        │             │                │                │
  ・クレアチニン・ク  ・PRA，PACの測定  ・PRA，PACの測定   ・尿，血中カテコラミン
   リアランスの測定  ・カプトプリル負荷  ・カプトプリル負荷  ・尿，血中ノルメタネフ
  ・尿蛋白定量      ・腎エコー         ・フロセミド立位負荷    リン・メタネフリン
  ・腎超音波検査    ・レノグラム       ・CT，MRI         ・尿中VMA
                   ・造影CT，MRI     ・アドステロールシンチ  ・CT，MRI
                   ・腎動脈造影       ・副腎静脈サンプリング  ・MIBGシンチ
        │             │                │                │
  ・ACE阻害薬      ・PTRA            ・腹腔鏡下副腎摘出術  ・腹腔鏡下副腎摘出術
  ・ARB            ・ACE阻害薬       ・スピロノラクトン    ・α遮断薬
  ・利尿薬          ・ARB             ・ACE阻害薬
                                      ・ARB
```

PRA：血漿レニン活性，PAC：血中アルドステロン濃度，VMA：バニリルマンデル酸

ドステロン濃度/レニン活性比が20以上であると，原発性アルドステロンの可能性が高く，更なる精査が必要である．

アルドステロン産生腫瘍は，褐色細胞腫と比較して小さな腫瘍が多く，数mm程度のものもまれでない（図4）．このため，腫瘍がCTなどの画像診断で確認できない場合，両側副腎の過形成が原因である特発性アルドステロン症との鑑別が必要となる．このためには，デキサメサゾン投与後の^{131}I-adosterolシンチグラフィーや選択的副腎静脈サンプリングが参考となる．

5) 治療

■①外科的治療

一側性のアルドステロン産生腫瘍の場合，副腎および腫瘍の摘出を行う．多くの場合，腹腔鏡下副腎摘出術が行われる．摘出された腫瘍は特徴的な黄金色を呈する．特発性アルドステロンは両側性のため，手術適応はない．

■②内科的治療

アルドステロン産生腫瘍では術前の血圧，低カリウム血症のコントロールのため，アルドステロン受容体拮抗薬であるスピロノラクトンの投与が行われる．また特発性アルドステロン症ではスピロノラクトンが第一選択薬である．スピロノラクトン単独でコントロール不良な場合Ca拮抗薬，ACE阻害薬やARBを追加する．サイアザイド系利尿薬やループ利尿薬は低カリウムを増悪させるため用いない．

d. 褐色細胞腫

1) 概念

褐色細胞腫 pheochromocytoma は，副腎髄質や傍神経節に存在するクロム親和性細胞が腫瘍化したもので，血圧上昇物質であるカテコラミンを生成・分泌するため高血圧を呈する疾患である．本症はおおよそ高血圧患者の10万人に1人と比較的まれな疾患であるが，血圧が200/120mmHgを超えることもまれでない．このため，激しい昇圧により高血圧性脳症，脳出血や急性左室不全をきたすこともあり，本症を疑い確実な診断を早急に行うことが重要である．

2) 病態生理

褐色細胞腫には，副腎腫瘍による褐色細胞腫と副腎外の傍神経節細胞の腫瘍化による褐色細胞腫が存在する．ともにカテコラミンであるノルアドレナリンおよび/もしくはアドレナリンを過剰分泌する．カテコラミンはさまざまな生理活性を有するため，高血圧以外にもさまざまな臨床症状を呈する．症状が持続的に認められる場合もあるが，カテコラミンの分泌量が変化するため，間歇的に症状が出現する場合もある．

3) 症状

カテコラミンの過剰分泌により多彩な症状を呈する．その中でも高血圧 hypertension，頭痛 headache，高血糖 hyperglycemia，代謝亢進 hypermetabolism，発汗過多 hyperhidrosis の5Hが特徴である．発作性に血圧上昇をきたすことがもう一つの特徴であり，特に誘因なく血圧上昇をきたすこともあるが，体位変換，運動，排尿，排便，精神的な動揺などが発作を誘発する．患者は一般的にやせていることが多く，本態性高血圧患者のように肥満を認めることは少ない．

● 二次性高血圧の診断のまとめ
- ●問診
  - ■高血圧の病歴
    1. 高血圧を初めて指摘された年齢
    2. 二次性高血圧を示唆する症状の有無
       ①高齢者で急激に発症・増悪した高血圧(腎血管性高血圧疑い)
       ②蛋白尿や腎疾患の既往，長期の糖尿病歴(腎実質性高血圧疑い)
       ③四肢脱力既往(原発性アルドステロン症疑い)
       ④発作性頭痛・動悸(褐色細胞腫疑い)
  - ■既往歴および現在の病態
    脳卒中，虚血性心疾患，心不全，腎疾患，糖尿病，痛風などの既往
  - ■家族歴
    ①高血圧の家族歴の有無
    ②心血管病，腎疾患の有無
  - ■生活歴
    生活習慣と体重の推移
  - ■高血圧をきたす薬物，食品の摂取の有無
- ●身体所見
    ①身長，体重，脈拍，心雑音および血管雑音の有無
    ②満月様顔貌，中心性肥満，皮膚線条の有無(Cushing症候群疑い)
    ③浮腫の有無(腎機能障害，腎不全，ネフローゼ，心不全疑い)
    ④腹部腫瘤の有無(多発性囊胞腎疑い)
    ⑤頻脈，発汗(褐色細胞腫疑い)
    ⑥血圧の左右差，上半身高血圧，血管雑音の有無(大動脈炎症候群疑い)
    ⑦腹部血管雑音(腎血管性高血圧疑い)
- ●一般検査
    ①尿蛋白，尿糖，尿沈渣，血清クレアチニン値上昇(腎実質性高血圧疑い)
    ②低カリウム血症(原発性アルドステロン症，腎血管性高血圧，Cushing症候群疑い)

4) 診断

■ ①尿中・血中カテコラミンとその代謝産物の増加

尿中・血中のカテコラミン(ノルアドレナリン，アドレナリン)とその代謝産物であるメタネフリン，ノルメタネフリンおよびバニリルマンデル酸(VMA)の測定を行う．特に血圧上昇時の血中カテコラミンの測定，発作後の尿中カテコラミン測定の有用性が高い．

■ ②画像診断

腫瘍の局在診断のためには，超音波検査，

[図5] 褐色細胞腫の画像診断
　a　腹部CT
　b　^{131}I-MIBGシンチグラフィ

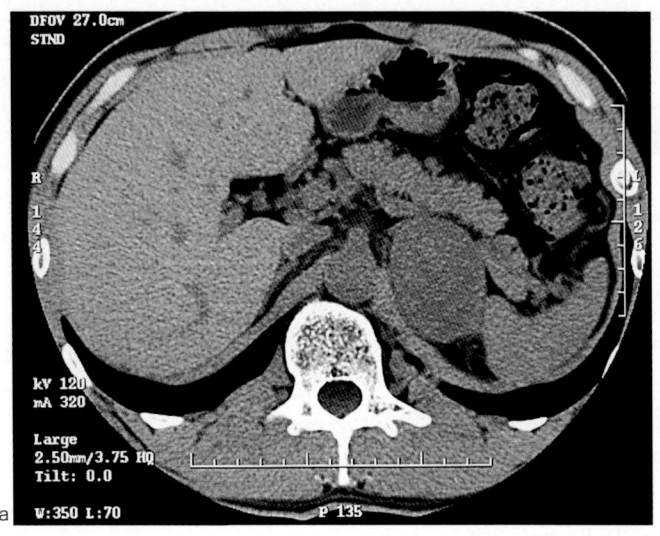

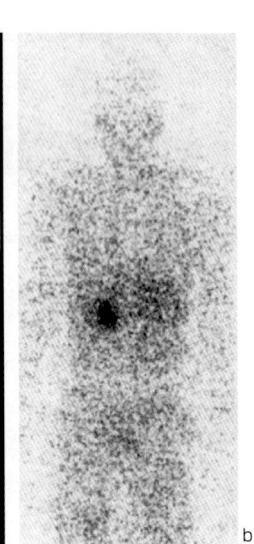

CT, MRIが用いられる．特に副腎腫瘍による褐色細胞腫では，他の副腎腫瘍に比べて大きいことが多い（図5a）．^{131}I-meta-iodobenzylguanidine (MIBG)は，本症の局在，特に副腎外腫瘍や転移病巣の検出にきわめて有効である（図5b）．

5) 治療

①外科的治療

本症の根治的治療は，外科的な腫瘍摘出術である．以前は開腹術が行われていたが，現在は腹腔鏡下副腎および腫瘍摘出術が行われることが多い．

②内科的治療

手術前治療，もしくは手術不能な症例に対して薬物治療が行われる．カテコラミンの作用遮断のため，α遮断薬が用いられる．α遮断薬使用後，頻脈などに対してβ遮断薬の併用も有効である．しかしβ遮断薬の単独療法は，さらなる血圧上昇をきたすため禁忌である．その他血圧コントロールにはCa拮抗薬も有効である．

文献

1) Lenders, JWM et al : Biochemical diagnosis of pheochromocytoma. Which test is best? JAMA 287 : 1427-1434, 2002
2) Müller, FB et al : The captopril test for identifying renovascular disease in hypertensive patients. Am J Med 80 : 633-644, 1986
3) 日本高血圧学会高血圧治療ガイドライン作成委員会：高血圧治療ガイドライン2004
4) 西川哲男ほか：原発性アルドステロン症の頻度と診断・治療．日本内科学会雑誌 92 : 208-212, 2003

（大蔵隆文・檜垣實男）

3. 悪性高血圧

1) 概念・定義

　悪性高血圧 malignant hypertension とは，急激に悪性腎硬化症に進行する，きわめて予後不良の重症高血圧に対して命名された臨床的な概念である．一方，高血圧緊急症あるいは高血圧切迫症とは，「血圧が著しく上昇し，放置すれば重篤な障害が脳，心臓，腎臓などに起こり致命的となりうるため，直ちに降圧治療を開始しなければならない病態」を示す用語であり，分単位の降圧を要する場合を高血圧緊急症，時間単位の降圧で対応可能な場合は高血圧切迫症と呼ぶ．つまり，解離性大動脈や心筋梗塞などを合併し，直ちに降圧治療が必要な場合は高血圧緊急症に分類され，これらの合併がなければ，数時間以内に治療を開始すべき病態と考えられるため高血圧切迫症に分類される(表1)．

　悪性高血圧の概念は，1914年にVolhardとFahrが，重症高血圧に腎不全を合併して短期間に死亡した症例に対して悪性高血圧と提唱したことに始まる．1939年に，Keithらが，高血圧性網膜症に注目し，著明な高血圧に，進行性の腎機能障害と乳頭浮腫を伴う場合は，5年生存率が1％ときわめて予後不良であり，これを他の高血圧とは異なる一つの疾患として悪性高血圧と定めた．つまり，乳頭浮腫 (Keith-Wagener (K-W) 分類Ⅳ度) を伴う場合のみ悪性高血圧と診断し，著明な高血圧と腎不全を呈しても眼底所見が網膜出血や滲出性病変 (K-WⅢ度) の場合は，加速型高血圧として区別していた．しかし，1986年，Ahmedらが，著明な高血圧と腎不全を有する患者を眼底所見から，K-WⅣ度の群，K-WⅢ度の群，高血圧性網膜症は有するがⅢ，Ⅳ度のいずれにも当てはまらない群の3群に分けて検討した結果，臨床像，臓器障害の進行，あるいは生命予後に有意差を認めなかったことから，現在では両者をまとめて，加速型高血圧−悪性高血圧とされている．

　このような疾患概念の変遷を加味した場合，悪性高血圧とは，「拡張期血圧120～130mmHg以上で，両側眼底に滲出性病変 (K-W Ⅲ度) を合併し (乳頭浮腫は必須条件ではない)，腎機能障害が急速に進行して放置すると全身症状が急激に増悪し，心不全や高血圧脳症，脳出血を発症して予後不良なため，数時間以内に治療を開始すべき高血圧」と定義される．病理学的には，小動脈と細動脈の

[表1] 高血圧緊急症および切迫症

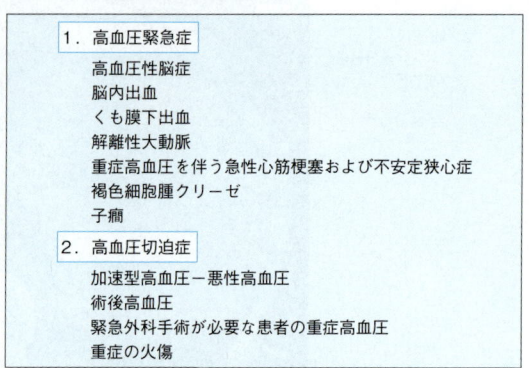

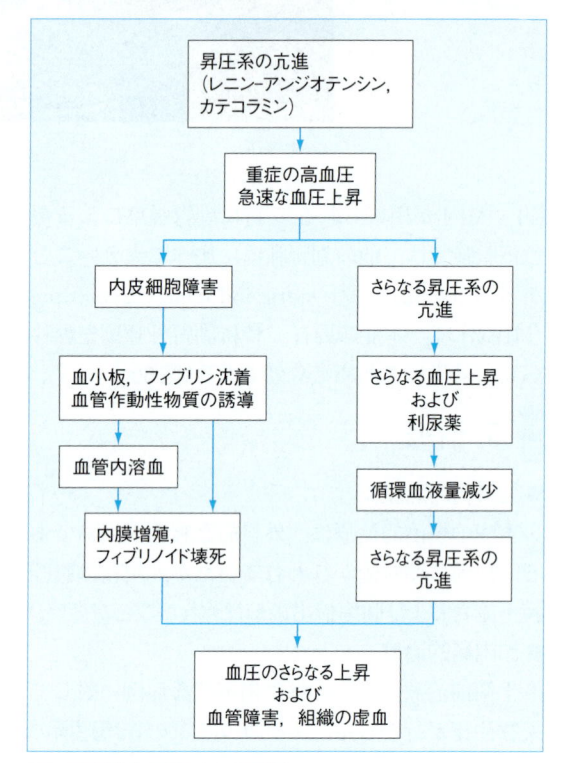

1. 高血圧緊急症
    高血圧性脳症
    脳内出血
    くも膜下出血
    解離性大動脈
    重症高血圧を伴う急性心筋梗塞および不安定狭心症
    褐色細胞腫クリーゼ
    子癇
2. 高血圧切迫症
    加速型高血圧−悪性高血圧
    術後高血圧
    緊急外科手術が必要な患者の重症高血圧
    重症の火傷

[図1] 悪性高血圧の発症と進展機序

中膜平滑筋細胞壊死と内膜内へのフィブリン沈着（フィブリノイド壊死）が特徴とされる．しかし，フィブリノイド壊死は悪性高血圧に特異的ではなく，溶血性尿毒症性症候群や強皮症腎でも認める．

2）成因・進展機序

悪性高血圧の成因および進展機構については未だ明らかでない．動物実験では急激な血圧上昇そのものがフィブリノイド壊死を引き起こすことが認められていることより，最も重要なことは血圧が許容値以上に急激に上昇することであり，それによる内皮障害と血管作動性物質の増加が進展に関与していると考えられている（図1）．血管作動性物質の一つとして，最とも重要視されているのがアンジオテンシンⅡである．実際，本症では，血漿レニン活性が著しい高値を示すことが多く，本症の治療においてアンジオテンシン変換酵素阻害薬やアンジオテンシン受容体拮抗薬がきわめて有効である．また，従来，本症は非炎症性疾患としてとらえられていたが，最近，血管病変形成に炎症の関与が示唆されている．

・アンジオテンシン変換酵素遺伝子多型DD型は，Ⅱ型やID型と比較して，有意に高いACE活性を示すが，悪性高血圧患者では，DD型の頻度が正常対照集団と比較して2倍に多い．

・レニンとアンジオテンシノーゲンを同時に過剰発現させた，ラット悪性高血圧症モデルにおいて，炎症に関与する転写因子NFkBを抑制することで，血圧上昇と血管障害が軽減することが示されている．

3）診断

悪性高血圧の診断基準を表2に，診断の流れを図に，悪性高血圧患者の初期評価項目を表3に示した．

a）病歴

悪性高血圧のほとんどは高血圧を基盤に発症するが，降圧治療が進歩，普及した現在では，悪性高血圧に進展するのはごくまれであり，高血圧患者の1%以下とされている．基礎となる高血圧の頻度に関する集計としては，1974年の鳴谷らの

[表2] 悪性高血圧の臨床診断基準

主症状
1. 血圧：拡張期血圧＞130 mmHg
2. 眼底：Keith-Wagener（K-W）分類Ⅳ度
3. 腎機能：進行性の高度な腎機能の低下
4. 臨床経過：全身症状の急激な変化，脳症状，心症状

参考
- type A（定型的悪性高血圧）：4条件を同時に満たす
- type B1：主症状2，3，4；拡張期血圧120～130mmHg
- type B2：主症状1，3，4；眼底K-W Ⅲ度
- type B3：主症状1，2，4；腎機能低下が軽度
- type C ：拡張期血圧＞120mmHg，眼底K-W Ⅲ度，腎機能低下はあるが腎不全には至らないもの

[表3] 悪性高血圧患者の初期評価ポイント

1）病歴
　高血圧の既往，降圧薬内服の有無
　腎疾患の既往の有無
　慢性・再発性尿路感染症の既往の有無
　膠原病の既往の有無
　薬剤服用歴など
2）診察
　血圧，心肺状態および体液量の評価
　視野検査，神経学的検査
3）臨床検査（しばしば認める異常所見）
　尿検査：尿蛋白，赤血球
　血沈・血算・血液塗抹：血沈亢進，貧血，血小板減少，変形赤血球
　生化学検査：腎障害，電解質異常（低K血症）
　　高レニン活性，高アルドステロン
　　代謝性アルカローシス
　注：血清・血漿および尿サンプルの保存が必要
　眼底検査
　心電図
4）画像検査
　胸部X線写真・心電図
　腎エコー：腎サイズ，腎血流（腎血管性高血圧の鑑別）
　頭部CT・MRI

[表4] 悪性高血圧の基礎疾患（%）

発表者	鳴谷ら	和中ら
発表年	1974	1992
例数	76（男：女＝55：21）	134（男：女＝89：45）
本態性高血圧	46	44.8
二次性高血圧	31	54.4
糸球体腎炎	24	41.8
腎盂腎炎など	1	3.0
腎血管性高血圧	3	3.7
その他	3	5.9
診断不可	22	0.7

全国集計と，1992年に発表された和中らのものがある（表4）．それによると，基礎となる高血圧として，本態性高血圧が半数弱（約45%）を占める．しかし現在では，健康教育，検診制度の充実，降圧治療の進歩などにより，本態性高血圧から悪性高血圧に進展するのはまれで，医療過疎地の患者や服薬コンプライアンスが不良な場合に限られる．二次性高血圧のなかでは，慢性糸球体腎炎の

占める割合が高く，腎血管性高血圧は3.5%程度にすぎない．しかし，本態性高血圧患者の高齢化が進むなかで，動脈硬化の進行から腎血管性高血圧や腎性高血圧の合併例が増加している．これらのことから，高血圧および腎炎の既往，降圧薬の服用歴，服用状況などに関する情報を問診から聴取することが重要である．

b) 主訴・症状

悪性高血圧の場合，網膜，心臓，腎臓，脳の障害に起因する症状を認めることが多い（表5）．乳頭浮腫による，比較的急速に出現する視力障害の頻度が最も高く，高血圧性心不全による呼吸困難および腎不全による浮腫もしばしば認める．脳動脈は，著明な血圧上昇による血流増加を血流自動調節機構で代償できなくなる結果，脳血流が過剰となり脳症を発症する．

c) 身体所見・臨床検査

疾患定義から，眼底検査は必須である．程度の差はあれ，腎機能障害も必発である．腎性貧血あるいは溶血性貧血を認めることも多い．血圧は，典型的には概ね拡張期血圧130mmHg以上を示すが，血圧値と実際の臓器障害とは一致しないことも多いため，血圧値にこだわらず，血圧の上昇速度，症状，臨床検査の結果を総合して診断する．悪性高血圧は即座に治療が施されるため，二次性高血圧の検査に影響を及ぼす薬剤を投与する前に，血液や尿サンプルを採取することが重要である．
・ラットの一側腎動脈を完全に結紮した場合，急激に高レニン性高血圧を生じ，反対側の腎動脈にフィブリノイド壊死を認める．それに反して，半結紮した場合は，血圧は緩徐に上昇し，最終的には完全に結紮した場合と同程度の収縮期血圧値に達するが，腎動脈にフィブリノイド壊死を認めないことが示されている．

4) 治療

a) 静注降圧薬

合併症の程度により，治療方針は大きく異なる．

● 悪性高血圧診療の流れ

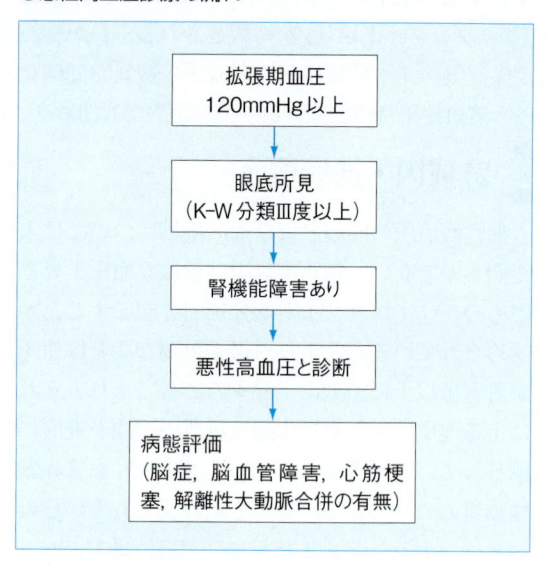

拡張期血圧 120mmHg以上
↓
眼底所見（K-W分類Ⅲ度以上）
↓
腎機能障害あり
↓
悪性高血圧と診断
↓
病態評価（脳症，脳血管障害，心筋梗塞，解離性大動脈合併の有無）

[表5] 悪性高血圧患者の主訴・症状

視力障害
頭痛，めまい，悪心，嘔吐，片麻痺，意識障害
呼吸困難，浮腫，乏尿
鼻出血
食欲不振，体重減少，腹痛

[表6] 静注可能で比較的容易に入手できる降圧薬

薬物の種類	用量・使用上の注意
塩酸ニカルジピン	0.5μg/kg/分で持続静注開始
	6.0μg/kg/分まで増量可能
塩酸ジルチアゼム	5μg/kg/分で持続静注開始
	15μg/kg/分まで増量可能
ニトログリセリン	5μg/分で持続静注開始
	100μg/分まで増量可能
ニトロプルシド・ナトリウム	0.25μg/kg/分で持続静注開始
	10μg/kg/分まで増量可能
メシル酸フェントラミン	2～5mgを静注
	効果持続は3～10分
	初回量静注後0.5～2mg/分で持続静注
	褐色細胞腫クリーゼに使用
塩酸ヒドララジン	10～20mgを静注
	効果持続は3～5時間
	ほとんど，子癇に限られる

高血圧性脳症，解離性大動脈，急性左心不全，急性心筋梗塞など生命に危機をもたらす合併症を有する場合は，可能であれば直接動脈圧をモニターし，非経口薬による治療を開始する．ただし，急激な降圧は避け，最初の2時間の降圧幅は，治療前

血圧の25%以内か,あるいは拡張期血圧110mmHgまでとし,2〜6時間の間に160/100mmHg以下にすることを目標とする(解離性大動脈の場合は,20分以内に収縮期血圧を120mmHg以下にする).血圧低下により臓器の虚血症状が出現した場合は目標降圧値に達しなくても,それ以上の降圧は行わない.静注使用が可能な降圧薬と,それぞれの一般的な用量や使用上の注意点を表6にまとめた.

b) 経口降圧薬

ほとんどの悪性高血圧症患者は,経口降圧薬で治療可能である.24時間での収縮期血圧160〜170mmHg以下,または拡張期血圧110mmHg以下を目標とする.注意すべき点は,急速な降圧は重要臓器の虚血をきたす危険を伴うので避ける.このため,ニフェジピンカプセル(カルシウム拮抗薬)の舌下投与は,原則として用いない.現在,長時間作用型のカルシウム拮抗薬が頻用されているが,いずれの降圧薬も使用可能であり,初期治療においてその有用性に有意差はない.ただし利尿薬は,過度の降圧をきたす可能性があるため,圧利尿による脱水がないこと,あるいは明らかに体液量過剰であることを確認してから使用する.褐色細胞腫が疑われる場合,β遮断薬は,十分にα遮断薬を投与した後に用いる.

慢性期には厳格な血圧管理(血圧値125/75mmHg以下)が,予後改善のために重要である.

文献
1) Guaman, NJ et al : Malignant hypertension and hypertensive emergencies. J Am Soc Nephrol 9 : 133-142, 1998
2) Lsragh, JH et al : Management of hypertensive crises : The scientific basis for treatment decisions. Am J Hypertnes 14 : 1154-1167, 2001
3) 日本高血圧学会:高血圧治療ガイドライン2000年版,日本高血圧学会高血圧治療ガイドライン作成委員会編
4) 鳴谷亮一ほか:高血圧のすべて,上田英雄編,南江堂,東京,127-138, 1973
5) 和中佳生ほか:悪性本態性高血圧症,日本臨牀 50 : 228-236, 1992

(福岡富和・大蔵隆文・檜垣實男)

XII. 高血圧

4. 低血圧

1) 概念・定義

低血圧 hypotension の診断において臨床上問題となるのは,低血圧による生活の質(QOL)の障害が認められる場合である.一般的には収縮期血圧が100〜110mmHg以下の場合であり,拡張期血圧値は考慮しない.

2) 分類

低血圧は,基礎疾患の有無や生じ方などによって主に以下の三つに分類する.

a) 本態性低血圧

体位(立位,臥位)に関係なく常に低血圧を示し,外来で繰り返し測定した収縮期血圧が100〜110mmHg未満で,基礎疾患がなく,多様な愁訴を認め,若年女性に多い傾向がある.一方,血圧が低くても自・他覚的に症状がないものは体質性低血圧であり,臨床的意義は少ない.

b) 二次性低血圧

基礎疾患によって血圧が低下している状態で,急性一過性と慢性持続性の場合がある.病態別には,① 心機能低下,② 循環血液量低下,③ 血管作動物質の異常(量・反応の異常),④ 代謝異常,⑤ 薬剤性などに分類される(表1).

一過性に生じるものには,食事性低血圧,透析関連低血圧,排尿後低血圧,運動後低血圧などがある.特に,高齢者や高血圧患者では食事による内臓血流増加と交感神経系の代償機能の低下により持続時間の比較的長い食事性低血圧を生じる.食後の安静やコーヒーの摂取が有効である.

c) 起立性低血圧

起立性低血圧 orthostatic hypotension (OH) とは，正常血圧時だけでなく高血圧時にも臥位や坐位の状態から起立時に血圧が下降し，めまいなどの症状を生じる病態である．起立後3分以内の血圧が収縮期血圧で20mmHg以上あるいは拡張期血圧が10mmHg以上低下の場合と定義される．その原因には，循環血液量の減少または分布異常により圧受容体反射の代償能力を超えて生じる場合（非神経原性起立性低血圧）と圧受容体反射系の異常によって生じる場合（神経原性起立性低血圧）があり，圧受容体反射系の責任病巣により，節前型，節後型，交感神経緊張型の3型に分類される（表2）．

【起立性低血圧に関連する疾患】

①起立不耐症 orthostatic intolerance

自律神経機能異常によって起立時に生じる病態では，低血圧様症状に加えて動悸や失神などを生じる．近年，これらの病態を包括して起立不耐症を伴う自律神経機能異常とする概念が提唱されている．本症をきたす自律神経疾患には，以下の4つがある．

ⓐ多系統萎縮症候群 multiple system atrophy（MSA）

Shy-Drager症候群（線条体黒質変性症），進行性核上麻痺，オリーブ橋小脳萎縮症などいくつかの臨床症候群がオーバーラップし，自律神経症状（起立性低血圧，発汗異常，陰萎，膀胱直腸障害）に固縮，振戦，協調運動障害などの神経症状がさまざまな組み合わせで出現する．

ⓑ純粋自律神経不全症 pure autonomic failure（PAF）

交感神経障害による自律神経障害が中年ではじまり，男性より女性に多い．

ⓒ体位性頻脈症候群 postural orthostatic tachycardia syndrome（POTS）

症候性の起立不耐と起立により，5分以内に脈拍が120/分以上になるか30/分以上増加することが特徴である．若い女性に好発し，低血圧がないにもかかわらず，低血圧様症状を呈する．

[表1] 二次性低血圧の原因

1. 心機能低下：不整脈，心筋症，心筋梗塞，心不全，心タンポナーデ
2. 循環血液量低下：出血，脱水，貧血，下大静脈症候群，妊娠後期
3. 血管作動物質の異常：下垂体機能低下症，甲状腺機能低下症，Addison病，21-ヒドロキシラーゼ欠損症，Bartter症候群，偽性アルドステロン症
4. 代謝異常：栄養失調，悪性腫瘍，神経性食思不振症
5. 薬剤性：降圧薬，モノアミン酸化酵素阻害薬
6. その他：血液透析

[表2] 起立性低血圧の原因

1. 非神経原性起立性低血圧（自律神経障害によらない）
    1) 循環血液量の減少
        脱水（下痢，嘔吐，高熱，アシドーシス，火傷など），貧血（特に大量の失血），心不全，内分泌疾患（原発性および二次性の副腎不全，高度の低カリウム血症を伴う原発性アルドステロン症，尿崩症），電解質異常
    2) 起立時における血漿再分布異常
        高身長，虚弱体質，肉体的な疲労，長期臥床，妊娠，静脈瘤，無重力状態
2. 神経原性起立性低血圧（圧受容体反射の異常）
    1) 節前型起立性低血圧（交感神経節後線維に対する中枢インパルス欠如）
        多系統萎縮症（Shy-Drager症候群（線条体黒質変性症）），オリーブ橋小脳萎縮症，Parkinson病（Lewy小体型自律神経不全症を含む），多発性硬化症，頭蓋内腫瘍（特にトルコ鞍付近と後頭蓋窩），Wernicke脳症，多発性脳梗塞，脳幹部の血管障害・腫瘍・炎症，外傷性・炎症性・腫瘍性の脊髄障害，AIDS，HAM
    2) 節後型起立性低血圧（交感神経節後線維におけるノルアドレナリン合成・放出障害）
        特発性起立性低血圧（pure autonomic failure），各種ニューロパチー（Guillain-Barré症候群，糖尿病性ニューロパチー，アミロイドニューロパチー，ポルフィリア，アルコール性ニューロパチー，脚気，悪性貧血，腎不全，膠原病，癌性ニューロパチーなど）
    3) 交感神経緊張型（責任病巣が未確定）
        交感神経緊張型起立性低血圧，高齢，胃切除，うつ病，神経性食思不振症，褐色細胞腫
3. 薬物の副作用
    降圧薬（特にα遮断薬，中枢性降圧薬），トランキライザー，抗うつ薬，麻酔薬，ドパミン作動薬，抗ヒスタミン薬，β刺激薬など

ⓓ神経調節性失神（反射性失神）

発作の誘発条件により，①血管迷走神経性失神 vasovagal syncope（誘発条件：疼痛，疲労，不安など不快な刺激，精神的興奮・緊張，起立），②状況失神 situational syncope（誘発条件：排尿，咳嗽，嚥下，疼痛，運動後など），③頸動脈洞症候群 carotid sinus syndrome（誘発条件：頸動脈洞圧迫）に分類される．

● 低血圧診断の流れ

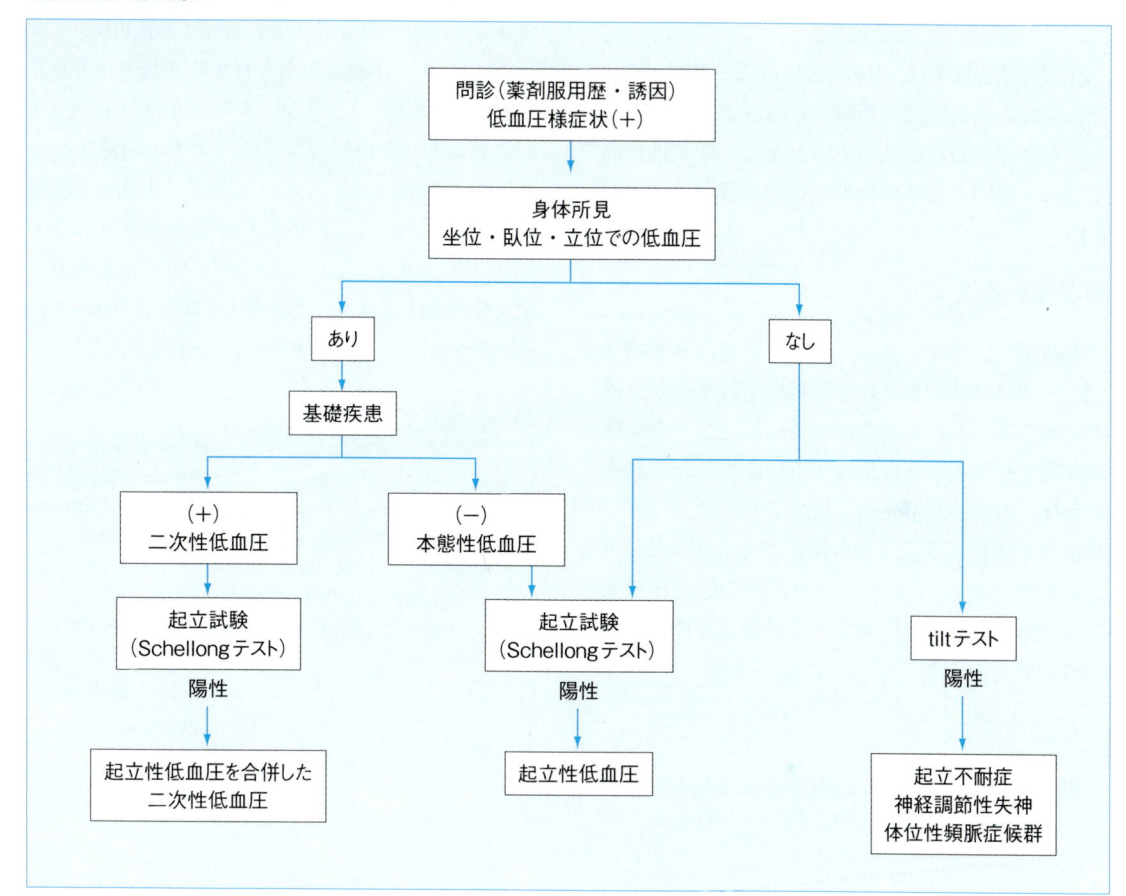

```
          問診（薬剤服用歴・誘因）
           低血圧様症状（＋）
                 │
                 ▼
             身体所見
         坐位・臥位・立位での低血圧
           ┌─────┴─────┐
           ▼           ▼
          あり          なし
           │           │
           ▼           │
         基礎疾患        │
        ┌──┴──┐        │
        ▼     ▼        │
       （＋）  （－）     │
      二次性   本態性     │
      低血圧   低血圧     │
        │     │        │
        ▼     ▼        ▼
      起立試験  起立試験   tiltテスト
     (Schellong (Schellong
      テスト)   テスト)
       陽性    陽性     陽性
        │     │        │
        ▼     ▼        ▼
     起立性低血圧  起立性    起立不耐症
     を合併した   低血圧    神経調節性失神
     二次性低血圧          体位性頻脈症候群
```

②起立性調節障害 orthostatic disregulation（OD）

自律神経失調症の一つで10歳以上の学童に多く，主に小児科領域で問題となる．4～7月に多く，朝起き不良が特徴でしばしば不登校の原因となる．

3) 診断・検査

低血圧の症状は多種多様であることから，積極的に低血圧を疑い，症状とQOLの低下を詳細に聴取し，身体所見，各種検査所見から症候性（二次性）低血圧を除外する．また，不定愁訴の多い低血圧患者でうつ状態，神経症，過換気症候群などが見出される場合は，必要に応じて心身症的アプローチを行う．高齢者では低血圧による自覚症状に乏しく，失神や転倒・骨折の原因となることがある．

起立性低血圧が疑われる場合は，低血圧症状以外の自律神経症状の有無や薬剤服用歴を確認する．診断には，起立試験による血圧，脈拍の変動を評価することが重要である．起立試験には，能動的起立によるもの（Schellongテスト）と受動的起立による頭部挙上試験（head-up tiltテスト）がある．能動的起立試験は外来でも簡便に実施できるのに対し，head-up tiltテストは起立性低血圧や神経調節性失神の診断に有用であるが，ときに失神が誘発されるため設備やスタッフの整った場所で行う．低血圧の診断の流れを図に示す．

4) 治療

まず，患者に低血圧の病態を十分に説明し，理解を得ることが重要である．

a) 原因・誘因の除去

症候性低血圧では，基礎疾患の治療を優先する．神経原性の低血圧は，治療法が確立されていないものも多く，対症療法が主体となる．薬剤性低血圧では，原因となる薬物の中止で改善することが多い．

b) 非薬物療法

規則正しい生活・食事，適度な運動，食事療法（水分・塩分摂取）などの生活指導を行う．起立性低血圧では，これらの生活指導に加えて急激な体位変換を避けるように指導する．また，起立時の下半身への血液貯留を防ぐ目的で弾性ストッキングなどを装着することも有用である．レニン-アンジオテンシン-アルドステロン系の賦活化による有効循環血液量の増加を図る目的で夜間就寝時に頭部挙上を行う．

c) 薬物療法

非薬物療法にても症状の改善がみられない場合には，薬物治療を考慮する．$\alpha\beta$刺激薬（エチレフリン，エホチール®），α刺激薬（ミドドリン，メトリジン®），α刺激作用を有する麦角アルカロイド（ジヒドロエルゴタミン，ジヒデルゴット®），ノルアドレナリン再吸収阻害薬（メチル硫酸アメジニウム，リズミック®），ノルアドレナリン前駆物質（ドロキシドパ，ドプス®），鉱質コルチコイド（フルドロコルチゾン，フロリネフ®）などがある．起立性低血圧では，β遮断薬（プロプラノロール，インデラル®），インドメタシンも有効である．

文献
1) Grubb, BP et al : Clinical disorders of the autonomic nervous system associated with orthostatic intolerance : an overview of classification, clinical evaluation, and management. Pacing Clin Electrophysiol 22 : 798-810, 1999
2) 井村裕夫ほか：高血圧，低血圧．最新内科学大系，第35巻，中山書店，377-403，1991
3) 田村直俊ほか：低血圧によるめまいと失神．日内会誌 84：545-550，1995

〈上山　剛・梅本誠治〉

XIII. 大動脈疾患

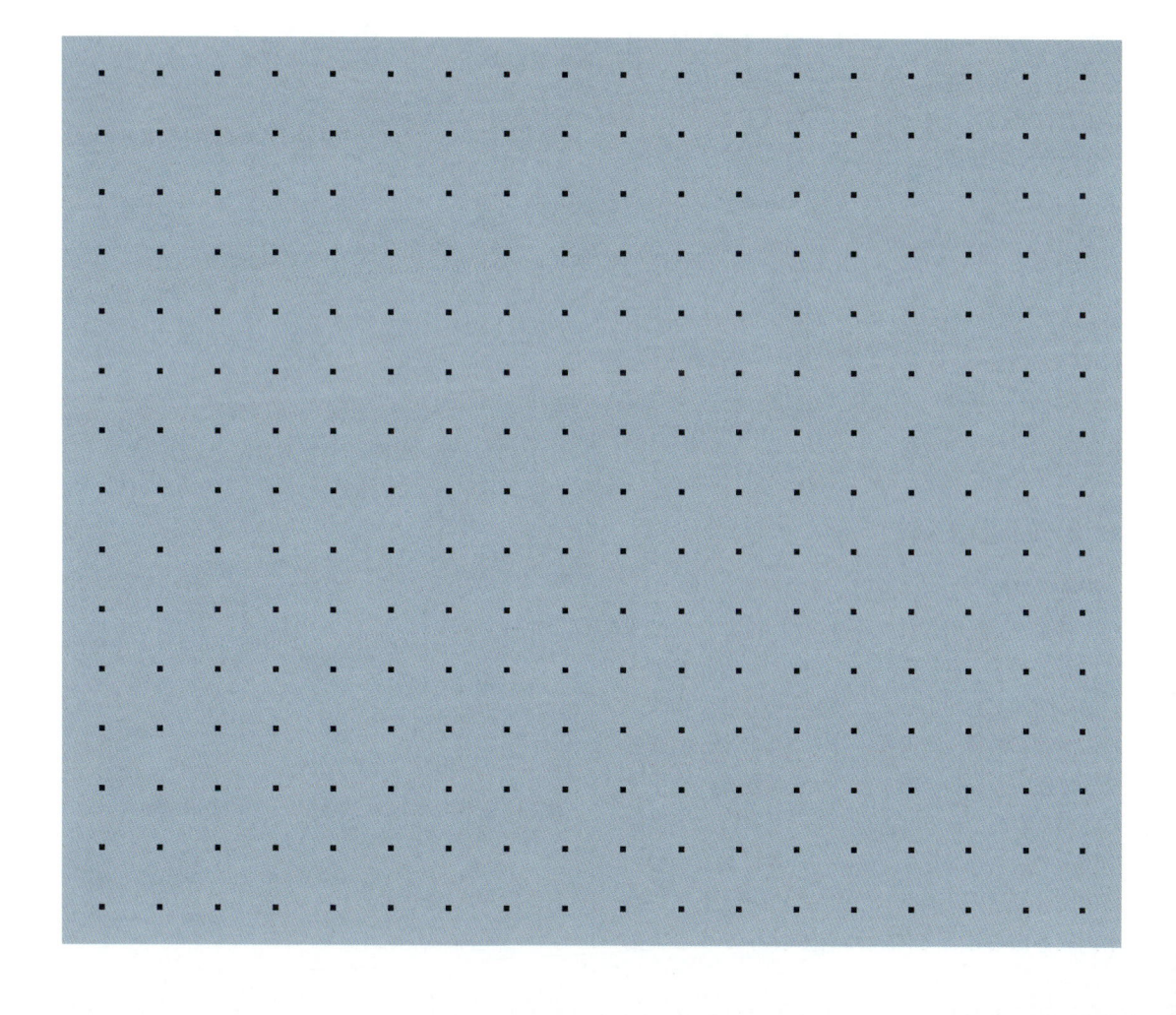

XIII. 大動脈疾患

1. 大動脈解離

1) 概念・定義

大動脈解離 aortic dissection とは，大動脈壁が中膜のレベルで2層に剥離し動脈走行に沿ってある長さを持って2腔になった状態のことである．2腔に分かれてしまうので，本来の大動脈腔は「真腔 true lumen」，新たに生じた腔は「偽腔 false lumen」，と呼ばれる（図1）．真腔と偽腔の間は内膜にできた亀裂 tear が交通孔となり通じていることが多い（図2）が，このような交通孔がみつからない例も存在する．このような交通孔のうち，真腔から偽腔へ血液流入が生じている部位は入孔部 entry，逆に偽腔から真腔へ血液流出が生じている部位は再入孔部 re-entry と呼ばれる．

急性大動脈解離は，背部痛，前胸部痛，腰痛を主訴に突然発症することが特徴で，致死率はきわめて高い．未治療状態のままであると発症から1時間経過するごとに致死率が1%上昇する一方，適切な薬物治療あるいは外科治療が時期を逸することなく開始されれば，著明に生存率が改善する．したがって，迅速に本疾患発症の疑いがあるかないかを判断し，的確な手法を用いて本疾患の存在を診断することがきわめて重要である．

2) 原因・病理

大動脈解離が生じる原因は，主として以下の二つの考え方で説明されている．一つめは，大動脈壁内膜に亀裂 tear が生じ血管内腔と大動脈壁中膜層の間に交通が生じると，血圧によって血管内腔の血液が中膜に流入することで中膜層が縦断性そして横断性に引き裂かれ，大動脈解離が発生するというものである（図3）．二つめには，大動脈中膜内で栄養血管 vaso vasorum が破裂し中膜内に出血が生じ大動脈壁内に血腫が形成され，これが内膜を破ることで内膜に亀裂 tear が生じ大動

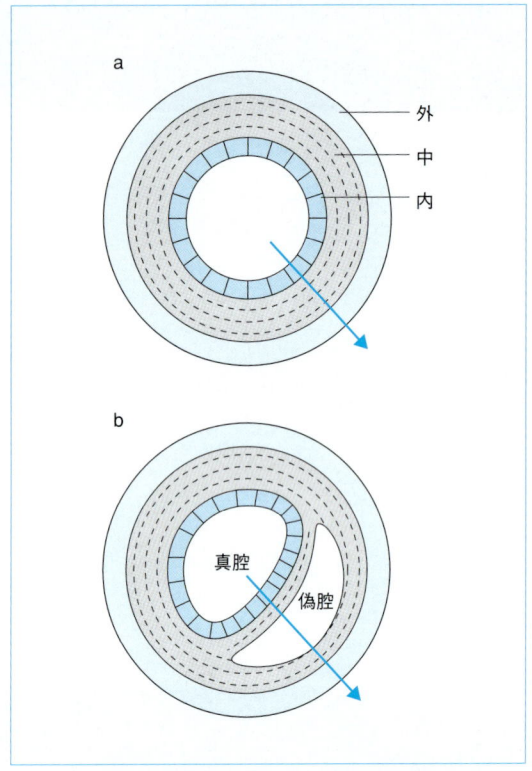

[図1] 正常大動脈の横断面と解離を生じた大動脈の横断面
　a　正常大動脈は，内膜，中膜，外膜の3層構造となっている．
　b　中膜のレベルで2層に剥離し，大動脈内が2腔になった状態のことを大動脈解離と呼ぶ．本来の大動脈腔は「真腔 true lumen」，新たに生じた腔は「偽腔 false lumen」と呼ばれる．

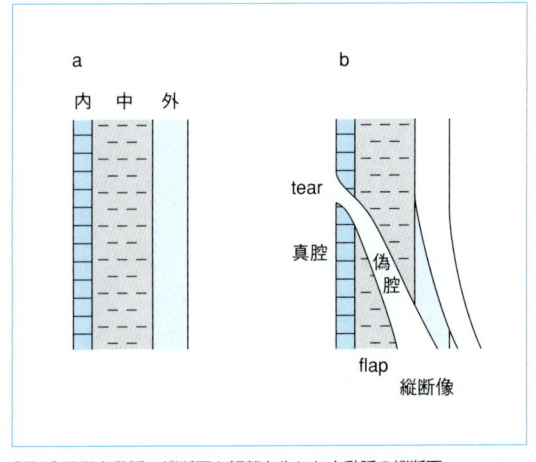

[図2] 正常大動脈の縦断面と解離を生じた大動脈の縦断面
　a　正常大動脈は，内膜，中膜，外膜の3層構造となっている．
　b　大動脈解離では，真腔と偽腔の間は内膜にできた亀裂 tear が交通孔となり通じていることが多い．このような交通孔のうち，真腔から偽腔へ血液流入が生じている部位は入孔部 entry と呼ばれる．

脈解離が形成されるとするものである（図4）．以上のいずれの機序にせよ，大動脈解離が発生した大部分の例において，加齢による通常の変性よりは明らかに強い変性を大動脈中膜層に認める傾向がある．なぜこのような通常の変性より強い変性が生じるかについては，十分に明らかにはなっていない．

先天性疾患の中で，Marfan症候群やEhlers-Danlos症候群は先天的に囊胞性中膜変性をきたす疾患であり，それが原因で大動脈解離が発生する．特にMarfan症候群は全大動脈解離の原因の約5%を占める．その他の先天性疾患としては，大動脈二尖弁，大動脈縮窄なども大動脈解離の危険因子である．

大動脈への直接的な外傷，心臓カテーテル検査や大動脈内バルーンパンピング挿入などによる医原性の大動脈内膜あるいは中膜損傷などは，大動脈解離の原因となりうる．また，心臓外科手術自体も，大変少ない発生率ではあるが大動脈解離の原因となりうる．なかでも大動脈弁置換術からの大動脈解離発生率は高いとされている．

3) 病態生理

何らかの原因で大動脈壁内膜に亀裂tearが生じ血管内腔と大動脈壁中膜層の間に交通が生じると，血圧によって血管内腔の血液が中膜に流入することで中膜層が縦断性そして横断性に引き裂かれ，大動脈解離が発生する．大動脈解離の進展度は，中膜に流入する血流の圧力によりさまざまである．通常，大動脈内血流と順行性に解離が進展するが，ときに逆行性に解離することもある．大動脈壁内の特に中膜層内には血液が充満した腔が生じ，一般に「偽腔false lumen」と呼ばれる．また，解離した大動脈壁のうちの偽腔より内側部分は，intimal flapと呼ばれる．先述したとおり大動脈壁内膜に亀裂tearが生じ血管内腔と大動脈壁中膜層の間に交通が生じた部分を入孔部entryと呼び，中膜層内に血液が充満し偽腔false lumenが形成されるが，流入した血流の圧力の程度により，偽腔が再び真腔へつながり血流が真腔へ戻る再入孔部re-entryが形成されうる．また，

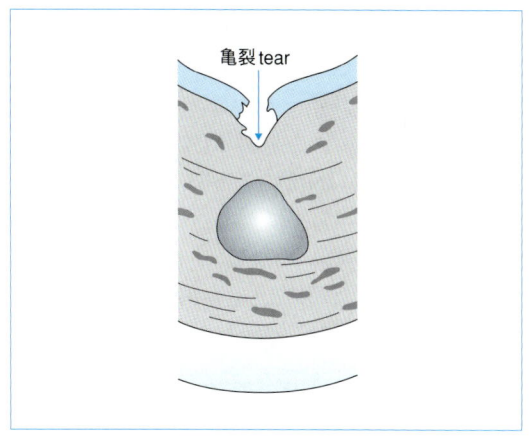

[図3] 大動脈解離の発症機序1
大動脈壁内膜に亀裂tearが生じ血管内腔と大動脈壁中膜層の間に交通が生じると，血圧によって血管内腔の血液が中膜に流入することで中膜層が縦断性そして横断性に引き裂かれ，大動脈解離が発生する．

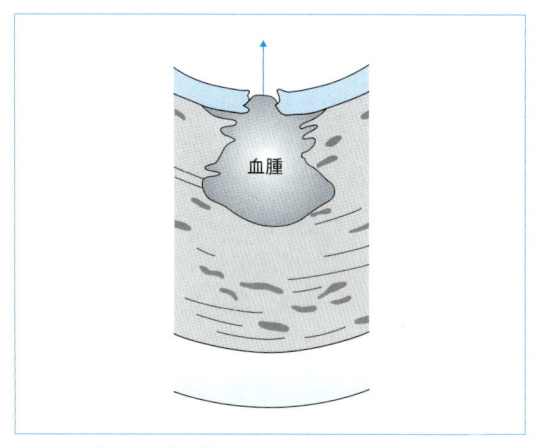

[図4] 大動脈解離の発症機序2
大動脈中膜内で栄養血管vaso vasorumが破裂し中膜内に出血が生じ大動脈壁内に血腫が形成され，これが内膜を破ることで内膜に亀裂tearが生じ大動脈解離が形成される．

intimal flapに新たな入孔部entryが生じ，入孔部entryが複数存在するといった病態も生じうる．偽腔false lumenへの流入血流そして血液貯留が増してくると偽腔false lumenが膨隆し，真腔true lumenを圧排し狭小化する．強い狭小化が生じると，その部位より先の灌流障害を認めるようになる．灌流障害により生じる病態や症状は部位により異なる（詳細は症状の項に記述する）．

4) 分類

大動脈解離が生じている範囲に基づく分類方法

である，DeBakey 分類と Stanford 分類が用いられる（表1）．

■ ① DeBakey 分類

大きくは，Ⅰ，Ⅱ，Ⅲ型の3型に分類されている．Ⅲ型はさらにⅢa型，Ⅲb型に分類される（図5）．

■ ② Stanford 分類

上行大動脈に解離を認めるか否かで分類するものである．A型は上行大動脈に解離を認めるもの，B型は上行大動脈に解離を認めないものである（図6）．

5) 診断

a) 自覚症状

発症時には，激烈な胸痛，または背部痛，腰痛が突然に生じる．性状は引き裂かれるような強烈な痛みと表現されることが多い．疼痛の部位が移動することが起こりうるのも特徴の一つである．疼痛の部位からある程度解離の生じている部位の推測が可能である．前胸部のみに疼痛を認める例の90％以上は，上行大動脈に解離を生じている．また，頸部，咽頭，顎部，顔面などに疼痛を認める場合には，上行大動脈に解離が生じていることを強く示唆する．一方，背部，腹部，下肢に疼痛を生じている場合には，下行大動脈に解離が及んでいることが示唆される．

また大動脈解離に伴い心タンポナーデや大動脈閉鎖不全を生じると心不全症状を示すことや，大動脈から分枝した動脈に解離が及び灌流障害をきたしている場合にはそれに伴う症状が出現することがある．どの分枝に影響が及ぶかで症状は異なる（表2）．

大動脈解離が発症しても全例で胸痛，背部痛といった症状を明らかに認めるわけではなく，心不全症状や表2に記すような症状が前面に立ち大動脈解離の存在を見過ごしてしまうことが起こりうることには，十分注意しておくべきである．

b) 身体所見

高血圧は，大動脈解離において大変高頻度に認

[表1] 大動脈解離の分類

DeBakey 分類
　Ⅰ型：上行大動脈に始まり大動脈弓部さらにはそれを越えて末梢に広がる
　Ⅱ型：上行大動脈に限局する
　Ⅲ型：下行大動脈に始まり末梢に広がる
　　a型：胸部下行大動脈に限局する
　　b型：胸部下行大動脈にとどまらず，腹部大動脈にも至る
Stanford 分類
　A型：上行大動脈に解離を認める
　B型：上行大動脈に解離を認めない

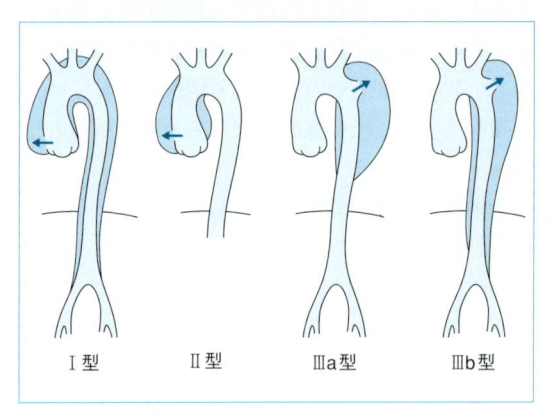

[図5] DeBakey 分類

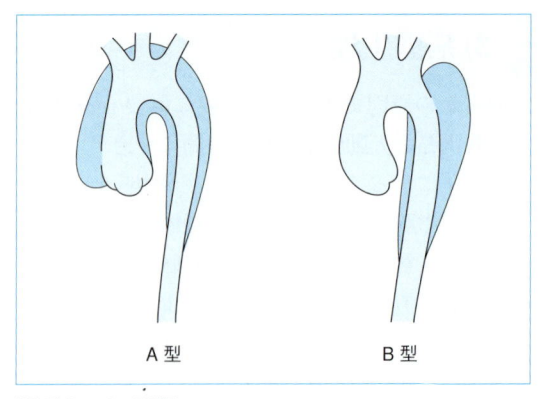

[図6] Stanford 分類

[表2] 障害された分枝血管とそれに伴う病態，症状の関係

障害血管	病態，症状
冠動脈	心筋梗塞，心不全
総頸動脈	脳梗塞，脳乏血症状
鎖骨下動脈	上肢低血圧
肋間動脈	対麻痺
腹腔動脈	脾梗塞
上腸間膜動脈	腸管壊死，腸管虚血
腎動脈	腎梗塞，腎不全
総腸骨動脈	下肢低血圧

められる．しかしながら，大動脈解離のタイプによりその頻度に差があり，DeBakey分類Ⅲ型のような下行大動脈より遠位に生じた大動脈解離例の場合では約70%，DeBakey分類Ⅰ，Ⅱ型のような上行大動脈に解離が生じた場合では約35%に高血圧を認める．上行大動脈に解離が生じ心タンポナーデなどを合併すると，逆に低血圧を認める．

大動脈解離では，脈拍の減弱あるいは欠損も生じうる．これは，例えば上肢の場合は，解離が鎖骨下動脈に及び真腔が偽腔に圧迫される，あるいは分枝の入り口が解離により閉鎖される，などして生じるものと考えられる．解離が大腿動脈に及んだ場合には，同様のことが下肢でも生じる．

上行大動脈に解離が生じた場合，先述したような機序から大動脈逆流を生じうるので，大動脈逆流による拡張期雑音を聴取する．大動脈解離により心嚢内に血液が漏出した場合には，心膜摩擦音 friction rub を聴取しうる．

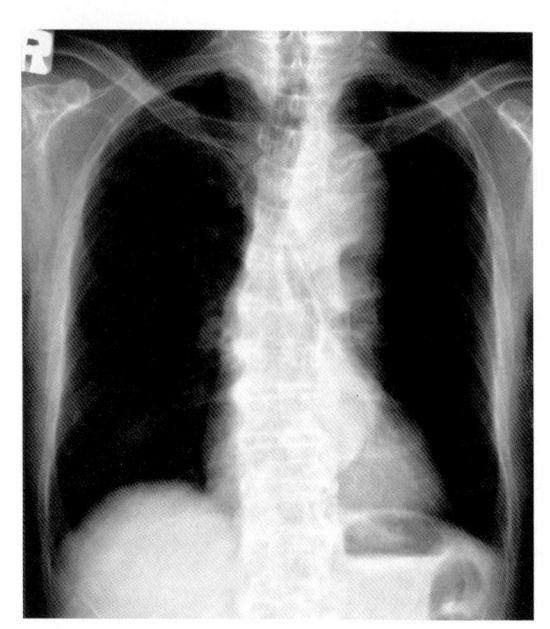

[図7] 大動脈解離の胸部X線像

c) 心電図

大動脈解離に特徴的な心電図変化はない．しかしながら，解離が冠動脈に及び，冠動脈の狭小化または閉塞をきたした場合には，心筋虚血または心筋梗塞を発症しうる．したがって，必ず心電図検査を施行し，心筋虚血あるいは心筋梗塞に伴う心電図変化の有無を確認することはきわめて重要である．

d) 胸部X線

大動脈解離において，最も高頻度に生じる異常は大動脈陰影の拡大（図7）であり，約80～90%の例において認められる．しかしながら，残りの10～20%はこの変化を認めないことから，胸部X線検査の所見が正常であるからといって，大動脈解離の存在を否定してはいけない．

また，胸水貯留を認めることがあり，下行大動脈解離の場合により頻繁に認められる．

e) 血液検査

大動脈解離に特徴的な所見はない．

f) 心エコー図

心エコー検査は，非侵襲的であり，素早く簡便にベッドサイドで施行できる点で有用である．心エコー検査により大動脈解離を診断する際に鍵となるのは，真腔 true lumen と偽腔 false lumen を分け隔てている intimal flap が大動脈内に存在していることを捉えることができるかどうかである．心エコーで捉えた構造物がアーチファクト artifact でなく intimal flap（内膜フラップ）であると診断するためには，大動脈壁やその他の構造物とは独立した動きを持った構造物として同定され，それが二つ以上の断面で捉えられることが重要である（図8）．また，心エコーパルスドプラ法を用いると，真腔と偽腔で血流速パターンが異なることを示すことで，真腔と偽腔の区別を行うことができる．

経胸壁心エコー法は，上行大動脈解離の診断にはある程度有用であり，大動脈解離に伴う大動脈弁逆流や心嚢液貯留の有無の検出には有用である．下行大動脈解離の診断における有用性は高くない．また，肥満や肺気腫を有する患者，人工呼吸管理を受けている患者などにおいては，診断に適した

画像を獲得できないことが多く，大動脈解離の診断における有用性は低い．

経食道心エコー法は食道内に内視鏡のような心エコー診断装置を挿入し心エコー検査を施行するが，食道と大動脈が近いため詳細な大動脈の観察が可能であり，大動脈解離の診断に適している（図9）．軽度の鎮静を行う必要はあるが，造影剤注入や被曝を受けることなく，ベッドサイドにおいて15分程度で実施可能である．しかしながら，食道動脈瘤や食道腫瘍といった食道疾患を有する患者においては施行できない点や遠位上行大動脈や近位大動脈弓は，気管または主気管支に遮られるために観察がむずかしい点は本法の弱点である．

g) CT・MRI

造影CT検査においては，大動脈内に二つの腔が形成されていることが示されれば大動脈解離であると診断できる（図10）．intimal flapが画像上認められそれにより大動脈が二つに分かれている，あるいは二つの腔の造影度が異なる，といった所見から，大動脈内に二つの腔があると判断される．ヘリカルCTを用いると，大動脈やその分枝も含め三次元再構築画像を得ることができ，より詳細な病態を容易に把握できるようになってきている．偽腔内血栓の有無や心囊液貯留の有無の検索には有用である．しかしながら，CTによる大動脈壁内膜に生じている亀裂tearや大動脈逆流の有無の検出はむずかしいことや造影剤注入が必要であることは本法の限界点である．

MRIは，横断面であれ矢状断面であれ任意の断面設定で大動脈全体を描出することが可能であり，大動脈解離の存在診断だけではなく，その病変が分枝も含めどの程度拡がっているかを診断するうえでも有用である（図11）．シネMRIを用いると大動脈逆流の存在も診断可能である．造影剤注入も必要とせず，非常に非侵襲的である．MRIの問題点は，ペースメーカー植え込み後患者などでは施行できないこと，大動脈解離発症後急性期の血行動態不安定な患者に対してはさまざまな制限があり施行困難であること，検査時間が長いことなどである．

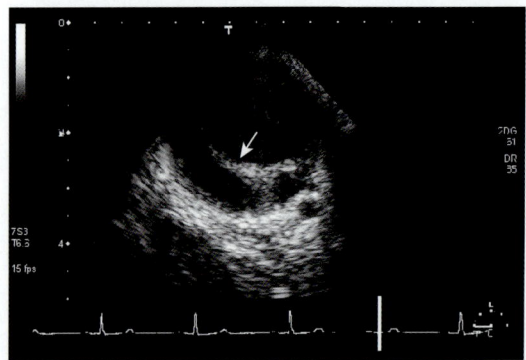

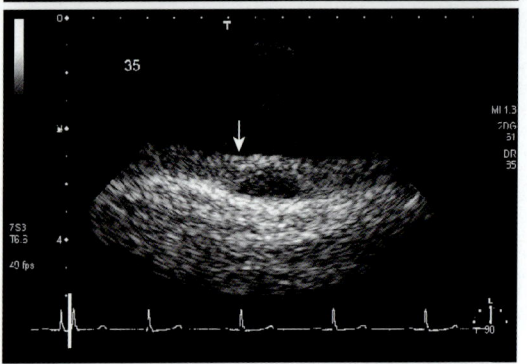

[図8] 大動脈解離の経胸壁心エコー図
上図・下図とも，矢印はintimal flap．

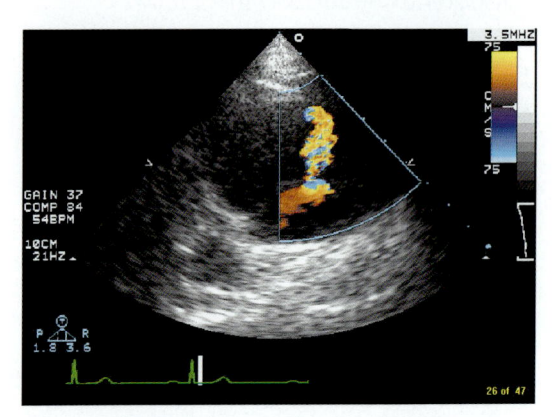

[図9] 大動脈解離の経食道心エコー図（カラードプラ像）

h) 大動脈造影

大動脈内に，二つの腔の存在やintimal flapというような直接的な所見や，大動脈壁肥厚や大動脈分枝閉塞あるいは狭窄といった間接的な所見を得た場合には，大動脈解離と診断できうる．大動脈造影では，大動脈解離の範囲，障害された分枝，冠動脈などを評価でき，また大動脈逆流の有無も

検出できる点で，大変有用である．しかしながら，偽腔が血栓閉塞し偽腔が造影されないことや真腔と偽腔が同じ濃度で造影されてしまうことなどがあるため，大動脈造影の大動脈解離診断感度は77％であり，CT（診断感度96％），MRI（診断感度98％）に比べると低い．また，カテーテル操作などの侵襲的な手技を必要とし，造影剤使用も必要であり，これらに伴う危険性があることは，限界点である．

i) 診断方法の選択

心エコー法，CT，MRI，大動脈造影のうちのいずれを選択することも可能である施設ならば，診断の正確性，安全性，診断までの迅速さ，利便性のいずれもが優れているCTを一番に施行するべきと考えられる．患者の血行動態が不安定である場合や大動脈弁の病変が疑われる場合には，経食道心エコー法の施行を一番に行ってもよい．

どの検査法が最も施行しやすい環境にあるか，またはどの検査法を施行することに最も技術と経験を有しているかは施設により異なる．したがって，各施設がその施設の第一選択の検査法，または最善の検査法を決定しておくことが大切である．

6) 治療

a) 内科治療

■①内科的治療を選択するか外科治療を選択するか

基本的には，上行大動脈に解離が生じているStanford A型（DeBakey 分類であるならⅠ，Ⅱ型）は，外科治療を行った方が死亡率は低いため外科治療を選択し，上行大動脈に解離の存在しないStanford B型（DeBakey 分類であるならⅢ型）は，内科的治療を行った方が死亡率は低いので内科的治療を選択する．問題となるのは，上行大動脈に解離が生じているStanford A型で発症早期に偽腔が血栓閉塞している場合である．診断を行った時点で解離が存在する以外に合併症を有していない場合や今後解離の進展や臓器障害の発生の可能性が低いと考えられる場合には，内科的治療を選

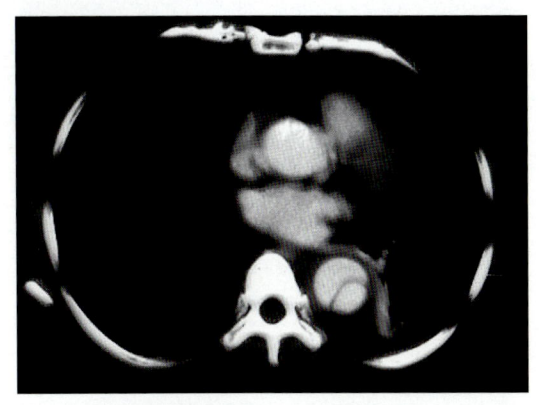

[図10] 大動脈解離の造影CT像

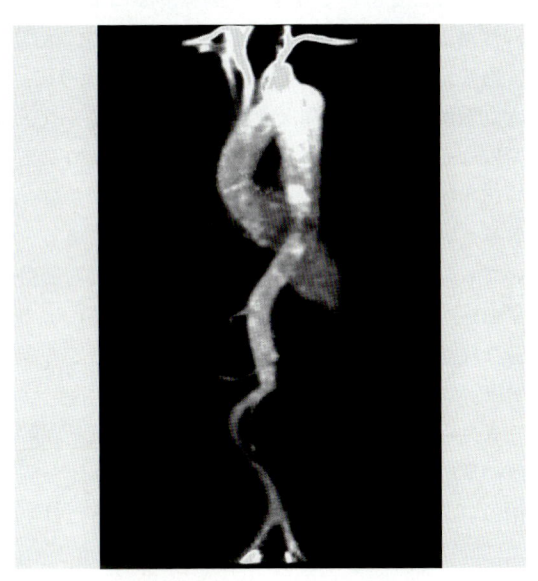

[図11] 大動脈解離のMRI像

択する．いったん内科的治療を選択したあとも，経過観察中に解離の進展などがみられ手術適応となってしまう場合もあるため，超音波検査などを用い厳重に経過観察を行っていくことが大切である．また，上行大動脈に解離の存在しないStanford B型においても，臓器虚血や四肢虚血を合併する場合や解離が急速に進展し破裂または切迫破裂を認める場合などは外科手術を施行することを考慮する（**表3**）．

■②大動脈解離急性期

急性大動脈解離患者は，血行動態，血圧，脈拍を厳重に管理できる集中治療室にて加療を行うべ

きである．中心静脈ルートの確保を内頸静脈または鎖骨下静脈において施行すべきであり，また血圧管理のための動脈ラインの確保も考慮すべきである．心電図モニターによる心拍管理，また膀胱にカテーテルを留置し，尿量低下の有無を経時的に観察し管理することも重要である．

　大動脈解離急性期においては，大動脈解離の疼痛軽減を図ること，大動脈壁にかかるずり応力を低下させ大動脈解離の進展，破裂を防ぐこと，が大きな治療目的となる．

　大動脈解離の加療において血圧，脈拍のコントロールは大変重要であり，大動脈解離による疼痛の軽減は血圧，脈拍のコントロールのために大切である．大動脈解離の症状の項でも触れたように，大動脈解離による疼痛は激烈である．したがって，必要ならばモルヒネを用い，確実に疼痛をコントロールするようにすべきである．ブプレノルフィンやペンタゾシンなどが用いられることもある．いずれの鎮痛薬においても，呼吸抑制による低酸素血症をきたす可能性があるので，使用時には十分な注意が必要である．また，鎮静薬として，ジアゼパムなどが用いられることもある．

　大動脈壁にかかるずり応力を低下させ大動脈解離の進展を防ぐために重要であるのは，血圧と脈拍のコントロールである．急性期はできるだけ早急に降圧するのが望ましく，即効性のある降圧薬を経静脈的に投与する．

　ニトログリセリンは大変効果的な降圧薬であり，降圧目的である場合は$0.5\mu g/kg/$分より投与を開始し，患者の血圧を監視しながら投与量を増減し，適切な血圧での管理を行うようにする．しかしながら，ニトログリセリンは単独投与を行った場合には末梢血管抵抗が低下するためにdP/dtが上昇し，逆に解離の進展をきたしうる．したがって，β遮断薬などの陰性変力作用を有する薬剤を併用しdP/dtの上昇を生じないようにすることが大切である．

　解離の進展，破裂を防ぐためにdP/dtを減じることが大切であるが，急速にdP/dtを減じるために有効であるのはβ遮断薬の経静脈的投与であり，プロプラノロールなどが用いられる．β遮断薬使

[表3] 内科的治療と外科治療の選択

1. Stanford A型（DeBakey I，II型）：一般に外科治療を行った方が死亡率は低い．血栓閉塞性の場合は，内科的治療の方が死亡率は低い．
2. Stanford B型（DeBakey III型）：一般に内科的治療を行った方が死亡率は低い．臓器虚血，解離の急速な進展，破裂，切迫破裂を認める場合は，外科手術を考慮する．

[表4] 大動脈解離における内科的治療薬

疼痛コントロール
・モルヒネ
・ブプレノルフィン
・ペンタゾシン
・ジアゼパム
血圧脈拍コントロール
　経静脈的投与
　・ニトログリセリン（投与時はβ遮断薬を併用するのが望ましい）
　・ニカルジピン
　・ジルチアゼム
　・ベラパミル
　経口投与
　β遮断薬
　・アテノロール
　・ビソプロロール
　・カルベジロール　など
　カルシウム拮抗薬
　・アムロジピン
　・ベニジピン　など
　ACE阻害薬
　・エナラプリル
　・シラザプリル　など
　アンジオテンシンII受容体拮抗薬
　・バルサルタン
　・カンデサルタン　など

用にあたっては，洞性徐脈，2度あるいは3度AVブロック，心不全，気管支喘息などのβ遮断薬の使用禁忌がないか確認することを怠ってはならない．

　β遮断薬の使用による心機能抑制効果や徐脈をきたす効果が懸念され使用しづらい場合には，カルシウム拮抗薬の使用を考慮すればよい．ジルチアゼムやベラパミルは陰性変力作用と血管拡張作用を有しており，また経静脈的にも投与可能であり，大動脈解離の治療に適しているといえる．しかしながら，両者とも刺激伝導系抑制作用を有しており，房室ブロックの出現などが問題となりやすい．ニフェジピンは，緊急降圧を行うには有用であるが，心拍抑制作用や陰性変力作用を有していない．ニカルジピンは降圧作用が強く，刺激伝導系抑制作用を生じることも少なく，最も多く使用されて

いる(表4).

以上のいずれの薬剤を用いるにおいても，dP/dtの上昇を生じないように血圧，脈拍をコントロールすることが最大の目標である．血圧のコントロールにおいて大切なことは，心，脳，腎といった重要臓器の灌流低下をきたさず尿量低下をきたさない程度にコントロールすることであり，収縮期血圧で100～120mmHg程度を目標にするのがよい．

大動脈解離患者において低血圧を認めるとき，まず除外すべきことは，測定を行ったのが四肢であるならば，その測定を施行した上肢あるいは下肢が大動脈解離の影響で灌流障害をきたしその結果血圧低下をきたしている可能性がないか，ということである．そのような状況でなく，心タンポナーデあるいは大動脈破裂のために低血圧をきたしている可能性があるならば，急速輸液による加療を考慮すべきである．薬物による昇圧がどうしても必要である場合には，ノルエピネフリンあるいはフェニレフリンの投与を考慮すべきである．ドパミンはdP/dtを上昇させる可能性があるので，低用量での使用に限るべきである．

■③大動脈解離急性期以降

経静脈的な薬物投与による加療を行い血圧や脈拍を適切に安定してコントロールできるようになり，大動脈解離の進展や合併症発生もなく経過し，解離腔血栓閉塞などが確認されるようになった場合には，一般に治療開始後3日目ごろから経口降圧薬への切り替えを開始する．急性期治療の項でも述べたとおり，dP/dtの上昇を生じないように血圧，脈拍をコントロールすることが最大の目標であり，そのための経口降圧薬としては，アテノロール，ビソプロロール，カルベジロールなどのβ遮断薬，あるいは，アムロジピン，ベニジピンなどのカルシウム拮抗薬などが適切である．高血圧性心疾患による左室肥大を伴っているならば，エナラプリル，シラザプリルなどのアンジオテンシン変換酵素 angiotensin converting enzyme (ACE) 阻害薬，あるいはバルサルタンやカンデサルタンといったようなアンジオテンシンⅡ受容体拮抗薬などを用いてもよい(表4).

文献
1) Crawford, ES : The diagnosis and management of aortic dissection. JAMA 264 : 2537-2541, 1990
2) 大動脈解離診療ガイドライン．Jpn Circ J 64 (suppl V) : 1249-1283, 2000
3) DeBakey, ME et al : Surgical management of dissecting aneurysms of the aorta. J Thorac Cardiovasc Surg 49 : 130-149, 1965
4) Hayashi, J et al : A multi-center study on medical and surgical management in patients with aortic aneurysm and dissection from 1988 through 1993. J Cardiol 27 : 335-338, 1996
5) Isselbacher, EM : Disease of the aorta. Heart Disease, 7th ed, Elsevier Saunders, Philadelphia, 1403-1435, 2005
6) Matsuo, H et al : The long term follow up results of aortic dissection and dissection aneurysm. 循環研究の進歩 10 : 153-159, 1989
7) Meszaros, I et al : Epidemiology and clinicopathology of aortic dissection : a population-based longitudinal study over 27 years. Chest 117 : 1271-1278, 2000
8) Moore, AG et al : Choice of computed tomography, transesophageal echocardiography, magnetic resonance imaging, and aortography in acute aortic dissection : International Acute Aortic Dissection (IRAD). Am J Cardiol 89 : 1235-1238, 2002
9) Slater, EE et al : The clinical recognition of dissecting aortic aneurysm. Am J Med 60 : 625-633, 1976
10) Spittell, PC et al : Clinical features and differential diagnosis of aortic dissection : experience with 236 cases (1980 through 1990). Mayo Clin Proc 68 : 642-651, 1993

〔竹本恭彦・吉川純一〕

b) 外科治療

急性，慢性に分けられる発症時期，Stanford分類やDeBakey分類に代表される病型により外科治療の方針が決定される．特に外科治療の適応決定にはStanford分類がより有用である．

■①急性大動脈解離

Stanford Aの解離は絶対的に手術適応であり，その自然予後の死亡率は1%/時間の割合で増加するといわれ，手術までの遅速が生命予後を左右する．基本的に外科治療を行うが，手術適応として問題となるのは，偽腔血栓閉塞型である．症例によっては強力な内科的治療法により救命できるため，画像上ulcer like projection (ULP) が上行大動脈に認められる症例，真腔が大きく偽腔により圧排されている症例，大動脈の最大短径が50mm以上の症例，疼痛の持続する症例，心タンポナー

デを呈する症例などの場合に手術適応と考えられている．年齢の上限に関しては未だ議論が尽きないが，術前に自立した生活を行っていた患者であれば，90歳を超えていても適応があると考えられている．ただし，術前の意識状態は重要である．術前から広範な脳障害が示唆される場合には，手術適応には慎重になるべきであろう．

　治療の最も大きな目的は救命である．循環動態が安定している場合でも，急激な血行動態の変化が起こりうるので，強力な降圧療法を行いつつ，術前検査は最小限にとどめ，手術室の準備と手術室への搬送の準備を怠りなく進める必要がある．手術の目的は破裂による循環動態の破綻を予防し，解離の進展による冠灌流不全を予防することと脳灌流を維持することが主眼となる．術前にショック症状を呈している患者の場合には，可及的速やかに手術室に搬送し，心タンポナーデを解除し脳冠循環を確保することが肝要である．通常の開心術で送血路として用いられる上行大動脈は解離して脆弱となっているために，人工心肺の送血路としては大腿動脈，右腋窩動脈が最もよく使用される．

　手術治療の基本はエントリーの切除である．エントリーを切除することで，解離の進展を抑え偽腔の血栓化が望める．偽腔の血栓化は重要な治癒過程の一段階である．数々の手術の方法が考案されてきているが，現在ではエントリーを含めて置換する人工血管置換術が標準的な術式である．大動脈鉗子による遮断は容易に内膜損傷をきたすために避けるべきであり，原則として超低体温下，循環停止法によるopen distal anastomosis法を用いる．超低体温下，循環停止法を施行する際に問題となるのは脳保護である．超低体温下，循環停止法単独でも短時間ならば問題はないとされているが，最近では選択的順行性脳灌流法ないしは逆行性脳灌流法を併用する施設が大多数である．これらの脳保護法の発達により，周術期の脳神経合併症は激減した．人工血管との吻合部は解離してきわめて脆弱なため，断端形成により偽腔の閉鎖を行い新たなエントリーの発生を予防する必要があるが，この断端形成にはGRF (gelatin-resorcin-formaldehyde) 糊を用いる方法，テフロンフェルトによる補強法，大動脈外膜を用いるadvential inversion法など，種々の方法が考案，報告されている（**図12**）．近年頻用されるGRF糊はその組成として組織毒のあるフォルマリンを使用しており，術後近接期にも吻合部の壊死や壊死による再解離などの発生，塞栓症の報告がなされており，使用にあたっては細心の注意が必要である．人工血管との吻合に際しては，通常は帯状のテフロンフェルトで断端形成された大動脈の外周を補強しながら，ポリプロピレン糸の連続縫合で人工血管と吻合する．

●急性大動脈解離診断・治療の流れ

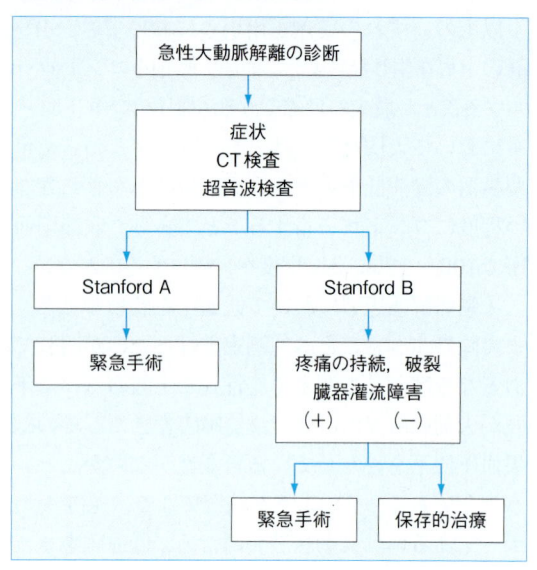

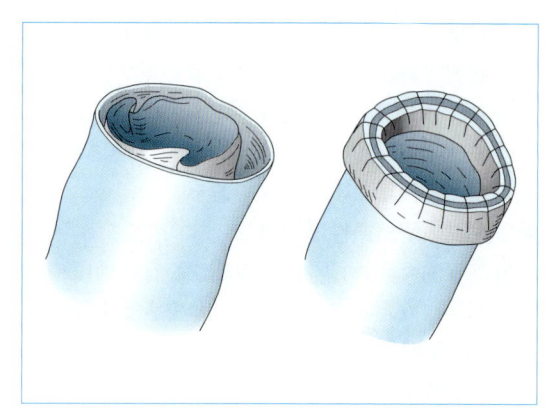

[図12] 内側と外側をテフロンフェルトで補強した断端形成法

置換部位に関しても議論があり，救命のために上行大動脈を置換するだけで問題がないとする考え方と，積極的に弓部大動脈置換も含めて行うべきであるという考え方が存在する．図13は上行大動脈置換術後に残存した偽腔を示すが，弓部大動脈置換術を行うことで，残存偽腔拡大の発生頻度が著しく減少することが報告され，エントリーが弓部に存在する場合にはもちろん，弓部の解離が弓部三分枝に及んでいる場合には，弓部大動脈をも置換しエレファントトランクを留置することで脳虚血の発生を抑え，遠隔期における残存偽腔の拡大による事故や再手術を防ぐことができる．解離が大動脈基部に及べば，大動脈弁の交連部が下垂することで大動脈弁閉鎖不全症が発生する．大動脈弁の破壊の程度により，軽度であれば交連部をつり上げることで対処できることが多いが，基部の高度の解離や弁の破壊が存在すれば大動脈基部置換術を必要とすることもある．その標準術式はいわゆるBentall手術であるが，その人工弁にまつわる合併症を回避しうると考えられるDavid手術やYacoub手術などの自己弁温存術式も施設によっては積極的に適用されている（図14）．しかしながら，その長期遠隔期成績は未だ不明である．Marfan症候群の患者では基部に解離が及んでいなくても，遠隔期の大動脈基部拡大が高い確率で発生するので，大動脈基部置換術を併せて行う必要があると考えられている．しかしながら本手術の最大の目的は救命であり，いたずらに手術術式が複雑にならないよう，全体のバランスを考えながら手術を計画する必要がある．大動脈解離に伴い血液中の凝固因子が大量に消費されるため，人工心肺の使用，低体温法の併用と相まって，著しい出血傾向が起こり止血に難渋することもある．

Stanford Bの解離は降圧療法を中心とした保存的治療を行う．しかし，持続する疼痛，胸水貯留，腹腔内臓器の灌流不全，大動脈径の増大，両下肢の虚血などが出現した場合には外科的治療の適応となる．解離により臓器灌流不全が起こるのは解離隔膜が大動脈の分枝灌流を妨げるためであり，手術は人工血管置換術は，もちろん開窓術や人工血管を用いたバイパス術を行うこともある．最近ステントグラフトを用いたエントリー閉鎖法が低侵襲法として注目を集めているが，その遠隔期を含めた成績は不明である．

■②慢性大動脈解離

症例によっては，急性期に無症状のままに慢性期に移行していることがある．慢性期に入った大動脈解離の治療は，瘤化した場合には大動脈瘤の治療に準ずるが，瘤化しない場合には臨床上の問題とはならないことも多い．

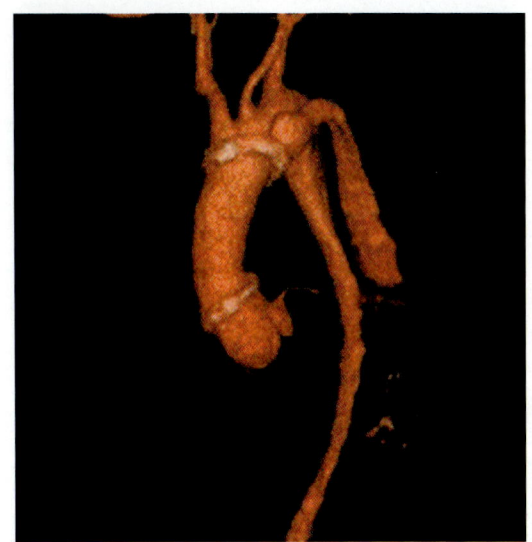

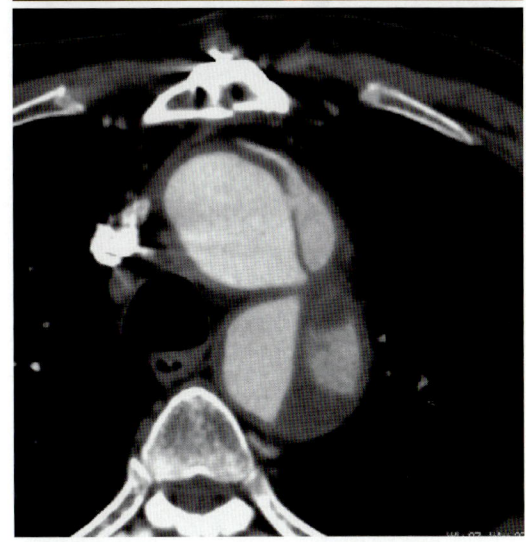

[図13] 急性大動脈解離に対するhemiarch置換術術後
吻合部に生じたエントリーのため，偽腔が開存している．

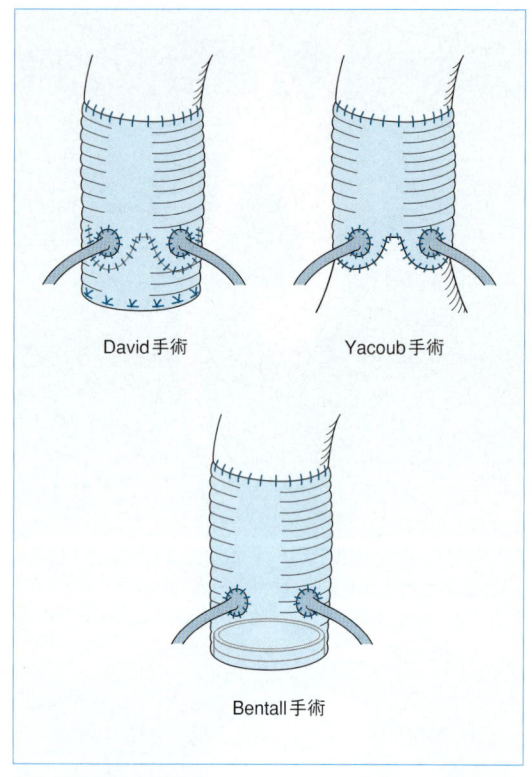

[図14] 大動脈基部置換術
David手術　Yacoub手術　Bentall手術

文献
1) Borst, HG et al : Surgical Treatment of Aortic Dissection, Churchill Livingstone, New York, 1996
2) Kallenbach, K et al : Evolving strategies for treatment of acute aortic dissection type A. Circulation : 110 (11 suppl 1) : II 243-249, 2004
3) Kazui, T et al : Impact of an aggressive surgical approach on surgical outcome in type A aortic dissection. Ann Thorac Surg 74 (5) : S1844-1847 ; discussion S1857-1863, 2002

（湊谷謙司・大北　裕）

2. 大動脈瘤

　大動脈瘤 aortic aneurysm は多くの場合無症状で，一般診察時や検診などで発見されることが一般的である．大動脈瘤が発見されることなくそのまま放置された場合には15〜19％の5年生存率となり，その大多数が瘤破裂により死亡する．また発見されて血圧を十分にコントロールした場合でも，いったん大きくなり始めた瘤の大きさは徐々に拡大していく．その一方で破裂大動脈瘤の救命率は非常に低く，救命しえた場合でも重篤な後遺障害を残すことが多い．これらのことから，日常臨床において大動脈瘤を発見するように常に心がけておき，発見した場合には適切な経過観察を行い，外科適応の時期を的確に判断しなければならない．

1) 概念・定義

　大動脈瘤は，大動脈の1箇所または数カ所が病理的に拡大している状態であり，世界統一の定義はないものの，通例的には恒久的な限局性の大動脈の異常拡張で，少なくとも正常の1.5倍の径を有することとされる．大動脈瘤の存在はより広範囲の大動脈疾患であることを示している一つの指標といえる．大動脈瘤と診断された患者全体の13％が多発性の動脈瘤を合併しているとされ，胸部大動脈瘤患者の25〜28％では，同時に腹部大動脈瘤を合併している．このため，大動脈瘤が発見された患者には，他の動脈瘤の合併の有無の検索を大動脈全体に行うことが重要となる．

2) 分類

　大動脈瘤は動脈壁の構造，形態，破裂の有無，部位で分類される．
　大動脈壁の構造から，大動脈壁の全周性または一部が生理的限界を超えて拡張している真性大動脈瘤と，大動脈壁の一部が欠損し，大動脈周囲の

線維組織内に血液が流出し，大動脈周囲の組織で被覆されている仮性大動脈瘤に分けられる．仮性大動脈瘤は一種の破裂状態であり，発見し次第，適切な処置が必要である．また大動脈解離によって内膜の亀裂によって血液が動脈壁内に侵入し，中膜を剥離して，真腔と分離する解離性大動脈瘤もある．

形態的には多くは紡錘状fusiformで，大動脈が全周性に対称的に拡大している．囊状saccular大動脈瘤は，限局性で大動脈の1箇所から飛び出した袋状に突出している．

破裂の有無により，破裂性大動脈瘤と非破裂性大動脈瘤に分類される．破裂性腹部大動脈瘤ではさらに前壁に破裂が起こり腹腔内に出血をきたす開放性破裂，破裂部から後腹膜腔に出血をきたす閉鎖性破裂，破裂後数ヵ月が経過し慢性期に発見される封印性破裂 sealed rupture，破裂が腸管や下大静脈に穿破する大動脈−腸管瘻や大動脈−下大静脈瘻に分類される．

大動脈の部位から，胸部は上行，弓部，下行大動脈，腹部では腎動脈上と腎動脈下，末梢は腸骨動脈・腎動脈に分類される（**表1**）．

3) 原因・病因

いわゆる危険因子は大動脈瘤の拡大と関連が強い．腹部大動脈瘤患者では，喫煙が最も関連が強く，年齢，高血圧，高脂血症と続く．喫煙したことのある65〜75歳の高齢男性に対して，腹部大動脈瘤の超音波検査による検診を1回行うことを推奨する報告もみられる．

性差や遺伝も影響がある．男性は女性の10倍みられる．しかし女性は男性に比べ瘤破裂の危険度が高い．腹部大動脈瘤の家族歴も重要で，全人口のうち2〜5%の可能性が13〜32%にまで上昇する．以下に原因について述べる．

a) 動脈硬化

動脈硬化の進展による外膜栄養血管の閉塞や，高血圧による中膜壊死に起因するもので，最も頻度が高い．以前は，炎症性腹部大動脈瘤は動脈硬化とは別の機序であると考えられていたが，病理

[表1] 大動脈瘤の分類

動脈壁の構造	真性大動脈瘤	
	仮性大動脈瘤	
	大動脈解離	
形態	囊状型	
	紡錘状型	
破裂の有無	破裂性	
	非破裂性	
部位	胸部	上行大動脈
		弓部大動脈
		下行大動脈
		胸腹部大動脈
	腹部	腎動脈上
		腎動脈下
	末梢	腸骨動脈
		腎動脈

学的には実際に非常に似通った動脈硬化性の動脈瘤の極端な例として考えられるようになっている．

b) 炎症疾患

特異性炎症による大動脈瘤としては，かつて胸部大動脈瘤の大部分の原因であった梅毒性中膜炎および結核性大動脈瘤があるが，どちらも今日ではほとんどみられることはない．

非特異性炎症による動脈瘤として，大動脈炎症候群（高安病），Behçet病，巨細胞性動脈炎などが知られている．これらは非特異性の炎症性細胞浸潤と中膜平滑筋細胞の破壊，細胞外基質の崩壊をきたすことが原因とされている（**図3**）．

c) 細菌・感染性

動脈外傷性が半数以上を占めており，敗血症，血管周囲や消化管の化膿性感染，感染性心内膜炎と続いている．

d) 外傷性

胸部打撲により外傷性胸部大動脈瘤が発生する．多くの場合は受傷直後に死亡する．左鎖骨下動脈分岐部直下の胸部下行大動脈が最も頻度が高く，続いて腕頭動脈分岐部の弓部大動脈，上行大動脈，下行大動脈の順に多い．

e) 先天性疾患

先天性結合織疾患であるMarfan症候群は常染色体優性遺伝で，15q染色体上のフィブリンの構造を規定する遺伝子の変異により囊胞状中膜壊死が発生することが近年明らかになっている．特徴的な骨格変化（関節の弛緩，くも指症，漏斗胸）のほかに，循環器系の変化として，大血管中膜が囊状壊死に至り，脆弱化した動脈壁は血行力学的な負荷を受けて内腔の拡大を招き，胸腹部の大動脈瘤や大動脈解離，大動脈弁輪拡大症をきたす．また僧帽弁逸脱症の合併もみられる．Ehlers-Danlos症候群は常染色体優性（または劣性）遺伝で，動脈瘤の合併をきたしやすい．

先天性大動脈縮窄症の中枢側や末梢側にも動脈瘤が発生しやすい．また大動脈二尖弁は囊胞性中膜壊死との関連性が指摘されており，大動脈解離の原因となる場合がある．

4) 診断

a) 症状

大動脈瘤が拡大しても，破裂や解離が起こらなければ，多くの場合は無症状で経過する．破裂した場合には疼痛（胸背部痛，腹痛など），ショック症状を呈する．気管支・肺への破裂は喀血を，食道への破裂では吐血をきたし，腸管への破裂では，吐・下血をきたす．また下大静脈への破裂ではうっ血性心不全や下肢静脈のうっ滞所見を呈する．

破裂していない場合の症状としては，胸部大動脈瘤では隣接臓器への圧迫症状としては嗄声，呼吸困難，血痰，嚥下障害，背部痛などがある．腹部大動脈瘤では腰椎の圧迫により腰痛を訴えることがある．腹部大動脈瘤では拍動性腫瘤を主訴に来院することもある．大動脈瘤が進行し，瘤拡大に伴って隣接臓器への圧迫症状が出現する．

また動脈瘤内に壁在血栓が存在する場合には，その血栓は容易に剝離し，末梢動脈への塞栓を引き起こし，内頸動脈や頭蓋内動脈への塞栓は脳虚血症状を，下肢動脈への塞栓は下肢の虚血症状を

というように，種々の虚血症状をきたす．

b) 身体所見

胸部大動脈瘤では，弓部大動脈瘤が拡大した場合に胸骨柄や鎖骨上に拍動性腫瘤を触れることがあるが，それ以外はよほど著明な拡大をきたさない限り，大動脈瘤に特異的な身体所見上の異常を確認することは困難である．

腹部大動脈は解剖学的には剣状突起と臍部のほぼ中間の位置で腎動脈を分枝し，臍部で左右の腸骨動脈に分かれる．このため剣状突起と臍部の間の触診で拍動性の腫瘤を触知する場合には，腹部大動脈瘤が疑われる．特に最も多いタイプである腎動脈下の腹部大動脈瘤は，臍部周辺およびその上方4～5cmに好発する．また，拍動性の腫瘤を臍部周辺に触れた場合には，臍部より下部の触診で，腸骨動脈を動脈瘤が巻き込んでいないかを検索する必要がある．このような拍動性腫瘤を触知した場合に限らず，聴診によって血管雑音の有無を確認することは動脈硬化性変化を発見するためには重要である．

c) 単純X線

胸部大動脈瘤では，心陰影，縦隔陰影または大動脈陰影の拡大，気管または食道の偏位，胸水貯留，無気肺，胸骨後部空隙の消失，大動脈陰影の不鮮明化，大動脈頭部の内膜石灰化像の内方偏位などが主な所見である．腹部大動脈瘤でも腹部単純X線写真において大動脈壁に沿って石灰化を認める場合がある．

d) 超音波検査

腹部超音波検査時に偶然にみつかることもあり，スクリーニングの検査としても有用である．第3回米国予防サービス特別委員会（USPSTF）は，喫煙したことのある高齢男性（65～75歳）に対して，腹部大動脈瘤の超音波検査による検診を1回行うことを推奨している．実際の超音波検査では大動脈瘤の瘤径を計測することが可能である．intimal flapの有無，腎動脈との位置関係や腸骨動脈の変化についても描出可能である．

一方，経胸壁心エコー図検査によって，高血圧などからくる心臓への影響（心機能，心肥大の状態）の把握はもちろん，胸部大動脈瘤の径，大動脈弁輪と弁の状態（逆流や石灰化など），心嚢液貯留の有無も把握できる．また経食道心エコー図検査によって胸部大動脈の情報が得ることができ，大動脈壁の性状や動脈硬化の状態，瘤の広がりと頭頸部動脈との関係，大動脈解離の診断，術中の心機能の診断に有用である．

e) CT

CTは大動脈瘤の診断およびその大きさの同定に関して，きわめて正確に測定できる検査方法である．超音波検査と比べて，瘤の大きさだけではなく瘤の拡大範囲の把握や，周囲の腹腔内臓器・腎動脈などの大動脈から分枝する動脈との解剖学的な位置関係の理解に優れている．このため手術適応までの経時的な観察を客観的に行うことが可能である．近年，三次元CTアンギオグラフィーによって，見た目にも非常に美しく，任意の方向から立体的に観察ができる三次元表示が可能となっており，従来の血管造影やDSA (digital subtraction angiography) などよりも，大動脈とその動脈の分枝について正確な情報を得ることができる．注意点としては，内腔のみの再構築画像であるため，動脈瘤内に血栓が存在した場合に三次元的にみると，瘤自体があまり拡大していないように描出されることがある（図1，2）．

f) MRI

MRIは多方向の断層像を得ることができるため，CTと同様の水平断層像に加えて，斜位断層像，矢状断像，冠状断像によってさらに詳細に，大動脈の全体像，大動脈瘤と周囲組織との関連性，解離の形態，分枝と大動脈瘤との関連性などの情報を得ることが可能である．またcine MR法を用いるとAdamkiewicz動脈も同定することができる．

g) 血管造影

大動脈・血管造影は大動脈瘤の局所，全体像，分枝血管の情報を得るために非常に有用な検査で

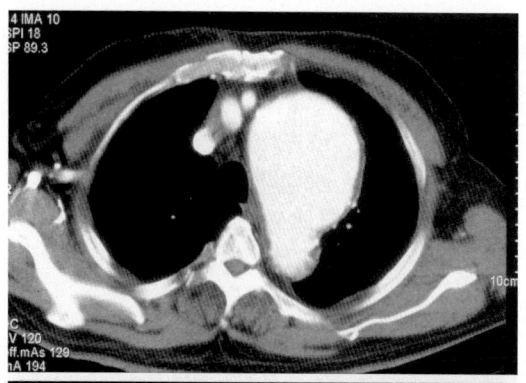

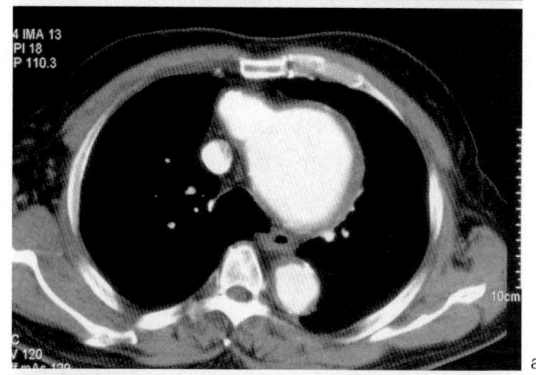

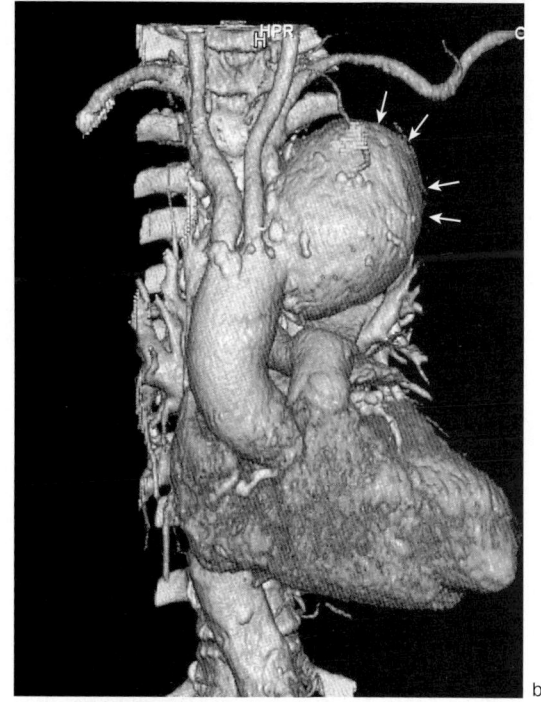

[図1] 遠位弓部大動脈瘤（白矢印）
　a　造影CT：拡大した大動脈弓と3分枝の断層像
　b　造影CTによる三次元再構築画像（3D-CT）：弓部分枝との関係をみるのに3D-CTは最重要となる．この症例では左鎖骨下動脈は動脈瘤から起始している．

ある．少ない造影剤使用量と明瞭な画像が得られるDSAが有用である．問題点としては，瘤内の壁在血栓が存在する場合には瘤自体の大きさを過小評価することと侵襲による合併症がある．また欧米では，ほとんどの症例においてCTやMRIでの評価が十分に行われるために，血管造影は限られた症例のみで行われている．

h）内科的評価

いったん拡大し始めた動脈瘤はLaplaceの法則に従って血圧が高いほど拡大しやすく，破裂の危険も増してくる．このため降圧・禁煙の徹底は最重要視されるべきである．破裂の危険性は，胸部大動脈瘤で瘤径が50～60mmで年1.7％，60mm以上で年3.6％とされ，腹部大動脈瘤では50mmに達すると年約10％，60mm以上では25％になる．破裂した場合の予後はきわめて悪いため，外科的手術の適応や方法などについては554頁で述べるが，破裂前に予防的に手術を行うことを目的として，経過観察する必要がある．

大動脈瘤患者は前述の通り，高齢で動脈硬化性の疾患が多くを占めており，特に脳・心疾患の合併の有無には注意が必要である．また将来の手術に備えて，それらを含めた内科的評価は十分に行うべきである．

■①脳疾患

高齢者が多いため無症候性の脳梗塞の鑑別は重要である．脳CTにて異常がない場合にも，胸部大動脈瘤の場合には頸動脈エコーでプラークの評価を行うべきである．特に胸部大動脈瘤の全弓部置換などで体外脳循環を行う場合には，MRIやMRAで脳血管の評価を行うことは必須である．

■②心疾患

大動脈瘤患者の半数近くは虚血性心疾患を合併し，無症候性心筋虚血も多い．運動負荷試験は血圧上昇を伴い安全性に問題があるため，薬剤負荷心筋シンチなどで虚血評価を行う．冠動脈疾患が発見された場合には心臓カテーテル治療や冠動脈バイパス術を行う．

また心機能および弁膜症の存在は術中管理や術式に影響を与えるため，心エコー図検査で十分な

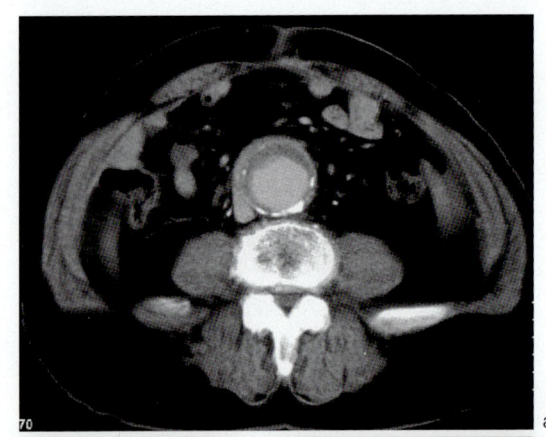

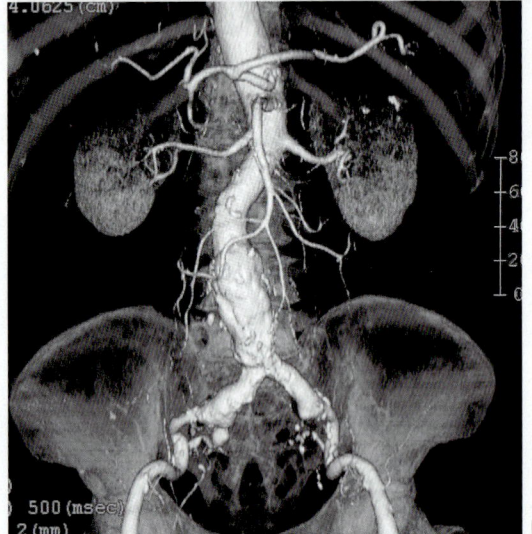

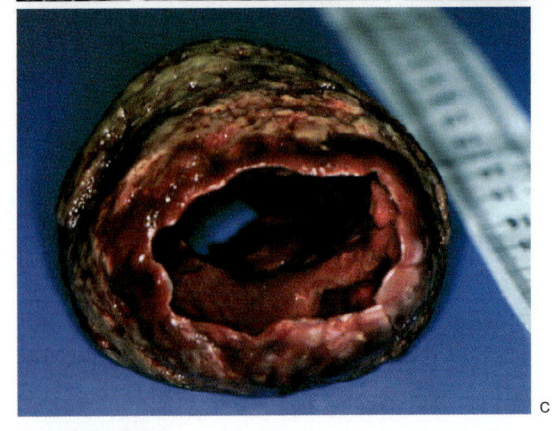

[図2] 腹部大動脈瘤
　a　単純CT：径約5cmの腹部大動脈瘤．瘤内に壁在血栓を認める．
　b　造影CTによる三次元再構築画像（3D-CT）：壁在血栓があるため，3D-CTでは内腔のみが描出されるため，大動脈瘤が小さくみえる．
　c　摘出した壁在血栓

評価を行うべきである．

■ ③肺疾患

大動脈瘤患者は高齢で喫煙者が多いため，慢性呼吸器疾患を合併していることも少なくない．呼吸機能検査は検査時に負荷がかかり血圧上昇をきたすため，巨大瘤や囊状大動脈瘤患者では検査を行わず，動脈血液ガスで代用する場合もある．

■ ④腎疾患

クレアチニンクリアランス20～30m*l*/分の患者では術後に一時的に透析が必要になることがある．腎動脈狭窄の有無は腹部大動脈瘤との関係で重要である．

■ ⑤消化器疾患

悪性腫瘍の場合，進行癌でそれによる生命予後が悪い場合には手術適応にはならない．また出血性腸疾患や肝障害などのチェックも行う．

■ ⑥血液凝固障害

大動脈瘤内に壁在血栓が存在する場合には，凝固線溶系が亢進して，播種性血管内凝固症候群（DIC）を合併することがある．これらは内科的なコントロールが重要となる．

（氏野経士・吉川純一）

5）治療

a）インターベンション治療

大動脈瘤に対するステントグラフト内挿術とは，カテーテル内に折り畳んで装填されたステントつき人工血管を動脈瘤の中枢側と末梢側の健常大動脈で固定し，動脈瘤の破裂防止や縮小化を図る血管内治療である．1991年にParodiらが腹部大動脈瘤に，1994年にDakeらが胸部大動脈瘤に初めて臨床応用を報告し，その低侵襲性から現在では世界的に普及している．

■ ①ステントグラフトの種類

開発当初のステントグラフトの形状は直管型tubular typeもしくは大動脈－片側腸骨動脈型aorto-uni-iliac type（大腿－大腿動脈バイパス術の追加が必要）であった．最近は胸部大動脈瘤に対しては直管型，腹部大動脈瘤に対しては大動脈分岐部に対応する分岐型bifurcated typeの使用

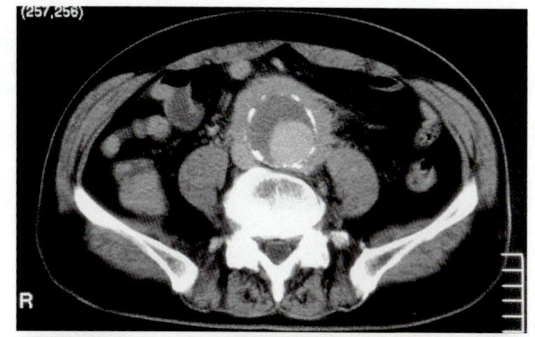

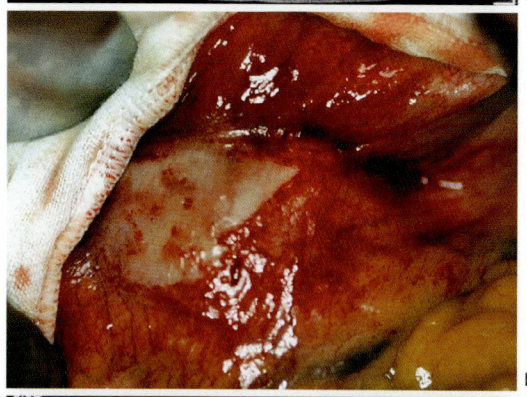

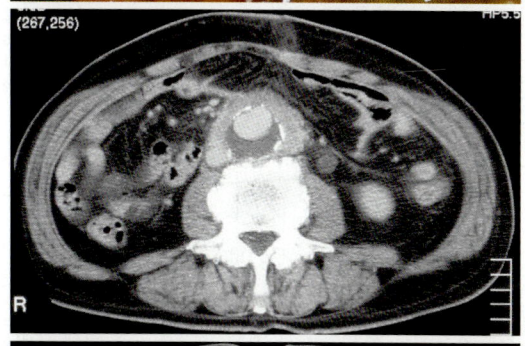

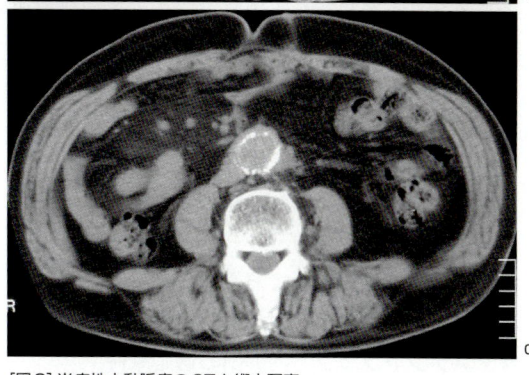

[図3] 炎症性大動脈瘤のCTと術中写真
a 術前のCTでは肥厚しエンハンスされる外膜を認める（マントルサイン）．
b 写真中央の乳白色の肥厚外膜が本疾患では特徴的である．
c 術直後（1ヵ月後）では，肥厚した造影される外膜を認める．瘤壁で人工血管を覆う（wrapping）するため，内部に人工血管がみられる．
d 1年後のCTでは，外膜の肥厚は消失している（単純CT）．

[表2] 代表的なステントグラフト

ステントグラフト名(販売元)	ステントグラフトの形態	拡張方法	グラフト素材	ステント素材	ステントパターン
自家作製のステントグラフト					
Parodi graft	T	B	polyester	stainless (Palmaz stent)	P&D
White-Yu graft	T & B & AI	B	polyester	stainless	I
Montefiore device	AI	B	PTFE	stainless (Palmaz stent)	P&D
Inoue stent-graft	Br	B	polyester	nitinol	I
Duke graft	T	S	polyester	stainless (Gianturco stent)	C
Chuter graft	B	S	polyester	stainless (Gianturco stent)	P&D
Ivancev-Malmo graft	AI	S	polyester	stainless	P&D
Lauterjung graft	B	S	polyester	nitinol	I
Hartley-Lowrence-Brown device	B	S	polyester	stainless (Gianturco stent)	C
Matsui-Kitamura stent-graft	T & B	S	polyester	nitinol	C
商品化されているステントグラフト					
Ancure (Guidant)	U	S+B	polyester	elgiloy	P&D
Vanguard (Boston Scientific)	M	S	polyester	nitinol	C
Talent (Medtronics)	M	S	polyester	nitinol	I
AneuRx (Medtronics)	M	S	polyester	nitinol	C
Zenith (Cook)	M	S	polyester	stainless	C
Lifepath (Edwards Life Sciences)	M	B	polyester	elgiloy	I
Excluder (W.L.Gore & Associates)	M	S	PTFE	nitinol	C
Powerlink (Endologix)	U	S	PTFE	stainless	C

T:tubular type(直管型), B:bifurcated type(分岐型), AI:aorto-uni-iliac type(大動脈-片側腸骨動脈型), Br:branched(分枝再建型)
U:unibody type(単体型), M:modular type(接合型), S:self-expanding(自己拡張型), B:balloon-expanding(バルーン拡張型)
PTFE:polytetrafluoroethylene, P&D:proximal and distal(中枢端と末梢端のみ), C:covered(全面被覆), I:intermittent(間歇的)

(文献3)より一部引用)

が一般的で，これには一体型unibody typeと血管内で脚部と本体部をドッキングさせる接合型modular typeがある．その他に分枝血管再建の可能な井上ステントグラフトもあるが，完全オーダーメイドであることや留置手技がやや複雑であることから広く普及するには至っていない．

開発当初のステントグラフトは各施設で自家作製されていたが，最近では10種類以上が商品化されている(表2)．ただ本邦ではステントグラフト内挿術手術料が診療報酬請求できるのみで，商品化されたステントグラフトは2004年現在も医療材料として認可されておらず，各施設で自家作製されているのが現状である．

■②ステントグラフト内挿術の適応条件

大動脈瘤に対するステントグラフト内挿術の適応条件を図4に示す．

当初の直管型ステントグラフトには大きな解剖学的制限があったが，分岐型ステントグラフトの開発により末梢側固定が総腸骨動脈で可能となり，さらに人工血管非被覆部を設けて腎動脈上で中枢端の固定を行う方法suprarenal fixationや腹部主要分枝再建を同時に行う方法などが次々に工夫され，解剖学的適応は拡大の一途にある．

全身状態不良例や開胸，開腹のリスクの高い動脈瘤症例が最も良い適応となる．さらに最近ではStanford B型解離性大動脈瘤に対して偽腔拡大防止の目的でステントグラフトを用いたエントリー閉鎖が試みられている．

■③ステントグラフト内挿術式

腹部大動脈瘤に対する分岐型ステントグラフト留置を例にして実際の手技を説明する(図5)．両側大腿動脈を外科的に露出し，18〜22フレンチサイズのデリバリーカテーテルを透視下に病変部まで誘導する．この際，上腕動脈から大腿動脈切開部まで通したガイドワイヤーで誘導するtug of wire法を併用すると安全である．デリバリーカテーテル内に格納されたステントグラフト本体部を押し出し，まず中枢側を固定する．ついで，対

1) ある程度の生命予後が期待できる全身状態
2) 金属アレルギー，造影剤アレルギーがない
3) インフォームドコンセントが取れる
4) 定期的なCTでのフォローアップが可能である
5) 動脈瘤の性状
　腹部大動脈瘤の場合
　　1. 45～50mm径以上の腹部大動脈瘤
　　2. 腹痛，腰痛，下肢塞栓などの症状を呈する腹部大動脈瘤
　　3. 吻合部動脈瘤，炎症性動脈瘤
　胸部動脈瘤の場合
　　1. 55mm径以上の遠位弓部～胸部下行大動脈瘤
　　2. 胸痛，喀血などの症状を呈する遠位弓部～胸部下行大動脈瘤
　　3. Stanford B型解離性大動脈瘤（遠位弓部以下）
　　4. 遠位弓部～胸部下行大動脈に発生した吻合部動脈瘤
6) 解剖学的適応条件
　　1. 中枢側接着距離 (proximal landing zone) が10～15mm以上
　　2. 末梢側接着距離 (distal landing zone) が10～15mm以上
　　3. 腸骨動脈領域に高度狭窄，屈曲病変がない (access route)
　　4. 留置大動脈に高度の屈曲がない (aortic angulation)
　　5. 中枢側，末梢側接着部の大動脈径が36mm以下
　　　22フレンチサイズのカテーテルに格納可能なステントグラフト最大径は40mmであるため，中枢側ならびに末梢側接着部の大動脈径が36mm以下でないと固定が不十分となる
　　6. 動脈瘤より起始する主要分枝血管がない
　　7. 腹部大動脈瘤の場合，下腸間膜動脈を犠牲にするため，内腸骨動脈が少なくとも片側，できれば両側開存している

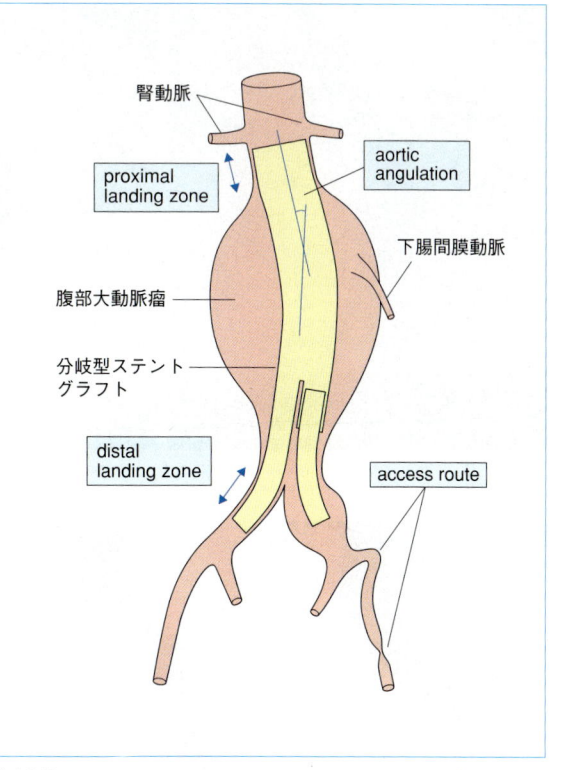

[図4] 胸部大動脈瘤，腹部大動脈瘤に対するステントグラフト内挿術の適応条件

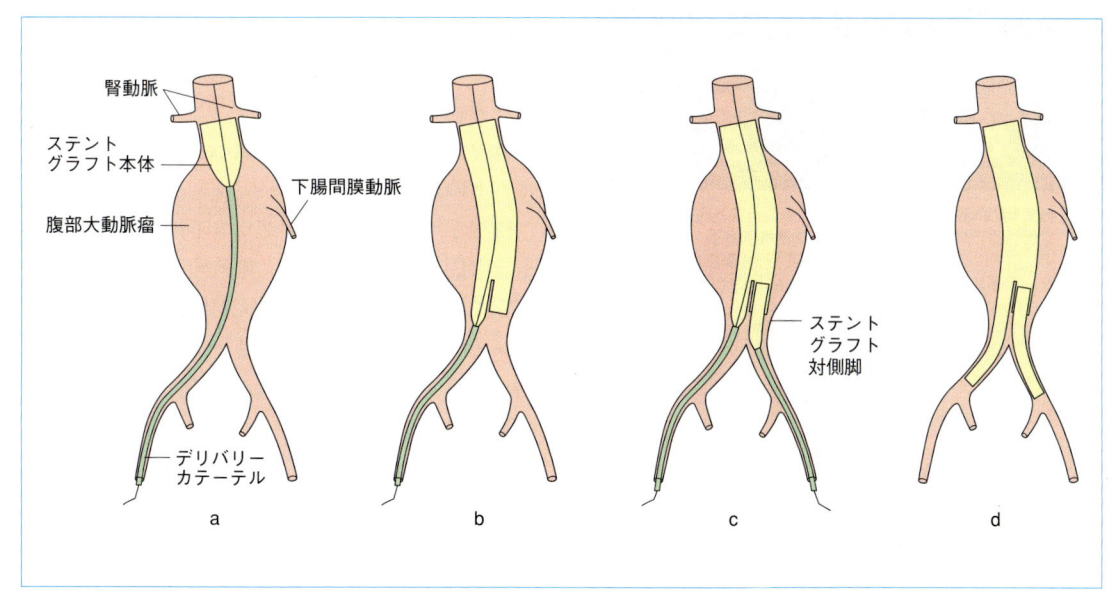

[図5] 腹部大動脈瘤に対する分岐型ステントグラフト内挿術の手技
　a 大腿動脈を切開し，ステントグラフト本体部分を装塡したデリバリーカテーテルをガイドワイヤーで誘導しながら挿入．
　b ステントグラフト中枢側を固定したのち，順次ステントグラフト本体を押し出していき対側脚を瘤内に浮かせる．
　c 対側大腿動脈より対側脚内にガイドワイヤーを通し，ステントグラフト対側脚部分を装塡したデリバリーカテーテルを挿入し，本体部分とドッキングさせる．
　d ステントグラフト末梢側の両脚を正常総腸骨動脈にて固定，必要に応じてバルーンカテーテルを用いてステントグラフトを大動脈壁に圧着させる．

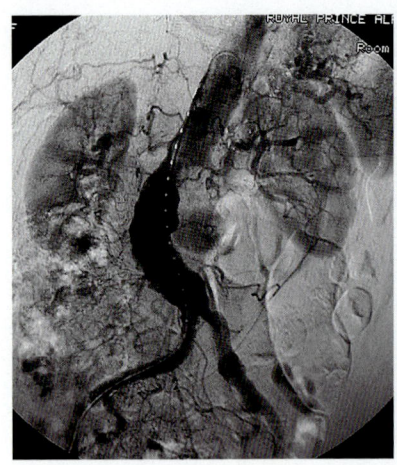

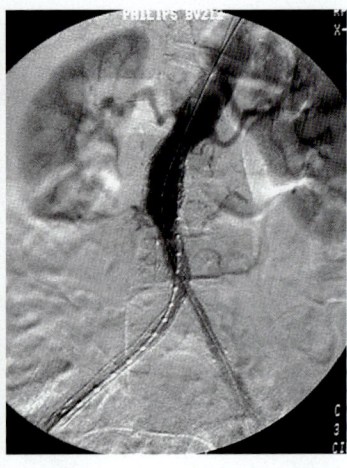

[図6] 腹部大動脈瘤に対する分岐型ステントグラフト内挿術
症例は75歳男性．CTにて最大短径52mmの腎動脈下腹部大動脈瘤が指摘され，分岐型ステントグラフトが留置された．
左：術前
右：ステントグラフト内挿術後

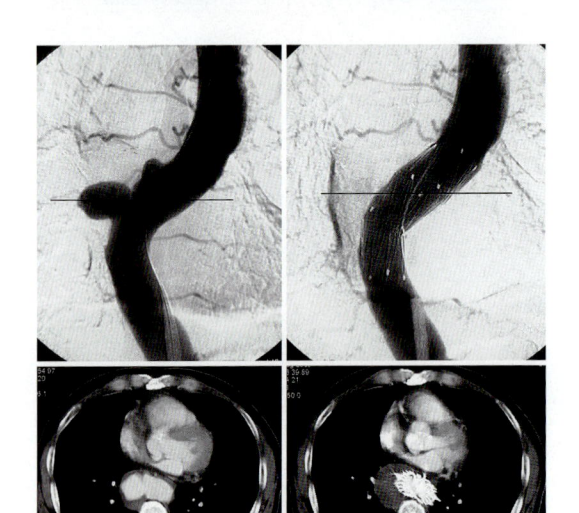

[図7] 胸部大動脈瘤に対する直管型ステントグラフト内挿術
症例は67歳男性．塵肺，慢性閉塞性肺疾患のフォローアップ中に急速に増大する嚢状胸部下行大動脈瘤を発見され，自家製ステントグラフト (thin wall dacron graft + Gianturco-Z-stent) が留置された．
左上：術前血管造影，右上：術後血管造影
左下：術前胸部CT，右下：術後胸部CT

側大腿動脈より瘤内に浮遊する本体脚内にガイドワイヤーを通し，このガイドワイヤーに沿ってステントグラフト対側脚を挿入，ドッキングさせる．最後に総腸骨動脈で両側の末梢側固定を行い，大動脈造影を施行して留置状態を確認する．エンドリークが認められればステントグラフトの追加や，バルーンカテーテルによるステント圧着を行う．なお，典型的なステントグラフト内挿術の術前後画像所見を図6，7に示した．

■ ④ステントグラフト内挿術特有の合併症
　ⓐエンドリーク endoleak（瘤への血流の残存）
　エンドリークは図8に示すように原因別に分類される．エンドリークが持続すれば瘤拡大を防止できないため，人工血管置換術への移行かステントグラフトの追加留置を考慮すべきである．また，エンドリークが証明できないにもかかわらずステントグラフト壁を介して動脈瘤に体血圧がかかり瘤径の拡大するものをエンドテンション endotension と呼称するが，これも人工血管置換術への移行を考慮すべきである．

　ⓑマイグレーション migration（ステントグラフトの遊走）
　術後早期ではステントグラフト径の不適正や不十分な固定が原因となり，術後遠隔期では固定の緩みや固定部大動脈径の拡大が原因となる．マイグレーションによりエンドリークや主要分枝の閉塞が発生すれば早急な対応が必要である．

　ⓒ屈曲
　ステントグラフト長の不適正や治療効果による動脈瘤の長軸方向への短縮などにより遠隔期にステントグラフトの屈曲をきたす．特に分岐型ステントグラフト脚部の屈曲が多いとされている．これにより末梢血流障害，動脈瘤破裂，エンドリークなどが発生すれば緊急対応が必要となる．

　ⓓ塞栓症
　ステントグラフト留置操作により動脈壁に付着

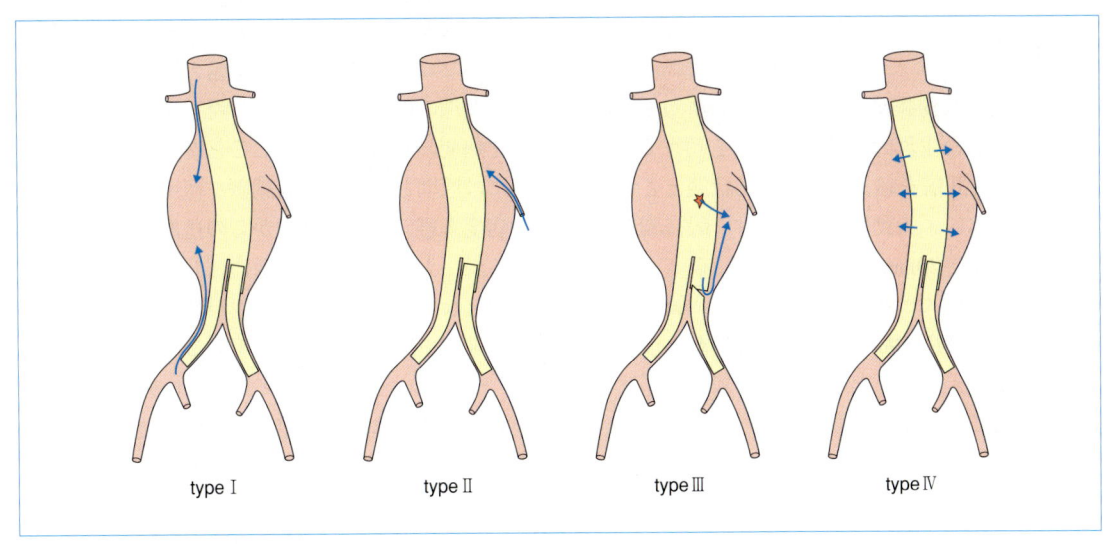

[図8] ステントグラフト内挿術後のエンドリーク分類
　　　type Ⅰ：中枢側，末梢側固定部から瘤内への血液の漏れ
　　　type Ⅱ：下腸間膜動脈などの瘤内へ入る分枝からの逆流血
　　　type Ⅲ：ステントグラフトの破損や接合部からの血液の瘤内への漏れ
　　　type Ⅳ：ステントグラフト人工血管からの血液のしみ出し

する血栓や粥腫が剥離し，脳梗塞，脊髄梗塞，腹部臓器虚血，下肢急性動脈閉塞などをきたすことがある．

　ⓔ動脈瘤破裂

　ステントグラフト挿入時の機械的損傷や，慢性圧迫による動脈瘤穿破や消化管瘻形成が報告されている．

　ⓕ対麻痺

　Adamkiewicz動脈をはじめとする肋間動脈の閉塞により対麻痺の発生をみることがあるが，その頻度は人工血管置換術に比較して低いとされている．ステントグラフト内挿術に先立って試験的血流遮断を行い，脊髄虚血を評価する方法もある．

■⑤手術成績と今後の展望

　Mount Sinai医科大学からの最近10年間の腹部大動脈瘤723例，胸部大動脈瘤94例のステントグラフト治療の報告によれば，手技成功率は93.8%，周術期死亡率は2.3%，9年間での動脈瘤破裂回避率は98%であった．またStanford大学からの胸部下行大動脈瘤103例に対するステントグラフト治療の報告では，手技成功率は73%，周術期死亡率は9%，8年間での動脈瘤破裂回避率は91%であった．このようにステントグラフト治療の初期成績や本来の目的である動脈瘤破裂回避率はきわめて良好であるが，いずれの報告においても遠隔期の治療成功率は不良で，遠隔期合併症への対応が今後の問題点となる．

　ステントグラフト内挿術は従来の人工血管置換術に比較して低侵襲で，ほぼ満足すべき初期成績が得られており，症例を適切に選択すれば大きな恩恵をもたらすと思われる．しかしながら，中期〜遠隔期成績では決して従来の人工血管置換術の治療成績を凌駕するものではないことは肝に銘じておくべきで，さらなる治療成績の向上のために宿主大動脈に柔軟にフィットし，かつ耐久性に富んだステントグラフトの開発が待たれる．

文献

1) Demers, P et al : Midterm results of endovascular repair of descending thoracic aortic aneurysms with first-generation stent grafts. J Thorac Cardiovasc Surg 127 : 664-673, 2004
2) Marin, ML et al : Endovascular stent graft repair of abdominal and thoracic aortic aneurysms. A ten-year experience with 817 patients. Ann Surg 238 : 586-595, 2003
3) May, J et al : Device for aortic aneurysm repair. Surg Clin North Am 79 : 507-527, 1999

〔辻　義彦・大北　裕〕

b）外科治療

　大動脈瘤は大動脈壁の全周または局所が年齢などを加味された生理的な径の大きさを超えて正常径の1.5〜2.0倍を超えて拡張した状態とされている．ちなみに，大動脈の正常径は一般に胸部で30mm，腹部で20mm程度とされている．大動脈の機能は基本的には血液の導管であり，臓器虚血症状や瘤による圧迫症状が起こらなければ自覚症状がないことが少なくない．臨床の場では偶然に発見されることが多い所以である．起こりうる自覚症状としては，反回神経の圧排による嗄声，気管や肺，食道の圧排による呼吸困難，血痰や嚥下困難などがある．なお，破裂の直前には疼痛が発生することが多く，持続する疼痛を訴える場合には切迫破裂の診断のもと，緊急手術が必要となることが多い．

　大動脈瘤について，臨床的に最も重要なことは瘤破裂の予防，未然の手術である．瘤が破裂に至った場合には生命の危機に直面し，大動脈内の血液が急速に血管外に失われるために，瞬間的に血圧が消失していく．瘤の破裂を確実に予想することは未だ困難であるが，瘤径の大きさ，拡張の速度，形状などから判断することとなる．施設ごとの違いはあるが，最大短径が胸部，胸腹部であれば50〜55mm，腹部であれば40〜45mmを超えれば，手術適応と考えられている．また一般には紡錘状よりも嚢状瘤のほうが破裂のリスクが高いと考えられている．手術適応と考えられる状況下の大動脈瘤であっても，患者にとってはなお無症状のことが多く，手術治療を勧め説得するためにも医療者側の病態の十分な理解が不可欠である．瘤の存在部位により外科治療の方針が決定される（図9）．腹部大動脈瘤以外には基本的に体外循環を併用する．以下に外科治療について個別に詳述する．

■①上行，弓部大動脈瘤（図10）

　正中切開からのアプローチが一般的である．遠位弓部大動脈瘤に対しては，左開胸からのアプローチも用いられる．正中切開からは気管分岐部レベルまでの下行大動脈に到達可能であるが，より良い視野を確保するために，正中切開に左開胸を併用するなど，種々の変法も存在する．正中切開からのアプローチであれば，通常の開心術に準じて体外循環の確立を行う．この際，送血部位の動脈硬化病変の有無を確認することが重要である．送血には原則として上行大動脈を使用する．瘤化した病変を避けて大腿動脈からの送血を行うこともあるが，大腿動脈からの送血は非生理的な逆行性送血となり塞栓症などの発生が懸念されるため，腋窩動脈や鎖骨下動脈を利用する施設も多い．また，循環停止法を併用して送血部位を含めて全置換するのであれば，瘤化した上行大動脈を送血部位として利用することは可能であることが多い．置換すべき部位の末梢に遮断可能な部位が存在していれば，鉗子による血流遮断を行う大動脈遮断下に人工血管置換術を施行するが，特に遮断不可能な瘤の場合は超低体温下，循環停止法によるopen distal anastomosis法を用いる．超低体温下，循環停止法単独でも短時間ならば脳保護に問題はないとされているが，最近では選択的順行性脳灌流法ないしは逆行性脳灌流法を併用する施設がほとんどである．これらの脳保護法の発達により，周術期の脳神経合併症は激減した．また脳灌流を補助的に施行することで，最低体温も近年は以前の18〜20℃から25〜28℃程度まで上昇させている施設が多くなっている．人工血管との吻合にはポリプロピレン糸の連続縫合が最も一般的である．置換部位にあわせて種々のデザインの人工血管が市販されており，特に弓部分枝の再建には，シェーマに示したごとく，個別の小口径人工血管がすでに分枝として縫着されているものを使用することが多い．図11は遠位弓部大動脈瘤に対して施行した上行弓部大動脈人工血管置換術の典型例である．

■②下行大動脈瘤

　左後側方開胸法を用いてアプローチする．どの肋間を切開するかは，3D-CTなどを参考にすることで比較的容易に決定できるが，近位下行大動脈に対しては左第4-5肋間，中部下行大動脈に対しては左第5-6肋間，遠位下行大動脈に対しては左第7-8肋間が目安となる．瘤は左肺と癒着していることが多く，脆弱な組織である肺を愛護的に

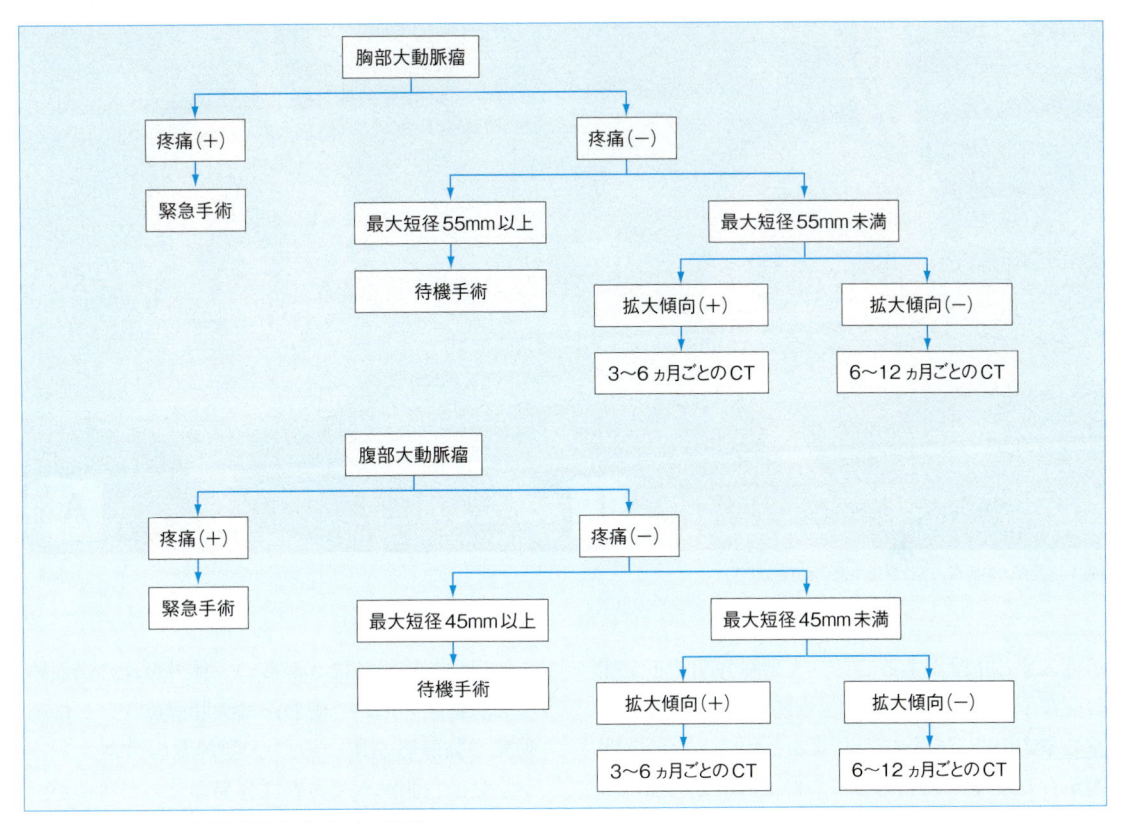

[図9] 胸部大動脈瘤と腹部大動脈瘤の治療ストラテジー

[図10] 弓部大動脈瘤人工血管置換術
　a　弓部大動脈瘤，b　弓部切開，c　瘤末梢側の離断，d　末梢側吻合，e　中枢側吻合，ついで弓部分枝吻合，f　完全

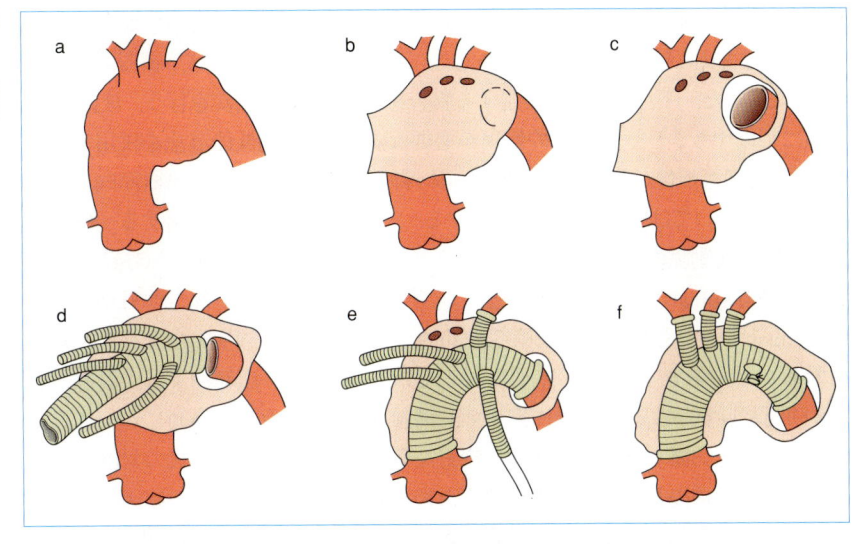

扱うことはもちろん，瘤の破裂や瘤内の粥腫による塞栓症を予防すべく瘤自体も愛護的に扱うことが肝要である．瘤の中枢側に遮断可能な部位がない場合は，やはり超低体温下，循環停止法によるopen proximal anastomosisを用いることとなる．

その場合の脳保護法には正中切開からのアプローチの際と同様に，選択的順行性脳灌流法ないしは逆行性脳灌流法がある．しかし，左側方開胸からの超低体温下，循環停止法では，心筋保護の問題，低位となった弓部分枝や心腔内に粥腫などの塞栓

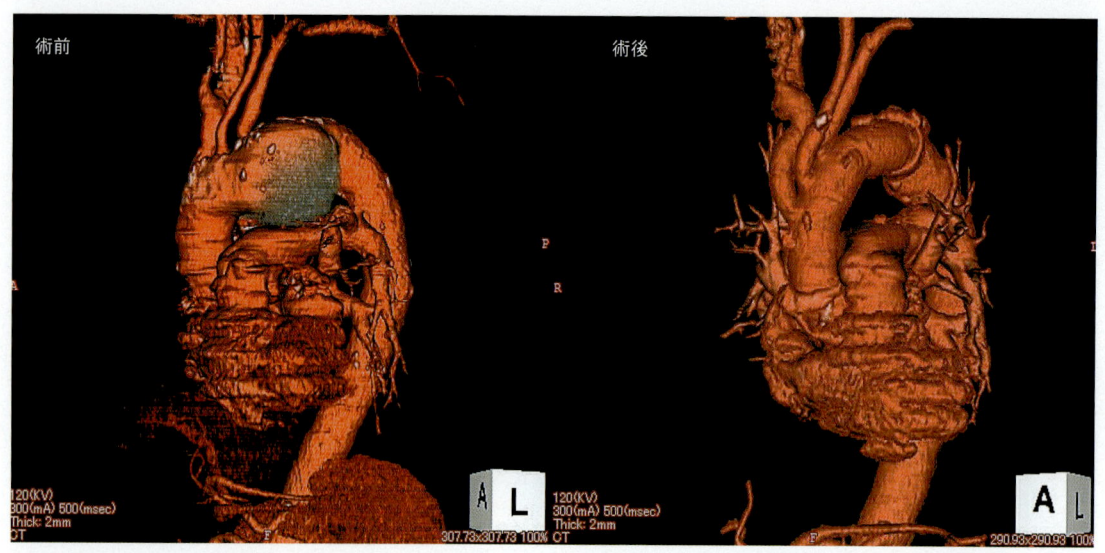

[図11] 弓部大動脈瘤人工血管置換術（術前術後CT）

が迷入する危険があること，大動脈弁閉鎖不全症の存在下では左心室の過伸展を防止できないこと，左心室内の空気の除去がむずかしいことなどの問題が存在する．吻合方法については上行弓部の項と同様でポリプロピレン糸による連続縫合が一般的である．帯状のテフロンフェルトを外膜の補強として用いることが多いが，再手術を考慮する場合には肺との強固な癒着をきたすことを念頭におく必要がある．また，下行大動脈に併走する胸管を剥離の際に損傷することで，外科的修復が必要な乳び胸に発展する可能性があり注意を要する．体外循環，肋間再建については胸腹部の項で詳述する．

■③胸腹部大動脈瘤

いわゆるspiral incisionを用いる．開胸部位はCrawford Ⅰ，Ⅱ型であれば左第5-6肋間，Ⅲ型に対しては左第6-7肋間，Ⅳ型に対しては左第7-8肋間が目安となる．必要に応じて，隣接する肋骨の後方を切離してより広範囲な視野を確保する．横隔膜は横隔神経分枝を温存するために弧状に切開する．腹部に関しては後腹膜を剥離して開腹を避けることが一般的であるが，腹腔内臓器を肉眼的に確認することを目的として，開腹を好む施設もある．補助手段を使用しない単純遮断法でも合併症の率は大きく変わらないとの報告も散見されるが，下行大動脈の手術をも含めて体外循環を使用する施設のほうが多い．体外循環の送血路は大腿動脈を用い，脱血路は大腿静脈ないしは肺動脈や肺静脈を用いる．大腿静脈のカニュレーションは右側からであれば容易なことが多いが，左側からでは総腸骨静脈の解剖学的な走行からしばしば不可能なことがある．腹腔動脈，上腸間膜動脈，左右腎動脈のいわゆる腹部分枝を再建する場合には，臓器虚血の防止のために選択的腹部臓器灌流を行う．後述する対麻痺の予防の観点から，超低体温法を併用する施設もあるが，超低体温にまつわる出血傾向や肺障害などのためにすべての症例に適用する一般的な方法であるとはいいがたい．図12はCrawford Ⅲ型の胸腹部大動脈瘤に対して，部分体外循環下に分節遮断を行い，人工血管置換術を施行した症例である．

広範囲下行大動脈，胸腹部大動脈に対する人工血管置換術において，未だ解決をみない合併症の一つが術後の対麻痺である．対麻痺は術中術後の脊髄虚血が原因で発生するが，その完全な予防策が現時点においてはなく，施設によっては20%前後の発生率が報告されている．従来より前脊髄動脈と肋間動脈の間を結ぶAdamkiewicz動脈の再建が対麻痺の予防に大きく寄与すると考えられており，おそらくはその動脈が存在すると予想されていた第8胸椎から第2腰椎のレベルでの肋間

動脈や腰動脈を積極的に再建することが重要であると考えられていた．近年，画像診断の発達により，前脊髄動脈と肋間動脈の間を結ぶAdamkiewicz動脈の同定がCTやMRIを用いて低侵襲で行えるようになり，より意図的な動脈再建が可能になったとの期待がある．しかしながら，未だ同定率は60～70％であり，Adamkiewicz動脈の同定の有無によって対麻痺の発生率は変わらないという報告もみられ，脊髄内の灌流に関する研究は端緒についたばかりである．術中脊髄機能のモニターとしてはMEP (moter evoked potential) が有用である．本法は頭蓋経皮的に大脳運動野を電気刺激し，錐体路，前角ニューロン，運動神経を経て下肢で惹起された電位を記録するものである．MEPは脊髄虚血に鋭敏と考えられているが，偽陽性を少ないながら認め，今後の知見の集積が待たれる．脳脊髄圧の上昇が脊髄内の灌流不全を助長するとの観点から，脳脊髄液ドレナージを行う施設も増えてきている．その他，脊髄保護のための薬物療法として，ステロイドホルモン，マンニトール，ナロキソン，アデノシン，カルシウム拮抗剤，マグネシウムなどが報告されている．

■④腹部大動脈瘤

　開腹法と腹膜外到達法に分けられる．それぞれの方法に一長一短があり，瘤の形態と患者の状態により到達方法が選択される．腎動脈下の腹部大動脈瘤では単純遮断法で手術が可能である．腎動脈上で遮断が必要な傍腎動脈瘤の場合には冷却した生理食塩水で腎動脈を灌流するなどの腎保護が必要なこともあるが，短時間であれば単純遮断で手術可能なことも少なくない．その場合には術後の腎不全に十分注意を払う必要がある．炎症性瘤の場合には周囲組織との癒着が強固であることが多く，慎重な剥離操作が要求される．下腸間膜動脈の再建の必要性に関して結論は出ていないが，一般的には一側の内腸骨動脈しか開存していない場合には術後の腸管虚血を予防するために再建は必須であると考えられている．

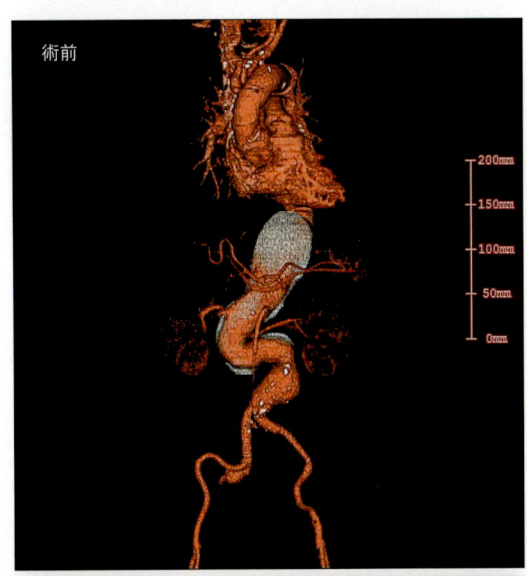

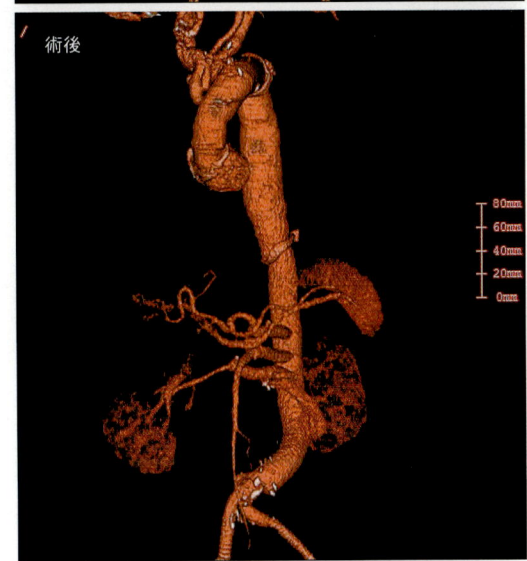

[図12] 胸腹部大動脈瘤人工血管置換術（術前術後CT）

文献

1) Coselli, JS et al : Cerebrospinal fluid drainage reduces paraplegia after thoracoabdominal aortic aneurysm repair : results of a randomized clinical trial. J Vasc Surg 35 (4) : 631-639, 2002
2) Jacobs, MJ et al : The role of evoked potential monitoring in operative management of type I and type II thoracoabdominal aortic aneurysms. Semin Thorac Cardiovasc Surg 15 (4) : 353-364, 2003
3) Okita, Y et al : Prospective comparative study of brain protection in total aortic arch replacement : deep hypothermic circulatory arrest with retrograde cerebral perfusion or selective antegrade cerebral perfusion. Ann Thorac Surg 72 (1) : 72-79, 2001
4) Yamada, N et al : MRA of the Adamkiewicz artery : a preoperative study for thoracic aortic aneurysm. J Comput Assist Tomogr 24 (3) : 362-368, 2000

（湊谷謙司・大北　裕）

3. 大動脈弁輪拡張症

1) 概念・定義

大動脈弁輪拡張症 annuloaortic ectasia (AAE) は1961年にEllisらによって提唱された概念で、大動脈基部の拡大と上行大動脈の動脈瘤様の拡張をきたし、大動脈弁輪拡大により大動脈弁逆流をきたす状態である．

本症は、女性より男性に多く、大動脈弁輪の拡大が進行するにつれて大動脈弁の離開が起こり、大動脈弁逆流が増加する．初期は無症状で経過するが、40歳ごろより大動脈弁逆流が徐々に悪化し、心不全症状をきたすことが多い．一般にMarfan症候群にみられるものは若年期に症状が発現する．ときに急速に進行し、突然に発症することもある．

2) 原因・病理

本症の基礎疾患としてMarfan症候群が重要である．Marfan症候群は結合組織の常染色体優性遺伝性疾患で、骨格、眼、心血管系の異常に加えて家族内発症の4つの臨床特徴をもつ疾患である．無治療の場合には、心血管系合併症、特に大動脈病変のために多くは30〜40歳で死亡するが、その中でも本症の占める割合は大きい．

その他の原因疾患としては、大動脈炎症候群、梅毒性動脈炎、Marfan症候群以外の先天性結合織疾患 (Ehlers-Danlos症候群など)、真菌感染症、動脈硬化などがあるが、原因不明も少なくない．

病理学的所見は、多くは大動脈壁の嚢胞状中膜壊死 cystic medial necrosis を示す．平滑筋細胞と弾性線維の変性、断裂、減少による血管壁の脆弱化が大動脈の拡張や解離の主因である．

3) 病態生理

大動脈基部は左室流出路から大動脈への接合部をさし、大動脈弁、Valsalva洞、sinotubular junction (ST junction) からなる．左右冠動脈は左右のValsalva洞より出ている．大動脈基部の拡大に伴い弁輪径は拡大し、大動脈弁は外側に引っ張られて接合不全を生じる．その結果、大動脈弁尖に器質的変化はないものの大動脈弁逆流を生じる (図1)．これまで、本症に対する外科手術としては弁つき人工血管による大動脈基部置換術 (Bentall手術) が選択されていたが、近年では、本症が大動脈弁は構造的に正常であることに注目し、自己弁温存大動脈基部再建術 (remodeling (Yacoub法)、reimplantation (David法)) が開発されている．

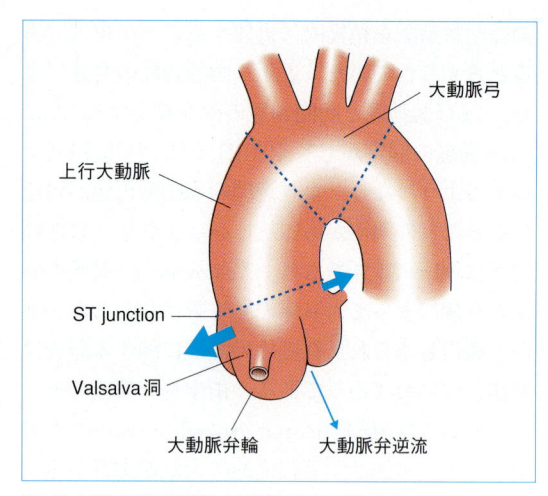

[図1] 大動脈基部の解剖と大動脈弁逆流の発生機序

4) 診断

a) 症状

大部分は無症状で経過し、心雑音の精査のため心エコー図で偶然発見されることもある．大動脈弁逆流が重症化すると労作時呼吸困難などの心不全症状が出現する．また、急激な大動脈拡張や解離が生じると激烈な胸痛が出現する．

b) 身体所見

聴診では大動脈弁逆流雑音 (拡張早期雑音 early diastolic murmur) が聴取され、逆流が高度となると末梢血管徴候を認めるようになる (大動脈弁

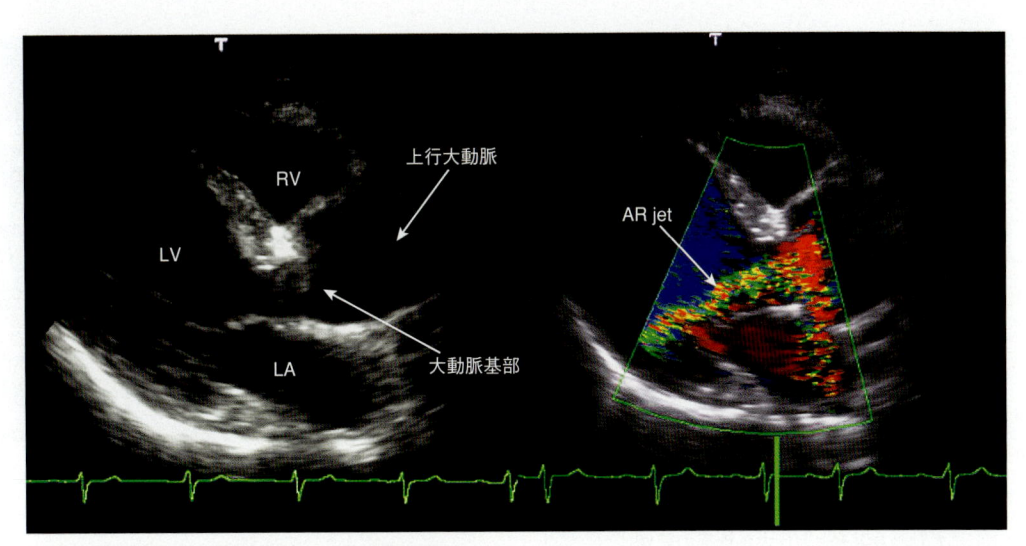

[図2] 大動脈弁輪拡張症の経胸壁心エコー図（傍胸骨長軸像）
　　　Valsalva洞および上行大動脈の拡大を認め，大動脈弁中心より大動脈弁逆流ジェット（AR jet）を認める（左：断層心エコー図，右：カラードプラ心エコー図）．LV：左室，LA：左房，RV：右室．

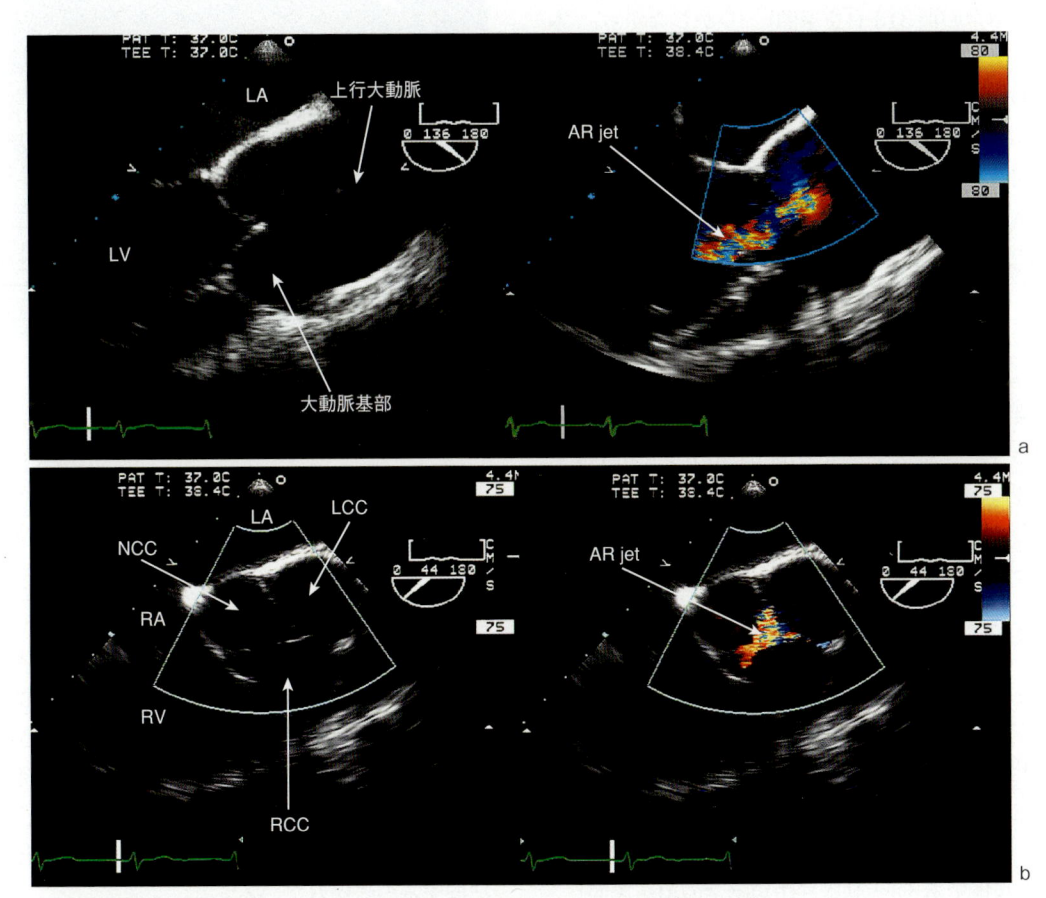

[図3] 大動脈弁輪拡張症の経食道心エコー図（左：断層心エコー図，右：カラードプラ心エコー図）
　　　a　長軸像，b　短軸像
　　　大動脈弁の接合不全を認め，同部より大動脈弁逆流ジェット（AR jet）を認める．
　　　LV：左室，LA：左房，RV：右室，RA：右房，NCC：無冠尖，LCC：左冠尖，RCC：右冠尖

● 大動脈弁輪拡張症診断の流れ

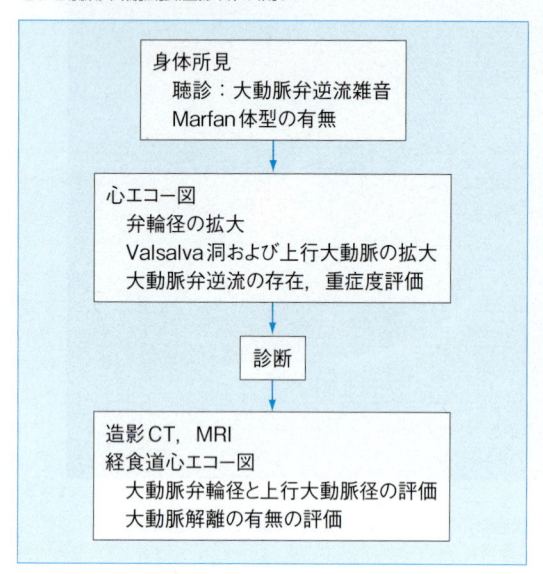

```
身体所見
  聴診：大動脈弁逆流雑音
  Marfan体型の有無
      ↓
心エコー図
  弁輪径の拡大
  Valsalva洞および上行大動脈の拡大
  大動脈弁逆流の存在，重症度評価
      ↓
    診断
      ↓
造影CT，MRI
経食道心エコー図
  大動脈弁輪径と上行大動脈径の評価
  大動脈解離の有無の評価
```

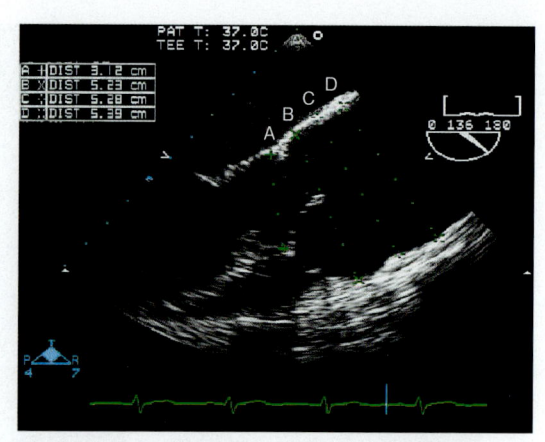

[図4] 大動脈弁輪拡張症の経食道心エコー図による径測定
A：弁輪部，B：Valsalva洞，C：ST junction，D：上行大動脈
いずれの径も拡大している．

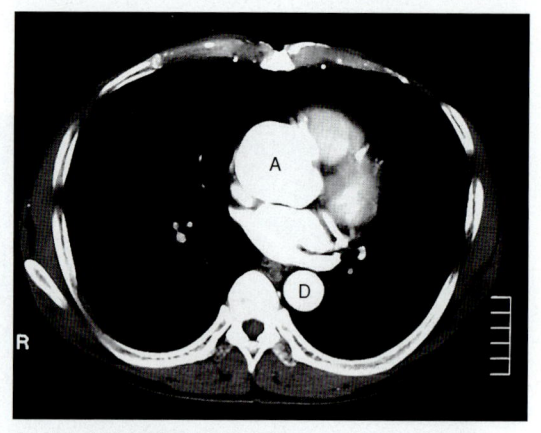

[図5] 大動脈弁輪拡張症の胸部造影CT
A：大動脈基部，D：下行大動脈
拡張した大動脈基部を認める．

閉鎖不全の項313頁を参照）．しかしながら，本症による大動脈弁閉鎖不全と他の原因によるものとの明確な鑑別は困難である．Marfan症候群であれば，骨格系症状（高身長，長い手足，くも状指，鳩胸など），眼症状（水晶体偏位）などが特徴的である．

c) 胸部X線

大動脈基部の拡大は，心陰影と重なるため所見としては明らかになりにくい．したがって，胸部X線写真だけでは，本症を除外診断することはできない．重症大動脈弁逆流（閉鎖不全）を合併すれば，左室拡大により心陰影の拡大（左第4弓の拡大）を認めるようになる．左心不全をきたした場合は，肺うっ血像，胸水などを認める．

d) 心エコー図

心エコー図は，本症の診断に最も有用な検査である．断層心エコー図ではValsalva洞および上行大動脈の拡大，左房の狭小化を認め，多くはカラードプラ法で大動脈逆流ジェットを認める（図2）．また，大動脈弁逆流の重症度評価や心機能評価が可能である（大動脈弁閉鎖不全の項を参照）．経食道心エコー図は，大動脈弁の形態観察（図3a, b）や大動脈解離の有無の評価，拡大した大動脈基部サイズの正確な計測（図4）に有用である．

e) CT・MRI

胸部造影CT（図5），MRIともに，上行大動脈の拡張とそのサイズ，大動脈解離の有無に関する正確な情報が得られる．また，心エコー図では評価困難な大動脈弓部の観察も可能である．特にMRIは断層面を設定することができるため，大動脈拡張のサイズや，弓部分枝と解離との関係を把握するのに優れている．

f) 心臓カテーテル

大動脈造影にて大動脈起始部から上行大動脈の拡張が認められる．古典的には，1) 洋梨状拡張，2) びまん性対称性拡張，3) Valsalva洞に限局した拡張の三つのタイプに分類されるが，多くは洋梨状の拡張を示す(図6)．心臓カテーテル検査は，冠動脈病変合併の有無や，冠動脈起始部と解離部位との関係を明らかにするためには有用であるが，現在では心エコー図や胸部CT，MRIで非侵襲的に多くの情報が得られるようになり，その適応に関しては意見が分かれている．

5) 治療

Marfan症候群などの中膜囊胞状壊死による大動脈拡張症では，基本的に病状は進行性であり，大動脈弁逆流による心不全または，大動脈解離が主な死因となる．突然死をすることもあり，重症であれば，積極的に手術を考慮する必要がある．

a) 内科治療

上行大動脈や弁輪の拡大，大動脈解離の予防，進展阻止のための血圧コントロールが重要である．β遮断薬は，心収縮を抑制し駆出血流が直接大動脈に及ぼす衝撃を軽減するため，心不全の合併しない場合には第一選択である．心不全の予防にはACE阻害薬が有効である．いずれにしても，内科治療は予防効果があるのみである．

文献
1) Braunwald, E : Heart Disease, 7th ed, WB Saunders, Pennsylvania, 1403-1435, 2004
2) Ellis, PR et al : Clinical considerations and surgical treatment of annulo-aortic ectasia. Report of succesful operation. J Thorac Cardiovasc Surg 42 : 363-370, 1961
3) Isselbacher, EM : Thoracic and abdominal aneurysms. Circulation 111 : 816-828, 2005

(杉岡憲一・吉川純一)

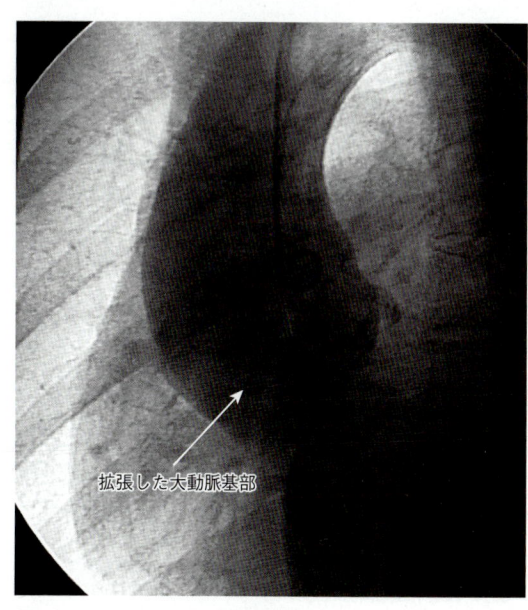

[図6] 大動脈弁輪拡張症の大動脈造影
洋梨状に拡張した大動脈基部を認める．

●大動脈弁輪拡張症診断のまとめ

●身体所見
1. 聴診：大動脈弁逆流雑音 (early diastolic murmur)
2. Marfan症候群の身体所見：骨格系症状（高身長，長い手足，くも状指，鳩胸など），眼症状（水晶体偏位）

●胸部X線
1. ときに，左第4弓の突出
2. 本症の除外診断には役立たない

●心エコー図
1. 大動脈弁輪径の拡大
2. Valsalva洞および上行大動脈の拡大
3. 大動脈弁逆流の存在
4. そのほかに，大動脈弁逆流の重症度評価，心機能評価をする

●CT, MRI
1. Valsalva洞を含めた上行大動脈の拡張
2. 大動脈解離の有無の評価をする

●心臓カテーテル
1. 大動脈造影によるValsalva洞から上行大動脈にかけての拡張（洋梨状に拡張するタイプが多い）
2. 大動脈弁逆流の存在
3. 冠動脈病変有無，大動脈解離があれば冠動脈との関係の評価

b) 外科治療

大動脈閉鎖不全には軽度の大動脈弁拡大を伴うことが多い．ここでは，単に大動脈弁閉鎖不全に対して人工弁置換術のみで解決する症例ではなく，大動脈基部再建を必要とする症例について述べる．大動脈弁輪拡張症に対する手術は大動脈弁閉鎖不全の修復のみならず Valsalva 洞，冠動脈口，sino-tubular junction という全体として構造を再建するものである．一般的に大動脈基部サイズ，大動脈弁逆流の程度の両面から手術適応の評価を行わなければならない．大動脈基部のサイズが5cmを越える場合には大動脈逆流が重症でなくとも手術適応となる．

■①大動脈基部再建手術

人工弁を縫着した人工血管 (composite graft：図7) を大動脈弁輪に縫合し，冠動脈を再建する大動脈基部置換術が1968年 Bentall らの報告以来広く行われてきた．冠動脈再建方法に工夫がなされ，modified Bentall 手術としてさまざまな方法が提唱されている．大動脈弁自体が器質的障害を受けていない場合には自己弁の使用が可能であり，以下に述べる大動脈弁を温存して大動脈基部を再建する方法が開発されてきた．

ⓐ人工弁を利用した composite graft による再建方法

人工弁を人工血管に内挿した composite graft を大動脈弁輪に縫着し composite graft の側壁に自己冠動脈口を縫合し冠動脈再建する方法であり，大動脈弁輪拡張症における標準術式として用いられてきた．人工弁とそれに相当するサイズの人工血管を用いて術中に自作して使用しているが，最近では市販の composite graft が本邦でも使用できるようになった．通常は機械弁を使用するが，生体弁の使用も可能である．Bentall 原法 (図8) では冠動脈口はくりぬかず直接縫合していたが，最近では冠動脈口をボタン状にくりぬき人工血管に吻合する方法 (Carrel patch 法) が多く用いられている．また，細い人工血管を composite graft と冠動脈口の間に interpose する方法も場合に応じて用いられている．

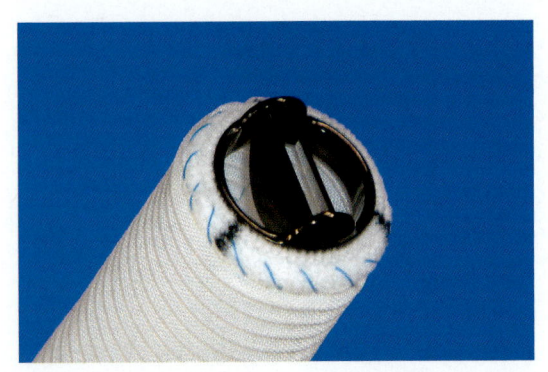

[図7] 人工弁と人工血管で作製した composite graft (人工弁つき導管)

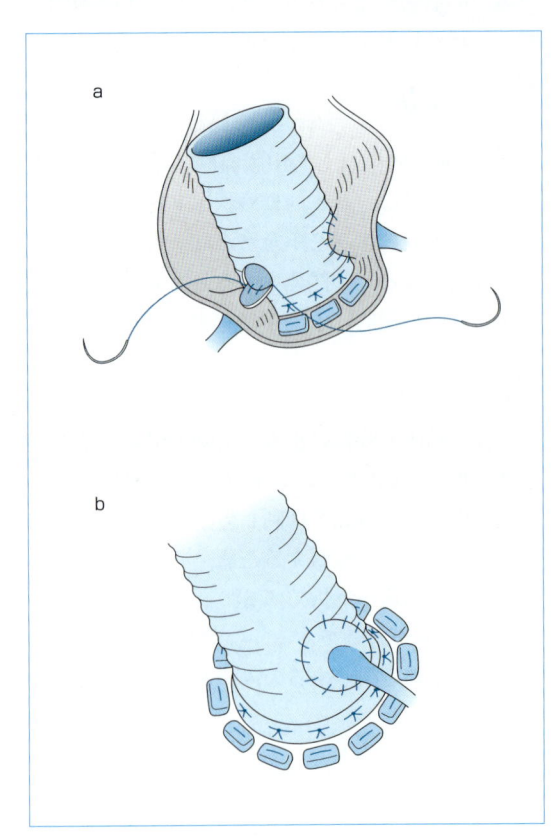

[図8] Bentall 法
原法では冠動脈をくりぬかずに composite graft に吻合 (a)．最近は冠動脈口をボタン状にくりぬき吻合する Carrel patch 法が主流 (b)．

ⓑステントレス生体弁を用いた基部再建

ブタ大動脈基部の形態を残したステントレス生体弁の使用が可能となり，従来の composite graft を作製しなくとも基部再建が可能となってきた．いわゆる「full root 法」という方法であり，ステ

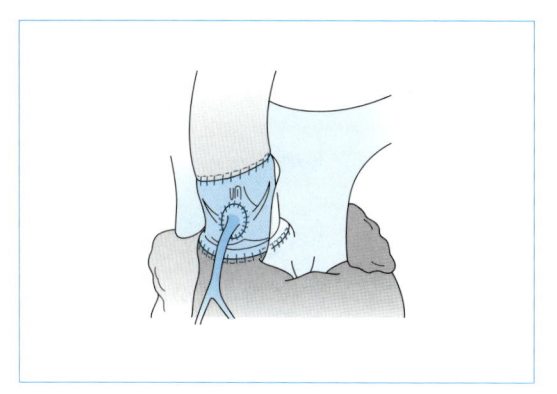

[図9] ステントレス生体弁による基部再建法（full root法）

ントレス生体弁の左右冠動脈口を有するValsalva洞に，ボタン状にくりぬいた患者の冠動脈を吻合する（図9）．しかし，30mmを越える拡大弁輪症例では，それに相当するサイズのステントレス生体弁がないため，弁輪縫縮を行ったのちステントレス生体弁を縫着するなど工夫が必要である．

ⓒ自己弁温存大動脈基部再建術

Yacoubらは1990年代初頭にremodeling法を報告し，DavidらはreimplantationⅠ法を報告した．これら二つの術式は自己弁温存大動脈基部再建術の基本術式である．いずれの術式も大動脈基部の交連部と自己弁を残すように自己Valsalva洞を切除して行う．弁自体に退縮などの二次的変化がみられると自己弁温存術式は適応外となる．

ⅰ）remodeling法（図10）

人工血管中枢側を三つの舌状にトリミングしてValsalva洞の再建に用いる術式である．このValsalva洞部分に冠動脈入口部を再建する．人工血管により新たなValsalva洞が形成されるため，形態としては正常の大動脈基部に近いものとなる．しかし，拡大した大動脈弁輪に対しては，それを縫縮するような処置を伴わない点が問題であり，術後遠隔期で弁輪拡大が生じ大動脈弁逆流の再発する可能性があげられている．Marfan症候群で弁輪拡大が著しいものでは大動脈弁輪を帯状の人工血管などで縫縮したのちremodelingを行うべきとの意見がある．

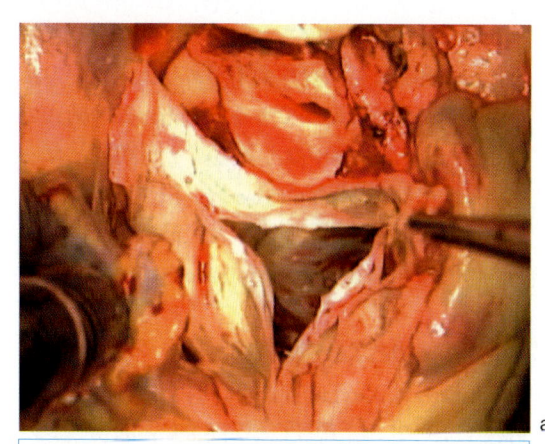

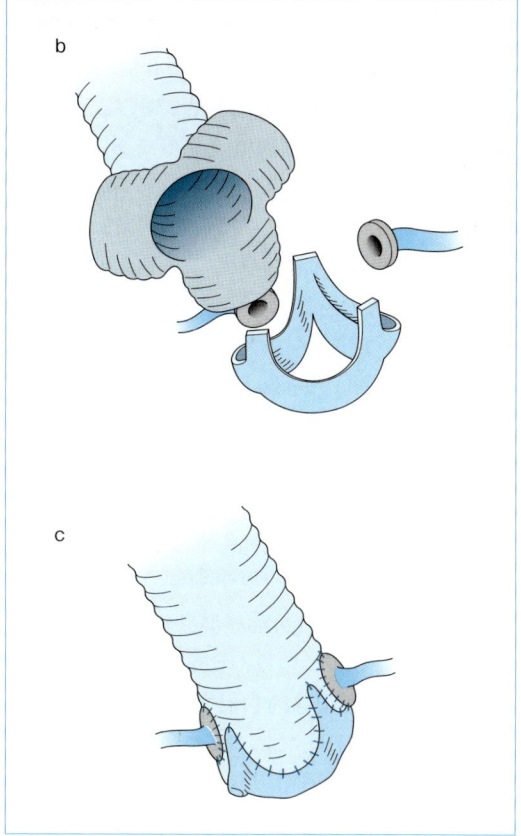

[図10] 自己弁温存基部再建法（remodeling法）
Valsalva洞と冠動脈を切除（a）．3枚の舌状にトリミングした人工血管（b）によりValsalva洞類似形態を作製し左右冠動脈を再建する（c）．

ⅱ）reimplantation法（図11）

自己大動脈弁と交連部を残してトリミングしたものを人工血管内に内挿する方法である．remodeling法とは異なりValsalva洞の形態はなく大動脈基部は単なる直管状態である．大動脈弁輪にか

けた縫合糸で人工血管を大動脈弁輪部に固定するため，大動脈弁輪の縫縮効果があり大動脈弁尖接合を大きくすることができる．一方，この術式ではValsalva洞形態がなくなることが問題となっている．そのため，Valsalva洞に相当する膨らみを有する人工血管が開発された．最近本邦でも市販されるようになり，reimplantation法への応用が可能となった．

■②手術成績および遠隔成績

KarckらはMarfan症候群に対する大動脈基部再建（119例）の手術死亡率が6.9％と報告している．GottらはMarfan症候群271例の手術経験において待機手術（235例）で死亡率0％，準緊急手術で5.6％という優れた成績を出している．また，10年での再手術回避率91％と良好であった．

自己弁温存術式における遠隔成績の報告は少ないが，OliveiraとDavidらは術後5年における再手術回避率は自己弁温存術式で100％，一方composite graftでの再建で92％と報告している．この報告において中等度以上の大動脈弁逆流を遠隔期に生じた症例はremodeling手術で14％，reimplantation手術で5％であり，大動脈弁輪の術後拡大予防のためにreimplantation手術を推奨している．Yacoubはremodeling法の成績を報告している．待機手術での早期死亡率は0.97％と良好であり，術後5年での再手術回避率はMarfan症候群で88.5％，非Marfan症候群で89％と両者間に差はなかったとしている．BurkhartらのMayo clinicからの報告では，自己弁温存基部再建術の再手術回避率は79％であり，弁尖の修復を伴う手術では再手術の可能性が高いとしている．

自己弁温存基部再建術式は大動脈基部拡張症における標準術式として広く行われるまでには普及していないが，高度弁輪拡大症例や弁尖異常を伴う症例を除けば今後標準術式となっていくと思われる．

文献

1) Burkhart, HM et al : Valve-preserving aortic root reconstruction : a comparison of techniques. J Heart Valve Dis 12 : 62-67, 2003
2) Gott, VL et al : Aortic root replacement in 271 Marfan patients : a 24-year experience. Ann Thorac Surg 73 : 438-443, 2002
3) Karck, et al : Aortic root surgery in Marfan syndrome : comparison of aortic valve-sparing reimplantation versus composite grafting. J Thorac Cardiovasc Surg 127 : 391-398, 2004
4) Oliveira, NC et al : Results of surgery for aortic root aneurysm in patients with Marfan syndrome. J Thorac Cardiovasc Surg 125 : 789-796, 2003
5) Yacoub, MH et al : Late results of a valve-preserving operation in patients with aneurysms of the ascending aorta and root. J Thorac Cardiovasc Surg 115 : 1080-1090, 1998

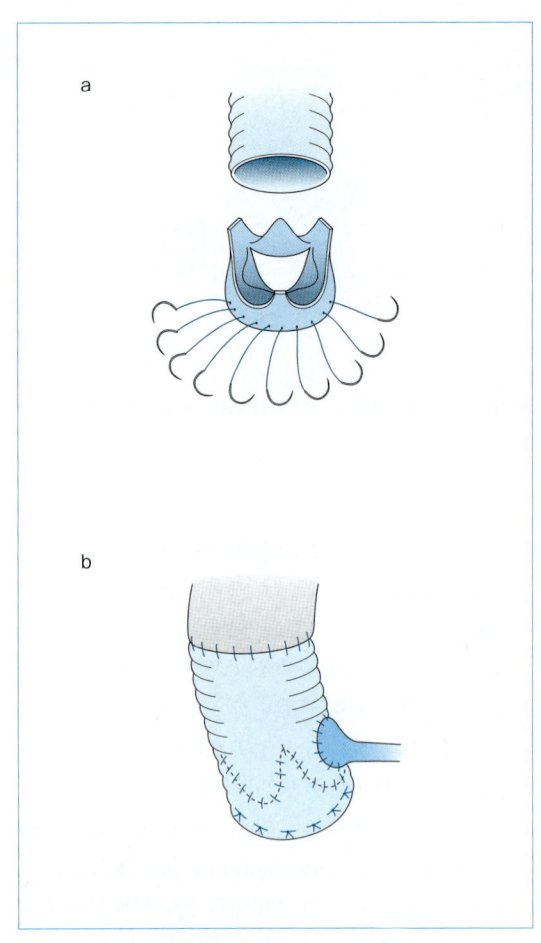

[図11] 自己弁温存基部債権法（reimplantation法）
自己弁と交連部とくりぬき（a）を人工血管内に内挿固定した後に左右冠動脈口を再建する（b）．

（柴田利彦）

XIII. 大動脈疾患

4. 大動脈炎症候群

1) 概念・病因

　大動脈炎症候群 aortitis syndrome は高安病，高安動脈炎，脈なし病とも呼ばれ，1908年（明治41年）第12回日本眼科学会総会において，高安右人が「奇異なる網膜血管の変状に就いて」という論文で報告した大血管に起こる慢性炎症性血管炎である．それ以前に1830年山本らによる息切れ，体重減少を伴う上肢と頸部における脈触知不良の疾患として報告がある．日本，アジアや東南アジア，インド，メキシコに多く，男女比は民族，地理的条件によって異なるが，いずれにせよ女性に多く，男性の約4倍で，比較的若く発症する．当初は東南アジアの女性が罹患すると考えられていたが，現在では偏りはあるものの全世界で男女ともに発症することがわかっている．スウェーデンでは100万人に1.2人，アメリカでは2.6人といわれるが，日本ではずっと多いはずである．

2) 病態生理

　原因は不明であるが，50歳以下で発症し，大動脈とその分枝動脈に起こる原因不明の慢性炎症で，自己免疫反応の結果と考えられている．しかし，リウマチ因子や抗核抗体は陰性で，非特異的炎症反応（血沈亢進，$α_2$グロブリンやその他のグロブリンの上昇など）を示すのみである．血管の炎症が血管壁の肥厚，線維化，狭窄，血栓形成を引き起こし，急性炎症の場合は動脈の中膜を破壊して瘤形成する．主な炎症の座は，T細胞による vasa vasorum における細胞浸潤である．interleukin (IL)-6 が健常人よりも高く，活動性とも相関するという報告もある．また国により HLA との関連も報告されている．日本やアジア地域では B5，B52 などとの関連が報告されているが，北米では HLA-DR4 と MB3 (DQW3) と関連するといわれ，地域により全く異なる haplo type との関連が報告されている．未だに特異的自己抗原は同定されていない．

　発症する部位についても，民族間に差がある．日本人では大動脈弓かその枝に血管造影上病変を認めるのが99％であるのに対し，韓国人で83％，インド人で68％である．腹部大動脈の病変で比較すると，日本人は34％と少なく，韓国人で76％，インド人で92％と高率である．大動脈弁逆流の頻度も日本人では33％に認め，韓国人の6％と比べ，明らかに高い．

　妊娠は，いくつかの報告では，正常児を出産し，母体もほとんどの例で悪化することはないとされている．しかし，妊娠期には循環血漿量が増加するので，高血圧や大動脈弁逆流の悪化に関与するため，コントロールに注意が必要である．

　本疾患は全身性血管症であり，腎臓，心臓，大動脈など生命維持に大きく関与する臓器に虚血を引き起こす疾患である．

3) 診断

　脈なし病といわれることもあるように，脈や血圧の左右差で偶然，気がつかれる．そのために日頃より，高血圧例の初診時は必ず，全例で両側橈骨動脈の触診を行い，左右差がないことを確認する習慣があれば見落とすことはない．若年者の特に女性では診断されやすいが，診断の遅れる例はほとんど中高年である．十分な治療にもかかわらず高血圧のコントロール不良例で，はじめて左右の血圧を測定して発見されるか，血管雑音を聴取して本疾患診断の契機となるのがほとんどである．本症は二次性高血圧の主要な成因で，腎血管性高血圧の原因疾患でもある．狭窄血管雑音は頸部，鎖骨上窩，腹部で聞かれる．症状は狭窄病変か血栓形成によるものである．大動脈，鎖骨下動脈，頸動脈，腎動脈，冠動脈，肺動脈など大血管の狭窄，閉塞による症状があるが，反対に動脈の瘤形成や拡張を起こすことも事実である．患側の虚血，対側の高血圧のために冷感，倦怠感やめまい感などの不定愁訴がある．大動脈縮窄，腎動脈狭窄，虚血性心疾患，大動脈弁逆流などを合併しやすい．

その他の非特異的症状として，発熱，夜間発汗，体重減少や関節痛，軽度の貧血などがある．**表1**に症状と頻度を示す．

検査所見に特異的なものはない．感染がないのにγグロブリンや白血球増加，血沈やC反応性蛋白 C reactive protein（CRP）が亢進しているときは活動期である．胸部単純X線では，拡張性大動脈病変として，心拡大，大動脈石灰化や壁不整，上行・下行大動脈の拡張を認めることがあるが，診断にはほとんど役立たない．本疾患の診断は，血管造影やCT，MRアンギオグラフィー（MRA）による大動脈分枝狭窄の観察による．病変の程度と範囲を評価するには解像度のよい画像診断が不可欠である（**図1, 2**）．造影剤も多くなりやすいので綿密な計画を立てて行う．2回に分けて施行することもある．

診断基準には石川基準，1990年 American College of Reumatology（ACR）基準などがある．ACR基準（**表2**）は血管炎を分類するための基準で，実際には高齢発症の高安病があることや，めまい，発熱などの症状が診断基準に盛り込まれていないため，1995年 Sharmaらにより改訂された石川診断基準（**表3**）が現在では使われている．日本においては，2002年厚生労働省の難治性血管炎に関する調査研究班から**表4**のような診断基準がまとめられている．

さらに大動脈炎症候群の病型分類は，画像診断による．解剖学的にどの部位に病変があるかが臨床症状に深く関係する．このため，1994年血管造影上，どの血管に病変があるかによる分類（**図3**）がつくられた．

本症の診断のむずかしさは中高年で炎症所見のない高血圧症で分枝狭窄をみるときに動脈硬化性で否定できないことであろう．この場合は詳細な病歴聴取と表4の診断基準を駆使して総合的に判断せざるを得ない．

また，きわめてまれであるが，若年女性の狭心症の原因に本症の冠動脈狭窄があることも念頭においておくべきである．

[表1] 大動脈炎症候群の臨床像

	頻度
脈触知不良または無脈	84〜96%
血管雑音	80〜94%
高血圧	33〜83%
腎動脈狭窄	28〜75%
網膜症	37%
大動脈弁逆流	20〜24%
肺動脈病変	14〜100%

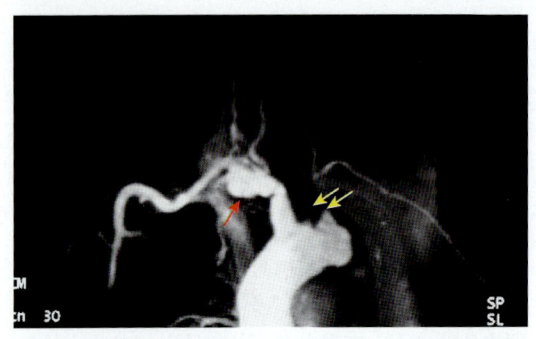

[図1] 大動脈炎症候群のMRアンギオグラフィー
50歳で本症と診断された69歳女性．右腕頭動脈の紡錘状拡張（赤矢印）と右鎖骨下動脈の蛇行を認め，左総頸動脈と鎖骨下動脈中枢側の閉塞（黄矢印）を認める．右総頸動脈も狭窄している．

4）治療

a）内科治療

治療は大きく三つに分けて，薬物治療（ステロイド，免疫抑制薬，降圧薬），血管形成術，および手術がある．活動期には薬物療法の適応となり，炎症が非活動期で狭窄病変による症状に対しては，血管形成術や手術の適応となる．人種差があると思われるので，欧米の薬物療法はそのままあてはまらないかもしれない．活動性を評価しながら治療計画を立てることが大切である．

■①生活の制限

急性期は入院し，ステロイド治療の適応であるが，炎症所見が消失してステロイド少量となれば外来通院となる．高血圧がコントロールされて，臓器虚血の徴候がなければ制限は不要であるが，高血圧コントロール不良で，倦怠感や視力低下，めまい感，四肢のだるさなどを訴える例では疾患

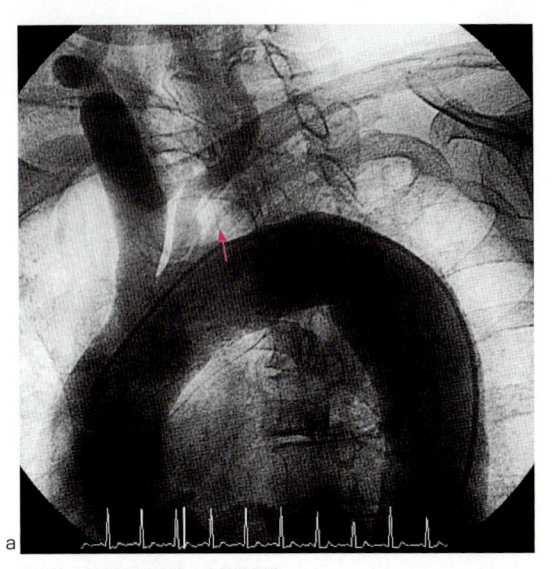

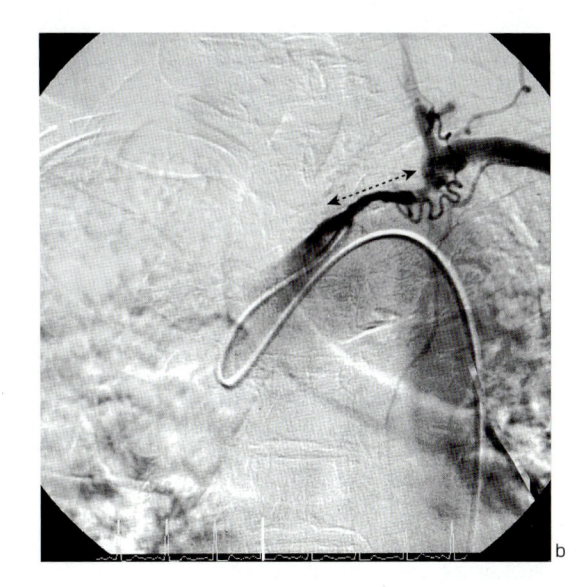

[図2] 大動脈炎症候群の血管造影像
血圧の左右差の精査で診断された70歳女性．右上肢血圧158/60mmHg，左126/72mmHg，左鎖骨下動脈の狭窄（a矢印，b破線）を認め，その領域で血管雑音も聴取した．

の特異性を十分に説明しなければならない．臓器障害が明らかであればそれに応じた生活制限を指示すべきである．

■ ②ステロイド，免疫抑制薬の投与

日本では，主に血沈を活動性の指標にしており，血沈が20mm/h以上の症例では，プレドニゾロン30～50mg　1～3ヵ月投与し，その後15～20mgに減量して3～12ヵ月維持し，血沈が20mm/h以下なら，さらに減量していくという方法が一般的である．診断後2～3年内はかなりゆっくり減量し，15mg以下にはしない．経過観察中に3～6ヵ月血沈が10mm/h以下に安定していれば，5mg以下までの減量も可能と考えられる．経過としての報告では，石川らによると治療開始12年でも約50％でステロイド治療が必要とされている．免疫抑制薬の効果は明らかではないが，ステロイドにメトトレキサートを併用することが有効であると示唆される報告もある．一方で，合併する高血圧と血栓傾向に対する治療も必要である．

■ ③血管の形成術

腎動脈や鎖骨下動脈の狭窄に対しては，経皮的血管形成術が施行されることもあるが，炎症性疾患という性質上再狭窄率は高い．腎動脈狭窄では

[表2] ACR基準

40歳以下での発症：大動脈炎症候群に関連する症状や所見が40歳以下で進行する
四肢の間歇性跛行：一側または両側の四肢の動作時の倦怠感や違和感
上腕動脈の脈拍低下：一側または両側上腕動脈の脈拍低下
10mmHg以上の血圧差：両上肢間で収縮期血圧差が10mmHg以上
鎖骨下動脈または大動脈の血管雑音：聴診できる鎖骨下動脈または腹部大動脈の血管雑音
動脈造影異常：血管造影で狭窄や閉塞を大動脈やその枝または四肢近位の動脈に認めるが，それは動脈硬化や線維筋性異形成ではない．変化は通常部分的である

[表3] 改訂石川基準

三つの大基準
1. 左鎖骨下動脈中部病変：血管造影で椎骨動脈の1cmのところから入口部3cm遠位部にあたる中部に狭窄か閉塞がある
2. 右鎖骨下動脈中部病変：血管造影で右椎骨動脈入口部からその3cm遠位部
3. 特徴的所見や症状が1ヵ月以上持続：四肢跛行，脈の欠落や左右差，明らかな収縮期血圧（10mmHg以上）の差，発熱，頸部痛，一過性黒内障，霧視，失神，呼吸困難，動悸など

10の小基準
1. 血沈亢進：診断時または過去に原因不明の20mm/h以上の持続
2. 頸動脈圧痛：触診での両側または一側の圧痛
3. 高血圧：上肢140/90mmHg以上，下肢160/90mmHg以上の持続
4. 大動脈弁狭窄または大動脈弁輪拡大
5. 肺動脈病変：シンチグラフィーまたは血管造影で定義する
6. 左総頸動脈中部病変：血管造影で2cm遠位部から入口部までの中部5cmでの狭窄か閉塞
7. 腕頭動脈遠位病変：血管造影で遠位1/3で狭窄か閉塞がある
8. 胸部下行大動脈病変：血管造影で狭窄，瘤，内腔不整やその合併
9. 腹部大動脈病変：狭窄，瘤，内腔不整やその合併
10. 冠動脈病変：30歳以下で危険因子がないのに血管造影で証明されている

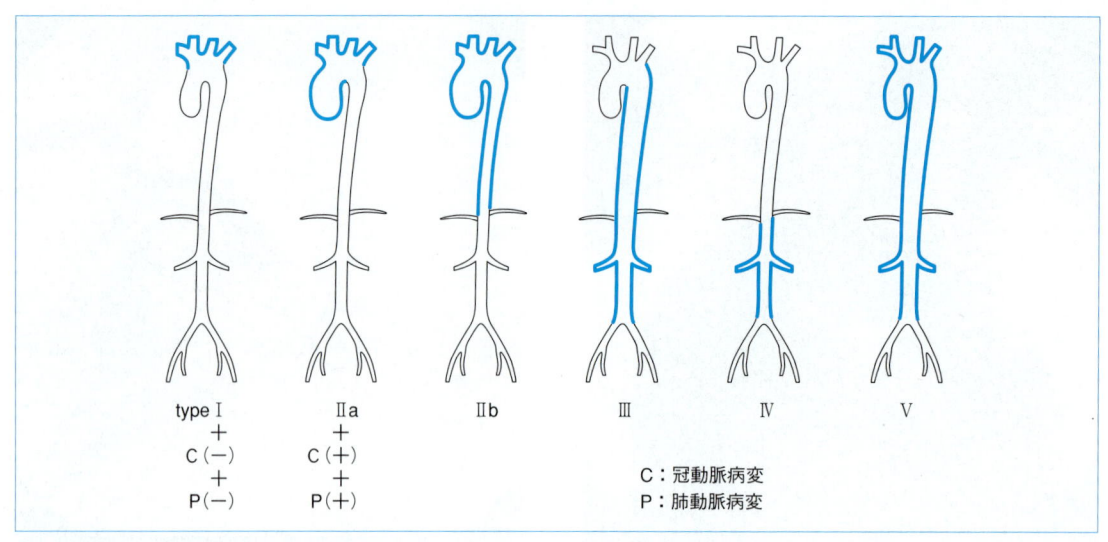

[図3] 血管造影の所見による分類（1994年）
　　　type　　　血管病変
　　　type Ⅰ　　大動脈弓の分枝
　　　type Ⅱa　 上行大動脈，大動脈弓とその分枝
　　　type Ⅱb　 上行大動脈，大動脈弓とその分枝，胸部下行大動脈
　　　type Ⅲ　　胸部下行大動脈，腹部大動脈　かつ／または腎動脈
　　　type Ⅳ　　腹部大動脈　かつ／または腎動脈
　　　type Ⅴ　　type ⅡbとⅣの合併
　　　この分類では冠動脈または肺動脈病変があれば，それぞれC（+），P（+）と表示する．

C：冠動脈病変
P：肺動脈病変

[表4] 大動脈炎症候群の診断基準

1. 疾患概念と特徴 大動脈とその主要分枝および肺動脈，冠動脈に狭窄，閉塞または拡張病変をきたす原因不明の非特異性炎症性疾患．狭窄ないし閉塞をきたした動脈の支配臓器に特有の虚血障害，あるいは逆に拡張病変による動脈瘤がその臨床病態の中心をなす．病変の生じた血管領域により臨床症状が異なるため，多彩な臨床症状を呈する．若い女性に好発する	③免疫異常：免疫グロブリン増加（IgG, IgA），補体増加（C3, C4） ④凝固線溶系：凝固亢進（線溶異常），血小板活性化亢進 ⑤HLA：HLA-B52, B39 5. 画像診断による特徴 ①大動脈石灰化像：胸部単純X線写真，CT ②胸部大動脈壁肥厚：胸部単純X線写真，CT，MRA ③動脈閉塞，狭窄病変：DSA（digital subtraction angiography），CT，MRA 　弓部大動脈分枝：限局性狭窄からびまん性狭窄まで 　下行大動脈：びまん性狭窄（異型大動脈縮窄）
2. 症状 ①頭部虚血症状：めまい，頭痛，失神発作，片麻痺など ②上肢虚血症状：脈拍欠損，上肢易疲労感，指のしびれ感，冷感，上肢痛 ③心症状：息切れ，動悸，胸部圧迫感，狭心症状，不整脈 ④呼吸器症状：呼吸困難，血痰 ⑤高血圧 ⑥眼症状：一過性または持続性の視力障害，失明 ⑦下肢症状：間歇性跛行，脱力，下肢易疲労感 ⑧疼痛：頸部痛，背部痛，腰痛 ⑨全身症状：発熱，全身倦怠感，易疲労感，リンパ節腫脹（頸部） ⑩皮膚症状：結節性紅斑	腹部大動脈：びまん性狭窄（異型大動脈縮窄），しばしば下行大動脈，上腹部大動脈狭窄は連続 　腹部大動脈分枝：起始部狭窄 ④拡張病変：DSA，超音波検査，CT，MRA 　上行大動脈：びまん性拡張，大動脈弁閉鎖不全の合併 　腕頭動脈：びまん性拡張から限局性拡張まで 　下行大動脈：粗大な凸凹を示すびまん性拡張，拡張のなかに狭窄を伴う念珠状拡張から限局性拡張まで ⑤肺動脈病変：肺シンチ，DSA，CT，MRA ⑥冠動脈病変：冠動脈造影 ⑦多発病変：DSA
3. 診断上重要な身体所見 ①上肢の脈拍ならびに血圧異常（橈骨動脈の脈拍減弱，消失，著明な血圧左右差） ②下肢の脈拍ならびに血圧異常（大腿動脈の脈拍亢進あるいは減弱，血圧低下，上下肢血圧差） ③頸部，背部，腹部での血管雑音 ④心雑音（大動脈弁閉鎖不全が主） ⑤若年者の高血圧 ⑥眼底変化（低血圧眼底，高血圧眼底，視力低下） ⑦顔面萎縮，鼻中隔穿孔（特に重症例） ⑧炎症所見：微熱，頸部痛，全身倦怠感	6. 診断 ①確定診断は画像診断（DSA，CT，MRA）によって行う ②若年者で血管造影によって大動脈とその第一次分枝に閉塞性あるいは拡張性病変を多発性に認めた場合には，炎症反応が陰性でも大動脈炎症候群（高安動脈炎）を第一に疑う ③これに炎症反応が陽性ならば，大動脈炎症候群（高安動脈炎）と診断する ④上記の自覚症状，検査所見を有し，下記の鑑別疾患を否定できるもの
4. 診断上参考となる検査所見 ①炎症反応：赤沈亢進，CRP促進，白血球増加，γグロブリン増加 ②貧血	7. 鑑別疾患 ①動脈硬化症　②炎症性腹部動脈瘤　③血管型Behçet炎　⑤側頭動脈炎（巨細胞性動脈炎）　⑥先天性血管異常　④梅毒性中膜炎　⑦細菌性動脈瘤

ステント留置する場合もある．合併症として動脈解離の報告もある．

若年女性の冠動脈病変はバイパス術や形成術の適応となる．再狭窄の頻度については不明である．

■ ④降圧療法

炎症所見がなく，形成術や弁置換術の適応のない高血圧例，あるいは治療後であっても高血圧が残った例では内服治療がすべてである．治療は本態性高血圧に準じるが，アンジオテンシン変換酵素阻害薬やβ遮断薬を中心とする．一般的に収縮期高血圧でコントロールはつきにくく，多剤併用となる場合もある．この場合のコントロール値についてのガイドラインはない．上肢の両側どちらの血圧をどの程度下げるべきか個々の例で判断せざるを得ない．頭部を高圧にさらしておくのもよくないと思われるが，下げることにより脳虚血によると思われるだるさやめまい感を訴える例もあるので，数値だけにこだわるべきではない．狭窄部臓器の虚血による障害が起こりうるので安易な降圧は避けるべきである．健常な高圧側上肢で160〜170mmHgで体調がよいと訴える症例もある．鎖骨下動脈の狭窄があるときは自宅で両側の測定を指示して，自覚症状や体調との相関を検討するのも一法であろう．

両側上肢の狭窄がある例では治療は困難を極めるといわざるを得ない．

■ ⑤心不全，腎不全の治療

高血圧，大動脈弁閉鎖不全によるもので，形成術や弁置換の対象とならない例が適応である．他の原因によるものと変わらない．降圧薬のほかに利尿薬を追加する．腎不全の最終治療は血液透析である．

文献

1) Arend, WP et al : The American College of Rheumatology 1990 criteria for the classification of Takayasu arteritis. Arthritis Rheum 33 : 1129-1134, 1990
2) Ishikawa, K : Effects of prednisolone therapy on arterial angiographic features in Takayasu's disease. Am J Cardiol 68 : 410-413, 1991
3) Johnston, SL et al : Takayasu arteritis : a review. J Clin Pathol 55 : 481-486, 2002
4) Kerr, GS et al : Takayasu's arteritis. Ann Intern Med 120 : 919-929, 1994
5) Moriwaki, R et al : Clinical manifestation of Takayasu Arteritis in India and Japan-new classification of angiographic findings. Angiology 48 : 369-379, 1997
6) 難治性血管炎に関する調査研究班（班長：橋本博史）：難治性血管炎の治療マニュアル．厚生労働省厚生科学特定疾患対策研究事業，東京，2002
7) Noris, M : Pathogenesis of Takayasu's arteritis. J Nephrol 14 : 506-513, 2001
8) Sabbadini, MG : Takayasu's arteritis : therapeutic strategies. J Nephrol 14 : 525-531, 2001
9) Sharma, BK et al : Takayasu's arteritis may be underdiagnosed in North America. Can J Cardiol 11 : 311-316, 1995
10) Yajima, M et al : Comparative studies of patients with Takayasu arteritis in Japan, Korea and India ; comparison of clinical manifestations, angiography and HLA-B antigen. Jpn Circ J 58 : 9, 1994

〔浅川雅子・羽田勝征〕

b) 外科治療

大動脈炎症候群についての報告は，眼科医である高安右人による網膜中心血管の変化についての記載に始まる．その原因は現在なお不明の難治性血管炎の一つで，大動脈およびその第一次分枝の近位部が特異的に侵され，血管の狭窄または拡張をきたしたり大動脈弁そのものを侵す症候群であり，本疾患に罹患した患者の約20％に手術適応があるといわれる．

病型として，代表的な稲田らによる分類は，次の三つに分類される（図4a）．

Ⅰ型（脈なし病型）：大動脈弓部分枝の病変が主であるもの．

Ⅱ型（混合型）：Ⅰ型とⅢ型の双方が混在するもの．

Ⅲ型（異型縮窄症型）：胸部下行大動脈，胸腹部大動脈または腹部大動脈の病変が主であるもの．

Ⅳ型（動脈瘤形成型）：大動脈瘤病変を主とするもの．

しかし，これ以外にも，肺動脈病変群をⅣ群（Lupi-Herrera：図4b），高安国際分類（図4c）なども提唱されている．

疫学的調査によれば，性別分布は1：9で圧倒的に女性に多く，推定発症年齢は20歳代が最も多い．本邦における年間発症数は約100名前後であると推定され，調査が始まった1973年以来大

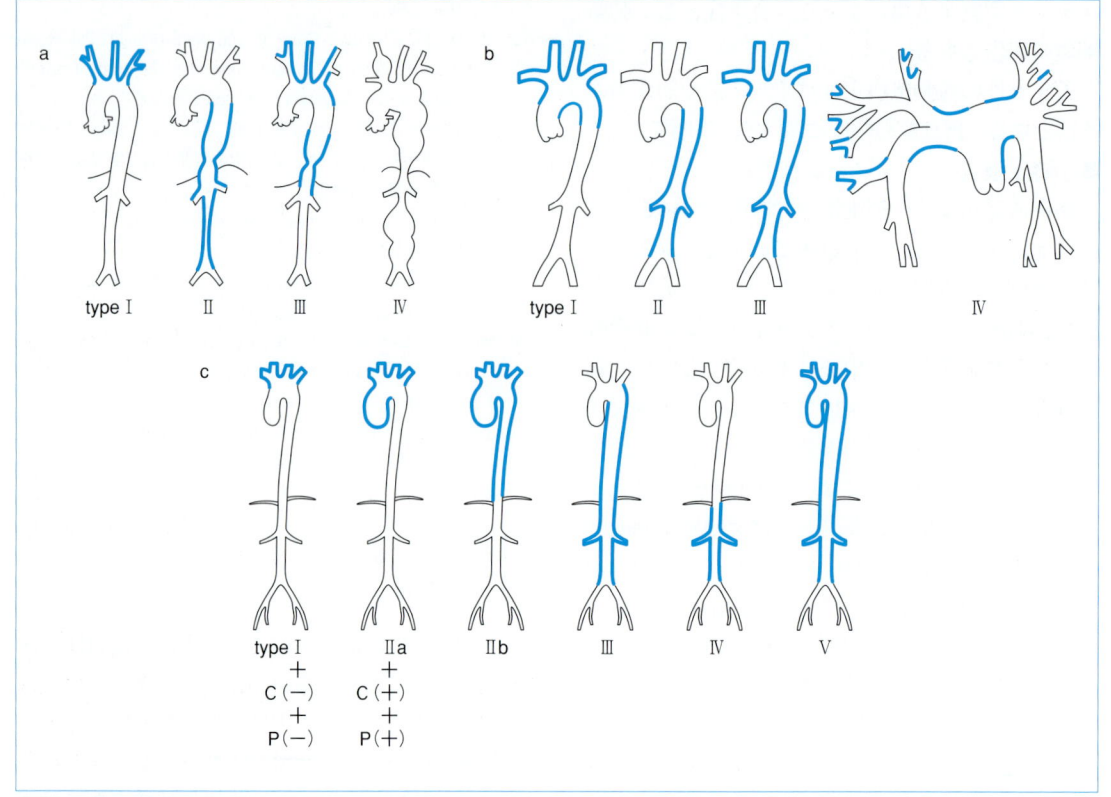

[図4] 大動脈炎の病型分類
  a 稲田分類．Ⅰ型（脈なし病型）：大動脈弓部分枝の病変が主であるもの．Ⅱ型（混合型）：Ⅰ型とⅢ型の双方が混在するもの．Ⅲ型（異型縮窄症型）：胸部下行大動脈，胸腹部大動脈または腹部大動脈の病変が主であるもの．Ⅳ型（動脈瘤形成型）：大動脈瘤病変を主とするもの．
  b Lupi-Herrera, E 分類．Ⅳ型は肺動脈病変を含む．
  c 国際分類．

きな変化はみられていない．
　外科治療は，血管狭窄病変に伴う臓器虚血の改善，大動脈瘤破裂の予防などの目的で行われる．

■①大動脈弁閉鎖不全
　大動脈炎症候群において外科治療の対象となる頻度の高い病態の一つである．大動脈弁逆流が起こるメカニズムは，次の2通りがある．
　1）大動脈に生じている炎症が大動脈弁にまで波及し，弁尖の肥厚や短縮を引き起こす．
　2）炎症性動脈瘤が大動脈基部にみられ，大動脈弁輪が拡張するために大動脈弁逆流が生じる，いわゆる大動脈弁輪拡張症 annulo-aortic ectasia（AAE）による（図5, 6）．
　手術適応は，弁膜症手術におけるそれと同じであり，心不全症状の有無や心臓超音波検査などにて決定される．本症候群の死亡原因として最も頻度の高い心不全を引き起こす重要な病態であり，比較的若年者に発症することから手術を施行することが推奨される．
　手術方法は，基本的には人工弁による弁置換術が施行される．AAEによる大動脈弁閉鎖不全に対する自己弁温存手術（remodeling法，reimplantation法）は，他の変性疾患と異なり遠隔期に自己弁の肥厚，退縮により逆流の再発する頻度が高く，禁忌とすべきである．通常人工血管と人工弁を組み合わせたcomposite graftによる大動脈基部置換術（Bentall手術）が行われる．
　その他の問題として，炎症の活動期に手術を行った症例では，炎症の再燃による組織破壊から人工弁縫着部の離開を生じ，人工弁周囲逆流のため再手術を必要とすることがまれではない．安藤らの報告によれば，大動脈炎症候群における大動脈弁

人工弁置換術後の人工弁離脱は4.3%(3/65)にみられている．このことからも，術前後を通してステロイドを中心とした炎症のコントロールが重要である．

■②胸部大動脈瘤

元来，大動脈炎症候群においては閉塞性血管病変が主体であると考えられていたが，予想外に動脈瘤形成をきたしている症例が多い．動脈瘤の発生は胸部大動脈や弓部分枝に多くみられる．動脈瘤の発生機序として，血管の炎症による動脈壁の脆弱化や高血圧などが考えられる．

手術適応は，動脈硬化性動脈瘤に対するものと同じであり，瘤径が胸部大動脈で60mm以上に達したものや瘤径の増大傾向を示すものは破裂の危険性があり，手術が考慮される．

手術方法は，動脈硬化による大動脈瘤と同様に人工血管置換術が施行される．弓部大動脈に対する手術では，弓部分枝の閉塞ないしは拡張病変が通常合併しており，弓部分枝末梢側まで人工血管置換が必要となる場合が多い(図7, 8)．

■③弓部分枝病変

"脈なし病"として広く知られていたように，大動脈弓部分枝では，炎症の波及が高頻度でみられる(図9)．狭窄および閉塞性病変が主体であるが，頸動脈などではしばしば拡張病変もみられる．眩暈などの脳虚血症状は，比較的高頻度にみられるが，これらの臨床症状は血管の閉塞性病変のみならず，頸動脈洞反射亢進に伴う一過性脳虚血によるものであることがあり，手術適応の決定の際には，脳虚血症状以外に血管造影所見，脳血流核医学検査所見や眼底所見が重要である．通常，大動脈炎症候群における眼底所見として，高血圧性変化がみられることがしばしばあるが，脳虚血に対する血行再建術の適応としては，非可逆性変化をきたすまでの小血管瘤期(宇山分類Ⅱ期)であることが条件である．幸いにも，清沢らの報告によれば，65名の大動脈炎症候群患者の検眼にて脳虚血性変化は，23例(35.4%)にみられたが，最重症のⅣ期は1例もなく，多くはⅡ期までの所見であったという．上肢の虚血症状は発症早期からみられることが多いが，壊死に陥るなどの重症虚血

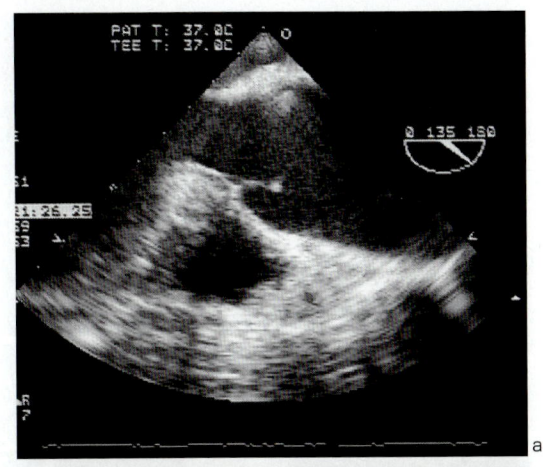

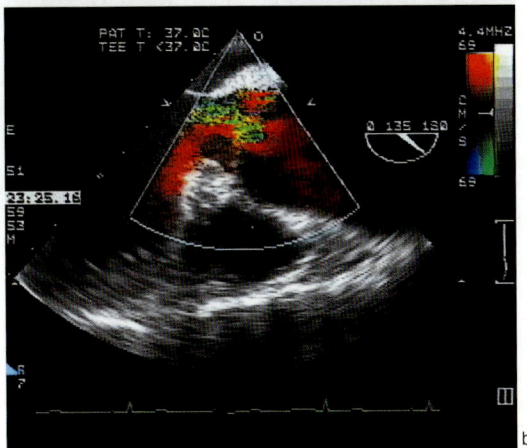

[図5] 大動脈弁閉鎖不全の心エコー図
大動脈弁弁尖の変化は軽度であるが，Valsalva洞から上行大動脈壁は，高度に肥厚がみられ，sinotubular junctionが拡大しており，AAEの状態である(a)．大動脈弁の中央部から高度の大動脈弁逆流を生じている(b)．

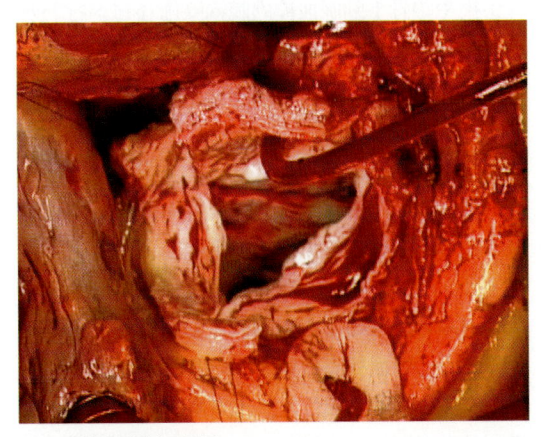

[図6] 術中大動脈弁の所見
大動脈壁の肥厚と，大動脈弁輪の拡大がみられる．また軽度の大動脈弁弁尖の肥厚短縮もみられる．

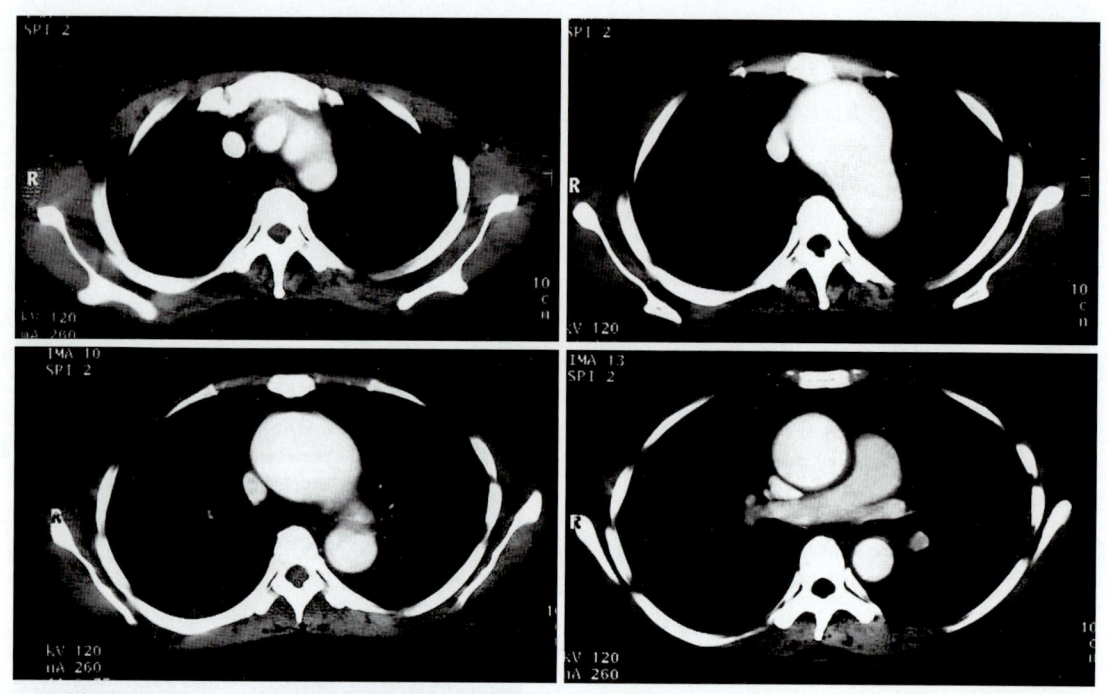

[図7] 弓部分枝病変を合併した胸部大動脈瘤：混在型（造影CT）
　大動脈瘤は，上行大動脈から弓部大動脈にかけて存在しており，しかも弓部3分枝にまで拡張病変が及んでいる．

となることはまれである．
　また，椎骨動脈分岐よりも中枢側の鎖骨下動脈閉塞により生じる，脳血流盗血現象 subclavian artery steal syndrome なども外科治療の対象である．
　これら大動脈弓部分枝の血行障害に対する外科治療は，人工血管または自家静脈を用いたバイパス手術や鎖骨下動脈血栓内膜摘除術などが行われるが，近年カテーテル治療の進歩に伴い血管内治療（バルーン拡張術，ステント留置術など）が選択されることもある．

■④異型大動脈縮窄症
　胸部ないしは腹部大動脈に炎症が波及し，大動脈の狭窄病変が進行すると，上肢と下肢の血圧差を生じ，異型大動脈縮窄症をきたす（図10）．本病態がみられるのは広範囲の大動脈病変と腎動脈狭窄による腎血管高血圧が関与している．上半身の高血圧による危険性と，下半身の低血圧による灌流不全の双方が手術適応となる．手術術式としては，狭窄部の人工血管置換術が施行されるが，病変が大動脈主要分枝を巻き込んで，広範囲に及んでいる場合も多く，このような場合には狭窄部の前後で人工血管によるバイパス術が行われる．
　バイパス術の方法として，胸部下行大動脈から腹部大動脈に至る広範囲の大動脈狭窄がみられる場合には，非解剖学的バイパス手術（上行大動脈－腹部大動脈バイパス術）が行われることがある（図11）．

■⑤冠動脈疾患
　大動脈炎症候群の予後の改善に伴い，近年では冠動脈病変を合併する症例が増加している．本症候群では，冠動脈入口部病変を中心として冠動脈近位部に病変が限局する場合が大多数である．手術術式として，通常は冠動脈バイパス術が施行されることが多い．病変が冠動脈入口部に限局しており，末梢病変がみられないときや，大動脈弁置換術を同時に施行しなければならない症例などでは，冠動脈形成術（冠動脈口拡大術）が行われることもある．
　冠動脈バイパス術を施行するうえでの問題点は，

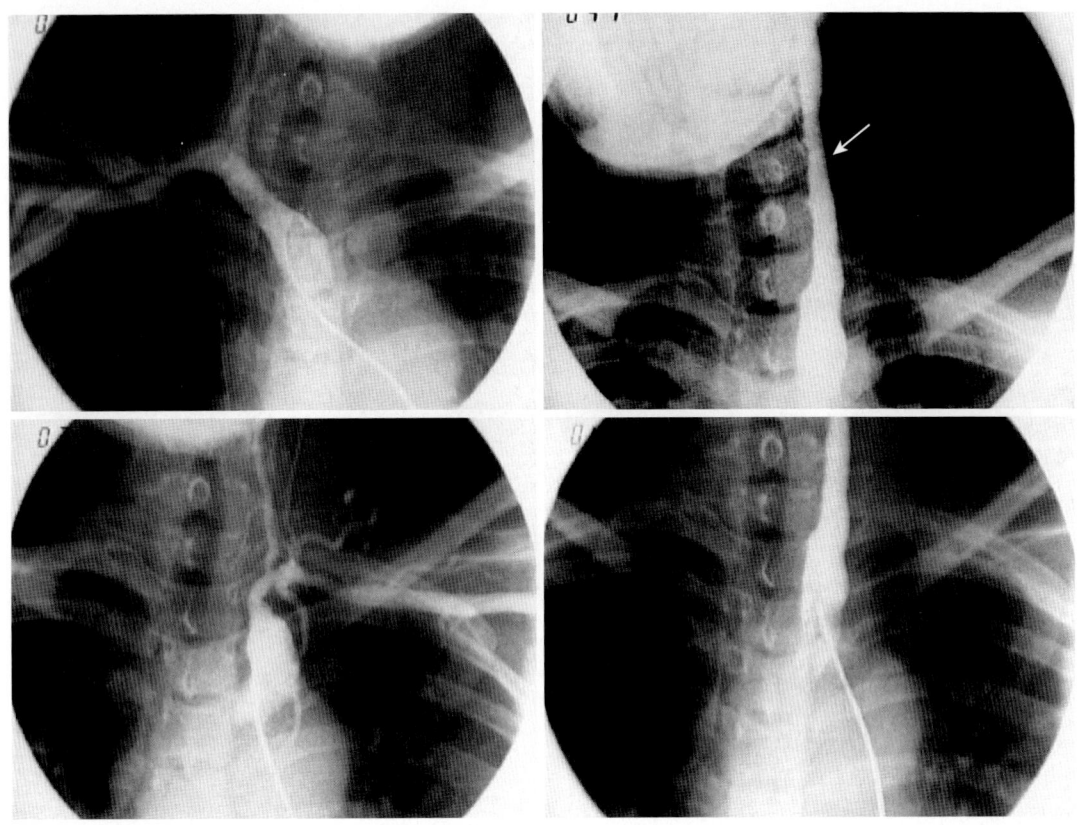

[図8] 弓部分枝病変を合併した胸部大動脈瘤：混在型
　　腕頭動脈（左上），左総頸動脈（末梢側，右上），左鎖骨下動脈（左下），左総頸動脈（中枢側，右下）造影．弓部分枝の選択的造影検査にて，3分枝とも中枢側に著明な拡張病変がみられる．また，左総頸動脈においては，末梢側に狭窄を伴う血管壁の不整がみられる（矢印）．

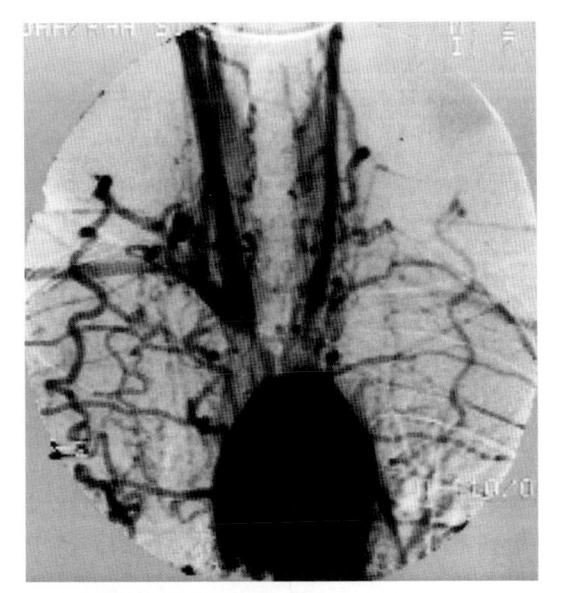

[図9] 大動脈弓部分枝病変：脈なし病型
　　大動脈弓部から分枝直後の弓部分枝に著明な狭窄と側副血行路の発達がみられる．

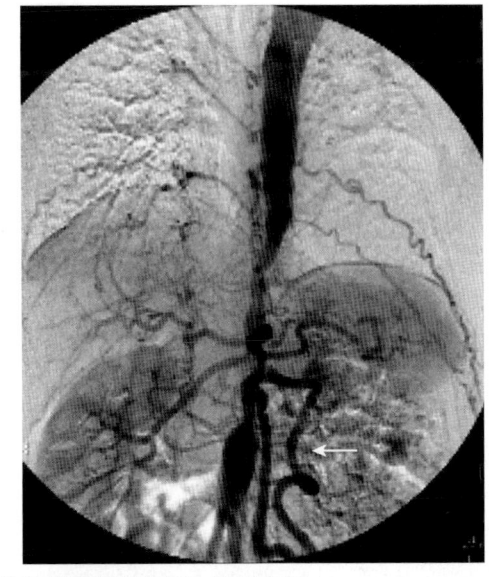

[図10] 胸腹部大動脈病変：異型縮窄症型
　　胸腹部大動脈に高度の狭窄病変がみられる．また，下腸間膜動脈は代償性に発達しており，屈曲蛇行が著明である（矢印）．

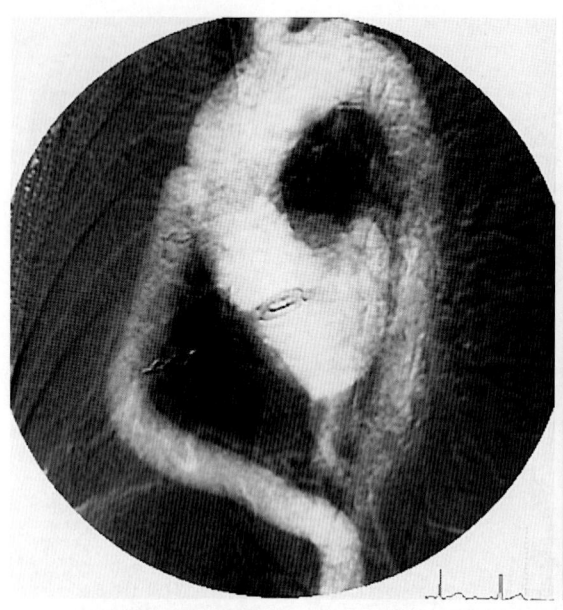

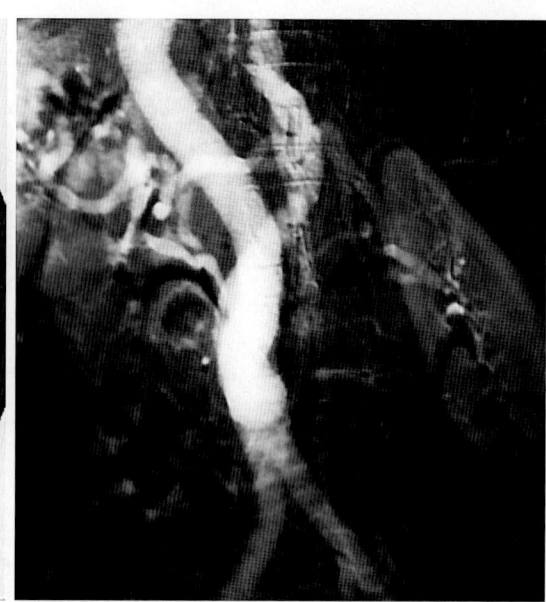

[図11] 上行大動脈—腹部大動脈バイパス術
　上行大動脈から横隔膜を貫き胃の背側から後腹膜へ到達し，腹部大動脈へバイパスを施行．

バイパスに用いるグラフトの選択である．すなわち，大動脈炎症候群において約半数の患者で鎖骨下動脈に病変（多くは閉塞性病変）がみられ，大動脈—冠動脈バイパス術の golden standard である内胸動脈が使用できないことがある．よって手術術式やグラフトの選択に関しては，症例ごとに詳細に検討する必要がある．

■⑥腹部分枝病変

　大動脈炎症候群における特徴を反映し，腹部主要分枝（腹腔動脈，上腸間膜動脈，腎動脈，下腸間膜動脈）にも狭窄ないしは閉塞病変が認められ，その病変は大動脈分岐部から数 cm にとどまることが多く，なかでも，腎動脈病変が最多である．腎動脈狭窄は腎機能の悪化を招くのみならず，高血圧の原因となるため，外科治療の対象となることが多い．手術は，自家静脈を用いたバイパス術が施行されるが，最近では経皮的腎動脈形成術 percutaneous transluminal renal angioplasty (PTRA) が施行されることも多い．バルーンカテーテルによる拡張術だけでは，15〜20％の確率で再狭窄がみられていたが，ステント留置術の追加にて成績は向上してきている．特に，若年での成績は良好である．

文献

1) Ando, M et al : Surgical treatment for aortic regurgitation caused by non-specific aortitis. Cardiovasc Surg 7 : 409-413, 1999
2) Aoyagi, S et al : Aortic valve replacement for aortic regurgitation caused by aortitis. Jpn Circ J 63 : 885-888, 1999
3) Arai, H et al : Bilateral surgical coronary ostial angioplasty with a superficial femoral artery patch in Takayasu aortitis. J Thorac Cardiovasc Surg 124 : 845-847, 2002
4) 稲田　洋：大動脈炎症候群．日本臨牀 52：175-179, 1994
5) Kiyosawa, M et al : Ophthalmological findings in patients with Takayasu disease. Intern J Cardiol 66 : S144-147, 1998
6) Lupi-Herrera, E et al : Takayasu arteritis. Clinical study of 107 cases. Am Heart J 93 : 94-103, 1977
7) Numano, F : Difference in clinical presentation and outcome in different countries for Takayasu's arteritis. Curr Opin Rheumatol 9 : 12-15, 1997
8) Sharma, S et al : Renovascular hypertension resulting from nonspecific aortoarteritis in children : midterm results of percutaneous transluminal renal angioplasty and predictors of restenosis. Am J Roentgenology 166 : 157-162, 1996
9) 高安右人：奇異なる網膜中心血管の一例．日眼 12：554-555, 1908

（山下輝夫・大北　裕）

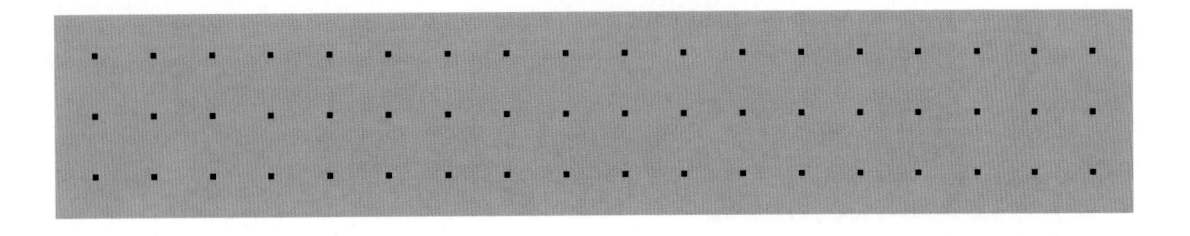

XIV. 末梢血管疾患

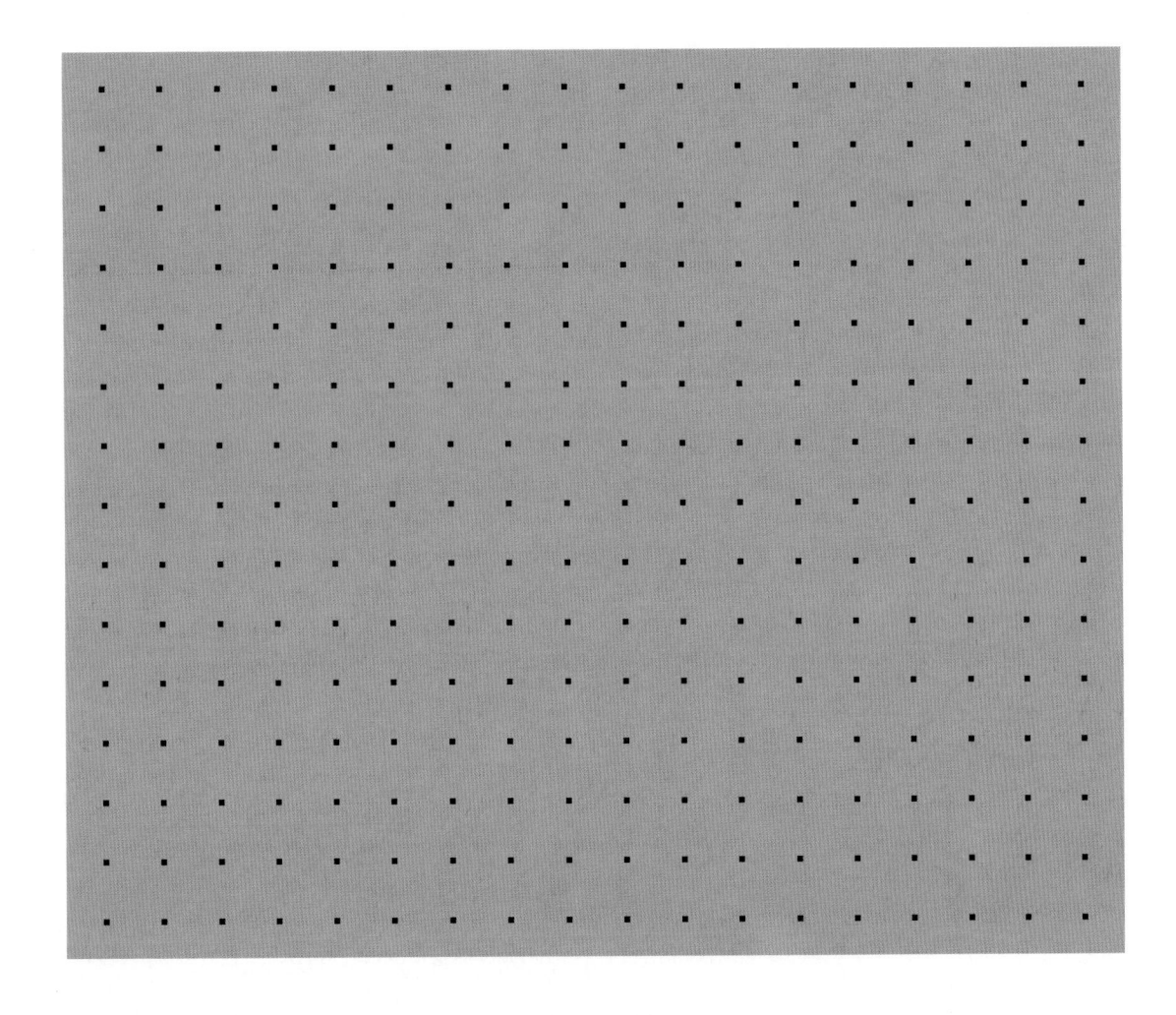

XIV. 末梢血管疾患

1. 閉塞性動脈硬化症と閉塞性血栓血管炎

慢性末梢動脈閉塞症 chronic peripheral arterial occulusive disease (CPAOD, PAOD, PAD) とは慢性に末梢動脈の狭窄・閉塞性病変をきたす疾患群であり，閉塞性動脈硬化症 arteriosclerosis obliterans (ASO) と閉塞性血栓血管炎 (Buerger病) が代表的疾患である．

1) 成因・病因

閉塞性動脈硬化症の成因は動脈硬化症である．動脈硬化の進展に関与する危険因子については Framingham study などの大規模臨床研究によって明らかにされているが，是正不可能な因子として加齢があげられ，是正可能な因子として高脂血症，高血圧，糖尿病，喫煙があげられている．さらに新たな危険因子として高フィブリノーゲン血症，高ホモシステイン血症も注目されている．

一方，閉塞性血栓血管炎における動脈閉塞機転は細胞成分を主とする血栓形成と全層性血管炎である．この様な病的状態がなぜ起こるかについては依然として不明であり，血管炎が先行するのか血栓形成が先行するのかについても不明である．喫煙が閉塞性血栓血管炎の発症と進展に強く関与することは明らかであるが，その機序については不明である．

2) 診断

a) 症状

臨床症状をよく表現し，治療方針の決定に有用な臨床病期分類としてFontaine分類がある（図1）．Fontaine I度は原著では，動脈病変があっても代償され安静時，運動時とも症状を呈さない状態を指すが，本邦ではしびれ感，冷感を含む記載がなされていることが多い．II度では安静時には代償され症状を呈さないが，運動時には代償されなくなり下肢動脈閉塞に特徴的な間欠性跛行を

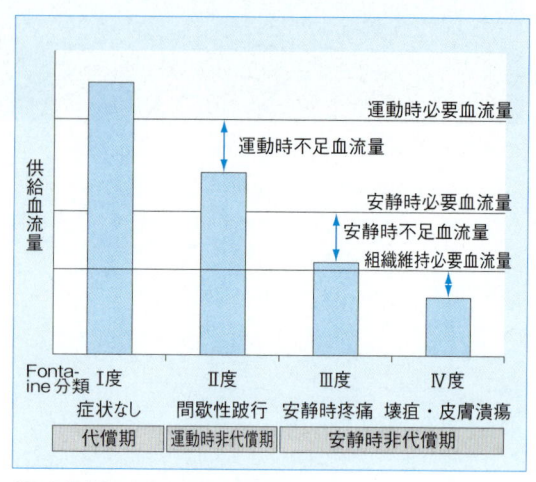

[図1] 虚血肢における各臨床症状の発生機序

[表1] 閉塞性血栓血管炎の重症度分類

1度	患肢皮膚温の低下，しびれ，冷汗，皮膚色調変化（蒼白，虚血性紅潮など）を呈する患者であるが，禁煙も含む日常のケア，または薬物療法などで社会生活・日常生活に支障のないもの
2度	上記の症状と同時に間欠性跛行（主として足底筋群，足部，下腿筋）を有する患者で薬物療法などで社会生活・日常生活上の障害が許容範囲内にあるもの
3度	指趾の色調変化（蒼白，チアノーゼ）と限局性の小潰瘍や壊死または3度以上の間欠性跛行を伴う患者．通常の保存療法のみでは，社会生活に許容範囲を超える支障があり，外科療法の相対的適応となる
4度	指趾の潰瘍形成により疼痛（安静時疼痛）が強く，社会生活・日常生活に著しく支障をきたす．薬物療法は相対的適応となる．したがって入院加療を要することもある
5度	激しい安静時疼痛とともに，壊死，潰瘍が増悪し，入院加療にて強力な内科的，外科的治療を必要とするもの（入院加療：点滴，鎮痛，包帯交換，外科的処置など）

呈するようになる（運動時非代償期）．III度は安静時においても代償できなくなり虚血性疼痛をきたした状態であり，IV度は組織を維持することができなくなった状態である（安静時非代償期）．

治療指針の決定や治療効果の判定のために「間欠性跛行肢」と「重症虚血肢」とする分類も頻用されている．「重症虚血肢」とは一般的にFontaine III度とIV度を意味するが，欧米では肢の予後をより正確に予測する目的で足関節血圧，足趾血圧による細分化が試みられている．

閉塞性血栓血管炎に対して本邦では厚生労働省より提唱される臨床病期分類が用いられている（表1）．

b) 身体所見

両側に病変が及んでいることもあるが，左右の

下肢を比較しながら行うことが原則である．正確に所見を取ることにより病変の存在診断だけでなく病変の部位診断も可能である．

■①視診

患側肢の萎縮，皮膚の蒼白，チアノーゼ，皮膚潰瘍あるいは壊死の有無，静脈充満程度を確認する．負荷により血流の左右差を強調する方法として下肢挙上試験やRatchow試験（下肢を挙上，運動負荷後に下垂し色調変化と静脈充満速度を観察）がある．

■②触診

皮膚温低下の有無とその範囲を確認する．最も重要な所見は，動脈拍動の触知である．下肢において触知可能な動脈は，大腿動脈，膝窩動脈，後脛骨動脈，足背動脈であり左右差も確認しながら診察する．

■③聴診

特に腸骨動脈領域の狭窄を検索するために血管性雑音bruitの有無を検索する．

c）足関節上腕血圧比（ABPI）

簡便で再現性に優れ，下肢動脈病変の診断および重症度の指標に用いられる．正常肢では1.0以上であり，0.9以下は動脈病変の存在を示唆する．ただし，糖尿病など動脈壁の石灰化が著しい症例では，加圧による動脈閉塞ができず見かけ上のABPI（ankle brachial pressure index）が正常の場合がある．さらに閉塞性血栓血管炎のように足部動脈の病変が主体の場合にはABPIは比較的保たれており，実際の虚血程度を反映しない場合がある．このような場合には足趾の血圧を測定し，足趾・上腕血圧比 toe brachial pressure index（TBIあるいはTBPI）により評価する．TBPI測定の実際は，足趾にカフを巻き，脈拍をモニターしながら加圧し，減圧時に脈派が出現する時点の血圧を測定する．このようにして得られた値をABPIと同様に上腕血圧で除してTBPIとする．通常，第1趾あるいは第2趾で測定する．TBPIは0.6以下を異常と判断する．

d）duplex scan

本法の最大の利点は，無侵襲的に動脈の器質的診断（動脈断層像）と機能的診断（血流速度変化）が可能な点である．超音波機器の発達により現在では鼠径靱帯以下の動脈を全長にわたって検索できるようになった．しかしながら，術者の技術に依存していること，検査範囲が広いため検査に時間がかかることからスクリーニング検査としての位置づけよりも治療前の病変評価や術後グラフトサーベイランスに使用されることが多い．

e）MRA（MR angiography），CTA（CT angiography），DSA（digital subtraction angiography）

動脈閉塞あるいは狭窄部位を画像化し治療方針を決定する場合には，これらの検査のうちいずれかが必ず選択されることとなる．以前はDSAが主体であったが，MRの処理速度の向上やMDCTの普及によりMRAやCTAの画像精度は格段に上昇し，動脈閉塞性疾患の画像診断の重要な選択肢となっている．

● 3）治療

a）疾患別特徴

■①閉塞性血栓血管炎

非常に末梢側の動脈病変が多いため血行再建術の適応となることが少なく，治療の中心は薬物療法となる．禁煙の厳守が必須であり，治療効果が不良な場合には血中コチニン濃度を測定し，禁煙の状態を把握することもある．閉塞性動脈硬化症に比較して虚血の範囲が狭く，骨髄細胞量の多い若年者に発症するため血管新生療法を応用しやすい．

■②閉塞性動脈硬化症

動脈硬化性疾患の合併頻度が高いため，下肢動脈だけでなく虚血性心疾患や脳血管疾患も検索したうえで治療方針を決定する必要がある．

b）病態による治療指針

■①間歇性跛行

欧米のデータによると，間歇性跛行の診断から5年間に症状が改善あるいは不変であるのは

● 慢性末梢動脈閉塞症診断・治療の流れ

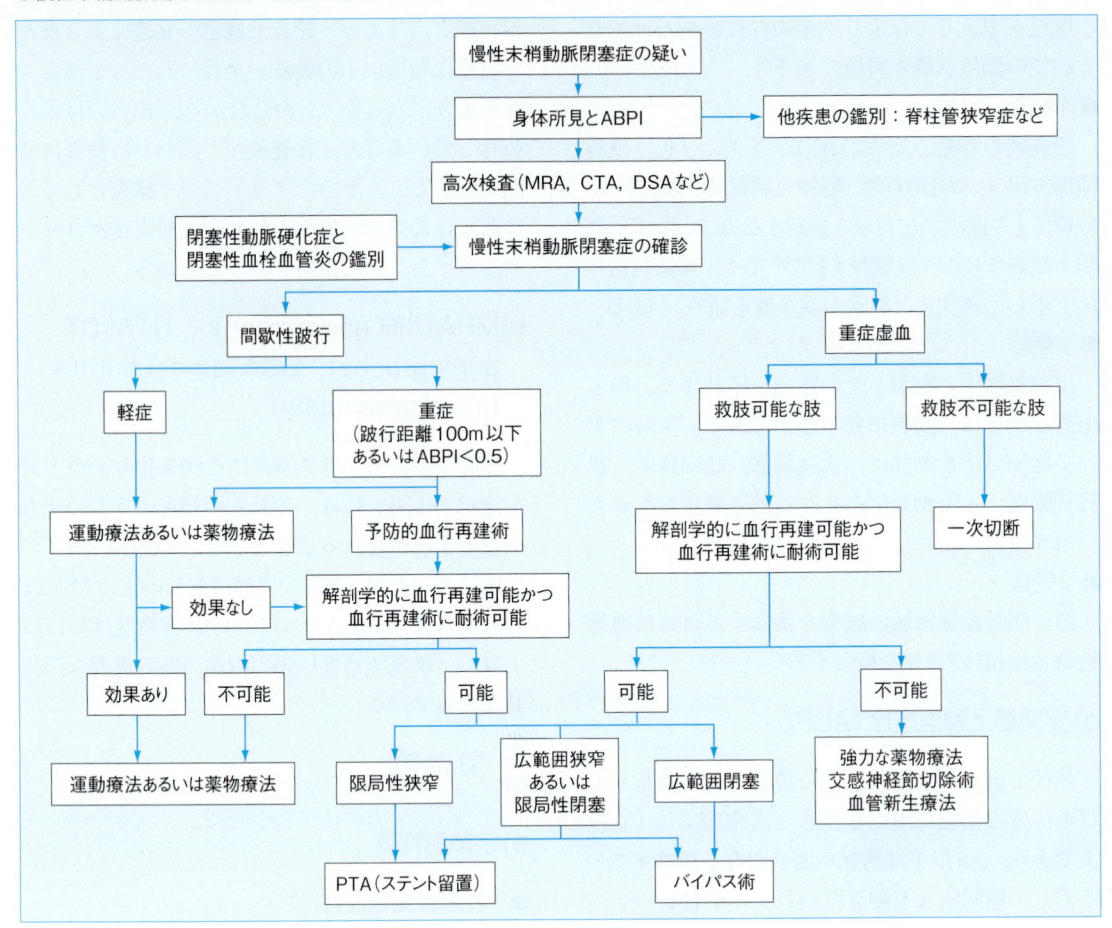

```
                    慢性末梢動脈閉塞症の疑い
                            ↓
                      身体所見とABPI ────→ 他疾患の鑑別：脊柱管狭窄症など
                            ↓
                    高次検査(MRA, CTA, DSAなど)
                            ↓
   閉塞性動脈硬化症と
   閉塞性血栓血管炎の鑑別 →  慢性末梢動脈閉塞症の確診
                            ↓
              ┌─────────────┴─────────────┐
          間歇性跛行                     重症虚血
        ┌───┴───┐                   ┌───┴───┐
      軽症    重症                 救肢可能な肢  救肢不可能な肢
              (跛行距離100m以下
              あるいはABPI<0.5)
        ↓      ↓                       ↓            ↓
   運動療法   予防的血行再建術     解剖学的に血行再建可能かつ   一次切断
   あるいは                       血行再建術に耐術可能
   薬物療法
        ↓         ↓
     効果なし   解剖学的に血行再建可能かつ
               血行再建術に耐術可能
    ┌───┬───┐       ┌───┬───┐
  効果  不可能  可能   可能   不可能
  あり                              強力な薬物療法
                                    交感神経節切除術
                                    血管新生療法
   運動療法   限局性狭窄  広範囲狭窄  広範囲閉塞
   あるいは              あるいは
   薬物療法              限局性閉塞
                ↓          ↓
           PTA(ステント留置)  バイパス術
```

75％，増悪するものは25％であり，血行再建術が必要となるのが全体の5％，大切断となるのが2％である．このデータと各治療法のエビデンスに基づき指針が示されており，第一選択は運動療法とされている．したがって運動療法や薬物療法により効果がない場合に血管内治療やバイパス手術が考慮されることになる．ただし間歇性跛行症例のなかでも跛行距離が100m以下あるいはABPIが0.5未満の症例では急性増悪の可能性があるため予防的血行再建を考慮することが多い．

■②重症虚血

血行再建術が第一選択となることについては議論の余地がない．重症虚血と診断した場合，下肢の安静に加え，疼痛管理を直ちに開始し，できるだけ早急に血行再建術が行えるよう検索を進める必要がある．

c)治療法

■①運動療法

心不全や虚血性心疾患などを有さない間歇性跛行症例に対しては監視下運動療法が第一選択とされ，欧米では積極的に施行されている．しかしながら，本邦では監視下運動療法を行いうる施設が少ないこと，医療保険適応がないなどの課題を有し，実際には在宅歩行訓練の指導にとどまっていることが多い．

■②薬物療法

本症に対する薬物療法の目的は，1) 血栓形成の抑制，2) 動脈のスパスムの軽減による微小循環の改善である．本邦ではさまざまな抗血小板薬と血管拡張薬が市販されており単独あるいは併用使用されている．軽症に対しては経口薬が使用さ

れるが，急性増悪時には静脈内投与薬が併用される．

③経皮血管形成術 percutaneous transluminal angioplasty(PTA)

腸骨動脈領域，大腿膝窩動脈領域とも限局性狭窄(3cm未満)が良い適応とされている．腸骨動脈ではステント併用例の開存率が良好であるため，ほとんどの症例でステント留置が行われている．一方，大腿膝窩動脈ではステント留置後の再狭窄率がきわめて高くPTA単独と遠隔期開存率の改善効果は証明されていないため，ステント併用はPTA不成功例などに限られている．

④バイパス術

大動脈腸骨動脈閉塞に対する術式としては，遠隔期開存率の点から大動脈大腿動脈バイパス術(解剖学的バイパス術)が標準術式である．しかし，全身状態や生命予後を考慮し，遠隔期開存率の劣る非解剖学的バイパス術が選択されることがある．代表的非解剖学的バイパス術として大腿大腿動脈交差バイパス術と腋窩大腿動脈バイパス術がある．鼠径靱帯以下の病変に対するバイパス術において重要なことは末梢側吻合部位により選択すべきグラフト材料が異なる点である．膝上膝窩動脈へのバイパス術では自家静脈と人工血管の開存率がほぼ同等であるためどちらも使用されているが，膝下膝窩動脈以下へのバイパス術では自家静脈の使用が必須である．

⑤血管新生療法

慢性重症虚血症例のうち手術不可能かつ薬物療法が奏効しない場合に試みられる．本邦では細胞治療として自家骨髄細胞移植，末梢血幹細胞移植が行われ，遺伝子治療としてhepatocyte growth factor (HGF) プラスミドの下肢筋への注入が行われており，新しい治療法として期待されている．

文献
1) Hamano, K et al : The induction of angiogenesis by the implantation of autologous bone marrow cells : a novel and simple therapeutic method. Surgery 130(1) : 44-54, 2001
2) 林　富貴雄：間歇性跛行肢に対する運動療法の長期成績．脈管学　42：103-109, 2002
3) TransAtrantic Inter-Society Consensus (TASC) : Management of peripheral arterial disease (PAD). J Vasc Surg 31 (suppl 1 Pt 2) : S1-S278, 2000

(古谷　彰・濱野公一)

XIV. 末梢血管疾患

2. 急性動脈閉塞症

1) 成因・病因

急性動脈閉塞症 acute arterial occlusion とは何らかの原因で急速に動脈が閉塞し，それより末梢の虚血症状をきたしたものである．原因は塞栓症embolism，血栓症thrombosis，外傷，急性動脈解離などがある．

塞栓症は閉塞動脈より中枢側に存在した塞栓子により動脈が閉塞する疾患であり，原因として心房細動，虚血心，弁膜症，動脈瘤などがある．血栓症は慢性動脈閉塞性疾患(閉塞性動脈硬化症やBuerger病など)に原疾患の進行，脱水，心不全の増悪などが加わり動脈に血栓が生じ発症する．両者ともに発症後時間が経過するにつれて二次血栓が増大し症状は悪化していく．

両者の鑑別は身体所見や検査で行うが，既往歴や現病歴の聴取も重要である．血栓症では発症前から間歇性跛行，冷感などの虚血症状が存在していることが多く，塞栓症では虚血症状はないが心臓疾患の既往歴を有していることが多い．

2) 診断

a) 症状・身体所見

急性動脈閉塞症の症状は，脈拍の消失 pulselessness，疼痛pain，蒼白pallor，知覚麻痺paresthesia，運動麻痺paralysis，冷感poikilothermiaであり"6P"と呼ばれる．患肢の皮膚は発症後蒼白となり，時間の経過とともにチアノーゼ，分界線形成，水疱を伴った浮腫がみられるようになり，壊死に陥れば黒色に変化する．臨床症状を分類したものにBalas分類，TASCの修正分類(**表1**)があるが，知覚麻痺，運動麻痺，筋硬直を認めると患肢が不可逆性変化をきたした状態であると考えられる．以上の所見から動脈閉塞の部位や程度

[表1] 急性下肢虚血の臨床的分類（TASCのSVS/ISCVS分類を修正）

分類	説明／予後	所見		ドプラシグナル	
		知覚消失	筋力低下	動脈	静脈
Ⅰ. 下肢循環が維持されている状態	直ちに下肢生命が脅かされることはない	なし	なし	聞こえる	聞こえる
Ⅱ. 下肢生命が脅かされる状態					
a. 境界的	早急な治療により救肢が可能	最小限（足趾）またはなし	なし	（しばしば）聞き取れない	聞き取れる
b. 緊急	直ちに血行再建することにより救肢が可能	足趾以外にもある．安静時痛を伴う	軽度〜中等度	（通常）聞き取れない	聞き取れる
Ⅲ. 不可逆的な状態*	組織大量喪失　恒久的な神経障害は不可逆的	重度　知覚消失	重度　麻痺（筋硬直）	聞き取れない	聞き取れない

*症状が早期の場合，分類ⅡbとⅢの急性下肢虚血の鑑別がむずかしいことがある．

をある程度予想し検査計画を立てていく．

■触診

下肢では大腿動脈，膝窩動脈，後脛骨動脈，足背動脈，上肢では腋窩動脈，上腕動脈，橈骨動脈，尺骨動脈の拍動の有無を確認する．

b) 足関節上腕血圧比（ABPI）

超音波ドプラ血流計を使用し上腕動脈と後脛骨動脈または足背動脈の収縮期圧を測定し，その比を算出する．ABPIは高い方の値を採用する（正常値0.9以上）．急性動脈閉塞症では低下し塞栓症では0の場合が多いが，血栓症では側副血行路のため0でないこともある．

c) 血管超音波検査

カラードプラエコーで外腸骨動脈末梢から浅大腿動脈，膝窩動脈まで，また足関節部動脈の血流や狭窄の有無を確認できる．動脈硬化病変が強ければ血栓症を疑う．

d) 動脈造影

身体所見と以上の検査から，血栓症と塞栓症の鑑別診断，閉塞部位の確定，治療方針の決定が可能である．動脈造影の情報量は多いが，手術を行う場合は，造影剤の低減および手術開始までの時間短縮のため，術前に血管造影は行わず術中に血管造影を行う方がよい．塞栓症では血管壁が比較的平滑で動脈が急激な途絶を呈し，側副血行路は未発達であり，動脈硬化による血栓症では閉塞部位以外の血管壁が不整で，虫食い像が認められ，

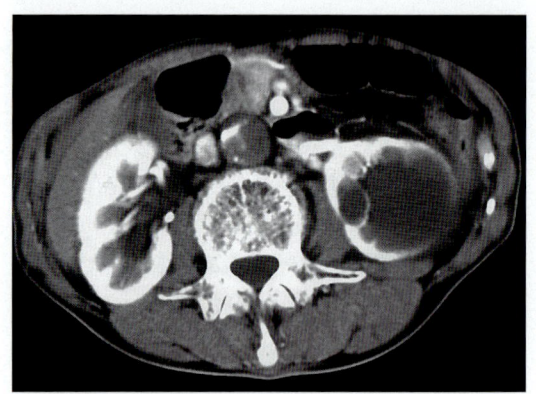

[図1] 鞍状塞栓症の腹部造影CT像
腎動脈下大動脈はわずかしか造影されず，塞栓子を認める．

比較的側副血行路が発達している．

e) CT

腹部大動脈から膝窩動脈レベルまでの動脈閉塞の診断が可能である．また塞栓源としての動脈瘤，動脈解離，粥状硬化病変も診断できる．しかし，術前検査としては動脈造影と同様の理由で必須ではない．下腹部から両下肢の閉塞性病変がある場合は鞍状塞栓症 saddle embolism が疑われるため術前造影CTを行う（図1）．

f) 心電図

心房細動・心房粗動，心筋虚血があれば塞栓症の可能性が高い．

g) 心エコー図

左房内血栓，心臓内腫瘍があれば塞栓症の可能性が高い．

上記より急性動脈閉塞症の診断は比較的容易である．同様の症状でも，塞栓症と血栓症ではその後の治療法や手術術式が異なる場合があり両者を鑑別することが重要である．

3) 治療

上記の急性の症状のため受診し急性動脈閉塞症の疑いがある場合，手術適応があるなしにかかわらず禁忌でなければ速やかにヘパリン（100U/kg）を投与することが重要である．これは二次血栓を予防し虚血範囲を最小限にするためである．非侵襲的検査を行い急性動脈閉塞症と診断され，知覚神経障害を認める場合，できるだけ早く外科的治療を行う．全身状態が良好な塞栓症であれば冷感やチアノーゼのみでも塞栓除去術を行う．軽症の血栓症や受診時に壊死に陥っている場合，内科療法を選択し待機手術となることがある．いずれにせよ急性動脈閉塞症と診断したら早急に血管外科医にコンサルトする必要がある．

a) 内科療法

①全身状態の改善

ショック，脱水，感染症，代謝性アシドーシスなどの改善を図る．

②薬物療法

外科療法の適応がない場合，二次血栓の進展予防のためヘパリンを持続静注し activated coagulation time（ACT）を150～200秒に維持する．また，末梢動脈拡張のためプロスタグランディンE_1を持続静注する．線溶療法としてウロキナーゼを選択的動注することもあるが，静注は効果なく現在では行われない．

安定期になり経口可能となればワルファリンおよび抗血小板薬の投与を開始するが2日間くらいヘパリンと併用する．PT-INRが1.5～2.0となるようにワルファリンの量を調節する．動脈バイパス術を行わない血栓症では抗血小板薬のみでもよい．

b) 外科療法

急性動脈閉塞後に組織の虚血性変化が不可逆的

● 急性動脈閉塞症診断・治療の流れ

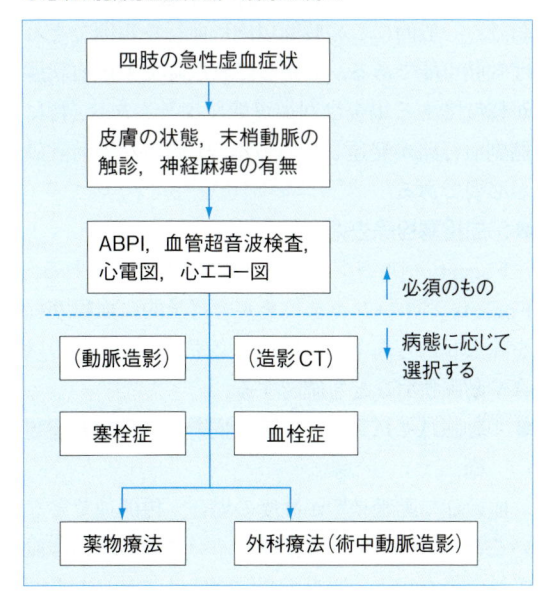

四肢の急性虚血症状
↓
皮膚の状態，末梢動脈の触診，神経麻痺の有無
↓
ABPI，血管超音波検査，心電図，心エコー図
↓
（動脈造影）　（造影CT）
↓
塞栓症　　　血栓症
↓
薬物療法　　外科療法（術中動脈造影）

↑ 必須のもの
↓ 病態に応じて選択する

● 急性動脈閉塞症診断のまとめ

● 症状・身体所見
脈拍の消失，疼痛，蒼白，知覚麻痺，運動麻痺，冷感の"6P"．患肢の皮膚は発症後蒼白となり，徐々にチアノーゼ，壊死に陥る

● 触診
下肢では大腿動脈，膝窩動脈，後脛骨動脈，足背動脈，上肢では腋窩動脈，上腕動脈，橈骨動脈，尺骨動脈の拍動の有無を確認

● ankle brachial pressure index（ABPI）
上腕動脈と後脛骨動脈，足背動脈の収縮期圧を測定し，その比を算出

● 血管超音波検査
末梢動脈の血流や狭窄の有無を確認

● 動脈造影
塞栓症では血管壁が比較的平滑で動脈が急激な途絶を呈し，側副血行路は未発達
血栓症では閉塞部位以外の血管壁が不整で，虫食い像が認められ，比較的側副血行路が発達

● CT
腹部大動脈から膝窩動脈レベルまでの動脈閉塞の診断が可能

● 心電図
心房細動・心房粗動，心筋虚血の診断

● 心エコー図
左房内血栓，心臓内腫瘍の診断

● 以上より急性動脈閉塞症と診断することは比較的容易．しかし，急性動脈閉塞症のうち塞栓症と血栓症とでは治療法や手術術式が異なる場合があり，両者を鑑別することが重要

になる．発症後6～8時間がgolden timeといわれており，一般的にこの時間以内に血行を再開できれば救肢可能である．しかしこれ以降でも虚血状態が軽度である場合は回復可能なこともあり（特に側副血行路が発達している場合）慎重な術前評価が必要である．

■①血栓塞栓除去術

Fogartyバルーンカテーテルを用いて行われる．Fogartyバルーンカテーテルで可及的に血栓塞栓を除去したら術中血管造影を必ず行い，血栓の残存や動脈狭窄などを確認する．

■②動脈バイパス術，血管拡張術，ステント留置術

血栓症で動脈狭窄が高度の場合，再開通できないことがあり可能なら動脈バイパス術あるいは血管拡張術を行う．腸骨動脈領域ではステントを留置することもあるが，大腿動脈以下ではステントの効果はない．塞栓症では血栓摘除術のみで血行再開可能な症例がほとんどである．

■③肢切断術

適応は，すでに組織壊死の状態である斑紋状チアノーゼ，水疱形成を伴った腫脹，知覚麻痺（鈍麻ではない），運動麻痺，筋硬直，筋萎縮，分界線形成などを認めるものである．

■④合併症

術後患肢に著しい浮腫が起こってくれば，広範囲に筋膜切開を行いcompartment syndromeの発生を予防する．術前から発症していることもあるが，血流再開後にmyonephropathic metabolic syndrome（MNMS）を認めることがある．MNMSは筋壊死のために血中ミオグロビン値が上昇し腎尿細管障害をきたし急性腎不全となり死に至るものである．ミオグロビン尿（ポートワイン尿）を伴い尿量が低下し血液透析が必要となる．

文献
1) Balas, P et al : Early surgical results on acute arterial occlusion of the extremities. J Cardiovasc Surg 26 : 462-469, 1985
2) 三島好雄監訳：下肢閉塞性動脈硬化症の診断，治療指針．日本語版，日本脈管学会編，149-152, 2000
3) 大楽耕司ほか：術前CT検査が有用であった大動脈鞍状塞栓症の2例．日本血管外科学会 13 : 499-502, 2004

〈秋山紀雄・濱野公一〉

3. 下肢静脈瘤

1）成因・病因

下肢静脈瘤varicose veinsは，日常みられる最も頻度の高い血管疾患であり，静脈還流障害に起因する．下肢静脈は，筋膜下を走る深部静脈，皮下を走る表在静脈，さらに深部静脈と表在静脈をつなぐ穿通枝（交通枝）とに分類される（図1a）．下肢から心臓への静脈還流には，下腿筋のポンプ作用と静脈弁（図1b）の果たす役割が大きく，静脈弁の機能異常が生じると，静脈血の逆流から下肢静脈圧亢進に至り，静脈の拡張・瘤化が発生する．明らかな基礎疾患がなく表在静脈あるいは穿通枝の弁不全による静脈逆流が原因で発生するものを一次性静脈瘤といい，深部静脈の血栓閉塞などの結果，表在静脈への血液逆流が発生するものを二次性静脈瘤と呼ぶ．

2）診断

a）症状・身体所見

静脈血うっ滞症状と考えられる倦怠感，緊満感，疼痛，熱感，むくみなどがよくみられる．こむら返りも比較的多い．進行すると，持続する皮膚血流障害から湿疹，色素沈着，皮膚潰瘍を伴うようになる．また，静脈瘤内に血栓が形成されると，血栓性静脈炎が生じる．このように静脈瘤は多彩な症状を呈しうるが，同様の症状がいつも静脈瘤に起因するとは限らない．疑わしいときには，一定期間試験的弾力ストッキング着用を試み，それにより症状の改善がみられれば静脈瘤が原因である可能性が高い．

b）診断のプロセス

静脈瘤自体の存在診断は，立位での視診，触診により容易である．しかし，治療方針や手術術式

を決定するためには，下肢静脈血の逆流・うっ滞の程度，一次性と二次性の鑑別，さらに逆流の原因である弁不全静脈の部位・範囲を正確に診断評価する必要がある．

c) 超音波ドプラ法

超音波ドプラ血流計を静脈に当て，血流音を聴取し，開存性や逆流の有無を調べる．静脈瘤診察に重要な逆流の有無は，立位で下腿のミルキングを行うことにより容易に評価可能である．

d) 空気容積脈波法

脈波法は無侵襲的検査法で，測定も容易なため，静脈疾患のスクリーニングや治療の効果判定によく用いられる機能診断法である．静脈瘤では，下腿への静脈逆流の定量的指標であるVFI (venous filling index) の測定が有用である．

e) 超音波検査（図2）

超音波検査は，閉塞や拡張といった形態的異常と逆流という機能異常の両方を無侵襲的に判定することができる．実際の超音波検査はテクニックの習熟が必要であるが，診断治療に直接必要な情報を十分に得ることができる．実際には，超音波断層像（Bモード）にカラードプラ法表示を併用して目的とする静脈を同定し，パルスドプラ法で静脈血流動態を評価する．その際，下腿のミルキングやValsalva法を用いて静脈血流を誘発して観察する．弁不全診断のためには立位または坐位での観察を行う．

f) 静脈造影検査

深部静脈開存の有無，伏在静脈および穿通枝不全の有無などを下肢全長にわたって観察できる．従来は治療前検査として必須であったが，現在では超音波検査法で必要な情報が得られなかった場合の補助的診断法と位置づけられる．

3) 治療

静脈瘤治療の目的には，症状を軽減する，合併症を防ぐ，外観を良くするがあげられ，その治療

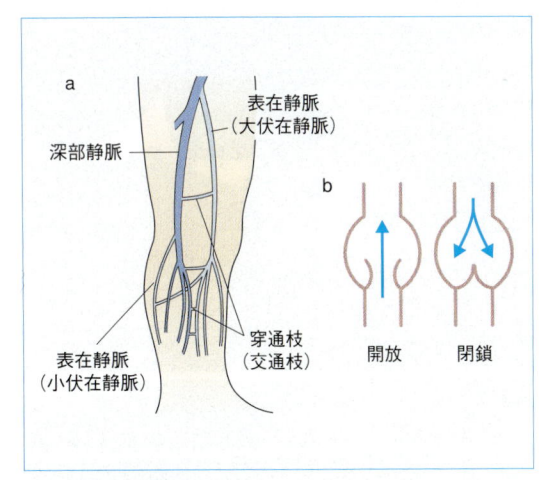

[図1] 下肢静脈の解剖
a 下肢静脈は，深部静脈，表在静脈と両者をつなぐ穿通枝からなる．
b 静脈弁は，二尖弁であり，逆流防止機能をもつ．

●下肢静脈瘤診断の流れ

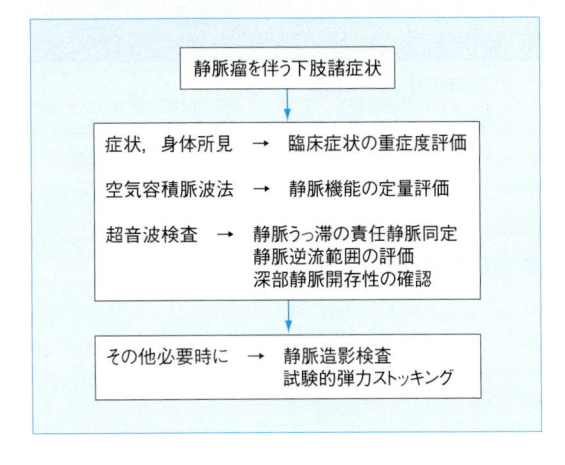

法には，圧迫療法，硬化療法，手術療法およびそれらの併用療法がある．瘤の存在自体が治療の適応ではないので，静脈うっ滞の病態と患者の愁訴，要望を総合的に判断して治療方針を決定する必要がある．

■①圧迫療法

圧迫療法には，弾力ストッキングあるいは弾性包帯を用いる．圧迫療法は静脈瘤自体を治癒させるものではなく対症療法であり，倦怠感や腫脹などの静脈うっ滞症状の軽減，増悪予防に用いられる．二次性静脈瘤では圧迫療法が主体となる．弾

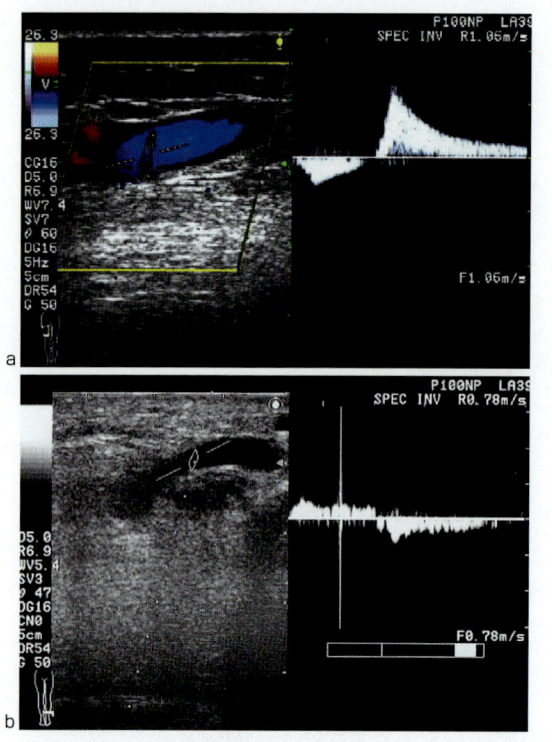

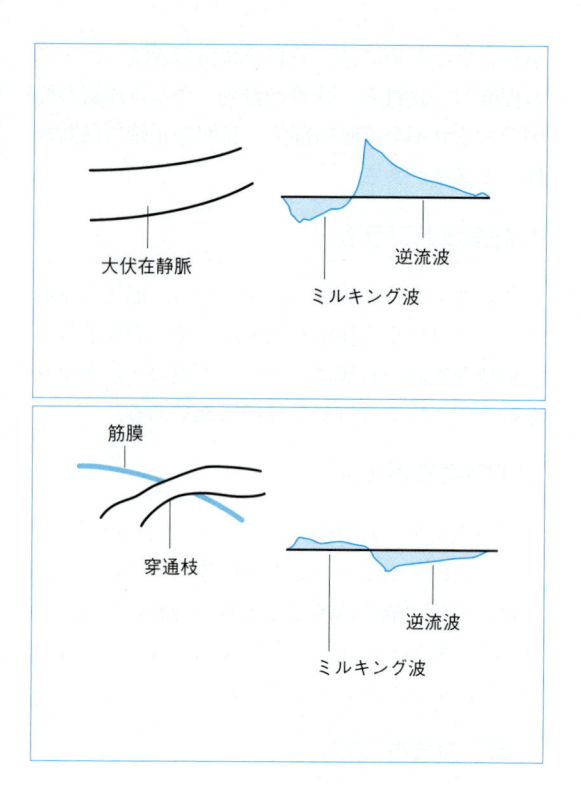

[図2] 下肢静脈瘤の超音波検査
　a　大伏在静脈断層像．拡張した大伏在静脈の血流シグナルをドプラで検出する．下腿ミルキングによって誘発される血流シグナルに引き続いて，逆流波が確認される．大伏在静脈弁不全と診断される．
　b　穿通枝断層像．拡張した穿通枝が検出されている．ミルキングによって誘発される順行性血流シグナルに引き続き，逆流波が確認され，不全穿通枝と診断される．

● 下肢静脈瘤治療の流れ

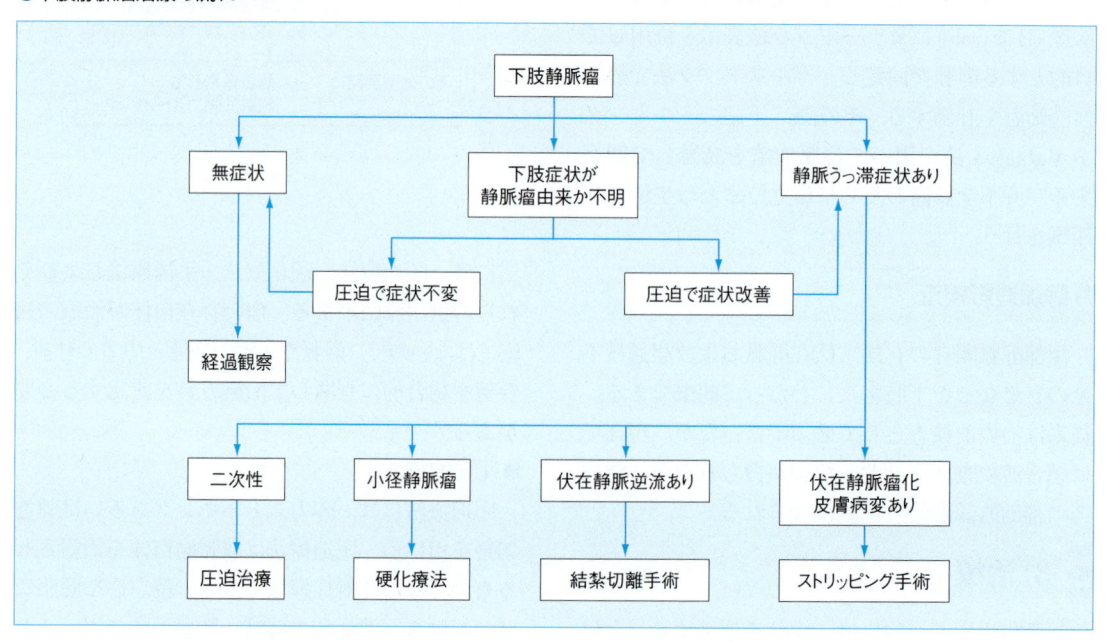

力ストッキングには形と圧迫程度によって複数の種類があり，適正に静脈うっ滞が是正できるタイプを選択することが大切である．

■ ②硬化療法

硬化療法の原理は，硬化剤により静脈瘤内膜に障害を与えた後に直ちに圧迫し，内膜同士を癒着させ，内腔閉塞に至らしめることである．通院治療が可能で，低侵襲な治療法である．一次性静脈瘤のうち，伏在静脈本幹に逆流がなく，瘤径の小さいくもの巣状，網目状，側枝静脈瘤に対しては硬化療法が良い適応である．それ以外の大きな静脈瘤でも手術療法との併用で有効な場合もある．

■ ③静脈結紮切離術

静脈逆流を認める伏在静脈あるいは穿通枝を高位を含めた数箇所で結紮切離することにより静脈逆流経路を遮断する．局所麻酔下の小切開で手術可能なので低侵襲であり，外来日帰り手術で行われることが多い．

■ ④ストリッピング手術

静脈逆流の主因となっている不全伏在静脈を抜去（ストリッピング）するものであり，一般的には短期入院を必要とする．伏在静脈本幹に瘤化のある症例あるいは色素沈着，下腿潰瘍などの皮膚病変を伴った重症例では，静脈結紮切離術よりもストリッピング手術を選択することが多い．

文献
1) 平井正文ほか：下肢静脈瘤―本邦における静脈疾患に関するSurvey II. 静脈学 9：347-357, 1998
2) Nicolaides, AN : Investigation of chronic venous insufficiency. A consensus statement. Circulation 102 : e126-e163, 2000

（吉村耕一・濱野公一）

XIV. 末梢血管疾患

4. 血栓性静脈炎・深部静脈血栓症

1) 成因・病因

深部静脈血栓症 deep vein thrombosis の要因としてVirchowの三主徴（血管内皮障害，血流停滞，血液凝固能亢進）は，古くからよく知られている．実際，外科手術後や周産期には静脈血栓症を発生しやすく，そのため現在では，入院患者に対し肺血栓塞栓症を含めた深部静脈血栓症の予防管理を行うことが，保険適応として認められている．

2) 診断

a) 症状・身体所見

多くは突然に下肢の腫脹と緊満痛をもって発症し，同時に表在静脈の怒張や立位潮紅あるいはチアノーゼなどを伴う（図1）．用指圧迫により脛骨前面に皮膚圧痕を認める．患肢を伸展し足関節を背屈させたときに，腓腹部に疼痛を訴えれば静脈血栓症が示唆される（Homans徴候）．ときに蜂窩織炎との鑑別を要するが，深部静脈血栓症の腫脹変色が全周性であるのに対し，蜂窩織炎では広範囲であっても全周性でないことが多い．まれに重症型として，広汎な血栓が主幹静脈のみならず表在静脈や筋肉内小静脈にまで波及し，完全に静脈血行が途絶した状態になると，チアノーゼを呈し，動脈の拍動も停止し，いわゆる有痛性青股腫と呼ばれる状態となる．また，さらに恐るべきは肺塞栓症の合併である．

慢性期には再疎通することも少なくないが，静脈弁障害による静脈血の逆流うっ滞が生じることがある．下肢の重圧感，痛みさらに色素沈着，皮膚潰瘍などを愁訴とするいわゆる静脈血栓症後症候群が発症する．

b) 超音波検査（図2）

無侵襲で大腿静脈以上の中枢側血栓はもちろん，下腿静脈の血栓でも検出可能な場合が多く，深部静脈血栓症を疑った場合の第一選択かつ標準の検査法として考えられている．

c) 空気容積脈波法

無侵襲的でかつ簡便であり，中枢側血栓のスクリーニングには有効であるが，膝窩静脈以下の下腿に限局するものでは検出力が高くない．

d) 静脈造影検査

静脈造影は全領域での検出に有効であるが侵襲的であるため，最近では，超音波検査で判定困難な場合などの補助的診断として用いられることが多い．

e) 血液検査

血栓症診断のための凝固線溶系検査としては，TAT（thrombin-antithrombin complex）とD-dimerが代表的である．特にD-dimerが正常であれば血栓症はほぼ否定的であり，スクリーニング検査として有用である．血栓症診断確定後に必要な血栓素因検査では，アンチトロンビン，プロテインC，プロテインS，抗カルジオリピン抗体などが代表的である．

3) 治療

深部静脈血栓症の治療の目標は，急性期の静脈うっ滞症状の改善と肺塞栓症ならびに血栓後症候群の合併症予防である．

急性期の治療としては，直ちにヘパリン投与を開始し，二次血栓の形成を防止し，同時にすでに形成された血栓の溶解療法を考慮する．さらに，静脈うっ滞が強度で疼痛チアノーゼを伴う有痛性青股腫などでは外科的血栓摘除術が適応となる．また，抗凝固療法が不十分で肺塞栓の危険性が高い場合には，下大静脈フィルターの留置を行う必要がある．

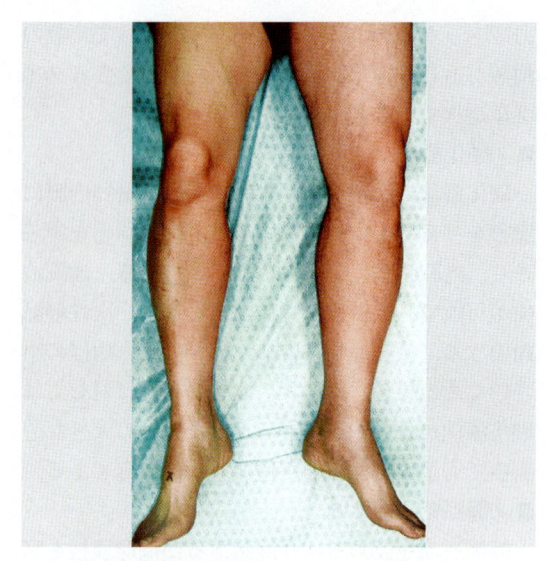

[図1] 深部静脈血栓症の下肢所見
左側が患肢である．右側に比べ腫脹し，色調はうっすら赤紫色調に変色している．

● 血栓性静脈炎・深部静脈血栓症診断の流れ

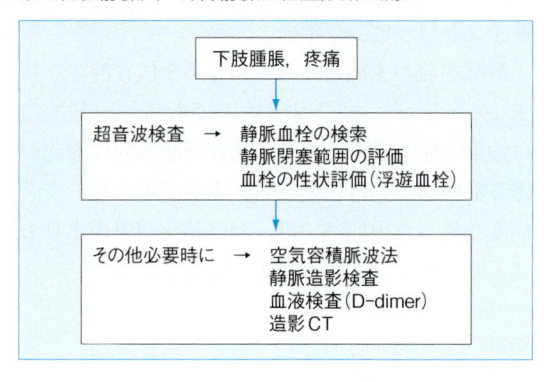

```
下肢腫脹，疼痛
    ↓
超音波検査 → 静脈血栓の検索
             静脈閉塞範囲の評価
             血栓の性状評価（浮遊血栓）

その他必要時に → 空気容積脈波法
                静脈造影検査
                血液検査（D-dimer）
                造影CT
```

■① 保存療法

腫脹疼痛を軽減し血栓の遊離を防ぐため，発症早期には安静，下肢挙上とする．症状の軽減をみて弾性包帯または弾性ストッキングなどによる圧迫を開始する．

■② 抗凝固療法

急性期はヘパリンによる抗凝固療法を直ちに開始し，aPTT（活性化部分トロンボプラスチン時間 activated partial thromboplastin time）が正常の約2倍程度を指標とする．最近では，ヘパリンに代わって出血の副作用がより少ない低分子ヘパリンが使用されることもある．抗凝固薬は，続いて

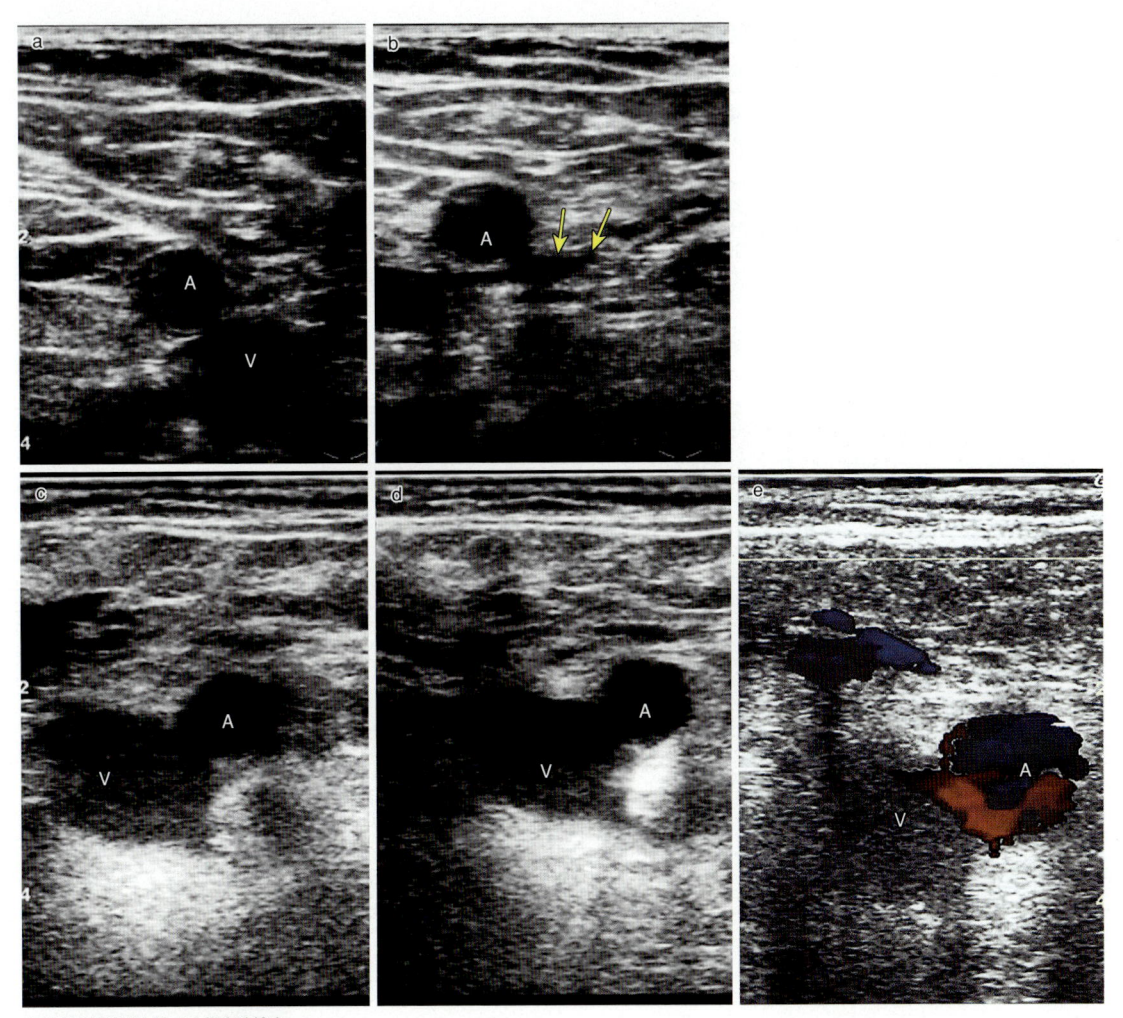

[図2] 深部静脈血栓症の超音波検査
 a, b 健常側の大腿静脈断層像
  a 通常の走査で大腿動脈（A）と大腿静脈（V）が描出されている．b プローブの圧迫により大腿静脈は容易に扁平化し（黄色矢印），開存と診断される．
 c〜e 患側の大腿静脈断層像
  cは通常の走査で，プローブで圧迫しても大腿静脈は扁平化しない(d)．カラードプラ法で大腿動脈に血流シグナルは検出されるが，大腿静脈の血流シグナルは深呼吸を行っても検出されず，血栓による完全閉塞と診断される．

ワルファリンの経口に切り替え，PT-INR検査（プロトロンビン時間）で約2.0〜3.0の範囲を目標として，慢性期まで少なくとも6ヵ月間は継続することが勧められている．

■③線溶療法

急性期に症状が強く，出血のリスクが高くない症例に対しては，血栓溶解療法が選択されることがある．主としてウロキナーゼが用いられる．全身投与法とカテーテルを用いる方法があり，最近では多孔性カテーテルを用いた血栓溶解療法も試みられているが長期成績は不明である．

■④外科療法

外科的血栓摘除術は遠隔期成績が決して良好でなく，その適応は急性期の重症例に限定される．有痛性青股腫では早期の外科的血行再建術以外をおいてほかには救肢を期待できない．

■⑤下大静脈フィルター

下大静脈フィルター留置の一般的適応は，十分

● 血栓性静脈炎・深部静脈血栓症治療の流れ

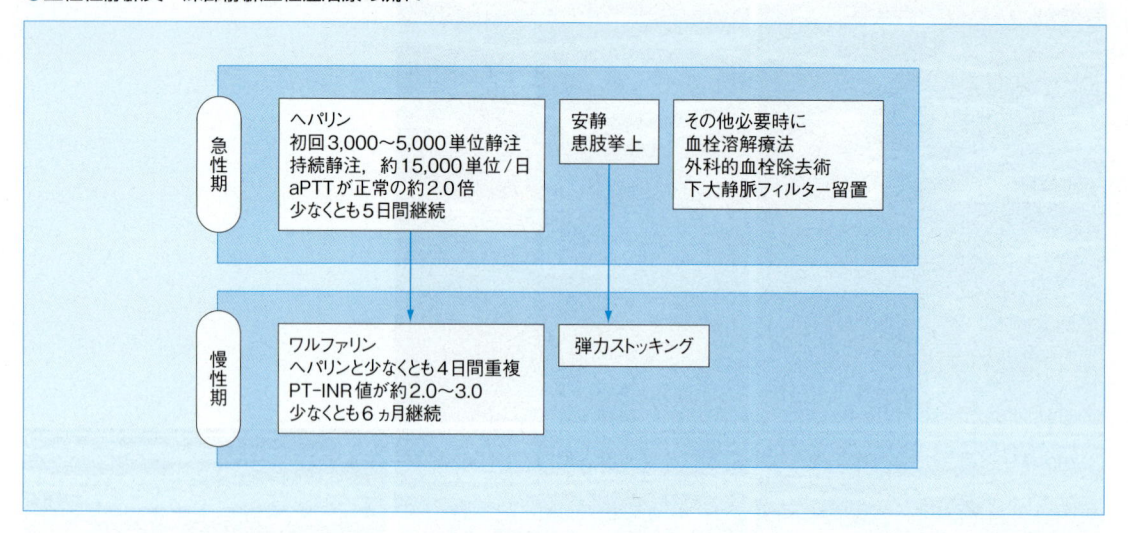

急性期
- ヘパリン
  - 初回3,000〜5,000単位静注
  - 持続静注，約15,000単位/日
  - aPTTが正常の約2.0倍
  - 少なくとも5日間継続
- 安静
- 患肢挙上
- その他必要時に
  - 血栓溶解療法
  - 外科的血栓除去術
  - 下大静脈フィルター留置

慢性期
- ワルファリン
  - ヘパリンと少なくとも4日間重複
  - PT-INR値が約2.0〜3.0
  - 少なくとも6ヵ月継続
- 弾力ストッキング

な抗凝固療法にもかかわらず再発する肺血栓塞栓症，抗凝固療法の禁忌例などである．浮遊血栓を有する高リスク症例に対しても適応が考慮されることが多い．さらに最近では一時留置型フィルターが開発され，積極的な血栓溶解の際の一時的留置なども試みられている．

文献
1) Hirsh, J et al : Management of deep vein thrombosis and pulmonary embolism. A statement for healthcare professionals. Council on Thrombosis (in consultation with the Council on Cardiovascular Radiology), American Heart Association. Circulation 93 : 2212-2245, 1996
2) 循環器病の診断と治療に関するガイドライン研究班．肺血栓塞栓症および深部静脈血栓症の診断・治療・予防に関するガイドライン．Circ J 68 (suppl IV) : 1079-1134, 2004

〔吉村耕一・濱野公一〕

慢性静脈不全症

慢性静脈不全症とは，逆流性病変あるいは閉塞性病変，またはその混合性病変による静脈還流障害が原因となって，症状を呈してくる疾患群である．一次性下肢静脈瘤や深部静脈血栓症後の血栓後症候群などはもちろん静脈形成不全などの先天性異常も含まれる．慢性的な静脈還流障害により種々の静脈うっ滞症状を呈し，静脈瘤単独から浮腫，疼痛を併発し日常生活に影響を及ぼす症例までさまざまな病像を呈する．典型的な重症例では顕著な色素沈着，難治性の皮膚潰瘍がみられる（図1）．

American Venous Forumにより1994年に新分類Classification and Grading of Chronic Venous Disease in the Lower Limbs ; a consensus statement (CEAP)が提唱され，現在では世界基準として広く用いられている（図2）．このCEAP分類では，臨床症状の重症度分類（$C_0 \sim C_6$）のみならず，病因分類（E_C, E_P, E_S），解剖学的分類（A_S, A_D, A_P）と，さらに病態生理的な分類（P_R, P_O, $P_{R,O}$）が簡潔に表示されるようになっているため，臨床例の記載にたいへん便利であるとともに診断や治療方針の決定に重要な指標になりつつある．さらに，学術的にも標準的な評価基準としてCEAP分類は広く用いられており，慢性静脈疾患に対する診断法や治療効果の判定などの国際的なコンセンサスを得るうえで今後ますます重要な役割を果たしていくものと思われる．

文献
1) Beebe, HG et al : Classification and grading of chronic venous disease in the lower limbs. A consensus statement. 静脈学 6 : 103-108, 1995

[図1] 慢性静脈不全症にみられた皮膚潰瘍
下腿内側で広範囲に色素沈着が著明．皮膚病変の中央部に治癒していない潰瘍が存在する．

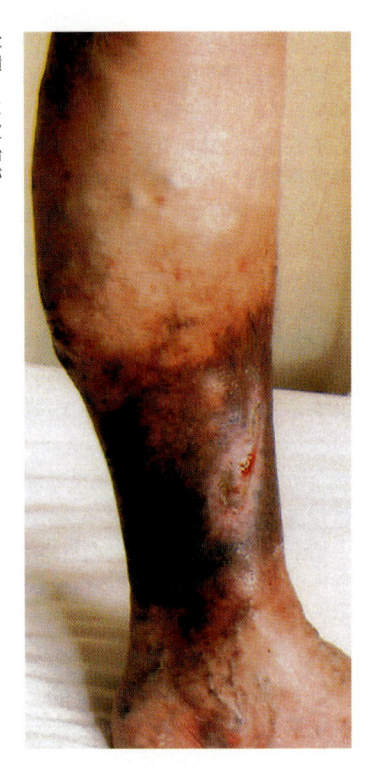

臨床分類
C_0　静脈疾患を認めない
C_1　くもの巣状または網目状静脈瘤
C_2　静脈瘤
C_3　浮腫
C_4　静脈疾患による皮膚病変を有する（色素沈着，湿疹，皮膚・皮下脂肪硬化）
C_5　潰瘍治癒後の皮膚病変
C_6　潰瘍を有する皮膚病変

病因分類
E_C　先天性
E_P　一次性
E_S　二次性

解剖分類
A_S　表在静脈
A_D　深部静脈
A_P　穿通枝（交通枝）混在するもの

病態生理分類
P_R　逆流
P_O　閉塞
$P_{R,O}$　混在するもの

[図2] CEAP分類における臨床，病因，解剖，病態生理分類

（吉村耕一・濱野公一）

糖尿病と末梢血管障害

■ 糖尿病慢性合併症と末梢血管障害

　糖尿病の慢性合併症は大きく糖尿病に特有な細小血管症とアテローム性動脈硬化を背景とする大血管症に大別される．大血管症には脳血管障害（脳梗塞），虚血性心疾患，末梢血管障害（閉塞性動脈硬化症（ASO）など）が含まれる．閉塞性動脈硬化症はわが国では米国に比べると発症頻度が低く，脳血管障害や虚血性心疾患と違って直接の死因となることが少ないため一般に関心が低いが，間歇性跛行による歩行障害をきたし，さらには潰瘍や壊死を伴う重症虚血のために下肢切断に至る例もまれでない．米国では下肢の切断を余儀なくされる疾患の第1位が糖尿病であり，糖尿病患者の下肢切断のリスクは非糖尿病者の12.7倍，65歳から74歳の集団では23.5倍にも上ると報告されている．

■ 糖尿病患者でみられるASOの特徴

　糖尿病患者のASOの特徴を表1にまとめる．糖尿病患者では非糖尿病患者と比較してASOがより若年から発症し，女性の罹患が増加して性差が縮小する．また，閉塞部位の特徴としては粥状硬化性変化が広範囲に存在し，閉塞が両側性に，かつ複数の動脈にわたることが多い．また，下腿動脈以下の末梢血管が侵されやすい．糖尿病患者での検討で，末梢性閉塞例は高血圧，高血糖，罹病期間が有意の危険因子となり，1型糖尿病でより多くみられるのに対して，中枢側閉塞は2型糖尿病患者でより多くみられ，高血圧，喫煙，高脂血症など一般的な心血管系危険因子がそのまま危険因子として反映されるとの報告がある．より末梢の血管に生じる閉塞病変ほど高血糖（糖尿病）の影響を強く受けていることが示唆され興味深い．

■ 糖尿病足病変

　糖尿病足病変diabetic footとは神経障害やさまざまな程度の末梢血管病変を伴った下肢の感染症や潰瘍および深部組織の破壊，と定義される．壊死を生じた場合には特に糖尿病性壊疽と呼ばれることが多い．

　糖尿病足病変には末梢循環障害とともに糖尿病性神経障害が深く関与する．末梢神経障害を有する糖尿病患者では温度覚や痛覚が障害されるため外傷，靴擦れ，熱傷（低温熱傷）などを生じやすく，また重症化しやすい．末梢循環障害と相まって容易に潰瘍を形成し，難治性となる．自律神経障害が存在すると発汗の減少のために皮膚のひび割れや亀裂を起こし，感染を招きや

[表1] 糖尿病患者と非糖尿病者での末梢循環障害の比較

	糖尿病	非糖尿病
頻度	多い	少ない
年齢	若年より	高齢者
性差	男＞女	男＞＞女
閉塞血管	複数	単一
側副血管	障害される	健常なことが多い
罹患部位	両側下肢	片側
障害血管	脛骨・腓骨動脈	腸骨・大腿動脈

[表2] 糖尿病性壊疽（足部の壊死・潰瘍性病変）の鑑別

成因	虚血性	神経因性
年齢	高齢	中年～高齢
糖尿病罹病期間	一定しない	長期（10年以上）が多い
血糖コントロール	関係なし	不良
糖尿病性細小血管症	関係なし	高度
糖尿病性神経障害	関係なし	知覚障害著明
前駆症状	冷感，間歇性跛行	火傷，外傷，水疱
自覚症状	有痛性	無痛性
皮膚温	冷たい	暖かい
末梢動脈拍動	減弱・消失	良好
潰瘍所見	深く境界明瞭	乾燥斑状，角化，湿潤（感染）
発生部位	足趾先端	足趾，足背，足底など，多発
予後	難治性	治癒良好，再発性
治療	血行再建，切断	保存的治療

すくなる．また，AVシャント（交感神経支配）が開大すると皮下毛細血管の血流はスティール現象のため低下し潰瘍形成に促進的に働く．糖尿病患者で足部に潰瘍形成や壊死病変をみたとき，虚血性の因子と神経性の因子のどちらが優位であるかを区別することは必ずしも容易でないことが多いが，病像の進行・経過，治療方針や予後に影響を与えるため両者を鑑別することは有用である．糖尿病性壊疽の成因による鑑別の要点を表2にあげる．

■ 糖尿病患者での末梢血管障害の成因

　糖尿病が動脈硬化を促進する機序としては複数の因子が考えられる．

　図1に示すように，高血糖自体が，酸化ストレス，protein kinase C (PKC) の活性化，AGE (advanced glycation end product) を介するRAGE (receptor for

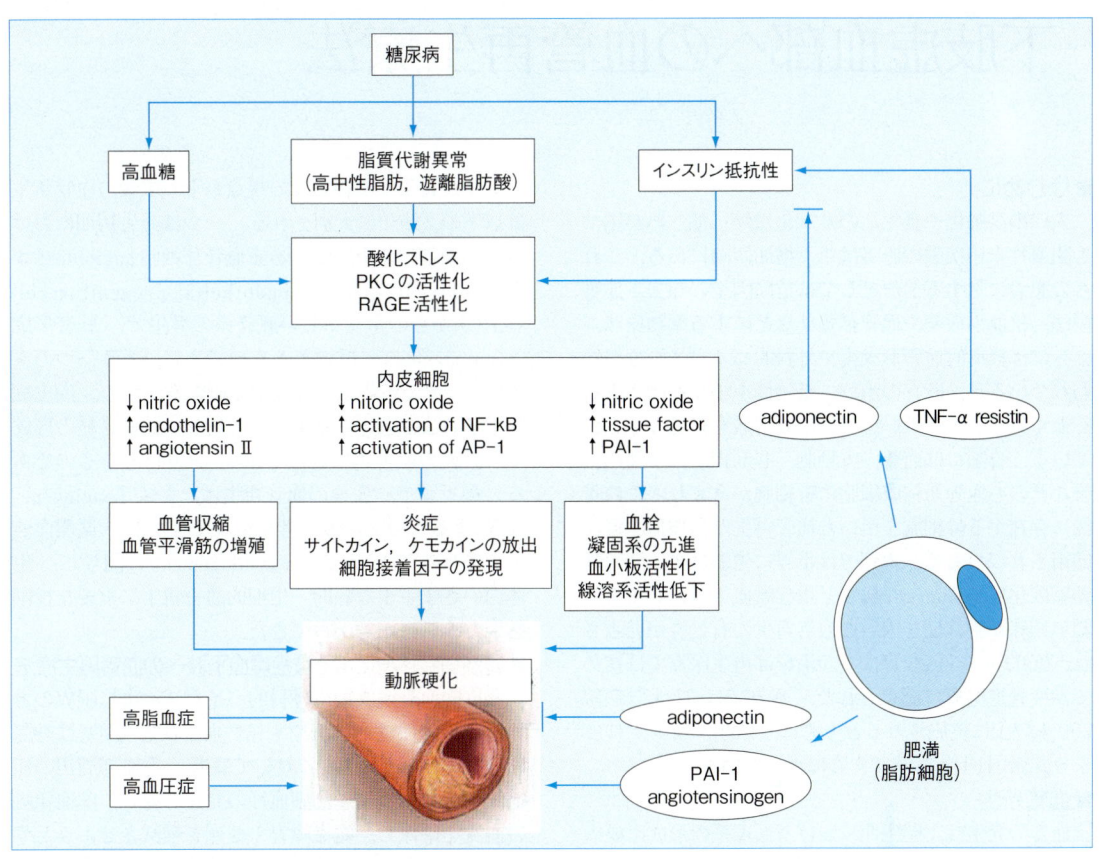

[図1] 糖尿病による動脈硬化症の発症メカニズム

AGE）活性化などにより血管内皮細胞障害（NOの産生低下，endothelin-1やangiotensin IIの産生）をもたらし，血管収縮や血管平滑筋の増殖を導く．また，ケモカイン，サイトカイン，細胞接着因子の産生や凝固系の亢進，線溶系の活性低下により，動脈硬化を促進する．糖尿病患者では同時に動脈硬化に対する他のリスクファクター，すなわち肥満（インスリン抵抗性），高脂血症，高血圧症を合併しやすい（メタボリックシンドローム）．最近，脂肪細胞が産生，放出する生理活性物質（アディポサイトカイン）が注目されている．肥大した脂肪細胞はTNF-αやレジスチンを分泌してインスリン抵抗性を惹起する．また，PAI-1やangiotensinogenを産生し，動脈硬化を促進する．逆に，脂肪細胞で特異的に産生され，インスリン感受性増強，動脈硬化抑制作用をもつアディポネクチンは小型の脂肪細胞から活発に分泌され，肥大化した脂肪細胞からの分泌は減少することが知られている．

動脈硬化症の成因は特に冠動脈硬化症との関連で精力的に研究され，めざましい発展をみている．糖尿病患者では虚血性心疾患の予防，進展防止のために血糖コントロールに加えて，血圧，脂質などマルチプルリスクファクターの管理が重要であることが強く認識されるようになっている．このことはASOに対しても共通である．

文献
1) Kannel, WB et al : Update on some epidemiologic features of intermittent claudication : the Framingham Study. J Am Geriatr Soc 33(1) : 13-18, 1985
2) Janka HU et al : Peripheral vascular disease in diabetes mellitus and its relation to cardiovascular risk factors : screening with the Doppler ultrasonic technique. Diabetes Care 3(2) : 207-213, 1980
3) Beckman, JA et al : Diabetes and atherosclerosis : epidemiology, pathophysiology, and management. JAMA 287(19) : 2570-2581, 2002
4) McAlpine, RR et al : The annual incidence of diabetic complications in a population of patients with Type 1 and Type 2 diabetes. Diabet Med 22(3) : 348-352, 2005
5) 下村伊一郎ほか：肥満の役割　アディポサイトカインの産生異常．日本内科学会雑誌　93(4) : 655-661, 2004

〈谷澤幸生〉

下肢虚血部への血管再生療法

■はじめに

人口の高齢化や食生活の欧米化に伴って，わが国でも閉塞性末梢疾患の患者は年々増加傾向にある．これらの患者に対する治療としては危険因子の除去，運動療法，抗血小板薬や血管拡張薬などによる薬物療法，さらには経皮的血管形成術や外科的バイパス治療が行われているが，既存の治療に抵抗性を示す症例も少なくなく毎年5千人近い患者が四肢切断を余儀なくされている．骨髄には血管内皮細胞，心筋細胞，平滑筋細胞などの心血管系構成細胞の幹細胞が含まれ，この骨髄に存在する幹細胞を用いた血管再生が循環器医療に応用されつつある．本邦では世界に先駆けて，閉塞性動脈硬化症やBuerger病など重症虚血下肢に対する骨髄単核球細胞移植を用いた血管新生の有効性が発表され，2003年6月25日にこの治療は再生医療では初めて高度先進医療に認可された．現在では31大学病院200人以上に実施されるとともに，欧州，アジアに広まり，米国FDAも承認するに至っている．

■血管新生

血管の発生は，胎生期における循環系の形成や成人での性周期に応じた子宮内膜増殖などにみられる生理的現象だけでなく，炎症，創傷治癒，糖尿病網膜症，腫瘍の増殖などの病的な状態にも関与する重要な過程である．発生学や組織学の視点から，広義の血管新生は以下の2種類に大別される．一つは発生初期における内皮細胞の前駆細胞である血管芽細胞angioblastまたは血管内皮前駆細胞endothelial progenitor cell（EPC）からの全く新しい脈管系の発生で，脈管形成vasculogenesisと呼ばれるものであり，もう一つのタイプは，すでに組織に存在する血管系からの，内皮細胞増殖および遊走を基本とした新しい娘血管枝の形成で，狭義の血管新生angiogenesisと呼ばれるものである．最近まで，生後の血管新生は，すべてangiogenesisによるものであると考えられてきたが，循環血液中を流れるEPCがこのvasculogenesisに関与し，生体内のさまざまな病的・生理的血管新生に重要な役割を果たすことがわかってきた．

■骨髄細胞移植による重症虚血下肢への血管再生療法

経皮的血管形成術や外科的バイパス治療に限界のある重症の虚血性心臓病や末梢性血管疾患（閉塞性動脈硬化症・Buerger病）に対して最近，虚血部周辺の組織からの血管新生や側副血行の発達を促し，虚血組織の血流を確保し，組織障害や壊死を軽減させようとする試みがなされている．これらは治療的血管新生あるいは血管新生療法therapeutic angiogenesisと呼ばれ，虚血組織や臓器の救済・機能回復という点で現在，重

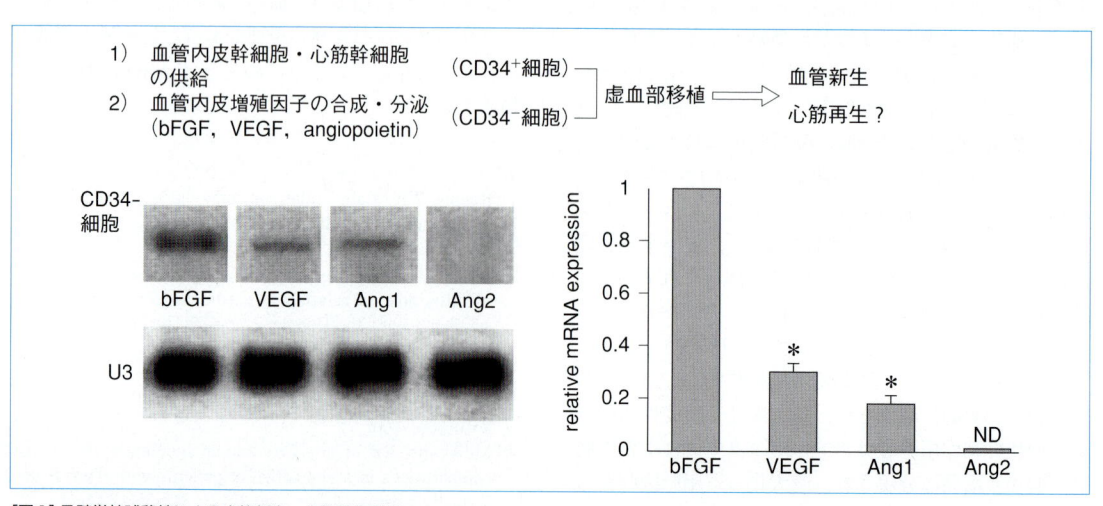

[図1] 骨髄単核球移植による血管新生・心筋再生医療
骨髄単核球細胞の移植は血管内皮幹細胞・心筋幹細胞の供給とVEGF・bFGF・angiopoietin-1といった血管新生因子を産生することにより血管新生・心筋再生を誘導する．

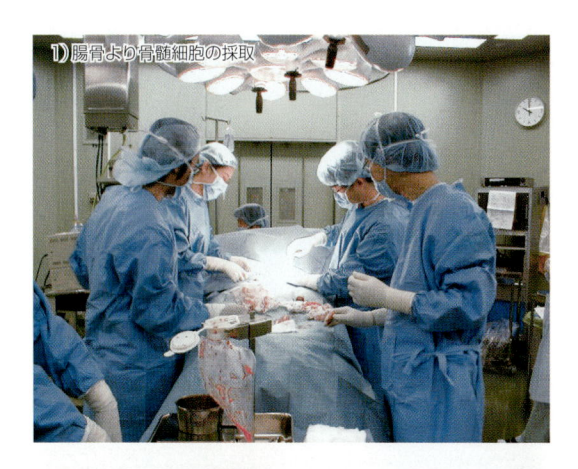

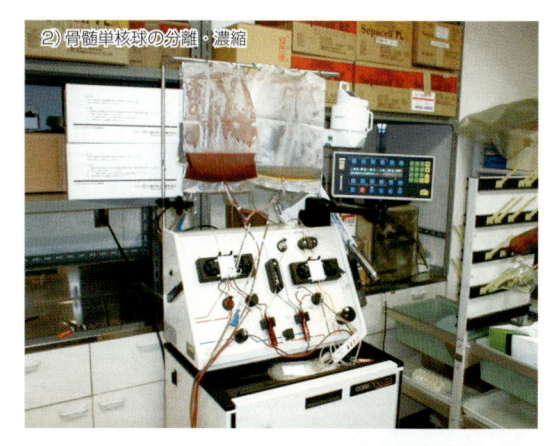

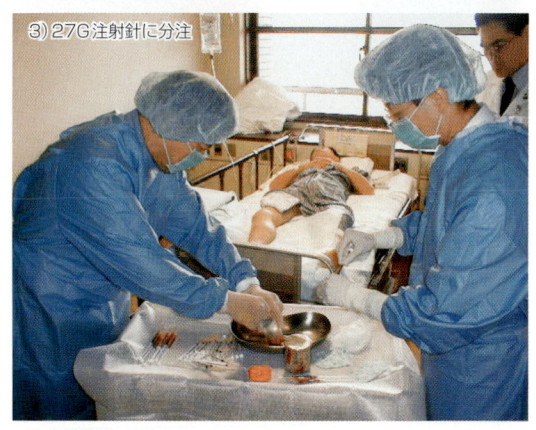

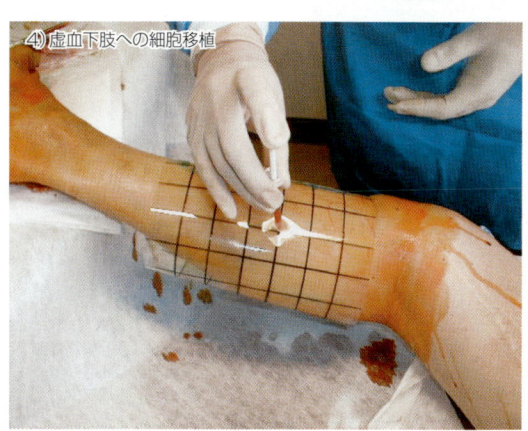

[図2] 骨髄単核球移植による閉塞性動脈硬化症・Buerger病に対する血管新生治療
全身麻酔下で腸骨より自家骨髄液約500m*l*を採取したのち血球分離器にて速やかに骨髄単核球を分離し，約10億個の細胞を虚血心筋の筋肉内に移植する．

要な治療戦略になりつつある．骨髄単核球には血管内皮系幹細胞が存在し，内皮系幹細胞以外の造血系幹細胞はVEGF, angiopoietin-1などの血管内皮増殖因子・血管成熟促進因子を合成・放出する（図1）．骨髄単核球の虚血下肢や虚血心筋への筋肉内投与が有効な血流増加・血管新生増加を誘導することが動物実験で確認された．これらの基礎データをもとに倫理委員会の承認を受け，われわれはヒト虚血肢に対してvasculogenesisを利用した血管新生療法を久留米大学・自治医科大学と共同で2000年1月より開始した（Japan Trial for Therapeutic Angiogenesis Using Cell Transplantation）（J-TACT）．2000年6月より，外科的・内科的治療によっても下肢虚血改善を認めない患者45人の虚血下肢（Fontaine Ⅲ-Ⅳ度）に対して自家骨髄細胞移植を実施した．コントロール不良の糖尿病・網膜症，悪性腫瘍の合併症例は除外した．全身麻酔下で自家骨髄液約500m*l*を採取したのち速やかに骨髄単核球を分離し，約10億個の細胞を虚血肢の筋肉内40箇所に分割注入した（図2）．骨髄移植群ではABI（上肢・下肢血圧比）が0.097増加し，対照群のABIが0.024であり，統計学的有意な差を認めた．下肢疼痛完全緩和が20人中18人でみられた．トレッドミル歩行距離は約2.6倍以上増加した（図3）．血管造影digital subtraction angiography（DSA）においても45例中27例に有意な側副血行血流の増加が認められた（図4）．

われわれが行っている重症虚血下肢への血管新生療法の適応基準を示す．

1）末梢性血管疾患（慢性閉塞性動脈硬化症・Buerger病）：Fontaine分類Ⅲ度およびⅣ度（ABI＜0.6を目安），安静時痛または虚血性潰瘍・壊死を有する患者で，内科的・外科的に血行再建術の適応がなく，将来切断が予想される患者．

2）性別：男性および女性（妊娠中および妊娠の可能性のある女性を除く）．

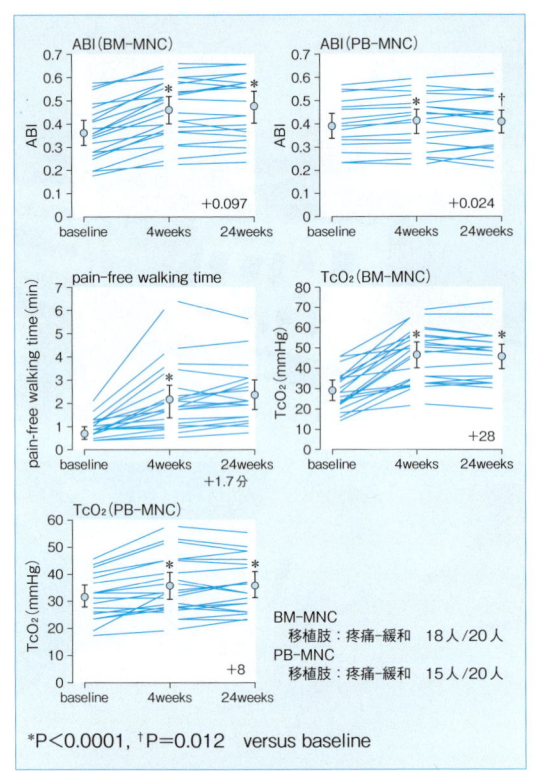

[図3] 虚血下肢に対する骨髄単核球細胞（BM-MNC）と末梢血単核球細胞（PB-MNC）移植の上肢／下肢血圧比（ABI），トッレドミルによる下肢痛出現までの歩行時間，組織酸素分圧（TcO$_2$）への効果（文献2）より改変引用）

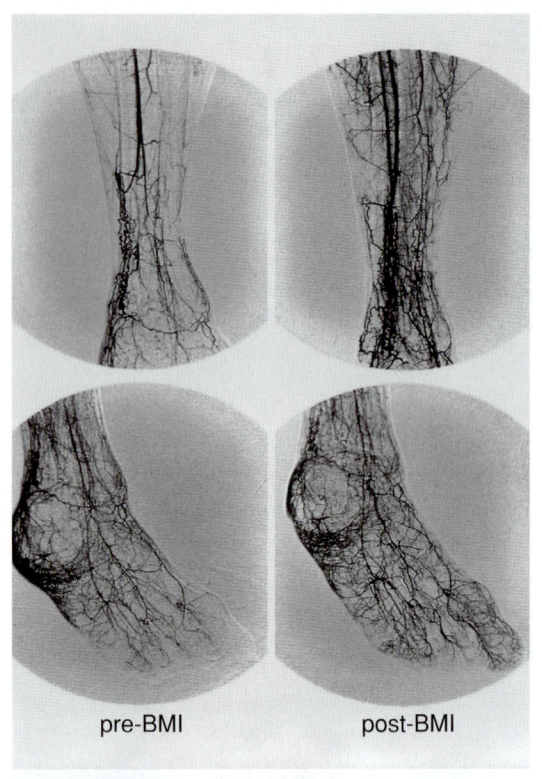

[図4] 血管造影所見（文献2より改変引用）
血管新生治療により新生血管の増生がみられる．
BMI: bone marrow implantation

3) 年齢：原則として20歳以上80歳以下．
4) 適応除外事項：

過去3ヵ月以内にアルコールもしくは薬物依存の既往のある患者，悪性新生物を有する患者および3年以内にその既往のある患者，別途規定の諸検査により悪性腫瘍の可能性があると判断された患者，未治療の糖尿病性網膜症を有する患者，インフォームドコンセントを得られない患者，その他，主治医が不適当と判断した患者．

別途規定の諸検査：

胸腹部CT，腹部エコー，腫瘍マーカー（AFP，CEA，CA19-9，PSA），胃カメラ，大腸カメラ（省略する場合あり）

■おわりに

J-TACTは世界で初めてその効果が確認された骨髄細胞移植による血管新生医療である．閉塞性動脈硬化やBuerger病など虚血下肢に対する骨髄単核球細胞移植を用いた血管新生治療の効果が2重盲検試験で確認されたことより，再建不可能な虚血下肢への細胞移植治療の安全性・有効性が示された．今後，虚血性心臓病への応用を含めて自家骨髄単核球を用いた血管再生治療が患者の予後・QOL改善の有効な治療法になりうると考えられる．

文献
1) Asahara, T et al : Isolation of putative progenitor endothelial cells for angiogenesis. Science 275 : 964-967, 1997
2) Tateishi-Yuyama, E et al : Therapeutic angiogenesis for patients with limb ischaemia by autologous transplantation of bone marrow cells : a pilot study and a randomised controlled trial. Lancet 360 : 427-435, 2002
3) Iba, O et al : Angiogenesis by implantation of peripheral blood mononuclear cells and platelets into ischemic limbs. Circulation 106 : 2019-2025, 2002
4) Shintani, S et al : Augmentation of postnatal neovascularization with autologous bone marrow transplantation. Circulation 103 : 897-903, 2001
5) Kamihata, H et al : Implantation of bone marrow mononuclear cells into ischemic myocardium enhances collateral perfusion and regional function via side supply of angioblasts, angiogenic ligands, and cytokines. Circulation 104 : 1046-1052, 2001

（辰巳哲也・松原弘明）

XV.先天性心疾患

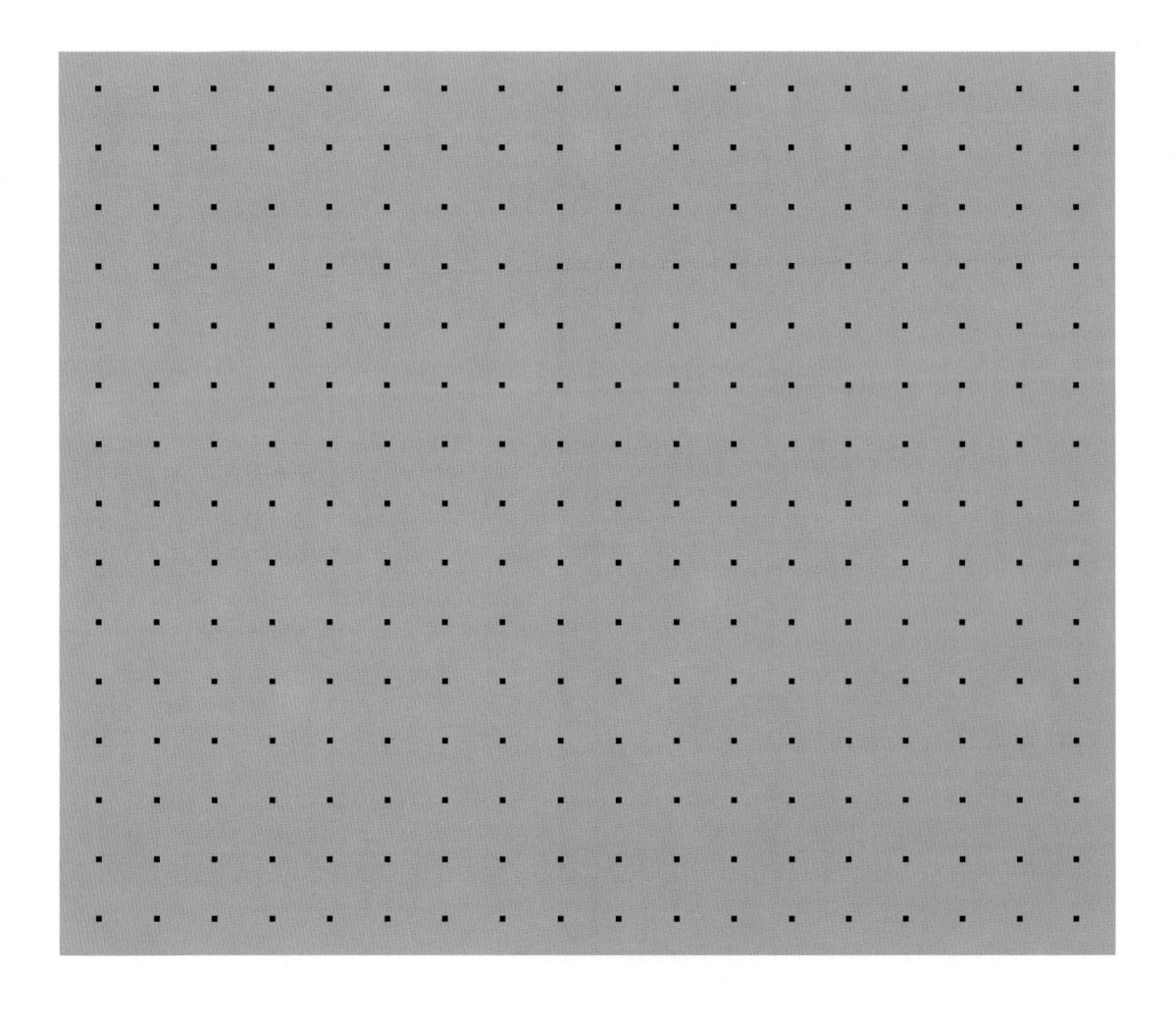

1. 先天性心疾患 総論

先天性心疾患は心血管系の発生異常に由来する心疾患であり，多彩な病変がみられる．外科治療の進歩によってチアノーゼ群先天性心疾患例も多くが成人に達し，内科領域でも先天性心疾患の臨床的重要性は高まっている．本稿では，総論として，先天性心疾患に共通する主な問題や診断における基本的事項について述べる．

1) 原因（遺伝子異常）

先天性心疾患の成因は，①遺伝子病（Mendel遺伝），②染色体異常，③環境要因，④多因子遺伝（成因不明）の4つに分けられる．日本小児循環器学会疫学委員会の集計による2,654家系では，遺伝子病4.7％，染色体異常8.2％，環境要因0.5％，多因子遺伝86.7％であり，染色体異常217例ではDown症65.9％，22q11.2欠失症候群20.7％，Williams症候群7.8％であった．近年，多くの心疾患で遺伝子異常が見出されており，今後も増加するものと考えられる．

2) 先天性心疾患の頻度

昭和59，60年の2年間での全国50施設の統計では生産児72,745名中773名（1.06％）の先天性心疾患児がみられた．また，日本胸部外科学会が毎年行っている手術症例数の集計をもとに，1997年から2002年の6年間の合計では，先天性心疾患の年間手術件数は9,000件台で，最近5年間はほぼ一定している（表1）．

3) 先天性心疾患再現の危険性

近親者に先天性心疾患があった場合の次の子どもへの再発率は，遺伝形式や疾患の種類によって異なる．多因子遺伝では，Noraらによれば，母子間で6.7（2.5〜18）％，父子間で2.1（1.5〜3）％であり，兄弟では同胞1人が罹患していれば2.3（1.5〜3）％，2人が罹患していれば7.3（5〜10）％とされている．

日本小児循環器学会疫学委員会による本邦での統計では，同胞間の発症例数と再現実測値は心室中隔欠損（36例4.1％），心房中隔欠損（9例2.8％），動脈管開存（4例，5.4％），Fallot四徴（13例，4.1％），完全大血管転位（3例，2.1％）などであった．

4) 主要症状

以下に成人例を中心に主な症状について述べる．

a) 心不全

左右短絡疾患や狭窄性病変を有したまま成人に至ると，長期にわたって持続した圧負荷や容量負荷によって心筋障害をきたし，心不全を生じる．また，弁膜病変は石灰化などの二次的変化や弁輪拡大などによる閉鎖不全の進行によって心不全の増悪をきたす．チアノーゼ群心疾患では低酸素血症による心筋の線維化がみられる．術後症例では遺残病変や周術期の管理，術式による循環動態の変化などが原因となって，心不全症状を発症することがある．

b) 不整脈

先天性心疾患の種類によっては刺激伝導系の形態異常による房室ブロックを生じやすいもの（修正大血管転位など）がある．また，成人例では長期にわたる心負荷から不整脈をきたす場合（心房中隔欠損など）もみられる．術後に生じる不整脈の問題も重要であり，房室ブロック（心室中隔欠損の修復術と完全房室ブロック）のほかに，手術侵襲による不整脈（完全大血管転位の心房内血流転換術後の心房性不整脈など）もある．

c) その他

その他の主要な問題として，肺高血圧症や感染性心内膜炎，チアノーゼ（特に多血症，脳膿瘍，腎合併症，喀血が重要である）などがあげられる．いずれも別項を参照されたい．

[表1] 先天性心疾患の頻度

	中沢ら：新生児 (1984～1985)	松岡ら (1990～1999)	手術例 (1997～2002) 心肺（＋）	手術例 (1997～2002) 心肺（－）
心室中隔欠損	433 (56.0)	853 (32.1)	10,235 (23.8)	383 (3.2)
心室中隔欠損＋他の左右短絡	31 (4.0)			
心室中隔欠損＋肺動脈狭窄	6 (0.8)		994 (2.3)	44 (0.4)
肺動脈狭窄	77 (10.0)	98 (3.7)	207 (0.5)	39 (0.3)
心房中隔欠損	41 (5.3)	285 (10.7)	11,917 (27.8)	66 (0.6)
Fallot四徴	35 (4.5)	301 (11.3)	3,706 (8.6)	1,900 (15.9)
動脈管開存	28 (3.6)	74 (2.8)	239 (0.6)	3,123 (26.1)
大動脈縮窄・離断	21 (2.7)	59 (2.2)	142 (0.3)	415 (3.5)
大動脈縮窄・離断複合			903 (2.1)	967 (8.1)
完全大血管転位	17 (2.2)	115 (4.3)	1,282 (3.0)	287 (2.4)
心内膜床欠損	14 (1.8)	61 (2.3)	1,803 (4.2)	440 (3.7)
両大血管右室起始	10 (1.3)	76 (2.9)	975 (2.3)	519 (4.3)
総肺静脈還流異常	9 (1.2)	36 (1.4)	1,005 ((2.3)	29 (0.2)
脾形成不全	7 (0.9)			
右室低形成（純型肺動脈閉鎖）	6 (0.8)	29 (1.1)	562 (1.3)	480 (4.0)
単心室	5 (0.6)	18 (0.7)	1,998 (4.7)	1,121 (9.4)
右室型単心室		34 (1.3)		
左室型単心室		13 (0.5)		
左室低形成	5 (0.6)		629 (1.5)	85 (0.7)
三尖弁閉鎖	3 (0.4)	53 (2.0)	511 (1.2)	421 (3.5)
Ebstein病	3 (0.4)	19 (0.7)	258 (0.6)	39 (0.3)
総動脈幹遺残	3 (0.4)	4 (0.2)	145 (0.3)	45 (0.4)
大動脈狭窄	3 (0.4)	39 (1.5)		
修正大血管転位	3 (0.4)	26 (1.0)	295 (0.7)	176 (1.5)
僧帽弁閉鎖不全	2 (0.3)	17 (0.6)		
心筋症	1 (0.1)	8 (0.3)		
三心房心	1 (0.1)		205 (0.5)	1 (0.0)
僧帽弁狭窄・閉鎖不全	1 (0.1)	4 (0.2)		
その他	8 (1.0)	432 (16.3)	4,906 (11.4)	1,383 (11.6)
計	773	2,654	42,917	11,963

中沢ら（日本小児科学会雑誌 90（11）：2578-2587, 1986）, 松岡ら（日本小児循環器学会雑誌 19（6）：66-81, 2003）, 手術例（日本胸部外科学会による全国集計）から改変した．（　）は総数に対する百分率である．

5) 区分診断法

先天性心疾患の診断の基本は，心血管系の構造全体を正確に把握することにある．そのための方法として区分診断法がある（**表2**，**図1**）．この方法では，心臓を心房，心室，大血管の三つの区分に分け，心房心室関係と心室大血管関係の二つの関係を加えた5つについて検討し，各区分での合併病変も併せて心臓の全体を把握するものである．診断に際しては，この方法で系統的に診断を進め，見落としをしないことが大切である．以下に各区分について概要を述べる．

a) 内臓と心房

心臓の診断に入る前に内臓の左右を明らかにしておく．左右が正常の内臓正位solitus，逆のものが内臓逆位inversusであり，左右が明らかでないものが不定位ambiguousである．不定位は内臓錯位ともいわれ，右相同（無脾症候群asplenia）と左相同（多脾症候群polysplenia）に分けられる．

心房では，解剖学的特徴から左房か右房かを診断する．内臓位同様に，正位solitus，逆位inversusと不定位ambiguousがある．不定位には左相同left isomerismと右相同right isomerismがあり，それぞれ多脾症候群と無脾症候群に対応している．

b) 心室

心室には右室と左室の二つがあり，解剖学的特徴から診断されるが，いずれとも決めがたいものもある．心室の位置関係は右室の左室に対する位置で表され，dループ，lループ，xループがある．また十字架心criss-cross heartといわれ，心室が上下に位置する場合もある．

c) 大血管

大血管には大動脈と肺動脈，総動脈幹がある．二つの大血管に分かれている場合には二つの半月弁の位置関係を把握する．

大血管相互の関係も重要で，正常では肺動脈が大動脈の左前から起始し，後背方に延びて大動脈とはらせん状に走行する．

d) 心房心室関係

心房心室関係は，線維筋性構造(type)と房室弁の形態(mode)を評価する．

e) 心室大血管関係

心室大血管関係には一致，不一致(転位)，両大血管同室起始，単一起始がある．

区分診断法ではこれらの5つについて検討し，各区分での病変の有無を診断して全体像を系統的に把握していくことにより，見落としなく，正確な診断を下すことができる．

この形態診断を基本とし，さらに機能評価を加えて治療方針を決定する．

6) 治療

各先天性心疾患の治療については，各論で述べられるので，ここでは，基本的な治療戦略を述べる．まず，治療の要不要を決定する．治療不要な場合には経過観察の要不要を考慮して，観察の間隔を決定する．治療が必要な場合には，内科的な治療

[表2] 区分診断法

1) **内臓位**：心臓を診る前に内臓の左右を確認する
   (ア) 内臓の左右
     ① 右側の臓器：三葉の肺，右気管支は右上気管支を口側で分枝，肝臓
     ② 左側の臓器：二葉の肺，気管の分枝の相違，胃，脾臓
   (イ) 内臓位
     ① 正位situs solitus：右側の臓器が右，左側の臓器が左にある
     ② 逆位situs inversus：右側の臓器が左，左側の臓器が右にあり正常と左右逆転
     ③ 不定位situs ambiguousまたは相同isomerism
       ・右相同right isomerism (無脾症候群asplenia)：左右ともに右側の性質をもつ
       ・左相同left isomerism (多脾症候群polysplenia)：左右ともに左側の性質をもつ

2) **心房**
   (ア) 右房と左房の特徴
     ① 右房：下大静脈の流入，キャッチャーミット型の心耳，卵円窩の存在
       Eustachian弁(下大静脈弁)やThebesius弁(冠静脈洞弁)がある
     ② 左房：示指型の心耳，平滑な心房中隔面
   (イ) 心房位
     ① 正位situs solitus：右房が右，左房が左に位置する
     ② 逆位situs inversus：右房が左，左房が右に位置する
     ③ 不定位situs ambiguousまたは相同isomerism
       ・右相同right isomerism：左右心房ともに右房の性質をもつ
       ・右相同left isomerism：左右心房ともに左房の性質をもつ

3) **心室**
   (ア) 右室と左室
     ① 右室：心室中隔面の肉柱が粗い，中隔面から乳頭筋が起始
       流入部に三尖弁：僧帽弁より心尖寄りに付着する
     ② 左室：心室中隔面は平滑
       流入部に僧帽弁：二つの乳頭筋が自由壁から起始する
   (イ) 心室位
     ① dループ(右手型心)：右室が左室の右に位置する
     ② lループ(左手型心)：右室が左室の左に位置する
     ③ xループ：左右心室の同定が不可能な場合

4) **大血管**
   (ア) 大動脈と肺動脈
     ① 大動脈：起始後に大動脈弓を形成する
       冠動脈の起始
     ② 肺動脈：起始後背方に延びて左右に分枝する
     ③ 総動脈幹：大動脈と肺動脈に分かれていないもの
   (イ) 大血管位
     ① D：大動脈が肺動脈の右に位置する
     ② L：大動脈が肺動脈の左に位置する
     ③ A：大動脈が肺動脈の前に位置する
     ④ X：大血管が1本しか起始していない場合

5) **心房心室関係(図1)**
   (ア) 線維筋性結合
     ① 房室一致：右房と右室，左房と左室が結合する
     ② 房室不一致：右房と左室，左房右室が結合する
     ③ 非定房室間結合：心房が不定位で関係を決められない場合
     ④ 両房室弁同室挿入：両心房からの房室弁が一つの心室に結合する
     ⑤ 一側房室間結合欠如：一側房室間の結合がない
   (イ) 房室弁形態
     ① 二弁：房室弁が二つとも開存
     ② 共通房室弁：房室弁が共通房室弁で一つしかない
     ③ 一側房室弁騎乗：一つの房室弁が両心室にまたがっているが弁下組織は各心室にあるもの
     ④ 一側房室弁両室挿入：騎乗した房室弁の弁下組織が両心室にまたがるもの
     ⑤ 一側房室弁非穿通：一側房室弁の膜様閉鎖

6) **心室大血管関係**
   (ア) 一致(正常関係)：右室と肺動脈，左室と大動脈がつながる
   (イ) 不一致(大血管転位)：右室と大動脈，左室と肺動脈がつながる
   (ウ) 両大血管同室起始(両大血管右室起始，両大血管左室起始)
   (エ) 単一起始(総動脈幹，肺動脈閉鎖，大動脈閉鎖)

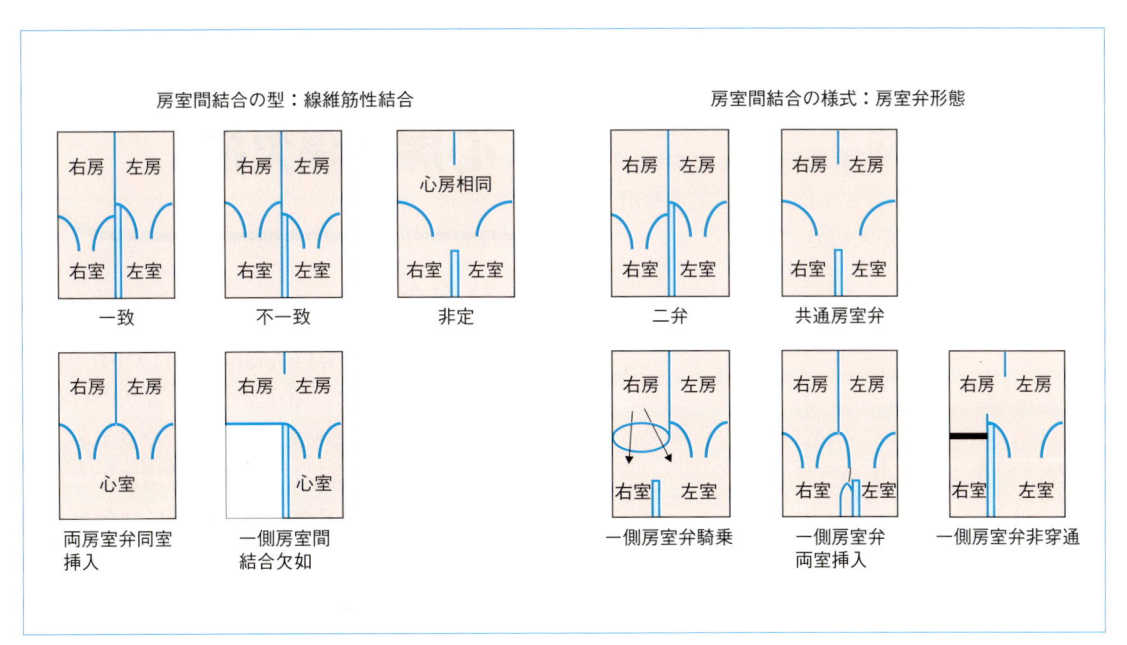

[図1] 心房心室関係
詳細は表2参照.

と外科的治療の適応を検討する．外科的治療には心内修復術と姑息的手術がある．心室を二つの心室として用いることができない場合にはFontan型の手術が考慮される．また，近年，カテーテル治療法が進歩し，肺動脈弁狭窄や動脈管開存，不整脈合併例などに幅広く応用されている．外科的治療を行った場合には，術後の合併症や遺残病変，不整脈の出現などに注意して経過観察を行う．

7) 妊娠

先天性心疾患を有する女性の妊娠に際しては，妊娠の危険性の評価とともに児についての遺伝相談を行うことが重要である．妊娠に伴って母体には，循環血液量と心拍出量の増加，末梢血管抵抗の低下，心拍数の増加，貧血などの変化を生じる．また，妊娠後期から晩期にかけて凝固能の亢進もみられる．分娩に際しては怒責に伴う心負荷，心内膜炎，出血，塞栓症，循環血液量の変化，末梢血管抵抗の変化，血圧の変化など多くの問題がある．一般に妊娠が禁忌とされている疾患としては，① 高度の肺高血圧（Eisenmenger症候群など），② 狭窄性疾患（大動脈弁狭窄や肺動脈狭窄で圧較差＞50mmHg，大動脈縮窄では20mmHg以上），③ 心不全（NYHA class Ⅲ，Ⅳ），④ 大動脈拡張のあるMarfan症候群（大動脈径＞40mmHg），⑤ チアノーゼ群心疾患（酸素飽和度＜85％）があげられる．

8) 胎児心臓病学について

近年，超音波検査法の発達により，胎児期に先天性心疾患や不整脈の診断が行われるようになってきている．胎児期に診断する目的は，出生後の臨床経過を予測して分娩方法や出生後の治療計画を立て，先天性心疾患の治療成績向上を図ることであり，疾患によっては小児心臓病の手術経験の豊富な施設への母体搬送も行われている．また，母体に抗不整脈薬を投与して胎児不整脈による心不全の治療が行われている．

一般に，胎児の心疾患は，産科医の四腔断面を中心にしたスクリーニングによって発見されることが多く，共通房室弁や左右心室の大きさの不均衡をきたす疾患，心拡大，胎児水腫などから心疾患を発見される頻度が高い．小さい心室中隔欠損の診断は困難な場合が多く，動脈管開存などの出

生後の変化が問題となる疾患の診断は不可能である．

　胎児に重篤な心疾患が発見された場合には，予後や治療プランを両親に詳細に話すとともに，疾患を受け入れることができるように精神的なサポートを十分に行うことが大切である．

文献
1) Allen, HD et al : Moss and Adams' Heart Disease in Infants, Children, and Adolescents, 6th ed, Lippincott Williams & Wilkins, Philadelphia, 2001
2) Cheitlin, MD et al : ACC/AHA/ASE 2003 Guideline Update for the Clinical Application of Echocardiography : Summary Article : A Report of the American College of Cardiology/American Heart Association Task Force on Practice Guidelines (ACC/AHA/ASE Committee to Update the 1997 Guidelines for the Clinical Application of Echocardiography). 2003. American College of Cardiology Web Site. Available at : www.acc.org/clinical/guidelines/echo/index.pdf
3) Gatzoulis, MA et al eds : Diagnosis and Management of Adult Congenital Heart Disease, Churchill Livingstone London, 2003
4) 循環器病の診断と治療に関するガイドライン（1998-1999年度合同研究班報告）．成人先天性心疾患診療ガイドライン．Jpn Circ J 64 (suppl IV) : 1175, 2000
5) Perloff, JK et al : Congenital Heart Disease in Adults, WB Saunders, Philadelphia, 1997
6) 高尾篤良ほか編：臨床発達心臓病学，改訂3版，中外医学社，東京，2001

（深谷　隆）

2. 心房中隔欠損

1) 概念

　心房中隔欠損 atrial septal defect (ASD) とは，心房中隔に先天的に欠損孔があり，左房から右房に短絡を生じている疾患である．短絡量が多い場合，右房，右室の容量負荷と肺血流増加による障害をきたす．ASDの頻度は幼児期には全先天性心疾患の約10％であるが，思春期以降に診療の対象となる先天性心疾患では大動脈二尖弁や僧帽弁逸脱症と並んで，最も多くみられる疾患の一つである．男女比は1：2で女性に多い．ASDは欠損孔の部位によって，一次孔欠損（20～30％）と二次孔欠損（70～80％）に分類される．二次孔欠損のうち約90％は卵円孔部に存在し，その他は上大静脈入口部（上位欠損），下大静脈入口部（下位欠損），冠静脈洞欠損に分類される（図1）．上大静脈入口部型では上大静脈流入部近傍の高位心房中隔に欠損孔があり，しばしば右側上中葉の肺静脈還流異常を合併する．一次孔欠損は心内膜欠損の不完全型で，通常僧帽弁裂隙（cleft）を伴うため，僧帽弁逆流を認める．近年，心房中隔欠損と房室伝導障害を家族性にきたす家系において，心臓発生に必須な組織特異的ホメオボックス遺伝子に転写因子 Csx/Nkx2.5 の遺伝子変異が報告されている．

2) 病態生理

　基本的な病態は心房レベルにおける左右短絡と右心系の容量負荷である．左房に還流した血液の一部が欠損孔を通して右房へ短絡するため右房，右室，肺動脈へ流れる血液量は増加しこれらの腔は拡大する．左右短絡は左房圧が右房圧を上回る心室収縮期から拡張早期にかけてと心房収縮期に増加する．短絡量と短絡方向は欠損孔の大きさ，左右心室のコンプライアンスおよび肺・体循環系

の血管抵抗の相対的関係によって決定される．新生児期，乳児期には右室壁が厚く，右室コンプライアンスが低いため，左房−右房短絡が出にくい．右室壁が左室壁よりも薄くなるにつれ，右室の血流充満抵抗が低くなり左右短絡が生じる．成人では加齢とともに左室のコンプライアンスが低下すると左右短絡がさらに増加し，右心負荷および肺高血圧の増悪をきたす．また，長年の右房の容量負荷によって，心房細動，心房粗動などの上室性不整脈が多くなり，動悸などの症状が出現するようになる．成人例では左心不全を認めることがあるが，一般に左室収縮能は正常であり，右室容量負荷に伴う左室拡張不全が原因であると考えられる．

3）診断

a）身体所見

視診では左胸骨部の膨隆 bulge が最も重要であり，右室の容量負荷を反映する．この bulge は年齢，短絡量，肺動脈圧などの影響を受け，中等量以下の短絡で正常肺動脈圧の若年症例では認めないが，中・高齢の ASD 患者では高率に認める．

触診では傍胸骨拍動 parasternal impulse を触れる．これは負荷のかかった右室の拍動を触れるもので，肺高血圧症がない場合は収縮期にピークがあり急速に下降する（hyperkinetic）．肺高血圧症を伴うと，傍胸骨拍動のパターンは収縮期のピークの持続が長くなり触知しやすくなる（sustained）．

聴診所見としてはII音の固定性分裂がある．これはII音が呼吸性にほとんど変動せずに常に分裂しており，しばしばIIpの亢進を伴う．しかし，II音の固定性分裂は完全右脚ブロックの症例でも認め，特異度が低い．本症に特異度が高い聴診所見としては相対的三尖弁狭窄雑音，三尖弁開放音がある．相対的三尖弁狭窄雑音は有意な左右短絡の存在を示す重要な所見で，下部胸骨左縁において低調な拡張期雑音として聴取する．その他の所見としてはI音の亢進や相対的肺動脈弁狭窄による駆出性収縮期雑音がある．相対的三尖弁狭窄雑音と三尖弁開放音は僧帽弁性ランブルと僧帽弁開放

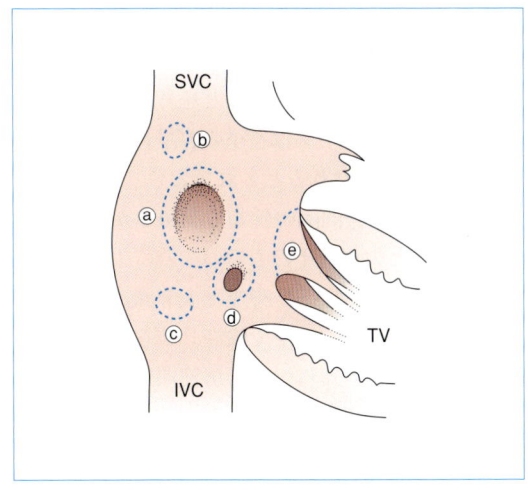

[図1] 心房中隔欠損の種類
ⓐ：二次孔欠損型（卵円孔部），ⓑ：上位欠損型，ⓒ：下位欠損型，ⓓ：冠静脈洞欠損型，ⓔ：一次孔欠損型
SVC：上大静脈，IVC：下大静脈，TV：三尖弁

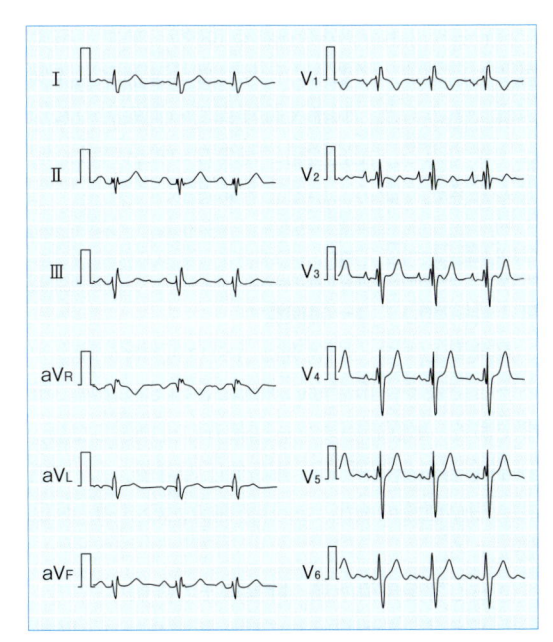

[図2] 二次孔欠損型心房中隔欠損の心電図
右側胸部誘導における不完全右脚ブロックパターン（rSR'型）を認める．$V_{1,2}$ の陰性T波は肺高血圧の合併を示唆している．本症例は発作性心房細動を合併していた．

音と誤ることがあり，I音の亢進も伴うことから僧帽弁狭窄症と誤診することがある．

b）心電図

心電図では右側胸部誘導における不完全右脚ブ

ロックパターン（rSR'またはrSr'型）と下方軸が典型的である（図2）．左方軸を呈する場合は一次孔欠損か僧帽弁逆流の合併などを考える．不完全右脚ブロックパターンは右室の容量負荷による右脚の進展が成因であるとされており，90％の症例で認める．PQ間隔の延長も認めるが，これは心房の拡大と欠損孔そのものの影響によるとされている．静脈洞型ASDや左上大静脈遺残の合併の症例ではⅡ，Ⅲ，aVFで陰性P波を認めることがある．成人になるにつれ心房性期外収縮などの上室性不整脈が出現し始め，30〜40歳以上では心房細動，心房粗動を伴う症例が増加する．

c）胸部X線

肺循環血流量の増加を反映して肺動脈主幹部（肺動脈弓）の拡大，および末梢肺動脈の拡大（over-circulation）がみられる（図3）．また，右室拡大も認める．これらの所見は部分肺静脈還流異常症でもみられ，胸部X線写真での両疾患の鑑別は困難である．左右短絡量が少ない場合には，明らかな変化を認めないこともある．

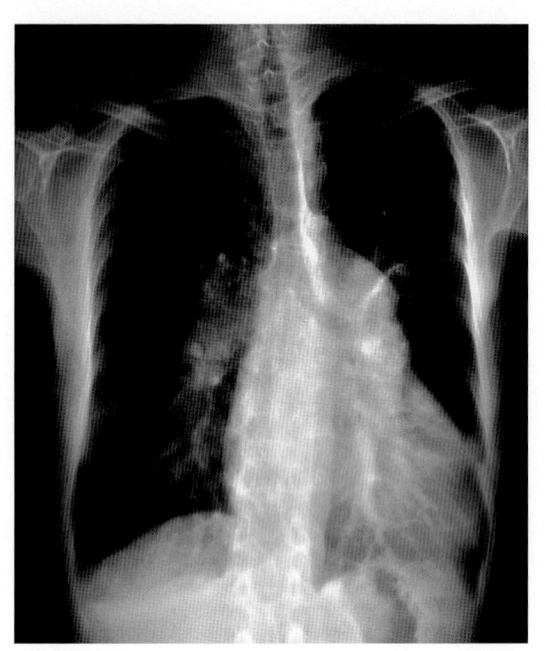

[図3] 心房中隔欠損の胸部X線像
心陰影および肺動脈主幹部（肺動脈弓）の拡大を認める．

d）心エコー図

■①経胸壁心エコー図検査

経胸壁心エコー図検査はASDの診断を確定するだけでなく，重症度の評価においても非常に重要である．本症の心エコー図検査の役割としては，a）右心容量負荷所見，肺高血圧の評価，b）欠損孔，短絡血流の検出，c）肺体血流比の計測，が重要である．

ⓐ右心容量負荷所見，肺高血圧の評価

右心容量負荷所見としては，断層心エコー図検査で，右房，右室の拡大および左室の拡張期変形（扁平化）を認める（図4）．Mモード心エコー図検査における心室中隔の奇異性運動は，右室の拡大と左室の拡張期変形に基づいて出現する（図5）．また，三尖弁逆流の圧較差を測定することで，肺動脈圧（肺高血圧の程度）の推定も可能である．連続波ドプラ法を用いて三尖弁逆流ジェットの最高流速（V）を計測し，簡易Bernoulliの式により収縮期の右室−右房圧較差を算出する（4×V^2mmHg）．この圧較差に推定右房平均圧として10mmHgを加えることで，肺動脈圧を容易に推定できる．しかし，右心容量負荷所見や肺高血圧はASD以外の疾患でも認められるため，確定診断には欠損孔，短絡血流の検出が必要である．

ⓑ欠損孔，短絡血流の検出

断層心エコー図にて欠損孔を描出し，通過する短絡血流をカラードプラ法やパルスドプラ法を用いて検出する（図6）．欠損孔の描出は傍胸骨四腔像，短軸像，心尖部四腔像，剣状突起下からのアプローチや右胸壁アプローチなどを用いて，心房中隔の部分的な欠損を描出する．心尖部四腔像では心房中隔と超音波ビームが平行となりやすいため，正常例でも心房中隔の中央部のエコーが欠落してみえることがしばしばあるため，注意を要する．欠損孔の有無が紛らわしい場合においては，カラードプラ法を用いて通過する短絡血流を検出する必要がある．カラードプラ法にて左房から欠損孔を通過して右房へ流れ込む短絡血流を描出できれば確定診断となる．パルスドプラ法を用いて

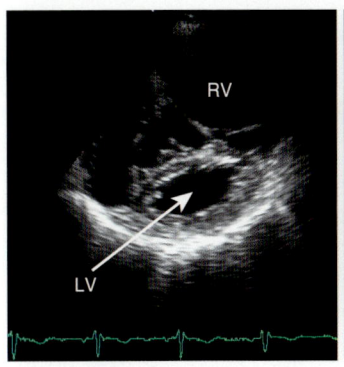

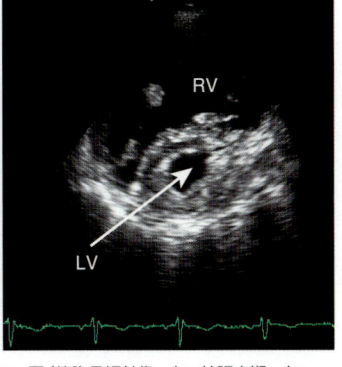

[図4] 二次孔欠損型心房中隔欠損の断層心エコー図（傍胸骨短軸像，左：拡張末期，右：収縮末期）
右室の著明な拡大を認める．左室は収縮期にはほぼ円形を保っているが，拡張期には楕円形を呈している（左室の扁平化）．この症例では三尖弁逆流の圧較差が53mmHgと上昇しており，肺高血圧症の合併を認めた．
RV：右室腔，LV：左室腔

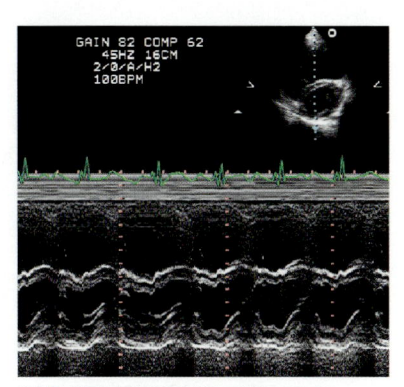

[図5] 心房中隔欠損のMモード心エコー図
Mモード心エコー図検査にて心室中隔の奇異性運動と右室径の拡大を認める．

[図6] 二次孔欠損型心房中隔欠損の断層心エコー図（四腔断面像）（左図）およびカラードプラ心エコー図（右図）
右心系の拡大と心房中隔エコーの欠損を認める．カラードプラ心エコー図で欠損孔を通過する左右短絡血流が描出されている．
RV：右室腔，LV：左室腔，RA：右房腔，LA：左房腔

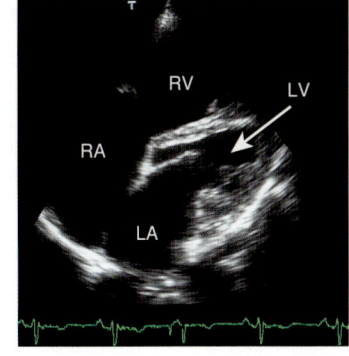

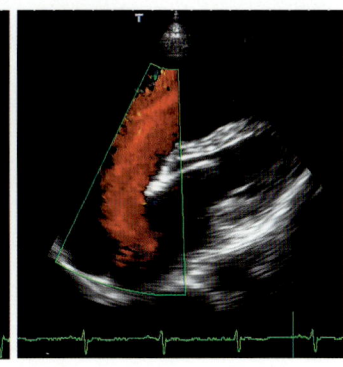

短絡血流の血流パターンを記録すると，一般には収縮末期から拡張早期にかけての時相と心房収縮期の時相とに，左房から右房へ向かう二峰性の血流シグナルとして記録される．多孔性心房中隔欠損では，断層心エコー図で欠損孔がはっきりせずに，ドプラ法を用いて初めて短絡血流の存在に気づくこともある．上大静脈入口部や冠静脈洞に欠損孔を有する症例では，右胸壁以外のアプローチで検出が困難であることもしばしばあり，ASDが疑われる症例の場合には右胸壁アプローチを行う．経胸壁心エコー図検査のあらゆるアプローチを行って欠損孔が検出されない場合でも，原因不明の右心負荷所見や左右短絡が疑われる場合には，後述する経食道心エコー図検査を積極的に施行するべきである．

ⓒ肺体血流比の計測（図7）

左室駆出血流量と右室駆出血流量を算出することで，肺体血流比の推定が可能である．断層心エコー図にて左室流出路径（D_{LVOT}），右室流出路径（D_{RVOT}）を計測し，その計測部位における血流速波形をパルスドプラ法で測定し，時間速度積分値（TVI_{LVOT}，TVI_{RVOT}）を得る．

肺体血流比 $(Qp/Qs) = \{3.14 \times (D_{RVOT}/2)^2 \times TVI_{RVOT}\} / \{3.14 \times (D_{LVOT}/2)^2 \times TVI_{LVOT}\}$

上記の式を用いて，Qp/Qsを算出する．一般にQp/Qsが2.0以上であれば治療の適応となる．

■②経食道心エコー図検査

経食道心エコードプラ法は左房の後方から直接，左房，心房中隔，右房を観察できるため，ASDの診断にはきわめて有用である（図8）．特に欠損孔の位置や大きさ，数の把握，短絡血流の詳細な

- ●心房中隔欠損診断のまとめ
  - ●身体所見
    - ■視診：左前胸部膨隆（bulge）
    - ■触診：傍胸骨拍動（parasternal impulse）
    - ■聴診：Ⅱpの亢進を伴うⅡ音の固定性分裂，相対的三尖弁狭窄雑音，三尖弁開放音
  - ●心電図：右側胸部誘導の不完全右脚ブロックパターン（rSR'またはrSr'型）
  - ●胸部Ｘ線：心陰影および肺動脈主幹部の拡大，末梢肺動脈の拡大
  - ●経胸壁心エコー図
    1. 右心容量負荷所見，肺高血圧の評価
    2. 断層像での欠損孔の検出，カラードプラ法，パルスドプラ法での短絡血流の検出
    3. 肺体血流比の計測
  - ●経食道心エコー図
    1. 欠損孔の検出（経胸壁心エコー図検査で欠損孔を確認できない場合）
    2. 欠損孔の詳細な観察
    3. 合併奇形の検出（部分肺静脈還流異常など）
  - ●心臓カテーテル
    血液ガスサンプリングによる短絡率，肺体血流比の算出，合併奇形の検出

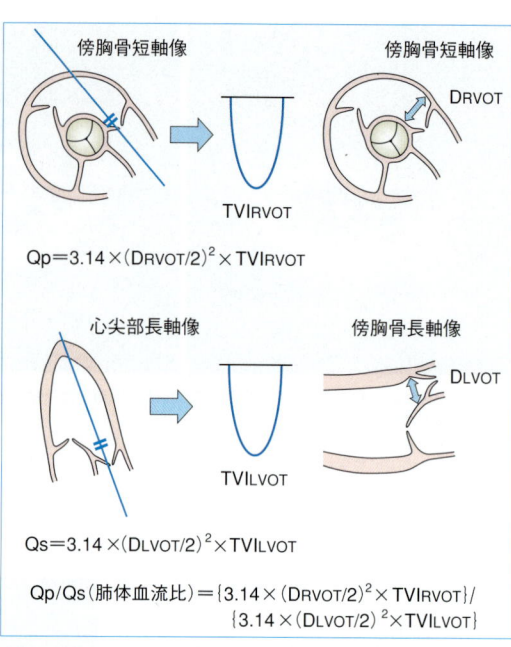

[図7] パルスドプラ法による肺体血流比（Qp/Qs）の計測

$Qp = 3.14 \times (D_{RVOT}/2)^2 \times TVI_{RVOT}$

$Qs = 3.14 \times (D_{LVOT}/2)^2 \times TVI_{LVOT}$

$Qp/Qs(肺体血流比) = \{3.14 \times (D_{RVOT}/2)^2 \times TVI_{RVOT}\} / \{3.14 \times (D_{LVOT}/2)^2 \times TVI_{LVOT}\}$

TVI_{RVOT}(cm)：右室流出路血流の時間速度積分値
D_{RVOT}(cm)：右室流出路径
TVI_{LVOT}(cm)：左室流出路血流の時間速度積分値
D_{LVOT}(cm)：左室流出路径

観察には必須の検査である．卵円孔部以外の二次孔欠損の場合には，経胸壁心エコー図検査では欠損孔が確認できないことが，しばしばあるので必ず施行すべきである．パルスドプラ法を用いると短絡血流に平行に超音波ビームを当てることができ，正確な短絡血流波形を得られるので，右左短絡の有無など詳細に観察することが可能である（図9）．また，ASDには部分肺静脈還流異常を合併していることがあり（特に卵円孔部以外の二次孔欠損では高率に合併する），経食道心エコー図検査を施行した際には，4本の肺静脈が左房に還流しているかどうかを確認することが重要である．最近ではカテーテルによるASD閉鎖治療が可能となってきているが，その際の術中モニターには最も重要な検査法の一つである．

e）心臓カテーテル

心臓カテーテル検査で直接欠損孔の存在を示す所見としては，右心系に挿入したカテーテルが心房中隔を通過し，左房，肺静脈に達することがあげられる．また，右房での血液ガスサンプリングにより血液酸素飽和度の上昇を認める．心腔内の各所でサンプリングを行うことで短絡率，肺体血流比を算出できる．肺動脈造影では肺静脈－左房－右房の短絡所見と，右室－肺静脈の再造影所見（recirculation）を認める．部分肺静脈還流異常合併症例では肺静脈から右房，上大静脈が直接造影される．

4）臨床経過・予後

本症の多くは思春期まで無症状に経過し，健診時に指摘されることが多い．20歳代以降になると息切れや易疲労感といった自覚症状や上室性不整脈がみられはじめ，加齢とともにその頻度は高くなる．ASDは一般的に予後が良好な疾患とされており，70～80歳代で初めて診断されることもある．近年，早期の外科的治療により予後が改善することが報告されており，24歳以前の手術症例では，30年生存率が健常人と同じである．手術時高年齢は遠隔期死亡の危険率は増加させるものの，内科治療と比較すると，外科治療によって心不全の悪化を有意に抑制し，10年生存率を有

[図8] 二次孔欠損型心房中隔欠損の経食道心エコー図（左図）および経食道カラードプラ心エコー図（右図）
右房の著明な拡大および心房中隔欠損孔を認める．カラードプラ心エコー図では欠損孔を通過する短絡血流を認める．
RV：右室腔，RA：右房腔，LA：左房腔

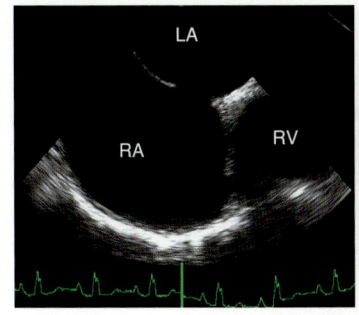

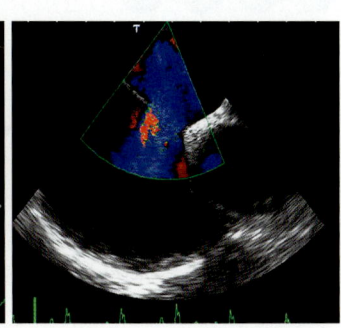

意に改善することが報告されている．

5) 治療

肺高血圧症を合併しない場合でも，臨床症状（不整脈など）を有し，有意な左右短絡量を認めれば基本的には外科的治療の適応となる．症状が乏しくてもQp/Qsが2.0以上の場合は，将来不整脈や肺高血圧症，心不全をきたす危険性があるため，早期の手術が勧められる．手術は体外循環下において欠損孔の直接縫合またはパッチ縫合による閉鎖が一般的である．無症状でQp/Qsが1.5以下の左右短絡量が少ない症例の場合には，症状の出現や右心負荷所見の増悪に注意しながら，経過観察を行う．一方，高度の肺高血圧症を合併する場合は，肺血管に不可逆的な器質的閉塞性病変を認めるかどうかで，治療後の予後が異なるため，手術適応については十分に検討すべきである．

近年，カテーテルデバイスによる欠損孔閉鎖術の有用性が多数報告されており，本邦でも今後普及していく可能性が高いと思われる．今後，カテーテルデバイスによる低侵襲治療の確立によって，治療の適応やタイミングが変わることが予測される．

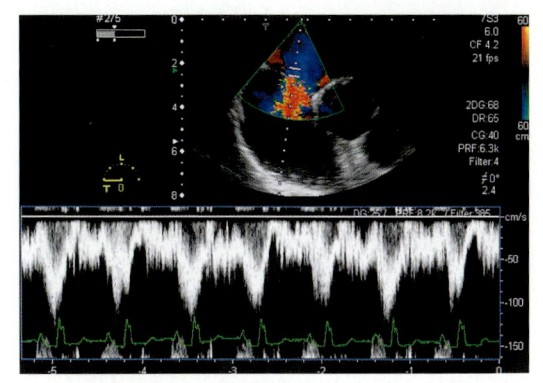

[図9] 心房中隔欠損の左右短絡血流のパルスドプラ心エコー図（経食道心エコー図による記録）
短絡血流は収縮末期から拡張早期にかけての時相と心房収縮期の時相とに，左房から右房へ向かう二峰性の血流シグナルとして記録される．

文献

1) Du, Z et al : Comparison between transcatheter and surgical closure of secundum atrial septal defect in children and adults. J Am Coll Cardiol 39 : 1836-1844, 2002
2) Kitabatake, A et al : Noninvasive evaluation of the rate of pulmonary to systemic flow in atrial septal defect by duplex Doppler echocardiography. Circulation 69 : 73, 1984
3) Konstantinides, S et al : A comparison of surgical and medical therapy for atrial septal defect in adult. N Engl J Med 333 : 469-473, 1995
4) Kronzon, I et al : Transesophageal echocardiography is superior to tranthoracic echocardiography in the diagnosis of sinus venous atrial septal defect. J Am Coll Cardiol 17 : 537-542, 1991
5) Murphy, JG et al : Long-term outcome after surgical repair of isolated atrial septal defect. Follow-up at 27 to 32 years. N Engl J Med 323 : 1645-1650, 1990
6) Schott, J et al : Congenital heart disease causes by mutations in the transcription factor NKX2-5. Science 281 : 108, 1998
7) St John Sutton, MG et al : Atrial septal defect in patients ages 60 years older : operative results and long-term postoperative follow-up. Circulation 64 : 402-409, 1981

〈松村嘉起・吉川純一〉

心房中隔欠損
インターベンション治療

心房中隔欠損に対するインターベンション治療には，これまでさまざまな試みが行われてきた．1990年代前半には Clam shell device，さらにその後 Angel Wings，ASDOS device などが欧米を中心に（一部国内でも）治験が行われた．しかしながらこれらの閉鎖栓を用いたインターベンション治療では，対象が比較的小さな欠損孔に限られ，治療後に残存短絡がみられることがあり，さらに device を構成するフレームが金属疲労により留置後破損することがある，などの問題が明らかとなり，認可に至ったものはない．

1990年代後半に登場した Amplatzer Septal Occluder® はニッケル・チタン合金からできた形状記憶合金（Nitinol®）のメッシュで構成された円形の閉鎖栓である．金属メッシュ内部には血栓形成性を高めるポリエステル製の布製パッチが縫着されており，より速やかな完全閉鎖を導くことが可能である（図1）．閉鎖栓の末端は，ねじ状の接続部でデリバリーケーブルとつながっているため，閉鎖術中に閉鎖栓の位置を変更したり，カテーテル内に回収したりすることが可能である．Amplatzer Septal Occluder はすでに FDA の認可を得ており，世界中で5万例を越す安定した留置実績がある．国内でも臨床治験が行われ良好な治療成績が報告され，2005年春に承認された（2005年12月現在保険未収載）．

Amplatzer Septal Occluder は中央部がウエスト状となる self-centering 機能をもち，左房側のディスクと右房側のディスクで欠損孔の両端から挟み込むように留置される．self-centering 機能とは，device 自体が欠損孔を押し広げるように留置するため，留置後の device 位置は必然的に欠損孔の中心に位置することを意味する．この機能がなかった以前の device は左右のアームの接続部が欠損孔内を移動する可能性があり，残存短絡や device 留置の技術的困難性と関連していた．Amplatzer Septal Occluder 以外に海外で使用もしくは治験が行われている主要な device には，StarFLEX device（図2）と Helex device（図3）がある．StarFLEX は Clam shell device の改良版である CardioSEAL device に self-centering メカニズムをもたせた device である．現在の device で self-centering 機能をもつのは Amplatzer Septal Occluder と StarFLEX の二つである．Helex device は Nitinol のワイヤーに Gore-Tex の膜を三次元的に縫着したもので，これまでの device に比べ使用金属量が少ないことが特徴である．Helex device に使用されている閉鎖膜は，これまで外科的に使用された材質であり体内での安定性は高いと思われるが，留置手技がやや煩雑な点が問題である．現在米国での治験が進行中であり，比較的小さい欠損孔に対し有用であると考えられる．

Amplatzer Septal Occluder を用いた心房中隔欠損のインターベンション治療（図4）対象は，二次孔型心房中隔欠損で，1）欠損孔のバルーン伸展径が38 mm 以下，2）肺体血流比が1.5以上，3）前縁を除く欠損孔周囲縁が5mm 以上あるもの，または肺体血流比が1.5未満であっても心房中隔欠損に伴う心房性不整脈や奇異性塞栓症を合併するもの，である．高度の肺高血圧を合併する例など心房中隔欠損の治療そのものが適応にならない場合は，インターベンション治療も適応とはならない．欠損孔の正確な部位診断と欠損孔周囲縁の評価には経食道心エコーが重要である．

閉鎖術は，原則として全身麻酔下に施行する．通常のカテーテル検査と肺静脈造影を行って欠損孔の部位診断を行った後，閉塞用バルーンを用いて欠損孔の伸展径を測定する．閉鎖にはこの伸展径と同一サイズの閉鎖栓を選択する．大腿静脈から左房へ6～10Fr（閉鎖栓の大きさで異なる）のデリバリーシースを挿入し，このデリバリーシース内に閉鎖栓を挿入し，留置部位までアプローチする．まず左房側のディスクを開き，続いて右房側のディスクを開いて心房中隔の閉鎖を行う．それぞれのディスクが適切な位置で開いているかどうかを確認するためには経食道心エコーによるモニターが重要なポイントとなる．閉鎖栓が適切な位置に留置されたことが確認されたら，デリバリーケーブルを離脱し，閉鎖術を終了する．閉鎖後は抗血栓を目的に，アスピリンもしくはアスピリンと clopidogrel（国内未承認）を6ヵ月間服用する．

国内では1998年から1999年に34例の心房中隔欠損に対して治験が実施された．治療時年齢は14.3±6.9歳（3～29歳），欠損孔の伸展径は17.0±4.4mm（9.0～25mm），Qp/Qs は2.3±0.6（1.0～3.4）であった．24時間後，1ヵ月後，6ヵ月後，1年後の完全閉鎖率はそれぞれ91.2％（31/34），91.2％（31/34），97.1％（33/34），97.1％（33/34）であった．合併症は1例で

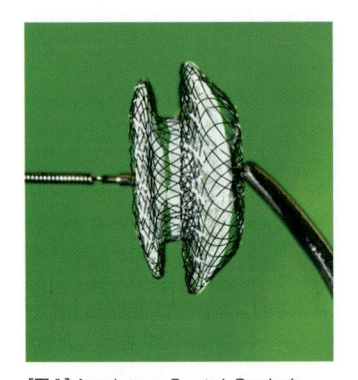

[図1] Amplatzer Septal Occluder の側面像
まず左房側のディスクを開き，続いて右房側のディスクを開いて閉鎖術を行う．

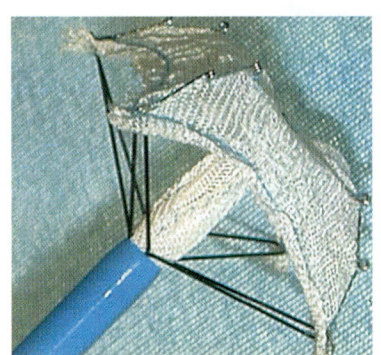

[図2] StarFLEX device

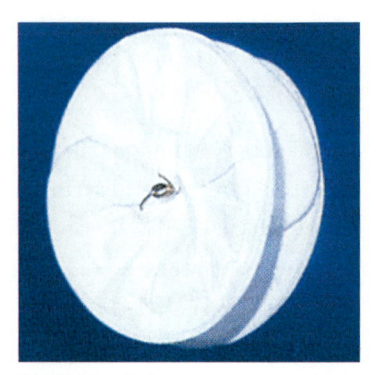

[図3] Helex device

　右房側ディスクを開いた直後に一過性の2度房室ブロックになった．deviceの脱落や血栓あるいは空気の塞栓によると思われる症状は認めなかった．外来でのフォローアップでも，deviceの脱落，deviceへの血栓の付着，他の合併症は認めていない，であった．閉鎖栓の留置は全例で可能であり，術後24時間の経胸壁カラードプラで全例に完全閉鎖を確認した．カテーテル治療の所要時間は平均102分で，平均透視時間は15分であった．閉鎖術中・術後に，不整脈，塞栓，出血などの合併症は認められず，全例術後2日で退院した．

　本法はこれまでの心房中隔欠損に対するカテーテル治療と比べ，安全に高い完全閉鎖率が期待できる．閉鎖栓の安全性や血栓症などの長期予後に関しては，今後の検討が必要である．カテーテル検査室における全身麻酔管理，経食道心エコーによるモニターなど特殊な管理技術が必要であるが，二次孔型心房中隔欠損のかなりの部分で手術によらない治療が可能になってくると思われる．

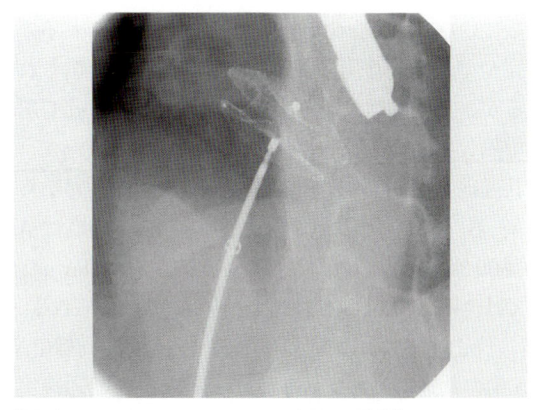

[図4] Amplatzer Septal Occluderを用いた閉鎖術
欠損孔を挟み込むように閉鎖栓が留置されている．

文献
1) Rome, JJ et al : Double-umbrella closure of atrial defects : Initial clinical applications. Circulation 82 : 751-758, 1990
2) Masura, J et al : Transcatheter closure of secundum atrial septal defects using the new self-centering Amplatzer septal occluder : Initial human experience. Cathet Cardiovasc Diagn 42 : 388-393, 1997
3) Oho, S et al : Transcatheter closure of atrial septal defects with the Amplatzer Septal Occluder - A Japanese clinical trial - . Circulation J 66 : 791-794, 2002
4) Zahn, EM at al : Development of Helex Septal Occluder, a new expandable polytetrafluoroethylene atrial septal defect occlusion system. Circulation 104 : 711-716, 2001
5) Du, ZD et al : Comparison between transcatheter and surgical closure of secundum atrial septal defect in children and adults. J Am Coll Cardiol 39 : 1836-1844, 2002

〈赤木禎治〉

3. 房室中隔欠損（心内膜床欠損）

1）概念

心内膜床欠損 endocardial cushion defect（ECD）は房室中隔欠損 atrioventricular septal defect（AVSD）と呼ばれ，本邦では先天性心疾患を有する新生児の1.8％に認められる．Down症では40％前後に先天性心疾患がみられ，そのうち約40％が房室中隔欠損である．また内臓錯位症候群では無脾症候群の97％，多脾症候群の81％に認められたと報告されている．

房室中隔欠損の解剖学的基本形態は，①房室弁が5尖の共通房室弁からなる，②心室中隔流入部の欠損，③大動脈が正常よりも前方に位置している（unwedged position）ことがあげられる．完全型と不完全型（ないしは部分型）に分類されるが，完全型は大きな心室中隔欠損と一次孔心房中隔欠損，共通房室弁を有し，Rastelli に従って，共通前尖（superior bridging leaflet）の形態からA，B，Cの三つに分類される（図1）．頻度はA型60％，C型35％，B型4％であり，非Down症では全例A型，Down症ではA型とC型がみられる．

不完全型も房室弁の基本構造は完全型と同様で，5尖の共通房室弁であるが，共通前尖と共通後尖が connecting tongue と呼ばれる組織でつながり，二つの房室弁口を形成している．したがって僧帽弁は3尖から生成される．connecting tongue は心室中隔の上縁に付着し，心室間短絡はないか小さな心室間交通を残すのみである．僧帽弁前尖は共通前尖と共通後尖からなり，これらの弁尖間の交連部は前尖のクレフト（裂隙ないし亀裂）と呼ばれている．しかし，房室弁の発生を考慮すれば単なる亀裂ではなく，本来は交連部と考えられる．心房中隔欠損は一次孔欠損である．

2）病態生理

血行動態上の基本的問題は，心房および心室レベルでの短絡と房室弁逆流および肺血管抵抗である．完全型では心房間と心室間での左右短絡があり，出生後の肺血管抵抗の低下とともに新生児期から乳児期早期に高肺血流量と房室弁逆流によって心不全に陥ることが多い．多呼吸，多汗，哺乳困難，体重増加不良などの心不全症状を生じる．生後6ヵ月ごろから肺血管病変が進行し，肺血管抵抗が高くなってくる．

Down症候群では肺動脈の性状や肺胞低換気などの影響で，新生児早期の肺高血圧が持続して，Down症でない例より早くから肺血管抵抗が高くなり，高度の肺高血圧を呈する．

不完全型では，心房間での左右短絡と僧帽弁閉鎖不全を生じる．臨床症状の有無は病変の程度によって左右され，まれには一生，ほとんど無症状で経過する場合もある．

3）診断

診断のまとめを表に示す．典型的な聴診，心電図，心エコー図所見が得られれば診断は容易である．主な合併病変としては肺高血圧のほかに，二次孔心房中隔欠損や左室流出路狭窄，右室流出路狭窄（Fallot四徴），僧帽弁の異常（重複僧帽弁口，パラシュート僧帽弁），両心室のサイズのアンバランス，大動脈縮窄があげられる．

鑑別診断としては，不完全型では二次孔心房中隔欠損に僧帽弁閉鎖不全を伴ったものや，孤立性僧帽弁クレフトがあげられる．また，心エコー図上の鑑別診断としては，静脈洞型心房中隔欠損や総肺静脈還流異常Ⅱa（冠静脈洞に還流するタイプ）で拡大した冠静脈洞を左房と考えて心内膜床欠損と誤る恐れがある．完全型では共通房室弁の鑑別として一側房室弁閉鎖や単心室との鑑別が問題になることがある．

4）臨床経過・予後

①小児例

完全型では乳児期早期から心不全に陥る．心不

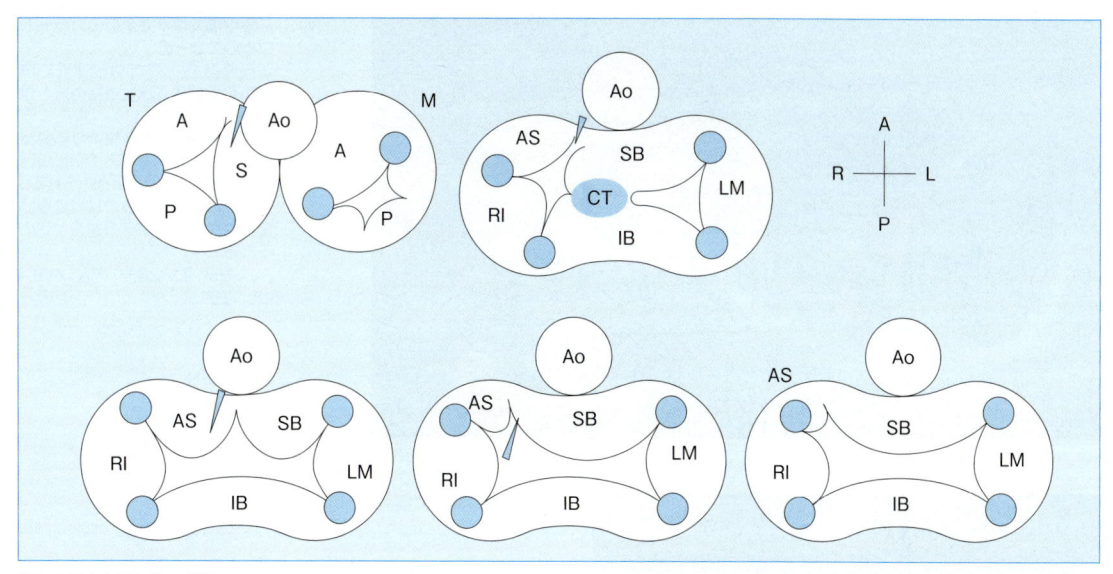

[図1] 房室中隔欠損の分類
　正常（上左），不完全型（上右），完全型A型（下左），B型（下中），C型（下右）の特徴を模式図で示す．大動脈は正常より前方に位置し，不完全型も完全型も房室弁の基本形態（5尖）は同じである．前尖の形態によってA〜C型に分類される．A型では共通前尖が心室中隔上で分かれ，B型では右室内で分かれる．C型では極端に右室寄りで分かれる．Ao：大動脈，AS：前上尖，SB：前架橋尖（共通前尖），LM：左壁在尖，IB：後架橋尖（共通後尖），RI：下尖，CT：結合舌 connecting tongue

全に対する内科的治療とともに，乳児期早期に外科的介入が必要である．不完全型では無症状な例が多く，僧帽弁形成術が可能な場合には幼児期に心内修復術が行われる．不完全型でも，僧帽弁逆流が高度であれば心不全を呈することがあり，この場合には早期に外科的介入が必要になる．

■ ②成人例
　完全型では，ほとんどの例で何らかの外科的治療が行われているか，Eisenmenger症候群などのため手術適応のない例である．房室中隔欠損を長期経過観察した報告では，44例中25例が死亡し，そのうち10例は手術死，14例は心不全によるものであった．不完全型の自然歴では，45歳以上の症例ではしばしば動悸，労作時呼吸困難，慢性疲労など何らかの症状を有し，60歳以上では多くの症例に不整脈を生じると考えられている．

5) 治療

　症状のある症例に対しては，心不全に対する内科的治療を行うが，肺血管抵抗が高度な症例を除けば治療の基本は外科治療である．主要な外科治療戦略について上村の記載やガイドラインから引

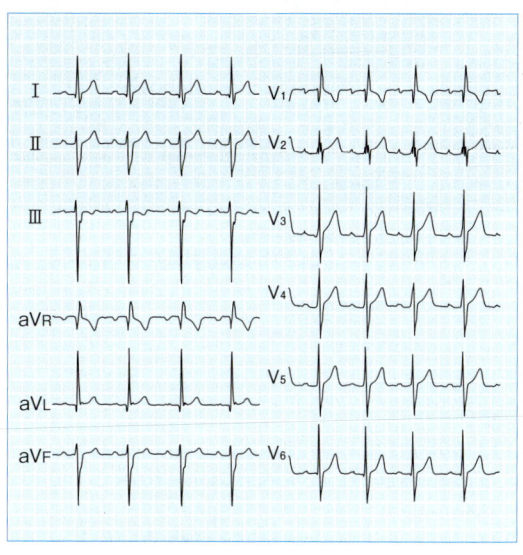

[図2] 房室中隔欠損不完全型の心電図
　PQ延長，左軸偏位，右脚ブロックである．

用改変して表1に示した．術後にも遺残短絡や房室弁逆流，左室流出路狭窄，肺高血圧，不整脈（心房性不整脈や房室ブロック）に注意が必要である．診断・治療の流れを図に示す．

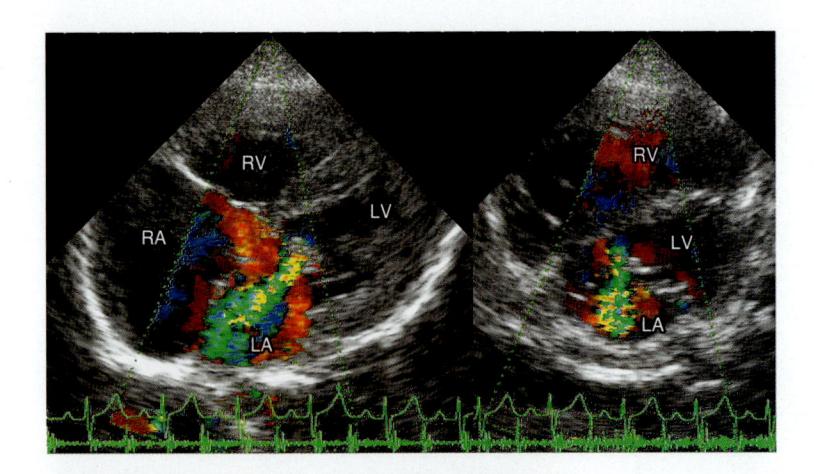

[図3] 房室中隔欠損不完全型のカラードプラ心エコー図
四腔断面（左図）では一次孔心房中隔欠損を通る左右短絡血流と僧帽弁逆流が認められる．また，心室中隔上縁は房室弁輪より心尖部側に位置し，房室弁との間に短いconnecting tongueがみられる．左室短軸断面（右図）では収縮期に僧帽弁クレフトからの逆流が認められる．
RV：右室，LV：左室，RA：右房，LA：左房

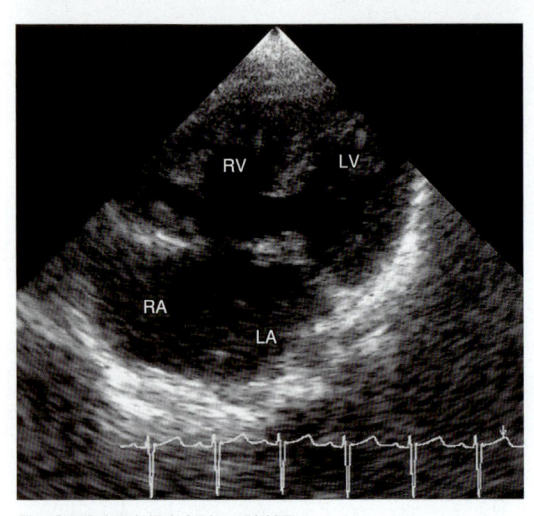

[図4] 房室中隔欠損完全型の四腔断面
一次孔心房中隔欠損と心室中隔欠損，共通前尖が認められる．

● 房室中隔欠損診断・治療の流れ

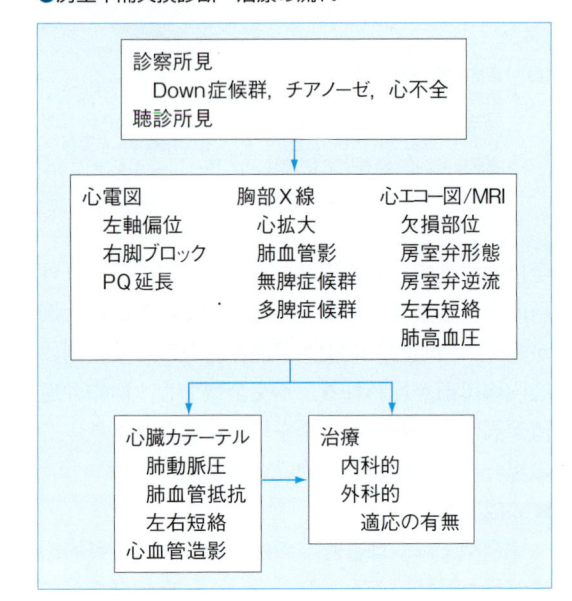

```
診察所見
  Down症候群，チアノーゼ，心不全
聴診所見
       ↓
心電図      胸部X線      心エコー図/MRI
 左軸偏位     心拡大        欠損部位
 右脚ブロック   肺血管影      房室弁形態
 PQ延長     無脾症候群     房室弁逆流
           多脾症候群     左右短絡
                      肺高血圧
       ↓           ↓
心臓カテーテル      治療
 肺動脈圧        内科的
 肺血管抵抗       外科的
 左右短絡        適応の有無
 心血管造影
```

文献

1) Anderson, RH et al : The morphology and diagnosis of atrioventricular septal defects. Cardiol Young 1 : 290-305, 1991
2) Feldt, RH et al : Atrioventricular septal defects. Moss and Adams' Heart Disease in Infants, Children, and Adolescents, 6th ed, Lippincott Williams & Wilkins, Philadelphia, 619-635, 2001
3) 循環器病の診断と治療に関するガイドライン（1998-1999年度合同研究班報告）．成人先天性心疾患診療ガイドライン．Jpn Circ J 64（suppl IV）: 1175, 2000
4) Shinebourne, EA et al : Atrioventricular septal defect : complete and partial（Ostium primum atrial septal defect）. Diagnosis and Management of Adult Congenital Heart Disease. Gatzoulis, MA et al eds, Churchill Livingstone, London, 2003
5) 鈴木清志：心内膜床欠損症．臨床発達心臓病学，改訂3版，高尾篤良ほか編，中外医学社，東京，435-442, 2001
6) 上村秀樹：Ⅲ．先天性心疾患の手術適応と至適時期，2．心内膜症欠損：外科．新・心臓病プラクティス2心疾患の手術適応と至適時期，赤阪隆史ほか編，東京，文光堂，223-227, 2004

（深谷　隆）

[表1] 外科的治療の適応

1) 小児例（文献6）より引用改変）
① 大きな心室中隔欠損と肺高血圧：1～3ヵ月（6ヵ月まで）に心内修復術
② 心室間交通が小さく，肺高血圧がない：1歳前後で心内修復術
③ 心室間交通がない：乳児期以後に心内修復術
④ 左室が低形成の場合（大動脈縮窄を含む）
　1. 左室容積が正常予測値の80％以上：一期的修復
　2. 左室容積が正常予測値の50～80％程度：二期的修復
　3. 左室容積が正常予測値の50未満：単心室に準じる
⑤ 左右房室弁のサイズがアンバランスな場合：慎重に手術適応を決定する
⑥ 房室弁に合併病変があり術後に狭窄が考えられる場合：乳児期早期には慎重に手術適応を決定する
⑦ 多発性筋性部心室中隔欠損合併：乳児期早期には慎重に手術適応を決定する
⑧ 肺血管抵抗
　1. 6単位・m^2未満：修復の適応あり
　2. 6～10単位・m^2未満：修復の慎重適応
　3. 10単位・m^2以上：修復の一般的非適応

2) 成人例（文献3）より引用改変）
① 未手術例ないしは新たに診断された房室中隔欠損不完全型で有意な血行動態異常を伴う場合：
　1. 心房性不整脈
　2. 心室機能障害などが明らかな場合
　3. 一次孔心房中隔欠損での右室容量負荷
　　（基本的には二次口欠損と同様）
　4. 血行動態異常に起因した症状のある場合
　5. 可逆性の肺高血圧
② 修復手術後，有意な血行動態異常が持続ないし再発したもの
③ 左側房室弁（僧帽弁）逆流（または修復後の狭窄）
④ 臨床症状，心房性不整脈ないしは心室機能の低下を伴うもの
⑤ 有意の大動脈弁下狭窄：
　安静時またはイソプロテレノール負荷で50mmHg以上の圧較差のあるもの
⑥ 完全型が未手術で成人まで生存することはきわめてまれであり，生存してもEisenmenger化していると思われる
　肺動脈絞扼術後かEisenmenger化していないもので，Rp/Rs＜0.85およびいずれかの心室が極端に小さくなく，心室機能低下がない

●房室中隔欠損診断のまとめ

●身体所見
Down症候群，内臓錯位症候群

●聴診所見
不完全型：Ⅱ音固定性分裂，胸骨左縁高位肋間での駆出性収縮期雑音，胸骨左縁低位肋間での拡張中期雑音，心尖部での全収縮期雑音（僧帽弁閉鎖不全による）
完全型：特徴的な所見はない

●心電図（図2）
心電図はQRS平均電気軸が左軸偏位，PR間隔の延長，右脚ブロック
完全型では心室肥大所見が加わる

●胸部X線
不完全型：二次孔心房中隔欠損に類似する（肺血管影増強，右房右室拡大，肺動脈拡大），僧帽弁閉鎖不全が高度なら左室拡大，左房拡大
完全型：両心房，両心室拡大，肺うっ血（肺血管病変が進行すると末梢肺血管影は減少）

●心エコー図（図3，4参照）
断層心エコー図：四腔断面が特に重要である．一次孔心房中隔欠損，心室中隔欠損，房室弁の形態（共通房室弁，僧帽弁のクレフト），goose-neck deformity（左室長軸断面で左室流入路に比して流出路が長い）
カラードプラ法：左右短絡血流，房室弁逆流
連続波ドプラ法：肺高血圧
胎児心エコー検査でも，特徴的な四腔断面から胎児期に診断される例も多い
経食道心エコー法（房室弁の形態診断，術中術後の房室弁逆流の評価）
3Dエコー：房室弁の形態や欠損口の観察

●MRI
超音波検査を補うために用いられる

●心臓カテーテル
形態学的診断は，おおむね心エコー検査やMRIで十分であると考えられる．欧米では非観血的検査のみで手術をすることが中心になりつつある．しかし，本邦では，肺高血圧が疑われる症例には心臓カテーテル検査を行い，短絡率や肺動脈圧の評価，肺血管抵抗の算出，肺血管病変評価のための酸素負荷やトラゾリン負荷テストなどが行われている

●心血管造影
左室造影：goose-neck sign（左室造影正面像で左室流出路が延長し，大動脈にかけてがちょうの首のようにみえる），房室弁逆流，心室間短絡
右室造影や肺動脈造影：右心容量負荷，肺動脈拡大，静脈相での左右短絡
成人では，術前には冠動脈造影が必要である

●Holter心電図
房室ブロックなどの不整脈の評価を行う

XV. 先天性心疾患

4. 心室中隔欠損

1) 概念

　心室中隔欠損 ventricular septal defect（VSD）とは，左右の心室の間の壁である心室中隔の一部に欠損孔が存在している病態をいう．欠損孔の部位により，①両大血管下（漏斗部）欠損型，②膜性部欠損型，③心内膜床欠損型，④筋性部欠損型の4つに分類することができる（**図1**）．

　心室中隔欠損は他の奇形を合併することが多いが，先天性心疾患のうち最も多くみられるのが，単独の心室中隔欠損である．その発生頻度は新生児の0.2％で，小児の心疾患の約20％を占める．男女差は認められていない．

　心室中隔欠損は経過中に自然閉鎖が認められることが多い疾患であり，2歳までに25〜40％が自然閉鎖するといわれている．

2) 病態生理

　心室中隔欠損の病態を決めるのは，欠損孔の部位というよりも，欠損孔の大きさと体・肺循環の血管抵抗である．欠損孔の大きさにより，小欠損孔，中欠損孔，大欠損孔に分類される．小欠損孔は欠損孔が小さく，肺体血流比が1.5以下となるもの，中欠損孔は肺体血流比が1.5〜2.5となるもの，大欠損孔は肺体血流比が2.5以上となるもので，大動脈弁口と等しいかそれ以上のものをいう．中欠損孔は小欠損孔と大欠損孔の間の病態をとるが，その幅は広い．

　欠損孔が小さい場合，短絡血流が欠損孔を通過する際の抵抗が大きいために左→右短絡量は小さく，右室圧や肺動脈圧の上昇もない．

　それに対し，欠損孔が大きい場合には，欠損孔を介して左右の心内圧が等しくなり，収縮期には大動脈と肺動脈の圧も等しくなる．このため，体・肺循環量は，各血管床の抵抗によって決まる．生

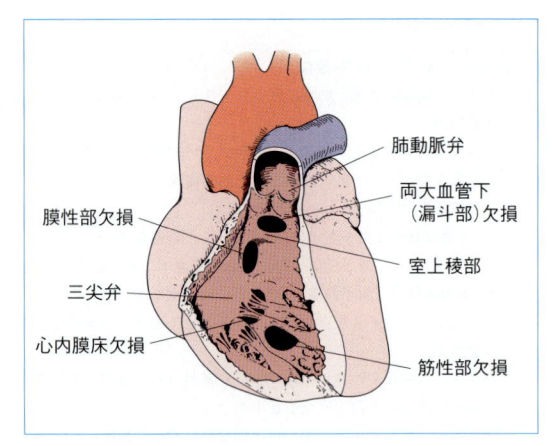

[図1] 心室中隔欠損の分類
　①両大血管下（漏斗部）欠損型は中隔の室上稜上部，大動脈弁の外側直下に位置する．②膜性部欠損型は，大動脈弁の下部内側，三尖弁中隔尖の外側に位置する．最も頻度が高い欠損である．③心内膜床欠損型は中心線維体の形成が不完全なために生じるもので，大動脈弁を通る断面の下部，僧帽弁と三尖弁の弁輪に接して存在する．この欠損は，他の中心線維体（心房中隔一次孔欠損，房室弁異常，完全心内膜床欠損など）の合併がしばしば認められる．④筋性部欠損型は心室中隔筋性部のどの部位でも起こりうる．また多数の欠損が生じることがある．
（文献4）p412より引用）

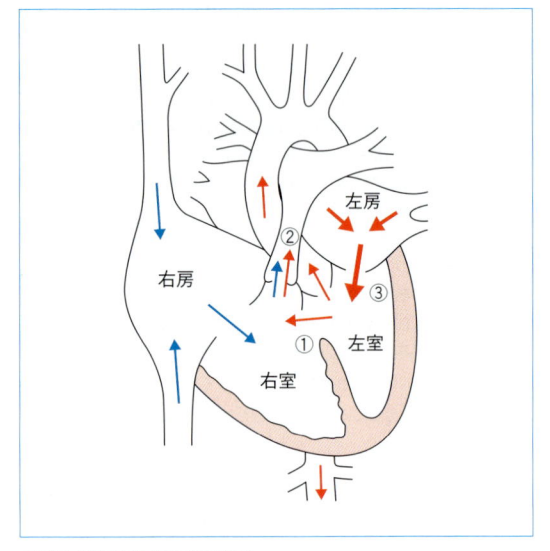

[図2] 心室中隔欠損の血行動態
　①生後まもなく肺血管抵抗が下降するにつれて，心室中隔欠損孔を介した左→右短絡が出現する．②肺血流量が増加し，肺うっ血が生じる．③肺血流量の増加に伴い，肺静脈還流が増加するため，左房，左室に容量負荷がかかる．
（高橋長裕：図解先天性心疾患血行動態の理解と外科治療，医学書院，東京，p24より改変引用）

直後は肺血管抵抗が高く，短絡はほとんどないが，生後数週間で肺血管抵抗は徐々に低下し，短絡が生じ，肺血流量が増加する．この血流は肺を再還

流し，左房，ついで左室へ流入するため，左室容量負荷が増大，左室拡張末期圧および左房圧が上昇し，肺うっ血が出現する（図2）．一般に生後3～12週で症状が出現する．未修復のまま放置し，肺血流量の増加や肺高血圧の状態が続くと，肺内小動脈の中膜が肥厚するほか，その内膜が細胞増殖，ついで線維化をきたし，ついには内腔が狭小化し閉塞する．このため，さらに肺血管抵抗が上昇し，左→右短絡量が減少する．肺血管閉塞性病変は年齢とともに進行するが，その程度には個人差がある．肺高血圧が進行すると短絡は両方向性となり，さらに肺血管抵抗が体血管抵抗より高くなるとついには右→左短絡となる（Eisenmenger症候群）．

中等度の大きさの欠損孔の場合には，左右の心室の圧較差がある程度保たれるため，左→右短絡による左室への容量負荷が継続する．肺血管閉塞性病変は通常は生じないが，出現することもありうる．

3）診断

a）身体所見

小さな欠損孔をもつ新生児は無症状であるが，生後24～36時間で心雑音を聴取するようになる．小児期以降もほとんど症状は現れないが，胸骨左縁下部に短絡血流による粗く高調の汎収縮期雑音が聴かれる．

大きな欠損孔をもつ新生児は，一般に生後3～12週以内にうっ血性心不全症状が出現する．体重の増加は遅く，汗を多くかき，哺乳時の頻呼吸などを認める．両心室の拍動を触知し，胸骨左縁下部に振戦を認める．聴診では汎収縮期雑音を胸骨左縁下部で聴取する．II音の肺動脈成分は亢進し，左室の容量負荷が高度になると心尖部でIII音，拡張中期ランブルが聴かれる．

経過中に欠損孔が自然縮小すると，症状が改善し，雑音は漸減性となる．

経過中に肺高血圧が進行すると，左→右短絡血流量が減少するため，雑音は漸減性となり，さらには消失する．

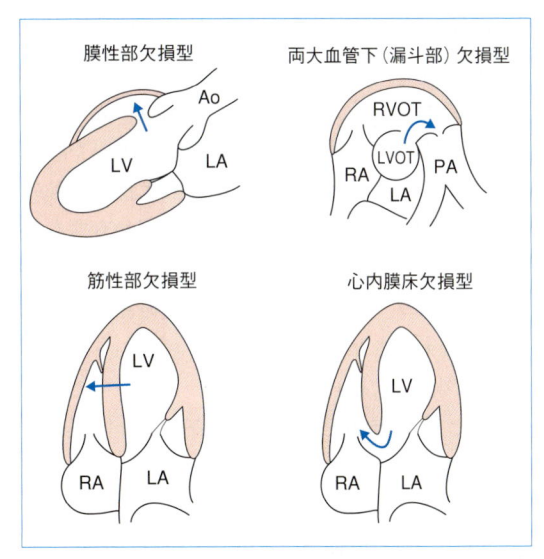

[図3] 心室中隔欠損の心エコー図所見（模式図）
① 両大血管下（漏斗部）欠損型は短軸像で大動脈弁の直下に認められ，左室流出路の血流が右室流出路に入り込むのが観察される．② 膜性部欠損型の欠損孔は傍胸骨長軸像で内側に向けると観察できる．③ 心内膜床欠損型は心尖部四腔像で認められる．④ 筋性部欠損型は心室中隔筋性部のどこにでも起こりうる．
Ao：aorta, LA：left atrium, LV：left ventricle, LVOT：left ventricular outflow tract, PA：pulmonary artery, RA：right atrium, RVOT：right ventricular outflow tract
（文献5）p415より引用）

b）心電図

欠損孔が小さい場合には，心電図は正常であることが多い．

欠損孔が中等度以上の場合には，徐々に左室肥大・左房負荷の所見が認められるようになる．肺高血圧が進行すると，右室肥大・右房負荷の所見が現れる．

c）胸部X線

欠損孔が小さい場合には，ほぼ正常である．

欠損孔が中等度以上の場合には，心臓が拡大し，主肺動脈が目立ち，肺野の血流増加が認められる．肺血管病変の進行に伴い，主肺動脈はさらに拡大するが，末梢肺動脈は狭小化する．

d）心エコー図

断層心エコー図法により，欠損孔の存在を確認し，その位置や大きさを評価する（図3, 4）．容量

負荷のため一般に左室と左房の拡大が認められる．小欠損孔では，右室の大きさは正常で，左室収縮能は保たれていることが多い．短絡量が大きく肺高血圧が進行した症例では，右室の壁肥厚や腔拡大が認められる．その他，心室中隔欠損が単独の奇形か，複合奇形かを確認し，合併症の有無を検索する．

　カラードプラ法により，左→右短絡血流を確認し，その大きさと方向を把握する（**図5**）．断層心エコー図法で欠損孔を描出することが不可能な場合でも，この方法で欠損孔の存在および位置の確認ができる．

　連続波ドプラ法により，欠損孔の位置での圧較差を求め，右室収縮期圧や肺動脈圧を評価し，肺体血流比を求める．

e）心臓カテーテル

　心室中隔欠損の診断は上述の検査で非侵襲的に行うことが可能であるが，閉鎖術施行の決定に際しては，心臓カテーテル検査で，右室での酸素飽和度上昇を確認し，短絡率，肺体血管抵抗比，肺血管閉塞性病変の有無やその程度を評価する．また，肺血管抵抗の上昇が認められれば，酸素負荷試験あるいは塩酸トラゾリン負荷試験などを行い，その可逆性を評価する．

　欠損孔の位置や数，大血管系との関係などを確認するために左室造影を行う．他の奇形の存在の有無を確認するのに大動脈造影が用いられることがある．

4）臨床経過・予後

　心室中隔欠損患者の自然経過は，患者によって大きく異なる．

　一般に，小さな心室中隔欠損の患者の自然経過・予後はよい．無症状で，肺血管病変の進行もほとんどない．

　中等度の欠損孔の患者では，青年・若年期に疲労，運動耐容能の低下，気道感染などの症状を呈することが多い．

　大きな欠損孔を有する患者は，未修復のまま小児期以降まで生存しえた場合には，たいてい両心

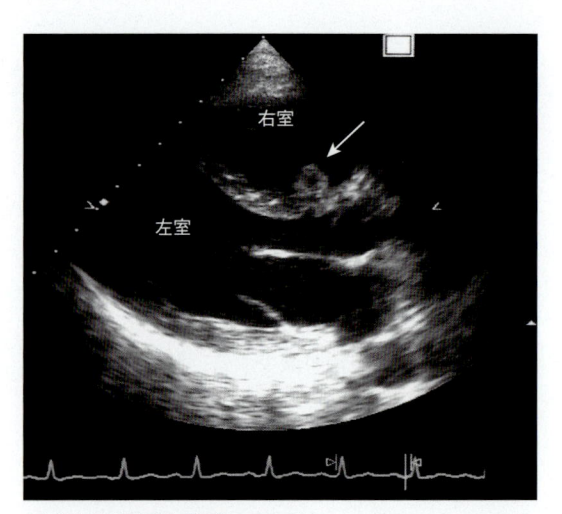

[図4] 心室中隔欠損の断層心エコー図
心室中隔欠損（膜性部）の断層心エコー図（胸骨左縁左室長軸像）．心室中隔が心室中隔瘤状となり右室側に突出しその一部から左→右短絡を認める．

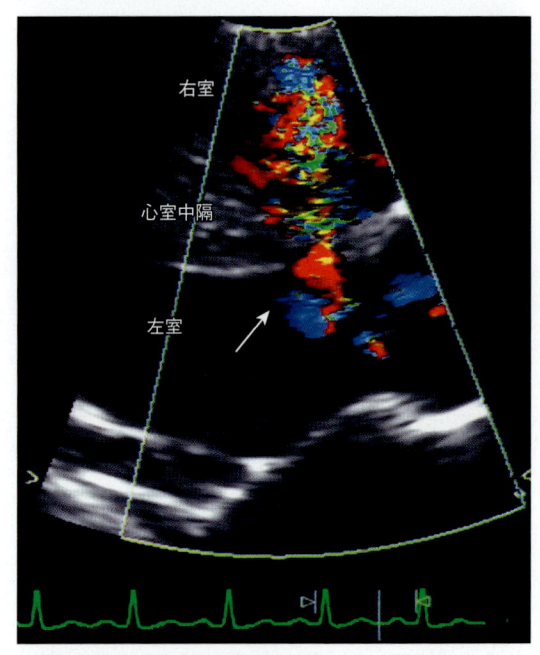

[図5] 心室中隔欠損による短絡血流のカラードプラ血流像
心室中隔欠損（膜性部）のカラードプラ血流像（矢印）．左室から右室への左→右短絡血流を認める．

不全，肺高血圧を伴う．肺血管閉塞性病変が進行し，Eisenmenger症候群となると，予後は悪い．

　心室中隔欠損の合併症として，大動脈逆流症がある．これは，漏斗部欠損に多く認められ，大動脈弁の主に右冠尖が欠損孔に逸脱して生じる．欠損孔の縁と大動脈が癒着し，動脈瘤となったり穿

孔したりして重症化する危険性があるため，進行する場合には，大動脈弁置換術が必要である．その他の合併症としては，三尖弁閉鎖不全（自然閉鎖の過程で生じる心室中隔瘤によって三尖弁の中隔尖が変形して生じる）や，肺動脈弁下狭窄（右室流出路の肥大によって生じる）がある．

5）治療

a）内科的治療

欠損孔が小さな場合には，基本的に内科的に管理する．

欠損孔が大きな場合や他の奇形を合併している場合には，内科的治療が困難なことが多く，その多くが乳児期早期に根治術の施行を要する．

b）外科的治療

①閉鎖術適応決定

肺動脈閉塞性病変による肺高血圧が，経過中にある程度進行すると不可逆となり，安全な閉鎖術は施行不可能となる．明確な境界基準はないが，一般に肺体血流比が1.5以上であり，かつ肺体血管抵抗比が0.7以上の場合がそれにあたる．このため，手術の施行時期を見極めることが重要であるが，乳児期における閉鎖術適応の決定は，自然閉鎖による軽症化や治癒の可能性があるために困難な場合がある．実際には，呼吸循環不全，肺動脈閉塞性病変の進行，合併症などの要因により決める．これらを認める場合には，心臓カテーテル検査を施行し，適応を決定する．肺体血流比1.8～2以上であるか，または平均肺動脈圧が上昇（>25mmHg）し肺血管抵抗が8～10単位・m^2以下であれば，肺血管抵抗が可逆的と考えられる2歳ごろまでに手術を行う．また2歳以上でも心臓カテーテル検査施行時に酸素負荷試験あるいは血管拡張薬（塩酸トラゾリンなど）負荷試験を行い，肺血管抵抗の減少程度を評価して手術の可否を決定する．肺血管抵抗が7～8単位・m^2以下に減少すれば手術可能とされる場合が多い．肺動脈の変化の可逆性を肺生検で確認することもある．

大きな心室中隔欠損が未修復のままの成人患者

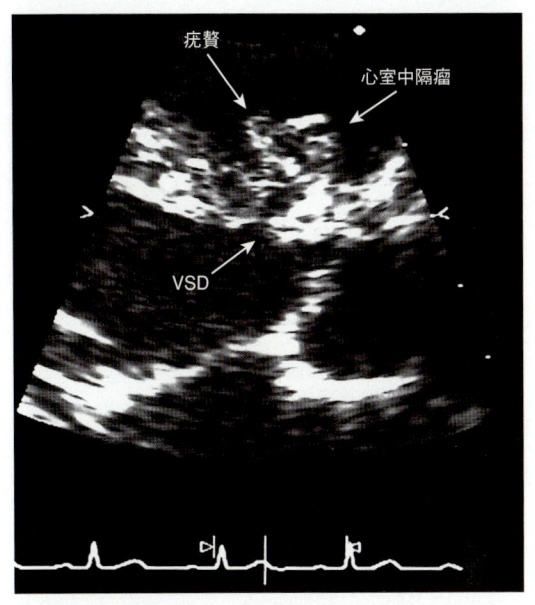

[図6] 心室中隔欠損に合併した感染性心内膜炎の断層心エコー図
心室中隔欠損に合併した感染性心内膜炎．疣贅が心室中隔欠損孔の中隔瘤状の部位に付着している．

に出会う機会は少ないが，このような症例において，左→右短絡で肺体血流比が2以上の場合，肺体血流比が1.5～2.0で左室容量負荷や肺動脈圧上昇所見がみられる場合，または肺血管抵抗が8～10単位・m^2以下の場合には外科的修復術の適応となる．しかし，欠損を修復しても肺血管病変が進行することもある．

その他，大動脈弁尖逸脱による大動脈弁逆流合併例，有意の右室流出路狭窄例，感染性心内膜炎の既往例も，修復の適応となる．

②閉鎖術

体外循環および低体温のもとに直視下欠損孔閉鎖術が行われ，欠損孔が大きい場合にはパッチが用いられる．一般的に，可能であれば右房または肺動脈切開による到達法が選ばれる．大動脈弁逸脱による大動脈弁閉鎖不全を伴う場合には弁形成術や人工弁置換術を併せて考慮する．なお，近年では，症例によってカテーテル器具を用いた閉鎖術も行われている．

③術後管理

幼少時に修復術がなされた場合には，たいていその長期経過は良好である．術後は，伝導障害がしばしば認められる．運動の程度や競技への参加

● 心室中隔欠損診断の流れ

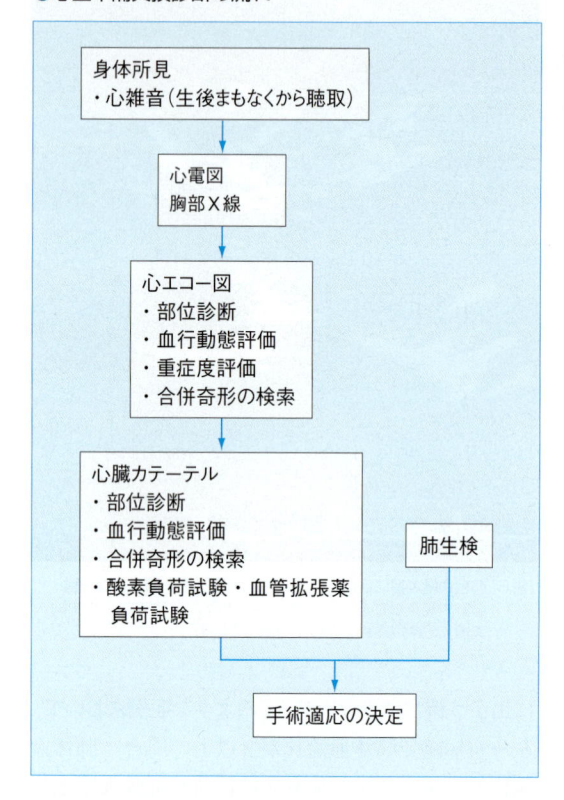

```
身体所見
・心雑音（生後まもなくから聴取）
        ↓
心電図
胸部X線
        ↓
心エコー図
・部位診断
・血行動態評価
・重症度評価
・合併奇形の検索
        ↓
心臓カテーテル              肺生検
・部位診断
・血行動態評価
・合併奇形の検索
・酸素負荷試験・血管拡張薬
  負荷試験
        ↓
手術適応の決定
```

● 心室中隔欠損診断のまとめ

- ● 聴診
  1. 汎収縮期雑音
     → 自然閉鎖とともに漸減性の収縮期駆出性雑音へと変化
     → 肺高血圧の進行とともに，漸減性の収縮期駆出性雑音へと変化，さらには消失
  2. II音肺動脈成分亢進
  3. III音，拡張期ランブル聴取
- ● 心電図
  1. 小欠損孔：ほぼ正常
  2. 大欠損孔：右軸偏位，左室肥大，左房負荷
     → 肺高血圧の進行とともに，右室肥大，右房負荷
- ● 胸部X線
  1. 小欠損孔：ほぼ正常
  2. 大欠損孔：心拡大，主肺動脈拡大，末梢肺野血管陰影増加
     → 肺高血圧の進行とともに，心拡大改善，末梢肺血管陰影減少
- ● 心エコー図
  1. 断層心エコー図で欠損孔の存在，位置，大きさ，数を確認
  2. ドプラ法で短絡血流の大きさ，方向を確認し，血行動態を評価
  3. ほかの奇形や合併症（大動脈弁逸脱による逆流など）の検索
- ● 心臓カテーテル
  1. 右室での酸素飽和度の上昇を確認
  2. 圧データより短絡率，肺体血流比，肺血管抵抗などを求め重症度を評価
  3. 左室造影 → 欠損孔の位置，数を確認，欠損孔と大血管系との関係を確認

の是非は，運動負荷試験，心エコー図検査，24時間Holter心電図などで評価し，決定する．左心機能異常や短絡の残存，不整脈，肺高血圧などがある場合には，運動をある程度制限することがある．

■ ④閉鎖術不可能例

重症肺血管病変を伴い修復術が不可能な症例の場合には，プロスタサイクリンによる肺血管抵抗の減少効果も期待されるが，心肺移植・肺移植が現実的な選択肢となる．

c）感染性心内膜炎の予防および治療

心室中隔欠損は感染性心内膜炎を併発する危険性が高い（図6）．これは，感染性心内膜炎の疣贅が，血流が高圧の空間から低圧の空間へ通過する部位に生じやすいためであり，生涯を通じてこれを予防することが重要である．患者が口腔内，上気道などの処置を受ける際には，前もって必ず抗生剤を処方する．発熱が続く際には必ず受診させるなどの教育も必要である．実際に感染性心内膜炎と診断された場合には，菌を同定し，菌に感受性のある抗生剤を投与する．必要があれば時期を逸することなく外科的手術を行う．

文献

1) Alexander, RW et al : Hurst's the Heart, 9th ed, McGraw-Hill, New York, 1925-2027, 1998
2) Braunwald, E et al : Braunwald's Heart Disease : A Textbook of Cardiovascular Medicine, 6th ed, WB Saunders Company, Philadelphia, 1535, 1592-1621, 2001
3) Brickner, ME et al : Congenital heart disease in adults. First of two parts. N Engl J Med 342 : 256-263, 2000
4) Crawford, MH : Current Diagnosis & Treatment in Cardiology, 2nd ed, McGrawHill, New York, 411-415, 2003
5) Otto, CM : Textbook of Clinical Echocardiography, 2nd ed, WB Saunders Company, Philadelphia, 411-414, 2000

〔飯田陽子・竹中　克〕

XV. 先天性心疾患

5. 大動脈二尖弁

1) 概念

若年者の大動脈弁疾患の基礎疾患として大動脈弁形成異常があり，そのうち大動脈二尖弁 bicuspid aortic valve は，約100人に1人の割合（男女比＝2：1）で発症し，弁膜疾患のなかで比較的頻度の高いものである（図1）．海外の文献では70歳以下の大動脈弁狭窄で手術となった症例のうち50％以上が二尖弁であったと報告されている．このように大動脈二尖弁は大動脈弁狭窄，大動脈弁逆流，さらに感染性心内膜炎の原因となる比較的頻度の高い先天性弁膜症である．この疾患は最終的に外科的治療が必要となることが多く，慎重な経過観察が必要である．大動脈弁疾患を認めた場合，二尖弁の存在を疑う目で観察することが重要である．

2) 病態生理

二尖弁ははじめから血行動態的に問題があるわけではなく，形態異常が大動脈弁とその周囲にストレスを生じさせ，三尖弁と比較すると比較的若年例における高度石灰化弁，またそれによる高度大動脈弁狭窄（図2）や大動脈弁逆流（図3）を引き起こすと考えられている．

3) 診断

二尖弁の存在を診断することは予後や外来での経過の診かたを左右する重要なポイントとなる．しかし，身体所見，心電図，X線などでは，二尖弁を診断することは不可能である．現在のところ，

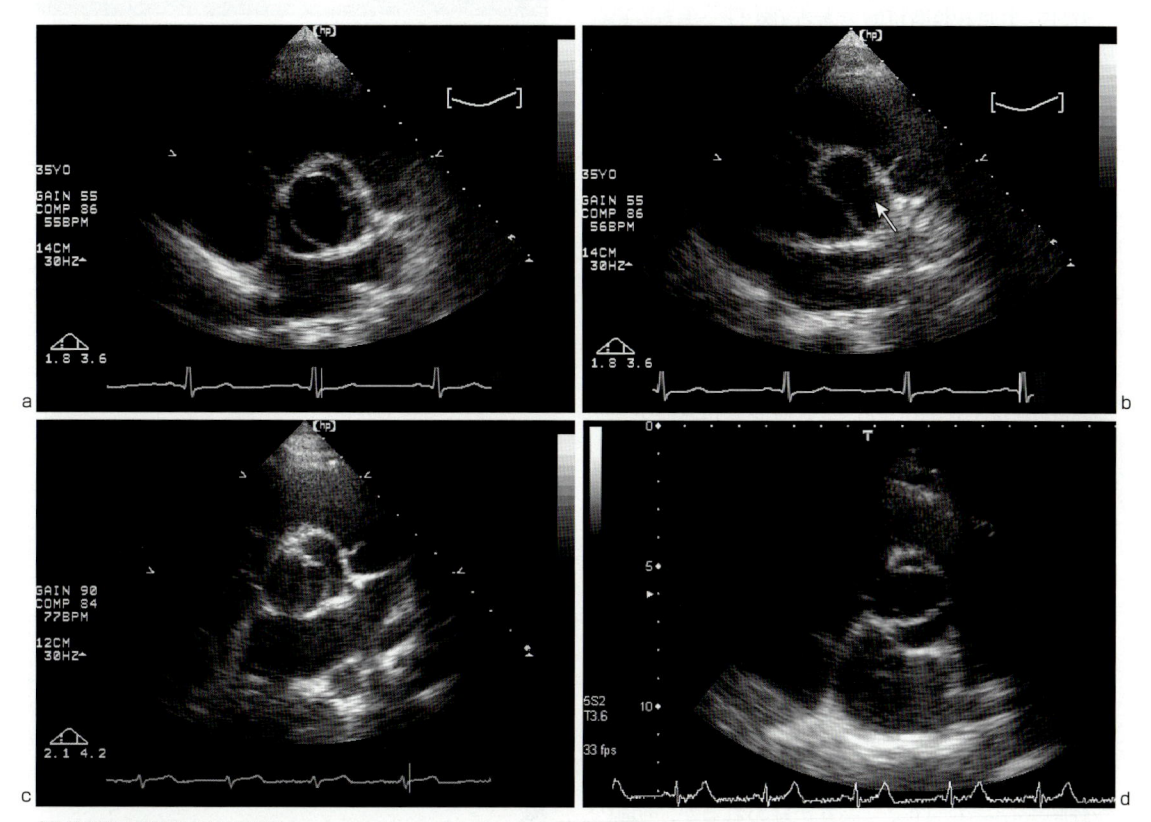

[図1] 傍胸骨短軸像でみた二尖弁
　弁口の向きは横向き，たて向きがあり，開口部も種々の形がみられる（a, c, d）．拡張期には縫線（raphe）が認められる（b）．

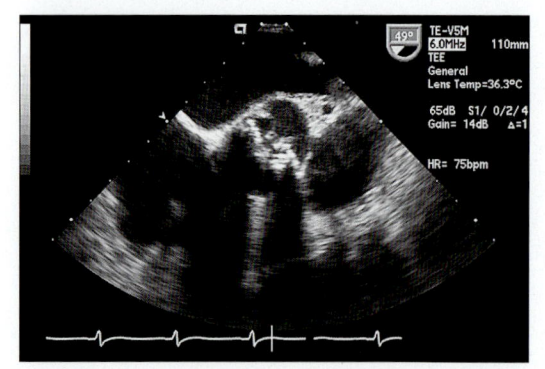

[図2] 経食道心エコー図でみた二尖弁の大動脈弁狭窄
弁尖の高度石灰化を認める.

二尖弁の診断に最も有効な検査は心エコー図である. 心エコー図を用いれば, 非侵襲的に二尖弁の存在だけでなく, 大動脈弁の形態変化や弁口面積, 大動脈弁逆流の定性, 定量評価, 左室機能まで評価することが可能である.

■①経胸壁心エコー図

大動脈弁レベルの短軸断面で2枚の弁を同定できれば二尖弁と診断可能である(図1). また, いずれかの弁に付着する縫線(raphe)を認めるが(図1b), これを三尖弁と間違えないようにすることが大切である. 長軸断面では, 収縮期のdoming(図4), 拡張期の逸脱(図5)が特徴的である.

■②カラードプラ法

その特徴は, ①通常の大動脈弁逆流とは異なる位置に逆流弁口が形成されている(図3a), ②中心部に逆流弁口が存在しても, 逆流ジェットが極端に偏位している(eccentric regurgitation, eccentric jet)(図3b, c), ③逆流量が高度でなくても, 不完全な接合部に一致した幅広い逆流ジェットが形成される(図3c), などがあげられる. これらの特徴は動脈硬化性病変やリウマチ性変化に伴う大動脈弁逆流の多くが弁輪の中心部からの逆流central jetであることに対して特徴的である. このような大動脈弁逆流を認めた場合は, 常に二尖弁を疑い, たんねんに大動脈弁レベルの短軸断面を観察する必要がある.

■③経食道心エコー図

経胸壁心エコー図で二尖弁が疑われるが, 明瞭に描出することができない場合, 躊躇せず経食道

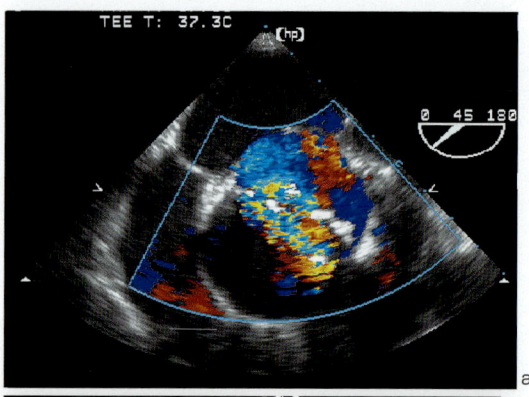

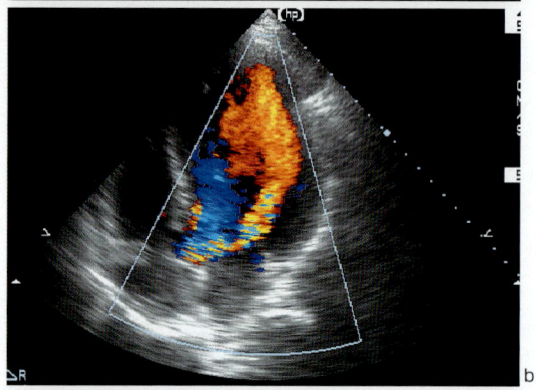

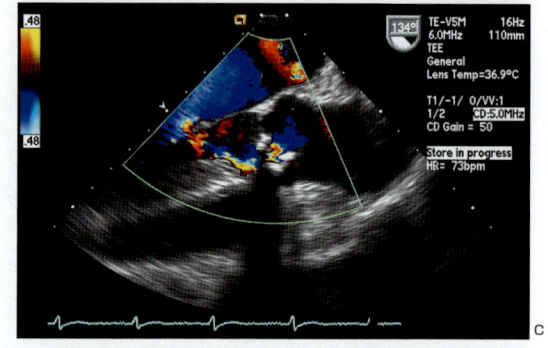

[図3] カラードプラ法で認めた大動脈二尖弁の逆流ジェット
二尖弁の逆流ジェットが偏位しているのが認められる(eccentric regurgitation, eccentric jet)(a, b). 通常の大動脈弁逆流とは異なる不完全な接合部に一致した幅広い逆流ジェットが形成される(c)

アプローチを行うべきである. 感染性心内膜炎が疑われる場合も, 経胸壁心エコー図では捉えられない小さなサイズのvegetationや, 弁輪部膿瘍の存在とその範囲を描出することができるため, 必須な検査である(図6).

4) 臨床経過・予後

大動脈二尖弁を基礎として発症した大動脈弁狭

窄の特徴は，その臨床経過にある．三尖弁の高度大動脈弁狭窄が，中年期以降に多いことに比較すると，二尖弁ではその10年から20年早く中年期に高度狭窄に至ることが多い．二尖弁の石灰化は，加齢に伴い急速に進行する．これは二尖弁としての構造上，弁尖が駆出血流によるストレスを受けやすいためと考えられている．そのため若年から硬化が始まり，すでに40歳代で30％に弁の石灰化が認められ，いったん狭窄が生じると，弁間圧較差は年間平均8mmHgずつ進行すると報告されている．また一般に大動脈弁狭窄症における突然死の確率は7.5％もあり，二尖弁の大動脈弁狭窄では，三尖弁に比べてより細かな経過観察を要し，比較的若い年代に手術に踏み切る場合が多いことを念頭において診る必要がある．

　大動脈二尖弁において大動脈弁逆流も合併頻度の高い病態である．二尖弁は形態上，三尖弁に比して接合面のゆがみが生じやすいため，ほぼすべての症例で大動脈弁逆流を認める(図3)．多くの場合，弁尖の過伸展による弁逸脱が原因で(図5)，弁硬化が原因ではない．そのため二尖弁の大動脈弁逆流はカラードプラ心エコー図上特徴的な血流パターンを呈する(図3)．大動脈弁逆流を有する二尖弁の症例は上行大動脈基部の拡大を認める(図7)．またいくつかの症例では上行大動脈の瘤状化を認め，大動脈解離の発症は一般人の5〜9倍である．さらに二尖弁は感染性心内膜炎の発症に関与することも多いことが知られている(図6)．

5) 治療

　治療としてはリウマチ性，動脈硬化性の大動脈弁狭窄症と同様で，労作時の狭心痛，失神，心不全症状を呈した場合は手術適応の時期となる．正常では大動脈弁の弁口面積は2〜3cm^{2}であり，これが減少するにつれて左室内圧が上昇し，求心性肥大を引き起こす．二尖弁の場合でも弁口面積が1cm^{2}を切ると上記のような種々の症状が出現し，0.75cm^{2}を切ると高度狭窄状態であり，大動脈弁置換術などの外科的手術治療の適応となる．

　大動脈二尖弁は大動脈弁狭窄，大動脈弁逆流，感染性心内膜炎の原因となる，比較的頻度の高い

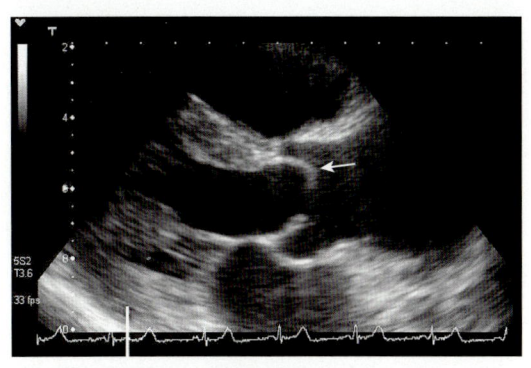

[図4] 傍胸骨長軸像でみた大動脈二尖弁
傍胸骨長軸断面で収縮期のdomingが認められる．

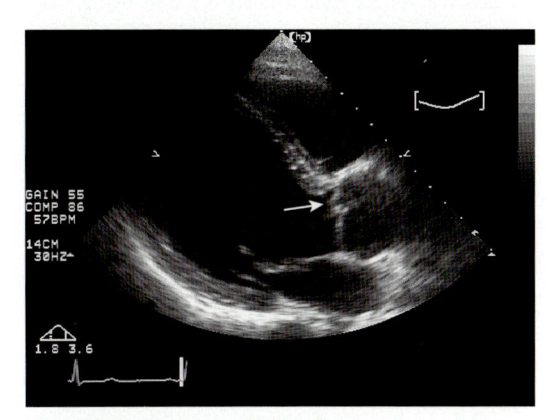

[図5] 傍胸骨長軸像でみた大動脈二尖弁
大動脈二尖弁の逸脱を認める．

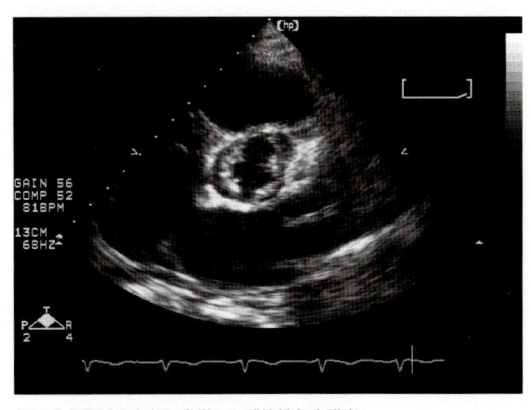

[図6] 大動脈二尖弁に合併した感染性心内膜炎
弁尖の高度な破壊，vegetationを認める．

先天性の弁膜症である．この疾患は最終的に外科的治療が必要となることが多く，慎重な経過観察が必要である．通常の大動脈弁狭窄症，逆流症と同様に手術適応を決定する．有効な検査法として心エコー図検査があるが，大動脈弁疾患を認めた場合，二尖弁の存在を疑う目で観察することが重要である．

文献
1) Gray, GW et al : Echocardiographic and color flow Doppler findings in military pilot applicants. Aviat Space Environ Med 66 : 32-34, 1995
2) Mills, P et al : The natural history of a non-stenotic bicuspid aortic valve. Br Heart J 40 : 951-957, 1978
3) Nistri, S et al : Aortic root dilatation in young men with normally functioning bicuspid aortic valves. Heart 82 : 19-22, 1999
4) Roberts, WC : Anatomically isolated aortic valvular disease : the case against its being of rheumatic etiology. Am J Med 49 : 151-159, 1970
5) Roberts, WC et al : Frequency of unicuspid, bicuspid and tricuspid aortic valves by decade in adults having aortic valve replacement for isolated aortic stenosis. Circulation 111 : 920-925, 2005
6) Stephan, PJ et al : Comparison of age, gender, number of aortic valve cusps, concomitant coronary artery bypass grafting, and magnitude of left ventricular-systemic arterial peak systolic gradient in adults having aortic valve replacement for isolated aortic valve stenosis. Am J Cardiol 79 : 166-172, 1997
7) Roberts, WC et al : Frequency by decades of unicuspid, bicuspid, and tricuspid aortic valves in adults having isolated aortic valve replacement for aortic stenosis, with or without associated aortic regurgitation. Circulation 111 : 920-925, 2005
8) Beppu, S et al : Rapidity of progression of aortic stenosis in patients with congenital bicuspid aortic valves. Am J Cardiol 71 : 322-327, 1997
9) Lewin, MB et al : The bicuspid aortic valve : Adverse outcomes from infancy to old age. Circulation 111 : 832-834, 2005

（大塚　亮・吉川純一）

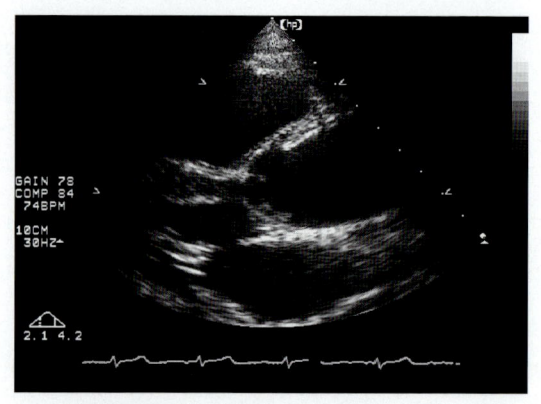

[図7] 傍胸骨長軸像でみた大動脈二尖弁と大動脈
上行大動脈基部の拡大を認める．

● 大動脈二尖弁診断のまとめ

● 身体所見
　視診，触診，聴診　大動脈弁狭窄や逆流を伴っている場合はそれぞれの所見が得られる．ただし，二尖弁か否かの診断は不可能
● 心エコー図
　■ 断層心エコー図
　1. 大動脈弁短軸断面で二尖弁であることの証明
　2. 傍胸骨長軸断面で収縮期の大動脈弁のdoming
　3. 拡張期の大動脈弁逸脱
　4. 上行大動脈基部の拡大
　5. 偏位した大動脈弁逆流ジェット（eccentric regurgitation, eccentric jet）
　6. 通常の大動脈弁逆流とは異形の幅広い逆流ジェット
　■ 経食道心エコー図
　1. より詳細な弁の評価（弁口面積，石灰化の程度，弁の逸脱，vegetationの有無など）
　2. 弁輪径の計測
　3. Valsalva洞，上行大動脈の大きさ，形態の評価

XV. 先天性心疾患

6. 大動脈弁狭窄・弁上狭窄・弁下狭窄

a. 先天性大動脈弁狭窄

1) 分類

器質的な大動脈狭窄病変（大動脈弁下狭窄，弁上狭窄，大動脈縮窄症）では，大動脈弁狭窄 aortics stenosis (AS) が最多である．性差は約3〜5：1と男性に多い．弁形成異常のうち最多は，①先天性二尖弁で，二葉の弁が癒合し raphe（縫線）を形成する（図1）．holizontal（前後）タイプでは raphe は前尖にあり左右の冠動脈起始部は前尖側に位置することが多く，vertical（左右）タイプでは raphe は右側に位置し左右冠動脈起始部は左右おのおのに位置することが多い．このことは大動脈弁置換術に際して重要な情報となる．二尖弁では弁尖の可動性が低下し肥厚や石灰化が進行すると狭窄が生じ，弁尖接合面が不良になると逆流を生じる．二尖弁以外では，②単一弁（unicuspid）があり，二尖あるいは三尖の癒合から中央に噴火口状を呈するものと弁輪近くに偏在するものがある．弁尖と交連が少ないほど狭窄度は強く重症である．図2は大動脈弁狭窄兼閉鎖不全で来院した四尖弁症例である．その他，③弁の粘液腫様変性や弁輪低形成などがある（図3）．

2) 病態

症状発現時期は狭窄度により，軽症例では成人になり気づかれることも多い（成人若年者ASの約50％は二尖弁）．小児例では新生児，乳児早期重症型と年長型に分類され，前者は1歳未満に発症し頻度はASの10〜15％とされる．

①新生児最重症型

胎児期には右室-肺動脈-動脈管開存 patent ductus arteriosus（PDA）-大動脈という血流経路であるが，生後PDA閉鎖とともに左室拍出量

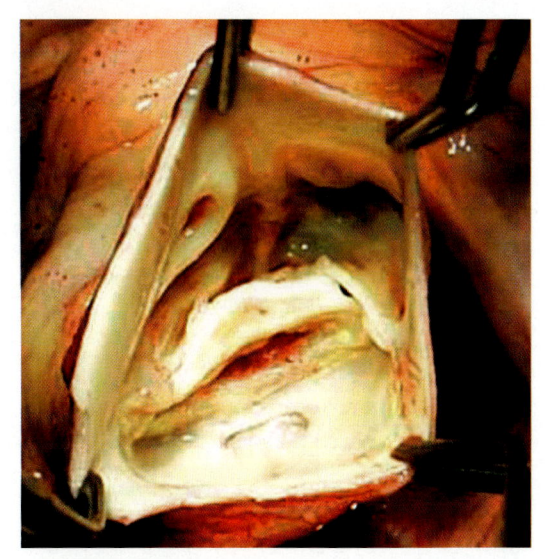

[図1] 先天性大動脈二尖弁（左右タイプ）
上は前側，下は背側，raphe は図上方に存在している．左冠動脈は前方より起始している．

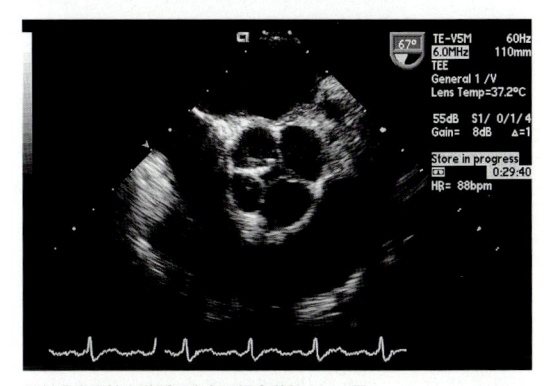

[図2] 先天性大動脈四尖弁の経食道心エコー図

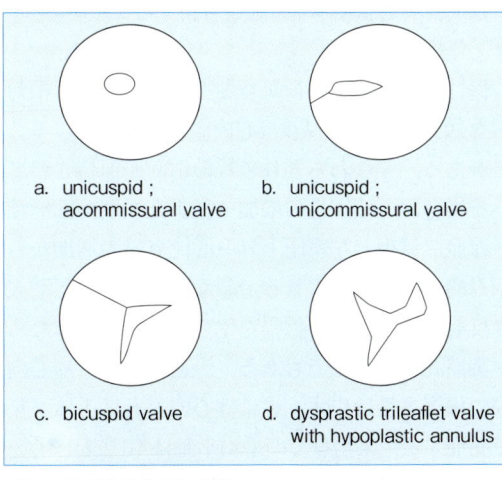

[図3] 大動脈弁形成異常の分類

a. unicuspid ; acommissural valve
b. unicuspid ; unicommissural valve
c. bicuspid valve
d. dysprastic trileaflet valve with hypoplastic annulus

[表1] 先天性大動脈狭窄病変（縮窄症を除く）

	弁狭窄	弁上狭窄	弁下狭窄
症状	＜新生児，乳児期重症例＞2/3は2ヵ月以内に心不全やLOS：多呼吸，哺乳力低下，皮膚蒼白 ＜年長型＞95％は無症状で正常発育，まれに労作時息切れ，	左室肥大と相対的冠血流低下，無症候に経過しとぎに易疲労，胸痛出現	狭窄は進行性であることが多く狭窄程度により労作時息切れ，呼吸困難感（弁狭窄と類似）
身体所見	＜新生児，乳児期重症例＞四肢脈拍微弱，胸骨上部駆出性雑音 ＜年長型＞胸骨上部駆出性雑音，S1の後クリック，胸骨－頸部のthrill	胸骨右縁に収縮期駆出性雑音とthrill触知，S1の後クリックなし	四肢脈拍微弱，胸骨上部駆出性雑音（弁狭窄と類似）
心電図	＜新生児，乳児期重症例＞正軸，右室肥大（胎児期左右シャント），左室strain pattern ＜年長型＞正軸，左室strain pattern，運動負荷で＞1mmST低下は中等度異常	正軸，右室肥大（合併する肺動脈狭窄のため右室負荷），左室strain pattern	正軸，左室strain pattern，運動負荷で＞1mmST低下は中等度異常
胸部X線	＜新生児，乳児期重症例＞乳児期までの発症，心拡大 ＜年長型＞心尖部のみの鈍縁化，狭窄後拡張を認める	狭窄後拡張はない．その他は弁狭窄と類似	心尖部のみの鈍縁化，狭窄後拡張なし
心エコー図	＜B・Mモード法＞弁のドーム形成，弁尖の癒合，可動性低下，狭窄後拡張，全周性左室壁肥厚，LVEDP＝225×（PWd/Ds） ＜ドプラ法＞簡易Bernoulli式；LV-Ao圧較差＝$4V^2$，弁上部乱流 ＜新生児，乳児期重症例＞肥厚したゼラチン様弁，肥厚した心筋，線維化した心内膜	＜B・Mモード法＞弁上部狭窄の描出，全周性左室壁肥厚，冠動脈拡張，ときに肺動脈狭窄 ＜ドプラ法＞簡易Bernoulli式はトンネル状の狭窄には適応不可．狭窄部モザイクパターン	＜B・Mモード法＞膜様狭窄discrete，線維性狭窄fibromuscular ＜ドプラ法＞簡易Bernoulli式はトンネル状の狭窄には適応不可．弁下部に乱流あり，しばしば閉鎖不全を伴う
心臓カテーテル	大動脈弁のドーム形成，拡張末期容量は80％程度に低下，EFは正常	大動脈内（弁上部）で圧較差あり，造影で狭窄部描出あり，肺動脈弁狭窄，末梢肺動脈狭窄，肺動脈低形成など	心尖部からの引き抜きで左室内圧較差あり

LOS：低拍出症候群，LVEDP：左室拡張末期圧，PWd：左室後壁拡張末期厚，Ds：左室拡張末期径

低下により低拍出ショックductal shockを生じる．同児では左室に二次性心内膜弾性線維症を認め，心拍出低下のみならず乳頭筋不全から僧帽弁閉鎖不全を生じる．また合併奇形も多く，左室低形成，僧帽弁弁上部狭窄，単一僧帽弁乳頭筋，大動脈弁下狭窄，大動脈縮窄症などを合併することがある．

■②年長児型

慢性的な左室圧負荷から左室肥大を生じ，相対的な冠動脈血流の減少（心内膜虚血）が生じることがある．すなわちぎりぎりの均衡が保持されている場合，心仕事量の増加→拡張充満期時間短縮→冠血流減少と左室圧上昇→心仕事量の増加から相対的心筋虚血を生じる．急な脈拍や心内圧増大は反射的末梢血管の拡張を生じ，心不全のみならず突然死のリスクでもある．流速が速いため心内膜の損傷を受けやすく感染性心内膜炎は1％/年で発症する．未治療での平均年齢は40歳と若く，40歳までの生存率は40％である．

3) 症状

表1にまとめた．

4) 自然歴

新生児，乳児早期重症型は放置すると100％死亡する．1歳以後の症例は1％/年死亡し，20年で20％，30年で40％，40年で60％が死亡する．若年者例は過半数が突然死とされる．血流のダイナミックな変化から生じる弁自体の変化（石灰化）は通常の経年変化より速く進行し，大動脈の狭窄後拡張変化も進行性である．成人での大動脈弁狭窄の予後は症状発現と相関する．突然死に関しても何らかの症状が出現しはじめた患者にみられる（症状発現後少なくとも3ヵ月以降）．初期症状は労作時狭心症が最多であるが，その半数に虚血性心疾患を併発する．失神は進行した大動脈弁狭窄の症状で，労作後に生じるのが特徴的である．さ

らに進行すると労作時心不全症状が出現し，心房性不整脈や肺高血圧を伴った安静時心不全状態となる．この状態で5年生存率は，15〜50％である．また硬化弁を介した高速血流の患者では感染性心内膜炎や上行大動脈瘤の合併には注意すべきである．ときに石灰化を伴う高度大動脈弁狭窄症で石灰化塞栓が原因となり，脳梗塞を発症した例の報告（Stroke as the first manifestation of calcific aortic stenosis. Cerebrovasc Dis 10 (5): 413-416, 2000）もある．

5）治療（表2）

新生児最重症型：心不全，循環不全を生じる例 critical stenosis では PDA 開存をプロスタグランディン E_1 で図りつつ迅速な狭窄解除を行う．外科的には直視下弁交連切開を行うが，合併する乳頭筋不全に伴う僧帽弁閉鎖不全や左室低形成，心内膜線維弾性症により周術期死亡は高率である（80〜90％死亡）．右内頸動脈経由の経皮的バルーン大動脈弁拡張術（BAV）がより低侵襲的な治療として最近行われつつあるが，術後遠隔期の大動脈弁閉鎖不全など問題も多い．1996年ボストン小児病院での報告によれば，術中死0.7％，初期成功率87％，再手術などのevent freeは8年で約半数である．

年長型：進行性病変であるため時期を逸せず外科的手術を行う．

重症度分類は
  圧較差＜25mmHg　　　　　　　　　　極軽症
  　　25〜50mmHg（弁口面積＞$0.7cm^2/m^2$）
  　　　　　　　　　　　　　　　　　軽症
  　　50〜75mmHg（弁口面積＞$0.7cm^2/m^2$）
  　　　　　　　　　　　　　　　　　中等症
  　　＞75mmHg　　　　　　　　　　　重症

手術適応は重症および，安静時ECGで肥厚性ST変化がある例や失神，狭心症症状のある例である．交連切開の死亡率は5％と低率であるが，長期的には不良であり，何らかの外科的処置を要する．外科的弁輪径が＞21mmと大きければ大人に準じた人工弁置換術が行われる．成人における狭小弁輪では弁輪形成（今野法など）を行ったうえで人工弁を挿入する．

小児人工弁の生存率は91％/10年，死亡，再手術などのevent freeは85％である．

自己肺動脈弁を大動脈弁につけ替えるRoss手術はホモグラフトが入手できる場合に行われることもあるが，移植弁の長期予後やホモグラフトの石灰化や変性など長期成績に関しては未知数であることが多い．

b. 大動脈弁上狭窄

1）分類

大動脈弁上狭窄 supravalvular aortic stenosis は Valsalva 洞より遠位側の狭窄で形態上3分類される．流出路狭窄の中では最もまれである（8％前後）．狭窄は限局性のものから連続性に弁上に狭窄をきたすものまである．

a）砂時計型
b）低形成：ST junction から上行大動脈の狭小化も伴う．
c）膜様

頻度は，a）50〜75％＞b）25％≫c）である．このうち，小妖精様顔貌 elfin face，末梢肺動脈狭窄病変，知能低下，高カルシウム血症を伴うものは Williams 症候群として知られている．肺動脈病変は必発であるが，圧較差は経時的に軽快する．高血圧も約半数に合併する．大動脈弁上狭窄の60％はWilliams症候群であるが，孤発例が30％に，家族性が7％に生じる．

[表2] 大動脈弁・弁上・弁下狭窄の治療

	弁狭窄	弁上狭窄	弁下狭窄
圧較差＞50mmHg	乳児期発症早急に全身状態改善させ外科的手術か経皮的バルーン拡張術	LV-Ao 圧較差＞50mmHgで手術（狭窄部の切り取り）（バルーン拡張術は無効），肺動脈弁狭窄は自然経過で軽快ある	LV-Ao 圧較差＞50mmHg で外科的手術（バルーン拡張術は無効），大動脈弁逆流症の進行と，弁下狭窄の再発に注意する
圧較差25〜50mmHg	激しい運動をさせずに様子みる		

●大動脈弁・弁上・弁下狭窄診断のまとめ

●身体所見
■視診，触診
1. 弁性：前胸部（心尖と1RSB）と頸部へthrillを触れる
頸動脈波：a 緩慢な立ち上がり，b 頂点の遅延，c 上行脚のschudder，d 駆出時間延長
心尖拍動：収縮期擡起性
2. 弁下部：頸動脈は弁性同様の遅脈．前胸部（トンネル上では心尖から4LSB，discreteでは3～4RSB）にthrill触れるが，頸部放散はまれ．したがって上行脚のschudderはない
3. 弁上部：頸動脈は弁性同様の遅脈．前胸部（1R，2RSB）と頸部へthrillを触れる．頸部放散は右＞左，頸動脈波は左右差ありschudderは左にのみ存在．血圧の高さも右＞左

■聴診
1. 弁性：大動脈駆出性雑音聴取．Ⅱa音は重症度とともに消失
2. 弁下部：大動脈駆出雑音の欠如，Ⅱaの聴取．収縮期駆出雑音はthrillの部位に聴取．頸部放散はまれ．Ⅳ聴取
3. 弁上部：大動脈駆出雑音の欠如，Ⅱaの聴取．収縮期駆出雑音は1L，2LSBで右＞左

■重症度評価
a. 緩慢な立ち上がり，b. 頂点の遅延，c. 上行脚のschudder，d. 駆出時間延長，は重症度と相関．さらに重篤例では交互脈．左心機能が低下するような重症例では駆出雑音減弱，駆出時間短縮

●心エコー図
＜弁性＞
■Mモード，断層心エコー図法
1. 弁のドーム形成の有無，形態上の弁尖の数，弁の厚さ．可動性の評価
2. 大動脈の拡大（狭窄後拡張）
3. 左室の壁厚，左室腔，左室壁厚短縮率，カラードプラで弁上の乱流
■経食道心エコー図法
1. 弁のドーム形成の有無，形態上の弁尖の数，弁の厚さ．可動性の評価
2. Valsalva洞拡大の有無

＜弁下＞
■Mモード，断層心エコー図法
1. トンネル状に肥厚した左室心筋と狭窄した左室流出路を描出（膜状や尾根状は描出困難）
2. 大動脈弁のflutteringや収縮早期閉鎖を認めることもある．カラードプラで弁下部左室腔内の乱流
■経食道心エコー図法
多断層心エコーで肥厚した筋肉や膜状，尾根状の狭窄を描出
■定量
1. discreteタイプはBernoulliの式から最大圧較差推定（この値は心臓カテーテルによる圧較差の3～4割大きい）
2. トンネル状のタイプは1箇所に最強点を持たず，Bernoulliの式は不成立

＜弁上＞
■Mモード，断層心エコー図法
1. 弁より遠位側での狭窄を描出（成人での上行大動脈描出は困難）
2. カラードプラで弁上部の乱流定量評価
3. diffuseな狭窄はドプラでの圧較差推定が困難（肺動脈の狭窄を合併することも多く，同部の血流シグナルを大動脈内と誤認することもあるので注意）

●心臓カテーテル
1. 冠動脈走行，合併する病変の有無
2. 左室－大動脈引き抜き圧曲線
3. 右心系の圧曲線
4. 上行大動脈のサイズ
5. 合併奇形の有無

1. 弁上：冠動脈の走行（大動脈壁内を横断し狭心症を起こすこともある）
 ・上行大動脈内に圧較差あり
2. 弁性：左室－大動脈同時圧あるいは引き抜き圧
 ・大動脈あるいは左室造影での大動脈弁のドーム形成
 ・左室拡張末期圧
3. 弁下：左室－大動脈引き抜き圧曲線で左室内の圧較差．左室造影でも左室腔内に狭窄を認める

2）病態

大動脈弁上部のみならず，大動脈弁，動脈分枝，さらに右心系血管異常（Williams症候群）を認める．弁の異常は35～50％にみられ，主に二尖弁であるが，他に閉鎖不全や狭窄を生じる．弁下狭窄（13～20％），縮窄症＋僧帽弁狭窄（Shone症候群）．冠動脈形成異常の合併も多く報告されており，弁上狭窄のため冠動脈開口部での慢性的な乱流が原因とされている．

3）遺伝子診断

家族性では常性優性遺伝でelastin遺伝子部分異常が報告されている．
Williams症候群では第7染色体q11.23欠失があり，FISH法ではこの部分をプローベにして診断する．同部分はelastin遺伝子を含んでいる．

4) 症状

表1にまとめた.

5) 自然歴

大動脈弁上部圧較差は経時的に増加し,高度肺動脈狭窄は成長過程で軽快する傾向にある.成人で認める大動脈弁上狭窄はWilliams症候群が多く,手術時期に関しては合併する冠動脈病変や弁の二次性変化に依存する.現在手術成績は良好であるため早期形成術を選択されることも多い.

6) 治療(表2)

外科的アプローチとしては形態(限局性かdiffuseか)により大きく分けられるが,コンセプトは弁を含むroot geometry異常の治療で,弁は形成術が選択される.機能異常のない二尖弁を手術するか否かは議論の分かれるところである.

限局性病変では,弁上部突出部に切り込みを入れ,ダクロングラフトをValsalva洞まで延長する方法がとられる.弁自体の変化に対してはRoss手術も行われるが,長期予後は不明である.

diffuse：弁形成と上行置換などが選択される.

手術の長期予後は悪くない(87%/10年).

C. 大動脈弁下狭窄

大動脈弁下狭窄 subaortic stenosis は大動脈狭窄の8〜30%を占め,男女比は2：1である.左室流出路へ連続性にトンネル状の狭窄をきたし,僧帽弁閉鎖不全を合併しやすいのはこのタイプである.限局性狭窄では心エコー図検査での描出は困難なことが多い.

1) 分類

a) 線維筋症 fibromuscular
b) 膜様 discrete

頻度はa) ≫ b) である.多くはトンネル状狭窄であるが,さらに心筋肥大を伴うと典型的な流出路狭窄となり,狭小化した上行大動脈を呈する.さらに左室心筋の異常で僧帽弁下組織や僧帽弁分離異常を合併することもある.他の左室流出路疾患との合併も多い.大動脈縮窄症,心室中隔欠損との合併もある.

2) 病態

一般に進行性でトンネル状のものは進行度が速い.左室流出路のジェットがshear streeを生じ,さらなる線維性肥厚を生じることが進行に関与している.さらに二次的に弁の変化を伴えば弁逆流を生じることも多い(60%).

3) 症状

表1にまとめた.

4) 治療(表2)

外科的加療の適応は左室流出路の圧較差(>50mmHg)に依存する.新生児ではバルーン拡張術は無効例が多い.大動脈弁閉鎖不全を合併する場合は弁置換術も必要である.

膜様 discrete：膜の切除であるが,場合により左室流出路の心筋切除も行われる.

線維筋症 fibromuscular：左室形成術＋弁の性状により弁置換が行われる.

再発率は15〜27%(平均3〜5年)と高率である.30mmHg以上の圧較差を残すものは再発率が高く要注意である.

●大動脈弁・弁上・弁下狭窄診断の流れ

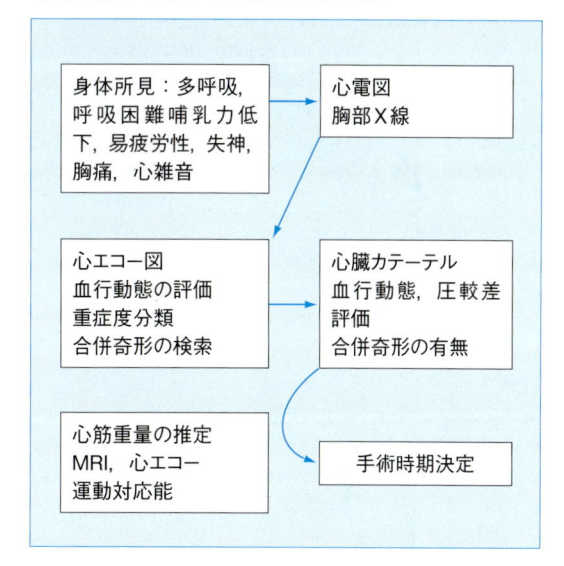

身体所見：多呼吸,呼吸困難哺乳力低下,易疲労性,失神,胸痛,心雑音 → 心電図 胸部X線

心エコー図 血行動態の評価 重症度分類 合併奇形の検索 → 心臓カテーテル 血行動態,圧較差評価 合併奇形の有無

心筋重量の推定 MRI, 心エコー 運動対応能 → 手術時期決定

文献

〈成人先天性心疾患管理と治療について〉
1）Allen, HA et al：Moss and Adams' Heart disease in Infants, Children, and Adolescents, 6Th ed, Lippincott Williams & Wilkins, Philadelphia, PA, USA, 970-987, 2001
2）Gatzoulis, MA et al：Diagnosis and Managenment of Adult Congenital Heart Disease, Churchill Livingstone, 214-230, 2003

〈心エコー図解釈〉
1）新垣義夫：大動脈弁上狭窄および大動脈弁下狭窄．心エコー 3（9）：802-811, 2002
2）園田 誠ほか：大動脈二尖弁．心エコー 3（9）：796-801, 2002

〈手術〉
1）新井達太：心疾患の診断と手術，改定5版，南江堂，29-35, 45-52, 1999
2）Feigl, A et al：Involvement of the aortic valve leaflets in discrete subaortic stenosis. Pediatr Cardiol 5：185-190, 1984
3）Hoffman, JIE：Aortic stenosis. Fetal, Neonatal, and Infant Cardiac Disease, Moller, JH et al ed, Appleton & Lange, Norwalk, 451-473, 1990
4）Latson, LA：Aortic stenosis. Science and Practice of Pediatric Cardiology, Garson Jr, A et al ed, Lea & Febiger, Philadelphia, 1334-1352, 1990
5）門間和夫ほか：成人先天性心疾患診療ガイドライン．Jpn Circ J 64（suppl Ⅳ）：1167-1204, 2000
6）中西俊雄：大動脈弁狭窄症．臨床発達心臓病学，改定2版，高尾篤良ほか編，中外医学社，東京，552-557, 1997
7）Roberts, WC：Adult Congenital Heart Disease, FA Davis, Philadelphia, 1987
8）Block, PC et al：Percutaneous approaches to valvular heart disease. Curr Cardiol Rep 7（2），108-113, 2005

（谷口泰代・深谷　隆）

7. 動脈管開存

1）概念

　動脈管は左第6鰓弓動脈遠位部から発生し，左肺動脈の近位部と左鎖骨下動脈分岐直下の下行大動脈とを結ぶ．胎生期の血行動態を図1に示す．胎生期には下大静脈から右房に返ってきた血液は主に卵円孔を通って左房に流入し，左室から上行大動脈へと駆出される．上大静脈や冠静脈洞から右房に返ってきた血液は主に右室に流入する．右室から駆出された血液の大部分は，まだ機能していない肺を迂回し，動脈管を介して下行大動脈へと送られる．

　分娩直後，動脈管壁に平滑筋細胞が遊走し，動脈管は短縮，肥厚し，機能的に閉鎖する．満期産の場合，この過程は分娩後18～24時間以内に完成する．さらに1ヵ月以内に動脈管は結合組織の増殖により解剖学的に閉鎖し，線維性の動脈管索となる．しかし，何らかの理由で分娩後も動脈管の閉鎖がみられない場合を動脈管開存 patent ductus arteriosus（PDA）という．PDA以外の合併奇形を持たないものが最も多いが，大動脈縮窄，心室中隔欠損，肺動脈弁狭窄，大動脈弁狭窄などを合併することもある．

　最も多い原因は早期産であり，出生時体重1,750g以下の新生児の45％，1,200g以下の新生児では80％に動脈管開存がみられる．しかし，未熟児にみられるPDAは，その児のもともとの分娩予定の時期になるとほとんどが自然閉鎖するため，満期産児にみられるPDAとは区別する必要がある．

　満期産では，出生2,000人に1人の割合で発生し，先天性心疾患の5～10％を占め，性比は2：1で女性に多い．妊娠早期に母体が風疹に罹患すると約60％に胎児に心奇形を生じるが，風疹ウイルスは動脈壁の弾性組織形成を阻害し，動脈管

開存を高率に生じる．

分娩後に動脈管が自然閉鎖する機序は不明な点も多いが，動脈酸素分圧の上昇が関与していると考えられている．何らかの理由で低酸素血症が持続すると動脈管の閉鎖が遅れる．また，胎児の動脈管の開存維持にはプロスタグランディン E_1 が関与していると考えられており，未熟児のPDAに対してはプロスタグランディン E_1 の合成阻害薬であるインドメタシンの投与が行われる．満期産のPDAに対してはインドメタシンは無効であり用いるべきではない．

2) 病態生理

出生直後，肺の膨張により肺血管抵抗が低下し肺動脈圧が低下すると大動脈から肺動脈への左-右短絡が生じ，肺動脈，左房，左室への容量負荷が生じる（図2a）．短絡量は動脈管の大きさと肺血管抵抗により規定される．短絡量が多いと左心不全を生じ，さらに閉塞性肺血管病変が進行する．肺血管抵抗が増大し肺動脈圧が上昇すると左-右短絡は減少するが，肺動脈圧が体血圧を凌駕すると動脈管を介して右-左短絡を生じるようになりEisenmenger化する（図2b）．

3) 診断

胸骨左縁上部で聴取される連続性雑音が診断のポイントである．確定診断は心エコー図により動脈管を直接描出したり，ドプラ法により下行大動脈から肺動脈への短絡血流を検出することによりなされる．エコーで動脈管を明瞭に描出できない例ではMRIが有用である．Eisenmenger化している症例の肺血管抵抗の評価や経カテーテル的塞栓術を行う以外，侵襲的心カテーテル検査は不要なことが多い．鑑別すべき連続性雑音を聴取する疾患には総動脈幹，大動脈肺動脈中隔欠損，冠動静脈瘻，Valsalva洞動脈瘤破裂，静脈こま音などがある．診断のまとめに示す．

①症状・臨床経過

小さなPDAでは無症状のことも多いが，中等度のPDAでは左心不全をきたすことが多く，頻脈，頻呼吸，授乳困難，体重増加不良などを示す．生

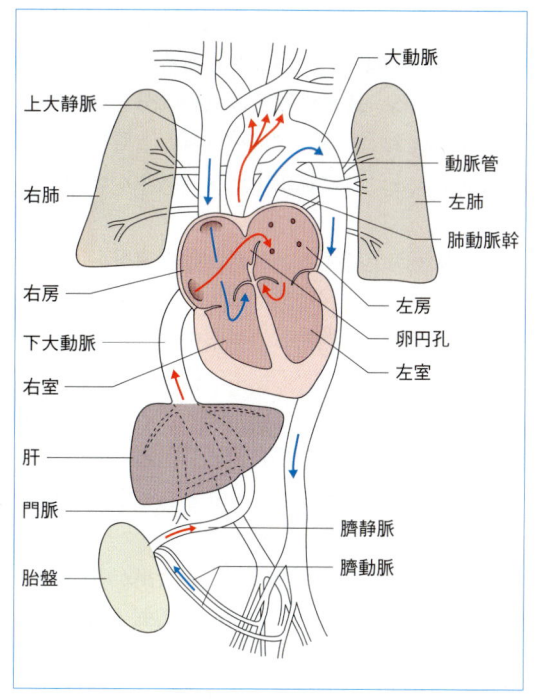

[図1] 胎生期の血行動態

後2～3ヵ月以内に心不全をきたすことが多いが，左室の代償性肥大，拡大により症状がみられない場合もある．しかし，大抵その後の発育は不良であり，易疲労感などがみられる．30歳代以降，年齢とともに心不全が増悪してくることがある．

大きなPDAでは生後早期から左心不全をきたし，頻脈，頻呼吸，授乳困難，体重増加不良，発汗過多などを示し，呼吸器感染症を繰り返すようになる．乳幼児期に死亡することも多いが，生存例では閉塞性肺血管病変が進行し，肺血管抵抗が増大するとともに肺動脈圧が上昇する．これにより左-右短絡は減少し，生後8～15ヵ月ごろに症状は一時改善することがある．しかし，生存例でも数年で肺動脈圧が体血圧を凌駕しEisenmenger化することが多く，チアノーゼ，労作時呼吸困難，胸痛，血痰などを生じ，予後は不良である．短絡血は肺動脈から下行大動脈に流れるので，チアノーゼは上半身よりも下半身で著明となる．

②身体所見・検査

高圧系から低圧系への短絡のため拡張期血圧は低く，脈圧は大きく，末梢動脈は大脈になる．心尖拍動は擡起性であり，胸骨左縁に収縮期振戦を

触知することもある．大きな連続性雑音によりⅠ音，Ⅱ音は聴取しにくいこともあるが心尖部でⅢ音を聴取する．連続性雑音は低調成分を含む粗い音でGibson雑音，または機械様雑音と呼ばれる．短絡量が大きければ拡張中期ランブルが聴取される．

肺動脈圧が上昇するとⅡ音肺動脈成分の亢進はみられるが，左一右短絡は減少するので雑音の拡張期成分は減弱，消失し，拡張中期ランブル，Ⅲ音は消失する．

心電図は，乳児期には正常のことも多いが，年長児では左室肥大，左房負荷所見がみられるようになる．肺高血圧が生じてくると右室肥大所見もみられるようになる．

胸部X線では左第2弓，第4弓の突出がみられる．肺動脈は拡大し，肺野の血管影は増強する．右第1弓は突出することが多い．

心エコー図は診断に必須である．幼小児では，動脈管を直接描出することが可能なことが多い．また，動脈管を直接描出することができなくても，ドプラ法により下行大動脈から肺動脈への短絡血流を検出することにより診断できる（図3a，3b）．三尖弁逆流速度を計測することにより肺動脈圧が推定できる．

心臓カテーテル検査では，大動脈造影によりPDAが描出される．径の大きなPDAではカテーテルが肺動脈から大動脈に入る．血液ガスサンプリングでは肺動脈で酸素飽和度のステップアップがみられる．ただし，肺動脈内では血液混合が不十分なため，酸素飽和度から正確な短絡率を計算することはむずかしい．肺動脈圧，肺血管抵抗の評価を行う．

4）治療

心不全に対しては通常の薬物治療（利尿薬，強心薬，血管拡張薬など）を行う．また，PDAは感染性心内膜炎に罹患するリスクが高いので，歯科治療などの際には予防処置を行うことが必要である．

心雑音が聴取されないような小さなPDA（silent PDA）以外，すべてのPDAに閉鎖適応がある．

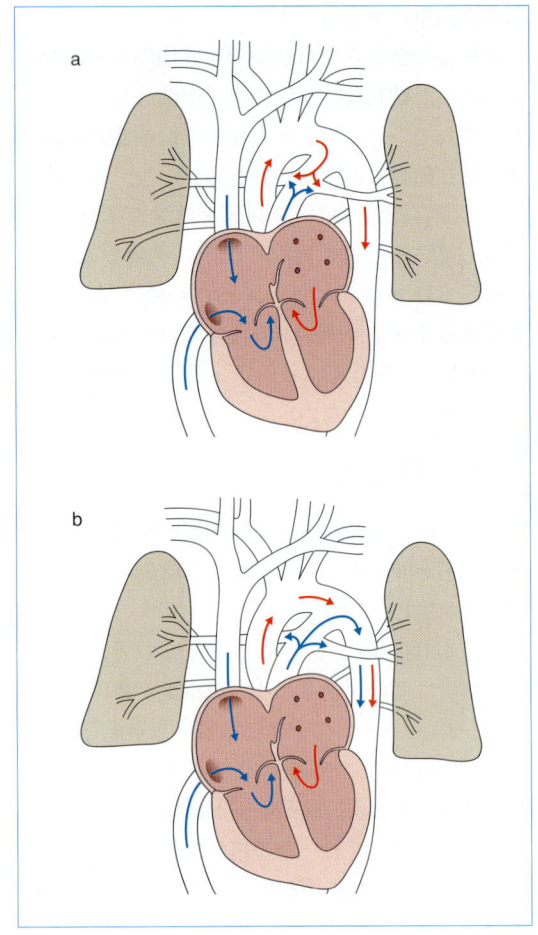

[図2] 動脈管開存の血行動態
 a EisenmengerヒしていないPDA
 b EisenmengerヒしたPDA

心不全を呈するような中等度以上のPDAではその時点で閉鎖を行う．無症状でも中等度以上のPDAでは閉塞性肺血管病変が進行する前，生後1年以内に閉鎖を行う．中等度以下のPDAでも齲歯や歯科治療の頻度が増し，感染性心内膜炎のリスクが増す学童期までに閉鎖を行う．

発見時すでにEisenmenger化している場合には閉鎖の適応はない．ただし，酸素負荷や薬物（塩酸トラゾリン）負荷により肺血管抵抗が7単位/m^2以下に低下すれば閉鎖を検討する．

幼小児に対して行われるPDAの結紮，離断術は人工心肺も不要であり，安全で成功率の高い治療法として確立している．最近では胸腔鏡下の結紮術も行われるようになっており，さらに手術侵

● 動脈管開存診断のまとめ

● 身体所見
■ 触診：大脈
■ 聴診：連続性雑音，大きな短絡では拡張中期ランブル
● 胸部X線
1. 左第2弓，第4弓の突出，右第1弓の突出，肺動脈の拡大，肺野血管影の増強
● 心電図
1. 左室肥大，左房負荷，肺高血圧が生じると右室肥大
● 心エコー図
■ 断層法：動脈管の描出
■ ドプラ法：下大動脈から肺動脈への短絡血流の描出，三尖弁逆流速度から肺動脈圧推定
● 心臓カテーテル
■ 大動脈造影によるPDA描出
■ カテーテルの肺動脈から大動脈への通過
■ 肺動脈での酸素飽和度のステップアップ
■ 肺動脈圧および肺血管抵抗の評価

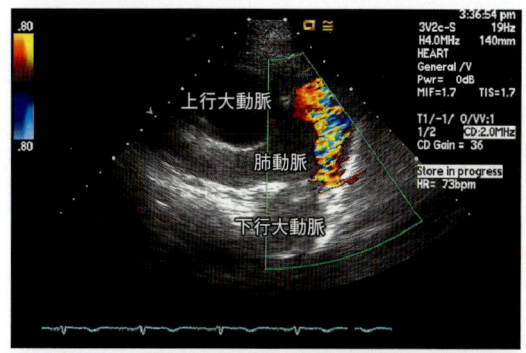

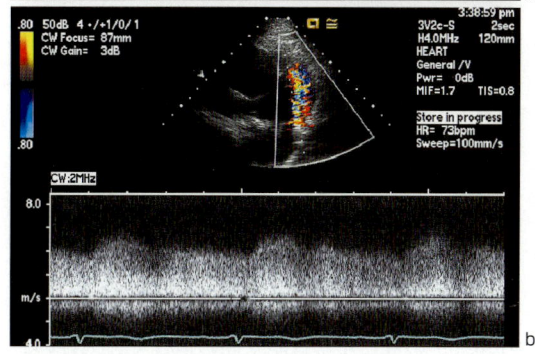

[図3] 動脈管開存の経胸壁心エコー図
a 二次元カラードプラ法：下行大動脈から肺動脈への短絡血流がモザイク信号としてみられる．
b 連続波ドプラ法：下行大動脈から肺動脈への短絡血流が収縮期，拡張期ともにみられる．

襲は小さくなっている．成人では，PDAに石灰化がみられ，組織も脆弱であるため，人工心肺下での手術が必要である．

近年では，経カテーテル的コイル塞栓術が広く行われている．残存短絡や再疎通などの問題はあるが，手術に比べて低侵襲であり，径が3mm以下のPDAに対しては成功率も向上してきている．しかし，径が4mm以上のPDAでは成功率は低い．

図に診断から治療までの流れを示す．

● 動脈管開存診断・治療の流れ

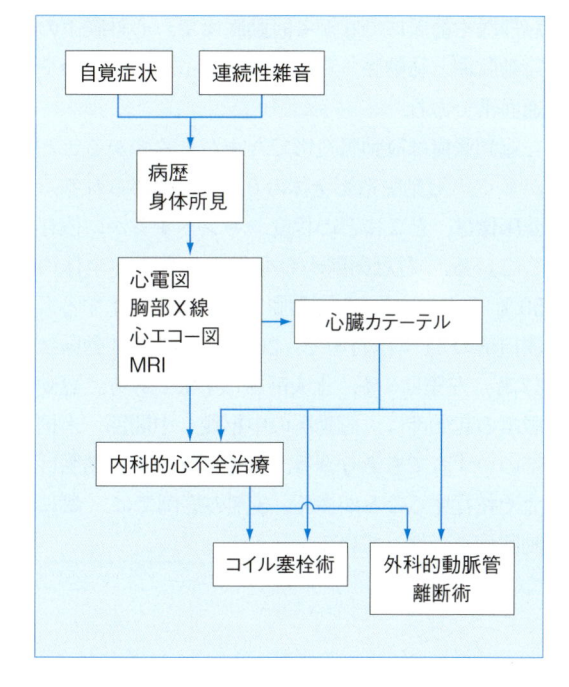

文献
1) 赤阪隆史ほか：新・心臓病診療プラクティス2，心疾患の手術適応と至適時期，文光堂，東京，236-245, 2004
2) Amplatz, K et al : Radiology of Congenital Heart Disease, Mosby-Year Book, Inc, Missouri, 291-308, 1993
3) Emmanouilides, GC et al : Moss and Adams, Heart Disease in Infants, Children, and Adolescents Including the Fetus and Young Adult, 5th ed, Williams & Wilkins, Maryland, 746-764, 1995
4) 門間和夫ほか：成人先天性心疾患診療ガイドライン．Jpn Circ J 64 (suppl) : 1167-1204, 2000

（山岸広幸・吉川純一）

8. 冠動脈瘻

1) 概念・分類

　冠動脈瘻 coronary artery fistula は偶然発見されることの多い疾患であり，通常のスクリーニング検査で発見されることは少ない．実際にはさらに多くの症例が存在すると考えられる．この疾患を積極的に診断するためには，連続性雑音や説明のつかない新雑音などを聴取した場合，常にその存在を念頭において診断を進めなければならない．

　動脈の末梢が心筋に終わらず，心腔やその他の脈管と直接交通している場合，これを冠動脈瘻と呼ぶ．そのほとんどは胎生期の遺残で先天性の冠動脈形成不全であり，その発生の違いから二つに分類することができる．一つは，その末梢が心腔につながる冠動脈瘻で，心外膜下の冠動脈網と intertrabecular spaces または intramyocardial sinusoid の交通の遺残である．もう一つは肺動脈，冠静脈や静脈につながる冠動脈瘻で，心外膜下の冠動脈網と肺動脈，冠静脈や tributary vein の交通異常である．

　冠動脈瘻は冠動脈造影でたまたまみつかることが多く，冠動脈造影全体の 0.2 % に認められる．臨床像は，どこにどの程度シャントするかに依存している．右冠動脈から発生するものが全体の 50 % で，残りは，左冠動脈や両者から発生する．開口部の 41 % は右室で，26 % は右房，肺動脈は 17 %，左室は 3 %，上大静脈は 1 % である．冠動脈瘻の起始部は，冠動脈の中枢側，中間部，末梢部のいずれでもありうる．瘻を形成する冠動脈は太く蛇行することが多く，3 割の症例では，瘻に動脈瘤を合併している．

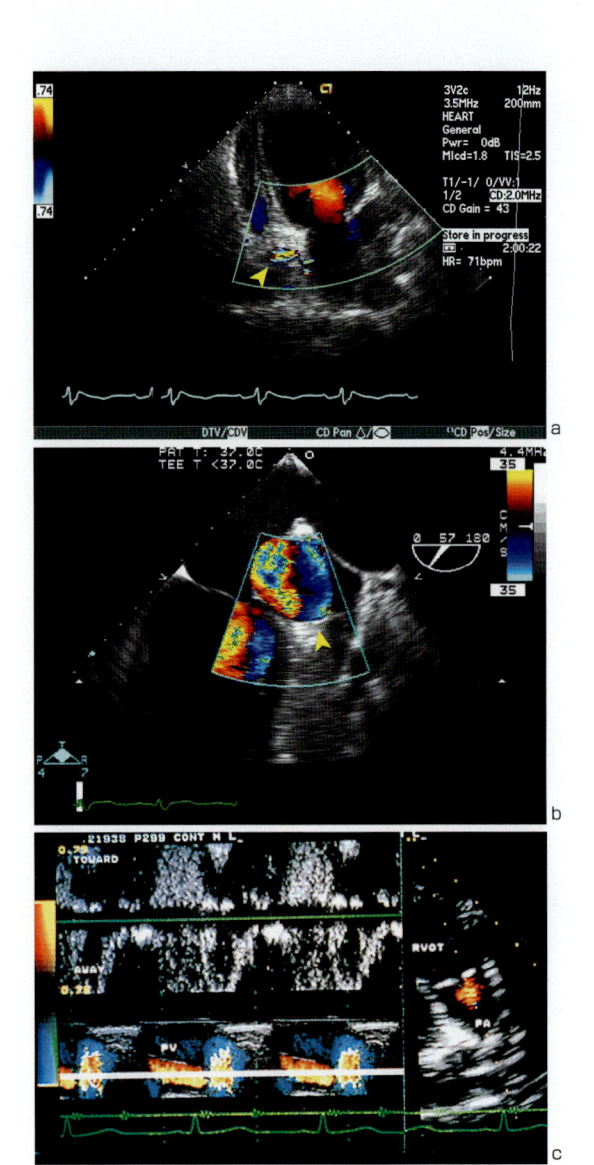

[図1] 冠動脈瘻の心エコー図
　a　冠動脈－右房瘻のカラードプラ像：心尖部二腔像では，心背側に，冠静脈洞の拡大を疑わせる管腔構造を認め，内部にモザイク血流が観察された（矢頭）．
　b　冠動脈－冠静脈洞瘻の心エコー図：経食道心エコー図では左室回旋枝方向に瘤を認め，内部で旋回する血流を認めた（矢頭）．
　c　冠動脈－肺動脈瘻の心エコー図：肺動脈弁直上の肺動脈内に異常血流が観察される．拡張期に連続性の血流である．

2) 病態生理

〈交通部位と血行動態〉

■①上大静脈系に交通するもの

　上大静脈や左上大静脈遺残に交通するものは報告されているがきわめてまれである．

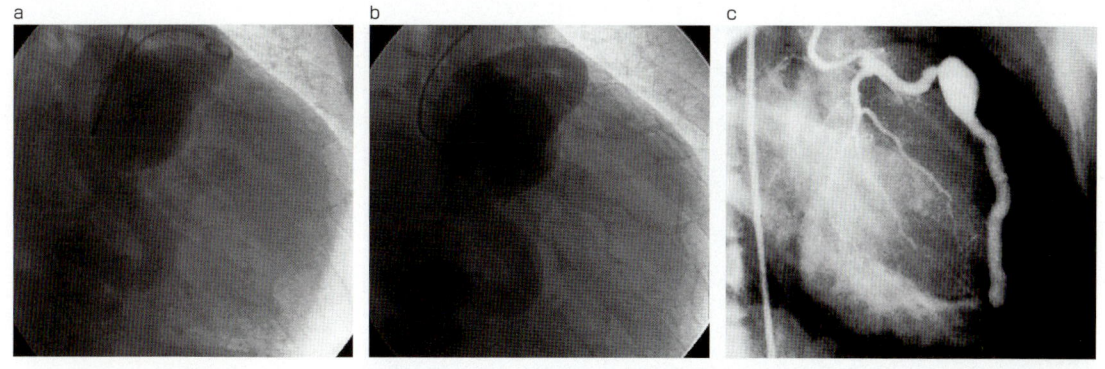

[図2] 冠動脈瘻の冠動脈造影像
a, b：冠動脈－冠静脈洞瘻の冠動脈造影：左冠動脈起始部および回旋枝が拡張し，管状構造を形成しながら冠静脈洞に交通し，右房に造影剤が流入している．酸素飽和度分析によるシャント率は51％であった．
c：冠動脈－右室瘻の冠動脈造影所見：左前下行枝が心尖部付近で右室に交通している．

②右房に交通するもの（図1a）

比較的多い型である．冠動脈瘻の1/4から1/3は右房に交通し，右冠動脈由来が多い．

③冠静脈洞に交通するもの（図2a, b）

冠静脈系に交通する冠動脈瘻はまれである．末梢冠静脈に交通するタイプより冠静脈洞に直接交通するタイプが多い．瘻血管は太く，大きく蛇行してから冠静脈洞に交通していることが多く，シャント量の増加とともに心不全を呈することもある．

④右室に交通するもの（図2c）

比較的多くみられるタイプである．このタイプでも右冠動脈から交通するものが多い．瘻血管と冠動脈が側－側吻合のような形態で瘻を形成している場合もあり，複数の交通口を持つこともある．

⑤肺動脈に交通するもの（図1c）

比較的多く認められる型である．冠動脈造影で偶発的に発見されることがある．冠動脈から直接開口する場合よりも，いったん血管床を形成したあとで肺動脈に開口することが多い．ほとんどの例ではシャント量が小さいが，なかにはシャントによる心不全や狭心症を呈する症例がある．

⑥左室に交通するもの

この型の特徴は，左室拡張期に血流を有することである．シャント量が多ければ，大動脈弁逆流に類似した血行動態を呈し，拡張期血圧が低下する．

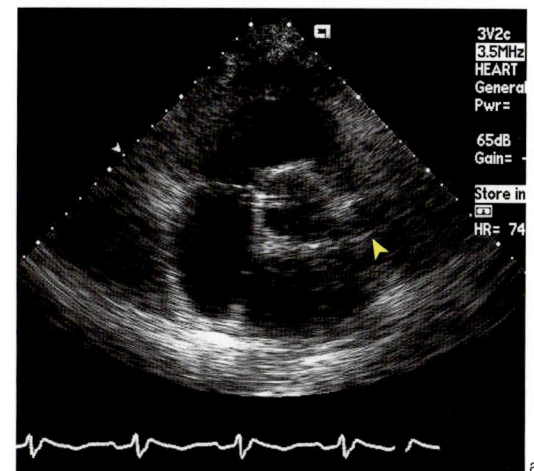

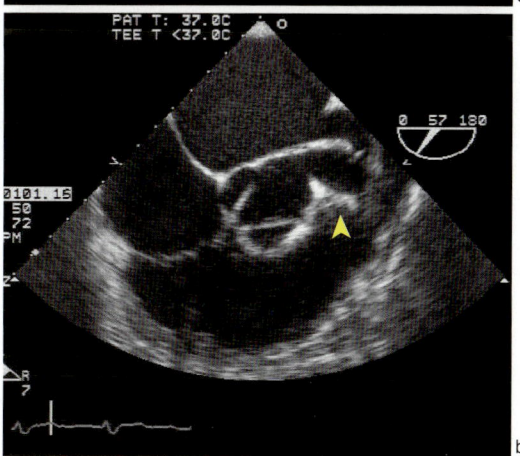

[図3] 冠動脈瘻の心エコー図
a 冠動脈瘻の断層心エコー図：著しく拡大した左冠動脈起始部が観察されている（矢頭）．
b 同じ症例の経食道心エコー図所見：著しく拡大した左冠動脈が観察されている（矢頭）．

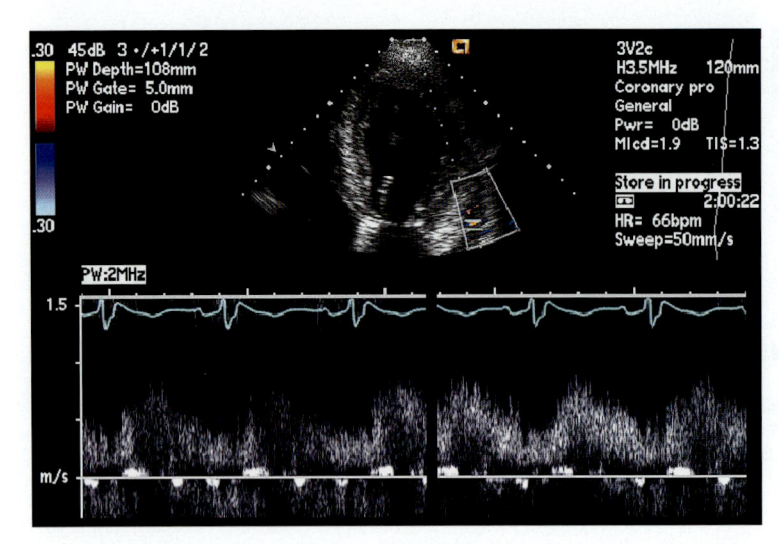

[図4] 冠動脈瘻血流の血流パターン
連続性雑音から冠動脈－肺動脈瘻がみつかった症例である．パルスドプラ法で血流パターンを記録すると，連続性に血流が存在することがわかる．

3) 診断

①症状

　冠動脈瘻の半数は無症状である．残りの症例では，うっ血性心不全，感染性心内膜炎，虚血性心疾患などの原因となる．冠動脈瘻の症状はシャント量や年齢，その他の心疾患に影響を受けるが，基本的には左－右シャントの症状と心筋虚血による症状である．症状がある例では，易疲労感，呼吸困難や動悸を訴える．また，冠動脈瘻の血流が増加すると狭心症症状が出現することもありうる．

②身体所見

　一定のシャント量を有しない症例では，雑音の聴取は困難である．右心系と交通のある冠動脈瘻では，大動脈の圧は常に右心系よりも高いため，一般的に連続性雑音を聴取する．雑音の最強点は交通孔の位置に影響を受けるが，最強点から交通孔の位置を特定することはできない．右房や右室に交通孔がある症例での連続性雑音は拡張期強勢である．一方，肺動脈に交通孔のある場合には，必ずしも拡張期強勢とはならず，動脈管開存に似る．左室に交通する冠動脈瘻では，拡張期雑音として聴取される．血行動態の類似している大動脈弁逆流に似た雑音である．

③心エコー図

　断層心エコー図で冠動脈瘻を診断することは容易ではない．身体所見に基づいて冠動脈瘻の存在を疑えば，しばしば診断が可能である．エコー所見の一つは，拡大した冠動脈の描出である（図3）．もし，片側の冠動脈に拡大を認め，残る一方の冠動脈のサイズが正常であり，連続性雑音を聴取すれば，冠動脈瘻が存在する可能性がある．また，冠動脈瘻が開口する心腔は拡大していることが多い．拡大した心腔内に周期的に出現するカラードプラシグナルを認めれば，冠動脈瘻を疑う．右房への開口では，拡張期に強い連続性の速度波形を認める可能性がある．

　カラードプラ法とパルスドプラ法を用いると，シャント血流を可視化し，血流の方向と時相を同定することができる．心周期全体を通じて，線状のカラードプラ像を認め，持続する血流速度波形が得られれば，大動脈から右心系に通じるシャントが存在する可能性がある．また，主として拡張期に限局した血流シグナルと，血流速度波形を認めれば，大動脈から左心系へのシャントが存在することを疑うことができる（図4）．

　また，開口した心腔や大動脈の拡大が，シャント量に応じて認められる．例えば，右室へのシャントは右室拡大，肺動脈へのシャントは肺動脈拡大が間接的所見である．

④心臓カテーテル・冠動脈造影検査

　冠動脈瘻の確定診断に至る必須の検査である．

●冠動脈瘻診断のまとめ

- ●身体所見
  - ■聴診
    - ・連続性雑音
    - ・左室瘻では拡張期雑音となる
- ●心エコー図
  - ・冠動脈起始部の拡張
  - ・心腔内の異常構造
  - ・異常血流の描出（カラードプラ）
  - ・経胸壁心エコー図で説明がつかなければ，経食道心エコー図も行う
- ●心臓カテーテル・冠動脈造影
  - ・確定診断を得るための検査
  - ・シャント量を計測（酸素飽和度分析）

シャントの起始と交通部位の同定，シャント血管走行の同定およびシャント量の推定が診断可能である．一定のシャント量を有する症例では，酸素飽和度の測定からシャント量の定量評価ができる．

4) 予後

左-右シャントではシャント量は中等度であるが，成長とともに体血圧が上昇し，短絡血管が太くなり短絡量が増大する．左-右シャントは，後年になって右心系への容量負荷から心不全を引き起こすことがある．ときに，肺高血圧を呈することもある．まれに，盗血現象から狭心症や心筋梗塞を引き起こすこともある．まれではあるが，感染性心内膜炎を起こしたり，瘤状に拡大した瘻血管が破裂したりすることもある．

5) 治療

小さくて，無症状の症例では放置可能である．冠動脈の拡大を招いている場合には，左心系または右心系への容量負荷の有無について経過を観察する．また瘤破裂や感染性心内膜炎の可能性にも留意すべきである．シャント量が多い場合には，開口部位によりカテーテルを用いたコイル塞栓術（図5）か，外科的な方法かを検討する必要がある．心不全がある場合やシャント量が30％を超える場合などに外科的方法を選択することが多い．

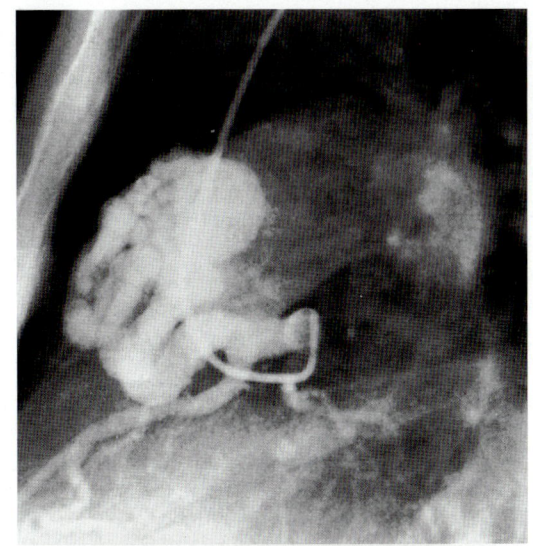

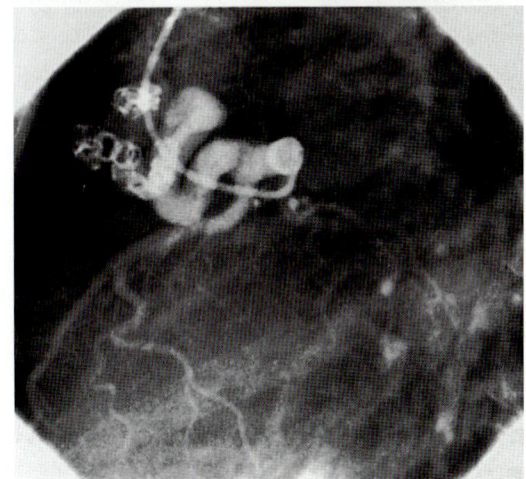

[図5] コイルを使用した冠動脈瘻塞栓閉塞術
左冠動脈から太く蛇行した冠動脈瘻が肺動脈に交通している（上）．コイルを十数個挿入した後，血流がほぼ消失した（下）．

文献
1) Chen, Y at al : The surgical management of congenital coronary artery fistula. Coron Artery Dis 5 : 995-1000, 1994
2) Levin, DC et al : Hemodynamically significant primary anomalies of the coronary arteries : Angiographic aspects. Circulation 58 : 25-34, 1978
3) Urrutia, CO st al : Surgical management of 56patients with congenital coronary artery fistulas. Ann Thorac Surg 35 : 300-307, 1983

（渡辺弘之・吉川純一）

XV. 先天性心疾患

9. Valsalva洞動脈瘤破裂

[表1] Valsalva動脈瘤の分類

Ⅰ型	：右冠状動脈洞の左側より発生する動脈瘤
Ⅱ型	：右冠状動脈洞の中央より発生する動脈瘤
Ⅲ$_V$型	：右冠状動脈洞の右側より発生し右室に突出する動脈瘤
Ⅲ$_A$型	：右冠状動脈洞の右側より発生し右房に突出する動脈瘤
Ⅳ型	：無冠状動脈洞の右側より発生する動脈瘤

1) 概念

　上行大動脈基部は丸く膨らんでおり，大動脈洞またはValsalva洞と呼ばれる．Valsalva洞は冠状動脈の起始部であり，それに対応して，左冠状動脈の起始部である左冠状動脈洞，右冠状動脈の起始部である右冠状動脈洞，冠状動脈が起始しない無冠状動脈洞，の三つに分かれている．大動脈線維輪とその直上の大動脈内膜との間の先天性に生じたと考えられる癒合欠如あるいは解離が存在し，大動脈圧の影響を受け次第に膨隆し動脈瘤が形成され，最終的にそれが破裂すると，Valsalva洞動脈瘤破裂となる．後天性には，感染性心内膜炎，Marfan症候群，外傷，動脈硬化などが原因となりうる．

　Valsalva洞動脈瘤破裂は右冠状動脈洞に発生することが最も多く，右室に穿破することが多い．無冠状動脈洞での発生は2番目に多く，その場合には右房に穿破することが多い．左冠状動脈洞での発生はまれである．

2) 病態生理

　Valsalva洞動脈瘤は，発生部位と破裂が生じる方向に基づいた分類が提唱されている（**表1**）．
　Ⅰ型：右冠状動脈洞の左側より発生する動脈瘤，Ⅱ型：右冠状動脈洞の中央より発生する動脈瘤，Ⅲ$_V$型：右冠状動脈洞の右側より発生し右室に突出する動脈瘤，Ⅲ$_A$型：右冠状動脈洞の右側より発生し右房に突出する動脈瘤，Ⅳ型：無冠状動脈洞の右側より発生する動脈瘤．

　Valsalva洞動脈瘤の存在についての報告は幼児または小児においてまれであることから，原因は先天性に存在していても動脈瘤自体の拡張は徐々に進行性に生じるものと考えられる．未破裂の動脈瘤が血行動態異常をきたしたり，あるいは動脈

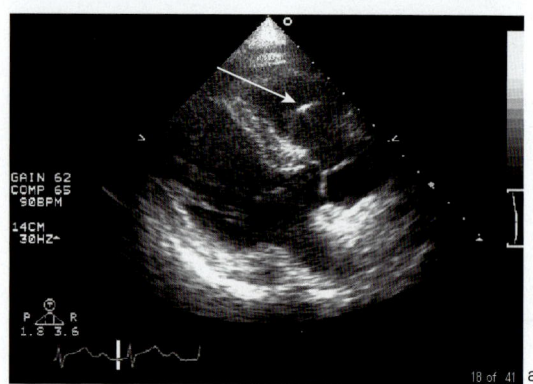

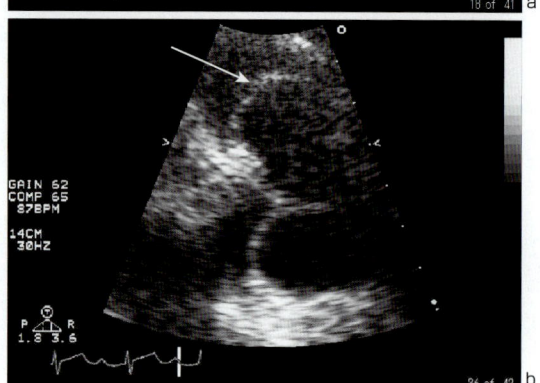

[図1] 傍胸骨長軸断面像
　a　Valsalva洞動脈瘤例（矢印がValsalva洞動脈瘤）．
　b　aの拡大図（矢印がValsalva洞動脈瘤）．

瘤が冠状動脈を圧迫し心筋虚血をきたしたりすることはまれである．しかしながら，動脈瘤が大きくなった場合に，右室流出路狭窄や肺動脈狭窄をきたした例，心室中隔へ向かって動脈瘤が拡大し完全房室ブロックをきたした例，心筋虚血をきたした例，などの報告は存在する．Valsalva洞動脈瘤破裂は突然発生し，動静脈間に短絡が発生するため，急速に心不全となり，呼吸困難などの症状を生じうる．

　心室中隔欠損は，30～50％の例において合併するとされている．また，大動脈弁閉鎖不全を合併しやすい．

3) 診断

①症状

Valsalva洞動脈瘤の存在は，動脈瘤破裂が生じるまで気づかれずに無症状で経過することが多い．Valsalva洞動脈瘤破裂は突然発生し，胸痛を生じる．また，突然の短絡発生のため，急速に心不全となり，呼吸困難などの症状を生じる．

②身体所見

Valsalva洞動脈瘤が破裂すると動静脈間に短絡が生じ，連続性雑音を聴取する．一般的には，左傍胸骨第3または4肋間に大きな連続性雑音として聴取される．右房へ破裂した場合は拡張期強盛をとることがある．右室へ破裂した場合は拡張期強盛をとる場合と収縮期強盛をとる場合がある．傍胸骨左縁または右縁に振戦 thrill を触知することもある．

③心電図

Valsalva洞動脈瘤破裂に特徴的な所見はなく，正常心電図を示すことが多いが，左室肥大や右室肥大，または両室肥大を呈する例もある．右房に破裂した場合に右房負荷や心房性不整脈を呈する例や，房室ブロックを生じる例もまれに存在する．

④胸部X線

短絡量が増大すると，肺血管陰影の増強を認める．Valsalva洞動脈瘤破裂が右房に破裂したときには，右第2弓の拡大を認めうる．

⑤心エコー図

経胸壁心エコー図法にて，胸骨左縁左室長軸像や胸骨左縁左室短軸像において，Valsalva洞動脈瘤の形態，大きさ，どの冠動脈洞から生じているか，右房や右室などの心腔との交通があるか，心室中隔欠損症など他疾患の合併の有無，などを評価する（図1）．Valsalva洞動脈瘤破裂が疑われるならば，断層像でエコーの欠損部すなわち破裂部位を検索する．欠損部を捉えることができればほぼ診断がついたといってよいが，カラードプラ法を用いれば短絡血流を捉えることで破裂部位を診断することができ，診断をより万全なものとすることができる（図2）．また，短絡により生じた容量負荷の程度，大動脈弁閉鎖不全の程度などを評価す

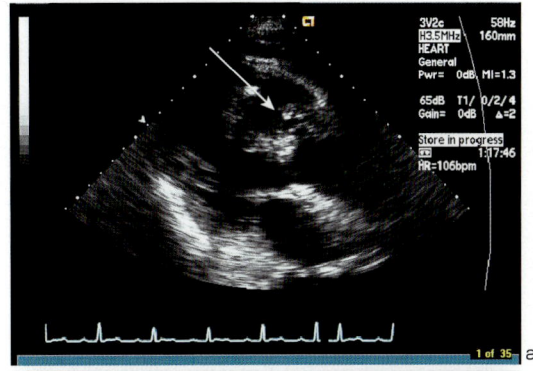

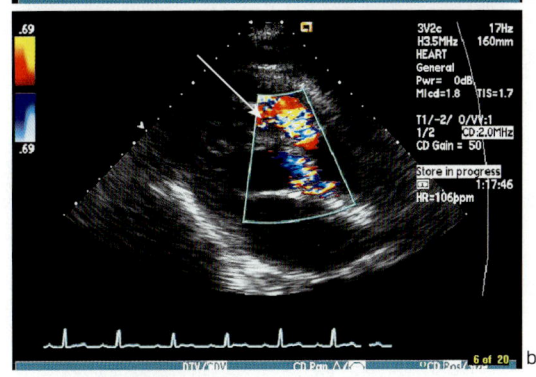

[図2] 傍胸骨長軸断面像とカラードプラ像
　a　Valsalva洞動脈瘤破裂例．エコー欠損部が描出され（矢印），破裂部位と考えられる．
　b　aで認めた破裂部位に一致する短絡血流（矢印）がカラードプラ法にて捉えられている．

る．経食道心エコー図法を施行すれば，冠状動脈入口部と動脈瘤の位置関係や動脈瘤内の血栓の有無など，経胸壁心エコー図法より詳細な情報を得ることが可能である．

⑥CT，MRI検査

心不全が急速に進行し血行動態が不安定である場合においては施行することが困難であるが，安定した状態である場合にはCTやMRIを施行することが可能である．近年は，Valsalva洞動脈瘤の三次元構造を3DCTなどで評価することが可能となっている．また，MRIやMRアンギオグラフィーなども用いられる．

⑦心臓カテーテル

右心カテーテル検査にて酸素飽和度を測定し，step-upを示す部位から短絡存在部位を診断する．また，短絡量を算出することも可能である．左心カテーテル検査では，大動脈造影を施行し，Valsalva洞動脈瘤の存在部位の診断，そしてValsalva洞動脈瘤破裂によりどこの心腔に対して短絡が生じているかの診断を行う．また，大動脈閉鎖不全の重症度診断，そして心室中隔欠損の有無の検索も施行する．冠状動脈奇形の有無を診断するために，冠状動脈造影も施行する．

4）治療

■①非破裂の場合

無症候性の未破裂のValsalva洞動脈瘤が発見された場合，破裂した場合の危険性を考慮して動脈瘤の大きさ，成因に関係なく積極的に手術を行うべきとする意見もあるが，突然死が生じることはまれであるので必ず手術をしなければいけないわけではないとする意見もある．手術成績は良好であるので破裂前に予防的に手術をしてもよいかとも思われる一方，無症候性未破裂動脈瘤の自然歴は不明で手術最適時期なども明らかではないので，現時点では，個々の例ごとに適応を決めざるを得ない．

動脈瘤が大きく右室流出路狭窄をきたし症状を呈しているならば，手術適応である．

■②破裂した場合

Valsalva洞動脈瘤が破裂すると，先述したとおり急速に心不全に陥る．また破裂後血行動態上安定した状態を保ったとしても感染性心内膜炎や大動脈弁閉鎖不全の増悪などを合併してくる可能性があり，外科手術を行わないと予後不良である．心不全が重症であっても比較的安全に手術が施行でき，手術の短期成績は良好で，遠隔成績も良好である．したがって，診断が確定すれば外科手術は躊躇なく考慮すべきである．

破裂後心不全を発症しているならば一般的な内科的心不全治療を行いつつ，時期を逸さず外科手術を施行する．感染性心内膜炎が合併している場合は，感染がコントロールできてから外科手術を施行する方が望ましいが，心不全の進行が急速であるなら，感染性心内膜炎の治療より外科手術の施行を先に考えるべきである．

外科手術により破裂部位を修復するには，直接閉鎖術とパッチ閉鎖術がある．大動脈弁はできる限り温存するように努めるべきであるが，弁の変形が強く，修復しても大動脈弁閉鎖不全が残り強い大動脈弁逆流が生じるならば，大動脈弁置換術を考慮する．

文献

1) Choudhary, SK et al : Aneurysm of sinus of Valsalva dissecting into interventricular septum. Ann Thorac Surg 65 : 735-740, 1998
2) Choudhary, SK et al : Sinus of Valsalva aneurysms : 20 years' experience. J Card Surg 12 : 300-308, 1997
3) Chu, SH et al : Ruptured aneurysms of the sinus of Valsalva in Oriental patients. J Thorac Cardiovasc Surg 99 : 288-298, 1990
4) Edwards, JE et al : The pathological anatomy of deficiencies between the aortic root and the heart, including aortic sinus aneurysms. Thorax 12 : 125-139, 1957
5) Kiefaber, RW et al : Unruptured sinus of Valsalva aneurysm with right ventricular outflow obstruction diagnosed by two-dimensional and Doppler echocardiography. J Am Coll Cardiol 7 : 438-442, 1986
6) Sakakibara, S et al : Congenital aneurysm of the sinus of Valsalva. Anatomy and classification. Am Heart J 63 : 405-424, 1962

〈竹本恭彦・吉川純一〉

XV. 先天性心疾患

10. Ebstein病

1) 概念

　Ebstein病は1866年，ドイツ人医師Wilhelm Ebsteinによって初めて報告された．動悸，呼吸困難，チアノーゼを訴えていた19歳男性の剖検例で，三尖弁の前尖は正常位置に付着していたが，中隔尖と後尖は，大きく右室側にずれて右室心筋に付着していた．

　Ebstein病の形態的特徴は，さまざまな程度でみられる三尖弁中隔尖および後尖付着部位の右室側への偏位である．中隔尖は高度低形成の場合もあり，後尖は肥厚し異常腱索によりtetheringを生じている場合もある．偏位の程度が大きくなると弁尖の接合不全を生じ，三尖弁閉鎖不全が生じる．前尖が帆のように大きくなり，右室流出路狭窄や，三尖弁狭窄を生じることもある．右室側に偏位した弁の付着部と本来の弁輪部との間は右房化右室と呼ばれ，真の右房と連続する．右房化右室の壁は，紙のように菲薄化していることもある．

　正常三尖弁は右室弁下層心筋の浸食過程（undermining）により右室筋の内層を遊離することで形成されるが，この浸食過程の異常によりEbstein病は発生すると考えられる．正常ではこの過程は心尖部から房室接合部にまで達するが，Ebstein病では，この浸食過程が弁輪部にまで到達しない（**図1**）．通常，前尖は，胎生早期に遊離が完了するため，正常位置に付着する．

　Ebstein病は先天性心奇形の約0.5％を占める比較的まれな疾患である．性差はなく，孤発例がほとんどである．母体の年齢や妊娠期間，出生時体重とも関係はない．ほとんどの例で心房中隔欠損か卵円孔開存を合併している．心室中隔欠損や肺動脈狭窄などもときに合併がみられる．

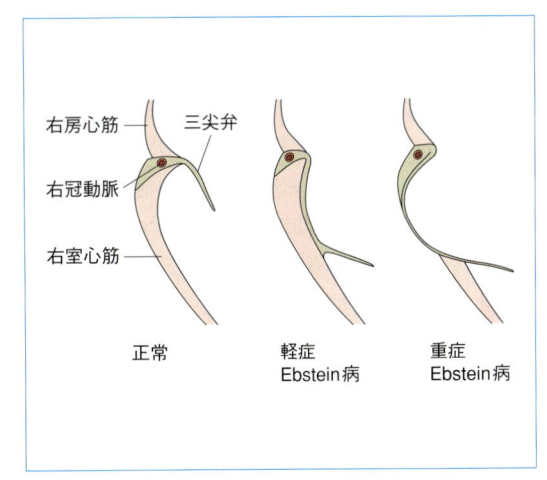

[図1] 三尖弁の発生

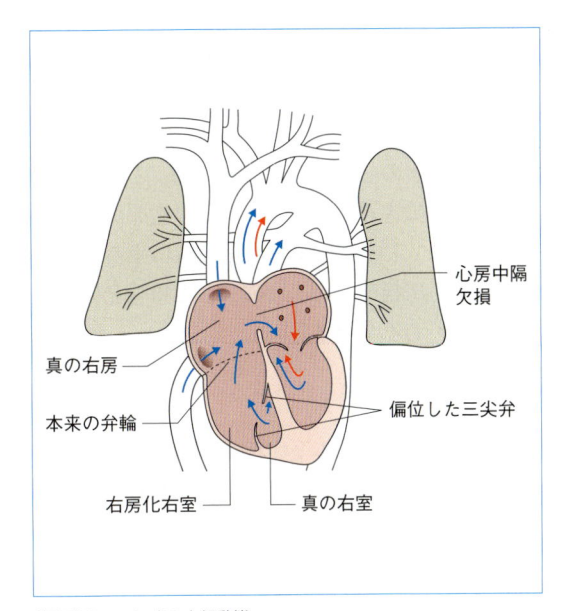

[図2] Ebstein病の血行動態

2) 病態生理

　軽症例では症状もなく，治療なしに成人することも多いが，重症例ではチアノーゼが最も大きな症状である．チアノーゼは，合併する心房中隔欠損や卵円孔開存を介する心房レベルでの右-左短絡によって生じる．真の右房の収縮により血液は右房化右室に送られるが，右室の収縮により右房化右室内の血液は真の右房側に逆流する．また，

右室内の血液も三尖弁閉鎖不全により右房側に逆流する．さらに，三尖弁狭窄や肺血管抵抗の増大，右室肥大による右室のコンプライアンスの低下なども合わさり，右房圧は高くなり左房圧を凌駕し，心房レベルでの右一左短絡を生じる（図2）．

新生児期には肺血管抵抗が高いため，右室は肺動脈弁を開放して血液を駆出することができず，機能的な肺動脈閉鎖状態になることもある．この場合チアノーゼは高度となり，肺動脈への血流は動脈管開存により維持されることになる．生後，次第に肺血管抵抗が減少してくると右室は肺動脈側に血液を駆出できるようになり，チアノーゼは減少してくる．通常，生後数ヵ月以内にはチアノーゼは減少し，青年期には消失する．しかし，その後右房の拡張により三尖弁閉鎖不全は増悪し，右房圧の上昇，右一左短絡の増加，心拍出量の減少をきたし，労作時呼吸困難やチアノーゼを再び生じるようになる．

頻脈は患者の20〜30％にみられ，これによる左室充満の障害も労作時呼吸困難の増悪因子となる．さらにWPW症候群や心房負荷による上室性頻拍症や心房粗動，心房細動による頻脈発作の合併も多く，心不全の増悪因子となる．

3）診断

チアノーゼと右心不全症状，聴診上の汎収縮期雑音と奔馬調律が診断のポイントである．確定診断は心エコー図により三尖弁の中隔尖，後尖の弁輪からの偏位を同定することによりなされる．ドプラ法により合併する心房中隔欠損や卵円孔開存の診断も容易である．非侵襲的な診断法が発達し，侵襲的心臓カテーテル検査を必要とすることはほとんどなくなった．診断のまとめを示す．

■①症状・臨床経過

症状は三尖弁の異常の程度によりさまざまである．軽症例では全く無症状のこともあるが，重症例では新生児期からチアノーゼや心不全症状を呈する．乳児期に症状を呈する例は予後不良であり，2歳までに半数近くが死亡する．しかし，新生児期に症状を呈する患者でも，生後，肺血管抵抗の低下とともにチアノーゼも心不全症状も軽減する

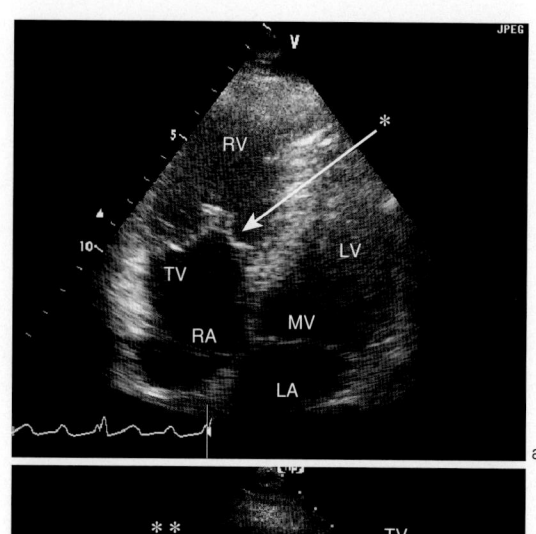

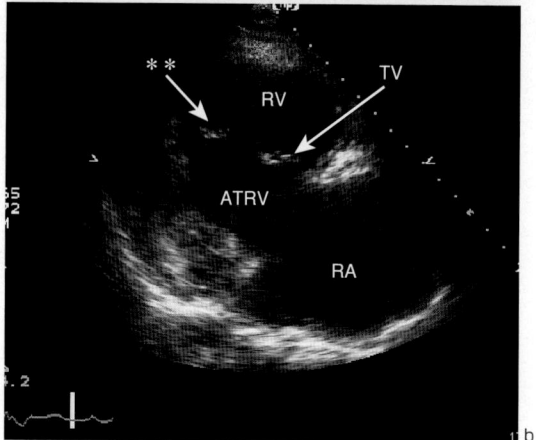

[図3] Ebstein奇形の断層心エコー図
四腔断面（a）および右室流入路長軸断面（b）
四腔断面において，三尖弁中隔尖（＊）の右室心尖部側への偏位が認められる．右室流入路長軸断面において，右房化した右室および三尖弁後尖（＊＊）の右室心尖部側への偏位が認められる．
RV：右室，RA：右房，LV：左室，LA：左房，ATRV：右房化した右室，TV：三尖弁，MV：僧帽弁，＊：三尖弁中隔尖，＊＊：三尖弁後尖

ことが多い．その後，成長，加齢とともに再びチアノーゼや心不全症状が出現する．頻拍発作が起こると心不全やチアノーゼが急速に増悪し，失神発作を起こすこともある．普段，全く症状がなく，頻拍発作時にのみチアノーゼや心不全症状がみられる例もある．

小児期比較的軽症で経過しても，成人後，拡大した右室からの圧迫による左室拡張不全や，チアノーゼによる左室心筋障害により，左心不全を合併してくることもある．

● Ebstein病診断・治療の流れ

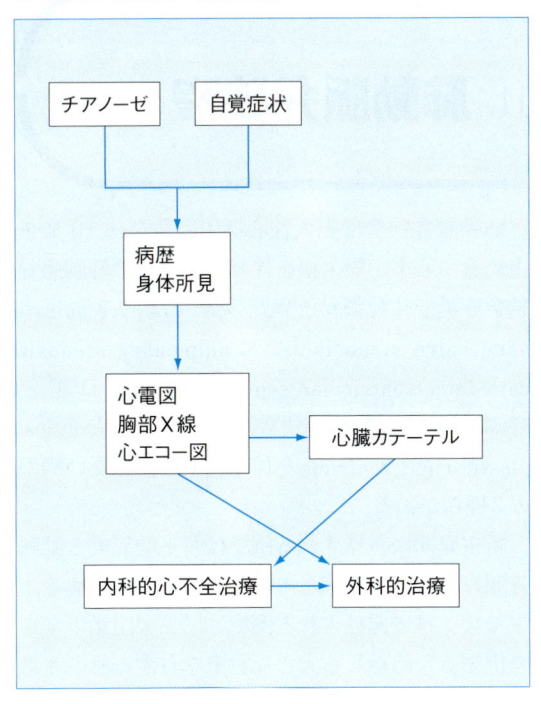

```
┌─────────┐  ┌─────────┐
│ チアノーゼ │  │ 自覚症状 │
└────┬────┘  └────┬────┘
     │            │
     └─────┬──────┘
           ▼
     ┌─────────┐
     │ 病歴    │
     │ 身体所見 │
     └────┬────┘
          ▼
    ┌──────────┐
    │ 心電図    │
    │ 胸部X線  │───────┐
    │ 心エコー図 │      ▼
    └────┬─────┘   ┌──────────┐
         │         │心臓カテーテル│
         │         └─────┬────┘
         ▼               ▼
  ┌──────────┐    ┌──────────┐
  │内科的心不全治療│    │ 外科的治療 │
  └──────────┘    └──────────┘
```

● Ebstein病診断のまとめ

- **身体所見**
  - ■視診：チアノーゼ，頸静脈怒張，肝腫大
  - ■触診：胸骨左縁下部での収縮期振戦，強大な傍胸骨拍動
  - ■聴診：Ⅰ音の分裂，sail sound，奔馬調律，汎収縮期雑音，拡張中期ランブル
- **胸部X線**
  箱型の心陰影拡大，肺血管陰影減弱
- **心電図**
  著明な右房負荷，WPW症候群（B型），WPW症候群を示さない場合には右脚ブロック，右軸偏位，発作性上室性頻拍症，心房粗動，心房細動の合併
- **心エコー図**
  - ■断層法：三尖弁中隔尖，後尖の弁輪からの偏位，右房，右房化右室，右室流出路の拡大
  - ■ドプラ法：三尖弁逆流，心房中隔欠損や卵円孔開存を介する短絡
- **心臓カテーテル**
  - ■心内心電図・心内圧同時記録：右房化右室の同定，v波の高い右房圧
  - ■右室造影：三尖弁の偏位，三尖弁逆流，右房化右室，拡大した右房，心房レベルでの右−左短絡

■ ②身体所見・検査

　幼小児ではチアノーゼが著明であるが，年長児ではチアノーゼは軽度であることが多い．頸静脈は怒張し，肝は腫大する．

　胸骨左縁下部で収縮期振戦を触知することがある．傍胸骨拍動は強大となる．

　Ⅰ音は大きく分裂し，三尖弁閉鎖に由来する第2成分が第1成分より大きくなりsail soundと呼ばれる．三尖弁逆流による汎収縮期雑音は胸骨左縁で聴取する．著明なⅢ音はしばしば聞かれ，Ebstein病を示唆する重要な所見である．この音が右室急速充満に起因するのか，異常三尖弁の振動に起因するのかは明らかではない．相対的三尖弁狭窄により拡張中期ランブルを聴取することもある．著明なⅣ音を聴取し4部調をなすこともある

　心電図は正常であることはまれである．著明な右房負荷がみられる．また，WPW症候群が20〜30％にみられ，右側副伝導路のパターン（いわゆるB型）を示す．WPW症候群を示さない場合には右脚ブロック，右軸偏位を示すことが多い．通常右室高電位は示さない．顕性WPW症候群の有無にかかわらず，発作性上室性頻拍症の合併は多い．また，年齢とともに心房粗動や心房細動の合併も多くなる．

　胸部X線では，右房，右房化右室，右室流出路の拡大により，心陰影は両側性に拡大し，特徴的な「箱型」を呈する．肺血管陰影は減弱する．

　心エコー図で，三尖弁付着部が僧帽弁輪より1.5cm以上心尖部方向にずれていれば本症を疑う．心エコー図は診断に必須であり，その特徴である三尖弁の偏位や三尖弁逆流を評価できる（図3a，b）．また，合併する心房中隔欠損や卵円孔開存を介する短絡も検出できる．

　心臓カテーテル検査では，電極つきカテーテルで心内心電図と心内圧を同時記録し，右房化右室，つまり，心電図上心室波形を示すが心内圧は右房波形を示す心腔を同定する．右房圧はv波が高く，左房圧より高い．右室造影にて，三尖弁の偏位，三尖弁逆流，右房化右室，拡大した右房が描出さ

れる．また，右房血が心房中隔欠損や卵円孔開存を介して左房に流入し，左心系が描出される．

4) 治療

新生児期からチアノーゼや心不全を呈する例では，プロスタグランディンE_1投与などにより動脈管開存を維持する．それでも症状がコントロールできない場合には外科的治療を行う．最重症例では，Starnes手術（三尖弁口閉鎖＋心房中隔欠損作製術＋体肺動脈短絡作製術）を行った後，Fontan型手術（右房肺動脈吻合）あるいはbidirectional Glenn手術（上大静脈肺動脈吻合）を行う．

新生児期以降の手術適応には，1) 内科治療抵抗性の重症心不全（NYHA III-IV度），2) 有意なチアノーゼ，3) 脳血管障害（奇異性塞栓症）の既往，4) WPW症候群による頻拍発作，5) 心胸比60％以上，6) 運動耐容能の低下などがある．

手術方法は三尖弁形成術（＋心房中隔欠損閉鎖術）が基本であるが，弁の荒廃が著しいときや前尖が小さいときには三尖弁置換術（＋心房中隔欠損閉鎖術）を行う．右室壁が著しく菲薄化したり，右室が低形成の例ではFontan型手術あるいはbidirectional Glenn手術を行う．WPW症候群による頻拍発作に対しては副伝導路離断術やカテーテルによる心筋焼灼術が行われる．

診断から治療までの流れを図に示す．

文献
1) 赤阪隆史ほか：新・心臓病診療プラクティス2，心疾患の手術適応と至適時期，文光堂，東京，246-254，2004
2) Amplatz, K et al : Radiology of Congenital Heart Disease, Mosby-Year Book, Inc, Missouri, 653-664, 1993
3) Emmanouilides, GC et al : Moss and Adams' Heart Disease in Infants, Children, and Adolescents Including the Fetus and Young Adult, 5th ed, Williams & Wilkins, Maryland, 919-929, 1995
4) 川島康生ほか：心臓血管外科，朝倉書店，東京，235-239，2000
5) 門間和夫ほか：成人先天性心疾患診療ガイドライン．Jpn Circ J 64 (suppl)：1167-1204, 2000

（山岸広幸・吉川純一）

11. 肺動脈弁狭窄

肺動脈弁狭窄は先天性心疾患の数％～10％を占める．心室中隔欠損を伴わない単独の肺動脈弁狭窄を純型肺動脈弁狭窄，英語ではpure pulmonary valve stenosisまたはpulmonary stenosis with intactventricular septum（PS with IVS）と呼ぶ．純型肺動脈弁狭窄には右室低形成 hypoplastic right ventricleを伴う病型と伴わない病型の2種類がある．

新生児期に発見される例では右室低形成と動脈管開存を合併する例が多くチアノーゼを有する．生後数ヵ月で発見される例では三尖弁閉鎖不全を合併するためむしろ大きな右室を有するものもある．生後6ヵ月以降に心雑音で初めて発見される例では通常チアノーゼを認めず，右室低形成も右室拡大も認めないことが多い．

a. 右室低形成を伴った純型肺動脈弁狭窄 PPS with hypoplastic RV

1) 概念

純型肺動脈閉鎖と連続したスペクトルに位置する疾患である．通常三尖弁輪の低形成を伴っている．右室低形成とする容積の境界は不明であり，新生児期に明らかな低形成を示した右室がバルーンカテーテルを用いた弁形成術後に発育することも報告されている．

2) 病態生理

右室－肺動脈経由の血流のみでは直列循環を維持するのに不足しているために心房間交通を通しての右左短絡から，左房－左室－大動脈を経て動脈管経由で肺動脈の血流が維持されることにより初めて生存可能である．したがって肺動脈血流が動脈管に依存する血行動態であり，新生児期に動脈管が閉鎖傾向を示すと動脈血酸素飽和度の低下

をきたす．

3) 診断

■①胸部聴診所見

　肺動脈狭窄では胸骨上から胸骨左縁第3肋間に収縮期駆出雑音を聴取する．また動脈管開存に起因する連続性雑音を聴取する．肉眼的チアノーゼを呈する．これは心房間交通を通しての右左短絡に基づく低酸素血症によるものである．

■②心電図

　右室成分を表す右側胸部誘導の低電位差と年齢の割に左室有意パターンを示す．三尖弁閉鎖症と異なり左軸偏移を示さない．類洞交通 sinusoidal communication のために冠血流が障害される例ではST変化やT波の陰性化などの所見を認める．

■③心エコー図

　四腔断面で右室の低形成を認める（図1）．低形成の右室は肥大しており，その流出路から起始する肺動脈弁はドーム形成 doming を認める（図2）．膜様閉鎖型の肺動脈閉鎖症では狭窄と同様ドーム形成して閉鎖した肺動脈弁を認める．四腔断面で末梢静脈からのコントラストエコーを行うと右房から左房への右左短絡を認める．純型肺動脈閉鎖と純型肺動脈狭窄の鑑別には，ドプラエコーで右室流出路に加速した順行性血流を認める場合には狭窄で，順行性血流を認めない場合には閉鎖と診断する．末梢静脈からのコントラストエコーでは右室流出路に続いて主肺動脈にコントラストが流入すれば狭窄，右室流出路から直接流入するコントラストは認められず，上行大動脈に出現後肺動脈にコントラストが流入する場合には閉鎖と診断する．

　右室圧上昇に伴って右室内腔から直接冠動脈を介して大動脈へ向かう交通（類洞交通 sinusoidal communication という）を認める例があり，このために二次的に正常冠動脈の血流障害をきたす場合もある．心電図上ST陰性化など心筋障害を示す所見を呈する．心筋障害が疑われる場合には心臓核医学検査の適応である．

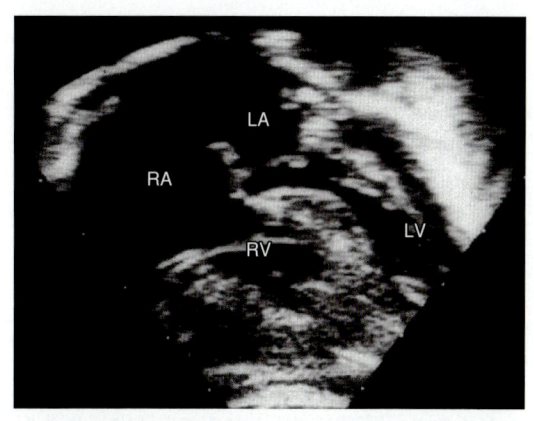

[図1] 右室低形成を伴う純型肺動脈狭窄の断層心エコー図：剣状突起下からの四腔断面
RA：右房，RV：右室，LA：左房，LV：左室

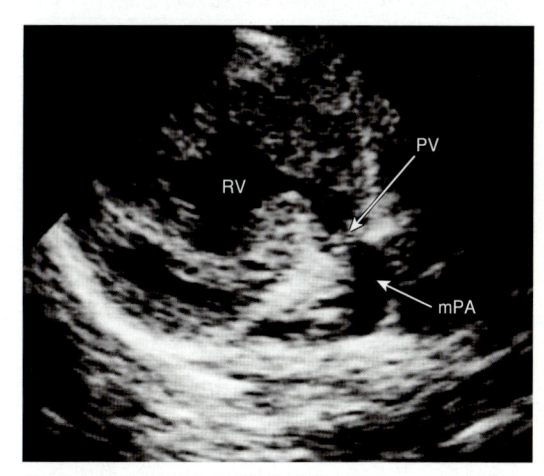

[図2] 右室低形成を伴う純型肺動脈狭窄の断層心エコー図：右室流出路断面
RV：右室，PV：肺動脈弁，mPA：主肺動脈

4) 臨床経過・予後

　右室容積が絶対的に狭小で肺血流が右房から心房間交通を経て左房，左室，大動脈，動脈管経由で維持される例では，生直後に動脈管が自然閉鎖すると低酸素血症のために生存不能となる．また心房間交通が十分でなければうっ血性心不全を呈する．肺動脈弁形成術または右室流出路再建術後に右室容積が十分増加して正常の機能を有する場合には心房間交通は左右短絡となり，心房中隔欠損と同様の血行動態を呈するようになる．

5) 治療

　治療方針としては，極端な右室低形成を伴う例では右室と左室の2心室を用いた修復は不可であり，正常の容積と機能を有する左室のみを用いたFontan手術の適応となる．直列循環が成立しないこのような群では心房間交通が狭小の場合，生後早期にバルーン心房中隔裂開術baloon atrio-septostomy（BAS）の適応となる．しかしながら，肺動脈弁の拡大術後，多くの場合右室容積には多かれ少なかれ発育が認められることより，新生児期に中等度の右室低形成を認める場合にも極端な低形成でない限り，肺動脈弁拡大術を施行して右室容積の発育を期待する方針をとる施設もある．右室容積が正常と同等にまで発育すれば正常と同じ血行動態に修復可能である．最近では新生児期でも積極的にバルーンカテーテル治療が行われる．バルーンカテーテルによる弁形成術の不成功例では外科的に右室流出路形成術を行う．右室流出路拡大を行った後は経時的に右室容積の評価を行い，右室を直列循環の一部として用いることが可能であるか否かを評価したうえで，2心室を用いた修復を目指すか，Fontan型手術を目指すかを決定する．右室容積の増加が認められず，Fontan手術を目指す群では，新生児期に動脈管に代わって肺動脈血流を維持するためのBlalock-Taussig短絡術を行う．その後両方向（bidirectinal）Glenn手術を経て3歳前後にFontan手術を目指す．

b. 右室低形成を伴わない純型肺動脈弁狭窄 PPS without hypoplastic RV

1) 概念

　右室の容積は正常で右室壁の求心性肥大を認める．軽症例では無症状であるが右室圧100mmHg以上の重症例では全例自覚症状を有する．症状としては，1) 運動時呼吸困難，2) 心悸亢進，3) 疲労，4) 胸痛，5) 眩暈，6) 浮腫，7) チアノーゼの順に多い．

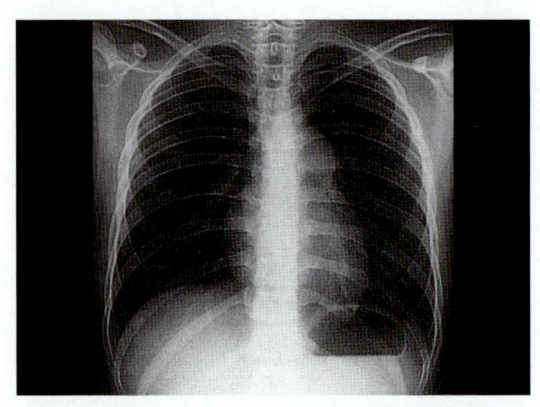

[図3] 右室低形成を伴わない純型肺動脈狭窄の胸部X線写真
左第2弓の突出を認める．主肺動脈の狭窄後拡張をみている．

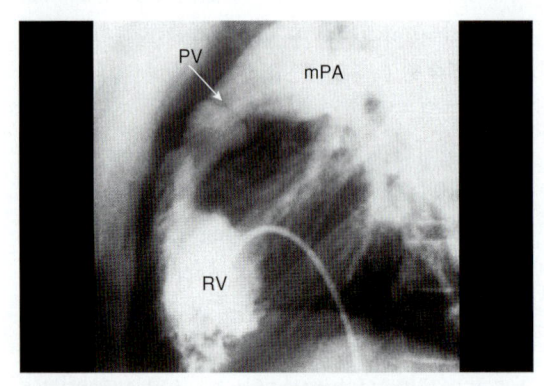

[図4] 右室低形成を伴わない純型肺動脈狭窄の右室造影
肺動脈弁のドーム形成と主肺動脈の狭窄後拡張を示している．RV：右室，PV：肺動脈弁，mPA：主肺動脈

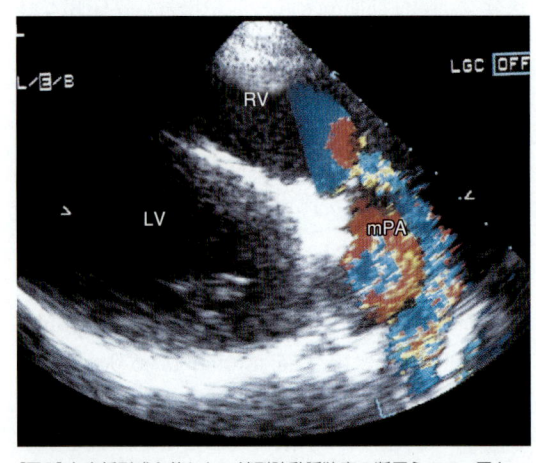

[図5] 右室低形成を伴わない純型肺動脈狭窄の断層心エコー図とカラードプラエコー
肺動脈弁のドーム形成を認め，この部に一致してカラードプラで血流の加速とモザイクの出現をみている．RV：右室，LV：左室，mPA：主肺動脈

2) 病態生理

右室の後負荷を呈する．右室圧は軽症例では30〜50mmHg，重症例では150〜200mmHgとなる．卵円孔開存を有する例で二次的に三尖弁閉鎖不全を合併すると心房間右左短絡を合併して軽度チアノーゼを呈する．

3) 診断

聴診所見では胸骨左縁第2〜3肋間にクリック音と収縮期駆出性雑音とⅡ音の分裂を聴取する．雑音の強度は狭窄の程度に比例し重症では前胸部の振戦 thrill を触知する．心電図では右室肥大を認める．胸部X線では主肺動脈を示す左第2弓の突出を認める（図3）．右室造影では肺動脈弁のドーム形成と主肺動脈の狭窄後拡張 poststenotic dilatation を認める（図4）．断層心エコー図では右室流出路長軸断面で肺動脈弁のドーム形成と主肺動脈の狭窄後拡張を認め，カラードプラエコーを併用すると肺動脈弁の境にモザイクパターンの出現を認める（図5）．狭窄のある肺動脈弁から主肺動脈を通過するビーム上での連続波ドプラエコーを実施すると高流速の血流速度波形を記録することができる（図6）．このときに計測される最大血流速度 (V) を用いて右室と肺動脈の間の圧の較差 (PG) を簡易Bernoulli式 ($PG=4V^2$) を用いて推定することができる．心臓カテーテルで計測した右室肺動脈間圧較差と，この方法で推定した右室肺動脈間圧較差の関係を図7に示した．

4) 臨床経過

4〜8年間の経過観察中，圧較差増大が14%，圧較差減少14%，不変が72%と報告された．この群で乳幼児期に診断された例のほぼ全例が成人まで生存する．肺動脈弁輪径は体格に応じて発育することが報告されている．

5) 治療

1982年本症に対してバルーンカテーテルを用いた経皮的肺動脈弁形成術 percutaneous transluminar pulmonary valvuloplasty (PTPV)，あるいはballoon pulmonary valvuloplasty (BVP) が初めて行われて以来，今日ではバルーンカテーテル治療が第一選択となっている（図8）．図8に示すよ

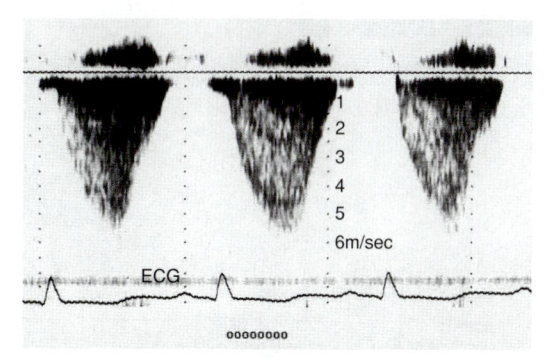

[図6] 右室低形成を伴わない純型肺動脈狭窄の連続波ドプラ所見
血流速度波形で最大血流速度5.5m/secが記録されている．この例では簡易 Bernoulli 式から推定される右室肺動脈間圧較差は120mmHgとなり重症例となる．

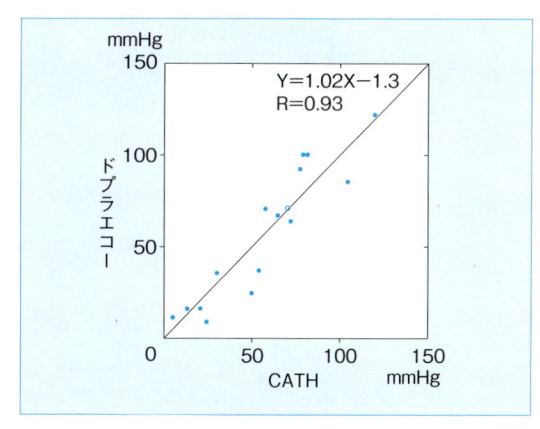

[図7] 右室低形成を伴わない純型肺動脈狭窄の圧較差
ドプラ法による推定圧較差（Y軸）をカテーテルによる実測（X軸）と比較している．良好な相関関係を認める．

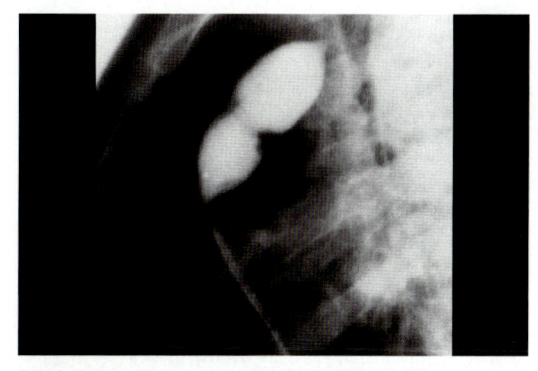

[図8] バルーンカテーテルによる経皮的肺動脈弁形成術

● 肺動脈弁狭窄診断・治療の流れ

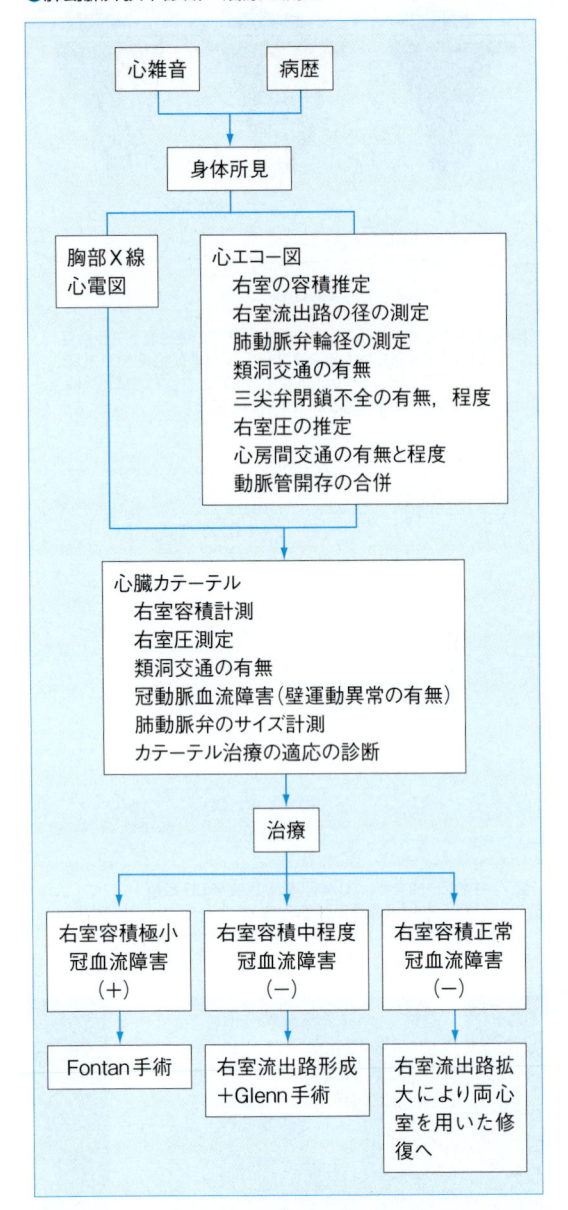

```
   心雑音    病歴
      ↓      ↓
      身体所見
         ↓
   ┌─────────┬─────────┐
   胸部X線     心エコー図
   心電図       右室の容積推定
                右室流出路の径の測定
                肺動脈弁輪径の測定
                類洞交通の有無
                三尖弁閉鎖不全の有無，程度
                右室圧の推定
                心房間交通の有無と程度
                動脈管開存の合併
         ↓
      心臓カテーテル
         右室容積計測
         右室圧測定
         類洞交通の有無
         冠動脈血流障害（壁運動異常の有無）
         肺動脈弁のサイズ計測
         カテーテル治療の適応の診断
         ↓
         治療
   ┌─────────┼─────────┐
右室容積極小  右室容積中程度  右室容積正常
冠血流障害    冠血流障害      冠血流障害
 (＋)         (－)            (－)
   ↓            ↓              ↓
Fontan手術  右室流出路形成  右室流出路拡
            ＋Glenn手術     大により両心
                            室を用いた修
                            復へ
```

● 肺動脈弁狭窄診断のまとめ

◆ 右室低形成を伴った純型肺動脈弁狭窄
● 身体所見
　■ 視診・触診
　　1. チアノーゼ
　■ 聴診
　　1. 収縮期駆出性雑音：胸骨左縁第3肋間
　　2. 連続性雑音：胸骨左縁第2肋間
● 心電図
　1. 右側胸部誘導の低電位差
　2. 類洞交通による冠血流障害例ではST変化やT波の陰性化
● 心エコー図
　1. 右室低形成
　2. 右室肥大
　3. 肺動脈弁のドーム形成
　4. 末梢静脈コントラストエコーで心房間右左短絡
　5. 右室流出路に加速した順行性血流
● 核医学検査
　1. 類洞交通などのために冠血流障害あれば灌流欠損

◆ 右室低形成を伴わない順型肺動脈弁狭窄
● 身体所見
　■ 視診・触診
　　1. チアノーゼは認めないか，一般に軽度
　■ 聴診
　　1. 収縮期駆出性雑音：胸骨左縁第2〜3肋間
　　2. Ⅱ音の分裂
● 心電図
　1. 右室肥大
● 胸部X線
　1. 左第2弓（主肺動脈）の突出
● 心エコー図
　1. 肺動脈弁のドーム形成 doming
　2. 主肺動脈の狭窄後拡張 poststenotic dilatation
　3. カラードプラエコーで肺動脈弁より遠位部にモザイク
　4. 連続波ドプラエコーにより最大血流速度を用いて圧較差推定

うに，狭窄部に一致して最初バルーンのくびれwaistが認められるが，バルーンに圧を加えるとやがてwaistが消失し，狭窄が解除される．動脈弁輪狭小を伴うものや異形成肺動脈弁に対してはバルーンカテーテルによる治療は限界があり，手術による弁輪拡大術などが適応となる．

6) 予後

本症に対するバルーンカテーテル治療後の予後については経過を追うごとに肺動脈弁での圧較差は減少することが示されている．Masuraらの34例の圧較差の経過をみた報告では，初め74±34mmHgであったものが直後に36±25mmHgとなり6ヵ月後には22±9mmHgとなり，さらに5年後には19±10mmHgとなった．また5年後には34例中26例が圧較差20mmHg以下となったと報告している．

（里見元義）

XV. 先天性心疾患

12. Eisenmenger 症候群

1) 概念

心房中隔欠損・心室中隔欠損・動脈管開存などの肺循環と体循環の間に短絡を有する疾患で，肺血管抵抗が体血管抵抗に等しいか凌駕した状態を指す．同様の血行動態が大血管転位・単心室・総動脈幹症などの複雑心奇形に伴う場合も含まれる．

2) 病態生理

肺血管抵抗が体血管抵抗と同等かまたはこれを凌駕すると，それにより右左短絡を生じチアノーゼを認める．動脈管開存を合併している場合には上半身に比べて下半身の方がチアノーゼが強い．これを differential cyanosis と呼ぶ．肺血管抵抗が体血管抵抗と同等にまで上昇して右左短絡を生じる病態となった場合は肺の小動脈の組織変化によって特徴づけられている．肺高血圧に伴う肺小動脈の組織像は Heath-Edwards の 6 段階分類が広く用いられている．

Ⅰ度：肺小動脈の中膜筋層の肥厚，Ⅱ度：肺小動脈の内膜の細胞増殖により内腔が狭くなった病変，Ⅲ度：肺小動脈の内膜の細胞増殖がさらに線維化して内腔が狭くなった病変，Ⅲ度病変は非可逆性であり，この病変が多いほど Eisenmenger 化の程度が強い，Ⅳ度：小動脈が拡張し壁の薄い血管が集合して血管腫状になる，Ⅴ度：腎臓の糸球体様の病変が現れる，Ⅵ度：肺小動脈の fibroid necrosis あるいは壊死性動脈炎とされるが，必ずしもⅣ，Ⅴ，Ⅵと進行するのではなく，いずれも Eisenmenger 化した高度肺血管閉塞病変に合併して生じると考えられている．

3) 診断

聴診ではⅡ音は亢進し，肺動脈領域の短い駆出性雑音と，肺動脈閉鎖不全の雑音（Graham-Steell

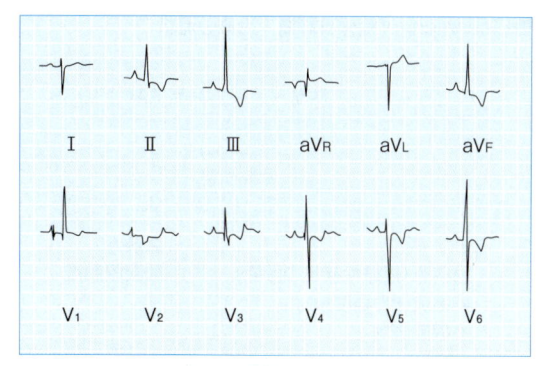

[図1] Eisenmenger 症候群の心電図
著明な右室肥大を認める．

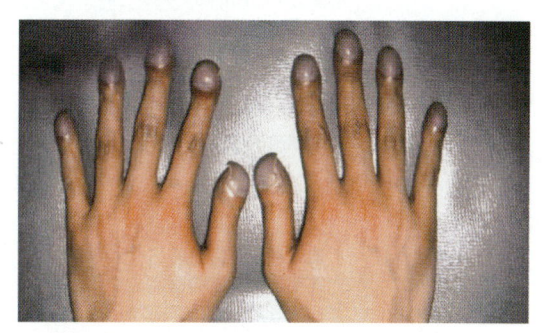

[図2] 強いチアノーゼとバチ状指 clubbed finger を示す

雑音）を聴取する．心電図では高度の右室肥大を呈し（図1），胸部 X 線写真では肺動脈の拡大と枯れ枝状の末梢肺血管陰影を認める．肺血管抵抗値によって厳密に定義されているわけではないが，一般的に肺血管抵抗値 10〜15 単位・m^2，肺／体血管抵抗比 0.5〜0.8，肺／体血流比 1.5 を境界としている．長年のチアノーゼのためにバチ状指 clubbed finger を認める（図2）．また動脈管開存での右左短絡を有する Eisenmenger 症候群の場合には上下肢で酸素飽和度に差を認める（図3）．末梢静脈からのコントラストエコーを行えば動脈管を通しての右左短絡を可視化することが可能である（図4）．

4) 臨床経過・予後

Eisenmenger 症候群の臨床経過は多様である．血管床の変化は早い場合には生後数ヵ月から，遅い場合には何年も経過してから始まる．心房中隔欠損では通常 Eisenmenger 化しないが Down 症候群に合併した場合や，心内膜床欠損（房室中隔欠損）の場合には生後 2〜3 ヵ月で肺血管の変化が

● Eisenmenger症候群診断・治療の流れ

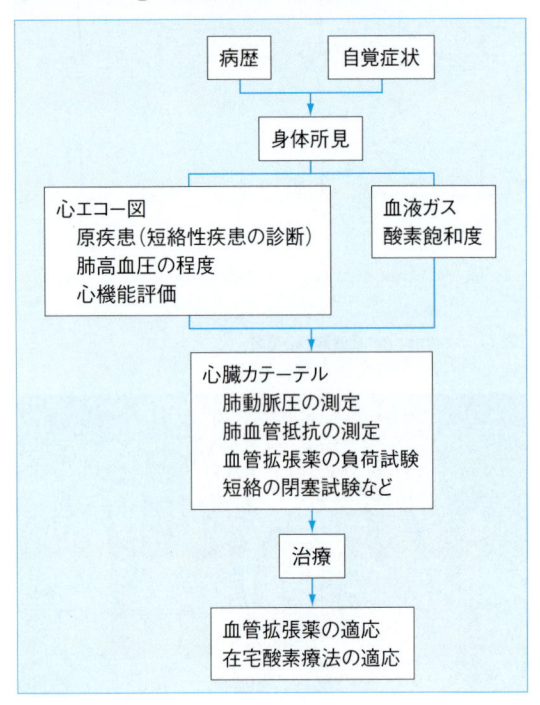

```
   病歴     自覚症状
      ↓    ↓
       身体所見
      ↓    ↓
心エコー図         血液ガス
 原疾患(短絡性疾患の診断)  酸素飽和度
 肺高血圧の程度
 心機能評価
      ↓    ↓
    心臓カテーテル
     肺動脈圧の測定
     肺血管抵抗の測定
     血管拡張薬の負荷試験
     短絡の閉塞試験など
         ↓
        治療
         ↓
    血管拡張薬の適応
    在宅酸素療法の適応
```

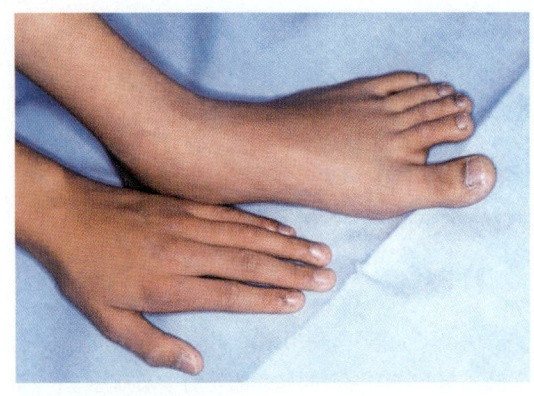

[図3] differential cyanosis
動脈管開存を伴ったEisenmenger症候群に認められるdifferential cyanosisを示す．本例では上肢は高い酸素飽和度を，下肢では低い酸素飽和度を呈している．

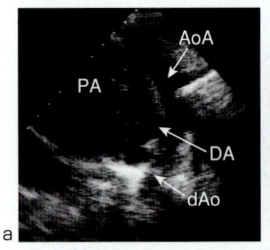

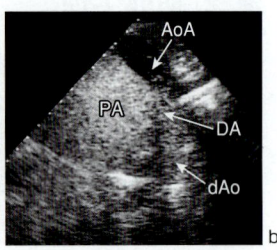

[図4] 動脈管開存を伴ったEisenmenger症候群の末梢静脈からのコントラストエコー
a　コントラスト注入前，b　コントラスト注入後
PA：肺動脈，AoA：大動脈弓，DA：動脈管，dAo：下行大動脈

起こり始める．

　一方，最初大きな左右短絡を有していた患者では，肺の閉塞性病変の開始に続いて血行動態的に安定の時期が存在する．この時期には左右短絡量は減少し，うっ血性心不全の症状は軽減する．心臓の大きさは縮小し，運動耐容能は改善する．Eisenmenger症候群患者の長期予後については肺血管変化の開始時期が種々であることと，合併する種々の要因によりさまざまである．死亡は20歳代〜30歳代に最も多いが個人差が大きく50歳代の報告もある．死亡原因もさまざまであるがイベントとしては低酸素と不整脈の組み合わせが多い．低酸素血症のエピソードに関連した急死としては，瀉血，運動後の急死などがある．徐脈も致死的となることがある．過剰な水分摂取により右房壁が伸展されることにより重症の洞性徐脈が起こることもあるので，とりわけ瀉血などの際に大量の輸液を行う場合には水分量の管理が必要である．合併症としては細菌性心内膜炎，脳膿瘍，脳血管事故などが低酸素血症と多血症を有する患者で最も多い死因である．喀血，静脈血栓症，肺梗塞，網膜静脈閉塞，脾梗塞などの合併症の報告も

● Eisenmenger症候群診断のまとめ

● 病歴
　1．肺循環と体循環の間の短絡性疾患の病歴
● 身体所見
　■視診・触診
　　1．チアノーゼ
　　2．バチ状指
　■聴診
　　1．短い収縮期駆出性雑音
　　2．肺動脈閉鎖不全の拡張期雑音（Graham-Steell雑音）
● 心電図
　1．高度の右室肥大
● 胸部X線
　1．心拡大なし
　2．中枢側が太く急に細くなる肺動脈
　3．肺野は明るい（肺血管陰影減弱）
● 心エコー図
　1．原疾患である短絡性疾患の所見
　2．末梢静脈コントラストエコーで右左短絡の存在

ある．肺血管自身の変化により喀血や肺出血の頻度は増加し，大量の肺出血は低酸素血症とともに低血圧を引き起こし往々致死的となる．

5) 治療

すでにEisenmenger症候群となった例に対してはもはや元疾患である短絡疾患に対しての外科手術の適応はない．肺血管病変に対する根本的治療法ではないにしても，近年Eisenmenger症候群のQOLを改善する目的の治療法は種々の方法が出現しているといえる．外科的には心肺同時移植，肺移植，内科的には肺高血圧に対する薬剤としては，従来より塩酸トラゾリンに代表されるα拮抗薬，イソプロテレノールに代表されるβ作動薬，塩酸ヒドララジンに代表される血管拡張薬，カプトプリルに代表されるアンジオテンシン変換酵素阻害薬，インドメタシンに代表されるプロスタグランジン阻害薬，ニフェジピンに代表されるカルシウムチャンネル遮断薬，ニトログリセリンに代表される硝酸薬などが知られていた．これらに加えて，近年プロスタサイクリン，エンドセリン受容体遮断薬，一酸化窒素（NO），シルデナフィルなどが注目を浴びているところである．

エンドセリン受容体遮断薬は，平滑筋細胞の血管収縮，細胞肥大，細胞増殖を通して肺高血圧に関与しているエンドセリンの受容体をブロックすることにより肺高血圧を改善する．内皮由来のNOまたは吸入されたNOはグアニル酸シクラーゼを活性化し，肺動脈の平滑筋細胞内に存在する環状グアノシン一リン酸 cyclic guanosine monophosphate (cGMP) を刺激する．cGMPはいくつかのメカニズムを経て肺動脈の平滑筋細胞を弛緩させる．したがって短期間のNO吸入は肺血管抵抗を下降させる．シルディナフィルは，type-5ホスホジエステラーゼ（PD-5）を阻害することによって肺動脈の平滑筋細胞内にあるcGMPの寿命を延長させることである．PD-5遮断薬の経口薬であるシルディナフィル（バイアグラ®）のEisenmenger症候群に対する臨床的効果も報告されている．

（里見元義）

XV. 先天性心疾患

13. 複雑な先天性心疾患

複雑心奇形 complex cardiac anomaly は一般に，単一病変のみを有する単純心奇形 simple cardiac anomaly に対比して用いられ，複合心奇形ともいわれる．明確な定義はないが，いくつかの病変を合併する心奇形と考えられる．ここではチアノーゼ群先天性心疾患を中心にいくつかの疾患について概要を述べる．また最後に基本的な考え方としてチアノーゼ群先天性心疾患の診断のまとめと診断・治療の流れを示す．

心室からの流出路の異常

a. Fallot四徴

■①概念

古典的なFallot四徴 tetralogy of Fallot (TOF) の定義は，①右室流出路狭窄，②心室中隔欠損，③大動脈騎乗（右位），④右室肥大である．発生学的には漏斗部中隔が前方に偏位して漏斗部狭窄を生じ，漏斗部中隔と心室洞部筋性部中隔との間に整列異常（malalignment）をきたして大きな心室中隔欠損を生じ，大動脈が心室中隔に騎乗する．右室流出路狭窄は漏斗部，肺動脈弁輪，肺動脈弁，肺動脈弁上部で生じる．

Fallot四徴の約15%では22q11.2欠失症候群を合併している．

■②病態生理

大きな心室中隔欠損のため右室と左室は等圧になる．心室間の短絡方向は右室流出路狭窄と体血管抵抗のバランスによって規定される．狭窄が高度であれば右左短絡が増加してチアノーゼを呈するが，軽度であれば左右短絡になり，チアノーゼはみられない．体血管抵抗の低下（入浴や運動）や体静脈還流増加があると右左短絡が増加し，チアノーゼは増悪する．蹲踞の姿勢 squatting や膝

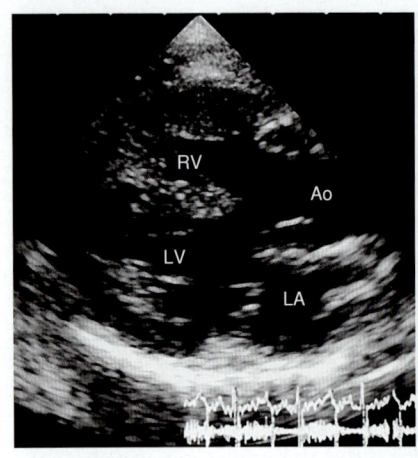

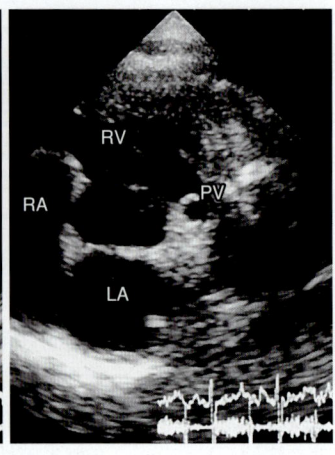

[図1] Fallot四徴
左図は左室長軸断面で，心室中隔欠損と大動脈騎乗が認められる．右図は左室流出路短軸断面で，大きな心室中隔欠損が認められる．肺動脈弁（PV）は小さく肺動脈狭窄がある．
RV：右室，RA：右房，LV：左室，LA：左房，Ao：大動脈

胸位 knee-chest positionは，体血管抵抗を高め，大腿での血管圧迫によって静脈還流が低下してチアノーゼが軽減すると考えられている．

■③診断

①症状と所見：チアノーゼ，蹲踞，チアノーゼ発作などがみられる．また，22q11.2欠失症候群では円錐動脈幹顔貌を呈する．

②聴診：Ⅱ音単一で胸骨左縁に駆出性収縮期雑音を聴取する．

③心電図：右軸偏位，右室肥大

④胸部X線：左第2弓陥凹，左第4弓が丸く拡大した木靴型心がみられる．

⑤心エコー図（図1）：大きな心室中隔欠損と大動脈騎乗，平坦な心室中隔，右室肥大，漏斗部狭窄と肺動脈狭窄を診断する．主な合併病変には心房中隔欠損，動脈管開存，筋性部心室中隔欠損，大動脈弁閉鎖不全，右側大動脈弓などがあげられる．

⑥心血管造影：右室流出路狭窄や肺動脈，心室中隔欠損の形態，冠動脈異常の有無を診断する．

⑦鑑別診断：両大血管右室起始や完全大血管転位（心室中隔欠損と肺動脈狭窄合併），総動脈幹遺残，心室中隔欠損，高度の肺動脈弁狭窄などがあげられる．

■④臨床経過・予後

Fallot四徴の漏斗部狭窄は進行性であり，チアノーゼは徐々に増悪する．乳幼児期にチアノーゼ発作を経験することがある．自然歴では，生存率は1歳で64％，20歳で11％，30歳で6％，40歳で3％程度とされている．術後例では，術後早期死亡を除けば，遠隔期の実測生存率は20年で96％，良好に修復された例では32年で86％，36年で85％とする報告がある．死亡の原因は突然死や心不全が多い．

■⑤治療

①内科的治療：チアノーゼ発作予防を目的としてβ遮断薬の投与を行う．また，小球性貧血に対しては鉄剤の投与を行う．チアノーゼ発作は覚醒時などに啼泣をきっかけとしてチアノーゼが急速に悪化し，呼吸困難から意識喪失をきたす発作で，重症例では痙攣から死に至る場合もある．治療はまず膝胸位をとらせ，酸素吸入，塩酸モルヒネ投与，輸液を行う．さらにアシドーシスの補正，メトキサミンを投与して体血管抵抗を上昇させ，プロプラノロールの投与などを行う．改善が得られなければ緊急短絡手術を行う．

一般に，チアノーゼを残して年長に至ると，血液学的異常（赤血球増多症，出血傾向，過粘度症候群，喀血など），腎合併症や胆石，高尿酸血症などの合併症をきたしやすくなる．また，脳膿瘍や心内膜炎などの感染症にも注意が必要である．

②外科的治療：チアノーゼが高度な場合やチアノーゼ発作をきたす場合には体肺動脈間短絡術を行い，肺血流を維持し，肺動脈を発育させて二期的に心内修復術を行う．一期的に心内修復術を行うことも多く，1歳前後から幼児期に行われる．術式は心室中隔欠損のパッチ閉鎖と右室流出路形

成術が行われるが，肺動脈閉鎖や右室流出路を冠動脈が横切る場合にはRastelli手術（左室から大動脈にパッチなどで心内トンネルを造り，右室から肺動脈へは心外導管で血流路を作成する）が行われる．

成人例の多くは心内修復術後や短絡術を受けている．心内修復術後では心室中隔欠損や肺動脈狭窄などの遺残病変と，右室機能，三尖弁や肺動脈弁閉鎖不全，心房性や心室性不整脈，心電図上QRS幅の増大などの続発病変が問題である．術後遠隔期死亡の原因には突然死や心不全死があげられる．

■⑥心室中隔欠損を伴う肺動脈閉鎖

心室中隔欠損と大動脈騎乗を有し肺動脈閉鎖を伴ったもので，Fallot四徴極型ともいわれる．胎生期の節間動脈が遺残した主要体肺側副動脈major aortopulmonary collateral artery（MAPCA）を約50％に認める．MAPCA合併例ではこれらを肺内の中心肺動脈に吻合（unifocalization）して肺動脈の成長を待ち，Rastelli手術などの右室流出路再建術を行う．また，コイルでMAPCAに塞栓術を行う場合もある．

b. 両大血管右室起始

■①概念

両大血管右室起始double-outlet right ventricle（DORV）とは，1本の大血管ともう1本の大血管の50％以上が右室から起始するもので，大動脈と肺動脈の弁下に筋性組織の円錐を有しているものが多い．心室中隔欠損の半月弁に対する位置から大動脈弁下subaortic，肺動脈弁下subpulmonary，両半月弁下doubly committed，遠位non-committed，remoteに分けられる．

■②病態生理

肺動脈狭窄の有無と心室中隔欠損の位置が病態生理に影響する．血行動態は肺動脈狭窄合併例ではFallot四徴に類似し，合併していない例では心室中隔欠損に類似する．肺動脈弁下に心室中隔欠損があり，肺動脈が心室中隔に騎乗したものはTaussig-Bing奇形とも呼ばれ，左室からの血流の多くが肺動脈に流れ，完全大血管転位に類似し

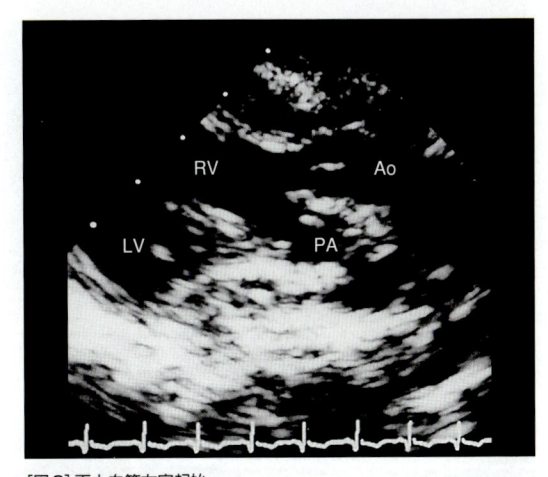

[図2] 両大血管右室起始
右室から2本の大血管が起始している．心室中隔欠損は遠位にあり，この断面では明らかではない．

た血行動態を示す．

■③診断

①症状と所見：肺動脈狭窄があればチアノーゼをきたし，狭窄がなければ心不全をきたす．

②心エコー図（図2）：大動脈と肺動脈を描出して心室との関係を検討し，大血管の1本と，もう1本の50％以上が右室から起始していることを確認する．また，両半月弁相互の位置関係と僧帽弁との間の円錐を観察する．タイプ分けのために心室中隔欠損と半月弁との位置関係を把握する．両心室の大きさにも注意する．主な合併病変としては肺高血圧，肺動脈狭窄，大動脈弁下狭窄，大動脈弓離断や大動脈縮窄，房室弁異常（騎乗，両室挿入，一側房室弁閉鎖）などがあげられる．

③心血管造影：右室造影では両大血管の造影と両半月弁の位置関係，左室造影では両大血管と左室との位置関係，左室の大きさをみる．また，大動脈造影か橈骨動脈造影で大動脈弓離断や大動脈縮窄の有無をみる．

④鑑別診断：Fallot四徴，完全大血管転位，単心室，心室中隔欠損などがあげられる．

■④臨床経過・予後

大動脈弁下ないし両半月弁下型の予後は良好であるが，術後遠隔期に突然死の頻度が高いと報告されている．また，心内修復術後10年生存率は81％と報告されている．

[図3] 完全大血管転位
左図では右室から起始した大動脈と左室から起始した肺動脈が前後に平行に位置している．右図では大動脈が肺動脈の右前に位置している．後方の大血管が左右に分枝していることから肺動脈と診断できる．

■⑤治療

①内科的治療：肺動脈狭窄が高度の例では新生児期からプロスタグランディンE_1で動脈管を開存させ，その後に必要に応じて体肺動脈短絡術を行う．肺動脈狭窄を合併していない場合には心不全に対する薬物療法を行う．

②外科的治療：目標は2心室を用いたRastelli手術やJatene手術（大動脈と肺動脈をスイッチし，冠動脈を新しい大動脈側に移植する）を目指すが，合併病変などのためにこれらの手術が困難な場合にはFontan手術を行う．

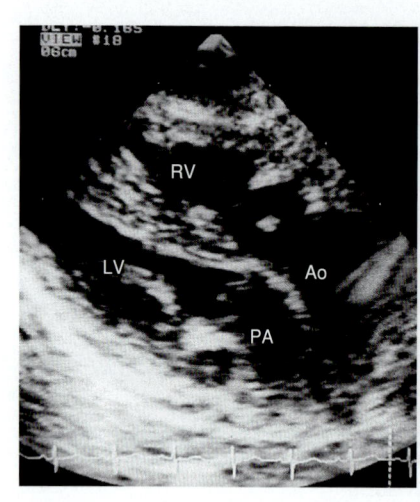

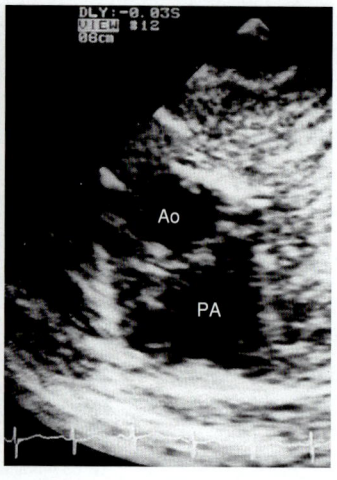

c. 完全大血管転位

■①概念

完全大血管転位 complete transposition of the great arteries (complete TGA) は，心房心室関係一致，心室大血管関係不一致をいう．大動脈弁下に円錐があり，肺動脈弁は僧帽弁と線維性連続がある．通常3型に分類され，Ⅰ型は心室中隔欠損や肺動脈狭窄を合併しないもの，Ⅱ型は心室中隔欠損を合併するもの，Ⅲ型は心室中隔欠損と肺動脈狭窄を伴っている．

■②病態生理

完全大血管転位では体循環は上下大静脈から右房，右室，大動脈を通って体へ，肺循環は肺静脈，左房から左室，肺動脈を通って肺へ流れ，二つの循環系がそれぞれ独立している．このため生存するには動脈血と静脈血の混合が必要である．

■③診断

①症状と所見：チアノーゼが新生児期からみられる．心不全をきたすと呼吸困難，肝腫大，頻脈などがみられる．

②胸部X線：大血管が前後に並ぶため上縦隔影が細い卵形心陰影になる．また，Ⅰ型とⅡ型では肺血管影が増強する．

③心エコー図（図3）：右室から大動脈，左室から肺動脈が起始し，両大血管が平行に走行し，らせん状にはならない．また，四腔断面で心房心室関係や房室弁の評価を行う．心室中隔欠損，肺動脈狭窄，心室中隔の左室側への偏位による肺動脈弁下狭窄，心房間交通，動脈管開存，冠動脈異常，大動脈縮窄の有無を検討する．

④心血管造影：右室造影で右室と大動脈の関係，大動脈縮窄の有無，心室中隔欠損，左室造影で左室と肺動脈の関係，肺動脈狭窄の有無と形態をみる．また，大動脈造影で冠動脈起始異常の診断を行う．動静脈血混合が不十分な例ではバルーンによる心房中隔裂開術（balloon atrioseptostomy：BAS）を行う．

⑤鑑別診断：両大血管右室起始，Fallot四徴，単心室などがあげられる．

■④臨床経過・予後

外科的治療を行わなければ予後は不良で，新生児期に50％，6ヵ月までに85％が死亡し，成人

[図4] 修正大血管転位
左図では右側の解剖学的左室から肺動脈が起始し，左右に分枝している．右図は矢状断面に近く，左側の解剖学的右室から大動脈が起始している．LPA：左肺動脈，RPA：右肺動脈

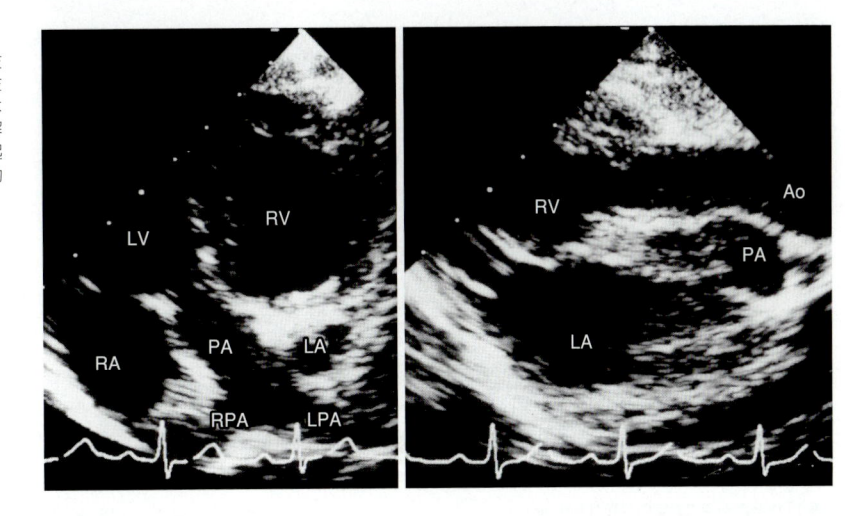

に達する例はほとんどないとされている．特にⅠ型の予後は不良である．術後の症例では，心房内血流転換術後20年での生存率は76〜80％，Rastelli術後では10年で80％，20年で52％，Jatene術後では15年後に88〜80％と報告されている．

■⑤治療

①内科的治療：プロスタグランディンE_1投与，BAS，心不全に対する治療などを行う．

②外科的治療：Ⅰ型とⅡ型ではJatene手術を新生児期や乳児期早期に行う．左室を体心室として用いることができること，移植困難な冠動脈異常がないこと，高度の肺血管閉塞性病変がないことなどが条件になる．術後の問題には，肺動脈狭窄，冠動脈狭窄，大動脈弁（もとの肺動脈弁）閉鎖不全などがあげられる．Ⅲ型では早期に体肺動脈間短絡術を行い，幼児期にRastelli手術を行う．

心房内血流転換術（Mustard手術やSenning手術）は右室を体循環の心室として用いる方法である．術後遠隔期における右室機能低下や，心房性不整脈，肺動脈弁下狭窄などの問題があげられている．また，体静脈や肺静脈の狭窄をきたすことがあり，肺うっ血や浮腫にも注意が必要である．

完全大血管転位術後症例が成人に達しており，術後合併症対策が必要となってきている．末梢肺動脈狭窄にはカテーテル的にステントによる肺動脈形成術が行われている．

d. 修正大血管転位

■①概念

修正大血管転位 corrected transposition of the great arteries（corrected TGA）は，心房心室関係不一致，心室大血管関係不一致をいう．心房正位と逆位の場合があるが，ここでは正位の場合について述べる．心室大血管関係は完全大血管転位と同様であるが，右室は左室の左にあり（Lループ），大動脈が右室（左側心室）から起始し，肺動脈が左室（右側心室）から起始する．大動脈弁は肺動脈弁の左前上に位置する．

■②病態生理

合併病変がなければ血液は体から右房→左室→肺動脈→肺→左房→右室→大動脈→体と流れ，血行動態的には問題ない．年長に至って初めて診断される場合もある．成人例では体循環を担う右室の機能低下や左側房室弁（三尖弁）閉鎖不全が問題となる．また，刺激伝導系の形態異常から房室ブロックを生じやすく，加齢とともに進行する．

■③診断

①心電図：合併病変がなければQRS電気軸は左軸偏位，左房または両房負荷，V_1はQSパターンであり，Ⅰ，aV_Lと左側胸部誘導にq波がない．A型WPW症候群が左側房室弁のEbstein奇形合併例にみられる．

②胸部X線：心陰影が正常より右方に位置し，

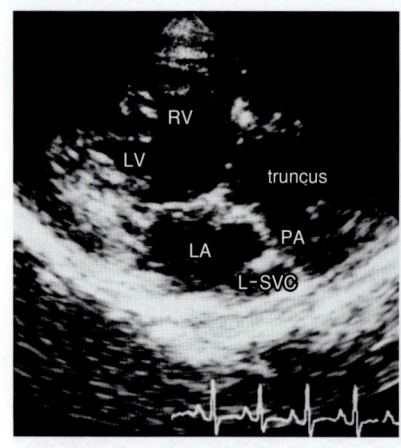

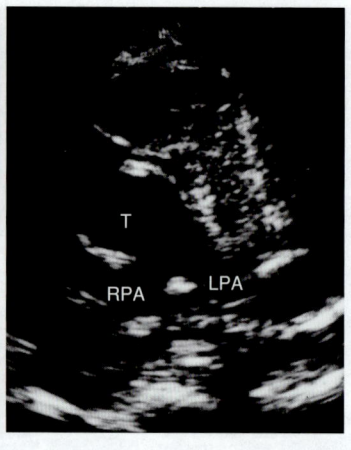

[図5] 総動脈幹遺残
左図は長軸断面で，総動脈幹が両心室から起始して心室中隔に騎乗し，その背側から肺動脈が分枝している．右図は総動脈幹の短軸断面を頭側に傾けたもので，総動脈幹の背方から左右の肺動脈が起始している．

[表1] 総肺静脈還流異常の分類 (Darling)

I	上心臓型
	Ⅰa　無名静脈に還流
	Ⅰb　上大静脈に還流
Ⅱ	心臓型
	Ⅱa　冠静脈洞に還流
	Ⅱb　右房に直接還流
Ⅲ	下心臓型：門脈に還流
Ⅳ	混合型：Ⅰ～Ⅲの2箇所以上に還流
	Ⅰa+Ⅱaが多い

ときに右胸心になる．

③心エコー図（図4）：静脈還流部位などから左右の心房を同定する．四腔断面で肉柱構造や房室弁の位置から形態学的右室が左，形態学的左室が右にあることを診断して心房心室関係不一致を確認する．心室長軸断面で左側心室から大動脈，右側心室から肺動脈が起始することを観察して大血管転位の診断をする．合併病変には心室中隔欠損，肺動脈狭窄，左側房室弁閉鎖不全，Ebstein奇形，心房中隔欠損，動脈管開存などがあげられる．

④心血管造影：右室（左側心室）造影で右室と大動脈の関係，心室中隔欠損，房室弁逆流を，左室（右側心室）造影で左室と肺動脈の関係，肺動脈狭窄の有無をみる．

⑤鑑別診断：肺動脈閉鎖例では両大血管右室起始と鑑別する．また，僧帽弁閉鎖不全，僧帽弁クレフトなども鑑別にあげられる．

■④臨床経過・予後

経過や予後は合併病変による．非手術例では房室ブロック，左側房室弁閉鎖不全に注意が必要である．また，45歳までに25％の症例が心不全をきたしたとされている．術後例では，術後10年の生存率は55～85％で，再手術が35％の症例で必要であったと報告されている．術後房室ブロックに対するペースメーカー植え込みが24％の症例に行われていた．

■⑤治療

①内科的治療：合併病変に対する治療を行う．

②外科的治療：心室中隔欠損閉鎖術では房室ブロックに注意する．肺動脈狭窄では弁輪拡大が困難なためRastelli手術が必要になることがある．心室中隔欠損と肺動脈狭窄や閉鎖を合併した場合には短絡術後に二期的にdouble-switch手術（SenningまたはMustard手術とRastelli手術）が選択される．

e. 総動脈幹遺残

■①概念

総動脈幹遺残（総動脈幹 truncus arteriosus）は総動脈幹が大動脈と肺動脈に分割しないで残ったもので，左右両心室からの血液は単一の総動脈幹に流れ，そこから体循環，肺循環，冠循環に血液が供給される．

■②病態生理

肺動脈狭窄の有無と程度によって臨床像は異なる．肺血流増加例が多い．肺動脈の分枝部に高度の狭窄があれば肺血流は減少する．

■③診断

①心エコー図（図5）：左室長軸断面で心室中隔

[図6] 総肺静脈還流異常（Ⅰa）
左図は四腔断面をやや頭側に傾けたもので，左房の背方に共通肺静脈（PV）がみられる．右図は胸骨上窩から無名静脈を描出したもので，左方に垂直静脈（VV）が描出され，血流速度は2.82m/secと速く，狭窄があると思われる．

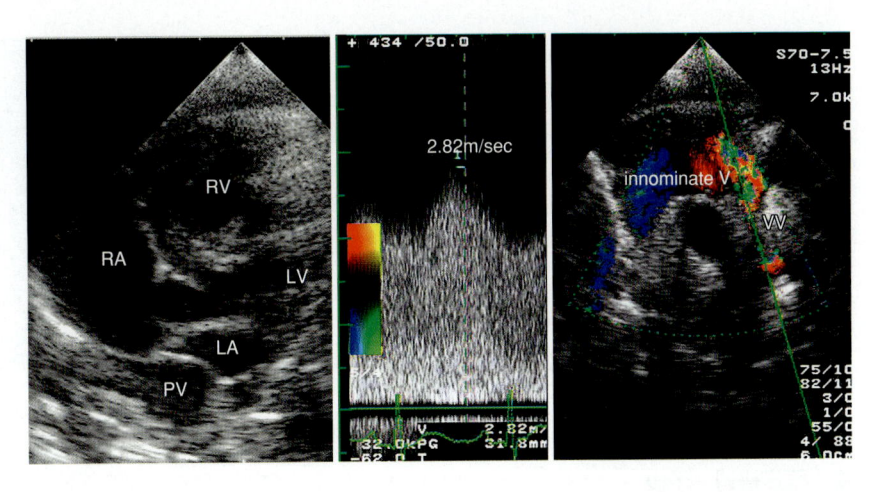

欠損と総動脈幹の心室中隔への騎乗をみる．総動脈幹からの左右肺動脈の起始を確認する．肺動脈狭窄の有無を診断する．

②鑑別診断：Fallot四徴，大動脈肺動脈中隔欠損，右肺動脈大動脈起始などがあげられるが肺動脈の起始部が総動脈幹であることで鑑別可能である．

■④臨床経過・予後

新生児期や乳児期早期に発症する．肺血流によって臨床像は異なり，肺血流増加型では多呼吸などの心不全症状を生じる．肺血流減少型ではチアノーゼをきたす．手術例の予後は術後急性期を除けば，5年で90％，10年で85％，15年後は83％の生存率と報告されている．

■⑤治療

新生児期ないしは乳児期早期に外科治療を行う．術式は一期的にRastelli手術またはその変法（Barbero-Marcial法）が用いられる．

肺静脈の異常

f. 総肺静脈還流異常

■①概念

総肺静脈還流異常 total anomalous pulmonary venous connection (TAPVC) とは，肺静脈のすべてが右房または体静脈に還流するものである．他に有意な心奇形を合併しないものや内臓錯位症候群に合併するものがあるが，ここでは前者について述べる．分類は体静脈への還流部位によるDarlingの分類（表1）が用いられる．

■②病態生理

すべての肺静脈血が右房に還流して体静脈血と混合する．体循環は心房間での交通によって維持される．心房間交通の狭窄や肺静脈閉塞が生じると肺うっ血と低心拍出のために臨床症状が急速に悪化する．動脈管が開存していれば動脈管を通る右左短絡で肺高血圧は軽減される．また，下心臓型では静脈管が閉鎖すると急速に臨床症状の悪化をみることがある．

■③診断

①症状：チアノーゼは目立たないことがある．低心拍出のために蒼白，冷汗をきたし，肺うっ血のために呼吸困難や多呼吸となる．

②聴診：Ⅰa型では静脈こま音を胸骨左縁高位肋間に聴取する．

③心電図：右房，右室負荷

④胸部X線：肺うっ血，肺水腫をきたす．Ⅰa型では垂直静脈の拡大で雪だるま型（snowman）心陰影になる．

⑤心エコー図（図6）：四腔断面を中心に右心系の著しい圧容量負荷と左房背方の共通肺静脈腔を描出する．また，垂直静脈および還流部位を確認する．4本の肺静脈を検索し肺静脈狭窄の有無をみる．心房間交通の評価も重要である．用手撹拌したコントラストエコー法では右房から左房，左室に多量にコントラストが流入し，肺静脈にはコントラストが流入しない．

主な合併病変としては動脈管開存や肺静脈閉塞に注意する．

⑥心臓カテーテルおよび心血管造影：患児の状態によっては行われない場合が多い．肺動脈造影で共通肺静脈と垂直静脈の造影をみる．

⑦MRIとCT：共通肺静脈や垂直静脈の描出に優れている．

⑧鑑別診断：新生児期に呼吸困難をきたす肺疾患（呼吸窮迫症候群，胎便吸引症候群など）や新生児遷延性肺高血圧症，肺静脈系の閉塞性疾患（僧帽弁狭窄，三心房心など）などがあげられる．

■④臨床経過・予後

原則として早期に外科的治療を行う．非手術例では3ヵ月までに50％，1歳までに80％が死亡する．肺静脈閉塞は術後例の約10％にみられる．肺高血圧や肺静脈閉塞がなければ術後例の予後は良好で10年生存率は90％とされている．

■⑤治療

可及的速やかに肺静脈腔と左房の吻合を行う．術後の問題点としては吻合部狭窄のほかに不整脈や肺静脈閉塞性病変があげられる．

大動脈弓の異常

g. 大動脈縮窄複合

■①概念

大動脈縮窄 coarctation of aorta（CoA）は大動脈弓遠位部の先天性狭窄であり，心室中隔欠損などの心病変を合併した場合には大動脈縮窄複合と呼ばれる．胎生期に大動脈弓の血流が低下することによって生じるとされている．心室中隔欠損を合併した場合には漏斗部中隔は後方に偏位して（malalignment）左室流出路の狭窄を合併する．大動脈縮窄単独や動脈管開存および／または卵円孔開存を合併する場合には単純型の大動脈縮窄とされる．ここでは心室大血管関係正常で心室中隔欠損併例を中心に述べる．

■②病態生理

大きな心室中隔欠損のため左室と右室は等圧である．下半身への血流は動脈管により保たれるが，

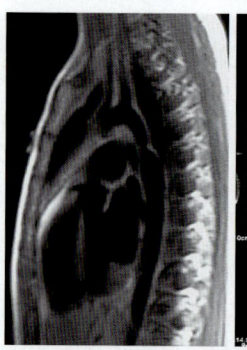

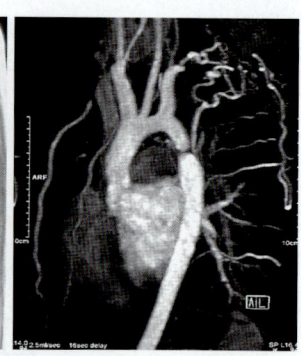

[図7]大動脈縮窄複合
乳児期に心室中隔欠損の心内修復術を受けていた症例で，高校の心臓検診で大動脈縮窄を診断された．MRI（左図）とMRA（右図）で縮窄と側副血行の発達が認められる．

動脈管が閉鎖すると大動脈縮窄が顕在化し，左室流出路の狭窄とともに左室への後負荷が増加する．このため心室中隔欠損を通る左右短絡が増加して肺血流量が増加する．また，下行大動脈血流は低下し，腎血流も低下するために血圧が上昇し，上半身は高血圧になる．この高血圧は左室圧の上昇をきたして，さらに肺高血圧の増悪を招き，高度の心不全に陥る．このような血行動態の変化が動脈管閉鎖を契機として起こり，ductal shockと呼ばれる．

■③診断

①診察所見：動脈管が開存していれば上半身と下半身の間にチアノーゼの差（differential cyanosis）がみられる．心室大血管関係が正常なら下半身，大血管転位なら上半身のチアノーゼが強い．動脈管が閉鎖するとチアノーゼの差は消失するが下半身の血圧が低下し，上下肢の血圧差を生じる．

②心エコー図：胸骨右縁高位肋間ないしは胸骨上窩から大動脈弓を描出し，動脈の分枝や縮窄部を描出する．また，動脈管の評価も行う．左室長軸断面では心室中隔欠損と左室流出路狭窄を診断する．動脈管が閉鎖傾向になるとドプラ法による腹部大動脈血流は末梢に向かう血流が収縮期から拡張期まで連続し，緩やかな上行脚と下行脚がみられる．

③心臓カテーテル検査および心血管造影：非侵襲的に診断がつけばカテーテル検査は行わない．橈骨動脈からの逆行性注入による大動脈造影で大

動脈弓を描出して縮窄部などの形態を診断する．

④その他：CTやMRI（図7）の進歩により，三次元的な大動脈病変描出が行われている．

⑤鑑別診断：大動脈縮窄では心室中隔欠損以外に房室中隔欠損や大血管転位，両大血管右室起始，心房中隔欠損，単心室などの合併病変がみられるが，これらの疾患を診断した場合には大動脈縮窄の有無を検討することが大切である．

鑑別診断としては大動脈弓離断複合があげられる．大動脈弓離断は大動脈弓の一部が欠損したもので，多くは他の心内奇形を合併した大動脈弓離断複合である．離断部位によるCerolia-Pattonの分類（A型：左鎖骨下動脈起始後，B型：左総頸動脈と鎖骨下動脈の間，C型：腕頭動脈と左総頸動脈の間で離断）が用いられる．B型の60％は染色体22q11欠失症候群に合併する．断層心エコー図で大動脈弓が離断していることと，動脈管から下行大動脈への血流と合併病変を検討する．治療方針は一部の術式を除けばおおむね大動脈縮窄複合と同様である．予後は術後4年で63％，10年で33％，15年で15％の生存率と報告されている．

■④臨床経過・予後

出生後，動脈管の閉鎖によって乏尿から腎不全や肝不全を伴う重篤な心不全に陥る（ductal shock）．

重症心病変合併例では1歳未満に大半が死亡するとされている．

■⑤治療

①内科的治療：プロスタグランディンE_1で動脈管の開存を維持し，心不全に対する治療を行う．酸素は動脈管を収縮させ，肺血管抵抗を下げるため，呼吸管理には用いない．

②外科的治療：大動脈形成術と心室中隔欠損閉鎖が行われるが，一期的に行う場合と，縮窄解除および肺動脈絞扼術と心内修復とを二期的に分けて行う場合がある．縮窄解除の術式には端端吻合と鎖骨下動脈を用いた大動脈形成術subclavian flapがある．また，高度の左室流出路狭窄例では最終的にはFontan型手術を目指してNorwood手術を行うこともある．術後の問題には縮窄の遺残，

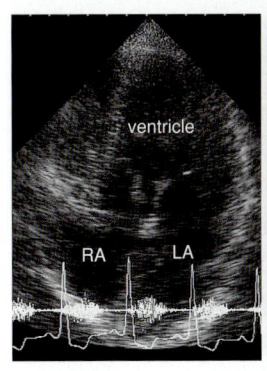

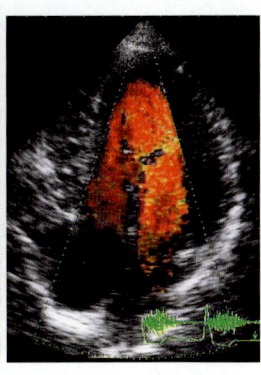

[図8]単心室
左図は断層心エコー図，右図はカラードプラによる心室への流入血流である．両心房からの血液は1つの心室（ventricle）に流入している．

再狭窄，大動脈瘤形成などがあげられる．遺残狭窄や再狭窄例にはバルーン大動脈形成術やステント留置術が行われている．

単心室類似疾患

h. 単心室

■①概念

単心室single ventricleは一つの心室に両房室弁のすべてあるいはほとんどが挿入する奇形である．心室の形態学的特徴から左室性単心室と右室性単心室に分けられ，左室性単心室では流出路腔（痕跡的右室）が右前方にあるd-ループと左前方にあるl-ループがあり，右室性単心室では痕跡的左室は認められないか主心室の後方に位置する．

■②病態生理

体静脈血と肺静脈血はいずれも心室に流入し混合される．肺動脈狭窄の有無で血行動態や臨床像は異なる．

■③診断

①心エコー図（図8）：四腔断面相当で両房室弁同室挿入ないしは共通房室弁を介して両心房が1心室に連続していることを診断する．流出路腔を検索し，心室との交通路outlet foramenの狭窄，大血管と心室の関係を把握する．他の合併病変として，内臓錯位症候群，半月弁狭窄や弁下狭窄，

房室弁閉鎖不全,大動脈弓の形態,肺静脈還流異常などを検討する.

②心臓カテーテル検査と心血管造影:手術を前提として肺動脈圧,肺血管抵抗,半月弁狭窄,流出路腔と心室間のoutlet foramenでの狭窄の有無を検討する.造影では心室の形態,容量,駆出率,肺動脈の形態などを診断する.

③鑑別診断:単心室に類する疾患としては左心低形成症候群,純型肺動脈閉鎖,三尖弁閉鎖や,心内膜症欠損で心室の大きさがアンバランスのもの,一側房室弁両室挿入などがあげられる.

■④臨床経過・予後

自然歴では生存率は1歳で57%,10歳で42%とする報告がある.肺動脈狭窄合併例ではチアノーゼで発症する.肺血流増加群では心不全症状を呈する.

Fontan術後例では,急性期死亡を除けば12.5%が術後10年以内に死亡したと報告されている.

■⑤治療

①内科的治療:心不全に対する治療を行う.合併病変のため肺動脈や大動脈の血流が動脈管に依存している場合にはプロスタグランディンE_1で動脈管を開存させ,早期に外科的治療を行う.

②外科的治療:肺血流増加例では肺動脈絞扼術,肺血流低下例では両方向性(bidirectional)Glenn手術やBlalock-Taussig手術を行って肺血管床を保ち,最終的にはFontan手術を目指す.

i. 三尖弁閉鎖

■①概念

三尖弁閉鎖 tricuspid atresia は右室の流入部にある三尖弁口が閉鎖して心房と右室間の交通が途絶えたもので,筋性閉鎖が多い.発生学的には房室口が右方へ移動したために生じるとされている.心室中隔が右方へ偏位し,心房中隔との間に整列異常 malalignment をきたす.分類には Keith & Edwards 分類(表2)が用いられている.

■②病態生理

体静脈血は心房間交通を通って左房に流れ,肺静脈血と混合し,左室が心拍出のほとんどを駆出する.肺動脈狭窄と心室中隔欠損の有無によって

[表2] 三尖弁閉鎖の分類

Ⅰ型:正常大血管関係
 a. 心室中隔欠損なし,肺動脈閉鎖
 b. 小さい心室中隔欠損,肺動脈狭窄
 c. 大きい心室中隔欠損,肺動脈狭窄なし
Ⅱ型:D型大血管転位(大動脈が肺動脈の右)
 a. 心室中隔欠損なし,肺動脈閉鎖
 b. 心室中隔欠損あり,肺動脈狭窄
 c. 心室中隔欠損あり,肺動脈狭窄なし
Ⅲ型:L型大血管転位
 a. 肺動脈弁ないし弁下狭窄
 b. 大動脈弁下狭窄

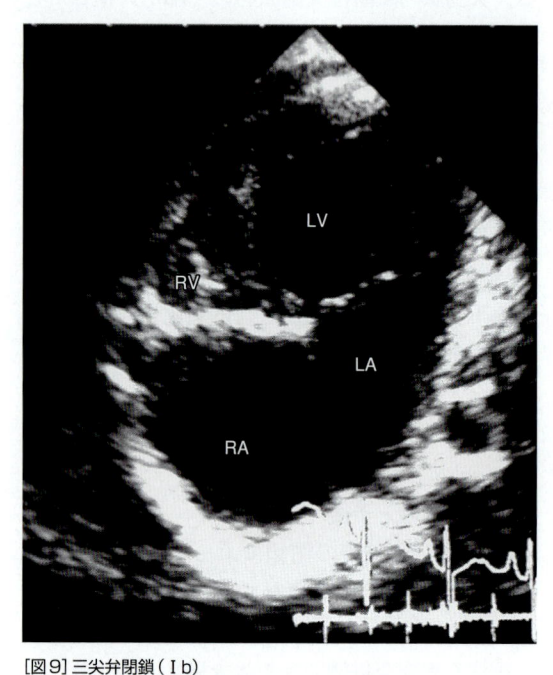

[図9] 三尖弁閉鎖(Ⅰb)
四腔断面で右室(RV)は小さく,三尖弁は閉鎖し,心室中隔は右方へ偏位し,心房中隔との間に整列異常がみられる.

病態は異なり,肺動脈狭窄や閉鎖がなければ肺血流は増加し,肺高血圧や心不全を生じる.肺動脈狭窄が高度になると肺血流量が減少し,高度のチアノーゼを呈する.

■③診断

①症状:チアノーゼがみられる.

②聴診:心室中隔欠損,肺動脈弁狭窄による収縮期雑音を聴取する.肺動脈閉鎖では動脈管開存による連続性雑音が聴かれる.

③心電図:左軸偏位と左室肥大が特徴的である.

④心エコー図(図9):四腔断面などで右房と右

[図10] 純型肺動脈閉鎖
　四腔断面で右室は小さく，著しく肥大した右室壁に右室から冠動脈に向かう血流が認められる（左図）．肺動脈（右図）は細く，弁は膜様に閉鎖している．

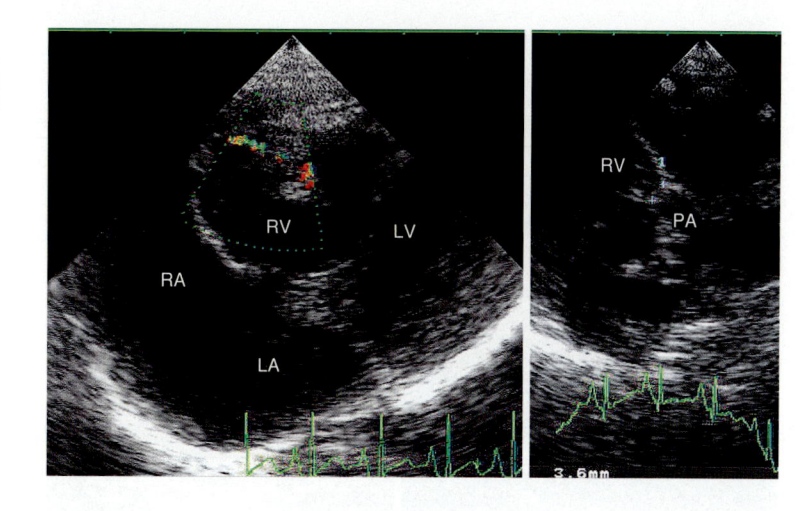

室の接合部の閉鎖を確認する．筋性閉鎖では心室中隔と心房中隔の整列異常を検討する．主な合併病変には心室中隔欠損，肺動脈狭窄，肺動脈閉鎖がある．また，心房間交通や動脈管（特に肺動脈閉鎖例で）による肺動脈血流の診断も重要である．

　⑤心血管造影：右房造影で右室が造影されない（right ventricular window）．左室造影で心室中隔欠損や肺動脈狭窄の診断を行う．大動脈造影で肺への側副血行路の有無をみる．

　⑥鑑別診断：新生児期にチアノーゼをきたす肺疾患や肺動脈閉鎖など単心室に類するものなどが鑑別診断にあげられるが，多くの場合，心エコー検査による鑑別は容易である．

■④臨床経過・予後

　生後早期からチアノーゼを呈する．肺動脈狭窄や閉鎖合併例では高度のチアノーゼがあり，低酸素発作を生じる場合がある．肺血流増加例ではうっ血性心不全を生じる．自然歴では10歳以上の生存率は10〜46％とされている．術後例はFontan術後に準じる．

■⑤治療

　①内科的治療：肺動脈狭窄が高度で動脈管依存性の場合にはプロスタグランディンE_1で動脈管の開存を図る．肺血流増加群では心不全に対する治療を行う．心房間交通路が狭小化している場合にはバルーン心房中隔裂開術（balloon atrioseptostomy：BAS）を行う．

　②外科的治療：最終的にFontan手術を目指す．

このために肺動脈を発達させ，かつ肺血管抵抗が高くならないように肺血管床を保つことが重要である．

j. 純型肺動脈閉鎖

■①概念

　右室と肺動脈間が閉鎖し，さらに心室中隔欠損がないものである．胎児期に右室から肺動脈への血流が減少して閉鎖に至ったもので，膜様閉鎖が多い．右室は流入部のみの非常に低形成のものから，三尖弁逆流のため大きなものまでみられるが，通常は低形成である．冠動脈が右室と交通し（類洞交通），冠血流が右室に依存するものがある．

■②病態生理

　右室から肺動脈への血流がなく，右室に流入した血液は右房へ戻る．このため，体静脈血はすべて右房から左房へ流入し，肺静脈血と混合して体循環に流れる．肺循環は動脈管に依存する．類洞交通があれば右室から冠動脈を通って少量の血液が大動脈へ流れることもある．

■③診断

　①診察所見：チアノーゼを認める．

　②聴診所見：心雑音は認めないか，動脈管開存による連続性雑音を聴取する．

　③心エコー図（図10）：大動脈短軸断面で右室流出路から肺動脈を描出し，肺動脈弁の膜様閉鎖や漏斗部での閉鎖を描出し，ドプラ法で血流の途絶を確認する．動脈管および肺動脈血流の評価も

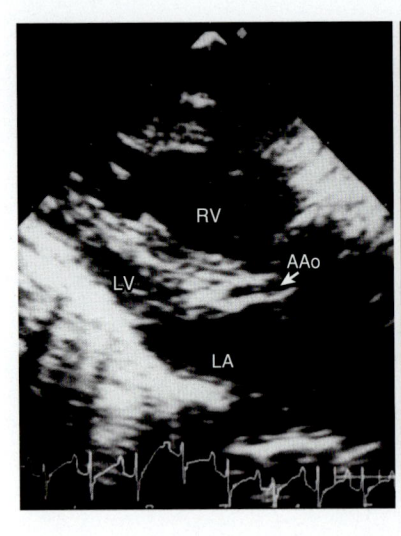

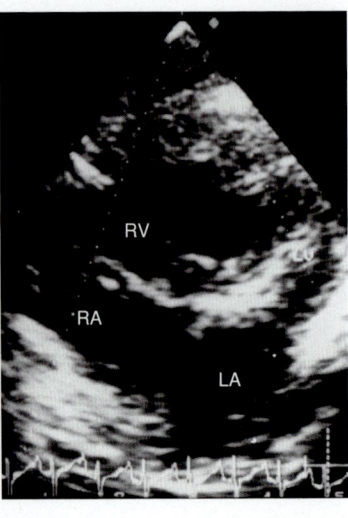

[図11] 左心低形成症候群
左室長軸断面（左図）と四腔断面（右図）を示す．左室は小さく，大動脈（AAo）は著しく低形成である．

重要である．四腔断面を中心に右室の形態や大きさ，壁肥厚を評価し，三尖弁の開存，心室間交通がないことを確認する．また，心房中隔の左房側への偏位や卵円孔の形態，右房から左房への血流を検討する．冠動脈血流を描出して類洞交通の評価を試みる．

④心臓カテーテル検査と心血管造影：右房圧が高ければバルーン心房中隔裂開術（balloon atrioseptostomy：BAS）を行う．右室圧は高い．右室造影で右室形態，類洞交通，三尖弁閉鎖不全を検討し，左室造影で肺動脈の太さをみる．

⑤鑑別診断：重症肺動脈弁狭窄，三尖弁閉鎖，心室中隔欠損を伴う肺動脈閉鎖や，Ebstein奇形などの重症三尖弁閉鎖不全による機能的肺動脈閉鎖などがあげられる．

■④臨床経過・予後

動脈管の閉鎖に伴い，チアノーゼや多呼吸で発症し，急速に重症の心不全に陥る．手術症例の予後は，生存率が4年後に67％，あるいは7年後に98％とする報告がある．また，2心室で修復した場合に14年後に86％，Fontan手術では10年後に80％の生存率などの報告がある．

■⑤治療

①内科的治療：プロスタグランディンE_1で動脈管を開存させる．酸素は使用しない．

②外科的治療：新生児期に大動脈肺動脈間短絡術を行うが，右室が大きければ右室流出路拡大術も行われる．最終手術としては，右室が心室として機能できれば2心室修復を目指し，右室が小さければFontan手術を行う．なお，近年，膜様閉鎖例に対してカテーテル的に穿孔してバルーンで拡大し，右室肺動脈間を開通する試みが行われている．

k. 左心低形成症候群

■①概念

左心低形成症候群 hypoplastic left heart syndrome（HLHS）は左房から大動脈にかけて低形成な疾患群である．

■②病態生理

左室は低形成ないし無形成で，心拍出のすべてが右室に依存する．体循環は動脈管を経由して維持される．上行大動脈も高度の低形成で，血流は逆行し，冠循環のみに供給される．卵円孔を通る心房間交通で肺静脈血は右房に流れ，右房と右室は拡大する．

■③診断

①診察所見：生後1〜2時間くらいから呼吸不全が出現する．チアノーゼは軽度である．

②心電図：右房負荷，右室肥大があり，左側胸部誘導でR波が低い

③心エコー図（図11）：左房，左室，大動脈の低形成から診断する．僧帽弁と大動脈弁の閉鎖か狭窄かを検討する．上行大動脈血流の逆行をドプ

ラ法などで確認する．動脈管開存の診断も重要である．外科治療を念頭において，三尖弁や肺動脈弁の異形成と逆流，大動脈縮窄，総肺静脈還流異常の合併などを検討し，心房間交通の評価も行う．

④心臓カテーテル検査と心血管造影：原則として行わない．逆行性橈骨動脈造影で大動脈弓，冠動脈，鎖骨下動脈などの異常の有無を診断する．

⑤鑑別診断：出生直後から呼吸不全やチアノーゼをきたす心疾患や肺疾患を鑑別する．

■④臨床経過・予後

出生後に肺血管抵抗が低下すると肺血流量が増加し，動脈管を通る体血流量は低下する．また，動脈管が閉鎖すると体循環への血流が著しく減少するため，ductal shockに陥る．

無治療では出生当日に15％，1週間以内に70％，1ヵ月以内に90％が死亡する．

■⑤治療

①内科的治療：プロスタグランディン E_1 で動脈管を開存させる．原則として酸素は使用しない．心房間交通が狭小で肺うっ血が高度の場合にはバルーン心房中隔裂開術を行う．

②外科的治療：第1期手術としてNorwood手術を生後1週以内に行い，第2期手術として生後6ヵ月前後に両方向性（bidirectional）Glenn手術を行い，最終的に1歳代でFontan手術を行う．佐野らは33例中9例がFontan手術に至ったと良好な成績を報告している．

心臓移植も海外では治療戦略の一つにあげられている．移植例の5年生存率は81％と報告されている．

I. Fontan手術後

■①概念

Fontan手術は心室を介することなく上下大静脈血を直接肺動脈に流す方法であり，単心室およびそれに類する心疾患で用いられている．近年は，上大静脈と右肺動脈吻合，および下大静脈から導管により右肺動脈に血液を流すTCPC（上下大静脈肺動脈吻合total cavopulmonary connection）を用いることが多い（図12）．

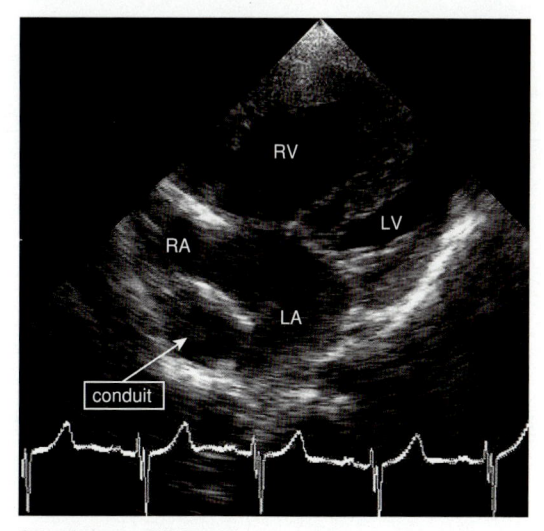

[図12] Fontan手術（TCPC）
心内膜床欠損不完全型（左室低形成）TCPC術後例の四腔断面で，右房内に導管conduitが認められる．

●チアノーゼ群先天性心疾患の診断と治療の流れ

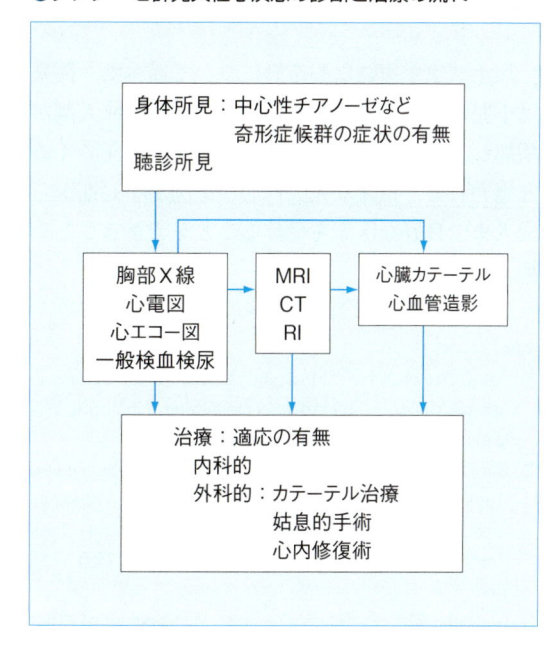

身体所見：中心性チアノーゼなど
　　　　　奇形症候群の症状の有無
聴診所見

↓

胸部X線　　MRI　　心臓カテーテル
心電図　　 CT　　　心血管造影
心エコー図　RI
一般検血検尿

↓

治療：適応の有無
　　内科的
　　外科的：カテーテル治療
　　　　　　姑息的手術
　　　　　　心内修復術

■②病態生理

心室は体循環の維持に用いられる．肺循環には血液を駆出する心室がなく，静脈圧や呼吸による胸腔内陰圧などで肺循環は維持される．

■③適応

肺動脈圧，PA index，肺血管抵抗，心室の駆

出分画，房室弁逆流軽度，年齢などをもとに適応が決められる．適応外とされるものとしては平均肺動脈圧 20mmHg を超えるもの，PA index は $250mm^2/m^2$ 未満，肺血管抵抗は 4 単位・m^2 を超えるもの，心室の駆出分画 45％未満，房室弁逆流Ⅳ度，年齢は 6 ヵ月未満などがあげられている．なお，PA index とは，左右肺動脈上葉枝分枝前の断面積（mm^2）の和を体表面積（m^2）で除したもので正常は 330 ± 30（mm^2/m^2）である．

■ ④臨床経過・予後

術後の問題点としては，静脈圧の上昇，体液貯留（浮腫），低血圧，胸水や心嚢液貯留があり，遠隔期には心房性不整脈（心房粗動，発作性上室性頻拍症），導管狭窄，心房や導管内血栓症，蛋白漏出性胃腸症，吻合部狭窄，TCPC では導管と心房間の短絡，心室機能不全，房室弁機能（狭窄や閉鎖不全），肺動静脈瘻の形成などがあげられる．

以上，主な複雑な心奇形について述べた．従来は小児が中心であったが，術後例などの成人例が増加し，内科領域でも遭遇することが増えてくると思われる．複雑な先天性心疾患例が小児期から成人まで良好な医療を受けることができることを願っている．

● チアノーゼ群先天性心疾患診断のまとめ

- ● 身体所見
  - ■ チアノーゼ（中心性，全身性か下半身または上半身のみか），ばち状指，心不全症状，呼吸困難またはチアノーゼ発作
  - ■ 奇形症候群に特有な所見の有無
  - ■ 触診：心尖拍動の位置，腹部臓器の左右
  - ■ 聴診：Ⅱ音分裂の有無，心雑音の有無と特徴，最強点，振戦 thrill
- ● 血液検査：多血症の有無，肝腎機能，高尿酸血症
- ● 心電図：疾患によって特有の所見を示すことがある
- ● 胸部 X 線：腹部臓器や肺，気管分枝の左右を確認する，肺疾患の除外，肺血管影の評価，心陰影の形態（特有の形態を示すことがある）
- ● 心エコー図：形態診断や機能診断の基本である
  - ■ 左右短絡または動静脈血混合部位，肺動脈と肺血流の評価，狭窄の有無，各疾患に特有の所見の診断，合併病変の診断，病型分類
- ● MRI：心エコー図検査を補い，心内病変や血流診断を行う
  - ■ 動静脈病変，肺内病変，肺血管の評価
- ● CT：血管病変の描出，心内病変の診断
- ● RI：肺血流，心筋血流の診断
- ● 心臓カテーテル
  - ■ 肺動脈圧や肺血管抵抗，左右短絡量と短絡率，術前検査として行われることが多い，ときにカテーテル治療が行われる
- ● 心血管造影
  - ■ 心内腔の大きさ，短絡部位，狭窄部位，肺動脈の形態，冠動脈病変などの合併病変の有無，側副血行の診断

文献
1) Allen, HD et al eds : Moss and Adams' Heart Disease in Infants, Children, and Adolescents, 6th ed, Lippincott Williams & Wilkins, Philadelphia, 2001
2) Cheitlin, MD et al : ACC/AHA Guideline for the Clinical Application of Echocardiography. A Report of American College of Cardiology/American Heart Association Task Force on Practical Guidelines. Circulation 95 : 1686-1744, 1997
3) Gatzoulis, MA ed : Diagnosis and Management of Adult Congenital Heart Disease, Churchill Livingstone, Edinburgh, 2003
4) 門間一夫ほか：循環器病の診断と治療に関するガイドライン（1998-1999 年度合同研究班報告）．成人先天性心疾患診療ガイドライン．Jpn Circ J 64 (suppl Ⅳ): 1167-1204, 2000
5) 中澤　誠編：改訂版目で見る循環器病シリーズ5．先天性心疾患，メジカルビュー社，東京，1999
6) 高尾篤良ほか編：臨床発達心臓病学，改訂3版，中外医学社，東京，2001

（深谷　隆）

XVI. 肺動脈疾患

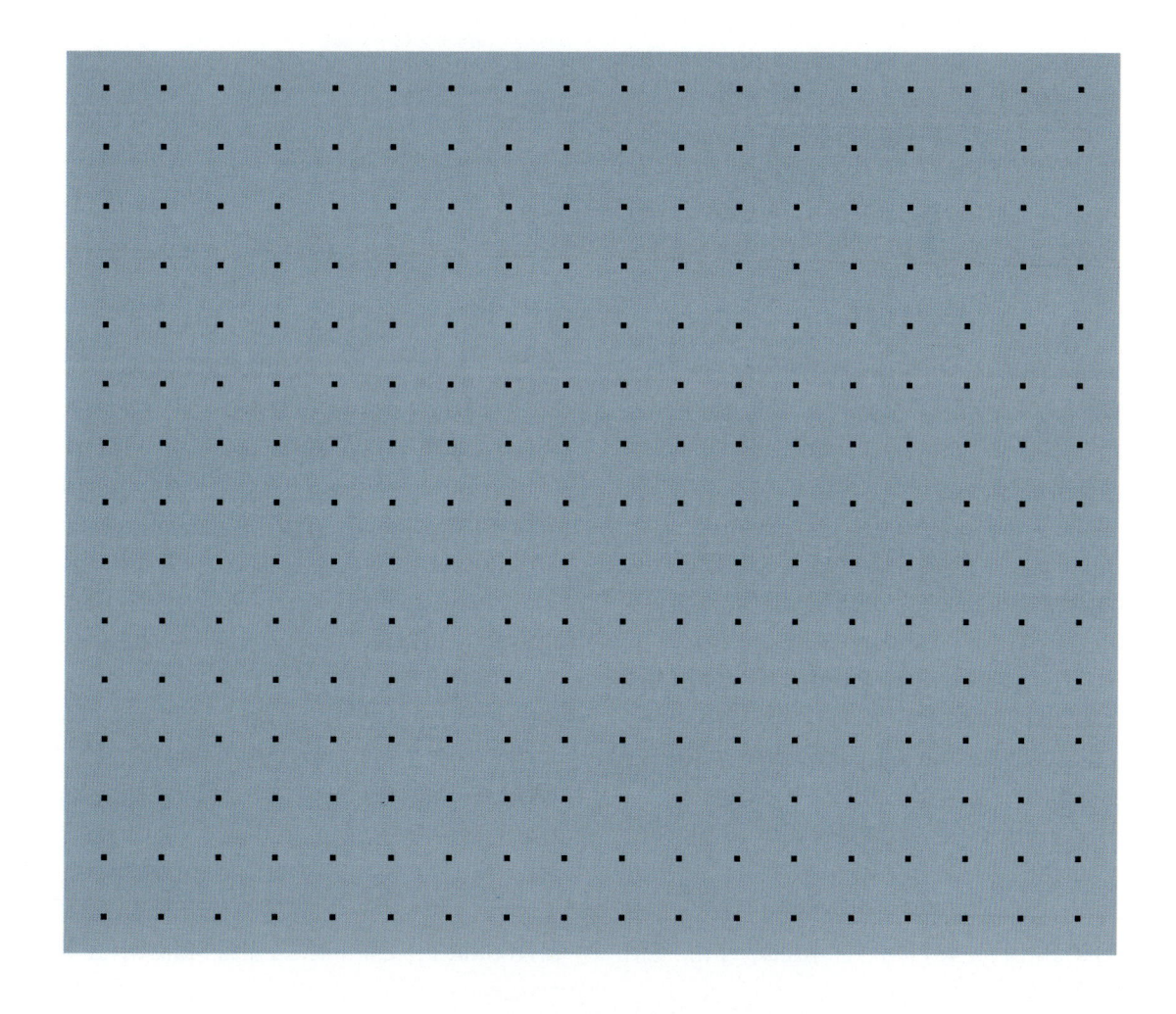

XVI. 肺動脈疾患

1. 肺塞栓症

肺塞栓症 pulmonary embolism とは，本来は，血栓塞栓，腫瘍塞栓，空気塞栓，羊水塞栓，脂肪塞栓，骨髄塞栓などさまざまな塞栓子が肺動脈を閉塞することで生じる疾患の総称として用いられる．それぞれに病態や治療法が異なるため，以下，肺塞栓症の中でも最も臨床的に遭遇する機会の多い血栓塞栓による肺血栓塞栓症について解説する．

1）成因・病態

肺血栓塞栓症は肺動脈を閉塞する血栓の新旧によって急性と慢性に大きく分けられる．急性肺血栓塞栓症は，静脈や心臓に形成された血栓が遊離して急激に肺動脈を閉塞することにより生じ，塞栓源の90％以上が下肢深部静脈あるいは骨盤内静脈である．一般に急性例では血栓塞栓は内科的治療にも良好に反応し溶解する．発症様式は肺血管床を閉塞する血栓塞栓の大きさや患者の有する心肺予備能によって，全く無症状なものから発症とともに心停止に陥るものまでさまざまであり，発症と同時に心停止に陥る症例では発症後の救命はきわめて困難で死亡率が52％と予後不良である．慢性肺血栓塞栓症は器質化した血栓により肺動脈が慢性的に閉塞した疾患の総称であり，内科的治療に対する血栓の反応が乏しく，薬物治療によっても6ヵ月以上の間，肺血流分布や肺循環動態の異常が大きく変化しない．慢性肺血栓塞栓症の詳細は681頁に述べられているので省略する．

急性肺血栓塞栓症は，わが国において増加傾向が示されており，その原因としては，高齢社会の到来，生活様式の欧米化，医療従事者の認識向上や画像診断の進歩などが想定されている．

塞栓源の多くを占める静脈血栓の成因として Virchow の3大要因，(1) 血流停滞，(2) 血管内皮障害，(3) 血液凝固能の亢進が重要である．具体的な危険因子を表1に示す．本症は，手術，悪性

[表1] 肺血栓塞栓症の危険因子

先天性	アンチトロンビン欠損症
	プロテインC欠損症
	プロテインS欠損症
	高ホモシステイン血症
	異常フィブリノゲン血症
	異常プラスミノゲン血症
	低プラスミノゲン血症
	活性化プロテインC抵抗性（第Ⅴ因子 Leiden 変異[*]）
	プロトロンビン遺伝子変異（G20210A）[*]　など
後天性	手術
	外傷，骨折
	脳血管障害
	高齢
	長期臥床
	悪性疾患，抗癌薬
	肥満
	抗リン脂質抗体症候群
	妊娠，出産
	経口避妊薬，ホルモン補充療法
	中心静脈カテーテル，カテーテル検査・治療
	うっ血性心不全
	長距離旅行（エコノミークラス症候群）
	喫煙
	脱水，多血症
	ネフローゼ症候群
	高ホモシステイン血症
	炎症性腸疾患
	下肢静脈瘤　など

[*]日本人では報告がない．

疾患，長期臥床，外傷・骨折，妊娠・出産といった危険因子に関連した病院内発症が多いことが特徴である．若年発症例や家族内発症例では，アンチトロンビン欠損症，プロテインC欠損症，プロテインS欠損症といった先天性凝固異常を疑って精査が必要である．また，欧米人の間では一般人にも多く認められる活性化プロテインC抵抗性（APC resistance）の原因となる第Ⅴ因子 Leiden 変異やプロトロンビン遺伝子変異（prothrombin G20210A）は重要な先天性危険因子であるが，日本人ではみられず，日本人と欧米人との間の発生頻度の差に大きく影響していると考えられている．

急性肺血栓塞栓症の主たる病態は急速に発生する肺血管抵抗の上昇および低酸素血症である．肺血管抵抗上昇をきたす主な原因は，血栓塞栓による肺血管の機械的閉塞，および血栓より放出される神経液性因子と低酸素血症による肺血管攣縮である．それに伴い，右室圧の上昇，右室内腔の拡張，三尖弁逆流を生じ，右心拍出量は低下する．左室前負荷は低下，心室中隔は左室側へ偏位し，左室

[図1] 急性肺血栓塞栓症における循環動態の変化

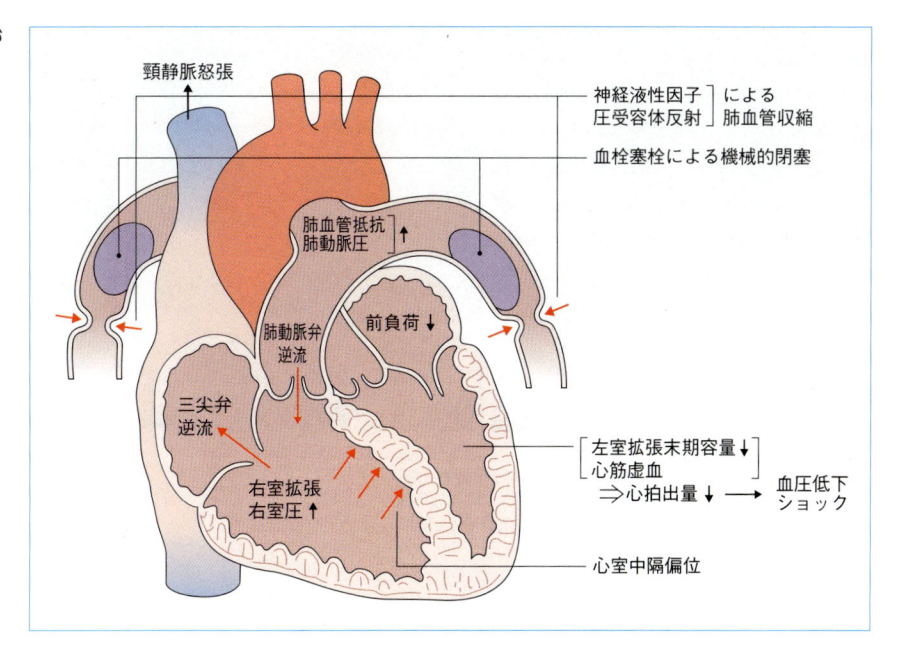

拡張末期容量をさらに減少させ，左心拍出量の低下，冠動脈還流量低下などより血圧低下，ショックをきたすことになる（図1）．また，低酸素血症の主な原因は，肺血管床の減少による非閉塞部の代償性血流増加と気管支攣縮による換気血流不均衡が原因である．局所的な気管支攣縮は，気管支への血流低下の直接的作用ばかりでなく，血流の低下した肺区域でのサーファクタントの産生低下，神経体液性因子の関与により引き起こされる．

また，急性肺血栓塞栓症の約10〜15％に合併する肺梗塞は，塞栓による閉塞部位より末梢へ気管支動脈血流が流入し毛細血管が破綻することによって起こる出血性梗塞であり，中枢よりむしろ末梢の塞栓で生じやすいことが知られている．

急性肺血栓塞栓症では，卵円孔開存症例において，右房圧の上昇に伴い，右左シャントの血流に乗り奇異性塞栓が生じることがあり，急性肺血栓塞栓症において卵円孔開存は予後増悪因子の一つである．

2) 診断

a) 症状・身体所見

主要症状は呼吸困難と胸痛である．特に呼吸困難は高頻度に認められ，原因が明らかでない突然の呼吸困難で発症し，危険因子を有する症例では，急性肺血栓塞栓症を疑うべきである．その他，失神，咳嗽，血痰，動悸，喘鳴，冷汗，不安感など症状が多彩であり，診断を困難にしている原因の一つである．

身体所見は頻呼吸，頻脈が高頻度に認められる．ショックや低血圧を呈することもある．肺高血圧に伴いⅡ音肺動脈弁成分の亢進や傍胸骨拍動を認めることがある．右心不全をきたせば頸静脈怒張が出現し，右心性Ⅲ音，Ⅳ音を聴取する．気管支攣縮によるwheeze，rhonchiや，肺梗塞を合併すれば胸膜摩擦音や湿性ラ音を聴取することもある．深部静脈血栓症に起因する所見としては下腿浮腫，calf tenderness，Homans徴候などがある．

急性肺血栓塞栓症に特徴的な発症状況としては，安静解除後の最初の歩行時，排便・排尿時，体位変換時がある．

b) スクリーニング検査

上記の臨床症状，身体所見，発症状況，危険因子の有無などから疑いを持ち，次にあげた簡便なスクリーニング検査を行うことになる．ただし，こうしたスクリーニング検査のみから確定診断を

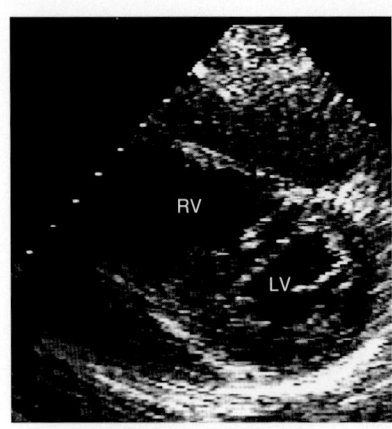

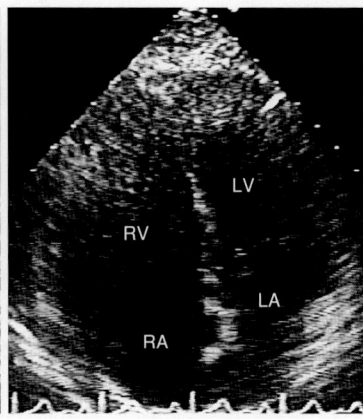

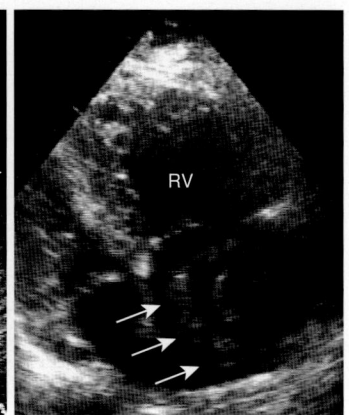

[図2] 急性肺血栓塞栓症の経胸壁心エコー図
左：短軸像．右室（RV）拡張と心室中隔の平坦化を認める．
中央：心尖四腔像．右室の拡張を認める．
右：心尖二腔像．右房内の索状浮遊血栓像を認める（矢印）．

下すことはできず，主な目的としては他疾患（気胸，心不全，心筋梗塞，狭心症，肺炎，胸水貯留，無気肺，など）の鑑別と肺血栓塞栓症の診断の補助的情報を得，疑いを強めることである．

■①胸部X線

肺門部肺動脈拡張と末梢肺血管陰影の消失（Westermark's sign），knuckle sign，横隔膜挙上，心拡大といった所見がみられることがある．肺梗塞を伴う症例では，肺炎様陰影，Humpton's hump，胸水などがみられることが多い．

■②心電図

最も頻度が高いとされるのは，右側胸部誘導（V_{1-3}）での陰性T波で，そのほかにも，$S_IQ_{III}T_{III}$，右脚ブロック，軸偏位，非特異的なST-T変化，洞性頻脈，心房細動，肺性P波などが認められることがある．

■③D-ダイマー測定

D-ダイマー値の上昇がみられるが，他疾患でも上昇するために本症の診断的価値は乏しい．しかし，正常の場合には本症は否定的であり，測定方法によっては除外診断としての価値は高い．

■④動脈血ガス

多くの場合，PaO_2，$PaCO_2$の低下，$A-aDO_2$の開大が認められるが，正常例も少なくなく，正常値の場合にも否定することはできない．

c) 超音波検査

経胸壁心エコーは簡便に施行でき有用な情報が得られることから，本症を疑った場合の必須の検査法である．右室の拡張，壁運動異常（McConnell徴候：右室自由壁の運動低下に対して心尖部の動きは正常），心室中隔の平坦化や奇異性運動，三尖弁閉鎖不全から求めた圧較差にて肺高血圧の存在がみられる．また，心腔内や肺動脈内の浮遊血栓が描出できれば直接診断に繋がる（図2）．また，診断のみならず，重症度判定や予後推定にも有用であり，治療方針決定に応用される．経食道心エコーも気管内挿管中の重症例などにおいては肺動脈中枢側の血栓塞栓を描出することで迅速診断が可能である．しかし，左主肺動脈や末梢肺動脈の血栓塞栓の検出は困難である．

下肢静脈エコーもベッドサイドで簡便に繰り返して検査可能であり，血栓が認められれば，肺血栓塞栓症の可能性が高まる（図3）．

d) 肺シンチグラフィー（換気・血流）

典型的な所見は塞栓による閉塞血管の灌流領域に一致した胸膜面を底辺とし肺門部を頂点とした楔状血流欠損と同部位の換気が正常，いわゆる換気血流ミスマッチ所見である（図4）．血流シンチグラフィーでの血流欠損は塞栓以外の原因でも生

[図3] 下肢静脈エコー図圧迫法．総大腿静脈の短軸像
　左：圧迫前．静脈の拡張と内腔の血栓像を認める．右：圧迫にて動脈内腔は虚脱するも静脈内腔は虚脱しない，すなわち血栓陽性所見を認める．

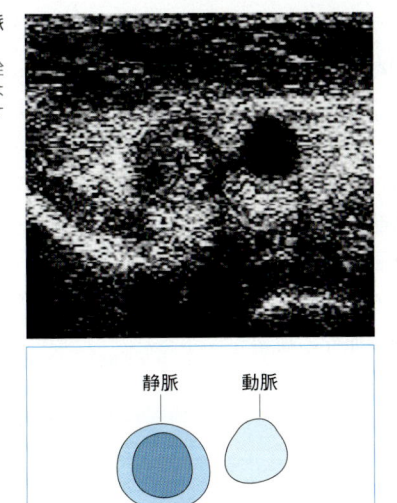

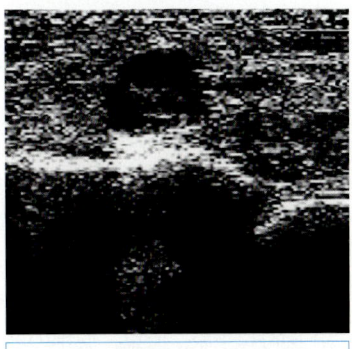

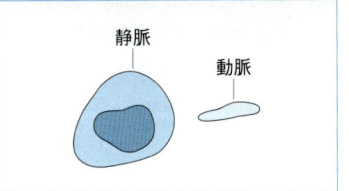

[図4] 肺シンチグラフィー（左段）
　上段：換気シンチグラム．正常換気所見．下段：血流シンチグラム．正面側面ともに血流欠損像を認め，換気血流ミスマッチを示している．

[図5] multidetector CT（右段）
　上段：肺動脈レベル．両側主肺動脈に騎乗血栓を認める（矢印）．
　下段：大腿レベル．左側大腿静脈内に血栓像を認める（矢印）．

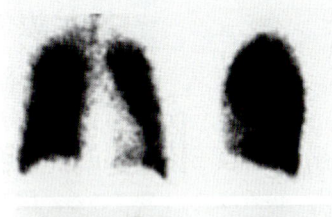

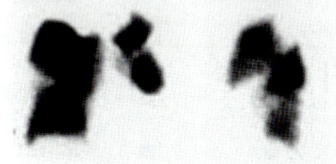

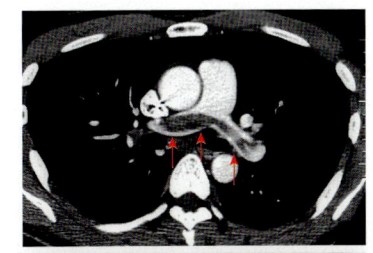

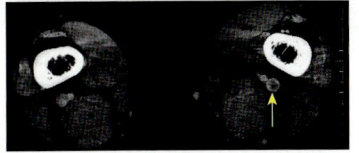

[図6] 肺動脈造影
　右主肺動脈および左下葉枝に血流欠損像filling defectを認める（矢頭）．

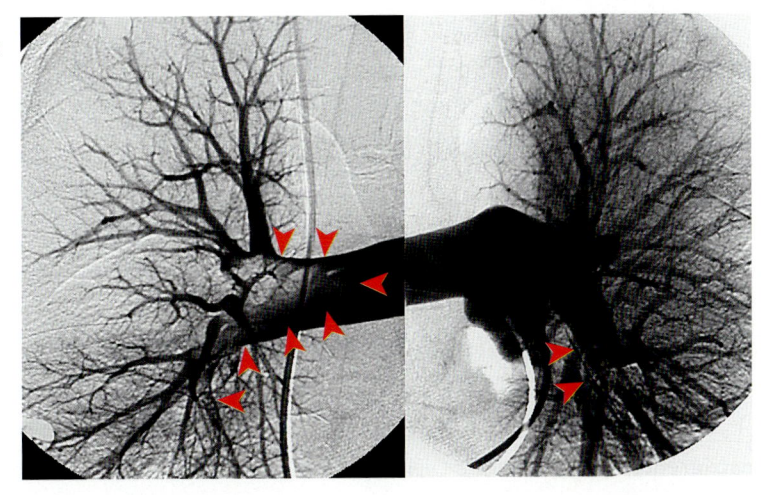

じるため，胸部X線や換気シンチグラフィーなどを併用して肺実質病変や胸水などの鑑別が必要である．

e) 造影CT

最近のmultidetector CTの開発進歩に伴い，中枢側肺動脈の血栓はもちろん，葉動脈や区域支動脈レベルの血栓の描出も十分可能となった．また，同時に下肢，骨盤，腹部の静脈の血栓の検索も可能となり，肺血栓塞栓症の確定診断に使用される頻度がとみに増えてきている（図5）．

f) MRI

放射線被曝なしで診断できる利点があり有用性が報告されつつあるものの，長時間の息止めを要することや条件設定の困難さなどから普及するには至っていない．

g) 肺動脈造影

造影欠損filling defectや血流途絶cut-off signといった所見がみられる（図6）．本検査は，現在でも確定診断のgold standardであるが，最近は他の非侵襲的診断方法の診断能の向上や診断後に施行される治療の際の穿刺部位からの出血の原因になりうることなどから，診断のみを目的とした場合には必ずしも必要とされなくなっている．

急性肺血栓塞栓症の重症度分類としては，臨床症状や臨床所見と心エコー所見を組み合わせた以下の分類が用いられる．

広汎型massive：血行動態不安定症例（不整脈，脱水，敗血症などを原因とせず，新たに出現したショックあるいは収縮期血圧90mmHg未満あるいは40mmHg以上の血圧低下が15分以上継続するもの）．

亜広汎型submassive：血行動態安定（上記以外）かつ心エコー上の右心負荷がある症例．

非広汎型non-massive：血行動態安定（上記以外）かつ心エコー上の右心負荷がない症例．

最近では，心筋トロポニンT，心筋トロポニンI，BNP（脳性ナトリウム利尿ペプチド brain natriuretic peptide）といった心筋バイオマーカー

[表2] 急性肺血栓塞栓症の主な治療法

血栓の溶解・除去	
・薬物的治療	
抗凝固療法	未分画ヘパリン，ワルファリンなど
血栓溶解療法	ウロキナーゼ，t-PA (recombinant, mutant) など
・カテーテル的治療	カテーテル血栓吸引破砕療法，カテーテル血栓溶解療法など
・外科的肺動脈血栓摘除術	
再発予防	
・下大静脈フィルター	永久留置型・一時留置型・回収可能型
呼吸循環管理	
・酸素投与	
・昇圧薬	
・経皮的心肺補助装置（PCPS）	

測定が重症度評価や予後推測に有効とされる．

3) 治療（表2）

本症では早期診断と早期治療が予後を大きく改善することが示されており，早い段階で的確に診断を下し，迅速なる治療を行うことがきわめて重要である．図7に示すように重症度に応じた適切な治療法を選択する．

a) 呼吸循環管理

■①酸素投与

低酸素血症に対しては酸素投与を行い，安定して経皮的酸素飽和度を90％以上に維持するように酸素を投与する．必要に応じて気管内挿管を施し人工呼吸器管理を行う．

■②昇圧薬

ショック，低血圧に対しては，必要に応じてドブタミン，ドパミン，ノルアドレナリンといった昇圧薬を使用する．しかし，重症例に対するこうした治療は，あくまで姑息的治療にすぎず，肺血管を閉塞している血栓のできる限り早期の溶解あるいは除去を目指すこととなる．

b) 薬物的治療

■①抗凝固療法

抗凝固療法は，急性肺血栓塞栓症に対する急性

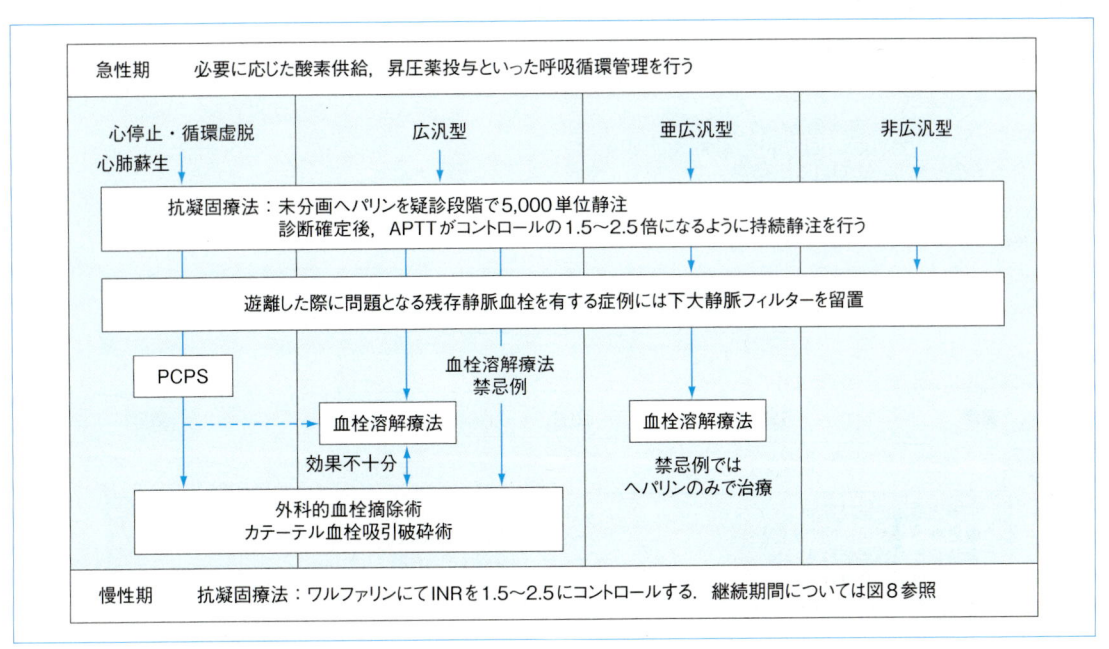

```
急性期    必要に応じた酸素供給，昇圧薬投与といった呼吸循環管理を行う

心停止・循環虚脱      広汎型        亜広汎型      非広汎型
心肺蘇生
    ↓              ↓            ↓           ↓
         抗凝固療法：未分画ヘパリンを疑診段階で5,000単位静注
              診断確定後，APTTがコントロールの1.5～2.5倍になるように持続静注を行う
    ↓              ↓            ↓           ↓
         遊離した際に問題となる残存静脈血栓を有する症例には下大静脈フィルターを留置

    PCPS         血栓溶解療法
     ↓            禁忌例
     └──→ 血栓溶解療法          血栓溶解療法
              効果不十分          禁忌例では
                               ヘパリンのみで治療
     ↓            ↓
         外科的血栓摘除術
         カテーテル血栓吸引破砕術

慢性期   抗凝固療法：ワルファリンにてINRを1.5～2.5にコントロールする．継続期間については図8参照
```

[図7] 急性肺血栓塞栓症の治療手順
PCPS：percutaneous cardio-pulmonary support（経皮的心肺補助装置），INR：international normalized ratio

期死亡率改善効果と再発率低下効果が示されており，禁忌例を除く全例に対して，できる限り早期，すなわち本症を疑った時点より開始される．現在，わが国で肺血栓塞栓症の治療に対して保険承認が得られている抗凝固薬は未分画ヘパリンとワルファリンであり，一般的には急性期に即効性のある未分画ヘパリンの静脈内投与が，慢性期にかけてはワルファリンの経口投与が用いられる（図8）．未分画ヘパリンは，主には肺動脈に捕捉された血栓への二次血栓形成抑制，血栓から遊離する液性因子の分泌抑制，塞栓源である静脈血栓の進展予防を目的として使用される．まず5,000単位をボーラス静注で開始し，診断が確定した時点より持続静注しAPTT（活性化部分トロンボプラスチン時間 activated partial thromboplastin time）をコントロール値の1.5～2.5倍になるようにヘパリン投与量を調節する．前向き試験から治療域未満での不十分な未分画ヘパリン治療は明らかに再発率を高めることが示されていることに加えて，一般に発症後2～3日間が最も多くのヘパリン投与量を必要とすることから，いち早く治療域にコントロールするために急性期には6時間ごとのモニタリングが推奨されている．副作用として，出血，ヘパリン起因性血小板減少症 heparin-induced thrombocytopenia（HIT），骨粗鬆症などがある．慢性期にかけて経口ワルファリンが使用されるが，投与開始より治療域に達するまでには4～5日間を要するため，ヘパリン治療下で開始しワルファリンが治療域で安定した後にヘパリンを中止する（図8）．

ワルファリンは食事や他の薬剤の影響を受けやすいため，投与開始時から継続期間を通じて，血液検査によるモニタリングが欠かせない．催奇形性があるため妊娠中および妊娠の疑いのある患者に対しては禁忌である．欧米ではPT-INR（プロトロンビン時間－国際標準化比 prothrombin time international normalized ratio）を2.0～3.0にコントロールするが，わが国ではエビデンスはないものの1.5～2.5にコントロールされることが多い．

抗凝固療法の継続期間は肺血栓塞栓症を生じた危険因子の種類によって決定することが推奨されている．手術や一時的な臥床など一過性危険因子によって生じた初発症例に対しても少なくとも3ヵ月間は継続すべきである．さらに明らかな危険因

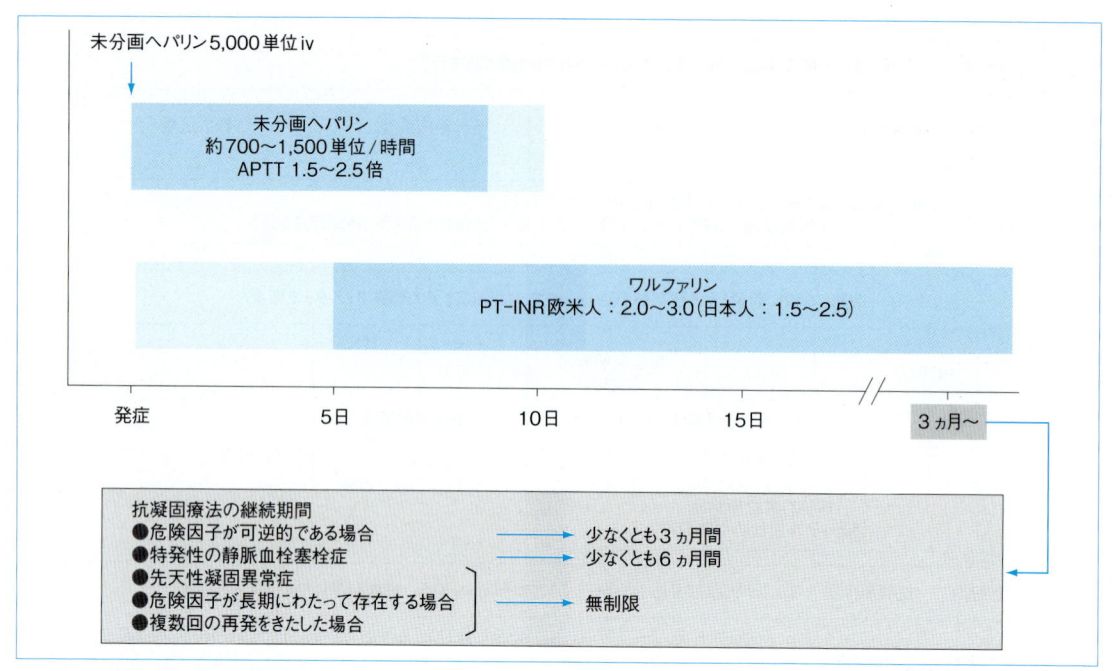

```
未分画ヘパリン5,000単位 iv
         ↓
         [未分画ヘパリン
          約700〜1,500単位/時間
          APTT 1.5〜2.5倍]

                  [ワルファリン
                   PT-INR 欧米人：2.0〜3.0（日本人：1.5〜2.5）]

発症        5日        10日        15日          3ヵ月〜

抗凝固療法の継続期間
● 危険因子が可逆的である場合         → 少なくとも3ヵ月間
● 特発性の静脈血栓塞栓症             → 少なくとも6ヵ月間
● 先天性凝固異常症
● 危険因子が長期にわたって存在する場合 → 無制限
● 複数回の再発をきたした場合
```

[図8] 抗凝固療法の投与方法と継続期間

子を有さない特発性では中止後の再発率が高いことよりさらに長期間，少なくとも6ヵ月間の継続が，先天性凝固異常症のような持続性危険因子や，抗凝固療法中止後の再発症例に対しては無制限に継続することが勧められる（図8）．

■ ②血栓溶解療法

血栓溶解療法は，ヘパリンによる抗凝固療法に比較し，より早期に肺動脈内血栓の溶解が得られ（図9），血行動態を改善することが多くの検討により示されてはいるものの，死亡率改善や塞栓源である深部静脈血栓を溶解することによる再発率の低下といった予後改善効果についての抗凝固療法単独治療に対する優位性については明らかでない．

血栓溶解療法の適応は，発症時ショックを呈したり，低血圧が遷延する重症例とされ，さらに十分な酸素投与を行っても低酸素血症が改善しない症例，心不全を呈する症例や，もともと基礎疾患により心肺予備能の低下している症例に対しても用いられる傾向がある．また，最近では血行動態が安定している（血圧が保たれている）症例を，心エコー上，右室の拡張や壁運動低下といった右心負荷所見を認める群と認めない群に分け，右心負荷群では死亡率，再発率が高いとの報告より，血栓溶解療法で治療すべきであると主張する研究者もあるが意見の分かれるところである．少なくとも血行動態が安定しておりかつ心エコー上の右心負荷所見がない症例に対しては，遊離する危険のある残存深部静脈血栓に対する再発予防を施したうえで，未分画ヘパリンによる抗凝固療法のみで治療をするのが適当である．血栓溶解薬は高価であるばかりでなく，血栓溶解療法に伴う出血の危険性も無視できず，適応を十分に見極めたうえで注意して使用する必要がある．血栓溶解療法の合併症では出血が最も多く，重篤な出血を死亡，頭蓋内出血，手術や輸血を必要とするような出血と定義した場合，海外の報告では，ヘパリンで治療した場合が1.8%であるのに対して，血栓溶解療法では6.3%である．なかでも頭蓋内出血の頻度は，これまでの18の無作為割振り試験の896症例中1.2%に認められ，その半数が死亡している．血栓溶解療法の一般的な禁忌例を表3に示すが，原則禁忌例に対しても救命のためには使用せざるを得ない場合もあり，使用した際に得られる効果

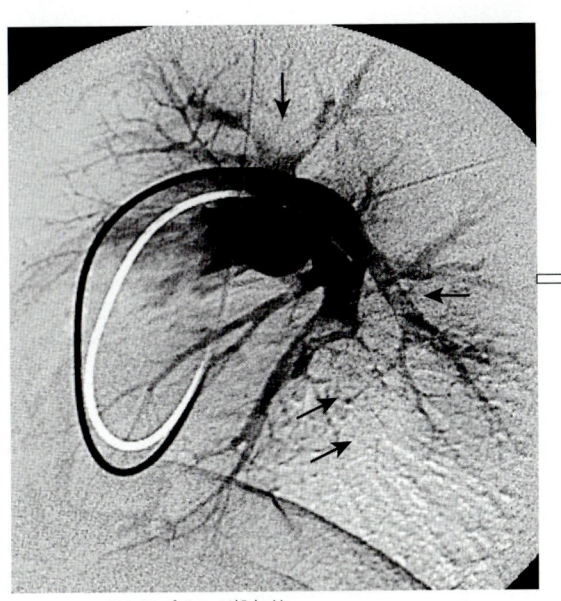

[図9] mutant t-PA（モンテプラーゼ）使用例の早期血行動態改善効果
左：血栓溶解療法開始前の左肺動脈造影側面像．
右：モンテプラーゼ 27,500単位/kg を単回静脈内投与1時間後の左肺動脈造影側面像．
治療前にはA1+2, A6, A9+10にみられた血栓塞栓（矢印）が，投与1時間後にはほとんど溶解し，肺動脈圧，肺血管抵抗も著明に改善している．

モンテプラーゼ投与前
肺動脈圧（mmHg）：（収縮期61/平均34）
肺血管抵抗（dyn・sec・cm^{-5}）：360

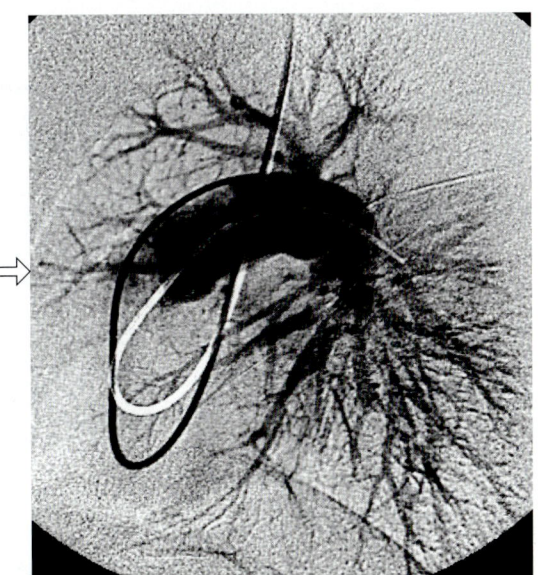

モンテプラーゼ投与1時間後
肺動脈圧（mmHg）：（収縮期44/平均28）
肺血管抵抗（dyn・sec・cm^{-5}）：213

[表3] 血栓溶解療法の禁忌

【絶対禁忌】
　活動性の内部出血
　最近の特発性頭蓋内出血
【原則禁忌】
　大規模手術，出産，10日以内の臓器細胞診・圧迫不能な血管穿刺
　2ヵ月以内の脳梗塞
　10日以内の消化管出血
　15日以内の重症外傷
　1ヵ月以内の脳神経外科的あるいは眼科的手術
　コントロール不良の高血圧（収縮期血圧＞180mmHg；拡張期血圧＞110mmHg）
　最近の心肺蘇生術
　血小板数＜100,000/mm^3，プロトロンビン時間＜50%
　妊娠
　細菌性心内膜炎
　糖尿病性出血性網膜症

（文献4）より引用）

[表4] 急性肺血栓塞栓症に対する血栓溶解療法

薬　剤	投与量	保険承認
【日本】		
mt-PA（モンテプラーゼ）	13,750〜27,500単位/kgを約2分間で静脈内投与	2005年
rt-PA（アルテプラーゼ）	2,400万単位（40mg）を2時間以上かけて持続静脈内投与	未承認
ウロキナーゼ	24万〜96万単位/日を数日間静脈内投与	未承認
【米国】		
ウロキナーゼ	4,400単位/kgを10分間で静脈内投与後，4,400単位/kg/時間を12〜24時間持続投与	1978年
rt-PA（アルテプラーゼ）	100mgを2時間以上かけて持続静脈内投与	1990年

と出血の可能性や被害の程度を十分に考慮したうえで最終的に適応を決定せざるを得ない．

　具体的な投与量と使用方法は表4に示す．現在のところ，わが国で肺血栓塞栓症に対して保険承認が得られている血栓溶解薬はモンテプラーゼ monteplase のみである．

c）カテーテル的治療

　急性肺血栓塞栓症に対してもカテーテル的に血栓を破砕吸引して血流を再開させるカテーテル的血栓破砕吸引療法が積極的に試みられ成功例が報告されている（図10）．血栓吸引にはPTCA用ガ

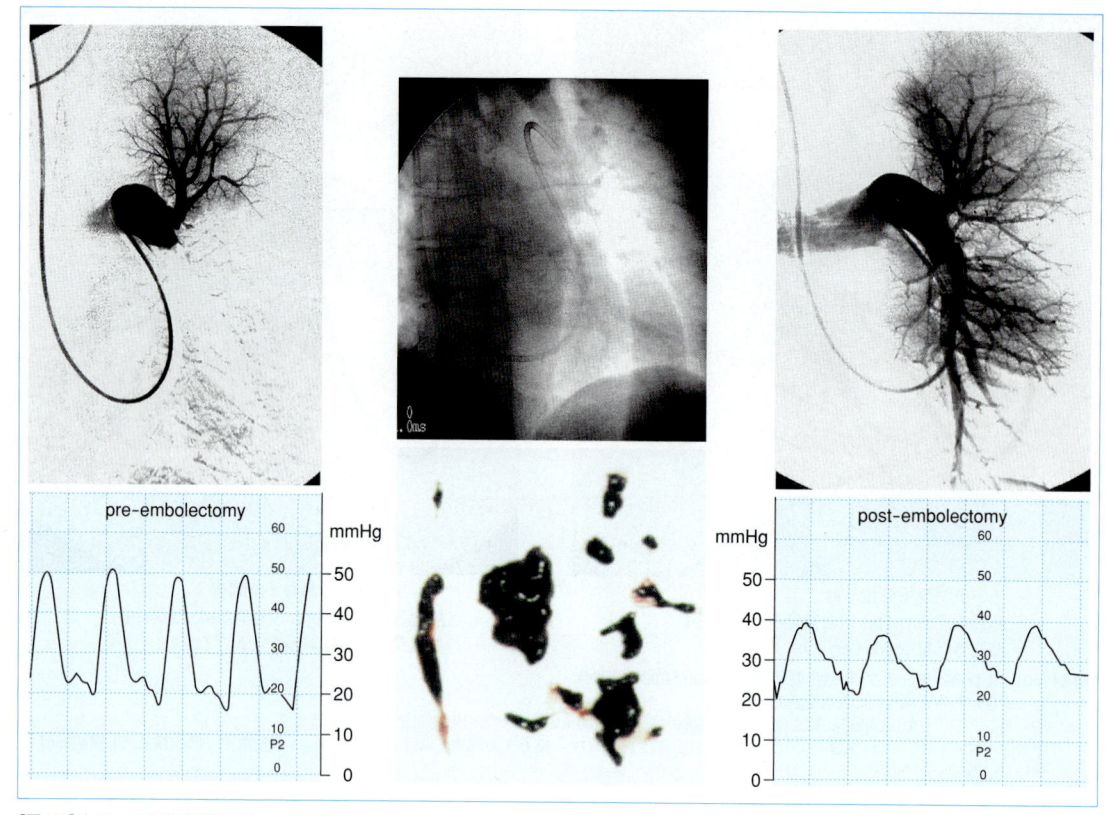

[図10] カテーテル血栓吸引療法
　　上左：血栓吸引療法前．左中間幹枝が血栓により完全閉塞している．
　　上中央：カテーテルにて吸引しているところ．
　　上右：血栓吸引療法後．末梢への血流が再開．
　　下左：血栓吸引療法前の肺動脈圧波形．
　　下中央：吸引した血栓．
　　下右：血栓吸引療法後の肺動脈圧波形．治療前に比べ，著明に低下している．

イディングカテーテルが，血栓破砕にはガイドワイヤや回転式ピッグテイルカテーテルといったさまざまなデバイスが用いられる．適応は，安全性が確立されていない現時点では，ショックを呈するような広汎型急性肺血栓塞栓症において，特に血栓溶解療法禁忌例かつ高齢，悪性疾患や他の合併症で外科的肺動脈血栓摘除術が困難な症例に用いるのが適当と考えられる．しかし，実際には適応を拡大して試みられているのが現状である．早期に血流を再開し血行動態改善が望めるという利点がある反面，治療中に血栓が別の血管を閉塞することで血行動態が増悪したとの報告もあり，経皮的心肺補助装置や外科的治療が準備できる状態で行うのが望ましい．

カテーテル的血栓溶解療法は，前向き割振り試験にて単なるカテーテルからの肺動脈内血栓溶解薬投与では末梢静脈からの全身投与群との間に効果，合併症ともに有意差は示されていない．

d）下大静脈フィルター

下大静脈フィルターは下肢あるいは骨盤内の静脈血栓が遊離して肺動脈に流入し肺血栓塞栓症を生じるのを予防する目的で使用される器具であり，原則として下大静脈の腎静脈合流部レベルより末梢側に留置される．いったん留置すればそのまま一生涯留置したままになる従来の永久留置型フィルターに加えて，最近では予防の必要性がなくなれば一定期間内であれば抜去回収が可能な非永久留置型フィルター（一時留置型と回収可能型）が開発され，その使用頻度が増加している（図11）．

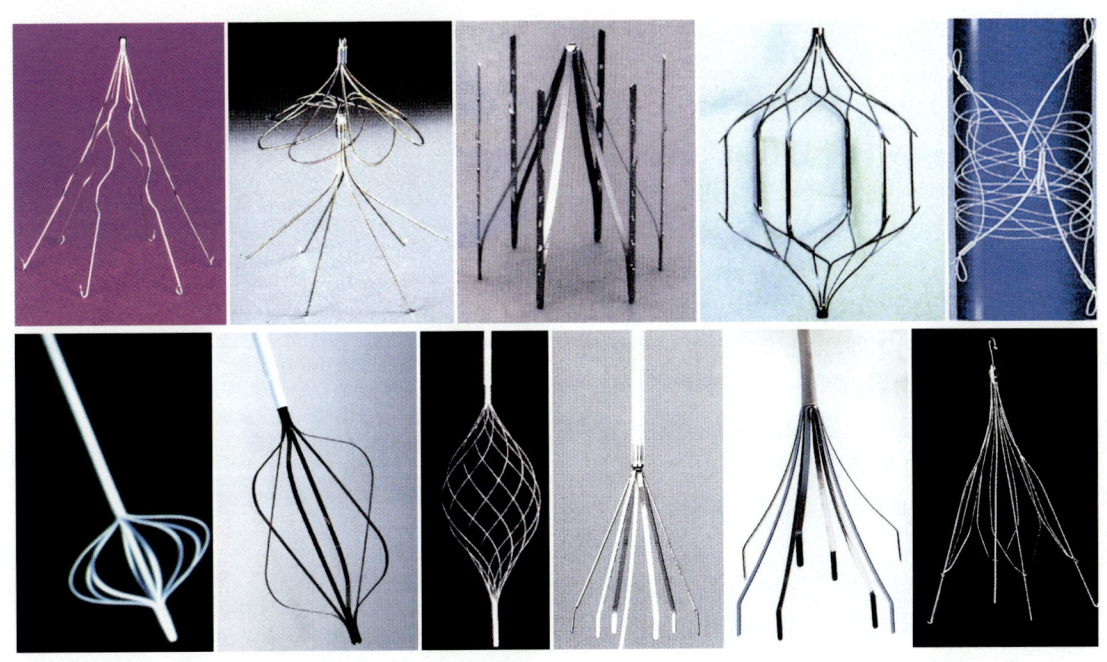

[図11] 下大静脈フィルター（上段：永久留置型，下段：非永久留置型）

下大静脈フィルターの適応は，絶対的適応としては急性肺血栓塞栓症や深部静脈血栓症を有する症例のうち，①抗凝固療法禁忌例，②十分な抗凝固療法下に肺血栓塞栓症を再発する例であり，そのほか相対的適応として，遊離すれば有意な肺血栓塞栓症を生じる危険性のある症例に対しても使用されている．永久留置型フィルターは慢性期の深部静脈血栓症の発生頻度が増加することが指摘されており，適応を十分に検討して選択するべきである．

e）経皮的心肺補助装置（PCPS）

急性肺血栓塞栓症により循環虚脱や心停止に陥る可能性の高い症例，さらには循環虚脱や心停止直後の症例に対しても，経皮的心肺補助装置 percutaneous cardiopulmonary support（PCPS）を短時間で導入し十分な血流が確保できれば，血栓溶解や手術で血栓除去に成功するまでの間の重要臓器への血流を維持することが可能であり，使用可能な施設においては本症に対する有効な補助的治療手段である．

●急性肺血栓塞栓症診断の流れ

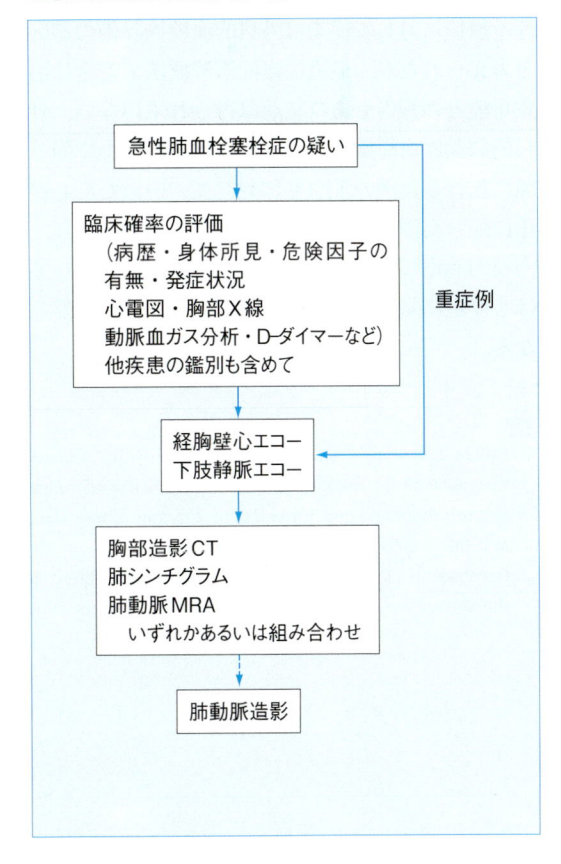

急性肺血栓塞栓症の疑い
↓
臨床確率の評価
（病歴・身体所見・危険因子の有無・発症状況
心電図・胸部X線
動脈血ガス分析・D-ダイマーなど）
他疾患の鑑別も含めて
↓
経胸壁心エコー
下肢静脈エコー
↓
胸部造影CT
肺シンチグラム
肺動脈MRA
　いずれかあるいは組み合わせ
↓
肺動脈造影

（重症例）

f) 外科的治療

外科的治療とは外科的肺動脈血栓摘除術であり，人工心肺を用いた体外循環下に肺動脈を切開して直視下に肺動脈内の血栓摘除を行う手術である．急性肺血栓塞栓症は内科的治療が奏効する場合が多いため，こうした手術が必要となる症例は少ない．肺塞栓症研究会による調査結果でも，2000年11月から2003年8月の間のわが国の急性肺血栓塞栓症例461例中，外科的肺動脈血栓摘除術を要した症例は10例（2.2%）と限られていた．しかし，重症例の中には内科的治療で効果が望めない症例など外科的治療が必要になる症例が存在することは確かである．

適応は未だ明確に定まっていないが，現在のところ，心停止をきたしたようなきわめて重症例，ショック，低血圧，右心不全を伴う広汎型であるにもかかわらず抗凝固療法，血栓溶解療法が禁忌である症例や，血栓溶解療法など積極的内科的治療に反応しない症例が適応と考えられる．右心内浮遊血栓に対して従来は外科的血栓摘除術の適応と考えられたが，最近は血栓溶解療法で安全に治療可能との報告もあり結論は得られていない．外科的肺動脈血栓摘除術の死亡率は，心停止に陥る前に施行した例の11.1%に対して，いったん心停止に陥った例では73.7%ときわめて高率であり，内科的治療による救命が望めない重症例に対しては心停止に陥る前に手術に踏み切ることが重要となる．

● **急性肺血栓塞栓症診断のまとめ**

■ **身体所見**
頻脈，頻呼吸，血圧低下
■ 視診，触診
1. 頸静脈怒張（Kussmaul徴候：吸気時増強）
2. 頸静脈拍動：a波増強，三尖弁閉鎖不全合併時にはv波増強
3. チアノーゼ
4. 傍胸骨拍動
5. 下肢腫脹，calf tenderness, Homans徴候

■ 聴診
1. Ⅱ音肺動脈弁成分亢進
2. 三尖弁領域での収縮期逆流性雑音（Rivero-Carvallo徴候：吸気時増強）
3. Graham-Steell雑音
4. 右心性Ⅲ音，Ⅳ音
5. 肺野におけるwheeze, rhonchi, coarse crackle

● **心エコー図**
1. 右室拡張
2. 心室中隔の左室への偏位，奇異性運動
3. McConnell徴候（右室自由壁の運動低下と心尖部の運動正常）
4. 三尖弁逆流と逆流速度からの推定肺動脈圧上昇
5. 右房，右室，肺動脈内の索状浮遊血栓像

● **胸部造影CT**
1. 肺動脈内血栓像
2. 肺梗塞像（胸膜に接する楔状陰影，胸水など）

● **肺シンチグラム**
換気血流不均衡

● **肺動脈造影**
肺動脈内の造影欠損像（filling defect），血流途絶像（cut-off）

● **塞栓源検索：下肢静脈エコー，MDCT, MR venography, 静脈造影など**
下肢，骨盤内静脈に塞栓源である静脈血栓像

文献

1) Buller, HR et al : Antithrombotic therapy for venous thromboembolic disease. The seventh ACCP conference on antithrombotic and thrombolytic therapy. Chest 126 : 401S-428S, 2004
2) Decousus, H et al : A clinical trial of vena caval filters in the prevention of pulmonary embolism in patients with proximal deep-vein thrombosis. N Engl J Med 338 : 409-415, 1998
3) Elliott, CG : Pulmonary physiology during pulmonary embolism. Chest 101 : 163S-171S, 1992
4) 肺血栓塞栓症および深部静脈血栓症の診断・治療・予防に関するガイドライン（2002-2003年度合同研究班報告）．Circulation J 68 : 1079-1134, 2004
5) 山田典一ほか：急性肺動脈血栓塞栓症－血栓溶解療法．日本内科学会雑誌 90 : 258-264, 2001

〈山田典一・中野　赳〉

XVI. 肺動脈疾患

2. 原発性肺高血圧症

1) 概念・成因・病態

①疾患概念

　原発性肺高血圧症 primary pulmonary hypertension (PPH) は，原因不明の肺高血圧症に対する臨床診断名である．1951年にDresdaleらによって用いられたこの呼称は，1973年に行われたWHO国際会議 (Geneva, スイス) でも使用され定着した．1998年にはPPHに関する第2回世界シンポジウム (Evian, 仏) が開催され，PPHと共通の病態を有し共通の治療法による効果が期待できる肺高血圧症をまとめた肺動脈高血圧症 pulmonary arterial hypertension (PAH) という概念が提唱され，PPHはこの一項目として分類された．しかし，2003年に開かれたPAHに関する第3回世界シンポジウム (Venice, 伊) では，PAHの分類に修正が加えられた．すなわち，PPHの病態がPAHに含まれることには変わりないが，長く用いられてきたPPHの呼称が廃止され，原因不明のPAHは「特発性肺動脈高血圧症 (IPAH)」と呼ばれることになった (**表1**)．したがって，今後はPPHに代わりIPAHという用語が広く使われることになると考えられるが，本稿では「原発性肺高血圧症診断の手引き (厚生省1997)」を含めてPPHという用語も随時用いる．

②成因

　IPAHまたはPPHは本来成因の明らかでない肺高血圧症という定義であるため，その成因については未だ不明であるといわざるを得ない．しかし表1のPAH全体をみてみると，原因の明らかでないIPAHのほかには，BMPR2 (bone morphogenetic protein receptor type-2) やALK-1 (activin-like kinase type-1) の変異など一部は原因遺伝子が特定された家族性PAH，膠原病，左右短絡を有する先天性心疾患，門脈圧亢進症，

[表1] 改訂された肺高血圧症の臨床分類 (2003年 Venice)

1. 肺動脈高血圧症 pulmonary arterial hypertension (PAH)
    1.1 特発性肺動脈高血圧症 idiopathic PAH (IPAH)
    1.2 家族性肺動脈高血圧症 familial PAH (FPAH)
    1.3 以下の疾患に関連して起こる肺動脈高血圧症 (associated with : APAH)
        1.3.1 膠原病性血管疾患
        1.3.2 左右短絡を有する先天性心疾患
        1.3.3 門脈圧亢進症
        1.3.4 HIV感染症
        1.3.5 薬剤性または中毒性
        1.3.6 その他 (甲状腺疾患, 糖原病, Gaucher病, 遺伝性出血性毛細血管拡張症, ヘモグロビン異常症, 骨髄増殖性疾患, 摘脾)
    1.4 肺静脈や毛細血管の異常に関連して起こる肺動脈高血圧症
        1.4.1 肺静脈閉塞性疾患 (PVOD)
        1.4.2 肺毛細血管腫症 (PCH)
    1.5 新生児遷延性肺高血圧症
2. 左心系心疾患に伴う肺高血圧症
    2.1 左房または左室の疾患
    2.2 左心系の弁膜疾患
3. 肺疾患および/または低酸素血症に伴う肺高血圧症
    3.1 慢性閉塞性肺疾患
    3.2 間質性肺疾患
    3.3 睡眠時呼吸障害
    3.4 肺胞低換気
    3.5 慢性的な高地環境への曝露
    3.6 発育障害
4. 慢性的な血栓および/または塞栓症による肺高血圧症
    4.1 近位肺動脈の血栓塞栓性閉塞
    4.2 末梢肺動脈の血栓塞栓性閉塞
    4.3 非血栓性の肺塞栓症 (腫瘍, 寄生虫, 異物)
5. その他の肺高血圧症
    サルコイドーシス，ヒスチオサイトーシスX，リンパ管症，肺静脈の圧迫 (リンパ節腫脹，腫瘍，縦隔線維症)

(文献3) より引用)

HIV感染症などいくつかの疾患や病態に伴ってPAHが生じやすいことがわかる．**表2**にPAHの危険因子とPAHを合併しやすい状況を示す．

③病態

　PAHの病態には血管攣縮や，肺血管壁リモデリング，血栓形成など多くの因子が関与するが，進行例では血管壁の増殖性変化やリモデリングなど器質的変化による肺動脈の閉塞，すなわち肺血管床の減少がPAHの主要な病態である．リモデリングには血管を構成する血管内皮細胞，平滑筋細胞，線維芽細胞のほか，炎症細胞や血小板も重要な役割を果たしている．肺血管の攣縮はPAHの発症早期から生じ，肺動脈平滑筋のカリウムチャンネル機能異常や血管内皮機能障害との関連が考えられている．血管内皮障害はまた慢性的なNOやプロスタサイクリンの産生障害を生じ，エンドセリン (ET-1) の過剰発現もきたす．この結

果，血管の緊張は高まり，筋性動脈（直径100〜1,000μm程度）・弾性動脈の中膜肥厚や弾性肺動脈の拡大，血管内皮の肥厚・粥腫形成などのリモデリングが進行するが，それとともに肺小動脈（呼吸細気管支レベルのpreacinar arteryや肺細葉レベルのintra-acinar artery）の閉塞が進み，肺血管抵抗の増大とともに右室肥大，低酸素血症，右心不全，低心拍出などを生じる．

PAHにおける肺動脈の主要な病理組織所見は，中膜の肥厚と内皮や外膜の肥厚を示すconstrictive lesionsと，叢状変化plexiform lesionsや拡張性病変や動脈炎arteritisなどのcomplex lesionsから成り立つ．動脈以外の病変は少ないが，閉塞性肺静脈病変pulmonary occlusive venopathy (POV)や肺微小血管病変pulmonary microvasculopathy (PM)が単独あるいは動脈病変などと重複してみられることもある．

2) 診断

a) 症状・身体所見

本症は20〜40歳までの若年者に多い．小児では明らかな性差は認められないが，成人での男女比は1：1.5〜2とされる．自覚症状として労作時呼吸困難，易疲労感，動悸，肺高血圧痛と呼ばれる労作時の胸骨後部痛，また，失神，血痰や喀血などを生じうる．身体所見としてはⅡ音肺動脈成分の亢進，胸骨左縁または肋骨弓下の収縮期性拍動，頸静脈怒張，肝腫大，下肢の浮腫など右心不全や肺高血圧に基づく徴候がみられる．

b) 胸部X線（図1）

胸部X線写真では肺動脈弓の突出や心陰影拡大（右室拡大），また左右肺動脈の拡大と急な先細りを認める．側面像では右室拡大を反映して胸骨後方スペースの狭小化を認める．

c) 心電図

標準12誘導心電図（図2）では典型的な右室肥大の所見を認める．すなわち，右軸偏位，V_1での高いR波（多くはqR），右室ストレインパターン

[表2] 肺動脈高血圧症を合併しやすい危険因子と状況：エビデンスの強さによる

A. 薬剤または中毒物質
 1. 確実：アミノレックスなどの食欲抑制薬，中毒性なたね油
 2. ほぼ確実：アンフェタミン，L-トリプトファン
 3. 可能性あり：メタンフェタミン，コカイン，化学療法薬剤
 4. 可能性が否定できない：抗うつ薬，経口避妊薬，エストロゲン療法，喫煙
B. 身体状況や医療状況
 1. 確実：性別（女性）
 2. 可能性あり：妊娠，体高血圧
 3. 可能性が否定できない：肥満
C. 疾患
 1. 確実：HIV感染症
 2. ほぼ確実：門脈圧亢進症／肝疾患，膠原病性血管疾患，左右短絡を有する先天性心疾患
 3. 可能性あり：甲状腺疾患

（文献3）より引用）

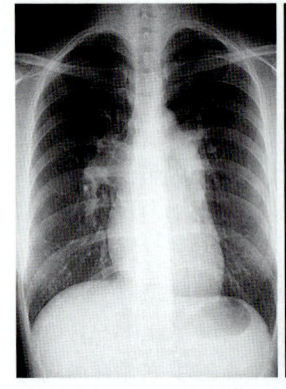

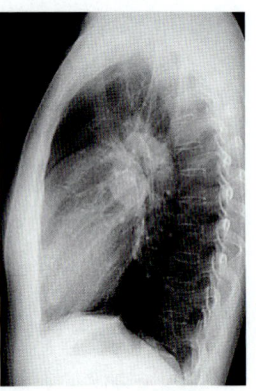

[図1] 原発性肺高血圧症の胸部X線写真
本例では心陰影は明らかな拡大はないが，肺動脈弓（左2弓）の突出，左右肺動脈の拡大と急な先細りを認める．側面像では右室拡大を反映して胸骨後方のスペースの狭小化を認める．

と呼ばれるようなV_{1-3}のST-T変化，またV_{5-6}の深いS波などである．

d) 心エコー図

断層心エコー図では右房拡大や右室圧負荷を反映した所見を認める．すなわち右室の拡大，心室中隔の扁平化とそれによる左室変形（アルファベットのD字型の左室），拡張期に比べ収縮期により強くなる左室変形（心室中隔の左室側への突出），右室肥大（図3）などである．三尖弁逆流の血流速度を適切に連続波ドプラで捉えることができれば，簡易ベルヌーイ式を用いて右室収縮期圧，ひいては肺動脈収縮期圧を推定可能である．

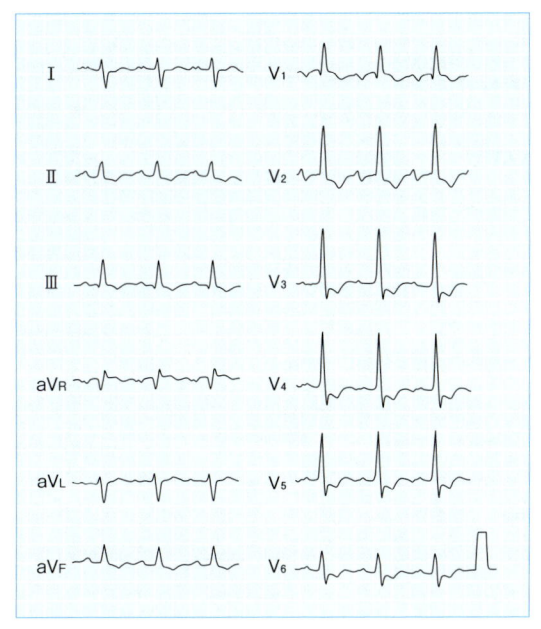

[図2] 原発性肺高血圧症の心電図
右軸偏位で，V_1はqRパターンで高いR波であり，V_{2-4}のST低下と陰性Tは右室ストレインパターン．典型的な右室肥大の所見と考えられる．

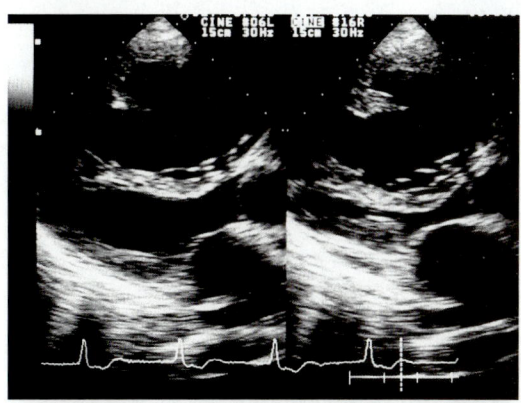

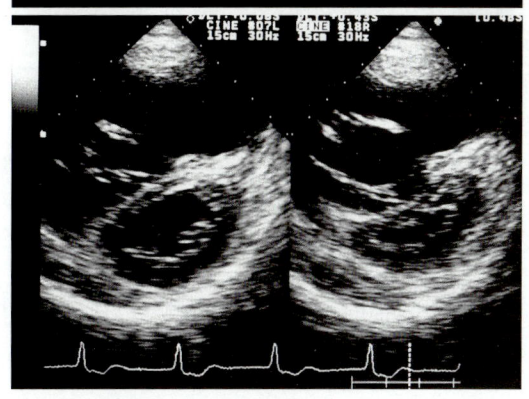

[図3] 原発性肺高血圧症の心エコー図
上段：長軸断層では右室の拡大と左室の狭小化を認める（左：拡張末期，右：収縮末期）．
下段：短軸断層では右室の拡大，心室中隔の扁平化と左室の変形（アルファベットのD字型の左室），拡張期（左）に比べ収縮期（右）により強くなる左室の変形（心室中隔の左室側への突出），著明な調節帯を認める．

e) 肺血流シンチグラフィー

PPHでは基本的には肺血流シンチグラフィーに異常はみられない．しかし，微小血栓や二次的な血栓形成のため血流欠損がみられることもある．

f) 心臓カテーテル

PPHでは右心カテーテル検査中や検査直後の重篤な合併症の報告もあり，実施時には安全に十分注意して行う必要があるが，肺動脈圧の上昇や正常な肺動脈楔入圧を直接に測定することが可能で，心拍出量を測定すれば肺血管抵抗を求めることもできる．肺動脈造影は血栓の存在を知るためには有用であるが，低酸素血症の一過性増悪など造影検査による合併症への注意も必要である．臨床経過や肺血流シンチグラムからPPHが強く疑われる症例では，造影検査自体の有用性は高くない．

g) CT・MRI

CTやMRIで直接にIPAHを診断できるような特異的所見はないが，右心系の拡大や肺動脈の拡大は容易に観察される．

h) 血液検査

PPHやIPAHのための特異的な検査はないが，全身状態の把握，PAHの基礎疾患としての膠原病の検索，低酸素血症による多血症や肝うっ血による肝機能異常評価のため，また心臓への負荷状態や予後の指標としてANPやBNPなどが検査される．

i) 動脈血ガス分析

PPHに特異的な所見ではないが，本症では一般に低酸素血症と，これを補おうとする過換気により低炭酸ガス血症を認めることが多い．

[表3] 厚生労働省特定疾患による原発性肺高血圧症の診断の手引き

原発性肺高血圧症は，本来，原因不明の肺高血圧症に対する臨床診断名である．その診断根拠としては，
　①肺動脈性（または前毛細管性）肺高血圧および/または，これに基づく右室肥大の確認
　②その肺高血圧が原発性であることの確認
が必要である
[肺動脈性肺高血圧および/または，これに基づく右室肥大を示唆する症状や所見]
(1) 主要症状および臨床所見
　①息切れ
　②疲れやすい感じ
　③労作時の胸骨後部痛（肺高血圧痛）
　④失神
　⑤胸骨左縁（または肋骨弓下）の収縮期性拍動
　⑥肺高血圧症の存在を示唆する聴診所見
　　Ⅱ音の肺動脈成分の亢進，Ⅳ音の聴取，肺動脈弁弁口部の拡張期心雑音，三尖弁弁口部の収縮期心雑音
(2) 検査所見
　①胸部X線像で肺動脈本幹部の拡大，末梢肺血管陰影の細小化
　②心電図で右室肥大所見
　③肺機能検査で正常か軽度の拘束性換気障害（動脈血O_2飽和度はほぼ正常）
　④心エコーにて右室肥大所見および推定肺動脈圧の著明な上昇
　⑤腹部エコーにて肝硬変および門脈圧亢進所見なし
　⑥頸静脈波でa波の増大
　⑦肺血流スキャンにて区域性血流欠損なし（正常または斑状の血流欠損像）
　⑧右心カテーテル検査で
　　(a) 肺動脈圧の上昇（肺動脈平均圧で25mmHg以上）
　　(b) 肺動脈楔入圧（左房圧）は正常（12mmHg以下）
[原発性を推定するための手順]
原発性肺高血圧症においては，ときに赤沈亢進・γグロブリン値の上昇・免疫反応の異常を認めることがあり，まれに関節炎・Raynaud現象・脾腫などをみることもある．また，心肺の一次性または先天性疾患が認められず，かつ肝硬変の存在も認められないもの
(3) 除外すべき疾患
以下のような疾患は肺高血圧ひいては右室肥大，慢性肺性心を招来しうるので，これらを除外すること
　①気道および肺胞の空気通過を一次性に障害する疾患
　　慢性気管支炎・気管支喘息・肺気腫・各種の肺線維症ないし肺臓炎・肺肉芽腫症（サルコイドーシス・ベリリオーシス・ヒスチオサイトーシス・結核など）・膠原病・肺感染症・悪性腫瘍・肺胞微石症・先天性嚢胞性疾患・肺切除後・高度のハイポキシア（高山病・その他）・上気道の慢性閉塞性疾患
　②胸郭運動を一次性に障害する疾患
　　脊柱後側彎症・胸郭成形術後・胸膜ベンチ・慢性の神経筋疾患（ポリオなど）・肺胞低換気を伴う肥満症・特発性肺胞低換気症
　③肺血管床を一次性に障害する疾患
　　肺血栓症・肺塞栓症・膠原病・各種の動脈炎・住血吸虫症・鎌状細胞貧血・縦隔疾患による肺血管床の圧迫・肺静脈閉塞症（pulmonary veno-occlusive disease）
　④左心系を一次性に障害する疾患
　　各種弁膜症（ことに僧帽弁狭窄症・左心不全）
　⑤先天性心疾患
　　心房中隔欠損症・心室中隔欠損症・動脈管開存症・その他
(4) 診断
以下の項目をすべて満たすこと
　①新規申請時
　　(a) (1) 主要症状および臨床所見の①〜⑥の項目の3項目以上の所見を有すること
　　(b) (2) 検査所見の⑦肺血流スキャン，および⑧右心カテーテル検査の所見を有し，①〜⑥の項目で3項目以上の条件を満たすこと
　　(c) (3) 除外すべき疾患のすべてを鑑別できること
　②更新時
　　(a) (1) 主要症状および臨床所見の①〜⑥の項目の3項目以上の所見を有すること
　　(b) (2) 検査所見の心エコーの所見を有し，①〜③の項目で2項目以上の条件を満たすこと
　　(c) (3) 除外すべき疾患のすべてを鑑別できること

(文献2) より引用）

j) 肺生検

　肺生検所見と予後や治療に対する反応性の関連は乏しく，臨床上の有用性は少ない．したがって，PPHを診断する目的での肺生検は通常行われない．

k) 診断のプロセス

　PPHの診断は肺高血圧症（肺動脈性または前毛細管性）および/またはこれによる右室肥大の存在診断と，他の原因による肺高血圧の除外すなわ

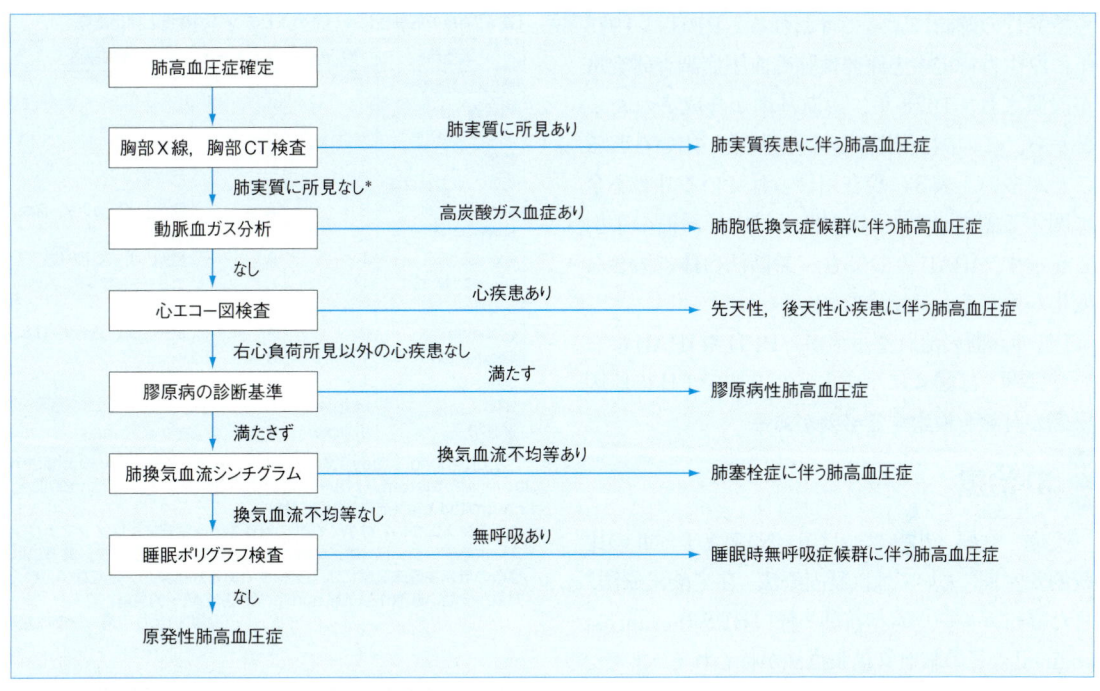

[図4] PHの基礎疾患の検索
　肺高血圧症をきたした原因疾患を鑑別する手順を簡略化して示したフローチャートである．検査の順序は必ずしもこの限りではないし，ここに示したような検査結果のみですべての症例の原因が確定するとは限らない．特に膠原病性肺高血圧症との鑑別では膠原病の診断が確定できない症例も多く存在し，そういった症例では原発性肺高血圧症に準じて治療される．
＊ただし，肺塞栓症では，胸部X線や胸部CT上，局所的な肺血流の低下や，肺梗塞や無気肺を伴えば肺野の浸潤影や胸水を認めることがある．膠原病性肺高血圧症では間質性肺炎(肺線維症)が認められることがある．(文献2)より引用)

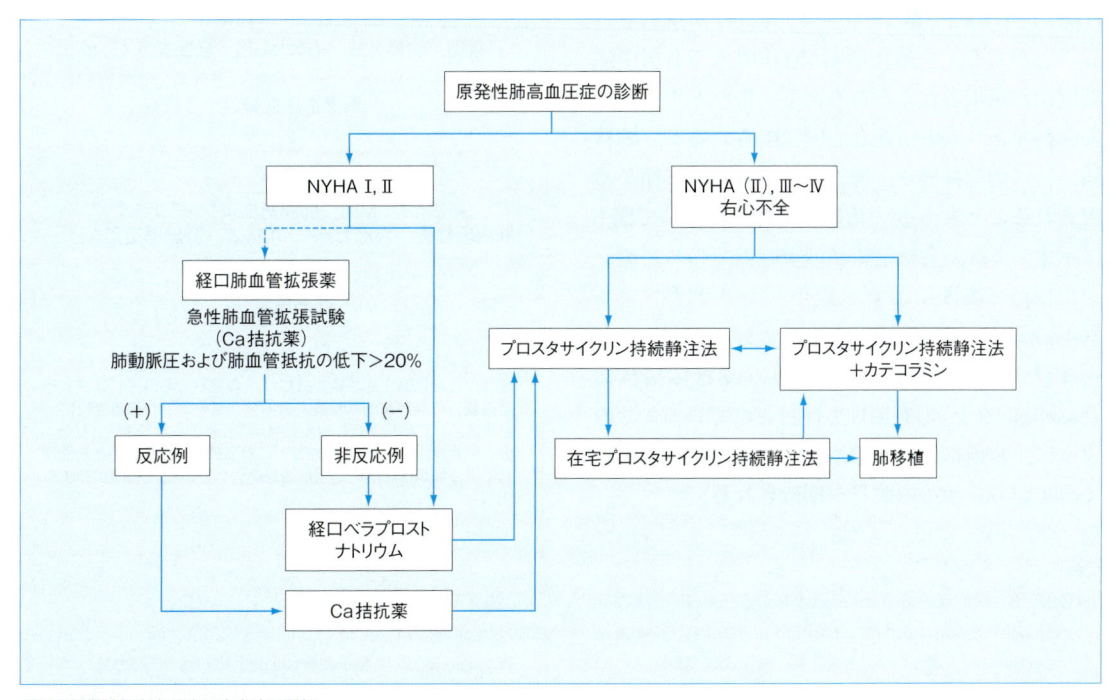

[図5] 原発性肺高血圧症の治療法の選択
　　(文献2)より引用)

ち特発性の確認によって行われる．PPHは1975年に厚生省特定疾患原発性肺高血圧症調査研究班が設置され，1978年に診断基準が作成されたことから，この調査研究班の診断基準が用いられることが多い．表3に現在用いられている呼吸不全に関する調査研究班が作成したPPH診断の手引きを示す．IPAHとしても，診断法自体に大きな変化が生じるわけではない．

PHの診断の流れを示すが，PPHやIPAHにおいては例えば図4に示すような方法でPHの原因疾患の有無を検索する必要がある．

3) 治療

喫煙・妊娠・出産は避ける．NYHA I～IIの比較的安定期においては抗凝固療法，在宅酸素療法，また経口カルシウム拮抗薬・経口BPS (beraprost sodium) などの肺血管拡張療法が行われる．また，右心不全に対し必要に応じて経口または点滴静注で強心薬や利尿薬が用いられる．NYHA III～IVでも抗凝固療法，在宅酸素療法は基礎療法として続けられるが，エポプロステノール(epoprostenol, 合成プロスタサイクリン，フローラン®)持続静注療法(わが国では1999年4月認可)が選択されることがある．一酸化窒素(NO)吸入や心房中隔裂開術が選択されることもある．またドナー臓器の制約があり適応可能な症例は限られるが，肺移植，特に両肺移植や，海外では心肺同時移植が考慮されることもある．治療法の選択について図5に示す．また，各種治療法の現時点でのエビデンスについて表4に示す．近年，シルデナフィル(sildenafil：cGMP特異的ホスホジエステラーゼタイプ5阻害薬)やエンドセリン受容体拮抗薬(bosentanなど)の有用性も注目されている．このように，以前に比べれば治療法選択の幅が広がってきており，予後の改善が期待される．

[表4] 治療の有効性についてのエビデンスの程度と使用認可

治療法	RCTの数	エビデンス	使用認可
経口抗凝固薬	3[†]	C	—
利尿薬	—	C	—
ジゴキシン	—	C	—
酸素	—	C	—
カルシウム拮抗薬	5[†]	C	—
epoprostenol	3	A	欧州, US, カナダ, 日本
treprostenol	2	B	US
iloprost (吸入)	1	B	欧州, オーストラリア
iloprost (静注)	1[†]	C	ニュージーランド
beraprost	2	B	日本
bosentan	2	A	欧州, US, カナダ, 日本
sitaxsentan	1	B	—
sildenafil	1	B	—
BAS	multiple[†]	C	—
肺移植	multiple[†]	C	—

[†]：controlled studyでない and/or 後向き研究，BAS：balloon atrial septostomy (バルーン心房中隔裂開術)，RCT：randomized controlled trial (無作為対照試験)．
エビデンスについてはA：複数の無作為臨床試験またはメタアナリシスによるデータ，B：単一の無作為臨床試験によるデータ，あるいは複数の無作為臨床試験によるデータであるが結果が一定でない，C：対象が少ない非無作為試験and/or専門家の統一的見解．

(文献1)より引用，一部改変)

● 肺高血圧症診断の流れ

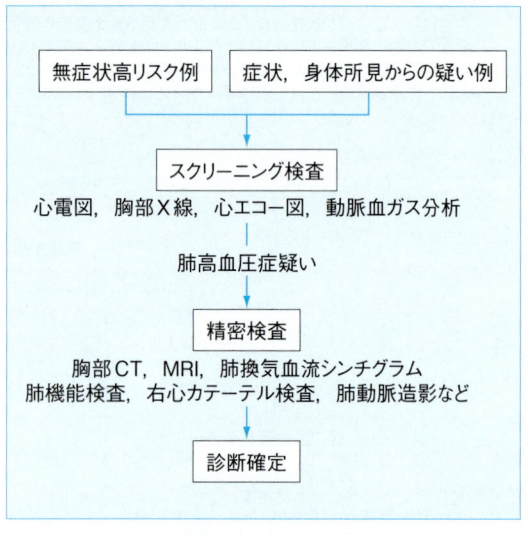

無症状高リスク例／症状，身体所見からの疑い例
↓
スクリーニング検査
心電図，胸部X線，心エコー図，動脈血ガス分析
↓ 肺高血圧症疑い
精密検査
胸部CT, MRI, 肺換気血流シンチグラム
肺機能検査，右心カテーテル検査，肺動脈造影など
↓
診断確定

症状から肺高血圧症が疑われたり，無症状でもハイリスク症例では簡便で非侵襲的な検査によるスクリーニング検査を行い，必要に応じて精密検査も加えて肺高血圧症の診断を確定させる．PPH (またはIPAH)の診断は，これら精密検査を含めた各種検査により肺高血圧症の原因疾患を除外していく．(文献2)より引用)

文献

1) Galie, N et al : Comparative analysis of clinical trials and evidence-based treatment algorithm in pulmonary arterial hypertension. J Am Coll Cardiol 43 : 81S-88S, 2004
2) 中野 越ほか：循環器病の診断と治療に関するガイドライン．肺高血圧症治療ガイドライン．Jpn Circ J 65 : 1077-1118, 2001
3) Simonneau, G et al : Clinical classification of pulmonary hypertension. J Am Coll Cardiol 43 : 5S-12S, 2004

(田中伸明・松﨑益徳)

原発性肺高血圧症と肺移植

■ 原発性肺高血圧症に対する肺移植の歴史

スタンフォード大学の BA Reitz は，1981 年に 45 歳の原発性肺高血圧症の女性患者に対して，心肺移植を成功させた．原発性肺高血圧症患者は，移植を必要とする段階においては，右心不全を多くの場合併発している．したがって心肺移植が唯一の救済への道と当時は考えられていた．トロント大学の JD Cooper は，1983 年に特発性肺線維症患者に対して片肺移植を成功させたが，この方法がやがて原発性肺高血圧症に対しても応用されるようになった．もともと原発性肺高血圧症患者の心臓は正常であり，肺高血圧のために二次性に拡張した右心室は片肺移植によって機能を回復することが証明されたのである．しかしながら，片肺移植においては移植直後から約 90% の肺血流が移植肺へ注がれるため，肺水腫を高率に合併した．両肺を移植前に左右の肺に分離し，片肺ずつ移植する bilateral single lung transplantation が開発されると[1]，この方法が原発性肺高血圧症に対する標準術式となった．さらに近年，南カリフォルニア大学の VA Starnes は健常者 2 人の左右の下葉を体格の小さな患者の両肺として移植する生体肺移植に成功し，この方法が，原発性肺高血圧症に対しても応用されるようになった[2]．

■ 原発性肺高血圧症の肺移植適応と待機登録

原発性肺高血圧症に対する肺移植ガイドライン (表1) としては，ワシントン大学が提唱したものが広く使用されてきた．近年国際心肺移植学会が示したガイドラインはたいへん厳しい条件になっている[3]．

肺移植を希望する患者は，まず循環器専門医によってプロスタサイクリンを含めた可能な限りの内科的治療を受ける必要がある．可能な限りの内科的治療にもかかわらず，表 1 のガイドラインを満たす患者が，肺移植の適応患者となる．日本臓器移植ネットワークに登録すると，脳死ドナーの出現を待つことになる．

■ 両肺移植手技とその効果

レシピエントは仰臥位に固定し，胸骨横切開，両側第 4 肋間開胸する．人工心肺を装着したのち，両肺を摘出する．原発性肺高血圧症患者では，気管支動脈が発達しているため，止血には十分に注意する．左右ドナーグラフトを，それぞれ気管支，左心房，肺動脈の

[表 1] 原発性肺高血圧症に対する肺移植適応指針

	ワシントン大学	国際心肺移植学会
NYHA	ⅢないしⅣ	ⅢないしⅣ
中心静脈圧	>10mmHg	>15mmHg
平均肺動脈圧	>50mmHg	>55mmHg
心係数	<2.5l/min/m²	<2.0l/min/m²

順に縫合する．再換気，再灌流の後，人工心肺から離脱する．原発性肺高血圧症に対する肺移植後には高率に再灌流障害による肺水腫を合併することが知られており，注意を要する．

肺移植によって肺動脈圧は正常となり，心拍出量は上昇し，患者は社会復帰が可能となる．胸部 X 線では，両肺移植によって心拡大が改善するのがわかる (図 1)．

免疫抑制薬を生涯服用する必要があり，退院後も感染症，慢性拒絶反応が長期的な問題点として残る．ことに慢性拒絶反応は肺移植患者の 30〜50% に発生し，有効な治療法がない．いったん発症すると平均 3 年弱で死亡する．

■ 世界の現況

国際心肺移植学会の 2004 年レポート[4]によると，3,047 例心肺移植と 17,128 例の肺移植報告がある．原発性肺高血圧症は，心肺移植の 24.3%，片肺移植の 1.1%，両肺移植 7.6% を占めている．

原発性肺高血圧症に対する肺移植は，他の疾患に対する肺移植よりも早期死亡率が優位に高いことが知られている．原発性肺高血圧症に対する肺移植の 1, 3, 5 年生存率は，64.8%，54.4%，45.2% である．

■ 日本の現況

1998 年に岡山大学において，日本ではじめての肺移植が生体肺移植という方法で始まった．2004 年 11 月までに 61 例の肺移植 (脳死肺移植 19 例，生体肺移植 42 例) が報告されている．脳死肺移植よりも生体肺移植が多いのは，脳死ドナーの少ない日本の特徴である．

適応疾患として最も多いのが，原発性肺高血圧症の 19 例 (31%) である．脳死肺移植が 5 例，生体肺移植が 14 例である．肺気腫や嚢胞性肺線維症が多い欧米とは異なる．

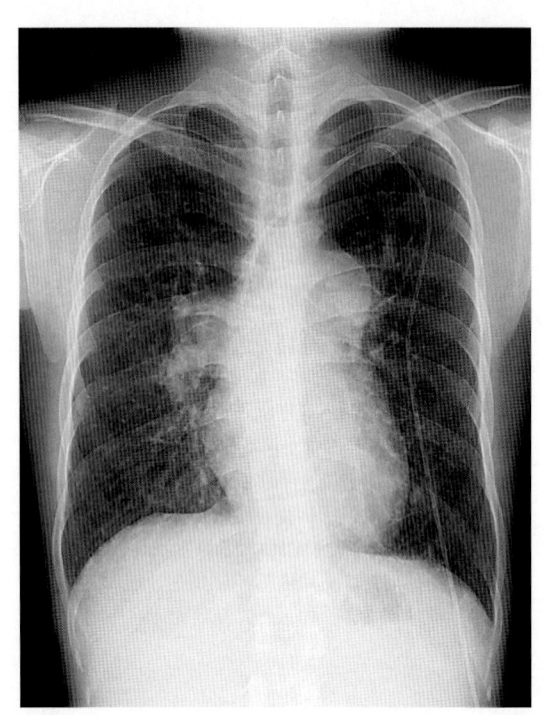

[図1a] 原発性肺高血圧症患者の胸部X線写真

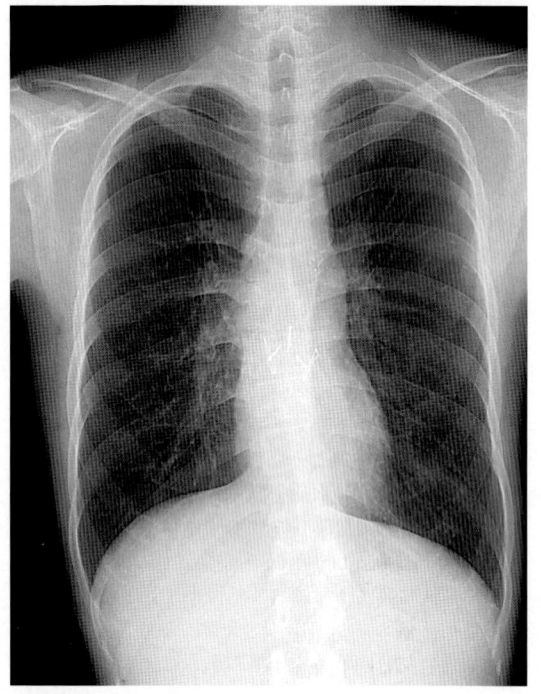

[図1b] 両肺移植後の胸部X線写真

　日本における肺移植後の生存率は，国際心肺移植学会よりも良好であり，原発性肺高血圧症に対して肺移植を受けた19例のうち17例(89%)が生存中である．

■生体肺移植

　生体肺移植では，二人の健康なドナーが右あるいは左下葉を提供し，レシピエントの両肺として移植する．脳死ドナー不足に対する対策として，開発された移植方法である．

　生体肺移植では，レシピエントにとって比較的小さな肺が移植されることになる．当初は，小児や比較的体格の小さい囊胞性肺線維症に対して行われたが，大人の原発性肺高血圧症に対しても有効であることが証明された[5]．

文献
1) Pasque, MK et al : Single lung transplantation for pulmonary hypertension : single institution experience in 34 patients. Circulation 92 : 2252-2258, 1995
2) Starnes, VA et al : A decade of living lobar lung transplantation : recipient outcomes. J Thorac Cardiovasc Surg 127 : 114-122, 2004
3) Maurer, JR et al : International guidelines for the selection of lung transplant candidates. Transplant 66 : 951-956, 1998
4) Trulock, EP et al : The registry of the International Society for Heart and Lung Transplantation : twenty-first official adult lung and heart-lung transplant report- 2004. J Heart Lung Transplant 23 : 804-815, 2004
5) Date, H et al : Living-donor lobar lung transplantation for primary pulmonary hypertension in an adult. J Thorac Cardiovasc Surg 122 : 817-818, 2001

〈伊達洋至〉

慢性肺血栓塞栓症

■ 疾患概念と予後

慢性肺血栓塞栓症は器質化した血栓により肺動脈が慢性的に閉塞した疾患の総称である．特に慢性肺血栓塞栓症の中でも肺高血圧を呈するものは慢性血栓塞栓性肺高血圧症や特発性慢性肺血栓塞栓症（肺高血圧型）と呼ばれ，内科的治療の有効性は乏しく予後不良である．本症の正確な発生機序については未だ明らかでなく，急性例からの移行とする説，肺動脈内での血栓形成説，肺血管炎の関与説など諸説がある．これまでの欧米の報告では急性例の0.1～0.5％が慢性血栓塞栓性肺高血圧症に移行すると報告されてきたが，最近では2年間に3.8％が移行したとする報告もある．また，わが国では欧米と比べ女性に多いことや，肺血栓塞栓症の中で慢性例の占める割合が高いといった特徴がある．わが国では高安動脈炎でみられるHLA-B52が本症で高頻度に認められたとする報告もあり興味深い．

5年生存率は，Riedelらの古い検討では平均肺動脈圧30～40mmHgで約50％，40～50mmHgで約30％，50mmHg以上では約10％と不良であった．国立循環器病センターの報告では30mmHg以下で100％，30～50mmHgで63.3％，50mmHg以上で53.6％，全肺抵抗（TPR）で評価するとTPR＜500dyn・sec・cm^{-5}，500≦TPR＜1,000，1,000≦TPR＜1,500，1,500≦TPRでそれぞれ100％，88.9％，52.4％，40.0％であった．しかし，器質化血栓が主に肺動脈中枢側に存在する症例では，外科的に器質化血栓を肺動脈内膜とともに摘除する肺動脈血栓内膜摘除術によって血行動態やQOLが著明に改善される．したがって，有効な治療法が確立しておらず予後も大きく異なる他の原因による肺高血圧症とは診断の段階で明確に鑑別することが重要である．

■ 臨床症状と診断

ほとんどの症例で労作時の息切れや呼吸困難をみる．多くは徐々にこうした症状が進行する場合が多いが，突然の呼吸困難や胸痛を繰り返す症例もある．そのほかにも，乾性咳嗽，失神，肺梗塞や肺出血を合併すれば血痰や発熱をきたすこともある．肺高血圧が進行し右心不全をきたせば腹部膨満感，体重増加，下腿浮腫がみられる．身体所見としては，頻呼吸，頻脈，傍胸骨拍動，Ⅱ音肺動脈弁成分亢進，三尖弁領域の収縮期雑音，肺動脈弁領域の拡張期雑音，右心性Ⅲ音やⅣ音などが聴取される．また，低酸素血症に伴いチアノーゼが，右心不全に伴い肝腫大，右季肋部痛，下腿浮腫などが認められるようになる．そのほか，表1のような検査所見が得られるが，確定診断は抗凝固療法や血栓溶解療法施行後も6ヵ月以上変化しない肺シンチグラフィーでの換気正常血流欠損（換気血流ミスマッチ）所見，造影CTにおける肺動脈内血栓像（図1），肺動脈造影における本症に特徴的な所見（図1）（pouch defects（小袋状変化），webs and bands（膜状帯状狭窄）など）（表1）によりつけられる．血管内超音波法は，肺動脈血栓内膜摘除術前の血栓の器質化の程度や内膜肥厚の程度の評価に有用である．

原因の明らかでない肺高血圧症例の中に慢性血栓塞栓性肺高血圧症が含まれていないか疑ってみて検査を行うことが肝要である．また，術前にまれではあるが肺動脈腫瘍や肺動脈炎との鑑別が問題となることがある．

■ 治療

1. 内科的治療

現時点では慢性血栓塞栓性肺高血圧症に対して有効な内科的治療はなく，対症療法を行っているに過ぎないことから治療効果には限界がある．

禁忌でない限り，肺動脈内血栓の増大や塞栓源となる血栓形成を防ぐ目的で抗凝固療法（治療域にコントロール）が行われる．肺動脈血栓内膜摘除術後症例に対しても生涯を通した抗凝固療法が推奨されている．また，慢性肺血栓塞栓症の肺動脈内血栓は器質化しているために血栓溶解療法は一般的には無効である．しかし，入院時の平均肺動脈圧が40mmHgを超えている（純粋な急性例では右室は平均肺動脈圧40mmHg以上の圧を生じ得ない）症例の中にも器質化血栓に新鮮血栓が混じているいわゆるacute on chronicともいえる症例が存在し血栓溶解療法に反応する場合があることより試みることも考慮すべきである．

低酸素血症に対しては長期酸素吸入療法が行われる．下肢や骨盤内静脈からの血栓塞栓が疑われる症例では下大静脈フィルター留置も考慮する．右心不全症例に対しては利尿薬や強心薬が必要に応じて用いられる．血栓が末梢優位な肺高血圧症例や高度進行例に対する

[表1] 特発性慢性肺血栓塞栓症（肺高血圧型）の診断の手引き

器質化した血栓により，肺動脈が慢性的に閉塞を起こした疾患である慢性肺血栓塞栓症のうち，肺高血圧型とはその中でも肺高血圧症を合併し，臨床症状として労作時の息切れなどを強く認めるものをいう

(1) 主要症状および臨床所見
　① Hugh-Jones Ⅱ度以上の労作時呼吸困難または易疲労感が3ヵ月以上持続する
　② 急性例にみられる臨床症状（突然の呼吸困難，胸痛，失神など）が，以前に少なくとも1回以上認められている
　③ 下肢深部静脈血栓症を疑わせる臨床症状（下肢の腫脹および疼痛）が以前に認められている
　④ 肺野にて肺血管性雑音が聴取される
　⑤ 胸部聴診上，肺高血圧症を示唆する聴診所見の異常（Ⅱ音肺動脈成分の亢進，第Ⅳ音，肺動脈弁弁口部の拡張期雑音，三尖弁弁口部の収縮期雑音のうち少なくとも1つ）がある

(2) 検査所見
　① 動脈血液ガス所見
　　(a) 低炭酸ガス血症を伴う低酸素血症（$Paco_2 \leqq 35Torr$，$Pao_2 \leqq 70Torr$）
　　(b) $AaDO_2$の開大（$AaDO_2 \geqq 30Torr$）
　② 胸部X線写真
　　(a) 肺門部肺動脈陰影の拡大（左第Ⅱ弓の突出，または右肺動脈下行枝の拡大；最大径18mm以上）
　　(b) 心陰影の拡大（$CTR \geqq 50\%$）
　　(c) 肺野血管陰影の局所的な差（左右または上下肺野）
　③ 心電図
　　(a) 右軸偏位および肺性P
　　(b) V_1でのR$\geqq$5mmまたはR/S>1，V_5でのS$\geqq$7mmまたはR/S$\leqq$1
　④ 心エコー図
　　(a) 右室肥大，右房および右室の拡大，左室の圧排像
　　(b) ドプラ法にて肺高血圧に特徴的なパターンまたは高い右室収縮期圧の所見
　⑤ 肺換気・血流スキャン
　　換気分布に異常のない区域性血流分布欠損（segmental defects）が，血栓溶解療法または抗凝固療法施行後も6ヵ月以上不変あるいは不変と推測できる．推測の場合には，6ヵ月後に不変の確認が必要である
　⑥ 肺動脈造影
　　慢性化した血栓による変化として(a) pouch defects, (b) webs and bands, (c) intimal irregularities, (d) abrupt narrowing, (e) complete obstructionの5つの少なくとも1つが証明される
　⑦ 右心カテーテル検査
　　(a) 慢性安定期の肺動脈平均圧が25mmHg以上を示すこと
　　(b) 肺動脈楔入圧が正常（12mmHg以下）

(3) 除外すべき疾患
　以下のような疾患は，肺高血圧症ないしは肺血流分布異常を示すことがあるので，これらを除外すること
　① 左心障害性心疾患
　② 先天性心疾患
　③ 換気障害による肺性心
　④ 原発性肺高血圧症
　⑤ 膠原病性肺高血圧症
　⑥ 大動脈炎症候群
　⑦ 肺血管の先天性異常
　⑧ 肝硬変に伴う肺高血圧症
　⑨ 肺静脈閉塞性疾患

(4) 診断基準
　以下の項目をすべて満たすこと
　① 新規申請時
　　(a) (1)主要症状および臨床所見の①～⑤の項目の①を含む少なくとも1項目以上の所見を有すること
　　(b) (2)検査所見の①～④の項目のうち2項目以上の所見を有し，⑤肺換気・血流スキャン，または⑥肺動脈造影の所見があり，⑦右心カテーテル検査の所見が確認されること
　　(c) (3)除外すべき疾患のすべてを鑑別できること
　② 更新時
　　(a) (1)主要症状および臨床所見の①～⑤の項目の①を含む少なくとも1項目以上の所見を有すること
　　(b) (2)検査所見の①～⑤の項目の①を含む少なくとも1項目以上の所見を有すること
　　(c) (3)除外すべき疾患のすべてを鑑別できること

（文献2）より引用）

[図1] 慢性肺血栓塞栓症の画像所見
 a 胸部造影CT：右主肺動脈内に巨大な壁在血栓を認める(矢印).
 b 血管内超音波：高輝度の壁在血栓を認める(矢印).
 c 肺動脈造影：pouch defect(小袋状変化)(矢印)
 d 肺動脈造影：webs and bands(膜状帯状狭窄)(矢印)

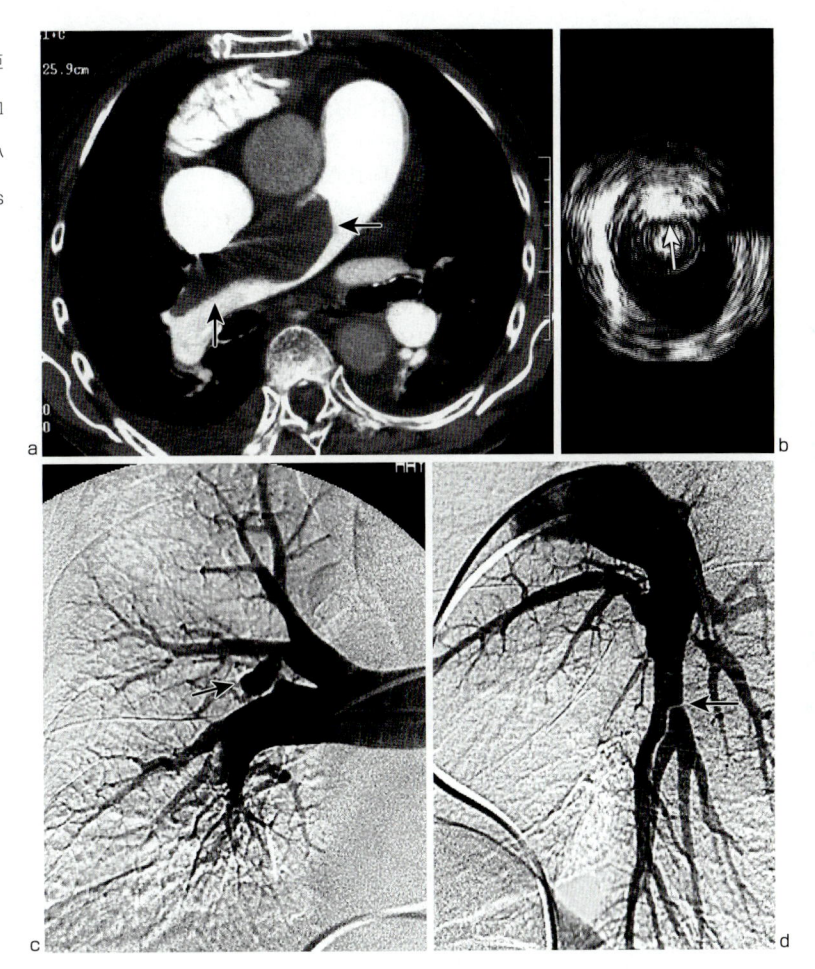

beraprost, sildenafil, bosentan といった血管拡張薬の一時的な症状改善効果を示した報告もみられるものの，根本的治療法とはなり得ず，生命予後改善効果についても明らかでない．

2. 外科的治療

外科的治療としては肺動脈壁の器質化血栓を肺動脈内膜とともに摘除する肺動脈血栓内膜摘除術が行われ(図2)，良好な手術成績が報告されている．

a. 手術適応

肺動脈血栓内膜摘除術の適応としては，平均肺動脈圧30mmHg以上，肺血管抵抗300dyn・sec・cm^{-5}以上，NYHA Ⅲ度以上，器質化血栓が区域動脈近位側から

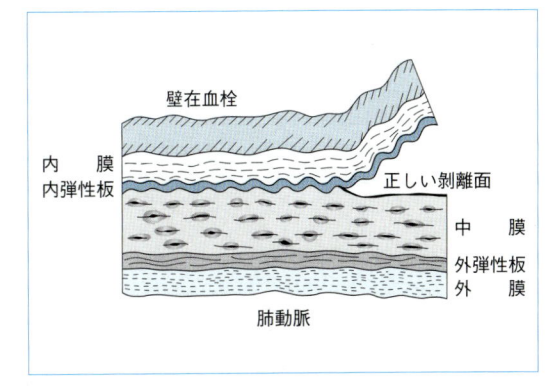

[図2] 血栓内膜摘除術における肺動脈壁の剥離層 (文献2)より引用)

中枢側に存在し手術的により到達可能であること，重篤な基礎疾患がないことなどがあげられる(**表2**). 区域枝動脈レベルより末梢部位に器質化血栓が存在する末梢型慢性肺血栓塞栓症は手術適応から外れるため，手術適応を決定するうえで，造影CT，肺動脈造影，血管内超音波法などを用いて手術で到達可能な範囲に器質化血栓が存在するかどうかを見極めることが重要である．

b. 手術成績と至適時期

最近の報告では手術の死亡率は5～24%であり，成功例では肺血管抵抗やQOLの著しい改善が報告されている(**表3**). しかし，肺血管抵抗1,200dyn・sec・cm^{-5}以上の症例では手術成績が不良であり，進行し手術施行困難になる前に，リスクを評価したうえで手術に踏み切ることが大切である．国立循環器病センターの成績では，全肺抵抗(TPR)＜1,500dyn・sec・cm^{-5}で死亡率4.2%に対して，TPR≧1,500dyn・sec・cm^{-5}では31.2%と高率であった．また，手術死亡例の主な原因としてFedulloらは，再還流肺障害と，血栓存在部位が末梢優位あるいは血栓が脆いなどの理由で十分な血栓を摘除しきれずに肺高血圧が残存することによる右心不全をあげている．

文献
1) 中西宣文ほか：慢性肺血栓塞栓症例の肺血行動態と長期予後に関する検討．日胸疾 35：589-595, 1997
2) 肺血栓塞栓症および深部静脈血栓症の診断・治療・予防に関するガイドライン(2002-2003年度合同研究班報告). Circulation J 68：1079-1134, 2004
3) Riedel, M et al : Longterm follow-up of patients with pulmonary thromboembolism. late prognosis and evolution of hemodynamic and respiratory data. Chest 81：151-158, 1982
4) Pengo, V et al : Incidence of chronic thromboembolic pulmonary hypertension after pulmonary embolism. N Engl J Med 350：2257-2264, 2004
5) Fedullo, PF et al : Chronic thromboembolic pulmonary hypertension. N Engl J Med 345：1465-1472, 2001

[表2] 肺動脈血栓内膜摘除術の適応

- NYHA機能分類Ⅲ度以上の自覚症状
- 平均肺動脈圧30mmHg以上
- 肺血管抵抗300dyn・sec・cm^{-5}以上
- 器質化血栓が手術により到達可能な肺区域枝動脈より中枢側に主として存在
- 他の重篤な合併症がない

[表3] 肺動脈血栓内膜摘除術の成績(1997～2000年)

報告年	報告者	症例数	肺血管抵抗 術前 (dyn・sec・cm^{-5})	肺血管抵抗 術後 (dyn・sec・cm^{-5})	死亡率(%)
1997	Nakajima (日本)	30	937±45	299±16	13
1997	Mayer (ドイツ)	32	967±238	301±151	9
1998	Gilbert (バルチモア)	17	700±200	170±80	24
1998	Miller (フィラデルフィア)	25	不明	不明	24
1999	Dartevelle (フランス)	68	1,174±416	519±250	13
1999	Ando (日本)	24	1,066±250	268±141	21
2000	Jamieson (サンジエゴ)	457	877±452	267±192*	7
2000	Mares (オーストリア)	33	1,478±107*	975±93*	9
2000	Mares (オーストリア)	14	1,334±135*	759±99*	21
2000	Rubens (カナダ)	21	765±372	208±92	5
2000	D' Armini (イタリア)	33	1,056±344	196±39**	9

*肺血管抵抗を体表面積で割った値　　(文献5)より改変引用)
**23例の3ヵ月フォローアップ後の値

(山田典一・中野 赳)

XVII. EBMをどう理解するか

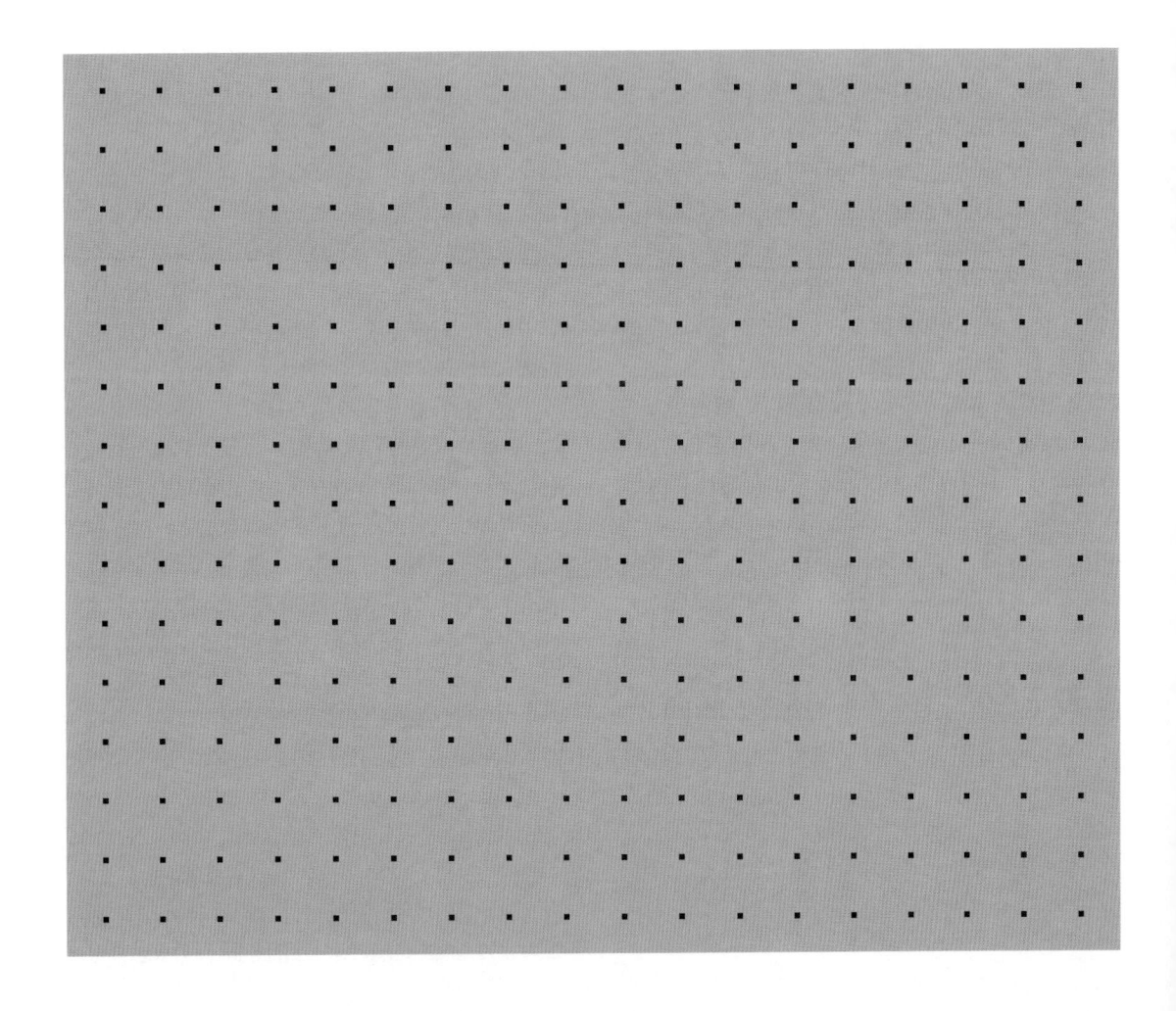

EBMをどう理解するか

1) EBMとは

EBMという用語は，1991年Guyattが初めて使用し，その後Sackettらが中心となって作られたEBM working groupがその方法論や概念を整理し普及に努めたことから，1990年代後半に医療関係者に急速に浸透した．

EBMの本質は，

「個々の患者の治療方針の決定にあたって，最新かつ最善の根拠を，良心的，明確かつ思慮深く利用すること」

にある．

すなわち，EBMは臨床試験結果を代表とする外部の根拠（research evidenceすなわちscience）に加えて，個々の知識・技能（clinical expertise）と患者の多様性・複雑性など（patient preferences）（art）を考慮した診療を実践することであり，信頼できる臨床データ，医療従事者の医学専門知識と技能，患者の価値観からなる三位一体の診療を目指すものである（図1）．これについてSackettは，EBMとは眼前の個々の患者の問題点から出発するbottom-upのアプローチであると述べている．また，100年以上前カナダ出身の内科医師William Oslerが，"Medicine is an art based on science."と述べているのは卓見であろう．EBMは現状における最良のオーダーメイド医療を日々実践することにほかならない．

2) エビデンスを正しく活用するために

効率よくEBMを実践するためには，臨床試験を代表とする根拠（Research Evidence）を正しく理解し，臨床に役立てる日常の努力が必要であるが，その際注意すべき事項を以下にあげる．

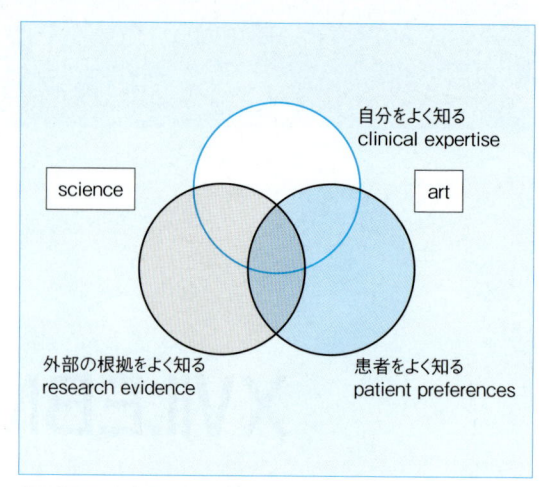

[図1] EBMを支える三つの要素

a) 内的妥当性と外的妥当性

ランダム割り付け比較対照試験を例に説明する．降圧薬を用いた降圧治療が日本人高血圧患者の心筋梗塞発症を減少させるか否かを明らかにするために，図2に示すように臨床試験が行われるとする．この図の「目標とする集団」は日本人全体の高血圧患者であり，その中からある医療機関に通院していてこの試験の説明を受け参加に同意した患者が「標本集団」として抽出される．この集団の個々の患者に降圧薬治療の有無をランダムに割り付け，降圧群に割り振られた患者のみに降圧薬による治療（要因(A)）を行い，薬物治療を行わないかあるいはプラセボ治療（要因(B)）の対照群と心筋梗塞の発症率を比較することによって，降圧薬による心筋梗塞抑制効果を明らかにすることとなる．このとき，降圧薬治療群と対照群の患者背景は，ランダム割り付けをすることによってほぼ同一となることが期待できる．例えば両群の患者の平均年齢，冠硬化危険因子の保有数や，心筋梗塞に影響を及ぼす可能性のある未知の因子の平均値が，両群間で同一となる．このことを「内的妥当性（internal validity）が確保されている」という．一方，「目標とする集団」と「標本集団」では患者背景が同一である可能性は非常に低い．一般にこのような臨床試験への参加を同意する患者は，

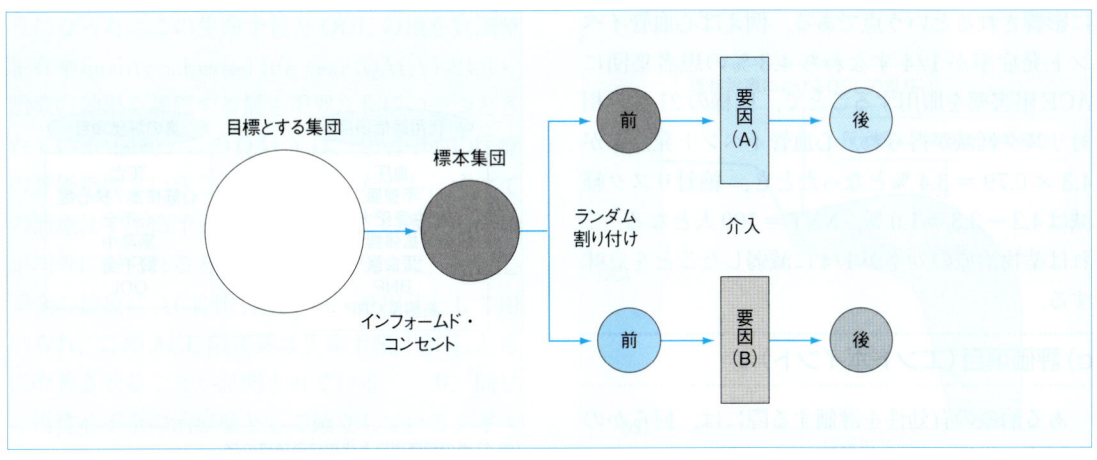

[図2] ランダム割り付け比較対照試験の概略図

若年者，軽症患者が多くなるといった事情もその理由の一つとして挙げられる．すなわち「外的妥当性 external validity が確保されていない」こととなる．

臨床試験の結果を日常臨床で応用する際には，この外的妥当性に注意する必要がある．特に海外で行われた臨床試験結果をもとに日本人の治療方針を決定するといった過程において「外的妥当性」を吟味することは最重要事項である．

b) 相対リスクと絶対リスク

例として，図3に心筋梗塞既往患者，糖尿病患者の心筋梗塞や脳卒中の発症をアンジオテンシン変換酵素 angiotensin converting enzyme (ACE) 阻害薬系の継続服用によって抑制できるか否かを検証するために行われた Heart Outcomes Prevention Evaluation (HOPE) 研究の結果を示す．約9,000人の患者をランダムに ACE 阻害薬服用群とプラセボ群に割り付け，約1,500日間治療を継続して両群の心筋梗塞および脳卒中の発症率を比較した．結果は，プラセボ群で17.8％の発症率であったのに対し，ACE 阻害薬服用群で14.0％にまで減少した．これは，14.0/17.8 = 79％の計算結果から，ACE 阻害薬によって心血管イベント発症の相対リスクが21％減少したことを意味する．この「相対リスク」は治療の有効性を客観的に示す優れた指標ではあるが，より臨床に密接した指標としては絶対リスクの方が推奨される．すなわち17.8％ − 14.0％ = 3.8％で3.8％の絶対リスク軽減が得られたという．さらにこの逆数 100/3.8 = 26.3 は「26.3人の患者が ACE 阻害薬を1,500日間服用すると新たに1人の患者を心筋梗塞，脳卒中から救うことができる」ことを意味する．これを Number Needed to Treat 略して NNT といい，臨床現場における治療効果を評価するための最も優れた指標の一つである．ただしここで注意しなければならないのは，NNT自体は対象患者の背景因子（HOPE試験の場合であると試験参加患者の心筋梗塞または脳卒中発症率）

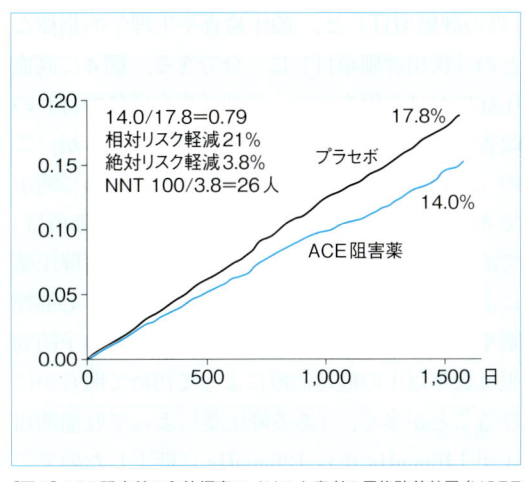

[図3] ACE 阻害薬の心筋梗塞ハイリスク患者の予後改善効果（HOPE研究）（文献5）より改変引用）

14.0/17.8 = 0.79
相対リスク軽減 21％
絶対リスク軽減 3.8％
NNT 100/3.8 = 26人

和文索引

あ

αガラクトシダーゼA　378
α遮断薬　525
亜急性型破裂（梗塞心筋の）　217
アスピリン　166, 194, 606
圧較差　288
圧半減時間　244
圧負荷　281
アップストリーム治療　491
アディポサイトカイン　591
アディポネクチン　163, 591
アデノシン　159
──二リン酸受容体遮断薬　166
アナフィラキシーショック　136
アナフィラキシー様反応　135
アポトーシス　123
アミオダロン　108, 355, 502
アミロイドーシス　369, 377
アルカローシス　522
アルコール　83
──性心筋疾患　385
アルドステロン産生副腎皮質腫瘍　522
アルドステロン症　522
アルドステロンブレイクスルー　117
アンジオテンシンⅡ　61, 118, 527
──受容体拮抗薬　79, 81, 105, 116, 196, 519
アンジオテンシン変換酵素　383
──阻害薬　79, 80, 81, 104, 116, 195, 294, 296, 373, 519
鞍状塞栓症　580
安静狭心症　143
アンチトロンビン欠損症　662
安定狭心症　143, 163, 169, 174
安定プラーク　141
アントラサイクリン系抗生物質　392

い

イオンチャネル病　509
医学的緊急度　102
息切れ　110
異形成肺動脈弁　644
異常拡張　544
異常弛緩パターン　362
異常自動能　464, 490
移植　647
　心肺同時──　647
イソプロテレノール　357
一次孔欠損　600
一時ペーシング　474
逸脱（前尖）　273
一酸化窒素　115
──ガス　96
遺伝子異常　368
遺伝子治療　120, 125
井上バルーン　253
インスリン抵抗性　161, 515
陰性変力作用　540
インターベンション　132, 167, 304, 373, 606
インフォームドコンセント　96

う

ウイルスRNA　447
ウイルス抗体価　444
ウイルス抗体検査　422
植込み型左心補助人工心臓　94
植込み型除細動器　84, 94, 355, 373, 498, 504, 506
右脚ブロック　472
右胸壁アプローチ　603
右室ー右房圧較差　602
右室圧負荷　674
右室拡大　675
右室梗塞　28, 191, 218
右室性単心室　655
右室低形成　641
右室肺動脈間圧較差　643
右室肥大　643, 645, 674, 675
右室負荷　21
右室容積負荷　439
右室流出路起源　495
右室流出路狭窄　636
右室流出路再建術　641
右室流入血流速波形　427
右心カテーテル　675
右心性心房音　357
右心内浮遊血栓　672
右心不全　13, 242, 333
右心補助　94
右心容量負荷　602
右側胸部誘導　233
右房圧　26
右房化右室　639
ウロキナーゼ　197, 208, 587, 669
運動筋血流　110
運動処方　225
運動耐容能　59, 110, 646
運動負荷心電図　148
運動負荷中止基準　157
運動療法　115, 517, 578

え

エイコサペンタエン酸　161
エピネフリン　57, 136
エポプロステノール　678
エリアジングエリア　266
エルゴメータ負荷法　155
エレファントトランク　543
遠位弓部大動脈瘤　554
塩基性蛋白　452
塩酸トラゾリン負荷試験　614
塩酸モルヒネ　56
炎症性心筋症　446
円錐（筋性組織）　649
エンテロウイルスゲノム　447
エンドセリン拮抗薬　108
エンドテンション　552
エンドリーク　552
エンピリック治療　410

塩分制限　517

お

黄色腫　14
横紋筋融解　206
温熱療法　91, 93, 353

か

外頸静脈　27
開腹法　557
開放式僧帽弁交連切開術　253
カウンセリング　82
カウンタパルゼイション法　96
化学反射感受性　111
過換気　111
拡張型心筋症　19, 97, 101, 347, 402, 454
　突発性──　60
拡張期圧-容積関係　46, 74
　──曲線　39, 43
拡張期虚脱　28
拡張期雑音　34
拡張期性心不全　4
拡張期ドーミング　244
拡張機能　59
拡張期壁運動異常　42
拡張期ランブル　337
拡張早期流入波と心房流入波の比　387
拡張相肥大型心筋症　101, 355, 379, 399
拡張能低下　362
拡張能の障害　385
拡張不全　41, 60, 66, 74, 77
下肢静脈瘤　582
下肢疲労　110
過剰心音　31
仮性心室瘤　223
加速型高血圧　526
家族性アミロイドーシス　377
家族性洞不全症候群　511
下大静脈フィルター　587, 670, 681
片肺移植　679
脚気　137
　──心　387

喀血　646
学校心臓検診　403
褐色細胞腫　376, 524
活性化プロテインC　662
活性酸素　61, 115
　──種　123
活動性心筋炎　448
活動電位　488
家庭血圧　516
カテコラミン　80, 524
　──心筋障害説　398
　──製剤　130
カテーテルアブレーション　492, 502
カテーテル血栓吸引療法　670
カテーテル血栓溶解療法　670
カテーテル的治療　133, 669
過粘度症候群　648
カプトプリル負荷試験　520
仮面高血圧　516
カルシウム拮抗薬　165, 206, 325, 363, 678
カルチノイド　334, 339, 342
カルベジロール　105, 124
カルペリチド　57
簡易ベルヌーイ式　244, 284, 288, 643
換気血流ミスマッチ所見　664
冠危険因子　147
冠血管予備能　328
冠血行再建（術）　179, 372
　──の適応（ACC/AHA 実践指針の勧告基準）　170
間欠性跛行　577, 590
冠血流速測定　182
冠血流予備能　182, 306
還元ヘモグロビン　16
肝硬変　15
幹細胞　237, 592
間質線維化　448
肝腫大　333
冠循環　306, 328
冠症候群　146, 184, 198, 227
冠静脈穿孔　87
感染性心内膜炎　249, 250, 258, 270, 273, 295, 309, 315, 363, 406, 407, 412, 413, 416, 616, 617, 636

感染性脳動脈瘤　417
完全大血管転位　650
完全房室ブロック　404
感染予防　363
肝臓腫瘍　15
冠動脈インターベンション　132, 167, 373
冠動脈奇形　636
冠動脈形成異常　624
冠動脈形成術　572
冠動脈硬化　140
冠動脈疾患有病率　5
冠動脈内血栓　185
冠動脈内注入血栓溶解療法　197
冠動脈のリモデリング　227
冠動脈バイパス術　373
冠動脈予備能　283
冠動脈瘻　630, 632
肝拍動　15
冠微小循環系障害　308
ガンマ線　158
冠予備能　400
冠攣縮　140, 163, 230
　──性狭心症　148, 235

き

奇異性運動　439
奇異性塞栓（症）　640, 663
奇異性分裂　358
期外収縮　357
　上室性──　479
　心室性──　218, 358
　心房──　479
機械的障害　142
機械的補助循環　132
機械弁　297
機械様雑音　628
偽腔　534
偽腔内血栓　538
起坐呼吸　3, 48, 62, 311, 349
器質的狭窄　140
偽正常化　43
　──パターン　66, 362
気絶心筋　143
喫煙　83
機能的逆流　342

機能的狭窄　140
奇脈　12, 218, 425, 429
脚ブロック　473
逆流性拡張早期雑音　313
逆流分画　317
逆流弁口面積　27, 336
逆流率　263, 320
逆流量　266, 336
逆行性橈骨動脈造影　659
逆行性脳灌流法　542, 554, 555
求心性肥大　17
急性炎症　446
急性型破裂（梗塞心筋の）　217
急性冠症候群　146, 184, 198, 227
急性呼吸窮迫症候群　134
急性左心不全　528
急性心筋炎　442
急性心筋梗塞　19, 396
急性心膜炎　420
急性僧帽弁閉鎖不全　268
急性大動脈解離　310, 315
急性動脈閉塞症　579
急性肺血栓塞栓症　662
急速流入波　19
弓部大動脈置換　543
胸管　556
胸骨角　25
狭窄病変　565
狭心症　5, 146, 167, 220, 328
　――に対するPCIの適応（ACC/AHA実践指針の勧告基準）　167, 169
　　安静――　143
　　安定――　143
　　冠攣縮性――　148, 235
　　梗塞後――　145, 220
　　非定型的――　5
　　不安定――　143, 146, 163, 174
狭心痛　140, 281, 311
胸水　428
　――貯留　537
強直性脊椎炎　384
胸痛　4, 356
　――症候群　154
　　非狭心性――　5
共通房室弁（心内膜症欠損）　608
胸部圧迫感　4
胸腹部大動脈瘤　556

虚血許容時間　102
虚血性心筋症　97, 370
虚血性心疾患　5, 101
虚血性僧帽弁逆流　259, 276
巨細胞　382
巨大陰性T波　359, 366
巨大左房　247
起立性低血圧　530
菌血症　408
　肢体型――　389, 390
筋ジストロフィー　14, 389
筋性部欠損型心室中隔欠損　612
筋性閉鎖　656

く

空気容積脈波法　583, 586
矩形切除　273
駆出音　31
駆出性雑音　33, 645
　収縮期――　313, 357, 643
駆出率　278
区分診断法　597
グラフトの選択　574
グラフト不全　180
クリック（音）　33, 643
グルタチオンペルオキシダーゼ　124
クレアチンキナーゼ　191
クレフト（裂隙，亀裂）　608
クロピドグレル　201
クロム親和性細胞　524

け

鶏冠状頸動脈拍動　25
経胸壁心エコー　537
頸静脈怒張　27, 333
頸静脈拍動　26
経食道心エコー図（検査）　408, 413, 416, 437, 538, 547, 606
頸動脈エコー　548
頸動脈洞症候群　473
頸動脈拍動　24
経皮経管中隔焼灼術　364
経皮経管的腎動脈形成術　521
経皮的カテーテル治療　133

経皮的冠動脈インターベンション　132, 167, 373
経皮的血管形成術　567, 579
経皮的腎動脈形成術　574
経皮的心肺補助循環法　58
経皮的心肺補助装置　445, 671
経皮的心肺補助法　132
経皮的心膜穿刺　428
経皮的僧帽弁形成術　253
経皮的大動脈弁人工弁留置術　304
経皮的肺動脈弁形成術　645
経皮的バルーン大動脈弁拡張術　623
経皮的バルーン大動脈弁形成術　304
経皮的バルーン大動脈弁切開術　293
外科的肺動脈血栓摘除術　672
劇症型心筋炎　449
撃発活動　464, 490
血圧脈拍コントロール　540
血液ガスサンプリング　604
血管拡張作用　540
血管拡張薬　294, 615
血管形成術　567, 579
血管雑音　17
血管新生　592
　――療法　125, 237, 579, 592
血管内超音波法　151, 681
血管内皮機能　92
血管内皮前駆細胞　237, 592
血管内皮増殖因子　237, 593
血管反射　283
血行動態の急性変化　91
血小板血栓　185
血漿レニン活性　520, 527
血清コレステロール値　301
血清補体値　408
血栓吸引カテーテル　235
血栓吸引療法　185
血栓症　579
血栓性静脈炎　582
血栓溶解療法　196, 197, 198, 232, 234, 668
欠損孔閉鎖術　605
血中脳性ナトリウム利尿ペプチド　76

血流分布　158
ケミカルメディエーター　135
嫌気性代謝閾値　225
腱索断裂　258
剣状突起　16
減速時間　387
原発性アルドステロン症　522
原発性肺高血圧症　673, 679

こ

コイル塞栓術　629
高圧系容量受容体　44
降圧薬　516, 518
抗アルドステロン薬　56, 106, 116
抗炎症作用　303
交感神経活動　115
交感神経系　113
高感度CRP　448
抗癌薬　392
抗凝固薬　363
抗凝固療法　206, 404, 666, 678, 681
抗菌薬　270, 363, 392
高血圧（症）　526, 654
　――緊急症　526
　――切迫症　526
　――による中膜壊死　545
　――脳症　526
　　仮面――　516
　　高齢者――　518
　　腎血管性――　520, 528
　　腎実質性――　519
　　腎性――　528
　　二次性――　519, 528
　　肺動脈――　673
抗血小板薬　363, 403
抗血小板療法　204
抗血栓療法　96
膠原病　673
交互脈　12, 25, 65, 307
抗コリン作用　10
抗サイトカイン療法　119
好酸球性カチオン蛋白　452
好酸球性心筋炎　452
高脂血症　301
鉱質コルチコイド拮抗薬　107
高周波　492

甲状腺機能亢進症　14, 376
甲状腺機能低下症　14, 376
甲状腺ホルモン　375
高心拍出（量）性心不全　47, 387
抗精神病薬　395
高速回転性アテレクトミー　173
拘束型心筋症　43, 347
梗塞後狭心症　145, 221
拘束性パターン（左室流入血流速波形）　66, 67, 362
梗塞前狭心症　145
梗塞部位　190, 191
梗塞部伸展　187
酵素補充療法　381
高度石灰化病変　292
高度先進医療　101
高度大動脈弁狭窄　294
高度房室ブロック　471
抗頻拍ペーシング　88, 499, 500
後負荷　45, 70
　――不整合　282, 283, 285
抗不整脈薬　363
高齢者高血圧　518
呼吸窮迫症候群　134
呼吸困難　2
　――重症度　3
　　発作性夜間――　3, 48, 311
骨格筋芽細胞　126
骨髄細胞　126
骨髄単核球細胞移植　237, 592
固有冠動脈の新規病変に対する薬剤溶出性ステント留置の適応（ESC指針の勧告基準）　173
固有レート（左心補助人工心臓の駆動）　96
混合血栓　185
混合静脈血酸素飽和度　54
コントラストエコー（法）　183, 641
コンプライアンス　42

さ

3次元CTアンギオグラフィー　547
3度房室ブロック　384
Ⅲ音　32, 62
　――ギャロップ　62
サイアザイド系利尿薬　56, 80

サイアミン（チアミン）欠乏　137, 387
再還流肺障害　684
再灌流療法　232
細菌性心内膜炎　646
最小発育阻止濃度　409
最大酸素摂取量　225
最大弁間圧較差　286
在宅酸素療法　678
サイトカイン　60, 448
再分布現象　158
細胞浸潤　448
左脚ブロック　18, 233, 472
左軸偏位　611
左室アシネルギー　18
左室圧下降部分の時定数　42
左室拡大　18
左室拡張機能　66
左室拡張障害　368
左室拡張末期圧　40, 63, 282, 284
左室機能障害　371
左室駆出分画　64
左室駆出率　267, 269
左室減容術　97
左室コンプライアンス　282
左室弛緩　71
左室収縮能　70
左室収縮末期径　269, 278
左室収縮末期容積　310
左室自由壁破裂　217
左室充満　71
左室心尖部の収縮低下　396
左室スティフネス　71, 78
左室性単心室　655
左室内径短縮率　64
左室肥大　18, 355, 378
左室壁応力　282
左室変形　367, 675
左室リモデリング　106
左室瘤　222
左室流出路血流速度　427
左室流入血流速波形　51, 66, 362, 427, 434
左心低形成症候群　658
左心不全　242, 528
左心補助人工心臓　94
左房圧曲線　23
左房内血栓　255, 580

索　引　695

左房拍動　23
左右短絡　645, 646
——疾患　16
サルコイドーシス　382
酸化ストレス　123
三環系抗うつ薬　395
三尖弁逆流　22, 28, 333
三尖弁狭窄　337
三尖弁形成術　96
三尖弁閉鎖　656
——不全症　439
酸素吸入療法　681
酸素負荷試験　614, 615
酸素飽和度　54

し

ジギタリス　56, 78, 80, 81, 294, 357, 363
——中毒　81
糸球体腎炎　527
シクロホスファミド　392
刺激伝導系抑制作用　540
止血　438
自己弁温存大動脈基部再建術　558, 563
自己弁感染性心内膜炎　412
自己免疫疾患　22
脂質改善薬　206
視床下部　115
ジストロフィン　389
シスプラチン　392
持続血液濾過透析　134
持続性心室頻拍　355, 363, 484
ジソピラミド　363
肢体型筋ジストロフィー　389, 390
膝胸位　647
失神　8, 281, 283, 311, 356, 473
湿性ラ音　62
時定数　72, 78
自動血圧計　516
ジピリダモール　159
——負荷　150
時変可変弾性体モデル　38
シベンゾリン　363
脂肪酸代謝障害　362
社会的活動性　82
周期性四肢麻痺　522

収縮期駆出性雑音　643
収縮期前方運動　356, 361
収縮期陽性波　28
収縮後期波　19
収縮性心膜炎　28, 369, 431, 435, 437
収縮不全　38, 77
収縮末期圧—容積関係　38, 46, 72
収縮末期左室容積指標　267
収縮予備能　286, 372
重症筋無力症　384
重症心不全　503
修正大血管転位　651
修正洞結節回復時間　469
12誘導心電図　233
重複波　12, 25
受攻性因子　488
出血性ショック　132
術後心機能　324
純型肺動脈閉鎖　657
純型肺動脈弁狭窄　641
循環停止法　542, 554, 555
状況失神　473
衝撃波　24
上行大動脈置換術　543
硝酸薬　56, 164, 165, 194, 206, 294
上室性期外収縮　479
上室性頻拍　220, 480
衝心脚気　137, 387
小舞踏病　459
静脈圧　26
静脈うっ血　333
静脈炎　582
　血栓性——　582
静脈還流障害　15, 589
静脈グラフト　180
静脈結紮切離術　585
静脈血栓症　646
　——後症候群　585
　深部——　585
静脈コマ音　35
静脈不全症　589
静脈瘤, 下肢　582
小妖精様顔貌　623
食塩感受性　514
食欲抑制薬　674
除細動器→植込み型　参照

ショック　128, 137
——指数　129
——スコア　129
——体位　133
徐脈性不整脈　468
自律神経機能　93
自律神経系　115
ジルチアゼム　363
シルデナフィル　678
シロリムス　201
心Fabry病　379
心アミロイドーシス　369, 377
心移植　346
心エコー図（検査）　9, 148
心炎　459
心音微弱　421
心外閉塞・拘束性ショック　131
心外膜下瘤　223
心悸亢進　6
心機能　267
——低下　506
心基部の過収縮　396
心胸比　62
心筋逸脱酵素　153
心筋炎　442, 454
　急性——　442
　劇症型——　449
　慢性——　454
心筋虚血　146, 282, 400
心筋血流障害　397
心筋交感神経機能　362
心筋梗塞（症）　190
——後リモデリング　186
——の二次予防薬　205
　急性——　19, 396
　非Q波——　190
　非ST上昇型——　190
心筋コントラストエコー法　183
心筋再生医療　374
心筋酸素受給　283
心筋酸素需要量　142
心筋脂肪酸代謝　362
心筋重量増加　385
心筋症　355
　炎症性——　446
　拡張型——　19, 97, 101, 347, 403, 454

拡張相肥大型—— 101, 355, 379 399
　虚血性—— 97, 371
　拘束型—— 43, 347
　心尖部肥大型—— 355, 368
　たこつぼ型—— 396, 397
　肥大型—— 21, 25, 347, 355, 379
　特定—— 347
心筋障害 392
心筋シンチグラフィー 149
心筋生検 379, 444, 454
心筋線維症 370
心筋代謝障害 397
心筋緻密化障害 402
心筋特異的トロポニン 192
心筋トロポニン 233
——T(値) 400, 443, 448, 449, 666
心筋バイアビリティ 371
心筋パーフュージョン 160
心筋マーカー 191
心筋リモデリング 123
——における心肥大 187
真腔 534
神経体液性因子 59, 92
神経体液性調節 44
神経調節性失神 473
腎血管性高血圧 519, 528
心原性ショック 131, 200, 214
心原性塞栓症 363
人工気胸法 439
人工腱索 274
人工心臓, 左室補助 94
人工心肺 411
人工弁感染性心内膜炎 406, 407, 412, 413
人工弁置換 417
人工弁の離開 413
心サルコイドーシス 382
心室 598
——拡張能 45
心疾患, 虚血性 97, 370
腎疾患 22, 518
心室期外収縮 483
心室コンプライアンス 283
心室細動 219, 355, 485, 509
腎実質性高血圧 519

心室性期外収縮 218, 360
心室性不整脈 363
心室性補充収縮 474
心室粗動 485
心室大血管関係 598
心室中隔/左室後壁厚比 360
心室中隔欠損 25, 310, 612, 636, 636
——を伴う肺動脈閉鎖 649
心室中隔の奇異性運動 333
心室中隔の扁平化 675
心室中隔破裂 215
心室中隔瘤 615
心室中部閉塞 367
——性心筋症 355
心室内伝導障害 472, 473
心室頻拍 219, 367, 484, 485, 495, 506
心室壁応力 45
心室捕捉 485
心室リモデリング 371
心室瘤 18, 221, 368
——拍動図 20
滲出型(梗塞心筋の) 217
滲出性収縮性心膜炎 435
腎性高血圧 528
新生児ループス 385
真性心室瘤 222
心性浮腫 15
腎性浮腫 15
振戦 21, 643
心尖拍動 18, 29, 62, 350
心尖部拡張期ランブル 243
心尖部拡張中期ランブル 313
心尖部心室瘤 368
心尖部肥大型心筋症 355, 366
心臓悪液質 13
心臓拡張障害 437
心臓カテーテル検査 151
心臓再同期治療(法) 84, 353
心臓脂肪酸結合蛋白 192
心臓性失神 8
心臓喘息 49, 349
心臓突然死 108, 363
心タンポナーデ 217, 421, 424, 429, 430, 435, 437, 536
シンチグラフィー 372, 664
腎動脈狭窄 565, 574

腎動脈形成術 521, 574
シンドロームX 152
心内膜炎 648
　細菌性—— 646
　自己弁感染性—— 412
　人工弁感染性—— 406, 407, 412, 413
心内膜床欠損 608
——型心室中隔欠損 612
心内膜心筋生検 102
心内膜心筋線維症 369
心内膜弾性線維症 622
心嚢液 443
心肺圧受容器反射機能 113
心肺同時移植 647
心肺補助循環法 58
心肺補助装置 445, 671
心肺補助法 132
心拍出量 333, 514
——測定 52
心肥大 518
深部静脈 583
——血栓症 585
心不全 4, 38, 104, 279, 371, 518, 636
——徴候 281
　高心拍出性—— 47, 388
　慢性—— 76, 125
腎不全 13
心房 597
——音 357, 358
——間交通 641
——期外収縮 479
——細動 220, 242, 247, 271, 279, 356, 359, 363, 482, 495, 502
　発作性—— 363
——心室関係 598
——心室伝導時間の適正化 87
——性隆起 19
——粗動 220, 359, 481, 494
——中隔欠損 22, 439, 600, 637
——中隔裂開術 642, 657, 659
——頻拍 480
心膜液貯留 420, 422
心膜炎
　急性—— 420

収縮性—— 28, 369, 431, 434, 437
心膜腔圧 424
心膜穿刺 422, 428
心膜の石灰化 433
心膜ノック音 432
心膜剝離術 434, 436
心膜肥厚 434
心膜摩擦音 33, 420, 537

す

垂直静脈 654
髄膜炎 417
スタチン製剤 296, 301
スタニング 372
スティッフネス 42
ステロイド 136, 383, 445, 567, 571
——短期大量療法 446
ステント 173
——グラフト 543
———内挿術 549
ステントレス生体弁 298
ストリッピング手術 585
ストレインパターン 63
スピロノラクトン 107
スフィンゴ糖脂質 378
スペード型左室変形 367

せ

生活習慣の修正 516
生体肺移植 679, 680
生体弁 297
生理学的ペーシングモード 476
赤色血栓 227
脊髄虚血 556
石灰化病変 292
石灰沈着 281
赤血球増多症 648
接合部性補充調律 474
線維化 61
線維筋性異形成 520
線維性プラーク 141
穿孔破裂型(梗塞心筋の) 217
前収縮期雑音 34, 243
全身性炎症反応症候群 133

喘息
　心臓—— 49, 349
選択的順行性脳灌流法 542, 554, 555
選択的副腎静脈サンプリング 523
先天性QT延長症候群 509
先天性心疾患 596, 673
先天性大動脈弁狭窄 281, 621
先天性二尖弁 281, 621
前負荷 40, 45, 70

そ

造影CT検査 538
臓器灌流不全 543
早期興奮症候群 486
早期侵襲的治療法 170
早期保存的治療法 171
造血幹細胞 126
送血路 542
相対的心筋虚血 282, 622
相対的大動脈弁狭窄 286
総動脈幹遺残 652
総肺静脈還流異常 653
僧帽弁逸脱 256, 258, 272, 278
僧帽弁開放音 243
僧帽弁機構 256
僧帽弁逆流 22, 34, 256, 262, 268, 272, 278
——量 263
　急性—— 268
　虚血性—— 259, 276
　リウマチ性—— 257, 258, 274
僧帽弁狭窄(症) 19, 34, 242
僧帽弁形成術 253, 278, 373
僧帽弁血流波形 43
僧帽弁後退速度 65
僧帽弁口面積 242, 253
僧帽弁交連裂開術 253
僧帽弁置換術 253, 274
僧帽弁裂隙(クレフト) 600
層流パターン 336
足関節・上腕血圧比 577
促進性固有心室調律 219
塞栓症 242, 363, 402, 406, 579
速脈 312
組織型プラスミノーゲンアクチベーター 196, 198, 207, 669

組織ドプラ法 87
ソタロール 505

た

体外型左室補助人工心臓 94
撞起性 20
大規模臨床試験 103
——における急性冠症候群の予後 175
体血管抵抗 294, 645
退行性変性 309
胎児心筋 402
胎児心臓病 599
胎児不整脈 599
代謝性アルカローシス 522
代謝障害 143
代償機序 39, 40
大動脈炎症候群 17, 309, 327, 520, 565, 569
大動脈解離 282, 310, 315, 528, 534, 545, 546, 560
大動脈拡大 22, 537
大動脈基部再建手術 562
大動脈基部置換術 543, 558
大動脈弓離断 655
——複合 655
大動脈駆出音 313
大動脈血管造影 547
大動脈四尖弁 309
大動脈縮窄(症) 565, 625, 654
——複合 654
大動脈造影 539
大動脈内バルーンパンピング法 58, 132, 215, 445, 449
大動脈二尖弁 295, 309, 331, 617
大動脈拍動 23
大動脈弁逸脱 309, 615
大動脈弁拡張術 623
大動脈弁逆流 25, 26, 309, 319, 322, 558, 560, 565, 570, 617, 619, 636
——量 320
大動脈弁狭窄 25, 34, 288, 304, 617
　高度—— 294
　先天性—— 281, 621
　相対的—— 286

リウマチ性—— 281
大動脈弁形成術 304
大動脈弁口面積 281
大動脈弁人工留置術 304
大動脈弁切開術 293
大動脈弁尖逸脱 616
大動脈弁置換術 281, 284, 619, 636
大動脈弁閉鎖不全(症) 322, 328, 330, 536, 556, 634
大動脈弁輪 330
——拡張症 309, 558, 562
大動脈瘤 23, 282, 544, 554
——の破裂前予防的手術 548
　胸腹部—— 556
　破裂性—— 545
　非破裂性—— 545
多因子遺伝 596
多価不飽和脂肪酸 161
高安病 565
濁音界 29
多血症 646
たこつぼ型心筋症 396, 397
打診法 29
多臓器不全 133
多発性関節炎 459
ダラス基準 447
タリウム運動負荷心筋シンチグラフィー 149
炭酸脱水酵素阻害薬 56
炭酸リチウム 396
単心室 655
弾性線維症 621
単相活動電位 474
端野・壮瞥研究 515
タンポナーデ→心タンポナーデ
短絡 608
——率 614
弾力ストッキング 583

ち

チアノーゼ 14, 637, 639, 641, 645, 648
——発作 648
チクロピジン 201
致死的不整脈 59
遅脈 12

中心線維体 470
中枢神経系 115
中性脂肪蓄積症 381
超音波法, 血管内 151, 152, 681
腸球菌 409
蝶形紅斑 14
超低体温下循環停止法 542, 554, 555
直視下欠損孔閉鎖術 615
直接閉鎖術 636
直列循環 642

つ

対麻痺 556
ツベルクリン反応 423

て

低血圧 529, 541
　起立性—— 530
　二次性—— 529
　本態性—— 529
低酸素血症 641, 646
低酸素発作 657
低周波成分 21
低心拍出量 385
——症候群 437
低分子ヘパリン 166
電気生理検査 505
電気的交互脈 426, 430
電気的障害 143
典型的労作性狭心症 5
伝導・収縮解離 426, 430
伝導障害(サルコイドーシスの心室病変) 383, 443

と

動悸 6, 356
洞機能不全症候群 468
盗血現象 572
洞結節回復時間 469
糖原病 380
動静脈瘻 34
疼痛コントロール 540
糖尿病性壊疽 590
糖尿病性腎症 519

糖尿病足病変 590
洞不全症候群 511
動脈管 626
——開存症 626
動脈グラフト 180
動脈系血液充満度不足 44
動脈系実効エラスタンス 72
動脈硬化 545
——巣 301
動脈受容器反射 113
動脈の瘤形成 565
動脈閉塞症 576, 579
動脈瘤 571, 635
冬眠心筋 143, 370
等容拡張時間 69, 387
等容収縮時間 69
特定心筋症 347
特発性アルドステロン症 522
特発性拡張型心筋症 60
特発性左室起源心室頻拍 485
特発性心室頻拍 495, 506
特発性肺動脈拡張症 342
特発性肺動脈高血圧症 673
特発性慢性肺血栓塞栓症(肺高血圧型) 681
突然死 355, 622
——高危険群 503
——の一次予防 506
　心臓—— 108, 364
ドパミン 56
ドブタミン 56, 159
——負荷心エコー(法) 148, 157, 297, 373
——負荷中止基準 158
ドプラエコー 641
ドーム形成(肺動脈弁) 641
トラスツズマブ 395
トレッドミル運動負荷心エコー法 156
トレッドミル試験 148
トロポニンI, T 149

な

内因性固有心拍数 469
内臓肥満 161
ナトリウム利尿ホルモン 41

に

22q11.2欠失症候群　647
Ⅱb/Ⅲa受容体阻害薬　211
Ⅱp　23
Ⅱpの亢進　601
Ⅱ音の固定性分裂　601
Ⅱ音肺動脈成分の亢進　674
ニコランジル　165, 166
二次救命処置　130
二次孔欠損　600
二次性高血圧　519, 528
二次性低血圧　529
二次予防　204, 501
　——の治療指針（ACC/AHA診療指針）　204
　——の治療指針（日循診療指針）　204
　——の目標　204
ニトロプルシド　57, 294
二峰性頸動脈拍動　311
二峰性心尖拍動　19
二峰性脈　25, 311, 357
日本高血圧治療ガイドライン2004　519
日本循環器学会心臓移植適応検討小委員会　101
日本臓器移植ネットワーク　102
日本動脈硬化学会の高脂血症診療ガイドライン　206
乳頭筋断裂　217
乳頭浮腫　526
乳び胸　556

ね

熱希釈法による心拍出量測定　52
ネフローゼ症候群　15
粘液様変性　257

の

脳虚血症状　571
脳血管事故　646
脳血流自動調節　518
脳血流盗血現象　572
脳死肺移植　679
脳障害　542
脳動脈瘤, 感染性　417
脳膿瘍　646, 648
囊胞状中膜壊死　558
脳保護　542
ノック音　33
ノルエピネフリン　57, 60, 113

は

バイアグラ　647
肺移植　647, 679
肺血管抵抗　611, 645
肺血管閉塞性病変　613
敗血症　133
　——性ショック　128, 134
肺血栓塞栓症　585, 662, 681
肺高血圧（症）　22, 342, 602, 606, 608, 613, 623, 628, 645, 681
肺梗塞　646, 663
肺出血　647
肺静脈隔離術　497
肺静脈還流異常　604
肺静脈血流　67
肺シンチグラフィー　664
胚性幹細胞　126
肺塞栓症　662
肺体血管抵抗比　614
肺体血流比　603, 612
バイタルサイン　129
肺動脈圧　69
肺動脈拡張症　342
肺動脈楔入圧　53
肺動脈狭窄　637
肺動脈血栓摘除術　672
肺動脈血栓内膜摘除術　683
肺動脈高血圧症　673
　特発性——　673
肺動脈造影　604, 666, 675
肺動脈拍動　23
肺動脈閉鎖　657
肺動脈閉塞性病変　615
肺動脈弁下狭窄　615
肺動脈弁逆流　342
肺動脈弁狭窄　339, 641
　弁性——　339
肺動脈弁形成術　641, 645
肺動脈弁輪径　643

排尿障害　10
バイパス術　572, 579
ハイバネーション　370
白色血栓　227
拍動下冠血行再建術　179
パクリタキセル　201
バソプレシン　134
バチ状指　645
パッチ閉鎖術　636
パニック障害　4, 7
バニリルマンデル酸　524
パルスドプラ法　265
バルーンカテーテル治療　642
バルーン心房中隔裂開術　657, 659
バルーン弁形成術　341
パンヌス　299
反応性充血　306, 308

ひ

非ST上昇型急性冠症候群におけるPCIの適応（ESC指針, 日循指針の勧告基準）　171
非解剖学的バイパス手術　572
皮下結節　460
非狭心症性胸痛　5
脾梗塞　646
非拘束性パターン（左室流入血流速波形）　67
久山町研究　515
非持続性心室頻拍　360, 363, 484
微小循環障害説　399
非ステロイド系消炎鎮痛薬　423
ピストル射撃音　312
肥大型心筋症　347, 355, 379
肥大型非閉塞性心筋症　21
肥大型閉塞性心筋症　25
非対称性中隔肥厚　360
ビタミンB_1欠乏　137
非定型的狭心症　5
非破裂性大動脈瘤　545
皮膚の萎縮硬化　14
ピモベンダン　119
ピルジカイニド　511
ビンクリスチン　392
頻尿　10
頻脈　387
　——性心室調律　484

――性不整脈　477, 486

ふ

不安神経症　154
不安定狭心症　143, 146, 163, 170, 174
――における診療戦略の選択（ACC/AHA実践指針の勧告基準）　171
不安定プラーク　141, 184
フィブリノイド壊死　527
フェノチアジン系抗精神病薬　395
不可逆性心筋壊死　186
負荷試験　615
負荷心エコー（法）　156, 182
負荷心筋シンチグラフィー　372
負荷心筋シンチグラム　158
負荷心電図　155
副交感神経系　115
複合心奇形　647
複雑心奇形　647
副腎皮質腫瘍　522
腹水　333
腹部大動脈瘤　15
腹膜外到達法　557
浮腫　14, 333
不整脈　92, 402
　――死　502
　　徐脈性――　468
　　心室性――　364
　　胎児――　599
　　致死的――　59
　　頻脈性――　477, 486
ブドウ球菌　407, 409
プラーク破綻　184, 227
プラークびらん　184
プラニメトリ法　290, 291
振り子様運動　426
フルオロウラシル　392
プロスタグランディンE_1　655, 657, 659
プロスタサイクリン　616
ブロック　384
――された心房期外収縮　479
プロテインC, S欠損症　662
プロトロンビン遺伝子変異　662
フローラン　678
分枝ブロック　473

へ

β遮断薬　61, 79, 81, 104, 115, 165, 166, 194, 206, 294, 357, 363, 373, 504, 561
β受容体遮断薬　490
平均弁間圧較差　281, 286
閉塞性血管病変　571
閉塞性血栓血管炎　576
閉塞性動脈硬化症　576, 590, 592
閉塞性肺血管病変　627, 628
壁応力　283
ペーシング療法　84
ペースメーカー　475
――リードの感染　414
ヘッドアップチルト試験　9
ヘパリン　196, 586
ヘミブロック　473
ヘモクロマトーシス　378
ベラパミル　363
ヘルニア　439
弁逸脱　619
弁間圧較差　619
弁形成術　273, 330, 412, 417
変行伝導　477
弁口面積　288, 289
弁周囲膿瘍　414
弁膜症, リウマチ性　461
弁輪拡大術　644

ほ

傍胸骨拍動　21, 601
方向性アテレクトミー　172
房室回帰頻拍　480
房室解離　474, 485
房室結節回帰性頻拍症　493
房室結節リエントリー頻拍　480
房室中隔欠損　608
房室ブロック　470, 651
　Ⅰ度――　460
　完全――　403
　高度――　471
　発作性――　470
房室弁逆流　608
傍神経節細胞　524
縫線　618
補完・代替医療　163
補充収縮　474
補充調律　474
ホスホジエステラーゼ阻害薬　57, 80
ボセンタン　108
発作性上室性頻拍　220, 480
発作性心房細動　363
発作性房室ブロック　470
発作性夜間呼吸困難　3, 48, 311
母斑症　14
ボール状血栓　251
本態性低血圧　529

ま

膜性部欠損型心室中隔欠損　612
膜様閉鎖　657
マクロファージ　184
マスター2階段負荷法　155
マスト細胞　119
末梢型慢性肺血栓塞栓症　684
末梢血管抵抗　514
末梢性チアノーゼ　16
末端肥大症　377
マトリックスメタロプロテアーゼ　124
麻薬常用者　414
マルチスライスCT　159
慢性炎症性血管炎　565
慢性血栓塞栓性肺高血圧症　681
慢性糸球体腎炎　527
慢性静脈不全症　589
慢性心筋炎　454
慢性心不全　76, 125
慢性僧帽弁閉鎖不全　268, 278
慢性肺血栓塞栓症　662, 681

み

ミオシン軽鎖　192
ミトコンドリア　123
――DNA　123
――病　390
未分画ヘパリン　166, 667
脈圧増大　387
脈触知不良　565
脈拍欠損　12

む

ムコ多糖症　381
無症候性心筋虚血　146
無症候性未破裂動脈瘤　636
無拍動流ポンプ　97

め

メタネフリン　525
メタボリックシンドローム　161, 591
免疫グロブリン療法　446
免疫複合体　408
免疫抑制薬　445, 567
免疫抑制療法　102, 449

も

網膜静脈閉塞　646
モザイクパターン　643
モヤモヤエコー　247
門脈圧亢進症　673

や

夜間多尿　10
夜間発作性呼吸困難　62, 349
薬剤溶出性ステント　167, 201
　——の大規模臨床試験の治療成績　176
　——の治療成績（細径血管病変と非保護左主幹部病変）　177
　——の治療成績（RESEARCH 登録と T-SEARCH 登録のまとめ）　177
薬物治療　203, 502
薬物負荷　159

ゆ

有効逆流弁口面積　264, 266, 320
疣贅　406

よ

溶血性貧血　13, 528
洋梨状拡張　561
容量負荷　256, 269

ら

ラ音　35
ラプラスの法則　310
卵円孔開存　637, 643
ランブル　34
乱流　335

り

リアノジン受容体　61, 121
リウマチ性心臓病　458
リウマチ性僧帽弁逆流　257, 258, 274
リウマチ性大動脈弁狭窄　281
リウマチ性弁膜症　461
リエントリー　465, 490
リスク評価　233
リゾチーム　383
利尿薬　56, 78, 80, 81, 294, 529
リハビリテーション　96
リモデリング　41, 59, 123, 186, 370, 399, 563
流出路腔　655
流量依存性（大動脈弁狭窄の重症度評価）　289, 291
両大血管右室起始　649
両肺移植　679
両弁尖逸脱　274

両方向性 Glenn 手術　656, 659
輪状紅斑　460
リンパ球集簇　448
リンパ腫　384

る

類上皮細胞　382
類洞交通　641, 657
ループ利尿薬　56, 78, 80

れ

レーザー形成術　171
レートコントロール　502
レニン-アンジオテンシン-アルドステロン系　38, 141
レニン-アンジオテンシン系作動薬　205
レノグラム　521
レンサ球菌　407
連続性コマ音　17
連続性雑音　34, 627, 632, 635
連続の式　245, 285, 290
連続波ドプラエコー　316, 643

ろ

6分間歩行テスト　62
瘻孔　415
労作狭心症　143
　——の CCS 重症度分類　168
　典型的——　5
労作時呼吸困難　638
老人性アミロイドーシス　377
漏斗部狭窄　647
肋間神経痛　153

わ

ワルファリン　250, 587, 667

欧文索引

A

A群β溶血性連鎖球菌　458
AA蛋白　377
abciximab　202, 211
abdominal compression test（ABT）　27
aberrant conduction　477
abnormal relaxation pattern　66, 284, 351, 362
ACC/AHA guideline　304
ACC/AHA guideline for coronary artery bypass graft surgery　178
ACC/AHA実践指針とESC指針による狭心症の高リスク　168
ACC/AHA実践指針のクラス分類とエビデンス水準　169
ACC/AHA診療指針と日循診療指針の比較　205
ACLS　130
ACR基準（大動脈炎症候群）　566
acromegaly　377
acute coronary syndrome　146, 198, 227
acute rupture　217
Adamkiewicz動脈　553, 556
Adams-Stokes症候群　9
Adams-Stokes発作　468
adenosine deaminase（ADA）　423
advential inversion法　542
AL蛋白　377
aliasing　265
aliasing area　266
Amplatzer Septal Occluder　606
anacrotic pulse　25
anacrotic pulse with shudder　24
Andersen病　382
ankle brachial pressure index（ABPI）　577
annuloaortic ectasia（AAE）　309, 558
annulus　330

ANP　10
anti-tachycardia pacing　89
aortic regurgitation　309
aortic valve area（AVA）　289
apical hypertrophy　366
Aschoff体　458
Ashman現象　479
ASO　576
ASSENT-2試験　209
asymmetric septal hypertrophy（ASH）　360
ATLAS試験　79
ATP　89
atrial kick　284
atrial septal defect（ASD）　600
atrio-His束　486
AVID試験　501

B

Bachmann束　477
BARI trial　178
Barth症候群　403
Batista手術　98
Beckの三徴　425
Becker型筋ジストロフィー　389
Behçet病　327
Bentall原法　562
Bentall手術　543, 558
beraprost sodium　678
Bernoulli効果　26
Bernoulliの式　51
bicuspid　281
bidirectional Glenn手術　640
black dot　417
Blalock-Taussig手術　642, 656
BNP　63
Borg指数　225
bosentan　678
brain natriuretic peptide（BNP）　64, 76, 105, 666
Braunwaldの不安定狭心症分類　145
Broadbent現象　20

Brockenbrough現象　357
Brugada症候群　9, 511
Buerger病　576, 592
bulge　601
butterfly shadow　50, 62
BVP　643

C

C反応性蛋白　149
Ca^{2+}-ATPase　61
Ca^{2+} leak　121
Ca^{2+}チャネル遮断薬　489
CADILLAC試験　211
CAPRICORN試験　79
cardiac cachexia　13
cardiac resynchronized therapy（CRT）　353, 498
cardiac specific troponin I, T　192
cardio-thoracic ratio（CTR）　62
Carey Coombs雑音　257
Carpentier法　336
Carrel patch法　562
CARTOシステム　495
Carvallo徴候　337
CASH試験　501
CEAP分類　589
central jet　618
Cerolia-Pattonの分類　655
cGMP　647
CHARM試験　79, 106, 116
CIBIS-II試験　79
CIDS試験　501
CKアイソエンザイム　191
c-kit　119
clubbed finger　645
collapse　426
COMPANION試験　501
complete arterial revascularization　180
complex lesions　674
CONSENSUS試験　79, 104
constrictive lesions　674

continuity equation　290
COPERNICUS試験　79
coronary artery bypass graft（CABG）　132, 167, 373
C-P angle　63
CPAOD　576
CPEO　392
crackle　34
creatine kinase（CK）　191
CRT-D　91, 501
Cruveilhier-Baumgauten症候群　17
CT　159, 538
cyclic guanosine monophosphate　647
cystic medial necrosis　558

D

Danon病　381
Darlingの分類　653
dart and dome pattern　24, 357
David手術　331, 543
D-dimer　586
DeBakey分類　315, 536, 541
deconditioning　110
dehiscence　413
de Musset徴候　312
De Vega法　336
DESの治療成績　174
destination therapy　97
dHPLC　510, 511
diastolic collapse　28
diastolic pressure-time index（DPTI）　306
diastolic rumble　243
dicrotic notch　12, 24
dicrotic wave　24
dicrotism　12
differential cyanosis　645, 654
dilated cardiomyopathy（DCM）　19, 97, 101, 347, 402, 454
dilated form of HCM　400
dimensionless index　286
dip　28
dip and plateau　431, 434, 437
doming　618
Dor手術　98, 373

double apical impulse　311, 357, 358
double-switch手術　652
Down症候群　645
dP/dt　65, 72, 540
drug-eluting stent　201
DSA　548
dual chamber pacing　364
Duchenne型筋ジストロフィー　390
ductal shock　654, 659
duplex scan　577
Durouziez徴候　312, 313

E

E/e'　51
Ea　72
early goal-directed therapy　134
Ebstein奇形　334
Ebstein病　637
eccentric jet　618
eccentric regurgitation　618
echo-free space　426
ECSG試験　210
EDPVR 46, 74
effective regurgitant orifice（ERO）　264, 317
effective regurgitant orifice area　320
Ehlers-Danlos症候群　309, 535
Eisenmenger化　627, 628, 645
Eisenmenger症候群　613, 645
elastin遺伝子　624
electrical alternans　426, 430
electromechanical dissociation　426, 430
elfin face　623
ELITE試験　79, 105
Emax　39, 46, 72
EMPI試験　213
endoleak　552
endotension　552
endothelin receptor blockers　647
endo-ventricular circular patch plasty　98
entry　534
EPHESUS試験　79, 117
EPSS　65

equilibrium of diastolic pressure　431
erythema annulare　460
ESPVR　38, 46, 72
EVCPP　98

F

Fabry病　378, 379
facilitated PCI　202
Fallot四徴　21, 647
false lumen　534
Favaloro　178
fenestration　328
FISH法　624
FKBP　121
flail leaflet　258
Fontaine分類　576
Fontan手術　640, 642, 650, 656, 657, 658, 659
Forbes病　381
Forrester分類　54, 131, 215
Framingham基準　76
Frank-Starling機序　39, 40, 44
Frank-Starlingの法則　310
FRESCO試験　210
friction rub　532
Friedreich徴候　28, 433

G

GFR　81
giant negative T　366
Gibson雑音　628
GISSI試験　195, 208
Glenn手術　656, 659
globotriaosylceramide　378
golden time　582
goose-neck sign　611
Gorlinの式　286, 293
GpⅡb/Ⅲa受容体拮抗薬　166
Graham-Steell雑音　243, 343, 645
GRAMI試験　210
GRF糊　542
GUSTO試験　209, 212
gyometric orifice area（GOA）　299

subclavian flap 655
subcutaneous nodules 460
suprarenal fixation 550
surgical myectomy 364
Survival and Ventricular Enlargement 試験 195
Swan-Ganz カテーテル 52, 130
swinging motion 426
Sydenhan's chorea 459
systolic anterior motion (SAM) 356, 361
systolic pressure-time index (SPTI) 306
systolic retraction 20

T

TAMI 試験 210
TCPC 659
tear 534
Tei index 69
Teichholz 法 64
thyroid bruit 35
time constant 78
TIMI 試験 195, 210, 212
Timothy 症候群 510
tissue type plasmonogen activator (t-PA) 196, 198, 207, 669
TNF-α 118
toe brachial pressure index 577
torsades de pointes 474, 484, 489, 509
Traube 徴候 312, 313
triggered activity 464
true aortic stenosis 294
true lumen 534
tug of wire 法 550
tumor plop 33
type-5 phosphodiesterase 647

U

ulcer like projection (ULP) 541

V

Val-HeFT 試験 79, 116
VALIANT (Valsartan in Acute Myocardial Infarction) 試験 79, 116, 196
Valsalva 操作 357
Valsalva 洞 330, 558, 634
Valsalva 洞動脈瘤 634
Valsalva 洞動脈瘤破裂 310, 634
vanishing tumor 50, 63
vascular cuffing 50
vasospastic potential 231
Vaughan Williams 分類 487
vena contracta 319
venous hum 35
ventricularization 27, 336
VF ゾーン (心電図) 500
viability 371
Virchow の3大要因 662
volumetric method 262
VT ゾーン (心電図) 500

W

waist 644
water-hammer pulse 312
webs and bands 681
Wenckebach 型房室ブロック 471
Westermark's sign 664
WHO/ISCF 合同委員会 346
Wilkins スコア 246, 254
Williams 症候群 623
Wolman 病 382
WPW 症候群 404, 486, 493, 638, 639

Y

Yacoub 手術 331, 543

〈検印省略〉

| 臨床心臓病学 | 定価（本体 15,000 円＋税） |

2006年3月15日　第1版第1刷発行

編集者＝松﨑益徳・吉川純一
発行者＝浅　井　宏　祐
発行所＝株式会社 文光堂
〒113-0033　東京都文京区本郷 7-2-7
電話　（03）3813-5478（営業）
　　　（03）3813-5411（編集）

印刷所＝公和図書

乱丁・落丁の際はお取り替えいたします．

©松﨑益徳・吉川純一，2006　　　　　　　　　　　　Printed in Japan

ISBN4-8306-1676-8

・本書の複製権・上映権・譲渡権・公衆送信権（送信可能化権を含む）は株式会社文光堂が保有します．
・JCLS〈㈳日本著作出版権管理システム委託出版物〉
本書の無断複写は著作権法上での例外を除き禁じられています．複写される場合は，そのつど事前に，㈳日本著作出版権管理システム（電話 03-3817-5670，FAX 03-3815-8199，e-mail：info@jcls.co.jp）の許諾を得てください．